Müller-Goymann / Schubert
Bauer / Frömming / Führer
Pharmazeutische Technologie

Müller-Goymann / Schubert

Bauer / Frömming / Führer
Pharmazeutische Technologie

Mit Einführung in Biopharmazie und Biotechnologie

Begründet von
Kurt H. Bauer
Karl-Heinz Frömming
Claus Führer

Weitergeführt von
Christel Müller-Goymann, Braunschweig
Rolf Schubert, Freiburg
Stephan Reichl, Braunschweig
Heiko Alexander Schiffter-Weinle, Leverkusen

Unter Mitarbeit von
Jörg Breitkreutz, Düsseldorf | Frauke Gaedcke, Koblenz | Christine Hoffmann, Braunschweig | Harald G. Schweim, Köln | Janna K. Schweim, Köln | Nora Urbanetz, Unterföhring

11., völlig neu bearbeitete Auflage

Mit 315 Abbildungen und 116 Tabellen

WVG Wissenschaftliche Verlagsgesellschaft Stuttgart

Zuschriften an
lektorat@dav-medien.de

Anschriften der Autoren
Prof. Dr. Christel Müller-Goymann
Technische Universität Braunschweig
Institut für Pharmazeutische Technologie
und Biopharmazie
Mendelssohnstraße 1
38106 Braunschweig

Prof. Dr. Stephan Reichl
Technische Universität Braunschweig
Institut für Pharmazeutische Technologie
und Biopharmazie
Mendelssohnstraße 1
38106 Braunschweig

Prof. Dr. Rolf Schubert
Albert-Ludwigs-Universität
Institut für Pharmazeutische Wissenschaften
Lehrstuhl für Pharmazeutische Technologie und
Biopharmazie
Hermann-Herder-Straße 9
79104 Freiburg

Prof. Dr. Heiko Alexander Schiffter-Weinle
TH Köln (Technische Hochschule Köln)
Fakultät für Angewandte Naturwissenschaften
Campus Leverkusen
Kaiser-Wilhelm-Allee, Gebäude E39
51368 Leverkusen

Bibliografische Information der Deutschen Nationalbibliothek
Die Deutsche Nationalbibliothek verzeichnet diese Publikation in der Deutschen Nationalbibliografie; detaillierte bibliografische Daten sind im Internet unter https://portal.dnb.de abrufbar.

11., völlig neu bearbeitete Auflage 2022
ISBN 978-3-8047-3847-8 (Print)
ISBN 978-3-8047-4374-8 (E-Book, PDF)

Birkenwaldstr. 44, 70191 Stuttgart
www.wissenschaftliche-verlagsgesellschaft.de

Printed in Germany

Satz: primustype Hurler GmbH, Notzingen
Indexer: Walter Greulich, publishing and more, Birkenau
Grafik: Ruth Hammelehle, Bad Boll
Druck und Bindung: aprinta druck GmbH, Wemding
Umschlagabbildung: Apiq Sulaiman/AdobeStock
Umschlaggestaltung: deblik, Berlin

Vorwort zur 11. Auflage

Verständnis für die Entwicklung, Herstellung und Prüfung von Arzneimitteln sowie Medizinprodukten zu vermitteln, ist das Anliegen dieses Buches. Dazu werden regulatorische (rechtliche Anforderungen im Zusammenhang mit der Entwicklung und Zulassung von Arzneimitteln), physikalisch-chemische, biopharmazeutische und verfahrenstechnische Grundlagen dargelegt sowie die im Mittelpunkt des Buches stehenden speziellen Arzneiformen einschließlich benötigter Hilfsstoffe erörtert.

Das Werk wurde nach dem Ausscheiden des Begründer-Teams Bauer/Frömming/Führer bis zur 10. Auflage vom Autorenteam Lippold/Müller-Goymann/Schubert weitergeführt, unter Mitarbeit geschätzter Kolleginnen und Kollegen aus der akademischen, universitären, behördlichen und pharmazeutischen Fachwelt.

Von der 7. bis zur 10. Auflage war Prof. Bernhard C. Lippold federführender Autor. Er hat seine Mitarbeit im Autorenteam beendet und die Federführung der 11. Auflage an Prof. Rolf Schubert übergeben. Wir danken Prof. Lippold für sein großes Engagement bei der stetigen Aktualisierung des Werkes auf den jeweils neuesten Stand der pharmazeutisch-technologischen Entwicklungen.

Wir trauern um die verstorbenen Autoren Prof. Herbert Egermann und Prof. Wolfgang Süß. Prof. Egermann hatte das Kapitel Steuerung und Regelung verfasst. Prof. Süß war als engagierter Homöopath für das Kapitel Homöopathische Zubereitungen verantwortlich.

Für die 11. Auflage konnten Prof. Stephan Reichl und Prof. Heiko Alexander Schiffter-Weinle als neue Autoren gewonnen werden. Prof. Reichl hat die Kapitel Biopharmazie, Inhalationen und Aerosole sowie Suppositorien, Zubereitungen zur vaginalen und intrauterinen Anwendung übernommen. Den Kapiteln Flüssige Arzneiformen, Darreichungsformen mit veränderter Wirkstoff-Freisetzung sowie Kompatibilität und Stabilität hat sich Prof. Schiffter-Weinle angenommen. Frau Dr. Christine Hoffmann übernahm die Bearbeitung des Kapitels Homöopathische Zubereitungen von Prof. Süß.

In der vorliegenden 11. Auflage wurden alle Kapitel überarbeitet und die Darstellung der Inhalte komplett modernisiert. Neu sind beispielsweise die farblich abgesetzten, schnell identifizier- und erfassbaren Kastenelementen Merke (mit kurzer Darstellung entscheidender Sachverhalte), Definitionen, Wichtiges in Kürze, Praktisch umgesetzt (Umsetzung der Theorie in die pharmazeutische Praxis), Fachgebietstransfer (Vernetzung von pharmazeutisch-technologischen Inhalten mit anderen pharmazeutischen Fachgebieten), Denkanstoß (prägnante Impulsgeber, die die Vernetzung des zu erlernenden Stoffs über den Tellerrand hinaus anregen sollen) sowie Partywissen. Letzteres Kastenelement enthält Wissenswertes, meist in historischem Kontext (spannende oder interessante Informationen, die die Lerninhalte leichter im Gedächtnis verankern). Über QR-Codes sind vorwiegend die Lösungen zu den Übungsaufgaben online einsehbar.

Für eingegangene und zukünftige Verbesserungsvorschläge sind wir dankbar. Unser Dank gilt vor allem der Wissenschaftlichen Verlagsgesellschaft Stuttgart und der kompetenten Zusammenarbeit mit Herrn Dr. Rainer Mohr, Frau Luise Keller, Frau Kathrin Neyka und Frau Simone Giesler für das Lektorat.

Freiburg, Braunschweig und Leverkusen, im Frühjahr 2022

Rolf Schubert
Christel Müller-Goymann
Stephan Reichl
Heiko Alexander Schiffter-Weinle

Vorwort zur 1. Auflage

Die pharmazeutische Technologie hat sich unter den pharmazeutischen Wissenschaften einen festen Platz erobert. Als angewandtes Fach basiert sie in erster Linie auf physikalischen, physikalisch-chemischen und chemischen Grundlagen sowie auf der Pharmakokinetik und Biopharmazie. Das Lehrbuch versucht dies auch durch die Wahl von drei Autoren als Herausgeber zu berücksichtigen, deren fachliche Interessengebiete unterschiedlich gelagert sind. So werden auch die industriellen Belange der Herstellung von Arznei- und Darreichungsformen angemessen berücksichtigt. Durch Hinzuziehung einiger weiterer Mitarbeiter wird vorhandenes spezielles Fachwissen genutzt. Das Buch ist in erster Linie als Lehrbuch für die pharmazeutisch-technologische Ausbildung der Pharmaziestudenten gedacht. Es setzt Grundkenntnisse der chemischen, physikalischen, physikalisch-chemischen Grundvorlesungen sowie die Absolvierung der propädeutischen Lehrveranstaltungen voraus. Es soll dem Studenten das Verständnis für die Belange der Arzneimittelherstellung in der pharmazeutischen Industrie, in der Offizin- und in der Krankenhausapotheke vermitteln. Es wird versucht, Zusammenhänge zwischen unterschiedlichen Arznei- und Darreichungsformen aufzuzeigen. Daher sind zum Beispiel wichtige, für mehrere Arzneiformen benötigte Hilfsstoffe in einem gesonderten Kapitel beschrieben. Es sollen aber auch Hinweise für die zukünftige Arzneimittel-Entwicklung aufgezeigt werden, um so dem Studenten vielleicht Anregungen für eine spätere Beschäftigung mit pharmazeutisch-technologischen Problemen zu geben. Darüber hinaus soll das Buch aber auch dem in der Praxis stehenden Apotheker sowie anderen Naturwissenschaftlern, die sich mit der pharmazeutischen Technologie beschäftigen, die Möglichkeit geben, sich über Grundlagen und den aktuellen Stand dieses Fachgebietes zu informieren.

Die Verfasser möchten allen, die durch Anregungen, Materialüberlassung, Herstellung von Zeichnungsvorlagen und der Manuskripterstellung usw. zum Gelingen dieses Buches beigetragen haben, danken. Ein besonderer Dank gilt den Herren Dr. P. Fuchs und Prof. Dr. H. Sucker als Berater des Georg Thieme Verlags für anregende Diskussionen.

Herbst 1986

K. H. Bauer
K.-H. Frömming
C. Führer

Inhaltsverzeichnis

Abkürzungsverzeichnis

A

AAppO — Approbationsordnung für Apotheker
ABC — Area Between the Curves (Fläche zwischen den Kurven)
ABDA — Bundesvereinigung Deutscher Apothekerverbände, Berlin
ADI — Acceptable Daily Intake
AMD — altersbedingte Makuladegeneration
AMG — Arzneimittelgesetz
AMWHV — Arzneimittel- und Wirkstoffherstellungsverordnung
ApBetrO — Apothekenbetriebsordnung
ASTM — American Society for Testing and Materials
AUC — Area Under the Curve (Fläche unter der Kurve)

B

B — (Wirkstoff im) Blutkompartiment, Zentralkompartiment
BCS — Biopharmazeutisches Klassifizierungssystem
BfArM — Bundesinstitut für Arzneimittel und Medizinprodukte; ehemals: Institut für Arzneimittel des Bundesgesundheitsamtes (BGA)
BHA — Butylhydroxyanisol
BHT — Butylhydroxytoluol
BMG — Bundesministerium für Gesundheit
BP — British Pharmacopoeia
BPC — British Pharmaceutical Codex
BSE — bovine spongiforme Enzephalopathie
BV — Bioverfügbarkeit

C

C — Konzentration
CA — Celluloseacetat
CAB — Celluloseacetatbutyrat
CAP — Celluloseacetatphthalat
CDI — Continuous Electrode Deionization (kontinuierliche Entionisation mittels Elektroden)
CE — Conformité Européenne (Übereinstimmung mit den europäischen Richtlinien)
CGMP — Current Good Manufacturing Practice
CHADDS — Controlled Heat Assisted Drug Delivery Systems
CHMP — Committee for Medicinal Products for Human Use
CL — Clearance
CMC — (1) Carboxymethylcellulose (2) kritische Mizellbildungskonzentration
CMV — Cytomegalievirus
COMP — Committee for Orphan Medicinal Products
CP — Centralised Procedure (zentralisiertes Verfahren für die Arzneimittelzulassung)
C_s, c_s — Sättigungskonzentration, Löslichkeit
C_{ss} — Konzentration im Steady State
CTD — Common Technical Document (Internationales Dokumentenformat für die Arzneimittelzulassung)
CU — Content Uniformity (Gleichförmigkeit des Gehalts)

D

d — Dicke
D — (1) Diffusionskoeffizient (2) Dosis
DAB — Deutsches Arzneibuch
DAC — Deutscher Arzneimittel-Codex
DCP — Decentralised Procedure (dezentralisiertes Verfahren für die Arzneimittelzulassung)
DDK — dynamische Differenzkalorimetrie
DDS — Drug Delivery System
DES — Drug Eluting Stents
DEV — Droge-Extrakt-Verhältnis
DEV_{nativ} — natives Droge-Extrakt-Verhältnis
dH — Deutscher Härtegrad
DIN — Deutsche Industrie-Norm
DL_{50} — tödliche Dosis (Dosis letalis) für 50 % der Versuchstiere
DLS — dynamische Lichtstreuung
DMA-MMA-BMA — Basisches Butylmethacrylat-Copolymer, Dimethylaminoethylmethacrylat-Methylmethacrylat-Butylmethacrylat-Copolymer 2:1:1
DMS — Dehnungsmessstreifen
DOTA — Dodecantetraessigsäure
DP — durchschnittlicher Polymerisationsgrad
DPhG — Deutsche Pharmazeutische Gesellschaft
DPI — Dry Powder Inhaler (Pulverinhalator)
DRV — Dehydration-Rehydration Vesicles (Dehydrations-Rehydrations-Vesikel)
DS — durchschnittlicher Substitutionsgrad
DSC — Differential Scanning Calorimetry, auch DDK
DTA — Differential Thermal Analysis (Differenzialthermoanalyse)

E

EA-MMA — Ethylacrylat-Methylmethacrylat-Copolymer
EC — Ethylcellulose
ED_{50} — mittlere effektive Dosis
ELIX — Electrical Ion Exchange
EMA — European Medicines Agency (Europäische Zulassungsbehörde für Arzneimittel), früher EMEA
EO — Ethylenoxid
Ep. — Erstarrungspunkt
ESCOP — European Scientific Cooparative on Phytotherapy
EtOH — Ethanol
EU — Europäische Union
EU-CTR — European Union Clinical Trials Register
EudraCT — European Union Drug Regulating Authorities Clinical Trials
EVA — Ethylen-Vinylacetat-Copolymer

F

f — Bioverfügbarkeitsfaktor
FCKW — Fluorchlorkohlenwasserstoff
FDA — Food and Drug Administration (amerikanische Gesundheitsbehörde)
FI — Fachinformation
FIP — Fédération Internationale Pharmaceutique (Internat. Pharmazeutische Vereinigung)

FKW	Fluorkohlenwasserstoff, voll fluoriert
FST-Komplex	Fließregulierungsmittel, Schmiermittel, Formen-Trennmittel

G

G	(Wirkstoff im) Gewebekompartiment
GACP	Good Agricultural Collecting Practice
G-BA	Gemeinsamer Bundesausschuss
GCP	Good Clinical Practice
GH	Gesamthärte
GI	(1) Gebrauchsinformation (2) (Wirkstoff im) Gastrointestinaltrakt
GLP	Good Laboratory Practice (Gute Laborpraxis)
GMG	Gesundheitsmodernisierungsgesetz
GMP	Good Manufacturing Practice (Gute Herstellungspraxis)
GPC	Gelpermeationschromatographie
GSP	Gute Substitutionspraxis
GVP	Guideline on Good Pharmacovigilance Practices
GWP	Global Warming Potential (Treibhaus-Potenzial)

H

HA	Hepatitis A
HAB	Homöopathisches Arzneibuch
HDL	High Density Lipoproteins (Lipoproteine hoher Dichte)
HD-PE	High-Density-Polyethylen (Hochdruck-Polyethylen)
HEC	Hydroxyethylcellulose
HEMA	Hydroxyethylmethacrylat
HEPA	High Efficiency Particulate Air (Filter)
HES	Hydroxyethylstärke
HF	Hausner-Faktor
HFKW	Hydrogen-Fluorkohlenwasserstoff
HMPC	Herbal Medicinal Product Committee
HLB	Hydrophilic Lipophilic Balance (hydrophil-lipophiles Gleichgewicht)
HPC	Hydroxypropylcellulose
HPLC	High Pressure/Performance Liquid Chromatography (Hochdruckflüssigkeitschromatographie)
HPMC	Hydroxypropylmethylcellulose, auch MHPC
HPMCAS	Hydroxypropylethylcelluloseacetatsuccinat
HPMCP	Hydroxypropylmethylcellulosephthalat
HWD	Halbwertsdauer
HWZ	Halbwertszeit

I

ICH	International Conference on Harmonisation (of Technical Requirements for Registration of Pharmaceuticals for Human Use)
I. E.	Internationale Einheiten
IL	Interleukin
i. m.	intramuskulär
IMP	Investigational Medicinal Products (Prüfpräparate)
INN	International Nonproprietary Name (von der WHO festgelegter Internationaler Freiname)
ISCOM	immunstimulierende Komplexe
ISO	International Organization for Standardization (International Standard Organization)
IUD	Intrauterin-Device
IUP	Intrauterin-Pessar
IUS	Intrauterin-System
i. v.	intravenös
IVIVC	In-vitro-/In-vivo-Korrelationen

K

k	Geschwindigkeitskonstante, z. B. k_a = Resorptionsgeschwindigkeitskonstante, k_e = Eliminationsgeschwindigkeitskonstante
KBE	koloniebildende Einheiten
KW	Kohlenwasserstoff

L

LADME	Liberation, Absorption, Distribution, Metabolisierung, Exkretion
LAL	Limulus-Amöbozyten-Lysat
LD_{50}	letale Dosis für 50 % der Versuchstiere
LDL	Low Density Lipoproteins (Lipoproteine geringer Dichte)
LD-PE	Low-Density-Polyethylen (Niederdruck-Polyethylen)
LPS	Lipopolysaccharid
LUV	Large Unilamellar Vesicles (große unilamellare Vesikel)

M

MAK	monoklonale Antikörper
MAK-Wert	maximale Arbeitsplatzkonzentration
MA-MA-MMA	Methylacrylsäure-Methylacrylat-Methylmethacrylat-Copolymer
MA-MMA	Methylacrylsäure-Methylmethacrylat-Copolymer
MAT	Mean Absorption Time
MBK	minimale bakterizide Konzentration
MC	Methylcellulose
MDD	Maximum Daily Dose (maximale Tagesdosis)
MDI	Metered Dose Inhaler
MDT	Mean Dissolution Time (mittlere Auflösungszeit)
MEMS	mikro-elektromechanische Systeme
MFT	Mindestfilmbildetemperatur
MHEC	Methylhydroxyethylcellulose
MHK	minimale Hemmkonzentration
MLV	Multilamellar Large Vesicles (multilamellare große Vesikel)
Mm	gewichtsmittlere relative Molekülmasse
Mn	zahlenmittlere relative Molekülmasse
MPG	Medizinproduktegesetz
MPL	Monophosphoryllipid
MPS	mononukleäres Phagozyten-System
MPT	Miniplant-Technik
MRI	Magnetic Resonance Imaging (Magnetresonanztomographie), auch MRT
mRNA	messenger RNA
MRP	Mutual Recognition Procedure (Verfahren der gegenseitigen Anerkennung für die Arzneimittelzulassung)
MRT	(1) Magnetresonanztomographie (2) Mean Residence Time (mittlere Verweilzeit)
MUPS	Multiple Unit Pellet System
MV	Mass Variation (Gleichförmigkeit der Masse)
MVV	Multivesicular Vesicles (multivesikuläre Vesikel)

N

NAT	Nukleinsäure-Amplifikationstechnik (= PCR)
NDGA	Nordihydroguajaretsäure
ND-PE	Niederdruck-Polyethylen
NF	National Formulary
NOEL	No-observed Effect Level
NPS	nanopartikuläre Systeme (nanoparticulate systems)

NRF	Neues Rezeptur-Formularium
NTC	Negativer Temperaturkoeffizient

O

ÖAB	Österreichisches Arzneibuch
ODC	Ozone Depletion Capacity (Ozon-Zerstörungspotenzial)
ODT	Orally Disintegrating Tablets (Schmelztabletten)
OLV	Oligolamellar Vesicles (oligolamellare Vesikel)
OROS	orales osmotisches System

P

PA	(1) Polyacrylsäure (Carbomer) (2) Polyamid
PAMAM	Polyamidoamine
PAT	Prozessanalytische Technologie
PC	Polycarbonat
PCR	polymerase chain reaction (Polymerasekettenreaktion)
PCS	Photonenkorrelationsspektroskopie
PDCO	Paediatric Committee
PDE	Permitted Daily Exposure (zugelassene tägliche Exposition)
PE	Polyethylen
PEG	Polyethylenglykol (Macrogol), auch PEO
PEI	Paul-Ehrlich-Institut
PEMMA	Poly(ethacrylat-methylmethacrylat)
PET	(1) Polyethylenterephthalat (2) Positronenemissionstomographie
PEX	Pressure und Expansion
PharmBetrV	Betriebsverordnung für pharmazeutische Unternehmer
Ph. Eur.	Pharmacopoea Europaea (Europäisches Arzneibuch)
PIC	Pharmaceutical Inspections Convention (Grundregeln für die sachgemäße Herstellung pharmazeutischer Produkte)
PIC/S	Pharmaceutical Inspection Cooperation Scheme
PIP	Paediatric Investigation Plan
PIT	Phaseninversionstemperatur
PLGA	Poly(lactid-co-glycolid)
PLP	pasteurisierte Plasmaprotein-Lösung
PMEA	Methacrylsäure-Ethacrylat-Copolymer
PMMA	Methacrylsäure-Methacrylat-Copolymer, Polymethylmethacrylat
p. o.	peroral
PP	Polypropylen
ppb	parts per billion, 1:1 000 000 000, 1:1 Milliarde
ppm	parts per million, 1:1 000 000, 1:1 Million
PS	Polystyrole
PSUR	Periodic Safety Update Report
PU	pharmazeutischer Unternehmer
PUMA	Paediatric Use Marketing Authorisation
PVA	Polyvinylacetat (auch PVAc)
PVAl	Polyvinylalkohol
PVAP	Polyvinylacetatphthalat
PVAl-PEG	Polyvinylalkohol-Polyethylenglykol-Copolymer
PVC	Polyvinylchlorid
PVP	Polyvinylpyrrolidon (Polyvidon)

Q

Q	freigesetzte Wirkstoffmenge pro Flächeneinheit
QbD	Quality by Design
QM	Qualitätsmanagement
QMS	Qualitätsmanagementsystem
QP	Qualified Person (Sachkundige Person)
q. s.	quantum satis (so viel wie notwendig)
QSH	Qualitätssicherungshandbuch

R

r	Radius
REM	Rasterelektronenmikroskop
RES	retikuloendotheliales System
REV	Reverse-Evaporation Vesicles (Phasenumkehrliposomen)
r. F.	relative Luftfeuchtigkeit
RGK	Reaktionsgeschwindigkeitskonstante
RMP	Risk Management Plan
RO	Reversosmose
RT	Raumtemperatur

S

SAL	Sterility Assurance Level (Sterilitätssicherheitswert)
SANS	Neutronenkleinwinkelstreuung
SAXS	Röntgenkleinwinkelstreuung
s. c.	subkutan
SC	Stratum corneum
SCIT	subkutane Immuntherapie
Sdp.	Siedepunkt
SFD	Spray-Freeze Drying
siRNA	small interfering RNA
SIT	spezifische Immuntherapie
SLIT	sublinguale Immuntherapie
SLN	Solid Lipid Nanoparticles (feste Lipid-Nanopartikel)
Smp.	Schmelzpunkt
SmPC	Summary of Product Characteristics
SOP	Standard Operating Procedure (Standardarbeitsanweisung)
StandZV	Verordnung über Standardzulassungen von Arzneimitteln
SUV	Small Unilamellar Vesicles (kleine unilamellare Vesikel)

T

t	Zeit
$t_{½}$	Halbwertszeit
$t_{90\,\%}$	Zeit, nach der der Anfangsgehalt auf 90 % abgesunken ist
TA	thermoanalytische Verfahren
TAMC	Total Aerobic Microbial Count (Gesamtzahl aerober Mikroorganismen)
TAMCl-EA-MMA	Trimethylammonium-ethylmethacrylatchlorid-Ethylacrylat-Methylmethacrylat-Copolymer
Tg	Glasübergangstemperatur
TG	(1) Thermogravimetrie (2) Treibgas
THMP	Traditional Herbal Medicinal Product
TMA	thermomechanische Analyse
TNF	Tumornekrosefaktor
TOC	Total Organic Carbon (Gesamtgehalt an organischem Kohlenstoff)
TPN	Total Parenteral Nutrition (totale parenterale Ernährung)
TR	Trockenrückstand
TrinkwV	Trinkwasserverordnung
TYMC	Total Combined Yeast/Moulds Count (Gesamtzahl an Hefen und Schimmelpilzen)

U

U	(Wirkstoff im) Urin
UAW	unerwünschte Arzneimittelwirkungen
UHT	Ultrahocherhitzung
USP	United States Pharmacopeia

V

V	Verteilungsvolumen
VEGF	Vascular Endothelial Growth Factor (vaskulärer endothelialer Wachstumsfaktor)
VLDL	Very Low Density Lipoproteins (Lipoproteine sehr geringer Dichte)
VP-VA	Vinylpyrrolidon-Vinylacetat-Copolymer

W

WFI	Wasser für Injektionszwecke
WHO	World Health Organisation, Weltgesundheitsorganisation
WIT	Wasserintrusionstest

Z

ZL	Zentrallaboratorium Deutscher Apotheker
ZOK	Zero Order Kinetics (Kinetik nullter Ordnung)

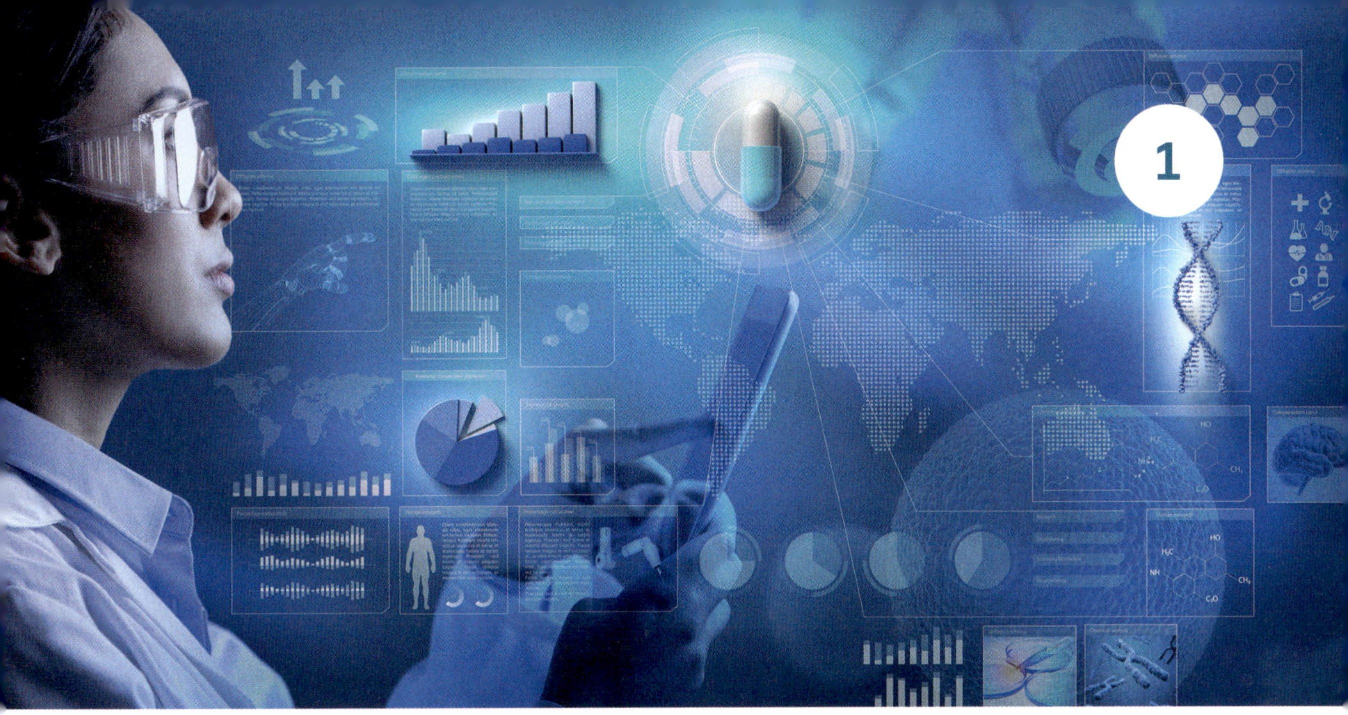

1

Einführung in die Entwicklung und Zulassung von Arzneimitteln und in die Qualitätssicherung

Prof. Dr. Harald G. Schweim, Dr. Janna K. Schweim M. Sc.

Dieses Kapitel gibt – wie der Titel besagt – eine Einführung in die Entwicklung und Zulassung von Arzneimitteln und in die Qualitätssicherung. Im Rahmen dieses Lehrbuchs kann es dabei nur einen Überblick über rechtliche und regulatorische Aspekte bei der Beantragung von Arzneimittelzulassungen in Europa und über die verschiedenen Zulassungsverfahren geben, sowie über relevante Gesetze und Anforderungen, die zu beachten sind, informieren. Es behandelt außerdem u. a. die Anforderungen an die modernen elektronischen Verfahren, die Abgrenzungsfragen, die Qualität, die Sicherheit und Wirksamkeit sowie Biosimilars, Biopharmazeutika, traditionelle pflanzliche Arzneimittel und Orphan Drugs. Im zweiten Teil des Kapitels werden die modernen Anforderungen an ein Qualitätsmanagementsystem abgehandelt.

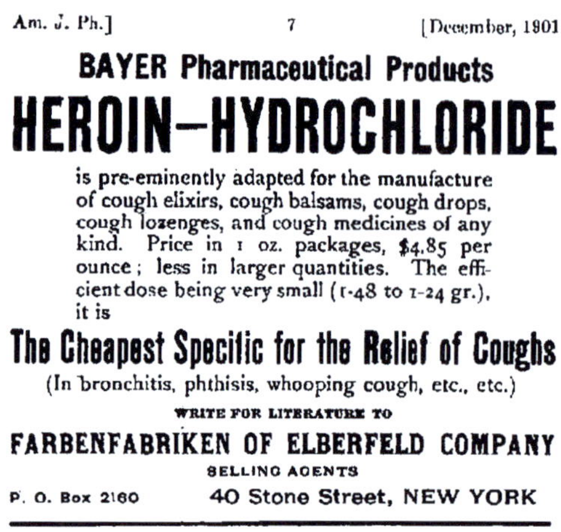

Abb. 1.1 Zeitungsanzeige für Heroin im Jahr 1901

1.1 Allgemeines, Richtlinien und Entwicklung

1.1.1 Arzneimittel

Definition

Arzneimittel bestehen grundsätzlich aus den Stoffen (Wirk- und Hilfsstoffe) und der Arzneimittelinformation. Sie sind – bis auf zu besprechende Ausnahmen – entweder auf ärztliche Verordnung oder Wunsch des Patienten in Apotheken hergestellte **Rezepturarzneimittel** (für einen zum Zeitpunkt der Herstellung bekannten Patienten) oder **Fertigarzneimittel** (für einen zum Zeitpunkt der Herstellung unbekannten Patienten), die im Voraus hergestellt und in einer zur Abgabe an den Verbraucher bestimmten Packung in den Verkehr gebracht werden, oder andere zur Abgabe an Verbraucher bestimmte Arzneimittel, bei deren Zubereitung in sonstiger Weise ein industrielles Verfahren zur Anwendung kommt oder die, ausgenommen in Apotheken, gewerblich hergestellt werden.

Historie

Die Herstellung und Anwendung von Arzneimitteln hat lange Tradition. Sie nimmt ihren Ursprung in der Therapie der Schamanen, der Pflanzenheilkunde, der Volksheilkunde, usw. Die Produktion war in der Hand von Heilkundigen, wodurch der Therapiepraktizierende und Arzneiwarenhändler als ein Individuum auftrat.

Die erste „Arzneimittelgesetzgebung“, mit u.a. der Trennung von Arzt und Apotheker, wurde 1241 von **Kaiser Friedrich II**[1] mit dem **Edikt von Salerno**[2] verordnet. Ärzte durften fortan keine Apotheke besitzen oder daran beteiligt sein. Apotheken durften Arzneimittel herstellen und deren Preise waren staatlich festgelegt. Der Apotheker unterlag dabei einer Kontrolle durch Ärzte. Aus Mangel an analytischen Möglichkeiten wurde die Herstellung von komplexeren Arzneimitteln, wie z. B. „Theriak[3]“, als öffentliche, mehrtägige Zeremonie in Anwesenheit höchster Autoritäten mit großem Schaugepränge begangen, auch im Sinne einer frühen Form der Qualitätssicherung und Fälschungsbekämpfung, weil gewissenlose Händler das teure Opium durch aufgeschlämmte Holzasche ersetzt hatten. Mit den Jahren war die Zutatenliste auf bis zu 300 Inhaltsstoffe (aus heutiger Sicht als Hauptbestandteil das teure Opium) angewachsen und die Herstellung erforderte eine ausgeklügelte, an magische Riten erinnernde Vorgehensweise. Wegen der aufwendigen Zubereitung und der Kostbarkeit der Ingredienzien war Theriak nur für Vermögende erschwinglich.

Partywissen

Theriak

Rezepturen für Theriak finden sich in medizinischen und pharmakologischen Lehrbüchern noch bis in das 19. Jahrhundert. Als eine von vielen Rezepturen sei hier diejenige der vierten Auflage der Preußischen Pharmakopöe von 1827 zitiert: „*Nimm abgeschaumten Honig sechs Pfund [2160 g]. Nachdem er etwas erwärmt worden mische hinzu gepulvertes, in einer hinreichenden Menge Malagawein aufgelöstes Opium eine Unze [30 g]. Dann setze hinzu: gepulverte Angelikawurzel sechs Unzen [180 g], virginische Schlangenwurzel vier Unzen [120 g], Baldrianwurzel, Meerzwiebel, Zittwerwurzel, Zimmtcassia, von jedem zwei Unzen [60 g]. Kleine Kardamomen, Myrrhe, Gewürznelken, krystallisirtes schwefelsaures Eisen, die in Pulver gebracht worden, von jedem eine Unze [30 g]. Es werde eine braune Latwerge, welche an einem kühlen Orte vorsichtig aufbewahre. Anmerkung: Eine Unze [30 g] dieser Latwerge enthält ungefähr fünf Gran [0,3 g] gepulvertes Opium.*“

In Deutschland wurden vom 14. Jahrhundert an, beginnend in den Städten, Apotheken über **Apothekenordnungen** überwacht. Am Ende des 17. Jahrhunderts wurden auch die ersten verbindlichen, amtlichen **Arzneibücher** herausgegeben.

Die Herstellung der ersten **synthetischen Arzneimittel** begann zu Beginn des 19. Jahrhunderts, wodurch auch die ersten pharmazeutischen Betriebe entstanden.

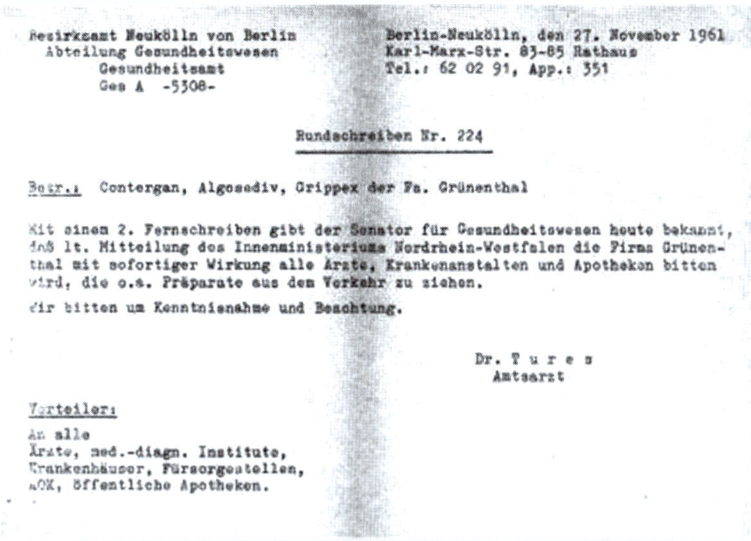

Bezirksamt Neukölln von Berlin
Abteilung Gesundheitswesen
Gesundheitsamt
Ges A -5308-

Berlin-Neukölln, den 27. November 1961
Karl-Marx-Str. 83-85 Rathaus
Tel.: 62 02 91, App.: 351

Rundschreiben Nr. 224

Betr.: Contergan, Algosediv, Grippex der Fa. Grünenthal

Mit einem 2. Fernschreiben gibt der Senator für Gesundheitswesen heute bekannt, daß lt. Mitteilung des Innenministeriums Nordrhein-Westfalen die Firma Grünenthal mit sofortiger Wirkung alle Ärzte, Krankenanstalten und Apotheken bitten wird, die o.a. Präparate aus dem Verkehr zu ziehen.

Wir bitten um Kenntnisnahme und Beachtung.

Dr. T u r e s
Amtsarzt

Verteiler:

An alle
Ärzte, med.-diagn. Institute,
Krankenhäuser, Fürsorgestellen,
AOK, öffentliche Apotheken.

Abb. 1.2 Historisches Dokument, Information der Fachkreise zu Contergan im Jahr 1961

1

Mit der fortschreitenden Industrialisierung kam es schließlich dazu, dass die Produktion pharmazeutischer Fertigarzneimittel ausschließlich in den Betrieben erfolgte, und damit bedurfte die Herstellung auch einer gesetzlichen Regelung.

Wissen

Das älteste, heute noch verwendete, synthetische Arzneimittel ist das Heroin

Etwa 1893 befasste sich der Chemiker und Pharmazeut Felix Hoffmann mit der Acetylierung von Morphin, die direkt zu Heroin (Diacetylmorphin) führte. Bayer ließ sich dafür am 27. Juni 1898 den Markennamen „Heroin" schützen. Heroin wurde in einer Werbekampagne in zwölf Sprachen als ein oral einzunehmendes Schmerz- und Hustenmittel vermarktet. Es wurde außerdem bei etwa 40 weiteren Indikationen angewendet, z. B. Bluthochdruck, Lungenerkrankungen, Herzerkrankungen, zur Geburts- und Narkoseeinleitung sowie als „nicht süchtig machendes Medikament" gegen die Entzugssymptome von Morphin und Opium. 1904 wurde erkannt, dass Heroin noch stärker und schneller als Morphin abhängig macht. Ab etwa 1910 wurde in den USA die von Heroin ausgehende Gefahr erkannt. Es folgte der Erlass von Verbotsgesetzen, zuerst in einzelnen Bundesstaaten. Später, auf der ersten Opiumkonferenz 1912, wurde zum ersten Mal ein staatenübergreifendes Verbot diskutiert. 1931 gab Bayer dem politischen Druck nach und stellte die Produktion ein. In der Bundesrepublik Deutschland wurde Heroin bis 1958 legal verkauft. Es wurde anschließend im Betäubungsmittelgesetz verboten. Der medizinische Einsatz von Heroin ist heute – seit 2009 auch wieder in Deutschland – unter strengen Auflagen erlaubt, in Großbritannien ist Heroin als Schmerzmittel verschreibungsfähig.

Im Jahr 1901 wurde nach der kaiserlichen Verordnung in Deutschland der Verkehr mit Heilmitteln Regelungen unterworfen, aufgrund derer die Arzneimittel auf den freien Markt kommen konnten. Für Arzneimittel waren „Geheimrezepturen" (**Geheimmittel**)[4] möglich und es gab – anders als über die Arzneibücher – keine Qualitätsvorgaben oder Anforderungen für die eingesetzten Stoffe oder an die Ausbildung der Hersteller.

Mit dem **Opiumgesetz** aus dem Jahr 1929 wurden weitere rechtliche Bestimmungen festgelegt. Bis zum Jahr 1961 gab es in Deutschland keine umfassende bundesgesetzliche Regelung. 1961 wurden die Herstellungsleitung, die Kennzeichnungspflicht und die Prüfung geregelt. Die dokumentierte Prüfung der Arzneimittel war ein besonderer Fortschritt. Das Gesetz wurde durch den **Contergan-Skandal** (▸ Kap. 20.1) „überrollt" und daher mehrfach ergänzt und geändert, um es den neuen Anforderungen an die Arzneimittelsicherheit und auch dem technischen Fortschritt in der Untersuchung von Arzneimitteln anzupassen.

Mit den Entwicklungen der industriellen Möglichkeiten der Arzneimittelproduktion nahm der Arznei-

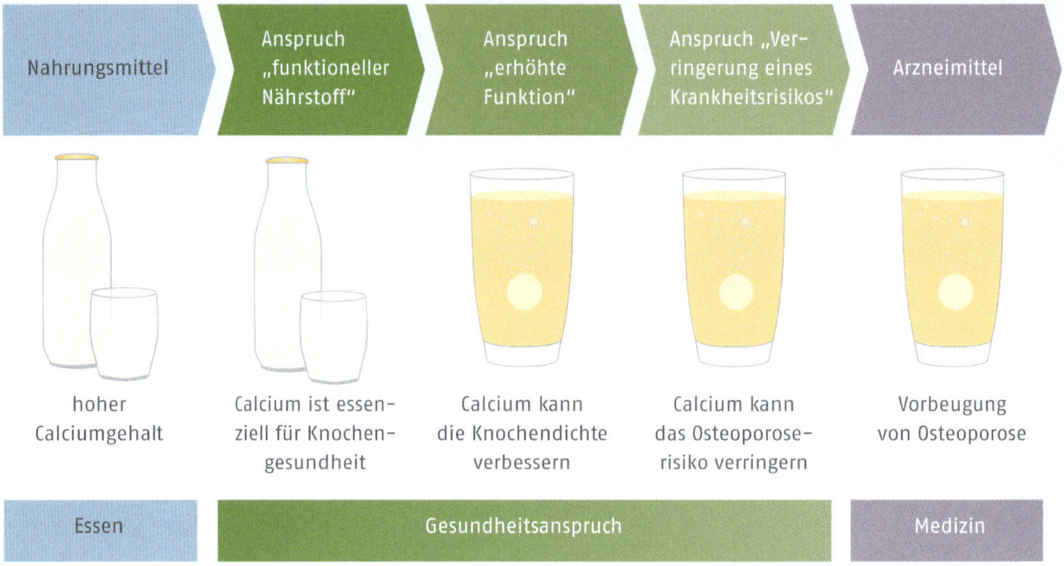
Nahrungsmittel
Anspruch „funktioneller Nährstoff"
Anspruch „erhöhte Funktion"
Anspruch „Verringerung eines Krankheitsrisikos"
Arzneimittel
hoher Calciumgehalt
Calcium ist essenziell für Knochengesundheit
Calcium kann die Knochendichte verbessern
Calcium kann das Osteoporoserisiko verringern
Vorbeugung von Osteoporose
Essen
Gesundheitsanspruch
Medizin

Abb. 1.3 Der Anspruch („Claim") definiert das Produkt

mittelverbrauch von 1961 bis Mitte der 70er Jahre um 400 % zu. Damit rückte der Vergleich zwischen der **Nutzwirkung** und den **Nebenwirkungen** eines Arzneimittels immer mehr in den Fokus. Dadurch wurden so tiefgreifende Änderungen des Arzneimittelrechts notwendig, dass sich der Bundestag für ein gänzlich neues Arzneimittelgesetz entschied. Nach einer langen Bearbeitungszeit konnte ein **neues Arzneimittelgesetz 1976** geschaffen und 1978 in Kraft gesetzt werden.

Das **Gesetz über den Verkehr mit Arzneimitteln (AMG)**[5] erklärt als oberstes Ziel („Spätfolge" des Contergan-Skandals) die **Gewährleistung der Arzneimittelsicherheit**. Weiterhin wurden **Generika**[6], die bisher nicht vom AMG erfasst waren, zulassungspflichtig. Zur kontinuierlichen Erfassung von Arzneimittelrisiken wurde eine Überwachung des Arzneimittelverkehrs eingeführt. Da nicht alle Risiken von Arzneimitteln ausgeschlossen werden können, wurde eine **verschuldensunabhängige Gefährdungshaftung** des **pharmazeutischen Unternehmers (pU)** eingeführt. Diese bedeutet, dass der pU bereits durch das erlaubte Inverkehrbringen des Arzneimittels, dessen Anwendung mit Risiken verbunden sein kann, eine unvermeidliche, abstrakte Gefährdung der Anwender herbeiführt und zum Schadensersatz verpflichtet ist, sobald sich diese Gefährdung realisiert.

Ein häufiges Problem ist die Beurteilung **Zulassungspflicht „JA" oder „NEIN"** in **Abgrenzungsfragen**[7] zu anderen Produktgruppen wie **Lebensmittel, Kosmetika, Medizinprodukten** u. v. a. m. Da in den Augen vieler Hersteller die Zulassung aufwendig und teuer ist, versucht man, sie durch Ausweichen in andere Produktgruppen zu umgehen. Das Thema kann hier nur angerissen werden, aber die folgende Abbildung (Abb. 1.3) illustriert, wie sich über den **Anspruch (Claim)**[8] ein Produkt z. B. vom Lebensmittel zum Arzneimittel wandeln kann. Auch die Abgrenzung zu Kosmetika oder Medizinprodukten[9] ist nicht immer einfach. In allen diesen regulatorischen Feldern kommt es immer wieder zu umfänglichen Rechtsauseinandersetzungen über die korrekte Zuordnung.

Deswegen hat die **Zweifelsfallregelung**[10] eine überragende regulatorische Bedeutung:

Merke

„In Zweifelsfällen, in denen ein Erzeugnis unter Berücksichtigung aller seiner Eigenschaften sowohl unter die Definition von „Arzneimittel" als auch unter die Definition eines Erzeugnisses fallen kann, das durch andere gemeinschaftliche Rechtsvorschriften geregelt ist, gilt diese Richtlinie.[11]*"* Im Klartext heißt dies, dass die strengen, arzneimittelrechtlichen Vorschriften, sprich die Einstufung als Arzneimittel, stets Vorrang genießen.

Haftung für Arzneimittel

Zulassungspflichtig sind nur **Fertigarzneimittel** (FAM). Den wesentlichen Unterschied zwischen Fertig- und Rezepturarzneimitteln stellt für den Patienten das Schutzniveau im Schadensfall dar. Für **Rezepturarznei-**

mittel wird nach dem **Produkthaftungsgesetz**[12] gehaftet, d. h., es muss im Schadensfall ein Verschulden nachgewiesen werden. Für FAM greift die **verschuldensunabhängige Haftung des AMG**[13], d. h., hier haftet der pharmazeutische Unternehmer (Zulassungsinhaber) mit seiner Pflichtversicherung nach § 84 AMG für Personenschäden (Tötung bzw. Gesundheitsschädigung), die im Zusammenhang mit der Anwendung des Arzneimittels auftreten (Arzneimittelhaftpflichtversicherung). Ein Kausalitätsbeweis ist nicht erforderlich.

Vielfach ist für FAM die Herstellung von **Zwischenprodukten** erforderlich. Diese, z. B. Granulate, werden zu Tabletten verpresst und in weiteren Schritten mit Hüllen, z. B. zur Retardierung, versehen. Die Verarbeitung zu Darreichungsformen ermöglicht die **Herstellung** eines applikationsfähigen, stabilen, optimal wirksamen Arzneimittels und ist häufig von hoher therapeutischer Relevanz. Durch die Verarbeitung nach einer vorliegenden Herstellungsformel, meist kurz „Formel" genannt und nicht mit einer chemischen Formel zu verwechseln, erhält man eine **Arzneizubereitung**. Bei der pharmazeutisch-technologischen Entwicklung neuer Arznei- bzw. Darreichungsformen wird heute in zunehmendem Maß auf computergestützte wissensbasierte Expertensysteme zurückgegriffen.

Arzneimittel werden überwiegend als abgeteilte Dosis in Einzeldosisbehältnissen (**z. B. Blister**)[14] oder nichtabgeteilt in Mehrdosenbehältnissen verpackt (**Primärverpackung**). Üblich ist darüber hinaus eine Abgabeverpackung (**Sekundärverpackung**) und zwingend vorgeschrieben die zugelassene **Gebrauchsinformation (GI)**[15] (umgangssprachlich „Packungsbeilage"[16]) in der/den jeweiligen Nationalsprache(n).

Merke

Ein Arzneimittel besteht zwingend immer aus einem stofflichen Anteil (z. B. die Tablette) und einem informativen Anteil (GI, Verpackung und ggf. Fachinformation (FI) oder Werbung).

Arzneimittelzulassung

Für jedes FAM, das vermarktet werden soll, muss von der zuständigen Behörde eine Herstellungserlaubnis und eine **Genehmigung für das Inverkehrbringen, die Zulassung/Marketing Authorisation (MA)**[17], erteilt werden. Voraussetzung für die Herstellungserlaubnis ist die Beschäftigung einer **sachkundigen Person/Qualified Person (QP)**[18]. Sie ist verantwortlich für die Einhaltung der entsprechenden Vorschriften über Herstellung, Prüfung und Freigabe vor Inverkehrbringen eines Arzneimittels. Die QP ist ebenfalls verantwortlich für die lückenlose Dokumentation der Einhaltung der arz-

Tab. 1.1 Geschichte der Arzneimittel-Gesetzgebung in der EU ab 2001

Jahr	Regelwerk
2001	Directive 2001/83/EC (MRP/DCP) 2001/20/EC (Clinical Trials Directive)
2003	Regulation (EC) 1084 & 1085/2003 (Variation Regulation)
2004	Directive 2004/27/EC and 2004/24/EC amending Directive 2001/83/EC
2004	Regulation (EC) 726/2004 (CP)
2005	Directive 2005/28/EC (Good Clinical Practice)
2006	Regulation (EC) 1901/2006 (Paediatric Regulation)
2007	Regulation (EC) 1394/2007 (Advanced Therapy Regulation)
2008	Regulation (EC) 1234/2008 (Variation Regulation)
2009	Directive 2009/53/EC (Variation Directive)
2010	Directive 2010/84/EU Regulation (EU) 1235/2010 (Pharmacovigilance)
2011	Directive 2011/62/EU (Falsified Medicines)
2012	Directive 2012/26/EU (Pharmacovigilance)
2012	Commission Regulation (EU) 726/2012 amending Reg. (EC) 1234/2008
2014	Regulation (EU) 536/2014 (Clinical Trials)
2017	Regulation (EU) 2017/745 (Medical Devices)
2017	Regulation (EU) 2017/746 (In-vitro-diagnostics)
2019	Regulation (EU) 2019/6 (Veterinary Regulation)
2019	Regulation (EU) 2019/4 (Medicated Feed)

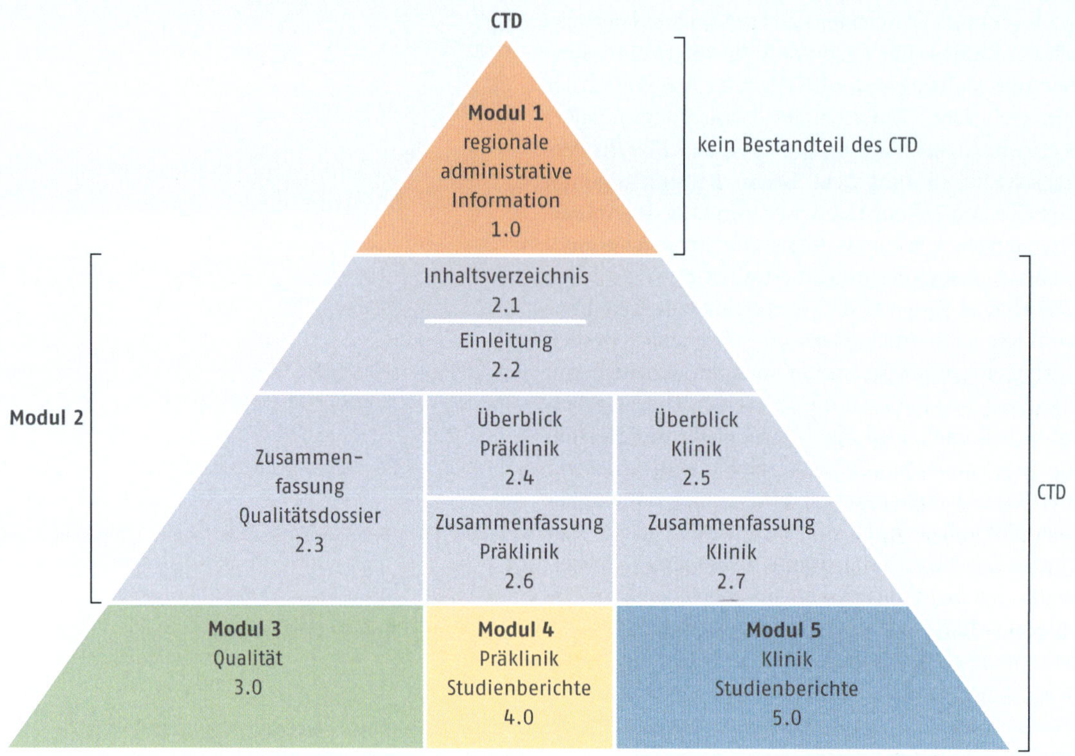

Abb. 1.4 Das Common Technical Document (CTD)[175], prinzipieller modularer Aufbau aller Zulassungsanträge

neimittelrechtlichen Vorgaben. Zur Erlangung der Genehmigung für das Inverkehrbringen ist die Vorlage eines Antragsdossiers erforderlich, das alle Angaben und Unterlagen in Bezug auf die Ergebnisse der mit diesem Arzneimittel durchgeführten Prüfungen und Versuche beinhalten muss, sowie eine nachgewiesene **Gute Herstellungspraxis im Inspektionsverfahren bzw. Good Manufacturing Practice Inspection** (**GMP-Inspection**)[19] der Herstellungsstätte.

Nicht zulassungspflichtig sind **Rezepturarzneimittel**. Die häufigsten Arzneiformen bei Rezepturarzneimitteln sind Salben und Cremes, Zäpfchen und Kapseln sowie flüssige Zubereitungen. Zu den wichtigsten Anwendungen für diese Arzneimittel gehören dermatologische Präparate sowie die Kinderheilkunde. Von Vorteil bei Arzneimitteln aus Eigenherstellung sind vor allem die Möglichkeit zur individuellen Dosierung sowie die Vermeidung von allergischen Reaktionen, z. B. durch Verzicht auf Konservierungsstoffe unter Verkürzung der Haltbarkeitsdauer.

Für **Prüfpräparate für klinische Prüfungen**, die auch nicht zulassungspflichtig sind, gelten diverse Sonderbestimmungen. Im Rahmen der klinischen Prüfung sind **Prüfpräparate/Investigational Medicinal Products (IMPs)**[20] erforderlich, sowie ggf., je nach Anlage der Prüfung, **wirkstofffreie Arzneimittel** (**Placebos**)[21] und **umdeklarierte Fertigarzneimittel** als Vergleich (Goldstandard der Therapie), zusammengefasst als **Auxiliary Medicinal Products** (**AMP**)[22]. Für die klinische Prüfung gelten besondere Schutzvorschriften zugunsten der Probanden bzw. Patienten, derzeit noch die **Clinical Trials Directive** (**CTD**), zukünftig, voraussichtlich ab 2022, die **Clinical Trials Regulation** (**CTR**)[23].

Nicht (einzeln) zulassungspflichtige Sonderfälle

Defekturarzneimittel. [24]Als Defekturarzneimittel, eine Ausnahmeregelung für die Apotheken, werden Arzneimittel bezeichnet, die in Mengen bis zu einhundert abgabefertigen Packungen pro Tag in Apotheken selbst hergestellt werden, ohne dass es dafür nach dem deutschen Arzneimittelgesetz (AMG) einer Herstellungserlaubnis oder Arzneimittelzulassung bedarf.

Standardzulassung und Standardregistrierung. [25]Seit 1976 gibt es in Deutschland die Möglichkeit, dass bestimmte Fertigarzneimittel gemäß § 36 AMG aufgrund von Standardzulassungen von der Zulassungspflicht freigestellt werden. Voraussetzung hierfür ist, dass keine Gefährdung von Mensch und Tier zu befürchten ist. Standardzulassungen basieren auf Monographien, die das Bundesministerium für Gesundheit (BMG) in Kraft setzt. Die Nutzung einer Standardzulassung ist beim Bundesinstitut für Arzneimittel und Medizinprodukte (BfArM) gemäß §67 Abs. 5 AMG anzuzeigen, genauso wie Änderungen oder der Verzicht auf die Nutzung einer Standardzulassung. Bei den aktuell gültigen Standardzulassungen reicht das Spektrum der arzneilich wirksamen Bestandteile von chemisch definierten Substanzen, wie z. B. Paracetamol, bis hin zu arzneilich wirksamen Tees.

Homöopathische Arzneimittel können von der Pflicht der Einzelregistrierung nach §38 Abs. 1 Satz 1 AMG freigestellt werden. Dies gilt, wenn sie im Homöopathischen Arzneibuch monographisch beschrieben und in der Anlage aufgeführt sind, sie den Anforderungen des Homöopathischen Arzneibuchs und der Anlage entsprechen und für sie keine Zulassung erteilt worden ist. Derzeit sind 336 homöopathische Arzneimittel durch Rechtsverordnung gemäß §39 Abs. 3 AMG von der Pflicht zur Einzelregistrierung freigestellt (= Standardregistrierung).

Sondervorschriften zur Zulassung

Hinzu kommen etliche **Sondervorschriften zur Zulassung**, wie z. B. für

- **Sera und Impfstoffe**[26], die z. B. chargengeprüft und zugelassen werden müssen,
- **Arzneimittel tierischer Herkunft** (z. B. von Rindern, wegen Boviner spongiformer Enzephalopathie (BSE)[27]),
- **Produkte menschlicher Herkunft** (z. B. Blut und Blutprodukte, harte Hirnhaut, Gehörknöchelchen usw., wegen Creutzfeldt-Jakob Krankheit (CJD)[28]),
- **menschliche Organe,** die dem Transplantationsgesetz unterliegen oder
- **Radiopharmaka**[29] die zusätzlich strahlenschutzrechtlichen Bestimmungen, z. B. der **Verordnung über radioaktive oder mit ionisierenden Strahlen behandelte Arzneimittel** (AMRadV)[30], unterliegen[31].

Tierarzneimittel. Auch Tierarzneimittel unterliegen der Zulassungspflicht unter vergleichbaren Verfahren wie Humanarzneimittel. An Stelle des **Committee for Medicinal Products for Human Use (CHMP)**[32] als zuständiges Gremium der **European Medicines Agency (EMA)** agiert hier das **Committee for Medicinal Products for Veterinary Use** (CVMP)[33].

Erfahrungsgemäß entwickelt sie sich parallel zur Humanzulassung, aber meist etwas verzögert. Tierarzneimittelzulassung im Detail zu besprechen, ist aus Platzgründen nicht möglich. Wichtig ist, dass es im Wesentlichen um die Tierarzneimittel geht, die an lebensmittelliefernden Tieren angewendet werden. Bei diesen ist, neben der klinischen Prüfung, zusätzlich die Rückstandsprüfung von Bedeutung, d. h. die Messung von eventuellen Arzneimittelrückständen im Tier nach einer Behandlung bis zu einem für den Menschen unkritischen Wert.

> **Merke**
>
> Tierarzneimittelzulassung ist Menschenschutz, nicht – beziehungsweise nur sehr begrenzt – Tierschutz.

Beurteilung in der Zulassung. Die Eckpunkte der Zulassung sind **Wirksamkeit (Efficacy), Unbedenklichkeit (Safety)** und **Pharmazeutische Qualität (Quality)** sowie eine **positive Schaden-Nutzen-Beurteilung (Positive Risk-Benefit-Ratio)**. Ihnen muss eine amtlich genehmigte **Fach- und Gebrauchsinformation (GI bzw. FI)/Summary Of Product Characteristics (SmPC)**[34] beigegeben werden. Seit den letzten Reformen (besonders seit 2010, Umsetzung z. T. bis heute) des Arzneimittelrechts sind eine Vielzahl von zusätzlichen bzw. erweiterten Anforderungen zur Erhöhung der Patientensicherheit hinzugekommen, so z. B. die **Gute Vertriebspraxis/Good Distribution Practice (GDP)**[35] zu den Vermarktungswegen, **Fälschungsbekämpfung/Falsified Medicinal Products**[36], und **Arzneimittelsicherheitsinspektionen/Pharmacovigilance Inspection**[37]. Andererseits wurden viele Verfahren entwickelt, die einen frühen Zugang zu innovativen Arzneimitteln erleichtern sollen. Somit befindet sich das ganze System in ständiger Veränderung und auch die Schwerpunktsetzung unterliegt einem Wandel. Eine ständige Beobachtung der Entwicklungen ist also in der Zulassungspraxis unumgänglich.

Europäischer Marktzugang

Die „Schaltstelle" in der EU ist die **Europäische Arzneimittelagentur (European Medicines Agency, EMA)**[38], seit 2019 mit Sitz in Amsterdam. Seit ihrer Gründung 1993 ist ihre Arbeit, ursprünglich nur „Sekretariat", immer bedeutungsvoller geworden. Insbesondere seit der **New Regulation**[39] ist ein Schwerpunkt der EMA eine erweiterte Transparenz für Fachkreise und Laien. Dabei bedient sie sich zunehmend der neuen Medien. Darüber hinaus gibt die EMA, nach Beratung in ihren wissenschaftlichen Gremien, besonders der höchsten regulatorischen Autorität in der EU, dem CHMP, zu vielen aktuellen regulatorischen Themen wissenschaftliche Statements, Hinweise, Empfehlungen usw. Als Beispiel seien die Verunreinigungen von Arzneimitteln mit Nitrosaminen erwähnt[40]. Daher ist die regelmäßige Lektüre des EMA-Web-Auftritts sehr empfehlenswert.

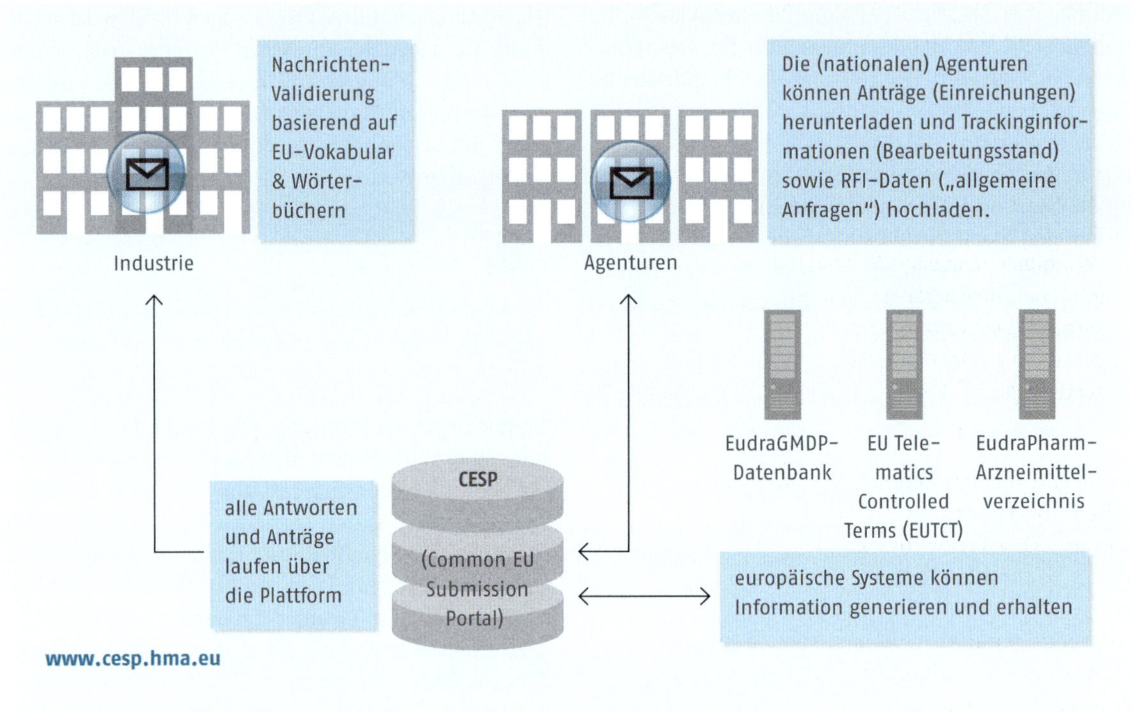

o Abb. 1.5 Elektronische Kommunikation zwischen den zuständigen Behörden der EU über das Common EU Submission Portal (**CESP**)

EudraGMP = Name der Unionsdatenbank mit Angaben zu Herstellungs- und Einfuhrgenehmigungen, wie GMP-Bescheinigungen, Erklärungen über Verstöße gegen GMP-Richtlinien in Drittländern, Genehmigungen für Großhandelsvertriebe (Good distribution practices, GDP-Zertifikat), Erklärungen über Verstöße gegen die GDP Regeln von Herstellern, Importeuren und Vertreibern von Wirkstoffen.

EudraPharm = European Union Drug Regulating Authorities Pharmaceutical Database (mittlerweile sind die Informationen der Datenbank direkt über die **EMA**-(European Medicines Agency)-Webseite zugänglich).

EUTCT = EU Telematics Controlled Terms (EUTCT). Dies ist eine zentrale Datenbank mit Listen der sog. „Controlled Terms" aller in EU-Sprachen übersetzten „typischen Begriffe", die im Netzwerk des Europäischen Arzneimittel-Zulassungssystems verwendet werden.

Verweis auf Online
Die EMA (www.ema.europa.eu/en) hat eine Vielzahl sehr informativer Videos erstellen lassen

Verweis auf Online
Besonders hervorzuheben ist der EMA-Plan bis 2025 (Stand 11/2021)

Dass Kommunikation heute elektronisch erfolgt (bzw. erfolgen soll), scheint eine Binsenweisheit. So werden zunehmend alle Verfahren rund um die Zulassung (z. B. auch **Änderungsverfahren (Variations)**[41] und **Verlängerungen (Renewals)**[42], insbesondere aber die Zulassung selbst, über die elektronische Variante Electronic Common Technical Document (**eCTD**)[43] abgewickelt. Den jeweils aktuellen Entwicklungsstand findet man hier[44].

Eine Zulassung kann in verschiedenen Verfahren[45] erreicht werden. So z. B.

- zentral für die komplette Europäische Union (EU), **Centralised Procedure** (**CP**)[46],
- nach europäischen Verfahren der gegenseitigen Anerkennung/**Mutual Recognition Procedure** (**MRP**)[47], wenn das Produkt schon in einem Land zugelassen ist, oder
- im Mehrstaatenverfahren/**Decentralised Procedure** (**DCP**)[48], wenn das Produkt noch in keinem Land zugelassen ist, jedoch eine gleichzeitige Zulassung in mehreren EU-Mitgliedstaaten angestrebt wird. In diesem Fall übernimmt der sog. Reference Member

State stellvertretend die wissenschaftliche Bewertung und Koordination des Verfahrens[49].

Merke

Weit verbreitet ist der Irrtum, die EMA ließe, wie z. B. das Bundesinstitut für Arzneimittel und Medizinprodukte (BfArM)[50], Arzneimittel zu. Das ist im Zentralen Verfahren Aufgabe der Europäischen Kommission (EMA und CHMP bereiten die Entscheidung vor bzw. sprechen eine Empfehlung aus), in den anderen Verfahren erfolgt die Zulassung durch die national zuständigen Stellen.

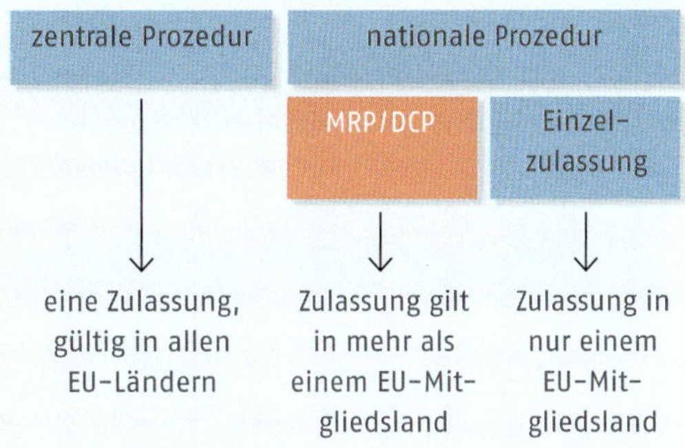

Abb. 1.6 Marktzugang in Europa (EU und EEA)

MRP = Mutual Recognition Procedure, DCP = Decentralised Procedure

Zwingend über das **Zentrale Verfahren** müssen **Arzneimittel zugelassen** werden, die mithilfe von rekombinierter Desoxyribonukleinsäure (DNS), abgekürzt rDNA, kontrollierter Expression in Prokaryonten und Eukaryonten (inklusive transformierter Säugetierzellen) und Verfahren auf Basis von Hybridomen und monoklonalen Antikörpern hergestellt wurden[51]. Das Zentrale Verfahren ist auch für Arzneimittel verpflichtend, die einen neuen Wirkstoff enthalten (der bei Inkrafttreten der EU-Verordnung 726/2004 noch nicht in der Europäischen Union genehmigt war) und dessen therapeutische Indikation die Behandlung von Krebs, neurodegenerativen Erkrankungen, Diabetes, erworbenes Immundefizienz-Syndrom (AIDS), Viruserkrankungen oder Autoimmunerkrankungen und andere Immunschwächen (z. B. HIV) umfasst. Ebenso sind Arzneimittel, die für die Behandlung von seltenen Leiden entwickelt wurden (Orphan Drugs), zwingend im Zentralen Verfahren zuzulassen.

Merke

Europäische Richtlinien (Directives) wenden sich an die Mitgliedstaaten, die diese in nationale Gesetze umsetzen müssen, während europäische Verordnungen (Regulations) unmittelbar in allen Mitgliedstaaten und gegenüber den Bürgern verbindlich sind.

Ein Arzneimittel kann, statt mit eigenen Daten, auch bibliographisch, **Bibliographic Application**[52] zugelassen werden, wie in § 22 Absatz 3 Nummer 1 AMG und in Artikel 10a der EU-Richtlinie 2001/83/EG festgelegt. Daten zur pharmazeutischen Qualität müssen immer eingereicht werden, aber auf die Vorlage von eigenen präklinischen und klinischen Daten kann verzichtet werden, wenn der Antragsteller nachweisen kann, dass die Wirkstoffe des Arzneimittels seit mindestens 10 Jahren innerhalb der Europäischen Union (EU) „allgemein medizinische Verwendung" finden und eine anerkannte Wirksamkeit sowie eine annehmbare Unbedenklichkeit aufweisen. Dieser Nachweis muss anhand einer ausführlichen wissenschaftlichen Bibliographie, die auf alle relevanten präklinischen und klinischen Aspekte des Arzneimittels eingeht, erbracht werden. Neben dem Inhalt ist zudem die Art der Literaturquellen entscheidend, da es sich bei der eingereichten Literatur nur um öffentlich zugängliche und anerkannte Quellen handeln muss.

Zur Zulassungserleichterung ist die Einreichung von **Masterfiles (MF)** eingeführt worden: der „Active Substance MF" (**ASFM**)[53], „Site MF" (**SMF**)[54], „Pharmacovigilance System MF" (**PSMF**)[55], „Plasma MF" (**PMF**)[56] und der „Vaccines MF" (**VMF**)[57]. Sinn aller Masterfiles ist die Normung einzureichender Unterlagen u. a. zur Stützung von kleineren Pharmaunternehmen, **Small Medium Enterprises (SME)**[58].

Weiterhin ist „normierte Nomenklatur" vorgeschrieben, so z. B.

- das „Medizinisches Wörterbuch für Aktivitäten im Rahmen der Arzneimittelzulassung" (**Medical Dictionary for Regulatory Activities (MedDRA)**[59]), eine Sammlung standardisierter, vorwiegend medizinischer Begriffe, die in verschiedensten regulatorischen Prozessen rund um die Arzneimittelzulassung verwendet werden,
- das „Anatomisch-therapeutisch-chemische Klassifikationssystem" (**Anatomical Therapeutic Chemical/ Defined Daily Dose Classification** (**ATC/DDD**)[60]), eine aktuelle Fassung ist aus dem Internet ladbar, sowie
- eine offizielle Datenbank der Standardbegriffe (**Standard Terms Database**[61]) des **European Directorate for the Quality of Medicines & HealthCare** (**EDQM**)[62].

Merke

Arzneimittel (AM) werden im Englischen als **Medicinal Products** bezeichnet, nicht zu verwechseln mit **Medical Products**, einem Parallelbegriff für **Medical Devices** (Medizinprodukte). Der alte Name „drugs" für Arzneimittel ist wegen der Nebenbedeutungen „Drogen" im Sinne von „narcotics" (Betäubungsmittel) und getrockneten Pflanzen(-bestandteilen) zu vermeiden, auch wenn er in älterer Literatur noch häufig zu finden ist.

Advanced Therapy Medicinal Products (ATMP). [63]Dies ist der Oberbegriff für somatische Zelltherapeutika, Gentherapeutika und biotechnologisch bearbeiteten Gewebezubereitungen (auch **Tissue-Engineering-Products** (TEP)[64]). Sie enthalten lebende Zellen oder Gewebe oder bestehen daraus und zeichnen sich daher durch eine hohe Komplexität aus. Die verwendeten Zellen werden oft einem Patienten entnommen, im Labor bearbeitet, z. B. vermehrt oder gentechnisch verändert, und anschließend demselben Patienten wieder verabreicht. Diese Arzneimittelgruppen sind eines der jüngsten „Kinder" einer langen Entwicklungsreihe und stehen noch am Anfang. So wurden zwischen 2017 und 2019 nur fünf ATMP-Arzneimittel zugelassen. Jedoch erwarten Fachleute hier eine glänzende therapeutische Zukunft.

Denkanstoß

Das regulatorische Problem bei den ATMPs ist, dass sie mit industriellen (nicht apothekenüblichen) Methoden für einen bestimmten, zum Zeitpunkt der Herstellung bekannten Patienten erstellt werden. Man hat sie daher, abweichend von der Grundregel, zu zulassungspflichtigen Arzneimitteln erklärt. Ein Grund war auch ihr völlig neues Risikopotenzial. Das für Patient A individuell erstellte ATMP ist im schlimmsten denkbaren Fall für Patient B in einer Fehlanwendung tödlich. Wie würden Sie vorgehen, um Fehlanwendungen zu vermeiden? Ist eine T-Rezept[65] analoge Lösung der Weg?
(Hilfe: Die sogenannten „T-Rezepte" sind Sonderrezepte, die derzeit ausschließlich zur Verschreibung von Arzneimitteln mit den Wirkstoffen Lenalidomid, Pomalidomid und Thalidomid verwendet werden dürfen.)

ATMPs sind auch ein Beispiel für die **Personalisierte Medizin**[66]/**Personalized Medicine**[67]. Im Bereich der Personalisierten Medizin überwiegen (noch) die Diagnostika [68]. Mithilfe der modernen Diagnostik werden genetische, molekulare und zelluläre Besonderheiten des Patienten ermittelt. Darauf aufbauend wird das passende Medikament ausgewählt. Welche Tests das im Einzelnen sind, hängt von den in Betracht gezogenen Medikamenten ab: Diagnostikum und Therapeutikum bilden quasi ein Tandem. Allerdings ist umgekehrt nicht jede Therapie nach einem genetischen Vortest auch eine personalisierte, denn solche Tests können ebenso der „normalen" Krankheitsdiagnose dienen (etwa zur Identifikation eines viralen Erregers oder einer Erbkrankheit).

Biopharmazeutika, Biotechnologika. [69]Sind Arzneimittel, die z. B. in gentechnisch veränderten Organismen hergestellt werden (heterologe Systeme). Zu ihnen zählen u. a. folgende Wirkstoffgruppen: TNF-Hemmer, Insuline, Interferone, Impfstoffe, Enzyme, Wachstumshormone und Immunstimulanzien. Für diese Produktgruppen gibt es „originator-analoge" Produkte, die sogenannte **Biosimilars**[70]. Biotechnologisch hergestellte Arzneimittel zählen zu den teuersten Arzneimitteln, weswegen die Biosimilars zur Aufrechterhaltung der Bezahlbarkeit des Gesundheitssystems unverzichtbar schienen und diese Form des Marktzugangs „erfunden" wurde.

Merke

Biosimilars sind keinesfalls als Biogenerika zu bezeichnen, da sie, verglichen mit Generika, erheblich erweiterten Zulassungsvorschriften unterliegen.

Als **Biosimilars**[71] bezeichnet man Arzneimittel, die von den Zulassungsbehörden wegen ihrer Ähnlichkeit in Bezug auf Qualität, Sicherheit und Wirksamkeit mit einem biologischen Referenzarzneimittel, mit dem sie verglichen worden sind, zugelassen werden. Deren **Wirkstoffe** sind, anders als die klassischen, molekülstruktur-definierten Arzneistoffe, herstellungsbedingt **nicht (immer) völlig identisch zum Originalwirkstoff** und erfordern deshalb aufwendigere Zulassungsverfahren und Überwachungsmaßnahmen als klassische Generika. Hauptgründe für diese Unterschiede sind die verschiedenen Organismen, auf denen das Zielprotein exprimiert wird, die häufig differierenden Kohlenstoffquellen und die anderen angewendeten Verfahren, wie Abtrennung und Reinigung. Häufig sind andersartige Glykosylierungsmuster, was Konsequenzen hat, vor allem für die Pharmakokinetik und die Immunogenität. Bei Biosimilars handelt es sich zwar um Nachahmerprodukte ehemals patentgeschützter Arzneimittel, die aber aufgrund der genannten Unterschiede immer mit eigenen klinischen Prüfungen zur Wirksamkeit und Unbedenklichkeit beurteilt und zugelassen werden müssen. Voraussetzung für eine Zulassung ist der Nachweis, dass keine relevanten Unterschiede zwischen dem Biosimilar und dem Referenzprodukt bezüglich Wirksamkeit, Verträglichkeit und Qualität bestehen. Inwieweit ein Wechsel von dem Referenzprodukt auf das „Biosimilar" möglich ist, ist nicht einheitlich geregelt. Die EU legte fest, dass die Austauschbarkeit Sache der Zulassungsbehörden der Länder ist[72].

Biologika (heute fast ausschließlich **Phytopharmaka**), eine sehr alte aber immer noch erfolgreiche Arzneistoffklasse, haben ein eigenes Zulassungsverfahren[73] (allerdings mit gleichen Sicherheitsanforderungen) über das **Committee on Herbal Medicinal Products** (HMPC)[74]. Sie sind von den **Biopharmazeutika** streng zu unterscheiden. Sie sind zwar auch biologischen Ursprungs, werden aber auf konventionellen Wegen (z. B. Extraktion) gewonnen. Da das Extraktionsverfahren, also ein technologischer Schritt, wesentlich die Wertbestimmung beeinflusst, gibt es per Definition keine Generika zu Biologika, jedes Biologikum muss getrennt zugelassen werden. Bei Phytopharmaka, die üblicherweise nur pflanzliche Bestandteile oder Pflanzenauszüge enthalten, gilt der Extrakt (o. ä.) als „der" Wirkstoff, unabhängig davon, wie viele Stoffe daraus wirklich an der Wirkung beteiligt sind. Phytopharmaka werden auf einen wertbestimmenden Bestandteil, oder, wenn denn bekannt, den oder die Wirkstoffe, standardisiert.

In der Gruppe der Phytopharmaka gibt es eine Besonderheit, die **Traditionelle Anwendung/Traditional Herbal Medicinal Product (THMP)**[75]. So werden Arzneimittel zur Selbstmedikation bezeichnet, die seit mindestens 30 Jahren medizinisch verwendet werden und als Wirkstoff(e) ausschließlich pflanzliche Stoffe oder Zubereitungen enthalten. Traditionelle pflanzliche Arzneimittel verfügen normalerweise nicht über klinische Prüfungen, ihre Wirksamkeit ist aber durch oft jahrzehntelange Erfahrung, auch über ärztliche Verordnungen, belegt. Um den Fortbestand der traditionellen pflanzlichen Arzneimittel ohne die Durchführung neuer klinischer Prüfungen zu sichern, schuf das Europäische Parlament einen Rechtsrahmen, der ihre vereinfachte Registrierung[76] in allen Mitgliedsstaaten der EU ermöglichen soll.

Prioritäre Arzneimittel/Priority Medicines (PRIME)[77]. PRIME ist ein von der EMA ins Leben gerufenes Programm zur verstärkten Unterstützung der Entwicklung von Arzneimitteln, die auf einen unerfüllten medizinischen Bedarf abzielen. Dieses freiwillige System basiert auf einer verstärkten Interaktion und einem frühzeitigen Dialog mit Entwicklern vielversprechender Arzneimittel, um Entwicklungspläne zu optimieren und die Evaluierung zu beschleunigen, damit diese Arzneimittel Patienten früher erreichen können. Da die EU-Mitgliedsstaaten erkannt hatten, dass bestimmte Gruppen, z. B. Kinder[78], in unserem traditionellen Arzneimittelentwicklungssystem „zu kurz kommen", werden für diese Gruppen schrittweise Spezialvorschriften eingeführt.

Kinderarzneimittel[79]. Nach einem Bericht der EU-Kommission zur Umsetzung der EU-Kinderarzneimittelverordnung („General Report on experience acquired as a result of the application of the Paediatric Regulation") hatten klinische Prüfungen gezeigt, dass ca. 50 % der bei Kindern angewendeten Arzneimittel zuvor nicht in dieser Altersgruppe getestet wurden. Dieser nicht hinnehmbare Zustand sollte durch die **Verordnung über Kinderarzneimittel (Paediatric Regulation)**[80] und einen **Arzneimittelentwicklungsplan für Kinder/Paediatric Investigation Plan (PIP)**[81] sicherstellen, dass auch für die Behandlung von Kindern und Jugendlichen Arzneimittel verfügbar sind, deren Wirksamkeit und Unbedenklichkeit, speziell für diese Zielgruppe, angemessen und ethisch vertretbar untersucht wurden. Er verpflichtet Antragsteller grundsätzlich zur Entwicklung auch für Kinder, es sei denn, er hat wissenschaftliche Gründe, dies nicht zu tun, und hat entsprechend eine **Ausnahmegenehmigung (Waiver)**[82]. Gleichzeitig soll vermieden werden, Kinder und Jugendliche unnötigen klinischen Prüfungen auszusetzen und die Zulassung für die Anwendung bei Erwachsenen zu verzögern. Um weltweit eine unnötige Wiederholung von klinischen Prüfungen mit Kindern zu vermeiden, schreibt die Verordnung vor, dass das Register klinischer Prüfungen der EU (**European Union Clinical Trials Register, EU CTR**), auch ein Register über klinische Prüfungen von Kinderarzneimitteln beinhalten soll. Dieses soll alle in der Gemeinschaft und in Drittstaaten laufenden, abgeschlossenen und vorzeitig abgebrochenen pädiatrischen klinischen Prüfungen erfassen. Die Informationen sind – neben anderen – in der Datenbank **European Union Drug Regulating Authorities Clinical Trials (EudraCT)**[83] der Öffentlichkeit seit März 2011 zugänglich[84]. Das EudraCT-Register wurde eingeführt, um die Transparenz der in der EU durchgeführten klinischen Prüfungen zu erhöhen, ebenso wie die Sicherheit für Studienteilnehmer durch bessere Überwachung.

1

Weitere Spezialfälle

Unter **zulassungsüberschreitender Anwendung (Off-Label-Use)**[85] versteht man die Verordnung eines zugelassenen FAMs außerhalb des in der Zulassung beantragten und von den nationalen oder europäischen Zulassungsbehörden genehmigten Gebrauchs hinsichtlich der Anwendungsgebiete (Indikationen) und -arten, Dosierungen oder Patientengruppen. Die Zulassungsanträge der Pharmaunternehmen bei den Arzneimittelbehörden für neue Arzneimittel sind aus verschiedenen Gründen oftmals sehr eng gefasst und Anträge auf Erweiterung bestehender Zulassungen sind selten. Ein wichtiger Grund dafür liegt in den hohen Kosten für die geforderten klinischen Prüfungen.

Mit der „Sandoglobulin-Entscheidung“[86] hat das Bundessozialgericht folgende drei Voraussetzungen für die zulässige Off-Label-Verschreibung entwickelt:

- Es muss um die Behandlung einer schwerwiegenden (lebensbedrohlichen oder die Lebensqualität auf Dauer nachhaltig beeinträchtigenden) Erkrankung gehen.
- Es darf keine andere Therapie verfügbar sein.
- Die behandelnden Ärzte haften bei Off-Label-Use für die medizinische Richtigkeit beziehungsweise für eventuelle Nebenwirkungen.

An die Aufklärung der Patienten werden ebenfalls zusätzliche Anforderungen gestellt.

Wissen

„Off-Label-Use“ ist unter strengen Bedingungen zulässig und kann sogar zwingend geboten sein, wenn zur Behandlung kein zugelassenes Arzneimittel zur Verfügung steht und er unter sorgfältiger Abwägung der Vor- und Nachteile des für den beabsichtigten Gebrauch nicht zugelassenen Medikaments vertretbar ist und medizinisch-sachlich begründet erscheint.

„... wenn eine nicht ganz entfernt liegende Aussicht auf Heilung oder auf eine spürbare positive Einwirkung auf den Krankheitsverlauf besteht ...“ BVerfG vom 06.12.05 (Az.: 1 BvR 347/98)

Adaptive Pathways[87]**.** Der Ansatz (der übersetzte Begriff „adaptiver Weg“ wird kaum benutzt) ist Teil der Bemühungen der EMA, den Patienten rechtzeitig Zugang zu neuen Arzneimitteln zu ermöglichen. Es handelt sich dabei um ein wissenschaftliches Konzept für die Entwicklung und Datengenerierung von Medikamenten, das einen frühzeitigen und progressiven Zugang zu einem Medikament ermöglicht. In der Regel werden für diese Verfahren geringere Anforderungen nur an den Wirksamkeitsbeweis gestellt. Die Verfahren stützen sich bei der Entscheidung im Wesentlichen auf **Surrogatparameter**[88] (Ersatzdaten) und nicht auf die sonst nötigen **Pivotal Studies**[89] (ungebräuchlich: Schlüsselstudien). Der Ansatz nutzt den bestehenden Rechtsrahmen der EU für Arzneimittel und hat eine Reihe von besonderen regulatorischen Verfahren entwickelt.

Anwendung aus Mitgefühl („Compassionate Use“)[90]**.** Dies bezeichnet den Einsatz (noch) nicht zugelassener Arzneimittel an Patienten in besonders schweren Krankheitsfällen, die mit zugelassenen Arzneimitteln nicht zufriedenstellend behandelt werden können. In der deutschen Sprache wird das unmittelbare Äquivalent häufig „individueller Heilversuch“ genannt. Im 15. Änderungsgesetz zum Arzneimittelgesetz (AMG) wurde der „Compassionate Use“ auch in das deutsche Arzneimittelrecht aufgenommen[91].

Die Arzneimittelentwicklung und Zulassung sind ein langwieriger, mehrjähriger Prozess. Um den Zugang zu innovativen, möglicherweise lebensrettenden Arzneimitteln administrativ nicht unnötig zu verzögern, wurden im Zentralen Verfahren der EU einige besondere Verfahren eingeführt, die in Ausnahmefällen die Zulassung beschleunigen sollen.

Beschleunigtes Beurteilungsverfahren (Accelerated Assessment Procedure/Accelerated Approval)[92]**.** Es hat Gemeinsamkeiten mit der bedingten Zulassung in der EU; auch hier wird eine vorläufige Zulassung erteilt, mit der Auflage, klinische Prüfungen durchzuführen und abzuschließen, in denen ein Patientennutzen mit klinisch relevanten Endpunkten belegt wird. Es hat deutlich verkürzte Bearbeitungszeiten gegenüber den regulären Verfahren.

Bedingte Zulassung (Conditional Marketing Approval)[93]**.** Sie ermöglicht es im Einzelfall, insbesondere bei lebensbedrohenden Krankheiten, ein Arzneimittel noch vor Abschluss der vollständigen klinischen Prüfung auf den Markt zu bringen. Das Pharmaunternehmen verpflichtet sich in dem Fall, von der Behörde festgelegte Bedingungen innerhalb eines bestimmten Zeitraums zu erfüllen, beispielsweise vollständige Daten aus klinischen Prüfungen der Phase-III nachzuliefern. Die so zugelassenen Arzneimittel werden von der Behörde jährlich neu beurteilt, bis eine reguläre Zulassung erteilt wird.

Zulassung von Arzneimitteln für seltene Erkrankungen (Orphan Drugs Approval)[94]

Eine Erfolgsgeschichte in der Zulassung seit dem Jahr 2000: Es handelt sich hierbei um Arzneimittel, die zur Behandlung, Prävention oder Diagnose einer seltenen Krankheit auf Basis der **Orphan Drug Regulation**[95] eingesetzt werden. Seltene Krankheiten in diesem Sinne betreffen in der EU weniger als 5 von 10 000 Personen. In der EU müssen diese Arzneimittel im Zentralen Verfahren zugelassen werden. Im Zulassungsverfahren profitieren diese von einigen Erleichterungen und z. B. Gebührenreduktionen und erweiterten Schutzfristen.

Der **Ausschuss für Arzneimittel gegen seltene Krankheiten/Committee for Orphan Medicinal Pro-**

ducts (COMP)[96] verabschiedet regelmäßig Empfehlungen zur Zuerkennung des Status „Arzneimittel gegen eine seltene Krankheit". Seitdem haben Pharmafirmen verstärkt derartige Arzneimittel entwickelt und dies zu einer Erfolgsstory gemacht. In den letzten Jahren (2017 bis 2019) waren 21 von 77, 23 von 66 und 12 von 59 EMA-Zulassungen „Orphans". Mit ihnen wurden beispielsweise Patienten mit Lungenhochdruck, Leukämien und anderen seltenen Krebsarten sowie verschiedenen Erbkrankheiten das Leben gerettet oder ihre schweren Symptome gelindert.

Generika/Generics. [97]Die „Standardversorgung" für Patienten! Als Generikum bezeichnet man ein Arzneimittel, das ein Nachahmerpräparat eines – meist ehemals patentgeschützten – Medikaments (**Originalpräparat, Hersteller: Originator**) ist.

Merke

Ursprünglich waren die Nachahmerprodukte zum Originator wirkstoffgleich. Seit der „Commission Regulation" zur Frage nach „essential similar" gilt: *„Different salts, esters, ethers, isomers, mixtures of isomers, complexes or derivatives of an active substance shall be considered to be one and the same active substance unless their properties differ significantly with regard to safety or efficacy"*[98].

Ein Generikum[99] soll dem Originalprodukt in dessen beanspruchten Indikationen therapeutisch äquivalent sein, d. h., es muss ihm in Wirksamkeit und Sicherheit entsprechen. Diese therapeutische Äquivalenz wird für niedermolekulare Wirkstoffe dann angenommen, wenn der statistische Vertrauensbereich der Bioverfügbarkeit eines Generikums innerhalb von 80 % bis 125 % der Bioverfügbarkeit des Originalpräparats liegt. Folglich wird **Bioäquivalenz**[100] angenommen.

Dennoch kann sich ein Generikum bezüglich enthaltener Wirkstoffe (siehe Merke-Kasten), Hilfsstoffe und Herstellungstechnologie unterscheiden, daher ist die pharmazeutische Qualität mit eigenen Daten zu belegen. Seit 2005 gilt gemäß § 11 Lit. 2b Patentgesetz (sog. Roche-Bolar-Clause; „*… trials and experiments possible as far as necessary for application and receipt of a marketing authorisation …*"): Versuche und Experimente sind möglich, soweit dies für die Beantragung und den Erhalt einer Marktzulassung erforderlich ist, und können zwei Jahre vor Patentablauf mit der pharmazeutischen Entwicklung beginnen. Für die klinischen Daten sind (in der Regel) Bioäquivalenzstudien ausreichend. Daneben darf sich der Antragsteller auf die klinischen Daten des Originators beziehen, entweder nach Ablauf von ggf. weiteren Schutzfristen der Zulassungsunterlagen[101] für den Originator oder wenn er für die Bezugnahme auf die geschützten Unterlagen (Reference Medicinal Product) die schriftliche Zustimmung des Originators vorlegen kann (**Informed Consent**)[102]. Die Bewertung der Bioäquivalenzstudien hat der Leitlinie (GUIDELINE ON THE INVESTIGATION OF BIOEQUIVALENCE)[103] zu entsprechen.

Generika werden häufig unter dem internationalen Freinamen (International Nonproprietary Name, INN) des Wirkstoffs mit dem Zusatz des Herstellernamens angeboten. Hingegen bieten sogenannte **Markengenerika (Branded Generics)**[104] patentfreie Wirkstoffe aus wirtschaftlichen Gründen unter einem eigenen Handelsnamen (Warenzeichen) an.

Generika können in der EU, wie andere Medikamente auch, in bestimmten Fällen[105] zentral, über das dezentralisierte, das gegenseitige Anerkennungsverfahren oder über ein nationales Verfahren zugelassen werden. Das Antragsvolumen von Generika ist beträchtlich: Für die dezentralen Verfahren hat es sich von 40 % im Jahr 2000 seit 2008 über viele Jahre bei circa 80 % eingependelt. Der Generikamarkt ist damit – auch in Deutschland – von überragender wirtschaftlicher Bedeutung, insbesondere für die Erstattung durch die Krankenkassen.

1

Wissen

Im Jahr 2018 wurden 78 Prozent der Arzneimittelversorgung innerhalb der GKV – gemessen an den verordneten Tagesdosen („Defined Daily Dose", DDD) – von Generika abgedeckt. Der Kostenanteil von Generika belief sich im selben Jahr auf rund 9,3 Prozent der Arzneimittelgesamtausgaben[106].

Der wirksame Bestandteil eines Arzneimittels ist der **Wirkstoff**, auch **Arzneistoff** genannt.

Arzneimittel mit mehreren Wirkstoffen (Kombinationspräparate, -arzneimittel) bieten im Vergleich zu solchen mit nur einem Wirkstoff (Monopräparate) in einigen Fällen Vorteile und sind manchmal medizinisch unverzichtbar. Für die Bewertung solcher fixen Kombinationen muss daher zunächst beurteilt werden, ob die Mischung der einzelnen Komponenten zweckmäßig ist. Wenn dieses Urteil nicht positiv ausfällt, erübrigt sich ein Wirksamkeitsnachweis, da die jeweilige Kombination grundsätzlich nicht als sinnvolles Arzneimittel anerkannt werden kann, ganz gleich, in welchem Anwendungsbereich.

Kombinationsarzneimittel. [107]Für sie gilt eine Spezialvorschrift, die **Combination Guideline**[108]. Im Grundsatz soll vor der Zulassung bewiesen werden, dass Vorteile für Kombinationen von Arzneimitteln im Vergleich zur Behandlung mit einer Monotherapie existieren, und zwar durch Erfüllung mindestens einer der nachfolgenden Bedingungen:

- Die Kombination verbessert das Ansprechen bei Personen mit unzureichender Reaktion auf eine bzw. mehrere Monotherapien.
- Die Gesamtwirkung ist überadditiv, d. h., bei einer Kombination von zwei oder mehreren Substanzen kann es zu einer Gesamtwirkung kommen, die höher oder schneller als die Summe der Einzelwirkungen ist.
- Die Kombination erhöht die Sicherheit, z. B. durch Dosisreduktion einzelner Wirkstoffe oder durch Kombination von subtherapeutischen Dosen, wenn sie in Monotherapie verabreicht werden.

Feste Kombinationsarzneimittel bieten die Möglichkeit, dass Wirkstoffe von unterschiedlichen Arzneimitteln mit einem bereits anerkannten, bestehenden therapeutischen Anspruch miteinander kombiniert werden.

Alternativ kann ein festes Kombinationsarzneimittel neu entwickelt werden. Die klinische Entwicklung sollte dabei dem beabsichtigten Anspruch (Claim) entsprechen.

Die Dosen jedes Wirkstoffs in der festen Dosiskombination müssen wissenschaftlich begründet und klinisch relevant sein. Die vorgeschlagene Kombination sollte immer auf gültigen therapeutischen Prinzipien basieren. Auch die kombinierte Sicherheit (und Wirksamkeit) aller Wirkstoffe in dem Fixkombinationsarzneimittel muss gewährleistet sein.

Wissen

33 Millionen Deutsche und jeder Zweite der über 50-Jährigen[109] lebt mit dem *Helicobacter pylori* im Magen. Etwa 95 Prozent aller Zwölffingerdarm-Geschwüre sowie 70 bis 80 Prozent aller Magengeschwüre sind auf ihn zurückzuführen.

Die Therapie des *Helicobacter pylori* erfolgt durch eine Kombination verschiedener Medikamente[110], z. B. Protonenpumpenhemmer in Kombination mit Amoxicillin, Metronidazol und Clarithromycin (**PAMC**)[111]. Bis heute sind die mit dieser Kombinationstherapie therapeutischer Konzepte verbundenen regulatorischen Probleme in den Beipackzetteln (GI) der zum Einsatz kommenden Arzneimittel ablesbar, weil eine gemeinsame Zulassung als Kombination (z. T. auch verschiedener Hersteller) regulatorisch nicht abbildbar ist. Der Grund dafür ist, dass „Therapeutische Konzepte“ üblicherweise von den Zulassungsbehörden nicht zugelassen werden können. Nur Arzneimittel werden nach der Systematik und den regulatorischen Bestimmungen (s. o.) zugelassen.

Merke

Alle amtlichen Informationen zum Arzneimittel (Fach- und Gebrauchsinformation) haben ihren Ursprung in der amtlich geprüften „zusammenfassenden Merkmale des Arzneimittels“ – „Summary of Product Characteristics“ (SmPC).

Für die Bewertung fixer Kombinationen haben sich international als Standard die sogenannten **Crout'schen Kriterien**[112] bewährt. Diese Kriterien tragen den Erfordernissen der praktischen Anwendung von Arzneimitteln Rechnung: Sie werden der Forderung nach Unbedenklichkeit und Sicherheit von Arzneimitteln ebenso wie dem Problem des Missbrauchs und der möglichen Vorteile im Hinblick auf die richtige Anwendung und Therapietreue, der **Compliance**[113], gerecht.

Ein immer größer werdendes Problem der alternden Gesellschaft ist auch die Medikation multimorbider Patienten. So zeigen Untersuchungen, dass es nicht selten ist, dass diese bis zu zehn[114] Medikamente nahezu zeitgleich einzunehmen haben. Vielfach haben diese Patienten mit einer solchen Vielzahl von Arzneimitteln erhebliche **Compliance-Probleme**[115], von der Problematik der u. U. nicht untersuchten Interaktion der verordneten Arzneistoffe einmal abgesehen. Über die Verwendung der Kombinationsarzneimittel verspricht man sich auch dafür eine Lösung [116].

Weitere Bestandteile. Ein Arzneimittel besteht in den seltensten Fällen nur aus dem Wirkstoff. Es enthält noch – meist mehrere – zu deklarierende **Hilfsstoffe (Excipients)**[117]. Diese sind Stoffe, die regelhaft nichtarzneilich wirksam, aber technologisch bedingt erforderlich sind, z. B. **Tablettierhilfsmittel** oder **Puffer** zur pH-Kontrolle. In Deutschland – aber nicht europaweit – kennen wir noch die Untergruppe der wirksamen, aber nichtarzneilich wirksamen Hilfsstoffe (z. B. Penetrationsförderer in einer Salbe). Des Weiteren können Farb- und Aromastoffe sowie Konservierungsstoffe enthalten sein, die Sonderregeln oder dem Lebensmittelrecht unterworfen sind.

Wirkstoffe, Hilfsstoffe und Grundlagen werden in einem oder mehreren Herstellungsschritten zur Darreichungsform bzw. zur Arzneiform verarbeitet. Die **Darreichungsform** ist die eigentliche zu applizierende Form, wie Tablette, Kapsel, Suppositorium oder Augentropfen. Es gibt auch Fertigarzneimittel, die vor der Anwendung noch in die eigentliche Anwendungsform überführt werden müssen, wie Lyophilisate oder Trockensäfte. Dieser Schritt ist rechtlich keine Arzneimittelherstellung, sondern **Rekonstituierung**[118] und ändert den Status als Fertigarzneimittel nicht.

Durch die am 23.07.2009 in Kraft getretene 15. AMG-Novelle hat sich die Rechtsgrundlage für die Herstellung bestimmter Arzneimittel (darunter fallen auch die Gewebezubereitungen) im AMG maßgeblich geändert. Bisher konnten Ärzte und andere zur Ausübung der Heilkunde befugte Personen Arzneimittel herstellen und persönlich anwenden, soweit dies unter ihrer unmittelbaren fachlichen Verantwortung erfolgte, ohne dass diese Tätigkeiten von den Bestimmungen des AMG erfasst wurden. Durch die neue Rechtslage ist diese Art der Herstellung nach § 67 AMG anzeigepflichtig und unterliegt der arzneimittelrechtlichen Überwachung der zuständigen Landesbehörden.

1.1.2 Arzneimittel(neu)entwicklung

Wissen

Warum kann man überhaupt ein Arzneimittel an wenigen Menschen testen und an (fast) allen anwenden? Antwort: Weil wir Menschen (in Selbstüberschätzung „Homo sapiens", lateinisch für „verstehender, verständiger Mensch" oder „weiser, gescheiter, kluger, vernünftiger Mensch" benannt) nach der biologischen Systematik heute die einzige Art der Gattung Homo aus der Familie der Menschenaffen (Hominidae) sind. Wir – d. h. alle Menschen – sind, verglichen beispielsweise mit asiatischen und afrikanischen Elefanten, genetisch nahezu „eineiige Zwillinge", das führt zum „One fits all"-Prinzip der Arzneimittelzulassung.

Nutzen-Schaden-Abwägung – ein Schlüsselthema

Die „Entwicklungsphilosophie" hat immer wieder gewechselt. Mal stand der Nutzen (Heilung) mal das Risiko (Nebenwirkung) im Mittelpunkt. Heute ist das Wichtigste eine korrekte **Nutzen-Schaden-Abwägung/ Risk Benefit Methodology** [119]. Die Stellungnahmen zur Zulassung basieren darauf, die gewünschten Wirkungen oder „Vorteile" eines Arzneimittels gegen seine unerwünschten Wirkungen oder „Risiken" abzuwägen. Wesentlich und neu ist auch die Einbeziehung von Patienten[120] und Ausübende von Heilberufen[121] in die Entscheidung. Die EMA kann die Zulassung eines Arzneimittels empfehlen, dessen Nutzen größer als seine Risiken beurteilt wird. Im Gegensatz dazu kann ein Arzneimittel, dessen Risiken seine Vorteile überwiegen, nicht für die Vermarktung empfohlen werden.

Die Abwägung von Nutzen und Risiken eines Arzneimittels ist ein komplexer Prozess, da er die Auswertung einer großen Datenmenge umfasst. Darüber hinaus gibt es immer eine gewisse Unsicherheit über den

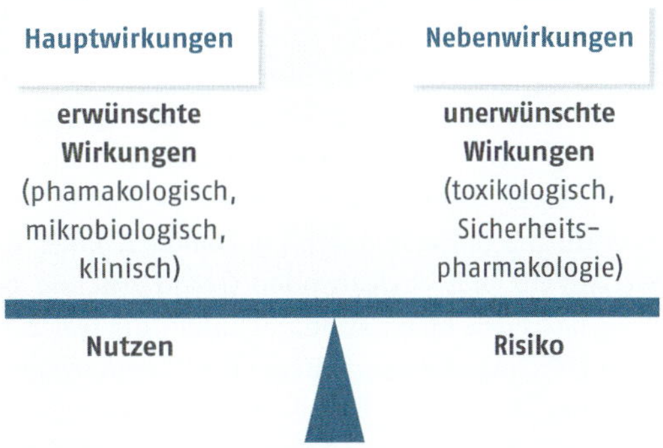

Abb. 1.7 Nutzen-Schaden-Abwägung

tatsächlichen Nutzen und die wirklichen Risiken eines Arzneimittels, da sie nur durch einen Blick auf die Informationen bestimmt werden können, die zu diesem Zeitpunkt verfügbar sind und sich mit ausgeweiteter Anwendung des Arzneimittels positiv oder negativ verändern können.

Das Dilemma[122] in der Arzneimittelzulassung

Die Zulassungssituation ist eine Beurteilung der Daten zu dem Zeitpunkt der Zulassung. Die (mögliche) Veränderung dieser Daten wird zwar über Pharmakovigilanz-Systeme überwacht, aber die staatliche Eingriffsschwelle, um z. B. ein zugelassenes Produkt wieder vom Markt zu nehmen, ist hoch. Der amtliche Marktrückruf stellt nämlich einen „enteignungsgleichen Eingriff" dar (d. h. nimmt das Recht, mit dem Produkt Geld zu verdienen)[123]. Deshalb verpflichtet der Gesetzgeber den pharmazeutischen Unternehmer zur ständigen Marktbeobachtung und zu eigenverantwortlichem Handeln[124]. Das gilt besonders für Fälle unterhalb der staatlichen Eingriffsschwelle, wenn z. B. das Arzneimittel zwar noch wirksam, aber therapeutisch überholt ist.

Merke

Für Arzneimittel gilt eine Nutzen-Schaden-Abwägung, nicht eine „Ungiftigkeit" wie bei Lebensmittel. Beispiel: Um eine kurzfristig tödliche Krebserkrankung zu bekämpfen („jetzt Leben retten") darf man ein Arzneimittel einsetzen, das mit z. B. 15%iger Wahrscheinlichkeit in 20 Jahren einen Sekundärkrebs auslösen kann.

Erstanwendung am Menschen („First in human")[125]

Bei jeder Arzneimittelentwicklung ist die Anwendung am Menschen ein Zentralproblem. Dabei müssen als eherne Basis die Grundsätze der **Deklaration von Helsinki**[126] (DvH) zum Schutze des Menschen in klinischen Prüfungen beachtet werden. Daneben gibt es eine große Anzahl an zu beachtenden Guidelines, die vielfach als Basis den **International Council for Harmonisation of Technical Requirements for Pharmaceuticals for Human Use (ICH)**[127] haben, insbesondere ICH-GCP E6, Guideline for good clinical practice, die in der EU über die EMA umgesetzt werden[128].

EudraLex[129], besonders Volume 2 der **Pharmaceutical Legislation, Notice to Applicants and Regulatory Guidelines for Medicinal Products for Human Use**, gehört zu den wichtigsten Informationsquellen (bzw. ist die wichtigste Informationsquelle)[130].

> **Denkanstoß**
>
> Warum ist der Begriff Nebenwirkung (side effect) bei Arzneimittelentwicklern und Regulatoren heute durch „unerwünschte Arzneimittelreaktion" (adverse drug reaction, ADR[131]) ersetzt? Laien nutzen ihn doch ständig! Weil der „side effect" eine ungerichtete Größe ist. Beispiel: In den 1990ern haben sich Wissenschaftler beim Unternehmen Pfizer mit der Entwicklung eines Wirkstoffs beschäftigt, der thorakale Schmerzen bei Stenokardie lindern sollte. Während der klinischen Prüfung wurde aber festgestellt, dass der Wirkstoff Sildenafil keine angemessene Wirkung auf die Funktion des Herzens hat. Dabei haben alle Männer, die an der klinischen Prüfung teilgenommen haben, entzückt von einer starken Nebenwirkung berichtet, die mit der Verbesserung der Potenz zusammenhängt.
> Fazit: Die Nebenwirkung von heute kann, wie im Beispiel, der Blockbuster von morgen sein. Die ADR hingegen ist eine gerichtete Größe, wie der Name sagt, ist sie negativ besetzt.
> Sollte man somit in dem „Wording" für Laien das Wort Nebenwirkung („*Zu Risiken und Nebenwirkungen fragen Sie Ihren Arzt oder Apotheker*") im Sinne der Präzision durch „unerwünschte Arzneimittelreaktion" ersetzen?

1.1.3 Die Phasen der Arzneimittelentwicklung

Am Anfang der **Arzneimittelneuentwicklung** steht die chemische bzw. biotechnologische **Wirkstoffsynthese (bzw. -produktion)**, einschließlich Strukturaufklärung, oder die **Naturstoffisolierung** aus pflanzlichem, seltener aus tierischem Material. Daneben gibt es umfangreiche pharmazeutische Entwicklungen zur Herstellung von **Generika**, Produkte von Zweit- und weiteren Anbietern, für die ein eingeschränktes Entwicklungsprogramm, meist nur Qualitätsentwicklung und Bioverfügbarkeits- und/oder Bioäquivalenzuntersuchungen als Substitut für die klinische Prüfung verlangt werden.

Die Entwicklung eines Arzneimittels erfolgt üblicherweise in drei Schritten: präklinische Entwicklung, klinische Prüfung und Arzneiformenentwicklung.

Präklinische Entwicklung

Die präklinische Entwicklung umfasst

- Synthese oder Isolierung eines potenziellen Arzneistoffs,
- pharmakologische, toxikologische Prüfungen (z. B. ED50, LD50, therapeutische Breite, akute Toxizität, Mutagenität, Kanzerogenität, lokale Verträglichkeit).

Für die **pharmakodynamischen**, **pharmakokinetischen** und **biopharmazeutischen Untersuchungen** und für die notwendigen **Toxizitätsuntersuchungen** sind möglichst umfassende Kenntnisse der physikalischen und physiko-chemischen Eigenschaften des neuen Wirkstoffs erforderlich. Beispiele sind Löslichkeitsverhalten in verschiedenen Lösungsmitteln, pK-Werte von Wirkstoffsäuren und -basen, Kristallmodifikationen, Hygroskopizität, chemische Stabilität, Verteilungsverhalten, Wechselwirkungen mit wichtigen Hilfsstoffen, Zuordnung zu dem **Biopharmazeutischen Klassifizierungssystem (Biopharmaceutics Classification System, BCS)**[132] (▸ Kap. 7.4.2) usw. Gleichzeitig müssen geeignete analytische Verfahren für diese Untersuchungen und zur Bestimmung des Wirkstoffs und wichtiger Metaboliten im Plasma, Harn usw. entwickelt werden.

> **Merke**
>
> Aus der Präklinik vor der ersten Anwendung am Menschen müssen folgende Daten zwingend vorliegen:
> - Genotoxizität in vitro
> - toxikologische Kurzzeitstudien
> - Sicherheitspharmakologie
> - Toxikokinetik/Pharmakokinetik
> - lokale Verträglichkeit

Immer wieder wird über die Notwendigkeit und den Erkenntnisgewinn von Tierversuchen diskutiert. Fakt ist, sie sind zum Menschenschutz unumgänglich und wissenschaftlich sehr ergiebig.

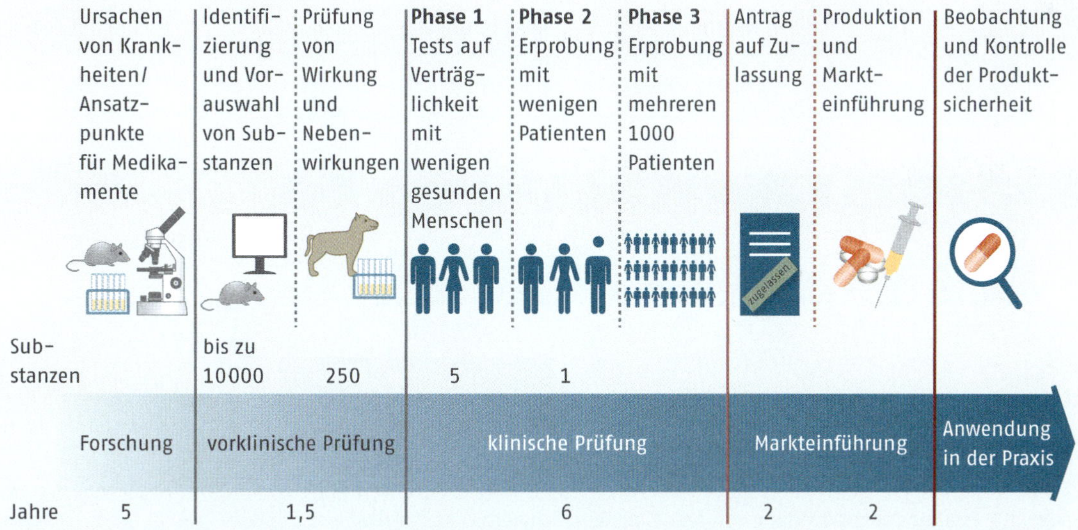

Abb. 1.8 Übersicht über die Phasen der Arzneimittelentwicklung

Erkenntnisgewinn[133] durch Tierversuche

- 71 % aller Nebenwirkungen beim Menschen werden im Tierversuch identifiziert.
- 29 % der unerwünschten Reaktionen beim Menschen (überwiegend subjektive Empfindlichkeiten) werden im Tierversuch nicht identifiziert.
- Tierversuche mit zwei Spezies = bester Prädiktor (Hunde > Primaten > Minischweine besser als Ratten).

Klinische Prüfung

Vor Beginn einer klinischen Prüfung muss die Genehmigung zur Durchführung bei der zuständigen Behörde (in Deutschland z. B. das BfArM) beantragt[134] werden und das zustimmende Votum der nach § 41 AMG gebildeten **zuständigen Ethikkommissionen**[135] eingeholt werden. Die Wirksamkeit muss in der EU in klinischen Prüfungen nachgewiesen werden, die in der Regel und – wenn möglich – als **randomisierte, (doppelblinde**[136]**), kontrollierte Studien**[137] durchzuführen sind. Die Studien müssen nach den Regeln der **Good Clinical Practice (GCP)**[138] durchgeführt worden sein; die zuständigen Behörden überprüfen dies durch GCP-Inspektionen.

Prüfung in klinischen Prüfungen am Menschen (Phase I – III)

Phase I

- Lassen die vorklinischen Untersuchungen eine Prüfung am Menschen verantworten, wird in der klinischen Prüfung Phase I an wenigen freiwilligen Probanden der neue Wirkstoff erstmals angewendet. Möglichst einfach zusammengesetzte Zubereitungen (Investigational Medicinal Product, IMP) werden verwendet.
- Phase I: Aufnahme des Wirkstoffs, (Neben-)Wirkungen (ca. 10–20 gesunde Probanden, meist männlich und weiß, stationär).
- Ziel: Verträglichkeit, Wirkmechanismus, Resorption, Elimination, Bioverfügbarkeit (BV), grobe Dosierungsempfehlung.

Phase II

- Die klinische Prüfung Phase II bringt erste begrenzte Erkenntnisse in der klinischen Anwendung an 100 bis 300 Patienten in ausgesuchten Kliniken. Das wichtigste Ziel ist der Nachweis der **Wirksamkeit** in Abhängigkeit von der Dosis. Das Dosierungsschema mit einer therapiegerechten Zubereitung wird aufgestellt.
- Phase II: Wirkung und Nebenwirkung des Wirkstoffs, Dosisfindung für Phase III der klinischen Prüfung (ca. 100–300 Patienten).
- Ziel: Dosierung, Entwurf eines Therapieschemas, Korrelation Plasmaspiegel/Wirkung.

Phase III

- In der klinischen Prüfung Phase III schließt sich eine breit angelegte zeitaufwendige Studie in Kliniken oder ambulant an, wobei das Prüfpräparat (IMP) – in Abhängigkeit von der Indikation – mehreren tausend Patienten verabreicht wird. Hierdurch sollen

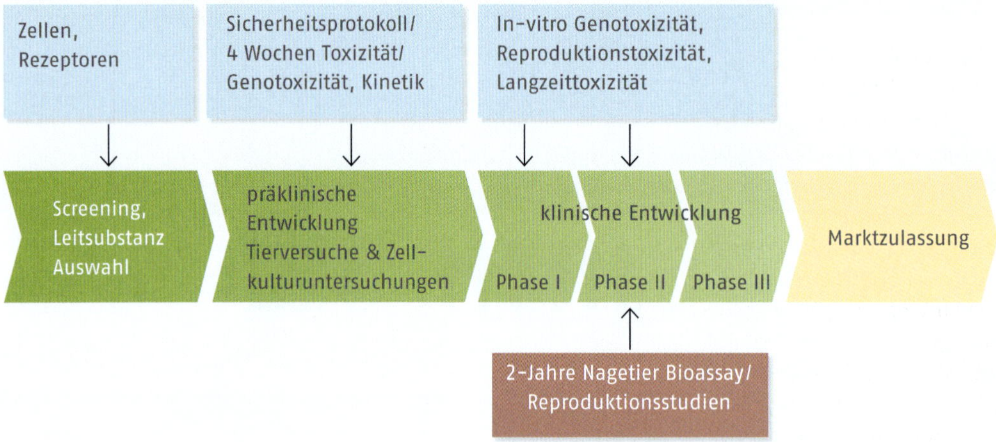

Abb. 1.9 Phasen der Entwicklung von Arzneimitteln, Schwerpunkt Toxizität

neben der Wirksamkeit das Nebenwirkungsspektrum (**unerwünschte Arzneimittelwirkungen, UAW; Adverse Events, AE**), Interaktionen, Wirkungen und Nebenwirkungen bei Begleiterkrankungen, erfasst werden. Ein wesentliches Anliegen ist also die Prüfung der **Unbedenklichkeit**.

- Phase III: Quantitativer Nachweis der Wirksamkeit eines Wirkstoffs unter definierten Bedingungen (über 500 Patienten).
- Ziel: Nachweis von Wirksamkeit und Sicherheit.

Merke

„Die Regel der DREI": Für den Nachweis einer **unerwünschten Arzneimittelreaktion (adverse drug reaction, ADR)** mit einer Inzidenz von 1:300 werden in klinischen Prüfungen 1 000 Patienten benötigt, bei einer Inzidenz von 1:10 000 über 30 000 Patienten. Seltene (0,1 %) oder sehr seltene (< 0,01 %) ADR sind in klinischen Prüfungen nicht nachweisbar.
Beispiel: Die Inzidenz der Rhabdomyolyse im Zusammenhang mit dem Cerivastatin/Gemfibrozil-Skandal[139] wurde zwischen 1:1 000 und 1:10 000 geschätzt und ist somit nicht in einer (normalen) klinischen Prüfung nachweisbar.

Nachmarktphase, oft Phase IV genannt

Regelhaft werden auch nach der Zulassung weitere Studien durchgeführt. Es handelt sich dabei fast immer um **nichtinterventionelle Studien**[140] (auch mit Auflagen aus der Behörde als **Post Authorisation Safety Studies (PASS)**[141]). Dies sind Studien, bei denen keine studienbedingte Intervention an Studienteilnehmern vorgenommen wird.

Ziel kann z. B. sein:

- Beurteilung Langzeitverträglichkeit,
- Aufdecken seltener UAW (AE),
- Kosten/Nutzen für Gesundheitswesen,
- andere Indikationen (z. B. Beobachtung von „Off-Label-Use").

Dabei darf nur der „normale therapeutische Einsatz durch den Arzt/die Ärztin" ausgewertet werden. Dazu gehört aber auch z. B. die Beobachtung der real eingesetzten Dosis mit ggf. (neuen) ADR.

Merke

Nichtinterventionelle Studien sind keine klinischen Prüfungen im Sinne der Clinical Trials Regulation!

Arzneiformenentwicklung

Die **Pharmazeutische Qualität (Quality)** läuft üblicherweise parallel zu den anderen Phasen der Arzneimittelentwicklung. Mängel in der pharmazeutischen Qualität führen regelhaft zur Versagung der Zulassung.

Die **Qualität** ist die Beschaffenheit eines Arzneimittels, die nach Identität, Gehalt, Reinheit, sonstigen chemischen, physikalischen, biologischen Eigenschaften oder durch das Herstellungsverfahren bestimmt wird.

Cave

Grundlage für die Verschärfung der Leitlinien für die „first in human" Anwendung war ein schwerwiegender Zwischenfall beim „Tegenero-Case": Nach entsprechenden Tests an Zellkulturen und in Tierversuchen fand am 13. März 2006 in einer Phase-I-Studie der erste Test an Menschen statt, an dem insgesamt acht Probanden teilnahmen. Sie erhielten dabei jeweils nur eine angenommene subklinische Dosis von 0,1 mg pro kg Körpergewicht (etwa 1/500 der zuvor im Tierversuch als gefahrlos ermittelten Menge). Bei allen sechs männlichen Probanden, die den Wirkstoff erhielten, kam es binnen fünf Minuten nach der Verabreichung zu schweren Reaktionen; bei den anderen beiden Probanden (Placebo) zeigten sich keine Wirkungen. Wenige Stunden später stellten Ärzte multiples Organversagen fest; die Probanden mussten teils künstlich beatmet werden. Die sechs Patienten wurden 12 bis 16 Stunden nach Gabe des Wirkstoffs (ein monoklonaler Antikörper) auf die Intensivstation des Krankenhauses verlegt und schwebten dort tagelang in Lebensgefahr. Als Konsequenz aus diesem Fall verabschiedete der CHMP am 19. Juli 2007 eine **neue Leitlinie zur Risikoidentifizierung und -minimierung** („Guideline on strategies to identify and mitigate risks for first-in-human and early clinical trials with investigational medicinal products"), welche seit dem 1. September 2007 bindend ist. Dieser zufolge muss für alle Erstanwendungen am Menschen eine umfassende Risikoabschätzung durchgeführt werden. Falls die Substanz einen neuartigen Wirkungsmechanismus zeigt, im Körper eine Zielstruktur mit erhöhtem Risikopotenzial hat oder wenn die Relevanz der in der präklinischen Forschung benutzten Tiermodelle fraglich ist, muss die Anfangsdosis nach dem **„Minimal Anticipated Biological Effect Level"** (MABEL[142]) bestimmt werden. Weitere vorgeschriebene Vorsichtsmaßnahmen in solchen Fällen beziehen sich auf das Studiendesign, wie beispielsweise die sequentielle Verabreichung an einzelne Probanden. Die Leitlinie wurde 2017 nach einem erneuten schwerwiegenden Zwischenfall bei einer klinischen Prüfung der Phase I (Biotrial, BIA 10-2474), bei dem einer von sechs Probanden verstarb und vier bleibende neurologische Schäden zurückbehielten, überarbeitet.

Die Arzneiformenentwicklung verläuft in vier Schritten:

1. **Der erste Schritt** ist das Kennenlernen der neuen Substanz: Löslichkeit, Benetzbarkeit, Polymorphie, Stabilität, Kompatibilität mit Hilfsstoffen, Verarbeitbarkeit.
2. **Der zweite Schritt** ist die Erstellung einer (vereinfachten) Darreichungsform (IMP), (z. B. Pulvermischung in Kapseln), im Labormaßstab: 10 bis 1 000 Einheiten für die „first in human"[143] Anwendungen. Die Formulierung soll dabei die Wirkstoffresorption und -elimination nicht beeinflussen!
3. **Der dritte Schritt** ist die Entwicklung von therapiegerechten Formulierungen, z. B. Tablette mit besonderer Freigabecharakteristik, eine Formulierung, die (weitestgehend) dem zukünftigen Marktpräparat entspricht.
4. **Der vierte Schritt** ist die Umsetzung der Laborentwicklung in den Produktionsmaßstab: Verfahrensentwicklung (Labor → Technikum), Scaling-up (Übertragung auf Produktion), Verfahrensvalidierung, Prüfpräparate-Herstellung im Technikums- bis Produktionsmaßstab.

Ziel: Die Entwicklung eines robusten Herstellverfahrens unter Berücksichtigung betrieblicher Belange.

Bei erfolgversprechendem Verlauf der klinischen Prüfung beginnt die Umstellung der Herstellung auf den halbtechnischen und schließlich auf den Produktionsmaßstab. Dies wird als **Scaling-up** bezeichnet. Hierbei können unerwartete Herstellungsprobleme auftreten. Bei der Aufklärung von Fehlfunktionen einer großtechnischen Anlage durch Modellversuche an Labor-Apparaturen spricht man vom **Scaling-down**.

Sowohl in Kleinst- als auch in Großanlagen erlaubt es die **Prozessanalytische Technologie (PAT)**[144], die Fertigungsprozesse laufend automatisch in Echtzeit zu überwachen. Damit ist es möglich, die Prozesse bei Bedarf sofort zu korrigieren.

Unter Umständen lassen sich Kleinstproduktionen nur unbefriedigend auf großtechnische Anlagen übertragen, z. B. bei biotechnologisch gewonnenen Arzneistoffen. Hier ist eine Vervielfachung kleiner Anlagen sinnvoll, das sogenannte **Numbering-up**.

Parallel zur Arzneimittelherstellung laufen ausgedehnte **Stabilitätsuntersuchungen (stability testing)**[145] ab.

Wichtiges in Kürze

Die pharmazeutische Entwicklung umfasst also:

1. Entwicklung des Wirkstoffs
2. Präformulierung
3. Formulierung
4. Festlegung der Spezifikationen
5. Entwicklung der analytischen Methoden
6. Stabilitätsstudien
7. Entwicklung des Herstellungsverfahrens
8. Industrialisierung
9. Prozessvalidierung
10. Dokumentation
11. Projektplanung und Management

1

Ziel der Pharmazeutischen Entwicklung

1. Auswahl der geeigneten Arzneiform, meist heute ein Arzneistoff-Abgabesystem **(Drug Delivery System)**[146], welche die Art und den Ort der Arzneimittelwirkung beeinflusst.
2. Auswahl der geeigneten Hilfsstoffe zur Herstellung der Arzneiform:
   - Bestimmung der kritischen Punkte in der Herstellung der Arzneiform,
   - Entwicklung und Validierung von analytischen Methoden für die Charakterisierung und Prüfung von Wirkstoffen und Arzneiformen,
   - Stabilitätsprüfung von Wirkstoffen und Arzneiformen,
   - Identifizierung und Charakterisierung von Neben- und Abbauprodukten,
   - Qualitätssicherung.

Zusammensetzung eines Arzneimittels

1. Rezeptur (auch Herstellungsformel, kurz Formel genannt):
   - wirksamer Arzneistoff/Wirkstoff(e),
   - Hilfsstoff(e),
   - Zusatzstoff(e).
2. Überführung in eine abgabefähige Form:
   - Behältnis (Primärverpackung),
   - Verpackung (Um-, Sekundärverpackung),
   - Kennzeichnung.

Wichtiges in Kürze

Was will die Behörde für die Zulassung von der Qualität wissen?

- Wahl der Zusammensetzung und des Behältnisses
- Funktion der Hilfsstoffe
- Begründungen für den Einsatz der Hilfsstoffe und der gewählten Konzentrationen (z. B. Emulgatoren, Konservierungsmittel, Antioxidanzien, Lösungsvermittler, Stabilisatoren, Puffersysteme)
- Begründung und Belege für Produktions-/ Stabilitätszuschläge
- Freisetzungsprofile
  - Teilbarkeit der Tablette
- Darstellung der Entwicklung
  - Zusammenfassung von der Substanzcharakterisierung bis zur optimierten Formulierung und zum endgültigen Herstellungsverfahren
  - Darstellung der biopharmazeutischen Vergleichbarkeit der wesentlichen Klinikchargen mit dem vorgeschlagenen Marktprodukt

Statistisch gesehen gelangen von 10 000 synthetisierten Verbindungen etwa 20 in die präklinische Prüfung, 10 in die Phase I, 5 in die Phase II und 1 in die Phase III der klinischen Prüfung. Nach etwa 10 bis 12 Jahren kann ein neu gefundener Wirkstoff schließlich in einem Arzneimittel in den Markt eingeführt werden. Die Entwicklungskosten für Arzneimittel sind in den letzten Jahren aufgrund eines deutlichen Zuwachses bei den Fehlschlägen sowie durch Kandidaten, die in den klinischen Prüfungen gescheitert sind, enorm angestiegen. Misserfolgsraten von über 80 Prozent sprechen eine deutliche Sprache. Die Entwicklung ist enorm teuer[147] (geworden). Die geschätzten durchschnittlichen Kosten pro zugelassenes neues Arzneimittel betragen bis zu fast 3 000 Millionen US-Dollar.

Denkanstoß

Überlegen Sie, warum auch für feste Arzneiformen eine lokale Verträglichkeit gefordert wird.

Aber auch nach der Zulassung und in der anschließenden Ausbietung ist das neue Arzneimittel einer laufenden Prüfung unterworfen. In dieser Phase IV sollen insbesondere Nebenwirkungen und Interaktionen so früh wie möglich erkannt werden, die eventuell aus biostatistischen Gründen in der klinischen Prüfung nicht erfassbar sind oder sich erst nach längerem Gebrauch manifestieren. Dazu dienen auch die vorgeschriebenen Berichtspflichten über die Unbedenklichkeit von Arzneimitteln, **Periodic Safety Update Report (PSUR)**[148] sowie die Sammlung, Auswertung und Meldung von Verdachts- und Zwischenfällen spontaner Art oder solcher, die im Rahmen von z. B. epidemiologischen Studien erhalten werden.

Merke

Die Pflichten für die Vorlage von regelmäßig aktualisierten PSUR ergeben sich für Zulassungsinhaber bzw. pharmazeutische Unternehmer auch aus §63d AMG sowie den EU-Vorschriften Regulation (EU) No 1235/2010, Directive 2010/84/EU and Commission Implementing Regulation (EU) No 520/2012.

Jeder Apotheker ist gehalten, entsprechende Beobachtungen mittels eines Berichtsbogens zur Meldung von Arzneimittelrisiken an die Arzneimittelkommission der Deutschen Apotheker weiterzuleiten. Das Gleiche gilt bei Verdacht auf Qualitätsmängel eines Fertigarzneimittels.

Pharmazeutische Unternehmer, die Fertigarzneimittel in den Verkehr bringen, sind verpflichtet, eine entsprechend qualifizierte Person zu beauftragen, bekannt gewordene Meldungen über Arzneimittelrisiken zu sammeln, zu bewerten und die notwendigen Maßnahmen zu koordinieren. Bei der entsprechend qualifizierten Person handelt es sich um den **Stufenplanbeauftragten**[149] (nach §63a AMG), im europäischen Wirtschaftsraum gleichbedeutend mit der **Sachkundigen Person für Pharmakovigilanz (Qualified Person for Pharmacovigilance, QPPV)**[150]. 2012 veröffentlichte die EMA mit der **Guideline on Good Pharmacovigilance Practices (GVP)**[151] umfangreiche neue Anforderungen. Ein zentraler Punkt der neuen EU-Gesetzgebung ist die GVP im Modul V, **Risk Management System (RMS)**[152], formulierte Forderung, dass ein pharmazeutischer Unternehmer künftig für jedes seiner Arzneimittel, das er neu zulassen will, einen **Risk Management Plan (RMP)**[153] erstellen muss, in dem ausführlich das Thema Arzneimittelsicherheit bearbeitet wird. Die Erstellung eines RMPs ist darüber hinaus auch für bereits zugelassene Arzneimittel erforderlich, wenn sich für das betreffende Arzneimittel die Dosierung, die Applikationsart, der Herstellungsprozess, die Indikation oder das Nutzen-Schaden-Profil verändern oder Kinder als neue Patientengruppe aufgenommen werden.

Pharmazeutische Qualität. Ausgangspunkt für die derzeitigen Anforderungen an die **pharmazeutische Qualität** von Arzneimitteln und damit an die Zulassungsunterlagen sind die 1968 herausgegebenen WHO-Empfehlungen, **Grundregeln für die Herstellung und Qualitätskontrolle von Arzneimitteln (Good Manufacturing Practice, GMP)**[154]. Unter GMP versteht man Anforderungen zur Qualitätssicherung der Produktionsabläufe und -umgebung in der Produktion von Arzneimitteln und Wirkstoffen. Der Begriff GMP wurde 1962 von der Food and Drug Administration (FDA) der USA mit der **current Good Manufacturing Practice (cGMP)**[155] eingeführt. GMP hat – regelmäßig aktualisiert – Eingang in die **EU-Richtlinie Grundsätze und Leitlinien der Guten Herstellungspraxis für zur Anwendung am Menschen bestimmte Arzneimittel**[156] gefunden.

Verweis auf Online
Eine gute Darstellung, was GMP ist, findet man hier

Die EU-Richtlinie musste erst in nationales Recht überführt werden, um Rechtsverbindlichkeit in einem Mitgliedsland zu erlangen. Das geschah durch die **„Verordnung über die Anwendung der Guten Herstellungspraxis bei der Herstellung von Arzneimitteln und Wirkstoffen und über die Anwendung der Guten fachlichen Praxis bei der Herstellung von Produkten menschlicher Herkunft“** – Arzneimittel- und Wirkstoffherstellungsverordnung (AMWHV)[157]. Detaillierte Angaben zum Erreichen des angestrebten Qualitätsziels bei der Herstellung eines Arzneimittels sind in dem **EG-GMP-Leitfaden**[158] und in den **ergänzenden Leitlinien**[159] festgelegt. Die Leitlinien repräsentieren die aktuellen Mindestanforderungen nach dem Stand von Wissenschaft und Technik. Eine Reihe von Leitlinien wurde unter dem Begriff **Arzneimittelprüfrichtlinie**[160] zusammengefasst.

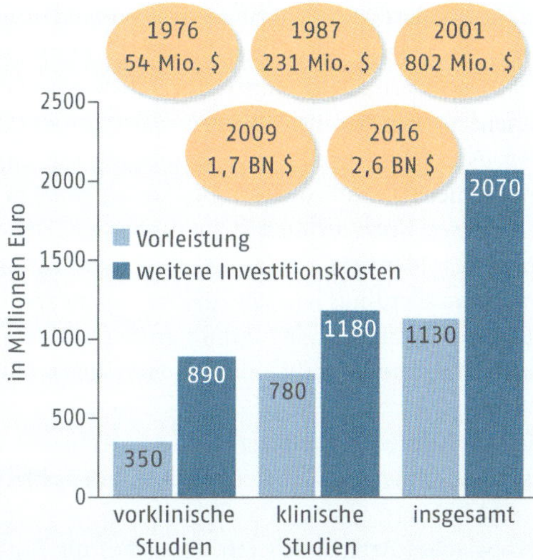

Abb. 1.10 Kosten der Arzneimittelentwicklung, Entwicklung von 1987 bis 2016. BN Billionen

Bereits 1970 haben Länder der EU sowie einige andere mit dem **PIC-GMP-Leitfaden** die Anforderungen vereinheitlicht und entsprechende Inspektionen gegenseitig anerkannt. Unter dem **Pharmaceutical Inspection Co-Operation Scheme (PIC/S)**[161] erfolgte weltweite Ausdehnung. Die Verordnung über die Anwendung der Guten Klinischen Praxis bei der Durchführung von klinischen Prüfungen mit Arzneimitteln zur Anwendung am Menschen (GCP-V)[162] ist eine deutsche Verordnung in Ergänzung zum AMG. Die toxikologischen Untersuchungen müssen den Richtlinien der **Guten Laborpraxis (Good Laboratory Practice, GLP)**[163], unter Einhaltung der jeweiligen Tierschutzgesetze, entsprechen.

Von nach wie vor großer Bedeutung in der Arzneimittelherstellung sind **Arzneibücher**[164]. Es sind Sammlungen wissenschaftlich anerkannter pharmazeutischer Regeln über Qualität, Prüfung, Lagerung, Abgabe und

Bezeichnung von Arzneimitteln. Sie umfassen allgemeine, normenartige Vorschriften, Prüfmethoden und monographieartig beschriebene Wirkstoffe, Hilfsstoffe, Arznei- und Darreichungsformen sowie Regeln über die Beschaffenheit von Behältnissen. Folgt ein Hersteller den Anforderungen der Arzneibücher für einen monographierten Stoff, den er einsetzt, so braucht er keine weiteren Untersuchungen vorzunehmen. Bei der **Prüfung der Identität** von komplexeren Wirkstoffen spielen heute allerdings hochspezifische – nicht apothekenübliche – Verfahren eine immer größere Rolle, um z. B. unerwünschte Kristallmodifikationen auszuschließen.

Die gesetzliche Grundlage für Arzneibücher in Deutschland bildet § 55 des deutschen Arzneimittelgesetzes (AMG):

- Europäisches Arzneibuch (10. Ausgabe mit Ergänzungen),
- Deutsches Arzneibuch (DAB 2021),
- Homöopathisches Arzneibuch (HAB 2021).

Das Erscheinen der jeweils amtlichen Fassung wird im Bundesanzeiger veröffentlicht. Zu den Arzneibüchern sind zahlreiche nichtamtliche Kommentare erschienen.

Die Grundlage für das **Europäische Arzneibuch** (Pharmacopoea Europaea, Ph. Eur.) wurde 1965 gelegt. Die Ausarbeitung des Europäischen Arzneibuchs liegt in der Verantwortung der Europäischen Arzneibuch-Kommission. Der Sitz der Europäischen Arzneibuch-Kommission, der EDQM, ist der Europarat in Straßburg.

Bei der Anführung ausländischer Arzneibücher wird der Ausdruck Pharmakopöe verwendet. Wichtige ausländische Pharmakopöen (nicht rechtsverbindlich, aber als „wissenschaftliche Literatur von hohem Wert“ anerkannt) sind z. B. die amerikanische (United States Pharmacopeia, USP) und die britische Pharmakopöe (British Pharmacopeia, BP).

Eine Reihe von Wirkstoffen, Hilfsstoffen und Arzneizubereitungen, die in das Arzneibuch noch nicht aufgenommen sind oder für eine Aufnahme nicht in Frage kommen, sind im **Deutschen Arzneimittel-Codex (DAC)** monographieartig aufgeführt. Er ist jedoch nicht rechtsverbindlich, wird laufend aktualisiert und ist auch online verfügbar und zusammengeführt[165] mit einer Sammlung von Rezepturen im **Neuen Rezeptur-Formularium (NRF)**, die in der Apothekenpraxis häufiger verordnet werden.

1.2 Qualitätsmanagement

Einleitung

Anstelle der veralteten Begriffe „Qualitätssicherung" und „Qualitätssicherungssystem" werden heute die Begriffe **Qualitätsmanagement (QM)** und **Qualitätsmanagementsystem (QMS)** verwendet. Qualitätsmanagement ist ein weitreichendes Konzept, das alle Punkte abdeckt, welche die Qualität eines Produkts beeinflussen. Ein **GMP-gerechtes QM** dient der Gewährleistung der Produktqualität und der Erfüllung verbindlicher Anforderungen der Gesundheitsbehörden. In der pharmazeutischen Herstellung spielt die Qualität eine zentrale Rolle, da hier Qualitätsabweichungen direkte Auswirkungen auf die Gesundheit der Verbraucher haben können. Entsprechende Richtlinien für den Arzneimittelbereich sind beispielsweise durch die Europäische Kommission, das **PIC/S**, die **Food and Drug Administration (FDA)**[166] sowie auf globaler Ebene durch die **ICH** gegeben.

Definition

Ein **Qualitätsmanagementsystem** ist ein System, das die Qualitätssicherung, die **Gute Klinische Praxis**, die **Gute Herstellungspraxis** oder die **Gute fachliche Praxis** einschließlich der Qualitätskontrolle und der periodischen Produktqualitätsüberprüfungen beinhaltet. Es beinhaltet die Gesamtheit aller Maßnahmen, die getroffen werden, um sicherzustellen, dass die Arzneimittel die für den beabsichtigten Gebrauch erforderliche Qualität aufweisen. Sie ist von Anfang an zu planen und in das Arzneimittel „hinein zu produzieren" und durch fortlaufende Kontrollen in allen Stufen der Herstellung und einwandfreie Dokumentation zu sichern.

Merke

In der Praxis wird die elektronische Dokumentation immer mehr Realität, dies wird von den überprüfenden Einheiten und in den Vorgaben zunehmend akzeptiert. So heißt es in der Qualitätsmanagementnorm EN ISO 9000[167] nun „dokumentierte Information" statt früher „Handbuch".

1.2.1 Arzneimittel- und Wirkstoff-Herstellungsverordnung (AMWHV)

Die AMWHV ist in sieben Abschnitte gegliedert:

- **Abschnitt 1** regelt den Anwendungsbereich der Verordnung.

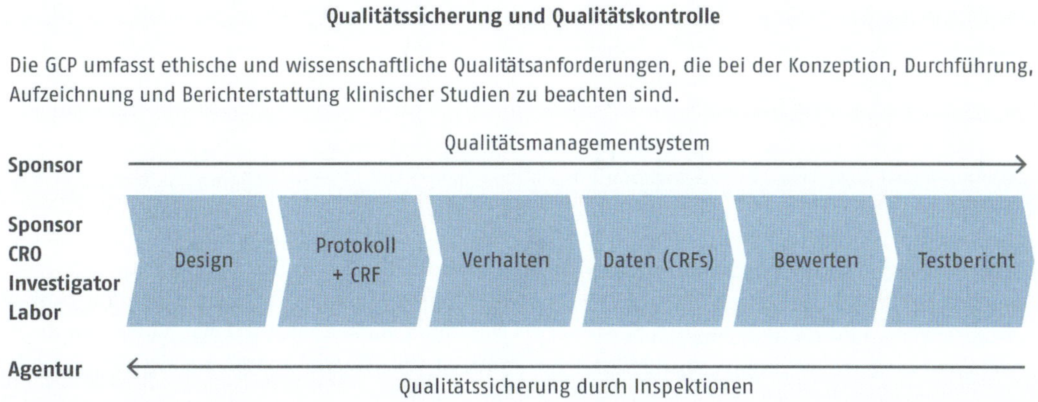

Abb. 1.11 System der Qualitätssicherung und -kontrolle

- **Abschnitt 2** enthält allgemeine Anforderungen an den Betrieb bzw. die Einrichtung, u. a. an: Personal, Betriebsräume, Ausrüstung, Hygienemaßnahmen, Lagerung, Dokumentation und Qualitätsmanagementsystem.
- Vorschriften, die die Herstellung, Prüfung, Kennzeichnung, Freigabe, das Inverkehrbringen, die Einfuhr, Rückstellmuster, Beanstandungen und Rückrufe sowie die Aufbewahrung der Dokumentation betreffen, enthält:
  - der **Abschnitt 3** für Arzneimittel,
  - der **Abschnitt 4** für Blutprodukte und andere Blutbestandteile sowie Produkte menschlicher Herkunft.
- **Abschnitt 5** enthält ergänzende Regelungen für Fütterungsarzneimittel und Blutspende-Einrichtungen, ferner Sondervorschriften für Entnahme- und Gewebeeinrichtungen sowie für Gewebespenderlabore.
- **Abschnitt 6** definiert Ordnungswidrigkeiten, in **Abschnitt 7** finden sich Übergangs- und Schlussbestimmungen.

Auszug aus dem Gesetz (AMWHV):

§ 3 (1) Die Betriebe und Einrichtungen müssen ein funktionierendes Qualitätsmanagementsystem entsprechend Art und Umfang der durchgeführten Tätigkeiten betreiben. Das QM-System muss in den Fällen nach Absatz 2 die Gute Herstellungspraxis und in den Fällen nach Absatz 3 die Gute fachliche Praxis beinhalten und die aktive Beteiligung der Leitung der Betriebe und Einrichtungen und des Personals der einzelnen betroffenen Bereiche vorsehen. Alle Bereiche, die mit der Erstellung, Pflege und Durchführung des QM-Systems befasst sind, sind angemessen mit kompetentem Personal sowie mit geeigneten und ausreichenden Räumlichkeiten und Ausrüstungen auszustatten. Das QM-System muss vollständig dokumentiert sein und auf seine Funktionstüchtigkeit kontrolliert werden.

§ 3 (2) Zur Auslegung der Grundsätze der Guten Herstellungspraxis gilt für Arzneimittel, Blutprodukte im Sinne von § 2 Nr. 3 des Transfusionsgesetzes und andere Blutbestandteile sowie für Produkte menschlicher Herkunft der Teil I des EU-GMP-Leitfadens. [...] Zur Auslegung der Grundsätze der Guten Herstellungspraxis und der Guten Vertriebspraxis gilt für Wirkstoffe der Teil II des EU-GMP-Leitfadens. Zur Auslegung der Grundsätze und zur Risikobewertung einer angemessenen guten Herstellungspraxis für Hilfsstoffe sind die hierzu von der Europäischen Kommission nach Artikel 47 Absatz 5 der Richtlinie 2001/83/EG erlassenen Leitlinien zu beachten [...].

Definition

Spezifikationen sind Festlegungen und Anforderungen, denen Ausgangsstoffe oder Zwischenprodukte für die Arzneimittel- oder Wirkstoffherstellung, Wirkstoffe, Arzneimittel oder Gewebe entsprechen müssen; sie dienen als Grundlage der Qualitätsbewertung.

In-Prozesskontrollen sind während der Herstellung vorgenommene Überprüfungen zur Überwachung und erforderlichenfalls Anpassung des Prozesses und zur Sicherstellung, dass das Produkt seiner Spezifikation entspricht.

Arbeitsplatzbeschreibungen sind schriftliche oder elektronische Festlegungen über die spezifischen Aufgaben, Zuständigkeiten und Verantwortlichkeiten, die den einzelnen Mitarbeitern oder Mitarbeiterinnen eines Betriebs oder einer Einrichtung von ihren jeweiligen Leitungen zugewiesen wurden.

Standardarbeitsanweisungen (SOPs) sind eine verbindliche textliche Beschreibung der Abläufe von Vorgängen einschließlich der Prüfung der Ergebnisse und deren Dokumentation, insbesondere in Bereichen kritischer Vorgänge mit potenziellen Auswirkungen auf Umwelt, Gesundheit und Sicherheit, eine schriftliche oder elektronische Anweisung zur Beschreibung der einzelnen Schritte wiederkehrender Arbeitsgänge (Standardarbeitsverfahren), einschließlich der zu verwendenden Materialien und Methoden.

Validierung ist das Erbringen eines dokumentierten Nachweises, der mit hoher Sicherheit belegt, dass durch einen spezifischen Prozess oder ein Standardarbeitsverfahren ein Produkt hergestellt wird, das den vorher festgelegten Spezifikationen und Qualitätsmerkmalen entspricht.

Qualifizierung ist das Erbringen eines dokumentierten Nachweises, der mit hoher Sicherheit belegt, dass ein spezifischer Ausrüstungsgegenstand oder eine spezifische Umgebungsbedingung für die Herstellung eines Produkts, das den vorher festgelegten Spezifikationen und Qualitätsmerkmalen entspricht, geeignet ist.

kritische Herstellungs- oder Prüfverfahren sind Verfahren, die einen signifikanten Einfluss auf die Qualität oder Sicherheit der Produkte haben können und kritische Zusatzstoffe Materialien, die einen solchen Einfluss haben können.

kritische Ausrüstungsgegenstände oder Geräte sind solche, die mit den Produkten in Berührung kommen oder einen anderen Einfluss auf die Qualität oder Sicherheit der Produkte haben können.

1.2.2 Qualitätsmanagementhandbuch (QMH)

Das Qualitätsmanagementhandbuch (QMH)[168] beinhaltet alle relevanten Programme, Pläne, Vorschriften, Anweisungen und Aufzeichnungen. Diese Aufzeichnungen müssen zu nahezu sämtlichen Tätigkeiten in den Bereichen der Herstellung und der Qualitätskontrolle verfasst und aktualisiert werden. Dabei sind alle Arbeitsschritte in Form detaillierter SOPs niedergelegt.

Merke

Auch die beteiligten Behörden haben entsprechende Systeme zur Sicherung der Qualität ihrer Arbeit. Die Anforderungen sind außerordentlich detailliert. Näheres siehe Lit.[169].

Seit Längerem trennt man sich vom Papier und akzeptiert elektronische Aufzeichnungsverfahren. Eine Validierung der Computer wird dann allerdings notwendig: Die Daten müssen genauso lang „halten" wie die Papierversion. Der Wandel kommt aus der EN ISO 9000 und der AMWHV.

Die **Qualitätssicherung im Bereich der Herstellung** gliedert sich in die Qualitätsplanung, die Qualitätslenkung und die Qualitätsprüfung. Nach dem AMG fällt dies in den Aufgabenbereich des Verantwortlichen für Herstellung und Kontrolle, der **sachkundigen Person/ Qualified Person** (QP) eines pharmazeutischen Herstellerbetriebs.

Durch die **Dokumentation** aller Herstellungsschritte und aller Qualitätskontrollen müssen Fehler oder Reklamationen nachträglich aufklärbar sein. Um Übertragungs- oder Rechenfehler, z. B. bei der Einwaage, auszuschalten, müssen Originalbelege und Ausdrucke in der Dokumentation abgeheftet werden.

Im Rahmen der **Eingangskontrolle** werden die Ausgangsstoffe auf ihre Identität, Reinheit und sonstige einwandfreie Beschaffenheit geprüft. Bei Wirkstoffen erfolgt eine zusätzliche Bestimmung des Gehalts. Bevor die Freigabe erteilt wird, befinden sich die Ausgangsstoffe in **Quarantäne**.

Wissen

Wie lange halten Aufzeichnungsmedien[170]?

- Festplatten im Gebrauch 2–10 Jahre, gelagert 10–30 Jahre; CDs und DVDs 5–10 bzw. 10–30 Jahre; USB-Sticks, SD-Karten 10–30 Jahre.
- Altes Papier oder Pergament viele hundert Jahre, Papier aus dem 19. und 20. Jahrhundert (wegen Säurefraß) ca. 70 Jahre.
- Am haltbarsten: gebrannte Keramiktafel gesichert 5 000 Jahre.

Je nach Dokumententyp gelten in Deutschland die gesetzlichen Aufbewahrungsfristen von 6 oder 10 Jahren[171]. Die Aufbewahrungsfrist beschreibt den Zeitraum, in dem aufbewahrungspflichtige Schriftstücke, wie z. B. Zulassungsunterlagen[172], geordnet archiviert werden müssen.

Unter **In-Prozess-Kontrollen** versteht man Kontrollmaßnahmen, die während der Herstellung bis zur Fertigstellung des Endprodukts durchgeführt werden. Hierdurch soll gewährleistet werden, dass das Produkt seiner Spezifikation entspricht. Etwaige Fehler sollen rechtzeitig erkannt werden. Es kommen in erster Linie einfache, schnelle Untersuchungsmethoden in Betracht. Dies können sowohl messende als auch attributive Prüfungen mit Ja/Nein-Entscheidungen sein (▸Kap. 2.6.2, ▸Kap. 2.6.4).

In der **Endkontrolle** erfolgen die mit dem fertigen Arzneimittel durchzuführenden Qualitätsuntersuchungen.

Die Lagerung von **Rückstellmustern** über mehrere Jahre nach der Herstellung jeder Charge soll auch spätere Nachprüfungen ermöglichen.

Bei der Herstellung sind auch die folgenden Kriterien zu prüfen:

- die einwandfreie **Funktion von Herstellungsmaschinen**, z. B. Produktionsraten, Temperaturverläufe, Pressdrücke bei Tablettenmaschinen, Trocknungstemperaturen und Strömungsgeschwindigkeiten bei Trocknern, sowie der ordnungsgemäße **Zustand von Betriebsmitteln**, z. B. von Filtern und Sieben,
- die geforderten **Eigenschaften von Zwischenprodukten**, z. B. der Feuchtigkeitsgehalt, das Partikelspektrum, die Schütt- und Stampfdichten von Pulvermischungen und Granulaten, der pH-Wert, die Viskosität oder die Konsistenz von flüssigen oder halbfesten Zwischenprodukten, Ausbeuten und
- die festgelegten **Eigenschaften von Behältnissen**, z. B. Dichtigkeit, Codierung etc.

Industriell werden Arzneimittel noch meist in **Chargen** hergestellt. Unter einer Charge versteht man die in einem einheitlichen Herstellungsgang erzeugte Menge eines Arzneimittels. Die Sicherstellung von **Chargenhomogenität** und **Chargenkonformität**, das heißt, von Einheitlichkeit einer Charge und Übereinstimmung zwischen verschiedenen Chargen, erfordert auch die erstmalige und laufende systematische Überprüfung der Anlagen, Geräte und Verfahren daraufhin, ob sie für den vorgesehenen Zweck geeignet sind. Dies ist ein Bereich der Verfahrensvalidierung.

Bei der Überprüfung von Geräten und Apparaturen sowie Betriebsmitteln wird von **Qualifizierung** gesprochen. Alle zur Herstellung von Arzneimitteln herangezogenen technischen Vorrichtungen und Anlagen müssen vor ihrem Einsatz sorgfältig geprüft werden, ob sie den an sie gestellten Erwartungen in Bezug auf Sicherheit und Leistung gerecht werden (Kalibrierung, Justierung).

Das Qualitätsmanagementsystem verlangt aber auch die Kontrolle der erforderlichen Validierungen, die Kontrolle der Aus- und Weiterbildung des Personals sowie die Kontrolle der Wartung und Pflege der Geräte.

Die AMWHV § 11 (1) schreibt die **Selbstinspektion** als Mittel zur betriebsinternen Überwachung der Regeln der Guten Herstellungspraxis (GMP) vor.

Verunreinigungen jeglicher Art müssen ebenfalls von Anfang an vermieden werden. Neben mikrobiellen Verunreinigungen sind insbesondere „**Cross-Contaminations**" zu erwähnen. Dies sind gegenseitige „Über-Kreuz"-Verunreinigungen durch andere Wirkstoffe, die z. B. als Staub von im gleichen Raum ablaufenden anderen Fabrikationsvorgängen übertragen werden.

In diesem Zusammenhang besitzt die optimale Reinigung von technischen Anlagen und die **Reinigungsvalidierung** besondere Bedeutung.

1.2.3 Qualitätsmanagementsystem (QMS) in der Apotheke

Seit der Änderung der Apothekenbetriebsordnung (ApBetrO) im Jahr 2012 wird in § 2a für jede Apotheke die Existenz eines funktionierenden QMS gefordert. Der Apothekenleiter muss ein Qualitätsmanagementsystem „*entsprechend Art und Umfang der pharmazeutischen Tätigkeiten betreiben*". Es muss insbesondere gewährleisten, dass „*die Arzneimittel nach Stand von Wissenschaft und Technik hergestellt, geprüft und gelagert werden und dass Verwechslungen vermieden werden sowie eine ausreichende Beratungsleistung erfolgt*". Die ApBetrO schreibt keine konkreten Inhalte vor und gibt auch keine formalen Vorgaben. Es liegt also an jeder Apothekenleitung selbst, wie das QMS aufgebaut ist, welche Prozesse beschrieben werden, wie die Arbeitsabläufe im Einzelnen sind.

Denkanstoß

Es gibt die Forderung in der ApBetrO, dass alle in der Apotheke anfallenden pharmazeutischen Tätigkeiten im QMS-Handbuch zu beschreiben sind. Da jede Apotheke anders organisiert sein kann und ggf. andere pharmazeutische Problemfelder zum Schwerpunkt hat, werden sich die Handbücher von Apotheke zu Apotheke unterscheiden. Wie kann man das in der Praxis lösen?

Da die Kontrolle des QMS vom jeweiligen Inspektor/Amtsapotheker der zuständigen Behörde im Rahmen der regelmäßigen Apothekeninspektion erfolgt, werden die genauen Anforderungen, was das System zu leisten hat und wie genau es dokumentiert sein muss, vom einzelnen Inspektor überprüft und festgelegt. Dazu ist es erforderlich, mindestens 1 × pro Jahr eine **Selbstinspektion** auf Vollständigkeit und Aktualität des Handbuchs durchzuführen und zu dokumentieren. Zusätzlich muss die Apotheke 1 × jährlich an einer **externen Überprü-**

fung teilnehmen. Als externe Überprüfung werden akzeptiert:

- Zertifizierung durch eine Zertifizierungskommission,
- „Pseudocustomer"-Besuch,
- Zentrallabor (ZL)-Ringversuch oder
- Revision.

In den Sätzen (1) und (3) des § 2a ApBetrO wird die schriftliche Dokumentation des gesamten QMS und damit aller pharmazeutischen, betrieblichen Abläufe und aller Maßnahmen, die zu Änderungen führen, gefordert. Dies entspricht praktisch dem Handbuch der EN ISO 9000. Im Handbuch sollte auch festgelegt sein:

- wie es selbst erstellt wurde (beschreibt sich also selbst),
- welche Qualitätsanforderungen die Apotheke an sich stellt,
- welche Ziele der Apotheke besonders wichtig sind,
- wie die Qualitätsanforderungen überprüft werden,
- wie Änderungen von Prozessen durchgeführt werden,
- wie Prozesse also auch weiterentwickelt werden und
- wer für was verantwortlich ist.

Mit der Normenreihe[173] EN ISO 9000 ff. sind Normen geschaffen worden, die die Grundsätze für Maßnahmen zum Qualitätsmanagement dokumentieren. Gemeinsam bilden sie einen zusammenhängenden Satz von Normen für Qualitätsmanagementsysteme, die das gegenseitige Verständnis auf nationaler und internationaler Ebene erleichtern sollen.

Das zertifizierte QMS-System

Basierend auf der Norm ISO EN DIN 9001–2008 haben die Bundesapothekerkammer (BAK) und die einzelnen Landes-Apothekerkammern ein Zertifizierungssystem für QMS in Apotheken erstellt. Eine Zertifizierung des QMS ist immer eine freiwillige Entscheidung des Apothekenleiters. Allerdings kann durchaus ein wirtschaftlicher Zwang bestehen, weil große Kunden wie Altersheime oder Krankenhäuser diese Zertifizierung durch die EN ISO 9000 bereits durchlaufen haben und sich als Dienstleister dann auch gerne eine „zertifizierte Apotheke" suchen.

Quellen und weiterführende Literatur

Hinweis: Spezifische Quellen sind jeweils in den Endnoten genannt. Als allgemein zugängliche Online-Quelle, wegen häufiger Überarbeitung mit hoher Aktualität, wurde Wikipedia[174] ausgewertet und ist zur ersten Orientierung mit ausgewählten Stichworten zu empfehlen.

Quellen und weiterführende Literatur

1 https://de.wikipedia.org/wiki/Friedrich_II._(HRR)
2 https://de.wikipedia.org/wiki/Edikt_von_Salerno
3 https://de.wikipedia.org/wiki/Theriak
4 https://www.peterhug.ch/lexikon/Geheimmittel
5 https://de.wikipedia.org/wiki/Arzneimittelgesetz_(Deutschland)
6 https://de.statista.com/statistik/daten/studie/248704/umfrage/generikaanteil-an-verordneten-arzneimitteln-nach-laendern/ https://www.bfarm.de/DE/Arzneimittel/Arzneimittelzulassung/Zulassungsarten/GenerischeZulassung/_node.html
7 J. K. Schweim und H. G. Schweim, Verbrauchersicherheit: Arzneimittel, Medizinprodukte und Nahrungsergänzungsmittel – ein Vergleich, DAZ-online, http://www.deutsche-apotheker-zeitung.de/misc/dazonline-artikel.html
8 https://www.bvl.bund.de/DE/Arbeitsbereiche/01_Lebensmittel/04_AntragstellerUnternehmen/01_HealthClaims/lm_healthClaims_node.html
9 A. B. Gall und H. G. Schweim, Zur Abgrenzung von Arzneimitteln und Medizinprodukten am Beispiel von Abführmittel-Produkten, Pharm. Ind. 5, 518–525, 2007
10 Richtlinie 2004/27/EG Art. 2 Abs. 2
11 Richtlinie 2001/83/EG (Gemeinschaftskodex für Humanarzneimittel), Absatz 2 Artikel 2 http://europa.eu/legislation_summaries/internal_market/single_market_for_goods/pharmaceutical_and_cosmetic_products/l21230_de.htm#amendingact
12 https://www.gesetze-im-internet.de/prodhaftg/ProdHaftG.pdf
13 https://www.gesetze-im-internet.de/amg_1976/__84.html
14 https://de.wikipedia.org/wiki/Sichtverpackung
15 C. Hertzsch, J. Fuchs, J. K. Schweim und H. G. Schweim, Die Packungsbeilage: Anforderungen des Haftungsrechts, Was muss der pharmazeutische Unternehmer in Bezug auf Inhalt und Gestaltung der Packungsbeilage beachten? Pharm. Ind. 7, 1189–1197, 2010
16 https://de.wikipedia.org/wiki/Packungsbeilage
17 https://www.ema.europa.eu/en/human-regulatory/marketing-authorisation
18 https://de.wikipedia.org/wiki/Sachkundige_Person_(Arzneimittelgesetz)
19 https://www.ema.europa.eu/en/human-regulatory/research-development/compliance/good-manufacturing-practice/gmpgdp-inspectors-working-group
20 https://ec.europa.eu/health/sites/health/files/files/clinicaltrials/2016_06_pc_guidelines/gl_2_consult.pdf
21 https://de.wikipedia.org/wiki/Placebo
22 https://www.gmp-compliance.org/gmp-news/new-definition-for-auxiliary-medicinal-products-amps
23 https://www.ema.europa.eu/en/human-regulatory/research-development/clinical-trials/clinical-trial-regulation
24 https://de.wikipedia.org/wiki/Defektur
25 https://www.bfarm.de/DE/Arzneimittel/Arzneimittelzulassung/ZulassungsrelevanteThemen/StandardzulassungRegistrierung/_node.html
26 http://www.gesetze-im-internet.de/tierimpfstv_2006/index.html
27 https://de.wikipedia.org/wiki/Bovine_spongiforme_Enzephalopathie
28 https://de.wikipedia.org/wiki/Creutzfeldt-Jakob-Krankheit#:~:text=Die%20Creutzfeldt-Jakob-Krankheit%20%28CJK%29%20%28englisch%20Creutzfeldt%20Jakob%20Disease%2C%20CJD%29,spongiforme%20%28mit%20schwammartiger%20Aufl%C3%B6sung%20des%20Hirngewebes%20einhergehende%29%20Enzephalopathie.
29 https://de.wikipedia.org/wiki/Radiopharmakon
30 https://www.gesetze-im-internet.de/amradv/BJNR005020987.html
31 J. K. Schweim und H. G. Schweim, Radiopharmaka – Zulassung und Verbraucherschutz, Arzneimittel und Recht online 01/2011; http://www.arzneimittel-und-recht.de/
32 https://www.ema.europa.eu/en/committees/committee-medicinal-products-human-use-chmp
33 https://www.ema.europa.eu/en/committees/committee-medicinal-products-veterinary-use-cvmp
34 https://www.ema.europa.eu/en/glossary/summary-product-characteristics
35 https://www.gmp-compliance.org/guidemgr/files/Gute Vertriebspraxis GDP Guideline.pdf; https://ec.europa.eu/health/human-use/good_manufacturing_distribution_practices_en
36 https://ec.europa.eu/health/sites/health/files/files/eudralex/vol-1/dir_2011_62/dir_2011_62_de.pdf ; I. A. Müller und H. G. Schweim, Das Risiko von Fälschungen minimieren, Phytokompass 03, 38–43, 2015
37 https://www.ema.europa.eu/en/human-regulatory/marketing-authorisation/compliance/pharmacovigilance-inspections/pharmacovigilance-inspection-procedures-human
38 https://de.wikipedia.org/wiki/Europ%C3%A4ische_Arzneimittel-Agentur
39 https://eur-lex.europa.eu/LexUriServ/LexUriServ.do?uri=OJ:L:2012:159:0005:0025:EN:PDF
40 https://www.ema.europa.eu/en/human-regulatory/post-authorisation/referral-procedures/nitrosamine-impurities
41 https://www.ema.europa.eu/en/human-regulatory/post-authorisation/variations/new-variations-regulation-regulatory-procedural-guidance
42 https://www.ema.europa.eu/en/human-regulatory/post-authorisation/renewals-annual-re-assessments/renewals-regulatory-procedural-guidance
43 J. Schnitzler, G. Disselhoff and H. G. Schweim, Drug Registration between Paper and eCTD, Chances and challenges on the way to electronic submission, Drug Regulatory Affairs Journal, 9, 605–609, 2007
44 http://esubmission.ema.europa.eu/
45 https://www.ema.europa.eu/en/about-us/what-we-do/authorisation-medicines
46 https://www.ema.europa.eu/en/glossary/centralised-procedure
47 https://www.ema.europa.eu/en/glossary/mutual-recognition
48 https://www.ema.europa.eu/en/glossary/decentralised-procedure
49 https://www.bfarm.de/DE/Arzneimittel/Arzneimittelzulassung/Zulassungsverfahren/DCP/_node.html
50 https://www.bfarm.de/DE/Home/home_node.html
51 https://ec.europa.eu/health//sites/health/files/files/eudralex/vol-1/reg_2004_726/reg_2004_726_en.pdf

52 https://www.bfarm.de/DE/Arzneimittel/Arzneimittelzulassung/Zulassungsarten/BibliografischeZulassung/_node.html
53 https://www.ema.europa.eu/en/active-substance-master-file-procedure
54 https://ec.europa.eu/health/sites/health/files/files/eudralex/vol-4/2011_site_master_file_en.pdf
55 https://ec.europa.eu/health/sites/health/files/files/pharmacovigilance/pc_perf_pharmvig_2011/mhra.pdf
56 https://www.ema.europa.eu/en/human-regulatory/overview/plasma-master-file-pmf-certification#:~:text=The%20plasma%20master%20file%20%28PMF%29%20is%20a%20compilation,use%20of%20plasma%2C%20from%20collection%20to%20plasma%20pool
57 https://www.ema.europa.eu/en/documents/scientific-guideline/guideline-requirements-vaccine-antigen-master-file-vamf-certification_en.pdf
58 https://www.ema.europa.eu/en/human-regulatory/overview/supporting-smes#:~:text=The%20European%20Medicines%20Agency%20%28EMA%29%20addresses%20the%20unique,financial%20and%20administrative%20assistance%20to%20small%20pharmaceutical%20companies.
59 https://www.meddra.org/
60 https://www.dimdi.de/dynamic/de/arzneimittel/downloads/
61 https://www.edqm.eu/en/standard-terms-database
62 https://www.edqm.eu/sites/default/files/medias/fichiers/AboutUs/about_us_factsheet_the_european_directorate_for_the_quality_of_medicines_healthcare.pdf
63 https://www.ema.europa.eu/en/human-regulatory/overview/advanced-therapy-medicinal-products-overview
64 https://de.wikipedia.org/wiki/Tissue_Engineering
65 https://www.bfarm.de/DE/Bundesopiumstelle/T-Rezept/T-Rezept-Muster/_node.html
66 K. Krollmann und H. G. Schweim, Zulassung von ‚therapeutischen Konzepten': Der nächste Schritt zu einer ‚personalisierten' Medizin, Pharm Ind., 5, 650–654, 2015
67 https://ec.europa.eu/health/human-use/personalised-medicine_en#:~:text=Personalised%20medicine%20is%20a%20medical%20model%20that%20aims,published%20in%20December%202015%2C%20defined%20personalised%20medicine%20as%3A
68 https://www.vfa.de/de/arzneimittel-forschung/datenbanken-zu-arzneimitteln/individualisierte-medizin.html
69 https://www.aerzteblatt.de/nachrichten/76569/Jedes-dritte-neue-Arzneimittel-ist-ein-Biopharmazeutikum
70 https://www.info-biosimilars.de/
71 M. Schulzensohn und H. G. Schweim, Sicherheitsstandards für Biosimilars in europäischen und US-amerikanischen Leitlinien – Vergleich und Ermittlung von Verbesserungspotenzialen, Pharm. Ind. 6, 876–884, 2017
72 http://www.ema.europa.eu/docs/en_GB/document library/Scientific_guideline/2014/10/WC500176768.pdf
73 https://eur-lex.europa.eu/LexUriServ/LexUriServ.do?uri=OJ:L:2004:136:0085:0090:en:PDF
74 https://www.ema.europa.eu/en/committees/committee-herbal-medicinal-products-hmpc
75 https://www.ema.europa.eu/en/documents/scientific-guideline/guideline-quality-herbal-medicinal-products-traditional-herbal-medicinal-products-revision-2_en.pdf
76 Richtlinie 2004/24/EC zu Traditional Herbal Medicinal Products (THMP)
77 https://www.ema.europa.eu/en/human-regulatory/research-development/prime-priority-medicines
78 H. G. Schweim, Arzneimittel für Kinder – ein gesamtgesellschaftliches Problem, Pharm. Ind. 7, 807–811, 2006
79 M. Wilken und H. G. Schweim, EU-Verordnung für Kinderarzneimittel in Kraft getreten – was kommt nun?, Pharm. Ind. 4, 414–420, 2007
80 https://ec.europa.eu/health/sites/health/files/files/eudralex/vol-1/reg_2006_1901/reg_2006_1901_de.pdf
81 https://www.ema.europa.eu/en/human-regulatory/research-development/paediatric-medicines/paediatric-investigation-plans
82 https://www.ema.europa.eu/en/human-regulatory/research-development/paediatric-medicines/paediatric-investigation-plans/class-waivers
83 Die rechtliche Basis ist Artikel 11 der Richtlinie 2001/20/EG über die Anwendung der guten klinischen Praxis. https://eur-lex.europa.eu/LexUriServ/LexUriServ.do?uri=CONSLEG:2001L0020:20070126:DE:PDF
84 Die rechtliche Basis bilden Artikel 57(2) der Verordnung (EG) Nr. 726/2004 und Artikel 41 der Verordnung (EG) Nr. 1901/2006. https://eudract.ema.europa.eu/
85 V. Plate, P. Nies, C. Behles und H. G. Schweim, Wohin treibt der Off-Label-Use? Arzneimittel & Recht, 6, 261–268, 2008
86 https://datenbank.nwb.de/Dokument/Anzeigen/229714/
87 https://www.ema.europa.eu/en/human-regulatory/research-development/adaptive-pathways#:~:text=Adaptive%20pathways%20is%20based%20on%20three%20principles%3A%201,predictive%20of%20important%20clinical%20outcomes%3B%20More%20items...%20
88 https://de.wikipedia.org/wiki/Surrogatmarker
89 https://de.wikipedia.org/wiki/Schl%C3%BCsselstudie
90 https://www.ema.europa.eu/en/documents/regulatory-procedural-guideline/guideline-compassionate-use-medicinal-products-pursuant-article-83-regulation-ec-no-726/2004_en.pdf
91 C. Behles und H. G. Schweim, Der Compassionate-Use nach der 15. AMG-Novelle, Deutsche Apotheker Zeitung-online http://www.deutsche-apotheker-zeitung.de/misc/dazonline-artikel.html (28.01.2010)
92 Guideline on the Procedure for Accelerated Assessment Pursuant to Article 14(9) of Reg 726/2004/EC (July 2006), Reg 726/2004/EC Art 14(8)
93 Reg 726/2004/EC Art 14(7) Verordnung 507/2006/EG
94 Reg 141/2000/EC
95 https://www.europeanpharmaceuticalreview.com/article/62846/orphan-drugs-regulation-eu/
96 https://www.ema.europa.eu/en/committees/committee-orphan-medicinal-products-comp
97 http://ec.europa.eu/health/files/eudralex/vol-1/reg_2000_847/reg_2000_847_en.pdf
98 https://www.ema.europa.eu/en/documents/scientific-guideline/recommendation-assessment-quality-medicinal-products-containing-existing/known-active-substances_en.pdf
99 H. G. Schweim, Beschleunigung der Arzneimittelzulassung generischer Produkte durch Vereinfachung der Prüfung der Pharmazeutischen Qualität – die 'Korridor Zulassung', Pharm. Ind. 6, 678–680, 2006
100 https://www.ema.europa.eu/en/documents/scientific-guideline/guideline-investigation-bioequivalence-rev1_en.pdf
101 https://de.wikipedia.org/wiki/Originalpr%C3%A4parat

102 https://www.bfarm.de/DE/Arzneimittel/Arzneimittelzulassung/Zulassungsverfahren/National/InformedConsent/_node.html

103 https://www.ema.europa.eu/en/documents/scientific-guideline/guideline-investigation-bioequivalence-rev1_en.pdf

104 https://www.pharmacytimes.com/publications/issue/2008/2008-10/2008-10-8707

105 Siehe z. B. https://www.ema.europa.eu/en/news/meeting-highlights-committee-medicinal-products-human-use-chmp-9-12-december-2019

106 https://de.statista.com/statistik/daten/studie/544847/umfrage/anteil-von-generika-an-arzneimittelversorgung-und-ausgaben-innerhalb-der-gkv/

107 J. K. Schweim and H. G. Schweim, „Status quo and future developments of combinations of medicinal products", Synergy 1, 70–75, 2014

108 https://www.ema.europa.eu/en/documents/scientific-guideline/guideline-clinical-development-fixed-combination-medicinal-products-revision-2_en.pdf#:~:text=The%20guideline%20primarily%20discusses%20the%20development%20of%20fixed,medicinal%20products%20containing%20three%20or%20more%20active%20substances. http://www.ema.europa.eu/docs/en_GB/document_library/Scientific_guideline/2009/09/WC500003689.pdf

109 http://www.gesundheit.de/medizin/erkrankungen/magen-und-darm/helicobacter-pylori-der-keim-der-auf-den-magen-schlaegt/

110 Es bestehen verschiedene Therapieschemata. https://de.wikipedia.org/wiki/Helicobacter_pylori

111 https://www.awmf.org/leitlinien/detail/ll/021-001.html

112 J. R. Crout, The Journal of Clinical Pharmacology, Volume 14, Issue 5–6, pages 249–254

113 https://de.wikipedia.org/wiki/Compliance_(Medizin)

114 http://www.gkm-institut.de/sub/publikationen/a23.html. http://www.weissensee-verlag.de/autoren/Vogelreuter/vogelreuter_kurz.pdf

115 H.G. Schweim, Co-Verblisterung – die Lösung von Compliance Problemen?, Pharm. Ind. 8, 925–927, 2006. http://www.aerztekammer-berlin.de/10_Aktuelles/bae/18_BERLINER_AERZTE/BAEthemen/ThemaArtikel2003_11/pharmako_im_alter.htm

116 H. G. Schweim, Statement to the future of combination medicinal products, Synergy Vol 3, Issue 4, Page 31–32, 2016

117 https://www.ema.europa.eu/en/human-regulatory/marketing-authorisation/product-information/reference-guidelines/excipients-labelling

118 https://apothekenwiki.com/enzyklopaedie/rekonstitution/#:~:text=%20Unter%20einer%20%E2%80%9ERekonstitution%E2%80%9C%20im%20pharmazeutischen%20Sinne%20versteht,die%20%C3%9Cberf%C3%BChrung%20in%20seine%20anwendungsf%C3%A4hige%20Form...%20More%20

119 https://www.ema.europa.eu/en/about-us/support-research/benefit-risk-methodology

120 Special Issue: Risk Competence in GMS ger med sci 2015; 13: Doc 05–12; https://www.egms.de/dynamic/en/journals/gms/volume13.htm, https://www.ema.europa.eu/en/partners-networks/patients-consumers

121 https://www.ema.europa.eu/en/partners-networks/healthcare-professionals

122 https://wortwuchs.net/dilemma/

123 https://www.juraforum.de/lexikon/eigentum-enteignungsgleicher-eingriff

124 https://link.springer.com/chapter/10.1007/3-540-28954-2_8

125 https://www.ema.europa.eu/en/documents/scientific-guideline/guideline-strategies-identify-mitigate-risks-first-human-early-clinical-trials-investigational_en.pdf#:~:text=This%20is%20the%20first%20revision%20of%20the%20%E2%80%98,early%20phase%20clinical%20trials%20%28CTs%29%20with%20integrated%20protocols.

126 Diese wurde 1964 erstmals vom Weltärztebund verabschiedet und wird regemäßig aktualisiert. Die aktuelle Version findet man hier: https://www.wma.net/policies-post/wma-declaration-of-helsinki-ethical-principles-for-medical-research-involving-human-subjects/

127 https://www.ich.org/

128 https://www.ema.europa.eu/en

129 https://ec.europa.eu/health/documents/eudralex_en

130 https://ec.europa.eu/health/documents/eudralex/vol-2_de

131 http://www.adrreports.eu/en/index.html

132 https://de.wikipedia.org/wiki/Biopharmazeutisches_Klassifizierungssystem

133 reg tox pharma 2000 32:56–67

134 https://www.bfarm.de/DE/Arzneimittel/Arzneimittelzulassung/KlinischePruefung/Genehmigungs-Verfahren/meldepflichten.html

135 https://www.bfarm.de/DE/Arzneimittel/Arzneimittelzulassung/KlinischePruefung/Ethikkommissionen/_node.html

136 **https://flexikon.doccheck.com/de/Doppelblindstudie**

137 https://demedbook.com/was-ist-eine-randomisierte-kontrollierte-studie-in-der-medizinischen-forschung/#:~:text=1%20Randomisierte%20kontrollierte%20Studien%20sind%20der%20Goldstandard%20f%C3%BCr,Vergleichsgruppe%20der%20Studie%20aufgenommen%20wird.%20More%20items...%20

138 https://de.wikipedia.org/wiki/Gute_klinische_Praxis

139 https://www.deutsche-apotheker-zeitung.de/daz-az/2001/daz-33-2001/uid-1273

140 https://www.bfarm.de/DE/Arzneimittel/Arzneimittelzulassung/KlinischePruefung/Nicht-interventionellePruefungen/_node.html

141 https://www.ema.europa.eu/en/human-regulatory/post-authorisation/pharmacovigilance/post-authorisation-safety-studies-pass-0

142 https://www.eupati.eu/glossary/minimal-anticipated-biological-effect-level/#:~:text=The%20Minimal%20Anticipated%20Biological%20Effect%20Level%20%28MABEL%29%20is,is%20a%20safety%20window%20based%20on%20pharmacological%20threshold

143 Fisher, JA (1 March 2015). Feeding and Bleeding: The Institutional Banalization of Risk to Healthy Volunteers in Phase I Pharmaceutical Clinical Trials. Science, Technology & Human Values. 40 (2): 199–226. doi:10.1177/0162243914554838. PMC 4405793. PMID 25914430

144 https://www.pharmaceuticalonline.com/doc/an-introduction-to-process-analytical-technology-0001

145 https://www.ema.europa.eu/en/human-regulatory/research-development/scientific-guidelines/quality/quality-stability

1

146 https://www.sciencedirect.com/topics/nursing-and-health-professions/drug-delivery-system
147 Innovation in the pharmaceutical industry: New estimates of R&D costs, J. A. DiMasi, H. G. Grabowski, R. W. Hansen, Journal of Health Economics, 47;20–33, 2016
148 https://www.ema.europa.eu/en/human-regulatory/post-authorisation/pharmacovigilance/periodic-safety-update-reports-psurs
149 https://www.gesetze-im-internet.de/amg_1976/__63a.html
150 https://www.qvigilance.com/qppv-qualified-person-for-pharmacovigilance
151 https://www.ema.europa.eu/en/human-regulatory/post-authorisation/pharmacovigilance/good-pharmacovigilance-practices
152 https://www.primo-europe.eu/risk-management-systems/
153 https://www.ema.europa.eu/en/human-regulatory/marketing-authorisation/pharmacovigilance/risk-management/risk-management-plans
154 https://www.ema.europa.eu/en/human-regulatory/research-development/compliance/good-manufacturing-practice und
155 https://www.fda.gov/drugs/pharmaceutical-quality-resources/current-good-manufacturing-practice-cgmp-regulations
156 https://www.ema.europa.eu/en/human-regulatory/research-development/compliance/good-manufacturing-practice
157 http://www.gesetze-im-internet.de/amwhv/
158 https://apothekenwiki.com/enzyklopaedie/eg-gmp-leitfaden/
159 https://www.bundesgesundheitsministerium.de/fileadmin/Dateien/3_Downloads/Statistiken/GKV/Bekanntmachungen/GMP-Leitfaden/Anhang-1-GMP-Leitfaden.pdf
160 https://www.gesetze-im-internet.de/ampv/AMPV.pdf
161 https://en.wikipedia.org/wiki/Pharmaceutical_Inspection_Convention_and_Pharmaceutical_Inspection_Co-operation_Scheme#:~:text=The%20PIC%20%28Pharmaceutical%20Inspection%20Convention%29%20was%20founded%20in,in%20Respect%20of%20the%20Manufacture%20of%20Pharmaceutical%20Products.
162 http://www.gesetze-im-internet.de/gcp-v/
163 https://de.wikipedia.org/wiki/Gute_Laborpraxis
164 https://www.bfarm.de/DE/Arzneimittel/Arzneimittelzulassung/ZulassungsrelevanteThemen/Arzneibuch/Arzneibuecher/_node.html
165 https://dacnrf.pharmazeutische-zeitung.de/index.php
166 https://www.fda.gov/
167 https://de.wikipedia.org/wiki/Qualit%C3%A4tsmanagementnorm
168 https://www.zlg.de/arzneimittel-alt/qualitaetssystem/qualitaetsdokumente.html
169 https://www.zlg.de/arzneimittel-alt/qualitaetssystem/qualitaetsdokumente.html
170 https://mediafix.de/die-haltbarkeit-der-speichermedien. https://de.wikipedia.org/wiki/Langzeitarchivierung#:~:text=W%C3%A4hrend%20beispielsweise%20altes%20Pergament%20und%20Papier%20bei%20guter,auf%20Papier%20gedruckt%2C%20das%20sich%20durch%20S%C3%A4urefra%C3%9F%20zersetzt
171 https://www.juraforum.de/ratgeber/arbeitsrecht/gesetzliche-aufbewahrungsfristen-mit-rechtsgrundlagen-von-a-bis-z-tabelle
172 H. G. Schweim, Electronic Regulatory Affairs und Langzeitarchivierung von Zulassungsdokumenten, Pharm. Ind., 5, 601–604, 2008
173 http://www.nqsz.din.de/cmd?workflowname=InitCommittee&search_committee=nqsz&contextid=nqsz
174 http://de.wikipedia.org
175 https://de.wikipedia.org/wiki/Common_Technical_Document

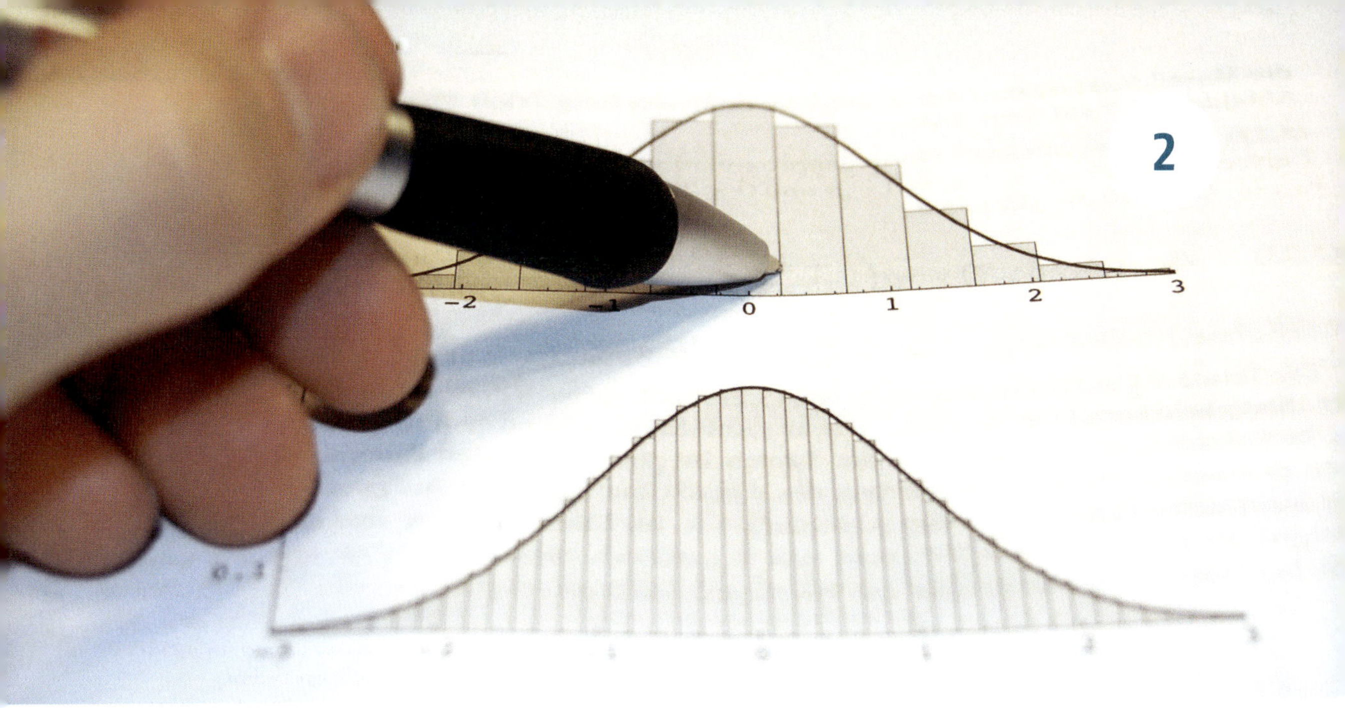

2

Statistische Methoden zur Planung und Auswertung

Prof. Dr. Christel Müller-Goymann

Statistische Methoden sind unverzichtbar in der modernen Forschung, Entwicklung und Qualitätssicherung. Beispiele aus dem Bereich der Fehlerrechnung, der klassischen und statistischen Versuchsplanung sowie der Qualitätskontrolle sollen im Folgenden verdeutlichen, dass die beschriebenen Methoden wertvolle **Arbeits- und Entscheidungshilfen** darstellen. Sie sind daher integrierender Bestandteil von Arzneibüchern.

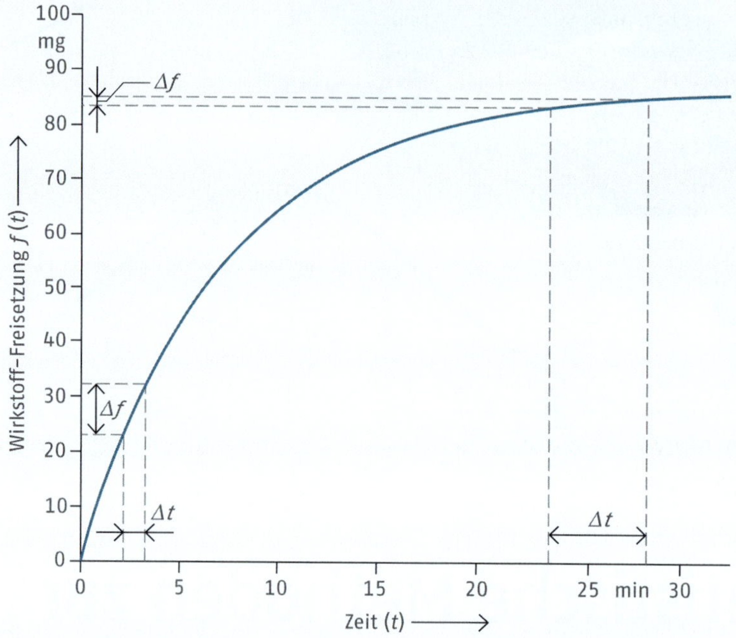

Abb. 2.1 Fehlerfortpflanzung. Messfehler Δt und Auswirkung auf die Funktion $f(t)$: Δf

Das Kapitel „Statistische Methoden zur Planung und Auswertung" von Versuchsergebnissen kann in diesem Rahmen höchstens einen kleinen Einblick in dieses aus der modernen Forschung, Entwicklung und Qualitätssicherung nicht mehr wegzudenkende Fachgebiet geben. Beispiele aus dem Bereich der Fehlerrechnung, der klassischen und statistischen Versuchsplanung sowie der Qualitätskontrolle sollen im Folgenden verdeutlichen, dass die beschriebenen Methoden wertvolle Arbeits- und Entscheidungshilfen darstellen. Eine wesentliche Einsicht dürfte in der Feststellung liegen, dass eine 100%ige Sicherheit eines Ergebnisses oder einer Aussage praktisch immer in unerreichbarer Ferne liegt. Trotzdem erlauben die verfügbaren statistischen Methoden, **Aussagen** über die Sicherheit **eines Produkts zu quantifizieren**. Es erstaunt deshalb nicht, dass diese Methoden integrierender Bestandteil von Arzneibüchern sind.

2.1 Fehlerrechnung

Mess- und Beobachtungsfehler. Als Messfehler bezeichnet man einen auf mangelnder Präzision des Messinstrumentes beruhenden Fehler, z. B. ungenaue oder sogar falsche Eichung des Geräts. Da ein solcher Fehler regelmäßig, d. h. systematisch auftritt, wird er auch als systematischer Fehler bezeichnet. Wird ein Instrument abgelesen, so entsteht ein Beobachtungsfehler oder Ablesefehler, welcher sich nicht vermeiden lässt. Sehr deutlich wird dies, wenn beim Ablesen einer Digitalanzeige, z. B. einer Digitalwaage, die letzte Ziffer schwankt und deshalb nicht genau ablesbar ist. Dieser nicht vermeidbare Fehler wird als zufälliger statistischer Fehler bezeichnet. Weitere zufällige Fehler können durch unkontrollierbare zufällige Einflüsse während des Messvorganges hervorgerufen werden.

Wesentliche Ziffern. In der Praxis begnügt man sich im Allgemeinen mit der Angabe von drei wesentlichen bzw. zuverlässigen Ziffern. Bei Angabe von mehr als drei Ziffern muss überprüft werden, ob sie sinnvoll ist oder nur ein genaues Resultat vortäuscht.

Fehlerfortpflanzungsgesetz. Je nach funktionellem Zusammenhang können die Fehler der einzelnen Messgrößen mehr oder weniger stark in eine Auswertung eingehen. Wie aus Abb. 2.1 ersichtlich, ist zur Erfassung des exakten Wirkstoff-Freigabeprofiles wichtig, die freigesetzte Wirkstoffmenge zu Beginn häufig und zu exakten Zeiten zu bestimmen. Zu späteren Zeiten im flachen Kurvenabschnitt ist es nicht mehr notwendig, häufige Messungen durchzuführen. Der exakte Zeitpunkt einer späteren Messung, wenn ca. 100 % des Wirkstoffs freigesetzt sind, ist ebenfalls weniger wichtig.

Nach C. F. Gauß werden die Fehler der einzelnen Einflussgrößen quadratisch addiert. Bei dieser Addition werden die Fehler gewichtet. Der Gewichtsfaktor lässt sich aus dem mathematischen Zusammenhang der Einflussgröße bzw. Variablen x_i ermitteln und entspricht dem Quadrat der 1. Ableitung nach x_i. Mit der 1. Ableitung geht als Gewichtsfaktor die Steilheit der Funktion ein. ◘ Abb. 2.1 zeigt deutlich, dass ein Messfehler Δt zu verschiedenen Messzeiten zu verschiedenen Bestimmungsfehlern Δf der Funktion $f(t)$ führt.

Damit das Gauß'sche Fehlerfortpflanzungsgesetz anwendbar ist, muss vorausgesetzt werden, dass die Messgrößen oder statistisch gesprochen die Zufallsgrößen $\bar{x}_i$ normal verteilt sind.

2.2 Normal- bzw. Gauß-Verteilung

2.2.1 Klasseneinteilung und graphische Darstellung

Angenommen eine bestimmte Messung, z. B. die Messung der Gleichförmigkeit einzelner Tablettenmassen, wird n = 30-mal durchgeführt. Dabei unterscheiden sich die Messwerte nur zufällig voneinander und können klassiert werden. Zu diesem Zweck unterteilt man die Spannweite der gefundenen Resultate, d. h. die Differenz zwischen dem größten und kleinsten Messwert, im Allgemeinen in identische Intervalle. Im folgenden Beispiel der Massenverteilung einer 100-mg-Tablette wurde eine Klassenbreite (Intervall) von 1 mg gewählt. Fällt ein Wert genau auf den Grenzwert zwischen zwei Klassen, wird dieser Wert zur Hälfte der oberen und zur Hälfte der unteren Klasse zugeordnet. Bei der Klasseneinteilung wird die kontinuierliche Variable, z. B. die Tablettenmasse, in eine diskrete Messgröße umgewandelt. Diese diskrete Messgröße entspricht wertmäßig der Mitte des Klassenintervalls, d. h. dass beispielsweise alle Messgrößen des Intervalls 100,0 mg bis 101,0 mg den diskreten Messwert 100,5 mg zugeordnet bekommen. Im Gegensatz dazu kann eine Messgröße auch direkt diskret anfallen, z. B. die Messgröße Augenzahl beim Würfelspiel. Die in ◘ Tab. 2.1 aufgeführten Messresultate entsprechen dem unveränderten Protokoll (**Urliste**) der Messresultate.

Zur Ermittlung der Spannweite wurden in ◘ Tab. 2.1 die kleinste und die größte Tablettenmasse hervorgehoben. Die Spannweite R beträgt 104,8 mg – 96,8 mg = 8 mg. Im Allgemeinen sind ca. 10 Klassen als Feineinteilung sinnvoll. Bei diesem Beispiel bieten sich 9–10 Klassen mit einer einheitlichen Klassenbreite von 1 mg an. In ◘ Tab. 2.2 sind die Klassenintervalle und die gezählten Häufigkeiten in Form einer **Strichliste** zusammengestellt. Als Resultat einer graphischen Darstellung bei gleichen Klassenbreiten erhält man eine **Häufigkeitsverteilung** in der Form eines Histogramms.

Ein **Histogramm** kann auf der Basis der absoluten oder relativen Häufigkeit (◘ Abb. 2.2) erstellt werden.

◘ **Tab. 2.1** Urliste der Massen von 30 Tabletten (in mg)

99,2 / 99,1 / 100,2 / **104,8** / 100,3 / 101,8 / **96,8** / 99,8 / 103,9 / 99,8
99,3 / 97,8 / 97,0 / 102,5 / 100,4 / 102,3 / 99,9 / 104,0 / 98,0 / 97,6
101,7 / 101,9 / 100,3 / 100,0 / 101,3 / 101,3 / 100,0 / 102,3 / 100,3 / 100,1

$\bar{x}_2 = 100{,}46$ mg; $s_1^2 = 3{,}96$ (mg)^2

2.2.2 Normalverteilte Messwerte

Die Angabe der Strichliste und der Klasseneinteilung entspricht einer gewissen Datenreduktion. Für die Praxis ist wichtig, dass die meisten Messwerte normalverteilt sind, d. h. dass die relativen Häufigkeiten ungefähr einer Gauß'schen Häufigkeitsverteilung (Normalverteilung) gehorchen. Diese Tatsache erlaubt eine zusätzliche Datenreduktion, da zur Beschreibung der Normalverteilung zwei Angaben genügen, nämlich Mittelwert μ und Standardabweichung σ (◘ Abb. 2.3). Die Summe aller relativen Häufigkeiten (Fläche unter der Kurve) ergibt 100 % (alle möglichen Ereignisse). Der Mittelwert μ entspricht approximativ dem arithmetischen Mittelwert $\bar{x}$ der 30 gemessenen Tablettenmassen. Die Varianz σ^2 entspricht dabei ungefähr der Varianz s^2 der 30 Tablettenmassen (Stichprobe!).

Bei der standardisierten Normalverteilung wird der Ursprung des Koordinatensystems mit dem Mittelwert μ der Verteilung gleichgesetzt. Man erhält als Konsequenz Häufigkeitsangaben (Wahrscheinlichkeiten) über positive und negative Abweichungen vom Mittelwert μ. Anstelle der Variablen x in ◘ Abb. 2.3 steht dann die normierte Variable $z = (x - \mu)/\sigma$ (◘ Abb. 2.8).

2.2.3 Grundgesamtheit, Stichprobe, Schätzwerte

Im Falle einer Bestimmung der Gleichförmigkeit der Masse (◘ Tab. 2.1) wurde eine Stichprobe von 30 Tabletten geprüft. Die Massenverteilung (◘ Abb. 2.2) folgt nur angenähert einer Normalverteilung.

Man geht aber davon aus, dass für die Grundgesamtheit eine Normalverteilung vorliegt. Unter Grundgesamtheit wird dabei die Gesamtheit aller Tabletten der mittels Stichproben geprüften Charge verstanden. Die Resultate der Stichprobe ergeben deshalb nur eine approximative Darstellung der zugrunde liegenden Normalverteilung. Richtigerweise wird deshalb der Mittelwert $\bar{x}$ als Schätzwert des Mittelwerts μ der Grundgesamtheit bezeichnet. Die gleiche Aussage gilt auch für

Tab. 2.2 Strichliste, relative Häufigkeit und Summenhäufigkeit bei der Bestimmung der Gleichförmigkeit der Masse

Absolute Häufigkeit	Φ	I¹/₂	¹/₂II¹/₂	¹/₂	IIIII I ¹/₂ ¹/₂	¹/₂ ¹/₂ I IIIII	IIIII	III	I¹/₂	I¹/₂
Massenintervall (mg)	95,0–96,0	96,0–97,0	97,0–98,0	98,0–99,0	99,0–100,0	100,0–101,0	101,0–102,0	102,0–103,0	103,0–104,0	104,0–105,0
Klassennummer	1	2	3	4	5	6	7	8	9	10
Relative Häufigkeit in %	0	5,0	10,0	1,7	23,3	23,3	16,7	10,0	5,0	5,0
Summenhäufigkeit Σ %	0,0	5,0	15,0	16,7	40,0	63,3	80,0	90,0	95,0	100,0

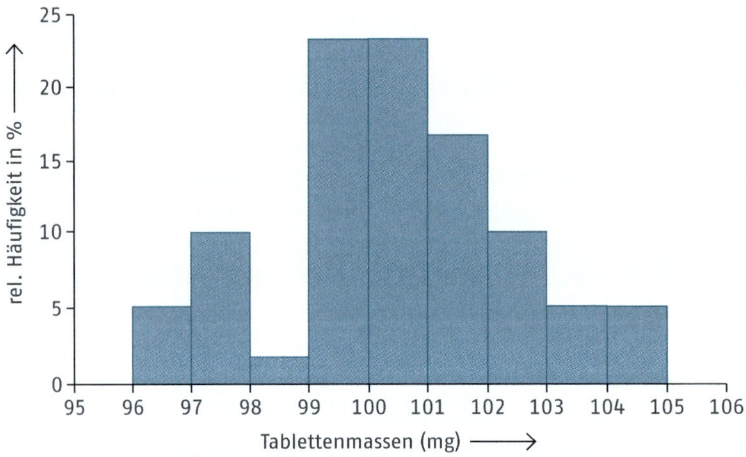

Abb. 2.2 Darstellung der Tablettenmassen als Histogramm

die Varianz s^2 der Stichprobe, die als Schätzwert der wahren bzw. exakten Varianz σ^2 der Grundgesamtheit angenommen wird.

$$\overline{x} = \frac{1}{n}\sum_{i=1}^{n} x_i \approx \mu \qquad \text{Gleichung 2.1}$$

$$s^2 = \sum_{i=1}^{n} \frac{(x_i - \overline{x})^2}{n-1} \approx \sigma^2 \qquad \text{Gleichung 2.2}$$

Beim Beispiel von Tab. 2.1 erhält man folgende Schätzwerte für die Grundgesamtheit der Tablettenmassen:

$$\mu \approx \overline{x} = 100{,}46 \text{ mg} \qquad \text{Gleichung 2.3}$$

Standardabweichung:

$$\sigma \approx s = \sqrt{\sum_{i=1}^{n} \frac{(x_i - \overline{x})^2}{n-1}} = 1{,}99 \text{ mg} \qquad \text{Gleichung 2.4}$$

Da nicht notwendigerweise jede Charge über normalverteilte Tablettenmassen verfügt, muss unter Umständen zuerst geprüft werden, ob die Tablettenmassen normalverteilt sind.

2.2.4 Prüfung auf Normalverteilung

Zur Prüfung und Charakterisierung einer Normalverteilung sind mindestens 30 Messwerte erforderlich. Falls die Messwerte einer Normalverteilung folgen, erhält man auf dem Wahrscheinlichkeitspapier der Normalverteilung eine Gerade (▸Kap. 2.3). Im Diagramm (○Abb. 2.4) sind die Messwerte der Tablettenmassen und die entsprechenden kumulativen Häufigkeiten eingetragen. Mithilfe des Wahrscheinlichkeitspapiers lässt sich der Mittelwert μ der Normalverteilung abschätzen. Nach Definition sind 50 % aller Messwerte kleiner als μ und 50 % aller Messwerte größer als μ. Die Breite der Verteilung ist durch die Standardabweichung $\pm\ \sigma$ vorgegeben. Wie durch numerische Integration der Normalverteilung (Fläche unter der Kurve) gezeigt werden kann, sind im Bereich ($\mu \pm \sigma$) 68 % aller Messwerte zu erwarten. Außerhalb dieses Bereichs liegen 32 % aller Messwerte, d. h., im Rahmen der kumulativen Verteilung liegen 16 % aller Werte unterhalb ($\mu - \sigma$) und 16 % aller Werte oberhalb ($\mu + \sigma$).

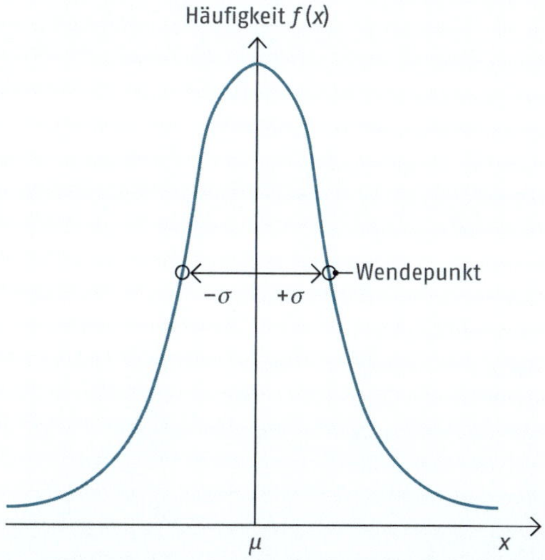

○ **Abb. 2.3** Normalverteilung $f(x)$. Grundgesamtheit mit Mittelwert μ und Standardabweichung $\pm\ \sigma$ des Einzelwerts x

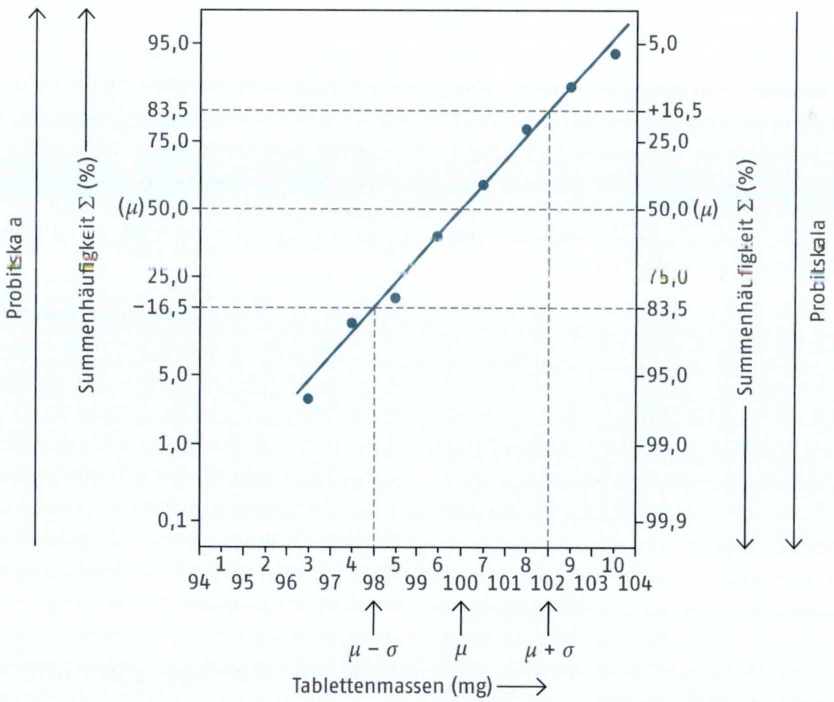

○ **Abb. 2.4** Prüfung auf Normalverteilung. Die Gerade schneidet die 50 %-Häufigkeitslinie beim Mittelwert μ der Verteilung und definiert die Standardabweichung (+ σ) durch die Resthäufigkeiten von 16 % oberhalb ($\mu + \sigma$) bzw. 16 % unterhalb von ($\mu - \sigma$).

Tab. 2.3 Probitskala (z. B. in cm mit Angabe der entsprechenden Summenhäufigkeit in %). Durch Umwandlung der Summenhäufigkeit in Probits kann die Prüfung auf Normalverteilung auf normalem Millimeterpapier durchgeführt werden. Beispiel: 16 % = 4,01 cm; 84 % = 5,99 cm

%	0	1	2	3	4↓	5	6↓	7	8	9
0		2,67	2,95	3,12	3,25	3,36	3,45	3,52	3,59	3,66
→ 10	3,72	3,77	3,83	3,87	3,92	3,96	**4,01**	4,05	4,08	4,12
20	4,16	4,19	4,23	4,26	4,29	4,33	4,36	4,39	4,42	4,45
30	4,48	4,50	4,53	4,56	4,59	4,61	4,64	4,67	4,69	4,72
40	4,75	4,77	4,80	4,82	4,85	4,87	4,90	4,92	4,95	4,97
50	5,00	5,03	5,05	5,08	5,10	5,13	5,15	5,18	5,20	5,23
60	5,25	5,28	5,31	5,33	5,36	5,39	5,41	5,44	5,47	5,50
70	5,52	5,55	5,58	5,61	5,64	5,67	5,71	5,74	5,77	5,81
→ 80	5,84	5,88	5,92	5,95	**5,99**	6,04	6,08	6,13	6,18	6,23
90	6,28	6,34	6,41	6,48	6,55	6,64	6,75	6,88	7,05	7,33

Falls kein Wahrscheinlichkeitspapier zur Verfügung steht, erlaubt diese Auftragung der Probitwerte auf der Ordinate eine lineare Darstellung (Abb. 2.4, Tab. 2.3).

2.2.5 Konfidenzintervall einer Stichprobe und Vergleich mit dem Sollwert

Da der Mittelwert $\bar{x}$ einer Stichprobe als Schätzwert des Mittelwerts μ der Grundgesamtheit gilt und nicht oder nur zufällig mit μ übereinstimmt, lässt sich aus den Daten der Stichprobe ein Intervall berechnen, in dessen Grenzen der wahre Mittelwert μ der Grundgesamtheit mit einer definierten Aussagesicherheit liegt. Dieses Intervall wird als **Konfidenzintervall KI** oder **Vertrauensbereich** bezeichnet (Gleichung 2.5).

$$\text{Konfidenzintervall KI} = \bar{x} \pm \frac{s \cdot t}{\sqrt{n}} \qquad \text{Gleichung 2.5}$$

| $\bar{x}$ Mittelwert der Stichprobe | s Standardabweichung der Stichprobe | n Stichprobenumfang | t tabellierter Wert der Student-Verteilung für eine definierte Aussagesicherheit (meist 95 %)

Angewendet auf das Beispiel in Tab. 2.1 ergibt sich als Konfidenzintervall 100,46 mg ± 0,74 mg.

Der wahre Mittelwert μ der Grundgesamtheit liegt mit 95%iger Aussagewahrscheinlichkeit in den Grenzen von 99,72 mg bis 101,20 mg.

Das Konfidenzintervall der Stichprobe, in dem der wahre Mittelwert mit 95%iger Wahrscheinlichkeit liegt, muss sich innerhalb festgesetzter Schranken (z. B. ± 5 % bei Tablettenmassen oder + 25 % und −20 % bei Bioäquivalenzprüfungen) um den Sollwert befinden.

Die Bestimmung von Konfidenzintervallen ist auch bei anderen Fragestellungen gebräuchlich, z. B. um die Bioverfügbarkeit zweier Fertigarzneimittel zu vergleichen und auf Bioäquivalenz zu prüfen (▸ Kap. 2.4, ▸ Kap. 7.4). Bioäquivalenz gilt mit 95%iger Wahrscheinlichkeit als gegeben, wenn KI vollständig innerhalb der **Westlake-Grenzen** von + 25 % und −20 % der mit 100 % festgesetzten Bezugsgröße eines Fertigarzneimittels, in der Regel des Originalpräparats, liegt.

2.2.6 Lineare Regression und Korrelation

Die Aufgabe bei einer linearen Regression liegt darin, eine Menge von Messpunkten „möglichst gut" durch eine Gerade anzunähern. Diese Gerade kann „per Auge" ermittelt werden, jedoch auch objektiv mathematisch nach der Methode der kleinsten quadratischen Abweichungen berechnet werden.

Die Gerade

$$Y(x) = ax + b \qquad \text{Gleichung 2.6}$$

ist genau dann eine Regressionsgerade, wenn die Quadratsumme QS einem Minimum entspricht:

Gleichung 2.7

$$QS = \Sigma(y_i - Y(x_i))^2 = \Sigma(y_i - ax_i - b)^2 = \text{Min!}$$

| y_i, x_i Messwertepaare, wobei y die abhängige Variable und x die unabhängige vorgegebene Variable kennzeichnet

Damit diese Bedingung erfüllt ist, müssen bekanntlich die ersten Ableitungen nach den Parametern a und b Null sein:

Gleichung 2.8

$$\frac{\partial QS}{\partial a} = -2\Sigma x_i(y_i - ax_i - b) = 0$$

Gleichung 2.9

$$\frac{\partial QS}{\partial b} = -2\Sigma(y_i - ax_i - b) = 0$$

Die beiden rechten Seiten stellen zwei lineare Bestimmungsgleichungen für die Parameter a und b dar.

Bei insgesamt n zusammenhängenden Wertepaaren x_i und y_i ergibt sich damit die folgende Berechnungsvorschrift

$$a = \frac{n\Sigma x_i y_i - \Sigma x_i \Sigma y_i}{n\Sigma x_i^2 - (\Sigma x_i)^2} \qquad \text{Gleichung 2.10}$$

$$b = \frac{\Sigma y_i - a\Sigma x_i}{n} \qquad \text{Gleichung 2.11}$$

Der Parameter a wird als Regressionskoeffizient bezeichnet.

Korrelationskoeffizient. Bei einem funktionalen linearen Zusammenhang

$$y = ax + b \qquad \text{Gleichung 2.12}$$

gilt auch die Umkehrung

$$x = \frac{y - b}{a} = \frac{1}{a}y - \frac{b}{a} \qquad \text{Gleichung 2.13}$$

d. h. wird x mit y vertauscht, ergibt sich wiederum ein linearer Zusammenhang:

$$x = a'y + b' \qquad \text{Gleichung 2.14}$$

Vergleicht man Gleichung 2.13 mit Gleichung 2.14, so gilt:

$$a' = \frac{1}{a}, \quad \text{d.h.} \quad a' \cdot a = 1 \qquad \text{Gleichung 2.15}$$

Diese Beziehung Gleichung 2.15 gilt nur streng für einen echten funktionalen Zusammenhang. Ist dieser nicht gewährleistet, beträgt der Wert von $a' \cdot a < 1$. Die Größe beschreibt folglich den Grad des Zusammenhangs oder der Korrelation. Die Quadratwurzel $\sqrt{a' \cdot a}$ wird als **Korrelationskoeffizient** r bezeichnet und berechnet sich zu:

Gleichung 2.16

$$r = \frac{n\Sigma x_i y_i - \Sigma x_i \Sigma y_i}{\sqrt{[n\Sigma x_i^2 - (\Sigma x_i)^2]\,[n\Sigma y_i^2 - (\Sigma y_i)^2]}}$$

Es muss jedoch betont werden, dass ein guter bis sehr guter Korrelationskoeffizient r (z. B. $> 0{,}98$) noch nicht bedeutet, dass tatsächlich ein kausaler Zusammenhang zwischen den Größen y_i und x_i existiert. So ist beispielsweise bekannt, dass zwischen der Abnahme der Anzahl Störche im Elsass und der Abnahme der Kindergeburten eine sehr gute Korrelation existiert.

2.2.7 Statistische Versuchsplanung

Klassische Versuchsplanung

Bei der klassischen Versuchsplanung wird nur eine Variable bzw. ein Faktor zurzeit verändert. Die übrigen Variablen werden bei den Versuchen konstant gehalten. Im Folgenden wird aus didaktischen Gründen ein konstruiertes Beispiel besprochen.

Als Zielgröße bei unseren Experimenten sei die Verbesserung der Auflösungsgeschwindigkeit einer Tablette vorgegeben. Da es sich um einen relativ gut löslichen Wirkstoff handelt, kann dies beispielsweise durch eine Verbesserung der Tablettenzerfallszeit geschehen. In einem ersten Experiment wird deshalb die Menge Maisstärke in der Formulierung erhöht. Wie Tab. 2.4 zeigt, ist das Resultat recht enttäuschend.

Die Freisetzung beträgt immer nur 82 %. Deshalb wird ein anderer Faktor herangezogen. Es ist bekannt, dass die Presskraft für die Zerfallszeit ein kritischer Faktor sein kann. Eine Erhöhung der Presskraft kann eine Verlängerung der Zerfallszeit mit schlechterer Wirkstoff-Freisetzung wie auch das Umgekehrte bewirken. Bei der ursprünglichen Formulierung mit der Maisstärkemenge A_0 wird deshalb die Presskraft von P_0 auf P_1 (Tab. 2.5) erhöht.

In diesem Fall wird wiederum keine Verbesserung der Wirkstoff-Freisetzung erhalten. Bei dieser klassischen Versuchsplanung kann der Effekt E der Faktoren

2

A (Maisstärke) und P (Presskraft) wie folgt definiert werden:

$$E_A = R_2(A_1, P_0) - R_1(A_0, P_0) \quad \text{Gleichung 2.17}$$

$$E_A = 82\,\% - 82\,\% = 0\,\%$$

$$E_P = R_3(A_0, P_1) - R_1(A_0, P_0)$$

$$E_P = 78\,\% - 82\,\% = -4\,\%$$

Tab. 2.4 Klassische Versuchsplanung

Versuchs-Nr.	Menge Maisstärke	Wirkstoff-Freisetzung nach 1 h in %
1	A_0	82
2	A_1	82

Tab. 2.5 Klassische Versuchsplanung

Versuchs-Nr.	Menge Maisstärke	Presskraft	Resultat R (Wirkstoff-Freisetzung nach 1 h in %)
1	A_0	P_0	82
3	A_0	P_1	78

Tab. 2.6 Statistische Versuchsplanung

Versuchs-Nr.	Kombination	Resultat R (Wirkstoff-Freisetzung nach 1 h in %)
1	(A_0, P_0)	82
2	(A_1, P_0)	82
3	(A_0, P_1)	78
4	(A_1, P_1)	95

2^n-Faktorenversuchsplanung bzw. 2^n-Design

Wird die Zahl 2 in den Exponenten eingesetzt, bedeutet dies, dass zwei Faktoren geprüft werden. Im Falle des vorher erwähnten Beispiels also die Menge Maisstärke und der Pressdruck. Die Basiszahl 2 bedeutet zwei Einstellungen pro Faktor. Die abgekürzte Bezeichnung dieses Versuchsplans 2^2 ergibt zudem als Resultat auch die Anzahl der notwendigen Versuche: $2^2 = 4$. In das Beispiel übertragen ist deshalb neben den drei klassischen Versuchen (A_0, P_0); (A_1, P_0); (A_0, P_1) noch ein 4. Versuch bei hoher Presskraft P_1 und hohem Maisstärkeanteil A_1 durchzuführen, d. h. in abgekürzter Form der Versuch A_1, P_1. ◻ Tab. 2.6 zeigt die Zusammenstellung der Versuche nach dieser Versuchsplanung zusammen mit den Resultaten.

○ Abb. 2.5 zeigt dieselben Ergebnisse, jedoch in einer zweidimensionalen Höhenlinien-Darstellung. Hierbei entspricht eine einzelne Höhenlinie einer Linie gleicher Wirkstoff-Freisetzung.

Bei der statistischen Versuchsplanung werden nun die Effekte (E_A bzw. E_P) der Faktoren A und P wie folgt definiert.

Gleichung 2.18

$$E_A = \frac{95\,\% + 82\,\%}{2} - \frac{82\,\% + 78\,\%}{2} = +8{,}5\,\%$$

bzw.

$$E_A = \frac{R_4(A_1, P_1) + R_2(A_1, P_0)}{2} - \frac{R_1(A_0, P_0) + R_3(A_0, P_1)}{2}$$

Gleichung 2.19

$$E_P = \frac{95\,\% + 78\,\%}{2} - \frac{82\,\% + 82\,\%}{2} = +4{,}5\,\%$$

bzw.

$$E_P = \frac{R_4(A_1, P_1) + R_3(A_0, P_1)}{2} - \frac{R_2(A_1, P_0) + R_1(A_0, P_0)}{2}$$

Woher stammt dieser große Unterschied der Resultate der statistischen bzw. faktoriellen verglichen mit der klassischen Versuchsplanung? Warum erhält man mittels statistischer Versuchsplanung, wie dies aus ○ Abb. 2.5 erkennbar ist, eine genauere Beschreibung des Sachverhaltes?

Der Grund liegt in der vorhandenen Wechselwirkung zwischen den beiden Faktoren Presskraft und Menge Maisstärke, die mittels klassischer Versuchsplanung nicht erkannt werden konnte. Im Gegensatz dazu

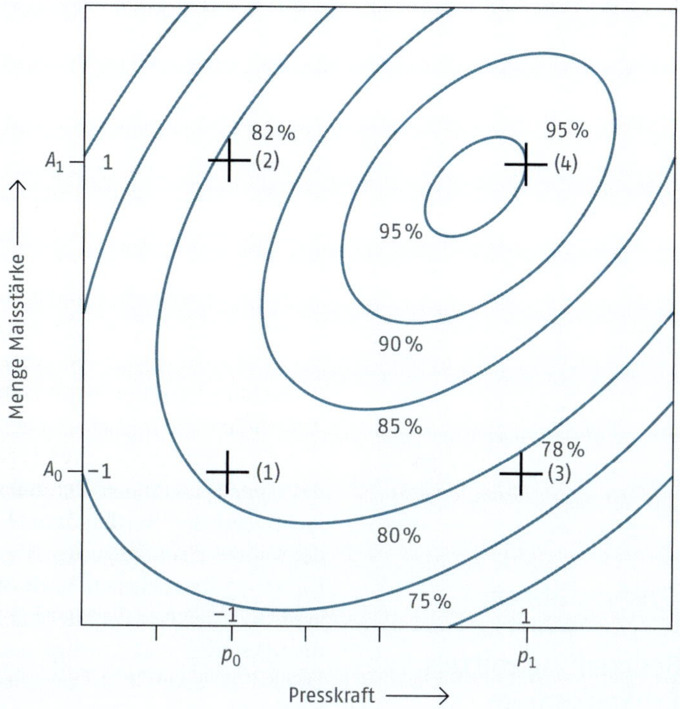

○ Abb. 2.5 Höhenliniendarstellung der Wirkstoff-Freisetzungs-Resultate nach 1 h eines 2^2-Faktorenversuchs

kann diese Wechselwirkung mittels statistischer Versuchsplanung sogar quantifiziert werden:

Gleichung 2.20

$$E_{A,P} = \frac{95\,\% + 82\,\%}{2} - \frac{82\,\% + 78\,\%}{2} = +8{,}5\,\%$$

bzw.

$$E_{A,P} = \frac{R_4(A_1, P_1) + R_1(A_0, P_0)}{2} - \frac{R_3(A_0, P_1) + R_2(A_1, P_0)}{2}$$

Gemäß ○ Abb. 2.5 entspricht $E_{A,P}$ der Differenz der Mittelwerte „über Kreuz". Diese so quantifizierte Wechselwirkung lässt sich auch graphisch darstellen (○ Abb. 2.6).

Der Effekt der Menge Maisstärke wird hier in Form zweier Geraden dargestellt, wobei die einzelne Gerade der Presskraft P_0 bzw. P_1 zugeordnet ist. Man erkennt deutlich, wie sehr der Effekt der Maisstärke von der Wahl der Presskraft abhängt. Bei fehlender Wechselwirkung der Faktoren treten in dieser Darstellung zwei parallele Geraden auf. Die oben berechnete Wechselwirkung entspricht genau dem Unterschied in der Steigung der beiden Geraden.

Was sind Wechselwirkungen? Wechselwirkungen können chemischer Art sein, z. B. bei der Reaktion von Wirkstoffen mit Hilfsstoffen, aber auch physikalischer Art, z. B. bei einer speziellen Wirkstoffaffinität zu einem Hilfsstoff.

Merke

Mithilfe der Faktorenversuchsplanung werden
1. bessere Schätzwerte für die Effekte der Faktoren gewonnen und
2. weitere wichtige mögliche Wechselwirkungen zwischen den Faktoren erkannt und quantifiziert.

Der zweite Punkt ist besonders wichtig, da speziell in der pharmazeutischen Technologie häufig Wechselwirkungen in Form galenischer Effekte auftreten.

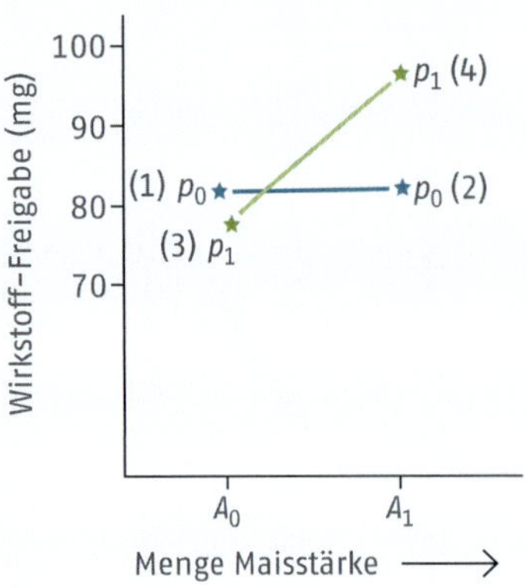

Abb. 2.6 Resultate eines 2^2-Faktorenversuchs mit Wechselwirkungen

2.3 Statistische Prüfverfahren

2.3.1 Qualitative Beurteilung mittels Wahrscheinlichkeitspapier

Mittels Wahrscheinlichkeitspapier wurden die Tablettenmassen aus Tab. 2.1 auf Normalverteilung geprüft (Abb. 2.4). In Tab. 2.7 sind die Tablettenmassen von 30 weiteren Tabletten zusammengestellt. Neben einer Prüfung auf Normalverteilung stellt sich nun die Frage, ob diese 30 Tablettenmassen der gleichen Grundgesamtheit wie die Tablettenmassen der Tab. 2.1 entstammen. Wurden beispielsweise diese 30 neuen Werte von Tabletten der gleichen Tablettencharge gewonnen? Falls diese Tabletten zur gleichen Tablettencharge gehören, dann sollten sie auch der gleichen Grundgesamtheit entstammen.

Zur Beurteilung, ob die Tablettenmassen aus Tab. 2.7 zur gleichen Normalverteilung gehören, existieren spezielle Prüfverfahren (*F*-Test, ▸ Kap. 2.3.4; *t*-Test, ▸ Kap. 2.3.5). Unabhängig von diesen Prüfmethoden können analog, wie im Falle des Beispiels der Tab. 2.1, die Tablettenmassen mittels Wahrscheinlichkeitspapier auf Normalverteilung geprüft werden. Trägt man beide Verteilungen im gleichen Diagramm ein, so kann man qualitativ beurteilen, ob beide Verteilungen zur gleichen Grundgesamtheit gehören oder nicht. Die qualitative Beurteilung dieser Diagramme liefert die Grundlage für das Verständnis der rechnerischen Prüfmethoden. Folgende Fälle sind dabei denkbar:

a. „Die 2. Gerade ist parallel verschoben“, d.h., beide Verteilungen haben dieselbe Varianz s_x^2 (Maß für die Steigung der Geraden).
b. „Drehung der 2. Geraden um $\overline{x}$“, d.h., beide Verteilungen besitzen den gleichen Mittelwert $\overline{x}$.

Tab. 2.7 Tablettenmassen von 30 Tabletten (mg)

100,1 / 98,9 / 95,5 / 97,9 / 99,8 / 100,6 / 99,0 / 97,0 / 96,9 / 99,4
100,4 / 102,5 / 98,8 / 99,3 / 101,4 / 99,4 / 98,4 / 99,5 / 101,1 / 100,4
101,6 / 100,5 / 101,8 / 100,8 / 100,5 / 98,8 / 101,5 / 101,1 / 101,6 / 100,1

$\overline{x}_2$ = 99,82 mg; s_2^2 = 2,56 mg

c. Bei einer „Drehung und Parallelverschiebung der 2. Geraden“ unterscheiden sich $\overline{x}_2$ von $\overline{x}_1$ und s_2^2 von s_1^2.

Bei einer qualitativen Beurteilung der drei Fälle darf nicht vergessen werden, dass $\overline{x}_1$, $\overline{x}_2$, s_1^2, s_2^2 Schätzwerte der wahren Grundgesamtheiten mit den Parametern μ_1, μ_2, σ_1^2, σ_2^2 darstellen. Je nach Schärfe der Beurteilung kann z.B. der Fall C ohne weiteres zu einer gemeinsamen Geraden zusammengefasst werden (Abb. 2.7 C). Der Fall B (Abb. 2.7 B) zeigt deutlich, wie gefährlich es ist, bei identischem Mittelwert $\overline{x}_1 = \overline{x}_2$ anzunehmen, es handle sich um dieselbe Grundgesamtheit.

Merke

Falls Mittelwerte auf signifikante Unterschiede geprüft werden sollen (*t*-Test), muss vorher abgeklärt werden, ob sie derselben Grundgesamtheit entstammen, d.h., ob sich die Schätzwerte der entsprechenden Varianzen s_1^2, s_2^2 bzw. die Steigungen der Geraden im Wahrscheinlichkeitsnetz unterscheiden oder nicht (*F*-Test).

2.3.2 Erstellen von Hypothesen

Bei statistischen Prüfverfahren ist es sehr wichtig, folgende Punkte zu beachten:

- Der Statistiker stellt immer die Nullhypothese H_0 auf, die lautet: „Es gibt keinen Unterschied“, z.B. zwischen zwei Streuungen der Messung s_1^2 und s_2^2. Die mögliche Widerlegung der Hypothese H_0 wird vorgezogen, da es im Allgemeinen einfacher ist, etwas zu widerlegen als etwas zu beweisen.
- Bevor man die Nullhypothese H_0 aufstellt, muss man sich Klarheit verschaffen, mit welcher Sicherheit (Signifikanz-Niveau S = 90 %, 95 %, 99 % etc.) bzw. mit welcher Irrtumswahrscheinlichkeit (α = 10 %, 5 %, 1 % etc.) man die Nullhypothese verwerfen oder annehmen will.

Wird die Nullhypothese verworfen, ist mit entsprechender Sicherheit von signifikanten Unterschieden zwischen den geprüften Parametern auszugehen.

Werden diese beiden Punkte befolgt, so wird die Benutzung der Tabellenwerte der Prüfverteilungen wesentlich erleichtert.

2.3.3 Fehler 1. und 2. Art

Bei der Prüfung der Nullhypothese H_0 (es besteht kein Unterschied) existiert die Wahrscheinlichkeit eines Irrtums, da die Entscheidung auf einem begrenzten Stichprobenumfang beruht. Die Wahl der Irrtumswahrscheinlichkeit α richtet sich nach Stichprobenumfang und Zielsetzung. Erwartet man einen Unterschied, so darf die Irrtumswahrscheinlichkeit nicht zu klein gewählt werden ($\alpha > 0{,}05$)! Der Grund liegt darin, dass für $\alpha = 0{,}00$ die Nullhypothese H_0 nie verworfen wird, da nie mit einer 100%igen Sicherheit $S = 1 - a$ ausgeschlossen werden kann, dass z. B. zwei unterschiedliche Mittelwerte doch noch zur gleichen Grundgesamtheit gehören. Mit anderen Worten heißt dies, falls α zu klein gewählt wird, steigt das Risiko, dass sich die beiden Mittelwerte doch tatsächlich unterscheiden, obwohl die Nullhypothese H_0 angenommen wurde. Bei der Prüfung der Nullhypothese H_0 können deshalb folgende Fehlentscheidungen auftreten:

- H_0 wird fälschlicherweise verworfen = Fehler 1. Art (Irrtumswahrscheinlichkeit α),
- H_0 wird fälschlicherweise angenommen = Fehler 2. Art (Irrtumswahrscheinlichkeit β).

Die Irrtumswahrscheinlichkeit α entspricht bei der Qualitätskontrolle dem Produzentenrisiko und die Irrtumswahrscheinlichkeit β dem Konsumentenrisiko.

Beispiel: Wird bei einem Vergleich festgestellt, dass ein Generikum dem Original nicht entspricht, obwohl es in Wirklichkeit gleichwertig ist, so macht man einen Fehler 1. Art (H_0 wird abgelehnt). Der Hersteller wird das Generikum nicht vermarkten, der Fehler geht zu seinen Lasten (Produzentenrisiko, ▸ Kap. 2.6.3).

Stellt sich durch den Vergleich heraus, dass beide Medikamente gleichwertig sind (H_0 wird angenommen), obwohl tatsächlich das Generikum dem Original nicht entspricht, so wird ein Fehler 2. Art begangen. Dieser geht bei Markteinführung zu Lasten des Patienten (Konsumentenrisiko, ▸ Kap. 2.6.3).

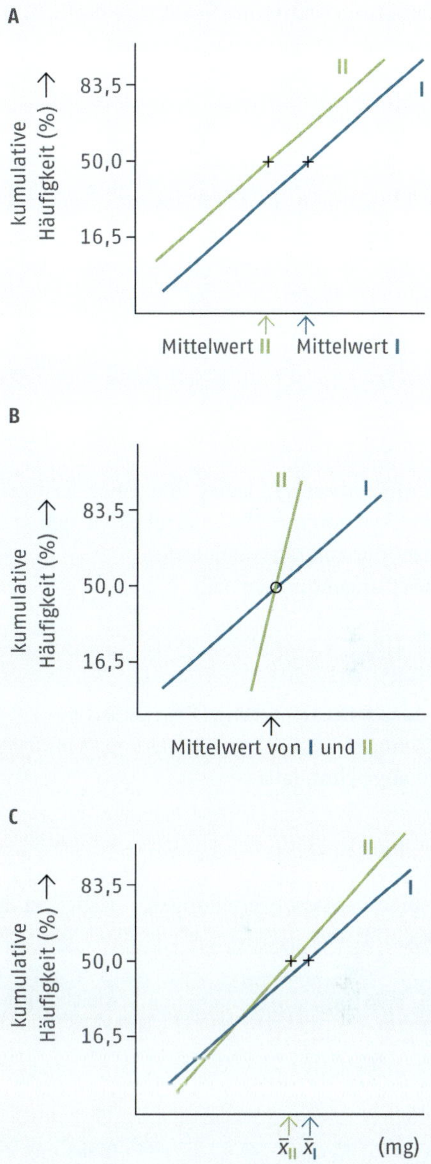

○ Abb. 2.7 Prüfung zweier Stichproben (je 30 Tablettengewichte) auf Normalverteilung. Entstammen beide Stichproben der gleichen Grundgesamtheit? **A** „Parallel-Verschiebung der Geraden"; die Steigung der Geraden ist ein Maß für die Standardabweichung s (I und II haben gleiche s_x, aber einen anderen Mittelwert), **B** „Drehung der Geraden um $\bar{x}$" (gleicher Mittelwert, unterschiedliche s_x), **C** „Drehung und Parallelverschiebung" (verschiedene Mittelwerte, verschiedene s_x)

2.3.4 Prüfung auf signifikante Unterschiede von Varianzen (*F*-Test)

Wie in ○ Abb. 2.7 B gezeigt wurde, ist es sehr gefährlich, bei Gleichheit von Mittelwerten davon auszugehen, dass sie der gleichen Grundgesamtheit angehören, bevor abgeklärt wurde, ob sich die Standardabweichungen s_1 und s_2 der beiden Stichproben signifikant unterscheiden.

Zur praktischen Durchführung des Prüftestes legt man die Irrtumswahrscheinlichkeit α mit z. B. 5 % fest und bildet das Verhältnis der Varianzen:

$$F_b = \frac{s_1^2}{s_2^2} \text{ für } s_1^2 > s_2^2 \quad \text{Gleichung 2.21}$$

s_1^2 bzw. s_2^2 stammen aus den Stichproben mit den Stichprobenumfängen n_1 bzw. n_2 (Anzahl Messwerte der Stichprobe). Für die Freiheitsgrade f_1 bzw. f_2 der Varianzen gilt:

$$f_1 = n_1 - 1 \quad \text{Gleichung 2.22}$$

$$f_2 = n_2 - 1$$

Die Nullhypothese H_0 lautet: Bei einer Irrtumswahrscheinlichkeit von $a = 5\,\%$ unterscheiden sich s_1^2 und s_2^2 nicht bzw. nur zufällig voneinander.

H_0 wird **angenommen**, falls

$$F_b < F_t(\alpha, f_1, f_2) \quad \text{Gleichung 2.23}$$

| F_b berechneter F-Wert | F_t tabellierter F-Wert (abhängig von α, f_1, f_2)

H_0 wird **abgelehnt**, falls

$$F_b > F_t(\alpha, f_1, f_2) \quad \text{Gleichung 2.24}$$

- **Beispiel:** Massenverteilungen (vgl. ▫Tab. 2.1, ▫Tab. 2.7)

$$s_1^2 = 3{,}96\,(\text{mg})^2 \quad \text{Gleichung 2.25}$$

$$s_2^2 = 2{,}56\,(\text{mg})^2$$

$$F_b = \frac{s_1^2}{s_2^2} = 1{,}55 \quad \text{Gleichung 2.26}$$

$F_t(5\,\%, 29, 29) = 1{,}86$ (▫Tab. 2.8); $F_b < F_t \rightarrow H_0$ wird angenommen.

Die Varianzen s_1^2 und s_2^2 sind nicht signifikant verschieden.

Eine Prüfung auf signifikante Unterschiede der Mittelwerte $\bar{x}_1, \bar{x}_2$ ist zulässig.

Die Namen F-Test und F-Verteilung (▫Tab. 2.8) gehen auf den englischen Statistiker R. A. Fisher zurück.

2.3.5 Prüfung auf signifikante Unterschiede von Mittelwerten (t-Test)

Bei dieser Prüfung kommt die Student-Verteilung (t-Verteilung) zur Anwendung. Sie unterscheidet sich nur wenig von der Normalverteilung (○Abb. 2.8). Die t-Verteilung berücksichtigt, dass anstelle der unbekannten wahren Varianz σ^2 nur die Schätzung s^2, die vom **Freiheitsgrad** f, d. h. der Stichprobengröße abhängt, bekannt ist. Anstelle der normierten Variablen $z = (x - \mu)/\sigma$ der Normalverteilung tritt nun $t = (x - \mu)/s$. Für große Freiheitsgrade f ($f \rightarrow \infty$) geht der Wert t in den Wert von z über.

Unterscheiden sich gemäß F-Test die Varianzen s_1^2 und s_2^2 nicht signifikant, so spricht man von einer **Homogenität der Streuung**. In diesem Fall kann überprüft werden, ob sich die Mittelwerte $\bar{x}_1$ und $\bar{x}_2$ nicht bzw. nur zufällig unterscheiden.

Nullhypothese H_0: Mit einer Irrtumswahrscheinlichkeit $\alpha = 5\,\%$ unterscheiden sich $\bar{x}_1$ und $\bar{x}_2$ nur zufällig.

Nach Student gilt als Maßzahl für den t-Test:

$$t_b = \frac{\bar{x}_1 - \bar{x}_2}{s_d} \cdot \sqrt{\frac{n_1 n_2}{n_1 + n_2}} \quad \text{Gleichung 2.27}$$

mit

$$s_d^2 = \frac{s_1^2 (n_1 - 1) + s_2^2 (n_2 - 1)}{n_1 + n_2 - 2}$$

Der Freiheitsgrad f für die Maßzahl t beträgt

$$f = n_1 + n_2 - 2 \quad \text{Gleichung 2.28}$$

Die Nullhypothese wird angenommen bei

$$t_b < t_t(2\alpha, f) \quad \text{Gleichung 2.29}$$

| t_b berechneter t-Wert | t_t tabellierter t-Wert

- **Beispiel** (vgl. ▫Tab. 2.1, ▫Tab. 2.7, Werte der Massen):

$$\bar{x}_1 = 100{,}46\text{ mg } s_1^2 = 3{,}96\,(\text{mg})^2 \quad \text{Gleichung 2.30}$$

$$\bar{x}_2 = 99{,}82\text{ mg } s_2^2 = 2{,}56\,(\text{mg})^2$$

$$t_t(2\alpha = 5\,\%, f = 58) = 2{,}00$$

$$t_b = \frac{100{,}46 - 99{,}82}{1{,}81} \sqrt{\frac{30 \cdot 30}{60}} = 1{,}37$$

(vgl. ▫Tab. 2.9)

$$t_b = 1{,}37 < 2{,}00 = t_t \quad \text{Gleichung 2.31}$$

d. h., die Nullhypothese wird angenommen: Beide Stichproben sind mit 95%iger Sicherheit nicht signifikant verschieden und entstammen der gleichen Grundgesamtheit.

Der Begriff der **Grundgesamtheit** kann hier wie folgt erweitert werden: Bei einem validierten Herstellungsprozess, also bei gleichem Produkt, gleichen Maschinen

Tab. 2.8 Ausschnitt aus der Tabelle der oberen Signifikanzschranken der *F*-Verteilung (aus Wissenschaftliche Tabellen Geigy) einer Irrtumswahrscheinlichkeit α = 5 % (Näheres im Text). P = 0,95 = Integral von ∞ bis F_{f_1, f_2} (Werte in der Tabelle); f = Freiheitsgrade

Freiheitsgrad f_1 = 29									
f_1	... 22	24	26	28	30	32	35	40	45 ... ∞
f_2									
20	2,1016	2,0825	2,0660	2,0517	2,0391	2,0280	2,0135	1,9938	1,9783
21	2,0733	2,0540	2,0374	2,0229	2,0102	1,9990	1,9844	1,9645	1,9488
22	2,0478	2,0283	2,0116	1,9970	1,9842	1,9729	1,9581	1,9380	1,9221
23	2,0246	2,0050	1,9881	1,9734	1,9605	1,9491	1,9342	1,9139	1,8979
24	2,0035	1,9838	1,9668	1,9520	1,9390	1,9274	1,9124	1,8920	1,8757
25	1,9842	1,9643	1,9472	1,9323	1,9192	1,9076	1,8924	1,8718	1,8554
26	1,9664	1,9464	1,9292	1,9142	1,9010	1,8893	1,8740	1,8533	1,8367
27	1,9500	1,9299	1,9126	1,8975	1,8842	1,8725	1,8571	1,8361	1,8195
28	1,9349	1,9147	1,8973	1,8821	1,8687	1,8568	1,8414	1,8203	1,8035
→ 29*	1,9208	1,9005	1,8830	**1,8677**	**1,8543**	1,8424	1,8268	1,8055	1,7886
30	1,9077	1,8874	1,8698	1,8544	1,8409	1,8289	1,8132	1,7918	1,7748
31	1,8956	1,8751	1,8574	1,8419	1,8283	1,8163	1,8005	1,7790	1,7618
32	1,8842	1,8636	1,8458	1,8303	1,8166	1,8045	1,7886	1,7670	1,7497
33	1,8735	1,8528	1,8350	1,8194	1,8056	1,7934	1,7775	1,7557	1,7383
34	1,8634	1,8427	1,8248	1,8091	1,7953	1,7830	1,7670	1,7451	1,7276

* Freiheitsgrad f_2 = 29

2

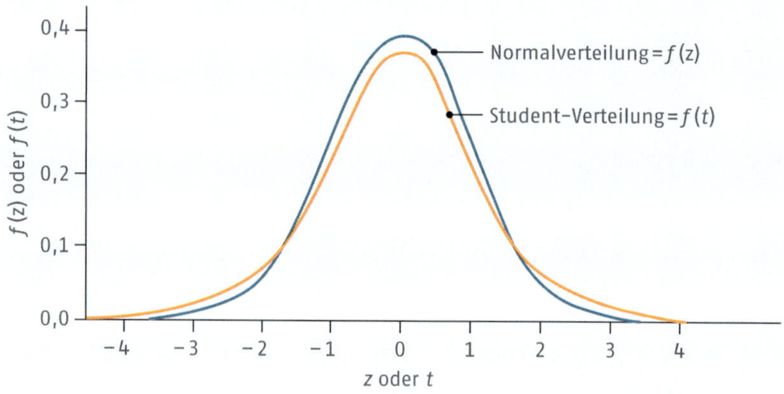

Abb. 2.8 Wahrscheinlichkeitsdichte der standardisierten Normalverteilung (normierte Variable $z = (x - \mu)/\sigma$) bzw. der Student-Verteilung (normierte Variable $t = (x - \mu)/s$) für den Freiheitsgrad $f = 4$

und gleicher Maschineneinstellung, können auch verschiedene Chargen einer identischen Formulierung bezüglich der Tablettenmassen der gleichen Grundgesamtheit entstammen. Es ist nicht notwendig, dass beide Stichproben (Tab. 2.1, Tab. 2.7) der gleichen Charge angehören.

Bei der Benutzung der t-Verteilung (Tab. 2.9) ist noch darauf hinzuweisen, dass in der Praxis in den meisten Fällen der **zweiseitige t-Test**, d. h. $2P = 0{,}05$ bzw. $2\alpha = 5\,\%$ zur Anwendung kommt. Ein **einseitiger t-Test** ist nur dann berechtigt, wenn über die Richtung eines eventuellen Größenunterschiedes *a priori* eine Aussage möglich ist. So darf bei einer Haltbarkeitsprüfung einer Arzneiform davon ausgegangen werden, dass der Wirkstoffgehalt der Arzneiform mit der Zeit nur abnehmen und nicht zunehmen wird. In diesem Fall ist man berechtigt, den einseitigen t-Test zu verwenden.

2.4 Bioäquivalenzprüfungen

Das Ziel einer Bioäquivalenzstudie von zwei wirkstoffgleichen Arzneimitteln ist der Nachweis, dass etwaige Unterschiede in einer **Zielgröße** (AUC; C_{max}, t_{max}, ▸ Kap. 7.4.2) zwischen den untersuchten Präparaten mit hinreichend großer Wahrscheinlichkeit innerhalb eines als äquivalent betrachteten **Bioäquivalenzbereichs** (Bandbreite) liegen.

Die hierfür anzuwendenden statistischen Verfahren waren lange umstritten. Bisher sind für schnellfreisetzende perorale Zubereitungen allgemein anerkannte Vorgehensweisen entwickelt, während die Behandlung von Retardzubereitungen noch nicht abschließend geregelt ist.

Die statistische vergleichende Bewertung der Flächen unter den Plasmaspiegel-Zeit-Kurven erfolgt meist über die Berechnung des 90 %- bzw. 95 %-Vertrauensbereichs (Konfidenzintervalle, ▸ Kap. 2.2.5). Dieser Wert gibt den Bereich an, in dem mit 90 % bzw. 95 % Wahrscheinlichkeit der tatsächliche relative Bioverfügbarkeitswert des Untersuchungspräparats liegt. Die Lage des Vertrauensbereichs wird dabei sowohl durch den berechneten Mittelwert als auch durch die Varianz der für die einzelnen Probanden analysierten Werte bestimmt. Je größer die Streuung eines Präparats ist, umso breiter wird der berechnete Vertrauensbereich ausfallen. Als Bioäquivalenzbereich hat sich das von Westlake vorgeschlagene Limit von 80–125 % um den Mittelwert des Vergleichspräparats bewährt. Dies ist jedoch ein willkürlich gewählter Bereich. Wenn innerhalb dieser Bandbreite der ermittelte 90 %- bzw. 95 %-Vertrauensbereich liegt, kann das Untersuchungspräparat als bioäquivalent angesehen werden (Inklusionsregel).

So ist für das in Abb. 2.9 dargestellte Präparat A Bioäquivalenz bewiesen, während Präparat D bioinäquivalent ist. Für die Präparate B und C lässt sich im vorliegenden Fall noch keine exakte Entscheidung fällen. Hierfür gibt es zwei Gründe: Es liegt tatsächlich Bioinäquivalenz vor oder durch ein ungenügendes Versuchsdesign, z. B. eine zu geringe Probandenzahl, ist der Nachweis der tatsächlich vorliegenden Bioäquivalenz nicht möglich.

Für die Berechnung der Vertrauensbereiche stehen unterschiedliche Verfahren zur Verfügung. Sie werden unter Zugrundelegung der Normalverteilung, der logarithmischen Normalverteilung oder mithilfe nichtparametrischer Verfahren bestimmt.

Tab. 2.9 Ausschnitt aus der Tabelle der t-Verteilung (aus Wissenschaftliche Tabellen Geigy); Signifikanzschranken der Student-Verteilung f = 51–70. P = Integral von ∞ bis t_0 = Integral von $-\infty$ bis $-t_0$; Werte für t_0 in der Tabelle; f = Freiheitsgrade

										Zweiseitiger Test ↓			
2P	0,98	0,95	0,90	0,80	0,70	0,60	0,50	0,40	0,30	0,20	0,10	0,05	0,02	0,01
P	0,49	0,475	0,45	0,40	0,35	0,30	0,25	0,20	0,15	0,10	0,05	0,025	0,01	0,005
f														
51	0,0252	0,0630	0,1263	0,2547	0,3875	0,5277	0,6793	0,8487	1,0471	1,2984	1,6753	2,0076	2,4017	2,6757
52	0,0252	0,0630	0,1263	0,2546	0,3875	0,5276	0,6792	0,8486	1,0469	1,2980	1,6747	2,0066	2,4002	2,6737
53	0,0252	0,0630	0,1263	0,2546	0,3874	0,5276	0,6791	0,8485	1,0467	1,2977	1,6741	2,0057	2,3988	2,6718
54	0,0252	0,0630	0,1263	0,2546	0,3874	0,5275	0,6791	0,8483	1,0465	1,2974	1,6736	2,0049	2,3974	2,6700
55	0,0252	0,0630	0,1262	0,2546	0,3873	0,5275	0,6790	0,8482	1,0463	1,2971	1,6730	2,0040	2,3961	2,6682
56	0,0252	0,0630	0,1262	0,2546	0,3873	0,5274	0,6789	0,8481	1,0461	1,2969	1,6725	2,0032	2,3948	2,6665
57	0,0252	0,0630	0,1262	0,2545	0,3873	0,5273	0,6788	0,8480	1,0459	1,2966	1,6720	2,0025	2,3936	2,6649
→ 58	0,0252	0,0630	0,1262	0,2545	0,3872	0,5273	0,6787	0,8479	1,0458	1,2963	1,6716	**2,0017**	2,3924	2,6633
59	0,0252	0,0630	0,1262	0,2545	0,3872	0,5272	0,6787	0,8478	1,0456	1,2961	1,6711	2,0010	2,3912	2,6618
60	0,0252	0,0630	0,1262	0,2545	0,3872	0,5272	0,6786	0,8477	1,0455	1,2958	1,6706	2,0003	2,3901	2,6603
61	0,0252	0,0630	0,1262	0,2545	0,3871	0,5272	0,6785	0,8476	1,0453	1,2956	1,6702	1,9996	2,3890	2,6589
62	0,0252	0,0630	0,1262	0,2544	0,3871	0,5271	0,6785	0,8475	1,0452	1,2954	1,6698	1,9990	2,3880	2,6575
63	0,0252	0,0630	0,1262	0,2544	0,3871	0,5271	0,6784	0,8474	1,0450	1,2951	1,6694	1,9983	2,3870	2,6561
64	0,0252	0,0630	0,1262	0,2544	0,3871	0,5270	0,6783	0,8473	1,0449	1,2949	1,6690	1,9977	2,3860	2,6549
65	0,0252	0,0629	0,1262	0,2544	0,3870	0,5270	0,6783	0,8472	1,0448	1,2947	1,6686	1,9971	2,3851	2,6536
66	0,0252	0,0629	0,1261	0,2544	0 3870	0,5269	0,6782	0,8471	1,0446	1,2945	1,6683	1,9966	2,3842	2,6524
67	0,0252	0,0629	0,1261	0,2544	0 3870	0,5269	0,6782	0,8470	1,0445	1,2943	1,6679	1,9960	2,3833	2,6512
68	0,0252	0,0629	0,1261	0,2543	0 3870	0,5269	0,6781	0,8469	1,0444	1,2941	1,6676	1,9955	2,3824	2,6501
69	0,0252	0,0629	0,1261	0,2543	0 3869	0,5268	0,6781	0,8469	1,0443	1,2939	1,6672	1,9949	2,3816	2,6490
70	0,0252	0,0629	0,1261	0,2543	0 3869	0,5268	0,6780	0,8468	1,0442	1,2938	1,6669	1,9944	2,3808	2,6479

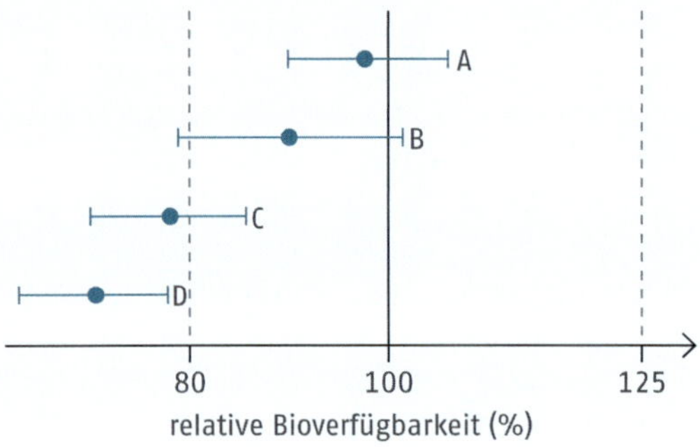

Abb. 2.9 Bioäquivalenzentscheidung durch Berechnung des 95 %-Vertrauensbereichs. Nach Blume et al. 1987

Für die Beurteilung der C_{max}-Werte wird wegen der verminderten Genauigkeit der Bestimmbarkeit häufig ein Bioäquivalenzbereich zwischen 70 und 130 % akzeptiert. Eine statistische Absicherung der t_{max}-Werte ist nicht unbedingt erforderlich.

2.5 Inprozess-Kontrolle

Streuung eines Einzelwerts, eines Mittelwerts. Falls die Messwerte normal verteilt sind (Abb. 2.4), befinden sich rund ⅔ aller Werte im Bereich μ ($\approx \overline{x}$) $\pm\ \sigma_x$. Jede Wiederholung einer Messung liefert einen Messpunkt, der in ⅔ aller Fälle innerhalb des Bereichs ($\mu \pm \sigma_x$) zu liegen kommt. Der Messpunkt hat auch zu ⅓ die Chance, außerhalb des Bereichs ($\mu \pm \sigma_x$) zu liegen. Wird eine Messserie wiederholt, so erhält man erneut als Messresultat einen Mittelwert $\overline{x}_2$.

Die Mittelwerte verschiedener Messserien streuen um den Mittelwert μ der Grundgesamtheit, wobei folgender Zusammenhang zwischen der Varianz s_x^2 der Einzelwerte einer Messserie und der Varianz $s_{\overline{x}}^2$ der Mittelwerte oder des zugehörigen Mittelwerts besteht:

$$s_{\overline{x}}^2 = \frac{s_x^2}{n}$$ Gleichung 2.32

| n Anzahl Messwerte der Messserie

Gemäß dem Grenzwertsatz der Statistik sind Mittelwerte „von Haus aus" normalverteilt. Mittelwerte müssen deshalb nicht zuerst auf Normalverteilung geprüft werden.

Vertrauensbereich eines Einzelwerts, eines Mittelwerts. Im Folgenden wird vorausgesetzt, dass die Einzelwerte normal verteilt sind, d. h. rund ⅔ aller Einzelwerte liegen im Intervall $\mu \pm \sigma_x$. Erweitert man gemäß Abb. 2.4 (Wahrscheinlichkeitspapier) dieses Intervall auf die Größe $\mu \pm 2\sigma_x$, so kommen rund 95 % aller Einzelwerte in diesen Bereich. Im Falle von $\mu \pm 3\sigma_x$ liegen über 99,9 % aller Messwerte in diesem Bereich. Diese erweiterten Intervalle werden als Vertrauensbereiche mit den Signifikanzniveaus $S \approx 95\,\%$, $S > 99{,}9\,\%$ bzw. mit den Irrtumswahrscheinlichkeiten $\alpha \approx 5\,\%$, $\alpha < 0{,}1\,\%$ bezeichnet.

Sinngemäß gelten entsprechende Vertrauensintervalle für die Mittelwerte $\overline{x}$: $\mu \pm 2\sigma_{\overline{x}}$ entspricht dem Vertrauensintervall mit $S \approx 95\,\%$; $\mu \pm 3\sigma_{\overline{x}}$ entspricht dem Vertrauensintervall mit $S > 99{,}9\,\%$. Bei einer Wiederholung einer Messserie ist es höchst unwahrscheinlich (Irrtumswahrscheinlichkeit < 0,1 %), dass der neue Mittelwert außerhalb des Bereichs $\mu \pm 3\sigma_{\overline{x}}$ zu liegen kommt. Diese Eigenschaft der normalverteilten Mittelwerte besitzt bei der Erstellung von Inprozess-Kontrollkarten große praktische Bedeutung.

Inprozess-Kontrollkarte. Unter der Voraussetzung, dass die Tabletten der Tab. 2.1 und der Tab. 2.7 aus der gleichen Tablettencharge stammen, sammelt man halbstündlich 10 Tabletten direkt ab Tablettiermaschine. In Tab. 2.1 sind die Resultate der ersten 90 min und in Tab. 2.7 die Resultate der nächsten 90 min zusammengestellt. Es wurden immer 10 Tabletten gemeinsam gewogen, um den Mittelwert (Summengewicht/10) auf einfache Weise zu ermitteln. Zur Berechnung der Standardabweichung müssen die 10 Tablettenmassen der ersten Serie **einzeln** bestimmt werden.

In Tab. 2.10 sind die Messergebnisse, die zur Durchführung der Inprozess-Kontrolle benötigt werden, zusammengestellt. Die Werte entstammen Tab. 2.1 und Tab. 2.7. Der Mittelwert der ersten 10 Tabletten (1. Serie) wird mit $\overline{x}$ (1) bezeichnet. Zu $\overline{x}$ (1) gehört die Varianz s_x^2 (1) der Einzelwerte und $s_{\overline{x}}^2$ (1) des Mittelwerts (Gleichung 2.33).

$$\overline{x}\,(1) = 100{,}57\ \text{mg}$$ Gleichung 2.33

$$s_x^2\,(1) = 5{,}57\,(\text{mg})^2$$

$$s_{\overline{x}}^2\,(1) = \frac{s_x^2}{10} = 0{,}557\,(\text{mg})^2$$

$$s_{\overline{x}} = 0{,}7464\ \text{mg}$$

$$2\,s_{\overline{x}} = 1{,}49\ \text{mg}$$

$$3\,s_{\overline{x}} = 2{,}24\ \text{mg}$$

■ **Tab. 2.10** Werte der Inprozess-Kontrolle (Tablettenmassen in mg)

$\bar{x}(1) = 100{,}57$	$\bar{x}(2) = 99{,}88$	$\bar{x}(3) = 100{,}92$
$\bar{x}(4) = 98{,}5$	$\bar{x}(5) = 100{,}12$	$\bar{x}(6) = 100{,}83$

In der Kontrollkarte muss sich der angestrebte Mittelwert μ der Grundgesamtheit immer auf den Sollwert (100 mg) beziehen.

Als **Warngrenzen** werden zur Sollwertlinie parallele Geraden im Abstand $\pm\, 2\, s_{\bar{x}}$ und als **Regelgrenzen** bzw. **Eingriffsgrenzen** parallele Geraden im Abstand von $\pm\, 3\, s_{\bar{x}}$ gezogen. In der Praxis wird oft auf das Einzeichnen von Warngrenzen verzichtet.

Der Prozess gilt als beherrscht, wenn die Regelgrenzen nicht überschritten werden und wenn nicht in einer Reihenfolge sechs Mittelwerte systematisch über oder unterhalb des Sollwerts zu liegen kommen. Ist dies der Fall, wird korrigierend in den Prozess eingegriffen.

Anstelle von $\bar{x}$, $s_{\bar{x}}$-Kontrollkarten (○ Abb. 2.10) werden in der Praxis auch Median, Spannweite-Karten eingesetzt. Es sei in diesem Zusammenhang auf die Spezialliteratur verwiesen.

2.6 Endprüfungen

2.6.1 Prüfung nach Variablen

Bei der Inprozess-Kontrolle (▸ Kap. 2.5) wurden sich kontinuierlich verändernde Messwerte, z. B. Tablettenmassen, geprüft. Durch Bestimmung von Mittelwert $\bar{x}$ und Standardabweichung s_x erhält man eine Aussage über die Qualität der Charge. Diese Art Qualitätsprüfung wird als **Prüfung nach Variablen** bezeichnet. Für den Mittelwert $\bar{x}$ und gegebenenfalls auch für die Standardabweichung s_x werden dabei **Spezifikationen**, d. h. obere und untere Limits von $\bar{x}$ und unter Umständen s_x festgelegt. Werden diese Limits überschritten, so wird in den Herstellungsprozess eingegriffen. Diese Inprozess-Kontrollen können keine Endkontrollen ersetzen, doch ist es von Vorteil, wenn die Resultate im Sinne einer umfassenden Qualitätssicherung gemeinsam bewertet werden. Eine Vorschrift für eine Endkontrolle kann dabei ebenfalls einer Prüfung nach Variablen entsprechen und sich unter Umständen von einer Inprozess-Prüfung nicht unterscheiden. Eine Prüfung nach Variablen ist jedoch in vielen Fällen sehr aufwendig. Man weicht deshalb gerne auf eine Prüfung nach Attributen aus.

2

2.6.2 Prüfung nach Attributen

Bei der Prüfung nach Attributen geht es um eine „gut/schlecht"-Prüfung, indem eine bestimmte Anzahl von Einzelwerten aus einer **Stichprobe** klar definierte Anforderungen bezüglich eines Qualitätsmerkmales erfüllen muss. So dürfen beispielsweise bei der Prüfung auf **Gleichförmigkeit der Masse** einzeldosierter Arzneiformen nach dem Arzneibuch (Ph. Eur. 2.9.5) höchstens 2 von 20 geprüften Einheiten (z. B. Tabletten) um einen höheren Prozentsatz als in der ■ Tab. 2.11 angegeben ist, von der Durchschnittsmasse abweichen; jedoch darf bei keiner Einheit die Masse um mehr als das Doppelte dieses Prozentsatzes abweichen.

Als weitere Prüfvorschrift wurde in die 6. Ausgabe des Arzneibuchs (Ph. Eur. 6.0) die **Prüfung der Gleichför-**

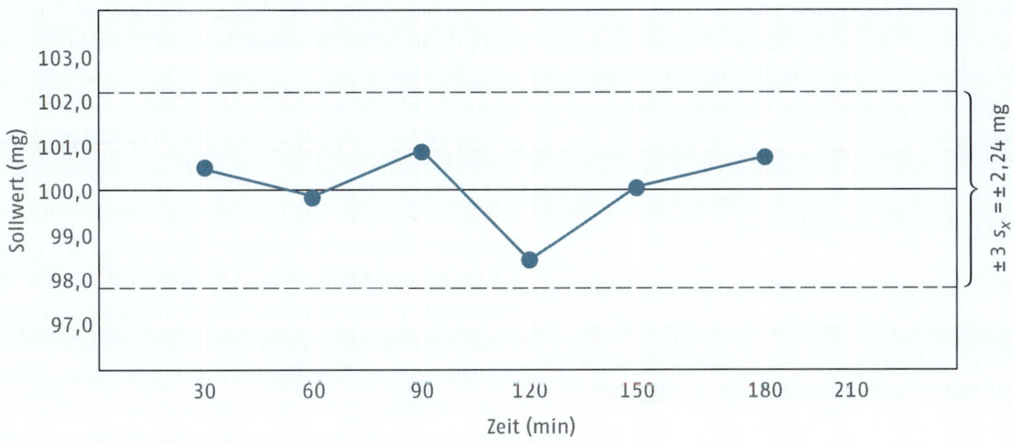

○ **Abb. 2.10** Inprozess-Kontrollkarte

Tab. 2.11 Gleichförmigkeit der Masse einzeldosierter Arzneiformen (Ph. Eur. 2.9.5)

Arzneiform	Durchschnittsmasse in mg	Höchstzulässige Abweichungen von der Durchschnittsmasse in %
nichtüberzogene Tabletten, Filmtabletten	80 oder weniger	10
	mehr als 80 und weniger als 250	7,5
	250 und mehr	5
Kapseln, nichtüberzogene Granulate und Pulver	weniger als 300	10
	300 und mehr	7,5
Pulver zur Herstellung von Parenteralia*	mehr als 40	10
Suppositorien und Vaginalkugeln	ohne Unterscheidung der Massen	5

* Wenn die Durchschnittsmasse gleich oder kleiner als 40 mg ist, wird die Zubereitung nicht dieser Prüfung auf Gleichförmigkeit der Masse, sondern der Prüfung auf Gleichförmigkeit des Gehalts unterzogen.

migkeit einzeldosierter Arzneiformen (Ph. Eur. 2.9.40) aufgenommen. Neuzulassungen müssen dieser Prüfung entsprechen, wobei Gehalts- und Masseneinheitlichkeit in dieser Prüfung beschrieben werden. Unterschiede zur Bestimmung der Gleichförmigkeit der Masse gemäß Ph. Eur. 5.1, Prüfung 2.9.5 bestehen darin, dass gemäß 2.9.5

- nur die Abweichung von der durchschnittlichen Masse bewertet wird, die Position relativ zur Sollmasse unberücksichtigt bleibt,
- erlaubte Abweichungen von der durchschnittlichen Masse abhängig von der Masse der Arzneiform sind,
- der tatsächliche Wirkstoffgehalt der Arzneiform nicht berücksichtigt wird.

Unterschiede zur Bestimmung der Gleichförmigkeit des Gehalts gemäß Ph. Eur. 5.1, Prüfung 2.9.6 bestehen darin, dass gemäß 2.9.6

- nur die Abweichung vom durchschnittlichen Gehalt bewertet wird, die Position relativ zum Sollgehalt jedoch unberücksichtigt bleibt.

Die neue Prüfung 2.9.40 schreibt eine Prüfung der Gleichförmigkeit des Gehalts oder der Masse vor (Tab. 2.12). Die Prüfung der Gleichförmigkeit der Masse ist nur erlaubt, wenn der Wirkstoffgehalt mehr als 25 mg und mehr als 25 % beträgt.

Gleichförmigkeit des Gehalts. Die Einzelgehalte von 10 Einheiten einer Stichprobe à 30 Einheiten werden bestimmt und in Prozent vom Sollgehalt umgerechnet. Daraus werden Mittelwert ($\overline{x}$) und Standardabweichung (s) berechnet. Abhängig von $\overline{x}$ wird ein Referenzwert (M) festgelegt:

$101{,}5\,\% \geq \overline{x} \geq 98{,}5\,\%$	$M = \overline{x}$
$101{,}5\,\% < \overline{x}$	$M = 101{,}5$
$\overline{x} < 98{,}5\,\%$	$M = 98{,}5$

Aus diesen Daten errechnet sich der Akzeptanzwert (AV), dabei ist die Akzeptanzkonstante k = 2,4 für einen Stichprobenumfang von $n = 10$:

$$AV = |M - \overline{x}| + \mathrm{k} \cdot s \qquad \text{Gleichung 2.34}$$

Die Charge entspricht, wenn der Akzeptanzwert kleiner als 15 ist. Ansonsten werden 20 weitere Tabletten untersucht. Von allen 30 Tabletten wird der Akzeptanzwert berechnet (dabei ist k = 2,0 für einen Stichprobenumfang von $n = 30$) und muss unter 15 liegen. Zusätzlich darf kein Einzelgehalt außerhalb des Bereichs $M \pm 25\,\%$ liegen.

Gleichförmigkeit der Masse. Die Prüfung der Gleichförmigkeit der Masse entspricht der Prüfung der Gleichförmigkeit des Gehalts. Zur Berechnung wird jedoch nicht die Masse, sondern der daraus berechnete Wirkstoffgehalt in den Tabletten herangezogen. Dazu wird von einem repräsentativen Muster der Charge der durchschnittliche Wirkstoffgehalt bestimmt. Anhand dieses Gehalts wird der Wirkstoffgehalt der Tablette in der Stichprobe berechnet:

Tab. 2.12 Gleichförmigkeit einzeldosierter Arzneiformen (Ph. Eur. 2.9.40). Anwendung der Prüfungen „Gleichförmigkeit des Gehalts" (Content Uniformity, CU) und „Gleichförmigkeit der Masse" (Mass Variation, MV) auf Darreichungsformen

Darreichungsform	Typ	Subtyp	Dosis und Wirkstoffanteil	
			≥ 25 mg und ≥ 25 %	< 25 mg oder < 25 %
Tabletten	nichtüberzogen		MV	CU
	überzogen	Filmtabletten	MV	CU
		andere	CU	CU
Kapseln	hart		MV	CU
	weich	Suspensionen, Emulsionen, Gele	CU	CU
		Lösungen	MV	MV
feste Zubereitungen in Einzeldosisbehältnissen	mit einem einzelnen Bestandteil		MV	MV
	mit mehreren Bestandteilen	im Endbehältnis gefriergetrocknete Lösung	MV	MV
		andere	CU	CU
Lösungen in Einzeldosisbehältnissen			MV	MV
andere			CU	CU

Über Gleichförmigkeit des Gehalts	Über Gleichförmigkeit der Masse
▪ Stichprobe à 10 Tabletten ▪ Gehalt bestimmen ▪ Umrechnen der 10 Gehälter in Prozent vom Sollgehalt: – Mittelwert ($\bar{x}$) – Standardabweichung (*s*) ▪ Referenzwert *(M)* ermitteln (s. unten) ▪ Akzeptanzkonstante (k) = 2,4 ▪ Akzeptanzwert *(AV)* berechnen: $AV = \mid M - \bar{x} \mid + k \cdot s$ (Gleichung 2.34)	▪ Bestimmung der Masse des repräsentativen Musters ($\bar{W}$) ▪ Gehaltsbestimmung eines repräsentativen Musters ▪ Umrechnung des Gehalts in Prozent vom Sollgehalt *(A)* ▪ Stichprobe à 10 Tabletten ▪ Einzelmassen bestimmen *(w)* ▪ Einzelgehalt errechnen: $x = w \cdot \frac{A}{\bar{W}}$ (Gleichung 2.35) ▪ Mit den 10 Einzelgehältern analog „Gleichförmigkeit des Gehalts" rechnen

Tab. 2.12 Gleichförmigkeit einzeldosierter Arzneiformen (Ph. Eur. 2.9.40). Anwendung der Prüfungen „Gleichförmigkeit des Gehalts" (Content Uniformity, CU) und „Gleichförmigkeit der Masse" (Mass Variation, MV) auf Darreichungsformen (Fortsetzung)

Darreichungsform	Typ	Subtyp	Dosis und Wirkstoffanteil	
			≥ 25 mg und ≥ 25 %	< 25 mg oder < 25 %
101,5 % ≥ $\bar{x}$ ≥ 98,5 %	$M = \bar{x}$	$AV = \lvert M - \bar{x} \rvert + k \cdot s$		
$\bar{x}$ < 98,5 %	$M = 98{,}5$			
101,5 % < $\bar{x}$	$M = 101{,}5$			
wenn $AV \leq 15$		AV > 15		
		20 weitere Tabletten – AV für alle 30 Tabletten berechnen (k = 2,0)		
		$AV \leq 15$		$AV > 15$
		kein Einzelgehalt außerhalb $M \pm 25\,\%$	Einzelgehalt außerhalb $M \pm 25\,\%$	
entspricht		entspricht	entspricht nicht	entspricht nicht

$$x = w \cdot \frac{A}{\overline{W}} \qquad \text{Gleichung 2.35}$$

| x Einzelgehalt | w Einzelmasse | $\overline{W}$ mittlere Masse des repräsentativen Musters | A durchschnittlicher Wirkstoffgehalt des repräsentativen Musters in % bezogen auf den Sollgehalt

Bei der **Prüfung auf Gleichförmigkeit des Gehalts** einzeldosierter Arzneiformen nach dem Arzneibuch geht es ebenfalls um eine Prüfung nach Attributen (Ph. Eur. 2.9.6). Der zweistufige Prüfplan wird im Detail im ▸ Kap. 2.6.4, Operationscharakteristik eines attributiven Prüfplans, beschrieben. Im Falle der Prüfung auf die Gleichförmigkeit des Gehalts einzeldosierter Arzneiformen werden im Sinne einer ergänzenden Prüfung nach Variablen zusätzliche Anforderungen an die relative Standardabweichung der Gehaltsbestimmungen gestellt: Für jeweils zehn Dosierungseinheiten müssen die Resultate der Gehaltsbestimmung innerhalb eines Bereichs von 85–115 % liegen, bezogen auf den Sollgehalt, wobei die aus den Prüfresultaten ermittelte relative Standardabweichung den Wert von 6 % nicht überschreiten darf. Liegt eine Einheit außerhalb des Bereichs von 85–115 % und reicht keine über den Bereich von 75–125 % hinaus *oder* liegt die relative Standardabweichung über 6 %, so werden 20 weitere Einheiten einer Gehaltsprüfung unterworfen. Die Charge wird akzeptiert, wenn nicht mehr als ein Resultat von 30 Werten außerhalb des Bereichs 85–115 % und kein Wert außerhalb 75–125 % liegt und wenn die aus den 30 Einzelwerten ermittelte relative Standardabweichung den Wert von 7,8 % nicht überschreitet. Prüfpläne zur Qualitätssicherung beinhalten im Sinne einer statistischen Prüfung eine nicht zu vermeidende Unsicherheit, dass eine gute Charge fälschlicherweise zurückgewiesen (Produzentenrisiko) oder eine schlechte Charge fälschlicherweise akzeptiert worden ist (Konsumentenrisiko).

2.6.3 Produzenten- und Konsumentenrisiko

Bei einer Stichprobe besteht immer die Möglichkeit, dass sie prozentual mehr oder auch weniger fehlerhafte Stücke (Tabletten) aufweist als die Grundgesamtheit,

Tab. 2.13 Wahrscheinlichkeiten $W(c = 0, p)$, in einer Stichprobe von 10 Tabletten und einer Tablettencharge mit p % fehlerhaften Tabletten **keine** fehlerhafte Tablette zu finden

$W(c = 0, p)$	0,905	**0,90**	0,819	0,741	0,607	0,50	0,368	0,135	**0,10**
p (%)	1	1,1	2	3	5	6,9	10	20	23
		$\alpha = 10\,\%$							$\beta = 10\,\%$

z. B. die gesamte Tablettencharge. Aufgrund des Resultates der Stichprobe kann deshalb fälschlicherweise eine Charge zurückgewiesen werden, obwohl die Charge in Ordnung ist. Diese Möglichkeit wird als Produzentenrisiko α bezeichnet. Andererseits besteht auch eine Möglichkeit, dass eine schlechte Charge aufgrund des Stichprobenresultates fälschlicherweise akzeptiert wird. Diese Möglichkeit wird als Konsumentenrisiko β bezeichnet. Über die Schärfe oder Strenge eines attributiven Prüfplans, d. h. über das Ausmaß der Risiken α und β, gibt die Operationscharakteristik Auskunft.

2.6.4 Operationscharakteristik eines attributiven Prüfplans

Der Prüfplan der Gleichförmigkeit des Gehalts (Arzneibuch) kennt 2 Stufen, wobei folgende Entscheidungen getroffen werden können:

1. Die Stichprobe enthält Tabletten, die mehr als ± 25 % vom deklarierten Gehalt abweichen. → Charge wird abgelehnt, da sie Tabletten mit größeren Fehlern (fehlerhafte Tabletten) enthält.
2. Die Stichprobe enthält Tabletten, die maximal ± 15 % vom deklarierten Gehalt abweichen. → Charge wird akzeptiert.
3. Falls in der 1. Stufe des Stichprobenplans maximal 1 Tablette mit kleinerem Fehler gefunden wird, die weniger als ± 25 %, jedoch mehr als ± 15 % vom deklarierten Wert abweicht (Tabletten mit kleinerem Fehler), muss der Stichprobenumfang von 10 auf 30 Tabletten erhöht werden. Es gilt dann:
   $n_1 = 10; c_1 = 1$
   (eine Tablette mit kleinerem Fehler, $c_1 = 1$)
   $n_2 = 20; c_2 = 0$
   (fehlerlose Tabletten, $c_2 = 0$)

Die Charge wird akzeptiert, falls bei der Prüfung weiterer 20 Tabletten keine fehlerhafte Tablette gefunden wird. Vom Anwender her gesehen ist es interessant, die Wahrscheinlichkeit zu kennen, in der Stichprobe von 10 bzw. 20 Tabletten $c = 0$, $c = 1$ oder $c = 2$ fehlerhafte Tabletten zu finden. Diese Wahrscheinlichkeit $W(c)$ hängt natürlich vom Prozentsatz p der in der Charge in Wahrheit vorhandenen fehlerhaften Tabletten ab. Näherungsweise lässt sich diese Wahrscheinlichkeit $W(c)$ mittels Poisson-Statistik berechnen. Exaktere Werte erhält man auf der Basis der Binomialverteilung. Im Folgenden wird die einfachere Poisson-Verteilung benutzt, um das Prinzip der Berechnung einer Operationscharakteristik an einem Beispiel zu demonstrieren. Für die Wahrscheinlichkeit $W(c)$ gilt:

$$W(c) = \frac{e^{-\lambda}\lambda^c}{c!}$$ Gleichung 2.36

mit

$$\lambda = n \cdot p$$

| p fehlerhafte Tabletten in der Charge (%) | n Stichprobenumfang | c Anzahl fehlerhafter Tabletten in der Stichprobe

- **Beispiel:** 1. Stufe des Prüfplans der Gehaltseinheitlichkeit

$n = 10; c = 0.$

Es werden die Wahrscheinlichkeiten $W(c, p)$ für p = 1 %, 1,1 %, 2 %, 3 %, 5 %, 6,9 %, 10 %, 20 %, 23 % berechnet (Tab. 2.13).

Gleichung 2.37

$$W(c,p) = \frac{e^{-10p}(10p)^0}{0!} = e^{-10p}$$

$$W(c = 0, p = 1\,\%) = e^{-0{,}1} = 0{,}905$$

Auf der Basis der Werte $W(c = 0, p)$ lässt sich die Operationscharakteristik des Prüfplans (1. Stufe) erstellen (Abb. 2.11). In 10 % aller Fälle wird eine Charge mit 23 % mangelhaften Tabletten angenommen (Konsumentenrisiko $\beta = 10\,\%$).

Die Annahmekennlinie (Operationscharakteristik) beschreibt in Abhängigkeit der effektiv in der Charge vorhandenen fehlerhaften Tabletten das Produzentenrisiko (Irrtumswahrscheinlichkeit α) und das Konsumentenrisiko β. Beträgt der Fehlerprozentsatz in der Charge 1,1 %, so trägt der Produzent ein Risiko α = 10 %, dass die Charge irrtümlicherweise zurückgewiesen wird. Die Annahmewahrscheinlichkeit beträgt

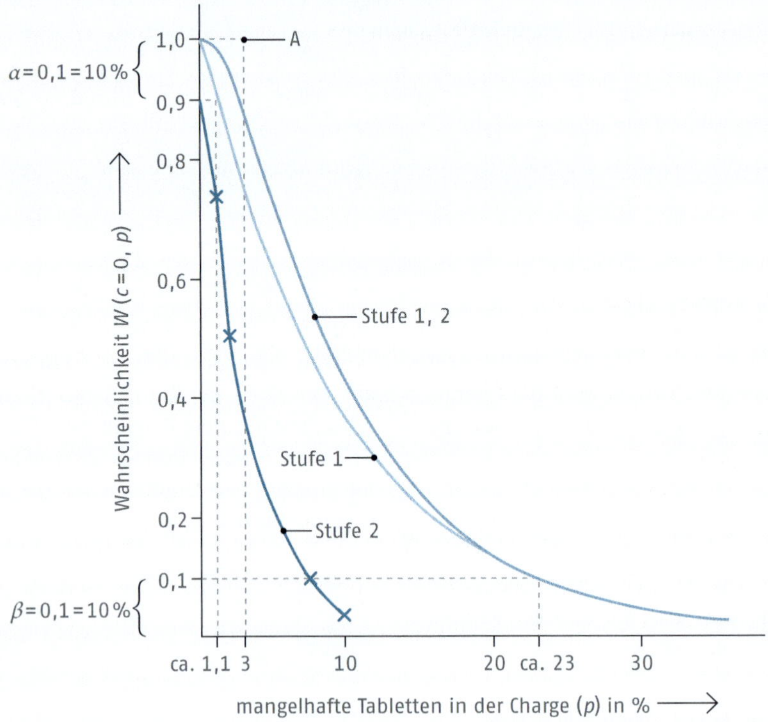

Abb. 2.11 Operationscharakteristik des Prüfplans für die Bestimmung der Gleichförmigkeit des Wirkstoffgehalts in Tabletten
Stufe 1:
n = 10
c = 0 (fehlerlose Tabletten)
Stufe 1, 2:
$n_1 = 10$
$c_1 = 1$ (1 Tablette mit kleinerem Fehler)
$n_2 = 20$
$c_2 = 0$
Stufe 2:
$n_2 = 30$
$c_2 = 0$ (fehlerlose Tabletten)
A: Theoretische Operationscharakteristik, falls die gesamte Charge geprüft wird und die Chargen mit mehr als 3 % mangelhaften Tabletten zurückgewiesen werden

90 %. Beträgt der Fehlerprozentsatz ca. 7 %, so ist die Chance, dass die Charge noch angenommen wird, 50 %. Bei 23 % fehlerhaften Tabletten beträgt die Ablehnungswahrscheinlichkeit 90 %. Das Konsumentenrisiko beträgt demzufolge 10 %, d. h., in 10 % aller Fälle kann der Konsument eine Charge mit 23 % fehlerhaften Tabletten erhalten.

Die Schärfe des Prüfverfahrens hängt von der Anzahl *n* der geprüften Tabletten ab. Ideal wäre die punktierte Kennlinie A, wie sie in Abb. 2.11 dargestellt ist. Diese Operationscharakteristik ist praktisch nur bei einer Prüfung der gesamten Charge anwendbar, wobei die Charge bei mehr als 3 % mangelhaften Tabletten zurückgewiesen wird.

Eine wesentlich schärfere Kennlinie als beim Prüfen der 1. Stufe erhält man, wenn zu Beginn 30 Tabletten untersucht werden und ebenfalls $c = 0$ (keine mangelhaften bzw. fehlerhaften) verlangt wird (Tab. 2.14).

$$W(c = 0,p) = e^{-30p} \qquad \text{Gleichung 2.38}$$

Falls $c = 1$ erlaubt ist und gemäß Stufenprüfplan vorgegangen wird, so erhält man eine Kennlinie, die ungefähr der 1. Stufe des Prüfplans bei $c = 0$ entspricht.

Tab. 2.14 Wahrscheinlichkeiten $W(c = 0, p)$, in einer Stichprobe von 30 Tabletten und einer Tablettencharge mit p% mangelhaften Tabletten keine mangelhafte Tablette zu finden

$W(c = 0, n = 30, p)$	0,90	0,74	0,50	0,20	0,10	0,05
p (%)	0,35	1	2,3	5,3	7,7	10

Quellen und weiterführende Literatur

Bandemer H. Statistische Versuchsplanung. 4. Aufl., G. Teubner Verlag, Leipzig 1994

Boniface D. Experimental Design and Statistical Methods. Chapman & Hall, London 1994

Davies DL. Design and Analysis of Industrial Experiments. Oliver & Boyd Verlag, Edinburgh 1967

Lasch D. Statistische Versuchsplanung. Gustav Fischer Verlag, Stuttgart 1992

Lehmacher W, van Eimeren W. Therapiewoche 36: 413, 1986

Leuenberger H, Becher W. Pharm Acta Helv 50: 88–91, 1975

Nüesch E. In: Meier J, Rettig H, Hess H (Hrsg.) Biopharmazie, Kap. Planung und Auswertung von Bioverfügbarkeitsversuchen, S. 387. Georg Thieme Verlag, Stuttgart 1981

Sachs L. Statistische Auswertungsmethoden, S. 142 ff. Springer Verlag, Berlin, Göttingen, Heidelberg 1972

Sucker H, Fuchs P, Speiser P. Pharmazeutische Technologie, S. 125–144. 2. Aufl., Georg Thieme Verlag, Stuttgart 1991

Abbildungs- und Tabellennachweise

Blume H, Siewert M, Stübe, W, Steinigen M, Morck H. Bioäquivalent oder nicht Bioäquivalent. Werbe- und Vertriebsgesellschaft Deutscher Apotheker, Frankfurt/Main 1987

Wissenschaftliche Tabellen Geigy. Bd. 3 Statistik, S. 31, 41 und 203. Documenta Geigy, Basel 1980

2

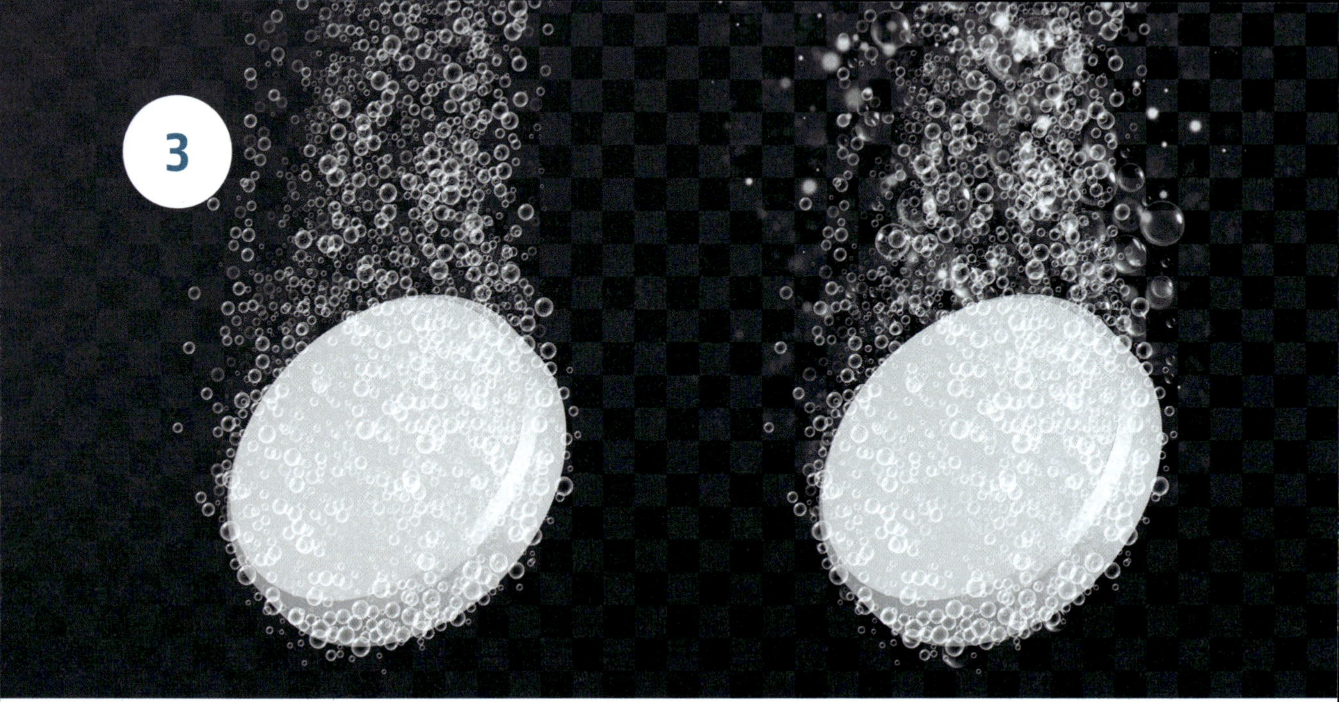

3

Kinetik

Prof. Dr. Rolf Schubert

Das Kapitel gibt eine kurze Einführung in die Kinetik (Reaktionskinetik bei chemischen Prozessen), die für die Stabilität von Arzneimitteln und die Pharmakokinetik in der Biopharmazie von Bedeutung ist.
Die Geschwindigkeit der Änderung von Stoffkonzentrationen kann neben dem Reaktionsmechanismus auch von der Konzentration der Ausgangsstoffe und der von Katalysatoren oder Enzymen sowie von Druck, Temperatur, pH oder Energie und Intensität eines eingestrahlten Lichts abhängen.

Definition

Die **Kinetik** beschreibt die zeitliche Abhängigkeit des Zustands eines Systems.

3.1 Allgemeines

Kinetische Gesetzmäßigkeiten spielen im Rahmen der Arzneimittelherstellung, -prüfung und -wirksamkeit unter anderem eine Rolle bei

- **chemischen Reaktionen:** chemische oder enzymatische Synthesen, Katalyse, Abbaureaktionen von Wirkstoffen durch Hydrolyse, Oxidation, Licht (▸Kap. 22),
- **physikalischen Veränderungen:** Mischprozesse, Entmischungen, Sorption/Desorption, Diffusion, Permeation, radioaktiver Zerfall (▸Kap. 4, ▸Kap. 5, ▸Kap. 9, ▸Kap. 12, ▸Kap. 14, ▸Kap. 16, ▸Kap. 22),
- **Sterilisation und Konservierung:** Wachstum von Mikroorganismen und Abreicherungsverfahren (▸Kap. 5),
- **Funktionsprüfungen von Arzneimitteln:** Wirkstoffauflösung und -freisetzung (▸Kap. 7, ▸Kap. 16),
- **Konzentrationsänderungen von Stoffen im Organismus:** passive und aktive Transportprozesse, Pharmakokinetik (▸Kap. 7).

Im Allgemeinen wird der zeitliche Verlauf der Zustandsänderung anhand eines charakteristischen gut messbaren Merkmals, wie z. B. der Konzentration einer Komponente des Systems oder einer physikalischen Größe, mit mathematischen Näherungsfunktionen beschrieben. Diese sollen unabhängig von komplizierteren Zusammenhängen eine möglichst einfache formale Analogie herstellen.

Grundsätzlich ist zwischen Kinetiken in homogenen und heterogenen Systemen zu unterscheiden. Eine Kinetik eines **homogenen** Systems liegt dann vor, wenn die betreffenden Veränderungen ausschließlich innerhalb ein und derselben Phase eines Systems ablaufen, wie z. B. die Hydrolyse eines gelösten Wirkstoffs in einer wässrigen Lösung, die Sedimentation der Partikel in einer Suspension oder die Diffusion der Substanz in einer Lösung. Werden bei den in Frage kommenden Vorgängen Phasengrenzflächen durchwandert oder finden Adsorptionen oder Desorptionen an Grenzflächen statt, so liegen Kinetiken in **heterogenen** Systemen vor.

Man unterscheidet ferner lineare und nichtlineare Kinetiken. Unter einer **linearen** Kinetik versteht man eine solche, bei der über den gesamten Prozess die Geschwindigkeit der Veränderungen entweder konstant ist oder einer oder mehrerer während des Prozesses sich verändernder Größen direkt proportional ist. Bei einer **nichtlinearen** Kinetik besteht eine derartige einfache Gesetzmäßigkeit näherungsweise höchstens in einem bestimmten Bereich des Prozesses. Hierunter fallen z. B. Enzymreaktionen, bei denen in hohen Substratkonzentrationen Sättigungen auftreten können.

3.1.1 Lineare Kinetik

Reaktionsordnung und -molekularität

Merke

Mono- und bimolekulare Reaktionen sind die **Elementarreaktionen.** Folge-, Parallel- und Rückreaktionen sind **komplexe Reaktionen.** Zum Beispiel reagieren bei drei Stoffen in den allermeisten Fällen zunächst zwei Stoffe bimolekular über ein Zwischenprodukt und dieses wieder bimolekular mit dem dritten Stoff. Auch komplexe Hin- und Rückreaktionen können meist formal in Elementarreaktionen zerlegt werden.

Die **Reaktionsmolekularität** gibt an, wie viele Moleküle **stöchiometrisch** an einer Reaktion beteiligt sind. Da eine Reaktion oft in einer Folge von Elementarreaktionen abläuft, von denen eine die langsamste ist und damit die Geschwindigkeit der gesamten Reaktion bestimmt, sagt die Reaktionsordnung meist nichts über die Molekularität der Reaktion aus.

Es ist häufig der Fall, dass in der Elementarreaktion, die als langsamste die Geschwindigkeit der Gesamtreaktion bestimmt, mehr als ein Reaktionspartner in die Geschwindigkeitsgleichung eingeht und die kinetische Untersuchung dennoch die Reaktionsordnung 1 ergibt.

Beispiele sind Reaktionen zwischen einer Substanz A und einem Molekül des überschüssigen Lösungsmittels B oder die Reaktion zwischen einem Estermolekül und einem Hydroxyl-Ion in gepufferter alkalischer Lösung. Im ersten Fall wird durch die vollständige Umsetzung von A nur ein verschwindend kleiner Anteil an B verbraucht: $B_0 - B \approx B_0$; im zweiten Fall wird die Konzentration an Hydroxyl-Ionen durch das Säure-Basen-Paar des Puffers konstant gehalten. In beiden Fällen handelt es sich prinzipiell um eine bimolekulare Reaktion, wobei sich jedoch die Konzentration nur eines Reaktionspartners merklich ändert, während die des zweiten konstant bleibt. ⚬ Gleichung 3.18 für eine Reaktion 2. Ordnung reduziert sich folglich mit

$$B_0 \gg A_0 \qquad \text{Gleichung 3.1}$$

und deshalb $B_t \approx B_0$ zu

$$-\frac{dA}{dt} = {}^2k \cdot B_0 \cdot A = {}^1k' \cdot A$$

Eine solche bimolekulare Reaktion lässt sich durch kinetische Untersuchungen nicht von einer monomolekularen Reaktion unterscheiden. Früher wurde dafür noch der Ausdruck „pseudo-1. Ordnung" gebraucht. Richtig ist aber die Trennung in Reaktionsordnung für das kinetische Geschehen und Molekularität für den Vorgang auf der nicht direkt beobachtbaren molekularen Ebene.

Durch Konstanthalten der Menge eines Reaktionspartners kann eine bimolekulare Reaktion eine Kinetik 1. Ordnung aufweisen. Ebenso kann unter bestimmten Voraussetzungen eine monomolekulare oder auch eine bimolekulare Reaktion die Kinetik einer nullten Ordnung zeigen, wenn die am geschwindigkeitsbestimmenden Schritt beteiligten Mengen der reagierenden Substanzen konstant gehalten werden (**o** Gleichung 3.1). Ein Beispiel hierfür ist die Reaktion einer Substanz, die in ihrer gesättigten Lösung im Gleichgewicht mit ungelöster Substanz vorliegt.

Dies ist in einer Suspension unter der entscheidenden Voraussetzung der Fall, dass die Lösungsgeschwindigkeit deutlich größer ist als die Reaktionsgeschwindigkeit. Aus **o** Gleichung 3.1 wird dann **o** Gleichung 3.2.

$$-\frac{dA}{dt} = {}^1k \cdot A_s \qquad \text{Gleichung 3.2}$$

A_s entspricht der Menge gelöster Substanz einer gesättigten Lösung, wobei diese Menge A_s in einem definierten Volumen der Arzneizubereitung konstant bleibt, solange eine gesättigte Lösung vorliegt. Das Produkt ${}^1k \cdot A_s$ kann damit zur Geschwindigkeitskonstanten einer Reaktion nullter Ordnung zusammengefasst werden (**o** Gleichung 3.3).

$$-\frac{dA}{dt} = {}^0k' \qquad \text{Gleichung 3.3}$$

Die Reaktionsgeschwindigkeit ${}^0k'$ enthält folglich den Betrag der ständig vorhandenen Menge A_s als Faktor.

Erst wenn der gesamte Feststoff in Lösung gegangen ist, wird A_s unterschritten und damit zu einer Variablen. Die Reaktionsordnung wird nun von null in 1 übergehen.

Reaktionen verschiedener Ordnungen

Häufig ergibt eine graphische Darstellung der Restmenge A bzw. der Restkonzentration $c(A)$ an Wirkstoff gegen die Zeit eine Ähnlichkeit mit dem Kurvenverlauf, wie er in **o** Abb. 3.1 gezeigt ist.

Die zeitliche Änderung der Restmenge A an Wirkstoff ist die momentane Reaktionsgeschwindigkeit RG. Sie ist in jedem Zeitpunkt t_i gegeben durch die Steigung der Tangente an die Kurve, ausgedrückt als Differenzialquotient

$$RG = -\frac{dA}{dt} \qquad \text{Gleichung 3.4}$$

In **o** Abb. 3.1 hat die Kurve bei $t = 0$ die größte Steigung. Diese nimmt mit zunehmender Zeit t ab.

$$\frac{dA}{dt} = k \cdot A_t^{\alpha} \cdot B_t^{\beta} \cdot C_t^{\gamma} \cdot \ldots \qquad \text{Gleichung 3.5}$$

mit α, β, γ … Reaktionsordnung bezüglich der Stoffe A, B, C … und Ordnung der Gesamtreaktion

$$n = \alpha + \beta + \gamma + \ldots \qquad \text{Gleichung 3.6}$$

Merke

Die Reaktionsordnung n ist die Summe der Exponenten der Ausdrücke für die Menge oder Konzentration auf der rechten Seite der Geschwindigkeitsgleichung einer Reaktion.

Reaktionen nullter Ordnung

Ergibt sich beim Auftragen der Restmenge A gegen die Zeit eine Gerade entsprechend **o** Abb. 3.2, so ist die Geschwindigkeit der Reaktion konstant, d. h., je Zeiteinheit werden immer gleiche Mengen an Substanz umgesetzt. Dies tritt auf, wenn die Geschwindigkeit z. B. bei einer photochemischen Reaktion durch die Menge des absorbierten Lichtes oder bei einer katalysierten Reaktion durch die begrenzte, stets vollständig mit reagierenden Molekülen belegte Kontaktfläche des Katalysators bestimmt wird.

Entsprechend **o** Abb. 3.2 kann die Geschwindigkeitsgleichung sehr einfach nach **o** Gleichung 3.7 formuliert werden:

$$-\frac{dA}{dt} = {}^0k \qquad \text{Gleichung 3.7}$$

Die Summe der Exponenten der Ausdrücke für die Menge auf der rechten Seite von **o** Gleichung 3.7 ist null, da die Menge formal als $A^0 = 1$ auftaucht. Entsprechend der Definition für Reaktionsordnungen ist die Ordnung hier null. Die Geschwindigkeitskonstante hat die Dimension (Menge · Zeit^{-1}) für den Fall, dass die Restmenge Stoff gemessen wurde. Durch Integration ergibt Gleichung 3.7 das Zeitgesetz Gleichung 3.8.

$$A_t = A_0 - {}^0k \cdot t \qquad \text{Gleichung 3.8}$$

Die Halbwertszeit $t_{50\,\%}$, wenn $A_t = \frac{A_0}{2}$, beträgt (Gleichung 3.9)

$$t_{50\,\%} = \frac{A_0}{2 \cdot {}^0k} \qquad \text{Gleichung 3.9}$$

und ist somit abhängig von der Anfangsmenge Wirkstoff im Gegensatz zur Reaktion 1. Ordnung.

Reaktionen 1. Ordnung

Die einfachste Annahme zur Beschreibung des oben genannten Zusammenhangs ist die Annahme einer Proportionalität, d. h., die Änderung der Menge A mit der Zeit t ist proportional der Restmenge (exponentieller Verlauf).

$$-\frac{dA}{dt} \sim A_t \qquad \text{Gleichung 3.10}$$

Nach Einführen einer Proportionalitätskonstanten lässt sich daraus die Geschwindigkeitsgleichung formulieren:

$$-\frac{dA}{dt} = k \cdot A_t \qquad \text{Gleichung 3.11}$$

Die Konstante k ist die Reaktionsgeschwindigkeitskonstante, abgekürzt RGK. Ihre Dimension ist in diesem Fall (Zeit^{-1}).

In Gleichung 3.11 hängt die Reaktionsgeschwindigkeit nur von einem einzigen Mengen-Ausdruck ab. Man nennt eine hierdurch beschriebene Reaktion eine Reaktion 1. Ordnung.

Die jeweilige Geschwindigkeitskonstante wird zur entsprechenden Kennzeichnung häufig mit einem Präfix versehen, z. B. für eine Reaktion 1. Ordnung als ${}^1k$.

Die Integration von Gleichung 3.11 zwischen den Grenzen $t = 0$ und $t \to \infty$ führt zu Gleichung 3.12.

$$A_t = A_0 \cdot e^{-{}^1kt} \qquad \text{Gleichung 3.12}$$

$$\ln A_t = \ln A_0 - {}^1kt \qquad \text{Gleichung 3.13}$$

$$\log A_t = \log A_0 - \frac{{}^1kt}{2{,}303} \qquad \text{Gleichung 3.14}$$

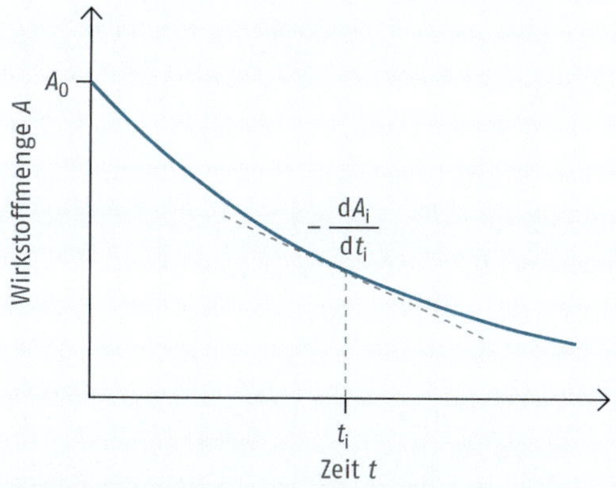

Abb. 3.1 Häufig beobachteter Verlauf der Abnahme der Restmenge oder der Restkonzentration eines Wirkstoffs A in einer Arzneiform mit der Zeit t; die Reaktionsgeschwindigkeit zu einer Zeit t_i ist die Steigung der Tangente an die Kurve im Punkt $(A, t)_i$

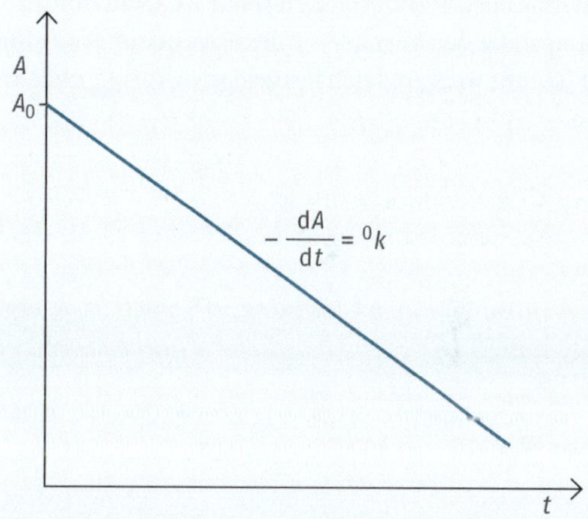

Abb. 3.2 Verlauf einer Reaktion nullter Ordnung

Diese gestattet, die Restmenge A nach einer beliebigen Zeit t zu berechnen bzw. aus der graphischen Darstellung (Abb. 3.3) der Gleichung 3.13 als Gerade abzulesen. ${}^1k$ ist dabei die negative Steigung der Geraden.

Anstelle von ${}^1k$ mit der Dimension (Zeit^{-1}) werden häufig Ausdrücke benutzt, welche die Dimension (Zeit) besitzen. Bei der Beurteilung der Stabilität ist die Zeit von Interesse, innerhalb der die deklarierte Wirkstoffmenge in einer Arzneiform auf 90 % abnimmt. Diese Zeit nennt man $t_{90\,\%}$. In der Reaktionskinetik und in der Biopharmazie wird oft die **Halbwertszeit** $t_{50\,\%}$ verwendet. Diese Größen hängen auf einfache Weise mit der

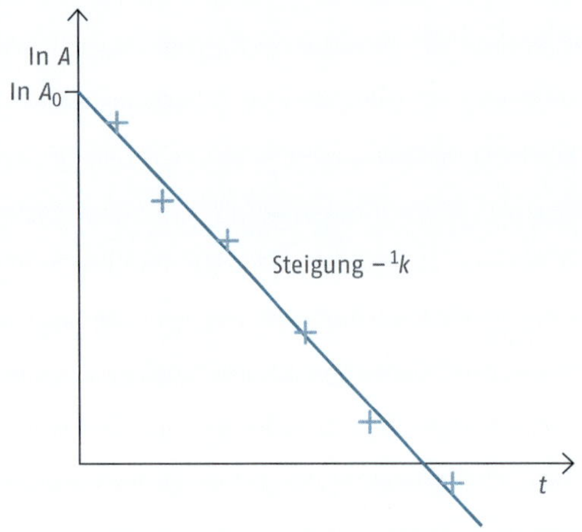

Abb. 3.3 Graphische Ermittlung der Geschwindigkeitskonstanten einer Reaktion 1. Ordnung

Reaktionsgeschwindigkeitskonstanten 1. Ordnung zusammen, was für $t_{90\,\%}$ gezeigt werden soll.

In das logarithmierte Zeitgesetz (Gleichung 3.13) wird anstelle der Variablen t der Parameter $t_{90\,\%}$ eingesetzt. Damit wird zugleich festgelegt, dass $A_{t_{90\,\%}}$ gleich 9/10 A_0 ist.

$$\ln\left(\frac{9}{10}\,A_0\right) = \ln A_0 - {}^1k \cdot t_{90\,\%} \qquad \text{Gleichung 3.15}$$

Die Auflösung von Gleichung 3.15 nach $t_{90\,\%}$ ergibt Gleichung 3.16.

$$t_{90\,\%} = \frac{\ln(10/9)}{{}^1k} = \frac{0{,}105}{{}^1k} \qquad \text{Gleichung 3.16}$$

Für die Halbwertszeit ergibt sich analog

$$t_{50\,\%} = \frac{\ln 2}{{}^1k} = \frac{0{,}693}{{}^1k} \qquad \text{Gleichung 3.17}$$

Dieses Ergebnis besagt, dass die Parameter $t_{90\,\%}$ und $t_{50\,\%}$ bei einer Reaktion 1. Ordnung unabhängig von der Menge sind. Deshalb können in Gleichung 3.15 statt A_0 beliebige Größen A_t eingesetzt werden.

Die Kenntnis der Halbwertszeit bei einer Reaktion 1. Ordnung ermöglicht die Bestimmung der Zeit bis zum praktisch vollständigen Reaktionsende: Nach fünf Halbwertszeiten ist die Ausgangskonzentration auf 3,125 % (2^{-5}) ihres Werts, nach zehn Halbwertszeiten auf weniger als 1 ‰ ($2^{-10} = \frac{1}{1024}$) gesunken.

Denkanstoß

In der Diskussion um radioaktive Abfälle in Zwischen- oder Endlagern wird oft fälschlich erwähnt, dass nach 10 Halbwertszeiten die Radioaktivität abgeklungen sei. Das stimmt so nicht, es ist lediglich noch etwa ein Tausendstel der Ausgangsaktivität vorhanden und das kann noch erheblich über einer definierten Freigrenze liegen.

Die logarithmierte Form des Zeitgesetzes (Gleichung 3.13 und Gleichung 3.14) ermöglicht eine einfache und meist genügend aussagekräftige Prüfung darauf, ob die experimentell verfolgte Reaktion mit Gleichung 3.11 bis Gleichung 3.14 befriedigend beschrieben werden kann. Dies wird angenommen, wenn analog Abb. 3.3 die aus den Messwerten errechneten Wertepaare $(\ln A, t)_i$ zufällig um eine Ausgleichsgerade angeordnet erscheinen.

Dies erlaubt jedoch nicht die Berechnung, sondern nur eine grobe Schätzung der Parameter A_0 und ${}^1k$ mithilfe der linearen Regression (▸ Kap. 2.2.6); diese basiert auf der Annahme, dass Abweichungen zufällig, d. h. um den Mittelwert normalverteilt sind; die Transformation A_t zu $\ln A_t$ macht die Abweichungen asymmetrisch und erzeugt damit systematische Fehler (▸ Kap. 2.1).

Die Kinetik 1. Ordnung ergibt auch außerhalb des Gebietes von chemischen Reaktionen ein brauchbares Modell zur näherungsweisen Beschreibung von Veränderungen, wie am Beispiel der Diffusion gezeigt werden soll:

Die Diffusion eines gelösten Stoffs innerhalb ein und derselben Phase erfolgt grundsätzlich nach einer Kinetik 1. Ordnung, die sich im 1. Fick'schen Gesetz (▸ Kap. 4.2) niederschlägt. Danach ist die Diffusionsgeschwindigkeit proportional dem Konzentrationsgradienten, d. h. dem Unterschied der Konzentrationen über die Dicke der Membran, der sich durch den Diffusionsstrom mehr oder minder rasch abbaut. Werden zwei Kompartimente unterschiedlicher Konzentration durch eine dünne Membran voneinander getrennt, welche von den gelösten Molekülen nur schwer durchdrungen werden kann, wird der Konzentrationsgradient im Wesentlichen auf die Membran selbst beschränkt. Die Diffusionsgeschwindigkeit ist dann der Differenz der Konzentrationen in den beiden Kompartimenten proportional. Ist das System in sich geschlossen, kommt der Diffusionsstrom zum Stillstand, wenn in beiden Kompartimenten die gleiche Konzentration herrscht. Kinetisch betrachtet sind dann die Geschwindigkeiten des Übergangs von Stoff aus den Kompartimenten in das jeweils andere gleich groß, sodass ein Gleichgewicht herrscht.

Einen derartigen Vorgang veranschaulicht die ○ Abb. 3.4 A. Die im Kompartiment 1 vorliegende Konzentration der interessierenden Substanz A sei $c(A)_1$, während die Konzentration im Kompartiment 2 durch $c(A)_2$ symbolisiert wird. Zur Zeit t_0 sei $c(A)_1$ hoch und $c(A)_2 = 0$. Zur Zeit t_∞ ist $c(A)_1 = c(A)_2$. Sind beide Kompartimente gleich groß, so stellt sich zur Zeit t_∞ in beiden Kompartimenten die halbe Ausgangskonzentration des Kompartiments 1 ein. Trägt man die Konzentration des Kompartiments 1 gegen die Zeit auf, erhält man eine fallende, von der Ausgangskonzentration asymptotisch in den Gleichgewichtswert einlaufende Kurve. Das Diagramm $\ln c(A)_1$ gegen t ist hier nichtlinear, erst $\ln(c(A)_{1,\infty} - c(A)_1)$ gegen t stellt eine fallende Gerade dar.

Es ist auch eine zweite Bedingung vorstellbar, dass nämlich die gesamte im Kompartiment 2 auftretende Substanzmenge sofort eliminiert wird, z. B. durch einen raschen Übertritt in ein drittes Kompartiment oder durch chemische Veränderung. In diesem Fall herrscht im Kompartiment 2 nur eine geringe, in ihrem Einfluss auf die Kinetik des Stoffübergangs zu vernachlässigende Konzentration (Sinkbedingung).

Der gesamte Konzentrationsgradient durch die Membran entspricht dann praktisch der Konzentration von A im Kompartiment 1. Damit ist die Diffusionsgeschwindigkeit direkt proportional $c(A)_1$. Die Diffusionsgeschwindigkeit wird null und der Stoffübergang ist beendet, wenn im Kompartiment 1 die Konzentration 0 erreicht ist. Dieser Vorgang ist schematisch in ○ Abb. 3.4 B wiedergegeben.

Diese Verhältnisse liegen z. B. oft bei der Aufnahme von Wirkstoffen aus Arzneiformen (Invasion) in den lebenden Organismus vor (▸ Kap. 7.1). Wenn also Kompartiment 1 das Lumen des Gastrointestinaltrakts simuliert, würde Kompartiment 2 das Volumen der Körperflüssigkeiten bedeuten; der schnelle Abfluss aus 2 in ○ Abb. 3.4 B simuliert dann das Entfernen von A aus den Körperflüssigkeiten, Elimination genannt. Diese ist wieder in der Regel ein Prozess 1. Ordnung.

Ein anderes Beispiel ist die Geschwindigkeit, mit der eine Flüssigkeit aus einer Öffnung im Boden eines Behälters ausströmt. Sie ist dem herrschenden hydrostatischen Druck h und damit der jeweiligen Höhe der Flüssigkeitssäule über der Öffnung proportional, d. h. $-dV/dt \sim h$.

Ebenso entlädt sich ein elektrischer Kondensator nach Kurzschließen mit einer Geschwindigkeit, die der jeweiligen restlichen Ladung des Kondensators proportional ist. Beide zuletzt genannten Beispiele werden in der Biopharmazie bei der Simulierung der Konzentrationsabläufe von Wirkstoffen im Organismus verwendet (hydraulisches bzw. elektronisches Analogon).

Das Modell der Reaktion 1. Ordnung wird auch verwendet, um die zeitliche Abnahme der Anzahl Mikroorganismen, N, ausgehend von einem Anfangswert

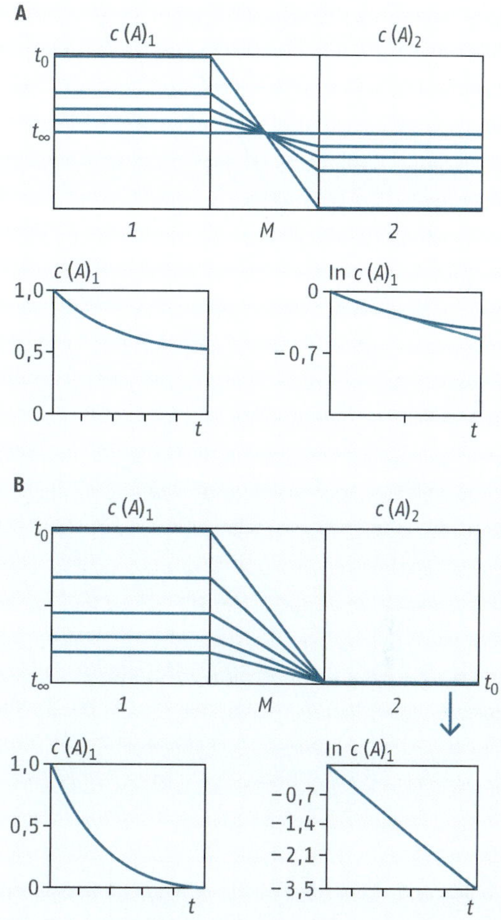

○ **Abb. 3.4** Diffusion einer Substanz *A* durch eine Membran *M* vom Kompartiment 1 zum Kompartiment 2 in einem **A** geschlossenen System und unter **B** Sinkbedingungen.

A In einem geschlossenen System mit Konzentrationsausgleich ergibt die Auftragung von ln *c(A)*₁ gegen *t* **keine** Gerade.

B Bei Sinkbedingungen wird die im Kompartiment 2 ankommende Substanz *A* sofort abgeführt. ↓ = Sink (Abfluss)

(„bioburden"), N_0, in einem kontaminierten Medium unter mikrobiziden Bedingungen zu beschreiben:

$$N = N_0 \cdot e^{-1k \cdot t} \qquad \text{Gleichung 3.18}$$

Daraus kann, analog zur Ableitung des Werts für $t_{90\,\%}$ (○ Gleichung 3.15), ein Zeitraum abgeleitet werden, innerhalb dessen die Zahl der Mikroorganismen von 100 % auf 10 % (oder um 90 %) abgenommen hat. In der Technologie der Sterilisation mit Hitze wird dieser Wert

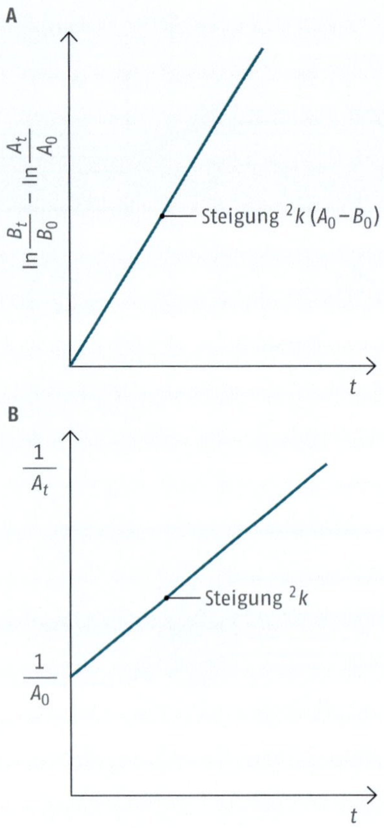

Abb. 3.5 Graphische Darstellung der linearisierten Funktionen für eine Reaktion 2. Ordnung. **A** $A_0 \neq B_0$, **B** $A_0 = B_0$

als D-Wert (Dezimalreduktionswert) mit der Dimension [Zeit] bezeichnet (▸ Kap. 5.5.1):

$$t_{10\,\%} = D = \ln\frac{10}{^1k} \qquad \text{Gleichung 3.19}$$

Reaktionen 2. Ordnung

Wenn die graphische Darstellung der Messwertpaare zwar im Kurvenverlauf dem Typ in Abb. 3.1 entspricht, die aus den Messwertepaaren errechneten Wertepaare $(\ln A, t)_i$ jedoch keine Gerade entsprechend Abb. 3.3 ergeben, ist die Reaktionsgeschwindigkeit nicht allein der jeweils vorhandenen Menge proportional (Gleichung 3.10). Die zutreffende Annahme könnte sein, dass zwei Reaktanden an der Reaktion beteiligt sind

$$A + B \rightarrow \text{Produkte}$$

und gemeinsam die Reaktionsgeschwindigkeit bestimmen.

Die Reaktionsgeschwindigkeit RG ist dann den Mengen beider Reaktanden proportional (Gleichung 3.20).

$$RG = -\frac{dA}{dt} = -\frac{dB}{dt} \sim A \cdot B \qquad \text{Gleichung 3.20}$$

Entsprechend ergibt sich Gleichung 3.21:

$$-\frac{dA}{dt} = -{}^2k \cdot A \cdot B \qquad \text{Gleichung 3.21}$$

Die Dimension der Geschwindigkeitskonstanten ist von der Dimension von A und B abhängig, d. h. bei Verwendung von z. B. Mengen (Zeit $^{-1}$ · Menge $^{-1}$). In Gleichung 3.21 stehen für die Geschwindigkeit auf der rechten Seite zwei Mengen-Ausdrücke, jeweils mit dem Exponenten 1. Entsprechend wird die Reaktion eine Reaktion zweiter Ordnung genannt und die Reaktionsgeschwindigkeitskonstante häufig mit dem Präfix 2 gekennzeichnet (^2k).

Die Integration von Gleichung 3.21 ergibt Gleichung 3.22:

$$\ln\frac{B_t}{B_0} - \ln\frac{A_t}{A_0} = (A_0 - B_0) \cdot {}^2kt \qquad \text{Gleichung 3.22}$$

Für den Sonderfall, dass zu Beginn der Reaktion die Menge von A gleich der von B ist, vereinfacht sich Gleichung 3.21 zu

$$-\frac{dA}{dt} = {}^2k \cdot A^2 \qquad \text{Gleichung 3.23}$$

Die Integration von Gleichung 3.23 ergibt Gleichung 3.24:

$$\frac{1}{A_t} = \frac{1}{A_0} + {}^2kt \qquad \text{Gleichung 3.24}$$

Die graphischen Darstellungen nach Gleichung 3.22 und Gleichung 3.23 finden sich in Abb. 3.5.

Die Halbwertszeit $t_{50\,\%}$ einer Reaktion 2. Ordnung ist für den einfacheren Fall ($A_0 = B_0$) gegeben durch

$$t_{50\,\%} = \frac{1}{A_0 \cdot {}^2k} \qquad \text{Gleichung 3.25}$$

und ist damit umgekehrt proportional zur jeweiligen Anfangsmenge. Sie ist nicht mehr konzentrationsunabhängig wie bei Reaktionen 1. Ordnung.

Vergleich der Geschwindigkeiten von Reaktionen nullter, 1. und 2. Ordnung

Wie zu Beginn des Kapitels ausgeführt, werden die Gleichungen der Kinetik chemischer Reaktionen in der Pharmazeutischen Technologie vor allem als mathematische Werkzeuge benutzt, um Messwerte innerhalb einer gegebenen Genauigkeit zu interpolieren. Die Zuordnung zu einer bestimmten Reaktionsordnung hat daher eher formalen, mathematisch-statistischen Charakter.

Nimmt man an, dass Modellreaktionen jeweils nullter, 1. und 2. Ordnung numerisch gleiche Geschwindigkeitskonstanten besitzen, so ergeben sich die in ○ Abb. 3.6 gezeigten Kurvenverläufe: die niedrigste Ordnung ergibt die schnellste Änderung.

Zu Beginn unterscheiden sich die Kurvenverläufe, wenn auch systematisch, so doch nur wenig; oft wird die fälschliche Annahme einer zu niedrigen Ordnung zu einem tolerierbaren Fehler führen, solange nur der Anfangsbereich von Bedeutung ist. Im Bereich der Stabilität von Arzneimitteln (▸ Kap. 22) kann ein anderer Gesichtspunkt zusätzliche Bedeutung gewinnen: Beschreibt der Kurvenverlauf für die Reaktion 2. Ordnung in ○ Abb. 3.6 die Zersetzung eines Wirkstoffs, so führt die fälschliche Annahme einer Reaktion nullter Ordnung bei größeren Werten von t bzw. größerem Verlust an A zwar zu einer systematischen Abweichung zwischen tatsächlichem Restgehalt an Wirkstoff und den nach der entsprechenden Gleichung extrapolierten Werten, die Extrapolation ergibt aber immer zu kleine Restgehalte. Damit wird die Verwendungsfrist für das Arzneimittel verkürzt.

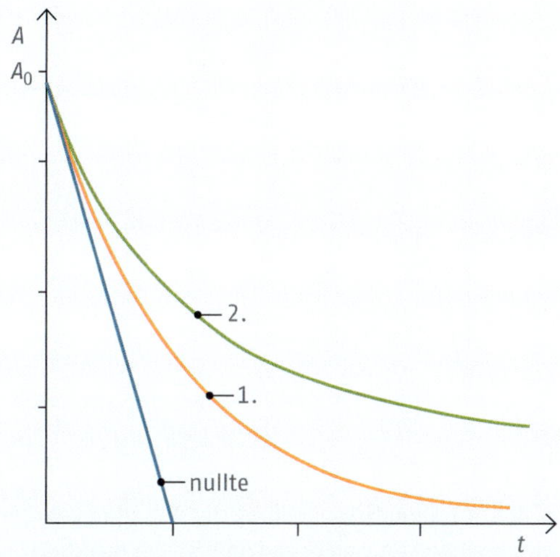

○ **Abb. 3.6** Vergleich der Reaktionsverläufe bei Annahme verschiedener Ordnungen (nullter, 1., 2.) mit numerisch gleichen Geschwindigkeitskonstanten

3.1.2 Nichtlineare Kinetik

Ein wichtiger Fall der nichtlinearen Kinetik in homogenen Systemen ist die enzymatische Umsetzung von Wirkstoffen bei unterschiedlichen Verhältnissen zwischen den Konzentrationen an Substrat bzw. Enzym (Michaelis-Menten-Kinetik). Man nimmt an, dass das Enzym E und sein Substrat S miteinander unter Bildung eines instabilen Komplexes ES reagieren, bei dessen Zerfall das Reaktionsprodukt P und freies Enzym E entstehen:

$$E + S \underset{k_{-s}}{\overset{k_s}{\rightleftharpoons}} ES \underset{k_{-p}}{\overset{k_p}{\rightleftharpoons}} E + P \qquad \text{Gleichung 3.26}$$

Da $k_{-p} \ll k_p$ ist, wird die Geschwindigkeit v der Umsetzung von S oder der Bildung von P:

$$v = -\frac{dc(S)}{dt} \approx k_p \cdot c(ES) \qquad \text{Gleichung 3.27}$$

Wenn das Substrat gegenüber dem Enzym in großem Überschuss ist, wird das gesamte Enzym als Komplex vorliegen und die Reaktionsgeschwindigkeit ein Maximum (v_{max}) erreichen.

$$v_{max} = k_p \cdot c(E) \qquad \text{Gleichung 3.28}$$

Aus der Geschwindigkeit der Bildung von ES aus E und S und des Verschwindens von ES in beiden Richtungen ergibt sich im stationären Zustand, d. h. im Fließgleichgewicht:

$$\frac{[c(E) - c(ES)] \cdot c(S)}{c(ES)} = \frac{(v_{max} - v) \cdot c(S)}{v} = \frac{k_{-s} + k_p}{k_s} = K_m \qquad \text{Gleichung 3.29}$$

Durch Umformung erhält man daraus die **Michaelis-Menten-Gleichung**:

$$v = \frac{v_{max} \cdot c(S)}{K_m + c(S)} \qquad \text{Gleichung 3.30}$$

| K_m Michaeliskonstante

K_m lässt sich experimentell durch die Messung der Geschwindigkeit v bei zunehmender Substratkonzentration $c(S)$ bestimmen. Nach ○ Gleichung 3.30 ergibt sich, dass K_m der Substratkonzentration bei $v = ½\ v_{max}$ entspricht. Die direkte Auftragung von v gegen $c(S)$ (○ Abb. 3.7) zeigt dies anschaulich. Da v_{max} selbst jedoch nie ganz erreicht wird, werden v_{max} und K_m am besten durch Linearisierung der ○ Gleichung 3.30 ermittelt, z. B. in Form des Hanes-Diagramms (○ Abb. 3.8) nach ○ Gleichung 3.31, die sich durch Multiplikation der reziproken ○ Gleichung 3.30 mit $c(S)$ ergibt.

3

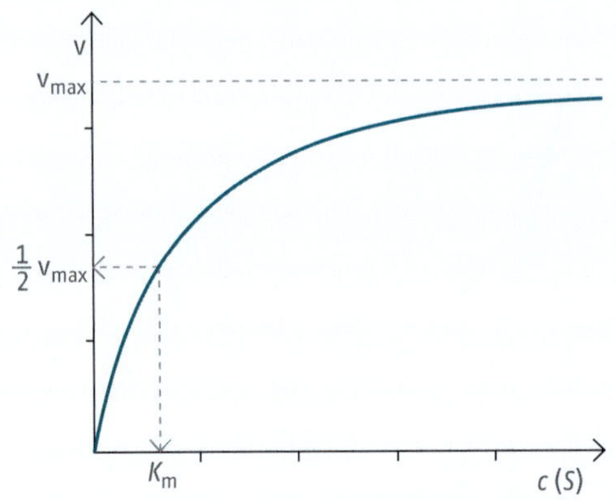

o Abb. 3.7 Direkte Darstellung der Abhängigkeit der Geschwindigkeit v einer enzymatischen Reaktion von der Substratkonzentration *c(S)*

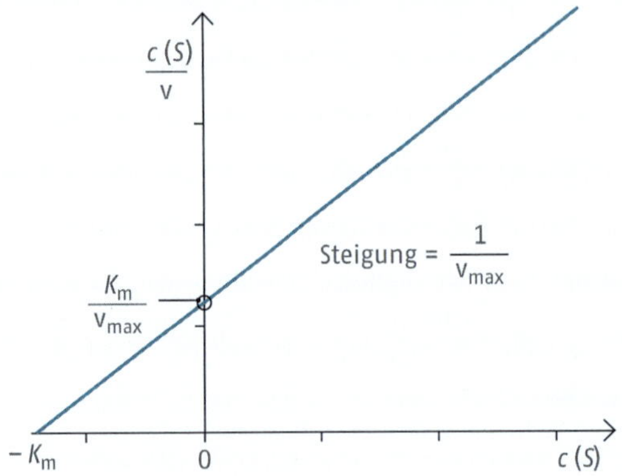

o Abb. 3.8 Ermittlung von K_m und v_{max} mithilfe der linearen Darstellung der Michaelis-Menten-Gleichung nach Hanes

$$\frac{c(S)}{v} = \frac{c(S)}{v_{max}} + \frac{K_m}{v_{max}} \qquad \text{Gleichung 3.31}$$

Das Hanes-Diagramm ist wegen gleichmäßiger Fehlergrenzen bei konstantem absolutem Fehler besser geeignet als die vielfach verwendete doppelt-reziproke Darstellung der Michaelis-Menten-Gleichung nach Lineweaver-Burk.

Darüber hinaus lässt sich durch Umformen von o Gleichung 3.29 in mehreren Schritten die Reaktionsgeschwindigkeit $v = -dc(S)/dt$ für die Metabolisierung des Substrats erhalten.

$$-\frac{dc(S)}{dt} = \frac{v_{max}}{K_m + c(S)} \cdot c(S) \qquad \text{Gleichung 3.32}$$

Anstelle der einfachen Reaktionsgeschwindigkeitskonstanten k von o Gleichung 3.8 (▸ Kap. 3.1.1) erhält man einen von der Substratkonzentration abhängigen Ausdruck, der zu nichtlinearem Verhalten führt.

Falls *c(S)* sehr groß ist gegenüber K_m, vereinfacht sich o Gleichung 3.32 zu

$$-\frac{dc(S)}{dt} = v_{max} \qquad \text{Gleichung 3.33}$$

o Gleichung 3.33 ist identisch mit o Gleichung 3.23 für Reaktionen nullter Ordnung. Der konstante Abfall nach einer Reaktion nullter Ordnung ist immer bei hohen Substratkonzentrationen bzw. sehr niedrigen Enzymkonzentrationen zu beobachten, z. B. beim Ethanolabbau im Menschen.

Bei sehr kleinen Substratkonzentrationen im Vergleich zur Enzymkapazität gilt $c(S) \ll K_m$.

$$-\frac{dc(S)}{dt} = \frac{v_{max}}{K_m} c(S) = k' \cdot c(S) \qquad \text{Gleichung 3.34}$$

o Gleichung 3.34 ist identisch mit o Gleichung 3.8 (▸ Kap. 3.1.1) für Reaktionen 1. Ordnung. Dies ist der Normalfall bei der Metabolisierung von Wirkstoffen. Aber auch bei sehr kleinen Ethanolkonzentrationen geht der Abbau in den nichtlinearen Bereich über (o Abb. 3.9).

Damit erweisen sich in der Pharmakokinetik die Reaktionen nullter und 1. Ordnung als Grenzfälle der Michaelis-Menten-Kinetik.

3.1.3 Heterogene Reaktionen

Wie bereits erwähnt (▸ Kap. 3.1), treten heterogene Reaktionen in Mehrphasen-Systemen auf. Bei Überwiegen des Volumenanteils kohärenter flüssiger Phasen, was z. B. bei Suspensionen der Fall ist, können einfache Reaktionsordnungen resultieren (▸ Kap. 3.1.1).

Die Anreicherung von Reaktanden oder von Reaktionsmedien, wie Lösungsmitteln an Grenzflächen, und die Verteilung von Reaktanden zwischen verschiedenen Phasen eines Systems können Mechanismus, Geschwindigkeit und Ausmaß einer Reaktion beeinflussen. Bindungskonstanten für Reaktanden an der Grenzfläche, d. h. Konstanten für die Lage der Gleichgewichte zwischen Adsorption und Desorption sowohl bei der Chemisorption wie bei der Physisorption, spielen ebenso eine Rolle wie die Bindungskapazität der Grenzfläche. Bei Pulvern und Komprimaten erfolgt Sorption an der Grenzfläche fest/gasförmig, bei Suspensionen an der Grenzfläche fest/flüssig. Weiterhin können Reaktanden an Emulgatorfilme in Emulsionen und an kolloide, gerüstbildende Komponenten in Gelen in begrenztem Ausmaß, meist reversibel, gebunden werden. In Emulsionen und Cremes wird eine Verteilung der Reaktanden zwischen Phasen stattfinden, sodass Verteilungskoeffizienten und Diffusionskoeffizienten die Kinetik einer Reaktion beeinflussen können. In formal ähnlicher Weise kann die Permeation gasförmiger Reaktanden, z. B. Wasserdampf oder Sauerstoff, durch polymeres Hüllmaterial, Packmittel oder Schichten bereits gebildeter Reaktionsprodukte die Kinetik einer Reaktion mitbestimmen.

Noch weniger übersichtlich wird der Verlauf, wenn sich durch die Reaktion die Art und Zahl der Phasen ändern. Reaktionsprodukte können flüssig sein und ein hohes Lösungsvermögen für ein Edukt haben. Damit kann z. B. eine Hydrolyse, die zunächst in fester Phase mit wenig adsorbiertem Wasser oder mit einzelnen Wassermolekülen aus dem Dampfraum abläuft, in eine Reaktion übergehen, die in hochkonzentrierter oder gesättigter Lösung fortschreitet. Ein Beispiel ist die hohe Löslichkeit von *p*-Aminosalicylsäure in ihrem Decarboxylierungsprodukt *m*-Aminophenol. Ein Produkt kann auch den Schmelzpunkt des Eduktes erniedrigen und über ein Eutektikum eine flüssige Phase mit veränderter Kinetik erzeugen.

Heterogene Reaktionen können während Herstellungsprozessen ablaufen und zur Qualität des Produkts beitragen, z. B. bei der Polymerisation emulgierter Monomere zu dem Zwischenprodukt Latexdispersion. Im Rahmen von Herstellungsverfahren sind sie aber eher auf physikalische Veränderungen beschränkt. Heterogene chemische Reaktionen laufen dagegen häufig während der Lagerung disperser Arzneiformen ab und sind somit für die Haltbarkeit der Produkte von Bedeutung (▸ Kap. 22). Wenn dabei nur der chemisch-analytisch bestimmbare Gehalt an Wirkstoff betroffen ist, gelingt es oft in dem nur kleinen interessierenden Umsatzbereich von 10 %, die Abnahme der Restmenge Wirkstoff über die Zeit mit einfachen Zeitgesetzen zu beschreiben (▸ Kap. 3.1.1). Dies unterstreicht erneut, dass die benutzten mathematischen Funktionen den Mechanismus der Reaktion nur selten erfassen können.

3.2 Einflussgrößen im Rahmen der Reaktionskinetik

Katalyse und log *k*/pH-Profil

Katalysatoren erhöhen die Geschwindigkeiten von chemischen Reaktionen, ohne selbst Bestandteil der Reaktionsprodukte zu werden. Dies gilt sowohl für irreversible wie auch für beide Schritte reversibler Reaktionen. Von Bedeutung sind die **spezifische Säure-Basen-Katalyse**, d. h. Katalyse durch H_3O^+ und durch OH^-, sowie die **allgemeine Säure-Basen-Katalyse**, z. B. durch konjugierte Säure-Basen-Paare von Puffersubstanzen.

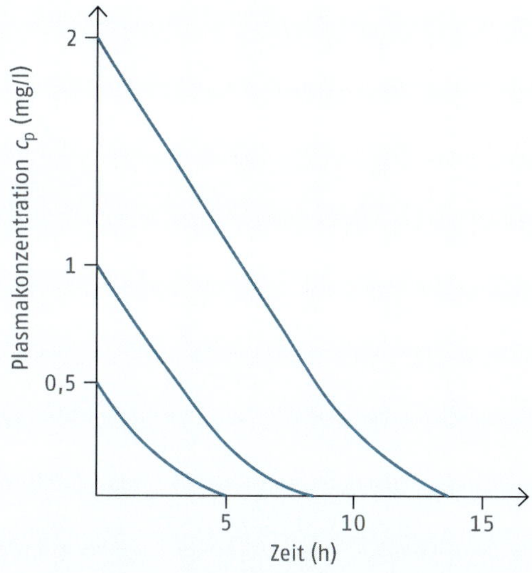

Abb. 3.9 Verlauf der Plasmakonzentrationen von Ethanol bei verschieden hohen Anfangskonzentrationen

Reaktionen zwischen Ionen in Lösungen werden in ihrer Kinetik auch durch die Ionenstärke und die Polarität des Lösungsmittels beeinflusst.

Viele für die Haltbarkeit wichtige solvolytische Reaktionen von Wirkstoffen in Arzneiformen verlaufen spezifisch Säure-Basen-katalysiert, wie z. B. die Hydrolyse von Estern in wässriger Lösung. Für die Kinetik ist von den zahlreichen Schritten der Gesamtreaktion derjenige entscheidend, welcher am langsamsten verläuft und damit die Geschwindigkeit der Gesamtreaktion bestimmt.

Dieser geschwindigkeitsbestimmende Schritt ist bei der von Hydroxonium-Ionen katalysierten Reaktion die Protonierung des Esters am Carbonyl-Sauerstoff:

$$-\frac{dc(A)}{dt} = k_{H^+} \cdot c(A) \cdot c(H_3O^+) \quad \text{Gleichung 3.35}$$

Bei der Katalyse durch Hydroxyl-Ionen greift ein solches Ion im geschwindigkeitsbestimmenden Schritt am positiven Kohlenstoff-Atom der polarisierten Carbonyl-Gruppe an:

$$-\frac{dc(A)}{dt} = k_{OH^-} \cdot c(A) \cdot c(OH^-) \quad \text{Gleichung 3.36}$$

Zusätzlich kann eine spontane Hydrolyse ohne Beteiligung der Katalysatoren ablaufen.

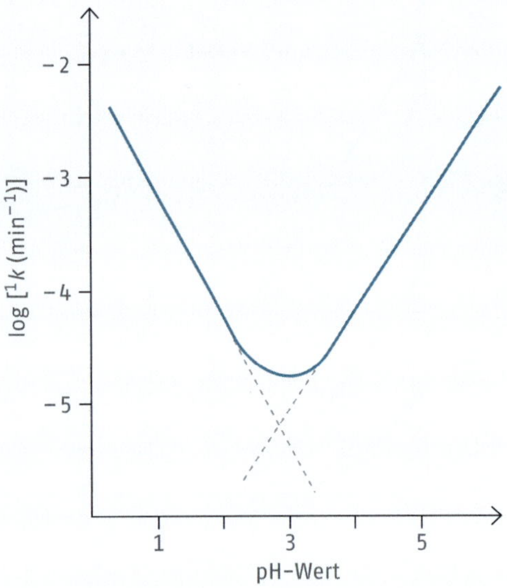

Abb. 3.10 log k/pH-Profil der Hydrolyse eines Esters nach 1. Ordnung

$$-\frac{dc(A)}{dt} = k_0 \cdot c(A)$$ Gleichung 3.37

In Bereichen in der Nähe des Neutralpunktes addieren sich die einzelnen Reaktionen und Gleichungen:

$$-\frac{dc(A)}{dt} = [k_{H^+} \cdot c(H_3O^+)$$ Gleichung 3.38

$$+ k_{OH^-} \cdot c(OH^-) + k_0]\, c(A)$$

Wenn die Reaktion in saurer Lösung abläuft, ist $c(OH^-)$ nahe null, und damit ist auch das Produkt $k_{OH^-} \cdot c(OH^-)$ in Gleichung 3.38 vernachlässigbar. Wird die Lösung gepuffert, ohne dass durch die Puffersubstanz eine allgemeine Säure-Basen-Katalyse bewirkt wird, bleibt $c(H_3O^+)$ konstant. Die Reaktion läuft dann nach 1. Ordnung ab (▸ Kap. 3.1.1). Entsprechendes gilt für die Hydrolyse in alkalischer Lösung. Die beobachtete Reaktionsgeschwindigkeitskonstante k_{beob} ist gegeben durch die Summe aus dem Produkt der Geschwindigkeitskonstanten der betreffenden Katalyse und der Konzentration der beteiligten Ionenart, wobei vereinfachend angenommen werden soll, dass eine spontane Hydrolyse ohne Bedeutung ist.

$$k_{beob} = k_{H^+} \cdot c(H_3O^+)$$ Gleichung 3.39

$$k_{beob} = k_{OH^-} \cdot c(OH^-)$$

Wird in der logarithmierten Gleichung 3.39 $c(H_3O^+)$ durch den pH und $c(OH^-)$ durch pH und pK_w ausgedrückt, ergeben sich Geradengleichungen:

Gleichung 3.40

$$\log k_{beob} = \log k_{H^+} - pH$$

$$\log k_{beob} = \log k_{OH^-} - pK_w + pH$$

Auftragen des Logarithmus der beobachteten Reaktionsgeschwindigkeitskonstanten gegen den pH-Wert ergibt das **log k/pH-Profil**, eine aus zwei Geraden zusammengesetzte Kurve mit negativer Steigung im sauren Bereich und positiver Steigung im alkalischen Bereich. Die Steigungen betragen −1 bzw. +1, wenn jeweils ein Ion mit einem Ester-Molekül reagiert. Aus dem Unterschied in den Zahlenwerten für k_{H^+} und k_{OH^-}, wobei k_{OH^-} bei Carbonsäureestern und -amiden meist größer ist als k_{H^+}, ergibt sich die Lage des Minimums des log k/pH-Profils (Abb. 3.10). Ist k_{OH^-} größer als k_{H^+}, liegt das Minimum für k_{beob} und damit zugleich das Stabilitätsmaximum bei pH < 7.

Bei ionischen Substanzen wird der Verlauf des Profils komplizierter (Abb. 3.11), was am Beispiel der Acetylsalicylsäure gezeigt werden soll. Das Anion der Säure ist durch die negative Ladung gegenüber dem Angriff des gleichsinnig geladenen Hydroxyl-Ions stabilisiert. Mit steigendem pH-Wert steigt zwar die Konzentration an OH-Ionen, aber auch diejenige der Wirkstoff-Anionen. Über einen bestimmten, engen Bereich des pH-Werts kompensieren sich diese Effekte. Der mit steigendem pH-Wert folgende, breite Bereich der pH-unabhängigen Hydrolysegeschwindigkeit wird dem Angriff von Wasser zugeschrieben. Dieser Angriff wird intramolekular nukleophil durch die benachbarte Carboxyl-Gruppe katalysiert. Es bildet sich intermediär ein gemischtes Anhydrid der Salicylsäure. Damit wird aber auch die kinetische Kontrolle der Gesamtreaktion verschoben: im geschwindigkeitsbestimmenden Schritt wird das genannte Anhydrid hydrolysiert. Erst bei deutlich höherem pH-Wert zeigt das Profil wieder den erwarteten Anstieg von +1.

Temperatur

Chemische Reaktionen werden meist durch Erhöhung der Temperatur beschleunigt. Ursache ist die kinetische Energie, welche die Edukte aufnehmen müssen, um bei Kollision einen aktivierten Komplex bilden zu können, der dann zu den Produkten mit niedrigerem Gehalt an freier Enthalpie reagieren kann, sowie die Aktivierungsentropie. Diese ist negativ, wenn sich der Ordnungsgrad der Reaktanden im Übergangszustand vergrößert, was meistens der Fall ist.

Die Änderung der Reaktionsgeschwindigkeitskonstanten mit der Temperatur lautet in differenzieller Darstellung

$$\frac{d \ln k(T)}{dT} = -\frac{E(T)}{RT^2}$$ Gleichung 3.41

worin E ein Energiebetrag ($J \cdot mol^{-1}$), T die absolute Temperatur (K) und R die allgemeine Gaskonstante ($8{,}314\,J \cdot mol^{-1} \cdot K^{-1}$) ist. Die Integration von Gleichung 3.41 ergibt Gleichung 3.42:

$$\ln k = \text{const.} - \frac{E(T)}{R \cdot T}$$ Gleichung 3.42

Die Konstante in Gleichung 3.42 besitzt dieselbe Dimension wie k. Sie wird auch als Stoßfaktor bezeichnet; sie berücksichtigt die Energieverteilung der kollidierenden Moleküle und ihre Orientierung, welche die Wahrscheinlichkeit der Reaktion nach einer Kollision bestimmt.

Mit A **als Stoßfaktor** (Reaktionsgeschwindigkeitskonstante bei $1/T \to 0$ bzw. $T \to \infty$) und $E(T) = E_A$ als näherungsweise, temperaturunabhängige, **molare Aktivierungsenergie** ergibt sich die **Arrhenius-Gleichung** (Gleichung 3.43), hier in exponentieller Form geschrieben:

$$k = A \cdot e^{-\frac{E_A}{R \cdot T}}$$ Gleichung 3.43

wobei der Exponentialterm die Stoßausbeute wiedergibt.

Nach Logarithmieren von Gleichung 3.42 ergibt $\ln k$, aufgetragen gegen die reziproke Temperatur, eine Gerade, aus deren Steigung die Aktivierungsenergie errechnet werden kann (Abb. 3.12 A).

In Lösungen liegen die Aktivierungsenergien von Elementarreaktionen meist im Bereich von 50–70 $kJ \cdot mol^{-1}$.

Da bei Reaktionen 1. Ordnung die Halbwertszeit $t_{50\,\%}$ sowie $t_{90\,\%}$ der Geschwindigkeitskonstanten umgekehrt proportional sind (▸Kap. 3.1.1), kann das „Arrhenius-Diagramm" auch mit diesen Parametern gezeichnet werden (Abb. 3.12 B), was für Überlegungen zur Laufzeit von Arzneimitteln besonders praktisch ist. Bei der Auswertung ist zu berücksichtigen, dass in der Steigung weitere Energiebeträge für die Temperaturänderungen von Parametern enthalten sein können, die in die beobachtete Geschwindigkeitskonstante einbezogen wurden, z. B. Lösungsenthalpie bei Suspensionen.

Ist k_{beob} aus mehreren individuellen Geschwindigkeitskonstanten einer komplexen Reaktion zusammengesetzt, sind die Beiträge zur Aktivierungsenergie E_A nicht mehr additiv. Deshalb wird das Arrhenius-Diagramm hier keine Gerade ergeben. Dieses tritt ebenso auf, wenn innerhalb des beobachteten Temperaturintervalls der geschwindigkeitsbestimmende Schritt der Reaktionsfolge verlagert wird oder sich der Mechanismus ändert. Eine Extrapolation von Geschwindigkeitskonstanten bei höheren Temperaturen auf Raumtemperatur, wie sie bei beschleunigten Haltbarkeitsprüfungen vorgenommen wird (▸Kap. 22.5.1), ist deshalb nicht frei von Risiken (Abb. 3.13).

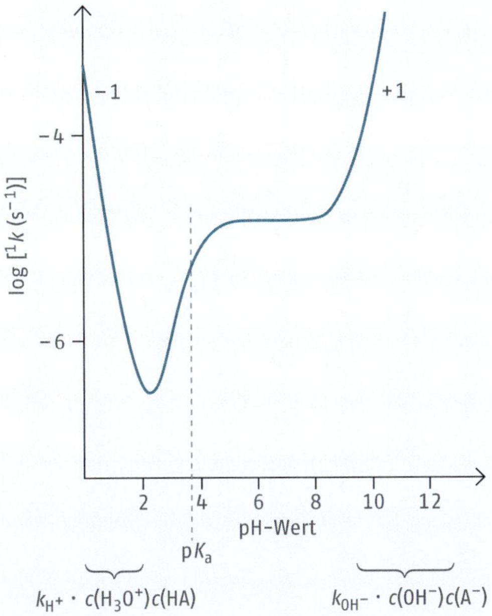

Abb. 3.11 log *k*/pH-Profil für die Hydrolyse von Acetylsalicylsäure

Partywissen

Der Begriff Kinetik (von griech. κίνησις kínesis „Bewegung") ist nicht nur auf chemische und physikochemische Veränderungen beschränkt. So ist in der Physik die Kinetik die Lehre von Kräften und Momenten von sich bewegenden Körpern. Auch in der Kunst sind damit sich bewegende Objekte gemeint. In der Psychologie werden damit körpersprachliche Ausdrucksformen wie Mimik, Gestik und Körperhaltung bezeichnet.

3

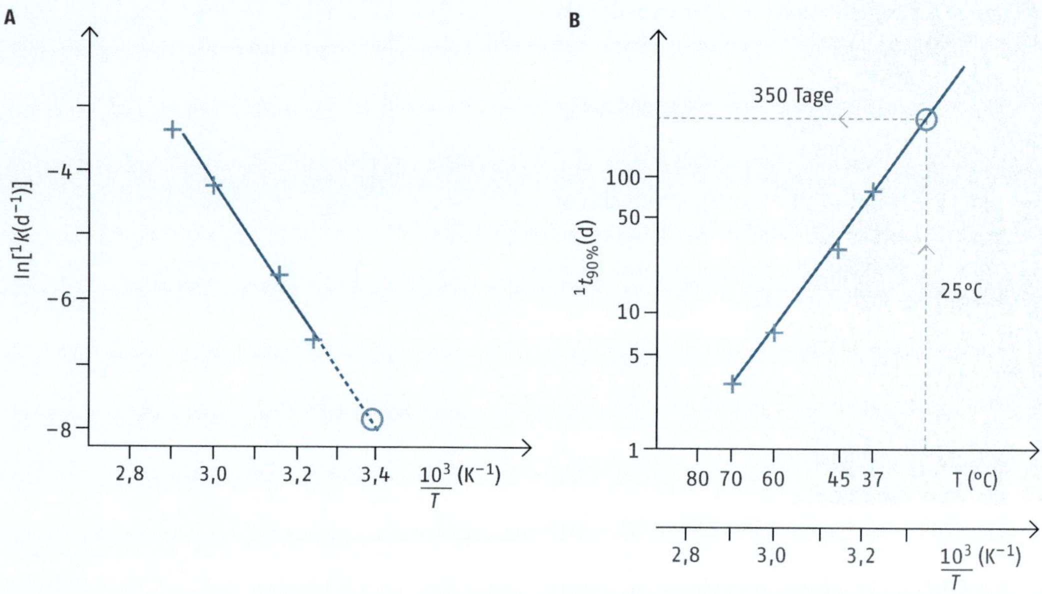

Abb. 3.12 Zusammenhang zwischen Reaktionsgeschwindigkeitskonstanten und Temperatur. Bei linearem Zusammenhang zwischen ln *k* und 1/T (**A**) bzw. log $t_{90\%}$ und 1/T (**B**) besteht die Möglichkeit, unter Beachtung der statistischen Sicherheit von erhöhten Temperaturen auf Raumtemperatur zu extrapolieren. In **B** wurde die Ordinate logarithmisch geteilt, die Abszisse im unteren Maßstab linear („halblogarithmisches" Funktionspapier). Damit können auf der Ordinate die numeri von $t_{90\%}$ eingetragen und abgelesen werden.

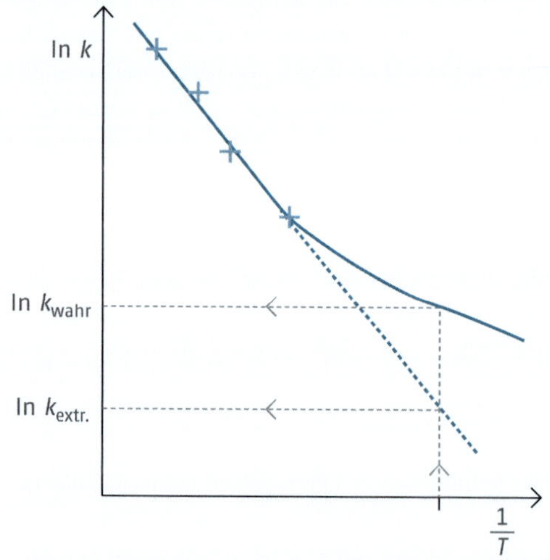

Abb. 3.13 Arrhenius-Diagramm bei Änderung des Mechanismus bzw. des geschwindigkeitsbestimmenden Schritts im extrapolierten Bereich und Gefahr, ein zu kleines ln *k* durch Extrapolation zu erhalten

Quellen und weiterführende Literatur

Adam G, Läuger P, Stark G. Physikalische Chemie und Biophysik. 5. Aufl., Springer, Berlin 2009

Bisswanger H. Enzymkinetik, Theorie und Methoden. 3. Aufl., Wiley-VCH, Weinheim, New York, Chichester, Brisbane, Singapore, Toronto 2000

Frost AA, Pearson RG. Kinetik und Mechanismen homogener chemischer Reaktionen. Verlag Chemie, Weinheim 1984

Karlson P, Doenecke D, Koolman J. Kurzes Lehrbuch der Biochemie für Mediziner und Naturwissenschaftler. 14. Aufl., Georg Thieme Verlag, Stuttgart, New York 2005

Leuenberger H (Martin AN). Physikalische Pharmazie. 4. Aufl., Wissenschaftliche Verlagsgesellschaft Stuttgart, 2002

Moore WJ, Hummel, DO. Physikalische Chemie, Walter de Gruyter Verlag, Berlin, New York 1986

Swinborne, ES. Auswertung kinetischer Messungen, Taschentext 37. Verlag Chemie, Weinheim, Deerfield Beach, Florida, Basel 1975

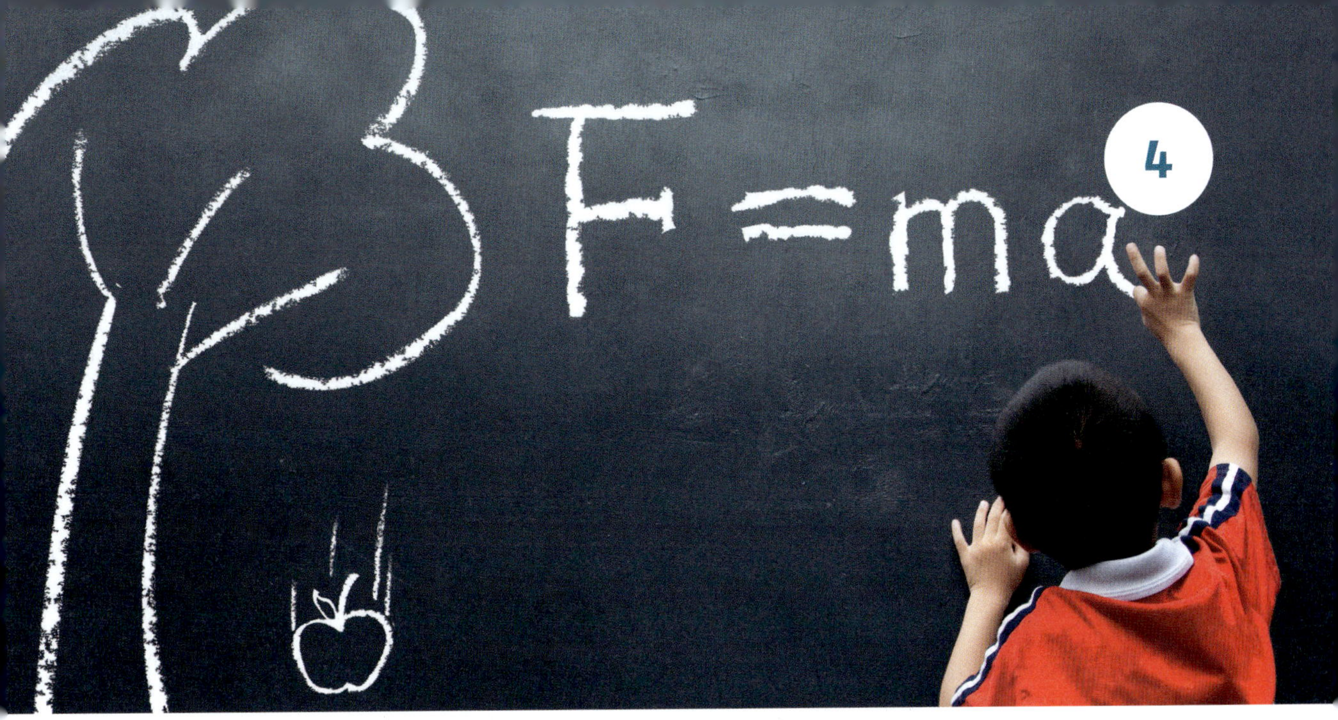

4

Physikalisch-chemische Grundlagen für Arzneiformen

Prof. Dr. Christel Müller-Goymann

Die pharmazeutische Technologie wird vorwiegend von physikalischen und physikalisch-chemischen Phänomenen beherrscht, deren Kenntnis für eine moderne, gezielte Entwicklungsarbeit Voraussetzung ist. Sie ermöglicht, langwierige und unökonomische, rein empirische Arbeit zu umgehen, und eröffnet befriedigende Interpretationen von Produktionsfehlern. Im Folgenden sind einige der wesentlichen Grundlagen zusammengestellt.

4.1 Allgemeines

Definition

Systeme sind willkürlich gewählte Betrachtungsräume. Systeme bestehen aus einer oder mehreren **Komponenten**.

Bei einer Arzneizubereitung, die eine Suspension darstellt, kann man z. B. folgende Betrachtungsräume heranziehen:

1. ein einzelnes Suspensionspartikel,
2. die Gesamtheit aller suspendierten Partikel,
3. die Suspension als solche,
4. die Suspension in ihrem Behältnis einschließlich der mit in dem Behältnis eingeschlossenen Luft,
5. die gesamte Zubereitung einschließlich der Verpackung.

Auch der Begriff der Komponenten ist durch den Zweck der jeweiligen Betrachtung vorgegeben. So kann eine Suspension als ein **Zweikomponenten-System** angesehen werden, z. B. bestehend aus den Feststoffpartikeln und einer Lösung. Betrachtet man die Lösung bereits als eine Kombination aus zwei oder mehreren Komponenten, so ist die betreffende Suspension als **Mehrkomponenten-System** zu betrachten. Auch kann es zweckmäßig sein, zwischen den Feststoffpartikeln zu differenzieren, z. B. nach der stofflichen Zusammensetzung, dem kristallographischen Zustand oder der Partikelgrößenfraktion.

Der Phasenbegriff wurde von Gibbs eingeführt.

Definition

Eine **Phase** ist die Gesamtheit aller Volumenelemente eines Systems, die in sich homogen sind und untereinander den gleichen Aufbau besitzen.

Dementsprechend ist eine Phase ein Bereich, in dem entlang eines räumlichen Vektors keine sprunghafte Änderung irgendeiner physikalischen oder chemischen Eigenschaft auftritt. Phasenübergänge zwischen unterschiedlichen Phasen sind dagegen durch sprunghafte Veränderungen solcher Eigenschaften in den Phasengrenzen charakterisiert (▸Kap. 4.3). Zur Forderung der Homogenität der Phase gehört zwangsläufig, dass die Zahl der im Phaseninneren befindlichen Materiebausteine unverhältnismäßig groß gegenüber der Zahl der Materiebausteine der Phasengrenzfläche sein muss.

Nach dieser Definition stellt die Gesamtheit der Partikel eines Aerosols, einer Emulsion, einer Suspension oder eines Pulvers jeweils nur eine Phase dar. Bei dem eingangs verwendeten Beispiel stellt das einzelne Suspensionspartikel ein Einphasen-System, die Suspension ein Zweiphasen-System und die fertige Arznei in ihrer Verpackung ein Mehrphasen-System dar.

Der Phasenbegriff ist vom Stoffbegriff und vom Aggregatzustand unabhängig. Lösungen sind so gesehen als homogene Mischungen Einphasen-Systeme aus zwei oder mehreren Stoffen, wogegen Systeme aus z. B. Eis und Wasser oder Wasser und Wasserdampf Zweiphasen-Systeme mit nur einem Stoff sind. Im Tripelpunkt des Wassers, in dem ein Gleichgewicht zwischen Wasserdampf, Wasser und Eis vorliegt, ist sogar ein Dreiphasenzustand aus einem einzigen Stoff gegeben. In den letztgenannten Fällen haben die verschiedenen Phasen unterschiedliche Aggregatzustände und folglich einen unterschiedlichen inneren Aufbau. Es ist aber auch möglich, dass eine Substanz in ein und demselben Aggregatzustand zwei- oder mehrphasige Systeme bildet. Im festen Aggregatzustand wird dies z. B. durch Mischungen verschiedener Modifikationen dieser Substanz verifiziert.

Die Zahl der möglichen Phasen ist durch das **Gibbs'sche Phasengesetz** vorgegeben. Danach gilt für heterogene thermodynamische Gleichgewichte, an denen N verschiedene Komponenten beteiligt sind und F Freiheitsgrade möglich sind – wie z. B. Variation der Temperatur, Variation des Drucks oder Variation der Zusammensetzung der einzelnen Phasen – zwischen der Zahl der möglichen Phasen P und den genannten Größen die folgende Beziehung:

$$P + F = N + 2 \qquad \text{Gleichung 4.1}$$

Für ein Einstoff-Dreiphasen-System, wie z. B. Wasser im Gleichgewicht mit seinem eigenen Dampf und Eis, ist $P = 3$, $N = 1$ und folglich $F = 0$. Dieses System erlaubt keine Veränderungen in Bezug auf Temperatur und Druck. Es wird daher als nonvariant bezeichnet und ist nur im Tripelpunkt in dieser Form existent. Zweiphasige Zustände des Wassers sind auf der Sublimationskurve, der Siedekurve oder der Schmelzkurve existent. Mit $P = 2$ und $N = 1$ ist $F = 1$, d. h., die Systeme sind monovariant. Entweder der Druck oder die Temperatur können frei gewählt werden, ohne dass sich an der Zweiphasigkeit etwas ändert. Entsprechend dem Verlauf der Sublimationskurve, der Siedekurve oder der Schmelzkurve ist mit der freien Änderung der Temperatur der Druck festgelegt, unter dem die Zweiphasigkeit noch bestehen bleibt und umgekehrt. Eine freie Variabilität beider Größen liegt bei einphasigen Systemen vor.

Bei Substanzmischungen tritt neben die Temperatur und den Druck als weitere variable thermodynamische Größe die Konzentration.

Definition

Disperse Systeme sind Mischungen aus mehreren Komponenten. Unterschiede ergeben sich nur durch den Zerteilungsgrad.

Häufig kann man zwischen einer zerteilten, dispersen bzw. inkohärenten Komponente und einer zusammenhängenden, kohärenten Komponente unterscheiden.

Je nach dem Zerteilungsgrad bzw. der Dispersität lassen sich disperse Systeme entsprechend ◘ Tab. 4.1 klassifizieren.

Die Grenzen dieser Klassifizierung sind willkürlich. Dies wird entsprechend deutlich an der Tatsache, dass Lösungen niedermolekularer Verbindungen als molekulardispers bezeichnet werden, Lösungen von Oligomeren und Polymeren aber dem kolloiddispersen Bereich zugerechnet werden müssen. Ebenso ist der Übergang vom kolloiden in den grobdispersen Bereich willkürlich an der Wellenlänge des sichtbaren Lichtes und damit am Auftreten des Tyndall-Effekts oder an der mikroskopischen Auflösbarkeit orientiert. Näheres zum dispersen Bereich siehe ▸ Kap. 4.5, zum kolloiddispersen Bereich siehe ▸ Kap. 4.4.

Bei verdünnten homogenen Mischungen, bei denen die niedrigkonzentrierte Komponente im zur Verfügung stehenden Raum rein zufallsverteilt ist, wie z. B. bei den verdünnten Lösungen, ist die Unterscheidung zwischen der dispersen und der zusammenhängenden Komponente eindeutig. Diese Eindeutigkeit geht bei höheren Konzentrationen verloren. So ist es nicht sinnvoll, bei einer molekulardispersen 1:1-Mischung zwischen einer dispersen und einer kohärenten Komponente zu unterscheiden.

Anhand der ◘ Tab. 4.1 wird die Sinnfälligkeit einer Unterscheidung der Begriffe Komponente und Phase deutlich. Lösungen sind disperse Zwei- oder Mehrkomponenten-Systeme, nicht aber disperse Zwei- oder Mehrphasen-Systeme. Ist mindestens eine der Komponenten ein Feststoff, kann das System Bi- oder Trikohärenz annehmen. Die beteiligten Komponenten durchdringen sich in diesen Systemen gegenseitig, aber es bleibt jede für sich zusammenhängend. Hierfür sei als Beispiel aus dem grobdispersen Bereich der feste offene Schaum und aus dem kolloiddispersen das Gel erwähnt. Auch sind kompliziertere Mehrkomponenten-Mischsysteme möglich, in denen z. B. mehrere kohärente und zerteilte Phasen nebeneinander vorliegen (▸ Kap. 12.5).

◘ **Tab. 4.1** Größenklassifizierung disperser Systeme

System	Partikelgröße
molekulardispers, echte Lösungen	<1 nm
kolloiddispers	1 nm–ca. 500 nm
grobdispers	>500 nm
mikroskopisch grobdispers	ca. 500 nm–100 µm
makroskopisch grobdispers	>100 µm

4.2 Einphasen-Systeme

4.2.1 Flüssigkeiten

Definition

Flüssigkeiten sind Körper, die in der Lage sind, unter dem Einfluss der Schwerkraft ihre Form dem zur Verfügung stehenden Raum so anzupassen, dass ihr Schwerpunkt die tiefstmögliche Lage einnimmt. Im Gegensatz zu Feststoffen sind Flüssigkeiten nicht formstabil.

Die Beweglichkeit verdanken ideale Flüssigkeiten ihrem amorphen Aufbau, d. h. der Tatsache, dass ihre Bauelemente (Moleküle) keine Ordnungszustände gegeneinander einnehmen. Dabei können sich durchaus die Molekülabstände bevorzugt innerhalb eines bestimmten Bereichs bewegen, oder es können sogar bestimmte mittlere Abstände bevorzugt auftreten. Die relativ große Toleranz gegenüber räumlichen Verschiebungen gibt den Molekülen die Möglichkeit, völlig unregelmäßige thermische Bewegungen in allen Raumrichtungen durchzuführen.

Die intermolekularen Wechselwirkungen erlauben nur sehr energiereichen Molekülen die Oberfläche zu verlassen und in den Gasraum überzutreten. Im Wesentlichen verlassen aber die Moleküle ihre gegenseitige Einflusssphäre nicht, sodass der Charakter einer kondensierten Materie gewahrt bleibt.

Nichtideale Flüssigkeiten sind durch mehr oder minder hohe Ordnungszustände zwischen den Molekülen ausgezeichnet. Zu ihnen gehören die in ▸ Kap. 4.4 (Kolloide) näher beschriebenen Flüssigkristalle, aber auch das Wasser, das im ▸ Kap. 4.2.3 (Lösungen) abgehandelt werden soll. Ordnungszustände bewirken im Allgemeinen einen Feststoffcharakter. Ist jedoch die intermole-

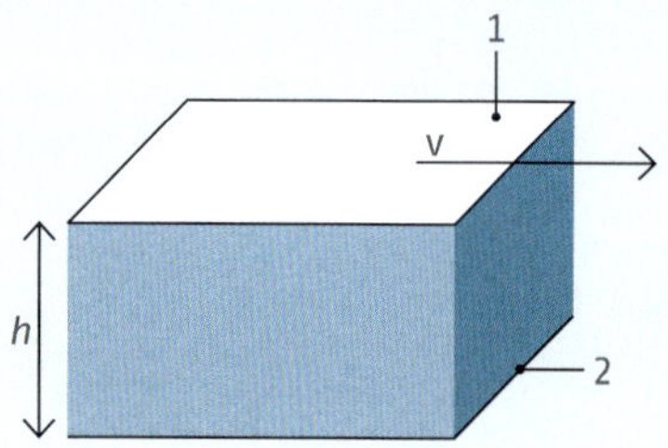

Abb. 4.1 Modellbetrachtung zur Beschreibung der Viskosität. Nähere Erläuterungen im Text

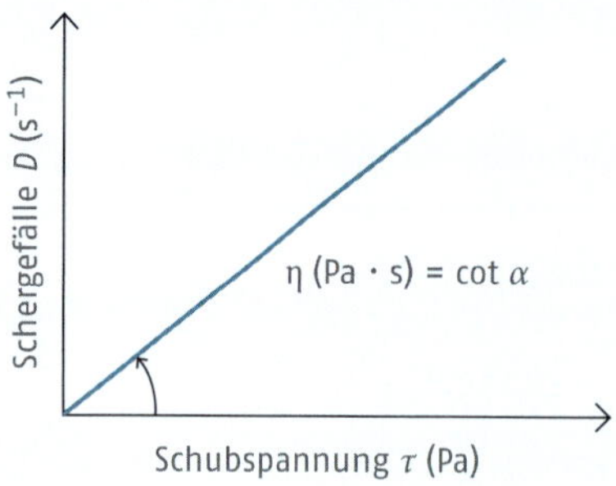

Abb. 4.2 Idealviskoses Fließverhalten

kulare Bindung so schwach, dass sie durch äußere mechanische Kräfte leicht überwunden werden kann, nimmt die Materie Flüssigkeitscharakter an. Dies ist auch der Fall, wenn der Aufbau durch kurzlebige, sich ständig verändernde Molekülschwärme (Cluster) gekennzeichnet ist.

Mechanische Eigenschaften von Flüssigkeiten, Viskosität

Flüssigkeiten sind im Gegensatz zu Feststoffen fließfähige Systeme, d. h., sie erleiden unter dem Einfluss äußerer Kräfte irreversible Formveränderungen. Diesen setzen sie einen Widerstand entgegen, der in Analogie zur Festkörperreibung auch als „innere Reibung" bezeichnet wird. Der spezifische, für die Substanz charakteristische Widerstand wird als deren Zähigkeit oder auch Viskosität bezeichnet. Fließfähigkeit und Zähigkeit bzw. Viskosität sind demnach gegenläufige Begriffe. Die Lehre von den Fließeigenschaften oder Fließfähigkeiten heißt **Rheologie**.

Zur Beschreibung der Viskosität kann die in Abb. 4.1 schematisch dargestellte Modellbetrachtung herangezogen werden, wonach eine Platte 1 gegen eine Unterlage 2 mit der Geschwindigkeit v parallel verschoben wird. Zwischen der festen Unterlage 2 und der Platte 1 befindet sich die zu untersuchende Flüssigkeit mit der Schichtdicke h.

Für die Vorwärtsbewegung ist eine Kraft F erforderlich, die umso größer ist, je größer die Fläche A der Platte 1 bzw. 2 ist. Die Normierung dieser Kraft über die Fläche ist die Schubspannung τ. Diese Schubspannung muss umso größer sein, je zäher die Flüssigkeit, ausgedrückt durch den Viskositätskoeffizienten η, ist. Sie ist ferner proportional zum Geschwindigkeitsgradienten D, d. h. der Relativgeschwindigkeit der Platte 1 gegenüber der Platte 2, und umgekehrt proportional zum Abstand zwischen den beiden Platten.

Idealviskosität

Nach Newton ist die Viskosität einer idealviskosen Flüssigkeit durch die in Gleichung 4.2 dargestellte Beziehung gegeben:

$$\frac{F}{A} = \tau = \eta \frac{dv}{dh} = \eta D \qquad \text{Gleichung 4.2}$$

| $F/A = \tau$ Schubspannung | η Viskositätskoeffizient | $D = dv/dh$ Schergefälle, Schergeschwindigkeitsgefälle bzw. Geschwindigkeitsgefälle

Flüssigkeiten, die dieser Gesetzmäßigkeit folgen, werden als **Newton'sche Flüssigkeiten** bezeichnet.

Das Schergefälle D hat die Dimension s^{-1}. Die Schubspannung ist dimensionsgleich zu einem Druck mit Nm^{-2} bzw. Pa. Sie unterscheidet sich jedoch von einem Druck dadurch, dass der ihr zugrunde liegende Kraftvektor parallel zur Fläche und beim Druck senkrecht zur Fläche orientiert ist. Der Viskositätskoeffizient η hat die Dimension Pa · s und unterscheidet sich darin als innerer Reibungskoeffizient von Flüssigkeiten von den Reibungskoeffizienten der Festkörperreibung, die dimensionslos sind.

Da die Fließfähigkeit einer Flüssigkeit umgekehrt proportional zu deren Viskosität ist, kann sie in Rheogrammen wiedergegeben werden, die umgekehrte Viskositätsdiagramme darstellen. Hierzu wird wie in Abb. 4.2 das Schergefälle D über der Schubspannung τ aufgetragen.

Im Falle einer idealviskosen Flüssigkeit resultiert eine Gerade, deren Steilheit dem Fließvermögen, die reziproke Steilheit dagegen der Viskosität entspricht. Abweichungen vom geradlinigen Verlauf des Rheogrammes, die bei strukturviskosen Körpern auftreten, werden an späterer Stelle behandelt (▸ Kap. 4.2.1).

Bestimmungsmethoden für die Viskosität idealviskoser Flüssigkeiten

Die Viskosität idealviskoser Flüssigkeiten lässt sich mit hoher Genauigkeit mit einem Kapillarviskosimeter bestimmen. In Abb. 4.3 ist schematisch das **Kapillarviskosimeter** nach Ubbelohde wiedergegeben.

Beim Kapillarviskosimeter macht man sich die Tatsache zunutze, dass die Auslaufgeschwindigkeit einer Flüssigkeit aus einer Kapillare der Viskosität umgekehrt proportional ist. Die Auslaufgeschwindigkeit folgt dem **Hagen-Poiseuille'schen Gesetz** (Gleichung 4.3), wonach gilt:

$$\frac{V}{t} = \frac{\Delta p \pi r^4}{8 \eta l} \quad \text{Gleichung 4.3}$$

Hierin bedeuten V das in der Zeit t durch die Kapillare laufende Flüssigkeitsvolumen, Δp die sich aus der Dichte und der Höhe der Flüssigkeitssäule ergebende Druckdifferenz zwischen dem Anfang und dem Ende der Kapillare, l die Länge der Kapillare, r deren Radius und η die Viskosität der Flüssigkeit. In das Vorratsgefäß B am rechten Schenkel des Viskosimeters wird die zu untersuchende Flüssigkeit eingefüllt; anschließend wird das Belüftungsrohr E verschlossen und die Flüssigkeit durch die Kapillare K bis zur Füllung der beiden Vorratskugeln A und D hochgesaugt. Zur Messung lässt man sie durch die Kapillare K zurücklaufen und misst die Zeit, die verstreicht, wenn der Meniskus von der oberen Messmarke m_1 zur unteren Messmarke m_2 abfällt. Über das zur Messung geöffnete Belüftungsrohr E wird die Erweiterung C unterhalb der Kapillare belüftet, sodass in dieser Erweiterung unter der Kapillare ein konstanter Druck, nämlich der Atmosphärendruck herrscht. Auf diese Weise geht in die Messung lediglich die Druckabnahme durch das Abfallen des Meniskus zwischen den beiden Marken ein, nicht aber das Ansteigen der Flüssigkeitssäule in dem im rechten Schenkel der Apparatur befindlichen Vorratsgefäß B. Da die Viskosität stark temperaturabhängig sein kann, wird die Messung in einem Temperiergefäß durchgeführt. Die Viskosität kann dann wie folgt berechnet werden:

$$\eta = \frac{\rho g \pi h r^4 t}{8 l V} \quad \text{Gleichung 4.4}$$

In dieser Gleichung ist V das Volumen der unmittelbar über der Kapillare befindlichen Kugel A zwischen den beiden Messmarken m_1 und m_2, h die mittlere Druckhöhe entsprechend Abb. 4.3 B, r der Radius der Kapillare, ρ die Dichte der Flüssigkeit und g die Erdbeschleunigung. Im Allgemeinen bedient man sich einer Gerätekonstanten k, die mithilfe von Flüssigkeiten bekannter Viskosität ermittelt wird. Mit dieser vereinfacht sich die obige Formel zu Gleichung 4.5:

$$\eta = \rho k t \quad \text{Gleichung 4.5}$$

Die Größe η/ρ wird als **kinematische Viskosität** υ bezeichnet (Gleichung 4.6):

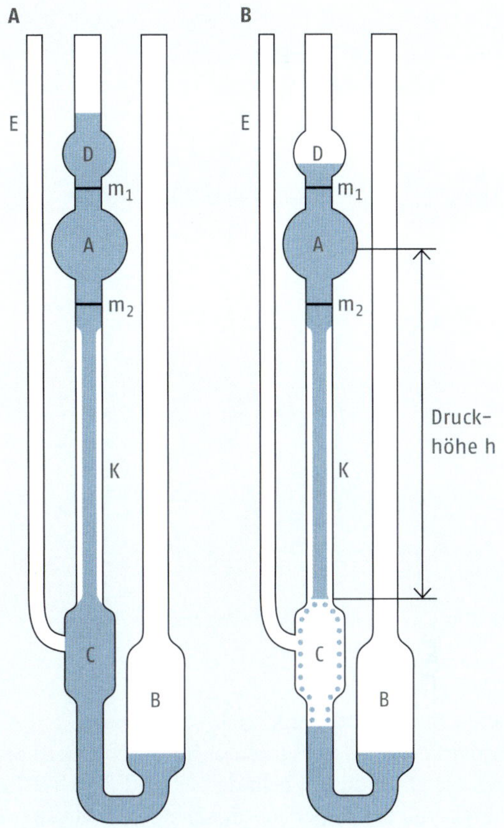

Abb. 4.3 Kapillarviskosimeter nach Ubbelohde. **A** Viskosimeter nach dem Hochsaugen der Messflüssigkeit, **B** Viskosimeter während der Messung

$$\upsilon = \frac{\eta}{\rho} = k \cdot t \quad \text{Gleichung 4.6}$$

Ein zweiter sehr gebräuchlicher Viskosimetertyp für die Bestimmung der Viskosität von idealviskosen Flüssigkeiten ist das **Kugelfallviskosimeter**. In Abb. 4.4 ist schematisch das Kugelfallviskosimeter nach Höppler wiedergegeben.

Es besteht aus einem in einem Temperiermantel befindlichen schräg stehenden Rohr, in das die zu untersuchende Flüssigkeit eingefüllt wird. Gleichzeitig wird in das Rohr eine Kugel höherer Dichte eingebracht. Das Viskosimeter, das drehbar an einem Stativ befestigt ist, wird zunächst um 180° gedreht, sodass die Kugel durch die Flüssigkeit in das Oberteil des Viskosimeters fällt. Zur Messung wird das Viskosimeter wieder in die Messstellung gebracht. Damit fällt die Kugel in umgekehrter Richtung und passiert dabei zwei Messmarken. Die Kugel wird anfangs eine beschleunigte Bewegung durchführen und schließlich eine Gleichgewichtsgeschwindigkeit erreichen. Die obere Messmarke ist so

4

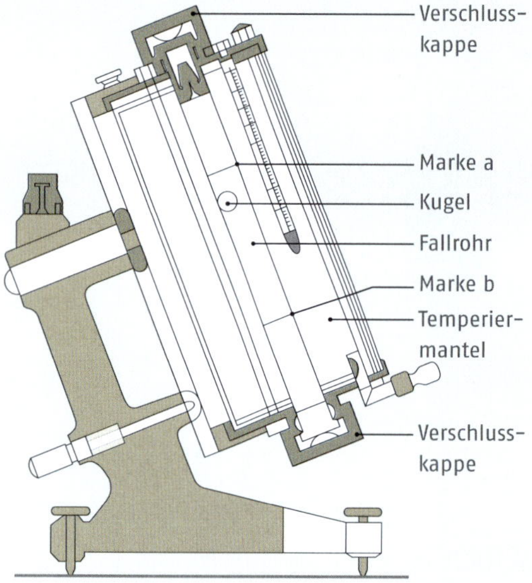

Abb. 4.4 Kugelfallviskosimeter nach Höppler

angebracht, dass die Kugel sich beim Passieren dieser Messmarke auf jeden Fall schon im Bereich der konstanten Geschwindigkeit befindet. Es wird dann die Zeit ermittelt, die die Kugel von dieser oberen Messmarke bis zur unteren Messmarke benötigt.

Das Messprinzip lehnt sich an das **Stokes'sche Gesetz** an (▸Kap. 4.5.3), wonach sich die Fallgeschwindigkeit eines Körpers in einem Medium im Gleichgewichtszustand aus der Dichtedifferenz zwischen diesem Körper und dem umgebenden Medium ($\rho_K - \rho_D$), dem Radius des Körpers *r*, der Erdbeschleunigung *g* und der Viskosität errechnet (Gleichung 4.7).

$$v = \frac{2}{9} \cdot \frac{(\rho_K - \rho_D) \cdot r^2 g}{\eta} \quad \text{Gleichung 4.7}$$

Zur Erfüllung des Stokes'schen Gesetzes müsste die Kugel frei vertikal fallen, eine Bedingung, die sich nicht ohne weiteres verifizieren lässt. In einem vertikal stehenden Rohr wird ein Fallkörper stets eine unregelmäßige Pendelbewegung durchführen. Aus diesem Grund wird beim Kugelfallviskosimeter das Messrohr etwas schräg gestellt, sodass die Kugel auf der Innenwand des Rohrs abrollt. Dies gewährleistet eine hohe Reproduzierbarkeit der Messung, verursacht aber auch, dass die Fallgeschwindigkeit nicht exakt dem Stokes'schen Gesetz folgt. Am einfachsten bedient man sich einer Gerätekonstanten, die mithilfe von Flüssigkeiten bekannter Viskosität ermittelt wird. Unter Berücksichtigung dieser Konstanten *k* lässt sich die Viskosität der zu untersuchenden Flüssigkeit festlegen (Gleichung 4.8).

$$\eta = k \cdot (\rho_K - \rho_D) \cdot t \quad \text{Gleichung 4.8}$$

| ρ_K Dichte der fallenden Kugel | ρ_D Dichte der Flüssigkeit | *t* Fallzeit der Kugel zwischen den beiden Marken

Sowohl das Kapillarviskosimeter als auch das Kugelfallviskosimeter gestatten nur eine Einpunktmessung mit einer aus der Geometrie und den Dichten resultierenden Schubspannung und dem sich daraus einstellenden konstanten Schergefälle. Beide Größen sind praktisch nicht überschaubar. Dennoch ist es möglich, bei Messungen ein und derselben Flüssigkeit in verschiedenen Kapillarviskosimetern unterschiedlichen Kapillardurchmessers oder in einem Kugelfallviskosimeter mit Kugeln unterschiedlichen Durchmessers bzw. unterschiedlicher Dichte Schubspannung und Schergefälle zu variieren. Da bei diesen Geräten weder die Schubspannung noch das Schergefälle eindeutig bestimmbar sind, ist es nur möglich, über die jeweilige Gerätekonstante die Viskosität zu ermitteln. Unter Variation der Bedingungen muss bei einem idealviskosen Fließverhalten stets der gleiche Viskositätswert resultieren. Treten Abweichungen auf, so ist die betreffende Substanz nicht idealviskos, sondern strukturviskos.

Strukturviskosität

Während beim idealviskosen Fließverhalten das Rheogramm eine Gerade darstellt, deren Steigung das Fließvermögen, die reziproke Steigung dagegen die Viskosität widerspiegelt, zeichnen sich strukturviskose Körper durch eine Nichtlinearität im Rheogramm aus, d.h. durch ein veränderliches Fließvermögen bzw. durch eine veränderliche Zähigkeit. Der Verlauf der Rheogramme strukturviskoser Körper wird durch die Viskositätsfunktion der reziproken Steigung bzw. des reziproken Differenzialquotienten der Kurve η^* charakterisiert. Früher wurde η^* als Quasiviskosität bezeichnet.

Ausgehend von steigenden Schubspannungswerten unterscheidet man je nach Art der Änderung der Fließfähigkeit der Systeme drei verschiedene Grundtypen der Strukturviskosität:

- pseudoplastisches Fließen,
- dilatantes Fließen und
- plastisches Fließen.

Ein **pseudoplastisches Fließen** liegt dann vor, wenn die Flüssigkeit mit zunehmender Scherbeanspruchung eine zunehmende Fließfähigkeit zeigt. Dabei kann durchaus der Anfangsteil des Rheogramms annähernd linear entsprechend einer Idealviskosität sein. Die Veränderlichkeit der Steigung wird dann erst oberhalb einer bestimmten Schubspannung merkbar. Auch bei hohen Schubspannungswerten kann sich wieder annähernd ideales Fließverhalten einstellen. Ein derartiges Diagramm ist in der Abb. 4.5 dargestellt. Pseudoplastische Körper werden auch als **Casson-Körper** bezeichnet.

Pseudoplastisches Fließen wird bei Suspensionen mit anisometrischen Teilchen (Plättchen oder Nadeln) und bei kolloiden Lösungen langkettiger Makromoleküle beobachtet.

Der zweite Typ, das **dilatante Fließen**, zeigt einen umgekehrten Verlauf (Abb. 4.6). Die Steilheit der Kurve nimmt mit zunehmender Scherbeanspruchung immer weiter ab, was einer zunehmenden Viskosität oder einer abnehmenden Fließfähigkeit gleichkommt. Im Extremfall werden dilatante Flüssigkeiten bei Einwirkung hoher Scherkräfte zu hochelastischen Festkörpern. Dilatante Körper sind hochkonzentrierte Suspensionen, d. h. Pasten.

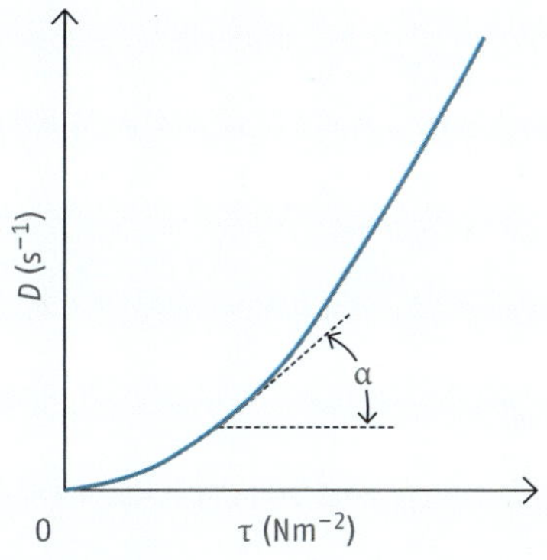

Abb. 4.5 Pseudoplastisches Fließen, Casson-Körper

Partywissen

Beim Anrühren von Puddingpulver mit zunächst wenig Flüssigkeit ist dilatantes Fließen zu erleben: Je stärker man rührt, desto größer wird der Widerstand. Dasselbe gilt für Weihnachtsstollenteig.

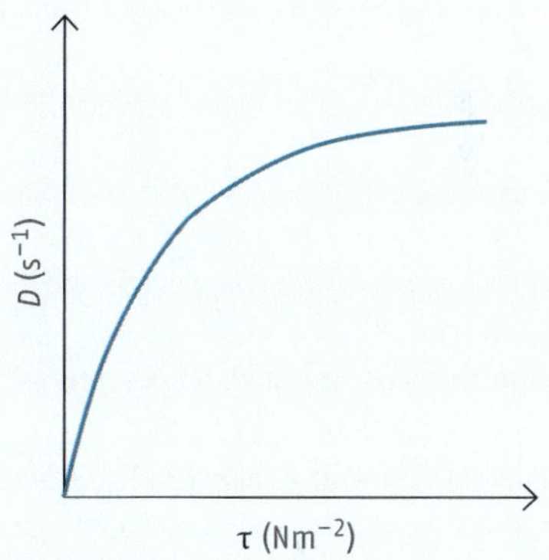

Abb. 4.6 Dilatantes Fließen

Den dritten Typ stellt das **plastische Fließen** dar. In diesem Fall setzt die Fließfähigkeit erst oberhalb einer bestimmten Schubspannung, dem Fließpunkt ein. Bis zu dieser Schubspannung ist das Material formstabil. Dies erkennt man im Rheogramm an der Tatsache, dass der Anfangsteil des Diagramms mit der Abszisse zusammenfällt. Hierbei ist das Fließvermögen demnach 0 und die Viskosität unendlich. Damit liegt bis zu dieser Belastung ein Festkörper vor. Erst oberhalb des Fließpunktes steigt die Kurve an und geht entweder rasch in eine Gerade über oder es zeigt sich eine über einen längeren Bereich allmählich zunehmende Steigung. Im ersten Fall stellt sich eine konstante Fließfähigkeit ein. Ein derartiges Material wird **Bingham-Körper** genannt. Im zweiten Fall nimmt die Fließfähigkeit fortlaufend wie beim Casson-Körper zu. Deshalb und unter Berücksichtigung des Fließpunktes bezeichnet man derartige Materialien als plastische Körper mit Casson-Charakteristik. Die beiden entsprechenden Diagramme sind in Abb. 4.7 und Abb. 4.8 wiedergegeben.

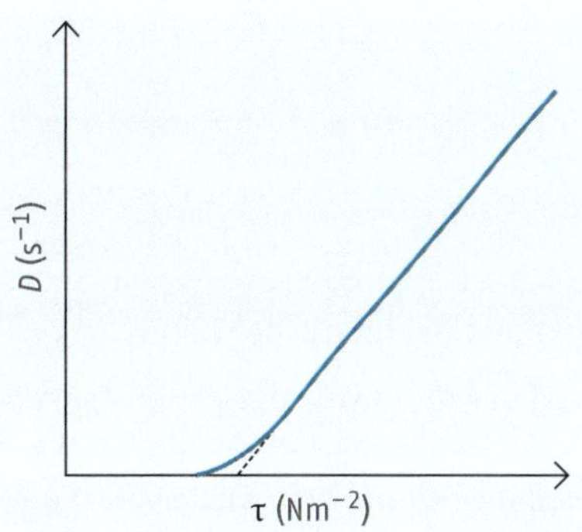

Abb. 4.7 Plastisches Fließen, Bingham-Körper

Strukturviskose Materialien verändern ihr Fließvermögen unter der Scherung durch strukturelle Veränderungen, die durch den mechanischen Einfluss ausgelöst werden. Hierzu gehören z. B. Ausrichtungen von Molekülen oder Suspensionspartikeln, Zerstörung des inneren Zusammenhalts eines Festkörpers oder Störung bzw. Verdrängung eines interpartikulären Flüssigkeitsfilms bei hochkonzentrierten Suspensionen. Diese Phänomene werden im Einzelnen in den nachstehenden Abschnitten und Kapiteln abgehandelt.

Die viskositätsbeeinflussenden Strukturen bauen sich in der Regel nicht spontan, sondern erst mit einiger Verzögerung wieder auf. Wird nach Durchlaufen eines Diagramms mit zunehmenden Schubspannungswerten die

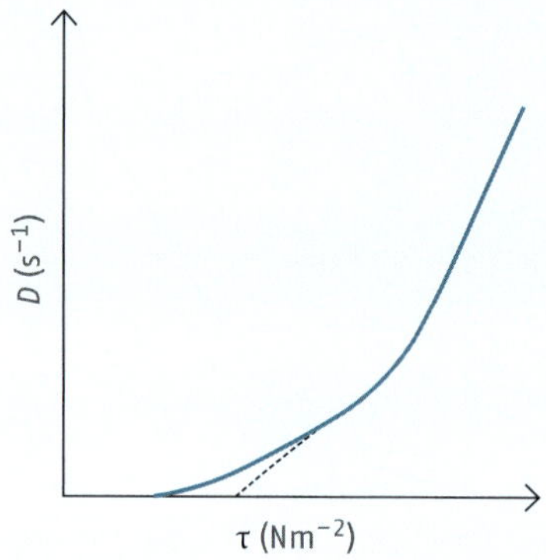

o Abb. 4.8 Plastisches Fließen mit Casson-Charakteristik

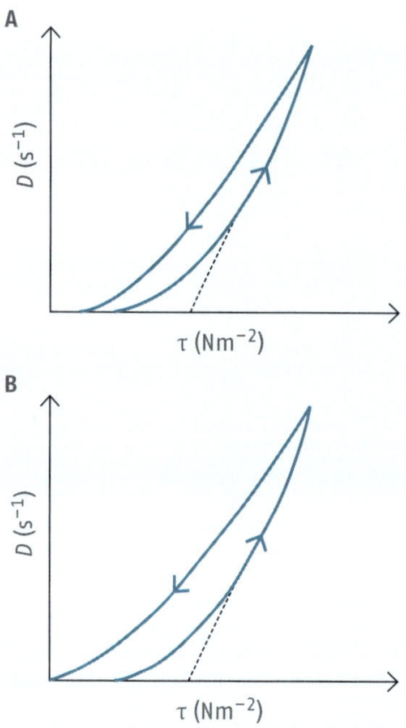

o Abb. 4.9 **A** Plastisch thixotroper Körper, **B** Rheodestruktion eines plastischen Körpers

Schubspannung allmählich wieder zurückgenommen, so folgt bei starken Verzögerungen im Wiederaufbau des Systems die absteigende Kurve nicht dem Anstiegsdiagramm. Es ist vielmehr eine Hysteresis zu beobachten, die selbstverständlich auch von der Geschwindigkeit abhängt, mit der der gesamte Kurvenzug durchmessen wird. Der verzögerte Wiederaufbau eines plastischen Körpers nach vorherigem Strukturabbau wird als **Thixotropie** bezeichnet (o Abb. 4.9 A). Die Hysteresisfläche ist umso größer, je langsamer der Wiederaufbau erfolgt.

Der Begriff Thixotropie lässt sich sinngemäß auch auf pseudoplastische Körper ausdehnen, obgleich er ursprünglich nur für plastische definiert wurde.

Das Gegenteil der Thixotropie, das einer zeitabhängigen Verflüssigung bei abnehmender Scherbelastung entspricht und von einem dilatanten Fließverhalten ausgeht, wird als **Antithixotropie** oder **Rheopexie** bezeichnet.

Der Wiederaufbau des Ruhezustands eines festeren Systems, wie z. B. eines Gels, lässt sich manchmal durch leichte mechanische Beeinflussungen fördern.

Wird ein plastischer Körper durch Scherung irreversibel verflüssigt, dann ist dies eine **Rheodestruktion** (o Abb. 4.9 B).

Häufig zu beobachten ist ein zusammengesetztes Fließverhalten, bei dem z. B. bei geringeren Scherbeanspruchungen idealviskoses Fließverhalten vorliegt, das pseudoplastisch wird, bei höheren Schubspannungswerten in eine leichte Dilatanz übergeht und schließlich in einen geradlinigen Verlauf einmündet. Ein derartiger Kurvenverlauf ist in o Abb. 4.10 dargestellt.

Auch die Abwärtskurve kann einen komplexen Verlauf haben, wie aus o Abb. 4.11 zu ersehen ist, in der ein dilatanter Körper mit einer solchen Charakteristik wiedergegeben ist. Komplexe Diagramme deuten immer auf mehrfache ineinander übergehende Strukturumwandlungen hin.

Rheologische Untersuchungen strukturviskoser Flüssigkeiten

Strukturviskose Flüssigkeiten, deren Viskositäten von der Scherbeanspruchung abhängen, lassen sich am einfachsten mit einem **Rotationsviskosimeter** untersuchen. Hierzu stehen unterschiedliche Einrichtungen zur Verfügung:

1. Zylinder-Becher-Einrichtung (o Abb. 4.12) und
2. Platte-Kegel-Einrichtung (o Abb. 4.13).

Bei der Zylinder-Becher-Einrichtung befindet sich die zu untersuchende Probe in einem Becher definierten Innendurchmessers, in den ein zylindrischer Messkörper mit ebenfalls definiertem Durchmesser eintaucht. Zwischen Messkörper und Becher muss sich ein an allen Stellen absolut gleichmäßig schmaler, konzentrischer Spalt befinden. Der Messkörper ist entweder über eine Torsionsfeder oder direkt mit der Welle A verbunden.

Die Messungen können nach zwei verschiedenen Prinzipien erfolgen:

1. Nach dem **Couette-Prinzip**, wobei der Probenbecher über eine Torsionsfeder angetrieben mit einer vorgegebenen Winkelgeschwindigkeit um seine Achse rotiert, während die Achse A starr am Geräterahmen fixiert ist.
2. Nach dem **Searle-Prinzip**, wobei der Probenbecher fest steht, während die Welle A, die über eine Tor-

sionsfeder mit dem Messkörper verbunden ist, mit der vorgegebenen Winkelgeschwindigkeit angetrieben wird.

In beiden Fällen stellt sich eine der Zähigkeit der Flüssigkeit proportionale Verdrillung der Torsionsfeder ein. Die Verdrillung dieser Feder lässt sich aus der Winkelverschiebung zwischen der Welle A und dem Probenbecher ablesen. Sie ist bei bekannter Federkonstante ein unmittelbares Maß für das an der Torsionsfeder angreifende Drehmoment.

Die tangential am Zylindermantel des Messkörpers angreifende Kraft F ergibt sich aus dem Drehmoment M und dem Radius des Messkörpers nach Gleichung 4.9.

$$F = \frac{M}{r} \text{ (in N)}$$ Gleichung 4.9

Die Schubspannung τ, die als Kraft pro Fläche definiert ist, errechnet sich dann aus der Fläche des Zylindermantels nach Gleichung 4.10.

$$\tau = \frac{F}{2\pi rh} = \frac{M}{2\pi r^2 h} \text{ (in Pa)}$$ Gleichung 4.10

Aus der im Bogenmaß angegebenen Winkelgeschwindigkeit ω errechnet sich unter Annahme eines linearen Scherprofils das Geschwindigkeitsgefälle D nach Gleichung 4.11.

$$D = \frac{2\omega r_a^2}{r_a^2 - r_i^2} \text{ (in s}^{-1}\text{)}$$ Gleichung 4.11

| r_a Radius des Messbechers | r_i Radius des Messzylinders

Die zweite gebräuchliche Einrichtung ist die **Platte-Kegel-Einrichtung** (Abb. 4.13).

Die Platte-Kegel-Einrichtung besteht aus einer kreisrunden planen Scheibe, der Platte, auf die die zu untersuchende Substanz ausgestrichen wird. Auf diese ruhende Scheibe wird mithilfe einer Feder ein Kegel mit einem gegebenen Öffnungswinkel gedrückt. Der Kegel wird mit bestimmten Umdrehungsgeschwindigkeiten ω in Rotation versetzt und das erforderliche Drehmoment M gemessen. Bei dieser Messeinrichtung errechnet sich die Schubspannung τ nach Gleichung 4.12.

$$\tau = \frac{3M}{2\pi r^3} \text{ (in Nm}^{-2}\text{)}$$ Gleichung 4.12

| r Kegelradius

Das Schergefälle D ergibt sich aus der Winkelgeschwindigkeit ω und dem Spaltwinkel zwischen Platte und Kegel α nach Gleichung 4.13.

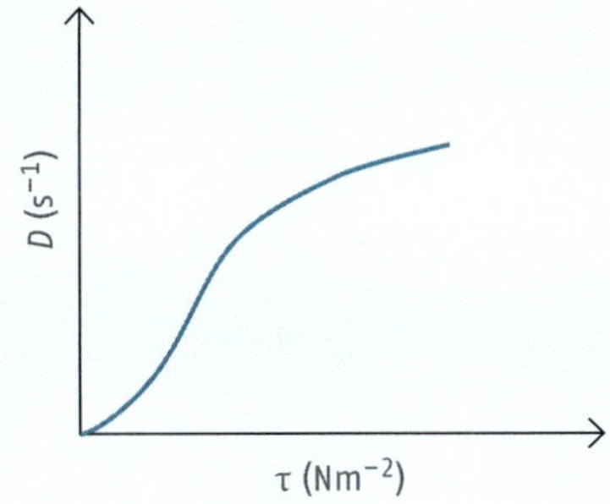

Abb. 4.10 Zusammengesetztes Fließverhalten

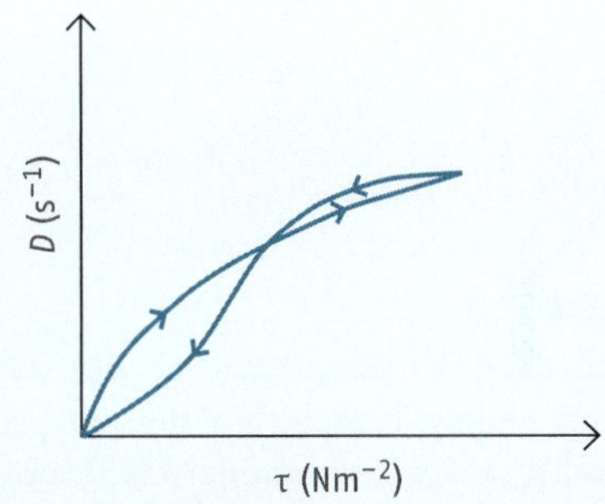

Abb. 4.11 Dilatantes Fließen mit komplexem Abwärtsdiagramm

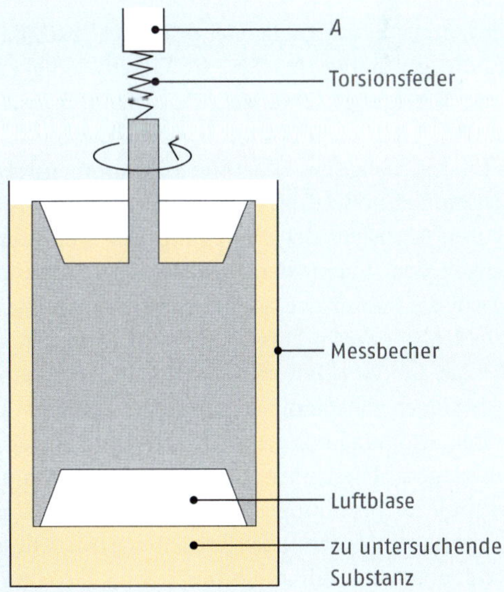

Abb. 4.12 Zylinder-Becher-Einrichtung. Beim Searle-Prinzip ist der Probenbecher fest, während der Messkörper rotiert; beim Couette-Prinzip ist der Messkörper fest und der Probenbecher rotiert.

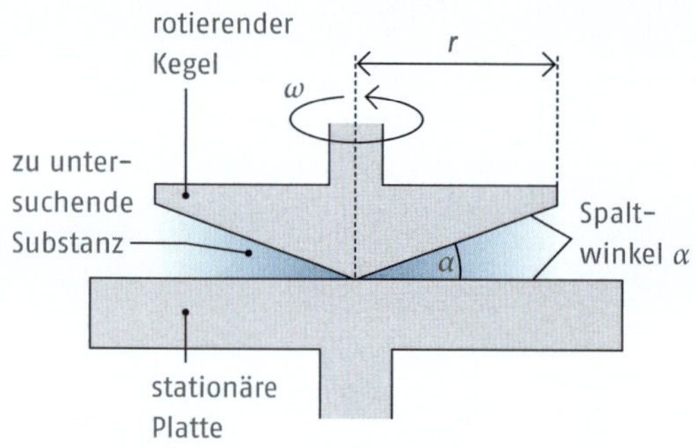

Abb. 4.13 Platte-Kegel-Einrichtung zur Rotationsviskosimetrie

$$D = \frac{\omega}{\alpha} \left(\text{in s}^{-1}\right) \quad \text{Gleichung 4.13}$$

Strömungsarten

Die vorstehenden Überlegungen zu den Fließeigenschaften von Flüssigkeiten sowie die entsprechenden Messmethoden setzen eine laminare Strömung voraus. Unter einer **laminaren Strömung** ist eine idealisierte Fließbewegung zu verstehen, bei der sich die einzelnen Schichten des Gutes parallel zueinander ohne gegenseitigen Energieaustausch bewegen. Moleküle in einer Schicht beharren in ihrer Bewegungsrichtung und können sich folglich nicht über die verschiedenen Schichten austauschen.

Der laminaren Strömung steht die ideal **turbulente Bewegung** gegenüber, bei der die Geschwindigkeiten und die Bewegungsrichtungen der Materiebausteine rein zufällig verteilt sind. Damit kommt es zwangsläufig unter Energieaustausch zu häufigen Zusammenstößen. Die Zusammenstöße führen zu Änderungen in Richtung und Intensität der Bewegung der betroffenen Materieteilchen. Einem derartigen Bewegungszustand entspricht die thermische oder auch Brown'sche Bewegung in Gasen oder in Flüssigkeiten. In Mischern versucht man solche Materialbewegungen aufzubauen, ohne sie jedoch vollständig verifizieren zu können. Der laminaren Strömung können sich turbulente Bewegungen überlagern. Dies führt zur turbulenten Strömung. Die turbulente Strömung einer Flüssigkeit in einem Rohr macht sich durch einen erhöhten Strömungswiderstand, aber auch durch ein besonderes Strömungsprofil bemerkbar. Bei diesem ist der Geschwindigkeitsgradient im Bereich der Rohrwandung besonders steil, während über nahezu dem gesamten übrigen Querschnitt die Strömungsgeschwindigkeit nur geringe Unterschiede aufweist.

Die turbulente Strömung tritt dann auf, wenn die **Reynolds-Zahl** *Re* einen bestimmten Wert überschreitet, der selbst allerdings wiederum von weiteren Faktoren, die die Strömungsbedingungen charakterisieren, abhängt.

Die Reynolds-Zahl *Re* bei der Durchströmung eines Rohrs mit dem Durchmesser *d* errechnet sich aus

$$Re = \frac{\bar{v} \cdot d \cdot \rho}{\eta} \quad \text{Gleichung 4.14}$$

| $\bar{v}$ mittlere Fließgeschwindigkeit | d innerer Rohrdurchmesser | ρ Dichte der Flüssigkeit | η Viskosität der Flüssigkeit

4.2.2 Feststoffe

Innere Struktur

Definition

Feststoffe sind formstabile, unter dem Einfluss mäßiger mechanischer Kräfte elastische Körper.

Ideale Festkörper sind kristallin, d. h., sie zeichnen sich durch einen hohen Ordnungszustand aus, der sich über alle Bauelemente der Materie, also Atome und Moleküle, erstreckt. Diese führen thermisch unregelmäßige oszillierende Bewegungen durch. Dabei verlassen sie die durch den Ordnungszustand vorgegebenen Schwerpunktlagen nur geringfügig, sodass ein Platzwechsel wie in Flüssigkeiten nur vereinzelt vorkommt. Mit steigender Temperatur nimmt die Amplitude der Bewegung zu, bis schließlich der Ordnungszustand am Schmelzpunkt zusammenbricht. Kristalline Feststoffe zeichnen sich gegenüber amorphen Feststoffen durch einen Schmelzpunkt aus. Dieser ist umso schärfer, je störungsfreier das Kristallisat ausgebildet ist. Amorphe Körper erweichen zunehmend mit steigender Temperatur, bis sie schließlich zunächst in eine zähe und dann niedrig viskose Flüssigkeit übergehen.

Viele amorphe Körper zeigen einen Temperaturbereich, in dem sich der Wechsel vom Festkörper zur zunächst hochviskosen Flüssigkeit mit gummielastischer Eigenschaft mehr oder minder deutlich und reversibel vollzieht. Demzufolge wird amorphen Substanzen eine dem Schmelzpunkt vergleichbare Temperatur zugeordnet, die **Glasübergangstemperatur** T_g. Unterhalb dieser Temperatur liegen amorphe Körper glasartig vor, darüber gummielastisch. Bei weiter steigenden Temperaturen erfolgt zunehmende Erweichung bzw. Verflüssigung (▸ Kap. 6.3.2).

Aus dem Ordnungszustand kristalliner Feststoffe ergibt sich in allen drei Raumrichtungen eine Periodizität, d. h., die kristallographische Struktur stellt ein dreidimensionales Gitter dar. Im Gegensatz zu diesen echt kristallinen Zuständen können die in ▸Kap. 4.4.3 beschriebenen flüssigkristallinen Strukturen auch zwei- bzw. eindimensional sein oder überhaupt keine Periodizität aufweisen. Im Unterschied zu Kristallen ist die Nahordnung aufgehoben. Es bestehen nur Fernordnungen.

Alle periodischen Ordnungszustände lassen sich durch eine elementare geometrische Figur beschreiben, die wiederholt aneinandergelagert das betreffende Gitter ausmacht. Der kürzeste Abstand zwischen zwei identischen Gitterbausteinen wird als Identitätsperiode bezeichnet. Identische Gitterbausteine sind die kleinsten Einheiten der Materie, die unter sich gleich sind und die die gleiche Umgebung besitzen. Dies können chemisch identische Moleküle sein, welche die gleiche Anordnung zu ihren Nachbarmolekülen besitzen und deren Umgebung den gleichen chemischen und geometrischen Aufbau aufweist. Aus dieser Bedingung geht zwangsläufig hervor, dass identische Moleküle nur solche sein können, welche die gleiche Konformation und die gleiche Orientierung haben. Einander entsprechende Atome verschiedener identischer Moleküle sind ebenfalls identische Gitterbausteine. Ihr kürzester Abstand ist wiederum die Identitätsperiode.

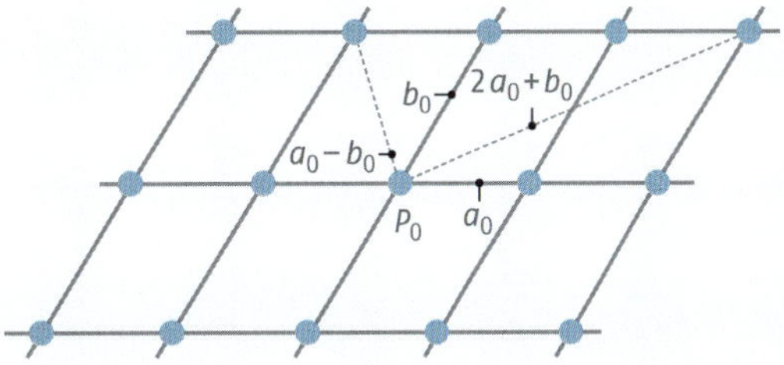

○ Abb. 4.14 Zweidimensionales Gitter (Punktnetz oder Netzebene). Nach Hellenthal 2007

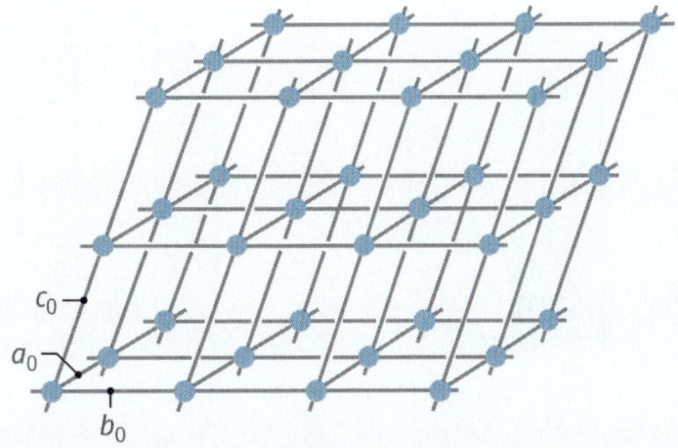

○ Abb. 4.15 Dreidimensionales Gitter (Raumgitter). Nach Kleber 1967

Merke

Je nachdem, ob die Materie sich aus einer einzigen Atomart, aus Ionen oder diskreten Molekülen aufbaut, spricht man von Atom-, Ion- oder Molekülkristallen, denen als Ordnungszustand ein Atom-, Ion- oder Molekülgitter zugrunde liegt. Organische Wirkstoffe kristallisieren demnach in Molekülgittern.

Bei einem zweidimensionalen Gitter, wie z. B. dem in der ○Abb. 4.14 wiedergegebenen, ist die kleinste, das Gitter beschreibende geometrische Elementareinheit ein Elementarparallelogramm.

Dreidimensionalen Gittern liegt eine räumliche geometrische Einheit zugrunde, die **Elementarzelle**, die ein Parallelepiped ist (○Abb. 4.15).

Die Darstellung der Elementarzelle erfolgt rein rationell geometrisch und ist völlig unabhängig von den das Gitter zusammenhaltenden Valenzen. Aus diesem Grund ist es möglich, alle Ordnungszustände in wenigen Gittertypen zusammenzufassen, die sich in den sieben Kristallsystemen und den daraus erweiterten 14 Bravais-Gittern widerspiegeln. Die Elementarzellen der 14 verschiedenen Bravais-Gitter sind in der ○Abb. 4.16 dargestellt.

Merke

Häufig ist ein und dieselbe chemische Substanz in der Lage, Festkörper auszubilden, denen verschiedene Ordnungszustände zugrunde liegen. Ist dies der Fall, so bezeichnet man die betreffende Substanz als **polymorph**. Die einzelnen Ordnungszustände sind die verschiedenen polymorphen Formen oder **Modifikationen.**

Man beachte: Der Polymorphie-Begriff bezieht sich nur auf die Art des Ordnungszustands der Moleküle untereinander, d. h. auf die innere Struktur der Materie, und hat nichts mit der äußeren Form zu tun. Die auch als **Habitus** bezeichnete äußere Form eines Kristalls wird durch das Verhältnis der Größe seiner Begrenzungsflächen bestimmt. Ein Verhältnis von 1 entspricht einem isometrischen Habitus wie einem Würfel; von 1 abweichende Verhältnisse liegen bei anisometrischen Kristallen wie Nadeln oder Blättchen vor. Abhängig von den äußeren Gegebenheiten bei der Kristallentstehung – beispielsweise ein polares oder apolares Umgebungsmedium – kann eine Substanz mit unterschiedlichem

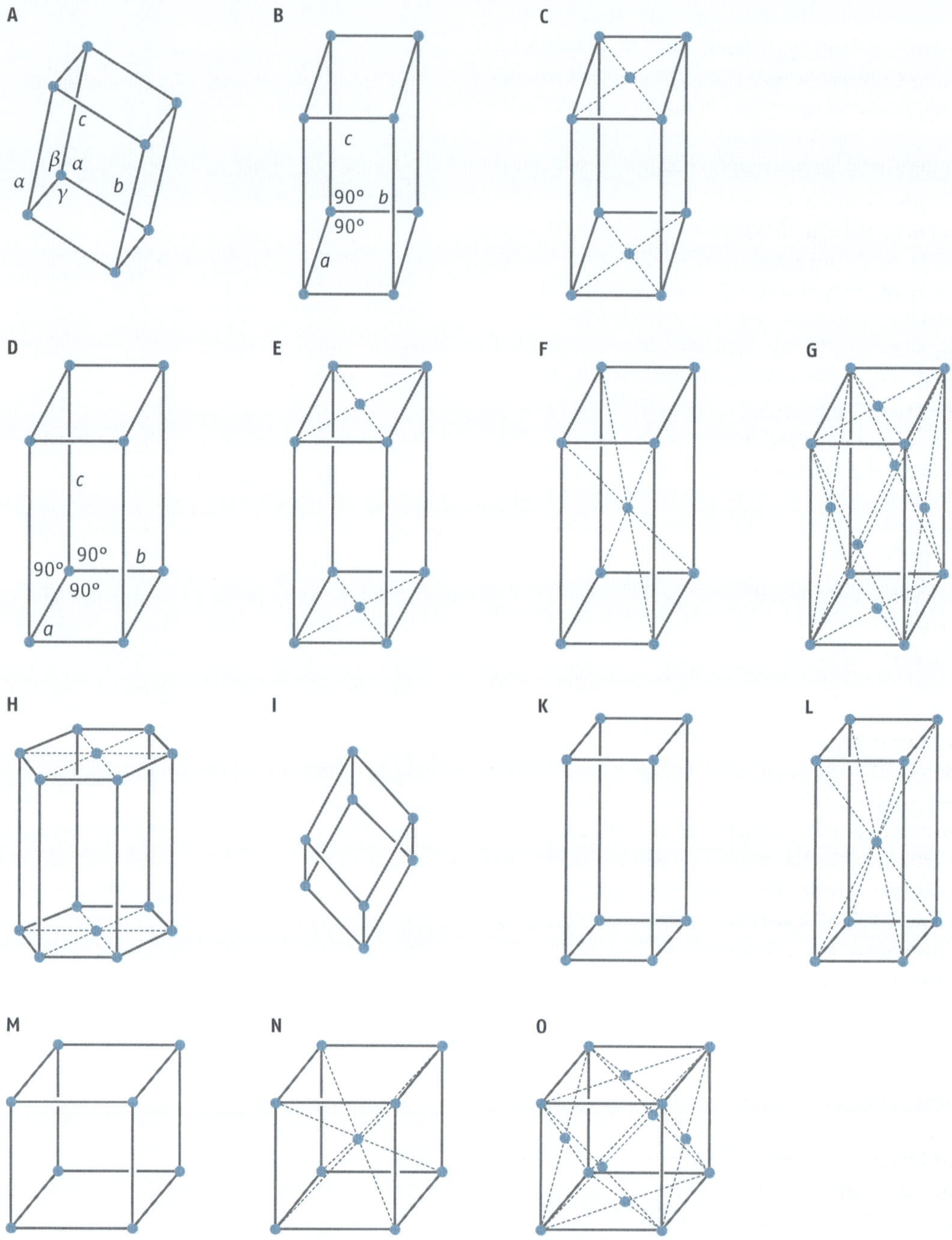

Abb. 4.16 Bravais-Gitter (Translationsgitter). **A** triklines (einfach primitives) Gitter, **B** einfach monoklines Gitter, **C** flächenzentriertes monoklines Gitter, **D** einfach rhombisches Gitter, **E** basisflächenzentriertes rhombisches Gitter, **F** innenzentriertes rhombisches Gitter, **G** allseitig flächenzentriertes rhombisches Gitter, **H** hexagonales Gitter, **I** rhomboedrisches Gitter, **K** einfach tetragonales Gitter, **L** innenzentriertes tetragonales Gitter, **M** einfach kubisches Gitter, **N** innenzentriertes kubisches Gitter, **O** flächenzentriertes kubisches Gitter. Nach Kleber 1967

Habitus, jedoch mit ein und demselben inneren Aufbau, d. h. derselben Modifikation kristallisieren. Vom Habitus abzugrenzen ist die **Tracht**, die die Neigungswinkel der Begrenzungsflächen berücksichtigt. Aufgrund der Winkelkonstanz von Elementarzelle und Habitus bedeutet eine unterschiedliche Tracht wie triklin oder monoklin immer auch eine unterschiedliche Modifikation.

Verschiedene Modifikationen ein und derselben Substanz müssen nicht unterschiedlichen Bravais-Gittern entsprechen. Es ist z. B. durchaus möglich, dass eine Substanz zwei oder sogar mehrere verschiedene monokline Modifikationen auszubilden vermag. Die Struktur unterscheidet sich dann im Ausmaß der einzelnen Dimensionen, wie z. B. in der Größe des Neigungswinkels oder in den Längen der Identitätsperioden. Die verschiedenen Modifikationen einer polymorphen Substanz können sich in ihren physikalischen Eigenschaften oft stark voneinander unterscheiden. Besonders deutlich wird dies im Bereich der anorganischen Chemie. Es sei an die Modifikationen des Kohlenstoffs, Graphit und Diamant, an die des Phosphors, Selens, Arsens, Antimons und des Schwefels erinnert.

Merke

Der kristalline Aufbau und damit der Feststoffcharakter geht bei den Molekülgittern organischer Substanzen ausschließlich auf Nebenvalenzen zurück.

Die verschiedenartigen Sekundärbindungen, die in der Regel organische Moleküle zu ihren Nachbarmolekülen aufbauen können, führen dazu, dass im hohen Ordnungszustand eines Kristallgitters innerhalb des geordneten Verbandes die Art und Stärke der intermolekularen Bindungen streng richtungsabhängig sind. Durch jeden Molekülkristall lassen sich Gitterebenen legen, die sich je nach ihrer Orientierung zum Gitter in der Art und Konzentration der sie schneidenden Sekundärbindungen deutlich unterscheiden. Hieraus erklärt sich die Existenz von bevorzugten Spalt- oder Gleitebenen, die bevorzugt unpolar sind und bei mechanischer Verformung sehr häufig zu einer Vergrößerung des hydrophoben Charakters der Oberfläche führen (▸ Kap. 4.2.2).

Molekülkristalle neigen besonders stark zur Polymorphie. Im Allgemeinen kann man davon ausgehen, dass die verschiedenen polymorphen Formen einer Substanz wegen des unterschiedlichen Ordnungszustands auch durch unterschiedliche Absättigung der Nebenvalenzen der Moleküle ausgezeichnet sind. Ist dies der Fall, so kommt ihnen auch eine unterschiedliche thermodynamische Stabilität zu. Die verschiedenen Modifikationen einer polymorphen Substanz besitzen demnach meistens ein unterschiedliches Energieniveau. Dies führt dazu, dass sie unterschiedliches Schmelzverhalten und einen unterschiedlichen Dampfdruck besitzen.

Merke

Besteht die Möglichkeit, zwei Formen thermisch reversibel ineinander umzuwandeln, so verhalten sie sich gegeneinander **enantiotrop**. Ist diese Umwandlung nur in einer Richtung möglich, so liegt **monotropes** Verhalten vor.

Die Modifikation mit dem höchsten Schmelzpunkt ist die Modifikation I, die des nächst tieferen die Modifikation II usw. Daneben sind auch andere, ältere Bezeichnungsweisen noch gebräuchlich.

Die Zustandsdiagramme polymorpher Substanzen setzen sich aus den Zustandsdiagrammen der einzelnen Modifikationen zusammen (○ Abb. 4.17 A–C).

Im Diagramm der monomorphen Substanz ist das gasförmige Zustandsgebiet mit V, das Gebiet der Schmelze mit L und das des festen kristallinen Aggregatzustands mit S gekennzeichnet. Zwischen V und S liegt die Sublimationskurve, zwischen S und L die Schmelzkurve und zwischen L und V die Siedekurve.

Bei den Diagrammen der dimorphen Substanzen sind jeweils zwei Sublimationskurven und zwei Schmelzkurven zu erkennen, die den entsprechenden Modifikationen zuzuordnen sind. Da beide Modifikationen die gleiche Schmelze liefern, gibt es in diesen Diagrammen auch nur eine Siedekurve. Die Modifikation I ist definitionsgemäß diejenige, die den höchsten Schmelzpunkt besitzt. Demnach ist die jeweils weiter rechts liegende Schmelzkurve die der Modifikation I.

Die thermodynamisch stabilste Modifikation ist grundsätzlich diejenige, die den niedrigsten Dampfdruck besitzt. Der Dampfdruck der Substanzen in den verschiedenen Modifikationen lässt sich an den Sublimationskurven ablesen. Das Diagramm der monotropen Substanz zeigt, dass über den gesamten Temperaturbereich, in dem der feste Aggregatzustand möglich ist, die Modifikation I als die stabile Modifikation bezeichnet werden kann. Die Modifikation II ist stets energiereicher. Dagegen zeigt das enantiotrope Verhalten einen Schnittpunkt der beiden Sublimationskurven O_P. Bei Temperaturen oberhalb dieses Schnittpunktes ist die Modifikation I die stabile und die Modifikation II die energiereichere. Unterhalb des Schnittpunktes ist dagegen die Dampfdruckkurve der Modifikation II unter der der Modifikation I, sodass die Modifikation II zur stabilen geworden ist. Der Schnittpunkt repräsentiert die Phasenumwandlungstemperatur von I nach II und umgekehrt. O_I bzw. O_{II} sind die Tripelpunkte der beiden Modifikationen.

Aufgrund des unterschiedlichen thermodynamischen Zustands kommen den verschiedenen Modifikationen einer Substanz auch unterschiedliche Löslichkeiten in einem gegebenen Lösungsmittel zu. Dabei verhal-

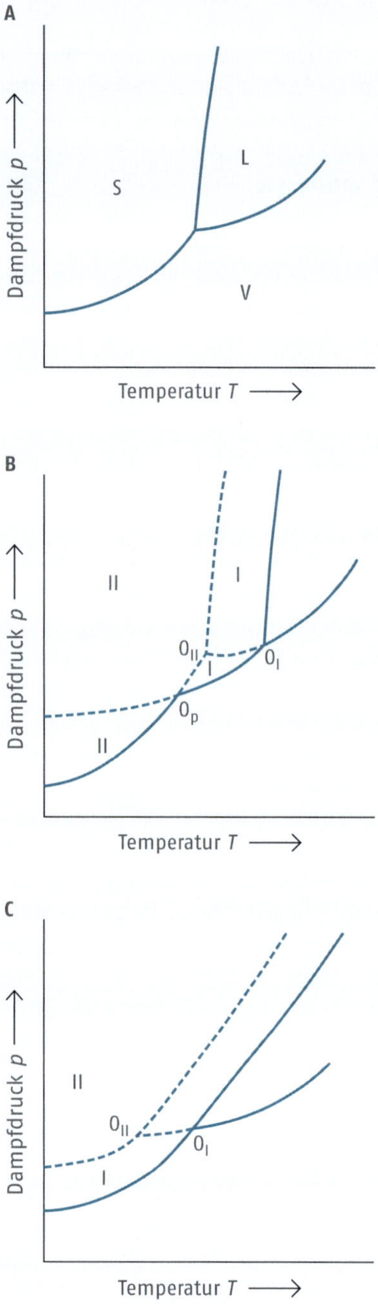

○ Abb. 4.17 Zustandsdiagramme einer **A** monomorphen Substanz, **B** dimorphen enantiotropen Substanz und **C** dimorphen monotropen Substanz

ten sich die Löslichkeiten wie die Dampfdrücke (▸ Kap. 4.2.3). In Tabellenwerken für die Praxis wird oft für jede chemische Verbindung nur eine Löslichkeit unbeschadet einer Polymorphie angegeben. Dabei handelt es sich im Allgemeinen um die Löslichkeit der am häufigsten zu beobachtenden Modifikation.

Energiereiche Modifikationen, die auf thermischem Wege oder durch Kristallisation aus bestimmten Lösungsmitteln gewonnen werden, können **metastabil** sein, d. h., sie gehen nicht von selbst unter Energieabgabe in eine energieärmere Form über. Für eine derartige Umwandlung ist eine Aktivierungsenergie erforderlich, die durch Temperaturerhöhung oder andere Anregungen dem System zugeführt werden muss, um die Phasentransformation einzuleiten. Hiervon wird in der Technik häufig Gebrauch gemacht, indem man metastabile Zustände durch **Tempern**, d. h. längeres – teilweise nur geringfügiges – Erwärmen, abbaut und in den stabilen Zustand überführt.

Zahlreiche Wirkstoffe kommen in einem metastabilen Zustand in den Handel. Bei einigen ist die Begründung dafür darin zu suchen, dass die betreffende Form zufällig aus der Wirkstoffentwicklung hervorgegangen ist. In neuerer Zeit wurde aber auch versucht, gezielt energiereiche metastabile Formen herzustellen, um deren günstige Lösungseigenschaften für die Wirkstoff-Freisetzung nach der Applikation zu nutzen (polymorphe Formen, ▸ Kap. 7.4.2).

Zu unterschiedlichen kristallographischen Formen gehören auch die **pseudopolymorphen** Formen.

Definition

Pseudopolymorphe Formen sind solche, an deren Aufbau nicht nur die betreffende Substanz, sondern auch Fremdsubstanzen durch Ausbildung von Mischkristallisaten, Solvaten oder Hydraten beteiligt sind.

Mischkristallisate sind Kristallisate aus zwei oder mehreren chemischen Stoffen, wobei die beteiligten Komponenten eine spezielle gemeinsame kristallographische Struktur aufbauen. **Solvate** und **Hydrate** sind als Sonderfälle aufzufassen, bei denen eine der Mischungskomponenten ein Lösungsmittel darstellt, wobei mit Wasser Hydrate gebildet werden.

Hydrate sind von besonderer Bedeutung. Sie bauen sich aufgrund strenger Strukturbedingungen oft stöchiometrisch auf und zeigen ein schlechteres Lösungsverhalten als die wasserfreien Formen, da das Kristallwasser zusätzliche Sekundärvalenzen im Molekülverband abzusättigen vermag. Diese können unter Umständen aus sterischen Gründen in der wasserfreien Form keine Absättigung erfahren. Dadurch sind die kristallwasserhaltigen Formen thermodynamisch stabiler. Allerdings kann dieser Unterschied häufig nicht unmittelbar beobachtet werden, da die wasserfreien Kristallisate oft bereits beim ersten Kontakt mit Wasser zunächst in die Hydratformen übergehen und sich dann erst lösen, sodass die Lösungseigenschaften der wasserfreien Form durch die der kristallwasserhaltigen diktiert werden.

Spezielle Untersuchungsmethoden für Festkörper

Die Beurteilung, in welchem kristallographischen Zustand pulverförmiges kristallines Material vorliegt, kann eindeutig nur mithilfe der **Röntgenfeinstrukturuntersuchung** durchgeführt werden. Hierfür stehen drei verschiedene Methoden zur Verfügung:

- Debye-Scherrer-Methode,
- Guinier-Methode und
- Goniometerverfahren.

Den Untersuchungsmethoden liegt die Tatsache zugrunde, dass beim Durchstrahlen einer geordneten Materie mit Röntgenlicht Interferenzerscheinungen auftreten. Die Winkel, unter denen die Interferenzen beobachtet werden können, hängen von der Wellenlänge des Röntgenlichts und den geometrischen Dimensionen, in denen Periodizitäten im strukturellen Aufbau der Materie vorkommen, ab. Damit ist die gesamte Geometrie regelmäßig vorkommender Anordnungen von Atomen, Atomgruppen oder Molekülen erfassbar. Unterschiede gegenüber gegebenen Standards lassen sich aus dem Fingerprint des Interferenzbildes leicht erkennen.

Mithilfe **thermoanalytischer Methoden** lassen sich Phasentransformationen, d. h. Veränderungen im Zustand der Materie in Abhängigkeit von der Temperatur, beobachten. Sie geben wichtige Hinweise über mögliches Verhalten eines Wirkstoffs während der Verarbeitung.

Die **Differenzthermoanalyse** (DTA) und die **Dynamische Differenzkalorimetrie** (DDK, engl. DSC) erfassen alle Vorgänge, bei denen Energie verbraucht oder abgegeben wird, also endotherme und exotherme Phasentransformationen.

Bei beiden Analysenmethoden wird die zu untersuchende Substanz in einen Tiegel eingeschweißt und zugleich mit einer Vergleichssubstanz oder nur einem Referenztiegel in einen heizbaren Messkopf eingebracht. Bei der Differenzthermoanalyse wird nun die Heizung so gesteuert, dass die Temperatur des Vergleichstiegels mit konstanter Geschwindigkeit steigt. Dadurch wird auch auf die zu untersuchende Substanz eine pro Zeiteinheit konstante Wärmemenge übertragen. Die Temperaturdifferenz zwischen der Probe und dem Vergleichstiegel wird so lange konstant sein, so lange sich die Wärmekapazität der Probe nicht ändert. Im Augenblick einer Phasentransformation von einer Modifikation in eine andere oder im Augenblick des Schmelzvorganges wird jedoch Wärme für den betreffenden Phasenübergang verbraucht, die für eine weitere Erwärmung nicht mehr zur Verfügung steht. Hieraus resultiert eine zunehmende Temperaturdifferenz zwischen Vergleichstiegel und Probe. Es vergrößert sich aber auch die Temperaturdifferenz zwischen der Probe und dem Ofen, wodurch ein verstärkter Wärmefluss zur Probe zustandekommt. Nach vollendeter Phasentransformation gleicht sich wegen dieses stärkeren Wärmeflusses die Temperaturdifferenz zwischen den beiden Tiegeln wieder aus. Es wird also die Temperaturdifferenz ΔT zwischen den beiden Tiegeln in Abhängigkeit von der Temperatur bei einer vorgegebenen Heizrate beobachtet. Ein entsprechendes Thermogramm ist in der o Abb. 4.18 wiedergegeben.

Es ist auch denkbar, dass exotherme Phasenumwandlungen auftreten, wie z. B. eine bei höherer Temperatur ausgelöste Rekristallisation oder Umwandlung in eine stabilere Form. In diesem Fall entsteht ebenfalls ein Peak, jedoch nach der umgekehrten Richtung.

Bei der DSC-Methode werden beide Tiegel, der Probentiegel und der Vergleichstiegel, völlig getrennt oder mit entsprechenden Zusatzheizungen so beheizt, dass ihre Temperaturen gleichmäßig ansteigen und die Temperaturdifferenz zwischen beiden Null ist. Dies ist nur dann möglich, wenn im Augenblick der Phasentransformation aus der Zusatzheizung der Probe zusätzlich die für die betreffende Phasenumwandlung erforderliche Wärmemenge zugeführt wird. Es ist nun relativ leicht möglich, die jeweilige Temperatur, bei der die Phasentransformation eintritt, und die für die Umwandlung verbrauchte Wärmemenge in Form der verbrauchten zusätzlichen elektrischen Energie zu bestimmen. Auf diese Weise ist es auch möglich, die quantitative Zusammensetzung der Substanz in Bezug auf ihre verschiedenen kristallographischen Formen zu ermitteln.

Um festzustellen, ob und gegebenenfalls in welchem molaren Verhältnis eine Substanz Kristallwasser oder andere flüchtige Solvatbildner enthält, kann man sich der **Thermogravimetrie** (TG) bedienen. Bei diesem Analysenverfahren wird die zu untersuchende Substanz in eine Mikrowaage eingebracht und mit konstanter Geschwindigkeit aufgeheizt. Wenn sich das Kristallwasser in kristallwasserhaltigen Substanzen in einem ganz bestimmten Bindungszustand befindet, wird es innerhalb eines relativ engen Temperaturbereichs freigegeben. Man beobachtet also in einem Temperaturbereich, der auch durch die DSC- oder DTA-Analyse als Phasentransformation erkennbar ist, eine signifikante Massenveränderung.

Mithilfe der thermomechanischen Analyse (TMA), der **Dilatometrie**, wird das Volumen einer Probe und damit indirekt deren Dichte in Abhängigkeit von der Temperatur untersucht. Modifikationsänderungen, Schmelzprozesse und andere Änderungen des Ordnungszustands, die mit Dichteänderungen einhergehen, können auch dann, wenn sie langsam verlaufen, beobachtet werden. Sie geben sich durch Abweichungen von

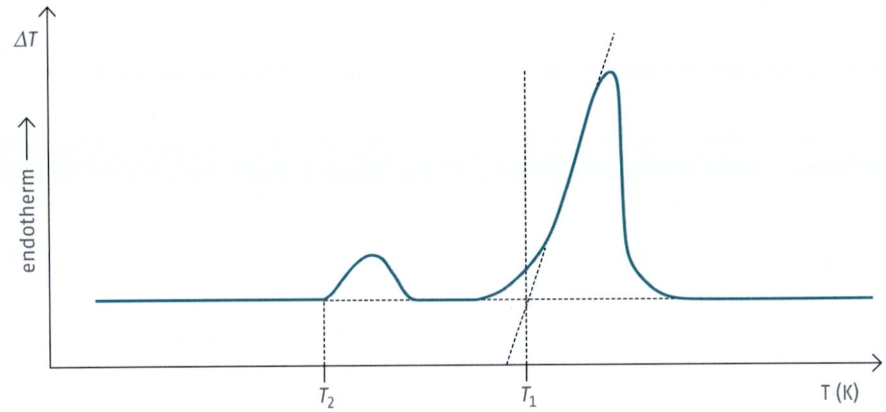

Abb. 4.18 Typisches DTA-Diagramm einer polymorphen Substanz. T_1 und T_2 zeigen die Phasenumwandlungstemperaturen der nebeneinander vorliegenden Modifikationen 1 und 2.

der aus einer normalen thermischen Ausdehnung zu erwartenden Temperatur-Dichte-Charakteristik zu erkennen. Weitere Verfahren, wie die Festkörper-Kernresonanzspektroskopie und IR-Spektroskopie, ergänzen die Röntgenfeinstrukturuntersuchungen und thermoanalytischen Methoden bei der Identifizierung polymorpher und pseudopolymorpher Formen.

Die Kenntnis des Phasenverhaltens der Wirk- und Hilfsstoffe ist insofern für die Arzneibereitung von großer Bedeutung, als hierbei auf die bearbeitete Substanz thermische oder mechanische Energie übertragen wird, die unter Umständen unerwünschte Phasentransformationen auslösen kann.

Mechanische Eigenschaften von Festkörpern

Wird ein Körper durch eine mechanische Kraft belastet, so treten in ihm Materialspannungen σ auf. Diese sind als die auf jede Flächeneinheit entfallenden Teilkräfte nach Gleichung 4.15 zu definieren:

$$\sigma = \frac{F}{A} \text{ (in Nm}^{-2}\text{)} \qquad \text{Gleichung 4.15}$$

Oder bei ungleicher Kraftverteilung:

$$\sigma = \frac{dF}{dA} \text{ (in Nm}^{-2}\text{)} \qquad \text{Gleichung 4.16}$$

Die Materialspannung σ hat also die Dimension eines Drucks.

Ein elastischer Festkörper deformiert sich dabei nach dem **Hooke'schen Gesetz** proportional zur Materialspannung im Sinne einer Längenänderung Δl. Die auf seine ursprüngliche Länge l bezogene relative Längenänderung ist nach Gleichung 4.17:

$$\frac{\Delta l}{l} = \frac{1}{E} \cdot \sigma \qquad \text{Gleichung 4.17}$$

| E Konstante (Elastizitätsmodul)

Der Vergleich zwischen einer elastischen Festkörperverformung und dem Fließen einer Flüssigkeit lässt sich unter Berücksichtigung von Gleichung 4.2 und Gleichung 4.17 durch folgende Betrachtung durchführen:

Bei Einwirkung einer Schubspannung τ auf einen elastischen Festkörper resultiert eine für die Dauer der Belastung konstante geometrische Verformung γ, ausgedrückt in der Gleichung 4.17 durch die relative Längenänderung $\Delta l/l$. Danach gilt:

$$\tau = E \cdot \gamma \qquad \text{Gleichung 4.18}$$

Ideale Flüssigkeiten reagieren auf eine mechanische Belastung nicht mit einer konstanten Verformung, sondern mit einer konstanten Verformungsgeschwindigkeit. $\dot{\gamma}$. Diese findet ihren Ausdruck im Schergefälle dv/dh. Damit gilt für ideale Flüssigkeiten:

$$\tau = \eta \cdot \dot{\gamma} \qquad \text{Gleichung 4.19}$$

Das Hooke'sche Gesetz besitzt je nach Art des betreffenden Festkörpers einen mehr oder minder breiten Gültigkeitsbereich. Wird die relative Längenänderung so groß, dass dieser Gültigkeitsbereich überschritten wird, so tritt überelastische Verformung auf, bei der zunächst die Materialspannung σ unproportional mit abnehmender Steilheit zunimmt. Schließlich geht die Verformung in eine irreversible Verformung, das plastische Fließen, über oder wird durch einen Bruch abgeschlossen (Abb. 4.19). Man unterscheidet je nach dem Verhalten der Materialien unter der irreversiblen Verformung **plastische** und **spröde Substanzen**.

Merke

Für die Tablettierung wird eine gute plastische Verformbarkeit erwartet, dagegen ist für Mahloperationen die spröde Substanz besser geeignet.

Unter hohem Druck können spröde Materialien eine plastische Verformbarkeit annehmen, während plastische Materialien bei tiefen Temperaturen spröde werden können.

Festkörper, die durch überelastische Beanspruchungen in den Zustand des plastischen Fließens übergehen, nehmen damit nicht die Eigenschaften von echten Flüssigkeiten an. In einer Flüssigkeit führen die Bausteine der Materie durch die thermische Bewegung einen ständigen Platzwechsel durch, der ihr die Möglichkeit gibt, bereits sehr kleinen auf sie einwirkenden Kräften auszuweichen. Bei der plastischen Verformung der Feststoffe, die normalerweise kristallin sind, bleibt der Ordnungszustand im Wesentlichen erhalten. Die Materiebausteine führen thermische Oszillationen um die Gleichgewichtslagen durch, sodass damit Platzwechsel äußerst selten vorkommen dürften.

Merke

Die Fließbewegung kommt dadurch zustande, dass entlang bevorzugter Gleitebenen des Gitters bei Überschreiten einer bestimmten Materialspannung irreversible Verschiebungen auftreten.

Während bei geringfügigen Beanspruchungen mit elastischer Verformung die aus der Gleichgewichtslage verdrängten Bausteine wieder in ihre alten Positionen zurückfallen können, ist bei größeren Verschiebungen die Möglichkeit gegeben, dass die Materiebausteine der Gleitebene von Gleichgewichtslage zu Gleichgewichtslage sprunghaft verschoben werden. Dabei wird mit jedem Translationsschritt zunächst zur Verdrängung aus der Gleichgewichtslage mechanische Energie in das Gitter eingebracht. Diese wird nach Überschreiten des Potenzialmaximums beim Einfallen in die nächste Gleichgewichtsposition als Wärme wieder freigesetzt.

Merke

Jede plastische Verformung ist mit einer Umwandlung von mechanischer Energie in thermische Energie verbunden.

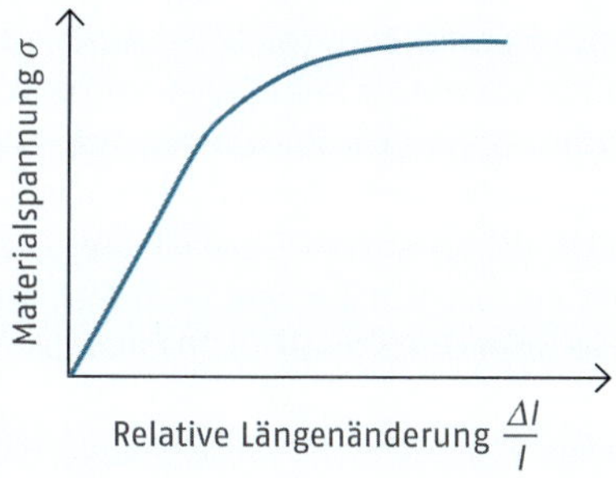

Abb. 4.19 Verformungscharakteristik eines plastischen Festkörpers

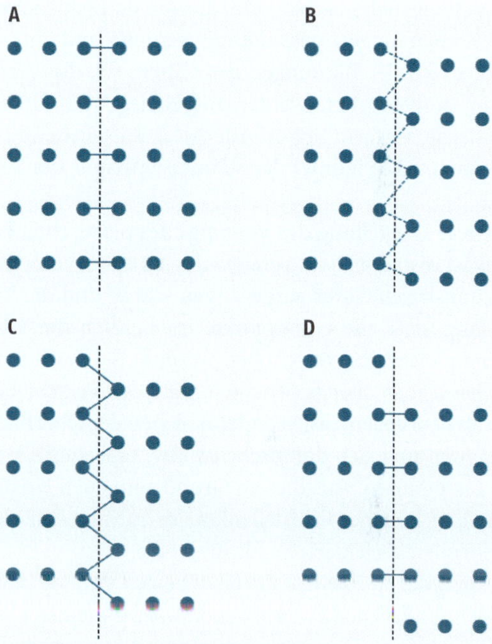

Abb. 4.20 A–D Plastische Verformung, schematisch

Der größte Teil der für die Tablettierung aufzuwendenden mechanischen Energie wird in diesem Sinne verbraucht.

In Abb. 4.20 ist der Vorgang einer plastischen Verformung schematisch wiedergegeben. Der rechte Teil des dargestellten Gitters wird durch Scherung gegenüber dem linken nach unten verschoben. Die gestrichelte Linie stellt die Scherebene dar, entlang der das Gleiten erfolgt. Damit die Übersicht erhalten bleibt, sind die Bindungen nur in der Scherebene eingezeichnet. In Abb. 4.20 B ist eine Auslenkung der der Gleitebene benachbarten Gitterpunkte nur soweit erfolgt, dass sie bei Nachlassen der Beanspruchung in ihre alten

Positionen unter elastischer Rückverformung des betreffenden Körpers zurückfallen können. Ist bei stärkerer Beanspruchung die Mittellage wie in ○ Abb. 4.20 C, die die höchste potenzielle Energie beinhaltet und daher ein labiles Gleichgewicht darstellt, erreicht, so genügt nur noch ein kleiner Anstoß, um die Gitterpunkte unter Abbau der potenziellen Energie in die nächste stabile Gleichgewichtsposition (○ Abb. 4.20 D) einfallen zu lassen.

Damit ist die plastische Verformung über einen Translationsschritt abgelaufen. Um die Verformung fortzusetzen, ist für jeden weiteren Translationsschritt ein weiterer Betrag mechanischer Energie erforderlich. Damit ist die für eine plastische Verformung aufzuwendende mechanische Energie vom Ausmaß der Verformung abhängig. Da die bevorzugten Gleitebenen diejenigen Ebenen des Gitters sind, die von den schwächsten Wechselwirkungen geschnitten werden, und nur ein kleiner Teil der Bindungen des Gitters für die Verformung aufgebrochen werden muss, liegt der für eine plastische Verformung erforderliche Energiebetrag im Allgemeinen weit unter der Schmelzenthalpie der Substanz.

Diese Darstellung des Vorgangs des plastischen Fließens ist insofern etwas vereinfacht, als dabei von einem störungsfreien Gitter ausgegangen wurde und der Vorstellung, dass alle Gitterpunkte im Bereich der Gleitebene gleichzeitig verschoben werden. Bei Realkristallen kann man aber beobachten, dass die Verschiebungen an Fehlstellen, insbesondere solchen der Oberfläche, beginnen und sich dann schrittweise, tausendfüßlerartig, fortpflanzen. Aus diesem Grund sind auch Kristalle mit einer höheren Fehlstellenkonzentration oft leichter verformbar als fehlerfreie Idealkristalle.

Auch der spröde Bruch vollzieht sich entlang bevorzugter Spaltebenen. Vereinfachend kann man sich vorstellen, dass im Gegensatz zur plastischen Verformung die Wechselwirkungen nicht gleitend von einer Position zur nächsten übergeben werden, sondern während der Verschiebung abreißen.

Viskoelastizität

Ein idealelastischer Festkörper folgt mit seiner Längenänderung dem Verlauf der auf ihn einwirkenden Kraftänderungen und damit Materialspannungsänderungen trägheitslos. Bei einer nahezu sprunghaften Änderung der Materialspannung, wie im oberen Teil der ○ Abb. 4.21 A dargestellt, tritt demnach auch eine entsprechende sprunghafte Änderung der geometrischen Abmessungen (○ Abb. 4.21 A, unterer Teil) ein.

Häufig ist jedoch eine zeitliche Verzögerung in der Einstellung des mechanischen Gleichgewichts zu beobachten. Hieraus resultiert eine Verformungscharakteristik entsprechend ○ Abb. 4.21 B.

Man beachte, dass die nach einer gewissen Zeit eintretende Verformung derjenigen entspricht, die auch bei idealelastischen Verformungseigenschaften beobachtet wird. Somit stellt sich auch nach vollständiger Entlastung der ursprüngliche Zustand wieder ein. Körper, die eine derartige Charakteristik zeigen, werden als viskoelastische Festkörper bezeichnet. Ganz besonders ist ein derartiges Verhalten bei makromolekularen Substanzen zu beobachten. Die verzögerte Gleichgewichtseinstellung kann unter anderem damit erklärt werden, dass die Moleküle durch die thermische Bewegung in die Lage versetzt werden, die Form des betreffenden Körpers dem Spannungszustand anzupassen.

Im Gegensatz zum Festkörper antwortet eine Flüssigkeit auf entsprechende innere Spannungen mit einer fortlaufenden irreversiblen Verformung. Wird eine ideale Flüssigkeit einer sprunghaften Schubspannungsänderung ausgesetzt, so wird ein zeitlicher Verformungsverlauf entsprechend ○ Abb. 4.22 A erhalten.

Aber auch Flüssigkeiten können eine Verzögerung im Auslösen des Fließvorgangs und auch eine Rückfederung bei der Entspannung zeigen. Man spricht in diesem Fall von einer viskoelastischen Flüssigkeit. Ein entsprechendes Diagramm ist in ○ Abb. 4.22 B dargestellt.

4.2.3 Lösungen

Allgemeines

Definition

Lösungen sind homogene Verteilungen von zwei oder mehreren unterschiedlichen Stoffen ineinander.

Man unterscheidet:
- echte Lösungen,
- kolloidale Lösungen.

Lösungen im engeren Sinn zeichnen sich durch signifikant unterschiedliche Konzentrationen der Mischungspartner aus, sodass zwischen der gelösten, dispergierten Substanz und dem Lösungsmittel unterschieden werden kann. In echten Lösungen ist die gelöste Substanz molekulardispers im Lösungsmittel zerteilt, d. h., sie liegt in diskreten Einzelmolekülen vor. Bei den kolloidalen Lösungen sind die zerteilten Partikel von kolloidaler Größe.

Im Gegensatz zu den grobdispersen Systemen zeichnen sich Lösungen dadurch aus, dass viele physikalische Eigenschaften der zu lösenden Substanz mit dem Lösungsvorgang verloren gehen.

Der Begriff „Lösung" wird bei Systemen des gasförmigen Aggregatzustands nicht angewendet. Dies hat

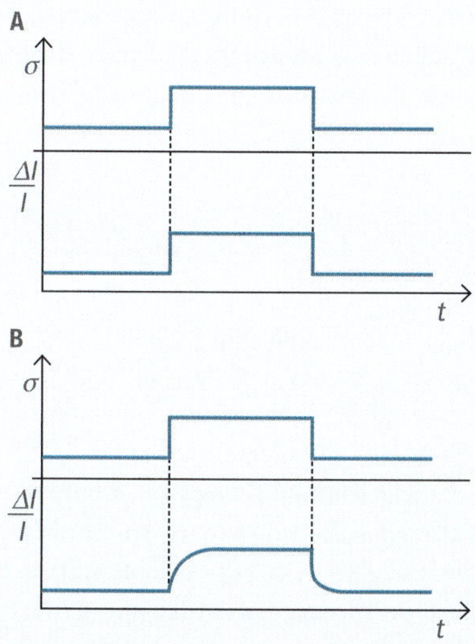

Abb. 4.21 A Zeitlicher Verlauf der idealelastischen Verformung, B zeitlicher Verlauf der Verformung eines viskoelastischen Festkörpers

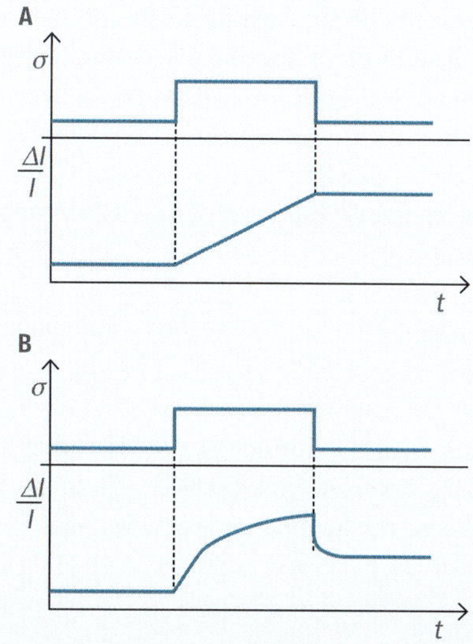

Abb. 4.22 A Zeitlicher Verformungsverlauf einer idealen Flüssigkeit, B zeitlicher Verformungsverlauf einer viskoelastischen Flüssigkeit

seine Berechtigung, da Gase grundsätzlich als vorwiegend indifferent gegeneinander angesehen werden können. Sie sind dementsprechend auch in jedem Verhältnis miteinander mischbar, wobei sämtliche physikalischen Eigenschaften des Gesamtsystems aus denen der Einzelkomponenten unter Berücksichtigung des Mengenverhältnisses der Mischung abgeleitet werden können. Dagegen wird der Lösungsbegriff bei festen und bei flüssigen Systemen angewandt. Danach lässt sich zwischen festen und flüssigen Lösungen unterscheiden.

Konzentrationsangaben

Die Konzentration einer in einer Lösung vertretenen Substanz kann zweckentsprechend auf verschiedene Weise beschrieben werden. Dabei werden die nachfolgend aufgeführten Größen in Anteilen ausgedrückt. Die Anteile aller Komponenten einer Mischung ergänzen sich zu 1, womit zwangsläufig jede einzelne Komponente nur Anteilswerte unter 1 annehmen kann.

Die Komponente 1 einer aus den Substanzen 1, 2, 3, 4 usw. bestehenden Mischung besitzt den **Massenanteil** w_1 (Gleichung 4.20),

$$w_1 = \frac{m_1}{m_1 + m_2 + m_3 + m_4 + ...} \qquad \text{Gleichung 4.20}$$

worin m_1 die Masse der in die Mischung eingebrachten Komponente 1, m_2 die Masse der in die Mischung eingebrachten Komponente 2, usw. ist.

Der **Volumenanteil** oder auch Volumenbruch Φ_1 der Komponente 1 errechnet sich entsprechend Gleichung 4.21

$$\Phi_1 = \frac{V_1}{V_1 + V_2 + V_3 + V_4 + ...} \qquad \text{Gleichung 4.21}$$

worin V_1, V_2, V_3, V_4, ... die Volumina der in die Mischung eingebrachten Komponenten sind.

Der **Molenbruch** oder **Stoffmengenanteil** stellt den Molzahl- bzw. Stoffmengenanteil der einzelnen Komponenten dar. Nach Gleichung 4.22 ist der Molenbruch X_1 der Substanz 1

$$X_1 = \frac{n_1}{n_1 + n_2 + n_3 + n_4 + ...} \qquad \text{Gleichung 4.22}$$

worin n_1, n_2, n_3, n_4, ... die Stoffmengen (früher Molzahlen) der in die Mischung eingebrachten Komponenten 1, 2, 3, 4, ... sind.

Unter der **Stoffmengenkonzentration** (früher Molarität) wird die in einem Liter Lösung vorhandene Stoffmenge (früher Molzahl) der betreffenden Komponente verstanden. Die Stoffmengenkonzentration (in mol/l) der Komponente 1, c_1, errechnet sich nach Gleichung 4.23

$$c_1 = \frac{n_1}{V} \qquad \text{Gleichung 4.23}$$

worin n_1 die in dem Volumen V der Lösung vorhandene Stoffmenge bzw. Molzahl der Komponente 1 ist.

Molalität ist die Molzahl einer Komponente einer Lösung, die in 1000 g Lösungsmittel enthalten ist (in mol/kg). Sind in einer Lösung außer der interessierenden Substanz und dem Lösungsmittel weitere Komponenten enthalten, so werden sie bei der Berechnung der Molalität dem Lösungsmittel zugeschlagen. Die Molalität der Komponente 1, b_1, errechnet sich demnach nach Gleichung 4.24

$$b_1 = 1000 \cdot \frac{n_1}{m_s} \qquad \text{Gleichung 4.24}$$

worin unter m_s die Gesamtmasse der Mischung der Komponenten 2, 3, 4 usw. einschließlich des Lösungsmittels mit Ausnahme der Komponente 1 zu verstehen ist.

Merke

Die Konzentration einer Komponente in einer Lösung kann durch vier verschiedene prozentuale Angaben gekennzeichnet werden, die ihren Niederschlag im Arzneibuch gefunden haben.

- Prozent (m/m) (Prozentgehalt Masse in Masse) bedeutet die Anzahl Gramm einer Substanz in 100 Gramm Endprodukt (SI: Masseanteil).
- Prozent (V/V) (Prozentgehalt Volumen in Volumen) bedeutet die Anzahl Milliliter einer Substanz in 100 Milliliter Endprodukt (SI: Volumenkonzentration).
- Prozent (V/m) (Prozentgehalt Volumen in Masse) bedeutet die Anzahl Milliliter einer Substanz in 100 Gramm Endprodukt (SI: nicht definiert).
- Prozent (m/V) (Prozentgehalt Masse in Volumen) bedeutet die Anzahl Gramm einer Substanz in 100 Milliliter Endprodukt (SI: Massenkonzentration).

Im Kommentar zum Arzneibuch wird allerdings darauf hingewiesen, dass diese Bezeichnungen nicht exakt sind. So müsste es z. B. statt „Prozentgehalt Masse in Masse" richtig heißen „Massenanteil in %".

Unter einer **idealen Lösung** wird eine Mischung von zwei oder mehreren Komponenten verstanden, die nach einem reinen Substitutionsprinzip aufgebaut sind. Das bedeutet, dass die Mischungspartner untereinander sehr ähnlich sind und daher beliebig ausgetauscht werden können.

Thermodynamik der Lösung

Mit der Durchmischung zweier Komponenten geht eine Entropieänderung ΔS einher, die zu einer Änderung der freien Enthalpie ΔG führt.

Danach gilt für **ideale Mischungen** bei gegebener absoluter Temperatur T (Gleichung 4.25):

$$\Delta G = -T\Delta S \qquad \text{Gleichung 4.25}$$

Die Änderung der freien Enthalpie einer jeden Komponente (1 bzw. 2) ergibt sich bei einer idealen Mischung allein aus der mengenmäßigen Zusammensetzung und der absoluten Temperatur (Gleichung 4.26).

Gleichung 4.26

$$\Delta G_1 = n_1 \cdot R \cdot T \ln x_1 \text{ und } \Delta G_2 = n_2 \cdot R \cdot T \ln x_2$$

$$\text{Mit } \Delta G = \Delta G_1 + \Delta G_2 \text{ gilt}: \Delta G = n_1 \cdot R \cdot T \ln x_1 + n_2 \cdot R \cdot T \ln x_2$$

Da der Stoffmengenanteil stets eine Zahl unter 1 ist, muss dieser Gleichung zufolge bei einer idealen Mischung ΔG grundsätzlich negativ sein. Dies bedeutet, dass der durchmischte Zustand thermodynamisch stabil ist.

Reale Mischungen zeichnen sich dadurch aus, dass mit der Mischung eine Enthalpieänderung ΔH einhergeht, die zwangsläufig auch zu einer Änderung der inneren Energie des Gesamtsystems führt. Die Enthalpieänderung wird dadurch bewirkt, dass die beiden Mischungspartner sich nicht ohne weiteres gegeneinander substituieren lassen bzw. nicht als indifferent gegeneinander bezeichnet werden können. Dies kann z. B. dadurch gegeben sein, dass die beiden Partner eine besonders hohe oder auch eine besonders geringe Affinität zueinander haben. Im ersten Fall tritt mit der Durchmischung ein Energiegewinn, im zweiten Fall ein Energieverlust auf.

Die Änderung der freien Enthalpie ΔG des Gesamtsystems ist dann:

$$\Delta G = \Delta H - T\Delta S \qquad \text{Gleichung 4.27}$$

Bei hoher Affinität der Mischungspartner zueinander ist ΔH negativ und verstärkt damit die thermodynamische Stabilität der Lösung. Der Lösungsvorgang ist exotherm. Bei einer gegenseitigen Störung der Mischungspartner wird ΔH positiv und schwächt damit den Effekt der freien Enthalpieänderung ab, sodass damit die Lösung zunehmend an Stabilität verliert. Wird ΔG durch eine Überkompensation von $T\Delta S$ durch ΔH positiv, so ist die Lösung thermodynamisch instabil und zerfällt in ein Zweiphasen-System.

Ideale Mischungsbedingungen sind demnach grundsätzlich immer dann zu erwarten, wenn die Mischungsenthalpie null ist. Dies ist dann der Fall, wenn die kohäsiven Wechselwirkungen der Moleküle der an der Mischung beteiligten Ausgangsmaterialien völlig identisch sind, sodass sich mit der Durchmischung am Energiezustand der Moleküle nichts ändert. Diese Bedingung ist nur näherungsweise erfüllbar, da die Mischungspartner grundsätzlich – wenn auch unter Umständen nur in einem sehr geringen Maße – Unterschiede in ihrem Aufbau und damit in ihren Eigenschaften haben müssen. Auch ist die ideale Mischungsbedingung annähernd nur bei amorphen Flüssigkeiten verifizierbar. Bei kristallinen Feststoffen muss vor dem Durchmischungsprozess das Gitter abgebaut, also eine sich aus der Schmelzenthalpie errechnende Energie zugeführt werden.

Als kohäsive Wechselwirkungen werden alle intermolekularen Kräfte bezeichnet, die den Zusammenhalt der Materie verursachen. Sie finden ein Maß in dem totalen **Kohäsionsparameter** δ_t, der auch als **Löslichkeitsparameter** oder **Hildebrandparameter** bezeichnet wird. Dieser setzt sich aus den verschiedenen partiellen Löslichkeitsparametern für die Dispersionswechselwirkung δ_D, die polare Wechselwirkung δ_p und die Wasserstoffbrückenwechselwirkung δ_H zusammen.

$$\delta_t^2 = \delta_D^2 + \delta_p^2 + \delta_H^2 \quad \text{Gleichung 4.28}$$

Der totale Löslichkeitsparameter steht in einem unmittelbaren logischen Zusammenhang mit der Verdampfungswärme bzw. Verdampfungsenthalpie ΔH_v der betreffenden Substanz, ihrem molaren Volumen V und lässt sich nach Gleichung 4.29 berechnen.

$$\delta_t = \sqrt{\Delta H_v - \frac{R \cdot T}{V}} \quad \text{Gleichung 4.29}$$

Löslichkeitsparameter über die verschiedensten Verbindungen finden sich bereits in vielen Tabellenwerken. Sie lassen sich auch aus der chemischen Strukturformel mithilfe der an ihrem Aufbau beteiligten Gruppen und dem Molvolumen abschätzen. Dabei kommt den einzelnen Atomgruppierungen eine charakteristische Gruppennummer F zu, von denen einige in Tab. 4.2 aufgelistet sind.

Aus den Gruppenanziehungskonstanten F und dem Molvolumen V errechnet sich der Löslichkeitsparameter (Gleichung 4.30).

$$\delta = \frac{\Sigma F}{V} \quad \text{Gleichung 4.30}$$

Das Quadrat des totalen Löslichkeitsparameters wird als die **kohäsive Energiedichte** bezeichnet.

Werden zwei Komponenten 1 und 2 mit unterschiedlichen totalen Löslichkeitsparametern δ_1 und δ_2 vermischt, tritt eine wechselseitige Störung auf, die sich in der Störungsdichte $(\delta_1 - \delta_2)^2$ niederschlägt. Aus dieser lässt sich die Enthalpieänderung für jede einzelne Komponente bei der Durchmischung nach Gleichung 4.31 berechnen.

$$\Delta H_1 = n_1 V_1 \Phi_2 (\delta_1 - \delta_2)^2 \quad \text{Gleichung 4.31}$$

Hierin bedeuten V das Molvolumen der betreffenden Komponente (hier Komponente 1) und Φ_2 den Volumenanteil der Partnerkomponente an der Mischung. Nach **Hildebrand-Scatchard** errechnet sich für die Komponente 1 die maximale Molfraktion X_1, die mit der Komponente 2 zu einer homogenen Mischung führt, aus der Gleichung 4.32.

$$-\log X_1 = \frac{V_1 \Phi_2^2 (\delta_1 - \delta_2)^2}{2{,}303\, R \cdot T} \quad \text{Gleichung 4.32}$$

Die Größen X_1 und Φ_2 sind keine unabhängigen Größen, da

$$X_1 = 1 - X_2 \quad \text{Gleichung 4.33}$$

und

$$X_2 = \frac{\Phi_2 \cdot V_{ges}}{V_2} \quad \text{Gleichung 4.34}$$

sind, worin V_{ges} das Gesamtvolumen der Mischung und V_2 das Molvolumen der Komponente 2 darstellen.

Um Gleichung 4.32 zu lösen, wird iterativ vorgegangen, d. h., es wird zunächst $\Phi_2 = 1$ gesetzt und aus dem nach der Gleichung 4.32 resultierenden Wert für X_1 der Wert Φ_2 aus Gleichung 4.33 und Gleichung 4.34 neu berechnet. Dieser wird nun wiederum in die Gleichung 4.32 eingesetzt, sodass nach mehreren Wiederholungen dieser Schritte ein weitgehend angenäherter Wert für X_1 errechnet werden kann.

Durch Umkehrung der Gleichung in Bezug auf die beiden Komponenten lässt sich auch die maximale Löslichkeit der Komponente 2 in 1 errechnen und aus beiden Rechnungen eine Voraussage über die Breite der Mischungslücke machen (▸ Kap. 4.3).

Die sichersten Aussagen sind nach dieser Theorie für lipophile Flüssigkeiten möglich. Sie werden mit zunehmender Polarität der Mischungspartner unsicherer. Jedoch sind grobe Abschätzungen grundsätzlich möglich.

Sind Feststoffe in Lösung zu bringen, so erhöht sich die Enthalpie um den Betrag, der für die Zerstörung des Gitters aufgebracht werden muss. Danach ist

$$\Delta H_1 = n_1 \cdot [\Delta H_m (T_m - T) + V_1 \Phi_2 (\delta_1 - \delta_2)^2] \quad \text{Gleichung 4.35}$$

| ΔH_m molare Schmelzenthalpie des Feststoffs | T_m Schmelzpunkt des betreffenden Feststoffs

Mithilfe dieser Gleichungen lassen sich für gegebene Substanzen, wie z. B. für Arzneistoffe, optimale Lösungsmittel oder Lösungsmittelgemische auf rationellem

Tab. 4.2 Gruppenanziehungskonstanten *F* verschiedener Atomgruppen (molare Gruppenanziehungskonstante *F*, [$\sqrt{Jcm^3/mol}$] 25 °C). Nach Barton

Gruppe	Bindungstyp	F	Gruppe	Bindungstyp	F
$-CH_3$	gesättigt	303,4	$-NH_2$	prim. Amin	463,5
$-CH_2-$	gesättigt	269,0	$-NH-$	sek. Amin	368,2
$>CH-$	gesättigt	175,9	$>N-$	tert. Amin	125,0
$>C<$	gesättigt	65,5	$-NCO$	Isocyanat	733,7
$CH_2=$	Alken	258,8	$-CONH_2$	Amid	1134,6
$-O-$	Ether	235,2	$-CONH-$	Amid	1206,6
$-O-$	Acetal	236,3	$-S-$	Thioether	428,3
$-COO-$	Ester	668,1	$-Cl$	primär	419,5
$-CH=O$	Aldehyd	598,6	$-Cl$	sekundär	426,1
$>C=O$	Keton	538,0	$-Cl_2$	annelliert	701,0
$-COOC-$	Anhydrid	1160,4	$-Cl$	Aromat	329,3
$-COOH$	Säure	564,8	$-F$	primär	84,5
$-OH->$	H-Brücken-OH	485,8	Konjugation		47,6
$-OH$	primär	673,8	*cis*		–14,6
$-OH$	sekundär	591,6	*trans*		–27,6
$-OH$	tertiär	798,6	4-gliedriger Ring		159,1
$-OH$	Phenol	349,8	5-gliedriger Ring		42,9
ortho-Substitution		19,8	6-gliedriger Ring		–48,0
meta-Substitution		13,5	7-gliedriger Ring		92,3
para-Substitution		82,4	Basiswert ist für jede Aufrechnung einfach zu addieren		276,3

Wege finden. Auch eventuelle Instabilitäten homogener Mischungen lassen sich voraussagen.

Eine grobe, aber bereits sehr informative Voraussage liefert allein schon die Bewertung der Differenzen der Löslichkeitsparameter.

Löslichkeit

Definition

Nach einer Definition des Arzneibuches versteht man unter **Löslichkeit** das bei Sättigung vorliegende Verhältnis von der Masse der gelösten Substanz zum Volumen des Lösungsmittels bei einer Temperatur von 15–25 °C.

Löslichkeitsangaben gehen vorwiegend von der Vorstellung aus, dass ein und derselben chemischen Substanz in einem gegebenen Lösungsmittel bei einer bestimmten Temperatur nur eine bestimmte Löslichkeit zukommen kann. Diese Vorstellung kann akzeptiert werden, sofern es sich bei den Lösungen um Flüssigkeitsmischungen handelt, d. h., dass die zu lösende Substanz und das Lösungsmittel jeweils eine Flüssigkeit darstellen. Der thermodynamische Zustand einer Flüssigkeit ist mit der Temperatur bereits weitgehend beschrieben. Anders verhält es sich dagegen, wenn die zu lösende Substanz ein Gas oder ein Feststoff ist oder das resultierende System eine feste Lösung darstellt.

Die Löslichkeit von Gasen in Flüssigkeiten ist außer von der Temperatur auch vom Druck abhängig. Diese Zusammenhänge beschreibt die **Henry'sche Gleichung**.

$$c_a = \frac{\breve{p}_a \cdot e^{W_u/R \cdot T}}{k_o} \qquad \text{Gleichung 4.36}$$

Danach ist die sich in einer Flüssigkeit einstellende Konzentration c_a eines gelösten Gases a dem über der Flüssigkeit herrschenden Partialdruck $\breve{p}_a$ dieses Gases direkt proportional. Dabei gehen in die Proportionalitätskonstante die Wärmetönung W_u und die absolute Temperatur T mit ein; $1/k_0$ gilt für den Fall $W_u = 0$, d. h. der idealen Lösung. Druck und Temperatur sind dabei gegenläufig, d. h., mit steigendem Druck nimmt die Löslichkeit eines Gases zu, jedoch mit steigender Temperatur nimmt sie ab. Eine grobe Regel besagt, dass die Löslichkeit eines Gases in einer Flüssigkeit mit zunehmender Siedetemperatur des betreffenden Gases zunimmt. So weist Kohlensäure nicht nur in Wasser, sondern auch in flüssigem Paraffin eine höhere Löslichkeit auf als Stickstoff oder Sauerstoff.

Wesentlich komplizierter sind die Löslichkeitsverhältnisse dann, wenn sich die Löslichkeitsangabe auf einen Feststoff in einer Flüssigkeit bezieht. Da ein und dieselbe chemische Substanz im festen Zustand in thermodynamisch sehr unterschiedlichen Formen vorliegen kann, kommt ihr zwangsläufig auch eine von ihrem jeweiligen Zustand abhängige unterschiedliche Tendenz zu, in die gelöste Form überzugehen. Energiereichere Formen, wie z. B. die amorphe Materie oder eine metastabile Modifikation, gehen leichter in den gelösten Zustand über als eine durch hohe Gitterenergie ausgezeichnete stabile Modifikation.

Die Tendenz einer Substanz, in den gelösten Zustand überzugehen, hat Nernst anhand anorganischer Substanzen als Lösungsdruck bezeichnet. Es ist sinnvoll, diesen Ausdruck auch auf organische Substanzen zu übertragen.

Feste Lösungen mit amorphem Aufbau sind mit Flüssigkeiten vergleichbar. Das zumeist polymere Trägermaterial spielt die Rolle eines Lösungsmittels und ist in der Lage, eine bestimmte Menge der zu lösenden Substanz molekulardispers aufzunehmen. Da es nur einen amorphen Zustand gibt, ist mit der Definition des chemischen Zustands des Trägermaterials und der Temperatur die Lösungsmitteleigenschaft definiert. Anders verhält es sich bei kristallinen festen Lösungen. Kristalline feste Lösungen können sowohl aus niedermolekularen als auch aus makromolekularen Substanzen gebildet werden. Die zu lösende Substanz kann dabei in Störungsbereichen oder aber auch unmittelbar in das Kristallgitter aufgenommen werden (**Mischkristalle**, ▸ Kap. 4.3). Die Lösungsmitteleigenschaften des Trägermaterials sind demnach von der Art des Gitters, vom Kristallinitätsgrad der Substanz und vom Ausmaß und von der Verteilung eventuell vorkommender amorpher Bereiche abhängig. Auch ist beim Vorkommen von Bereichen unterschiedlicher Beschaffenheit, wie z. B. unterschiedlichen Kristallinitätsgrads, davon auszugehen, dass gelöste Substanzen inhomogen in der Masse verteilt werden. Die Löslichkeit eines Wirkstoffs in einem festen Träger kann also außerordentlich unterschiedliche Werte erreichen und ist aus diesem Grund nicht klar definiert.

Aus diesen Überlegungen folgt, dass man als Löslichkeit einer Substanz in einem bestimmten Lösungsmittel bei einer gegebenen Temperatur exakter die Sättigungskonzentration bezeichnet, die mit noch ungelöstem Ausgangsmaterial ein Gleichgewicht bildet.

Polymorphe Formen (▸ Kap. 7.4.2) einer Substanz besitzen in ein und demselben Lösungsmittel unterschiedliche Löslichkeiten, was sich aus der Differenz der freien Enthalpie der betreffenden Formen ergibt. Ist diese zwischen den angenommenen Modifikationen I und II ΔG, so gilt nach ○ Gleichung 4.37:

$$\Delta G = R \cdot T \ln \frac{p_I}{p_{II}} = R \cdot T \ln \frac{C_I}{C_{II}} \qquad \text{Gleichung 4.37}$$

4

worin p_{I} und p_{II} die Dampfdrücke der beiden Modifikationen bei der Temperatur T und C_{I} und C_{II} die entsprechenden Löslichkeiten darstellen. Aus dieser Beziehung folgt Gleichung 4.38

$$\frac{C_{\mathrm{I}}}{C_{\mathrm{II}}} = \frac{p_{\mathrm{I}}}{p_{\mathrm{II}}}$$ Gleichung 4.38

d. h., die Löslichkeiten zweier Modifikationen einer Substanz in einem Lösungsmittel verhalten sich zueinander wie die Dampfdrücke der beiden Formen.

Wird die energiereiche Form einer Substanz mit einem Lösungsmittel in Kontakt gebracht, so entsteht in der Umgebung der Partikel die dieser Form entsprechende Sättigungskonzentration. Solange in dem System kein Keim der stabilen Form vorhanden ist, besteht die Möglichkeit, dass sich diese Konzentration in der gesamten Lösung ausbreitet. Sind aber in der Lösung gleichzeitig Kristalle der stabilen Form suspendiert, so kommt es mit Überschreiten der Sättigungskonzentration der stabilen Form zum weiteren Wachstum dieser Kristalle. Zwischen der Umgebung der metastabilen und der stabilen Form baut sich danach ein Konzentrationsgradient auf, über den solange die gelöste Substanz in Richtung zur stabilen Form diffundiert, bis die gesamte Substanz völlig in die stabile Form überführt worden ist.

Derartige Umlösungsvorgänge spielen bei der Betrachtung der Stabilität von Arzneimitteln eine ganz besondere Rolle. Es ist durchaus möglich, dass durch eine gezielte Behinderung der Keimbildung die Entstehung der stabilen Modifikation völlig unterbunden wird.

Diffusion

Wenn innerhalb einer zusammenhängenden Phase für eine Komponente ein Konzentrationsgefälle $\mathrm{d}c/\mathrm{d}x$ existiert, tritt aufgrund der thermischen Bewegung eine Diffusion dieser Komponente im Sinne eines Konzentrationsausgleichs auf. Danach verläuft die Diffusion einer jeden Komponente eines Systems völlig unabhängig von den übrigen Komponenten. Eine Diffusion kann durch äußere Kräfte, wie z. B. im Schwere- oder Zentrifugalfeld, sowie mechanisch durch Zusammenstöße mit anderen Komponenten der Mischung oder durch eine Membran behindert werden.

Verallgemeinernd kann auch von einer Diffusion von grobdispersen Partikeln, z. B. in Suspensionen oder sogar in Pulvern, gesprochen werden, wenn durch turbulente Bewegungen Konzentrationsgradienten abgebaut werden. Danach können Mischvorgänge als Diffusionsvorgänge betrachtet werden. Sie folgen den gleichen Gesetzmäßigkeiten.

Merke

Ist q der Querschnitt eines Volumenelements und liegt ein Konzentrationsgefälle $\mathrm{d}c/\mathrm{d}x$ vor, so ist der zeitliche Massestrom oder auch die Diffusionsgeschwindigkeit durch diesen Querschnitt $\mathrm{d}m/\mathrm{d}t$ abhängig vom Diffusionskoeffizienten D entsprechend dem **1. Fick'schen Gesetz** (Gleichung 4.39).

$$\frac{\mathrm{d}m}{\mathrm{d}t} = -qD \cdot \frac{\mathrm{d}c}{\mathrm{d}x}$$ Gleichung 4.39

Für den Diffusionskoeffizienten D lässt sich unter der Voraussetzung, dass die mittlere freie Weglänge der zur Diskussion stehenden Teilchen vernachlässigbar klein gegenüber dem Partikeldurchmesser ist, die **Beziehung von Einstein** anwenden (Gleichung 4.40).

$$D = \frac{R \cdot T}{N_A \cdot 6\pi\eta r} = \frac{kT}{6\pi\eta r} (\text{in m}^2\,\text{s}^{-1})$$ Gleichung 4.40

| D Diffusionskoeffizient | R allgemeine Gaskonstante | T absolute Temperatur | N_{A} Avogadro-Zahl | η Viskosität des umgebenden Mediums | r Radius des Partikels | k Boltzmann-Konstante

Aus der Dimension des Diffusionskoeffizienten ist ersichtlich, dass sie von der Dimension der Menge m unabhängig ist und demzufolge sowohl für Partikelzahlen, Molzahlen oder Masseeinheiten gilt. Die Dimension von m und damit von $\mathrm{d}m/\mathrm{d}t$ ist durch die Dimension von c bzw. $\mathrm{d}c/\mathrm{d}x$ festgelegt.

Beispiel: Wässrige Lösungen

Substanz	M_r	$D(\mathrm{m}^2\,\mathrm{s}^{-1})$
Natriumchlorid	58,5	$1{,}39 \cdot 10^{-9}$
Maltose	342	$0{,}42 \cdot 10^{-9}$
Lactalbumin	17400	$0{,}106 \cdot 10^{-9}$
Lactoglobulin	40000	$0{,}073 \cdot 10^{-9}$
Serumalbumin	70000	$0{,}061 \cdot 10^{-9}$
Urease	480000	$0{,}035 \cdot 10^{-9}$
Haemocyamin	$6{,}6 \cdot 10^6$	$0{,}0138 \cdot 10^{-9}$

M_r = relative Molekülmasse

Die Auswirkung der Molekülmasse auf den Diffusionskoeffizienten bei molekulardispersen echten und kolloiden Lösungen ist nicht sehr groß, da der Partikelradius mit etwa der 3. Wurzel der Molekülmasse korrespondiert.

Partikuläre Dispersionen (wässrig)

Partikelradius	$D(m^2 s^{-1})$
1 nm klar	$2 \cdot 10^{-10}$
10 nm klar	$2 \cdot 10^{-11}$
100 nm klar	$2 \cdot 10^{-12}$
1000 nm trüb	$2 \cdot 10^{-13}$
10 µm trüb	$2 \cdot 10^{-14}$

Die Wanderungsgeschwindigkeit eines in einer klaren Lösung vorhandenen kolloiden Partikels mit einem Radius von 10 nm ist um etwa den Faktor 100 kleiner als die der Natrium- und Chlorid-Ionen. Daraus ergibt sich die für die Praxis bedeutsame Konsequenz, dass kolloide Lösungen, die gleichzeitig in Form einer echten Lösung niedermolekulare Substanzen enthalten, allein aufgrund der unterschiedlichen Diffusionskoeffizienten der Bestandteile zu Entmischungen neigen. Konzentrationsverschiebungen, d. h. Veränderungen der Zusammensetzung, können auch bei einer strömenden Bewegung auftreten.

Lösungsgeschwindigkeit

Die Moleküle der zu lösenden Substanz dringen mithilfe ihrer thermischen Bewegung in das Lösungsmittel ein und verteilen sich in diesem zumindest in den der Grenz- bzw. Oberfläche unmittelbar benachbarten Schichten durch Diffusion. Gleichzeitig muss aber auch davon ausgegangen werden, dass energiereiche Moleküle des Lösungsmittels die Grenz- bzw. Oberfläche verlassen und in die zu lösende Materie hineindiffundieren. Wenn auch diese Diffusion normalerweise relativ schwach ist, so ist für das Verständnis der sich beim Lösevorgang abspielenden Prozesse von großer Bedeutung, dass während des Lösevorganges die der Grenzfläche benachbarten Volumenelemente sowohl im Lösungsmittel als auch in der zu lösenden Substanz konzentrierte Lösungen enthalten. Die jeweils sich einstellenden Konzentrationen der zu lösenden Substanz im Lösungsmittel und des Lösungsmittels in der zu lösenden Substanz sind, außer von der wechselseitigen Löslichkeit, von den kinetischen Bedingungen abhängig.

Die Kinetik des Lösungsvorganges wird durch eine Kette von Einzelschritten beherrscht, die den Gesetzmäßigkeiten der Diffusion folgen. Sowohl das 1. als auch das 2. Fick'sche Gesetz sind für die Beschreibung der Teilvorgänge anwendbar. Daraus folgt, dass auch der Gesamtprozess der Lösungsgeschwindigkeit oft über eine relativ einfache Gleichung beschrieben werden kann, die sich aus dem 1. Fick'schen Gesetz ableiten lässt (Gleichung 4.41).

$$\frac{dm}{dt} = \frac{A \cdot D(c_s - c_t)}{\delta} \qquad \text{Gleichung 4.41}$$

In dieser von **Noyes-Whitney** und **Nernst-Brunner** gegebenen Gleichung bedeutet m die Masse der in Lösung gehenden Substanz, A die Ausdehnung der Grenzfläche zwischen der zu lösenden Substanz und dem Lösungsmittel, δ die Dicke einer angenommenen Diffusionsschicht über der zu lösenden Substanz im Lösungsmittel, D ist der Diffusionskoeffizient der zu lösenden Substanz im Lösungsmittel, c_s die Sättigungskonzentration der zu lösenden Substanz und c_t die Konzentration der zu lösenden Substanz im Lösungsmittel zum Zeitpunkt t. Gleichung 4.41 geht von der Vorstellung aus, dass der geschwindigkeitsbestimmende Schritt des Lösungsvorganges die Diffusion der bereits gelösten Substanz von der Grenzfläche in das Innere des Lösungsmittels darstellt. Dabei wird angenommen, dass der Übertritt der Moleküle der zu lösenden Phase aus der Grenzfläche in das Lösungsmittel und alle weiteren sich im Bereich der Grenzfläche abspielenden Prozesse keinen Einfluss auf die Gesamtgeschwindigkeit nehmen. Diese Annahme ist durchaus nicht immer berechtigt. Durch entsprechende Korrekturen der Diffusionskonstanten D lässt sich eine Näherung herbeiführen. Es ist jedoch zu berücksichtigen, dass D in diesem Fall dann nicht mehr der echte Diffusionskoeffizient der zu lösenden Substanz in dem betreffenden Lösungsmittel ist.

Erfolgen die Verteilung und der Abtransport der gelösten Substanz nach Passieren der Diffusionsschicht in der Weise, dass die Konzentration im Innern der Lösung konstant ist, d. h. die Größe $c_s - c_t$ einen konstanten Wert annimmt, und erfolgt der Auflöseprozess in der Weise, dass die Ausdehnung der Grenzfläche sich nicht verändert, dann wird die Größe dm/dt und damit die Lösungsgeschwindigkeit eine zeitlich unveränderte Größe annehmen. In diesem Fall spricht man von **Sinkbedingungen**. Als Faustregel für Sinkbedingungen gilt, dass die Größe c_t niedrig ist und 10 % von c_s nicht überschreitet. Im Allgemeinen ist jedoch mindestens eine der Voraussetzungen nicht erfüllt, sodass der Auflösevorgang mit einer zeitlich sich verändernden Geschwindigkeit abläuft.

Wird eine flüssige Substanz in einem Lösungsmittel fein dispergiert, so ist zu berücksichtigen, dass die Lösungsgeschwindigkeit nicht nur infolge der Vergrö-

4

ßerung der Grenzfläche, sondern auch des Innendrucks der dispergierten Teilchen signifikant zunehmen kann. Dies macht sich besonders bemerkbar, wenn die Partikelgröße in die Größenordnung von 1 µm und darunter fällt. Der Innendruck eines Partikels setzt sich aus dem äußeren Druck und dem Krümmungsdruck p_k zusammen, der sich entsprechend der **Young-Laplace-Gleichung** aus der Grenzflächenspannung γ und dem Partikelradius r ableiten lässt (Gleichung 4.42).

$$p_k = \Delta p = \frac{2\gamma}{r} \quad \text{Gleichung 4.42}$$

Je größer der Innendruck eines Partikels ist, umso größer ist die Häufigkeit, mit der Moleküle aus dem Partikelinneren auf die Grenzfläche treffen. Damit steigt auch die Wahrscheinlichkeit des Übertritts der zu lösenden Substanz aus dem Phaseninneren über die Grenzfläche in die Lösung. Die Sättigungskonzentration c_s ist demnach von der Partikelgröße abhängig. Allerdings wirkt sich dies erst im Bereich sehr kleiner Partikelgrößen signifikant aus.

Die Beschreibung des Lösungsvorgangs und damit auch der Lösungskinetik von Kristallen ist erheblich komplizierter als die von Flüssigkeiten oder Gasen. Es ist dabei zu berücksichtigen, dass Kristalle in ihrer Begrenzung nicht nur ebene Flächen, sondern auch Kanten und Ecken, eventuell sogar auch Spitzen, aufweisen können. Moleküle, die sich auf Kanten, Ecken oder Spitzen befinden, zeichnen sich durch ein in der genannten Reihenfolge steigendes Grenzflächenpotenzial aus. Die Tendenz der Materie, in Lösung zu gehen, steigt demnach von den Flächen über die Kanten und Ecken bis zu den Spitzen. Aus diesem Grund zeichnet sich ein im Lösungsvorgang befindlicher Kristall durch eine zunehmende Abrundung der äußeren Form aus.

Zwischen den einzelnen Flächen ein- und desselben Kristalls bestehen ebenfalls Unterschiede in der Lösungstendenz. Dieser Effekt wird dadurch verursacht, dass aufgrund des unterschiedlichen strukturellen Aufbaus der verschiedenen Kristallflächen diesen auch eine unterschiedliche Grenzflächenspannung zukommt.

Der Lösungsvorgang von Kristallen ist somit als ein sehr komplexer Prozess zu betrachten, bei dem eine große Zahl mit unterschiedlicher Geschwindigkeit und einer sehr unterschiedlichen Geschwindigkeitsänderung verlaufender Teilprozesse stattfindet. Aus diesem Grund ist es auch nicht möglich, für die Auflösung eines Kristallpulvers eine Gleichung aufzustellen, die die Kinetik der gesamten Auflösung wiedergibt.

Kolligative Eigenschaften

Definition

Kolligativ sind Eigenschaften, wenn sie lediglich von der Zahl der gelösten Teilchen (Moleküle bzw. Ionen), nicht aber von deren Art abhängig sind.

Hierbei können unter Partikeln Einzelmoleküle oder auch Assoziate verstanden werden. Auch Ionen werden hier als Einzelpartikel betrachtet. Zu den kolligativen Eigenschaften zählt man die Dampfdruckerniedrigung und die mit ihr unmittelbar zusammenhängende Siedepunkterhöhung, die Gefrierpunkterniedrigung und den osmotischen Druck.

Der Dampfdruck einer Lösung baut sich anteilmäßig aus den Dampfdrücken der Teilkomponenten auf. Im Falle einer aus zwei Komponenten bestehenden Mischung errechnet sich der Dampfdruck nach Gleichung 4.43:

$$\mathring{p}_{\text{gesamt}} = x_1 \mathring{p}_1 + x_2 \mathring{p}_2 \quad \text{Gleichung 4.43}$$

Ist die Mischung eine wässrige Lösung einer Substanz (Komponente 2), die einen im Vergleich zum Wasser (Komponente 1) unverhältnismäßig niedrigen Dampfdruck besitzt, so ist der Gesamtdampfdruck der Lösung entsprechend Gleichung 4.44:

$$\mathring{p}_{\text{gesamt}} = x_1 \mathring{p}_1 \quad \text{Gleichung 4.44}$$

Von der gelösten Substanz wird aufgrund des niedrigen Dampfdrucks praktisch kein Beitrag zum Gesamtdampfdruck geleistet. Der Dampfdruck der Lösung ist also niedriger als der des reinen Wassers. Die Dampfdruckerniedrigung errechnet sich nach Gleichung 4.45:

$$\Delta \mathring{p} = \mathring{p}_1 - x_1 \mathring{p}_1 = x_2 \mathring{p}_1 \quad \text{Gleichung 4.45}$$

Aus Gleichung 4.45 geht hervor, dass die Dampfdruckerniedrigung nur von der Zahl der gelösten Teilchen, nicht aber von deren Art abhängig ist, unter der Voraussetzung, dass der Dampfdruck der gelösten Substanz vernachlässigbar klein ist.

Ist die Dampfdruckerniedrigung aber ausschließlich von der Zahl der gelösten Teilchen und nicht von der Art der gelösten Substanz, sondern von der des Lösungsmittels abhängig, so muss bei einer Lösung, die mehrere Substanzen enthält, eine Dampfdruckerniedrigung auftreten, die sich additiv aus allen Komponenten aufbaut. Anstelle x_2 ist dann die Summe der Stoffmengenanteile aller gelösten Komponenten zu setzen, sodass Gleichung 4.45 zu Gleichung 4.46 wird.

$$\Delta \mathring{p} = (x_2 + x_3 + x_4 + ...) \cdot \mathring{p}_1$$ Gleichung 4.46

Auf ähnliche Weise kann auch das Phänomen des **osmotischen Drucks** erklärt werden.

In Abb. 4.23 sind zwei Behälter A und B dargestellt, die über eine semipermeable Membran M miteinander in Verbindung stehen. Der Behälter A enthält reines Wasser; er ist nach oben offen, sodass in ihm atmosphärischer Luftdruck herrscht. Der Behälter B enthält eine Lösung, er ist völlig geschlossen und mit einem Manometer versehen. Aufgrund der Natur der semipermeablen Membran können kleine Moleküle, d. h. das Wasser, über die Membran in beiden Richtungen von einem Gefäß zum anderen übertreten. Größere Moleküle, d. h. der gelöste Stoff der in B befindlichen Lösung, sind nicht in der Lage, durch die Membran zu diffundieren. Aufgrund der thermischen Molekularbewegung versuchen die Moleküle einer jeden Substanz sich im Sinne eines Entropiegewinns unabhängig von denen der übrigen Komponenten auf dem Wege der Diffusion vollständig gleichmäßig zu verteilen. Damit gleichen sich innerhalb des Systems ein- und derselben Phase alle Konzentrationsgradienten aus. Man kann nun folgende Betrachtung anstellen: Sowohl für das Wasser als auch für die gelöste Substanz herrscht zwischen den beiden Gefäßen mit Beginn des Experiments ein Konzentrationsunterschied. Die Konzentration von Wasser ist in A höher als in B. Die Konzentration der in B gelösten Substanz ist in A dagegen Null. Da die semipermeable Membran für die gelöste Substanz undurchlässig ist, kann diese auch nicht nach A unter Einstellung eines Konzentrationsausgleichs diffundieren. Andererseits ist aber das Wasser in der Lage, die Membran zu passieren und in die Lösung im Raum B einzudringen. Dies hat zur Folge, dass bei einem begrenzten vorgegebenen Volumen im Raum B die Flüssigkeitsmenge größer wird, wodurch ein Druck entstehen muss. Mit der Erhöhung des Drucks in B erhöht sich die Wahrscheinlichkeit, dass Wasser-Moleküle des Raums B auf die Membran treffen. Ist die Zahl der pro Zeiteinheit vom Raum B auf die Membran stoßenden Moleküle gleich groß geworden wie die Zahl der Moleküle, die je Zeiteinheit vom Raum A aus auf die Membran stoßen, stellt sich ein Gleichgewicht ein, d. h., die Diffusion des Wassers kommt zum Stillstand. Der im Raum B vorliegende Druck entspricht dann dem osmotischen Druck der Lösung in B.

Auch der osmotische Druck ist eine kolligative Eigenschaft, d. h., er ist lediglich von der Zahl der gelösten Teilchen, nicht aber von deren Art abhängig. Je größer die Zahl der gelösten Teilchen in der Lösung des Gefäßes B ist, umso geringer ist die Konzentration des Wassers, umso geringer wird auch die Zahl der Wasser-Moleküle sein, die pro Zeiteinheit vom Raum B aus auf die Membran treffen. Das Gleichgewicht, bei dem die Diffusion der Wasser-Moleküle zum Stillstand kommt, erfordert demnach in B einen Überdruck.

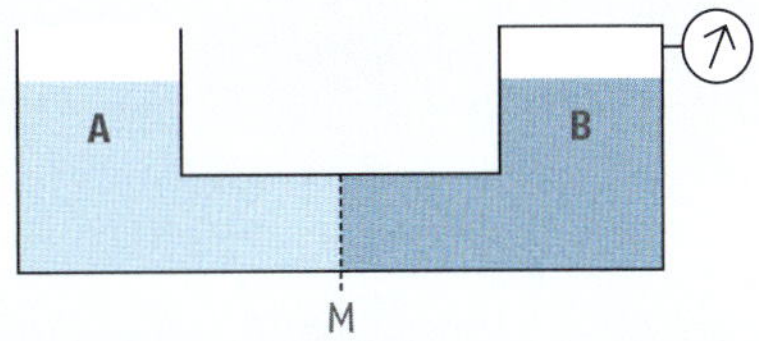

Abb. 4.23 Zur Erklärung des osmotischen Drucks

In stark verdünnten Lösungen gilt näherungsweise die von van't Hoff gefundene Beziehung, wonach der osmotische Druck π einer Lösung gleich dem Druck ist, der sich einstellen würde, wenn die gelösten Moleküle in Form eines idealen Gases das Volumen der Lösung allein ausfüllen würden (Gleichung 4.7).

$$\pi = \frac{nR \cdot T}{V} \text{ bzw. } \pi V = nR \cdot T$$ Gleichung 4.47

| V Volumen der Lösung | n Zahl der im Volumen V gelösten Teilchen | R allgemeine Gaskonstante | T absolute Temperatur

Entsprechend der Dampfdruckerniedrigung setzt sich auch der osmotische Druck π bei einer Mehrkomponentenlösung additiv aus den Werten der einzelnen Komponenten zusammen (Gleichung 4.48).

$$\pi = \frac{n_1 + n_2 + n_3 + ...}{V} \cdot R \cdot T$$ Gleichung 4.48

Die kolligativen Eigenschaften sind insbesondere im Zusammenhang mit der Herstellung von Infusions- und Injektionslösungen sowie von Augentropfen interessant. Derartige Lösungen sollen isotonisch gegenüber den Körperflüssigkeiten sein, d. h., sie sollen den gleichen osmotischen Druck aufweisen. Die unmittelbare Messung des osmotischen Drucks stößt auf einige apparative Schwierigkeiten. Aus diesem Grund wird es im Allgemeinen vorgezogen, anstelle des osmotischen Drucks die auf die gleichen Gesetzmäßigkeiten zurückgehende **Dampfdruckerniedrigung** bzw. **Gefrierpunkterniedrigung** zu bestimmen.

Die Messanordnung, die mit hoher Präzision eine Bestimmung der Dampfdruckerniedrigung gestattet, ist schematisch in Abb. 4.24 wiedergegeben.

In einem thermostatisierten mit Wasserdampf gesättigten Raum befinden sich zwei Thermistoren, das sind Halbleiterwiderstände mit einem hohen negativen Tem-

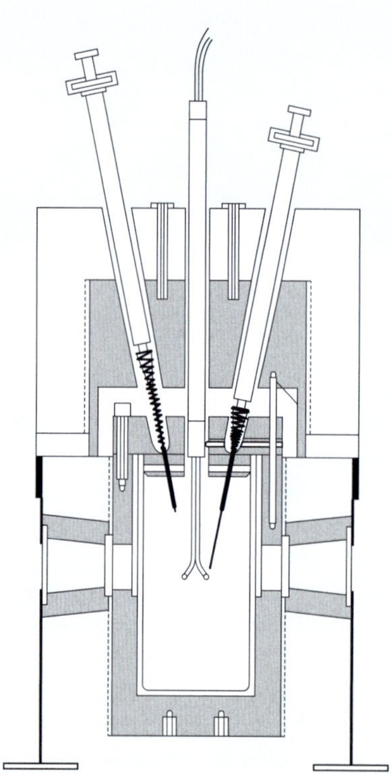

o Abb. 4.24 Messanordnung zur Bestimmung der Dampfdruckerniedrigung. Dr. H. Knauer, Wissenschaftliche Geräte KG, Bad Homburg

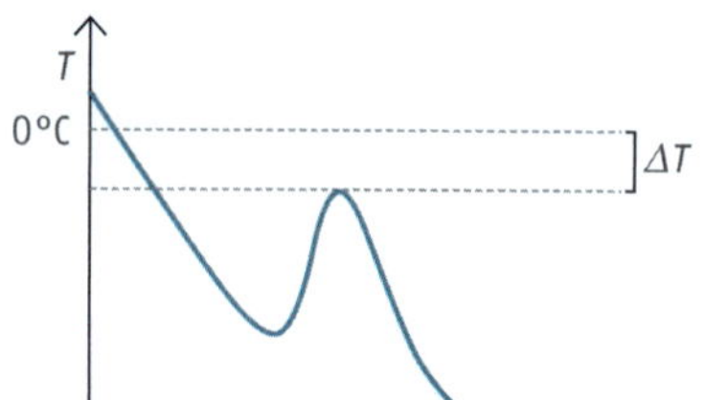

o Abb. 4.25 Temperaturverlauf bei der Messung der Gefrierpunkterniedrigung einer Lösung

peraturkoeffizienten (NTC). Diese NTC-Widerstände erleiden mit steigender Temperatur eine starke Abnahme ihres Widerstandswerts. Aufgrund ihrer kleinen Dimension gestatten sie, die Temperatur eines Tropfens einer Flüssigkeit mit relativ hoher Präzision zu messen. Auf einem dieser beiden Thermofühler wird mithilfe einer Spritze ein Tropfen destillierten Wassers aufgebracht, auf dem anderen Thermofühler die zu untersuchende Lösung. Die beiden Thermofühler werden in die Vergleichszweige einer Widerstandsmessbrücke geschaltet. Aufgrund der Dampfdruckerniedrigung der Lösung, verursacht durch die gelöste Substanz, und der Sättigungskonzentration des Wasserdampfes im Messraum bildet sich in der unmittelbaren Umgebung des Tropfens ein Konzentrationsgradient aus, der zur Kondensation von Wasserdampf in der Oberfläche des Tropfens und Nachdiffusion aus der Umgebung führt. Bei der Kondensation wird Wärme frei, die zu einer messbaren Veränderung des Widerstandes des Thermistors führt. Gleichzeitig erfolgt mit der Erwärmung eine Erhöhung des Dampfdrucks der Lösung, die dem gesamten Prozess entgegenwirkt. Es wird sich also ein thermischer Gleichgewichtszustand einstellen, unter dem nur noch eine langsame Kondensation von Wasserdampf aus der Umgebung in der Tropfenoberfläche stattfindet. Die dabei zu beobachtende Differenztemperatur zwischen den beiden Thermistoren ist direkt proportional zur Dampfdruckerniedrigung der Lösung und damit auch zu ihrem osmotischen Druck. Die Anordnung besitzt den Vorteil, dass man mit sehr kleinen Substanzmengen relativ genaue Messungen durchführen kann.

Die zweite gebräuchliche Messmethode ist die der Erfassung der Gefrierpunkterniedrigung. Hierzu wird in einen kleinen Behälter, in dem sich ein Thermofühler befindet, die zu untersuchende Lösung eingebracht und der Behälter einer langsam fallenden Temperatur ausgesetzt. Dabei wird im Allgemeinen aufgrund der Tatsache, dass in der Lösung keine Kristallisationskeime vorhanden sind, der Gefrierpunkt der Lösung unterschritten, ohne dass eine merkbare Veränderung auftritt. Erst bei einer gewissen Unterkühlung setzt, mehr oder minder zufällig ausgelöst, der Gefriervorgang ein, der aufgrund der freiwerdenden Gitterenergie der entstehenden Eiskristalle zu einer Wiedererwärmung der Lösung auf den Gefrierpunkt führt. Die Lösung bleibt dann solange bei der Gefriertemperatur, bis der Gefriervorgang beendet ist, um dann der fortschreitenden äußeren Abkühlung folgend, wieder tiefere Temperaturen anzunehmen. Ein entsprechendes Temperaturdiagramm ist in o Abb. 4.25 wiedergegeben.

Wasser als Lösungsmittel

Wasser ist durch die Ausbildung von Clusterstrukturen ausgezeichnet, d. h., die einzelnen Wasser-Moleküle hängen über Wasserstoff-Brücken zusammen und bilden geordnete Molekülschwärme. Der Ordnungszustand kann verschiedene Modifikationen annehmen, die mit den polymorphen Formen des SiO_2 verwandt sind. Die Clustergröße, d. h. die Größe der Molekülschwärme, ist temperaturabhängig und wird im Mittel mit etwa 300 Molekülen bei 0 °C, 20 Molekülen bei 100 °C und ein bis zwei Molekülen bei der kritischen Temperatur von 350 °C geschätzt. Die Cluster sind dicht gepackt und durch ungeordnete Störbereiche gegeneinander abgegrenzt.

Der strukturelle Aufbau des Wassers ist schematisch in einer zweidimensionalen Darstellung in ◉ Abb. 4.26 wiedergegeben.

Mit steigender Temperatur nimmt die mittlere Lebensdauer der den strukturellen Aufbau beherrschenden Wasserstoff-Brückenbindungen einer steilen Funktion folgend ab. Sie liegt bei Raumtemperatur in der Größenordnung von 10^{-4} s. Diese kurze Lebensdauer im Zusammenwirken mit der thermischen Mobilität der Moleküle bewirkt eine hohe Geschwindigkeit struktureller Umwandlungen unter Beibehaltung des generellen Aufbauprinzips. Auf diese Mobilität ist der Flüssigkeitscharakter des Wassers zurückzuführen. Die mit steigender Temperatur abnehmende mittlere Lebensdauer der Wasserstoff-Brückenbindung erklärt auch die starke Dichte- und Viskositätsabnahme bei steigender Temperatur. Im Bereich der kritischen Temperatur fallen Viskosität und Dichte auf die jeweiligen Werte von Wasserdampf.

Die Lösungsmitteleigenschaften des Wassers werden von dessen strukturellem Aufbau stark beherrscht. Sie sind umso besser, je höher die Konzentration an unabgesättigten Nebenvalenzen, d. h. je höher die Fehlstellenkonzentration im strukturellen Aufbau ist. Die abnehmende Clustergröße und mittlere Lebensdauer der Wasserstoff-Brückenbindung mit zunehmender Temperatur erklären daher auch die starke Temperaturabhängigkeit des Lösungsvermögens des Wassers für viele Substanzen.

Gelöste Substanzen treten in Wechselwirkung mit den freien Valenzen der Störbereiche und können von mehr oder minder großem Einfluss auf den Gesamtzustand des Wassers sein. So gibt es ausgesprochene **Strukturbrecher**, d. h. Substanzen, die im gelösten Zustand die mittlere Clustergröße abbauen und damit die Störstellenkonzentration vergrößern. Sie bewirken daher eine Viskositätserniedrigung und stellen durch die Verbesserung der Lösungseigenschaften des Wassers Lösungsvermittler dar. Der Effekt von derartigen Strukturbrechern wird als **Hydrotropieeffekt** bezeichnet. Zu diesen Stoffen zählen insbesondere Harnstoff und hydrophile Polymere wie Macrogole und Povidon. Zu einer Strukturverfestigung kommt es bei der Lösung vieler Salze. Sie gibt sich in einer Erhöhung der Viskosität und Abnahme der Lösungsmitteleigenschaften des Wassers zu erkennen. Dieser Strukturverfestigung liegen die bekannten Aussalzvorgänge zugrunde.

Die mit steigender Temperatur zu beobachtende Zunahme freier unabgesättigter Nebenvalenzen erklärt auch die starke Zunahme der Löslichkeit vieler Substanzen in Wasser mit steigender Temperatur. Da Wasserstoff-Brückenbindungen jedoch mit steigender Temperatur an Stabilität verlieren, verschiebt sich das Lösungsvermögen des Wassers bei höheren Temperaturen in Richtung zu Substanzen niederer Polarität. Dies macht sich besonders deutlich im Bereich der kritischen Temperatur bemerkbar.

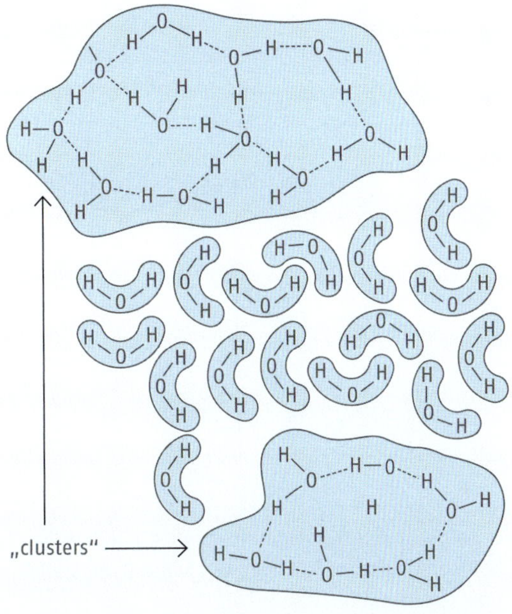

◉ **Abb. 4.26** Struktureller Aufbau des Wassers in vereinfachter zweidimensionaler Darstellung. Nach Nemethy und Scheraga 1962

Lösungsvermittlung

Mithilfe von Lösungsvermittlung ist es möglich, die Löslichkeit von schwer löslichen Substanzen entscheidend zu verbessern. Dies bezieht sich vor allem auf wässrige Lösungen. Drei verschiedene Mechanismen können unterschieden werden:

1. **Komplexbildung.** Hierbei wird aus der schwer löslichen Substanz und einem Lösungsvermittler in stöchiometrischer Reaktion ein Komplex mit verbesserter Löslichkeit gebildet. Die Komplexbildung ist spezifisch und sollte reversibel sein, um die Arzneistoffwirkung nicht zu beeinträchtigen.
2. **Veränderungen der Lösungseigenschaften des Lösungsmittels.** Wie oben bereits dargelegt, gibt es Substanzen, welche die Clusterstruktur des Wassers stören und damit einen **Hydrotropieeffekt** bewirken. Derartige Substanzen wirken unspezifisch, da sie nicht von direktem Einfluss auf die zu lösende Substanz sind, sondern auf das Lösungsmittel. Ihr Einsatz ist nicht stöchiometrisch.
3. **Solubilisation** als Aufnahme der zu lösenden Substanz in Tensidmizellen. Wässrige mizellare Lösungen von Tensiden nehmen verstärkt schwer lösliche lipo-

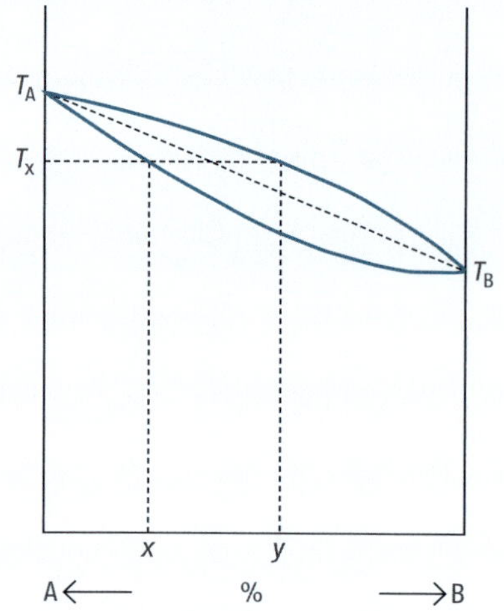

○ Abb. 4.27 Phasendiagramm zweier in jedem Verhältnis mischbarer Flüssigkeiten A und B mit Siede- und Kondensationskurve

phile Substanzen ins Mizellinnere molekulardispers auf. Auch diese Lösungsvermittlung kennt keine Stöchiometrie und ist wenig spezifisch (▸ Kap. 4.4.3).

Beispiele für Komplexbildner sind Natriumbenzoat, Natriumsalicylat oder Cyclodextrine. Auch bei den als Strukturbrechern des Wassers bekannten Verbindungen, z. B. Povidon und Macrogole, werden zusätzlich Komplexbildungen mit den Wirkstoffmolekülen wirksam.

Bei Beteiligung von zwei Tensiden unterschiedlicher Struktur an der Mizellbildung liegen Mischmizellen vor (▸ Kap. 4.4.3). Ein bekanntes derartiges System, das zur Lösungsvermittlung von Diazepam in einem i. v. zu verabreichenden Fertigarzneimittel eingesetzt wird, besteht aus Lecithin und Glykocholat. Allerdings handelt es sich hierbei um anisometrische, nichtsphärische Mizellen.

4.3 Phasenübergänge zwischen Zwei- und Mehrphasen-Systemen

4.3.1 Phasendiagramme einfacher Stoffmischungen

Phasenübergang flüssig/gasförmig

Gase sind grundsätzlich mischbar. Dagegen kommt je nach Stoffkombination bei Flüssigkeiten sowohl eine vollständige, d. h. eine über den gesamten Bereich aller Mischungsverhältnisse sich erstreckende, als auch eine begrenzte Mischbarkeit vor. Das erste Phasendiagramm (○ Abb. 4.27) stellt ein typisches Diagramm dar, das den Phasenübergang flüssig in gasförmig zweier in jedem Verhältnis mischbarer Flüssigkeiten wiedergibt. Auf der Abszisse ist das Mischungsverhältnis der beiden Flüssigkeiten A und B aufgetragen, auf der Ordinate die Temperatur. Für die Einteilung der Abszisse sind sowohl der Molenbruch als auch eine prozentuale Skala gebräuchlich. Für die Substanz B verläuft die Skala von links nach rechts und für die Substanz A von rechts nach links.

Die reine Substanz A siedet bei T_A, die Substanz B bei T_B. Geht man von der irrealen idealisierten Vorstellung aus, dass die beiden Substanzen sich gegenseitig echt substituieren, d. h. bei Ersatz eines Moleküls der Substanz A durch die Substanz B sich energetisch überhaupt nichts ändern würde, dann sollte man erwarten, dass die Siedetemperaturen der Gemische sich auf der gestrichelten Geraden zwischen den Siedetemperaturen der beiden Reinstoffe befinden. Auch wäre zu erwarten, dass jedes Gemisch bei der ihm zukommenden Siedetemperatur vollständig in die Gasphase übertritt, sodass die Gasphase in jedem Augenblick die gleiche Zusammensetzung haben müsste wie die flüssige Mischung. Eine Stofftrennung durch Destillation wäre in diesem Fall nicht möglich.

Man beobachtet jedoch, dass die Siedetemperaturen einer unter dieser Gerade liegenden Kurve, der Siedekurve, folgen und dass ferner die quantitative Zusammensetzung des beim Sieden entstehenden Gases nicht der Zusammensetzung der siedenden Flüssigkeit entspricht. Damit muss sich die Zusammensetzung der Flüssigkeit fortlaufend ändern. Die Zusammensetzungen der jeweils entstehenden Gasphase können an der über der gestrichelten Geraden liegenden Kondensationskurve abgelesen werden.

Gegeben sei eine Mischung der Flüssigkeiten mit der Zusammensetzung x. Diese erreiche bei einer Temperatur T_x die Siedekurve. Da die entstehende Gasmischung die gleiche Temperatur T_x haben muss und auch bei dieser Temperatur rekondensiert, muss sie durch den Punkt der Kondensationskurve gekennzeichnet sein, welcher der Temperatur T_x entspricht. Die Zusammensetzung der Gasphase kann auf der Abszisse am Punkt y abgelesen werden. Da nach diesem Diagramm die Gasphase grundsätzlich eine höhere Konzentration B enthält als die flüssige Phase, muss die Flüssigkeit eine zunehmend höhere Konzentration von A annehmen und damit die Siedetemperatur allmählich steigen. Gleichzeitig verschiebt sich aber auch die Zusammensetzung der Gasphase allmählich in Richtung höherer Konzentrationen von A. Erst dann, wenn alles B übergegangen ist, treffen sich Siede- und Kondensationskurve im Siedepunkt der reinen Substanz A.

Das Diagramm weist aus, dass zu jeder flüssigen Mischung eine korrespondierende Gasmischung

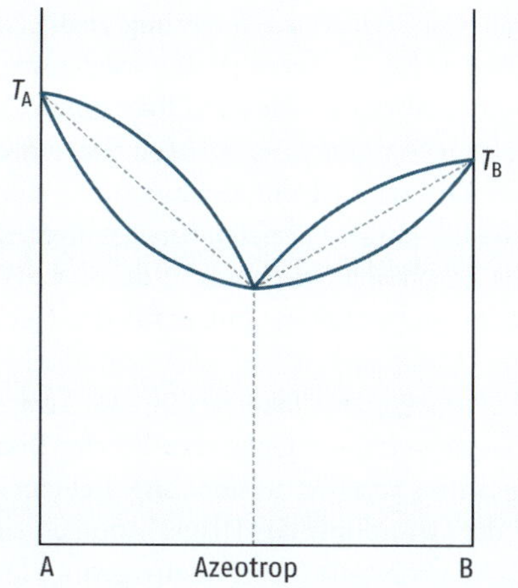

o Abb. 4.28 Siedediagramm von Mischungen zweier Flüssigkeiten mit einem Minimum in der Siedekurve

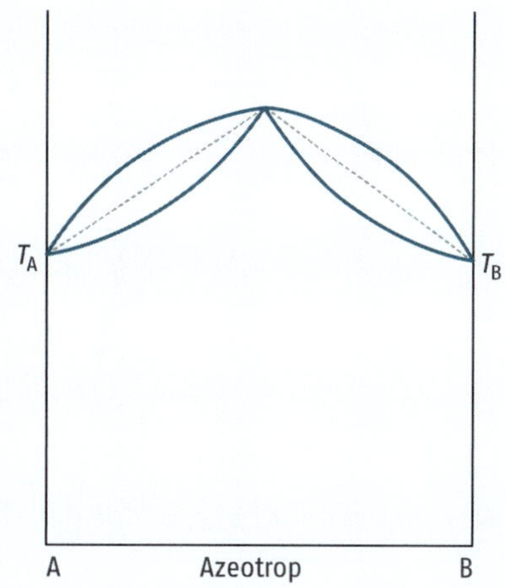

o Abb. 4.29 Siedediagramm von Mischungen zweier Flüssigkeiten mit einem Maximum in der Siedekurve

gehört, mit der sie in dem für ihr Mischungsverhältnis typischen Siedepunkt im Gleichgewicht steht. Siedediagramme, bei denen die Siede- und Kondensationskurve linsenförmig die gerade Verbindungslinie zwischen den Siedepunkten der reinen Komponenten umschließen, werden als ideale Siedediagramme bezeichnet.

Die eigenartige Aufsplittung der idealisierten gestrichelten Linie in eine Siedekurve und in eine Kondensationskurve kann aus der wechselseitigen Störung der beiden Mischungspartner in der flüssigen Phase abgeleitet werden. Bei stärkerer Zunahme dieser Störung kann sich sogar ein deutliches scharfes Minimum im Siedediagramm abzeichnen. Gleichzeitig ist zu beobachten, dass die Kondensationskurve in zwei Äste aufspaltet, die in ihrem tiefsten Punkt mit dem Minimum der Siedekurve zusammenfallen. Ein solches Beispiel ist in o Abb. 4.28 dargestellt.

Entspricht das Mischungsverhältnis exakt dem des Minimums der Siedekurve, geht die Mischung unverändert in diesem Verhältnis in die Gasphase über, weil an diesem Punkt Siede- und Kondensationskurve zusammenfallen. Damit ändert sich während der Destillation weder die Zusammensetzung der Flüssigkeit noch die der Gasphase. Die gesamte Flüssigkeit siedet also, ohne sich aufzutrennen, bei konstanter Temperatur.

Merke

Mischungen, die unverändert destillieren und eine konstante Siedetemperatur besitzen, werden **Azeotrope** genannt.

Bei anderen Mischungsverhältnissen – unabhängig ob die Komponente A oder die Komponente B im Überschuss zum Azeotrop vorhanden ist –, die nicht allzu weit vom azeotropen Mischungsverhältnis entfernt sind, entsteht bevorzugt eine Gaszusammensetzung entsprechend dem Azeotrop. In der Flüssigkeit steigt im weiteren Siedeverlauf die Konzentration der Überschusskomponente. Damit muss zwangsläufig auch die Zusammensetzung der Gasphase zunächst langsam, später aber rasch zu höheren Konzentrationen der Überschusskomponente verschoben werden. Solange, bis schließlich am Ende der Destillation nur noch die reine Überschusskomponente vorhanden ist, die bei ihrem Siedepunkt in die Gasphase wechselt. Das bekannteste Stoffpaar mit azeotropem Siedeverhalten ist Ethanol und Wasser. Das Azeotrop liegt bei 96 Gewichtsprozent Ethanol. Wesentlich ausgeprägter ist in dieser Hinsicht das Siedediagramm der Mischungen von Ethanol und Benzol. Hier liegt das Minimum bei einem Mischungsverhältnis von etwa 50:50.

Es lässt sich aber auch gelegentlich eine umgekehrte Charakteristik beobachten, die dadurch zustande kommt, dass zwischen den Mischungspartnern besonders starke Wechselwirkungen auftreten, die den Übergang in die Gasphase erschweren. Ein entsprechendes Phasendiagramm ist in der o Abb. 4.29 wiedergegeben.

In diesem Fall gibt es ein bestimmtes Mischungsverhältnis mit einem Maximum in der Siedetemperatur, in dem sich die Siede- und Kondensationskurven treffen. Ein Gemisch mit einem Mischungsverhältnis, das dem Maximum entspricht, geht ebenfalls unverändert in die Gasphase über und hat demzufolge über den gesamten Destillationsprozess eine konstante Siedetemperatur. Auch eine solche Mischung ist ein Azeotrop. Mischun-

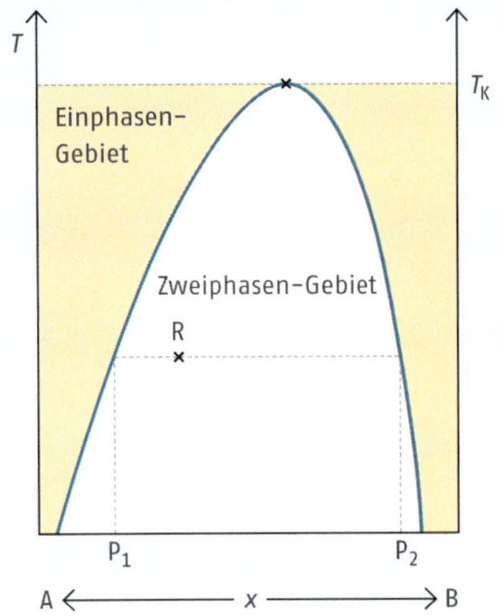

o Abb. 4.30 Mischbarkeit zweier begrenzt mischbarer Flüssigkeiten in Abhängigkeit von der Temperatur mit einem Maximum *x* bei T_K in der Binodalkurve

gen, die vom Azeotrop abweichen, verhalten sich allerdings anders als die mit einem Minimum in der Siedekurve. Bei ihnen geht in die Gasphase ein Mischungsverhältnis über, das die Überschusskomponente in einer höheren Konzentration enthält als die flüssige Phase, sodass diese sich allmählich in ihrer Zusammensetzung in Richtung auf das Azeotrop hin bewegt, das dann schließlich konstant siedet. Ein derartiges Stoffpaar ist Chloroform/Aceton. Das Azeotrop liegt bei nahezu 35:65.

Begrenzte Mischbarkeit von Flüssigkeiten

Aus den thermodynamischen Betrachtungen über ideale und reale Mischungen (▸ Kap. 4.2.3) geht hervor, dass der ideale Mischungszustand zweier Komponenten, die molekulardisperse Verteilung, nur dann zustande kommt, wenn in der freien Enthalpieänderung ΔG der auf die reine Entropieänderung ΔS zurückgehende Gewinn nicht durch eine Mischungsenthalpie ΔH überkompensiert wird, $\Delta G = \Delta H - T\Delta S$ (o Gleichung 4.27). In dem Konzentrationsbereich eines Stoffpaares, in dem eine Überkompensation vorkommt, also ΔG positiv wird, sind die entsprechenden Mischungen instabil. Dieser Konzentrationsbereich wird als Mischungslücke bezeichnet. Wird im Bereich der Mischungslücke rezeptiert, entstehen Zwei- oder Mehrphasen-Systeme, die jedoch nicht dispers sein müssen (s. im Gegensatz hierzu ▸ Kap. 4.4, Kolloide, und ▸ Kap. 4.5, Disperse Mehrphasen-Systeme).

o Abb. 4.30 zeigt ein typisches Mischungsdiagramm zweier Flüssigkeiten A und B mit begrenzter Mischbarkeit.

Auf der Abszisse dieses Diagramms sind die Mischungsverhältnisse zwischen den Substanzen A und B, auf der Ordinate ist die Temperatur *T* aufgetragen. Außerhalb des eingezeichneten Kurvenzuges, der **Binodalkurve**, liegen alle Mischungen, die sich als Einphasen-Systeme präsentieren. Innerhalb des Kurvenzuges liegt keine Mischbarkeit vor (Mischungslücke), sodass alle Mischungen dieses Gebietes in zwei korrespondierende Phasen zerfallen. Geht man bei der Betrachtung des Diagramms von der tiefsten dargestellten Temperatur, d. h. der Grundlinie des Diagramms aus, so erkennt man, dass die Substanz B eine relativ geringe Löslichkeit in A, die Substanz A aber auch eine relativ geringe Löslichkeit in B aufweist. Grundsätzlich ist allein schon aus Entropiegründen davon auszugehen, dass absolute Unlöslichkeiten nicht existieren. Selbst Paraffin-Wasser-Mischungen zeigen eine – wenn auch sehr begrenzte – Mischbarkeit. Das Diagramm weist ferner aus, dass mit zunehmender Temperatur die Löslichkeiten von B in A und A in B größer werden, d. h., dass die Binodalkurvenäste nach innen laufen, bis sie sich schließlich in der **kritischen Mischungstemperatur** T_K treffen. Oberhalb dieser Temperatur ist eine totale, d. h. lückenlose Mischbarkeit gegeben.

Mischungen innerhalb der Mischungslücke zerfallen in zwei korrespondierende gesättigte Lösungen, deren Zusammensetzung durch die Schnittpunkte der Binodalkurve mit der der Temperatur entsprechenden Horizontalen vorgegeben ist. Die Verbindungslinie dieser beiden Schnittpunkte wird als **Konode** bezeichnet. Alle Mischungen, die auf einer Konode liegen, führen zu den gleichen korrespondierenden Phasen P_1 und P_2, denen allerdings – je nach Lage des Mischungspunktes R auf der Konode – ein unterschiedliches Mengenverhältnis zukommt (o Abb. 4.30).

Aus dem Diagramm ist ferner ersichtlich, dass die Konoden mit steigender Temperatur kürzer werden. Grundsätzlich aber zerfallen die Rezepturen innerhalb der Mischungslücke in korrespondierende Lösungen, die mit zunehmender Temperatur einander immer ähnlicher werden. Kurz unter der kritischen Mischungstemperatur besitzen die korrespondierenden Lösungen nahezu die gleiche Zusammensetzung; eine Tatsache, auf die im ▸ Kap. 4.5.6 noch einmal näher eingegangen werden muss.

Denkanstoß

Überlegen Sie eine Ergänzung der Siedekurve in Abb. 4.30.

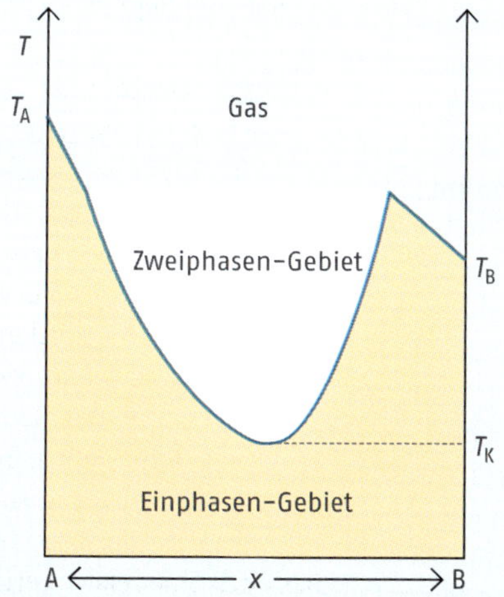

Abb. 4.31 Mischungsdiagramm zweier begrenzt mischbarer Komponenten mit einem Minimum in der Binodalkurve

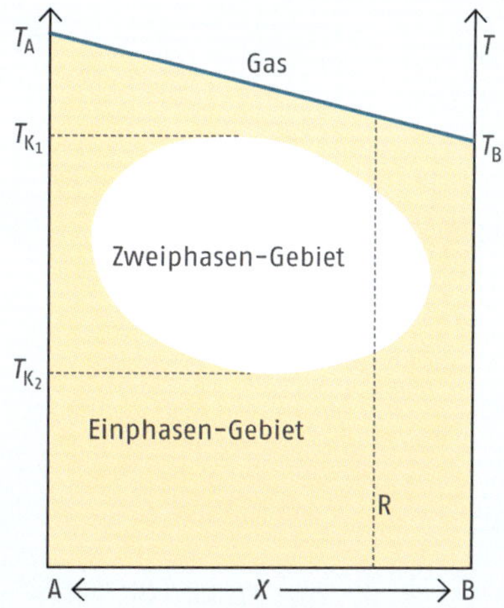

Abb. 4.32 Mischungsdiagramm zweier begrenzt mischbarer Komponenten mit einer in sich geschlossenen Mischungslücke

In Abb. 4.31 ist ein Phasendiagramm dargestellt, dass das Mischungsverhalten zweier begrenzt mischbarer Komponenten mit einem Minimum in der Binodalkurve zeigt. Während das vorherige Diagramm das Mischungsverhältnis der meisten begrenzt mischbaren Substanzen charakterisiert, ist das hier gezeigte Diagramm typisch für Substanzen mit reinen Wasserstoffbrücken-Akzeptorgruppen, wie z. B. Ether-Funktionen mit Wasser. Zu Stoffmischungen dieses Typs gehört auch Wasser/Triethanolamin.

Das Diagramm weist aus, dass unterhalb der kritischen Mischungstemperatur eine totale Mischbarkeit zwischen den beiden Komponenten gegeben ist. Oberhalb dieser Temperatur liegt eine sich mit zunehmender Temperatur verbreiternde Mischungslücke vor, d. h., die Löslichkeiten der Substanz A in B und der Substanz B in A nehmen mit zunehmender Temperatur ab. Entsprechend Abb. 4.31 zerfallen alle Mischungen innerhalb der Mischungslücke in zwei korrespondierende Lösungen, die den gesättigten Lösungen bei der betreffenden Temperatur entsprechen.

Sind mehrere unterschiedliche funktionelle Gruppen in den Molekülen vorhanden, so kann auch eine Mischungslücke entstehen, die in sich geschlossen ist, d. h. sowohl eine kritische Temperatur als Maximum als auch eine kritische Temperatur als Minimum ausweist. Ein derartiges Diagramm, das erstmals anhand von Nikotin-Wasser-Mischungen beobachtet worden ist, ist in Abb. 4.32 wiedergegeben.

Das Diagramm weist aus, dass oberhalb der kritischen Temperatur T_{K_1} und unterhalb der kritischen Temperatur T_{K_2} jeweils eine totale Mischbarkeit besteht. Man wird also beobachten, dass eine Rezeptur, gekennzeichnet durch R, bei tiefen Temperaturen ein klares Einphasen-System, also eine homogene Mischung ist, sich im Bereich der Mischungslücke als Zweiphasen-System präsentiert und oberhalb einer bestimmten Temperatur wieder einphasig wird.

Merke

Mischungen, zusammengesetzt aus drei Komponenten, lassen sich in **Dreiecksdiagrammen** darstellen (Abb. 4.33).

In dem Diagramm stellen die Eckpunkte die reinen Komponenten (100 %) A, B und C dar. Auf den Dreiecksseiten zwischen A und B, B und C sowie C und A liegen alle binären Mischungen, während innerhalb des Dreiecks sämtliche ternären Mischungen der drei Komponenten vertreten sind. Alle Rezepturen, die bei wechselnden Zusammensetzungen zwischen A und B die gleiche Konzentration C aufweisen, befinden sich auf einer Geraden parallel zur Grundlinie A–B. Der Abstand dieser Geraden von der Grundlinie entspricht der Konzentration C, die auf dem Randmaßstab zwischen B und C abgelesen werden kann. Entsprechendes gilt für die anderen Komponenten.

Im Gegensatz zu den bisher gezeigten Phasendiagrammen von Zweikomponenten-Mischungen ist dieses für Dreikomponenten ausgelegte Dreiecksdiagramm nur für eine bestimmte Temperatur und einen bestimmten Druck gültig. Will man die Zusammensetzung einer aus drei Komponenten bestehenden Mischung variieren und zugleich auch die Temperatur variabel darstellen,

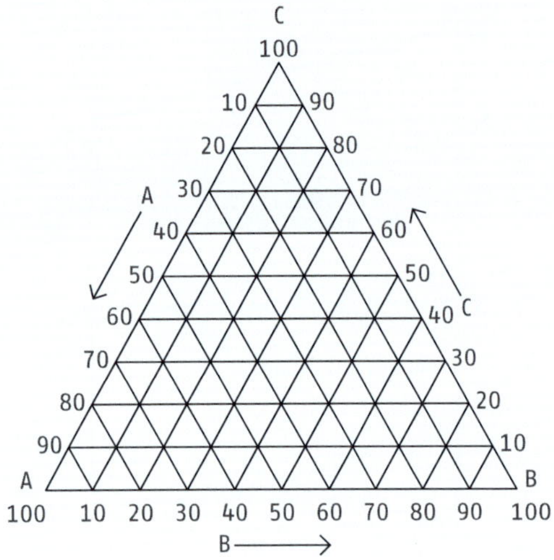

Abb. 4.33 Dreikomponenten-Mischungen in einem Dreiecksdiagramm

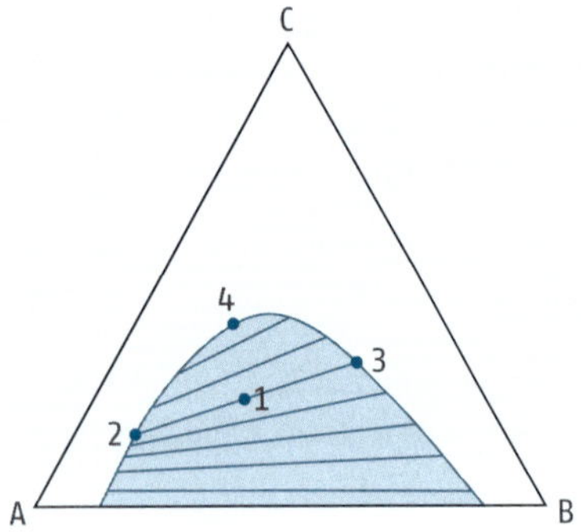

Abb. 4.34 Dreiecksdiagramm mit einer Mischungslücke

so kann dies nur in einer dreidimensionalen Darstellung erfolgen, die die Gestalt eines dreiseitigen Prismas annimmt. Dies kommt dadurch zustande, dass die für die einzelnen Temperaturen gültigen Dreiecksdiagramme übereinandergeschichtet werden.

Vierkomponentendiagramme, die nur Gültigkeit für eine bestimmte Temperatur haben, sind ebenfalls dreidimensionale Körper. Diese haben die Form eines Tetraeders mit den 4 Ecken für die Reinsubstanzen, den 6 Kanten für die binären Mischungen und den 4 Flächen für die ternären Mischungen, während alle quartären Mischungen sich im Inneren des Tetraeders befinden. Die Darstellung kann allerdings wiederum zu einem einfachen Dreieck reduziert werden, wenn man von den 4 Komponenten 2 in einem invariablen Mischungsverhältnis einsetzt. Die quantitative Auswertung der Phasendiagramme über Konoden ist allerdings dann nicht mehr möglich. Eine derartige Vorgehensweise wird zwangsläufig notwendig, wenn die Zahl der Variablen so groß wird, dass man über die Dreidimensionalität hinauskommt.

Ein Dreikomponenten-System, bei dem zwischen zwei Komponenten eine Mischungslücke auftritt, ist als Dreiecksdiagramm in Abb. 4.34 dargestellt.

Rezepturen innerhalb der Mischungslücke zerfallen in zwei Phasen unterschiedlicher Zusammensetzung. Eine Rezeptur der Zusammensetzung 1 bildet die beiden korrespondierenden Lösungen 2 und 3, die durch eine Konode verbunden sind. Rezeptur 4 zerfällt nicht in korrespondierende Phasen und repräsentiert die kritische Mischung. Das dargestellte Diagramm gilt nur für eine bestimmte Temperatur. Soll das Mischungsverhalten der drei Komponenten in Abhängigkeit von der Temperatur gezeigt werden, so kann dies nur mit einer räumlichen Figur, mit einem Prisma, geschehen.

Denkanstoß

Wird im Dreiecksdiagramm der Abb. 4.34 eine weitere Mischungslücke aufgrund einer nicht vollständigen Mischbarkeit von A und C ergänzt, könnte eine partielle Überlappung beider Mischungslücken resultieren. Überlegen Sie, wie im Überlappungsbereich die Konoden verlaufen könnten.

Mischungslücke bei Feststoffen

Amorphe Feststoffe haben wie Flüssigkeiten ein relativ hohes Lösungsvermögen für Mischungspartner. Mischungsdiagramme amorpher Substanzen ähneln daher denen der Flüssigkeiten.

Der kristalline Zustand verkörpert einen Ordnungszustand und ist erheblich weniger tolerant gegenüber Zumischungen. In geringem Ausmaß können Fremdsubstanzen als Gitterstörungen immer aufgenommen werden. Die meisten Substanzen verhalten sich im festen Aggregatzustand **eutektisch**. Ein entsprechendes Phasendiagramm kann Abb. 4.35 entnommen werden.

Auf den Ordinatenachsen über A und über B sind die Schmelztemperaturen der Reinkomponenten T_A und T_B aufgetragen. Diese werden durch das Schmelzdiagramm der Mischungen verbunden. Die Schmelzkurve fällt von T_A und von T_B auf den Schmelzpunkt des Eutektikums T_E, einer Mischung mit der Zusammensetzung X_E, ab. A und B sind im geschmolzenen Zustand oberhalb des höchsten Schmelzpunktes der Mischungspartner in jedem Verhältnis miteinander mischbar. Im festen Zustand besteht aber keine oder nur eine sehr geringe Mischbarkeit.

Wird eine Mischung R, eine Schmelze der beiden Komponenten A und B, abgekühlt, so findet nach Unterschreiten der Schmelzkurve eine Kristallisation von A statt, wobei sich die Zusammensetzung der Schmelze in Richtung B verschiebt. Mit weiterer Abkühlung kann weiter A kristallisieren, bis die Schmelze die Zusammensetzung X_E erreicht hat. Entsprechend findet eine Kristallisation von B bis zum Erreichen der eutektischen Mischung X_E statt, wenn eine Mischschmelze abgekühlt wird, deren Zusammensetzung mehr B enthält als X_E. Hat die Schmelze die Zusammensetzung X_E, d. h. liegt ein eutektisches Gemisch vor, so kristallisiert die Masse unterhalb der eutektischen Temperatur T_E in der Weise, dass beide Komponenten A und B in getrennten Kristallen nebeneinander auskristallisieren. Das Gebiet I ist durch Kristallisation von A, das Gebiet II durch Kristallisation von B und das Gebiet III durch die Existenz beider Kristalle charakterisiert.

Im festen kristallinen Zustand können in besonderen Fällen aber auch gemeinsame Ordnungszustände, in denen beide Komponenten vertreten sind, gebildet werden. Ähneln sich die Elementarzellen der verschiedenen Komponenten stark, können Gitter- oder Zwischengitterplätze in der Elementarzelle des Wirtes statistisch durch Gastatome, -ionen oder -moleküle belegt werden. Je nachdem, ob ein wechselseitiger Austausch in der gemeinsamen Elementarzelle unbegrenzt, d. h. in jeder beliebigen Zusammensetzung, oder begrenzt, also nur in einem bestimmten Zusammensetzungsbereich, möglich ist, unterscheidet man zwischen vollständiger und unvollständiger Mischkristallbildung (ohne bzw. mit Mischungslücke).

Das zugehörige Phasendiagramm einer vollständigen Mischkristallbildung in Form einer festen Lösung entspricht der ○ Abb. 4.27, wobei die Siede- und Kondensationskurve durch die Solidus- und Liquiduslinie zu ersetzen sind. Unterhalb der Soliduslinie existieren **Mischkristalle** in variierenden Zusammensetzungen. Oberhalb der Liquiduslinie liegt eine homogene Schmelze der Komponenten vor, während in der linsenförmigen Mischungslücke zwischen Liquidus- und Soliduslinie Schmelze und Mischkristalle koexistieren.

Die unvollständige Mischkristallbildung mit eutektischem Verhalten ist schematisch in ○ Abb. 4.36 wiedergegeben. Je nach Zusammensetzung der homogenen Schmelze rekristallisieren zunächst Mischkristalle unterschiedlicher Zusammensetzung. Im Bereich I existieren Mischkristalle A_B (wenig Komponente B im Überschuss an A) und im Bereich II Mischkristalle B_A (wenig Komponente A im Überschuss an B) neben geschmolzenem Material. Bei der eutektischen Temperatur T_E rekristallisiert die eutektische Mischung X_E aus den unterschiedlichen Mischkristallen. Das Gebiet III repräsentiert eine Kristallmischung aus verschiedenen Mischkristallen.

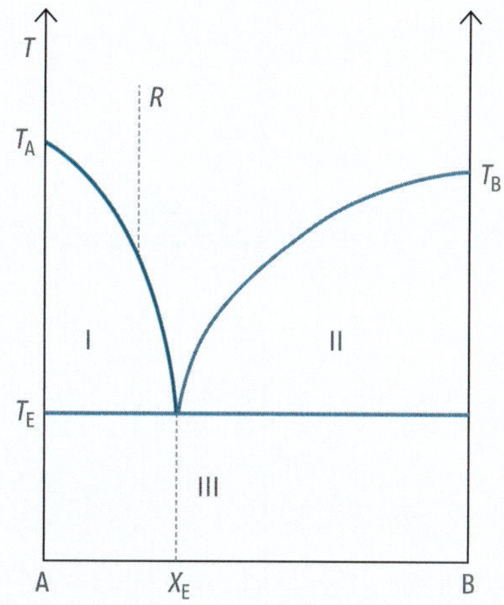

○ **Abb. 4.35** Mischungsdiagramm mit Eutektikum

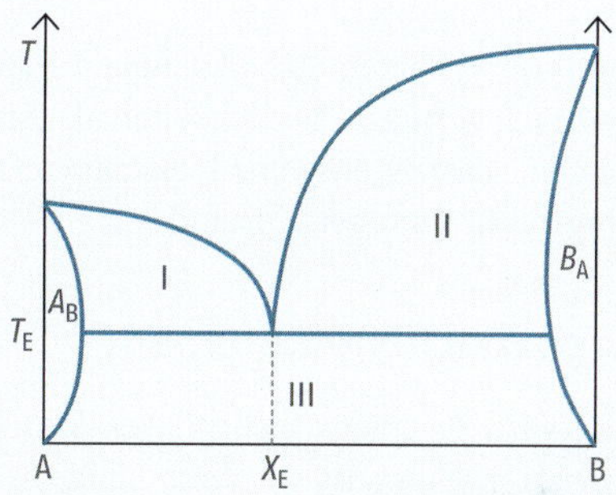

○ **Abb. 4.36** Unvollständige Mischkristallbildung mit eutektischem Verhalten. Komponente A und B, Temperatur T, Mischkristalle von B in A = A_B, Mischkristalle von A in B = B_A, Gebiet I entspricht Kristallisation von Mischkristallen A_B, Gebiet II entspricht Kristallisation von Mischkristallen B_A, Gebiet III entspricht Koexistenz beider Mischkristalle, eutektische Mischung X_E, eutektische Temperatur T_E

Ein Mischungsdiagramm zwischen den zwei Komponenten A und B, gekennzeichnet durch die Ausbildung einer besonders energiearmen **Molekülverbindung**, ist in ○ Abb. 4.37 wiedergegeben.

Das Diagramm zeigt zwei Eutektika X_{E_1} und X_{E_2} mit den Schmelzpunkten T_{E_1} und T_{E_2}. Dazwischen liegt eine Mischung X_M mit einem besonders hohen Schmelzpunkt T_M. X_M ist die Zusammensetzung der **Molekülverbindung**, die durch eine deutliche Stöchiometrie und einen deutlich über den der Einzelkomponenten hinausgehenden Schmelzpunkt ausgezeichnet ist. Ent-

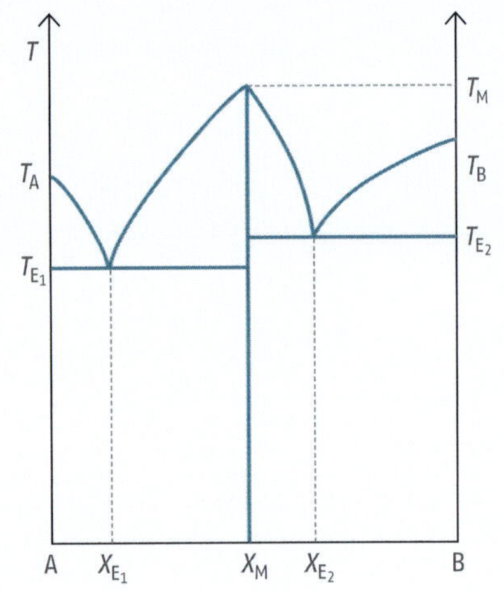

Abb. 4.37 Mischungsdiagramm mit stabiler Molekülverbindung X_M

sprechend ihrer erhöhten Stabilität haben Molekülverbindungen auch geringere Löslichkeiten als ihre Einzelkomponenten. Definitionsgemäß existieren Molekülverbindungen nur im festen Zustand.

4.3.2 Grenzflächenphänomene

Jede Phase wird in einem Mehrphasen-System durch eine Phasengrenze gegenüber ihrer Umgebung abgeschlossen. Ist die angrenzende Phase ein Gas, so wird die Phasengrenze als Oberfläche bezeichnet. Zwischen den in der Phasengrenze sich berührenden Phasen bestehen – sofern es sich um kondensierte Phasen, d. h. Flüssigkeiten oder Feststoffe handelt – Wechselwirkungen. Diese fehlen bei Oberflächen, womit deren Sonderstellung im Bereich der Grenzflächen gerechtfertigt werden kann. Alle Grenzflächenphänomene sind umso ausgeprägter, je unterschiedlicher die aneinandergrenzenden Phasen sind.

Mehrphasen-Systeme zeichnen sich durch die technologisch bedeutsame Grenzflächen- bzw. Oberflächenenergie aus. Ein System zerfällt in zwei Phasen, wenn dadurch ein thermodynamisch günstigerer Zustand erreicht wird. Dies kann z. B. dadurch erfolgen, dass durch die Phasentrennung eine höhere Absättigung von Sekundärvalenzen im Gesamtsystem ermöglicht wird. Besonders anschaulich lässt sich dies anhand von Paraffin-Wasser-Mischungen demonstrieren. Paraffin-Moleküle stehen untereinander über Dispersionskräfte in Wechselwirkung. Diese völlig unspezifischen Sekundärbindungen treten auch zwischen den Wasser-Molekülen auf sowie zwischen Wasser und Paraffin. Von diesem Gesichtspunkt aus betrachtet, müsste Paraffin mit Wasser in jedem Verhältnis mischbar sein. Ein großer Teil der Sekundärbindungsenergie des Wassers ist in den die Cluster aufbauenden Wasserstoff-Brückenbindungen zu suchen. Paraffin ist nicht in der Lage, Wasserstoff-Brückenbindungen auszubilden. Jedes Paraffin-Molekül, das sich in einer wässrigen Phase befindet, vermindert die Anzahl der möglichen Wasserstoff-Brückenbindungen, sodass damit ungesättigte Valenzen mit der Konsequenz einer erhöhten inneren Energie des Systems entstehen. Bei einer Phasentrennung wird es dem Wasser ermöglicht, eine größere Zahl von Wasserstoff-Brückenbindungsvalenzen abzusättigen. Damit ist der Zweiphasen-Zustand energetisch begünstigt. Es ist jedoch zu beobachten, dass der Energiegewinn im Wesentlichen durch Verbesserung des energetischen Zustands des Wassers, nicht aber des Paraffins, zustande kommt. Wasser-Moleküle, die sich in der Phasengrenzfläche befinden, besitzen freie nicht abgesättigte Valenzen, stehen aber auch andererseits mit den Paraffin-Molekülen über Dispersionskräfte in Wechselwirkung. Aufgrund der höheren Konzentration an freien Sekundärvalenzen sind die Moleküle der Grenzfläche in einem energetisch ungünstigeren Zustand als die Moleküle im Inneren der Wasserphase. Dies bedeutet, dass jede Vergrößerung der Phasengrenzfläche eine Erhöhung der inneren Energie des Systems erfordert.

Grenzflächenspannung, Oberflächenspannung

Die an Paraffin-Wasser-Mischungen durchgeführten Betrachtungen lassen sich auf alle Mehrphasen-Systeme übertragen. Grundsätzlich ist eine Phasengrenze Ort eines höheren Potenzials. Damit muss zwangsläufig zur Vergrößerung der Grenzfläche bzw. Erhöhung der Dispersität eines gegebenen Systems Energie aufgewendet werden.

Definition

Diejenige mechanische Energie, die erforderlich ist, um die Grenzfläche eines gegebenen Systems um eine Flächeneinheit zu vergrößern, wird als **Grenzflächenspannung** γ bezeichnet.

Die Dimension der Grenzflächenspannung ist demnach Jm^{-2}. Da ein J gleichbedeutend mit ein Nm ist, ergibt sich daraus auch die Dimension Nm^{-1}. Allgemein gebräuchlich ist das mNm^{-1}, das zahlenmäßig mit der früher gebräuchlichen Dimension $dyn \cdot cm^{-1}$ übereinstimmt.

Merke

Bei Zweiphasen-Systemen, deren eine Phase ein Gas ist, spricht man anstelle von Grenzflächenspannung von der **Oberflächenspannung** σ.

▫ Tab. 4.3 gibt einige Oberflächenspannungswerte von Flüssigkeiten bei 20 °C wieder. Die Werte zeigen, dass Flüssigkeiten mit einem hohen Anteil an Dipol-Dipol-Wechselwirkungen und Wasserstoff-Brückenbindungen sich durch hohe Oberflächenspannungswerte auszeichnen. Besonders auffallend ist der hohe Wert des Wassers.

Die Oberflächenspannungen der Flüssigkeiten fallen mit steigender Temperatur und erreichen den Wert Null in der kritischen Temperatur.

Grenzflächenspannungen zwischen zwei Flüssigkeiten sind aufgrund der Tatsache, dass die Flüssigkeiten zumindest über Dispersionskräfte miteinander in Wechselwirkung treten können, grundsätzlich niedriger als die höchste Oberflächenspannung der beiden Flüssigkeiten.

Die **Oberflächenspannungen von Lösungen** können höher oder niedriger als die des reinen Lösungsmittels sein. Eine Erhöhung der Oberflächenspannung ist z. B. dann zu erwarten, wenn die gelöste Substanz zu einer Erhöhung der inneren Struktur des Lösungsmittels führt. Dies äußert sich im Allgemeinen auch in einer Erhöhung der Viskosität. Meist aber wird eine Erniedrigung der Oberflächenspannung gegenüber dem Lösungsmittel beobachtet. Dies kann durch zwei unterschiedliche Effekte zustande kommen:

- durch eine Herabsetzung der inneren Struktur des Lösungsmittels und
- durch eine Anreicherung der gelösten Substanzen in der Oberfläche.

Der erstgenannte Effekt ist gleichzeitig an einer deutlichen Verminderung der Viskosität zu erkennen. Viele mit Wasser gut mischbare Substanzen wie Salze, mehrwertige Alkohole, hydrophile kurzkettige Polymere und dergleichen setzen die Tendenz des Wassers zur Clusterbildung herab. Sie üben also einen **Hydrotropieeffekt** auf das Wasser aus (▸ Kap. 4.2.3), worauf unter anderem auch die verbesserten Lösungseigenschaften des Wassers zurückgeführt werden müssen. Ohne dass sich diese Substanzen in der Oberfläche anreichern, führen sie zu einer deutlichen Erniedrigung der Oberflächenspannung und ebenso auch zu einer Erniedrigung der Grenzflächenspannung einer wässrigen Lösung gegen mit Wasser nicht mischbare Öle. Die Erniedrigung der Grenz- bzw. Oberflächenspannung erfordert bei diesen Substanzen allerdings signifikant höhere Konzentrationen als ein vergleichbarer Effekt, der durch Substanzen hervorgerufen wird, die sich in der Phasengrenzfläche anreichern.

Die Mehrzahl wasserlöslicher organischer Substanzen zeichnet sich dadurch aus, dass sie neben den hydrophilen funktionellen Gruppen, die mit den Wasser-Molekülen über Wasserstoff-Brückenbindungen in Wechselwirkung treten können, einen mehr oder minder ausgedehnten unpolaren Rest aufweisen. Aufgrund dieser Tatsache kann die Oberflächenenergie der Lösung durch Anreicherung der gelösten Moleküle in der Oberfläche herabgesetzt werden. Dieser Effekt wird umso größer, je positiver die Lösungsenthalpie ist. Durch diese Anreicherung wird die Grenzflächenspannung, im Falle der Oberfläche die Oberflächenspannung, erniedrigt. Substanzen, bei denen dieser Effekt sehr stark ausgeprägt ist, werden als **Tenside** bezeichnet (▸ Kap. 4.5.6).

▫ **Tab. 4.3** Oberflächenspannungen einiger Flüssigkeiten bei 20 °C (in mN · m^{-1})

Substanz	σ	Substanz	σ
Wasser	72,8	Silikonöl	21,0
Ethanol	22,0	Pentan	16,9
Essigsäure	23,5	Tetrachlorkohlenstoff	25,7
Ether	16,5	Quecksilber	480,0
Glycerol	66,4		

Definition

Die **Grenzflächenenergie** eines Systems ist diejenige Energie, die aufgewendet werden müsste, um die bestehende Grenzfläche zwischen den beiden Phasen herzustellen. Sie zerfällt in zwei Komponenten, eine mechanische und eine thermische.

Die mechanische Grenzflächenenergie ist das Produkt aus der Grenzflächenspannung zwischen den beiden Phasen und der Größe der bestehenden Grenzfläche. Da mit Vergrößerung einer Grenzfläche auch eine Abkühlung des Systems stattfindet, muss für eine isotherme Grenzflächenvergrößerung dem System noch Wärme zugeführt werden. Im Allgemeinen wird jedoch dieser Term vernachlässigt.

Hochdisperse Systeme mit einer großen Grenzfläche sind entsprechend diesen Überlegungen energiereicher als niedrigdisperse.

Messtechniken

Die Vielzahl der Methoden zur Oberflächen- und Grenzflächenspannungsmessung macht deutlich, dass je nach Fragestellung, geforderter Genauigkeit, Proben-

4

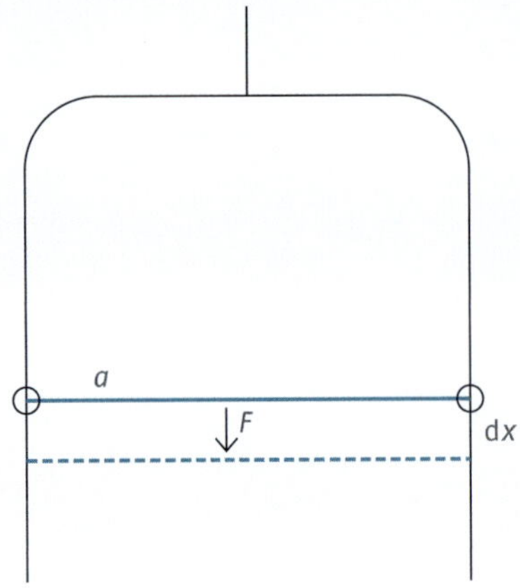

Abb. 4.38 Schematische Darstellung des Drahtbügelmodells zur Bestimmung der Oberflächenspannung

material und in Abhängigkeit von weiteren Größen wie z. B. der Zeitabhängigkeit der Gleichgewichtseinstellung die bestmögliche Messmethode auszuwählen ist. Diese Methoden werden unterteilt in:

- Kraftmessverfahren: Drahtbügel-Methode, Ring-Methode, Wilhelmy-Platte-Methode,
- Druckmessverfahren: Kapillarsteighöhen-Methode, Blasendruck-Methode,
- geometrische Verfahren: hängender Tropfen (Pending Drop), liegender Tropfen (Sessile Drop), Tropfenmasse, Tropfenvolumen, Stalagmometer, Spinning Drop, Kontaktwinkelmessung (▸ Kap. 4.3.2),
- dynamische Verfahren: Oberflächenwellen, schwingende Flüssigkeitsstrahlen.

Die einfachste Messanordnung für die Bestimmung der Oberflächenspannung ist die **Drahtbügelmethode** (Abb. 4.38).

Bei der Drahtbügelmethode bedient man sich eines rechteckigen Drahtrahmens mit einer beweglichen Seite a. Aus der zu untersuchenden Flüssigkeit wird zwischen der beweglichen Seite a und den übrigen Seiten des Rahmens eine Flüssigkeitslamelle ausgebildet. Mit einer Verschiebung der Seite a um den Weg dx wird die Lamelle auf beiden Seiten des Rahmens um die Fläche adx vergrößert. Nach Gleichung 4.49 ist die hierzu erforderliche Arbeit W:

$$dW = \sigma \cdot 2adx \qquad \text{Gleichung 4.49}$$

Diese Arbeit wird von der Kraft F längs des Weges dx geleistet. Für die Verschiebung des beweglichen Teils des Drahtrahmens ist eine Kraft erforderlich, die sich aus Gleichung 4.50 ergibt.

$$F = 2a\sigma \qquad \text{Gleichung 4.50}$$

Solange eine ausreichende Flüssigkeitsmenge für die Ausbildung der Lamelle zur Verfügung steht, ist für ihre Vergrößerung eine konstante Kraft erforderlich, die mithilfe z. B. einer Torsionswaage bestimmt werden kann. Bei bekannten Dimensionen des Drahtbügels errechnet sich dann die Oberflächenspannung nach Gleichung 4.51 zu

$$\sigma = \frac{F}{2a} \qquad \text{Gleichung 4.51}$$

Aus diesem einfachen Verfahren lässt sich die **Tensiometer-Methode** nach Lecomte du Noüy ableiten (Abb. 4.39).

Das Gerät besteht im Wesentlichen aus einer Torsionswaage und einem Platin-Iridium-Ring, der durch die zu untersuchende Oberfläche bzw. Grenzfläche bewegt wird. Der Platin-Iridium-Ring 1 mit dem Radius r hängt an einem Gestänge mit dem Hebelarm 2, dessen Position über ein optisches System 3 beobachtet werden kann. Der Hebelarm 2 ist am Torsionsdraht 4 befestigt, dessen Verdrillung an seinen beiden Enden mithilfe der Nullpunktjustierung 5 und der Messskala 6 eingestellt werden kann.

Der Messvorgang kann folgendermaßen vorgenommen werden: Die zu untersuchende Flüssigkeit wird in ein vertikal verschiebbares temperierbares Gefäß gebracht. Das Gefäß wird so justiert, dass bei waagerechter Lage des Hebelarms, die mit der Nullpunktjustierung nachgestellt werden kann, der Platin-Iridium-Ring in die zu untersuchende Flüssigkeit eintaucht. Durch Absenken des Gefäßes gelangt der Ring in die Oberfläche. Bei weiterem Absenken hebt der Ring, der sich nunmehr über dem Niveau der Oberfläche befindet, eine Flüssigkeitslamelle an, deren Gewicht die Waage zur Auslenkung bringt. An der Skala wird eine vergrößerte Torsion des Torsionsdrahtes eingestellt, die ausreichend ist, die Gleichgewichtslage der Waage wiederherzustellen. Bei weiterem Absenken des Gefäßes vergrößert sich die angehobene Flüssigkeitsmenge, sodass wiederum ein Nachstellen der Torsion erforderlich wird. Dieser Vorgang wird so lange fortgesetzt, bis die angehobene Flüssigkeitssäule in ihrem oberen Teil die Form eines Hohlzylinders angenommen hat. Jede weitere Absenkung des Gefäßes führt dann zu einer Dehnung der Lamelle, wie sie bei der Drahtbügelmethode beschrieben worden ist (Gleichung 4.49 und Abb. 4.38). Dies bedeutet, dass in dieser Phase der Messung die Torsionswaage im Gleichgewicht bleibt, d. h. die am zylindrischen Teil der Flüssigkeit angreifende Kraft konstant ist. Infolge der Dehnung der zum Hohlzylinder ausgebildeten Flüssigkeitslamelle kommt

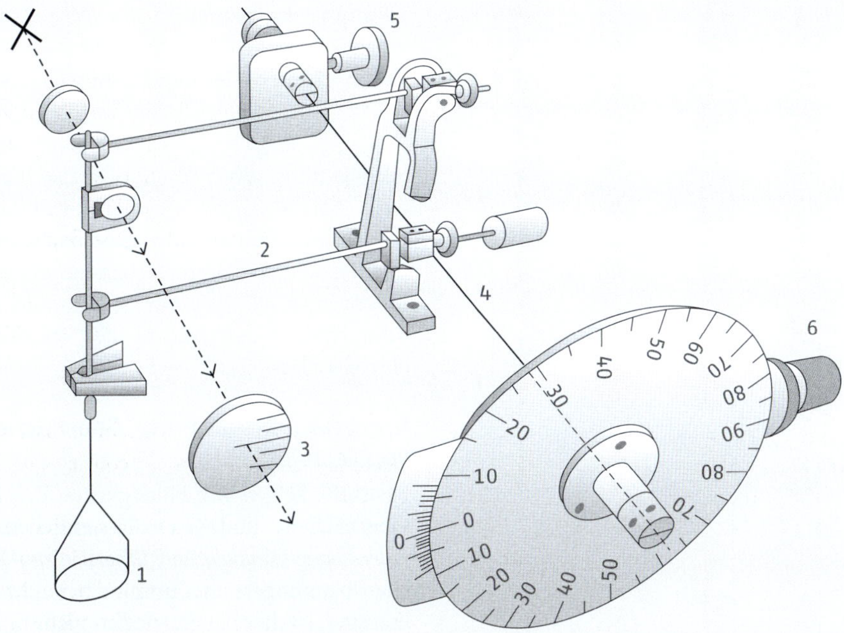

Abb. 4.39 Messgerät zur Bestimmung der Oberflächenspannung nach Lecomte du Noüy

4

es rasch zu einer Querschnittsveränderung und damit zum Abriss. Die gegen Ende der Messung an der Skala der Torsionswaage ablesbare Kraft entspricht dann der bei der Bügelmethode für die Dehnung der Lamelle angewendeten Kraft (Gleichung 4.52).

$$F = \frac{dW}{dx} = \frac{\sigma \cdot 4\pi r dx}{dx} = \sigma \cdot 4\pi r \qquad \text{Gleichung 4.52}$$

Daraus folgt Gleichung 4.53:

$$\sigma = \frac{F}{4\pi r} \qquad \text{Gleichung 4.53}$$

Die Kraft F wird mit der Torsionswaage auf indirektem Wege über das am Torsionsdraht angreifende Drehmoment gemessen. Das Drehmoment ist das Produkt aus der am Ring angreifenden Kraft und der Länge des Hebelarms. Es ist also bei unverändertem Hebelarm direkt proportional zur Kraft F. Der tatsächlich am Torsionsdraht angreifende Hebelarm ist nur solange identisch mit der Länge des Hebelarms 2 des Gestänges, wie sich das Gestänge in exakt waagerechter Position befindet, sodass die vom Platin-Iridium-Ring ausgehende Kraft senkrecht am Gestänge angreift.

Dieses Verfahren gestattet ohne Schwierigkeit nicht nur die Messung der Oberflächenspannung σ, sondern auch die von Grenzflächenspannungen γ zwischen zwei Flüssigkeiten. Dabei werden die beiden Flüssigkeiten übereinandergeschichtet und das Messgefäß so bewegt, dass das Niveau der Grenzfläche durch die Gleichgewichtslage des Rings gezogen wird.

Eine wesentlich einfachere Messmethode ist die **Stalagmometer-Methode**. Man bedient sich der Tatsache, dass die an einer Abtropffläche entstehende Tropfengröße einer Flüssigkeit direkt proportional zur Oberflächenspannung dieser Flüssigkeit ist. In Abb. 4.40 ist schematisch das Stalagmometer nach Traube wiedergegeben.

Das Stalagmometer besteht im Wesentlichen aus einem vertikalen Rohr, das im oberen Teil zur Aufnahme eines bestimmten Volumens der Flüssigkeit kugelförmig erweitert ist und das an seinem unteren Ende in eine definierte Abtropffläche ausläuft. Oberhalb und unterhalb der kugelförmigen Erweiterung ist eine Graduierung zur Feinablesung des Volumens angebracht. Man lässt nun ein bestimmtes Flüssigkeitsvolumen abtropfen und bestimmt die diesem Flüssigkeitsvolumen entsprechende Tropfenzahl. Mithilfe der beiden Skalen ist es möglich, das gewählte Flüssigkeitsvolumen so zu vergrößern oder zu verkleinern, dass es exakt einer ganzen Zahl von Tropfen entspricht. Das Volumen des Einzeltropfens kann dann gemäß Gleichung 4.54 berechnet werden:

$$V_i = \frac{V}{n} \qquad \text{Gleichung 4.54}$$

| V Volumen der abgetropften Flüssigkeit | n ermittelte Tropfenzahl

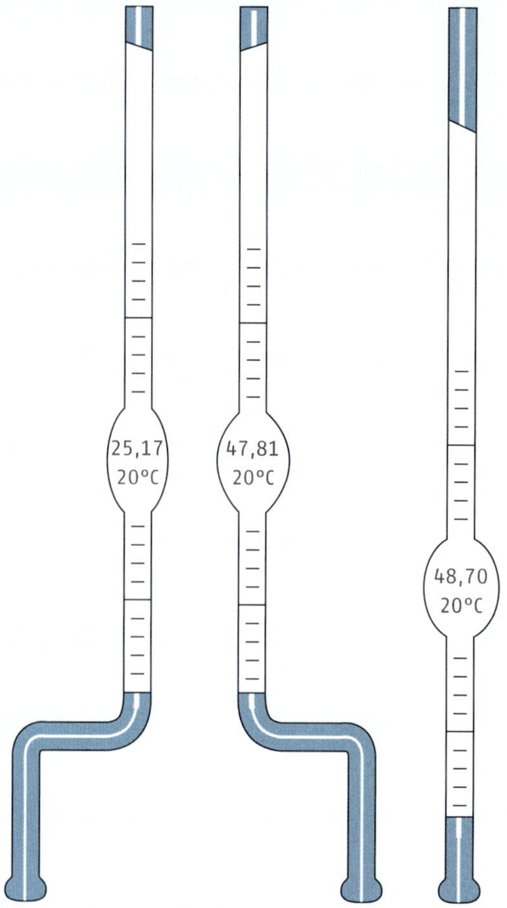

Abb. 4.40 Stalagmometer nach Traube

Unter Berücksichtigung der Dichte ρ der Flüssigkeit sind dann die Masse eines jeden Tropfens und damit die im Augenblick des Abrisses im Abrissbereich angreifende Kraft gleich (Gleichung 4.55).

$$F = V_i \rho g \quad \text{Gleichung 4.55}$$

Die Verformung eines Tropfens während der Tropfenbildung bis zum Abriss geht so vonstatten, dass sich zunächst eine flache Kalotte bildet, die in einem relativ flachen Winkel in die Abtropffläche übergeht. Mit Vergrößerung des Volumens vergrößert sich dieser Winkel bis auf 90° unmittelbar vor dem Abriss des Tropfens an der Abrissstelle. Die Oberfläche nimmt die Form eines senkrechten Zylinders an. Die Tropfenmasse reicht dann aus, ohne weitere Volumenvergrößerung an dieser Stelle die zylinderförmige Oberfläche zu vergrößern. Damit muss eine Verringerung des Durchmessers unter Einschnürung einhergehen, die schließlich zum Abfall des Tropfens führt. Der Zylinderumfang unmittelbar vor der Einschnürung entspricht etwa dem Umfang der Abtropffläche. Damit ist $F = V_i \rho g = 2\pi r \sigma C$, worin C einen Korrekturfaktor darstellt. Damit wird Gleichung 4.55 zu Gleichung 4.56:

$$\sigma = \frac{V_i \rho g}{2\pi r C} = \frac{V \rho g}{n \cdot 2\pi r C} \quad \text{Gleichung 4.56}$$

Die Tropfenzählmethode lässt sich im Prinzip auch für die Messung von Grenzflächenspannungen verwenden, indem man ein gegebenes Volumen der spezifisch schwereren Flüssigkeit in der spezifisch leichteren abtropfen lässt.

Grenzflächenspannung, Oberflächenspannung von Feststoffen

Feststoffe zeigen wie Flüssigkeiten das Phänomen der Oberflächen- und Grenzflächenspannung. Während jedoch bei Flüssigkeiten Oberflächen- und Grenzflächenspannungen einer unmittelbaren Messung zugänglich sind, ist dies bei Feststoffen nicht möglich. Die entsprechenden Werte können nur indirekt, z. B. über die Verdampfungsenthalpie oder andere Größen, ermittelt werden. Die entsprechenden Werte sind oft erheblich höher als bei Flüssigkeiten. Die Ober- und Grenzflächenspannungsphänomene von Festkörpern spielen eine besondere Rolle bei der Partikelentstehung, aber auch bei der Agglomeration, Auflösung und Benetzung.

Amorphe Festkörper stehen in Bezug auf ihre Grenzflächeneigenschaften den Flüssigkeiten sehr nahe. Sie weisen in ein und demselben Partikel in jedem Flächenelement die gleiche Grenzflächenspannung auf. Die niedrigste Grenzflächenenergie ist daher bei einem gegebenen Volumen dann zu erwarten, wenn das Partikel eine Kugelform besitzt. Auch ist bei amorphen Körpern der Aufbau der Materie in einer Grenzfläche in allen ihren Flächenelementen gleich.

Kristalle zeigen demgegenüber die Besonderheit, dass die einzelnen verschieden orientierten Teilflächen, die aus definierten Gitterebenen (▸ Kap. 4.2.2) hervorgehen, sich im Allgemeinen durch unterschiedliche Grenzflächen- oder Oberflächenspannungen auszeichnen. Dies kommt auch in der besonderen Form der Kristalle zum Ausdruck. Im Sinne einer möglichst geringen Grenzflächenenergie wächst ein Kristall in der Weise, dass Flächen hoher Grenzflächenspannung möglichst klein, Flächen geringer Grenzflächenspannung dafür umso größer ausfallen. So kann man die Entstehung von Nadeln, Plättchen, Prismen und dergleichen verstehen. Dies ist auch der Grund für die Entstehung völlig unterschiedlicher Formen von Kristallen ein und desselben Materials bei Kristallisation aus verschiedenen Lösungsmitteln. Polare Lösungsmittel führen zur bevorzugten Ausbildung polarer Flächen, während die unpolaren Flächen bevorzugt in unpolaren Lösungsmitteln entstehen.

Benetzungswinkel

Ein für die Technologie besonders wichtiges Grenzflächenphänomen der Feststoffe ist die Benetzbarkeit.

Ein **Dreiphasen-System**, bestehend aus einer Gasphase, einer Flüssigkeit und einer festen Phase, bildet in dem Bereich, in dem die drei Phasen miteinander in Kontakt stehen, einen **Benetzungswinkel** (Kontaktwinkel) aus.

Merke

Der Benetzungswinkel ist von großer Bedeutung für die Tablettentechnologie, für die Technologie der Suspensionen und für das Auflösungsverhalten von Feststoffen.

Er lässt sich am einfachsten anhand der Gestalt, die ein Flüssigkeitstropfen auf einer ebenen, festen Unterlage einnimmt, beobachten (Abb. 4.41).

Je nach Affinität der betreffenden Flüssigkeit zum Feststoff, der Oberflächenspannung der Flüssigkeit und der Oberflächenspannung des Feststoffs sind die in Abb. 4.41 wiedergegebenen Tropfenformen denkbar.

Im Fall **A** liegt eine vollständige und im Fall **B** eine gute Benetzbarkeit vor. Der Fall **C** stellt den Übergang zur schlechten Benetzbarkeit, die in **D** vorliegt, dar. Bei **E** ist eine vollständige Nichtbenetzbarkeit gegeben. Die Abbildung zeigt zugleich, dass es mithilfe des Kontaktwinkels zur Unterlage möglich ist, quantitativ die Benetzung zu beurteilen. Dabei bedeuten ein Benetzungswinkel unter 90° eine gute und ein solcher über 90° eine schlechte Benetzung.

In Abb. 4.42 ist der Kontaktbereich der Flüssigkeit mit der Unterlage vergrößert wiedergegeben.

Im Berührungspunkt der drei Phasen besteht in den dargestellten Fällen ein Gleichgewicht zwischen σ_S, der Oberflächenspannung des Feststoffs, σ_L, der Oberflächenspannung der Flüssigkeit, und γ_{SL}, der Grenzflächenspannung zwischen Feststoff und Flüssigkeit. Dieses Gleichgewicht ist dadurch charakterisiert, dass die vektoriell aufzufassenden jeweils tangentialen Kräfte in den verschiedenen Grenzflächen sich im Berührungspunkt der drei Phasen gegenseitig kompensieren. Daraus folgt die Young'sche Gleichung (Gleichung 4.57).

$$\sigma_s = \gamma_{SL} + \sigma_L \cdot \cos\theta \qquad \text{Gleichung 4.57}$$

Ist γ_{SL} kleiner als σ_S, muss für den Gleichgewichtszustand $\sigma_L \cdot \cos\theta$ einen positiven Wert annehmen. Da σ_L immer positiv ist, muss folglich θ unter 90° sein. Es liegt eine positive Benetzung vor. Der umgekehrte Fall, nämlich dass γ_{SL} größer ist als σ_S, repräsentiert mit einem θ-Winkel größer als 90° eine negative Benetzung. Eine

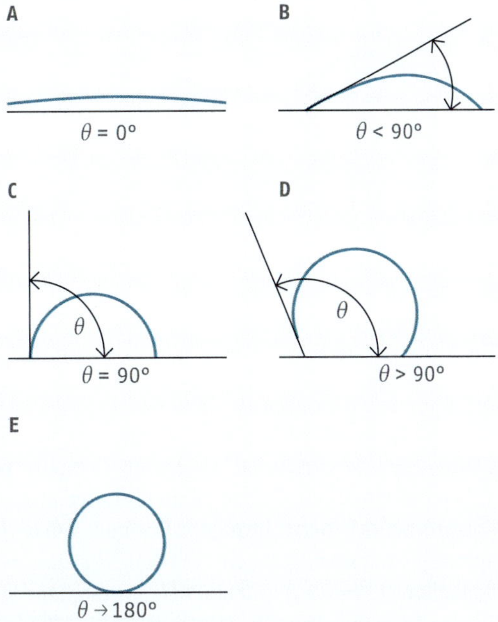

Abb. 4.41 Verschiedene Tropfenformen auf einer ebenen Unterlage

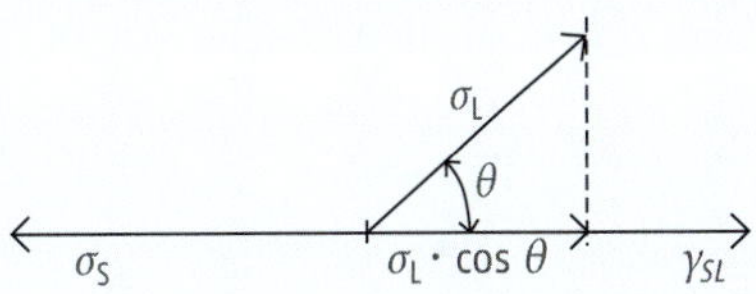

Abb. 4.42 Zur Erklärung des Benetzungswinkels

vollständige Benetzung ist dann gegeben, wenn $\sigma_S = \sigma_L + \gamma_{SL}$ ist, d. h. $\cos\theta = 1$ bzw. $\theta = 0$. In diesem Fall breitet sich die Flüssigkeit unter dem Einfluss der Eigenmasse vollständig auf der Feststoffoberfläche aus. Es besteht aber auch die Möglichkeit, dass σ_S größer als $\sigma_L + \gamma_{SL}$ ist. Dies bedeutet, dass sich kein Gleichgewichtszustand einstellt, sondern dass die Flüssigkeit auf der Unterlage spreitet. Die Differenz zwischen σ_S und $\sigma_L + \gamma_{SL}$ wird mit σ_{SP} als **Spreitungsdruck** bezeichnet.

Definition

Der **Spreitungsdruck** ist diejenige mechanische Energie, die je Flächeneinheit der Feststoffoberfläche gewonnen wird, wenn sich eine spreitende Flüssigkeit auf ihr ausbreitet.

4

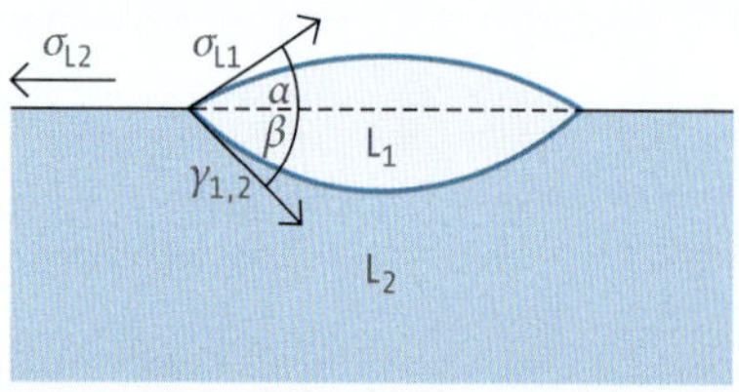

Abb. 4.43 Ableitung der Benetzungsverhältnisse eines Dreiphasen-Systems, bestehend aus zwei Flüssigkeiten und einem Gas

Der Spreitungsdruck ist keine Konstante, die für eine Substanz charakteristisch ist. Sie hängt vielmehr von dem Zusammenwirken aller beteiligten Phasen ab.

Entsprechende Betrachtungen können auch bei Dreiphasen-Systemen gemacht werden, die aus zwei Flüssigkeiten (L_1 und L_2) und einem Gas bestehen. Aufgrund der Tatsache, dass alle drei Phasen eine Verformbarkeit aufweisen, ist die Beschreibung der auftretenden Phänomene komplizierter. Die Benetzungsverhältnisse lassen sich aus Abb. 4.43 ableiten.

Bezeichnet man mit σ_{L1} die Oberflächenspannung der flüssigen Phase 1, mit σ_{L2} die der flüssigen Phase 2 und mit $\gamma_{1,2}$ die Grenzflächenspannung zwischen den beiden Flüssigkeiten, so gilt Gleichung 4.58:

$$\sigma_{L2} = \sigma_{L1} \cos\alpha + \gamma_{1,2} \cos\beta \qquad \text{Gleichung 4.58}$$

Gewölbte Grenzflächen

Infolge des Phänomens der Benetzung bilden Flüssigkeiten im Allgemeinen gewölbte Lamellen aus. Ein Flüssigkeitstropfen nimmt in einem Gas oder einer anderen Flüssigkeit bevorzugt eine Kugelgestalt an. Ebenso sind Gasblasen in Flüssigkeiten vorzugsweise kugelförmig. Die sich mit einer gewölbten Grenzfläche berührenden Phasen besitzen grundsätzlich einen unterschiedlichen Innendruck (vgl. Gleichung 4.42). Die Druckdifferenz Δp wird als Krümmungsdruck p_k bezeichnet und errechnet sich aus der Grenzflächenspannung γ und dem Krümmungsradius r nach **Young-Laplace** gemäß Gleichung 4.59:

$$\Delta p = p_k = \frac{2\gamma}{r} \qquad \text{Gleichung 4.59}$$

Entsprechend dieser Gleichung herrscht in allen in einer Flüssigkeit befindlichen Gasblasen ein höherer Druck als in der Flüssigkeit und ebenso in allen Flüssigkeitströpfchen, die sich in einem Gas oder in einer Flüssigkeit befinden, ein höherer Druck als in ihrer Umgebung. Dabei ist die Druckdifferenz umso größer, je kleiner das betreffende Partikel ist.

4.4 Kolloide

4.4.1 Allgemeines

Definition

Kolloide sind disperse Systeme, in denen Elemente, d. h. Moleküle, Assoziate oder Feststoffpartikel vorkommen, die in den Größenordnungsbereich etwa zwischen 1 nm und 500 nm fallen.

Die obere Grenze wird durch den Schwerpunkt der Wellenlängen des weißen sichtbaren Lichtes vorgegeben. In Partikeln, die kleiner als die Wellenlänge des sichtbaren Lichtes sind, kann naturgemäß keine Lichtbrechung auftreten. Da die normale lichtmikroskopische Abbildung ein unterschiedliches Lichtbrechungsverhalten in den abzubildenden Objekten gegenüber der Umgebung voraussetzt, ist eine unmittelbare Darstellung derartig kleiner Partikel im Lichtmikroskop nicht möglich.

Dagegen treten an kolloiden Teilchen Beugungserscheinungen auf, die dazu führen, dass jedes kolloide Partikel, das von einem Lichtstrahl getroffen wird, ein diffuses Licht abstrahlt, also selbst eine Leuchterscheinung zeigt. Diese kann besonders gut beobachtet werden, wenn die Beobachtungsrichtung nicht mit der Einstrahlrichtung des Beleuchtungsstrahls übereinstimmt. Kolloide Lösungen zeigen daher bei rechtwinkliger Betrachtung zu ihrer Beleuchtung eine Opaleszenz, die von der Teilchengröße und der Konzentration abhängig ist. Man bezeichnet diese Erscheinung als **Tyndall-Effekt**. Aufgrund dieser Tatsache ist es möglich, kolloide Teilchen indirekt mikroskopisch abzubilden, indem die zu untersuchende Probe unter einem so flachen Einfallswinkel beleuchtet wird, dass ein normales partikelfreies Präparat ein dunkles Gesichtsfeld liefert. Dies wird mithilfe eines Dunkelfeldkondensors erreicht. Kolloide Teilchen treten dann als Leuchtpunkte auf, deren Form und Größe die wahren Verhältnisse nicht widerspiegeln. Diese Mikroskopie wurde als Ultramikroskopie bezeichnet. Mithilfe des Elektronenmikroskops sind kolloide Teilchen unmittelbar darstellbar.

Kolloide lassen sich unter den verschiedensten Gesichtspunkten klassifizieren. Einige besondere Begriffe seien in diesem Zusammenhang erläutert.

In einem **lyophoben Kolloid**, das auch **Dispersionskolloid** genannt wird, liegen kolloide Teilchen vor, die praktisch keine Affinität zu ihrer Umgebung haben. Es handelt sich dabei meist um Metall- oder Metalloxidsole, die durch Fällung oder durch Zerstäubung, z. B. im elektrischen Lichtbogen, hergestellt werden. Beispiele sind Gold-, Silber-, Eisenoxid- oder Aluminiumhydroxidsol. Auch die kolloidale Kieselsäure, das Aerosil, ist diesem Typ der Kolloide zuzurechnen. Die Stabilisierung dieser Kolloide erfolgt auf rein physikalischem Wege insbesondere über elektrostatische Kräfte. Lyophobe Kolloide sind metastabile Systeme.

In **lyophilen Kolloiden** dagegen liegt eine intensive Wechselwirkung zwischen den kolloiden Teilchen und ihrer Umgebung vor. Zu ihnen gehören vor allem die Molekülkolloide wie wässrige Stärkelösungen, Celluloseetherschleime, Gelatinelösungen, Polyacrylatlösungen sowie die entsprechenden Gele. Lyophile Kolloide können thermodynamisch stabil sein. Mithilfe eines lyophilen Kolloids lassen sich lyophobe Kolloide stabilisieren. Die Umhüllung lyophober kolloider Teilchen mithilfe einer kolloidalen lyophilen Schicht führt zu einem Schutzkolloid.

Der Übergang zwischen den lyophoben und den lyophilen Kolloiden wird durch die aus Tensiden entstehenden **Assoziationskolloide** verkörpert, bei denen amphiphile Moleküle so zusammentreten, dass die lyophilen Molekülteile einen möglichst intensiven Kontakt mit dem umgebenden Medium erhalten, während die lyophoben Molekülteile weitgehend vom umgebenden Medium ferngehalten werden.

Eine weitere Einteilungsmöglichkeit ergibt sich aus der Form der Kolloidteilchen. Danach unterscheidet man **Sphärokolloide** mit kugeligen Partikeln, **Linearkolloide** mit lang gestreckten Teilchen und **Lamellarkolloide**, die einen geschichteten Aufbau besitzen.

4.4.2 Molekülkolloide

Makromolekulare langkettige Verbindungen, die sich in einem Lösungszustand befinden, führen mit ihren Kettensegmenten im Rahmen der gegebenen Freiheitsgrade thermische Bewegungen durch. Diese unregelmäßigen peitschenartigen Bewegungen geben den Molekülen die Gestalt eines statistischen Knäuels. Der Knäueldurchmesser ist dabei abhängig von der Wechselwirkung der betreffenden makromolekularen Substanz und dem umgebenden Lösungsmittel. Sind diese Wechselwirkungen von ähnlicher Qualität wie die der Molekülsegmente des Makromoleküls untereinander, spricht man von Indifferenz. In diesem Falle lässt sich die Verknäuelung dadurch charakterisieren, dass das mittlere Abstandsquadrat zwischen dem Anfang und dem Ende der Molekülkette durch ○ Gleichung 4.60 wiedergegeben werden kann:

$$\overline{h}^2 = l^2 n \qquad \text{Gleichung 4.60}$$

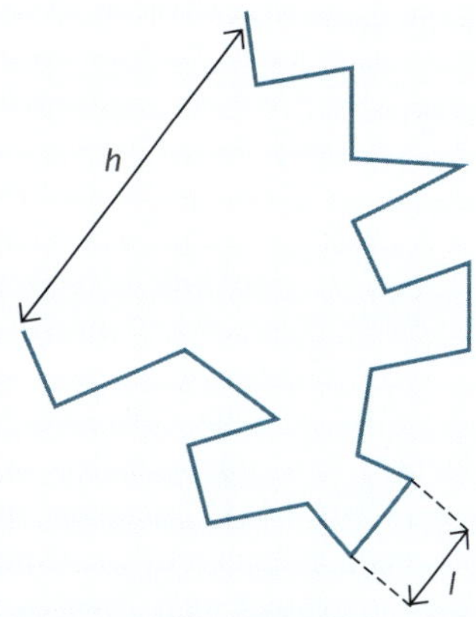

○ **Abb. 4.44** Schematische Darstellung der Verknäuelung eines langkettigen Makromoleküls in Lösung

In der ○ Gleichung 4.60 stellt $\overline{h}^2$ den Mittelwert des Abstandsquadrates der Kettenenden, l die Länge eines freibeweglichen Kettengliedes, oft identisch mit der Länge einer monomeren Einheit in der Kette, und n die Anzahl der Kettenglieder dar (○ Abb. 4.44).

Im Falle einer geringeren Affinität des Makromoleküls zum Lösungsmittel ist das Makromolekül nur geringfügig solvatisiert, sodass sich der Knäuel zusammenzieht und sich die freien Sekundärvalenzen innerhalb des Moleküls absättigen. Im umgekehrten Fall, bei einer zunehmenden Solvatation, kommt es zu einer stärkeren Entfaltung des Moleküls und damit zu einer Vergrößerung des Knäueldurchmessers. Je stärker die Solvatation ist, umso stärker wird die Entfaltung, die auch gleichzeitig die Beweglichkeit des Moleküls erheblich einschränken kann.

Lösungen langkettiger Makromoleküle zeigen im Bereich niedriger Konzentrationen pseudoplastisches Fließverhalten. Dies wird im Allgemeinen auf die Möglichkeit zurückgeführt, dass sich die Moleküle unter der Scherung, je nach dem Grad der mechanischen Beanspruchung, in Fließrichtung orientieren können.

Je höher die Konzentration des Molekülkolloids, desto größer ist die Wahrscheinlichkeit von mechanischen Verflechtungen, die auch als Verhängungen bezeichnet werden. Ebenso wird auch die Zahl der intermolekularen Wechselwirkungen der Makromoleküle über Sekundärvalenzen zunehmen, bis schließlich ein mechanisch stabiles kohärentes Netzwerk ausgebildet ist, dass das betreffende Lösungsmittel durchzieht. Damit ist der Übergang von einer pseudoplastischen Flüssigkeit zum Gelzustand vollzogen. Aus diesen Überlegungen folgt, dass dieser Übergang gleitend sein muss. Dies macht sich im Rheogramm dadurch bemerkbar, dass das pseudoplastische Fließverhalten allmählich in ein plastisches übergeht.

Unter Scherung zerreißt das kohärente Gerüst, wobei das Gel in ein Sol übergeht. Das Aufbrechen des Gerüstes geschieht in den mechanischen Verhängungsstellen bzw. in den Bereichen, in denen die verschiedenen Moleküle über Sekundärbindungen verknüpft sind. Die Art der Sekundärbindungen ist von hohem Einfluss auf die Gestalt des Rheogramms.

Gele, deren Gerüst in erster Linie über Wasserstoff-Brückenbindungen zusammengehalten wird, zeigen häufig wegen der relativ hohen Sekundärbindungsenergie einen deutlichen Fließpunkt bei einer hohen Schubspannung. Die aufgebrochenen Strukturen werden durch den weiteren Fließvorgang nur noch geringfügig abgebaut, sodass diese Substanzen häufig auch eine Bingham-Charakteristik zeigen. Lässt man ein derartiges Sol zur Ruhe kommen, so können die intermolekularen Verknüpfungsstellen nur durch thermische Bewegungen wieder hergestellt werden. Dabei ist die Wahrscheinlichkeit der Rückbildung des Gelzustands bei Gelen, die über Wasserstoff-Brückenbindungen zusammengehalten werden, oft recht gering. Ein typisches Beispiel hierfür sind das Gelatine-Gel und das Agar-Agar-Gel. Hierfür ist die Tatsache verantwortlich zu machen, dass Wasserstoff-Brückenbindungen spezifische Sekundärbindungen sind, die auf bestimmte Atomgruppierungen zurückgehen, wobei als Voraussetzung für ihre Bildung das Zusammentreffen einer Donatorgruppe und einer Akzeptorgruppe zu einer ganz bestimmten sterischen Anordnung angesehen werden kann. Diese Wahrscheinlichkeit lässt sich durch Temperaturerhöhung infolge der damit verbundenen stärkeren Molekularbewegung steigern. Mechanisch zerstörte Gelatine- und Agar-Agar-Gele lassen sich nur auf dem Wege über erhöhte Temperaturen reparieren.

Je höher die Konzentration freier Sekundärvalenzen in den Molekülen ist, und je unspezifischer die für die Ausbildung des Gelgerüstes erforderlichen Sekundärvalenzen sind, umso größer ist bei einer gegebenen Temperatur die Wahrscheinlichkeit, dass nach der Scherung Molekülsegmente verschiedener Moleküle in Wechselwirkung treten und sich das Gelgerüst wieder ausbildet.

Wird Gelen der flüssige Anteil z. B. durch Trocknen entzogen, so entsteht ein **Trocken-** oder **Xerogel**. Während des Trocknungsprozesses kollabiert im Allgemeinen das Gelgerüst. Insbesondere makromolekulare Hydrogele bilden dabei einphasige, amorphe, transparente Festkörper. Ein geringer Restwassergehalt bildet intermolekulare Hydratbrücken.

Erfolgt der Flüssigkeitsentzug unter überkritischen Bedingungen, kollabiert das Gelgerüst nicht oder kaum. Es bilden sich **Aerogele**, hochporöse Feststoffe niedriger Dichte, die feste Schäume mit kohärenter Gasphase darstellen (offener Schaum). Die Bezeichnungen Trocken- oder Xerogel bzw. Aerogel spiegeln somit nicht den Zustand, sondern eher den Ursprung der Systeme wider.

4.4.3 Assoziationskolloide

Definition

Assoziationskolloide enthalten kolloide Einheiten, die durch eine Zusammenlagerung zahlreicher Moleküle oder Molekülsegmente zu größeren Verbänden, den Assoziaten oder Mizellen, zustande kommen.

Entsprechend der Zahl der Moleküle, die am Aufbau eines Assoziats beteiligt sind, wird wie in der Chemie der Makromoleküle zwischen Monomeren, Dimeren, Trimeren usw., den Oligomeren und schließlich den Polymeren unterschieden. Kolloide Dimensionen werden im Allgemeinen von Oligomeren oder Polymeren gebildet. So enthalten aus Tensiden gebildete Kugelmizellen je nach Art des Tensids etwa 50 bis 200 Moleküle. Bei flüssig-kristallinen Strukturen ist die Zahl der Moleküle, die sich am Aufbau eines Strukturelements wie etwa einem zylindrischen Assoziat bei der Hexagonalphase oder einer einzelnen Schicht bei der Lamellarphase beteiligen, unverhältnismäßig größer. Im Extrem können die Assoziate über die kolloiden Dimensionen weit hinauswachsen.

Assoziationskolloide können durch die Art der Assoziation der Moleküle sehr unterschiedliche Ordnungszustände enthalten. Neben echtkristallinen gibt es auch flüssigkristalline Strukturen. Im Gegensatz zu den echtkristallinen, bei denen jedes Atom strukturbedingt eine bestimmte räumliche Position einnimmt, beziehen sich die Ordnungszustände bei flüssigkristallinen Strukturen lediglich auf die Lage der Moleküle oder Molekülgruppen. Dabei führen kleinere Einheiten, d. h. Atome oder Atomgruppen, bei Ketten die Kettensegmente, unregelmäßige thermische Bewegungen innerhalb der möglichen Konformationen der Moleküle durch. Die Atome pendeln also nicht wie im echtkristallinen Zustand um eine Gleichgewichtslage, die durch ein scharfes Minimum potenzieller Energie ausgezeichnet ist. Entsprechend der hohen thermischen Beweglichkeit ist die Materie im flüssigkristallinen Zustand nicht oder nur sehr begrenzt formstabil. Sie bildet im Gegensatz zum echtkristallinen Zustand in der Regel keine Körper mit durch die Struktur vorgegebenen planen Begrenzungsflächen, d. h. keine Kristalle aus. Aufgrund der Mittelstellung des flüssigkristallinen Zustands zwischen dem völlig ungeordneten amorphen und dem hochgeordneten kristallinen wird er auch als **Mesophase** bezeichnet. Systeme, die eine derartige Struktur aufweisen, sind **mesomorph**.

Thermotrope Assoziationskolloide

Der geschichtlichen Entwicklung entsprechend unterscheidet man zwischen thermotrop-flüssigkristallin und lyotrop-flüssigkristallin. **Thermotrop-flüssigkristallin** ist eine Materie, wenn ihr Ordnungszustand als thermischer Übergang zwischen dem echt kristallinen Zustand und der Schmelze aufzufassen ist.

Die einfachste Form ist die **nematische**. Hierbei handelt es sich um ein Ordnungsprinzip, das lediglich darin besteht, dass die Moleküle des Systems parallel orientiert sind (o Abb. 4.45 A).

Man beachte, dass die Moleküle in Bezug auf die Lage ihrer Endgruppen nicht gegeneinander synchronisiert sind. Auch besteht ein unregelmäßiger seitlicher Abstand. Nematische Flüssigkristalle repräsentieren den einzigen kristallinen Zustand, in dem keine Periodizität bei erhaltener Orientierungsfernordnung vorliegt und der daher auch keine scharfen Röntgeninterferenzen bewirkt. Aus o Abb. 4.45 A ist deutlich die für kristalline Zustände – mit Ausnahme des kubischen – charakteristische Anisotropie zu erkennen. **Anisotropie** bedeutet, dass bestimmte physikalische Eigenschaften eine Richtungsabhängigkeit aufweisen. In Längsrichtung der parallel liegenden Molekülachsen sind eine andere optische Brechzahl, eine andere Wärmeleitfähigkeit sowie eine andere mechanische Festigkeit als in Querrichtung zu erwarten. Die optische Anisotropie gibt sich im Polarisationsmikroskop durch Drehung der Polarisationsebene zu erkennen. Eine ungeordnete Materie und auch eine Materie im kubischen Zustand sind dagegen **isotrop** (Isotropie).

Ein zweiter thermotroper flüssigkristalliner Zustand ist der **smektische** Zustand. Dieser unterscheidet sich vom nematischen dadurch, dass die Moleküle in ihrer Lage zueinander weitgehend synchronisiert sind, sodass die Endgruppen in bestimmten Ebenen zu liegen kommen. Damit ist der smektische Zustand als ein höherer Ordnungszustand anzusehen als der nematische. Auch ist eine Periodizität durch den Abstand der Ebenen der Endgruppen gegeben (o Abb. 4.45 B).

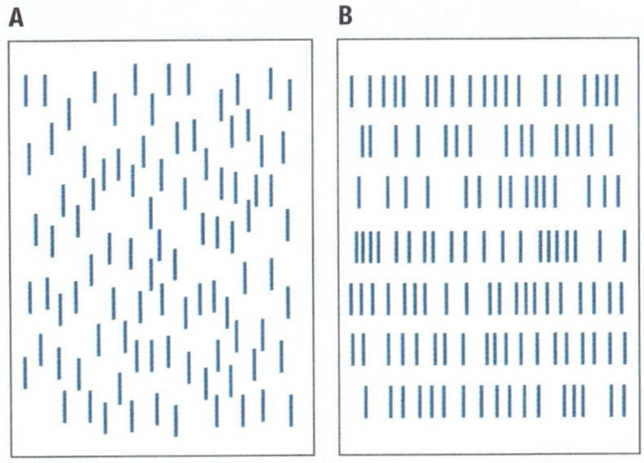

o **Abb. 4.45** **A** Nematischer flüssigkristalliner Zustand, schematisch, **B** smektischer flüssigkristalliner Zustand

> **Partywissen**
>
> Smektische und nematische flüssigkristalline Materialien werden in der Technik für elektronische Displays verwendet, wobei die Tatsache ausgenutzt wird, dass die Moleküle bestimmter Substanzen sich im elektrischen Feld auszurichten vermögen. Sobald das Feld zusammenbricht, stellt sich dagegen der Unordnungszustand wieder ein.

Als dritter thermotrop-flüssigkristalliner Zustand ist der **cholesterische** zu erwähnen. Er lässt sich aus dem nematischen Zustand folgendermaßen ableiten: In parallel übereinander gelagerten äquidistanten Ebenen befinden sich die Moleküle im nematischen Zustand, wobei die einzelnen Ebenen in Bezug auf die Richtung der Vorzugsachse der Molekülanordnung um jeweils einen bestimmten Winkel gegeneinander versetzt sind. Der Abstand x der Ebenen, deren Moleküle die gleiche Orientierungsrichtung haben, ist temperaturabhängig und kann bei einer bestimmten Temperatur in die Größenordnung der Wellenlängen des sichtbaren Lichtes fallen. Damit besitzt die Materie eine von der Temperatur abhängige Eigenfarbe. Der cholesterische Aufbau ist schematisch in o Abb. 4.46 wiedergegeben.

Aufgrund der Temperaturabhängigkeit der Eigenfarbe eignen sich derartige Systeme für den Aufbau von Flüssigkristall-Thermometern. Die Bezeichnung cholesterisch geht auf die Tatsache zurück, dass derartige Aufbauprinzipien sich vorzugsweise mit Cholesterolestern verifizieren lassen.

In o Abb. 4.45 und in o Abb. 4.46 sind die Moleküle nur als gerade Striche symbolisiert. Dies soll nicht darüber hinwegtäuschen, dass die Moleküle im Gegensatz zu denen, die in echten Kristallen verankert sind, alle thermischen Konformationsänderungen frei ausführen können, da die Lage der Einzelatome im flüssigkristallinen Ordnungszustand nicht festgelegt ist. Damit sind sogar bei langkettigen Molekülen ständig wechselnde Kinkenbildungen oder Verschlaufungen in diesen Ordnungszuständen durchaus möglich.

> **Merke**
>
> Thermotrope Flüssigkristall-Zustände kommen bei den verschiedenartigsten chemischen Substanzen vor. Sie können auch bei Wirkstoffen beobachtet werden. Flüssigkristalline Zustände spielen insbesondere als Übergangszustände bei der Herstellung von Salben und Cremes eine bedeutende Rolle.

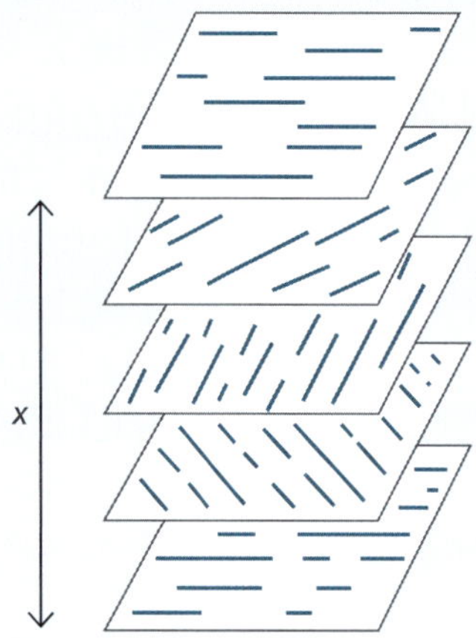

o Abb. 4.46 Cholesterisch flüssigkristalliner Zustand

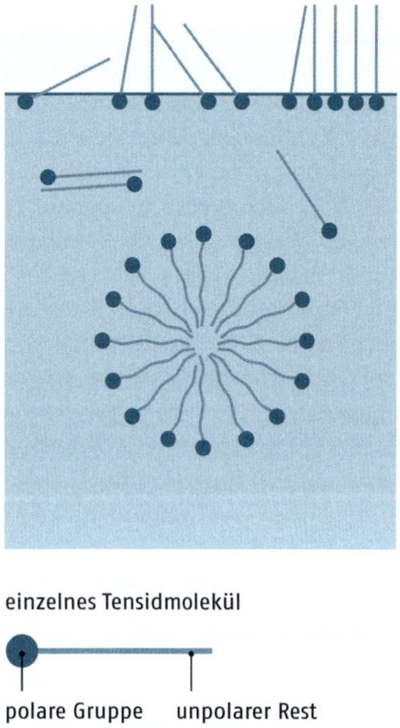

o Abb. 4.47 Schematische Darstellung einer verdünnten wässrigen Tensidlösung

Thermotrope Flüssigkristall-Zustände werden im Allgemeinen während der Abkühlphase durchlaufen. Auch die fertigen Salben und Cremes können Mesophasen enthalten. Ihre oft vorteilhaften Eigenschaften können im Fertigprodukt genutzt werden, wenn sichergestellt ist, dass sie nicht aufgrund einer ungünstigen Metastabilität während der Lagerung zur Phasentransformation in echtkristalline Ordnungszustände neigen. Auch ist sicherzustellen, dass die Produkte eine den Anforderungen entsprechende Temperaturtoleranz aufweisen.

Lyotrope Assoziationskolloide

Eine größere pharmazeutische Bedeutung haben dagegen die lyotropen Assoziationskolloide. Hierunter versteht man Assoziate, die sich in Mischungen konzentrationsabhängig aus amphiphilen Substanzen bilden.

Mizellbildung

Amphiphile Substanzen bilden im Allgemeinen energiereiche instabile molekulardisperse Lösungen. Die Anreicherung der Moleküle aus dem Phaseninneren an Grenzflächen wie auch in der Oberfläche ist daher stets mit einem Energiegewinn verbunden. Dieser führt gleichzeitig zu einer Erniedrigung der Grenzflächenspannung sowie der Oberflächenspannung. Ebenso kann ein Energiegewinn dadurch entstehen, dass die gelösten Moleküle sich im Innern der Lösung zu kugelförmigen Assoziaten, den **Kugelmizellen**, zusammenlagern (▸ Kap. 4.5.6). In o Abb. 4.47 ist schematisch eine wässrige Tensidlösung mit ihrer Oberfläche wiedergegeben.

Die Tensidmoleküle ordnen sich in der Oberfläche einer wässrigen Phase in der Weise an, dass die mehr oder minder stark hydratisierten polaren Gruppen in die wässrige Phase eintauchen, während der unpolare Rest bei geringer Besetzung der Oberfläche mit Tensidmolekülen auf der Oberfläche liegt und mit dieser über Van-der-Waals-London-Wechselwirkungen verbunden ist. Bei höherer Konzentration der Tensidmoleküle in der Oberfläche richten sich die unpolaren Gruppen auf und treten untereinander in Wechselwirkung.

Eine Kugelmizelle kommt dadurch zustande, dass eine größere Zahl von Tensidmolekülen sich zu einem kugelförmigen Gebilde assoziiert. Die Zahl der am Aufbau der Kugelmizelle beteiligten Moleküle liegt in der Größenordnung zwischen 50 und 200. Dabei ordnen sie sich so an, dass die hydratisierten polaren Kopfgruppen auf der Kugeloberfläche, die in unmittelbarem Kontakt mit der wässrigen Phase steht, zu liegen kommen und die unpolaren Reste völlig ungeordnet im Inneren dieser Kugel sind. Die unpolaren Reste stehen dabei untereinander über Dispersionskräfte in Wechselwirkung. Die Van-der-Waals-London-Wechselwirkungen lipophiler Molekülteile in einem polaren Milieu werden als **hydrophobe Wechselwirkungen** bezeichnet. Mit der Mizellbildung ist die Vermeidung geordneter Wasser-Cluster um die lipophilen Molekülteile und damit eines energiereichen Zustands des umgebenden Wassers verbunden. Aufgrund der relativ hohen Beweglichkeit der Moleküle sowohl in der Grenzfläche als auch in den Kugelmizellen und der thermischen Anregung ist es möglich, dass sich zwischen der Konzentration der Einzelmoleküle, eventuell vorkommender Dimere, der Konzentration der Moleküle in der Oberfläche und der

Mizellkonzentration ein Gleichgewichtszustand aufbaut. Die Mizellbildung folgt dem Massenwirkungsgesetz. Dabei kann man zunächst vereinfachend nur die Gleichgewichtseinstellung zwischen den freien einzelnen Tensidmolekülen im Phaseninneren und den Mizellen berücksichtigen.

Bezeichnet x_y den Molenbruch aller im Phaseninneren befindlichen Tensidmoleküle, x_1 den Molenbruch aller Einzelmoleküle und x_M den Molenbruch aller aus J Molekülen bestehenden Mizellen, so gilt die folgende Gesetzmäßigkeit:

$$x_y = x_1 + J x_M$$

Gleichung 4.61

und

$$\frac{x_1^J}{x_M} = e^{\frac{\Delta\mu}{2{,}3\,R \cdot T}}$$

$\Delta\mu$ ist die Änderung des chemischen Potenzials der Tensidmoleküle unter der Mizellbildung. Aus dieser Gleichung ist ersichtlich, dass die Mizellbildung stark konzentrationsabhängig ist. Während bei niedrigen Tensidkonzentrationen nur wenige Mizellen vorhanden sind, nimmt die Zahl der Mizellen mit zunehmender Konzentration überproportional zu. Dies bedeutet, dass innerhalb eines relativ kleinen Konzentrationsbereichs die Mizellbildung plötzlich nachweisbar wird.

Merke

Die Konzentration, oberhalb der deutlich eine Mizellbildung nachgewiesen werden kann, wird als **kritische Mizellbildungskonzentration CMC** bezeichnet.

Aufgrund der Gleichgewichtseinstellung mit der Belegung der Oberfläche und der Tatsache, dass die Anreicherung der Tensidmoleküle in der Oberfläche thermodynamisch günstiger ist als die Mizellbildung, hat im Bereich der CMC die Oberflächenbelegung bereits einen relativ hohen Sättigungsgrad erreicht. Die Oberflächenspannung fällt in Abhängigkeit zur Tensidkonzentration zunächst relativ steil ab, um schließlich in den Verlauf einer langsamen Abnahme überzugehen. In diesem Übergangsbereich, in dem nur noch eine geringfügige Abnahme der Oberflächenspannung zu beobachten ist, wird die kritische Mizellbildungskonzentration angenommen. Die Tatsache, dass auch oberhalb der kritischen Mizellbildungskonzentration die Oberflächenspannung noch abfällt, kann damit begründet werden, dass oberhalb dieser Konzentration noch keine vollständige Sättigung der Oberfläche erreicht ist.

Der normalen mizellaren Lösung steht das umgekehrte mizellare System gegenüber. Der Zustand der **umgekehrten Mizelle** (Inversmizellen) tritt dann auf,

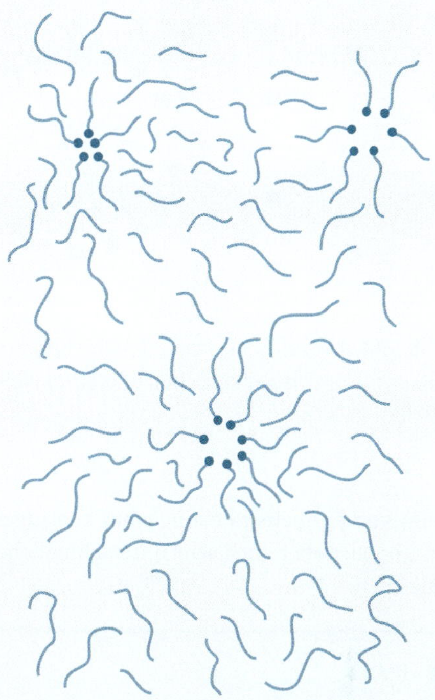

Abb. 4.48 Verdünnte ölige Tensidlösung mit inversen Mizellen

wenn ein Tensid mit hinreichender Öllöslichkeit in einem Öl dispergiert wird. Dabei bilden sich ebenfalls kugelförmige Mizellen, die jedoch dadurch charakterisiert sind, dass die polaren Gruppen der verschiedenen Moleküle untereinander in Wechselwirkung treten und damit den Kern der Mizelle ausbilden, während die unpolaren Reste mit dem dispergierenden Öl in Wechselwirkung treten. Bevorzugt bilden sich inverse Mizellen, wenn es sich um ein Tensid handelt, bei dem an einer relativ kleinen polaren Kopfgruppe zwei oder drei lipophile Reste verankert sind, sodass die Gestalt des Moleküls etwa keil- oder kegelförmig ist. Gleichzeitig kann man in Ölen das Auftreten niederer Assoziate bis herab zu Dimeren beobachten. Abb. 4.48 zeigt schematisch den Zustand einer öligen Tensidlösung. Man erkennt, dass der Durchmesser der inversen Mizellen nicht so eindeutig definiert ist wie der der normalen Mizellen. Im Wesentlichen kann man in der Bildung der inversen Mizellen lediglich eine Konzentrierung der polaren Gruppen verschiedener Moleküle auf engstem Raum sehen.

Es ist das besondere Merkmal von Assoziationskolloiden, dass sie in der Lage sind, in relativ großem Umfang Fremdmoleküle aufzunehmen. Mizellen gehen dabei in **Mischmizellen** über, in denen die verschiedenen an der Mizelle beteiligten Moleküle mehr oder minder statistisch verteilt vorliegen. Mischmizellen können

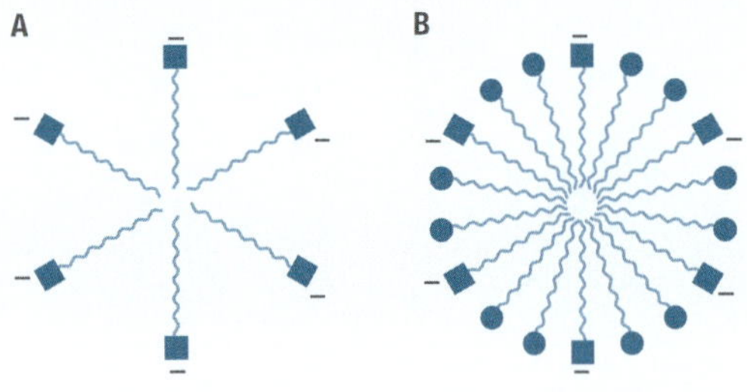

Abb. 4.49 A Mizelle eines anionenaktiven Tensids, B Mischmizelle eines anionischen und eines nichtionischen Tensids

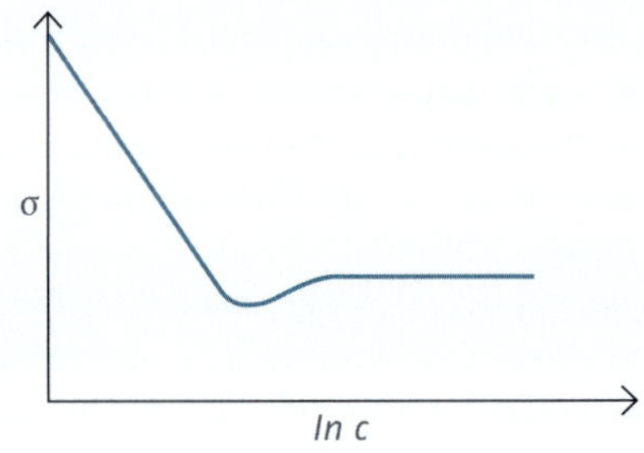

Abb. 4.50 Oberflächenspannung einer wässrigen Tensidlösung eines unreinen Tensids in Abhängigkeit von dessen Konzentration *c*

sich beim Vorliegen einer Lösung eines Tensidgemischs verwandter oder aber auch sehr unterschiedlicher Tenside ausbilden.

Merke

Extrem lipophile wasserunlösliche Wirkstoffe können in eine Mizelle aufgenommen werden. Sie werden dadurch kolloidal löslich. Diese Art der Lösungsvermittlung wird als **Solubilisation** bezeichnet.

Die Solubilisation spielt im Rahmen der Pharmazeutischen Technologie eine bedeutsame Rolle. Die Ausbildung von Mischmizellen kann aus verschiedenen Gründen thermodynamisch begünstigt sein. Sofern sterisch für einen derartigen Effekt überhaupt die Voraussetzungen gegeben sind, wird eine Aufnahme von Fremdsubstanzen oder Verunreinigungen in den mizellaren Zustand eines Tensids allein schon aus Entropiegründen stattfinden müssen. Darüber hinaus kann häufig insbesondere bei ionischen Tensiden die Einlagerung neutraler lipophiler Moleküle zu einer signifikanten Stabilisierung des mizellaren Zustands führen. Kugelmizellen, gebildet z. B. aus einem anionischen Tensid, besitzen in ihrer Oberfläche in hochkonzentrierter Form die gleichsinnig negativ geladenen Ionengruppen der Tensidmoleküle. Hierdurch werden starke tangentiale Repulsionskräfte ausgelöst, die verhindern, dass sich die Gruppen zu nahekommen. Da der Durchmesser einer Mizelle etwa der doppelten Moleküllänge der Tensidmoleküle entspricht und damit weitgehend festgelegt ist, bewirken die tangentialen Repulsionskräfte, dass sich am Aufbau einer derartigen Mizelle nur relativ wenig Moleküle beteiligen können, um einen möglichst großen Abstand zwischen den polaren Endgruppen einzuhalten. Es ist somit verständlich, dass aus einem Gemisch eines ionischen Tensids mit einem schwachpolaren, d. h. vorwiegend lipophilen nichtionischen Tensid, bevorzugt Mischmizellen gebildet werden, bei denen die Moleküle des nichtionischen Tensids sich zwischen die des ionischen einlagern und somit einen größeren Abstand zwischen den geladenen Endgruppen gewährleisten. In Abb. 4.49 ist schematisch der mizellare Zustand eines anionischen Tensids dem des mischmizellaren Zustands des gleichen Tensids mit einem nichtionischen Tensid niedrigeren HLB-Werts (▸ Kap. 4.5.6) gegenübergestellt.

Aus dieser Überlegung wird auch verständlich, dass am Aufbau von Mischmizellen durchweg erheblich mehr Moleküle beteiligt sind als am Aufbau von Mizellen reiner Tenside, insbesondere dann, wenn es sich um ionische Tenside handelt.

Dass der Assoziationszustand einer Substanz in Gestalt einer Mizelle ein hohes Lösungsvermögen für lipophile Fremdsubstanzen hat, lässt sich auch auf die Assoziationszustände in der Oberfläche und den anderen Grenzflächen übertragen. Aus Tensidlösungen, in denen sich verschiedene amphiphile Substanzen ähnlicher oder auch sehr unterschiedlicher Lipophilie befinden, reichern sich in den Grenzflächen und in der Oberfläche in statistischer Verteilung alle amphiphilen Moleküle an und tragen mit zur Erniedrigung der Grenzflächen- bzw. Oberflächenspannung bei. Dass das Auftreten einer gemischten Oberflächenbelegung energetisch günstiger ist als die Belegung der Oberfläche mit einem Reintensid, spiegelt sich besonders darin wider, dass die mit Mischungen amphiphiler Substanzen erreichbaren Oberflächenspannungen signifikant tiefer liegen als bei Verwendung eines reinen Tensids.

Aus diesem Grund und da sich außerdem zwischen der Oberfläche, den in Lösung befindlichen Molekülen und den Mizellen sehr rasch Gleichgewichtszustände einstellen, ist verständlich, dass bei steigender Konzentration einer aus verschiedenen amphiphilen Substanzen bestehenden Tensidmischung die Oberflächenspannung ein je nach Zusammensetzung mehr oder minder deutlich ausgeprägtes Minimum durchläuft.

Abb. 4.50 zeigt die Oberflächenspannungsänderung einer wässrigen Lösung eines unreinen Tensids in Abhängigkeit von dessen Konzentration.

Die Ausbildung dieses Minimums lässt sich in folgender Weise erklären: Das Tensid reichert sich zunächst bevorzugt in der Oberfläche der Lösung an und führt damit zu einer Erniedrigung der Oberflächenspannung. Dabei stellt sich bei der Besetzung der Oberfläche eine Zusammensetzung der verschiedenen Komponenten der Mischung der amphiphilen Substanzen ein, die dem energetisch günstigsten Zustand gerecht wird. Im Bereich der CMC setzt nun merkbar die Mizellbildung ein, wobei zwangsläufig entsprechend den vorstehenden Überlegungen Mischmizellen gebildet werden. Die Wölbung der Oberfläche der Mizelle bedingt, dass die Tensidmoleküle in der Mizelle in einem anderen Zustand vorliegen müssen als in der ebenen Oberfläche. Damit wird die energetisch günstigste Zusammensetzung der einzelnen Mischungskomponenten in der Oberfläche auch anders sein müssen als in den Mizellen. Mit steigender Mizellkonzentration muss sich daher bei einer raschen Gleichgewichtseinstellung auch die Tensidzusammensetzung in der Oberfläche zugunsten eines energetischen Kompromisses zwischen Oberfläche und Mizellen verändern. Dies führt zwangsläufig zu einem Anstieg der Oberflächenspannung. Das Oberflächenspannungsminimum ist unter Zugrundelegung des beschriebenen Mechanismus repräsentativ für die CMC und verdeutlicht gleichzeitig die hohe Austauschwahrscheinlichkeit der Tensidmoleküle in derartigen Lösungen.

Merke

Mischmizellbildung und Solubilisationseffekte sind für die lebende Natur, aber auch für die Arzneizubereitung von außerordentlicher Bedeutung. Mizellare Lösungen sind wegen ihrer hohen Dispersität als kolloidale Einphasen-Systeme zu betrachten. Wegen der fehlenden Periodizität und der fehlenden Anisotropie gehören sie nicht zu den flüssigkristallinen Systemen.

Lyotrope flüssigkristalline Zustände

Im Gegensatz zu thermotropen Mesophasen, die aus Einstoffsystemen in einem bestimmten Temperaturbereich gebildet werden, versteht man unter lyotropen flüssigkristallinen Zuständen Mesophasen, die in Mehrstoffsystemen in bestimmten Konzentrationsbereichen entstehen. Die Mehrstoffsysteme enthalten meist Wasser, das als Hydratwasser in die polaren Bereiche des Gemischs eingelagert ist. Beide Begriffe lassen sich nicht scharf gegeneinander abgrenzen. So sind lyotrope Mesophasen an bestimmte Temperaturbereiche gebunden. Andererseits sind viele thermotrope Mesophasen nicht wasserfrei.

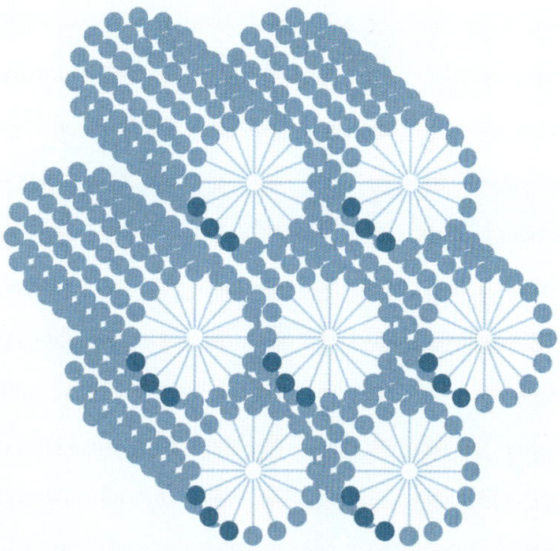

Abb. 4.51 Hexagonaler flüssigkristalliner Zustand eines O/W-Tensids

Zum Verständnis lyotroper flüssigkristalliner Zustände stelle man sich zunächst den noch nicht flüssigkristallinen Zustand einer mizellaren Lösung vor. Die aus zahlreichen Molekülen gebildeten kugelförmigen Assoziate sind aufgrund des Verdünnungszustands noch relativ unabhängig voneinander und führen ungeordnete thermische Bewegungen durch. Sie haben keinerlei Ordnungszustand untereinander. Mit höherer Konzentration der Tenside findet eine zunehmende wechselseitige Beeinflussung der Mizellen statt, die ab einer bestimmten Packungsdichte zu einer Verformung führen kann bis hin zum hexagonalen flüssigkristallinen Zustand. Der **hexagonale flüssigkristalline Zustand** ist in Abb. 4.51 wiedergegeben.

Er ist dadurch ausgezeichnet, dass die Tensidmoleküle zylinderförmige Assoziate in dichter Packung ausbilden. Dabei befinden sich polare Kopfgruppen der Moleküle in der Oberfläche der Zylinder, während die unpolaren Reste ungeordnet dem Zylinderinneren zugewandt sind. Übergangsformen zwischen den kugelförmigen Mizellen und der Hexagonalphase lassen sich gut beobachten. Die sphärischen Assoziate verformen sich entlang einer Achse zu länglichen Gebilden. Die Anordnung der polaren Gruppen der Hexagonalphase in den Zylindermänteln ist rein statistisch. Das Wasser der Mischung befindet sich als Hydratwasser an den polaren Kopfgruppen und in den Zwischenräumen zwischen den Zylindern. Legt man durch die Zylinder senkrecht zur Zylinderachse eine Schnittebene, so wird der periodische Aufbau mit der Hexagonalstruktur deutlich. Die Länge der Zylinder ist ungleich. Damit

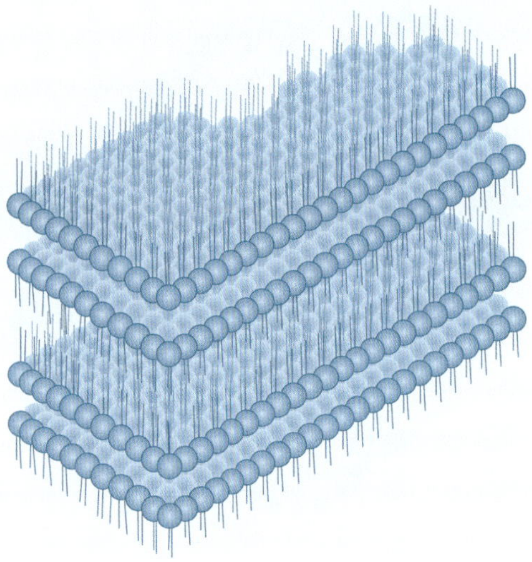

Abb. 4.52 Flüssigkristalliner Lamellarzustand

liegt ein zweidimensionales Gitter vor. Der periodische Aufbau und die Anisotropie der Materie bei einem relativ geringen Ordnungsgrad der Moleküle bedingen den Charakter einer flüssigkristallinen Mesophase.

Bei weiterer Steigerung der Konzentration der Tenside kommt man schließlich in den Bereich der **Lamellarstruktur**. Dieser Bereich zeichnet sich durch einen geschichteten palisadenartigen Aufbau, wie er in Abb. 4.52 gezeigt ist, aus.

Man erkennt aus der Abbildung, dass die Moleküle in Doppellagen ein Schichtgitter aufbauen mit alternierenden polaren und unpolaren Schichten. Zwischen den einander gegenüberstehenden Kopfgruppen ist das Wasser der Mischung als Hydratwasser eingelagert. Dabei kann diese Hydratwasserschicht je nach Wasserangebot und Polarität der Gruppen sehr unterschiedliche Dicken erreichen. Die polaren Kopfgruppen der Moleküle sind lateral nicht äquidistant. Die unpolaren Molekülreste sind bevorzugt – aber nicht streng – parallel angeordnet. In einer unpolaren Ebene stoßen die unpolaren Reste gegenüberliegender Moleküle aufeinander. Hier sind nur relativ schwache intermolekulare Wechselwirkungen gegeben, die es bewirken, dass diese Ebene eine bevorzugte Gleitebene des Systems ist.

Der lamellare Zustand ist durch eine Periodizität entlang **einer** Achse gegeben und repräsentiert damit ein eindimensionales flüssigkristallines Gitter.

Merke

Der Lamellarzustand spielt in der Natur eine sehr große Rolle. Ein ihm ähnliches Aufbauprinzip weisen z. B. biologische Membranen auf.

Biologischen Membranen wird fälschlicherweise oft eine Flüssigkristallinität zugeschrieben. Da es sich bei ihnen jedoch nur um eine Doppelschicht handelt, d. h. eine Periodizität nicht vorliegt, ist definitionsgemäß die Bezeichnung flüssigkristallin in diesem Zusammenhang unrichtig. Die Moleküle der Membranen besitzen wie in einem Lamellarzustand einen geringen Ordnungszustand sowie eine relativ hohe laterale Beweglichkeit und Austauschwahrscheinlichkeit. Damit sind Membranen – wie auch die flüssigkristallinen lamellaren Strukturen – in der Lage, die verschiedenartigsten Fremdsubstanzen mit geeignetem Verteilungskoeffizienten aufzunehmen und auch in benachbarte Bereiche wieder abzugeben. Naturgemäß bestehen für diese Stoffe in lateraler und in transversaler Richtung völlig unterschiedliche Diffusionsbedingungen.

So wie der normalen Mizelle die umgekehrte Mizelle gegenübersteht, steht der Hexagonalphase der umgekehrte Hexagonalzustand oder die umgekehrte Hexagonalphase gegenüber. In öligen Lösungen ist es also möglich, dass Tenside zylinderförmige Assoziate ausbilden, die sich zu einer dichtesten Packung, also hexagonal, zusammenlagern, wobei allerdings die polaren Kopfgruppen sich bevorzugt in unmittelbarer Nähe der Zylinderachsen gruppieren, während die unpolaren Reste nach außen gerichtet sind. Die invers hexagonale Anordnung ist aus Abb. 4.53 zu erkennen.

Wenn die Tensidmoleküle stark polare Kopfgruppen aufweisen, die sehr viele Wassermoleküle an sich zu binden vermögen, kann bei der Konzentrierung der mizellaren Lösung die Deformation der Mizellen zu länglichen Assoziaten ausbleiben. Die Kugelform wird sich also bis zu höheren Konzentrationen behaupten, sodass sich anstelle der flüssigkristallinen Hexagonalphase im einfachsten Fall eine geordnete Kugelpackung einstellt. Die Kugeln bauen dabei einen kubisch flächenzentrierten Zustand auf. Daneben gibt es noch die Möglichkeit geringfügiger Verformungen der Mizellen, die aber ebenfalls zu kubischen Anordnungen führen. Die **kubisch flüssigkristallinen Zustände** sind optisch isotrop, daher glasklar und weisen in der Röntgendiffraktometrie ein für kubische Strukturen typisches Interferenzmuster auf. Aufgrund ihres dreidimensionalen regelmäßigen Aufbaus zeigen derartige Mischungen interessante mechanisch-akustische Resonanzerscheinungen, die ihnen die Bezeichnungen „ringing gels“ oder auch Brummgele eingebracht haben. Sie werden auch als isotrope Gele, gelegentlich auch als Mikroemulsionsgele bezeichnet. Ihre Konsistenz ist selbst bei Verwendung ausschließlich flüssiger Rezepturkomponenten auffallend hoch.

4.4.4 Dreikomponenten-Mischungen, Dreikomponenten-Phasendiagramme

Mischungen aus den drei Komponenten Wasser, Tensid und Öl lassen sich mithilfe eines Dreikomponenten-Diagramms (o Abb. 4.33) beschreiben. Dabei sind immer wiederkehrende charakteristische Phasenverteilungen zu beobachten, die in den Dreiecken als einphasige Gebiete kenntlich gemacht sind.

Im Folgenden werden einige typische Diagramme dargestellt. o Abb. 4.54 zeigt ein Diagramm eines sehr hydrophilen Tensids, d. h. eines Tensids mit einem hohen HLB-Wert (▸ Kap. 4.5.6).

Man erkennt, dass zwischen dem Tensid und dem Öl keine bzw. nur eine durch das Diagramm nicht mehr darstellbare Mischbarkeit besteht. Dagegen löst sich das Tensid in Wasser unter Ausbildung einer mizellaren Lösung. In dieser mizellaren Lösung kann die ölige Komponente solubilisiert werden. Der Mischungsbereich, in dem homogene einphasige mizellare Lösungen vorkommen, ist mit L_1 bezeichnet. Mit M_1 (middle phase) ist der Hexagonalzustand dargestellt. Man erkennt, dass auch der Hexagonalzustand in der Lage ist, das Öl zu solubilisieren. Das Gebiet des reinen einphasigen M_1-Zustands umschreibt einen Bereich von Dreikomponenten-Mischungen mit einem signifikanten Anteil des Öls. Mit N (neat phase) wird das einphasige Gebiet des Lamellarzustands beschrieben. Dieser weist die größte Toleranz in Bezug auf die Zusammensetzung aus. Wegen der hohen Hydrophilie kann das Auftreten inverser kolloidaler Zustände nicht beobachtet werden.

Das Diagramm mit einem Tensid eines etwas niedrigeren HLB-Werts ($15 > HLB > 10$) lässt erkennen, dass bereits eine merkbare Mischbarkeit zwischen dem Tensid und dem Öl gegeben ist, obgleich der HLB-Wert noch deutlich über 10 liegt (o Abb. 4.55). Dieser Bereich, in dem eine Mischbarkeit vorliegt, trägt die Bezeichnung L_0. In ihm kommen verschiedene Assoziationszustände, vor allem aber der umgekehrt mizellare Zustand vor. Die Tatsache, dass dieser einphasige L_0-Bereich Gebiete des Dreikomponenten-Diagramms überstreicht, die eine signifikante Wasserkonzentration enthalten, zeigt, dass von dem betreffenden Tensid im invers mizellaren Zustand Wasser solubilisiert werden kann. Die Gebiete zwischen den umgrenzten Einphasenbereichen sind mehrphasig. Der Bereich zwischen der L_1-Phase und dem reinen Öl repräsentiert Emulsionen vom Typ O/W. Diese Emulsionen besitzen als äußere Phase eine wässrige mizellare Lösung und als innere Phase Öl, das mit einer geringen Menge Tensid bereits gesättigt ist. Auch wird man annehmen müssen, dass sich in dem Öl etwas Wasser solubilisiert befindet. In der Grenzfläche zwischen den Öltröpfchen und dem umgebenden Wasser befindet sich das Tensid. Emulsionen sind aber auch in den übrigen Bereichen zu suchen, die zweiphasig sind, da entsprechend der IUPAC-Definition (= International Union for Pure and Applied Chemistry) unter einer Emulsion nicht nur ein aus zwei

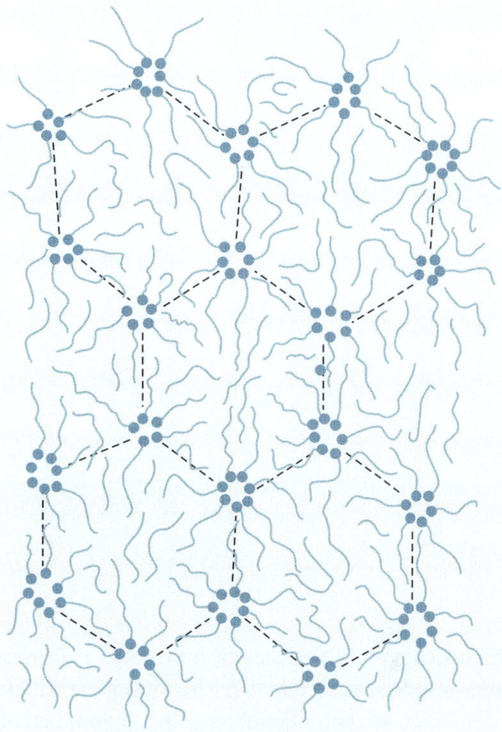

o **Abb. 4.53** Invers hexagonaler Zustand

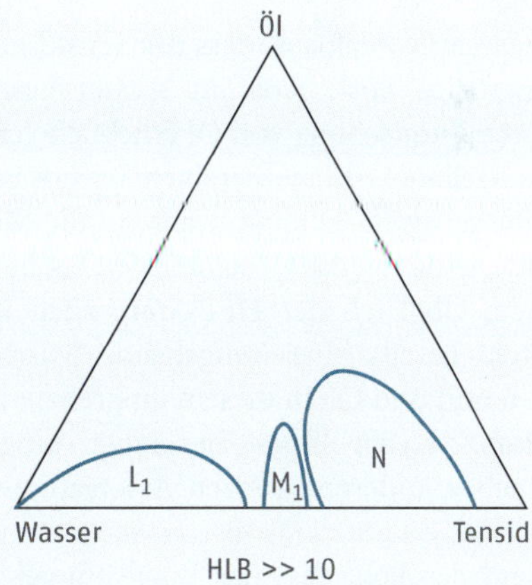

o **Abb. 4.54** Dreikomponenten-Diagramm einer Wasser-Tensid-Öl-Mischung mit einem Tensid mit hohem HLB-Wert

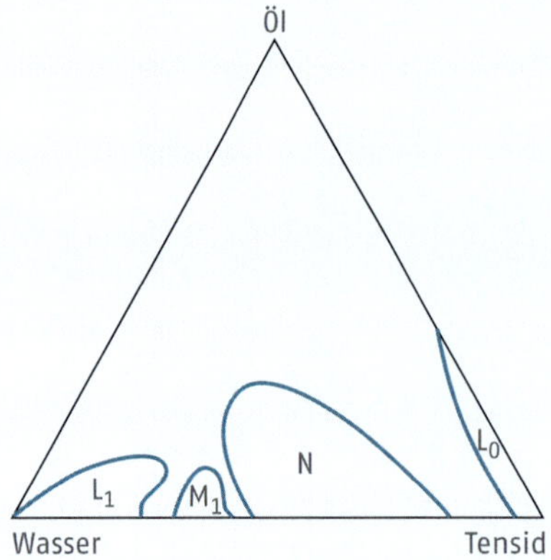

Abb. 4.55 Dreikomponenten-Diagramm entsprechend Abb. 4.54, jedoch mit einem Tensid etwas niedrigeren HLB-Werts

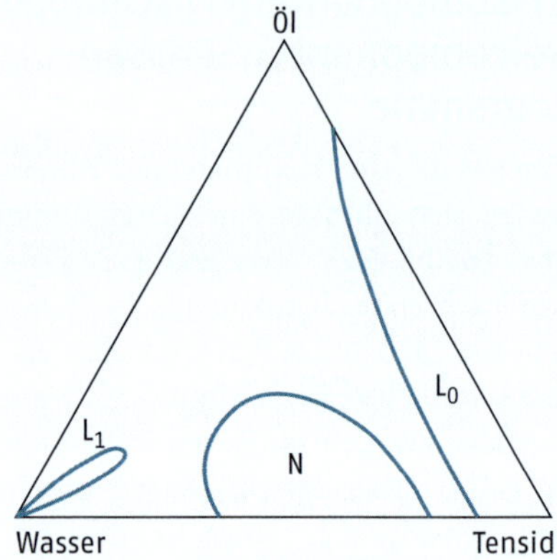

Abb. 4.56 Dreikomponenten-Diagramm entsprechend den vorhergehenden Abbildungen, jedoch mit einem Tensid mit einem HLB-Wert knapp über 10

nicht mischbaren Flüssigkeiten bestehendes disperses System, sondern auch ein disperses System verstanden werden kann, an dem flüssigkristalline Phasen beteiligt sind.

Mit zunehmender Lipophilie des Tensids erreicht schließlich immer noch oberhalb des HLB-Werts 10, d. h. immer noch im Bereich der vorwiegenden Hydrophilie, das Phasendiagramm ein Aussehen entsprechend Abb. 4.56.

Das Diagramm weist aus, dass das Tensid nur noch eine geringfügige Löslichkeit im Wasser besitzt, die jedoch durch Zumischung von Öl erheblich verbessert wird. Die mizellare Lösung des reinen Tensids ist offenbar von nur geringer Stabilität, während die Mischmizellzustände, in denen das Öl solubilisiert ist, bevorzugt vorkommen. Obgleich der HLB-Wert noch über 10 liegt, besteht bereits eine weitgehende Mischbarkeit zwischen Tensid und Öl. In diesem umgrenzten, mit L_0 bezeichneten Bereich liegen bevorzugt umgekehrte Mizellen neben anderen inversen Assoziationszuständen vor.

Nun wird deutlich, dass das Emulsionsgebiet zwischen der L_1- und der L_0-Phase Emulsionen charakterisiert, in denen in beiden Phasen alle drei Mischungskomponenten vorkommen, wobei die wässrige äußere Phase eine wässrige mizellare Lösung mit solubilisiertem Öl und die innere Phase eine ölige invers mizellare Lösung mit solubilisiertem Wasser verkörpert.

Der Bereich der Hexagonalzustände hat sich stark verkleinert oder fehlt völlig; der Bereich der Lamellarzustände (N) hat sich signifikant vergrößert. Zwischen dem Lamellarbereich und dem L_0-Gebiet liegen O/W-Emulsionen, in denen als innere Phase die L_0-Phase und als äußere Phase ein flüssigkristalliner Lamellarzustand auftreten. Da der Lamellarzustand selbst als ein Assoziat zu betrachten ist, in dem das Tensid in hoher Konzentration vorkommt und mit den unpolaren Resten des Tensids gegen die L_0-Phase abgegrenzt sein kann, präsentieren sich hier Emulsionen, die nicht durch eine besondere Anreicherung der Tensidmoleküle in der Phasengrenzfläche stabilisiert sind.

In Abb. 4.57 ist ein typisches Dreikomponenten-Diagramm dargestellt, bei dem das Tensid den HLB-Wert 10 erreicht hat. Das Tensid besitzt also eine ebenso große Hydrophilie wie Lipophilie.

Man erkennt, dass bei einer durchgehenden Mischbarkeit zwischen dem Tensid und dem Öl nur noch eine signifikante Löslichkeit von Wasser im Tensid, nicht aber vom Tensid in Wasser gegeben ist. Die L_1-Phase existiert nicht mehr. Ebenso ist auch die Hexagonalphase verschwunden. Es kann ein kleines invers hexagonales Gebiet entstehen. Dieses ist jedoch nicht eingezeichnet. Auffallend ist aber ein Einphasen-Bereich, der mit TP (tensid phase) gekennzeichnet ist und eine Zusammensetzung von etwa 20 % Tensid, 40 % Öl und 40 % Wasser hat.

Dieses Gebiet repräsentiert klare, auffallend niedrig viskose, stark tyndallisierende kolloidale Lösungen. Aus der Vorstellung, dass es sich hierbei um feinste Dispersionen von Öl-in-Wasser oder Wasser-in-Öl handeln muss, wurde die Bezeichnung **Mikroemulsion** geprägt. Diese Bezeichnung ist irreführend, da es sich hierbei nicht um einen Emulsionszustand handeln kann. Man versteht unter einer Emulsion grundsätzlich ein Mehrphasen-System, während in diesem Zustand eine kolloidale Lösung vorliegt. Dementsprechend ist für die Dispergierung der beiden Phasen bei einer Emulsion eine entsprechende Grenzflächenenergie aufzuwenden,

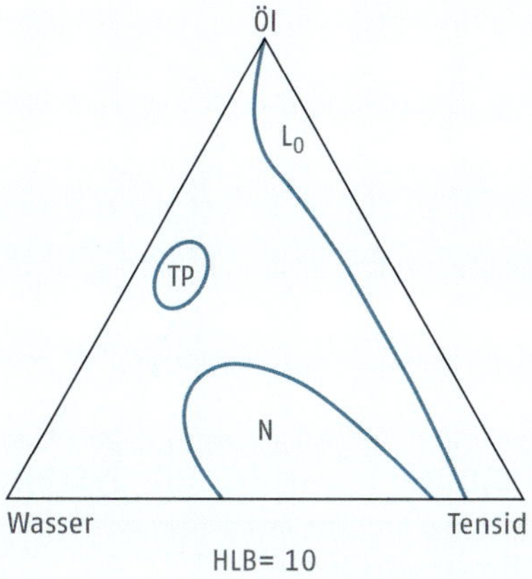

○ Abb. 4.57 Dreikomponenten-Diagramm entsprechend den vorhergehenden Abbildungen, jedoch mit einem Tensid des HLB-Werts 10

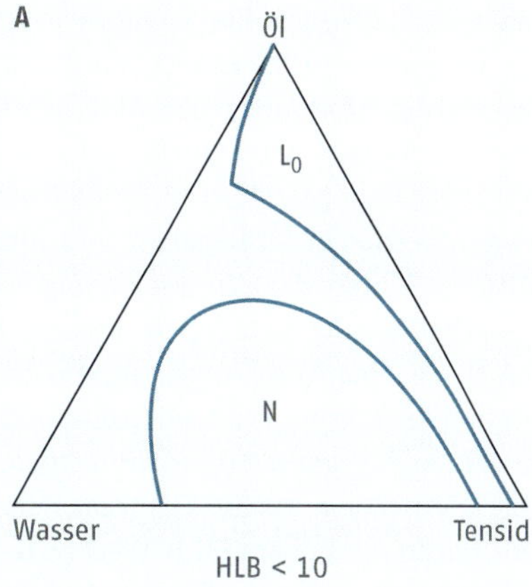

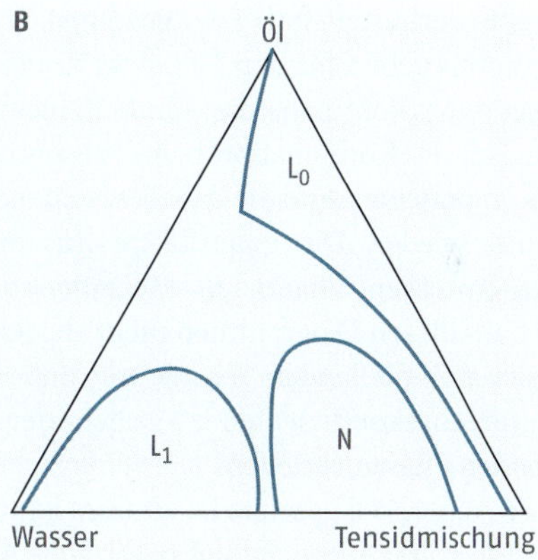

○ Abb. 4.58 A Dreikomponenten-Diagramm entsprechend den vorhergehenden Abbildungen, jedoch mit einem Tensid mit niedrigem HLB-Wert, B Dreikomponenten-Diagramm entsprechend den vorhergehenden Abbildungen, jedoch mit zwei Tensiden mit hohem und niedrigem HLB-Wert

während sich der kolloidale Lösungszustand der Mikroemulsion ohne Energieaufwand von selbst einstellt. Über das Wesen der Mikroemulsion ist mit Ausnahme der Tatsache, dass es sich nicht um eine Emulsion und nicht um einen flüssigkristallinen Zustand handeln kann, noch nicht sehr viel bekannt. Sie stößt jedoch in der Technik auf großes Interesse. Die Tatsache, dass das Öl und das Wasser gleichberechtigt in hohen Konzentrationen in diesem Einphasen-System vertreten sind, verleiht den Mikroemulsionen ideale Eigenschaften als Universallösungsmittel. So ist es durchaus möglich, dass in Mikroemulsionen – ganz im Gegensatz zu normalen Emulsionen – Elektrolyte bis zu einer gewissen Konzentration gelöst werden können, gleichzeitig sind sie aber auch in der Lage, extrem lipophile Substanzen in signifikanten Konzentrationen aufzunehmen.

Der HLB-Wert ist insbesondere bei nichtionischen Tensiden stark temperaturabhängig. Bei nichtionischen Tensiden kann man beobachten, dass der HLB-Wert mit steigender Temperatur abnimmt. Dies beruht auf der Tatsache, dass Wasserstoff-Brückenbindungen, die für die Hydratation des polaren Tensidteils Voraussetzung sind, eine wesentlich höhere Temperaturempfindlichkeit zeigen als die unpolaren Wechselwirkungen. Ein Tensid mit einem hohen HLB-Wert kann also mit steigender Temperatur den HLB-Wert 10 durchlaufen, um schließlich bei noch höheren Temperaturen zu einem lipophilen Tensid zu werden. Die Temperatur, bei der das betreffende Tensid den HLB-Wert 10 erreicht, bei der also das Tensid vom O/W-Charakter zum W/O-Charakter umschlägt, wird als **Phaseninversionstemperatur**, abgekürzt PIT, bezeichnet.

Es ist das Besondere an Tensiden, dass durch Zumischung anderer amphiphiler Substanzen der HLB-Wert verändert werden kann. Es kommt also einer Mischung von zwei oder mehreren Tensiden ein für die Mischung charakteristischer HLB-Wert zu. Damit ist es auch möglich, mit einem stark hydrophilen nichtionischen Tensid, wie z. B. einem langkettigen Macrogolfettalkoholether, durch Zumischung eines lipophilen Tensids, wie z. B. eines Fettalkohols, eine Tensidmischung mit einem mittleren HLB-Wert herzustellen. Man kann die Phaseninversionstemperatur durch entsprechende Tensidmischungen auf Raumtemperatur oder jede beliebige andere Temperatur einstellen.

Ein Phasendiagramm, das für Tenside mit niedrigem HLB-Wert – also eine bevorzugte Lipophilie – typisch ist, ist in ○ Abb. 4.58 A dargestellt.

Das Diagramm zeigt lediglich noch eine geringe Wechselwirkung zwischen dem Tensid und dem Wasser in der Weise, dass nur noch geringe Mengen Wasser im Tensid löslich sind. Dagegen kann Wasser in bedeutender Menge im invers mizellaren Zustand des Tensids solubilisiert werden. Auffallend ist, dass sich über alle Bereiche der HLB-Skala der Lamellarzustand erhalten hat.

Emulsionen werden in der Regel mit Tensidmischungen stabilisiert. Unter der Voraussetzung, dass das Mischungsverhältnis der beteiligten Tenside konstant ist, können sie als eine Mischungskomponente zusammengefasst und die Formulierungen in einem Dreikomponenten-Phasendiagramm dargestellt werden.

In ◦ Abb. 4.58 B ist ein solches Diagramm dargestellt, bei dem ein Tensid mit hohem HLB-Wert (z. B. 18), d. h. ein O/W-Emulgator und ein Tensid niedrigen HLB-Werts (z. B. 3) in der als Tensidmischung bezeichneten Komponente vertreten sind. Die einzelnen Positionen des Diagramms geben für den Fall, dass Komponenten zur Anwendung kommen, die keine Reinsubstanzen sind, lediglich die Kombination beim Zusammenfügen der drei Komponenten und die dabei entstehenden Phasenzustände wieder. Die quantitative Zusammensetzung der einzelnen Phasen in Mehrphasengebieten kann aber aus diesen Diagrammen nicht abgelesen werden, da sich z. B. die beiden Tenside mit unterschiedlichem Verteilungskoeffizienten zwischen den korrespondierenden Phasen verteilen.

Das in ◦ Abb. 4.58 B gezeigte Diagramm kann als eine Kombination von ◦ Abb. 4.54 und ◦ Abb. 4.58 A angesehen werden. Es trägt die Merkmale des hochpolaren und des wenig polaren Tensids. Allerdings sind die Bereiche der Mizellarphase L_1, der lipophilen Mischphase L_0 sowie der Lamellarphase N aufgrund der verstärkten wechselseitigen Solubilisationen stark vergrößert. Man erkennt, dass die Mischungslücke für O/W-Emulsionen zwischen der L_1-Phase und der L_0-Phase in der ◦ Abb. 4.58 B erheblich kleiner ist als die zwischen der L_1-Phase und dem Öl in ◦ Abb. 4.54. Damit sind die im Gleichgewicht stehenden korrespondierenden Phasen durch den Zusatz des Coemulgators in ihrer Zusammensetzung stark angeglichen. Dies führt zwangsläufig zu einer starken Erniedrigung der Grenzflächenspannung und zu einem Dichteangleich – einer Stabilisierung des Emulsionszustands, die über die einer alleinigen Anreicherung der Emulgatoren in der Grenzfläche hinausgeht. Aufgrund des stark erniedrigten Grenzflächenpotenzials durch den partiellen Angleich der Phasenzusammensetzung ist der Energiegewinn bei der Adsorption von Tensidmolekülen in der Phasengrenzfläche kleiner als bei einer großen Mischungslücke, sodass man davon ausgehen muss, dass die Tensidkonzentration in der Grenzfläche sogar verringert sein kann.

Denkanstoß

Stellen Sie Überlegungen zum Verlauf der Konode im Dreikomponenten-Diagramm der ◦ Abb. 4.58 für eine 1:1 Mischung aus Wasser und Öl mit ca. 20 % Tensidgemisch an. Machen Sie sich ebenfalls Gedanken über die Mengenanteile der korrespondierenden Phasen.

4.5 Disperse Mehrphasen-Systeme

4.5.1 Allgemeines

Disperse Mehrphasen-Systeme sind mikroskopisch oder makroskopisch dispers bzw. grobdispers, je nachdem, ob die dispersen Einheiten mithilfe eines Lichtmikroskops oder bereits mit bloßem Auge erkennbar sind (▸ Kap. 4.1). Sie können sowohl aus verschiedenen Substanzen, wie z. B. bei einer Emulsion, aber auch aus verschiedenen Phasen ein- und derselben Substanz, z. B. einer festen und einer flüssigen Phase oder verschiedenen Modifikationen, gebildet werden.

Grobdisperse Systeme lassen sich nach dem Aggregatzustand der beteiligten Phasen entsprechend ▫ Tab. 4.4 klassifizieren.

Der Aggregatzustand der betreffenden Systeme richtet sich nach dem des Dispersionsmittels. Jede Phasengrenze ist grundsätzlich ein Ort erhöhter potenzieller Energie, die sich in der Phasengrenzflächenspannung niederschlägt. Zwei- oder Mehrphasen-Systeme nehmen daher bevorzugt Formen an, bei denen die Grenzflächen so klein wie möglich ausgebildet sind. Die Vergrößerung der Grenzfläche, z. B. durch Zerteilung einer Phase in einer anderen, einer Dispergierung, ist mit einer Erhöhung der Grenzflächenenergie des Systems verbunden. Grobdisperse Systeme sind daher grundsätzlich instabil oder metastabil. Die Grenzflächenenergie steigt mit zunehmender Dispergierung. Bei sehr kleinen Partikelgrößen jedoch, d. h. im molekulardispersen, aber auch noch bis hinein in den kolloiddispersen Bereich, existiert keine Phasengrenzflächenspannung, sodass die Partikelgrößen in diesen Bereichen von anderen Phänomenen beherrscht werden.

Nach der Form wird grob zwischen **isometrischen** und **anisometrischen** Partikeln unterschieden. Unter Isometrie versteht man eine Form, die in allen Raumrichtungen etwa die gleiche Ausdehnung hat. Synonym wird hierfür auch der Ausdruck **isodimensional** verwendet. Isometrisch sind kugelförmige und würfelförmige Partikel, anisometrisch sind dagegen Prismen, Nadeln und Blättchen. Anisometrisch ist synonym zum Begriff **anisodimensional**.

4.5.2 Viskosität disperser Mehrphasen-Systeme

Für die folgenden Betrachtungen wird ein disperses System angenommen, bei dem das Dispersionsmittel eine idealviskose Flüssigkeit darstellt und der Dispersitätsgrad während des Fließvorganges sich nicht wesentlich ändert (▸Kap. 4.2.1). Als Modell kann hierfür zunächst eine **verdünnte Suspension** dienen.

Unter der Voraussetzung, dass die Partikel der Suspension sich gegenseitig nicht beeinflussen, d. h. die Partikel so weit voneinander getrennt vorliegen, dass die interpartikuläre Flüssigkeitsschicht die gleiche Beweglichkeit besitzt wie die reine Flüssigkeit selbst, und unter der Voraussetzung, dass die Partikel sphärisch sind, gilt die von Einstein abgeleitete Gleichung 4.62 für die Viskosität des Gesamtsystems:

Gleichung 4.62

$$\eta = \eta_0 (1 + 2{,}5\,\Phi_2) = \eta_0 + \eta_0 \cdot 2{,}5\,\Phi_2$$

| η Viskosität des Gesamtsystems | η_0 Viskosität des reinen Dispersionsmittels | Φ_2 Volumenanteil der dispergierten Substanz

Der Volumenanteil am Gesamtsystem Φ_2 ist gegeben durch Gleichung 4.63.

$$\Phi_2 = \frac{V_2}{V_1 + V_2}$$ Gleichung 4.63

Aus dieser einfachen Gesetzmäßigkeit für die Viskosität eines verdünnten dispersen Systems ergeben sich einige zunächst überraschende Konsequenzen:

- Verdünnte disperse Systeme zeigen Newton'sches Fließverhalten, wenn das Dispersionsmittel eine idealviskose Flüssigkeit ist.
- Die Viskosität des Gesamtsystems ist vom Zerteilungsgrad der dispersen Phase unabhängig. Feine Suspensionen und grobe Suspensionen haben die gleiche Viskosität, wenn die Zusammensetzung – bezogen auf den Volumenanteil – gleich ist.
- Die Viskositätserhöhung $\Delta\eta$, die das System durch die dispergierte Substanz erleidet, ist unabhängig von der Art dieser Substanz. Dagegen ist sie von der Viskosität des Dispersionsmittels und dem Mischungsverhältnis abhängig (Gleichung 4.64).

$$\Delta\eta = 2{,}5\,\eta_0\,\Phi_2$$ Gleichung 4.64

Die letztgenannte Konsequenz lässt sich erweitern: Ist die Viskositätsänderung von der Art der dispergierten Substanz unabhängig, so sollte diese Gleichung auch für verdünnte Emulsionen und sogar Schäume gelten, bei denen der dispergierte Gasanteil klein im Verhältnis zur Menge des Dispersionsmittels ist. Tatsächlich kann man beobachten, dass disperse Systeme grundsätzlich eine signifikant höhere Viskosität besitzen als ihr reines Dispersionsmittel. Wasser mit Gasblasen hat eine höhere Viskosität als reines Wasser. Die Erklärung für dieses Phänomen ist relativ einfach (Abb. 4.59).

Bringt man ein disperses System zum Fließen, so wird die eigentliche Fließbewegung, d. h. die laminare Strömung, nur vom Dispersionsmittel übernommen. Die disperse Phase selbst fließt nicht, sie erleidet also keine irreversible Verformung bzw. in den dispergierten

Tab. 4.4 Klassifizierung grobdisperser Systeme

	Disperse Phase	Dispersionsmittel	Bezeichnung
1	flüssig	Gas	Aerosol, Tröpfchenaerosol, Nebel
2	fest	Gas	Aerosol, Feststoffaerosol, Rauch
3	gasförmig	Flüssigkeit	Schaum
4	gasförmig	Feststoff	fester Schaum
5	flüssig	Flüssigkeit	Emulsion
6	flüssig	Feststoff	feste Emulsion
7	fest	Flüssigkeit	Suspension
8	fest	Feststoff	Gemenge

Der Begriff Aerosol wird sowohl für den grobdispersen als auch für den kolloiddispersen Bereich verwendet. Kolloide Feststoffaerosole werden gelegentlich als Xerosole bezeichnet.

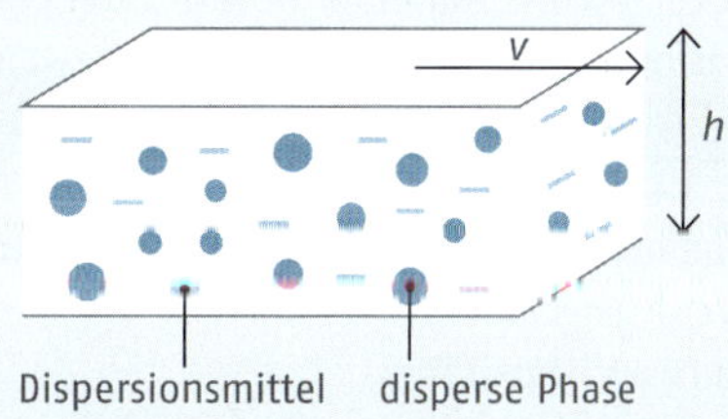

Abb. 4.59 Modell zur Erklärung des Fließverhaltens verdünnter disperser Systeme

4

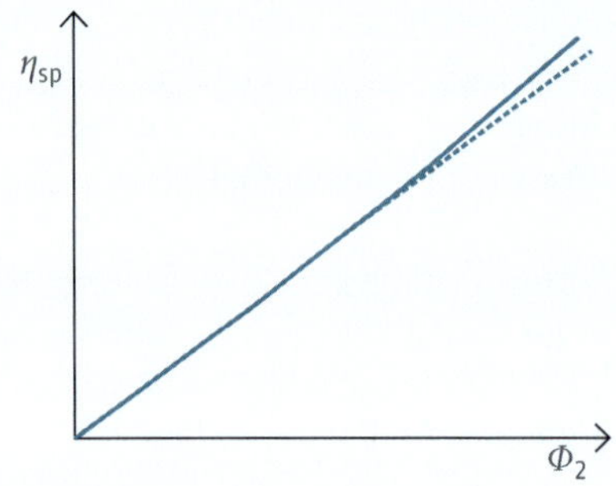

Abb. 4.60 Zur Erklärung der Einstein-Gleichung

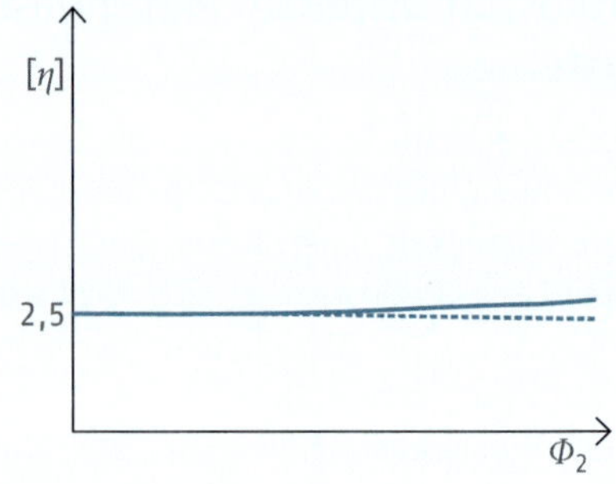

Abb. 4.61 Die graphische Darstellung von $[\eta]$ in Abhängigkeit von Φ_2

Partikeln finden keine fortlaufenden Relativbewegungen statt. Die Partikel werden lediglich im Strom des Dispersionsmittels transportiert. Dem Dispersionsmittel kommt auch im Zustand einer Suspension oder Emulsion der gleiche Viskositätskoeffizient η_0 zu wie im reinen Zustand. Durch die disperse Phase wird jedoch der für den Fließvorgang und damit die verschiedenen Relativgeschwindigkeiten im Dispersionsmittel zur Verfügung stehende Raum um den Betrag der dispersen Phase eingeengt. Die effektive Höhe *h*, die für den Aufbau des Geschwindigkeitsprofils zur Verfügung steht, verringert sich. Damit muss zwangsläufig der Geschwindigkeitsgradient im Dispersionsmittel steiler werden. Die bei einer gegebenen äußeren Geometrie für die Verformung des Systems mit einer bestimmten Geschwindigkeit *v* erforderliche Kraft ist demnach zwangsläufig größer.

Aus der **Einstein-Gleichung** (Gleichung 4.62) wurden verallgemeinernd für alle dispersen Systeme folgende Begriffe abgeleitet.

- Die **relative Viskosität**:

$$\eta_{REL} = \frac{\eta}{\eta_0} \text{ (dimensionslos!)}$$ Gleichung 4.65

| Sie gibt den Faktor an, um den die Viskosität des dispersen Systems größer ist als die des reinen Dispersionsmittels.

- Die **spezifische Viskosität**:

$$\eta_{SP} = \frac{\eta - \eta_0}{\eta_0}$$ Gleichung 4.66

| Der Ausdruck ist in der Literatur allgemein gebräuchlich. Besser und anschaulicher wäre es gewesen, die Größe als „relative Viskositätserhöhung" zu bezeichnen.

Unter der Voraussetzung der Gültigkeit der Gleichung 4.62 müsste bei der graphischen Darstellung der spezifischen Viskosität in Abhängigkeit vom Anteil der inneren Phase an der Gesamtmischung Φ_2 (Abb. 4.60) eine Gerade mit der Steigung 2,5 resultieren, die durch den Koordinatenursprung geht. Je höher jedoch der Anteil der dispersen Phase wird, umso größer wird die Abweichung von dieser Geraden in Richtung höherer η_{SP}-Werte.

Der Quotient aus spezifischer Viskosität und Volumenanteil der inneren Phase wird als **Viskositätszahl** bezeichnet $[\eta]$ (Gleichung 4.67) und sollte in dem geschilderten Idealfall 2,5 betragen.

$$[\eta] = \frac{\eta_{SP}}{\Phi_2}$$ Gleichung 4.67

Die graphische Darstellung von $[\eta]$ in Abhängigkeit von Φ_2 (Abb. 4.61) wäre demnach im Idealfall eine Gerade im Abstand 2,5 parallel zur Abszisse. Mit zunehmender Konzentration der dispersen Phase wird die Abweichung immer größer.

Für die höheren Werte von Φ_2 sind verschiedene Korrekturglieder angegeben worden (Gleichung 4.68),

Gleichung 4.68

$$\eta_{SP} = 2{,}5\,\Phi_2 + a\,\Phi_2^2 + b\,\Phi_2^3 + c\,\Phi_2^4 \ldots$$

worin *a*, *b* und *c* ganze Zahlen sind.

Die Abweichung von der idealen Gleichung bei höheren Werten von Φ_2 zeigt an, dass die mechanische Verfestigung des Systems durch die eingearbeitete disperse Phase stärker ist als es die Einstein-Gleichung erwarten lässt. Dieser verstärkte Effekt geht vor allem auf die veränderten Strömungsprofile, die mit zunehmendem Φ_2 zunehmend von der laminaren Strömung abweichen, sowie auf interpartikuläre Wechselwirkungen zurück.

Im Wesentlichen ist festzustellen, dass verdünnte flüssige disperse Systeme idealviskoser Dispersionsmittel idealviskos sind und einen höheren Viskositätskoeffizienten als das reine Dispersionsmittel aufweisen. Dis-

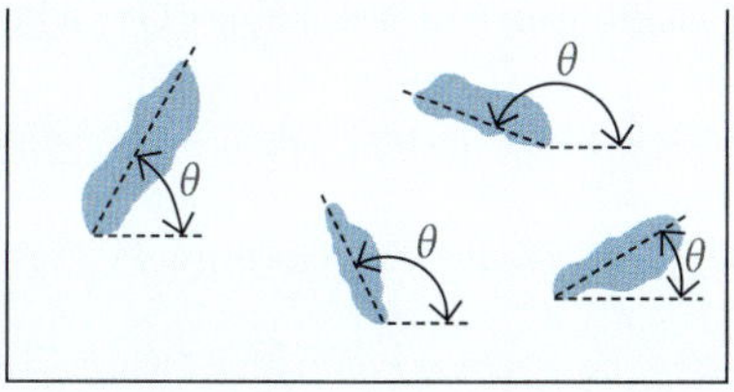

Abb. 4.62 Erklärung zur Orientierung von Partikeln im Ruhezustand

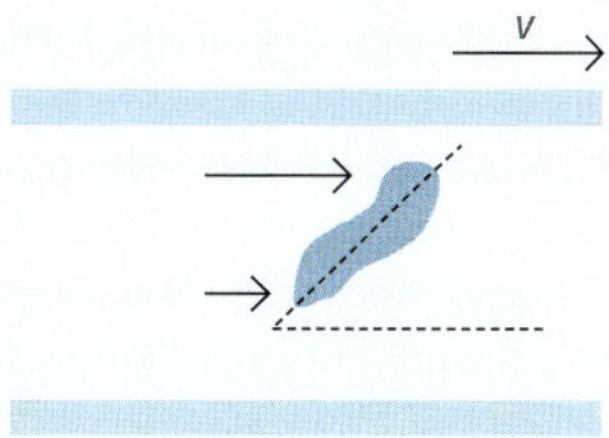

Abb. 4.63 Erklärung zur Vorzugsorientierung eines anisometrischen Partikels durch eine Strömung

perse Systeme mit sphärischen Partikeln sind Emulsionen und verdünnte Schäume, treten aber auch allgemein im kolloiden Bereich bei festen dispersen Phasen und Mizellarphasen sehr häufig auf.

Die Strömungsmechanik disperser Systeme mit nichtsphärischen Partikeln wird von der Orientierung bzw. den Orientierungsmöglichkeiten zur Strömungsrichtung entscheidend beherrscht. Im Ruhezustand ist die Anordnung rein statistisch (Abb. 4.62). Das ergibt sich aus den thermischen Rotationsbewegungen, die – wie die thermische Translation – allen Vorzugsorientierungen entgegenwirken. Die Wahrscheinlichkeit f, in einem derartigen Ruhesystem ein Teilchen mit einer Orientierung, gekennzeichnet durch den Winkel θ gegen eine gedachte Achse anzutreffen, ist für alle θ -Werte, d. h. Winkel, gleich.

Damit gilt:

$$\frac{df(\theta)}{d\theta} = 0 \qquad \text{Gleichung 4.69}$$

Unter dem Einfluss eines Schergefälles wirken auf die nicht in Strömungsrichtung liegenden Partikel Richtkräfte ein, die umso größer sind, je steiler der Geschwindigkeitsgradient ist und je größer der Winkel der Partikel zur Strömungsrichtung ist (Abb. 4.63).

Die statistisch angeordneten Teilchen werden durch die Strömung des Dispersionsmittels zur Fließrichtung hin verdreht. Die Folge ist, dass die Wahrscheinlichkeit, Partikel bestimmter Orientierung anzutreffen, nicht für alle Winkel gleich ist (Gleichung 4.70).

$$\frac{df(\theta)}{d\theta} \neq 0 \qquad \text{Gleichung 4.70}$$

Die Größe $df(\theta)/d\theta$ wird als der Winkelgradient des Systems bezeichnet.

Durch eine **Rotationsdiffusion** wirkt die thermische Rotationsbewegung der Vorzugsorientierung entgegen. In einem dispersen System, bei dem für längliche Partikel ein Winkelgradient vorliegt, ist die Zahl der Partikel, die pro Zeiteinheit durch die Rotationsdiffusion in eine andere Lage gebracht werden

$$\frac{dn}{dt} = -D_r \frac{df(\theta)}{d\theta} \qquad \text{Gleichung 4.71}$$

Gleichung 4.71 entspricht dem Fick'schen Diffusionsgesetz mit D_r, der Rotationsdiffusionskonstanten.

Die Rotationsdiffusion und die Strömungsorientierung werden sich demnach in einer Scherbeanspruchung eines entsprechenden Systems die Waage halten, d. h., je größer das Schergefälle ist, umso mehr werden die Partikel in Strömungsrichtung orientiert sein.

Aus der Diskussion über die rheologischen Eigenschaften disperser Systeme mit sphärischen Partikeln kann entnommen werden, dass die Viskosität eines dispersen Systems mit anisometrischen Partikeln umso kleiner sein muss, je mehr die Partikel eine Vorzugsorientierung in Strömungsrichtung einnehmen. In Strömungsrichtung orientierte Partikel belegen einen kleineren Teil des Querschnitts. Daraus ergibt sich, dass der Viskositätskoeffizient η keine Konstante sein kann, sondern sich mit der Orientierung der Partikel, verursacht durch die Scherbeanspruchung, ändert. Das Rheogramm weist mit zunehmender Schubspannung eine zunehmende Fließfähigkeit aus. Das Fließverhalten ist **pseudoplastisch**, wobei sowohl die zunehmende Steilheit der Kurve als auch der unmittelbare Anstieg im Koordinatenursprung charakteristisch sind.

Die von Einstein gegebene Beziehung in Gleichung 4.72

$$\eta = \eta_0 (1 + 2{,}5\,\Phi_2) \qquad \text{Gleichung 4.72}$$

gilt bei verdünnten dispersen Systemen mit verformbaren sphärischen Partikeln der inneren Phase annähernd nur im Bereich derjenigen Scherbeanspruchungen, in denen keine signifikante Verformung auftritt. Mit zunehmender Scherbeanspruchung ziehen sich die Partikel (Gasblasen oder Emulsionstropfen) in Richtung

4

der Scherung in die Länge. Sie fließen jedoch nicht, sondern erleiden lediglich eine elastische Deformation. Bei gleichbleibendem Volumen muss sich damit zwangsläufig der Querschnitt parallel zum Schergradienten verkleinern. Damit setzen die Partikel der Fließbewegung der äußeren Phase einen abnehmenden Widerstand entgegen. Das Rheogramm zeigt demnach nach einem anfänglich annähernd idealviskosen Verlauf eine pseudoplastische Charakteristik.

Denkanstoß

Wässrige Lösungen des Polymers Macrogol 400 sind in einem weiten Konzentrationsbereich idealviskos. Auf welche Partikelform im gelösten Zustand lässt dieser Befund schließen? Mit welchen weiteren rheologischen Untersuchungen können Sie Ihre Hypothese zur Partikelform stützen?

Hochkonzentrierte Suspensionen, die als **Pasten** bezeichnet werden, zeigen im Übergangsbereich von der Suspension zum feuchten Pulver, d. h., wenn eine vollständige Trennung der Feststoffpartikel durch die flüssige Phase nicht mehr gewährleistet ist, **dilatantes** Fließen (o Abb. 4.6).

Das Rheogramm in o Abb. 4.6 beginnt im Koordinatenursprung mit einem nahezu linearen Verlauf. Systeme dieser Art sind also echte Flüssigkeiten. Mit zunehmender Scherung nehmen die Steilheit und damit das Fließvermögen ab. Es wird angenommen, dass unter der Scherung der interpartikuläre Flüssigkeitsfilm des Dispersionsmittels abreißt, sodass der mechanische Widerstand zunehmend von einer Festkörperreibung beeinflusst wird. Bei extremen Scherbeanspruchungen ist es sogar möglich, dass das Diagramm in eine Horizontale ausläuft, d. h. keine Fließfähigkeit mehr existiert. Die mechanischen Eigenschaften entsprechen dann unter diesen Scherungen denen eines hochelastischen Festkörpers.

4.5.3 Sedimentation und Aufrahmung

Die Gewichtskraft eines kugelförmigen Partikels mit der Dichte ρ_K und dem Radius r beträgt (o Gleichung 4.73):

$$F_G = \frac{4}{3}\pi r^3 \rho_K g \qquad \text{Gleichung 4.73}$$

Der Auftrieb, der dieser Kraft entgegensteht, entspricht der Gewichtskraft des verdrängten Dispersionsmittels mit der Dichte ρ_D (o Gleichung 4.74).

$$F_A = \frac{4}{3}\pi r^3 \rho_D g \qquad \text{Gleichung 4.74}$$

Aus o Gleichung 4.73 und o Gleichung 4.74 resultiert nach o Gleichung 4.75 die scheinbare Gewichtskraft

Gleichung 4.75

$$F_S = F_G - F_A = \frac{4}{3}\pi r^3 (\rho_K - \rho_D) g$$

Je nachdem, ob die Dichte der inneren Phase ρ_K größer oder kleiner als die der äußeren ρ_D ist, ergibt sich eine positive oder eine negative scheinbare Gewichtskraft. Eine positive scheinbare Gewichtskraft ist gleichbedeutend einer nach unten gerichteten Kraft, die die Partikel im Sinne einer Fallbewegung, einer Sedimentation, beschleunigt. Die negative Sedimentation wird als Aufrahmung bezeichnet. Mit der zunehmenden Geschwindigkeit der Partikel der inneren Phase tritt ein zunehmender Widerstand auf, der als eine der Bewegung entgegengerichtete Kraft F_W definiert wird nach o Gleichung 4.76.

$$F_W = 6\pi r \eta v \qquad \text{Gleichung 4.76}$$

Die Beschleunigung wird daher mit zunehmender Geschwindigkeit geringer und erreicht den Wert Null, wenn $F_w = F_S$, d. h., o Gleichung 4.76 wird zu o Gleichung 4.77:

$$6\pi r \eta v = \frac{4}{3}\pi r^3 (\rho_K - \rho_D) g \qquad \text{Gleichung 4.77}$$

Die sich dann einstellende konstante Sedimentations- oder Aufrahmungsgeschwindigkeit beträgt nach o Gleichung 4.78

$$v = \frac{2}{9} \cdot \frac{(\rho_K - \rho_D) \cdot r^2 g}{\eta} \qquad \text{Gleichung 4.78}$$

o Gleichung 4.78 wird als **Stokes'sches Gesetz** bezeichnet (▸ Kap. 4.2.1; ▸ Kap. 4.5.7).

Das Stokes'sche Gesetz gilt in dieser Form nur bis zu einer Reynolds-Zahl (▸ Kap. 4.2.1) $Re < 0{,}2$ bis 0,5. Diese errechnet sich für ein umströmtes und damit auch für ein sedimentierendes Partikel nach:

$$Re = \frac{v \cdot d \cdot \rho}{\eta} \qquad \text{Gleichung 4.79}$$

| v Sinkgeschwindigkeit des Partikels | d Partikeldurchmesser | ρ Dichte des Dispersionsmediums | η Viskosität der Flüssigkeit

Ein Wirkstoff mit der Dichte $\rho = 1{,}5\,\text{g} \cdot \text{cm}^{-3}$ müsste unter der Annahme kugelförmiger Partikel in einer wässrigen Suspension mit einer äußeren Phase von $\rho = 1{,}0\,\text{g} \cdot \text{cm}^{-3}$ und $\eta = 1\,\text{mPa} \cdot \text{s}$ entsprechend (**o** Gleichung 4.78 die folgenden Sedimentationsgeschwindigkeiten erreichen:

- grobe Suspension:
  r = ca. 1 mm $v = 1{,}09\,\mathrm{m \cdot s^{-1}}$
  r = ca. 100 µm $v = 10{,}9\,\mathrm{mm \cdot s^{-1}}$
- übliche Suspension einer Arzneizubereitung:
  r = ca. 10 µm $v = 109\,\mathrm{\mu m \cdot s^{-1}}$ bzw. $390\,\mathrm{mm \cdot h^{-1}}$
- mikronisiertes Material:
  r = ca. 1 µm $v = 1{,}09\,\mathrm{\mu m \cdot s^{-1}}$ bzw. $3{,}9\,\mathrm{mm \cdot h^{-1}}$

Durch die Sedimentation entsteht ein sich ständig vergrößernder Konzentrationsgradient, der zwangsläufig über die thermische Bewegung eine Diffusion in entgegengesetzter Richtung auslösen muss. Mit abnehmender Partikelgröße nimmt einerseits die Sedimentationsgeschwindigkeit ab, andererseits der Diffusionskoeffizient zu.

Unterhalb der Grenze zum kolloiden Bereich, d. h. unter 500 nm, sind die Verhältnisse so weit zugunsten der Diffusionskoeffizienten verschoben, dass eine Sedimentation praktisch nicht mehr beobachtet werden kann. Sie tritt erst wieder im Zentrifugalfeld in Erscheinung.

4.5.4 Elektrostatische Erscheinungen

Im Allgemeinen stabilisieren sich disperse Systeme über elektrostatische Ladungen, die über gleichsinnige Potenziale zu Abstoßungserscheinungen der Partikel der dispersen Phase untereinander führen.

Auf positiven bzw. negativen Ladungsüberschüssen des Partikelinneren beruht das **Galvani-Potenzial**. Von größerer Bedeutung ist das **Nernst-Potenzial**, das durch einen Ladungszustand in der Grenzfläche A (**o** Abb. 4.64) zustande kommt.

Elektrostatische Ladungen in der Grenzfläche haben verschiedene Ursachen. Besonders hervorzuheben sind freie unabgesättigte Valenzen der Grenzfläche, die ihr bevorzugt je nach Entstehungsbedingungen des Partikels polykationische oder polyanionische Eigenschaften geben. Ein polyanionischer oder polykationischer Aufbau der Grenzfläche kann auch nach Chemisorption an freien Valenzen oder durch Physisorption von z. B. ionischen Tensidmolekülen entstehen.

Gleichsinnig geladene Partikel stoßen sich gegenseitig ab. Werden sie einander angenähert, wächst ihre potenzielle Energie. Die Wahrscheinlichkeit einer wechselseitigen Berührung fällt daher mit ihrer Ladung. Dies führt zur Stabilisierung disperser Zustände.

Aerosole sind disperse Systeme, bei denen eine Flüssigkeit oder ein Feststoff in einem Gas zerteilt sind. Da Gase nur eine relativ geringe Dichte besitzen und im Allgemeinen praktisch keine Ladungsträger enthalten, können die elektrostatischen Ladungen verschiedener Partikel unmittelbar aufeinander einwirken. Geladene

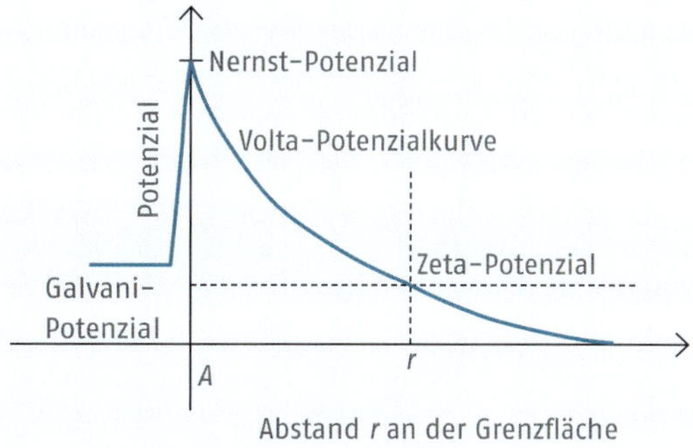

o Abb. 4.64 Elektrische Potenziale eines dispersen Partikels und seiner Umgebung; die Position A entspricht der Oberfläche des Partikels

Aerosole werden sich daher so verhalten, dass bei einem begrenzten Volumen die innere Phase sich homogen über alle Volumenelemente verteilt. Eine freie Aerosolwolke wird sich mindestens so weit ausdehnen, dass die elektrostatischen interpartikulären Wechselwirkungen praktisch nicht mehr zur Auswirkung kommen.

Dementsprechend kann auch bei Pulvern eine Aufblähung im Sinne einer Abnahme der Dichte beobachtet werden. Bei Pulvern und Stäuben sind elektrostatische Aufladungen im Allgemeinen unerwünscht, da sie zu erheblichen technologischen Komplikationen führen können. So bewirken z. B. inhomogene Ladungsverteilungen Dichteschwankungen, die hinreichende Dosierungsgenauigkeiten bei volumetrischer Dosierung unmöglich machen. Hohe elektrostatische Ladungen können zu Spannungen im Pulverbett oder in aufgewirbelten Stauben führen, die Funkenentladungen und damit das Auftreten von **Staubexplosionen** ermöglichen. Durch Ionisierung der Gasphase oder hohe Feuchtigkeit können elektrostatische Aufladungen vermieden werden.

In Pulvermischungen ist es möglich, dass es zu einer Ladungsdisproportionierung kommt, d. h. eine Komponente sich positiv und die andere Komponente sich negativ auflädt. Derartige Ladungsdisproportionierungen können genutzt werden, um bei Mischungen Homogenitäten zu erreichen, die über das statistische Optimum hinausgehen.

In wässrigen Suspensionen und Emulsionen umgeben sich geladene dispergierte Partikel mit den entsprechenden Gegenionen. So ist z. B. bei Vorliegen eines positiven Grenzflächenpotenzials die Aufenthaltswahrscheinlichkeit negativer Ladungsträger in den unmittelbar angrenzenden Schichten der wässrigen Phase erhöht. Es entsteht damit in der Phasengrenze eine elektrostatische Doppelschicht. Die an der Grenzfläche angereicherten Gegenionen reichen jedoch nicht aus, um die Ladung der Grenzfläche vollständig zu kompensieren, sodass in den nächstfolgenden Schichten der wässrigen Phase noch eine weitere Anreicherung von Gegenionen erfolgt. Mit zunehmendem Abstand wird die Abschirmung immer effektiver. In der Umgebung des Partikels ist damit ein mit zunehmender Entfernung abnehmendes Potenzial zu beobachten, das als **Volta-Potenzial** bezeichnet wird (o Abb. 4.64).

Bewegt sich ein Partikel der dispersen Phase im Dispersionsmittel z. B. in Form der Brown'schen Bewegung der Dispersionsmittelmoleküle oder durch Sedimentation, so nimmt es einen Teil des umgebenden Dispersionsmittels mit. Das Partikel verhält sich mechanisch so, als ob es einen größeren Durchmesser hätte. Je stärker die Relativgeschwindigkeit zwischen der dispersen Phase und dem Dispersionsmittel ist, umso weniger Dispersionsmittel wird mitgerissen, umso näher kommt der scheinbare Durchmesser dem wahren Partikeldurchmesser. Das Volta-Potenzial, das an der Grenze r zwischen der mit dem Partikel wandernden und der ruhenden äußeren Phase herrscht, wird als elektrokinetisches oder **Zeta-Potenzial** bezeichnet. Das Zeta-Potenzial ist die für die elektrostatische Stabilisierung disperser Systeme entscheidende Größe.

Das Zeta-Potenzial ist umso höher, je höher das Nernst-Potenzial ist. Mit zunehmender Scherung des Systems nimmt die Dicke der an den Partikeln haftenden Schicht ab und damit das Zeta-Potenzial zu. Die Abschirmung des Nernst-Potenzials kann umso leichter erfolgen, je höher die Ionenkonzentration des Dispersionsmittels ist. Damit fällt die Volta-Potenzialkurve steiler ab, sodass im Abstand r ein niedrigerer Wert für das Zeta-Potenzial resultiert. Aus diesem Grund werden disperse Systeme im Allgemeinen bei Elektrolytzusatz instabil. Es ist allerdings möglich, durch mehrwertige Gegenionen eine Überkompensation des Nernst-Potenzials und damit eine Vorzeichenumkehr herbeizuführen. So können durch Citrate in der Umgebung von Partikeln mit positivem Nernst-Potenzial relativ hohe negative Zeta-Potenziale verursacht werden, die trotz hoher Elektrolytkonzentration eine hohe Stabilität der Dispersion erlauben. Die Stabilisierung disperser Systeme durch Überkompensation des Nernst-Potenzials wird als **Peptisation** bezeichnet.

4.5.5 Koagulation

Disperse Mehrphasen-Systeme sind aufgrund ihrer großen Grenzfläche thermodynamisch instabil. Durch die Brown'sche Bewegung und Sedimentation bzw. Aufrahmung kommt es zu zufälligen Zusammenstößen der Partikel der dispersen Phase, wodurch eine unmittelbare Wechselwirkung ermöglicht wird. Unterhalb eines bestimmten Abstands bewirken Kapillarkräfte bereits eine aktive wechselseitige Anziehung. Mit Verringerung des Abstandes beginnen schließlich die an den Grenzflächen adhärierenden Schichten sich einander anzunähern oder sogar zu durchdringen. Bei genügend hohem Zeta-Potenzial wird die Annäherung abgebremst, sodass ein unmittelbarer Kontakt der Partikel der inneren Phase verhindert wird. Eine derartige Abbremsung findet auch dann statt, wenn durch Sorptionsschichten, wie z. B. von adsorbierten Makromolekülen oder Tensiden, eine mechanische Behinderung eines umittelbaren Kontaktes vorliegt.

Erfolgt die Abbremsung der Annäherung bereits bei noch relativ großen Abständen, so ist die wechselseitige Anziehung noch schwach, sodass geringe Anstöße genügen, um die Partikel wieder vollständig voneinander zu trennen. Hierfür können unter Umständen sogar schon die Anregungen durch die Brown'sche Bewegung ausreichen.

Bei stärkeren Wechselwirkungen sind für eine Trennung Rühr- oder Schüttelbewegungen erforderlich. Erfolgt die Abbremsung erst bei einem geringen Abstand, so bilden sich **Agglomerate**, bei denen die Individualität der Partikel erhalten bleibt. Eine derartige Agglomeration wird auch als **Flockung** bezeichnet (▸ Kap. 4.5.7). Die größeren trauben- oder kettenförmigen übergeordneten Einheiten der Partikel flüssiger Dispersionen werden auch allgemein als **Koagulate** oder **Flocculate** bezeichnet (▸ Kap. 4.5.6).

Nach der **DLVO-Theorie** (benannt nach Derjaguin, Landau, Verwey und Overbeek) entsteht durch Überlagerung von Abstoßungs- und Anziehungskräften eine Potenzialenergiekurve mit primärem und sekundärem Minimum sowie mit dazwischen liegendem Maximum für unterschiedliche Abstände der Teilchen voneinander (o Abb. 4.65). Je höher das Maximum ist, umso größer ist die Energiebarriere, um eine geflockte Dispersion aus dem sekundären Minimum ins primäre Minimum zu überführen, d. h. zusammenfließen (Koaleszenz bei Emulsionen, ▸ Kap. 4.5.5) oder zusammenwachsen (Kuchenbildung oder Caking bei Suspensionen, ▸ Kap. 4.5.7) zu lassen.

Durch kettenförmige Aneinanderlagerung oder kartenhausähnliche Agglomerate wird der inneren Phase eine Kohärenz verliehen, die sich je nach Festigkeit der interpartikulären Bindungen auf die mechanischen Eigenschaften des Gesamtsystems auswirkt.

In o Abb. 4.66 ist ein kohärentes kettenförmiges Koagulat dargestellt. Derartige Strukturen treten vor allem bei isometrischen Partikeln auf. Demgegenüber bilden nadel- oder plättchenförmige Partikel mit Vorzug kartenhausähnliche Strukturen (o Abb. 4.67).

Derartige kohärente Agglomerate sind in allen dispersen Systemen mit fester innerer Phase zu erwarten, wie z. B. bei Pulvern und Suspensionen. Bei Pulvern bewirken sie eine geringe Dichte, zugleich aber auch ein schlechtes Fließvermögen. Ein extremes Beispiel in diesem Zusammenhang liefert die hochdisperse Kieselsäure. Die sehr niedrige Partikelgröße im Nanometerbereich verleiht dieser Substanz eine hohe Oberflächenenergie, die eine hohe Agglomerationstendenz zur Folge hat. Die an der Oberfläche vorhandenen polaren Silanol-Gruppen bewirken eine Wasserphysisorption und haben damit starke interpartikuläre physikalische Bindungen zur Folge. Hochdisperse Kieselsäure (Aerosil®) besitzt im Pulverzustand eine extrem niedrige Dichte. Durch mechanische Bearbeitung kann sie nicht vollständig, d. h. in ihre Primärpartikel, desagglomeriert werden. Dementsprechend besitzt diese Substanz sehr schlechte Fließeigenschaften.

In Suspensionen tritt an die Stelle der Oberflächenenergie die im Allgemeinen erheblich niedrigere Grenzflächenenergie. Prinzipiell kann man aber auch hier die gleichen Phänomene beobachten. Bei starken interpartikulären Wechselwirkungen und einer geringen Wechselwirkung zwischen der Flüssigkeit und dem suspendierten Material, d. h. hohen Grenzflächenspannungen, bilden sich ebenfalls stabile Gerüste, deren mechanische Zerstörung größere Scherbeanspruchungen erfordert. Primär wird sich ein derartiges System wie ein elastischer Festkörper verhalten. Erst wenn das Gerüst zerstört ist, treten die Fließeigenschaften der Suspensionen in den Vordergrund.

Körper, die durch ein kohärentes Gerüst, das eine Flüssigkeit durchzieht, elastische Eigenschaften besitzen und bei Scherung in den Flüssigkeitszustand übergehen, werden als **Gele** bezeichnet. Der Gelzustand ist allerdings im fließfähigen System während der Scherung nicht mehr gegeben. Im vorliegenden Fall bildet sich aus dem Gel eine Suspension mit inkohärenter innerer Phase. Sind die unter der Scherbeanspruchung auftretenden dispersen Partikel von kolloidaler Dimension, so wird das fließfähige System als **Sol** bezeichnet.

Eine Substanz, die bei geringen Scherbeanspruchungen Formstabilität, d. h. elastisches Verhalten, zeigt und oberhalb einer Fließgrenze fließfähig wird, ist ein **plastischer Körper** (▸ Kap. 4.2.1). Da ein Gel grundsätzlich durch die Kohärenz seines Festkörpergerüstes ausgezeichnet ist, kann ein Gel nicht fließen. Wird das System fließfähig, ist es demnach kein Gel mehr.

Der lineare Anstieg des Rheogramms eines Bingham-Körpers ist dann zu erwarten, wenn mit Überschreiten der Fließgrenze das kohärente Gerüst vollständig desagglomeriert wird oder sich in annähernd sphärische Agglomerate auflöst, die gegenüber weiterer Scherung stabil sind. Die Casson-Charakteristik ist dann zu erwarten, wenn zunächst nur grobe Bruchstücke des ursprünglich kohärenten Agglomerates entstehen, die sich entweder in Strömungsrichtung ausrichten oder allmählich weiter abgebaut werden.

Entsprechend diesen Überlegungen ist es verständlich, dass hochdisperse Kieselsäure in Ölen, zu denen sie

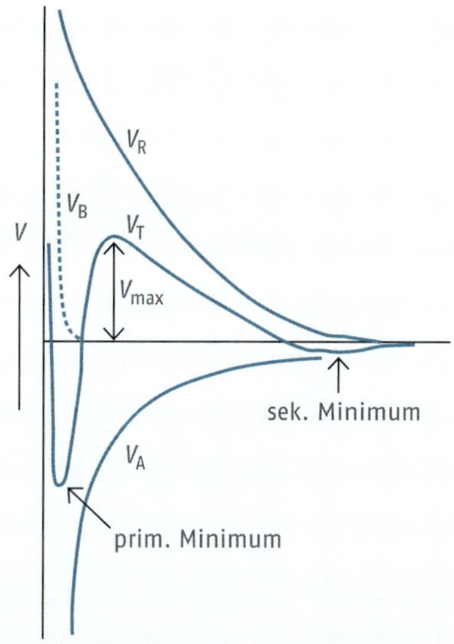

Abb. 4.65 Kurven der potenziellen Energie nach der DLVO-Theorie. Überlagerung der elektrostatischen Abstoßung V_R, der Born'schen Abstoßung V_B und der Van-der-Waals-Anziehung V_A zur Gesamtwechselwirkungskurve $V_T = V_R + V_B + V_A$

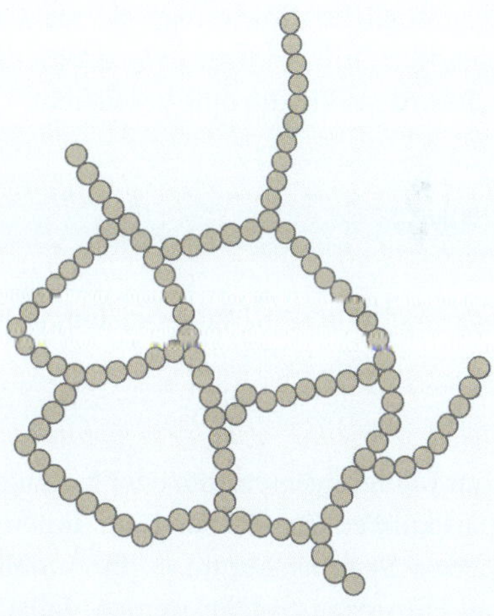

Abb. 4.66 Kettenförmiges Koagulat

eine hohe Grenzflächenspannung besitzt, relativ feste Gele bildet, in Wasser dagegen nur Gele mit geringer Festigkeit aufbaut. Andererseits ist die mechanische Festigkeit von steifen, wässrigen Gelen sehr empfindlich gegenüber Zusätzen, die zu Veränderungen in den Grenzflächenspannungsverhältnissen führen können, wie Alkoholen oder Tensiden.

Als Beispiel für eine Suspension, die zur Ausbildung von Gelen mit Kartenhausstruktur neigt, ist die Bento-

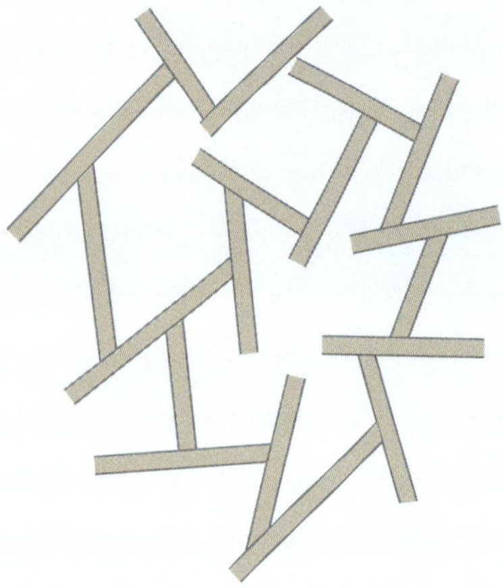

Abb. 4.67 Kartenhausstruktur eines Koagulats

nit-Suspension zu nennen. Bentonit ist ein Tonmineral, das blättchenförmige geschichtete Kristalle bildet. In Wasser suspendiert quellen die Schichten auseinander und agglomerieren sich entsprechend Abb. 4.67.

Nach Zerstörung der Kohärenz durch Scherung findet im Ruhezustand eine allmähliche Regenerierung des Gelzustands statt. Da die Wiederherstellung des kohärenten Agglomerates erst durch die Brown'sche Bewegung ermöglicht wird, erfolgt sie nicht spontan, sondern verzögert. Ein verzögerter Wiederaufbau eines Gelzustands wird als **Thixotropie** bezeichnet.

Denkanstoß

Wie stellen Sie sich die Brown'sche Bewegung in Bentonitkristallen bzw. im Wasser vor und welche Konsequenzen ergeben sich daraus?

Bei einer nur wenig abgebremsten oder gar ungehinderten interpartikulären Annäherung der inneren Phase eines dispersen Systems kommt es zur unmittelbaren Berührung. Flüssigkeitstropfen werden dabei spontan zusammenfließen. Dieser Vorgang wird **Koaleszenz** genannt. Bei einer Emulsion bezeichnet man eine vollständige Koaleszenz der inneren Phase und damit Zerstörung der Dispersität als **Brechen der Emulsion**.

Feststoffpartikel können nicht zusammenfließen. Sie bilden zunächst ein noch loses Agglomerat. Über die Berührungsstelle ist es möglich, dass durch Diffusion der Moleküle des Feststoffs innerhalb der Grenzfläche, die als **zweidimensionale Diffusion** bezeichnet wird, ein interpartikulärer Stoffaustausch stattfindet. Dabei wachsen die Partikel zusammen und verlieren ihre Individualität. Dies führt zu einer Verfestigung des Zusammenhalts der inneren Phase. Dieser Vorgang kann bei Suspensionen durch Umlösungsvorgänge, bei Pulvern durch Mikrosublimationen unterstützt werden. Eine derartige Verfestigung eines Sediments einer Suspension wird **Caking** genannt (▸ Kap. 4.5.7).

4.5.6 Emulsionen

Allgemeines

Definition

Emulsionen sind disperse Systeme zweier nichtmischbarer Flüssigkeiten oder flüssigkristalliner Phasen.

Es wird zwischen der inneren oder dispergierten Phase, die in diskrete Tröpfchen zerteilt ist, und der äußeren Phase, dem Dispersionsmittel, unterschieden. Die Partikelgröße der dispersen Phase fällt meist in den grobdispersen, seltener in den kolloiden Bereich. Unter der im Allgemeinen erfüllten Voraussetzung, dass die beiden Phasen eine unterschiedliche Brechzahl besitzen, erscheinen die Emulsionen daher als weiße Flüssigkeit. Wie alle dispersen Systeme, so zeichnen sich auch Emulsionen grundsätzlich durch eine dem Dispersionsmittel gegenüber signifikant erhöhte Viskosität aus (▸ Kap. 4.5.2). Man unterscheidet **Öl-in-Wasser-(O/W-)** und **Wasser-in-Öl-(W/O-)Emulsionen** je nach Phasenlage der betreffenden Systeme.

Gelegentlich lassen sich **multiple Emulsionen** bzw. **Doppelemulsionen** vom Typ O/W/O bzw. W/O/W nachweisen, wobei im ersten Fall in der dispersen Wasserphase kleine Öltröpfchen beobachtet werden können, während im zweiten Fall eine kontinuierliche Wasserphase Öltropfen enthält, in denen wiederum kleine Wassertropfen vorkommen. Oft sind diese Formen Übergangsformen, die während des Herstellungsprozesses entstehen und nur eine relativ geringe Stabilität besitzen.

Emulsionen zeigen die Tendenz einer Instabilität. Hierfür können verschiedene Phänomene verantwortlich gemacht werden. Ohne weitere Zusätze weisen Öle gegenüber Wasser eine hohe Grenzflächenspannung auf. Das Produkt der Grenzflächenspannung und der Größe der Grenzfläche, die Grenzflächenenergie, wächst mit zunehmender Dispersität. Ein Zusammenfließen der Tröpfchen der inneren Phase, das mit **Koaleszenz** bezeichnet wird, führt demnach zu einem Energiegewinn. Es ist möglich, durch Erniedrigung der Grenzflächenspannung in einen Bereich zu kommen, in dem der Emulsionszustand weitgehend stabilisiert ist. Dies erreicht man mit **Tensiden,** die in diesem Fall die Funktion von **Emulgatoren** übernehmen. Emulsionen, deren Dispersität sich bei Lagerung nicht ändert, sind metastabil.

Ein zweiter, die Stabilität von Emulsionen beeinträchtigender Effekt ist die **Flocculation** (Flockung). Flocculation ist ein Vorgang, bei dem die Tröpfchen der inneren Phase einer Emulsion sich zu traubenförmigen Agglomeraten aneinanderlagern, ohne dabei ihre Individualität zu verlieren, d. h. ohne zu koaleszieren. Ein derartiger Vorgang kann dadurch ausgelöst werden, dass die Partikel der inneren Phase aufgrund thermischer Bewegung in den Bereich gegenseitiger Wechselwirkungen kommen. Bei fehlenden oder zu geringen elektrostatischen Abstoßungskräften, d. h. bei einem zu geringen Zeta-Potenzial (▸ Kap. 4.5.4), kann die Potenzialschwelle der Abstoßung leicht überwunden werden, sodass die Teilchen in den Bereich gegenseitiger Anziehung gelangen. Die nun zu erwartende Koaleszenz wird bei der Flocculation durch Fremdsubstanzen mit beschränkter Beweglichkeit in der Phasengrenzfläche der Partikel verhindert. Derartige Fremdsubstanzen können Tenside, makromolekulare Verbindungen, wie z. B. Eiweiß, aber auch kleine Feststoffpartikel sein. Langkettige makromolekulare Verbindungen, die an der Phasengrenzfläche verschiedener Emulsionstropfen adsorbiert sind, können sich dabei so stark ineinander verfilzen, dass sich die Flocculate auch durch intensive mechanische Bearbeitung nicht mehr in einzelne Tröpfchen dispergieren lassen.

Stabilisierung

Emulsionen lassen sich auf verschiedene Weise stabilisieren. Zunächst sei die Wirkungsweise von **Emulgatoren** besprochen.

> **Merke**
>
> **Emulgatoren** gehören zu den grenzflächenaktiven Substanzen, den Tensiden.
> **Tenside** sind amphiphile Stoffe, die aufgrund ihres Molekülbaus sowohl eine Affinität zu Wasser als auch zu unpolaren organischen Lösungsmitteln aufweisen und sich daher in Grenzflächen anreichern.

Die Affinität zu polaren und unpolaren Medien verdanken sie der Tatsache, dass sie neben einem ausgesprochen unpolaren, lipophilen Molekülteil einen polaren Teil mit entsprechenden funktionellen Gruppen besitzen (▸ Kap. 6.3.3).

Die günstigste Methode, um die Amphiphilie von Tensiden zu charakterisieren, wäre es, die Verteilungskoeffizienten zu bestimmen. Dies ist jedoch wegen der starken Schaumbildung oder Emulgierwirkung praktisch nicht machbar. Deshalb führte Griffin zur Charakterisierung von Tensiden die **HLB-Werte** ein. HLB bedeutet Hydrophilic Lipophilic Balance (hydrophiles-lipophiles Gleichgewicht). Die HLB-Werte sollen in etwa das Verhältnis von hydrophilen und lipophilen Gruppen in einem Tensidmolekül angeben. Es wurde willkürlich festgelegt, dass sie ein Fünftel des prozentualen Molekülmassenanteils der polaren Molekülteile darstellen sollen. Ihre Zahlenwerte reichten daher von 0–20. Diese HLB-Werte galten zunächst nur für nichtionische Tenside. Inzwischen wurde die HLB-Skala von Davies auch für ionische Tenside durch experimentellen Vergleich der charakteristischen Tensideigenschaften erweitert. Damit sind ionischen Tensiden wesentlich höhere Zahlenwerte als 20 zuzuordnen. HLB-Werte lassen sich durch spezielle Formeln berechnen, werden aber auch durch experimentelle Methoden, wie z. B. die Verteilungschromatographie oder HPLC, ermittelt.

Die gesamte HLB-Skala umfasst Tenside, die sich nicht nur als Emulgatoren einsetzen lassen, sondern den verschiedensten Zwecken dienen. Sie erlaubt das Substanzverhalten in Systemen unterschiedlicher Polarität und damit die Hilfsstoffeigenschaften abzuschätzen. Mischungen von Tensiden unterschiedlicher HLB-Werte kann ein gemeinsamer HLB-Wert zugeordnet werden. Die ○ Abb. 4.68 gibt einen Überblick über die Einsatzmöglichkeiten von Tensiden entsprechend ihrem HLB-Wert.

Emulgatoren als grenzflächenaktive Substanzen reichern sich wie alle amphiphilen Substanzen in allen Grenzflächen an (▸ Kap. 4.3.2). Sie führen damit zu einem doppelten Effekt, was die Stabilisierung von Emulsionen anbelangt. Zum einen bewirken sie eine Grenzflächenspannungserniedrigung, ein Effekt, der übrigens von allen Substanzen ausgeht, die sich in den Grenzflächen anreichern. Zum anderen verteilen sie sich in den beiden Phasen und führen bei einer geeigneten Komposition der Gesamtrezeptur zu einer wechselseitigen Solubilisierung der Bestandteile.

> **Merke**
>
> Bei optimaler Emulgatorwahl beinhaltet die Emulsion zwei kolloide Flüssigkeiten, in denen alle Bestandteile der Rezeptur vertreten sind, jedoch mit einem unterschiedlichen Mengenanteil. Daraus resultiert, dass die beiden Phasen einer solchen Emulsion eine niedrige Grenzflächenspannung aufweisen müssen und infolge auch erheblich weniger Tensid in der Grenzfläche angereichert wird. Die Phasen können soweit aneinander angeglichen werden, dass auch ihre Dichten sich nur geringfügig unterscheiden. Ist ein derartiges Ziel erreicht, erhält man – auch aus thermodynamischen Gründen – sehr stabile Emulsionen.

4

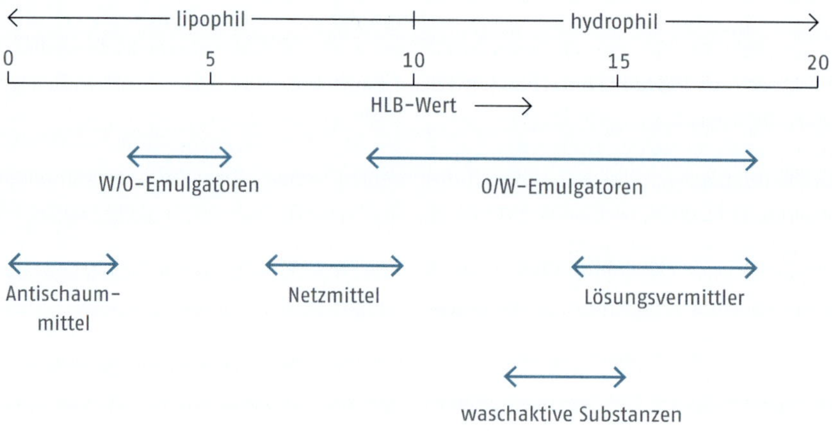

Abb. 4.68 Technologische Eigenschaften von nichtionischen Tensiden mit unterschiedlichen HLB-Werten

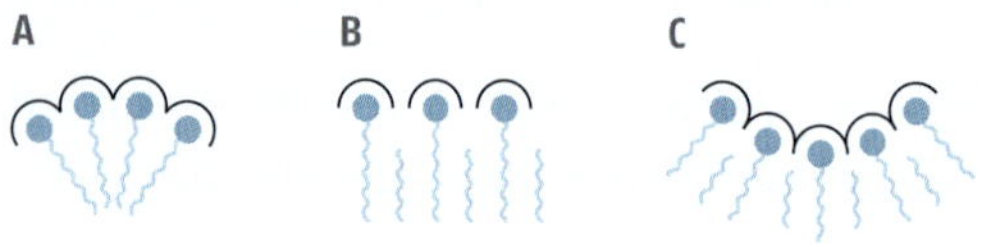

Abb. 4.69 Zur Erklärung der Bancroft-Regel. Näheres im Text

Praktisch umgesetzt

Bei näherer Untersuchung zeigt sich auch, dass der größte Teil der im Handel befindlichen stabilen pharmazeutischen und kosmetischen Emulsionen diesem Aufbauprinzip folgt. Man erkennt sie vor allem daran, dass sie eine stabile hohe Dispersität aufweisen. Mikroskopisch liefern sie nur schwach erkennbare Kontraste, da auch die optische Dichte der beiden Phasen weitgehend aneinander angeglichen ist. Sie gestatten kaum eine Differenzierung zwischen dem Öl-in-Wasser- und dem Wasser-in-Öl-Typ und sind sogar gegen extreme mechanische Beanspruchungen, wie die hochtourige Zentrifugation, beständig. Diese für die pharmazeutische und kosmetische Praxis idealen Emulsionen unterscheiden sich daher signifikant vom klassischen Emulsionsbild.

Die Phasenlage einer Emulsion wird im Wesentlichen durch den Typ des Emulgators vorgegeben. Hier gilt die **Bancroft-Regel**, wonach diejenige Phase zur äußeren Phase wird, in der sich der Emulgator am besten löst. Man kann sich dies am besten anhand der in Abb. 4.69 schematisch dargestellten Tensidassoziate veranschaulichen, wenn die geometrische Form der Tensidmoleküle nach erfolgter Hydratation und/oder Solvatation gemäß Israelachvili berücksichtigt wird. Außerdem ist mit Zunahme der kinetischen Energie bei Temperaturerhöhung der steigende Platzbedarf des lipophilen Molekülteils zu berücksichtigen.

In Abb. 4.69 A sind die polaren Kopfgruppen stark hydratisiert, während praktisch keine Solvatation der unpolaren Reste zu verzeichnen ist. Die palisadenartige Anordnung des Assoziates wird durch das große Volumen, das die Kopfgruppen beanspruchen, eine mit den polaren Gruppen nach außen gerichtete gewölbte Form annehmen müssen. In Abb. 4.69 B halten sich der Volumenbedarf der hydratisierten Kopfgruppen und der unpolaren Reste die Waage, sodass ebene geschichtete Lamellen entstehen. Der Fall Abb. 4.69 C dagegen verkörpert ein Assoziat eines schwach polaren Tensids mit geringer Hydratation. Der Platzbedarf der solvatisierten unpolaren Gruppen ist in diesem Fall größer als der der hydratisierten polaren Gruppen. Damit wölbt sich das Assoziat in umgekehrter Richtung, d. h. mit den polaren Gruppen nach innen.

Tenside des in Abb. 4.69 A dargestellten Typs sind O/W-Tenside, sie bilden O/W-Emulsionen; die des Typs C sind dagegen W/O-Tenside und bilden W/O-Emulsionen. Zur Stabilisierung von W/O-Emulsionen eignen sich Emulgatoren des HLB-Werts 4 bis 5; für O/W-Emulsionen werden HLB-Werte von etwa 10 bis 18 benötigt.

Praktisch umgesetzt

Im Allgemeinen werden zur Stabilisierung von Emulsionen Tensidmischungen verwendet, wobei jeder Mischung ein HLB-Wert zukommt, der sich aus den Teilkomponenten zusammensetzt. Die Kombinationen werden so gewählt, dass ausgesprochene W/O- und O/W-Tenside oft sogar mit Übergangstensiden gemischt werden. Dies führt nicht nur zu einer gemischten Besetzung der Grenzfläche, sondern vor allem auch zu einer wechselseitigen Solubilisierung aller Bestandteile der Emulsionen in den sich bildenden korrespondierenden Phasen.
Je größer die Zahl der verwendeten Tenside und je breiter ihre Streuung in Bezug auf die HLB-Werte ist, umso ähnlicher werden sich die korrespondierenden Phasen. Dies kann auch als Grund dafür angesehen werden, dass hochstabile Industrieprodukte oft aus einer breiten Palette verschiedener Rezepturkomponenten aufgebaut sind. Unterstützt wird dies in besonderem Maße dadurch, dass Tenside in der Praxis bereits Gemische verschiedener Verbindungen sind, die sich zumindest in Bezug auf die unpolaren Gruppen, oft aber auch in Bezug auf die polaren Kopfgruppen, unterscheiden.

Mischungen aus W/O- und O/W-Emulgatoren werden in der Praxis gewöhnlich als Emulgatorkomplexe bezeichnet, obgleich keine echte Komplexbildung gegeben ist.

Schließlich ist noch als Instabilitätserscheinung bei Emulsionen die **Aufrahmung** oder **Sedimentation** zu erwähnen. Eine Sedimentation tritt ein, wenn die Partikel der inneren Phase eine größere Dichte besitzen als das Dispersionsmittel. Zu ihrer Beschreibung wird oft das Stokes'sche Gesetz (▸ Kap. 4.5.3; ▸ Kap. 4.5.7) herangezogen. Es ist jedoch zu bemerken, dass dieses Gesetz nur dann seine völlige Gültigkeit hat, wenn die Partikel völlig unbehindert im Dispersionsmittel fallen können, ohne dass es zu einem gegenseitigen Energieaustausch kommt. In Emulsionen üblicher Art sowie in Suspensionen ist aufgrund der relativ hohen Konzentration der inneren Phase diese Bedingung praktisch nie erfüllt. Dennoch kann für grobquantitative Betrachtungen dieses Gesetz herangezogen werden. Die Aufrahmung kann als eine Sedimentation mit negativem Vorzeichen betrachtet werden. Sie tritt dann auf, wenn die Dichte der inneren Phase geringer ist als die Dichte des Dispersionsmittels, sodass es zu einer Anreicherung der inneren Phase im oberen Teil des Systems kommt.

Nach dem Stokes'schen Gesetz (○ Gleichung 4.80) ist die Fallgeschwindigkeit v unter der Erdbeschleunigung g eines in einem Medium freifallenden Partikels

$$v = \frac{2}{9} \cdot \frac{(\rho_1 - \rho_2) \cdot r^2 g}{\eta}$$ Gleichung 4.80

Aus der Formel lassen sich einige Parameter erkennen, die die Sedimentationsgeschwindigkeit v unterbinden oder entscheidend vermindern können. Vermindern lässt sich die Sedimentationsgeschwindigkeit signifikant durch eine Erhöhung der Viskosität η der äußeren Phase und in erheblich höherem Maße durch Verminderung der Partikelgröße, ausgedrückt durch den Radius r. Der Erhöhung der Viskosität der äußeren Phase sind durch die Zweckbestimmung des Arzneimittels Grenzen gesetzt. Auch kann eine Partikelgrößenverminderung nicht beliebig erfolgen. Eine völlige Unterbindung der Sedimentation oder Aufrahmung ist jedoch möglich, wenn die Rezeptur so durchgeführt wird, dass beide Phasen die gleiche Dichte ρ besitzen.

Praktisch umgesetzt

Bei Rheumalinimenten wurde zur Aufrahmungsverhinderung der dispersen öligen Phase Chloroform zugesetzt und diese damit auf die Dichte des Wassers eingestellt. Abgesehen von der Tatsache, dass Chloroform aus toxikologischen Gründen nicht mehr verwendet wird, ist ein derartiges Vorgehen auch aus physikalischer Sicht problematisch. Es ist nur sinnvoll, wenn die so eingestellten Phasen den gleichen thermischen Ausdehnungskoeffizienten besitzen.

Es besteht aber auch die Möglichkeit, der äußeren Phase ein plastisches Fließverhalten zu geben. Dieses ist so einzustellen, dass die durch den Dichteunterschied zwischen der inneren Phase ρ_2 und der äußeren Phase ρ_1 auftretenden Schubspannungen noch unterhalb des Fließpunktes liegen. Damit ist im Ruhezustand die Emulsion nicht fließfähig. In Bezug auf die Sedimentation oder auch auf die Aufrahmung verhält sie sich dann wie ein System der Viskosität unendlich, d. h., eine Sedimentation oder Aufrahmung findet überhaupt nicht statt. Allerdings müssen derartige Emulsionen vor ihrer Verwendung kräftig geschüttelt werden, um die Fließfähigkeit herzustellen. Handelt es sich dabei um Mehrdosenarzneimittel, wie z. B. Emulsionen, die aus einer Flasche esslöffelweise appliziert werden, sollte zwar Thixotropie gegeben sein, jedoch verbunden mit einer kleinen Hysteresisfläche (▸ Kap. 4.2.1). Während der gesamten Applikationszeit müsste also die Fließfähigkeit erhalten bleiben, jedoch sollte unmittelbar danach der ursprüngliche Zustand wieder aufgebaut werden, um dann wiederum Sedimentation bzw. Aufrahmung zu verhindern. Substanzen, die man verwendet, um der äußeren Phase ein derartiges Verhalten zu geben, sie also in einen Gelzustand mit entsprechender Fließgrenze und geringer Thixotropie zu versetzen, um damit Emulsionen zu stabilisieren, werden in der Praxis als **Quasi-Emulgatoren** bezeichnet. Bei wässrigen Emulsionen handelt es sich dabei durchwegs um makromolekulare hydrogelbildende Hilfsstoffe, wie Cellulose-Derivate. Bei plastischem Fließverhalten werden infolge der Unbeweglichkeit der inneren Phase auch die Flocculation und Koaleszenz verhindert oder zumindest stark eingeschränkt. Aus diesem Grund werden gelbildende Zusätze bevorzugt zur Herstellung peroraler Emulsionen verwendet, wodurch der Einsatz der unangenehm schmeckenden Tenside vermieden werden kann.

Ermittlung der Phasenlage

O/W- und W/O-Emulsionen lassen sich, wenn beide Phasen deutliche Unterschiede aufweisen, auf verschiedene Weise unterscheiden. Bei der **Färbemethode** setzt man der betreffenden Emulsionsprobe einen lipophilen, einer anderen Probe einen hydrophilen Farbstoff (z. B. Methylenblau, verdünnt mit Lactose, Talkum, Stärke etc.) zu und beobachtet das Anfärbeverhalten. Im Falle einer W/O-Emulsion wird die Emulsion von einem öllöslichen Farbstoff (z. B. Sudanrot, mit einem geeigneten Verdünnungsmittel angerieben) intensiv gefärbt, während der wasserlösliche Farbstoff nur schwache Färbeeffekte hervorruft. Ebenso kann man bei einer O/W-Emulsion eine intensive Färbung bei Anwendung eines wasserlöslichen Farbstoffs beobachten, während in diesem Fall der öllösliche Farbstoff nur geringe oder überhaupt keine Färbeeffekte hervorbringt.

Denkanstoß

Überlegen Sie, welche Farbe der Bereich TP im Phasendiagramm der Abb. 4.57 beim Färbeversuch mit Methylenblau bzw. Sudanrot zeigt.

Besitzt die wässrige Phase eine ausreichende Leitfähigkeit, so lässt sich auch mithilfe der **Leitfähigkeit** des Systems die Phasenlage ermitteln. Bildet die wässrige Phase das Dispersionsmittel, so weist die Emulsion selbst eine hohe Leitfähigkeit auf, während im umgekehrten Fall nur eine sehr geringe Leitfähigkeit zu beobachten ist. Es ist durchaus möglich, dass der Leitfähigkeitsunterschied mehrere Zehnerpotenzen überspannt. Gerade diese Untersuchungsmethode gestattet es auch, Phasenumkehrungen, die während der Emulsionszubereitung auftreten können, zu beobachten, da bei einer Phasenumkehr vom O/W- zum W/O-Typ oder umgekehrt ein deutlicher Leitfähigkeitssprung zu verzeichnen ist.

Schließlich ist es möglich, mit einer **Verdünnungsmethode** die Phasenlage zu ermitteln. O/W-Emulsionen lassen sich mit Wasser verdünnen; dies gelingt aber nicht mit W/O-Emulsionen. Es ist jedoch festzustellen, dass alle diese Untersuchungsmethoden umso unklarere Aussagen liefern, je mehr sich die betreffende Emulsion dem Zustand annähert, bei dem die beiden Phasen in Bezug auf Zusammensetzung und Eigenschaften einander weitgehend angeglichen sind. Es ist daher nicht zu verwundern, dass bei vielen im Handel befindlichen hochstabilen Emulsionen die Ermittlung der Phasenlage auf große Schwierigkeiten stößt oder gar unmöglich ist.

Herstellung

Emulsionen können nach den folgenden Verfahren hergestellt werden.

- **Englische Methode:** Der Emulgator wird in der äußeren Phase gelöst und die innere Phase zur äußeren zugegeben.
- **Kontinentale Methode:** Der Emulgator wird in der inneren Phase dispergiert und die äußere Phase portionsweise hinzugefügt.
- **Aufschaukelmethode:** Es wird ein Emulsionskern aus je einem Teil der inneren und der äußeren Phase und dem gesamten Emulgator gebildet. Dann wird abwechselnd innere und äußere Phase eingearbeitet.
- **Paste-Methode:** Für sehr hydrophile Tenside: Es wird eine 25%ige Lösung des Tensids in Wasser hergestellt. In die Lösung wird eine vierfache Menge Öl eingearbeitet und homogenisiert. Das Gemisch wird dann mit Wasser auf den gewünschten Gehalt verdünnt.
- **PIT-Methode:** Die Mischung der beiden Phasen erfolgt im Bereich der Phaseninversionstemperatur (PIT). Es erfolgt eine Abkühlung aus einem Mikroemulsionszustand, wobei die innere Phase der Emulsion über einen hochdispersen Zustand gebildet wird (▸ Kap. 4.4.4).

Die Englische Methode ist universell einsetzbar, die kontinentale Methode wird mit Vorzug bei der Verwendung von quellenden, hydrophilen Emulgatoren angewendet.

4.5.7 Suspensionen

Definition

Suspensionen sind grobdisperse Systeme des Typs fest in flüssig.

Die Partikelgröße pharmazeutischer Suspensionen liegt im Allgemeinen zwischen 1 und 100 µm. Suspensionen mit Partikeln > 1–5 µm neigen zur Sedimentation. Zur Abschätzung der Gesetzmäßigkeiten, denen die Sedimentation einer Suspension unterliegt, kann das Stokes'sche Gesetz (▸Kap. 4.2.1; ▸Kap. 4.5.3) zu Hilfe genommen werden. Dabei ist aber zu bedenken, dass die Voraussetzungen für die volle Gültigkeit dieses Gesetzes im Allgemeinen bei pharmazeutischen Suspensionen nicht erfüllt sind. Dies ergibt sich allein schon aus der Konzentration, die es unmöglich macht, dass die Partikel voneinander unabhängige freie Fallbewegungen ausführen. Dennoch zeigt dieses Gesetz, dass mit abnehmender Partikelgröße die Sedimentationsgeschwindigkeit deutlich abnehmen muss. Unterhalb der oben aufgeführten Grenze von etwa 1 µm kann darüber hinaus sogar beobachtet werden, dass praktisch keine Sedimentation mehr stattfindet, da der Sedimentation eine Rückdiffusion entgegensteht. Die Rückdiffusion wird durch das Stokes'sche Gesetz nicht berücksichtigt. Sie wird durch den sich bereits mit Einsetzen der Sedimentation aufbauenden Konzentrationsgradienten ausgelöst und ist der Partikelgröße umgekehrt proportional.

Das Stokes'sche Gesetz zeigt auch, dass durch eine Erhöhung der Viskosität des Dispersionsmittels die Sedimentation verlangsamt werden kann. Hiervon kann man durch Verwendung von viskositätserhöhenden Zusätzen Gebrauch machen. Das Gesetz demonstriert auch, dass nichtfließfähige Systeme, denen ein Viskositätskoeffizient unendlich zugeordnet werden muss, keine Sedimentation zeigen dürfen. Dementsprechend lässt sich die Sedimentation durch die Verwendung von Gelgerüstbildnern, die den Systemen plastisches Fließverhalten (▸Kap. 4.2.1) verleihen, vollständig unterbinden. Die Fließgrenze sollte so eingestellt werden, dass die Schubspannungen, die durch die zur Sedimentation neigenden Partikel in der Suspension auftreten, nicht ausreichen, das Gelgerüst zu zerstören. Damit sind die Partikel durch das Gelgerüst weitgehend immobilisiert. Andererseits soll möglichst leicht durch Schütteln des Gefäßes das Gel in ein Sol überführt werden können, sodass das System zur Applikation fließfähig wird. Die Einstellung der thixotropen Eigenschaften richtet sich einerseits nach der Art der Anwendung und andererseits nach der Sedimentationsgeschwindigkeit der Partikel im Solzustand. Ist letztere sehr klein, so kann mit Rücksicht auf eine bequeme Applikation das thixotrope Verhalten so eingestellt werden, dass nach dem Aufschütteln der Solzustand noch längere Zeit erhalten bleibt.

Schließlich zeigt das Stokes'sche Gesetz, dass eine Sedimentation unterbleibt, wenn die beiden Phasen der Suspension, der Feststoff und die Dispergierflüssigkeit, die gleiche Dichte besitzen. In der Regel lässt sich bei Suspensionen ein Dichteangleich nur über eine Variation der Dichte des Dispersionsmittels erreichen. Hiervon wird gelegentlich Gebrauch gemacht. Jedoch ist diese Maßnahme nur von beschränktem Wert, da die thermischen Ausdehnungskoeffizienten der beiden Phasen durchwegs ungleich sind und somit die Dichteangleichung nur für die Temperatur gelten kann, bei der sie ausgeführt worden ist. Bei Suspensionen macht sich dieser Effekt besonders bemerkbar, da der Unterschied der thermischen Ausdehnungskoeffizienten bei Flüssigkeiten und kristallinen Feststoffen sehr groß ist.

Besondere Probleme für die Technologie der Suspensionen ergeben sich aus der Partikelgröße und der Partikelgrößenverteilung der inneren Phase wie auch aus der Frage, welchen Habitus die Partikel haben und welche kristallographischen Flächen am Aufbau der suspendierten Partikel beteiligt sind. Suspensionen befinden sich grundsätzlich nicht im thermodynamischen Gleichgewicht und unterliegen fortlaufenden Veränderungen (**Ostwald'sche Reifung**, ▸Kap. 22.3.2). Bei der Präparateentwicklung muss sichergestellt werden, dass die entsprechenden Umwandlungen so langsam wie möglich erfolgen. Aufgrund der Tatsache, dass sich in der Dispergierflüssigkeit grundsätzlich eine kleine Menge der dispergierten Substanz löst, sind Umlösungsvorgänge möglich. Dabei wird das Material energiereicher Flächen bevorzugt in Lösung gehen und in der Nähe dieser Flächen höhere Konzentrationen aufbauen als in der Nähe der energiearmen Flächen. Der sich dadurch zwangsläufig ausbildende Konzentrationsgradient sucht sich durch Diffusion auszugleichen, d. h., es findet ein Stofftransport in Richtung zu den energiearmen Zentren statt. Damit wird in diesen Bereichen die Gleichgewichtskonzentration überschritten, und es kommt zur Rekristallisation (▸Kap. 22.3.2).

Die Umlösungsprozesse sind also dadurch charakterisiert, dass energiereiche Bereiche der Grenzfläche abgebaut werden und sich das entsprechende Material an den energiearmen Zentren ablagert. Da dieser Prozess durch eine Diffusion ermöglicht wird, kann zur Abschätzung der Bedeutung der einzelnen Parameter, die für die Geschwindigkeit dieses Vorganges verantwortlich sind, das 1. Fick'sche Gesetz (▸Kap. 4.2.2) herangezogen werden. Danach wird der Prozess umso schneller verlaufen, je größer der Konzentrationsgradient ist, d. h. je kleiner der interpartikuläre Abstand ist, und je größer der Energieunterschied der in der Grenzfläche vertretenen Flächenelemente ist. Aus diesem Grund liefern Mahlprodukte, die in der Regel eine breite Partikelgrößenverteilung und Flächen unterschiedlichster Oberflächenspannung besitzen, ungünstige Voraussetzungen für die Suspensionsbereitung. Wesentlich günstiger verhalten sich in dieser Hinsicht Fällungsprodukte.

Kleine Partikel (1 µm) lassen sich nur mit speziellen, meist aufwendigen Technologien, z. B. unter speziellen Fällungsbedingungen oder durch Verwendung einer Luftstrahl- oder Kolloidmühle, herstellen (▸Kap. 5.2.1). Pulver mit kleinen Partikeln neigen infolge ihrer großen spezifischen Oberfläche durch Aneinanderlagerung zur

Agglomeration. Aber auch im suspendierten Zustand können kleine Partikel zu Agglomeraten unter Kompensation eines kleinen Teils der Grenzflächenenergie zusammentreten. Eine derartige Agglomeration wird als **Flockung** bezeichnet (▸ Kap. 4.5.5).

Gleichzeitig können die Partikel miteinander zu größeren Aggregaten unter Verlust ihrer Individualität verwachsen. Sowohl die Flockung als auch die interpartikuläre Verwachsung führt zur Bildung größerer schneller sedimentierender Partikel. Diese Tatsachen fordern Maßnahmen, die die Agglomerationstendenz vermindern oder die gewährleisten, dass unmittelbar vor oder während der Suspensionsbereitung die Agglomerate so weit wie möglich dispergiert werden.

Allerdings können anisometrische Partikel, wie z. B. Nadeln oder Plättchen, sperrige Flocken bilden, die zu sehr großen Sedimentvolumina führen oder sogar aufgrund ihrer Raumerfüllung überhaupt nicht sedimentieren können. Eine derartige Erscheinung ist insbesondere dann zu erwarten, wenn die Hauptflächen der Partikel zur Dispergierflüssigkeit eine hohe Affinität besitzen, während die kleineren Randflächen sich durch eine höhere Grenzflächenspannung auszeichnen, sodass die Agglomeration bevorzugt nur an den Rändern bzw. Endflächen erfolgt. Im Idealfall bauen sich lockere Kartenhausstrukturen auf, die die gesamte Suspension wie ein Gelgerüst durchziehen, sich aber sehr leicht durch Schütteln zerstören lassen. Unter dieser Bedingung kann die Flockung sogar erwünscht sein und sollte keinesfalls durch grenzflächenspannungserniedrigende Zusätze gestört werden.

Die Sedimentation führt zur Sedimentbildung. Im Sediment erreichen die Partikel der inneren Phase über gegenseitige Berührungspunkte Kohärenz, d. h., es entsteht ein zusammenhängendes Gerüst. Die Packung kann dabei sehr locker, aber auch sehr dicht ausfallen. Das **Sedimentvolumen** ist das Gesamtvolumen des sedimentierten Feststoffanteils einschließlich der im Sediment enthaltenen Flüssigkeit.

Zur Beurteilung der technologischen Qualität einer Suspension empfiehlt sich die Beobachtung des Sedimentationsverhaltens. Dabei ist grundsätzlich zwischen zwei verschiedenen Typen der Sedimentbildung zu unterscheiden.

Die **aufstockende Sedimentation** gibt sich dadurch zu erkennen, dass sich das erste Sediment am Boden des Gefäßes ansammelt und sich jedes weitere Sediment auf diesem ablagert. Der sich bildende Sedimentkuchen enthält bei einer breiten Partikelgrößenverteilung infolge der unterschiedlichen Sedimentationsgeschwindigkeiten der Partikel unterschiedlichen Durchmessers von unten nach oben deutlich abnehmende Partikelgrößen, wobei kleinere Partikel zwischen die größeren positioniert werden und interpartikuläre Wechselwirkungen eingehen können, die zur Kuchenbildung (**Caking**) und dem Verlust der Aufschüttelbarkeit führen. Man beobachtet also ein wachsendes Sedimentvolumen. Der Überstand klärt sich dabei sehr langsam. Eine aufstockende Sedimentation kann man bei Suspensionen beobachten, deren Partikel nicht flocken.

Die **absetzende Sedimentation** zeigt bereits mit Einsetzen des Vorganges im obersten Teil der Suspension die Entstehung eines klaren Überstandes, unter dem sich das Sediment befindet. Während der weiteren Sedimentation verlagert sich die Grenze zwischen dem klaren Überstand und dem Sediment allmählich nach unten. Bei dieser Art der Sedimentation nimmt das Sedimentvolumen allmählich ab. Der Vorgang kann allerdings bei guten Suspensionen relativ früh, d. h. bei noch großen Sedimentvolumina, zum Stillstand kommen. Die Wiederherstellung des homogenen Zustands ist durch Aufschütteln wegen der geringen interpartikulären Wechselwirkungen leicht möglich. Eine absetzende Sedimentation wird vorzugsweise dann beobachtet, wenn die Feststoffpartikel flocken.

Feste Sedimente mit kleinem Sedimentvolumen werden auch als Sedimentkuchen bezeichnet. Diese können durch falsche Wahl von makromolekularen Hilfsstoffen verkleben oder durch Umlösungsvorgänge interpartikular verwachsen und damit jegliche Aufschüttelbarkeit verlieren (**Caking**).

Wenn bei Stabilitätsuntersuchungen zur Beschleunigung der Sedimentationsvorgänge Schwerkraft (Erdbeschleunigung) durch Zentrifugalbeschleunigung ersetzt wird, sind die Untersuchungsergebnisse nur bedingt aussagefähig. So können aufgrund der im Allgemeinen erheblich größeren Schubspannungen z. B. stabilisierende Gelgerüste zerrissen oder auch Flockungen verändert werden.

Voraussetzung für die Bildung einer Suspension ist die Benetzbarkeit der Partikel. Dabei ist zu beachten, dass bei kristallinen Feststoffen die Oberfläche in der Regel aus kristallographisch unterschiedlichen Flächen aufgebaut ist, die sich alle in Bezug auf ihre Benetzbarkeit unterschiedlich verhalten. Die Benetzungseigenschaften des Pulvers werden also entscheidend von dem Flächengrößenverhältnis der an dem Aufbau der Oberfläche beteiligten Flächen beherrscht. Dieses Flächengrößenverhältnis resultiert aus dem letzten technologischen Prozess der Pulvergewinnung. So gilt für Kristallisate die grobe Regel: je polarer die Mutterlauge, desto polarer die Oberfläche des Kristallisats. Fremdsubstanzen, die sich gleichzeitig neben der zu kristallisierenden Substanz in Lösung befinden, können ebenfalls von erheblichem Einfluss auf die Oberflächenverhältnisse des Kristallisats sein, da sie das Verhältnis der Grenzflächenspannungen der verschiedenen kristallographischen Flächen zueinander verändern können.

Merke

Gleit- und Spaltebenen in Partikeln sind bevorzugt unpolare Ebenen, sodass mechanisch verformte Partikel, insbesondere aber Mahlprodukte, bevorzugt unpolare Flächen in der Oberfläche besitzen. Aus diesem Grund beobachtet man oft bei Mahlprodukten deutlich schlechtere Benetzungseigenschaften gegenüber Wasser als bei entsprechenden Kristallisaten oder Fällungsprodukten.

Die Benetzungseigenschaften eines Pulvers lassen sich nur summarisch beurteilen. Unbeschadet der vielen verschiedenen kristallographischen Flächen, die am Aufbau der Oberfläche eines Pulvers beteiligt sein können, kann man zur Abschätzung der technologischen Eigenschaften bei feinen Pulvern unter leichter Verdichtung Presslinge herstellen und mit der für die Suspensionsbereitung vorgesehenen Flüssigkeit den Benetzungswinkel bestimmen. Dieser stellt dann eine aus den Eigenschaften der vorhandenen Teilflächen integrierte Größe dar.

Der so ermittelte Benetzungswinkel sollte möglichst $\ll 90°$ liegen, damit die flüssige Phase der Suspension rasch und vollständig das Partikel umschließt und in das gesamte Porenvolumen eindringt. Bei Benetzungswinkeln $> 90°$ flotiert das Pulver nach Dispergierung in der Flüssigkeit der äußeren Phase. Dabei wird von jedem Partikel ein Luftbläschen gebunden. Die aus jedem Partikel mit dem daran hängenden Luftbläschen resultierende Dichte unterschreitet die der umgebenden Flüssigkeit, sodass sich die Luftblasen mit den Feststoffpartikeln als **Flotationsschaum** im oberen Teil der Flüssigkeit ansammeln.

Zur Verbesserung der Benetzung sowie zur Vermeidung einer Flockung dienen Netzmittel. **Netzmittel** sind Tenside mit mittlerem HLB-Wert (▸Kap. 4.5.6). Allerdings steht bei oralen Präparaten der Anwendung von Tensiden häufig deren unangenehmer Geschmack entgegen. In ähnlicher Weise wie bei Emulsionen sollte auf die elektrostatischen Ladungsverhältnisse geachtet werden. Ein hohes Zeta-Potenzial (▸Kap. 4.5.4) führt zur Abstoßung und verhindert damit das Zusammentreffen von Partikeln. Dies kann durch eine hohe Oberflächenladung (Nernst-Potenzial) und eine geringe Elektrolytkonzentration gewährleistet werden. Suspensionen, die eine hohe Elektrolytkonzentration erfordern, sollten durch Peptisatoren stabilisiert werden. Diese bewirken eine Ladungsumkehr in der Voltapotenzialkurve und damit eine umgekehrte Ladung des Zeta-Potenzials gegenüber dem Nernst-Potenzial. Alternativ führt eine **gezielte Flockung** zu einer absetzenden Sedimentation eines leicht aufschüttelbaren, hochvolumigen Sediments unter Vermeidung von Caking.

Quellen und weiterführende Literatur

Alsfasser R, Jamak C, Riedel E, Meyer, HJ. Moderne anorganische Chemie. 3. Aufl., Walter de Gruyter, Berlin, New York 2007

Hellenthal W. Physik für Mediziner und Biologen. 8. Aufl., Wissenschaftliche Verlagsgesellschaft Stuttgart, 2007

Israelachvili, JN, Mitchell DJ, Ninham BW. Theory of selfassembly of hydrocarbon amphiphiles into micelles and bilayers. J Chem Soc/Faraday Transactions 2, 72: 1 525–1 568, 1976

Ross B. Physikalische Chemie. Wissenschaftliche Verlagsgesellschaft Stuttgart, 2002

Leuenberger H (Martin AN). Physikalische Pharmazie. 4. Aufl., Wissenschaftliche Verlagsgesellschaft Stuttgart, 2002

Stegemeyer H. Lyotrope Flüssigkristalle. Steinkopff Verlag, Darmstadt 1999

Ubbelohde L. Zur Viskosimetrie. 7. Aufl., S. Hirzel Verlag, Stuttgart 1965

Wolff A. Grenzflächenphänomene. In: Hagers Handbuch der Pharmazeutischen Praxis, Bd. 2 Methoden. Springer Verlag, Berlin 1991

Abbildungs- und Tabellennachweise

Barton AFM. Handbook of Solubility Parameters and Other Cohesion Parameters, p. 70, CRC Press Inc., Boca Raton, Florida 1983

Hellenthal W. Physik für Mediziner und Biologen. 8. Aufl., Wissenschaftliche Verlagsgesellschaft Stuttgart, 2007

Kleber W. Einführung in die Kristallographie. 10. Aufl., VEB Verlag Technik, Berlin 1967

Nemethy G, Scheraga HA. J Chem Phys 36: 3 382 u. 3 401, 1962

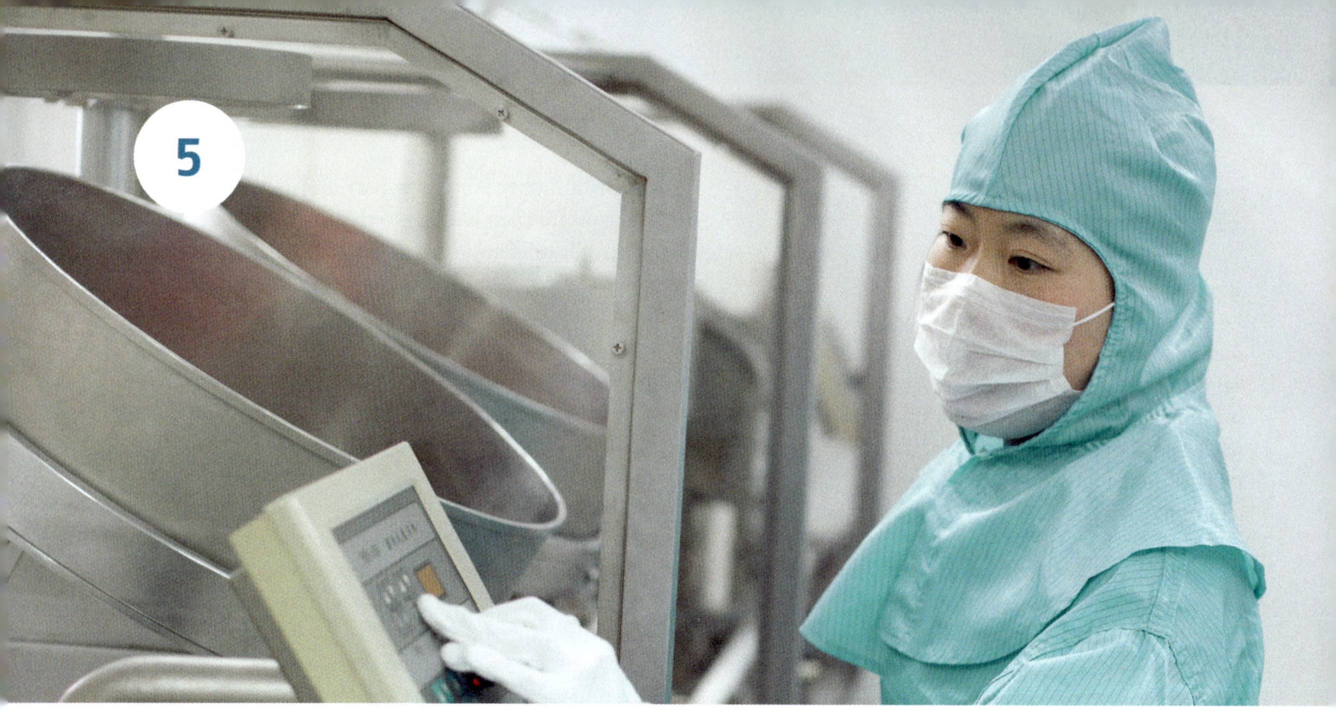

5 Verfahren und Grundoperationen einschließlich Steuerung und Regelung

Prof. Dr. Rolf Schubert

In diesem Kapitel werden grundlegende physikalische oder physikalisch-chemische Verfahren und Verfahrensschritte behandelt, die in der Pharmazeutischen Technologie ständig benötigt werden. Solche Teilprozesse, die bei der Vor- und Aufbereitung von Ausgangs- und Zwischenprodukten Anwendung finden, werden als Grundoperationen (Unit Operations) bezeichnet.

5.1 Allgemeines

Merke

Aus der großen Zahl an Grundoperationen in der Verfahrenstechnik wird in der Pharmazeutischen Technologie nur eine begrenzte Auswahl genutzt. Nach Art des Energieaustauschs zwischen den Materialien wird dabei in **mechanische, thermische** und **elektromagnetische Grundoperationen** unterschieden.

Zur Herstellung von Arzneizubereitungen werden von den mechanischen Verfahren die Grundoperationen der Stofftrennung Filtrieren, Zerkleinern und Sieben, sowie von den Stoffvereinigungsverfahren die Grundoperationen Mischen, Homogenisieren und Versprühen am häufigsten eingesetzt.

Zu den thermischen Grundoperationen sind die zu rechnen, die durch Wärme oder Wärmeaustausch bewirkt werden, z. B. Verdampfen, Kondensieren, Destillieren oder Trocknen.

Bei den elektromagnetischen Grundoperationen werden differierende elektrische Materialeigenschaften, wie Influenz, piezoelektrische Effekte oder Ionisation genutzt. Bei der Elektrofiltration oder Elektroabscheidung übertragen beispielsweise die umgebenden Luft- oder Gasmoleküle, die durch eine negative Sprühdrahtelektrode ionisiert wurden, ihre Ladungen an Staubteilchen, die dann von positiv geladenen Niederschlagselektroden angezogen werden.

Bei der Entwicklung von pharmazeutisch-technologischen Herstellungsverfahren kommen die einzelnen Grundoperationen in wechselnder Folge oder auch mehrfach zum Einsatz. Ein Feuchtgranulierverfahren kann beispielsweise aus den Grundoperationen Mischen, Kneten, Zerkleinern (Feuchtgranulieren), Trocknen, Sieben und nochmals Mischen (Vermengen mit der äußeren Phase) bestehen.

5.2 Stofftrennung

Die Stofftrennungsverfahren sind in der Übersicht der Grundoperationen (◘ Tab. 5.1) zusammengefasst. Sie erlauben die Trennung von Komponenten in verschiedenen dispersen Systemen mittels physikalischer Methoden.

Die Schwerkraft ist z. B. bei der Sedimentation oder Flotation, ebenso wie beim Klassieren durch Sichten, das physikalische Prinzip oder der Antrieb der Trennung. Als Berechnungsgrundlage für die Sedimentationsgeschwindigkeit wird das Stokes'sche Gesetz (▸ Kap. 4.2.1; ▸ Kap. 4.5.3; ▸ Kap. 4.5.6) herangezogen. Bei der Windsichtung wirken Beschleunigung durch Luftströmung und eine andere Kraft, meist die Schwerkraft, zusammen. Bei der Zentrifugation und bei der Abscheidung in Zyklonen tritt die Zentrifugalkraft an die Stelle der Schwerkraft. Das Funktionieren dieser physikalischen Trennverfahren beruht auf Unterschieden in den physikalischen Eigenschaften der zu trennenden Stoffe.

Die Grundoperation Zerkleinern oder Zerteilen wird den Stofftrennungsverfahren als vorbereitender Schritt für weiterführende oder nachfolgende Trennungen zugeordnet.

5.2.1 Zerkleinern

Merke

Unter der Grundoperation Zerkleinern versteht man das Zerteilen fester Körper in kleinere Partikel unter Einsatz mechanischer Kräfte, z. B. durch Brechen, Mahlen oder Zerschneiden.

In der pharmazeutischen Technologie dient die Zerkleinerung hauptsächlich der Homogenisierung von Wirk- und Hilfsstoffen auf ein in der Regel vorgegebenes Partikelgrößenspektrum. Diese Homogenisierung verfolgt vor allem im Hinblick auf die Arzneimittelsicherheit eine Reihe von Zielen, die nachfolgend aufgezählt werden:

- die Ermöglichung einer zweckmäßigen und einfachen Applikation, z. B. Pulverisierung von Drogen (▸ Kap. 18.3.2),
- die Gewährleistung der geforderten Dosierungsgenauigkeit von Einzeldosis zu Einzeldosis durch entsprechende Grenzpartikelgrößen (▸ Kap. 5.3),
- eine bestmögliche Weiterverarbeitung, beispielsweise durch Optimierung der Fließeigenschaften, der Tablettierbarkeit oder der Dispergierbarkeit in Salben oder Suppositorien,
- eine gleichmäßigere Trocknung durch Vereinheitlichung der Partikelgrößen,
- die Gewährleistung einer geforderten Auflösungsgeschwindigkeit und hiermit einer optimalen Bioverfügbarkeit.

Die Zerkleinerung ist ein komplexer Vorgang:

- Es spielen nicht nur die durch die Zerkleinerungsgeräte ausgeübten **mechanischen Krafteinwirkungen** eine Rolle, wie Reib- oder Scherbeanspruchungen durch Druck oder Schub zwischen zwei Flächen,

5

Tab. 5.1 Systematik der Grundoperationen

Grundverfahren	Grundoperationen		
	mechanisch	thermisch	elektromagnetisch
Trennen der Stoffe	▪ Zerkleinern ▪ Klassieren ▪ Sortieren ▪ Sieben ▪ Sichten ▪ Auspressen ▪ Flotieren ▪ Sedimentieren ▪ Zentrifugieren ▪ Filtrieren ▪ Dialysieren ▪ Verpacken	▪ Verdampfen ▪ Kondensieren ▪ Sublimieren ▪ Destillieren ▪ Extrahieren ▪ Sorbieren ▪ Kristallisieren ▪ Trocknen ▪ Ausfällen ▪ Permeieren	▪ Ionenaustausch ▪ Elektrophorese ▪ Elektrodialyse ▪ Elektroabscheiden ▪ Magnetabscheiden
Vereinigen der Stoffe	▪ Mischen ▪ Kneten ▪ Rühren ▪ Dispergieren ▪ Homogenisieren ▪ Versprühen ▪ Fluidisieren ▪ Begasen ▪ Dosieren ▪ Kompaktieren ▪ 3D-Druck	▪ Auflösen ▪ Schmelzen ▪ Lösen ▪ 3D-Druck	

Prall- oder Schlagbeanspruchung gegen eine Fläche sowie Schneideeffekte.

- Die Verformung oder Zerkleinerung eines Stoffs wird auch durch die **Beanspruchungsgeschwindigkeit** der Geräte und die Mahlgutmenge sowie durch äußere Faktoren wie **Temperatur und Luftfeuchte** beeinflusst.
- **Innere Faktoren** des zu zerkleinernden Materials wie Festigkeit, Härte, Zähigkeit, Elastizität, Sprödigkeit und Gutsfeuchte bestimmen den Zerkleinerungswiderstand. Diese Eigenschaften hängen mit der Ordnung oder Unordnung des strukturellen Aufbaus der Materialien zusammen. Kristallgitterfehler können, genauso wie ein Sprung in einer Vase, eine leichtere Zerkleinerung zur Folge haben. Ebenso wirken Hohlräume oder Fremdstoffeinschlüsse.

Das Zerkleinern ist ein energetisch aufwendiger Prozess. Je mehr neue Oberflächen geschaffen werden oder je höher der Zerkleinerungsgrad ist, desto mehr Zerkleinerungsarbeit ist notwendig. Der weitaus größte Teil der für die Zerkleinerung aufzuwendenden mechanischen Energie wird über plastische Verformungsvorgänge in Wärme umgewandelt. Nur ein geringer Anteil kommt der eigentlichen Oberflächenarbeit zugute.

Der Zerkleinerungsgrad *Z* wird in der Regel durch ○ Gleichung 5.1 definiert.

$$Z = \frac{x_0}{x_1} \qquad \text{Gleichung 5.1}$$

Dabei stellen x_0 und x_1 jeweils Partikeldurchmesser vor bzw. nach dem Zerkleinern dar.

Je nachdem, wie es praktisch zweckmäßiger ist, kann in ○ Gleichung 5.1 auch die mittlere Partikelgröße $\bar{x}$, die maximale Partikelgröße x_{max} oder die Partikelgröße x_{80} eingesetzt werden. x_{80} ist dabei eine Partikelgröße, die sich auf diejenige Siebmaschenweite bezieht, bei der dieses Sieb von 80 % des Materials passiert wird. Wichtig ist hierbei nur, dass die Partikelgrößen mit Bestimmungsmethoden erhalten werden, die vergleichbare Ergebnisse liefern (▸ Kap. 14.2).

Tab. 5.2 Feinheitsbereiche

Charakterisierung	Partikelgröße	Beispiele
grob	> 10 mm	Vorzerkleinern von pflanzlichen oder tierischen Drogen, z. B. Wurzeln, Kräuter etc.
mittel	1–10 mm	Zerkleinern von Briketts nach Trockenkompaktierung, Raspeln von Feuchtgranulat
fein	ca. 100 µm	viele ausreichend lösliche Wirkstoffe, Drogen
feinst	< 20 µm	schwer lösliche oder niedrig zu dosierende Wirkstoffe, Farbpigmente, Mikronisierungen
nanoskalig	< 1 µm	Kolloide, Nanopartikel, parenterale Emulsionen

Der Feinheitsgrad kann durch die in Tab. 5.2 aufgeführten Feinheitsbereiche grob charakterisiert werden.

Zerkleinerungstechniken und Zerkleinerungsgeräte

Die Unterteilung in **Trockenzerkleinerung** (Tab. 5.3) und in Nasszerkleinerung (Tab. 5.4) ist eine einfache systematische Ordnung. Sie richtet sich danach, ob die Feststoffe in einer Gasatmosphäre oder in flüssiger Phase zerkleinert werden.

Zur Auswahl der zweckmäßigsten Zerkleinerungstechnik sind nicht nur der angestrebte Zerkleinerungsgrad und die erforderliche Leistung bzw. Kapazität Voraussetzung. Genauso wichtig sind auch die strukturellen Eigenschaften des Mahlgutes und der Umgebung (s. o.). Durch Aufnahme von Wasser können hygroskopische Stoffe bei hoher Luftfeuchtigkeit noch klebriger werden. Weiche oder niedrig schmelzende Materialien sowie Stoffe, die flüchtige oder thermolabile Bestandteile enthalten, sind am besten mit **Gefrierzerkleinerungsverfahren** zu mahlen. Hierbei wird im einfachsten Fall das Mahlgut durch Eindüsen von flüssigem Stickstoff oder Kohlendioxid in die Mahlzone der Mühle gekühlt. Das zugeführte Kühlmedium geht hierbei verloren. In modernen Kaltmahlanlagen befindet sich das Kühlmedium im Kreislauf. Das Zerkleinern erfolgt meist bei Temperaturen zwischen –5 °C und + 10 °C. **Nasszerkleinerung** ist für brennbare oder sich leicht elektrostatisch aufladbare Stoffe besonders geeignet. Wenn durch Reaggregation nach der Nasszerkleinerung Probleme auftreten, müssen die gemahlenen Suspensionen getrocknet werden. Brennbare Stoffe können auch unter Inertbegasung vermahlen werden.

Die mit Mahlgut in Berührung kommenden Mühlenteile müssen inert sein. Hierfür kommen keramische Materialien wie Steatit in Kugelmühlen oder noch besser Achat, Korundscheiben in Rotor-Stator-Mühlen und V4A-Stahl in Frage. Trotzdem ist ein Übergang von Abrieb in das Mahlgut nicht völlig auszuschließen. Aus GMP-Gründen müssen Mühlen einfach und gründlich zu reinigen sein.

Das Mahlprinzip von **Stiftmühlen** (Abb. 5.1 A) ist die Trockenzerkleinerung durch Prall und Schlag zwischen zwei Scheiben, die mit ineinandergreifenden Stiften besetzt sind. Von diesen beiden Scheiben kann die eine als Stator feststehen, während sich die andere als Rotor mit hoher Geschwindigkeit dreht. Stiftmühlen können aber auch so konstruiert sein, dass sich die beiden Stiftscheiben im entgegengesetzten Drehsinn als gegenläufige Rotoren drehen. Hierbei erhöhen sich die Aufprallgeschwindigkeiten.

Scheibenmühlen mit veränderlichem Mahlspalt dienen zur Nasszerkleinerung und beruhen ebenfalls auf dem Rotor-Stator-Prinzip (Abb. 5.1 B). Die Mahlflächen von Rotor und Stator können verschiedenartig ausgebildet bzw. profiliert sein. Die Mahlung erfolgt durch Reib- und Scherwirkungen.

Bei den **Perl-** und **Sandmühlen** handelt es sich um Rührwerkskugelmühlen (Abb. 5.1 C). Das in einem zylindrischen Mahlbehälter sitzende Rührwerkzeug besteht aus einer mit mehreren Scheiben besetzten Rotationsachse. Als Mahlkörper werden in diese Mühle suspendierter Seesand oder Glas-, Keramik- bzw. Plastikkügelchen gegeben. Siebeinsätze vor dem Zu- und Ablauf hindern diese Mahlkörper am Verlassen der Mühle. Die schnell um die Rotationsachse rotierenden Scheiben erzeugen zwischen den Mahlkörpern hohe Scher- und Reibkräfte. Die Mühle kann diskontinuierlich arbeiten; es ist jedoch auch möglich, das Mahlgut in einer Suspension kontinuierlich oder im Kreislauf mehrfach durch die Mühle zu pumpen. Da das Mahlgut

Tab. 5.3 Trockenzerkleinerung

Zerkleinerungs-maschine	Mahlwerkzeuge	Erreichbarer Feinheitsbereich	Zerkleinerungs-prinzip	Eigenschaft des Mahlgutes
Walzenbrecher	gegeneinander laufende glatte oder stachelige Walzen	mittel/grob ca. 1–2 mm	Druck, Reibung	weich
Schneidemühle	rotierende Messerwalze, stationäre Schneidekante	mittel/grob ca. 1–5 mm	Schneiden	faserig
Hammermühle	rotierende Schlagwerkzeuge (Rotor), stationäre Backen (Stator)	mittel 0,3–2 mm	Prall, Schlag	faserig, spröde/weich
Kugelmühle	zylindrisches, in der Horizontalen rotierendes Gefäß mit kugelförmigen Mahlkörpern	fein/feinst ca. 20 µm	Druck, Schlag, Reibung	spröde/weich
Stiftmühle	rotierendes Scheibenpaar mit ineinandergreifenden Stiften (Rotor-Stator-Prinzip)	fein ca. 20–200 µm	Prall, Schlag	weich
Mörsermühle	Reibschale, stationär beweglicher Pistill	fein	Druck	spröde/weich
Luftstrahlmühle	keine beweglichen Teile, mahlgutbeladene Gasströme	feinst ca. 1–30 µm	Prall, Reibung	weich

hierbei flüssig ist, gehört dieser Prozess zu den Nasszerkleinerungen.

Partywissen

Das Prinzip der Kugelmühle benutzen in der Natur die sogenannten Lithophagen („Steinfresser"), wie manche Vögel, Reptilien und Robben. Die aufgenommenen Steine bzw. Steinchen dienen im Magen der Zerkleinerung von harten Nahrungspartikeln.

Die in Abb. 5.1 D schematisch dargestellte Gegenstromstrahlmühle zählt zu den meist verbreiteten **Luftstrahlmühlen.** Mit zwei gegeneinander gerichteten Gasstrahlen wird das Mahlgut im Mahlbereich mit hoher Geschwindigkeit aufeinander geschossen. Nach dem Zusammenprall werden die Mahlgutpartikel in den Sichterbereich geleitet, wo sie durch Zentrifugalwirkung in Fein- und Grobgut getrennt werden. Das Feingut wird durch den zentralen Auslass ausgetragen, das Grobgut wiederum dem Mahlprozess zugeführt, so lange bis alles den geforderten Zerkleinerungsgrad erreicht hat. Die Zerkleinerung mit Strahlmühlen zählt zu den Trockenzerkleinerungsverfahren.

Die bei den Nassverfahren fälschlich **Kolloidmühle** genannte Mühle erzeugt keine Kolloide, die definitionsgemäß kleiner als 1 µm sind. Kolloide, z. B. verschiedene Nanopartikel ▸ Kap. 15.3, können aber mechanisch mit **Nanomühlen** hergestellt werden. Dabei werden die Dispersionspartikel mit abriebfesten kleinen Kugeln stark zerkleinert: entweder in einer Mühle oder in einer **dualen Zentrifuge**, bei der die Zentrifugenröhrchen-Einsätze in entgegengesetzter Rotation zur Hauptachse rotieren.

Für diesen Größenbereich sind auch **Ultraschallhomogenisatoren** einsetzbar. Durch die hochfrequenten Schwingungen des in die Flüssigkeit eingetauchten Resonators (Sonotrode) werden Schallwellen in der Flüssigkeit erzeugt. Die alternierenden Hoch- und Niederdruckschwankungen führen zur Bildung von Gasblasen und Hohlräumen (Kavitationen). Die bei ihrer Implosion frei werdende hohe Energie führt zur Teilchenzerkleinerung. Im Gegensatz zu größeren Resonatoren ist bei feinen Titan-Resonatorspitzen ein Metall-

Tab. 5.4 Nasszerkleinerung

Zerkleinerungs-maschine	Werkzeuge	Erreichbarer Feinheitsbereich	Zerkleinerungs-prinzip	Eigenschaften des Mahlgutes
Raspel, Reibschnitzler (Feuchtgranulator), Dispergierer	Flügelrad drückt das zu zerkleinernde Gut durch Lochzylinder, Rotor-Stator-Prinzip	mittel/grob 1–5 mm	Druck, Schneiden	weich, plastisch (etwas elastisch) und Dispersionen
Dreiwalzenstuhl	drei gegeneinanderlaufende verstellbare Walzen	fein ca. 50–200 µm	Druck, Reibung	weiche suspendierte Materialien
Rührwerkskugelmühle (Perlmühle, Sandmühle)	schnell laufendes Scheibenrührwerk zusammen mit abriebfesten Mahlperlen oder Sand in einem zylindrischen Mahlbehälter	feinst 1–30 µm	Reibung, Scherung	fließfähige Suspensionen (suspendierte weiche und klebrige Materialien)
Kolloidmühle	schnell laufende Nassmühlen mit kegelförmigen oder scheibenförmigen Rotor-Stator-Anordnungen (Lochscheiben, Korundscheiben, Zahlscheiben), Mahlspalt verstellbar	feinst 1–30 µm	Reibung, Scherung (Schneiden)	fließfähige Suspensionen (suspendierte weiche und klebrige Materialien)
Nanomühle	Nassmahlwerk oder duale Zentrifuge mit Mahlkörpern aus abriebfestem Kunststoff oder Keramik	kolloidal > 200 nm	Reibung, Scherung	Wirkstoffsuspensionen
Ultraschallhomogenisator	Resonator (Sonotrode): z. B. Horn, Spitze	> 20 nm	Kavitation	kleine Chargen von Dispersionen fester oder flüssiger Partikel
Hochdruckhomogenisator oder Mikrofluidizer	Pressen durch Spalten oder Kapillaren mit hoher Geschwindigkeit	> 20 nm	Reibung, Scherung, Prall, Kavitation	verschiedene Chargengrößen von Dispersionen

5

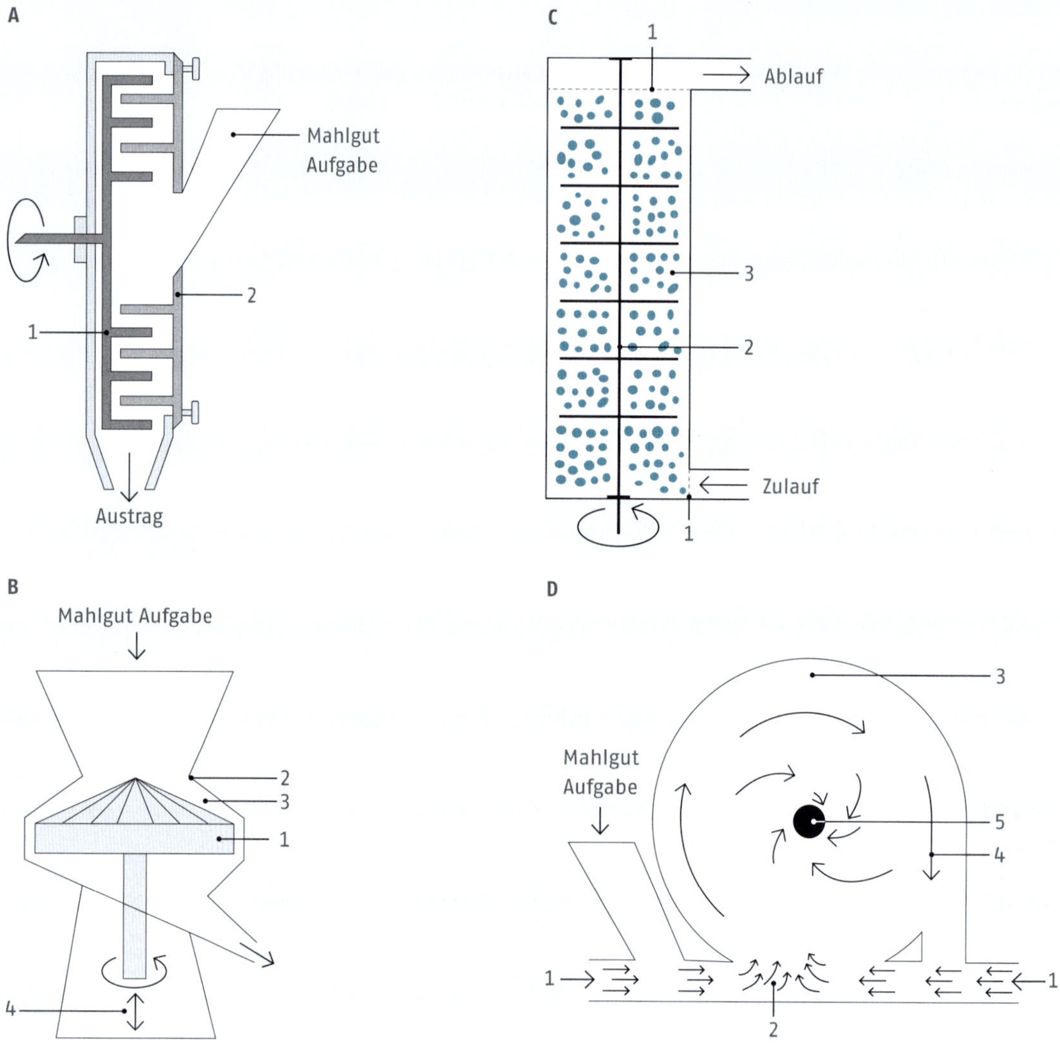

Abb. 5.1 Schematische Darstellung einiger Typen von Zerkleinerungsgeräten
A Stiftmühle: 1 Rotorscheibe, mit Stiften besetzt; **2** Stator mit Gegenstiften, gleichzeitig Deckel zum Öffnen
B Rotor-Stator-Scheibenmühle: 1 Rotor; **2** Stator (Gehäuse); **3** Mahlspalt, verstellbar; **4** Mahlspaltenverstellung durch Anheben und Senken
C Rührwerkskugelmühle: 1 Siebe; **2** Rotor mit Mahlscheiben; **3** Mahlkörper
D Luftstrahlmühle: 1 Pressluftzuführung; **2** Mahlzone; **3** Sichterzone; **4** Grobgut; **5** Feingutaustrag

austritt aus der Spitze durch die hohe Schwingungsenergie nicht zu vermeiden.

Besser geeignet für großen Durchsatz ist die **Hochdruckhomogenisation** ▸ Kap. 15.3.5, bei der die Dispersion mit hohem Druck bis etwa 1000 bar durch enge Kapillaren oder Spalten gedrückt wird. Durch die hohe Fließgeschwindigkeit entsteht nach dem **Venturi-Bernoulli-Prinzip** ein sehr niedriger statischer Druck, der zur Kavitation, d. h. Verdampfung von Wasser in kleine Gasblasen, führt. Die schlagartige Implosion beim Verlassen der Kapillare oder des Spalts führt auch hier, neben Scherung und Reibung, zur Teilchenzerkleinerung. Bei der **Mikrofluidisierung** ▸ Kap. 15.3.5 werden durch Winkelung der Kapillare oder durch Zusammenführung zunächst getrennter Kapillaren zusätzlich Prall- und Scherkräfte zur Zerkleinerung ausgenutzt.

Zur Prüfung der durch Zerkleinerungsverfahren erhaltenen Partikelgrößen gibt es eine Reihe von Methoden, die in ▸ Kap. 14.2.1 beschrieben werden.

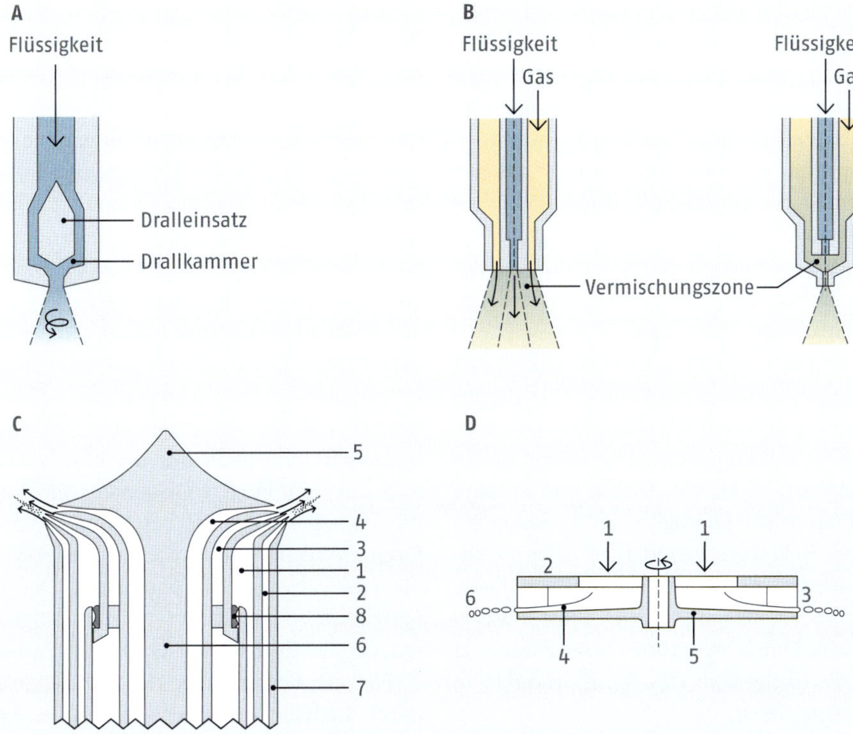

○ **Abb. 5.2** Prinzipien von Sprühdüsen und Sprühscheiben. **A** Einstoffdüse, **B** Zweistoffdüse: links äußere Vermischung, rechts innere Vermischung, **C** rotierende Ringspalt-Sprühdüse (Rotojet, INNOJET Herbert Hüttlin, Steinen): 1 Sprühflüssigkeit, 2 Sprühluft unten (statisch), 3 Sprühluft oben (rotierend), 4 Stützluft oben (rotierend), 5 Stützluftkappe (rotierend), 6 Antriebswelle (rotierend), 7 Düsen-Primärkörper, 8 Dichtung, **D** Sprühscheibe: 1 Flüssigkeitseintritt, 2 Deckplatte, 3 radiales Leitblech, 4 Flüssigkeitsfilm, 5 Zerstäuberscheibe, 6 Flüssigkeitströpfchen

5.2.2 Versprühen und Zerstäuben

Zur Grundoperation Zerkleinern wird auch das Versprühen und Zerstäuben von Stoffen gerechnet. Diese Operationen werden bei der Sprühtrocknung (▸Kap. 5.2.6), bei der Wirbelschichtgranulation (▸Kap. 14.3.1), bei der Sprühumhüllung (▸Kap. 14.5.3) und in der Aerosoltechnik angewandt (▸Kap. 11).

Merke

Versprühen ist das Zerteilen oder Verdüsen von Flüssigkeiten. Im Gegensatz hierzu wird das Zerteilen von Feststoffen **Zerstäuben** genannt.

Das Versprühen kann mithilfe von schnell rotierenden Sprühscheiben, Einstoff-, Zweistoff- und Dreistoffsprühdüsen erreicht werden (○Abb. 5.2).

Zum Versprühen mit **Einstoffsprühdüsen** (○Abb. 5.2 A) ist die Anwendung eines hohen Massedrucks auf die Flüssigkeitssäule von 5–15 MPa (50–150 bar) erforderlich. Hingegen erfolgt das Versprühen einer Flüssigkeit in **Zweistoffsprühdüsen** (○Abb. 5.2 B) durch das Venturi-Prinzip, bei dem mithilfe eines Pressluftstroms (bei 0,15–0,3 MPa) in einem parallel oder rundum geführten Rohr ein Unterdruck die Flüssigkeit aus der Spitze des mit Lösung gefüllten Rohrs austreibt.

Die Versprühung mit Zweistoffsprühdüsen ist besonders im Hinblick auf eventuelle Verstopfungen der Düse günstiger, aber durch den hohen Pressluftverbrauch aufwendiger. Als Weiterentwicklung gibt es auch **Dreistoffsprühdüsen**. Diese besitzen neben dem Pressluftstrom zur Zerstäubung ein weiteres Luftführungssystem, das Verstopfungen und Tropfenbildung an der Düse verhindern soll. Außerdem kann ein solches zusätzliches Luftführungssystem zur Erzeugung eines Sekundärklimas verwendet werden, damit beispielsweise Filmbildner mit einer höheren MFT (Mindestfilmbildetemperatur, ▸Kap. 14.5.2) nicht zu rasch trocknen. Dies bedeutet, dass mithilfe eines Sekundärklimas die Trockentemperatur in Düsennähe besser adaptiert werden kann. Eine Neuentwicklung der Dreistoffsprühdüsen sind **Ringspalt-Sprühdüsen** (○Abb. 5.2 C) mit rotierendem Oberteil, wodurch ein Verstopfen vermieden und ein sehr gleichmäßiger feiner und horizontalringartiger Sprühstrahl erzeugt wird. Die Sprühdüse wird im Zentrum des Produktbehälters angeordnet. Die Dicke des Ringsprühspalts kann der Viskosität und Menge des Sprühgutes angepasst werden.

Bei der Versprühung mittels **rotierender Scheiben** (o Abb. 5.2 D) wird die zufließende Sprühflüssigkeit durch Zentrifugalkräfte zum Scheibenrand transportiert. Sie reißt dort je nach Rotationsgeschwindigkeit der Scheibe und der Zuflussmenge der Flüssigkeit in Tropfen bestimmter Größe ab.

Das Zerteilen einer Flüssigkeitsoberfläche hängt vom Durchmesser des Flüssigkeitsstrahls (Düsenquerschnitt) bzw. von der Zuflussgeschwindigkeit bzw. vom Sprühdruck der Sprühflüssigkeit ab. Ferner haben Oberflächenspannung, Viskosität, Dichte und Relativgeschwindigkeit zwischen Flüssigkeit und Gas einen Einfluss. Für diese Relativgeschwindigkeit ist es gleichgültig, ob das Gas ausgepresst wird, wie bei einer Zweistoffdüse, oder die Flüssigkeit, wie bei Einstoffdüsen und Sprühscheiben. Durch Steuerung dieser Parameter lassen sich die Partikelgrößen des Sprühprodukts in gewissen Grenzen variieren.

5.2.3 Sieben

Merke

Die Grundoperation Sieben zählt zu den Stofftrennungsverfahren. Sie wird in der Praxis zum Klassieren, d. h. zum Auftrennen eines Haufwerks in zwei oder mehrere Fraktionen definierter Partikelgrößen, eingesetzt.

Siebleistungen sind nicht allein von den Durchmessern der einzelnen Sieböffnungen abhängig, sondern auch vom Verhältnis der offenen Siebflächen zur Gesamtsiebfläche. Bei Sieben aus Drahtgeweben kann dieses Verhältnis aus den lichten Maschenweiten und den Drahtstärken errechnet werden. Kleine lichte Maschenweiten und stärkere Drähte ergeben im Verhältnis zur Gesamtsiebfläche nur eine kleine offene Siebfläche und eine dementsprechend niedrige Siebleistung. Dies steht in einer gewissen Analogie zur Leistung von Filtern oder zur Filtriergeschwindigkeit.

Es gibt aber auch noch weitere Faktoren, welche die Siebleistung beeinflussen. Siebschwingungen erzeugen als Siebantriebe zusammen mit Trägheits- und Gravitationseinwirkungen eine Relativbewegung des Siebgutes zum Sieb. Die einzelnen Partikel des Siebgutes bewegen sich auf annähernd ballistischen Bahnen und führen insgesamt dauernde Umwälzbewegungen aus. Dadurch erhalten die feineren Siebgutanteile immer wieder Gelegenheit zur Siebpassage. Werden die Umwälzungen durch Intensivierung der Schwingungen beschleunigt, dann lassen sich die Siebleistungen in gewissen Grenzen erhöhen. Die Siebleistung kann auch durch die Verwendung von Rührwerkzeugen mit geringer Scherwirkung oder durch Zugabe von Gummiwürfeln verbessert werden. Bei diesen Manipulationen ist jedoch darauf zu achten, dass die mechanische Belastung nicht zu stark wird. Sonst könnten unerwünschte Mahleffekte einen zu hohen Abrieb zur Folge haben.

Für die Klassenabgrenzung sind die lichten Maschenweiten oder die Stanzöffnungen ausschlaggebend. Einen bestimmten Einfluss üben auch die Formen der Sieböffnungen aus. Bei quadratischen Sieböffnungen ist zu bedenken, dass nicht nur die Maschenweite, sondern auch die etwas längere Diagonale (Maschenweite$\sqrt{2}$) für die Grenzpartikelgröße bestimmend sein kann. Unter **Grenzpartikelgröße** ist die Partikelgröße zu verstehen, die ein Sieb eben noch passiert. Der Siebrückstand besteht im Vergleich zur Grenzpartikelgröße aus gröberen, der Siebdurchgang aus feineren Partikeln.

Für die Bestimmung der Partikelgrößenverteilung durch analytisches Sieben (Ph. Eur.) schreibt das Arzneibuch die Siebe mit quadratischen Öffnungen vor. Zu anderen Zwecken sind auch Rundlochsiebe verwendbar, doch soll im Vergleich zu den entsprechenden quadratischen Sieben ein 1,25-mal größerer Lochdurchmesser gewählt werden. Dies hängt mit den längeren Diagonalen der quadratischen Sieböffnungen zusammen. In Haufwerken auftretende Haftkräfte, seien sie durch Verhakungen ungünstiger Partikelformen, durch Flüssigkeitsbrücken oder durch elektrostatische Aufladung verursacht, wirken der Siebleistung entgegen.

Siebtypen

Pharmazeutisch verwendete Siebe bestehen in der Regel aus Metall- oder Textilgeweben mit unterschiedlichen lichten Maschenweiten, aus gestanzten Lochblechen und seltener aus Gitterrosten. Es sind stets Siebmaterialien auszuwählen, die mit dem jeweiligen Siebgut kompatibel sind (Ph. Eur.).

Um die Abstufungen zwischen den einzelnen Siebgrößen bzw. zwischen Durchmessern der Sieböffnungen zu normen, wurden in das Arzneibuch Standardsiebgrößen aufgenommen. Dabei wurden die Empfehlungen der International Organization for Standardization (ISO) befolgt. Die europäische Siebnummerierung ergibt sich durch die lichten quadratischen Maschenweiten in µm. Daneben gibt sie deren zulässige Toleranzen an und empfiehlt entsprechende Drahtdurchmesser. Die US- und japanischen Siebnummern werden in **„mesh“** angegeben, d. h. als Zahl der Maschen pro inch (2,54 cm). Die Drahtdurchmesser müssen dabei zusätzlich festgelegt werden, um die Maschenweiten zu definieren.

Geräte zum Sieben gibt es in einer großen Typenauswahl von einfachen Handsieben mit auswechselbaren Siebeinsätzen bis zu Siebmaschinen, wie Rüttel- oder Schwingsieben, und Rührwerks- oder Oszillatorsieben.

5.2.4 Sichten

Merke

Beim Sichten werden Teilchen gleicher Dichte durch strömende Gase (Windsichtung) und entgegenwirkende Kräfte wie Schwerkraft oder Fliehkraft nach Größe aufgetrennt.

Beim Schwerkraftsichten werden die Teilchen durch von unten anströmende Luft in zwei Gruppen klassiert. Wenn die Fallgeschwindigkeit der Teilchen kleiner ist als die Anströmgeschwindigkeit der Luft, werden sie nach oben abgeblasen und gesammelt, im umgekehrten Fall werden sie unten gesammelt. Beim Querstromsichten werden die fallenden Teilchen durch senkrecht dazu einströmende Luft abhängig von ihrer Größe abgelenkt und in verschiedenen Größen klassiert (▸ Kap. 11.6: Impaktoren, Impinger).

5.2.5 Filtrieren

Merke

Unter Filtrieren ist das teilweise oder völlige Abtrennen von festen oder flüssigen Phasen oder Partikeln aus Flüssigkeiten oder aus Gasen mithilfe poröser Materialien zu verstehen.

In der pharmazeutischen Technologie wird die Grundoperation Filtrieren vielfältig angewandt. Hauptsächlich sind es Klärfiltrationen bei Tropfen oder anderen flüssigen Arzneiformen. Besondere Bedeutung hat die Entkeimungsfiltration als Ersatz für ein Sterilisationsverfahren (▸ Kap. 5.5.2). Sie muss unter aseptischen Bedingungen durchgeführt werden.

Bei trockenen Zerkleinerungsverfahren, in Wirbelschichttrocknern oder in Laminar-Air-Flow-Geräten werden feste Partikel aus der Luftströmung herausfiltriert.

Partikelzählungen oder die Bestimmung der Anzahl von Mikroorganismen in der Umgebungsluft mit sog. Luftkeimsammelgeräten in reinen Räumen sind zu den analytischen Filtrationen zu rechnen.

Filter oder Filtermittel sind Trennschichten oder -flächen, die nur eine Komponente eines zu trennenden dispersen Systems passieren lassen. Früher diente vorwiegend Filz (lat. *filtrum*) als Filtermittel und begründete so die Bezeichnung dieser Grundoperation.

Von Filtrierhilfsmitteln, z. B. Kieselgur, Aktivkohle, Cellulose oder Vliesen, erwartet man, dass sie nach Zusatz zur Trübe nicht nur gewisse Adsorptionskräfte entfalten, sondern auch noch Schleimstoffe abbinden und auf diese Weise den Filterkuchen auflockern. Die auf dem Filter zurückbleibenden Komponenten werden als **Filterkuchen** bezeichnet, während die noch nicht filtrierte oder über dem Kuchen bzw. Filter stehende Flüssigkeit **Trübe** genannt wird. Die durch den Filter gelaufene oder von den dispergierten Partikeln befreite, meist klare Flüssigkeit wird als **Filtrat** bezeichnet.

Filtriermethoden

Je nachdem, welche Phase bei einer Filtration eines dispersen Systems gewonnen werden soll, unterscheidet man zwischen Klärfiltration und Trennfiltration bzw. Scheidefiltration. Bei der Klärfiltration kommt es nur auf die Erzielung und quantitative Gewinnung eines klaren Filtrates an. Im Gegensatz hierzu soll bei der Trennfiltration quantitativ der Filterkuchen gewonnen werden. Bei der Scheidefiltration wird die Gewinnung sowohl vom Filterkuchen, als auch vom Filtrat angestrebt.

5

Nach Art des verwendeten Filtertyps bzw. nach Art der Abscheidungsmechanismen werden zwei grundsätzliche Filtrierprinzipien unterschieden, die Siebfiltration und die Tiefenfiltration, die bei vielen Filtertypen kombiniert sind.

Bei der **Siebfiltration** (Oberflächenfiltration), zu der auch die Ultrafiltration und Umkehrosmose (Reversosmose) sowie die Membranfiltration gehören, werden dünnschichtige Filter benutzt und dabei feststoffarme Trüben filtriert. Die Siebfiltration lässt sich deshalb als kontinuierliches Verfahren einsetzen.

Sind feststoffreiche Trüben zu filtrieren, bauen sich im Verlaufe der Filtration Filterkuchen auf den Oberflächenfiltern auf. Wenn der Filtereffekt dabei durch den Filterkuchen und nicht durch den stützenden Oberflächenfilter zustande kommt, nennt man das Verfahren **Kuchen-** oder **Anschwemmfiltration** (○ Abb. 5.3 A). Die Filterkuchen können einen erheblichen Einfluss auf den Verlauf der Filtration nehmen.

Bei der modellartigen Vorstellung, dass es sich bei den einzelnen Filterkanälen oder Poren annäherungsweise um zylindrische Kapillaren handelt, kann das Hagen-Poiseuille'sche Gesetz zur Beschreibung der Kapillardurchlässigkeit mit einiger Annäherung herangezogen werden (▸ Kap. 4.2.1).

$$\frac{dV}{dt} = \frac{\pi r^4 \cdot \Delta p}{8\eta \cdot l}$$ Gleichung 5.2

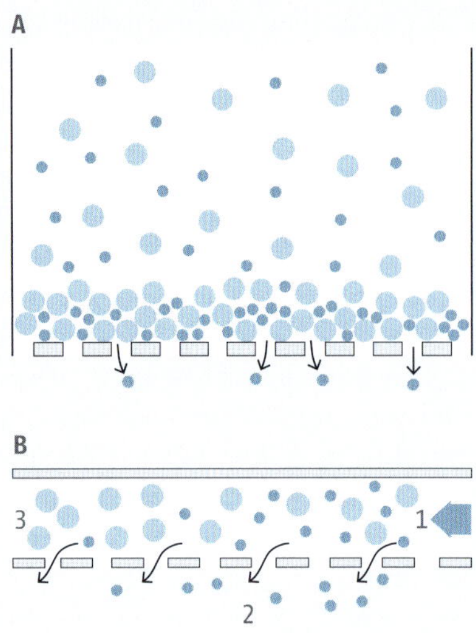

o Abb. 5.3 A Prinzip der Kuchenfiltration (Dead-end Filtration). Über einem Siebfilter baut sich der Filterkuchen auf. B Prinzip der Tangentialfiltration. Die Trübe (1) („Feed") strömt unter geringem Druck tangential zur Filteroberfläche an. Das Filtrat (2) wird ohne Verstopfen der Poren abgepresst. Das aufkonzentrierte Retentat (3) enthält vorwiegend die dispergierten größeren Teilchen.

Das Durchflussvolumen pro Zeiteinheit dV/dt ist hierbei umso größer, je größer der Kapillar- bzw. Porenradius r (4. Potenz!) und je höher der Druckunterschied Δp zwischen Zulauf und Ablauf ist. Die bei Normaldruck ablaufenden Filtrationen werden als **hydrostatische Filtrationen** bezeichnet. Die Durchströmung der Filter wird hierbei einzig und allein durch die Drücke von über den Poren stehenden Flüssigkeitssäulen bewirkt. Eine Vergrößerung der Druckdifferenz kann durch Umstellung auf **Saug-** („Vakuum"-) oder **Druckfiltration** erreicht werden. Naturgemäß kann Δp bei der Saugfiltration 1 bar im Gegensatz zu der Druckfiltration nicht übersteigen. Druckfiltrierverfahren können sowohl mit Pressluft als auch mit Inertgas durchgeführt werden.

Weiterhin gehen in o Gleichung 5.2 die dynamische Viskosität η des Dispersionsmittels bzw. des Filtrates und die Länge l der Kapillaren ein. Höher viskose Flüssigkeiten laufen langsamer durch die Filter, und außerdem wird der Durchlauf durch längere Poren verringert. Da sich das Hagen-Poiseuille'sche Gesetz (o Gleichung 5.2) nur auf eine Kapillare bezieht, ist bei der Verwendung als Filtergleichung eine leichte Modifikation erforderlich. Wegen der Komplexität der Filtrierverfahren gibt es eine Reihe von Modifizierungsvorschlägen. Am pragmatischsten erscheint es, πr^2 zur Filterfläche A zusammenzuziehen und gleichzeitig die Porosität ε der Filterschicht in die modifizierte Gleichung (o Gleichung 5.3) mit aufzunehmen. Hierdurch erhält man eine recht gute Beschreibung der Filtration unter der Annahme, dass das Filtrat durch die vielen kleinen Poren ebenso schnell läuft wie durch Kapillaren, solange sich kein Kuchen aufbaut.

$$\frac{dV}{dt} = \varepsilon \cdot A \cdot \frac{r^2 \cdot \Delta p}{8\eta \cdot l}$$ Gleichung 5.3

Bei Kuchenfiltrationen oder wenn die Porosität einer Filterschicht nicht exakt genug erfassbar ist, empfiehlt es sich, auf Gleichungen zurückzugreifen, die mehr experimentell zugängliche Werte bringen, wie z. B. die Darcy'sche Gleichung (o Gleichung 5.4).

Gleichung 5.4

$$\frac{dV}{dt} = A \cdot \frac{\Delta p}{R_s + R_k} = A \cdot \frac{\Delta p}{\beta_s \cdot h_s + \beta_k \cdot h_k}$$

Diese Gleichung basiert auf experimentell ermittelten hydraulischen Widerständen der Filterschicht R_s und des Filterkuchens R_k. In diesen hydraulischen Widerständen ist unter anderem die dynamische Viskosität η des Filtrates enthalten. β_s und β_k geben den spezifischen Widerstand der Filterschicht oder des Filterkuchens und h_s bzw. h_k die Höhe der Filter- bzw. Kuchenschichten an. In etwa entspricht h also der fiktiven Kapillarenlänge l.

Je lockerer der Filterkuchen aufgebaut wird oder je weniger sich die Porendurchmesser verändern, desto weniger wird auch die Filtriergeschwindigkeit beeinträchtigt. Ist das Filtrat zu Beginn der Filtration infolge des zunächst noch fehlenden Filterkuchens nicht völlig klar, ist es noch einmal auf den Filter zu geben.

Die Kuchenfiltration dient in der Regel als Trennfiltration zur Gewinnung des Kuchens und ist als diskontinuierliches Verfahren einzustufen. Zur einwandfreien Gewinnung des Filterkuchens ist auf die Auswahl eines stabilen Filters mit einer glatten Oberfläche zu achten. Als Scheidefiltrationen sind Kuchenfiltrationen nicht geeignet, da die Kuchen erhebliche Mengen Flüssigkeit zurückhalten können.

Der **Trenneffekt** oder die **Trennschärfe** bei der Filtration für ein bestimmtes disperses System wird, wenn man von den Kuchenfiltrationen und von Adsorptionseffekten absieht, durch die Porendurchmesser des Filters bewirkt. Der maximale Porendurchmesser eines Filters ist also für Trennschärfe bzw. den Rückhalteeffekt ausschlaggebend. Zur Verbesserung der Filtrierleistung oder der Wirtschaftlichkeit bieten sich aufgrund von o Gleichung 5.2, o Gleichung 5.3 und o Gleichung 5.4 folgende Änderungen an:

- Vergrößerung der Filterfläche A, z. B. durch Faltung,
- Erhöhung der Druckdifferenz Δp, z. B. durch Druck- oder Vakuumfiltration,
- Erniedrigung der Viskosität η, z. B. durch Temperaturerhöhung,
- Reduktion des hydraulischen Widerstandes der Filterschicht R_s, z. B. durch Minimierung der Filterdicke,
- Reduktion des hydraulischen Widerstandes des Filterkuchens, z. B. durch Einsatz eines geeigneten Filtrierhilfsmittels.

Diese Maßnahmen sind wichtig zur Verfahrensoptimierung, wenn der Filtrationsdruck senkrecht auf die Filtrierschicht ausgeübt wird. Dies wird als **Kuchen-** oder **Dead-end-Filtration** bezeichnet (o Abb. 5.3 A).

Daneben kann eine Erhöhung der Filtrierleistung erreicht werden, wenn die Trübe parallel zur Filteroberfläche anströmt. Bei der **Tangential-**, **Querstrom-** oder **Cross-flow-Filtration** (o Abb. 5.3 B) kann der Feststoff bei wesentlich geringerem Druck konzentriert werden. Durch gewellte Filteroberflächen können zusätzlich turbulente Strömungen der Trübe erzeugt werden, die ein Anlagern der Teilchen an die Membran unterdrücken. Die Tangentialfiltration ist für kontinuierliche Filtrationen besonders geeignet.

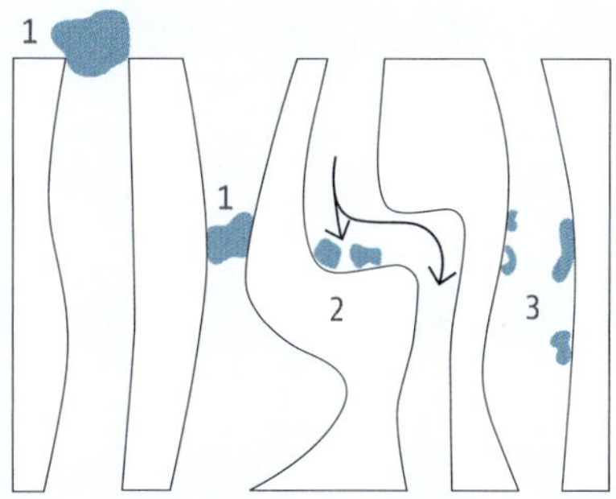

o **Abb. 5.4** Prinzipien bei der Tiefenfiltration. Die Direktabscheidung (1) von Partikeln wird durch die vorgegebenen Porendurchmesser an der Filteroberfläche oder im Inneren bestimmt. Kleinere Teilchen, die in die Poren eindringen, können den Umlenkungen der Strömung nicht folgen und bleiben durch Trägheitsabscheidung (2) im Filtermaterial hängen. Zusätzliche Adsorptionsabscheidung (3) kann durch Wechselwirkung mit dem Filtermaterial erfolgen, z. B. durch entgegengesetzte Ladungen, H-Brücken oder Van-der-Waals-Kräfte.

Bei der **Tiefenfiltration** (o Abb. 5.4) wird im Gegensatz zur Siebfiltration nicht nur die **direkte Abscheidung** bei vorgegebenem Porendurchmesser des Filters wirksam, sondern auch die sogenannte **Trägheitsabscheidung** und die **adsorptive Abscheidung**. Deshalb können hierbei erheblich feinere Partikel abgetrennt werden als es durch die Siebfiltration möglich ist. Die feineren Partikel können allerdings wieder passieren, wenn der zulässige Differenzdruck überschritten wird oder Pulsationen auftreten bzw. wenn alle Adsorptionsstellen besetzt sind. Dieses Problem ist bei der Entkeimungsfiltration zu beachten (▸ Kap. 5.5.2).

Eine Verengung des Porendurchmessers durch die abgeschiedenen Partikel hat in der Regel eine proportionale Abnahme der Filtrierleistung zur Folge. Deshalb ist die Tiefenfiltration ebenso wie die Kuchenfiltration, bei der sich die Filtriergeschwindigkeit mit der Kuchenhöhe und der Kuchendichte in ähnlicher Weise verlangsamen kann, nur als diskontinuierliches Verfahren anwendbar.

Bei modernen Tiefenfiltern werden Vliese unterschiedlicher Rückhalteraten (gröberes Vlies auf der Anströmseite und feineres Vlies auf der Abströmseite) miteinander kombiniert. Bei Membranfiltern für die Entkeimungsfiltration oder Sterilfiltration werden zum selben Zweck zwei Membranen unterschiedlicher Rückhalteraten (Porengrößen) eingesetzt (z. B. 0,45 µm Membran vor einer 0,2 µm Membran bei Sterilfiltern). Durch diese sogenannte heterogene Doppelmembran werden gröbere Partikel und Mikroorganismen durch die erste Membran zurückgehalten, und nur die sehr feinen Partikel und kleinen Mikroorganismen gelangen auf die endständige Membran und werden dort zurückgehalten. Dieses Prinzip der „fraktionierten Rückhaltung" wird heute in vielen Tiefenfiltern und Membranfiltern angewendet, um deren Einsatzzeit zu erhöhen. Üblich sind auch Kombinationen von Vliesmaterialien mit Membranen um den gleichen Effekt zu erzielen.

Gasfilter dienen zur Abtrennung von festen Teilchen oder Flüssigkeitströpfchen aus Gasen. Sie kommen in der Pharmazie hauptsächlich bei Wirbelschichtverfahren (▸ Kap. 5.2.6), bei der Zerkleinerung als Mühlenfilter (▸ Kap. 5.2.1) und bei der Reinraum-Technik zum Einsatz. Bei Gasfiltern ist als zusätzliches Prinzip die **Diffusionsabscheidung** von Partikeln wirksam (o Abb. 5.5). Trotz großer Filterporen, die für hohe Gasdurchsätze, z. B. bei Luftfiltern für die Belüftung von Reinräumen, nötig sind, können damit wesentlich kleinere Partikel effizient abgeschieden werden. Voraussetzung dafür ist, dass die Filter trocken sind. Um die Anfeuchtung zu vermeiden, werden hydrophobe Filter verwendet, die zudem die Partikeladsorption unterstützen.

Je nach Trennwirkungsgrad bzw. nach Porendurchmesser des Filters lassen sich die in ▫ Tab. 5.5 aufgeführten Filtrierverfahren unterscheiden. Da diese Einteilung maßgeblich von der Filterqualität und vom Filtertyp abhängt, ist sie willkürlich, und die Abgrenzungen überschneiden sich zum Teil. Zu den größeren Porendurch-

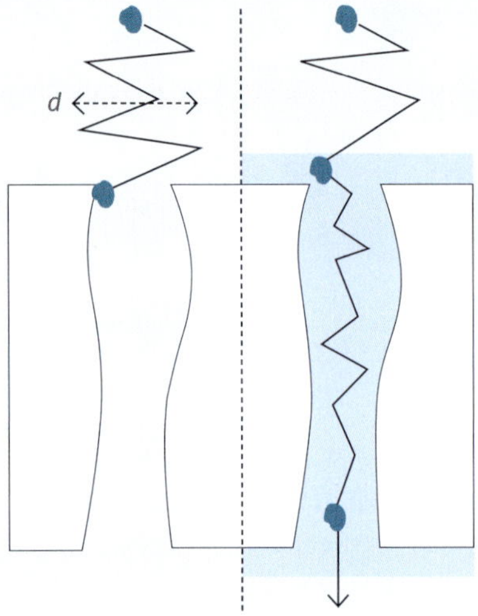

Abb. 5.5 Prinzip der Diffusionsabscheidung bei Gasfiltern. Im Gasraum diffundieren die Partikel durch Stoß der Gasmoleküle. Wenn die Porengröße des Filters kleiner ist als die effektive Diffusionsstrecke *d* der Teilchen, werden diese von trockenen Filtern abgefangen (links). Feuchte Filter (rechts) sind für die Diffusionsabscheidung unwirksam, da hier die Diffusionsstrecken der Teilchen geringer sind als die Porenweiten.

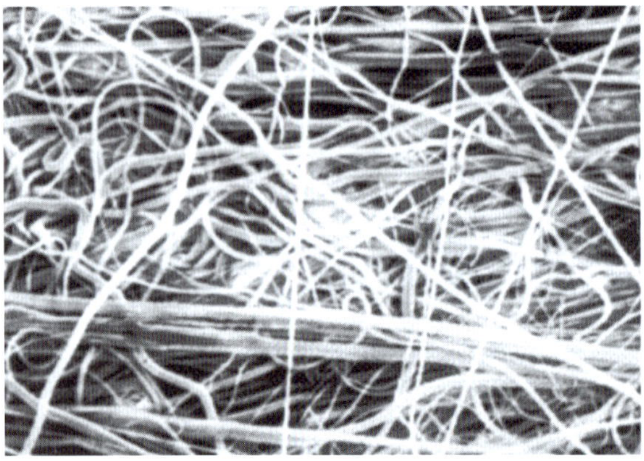

Abb. 5.6 Rasterelektronenmikroskop-Aufnahme (REM) eines Schichtenfilters aus Fasermaterial (Polypropylenvlies). Exakte Porendurchmesser sind nicht erkennbar, deshalb werden die Durchlässigkeiten experimentell bestimmt und durch entsprechende Herstellungsmethoden und Inprozess-Kontrollen qualitätskonstant gehalten. Sartorius, Göttingen

messern hin ist die Abgrenzung der Filter gegen Siebe offen gelassen. Auch die Übergänge zwischen den Grundoperationen Filtrieren (▸ Kap. 5.2.5) und Sieben (▸ Kap. 5.2.3) sind praktisch fließend. Es empfiehlt sich jedoch, die Grenze in den Bereich der feinen Siebe zu legen (ca. 100 µm).

Grob- und Feinfiltrationen kann man unter dem Begriff Normalfiltrationen zusammenfassen. Normalfiltrieren lassen sich alle Sedimente, also Partikel bis zu 5 µm. Kolloide passieren Normalfilter und werden nur von Membranfiltern zurückgehalten. Die Mikrofiltrationen stellen den Übergang zur Ultrafiltration und Umkehrosmose (Hyperfiltration) dar.

Bei der **Dialyse** werden ähnliche poröse Membranen (Diaphragmen) wie bei der Umkehrosmose verwendet. Die Abtrennung niedermolekularer Stoffe erfolgt hier über deren Diffusion durch die Membranen. Die Porengröße (Cutoff) von Dialysemembranen wird durch die molare Masse von Substanzen charakterisiert, die gerade nicht mehr durch die Poren diffundieren können.

Filtertypen und Filtermaterialien

In der Technik unterscheidet man lose geschüttete Filterschichten (Schüttfilter), z. B. aus Sand, Kieselgur, Aktivkohle oder Cellulosepulver, und Flächenfilter. In der Pharmazie finden Schüttfilter höchstens als Vorfilter Verwendung. Flächenfilter werden dagegen sehr häufig verwendet. Entsprechend ihrem Aufbau werden sie in verschiedene Filtertypen unterteilt (◻ Tab. 5.6).

Von den Flächenfiltern sind zunächst die **Gewebefilter** zu nennen, die vorwiegend der Grobfiltration dienen und deren Trennschärfen sich durch Änderung der Textilfaden- oder Metalldrahtstärke sowie durch die Webart von 10 µm bis 100 µm variieren lassen. Textilgewebe oder Filtertücher sind gegenüber Metallgewebefiltern flexibler, aber von geringerer mechanischer Festigkeit.

Wirrfaservlies-Filter bestehen meist aus Glas- oder Kunststoff-Fasern und besitzen eine relativ ungerichtete 3-dimensionale Struktur. Ihre Trennschärfe wird durch den Faserdurchmesser, die Packungsdichte der Fasern sowie die Schichtdicke bestimmt und liegt im Allgemeinen zwischen 1 µm und 100 µm.

Schichtenfilter sind Flächenfilter, deren Schicht aus einem einheitlichen Material, z. B. Papier, Karton oder Kunststoffvlies, besteht oder aus einer Kombination verschiedener Materialien, z. B. Zellulosefasern mit Kieselgur und/oder Perlit. Ihre Schichtdicken reichen bis zu mehreren Millimetern. Es kann sich deshalb bei diesen Filtertypen sowohl um Oberflächen- als auch um Tiefenfilter handeln.

Aufgrund dieser unterschiedlichen Durchlässigkeiten decken sie ein breites Spektrum von der Grob- über die Fein- bis hin zur Mikrofiltration ab (◻ Tab. 5.5, ◻ Tab. 5.6). Da die Porendurchmesser dieser Filtertypen infolge zahlreicher Verwinkelungen und Verästelungen oder anderer Inhomogenitäten nicht immer genau genug definiert werden können (○ Abb. 5.6), wird zur

Tab. 5.5 Systematik von mechanischen und thermischen Filtrierverfahren

Filtrierverfahren	Zu trennende Systeme	Art der Filterschicht	Porendurchmesser/Cutoff Technische Anwendung
Grobfiltration Vorfiltration Kolieren	grobe bis feine Partikel oder Suspensionen	Schütt- oder Anschwemmfilter, Filtergewebe, grobporige Fritten, Filze, Vliese	> 50 µm Tiefenfilter Siebfilter
Feinfiltration	sehr feine Partikel oder Suspensionen	feinporige Glas- oder Plastikfritten, Keramikmassen, Filze, grobporige Membranen	5–50 µm Siebfilter Tiefenfilter
Mikrofiltration	kolloidale Partikel	Membranen, dichte Filze	> 0,1 µm z. B. Entkeimungsfiltration, relativ geringer Betriebsdruck 0,1–10 bar
Diffusionsabscheidung in Gasfiltern	Partikel- und Keimentfernung aus der Luft	trockene Porenmembran	Porengröße < 10 µm Abscheidung von Partikeln > 0,2 µm aus der Luft durch Reinraumfilter
Ultrafiltration	Dispersionen von Kolloiden	Porenmembran	2–100 nm (ca. 10^2–10^7 Da) Trennen und Anreichern von Proteinen, DNA, Viren Abscheidung von Pyrogenen bei Cutoff ≤ 10 000
Nanofiltration	Lösungen von größeren Molekülen	poröse oder nichtporöse Membran	ca. 1–2 nm (ca. 200–2 000 Da) Teilenthärtung von Wasser bei etwa 8 bar Druck Vorreinigung vor Umkehrosmose Selektive Trennung von gelösten Stoffen
Umkehrosmose (Reversosmose, Hyperfiltration)	echte Lösungen	nichtporöse Membran	≤ 0,3 nm (100 Da) Gewinnung von reinem Lösungsmittel aus Lösungen, Filtrationsdruck > osmotischer Druck der Lösung
Pervaporation	Lösungsmittelgemische	nichtporöse Membran	Auftrennung von flüssigen Gemischen
Dampfpermeation	Lösungsmittelgemische	nichtporöse Membran	Auftrennung von gasförmigen Gemischen

Charakterisierung des Rückhaltevermögens bzw. der Trennschärfe in diesen Fällen das Verhältnis Hohlraumvolumen zu Feststoff angegeben.

Verbundfilter sind Flächenfilter aus mehreren Schichten. Sie können sich auch noch in der Struktur unterscheiden (Abb. 5.7). Es können aber auch mehrere Filter unterschiedlicher Materialien und/oder Strukturen in einer Filterkerze oder in einer Filterpatrone integriert sein. Sie sind in der Regel asymmetrisch

Tab. 5.6 Filtertypen und Filtermaterialien

Gewebefilter	Filtertücher in unterschiedlichen Webarten aus Baumwolle, Leinen, Wolle, Synthetikfasern (Polyamid, Polyester, Polypropylen, Teflon usw.); Siebe aus rostfreien Stahldrähten oder anderen Metalldrähten mit kleinsten Maschenweiten um 50 µm
Schichtenfilter	Papiere (< 150 g/m²), Kartone (250–450 g/m²), Pappen (> 600 g/m²), Filze, Vliese aus Zellstoff, Synthetikfasern, erforderlichenfalls Zusatz von Bindemitteln und von Füll- bzw. Filtrierhilfsmitteln
poröse Filter	Glasfritten, Sintermetalle, Keramik, Kunststoffe
Membranfilter	Cellulosenitrat, Celluloseacetat, Polyvinylchlorid, Polyamid, Polyester, Polyacrylnitril, Polytetrafluorethylen, Polycarbonat, Polyethylen usw.

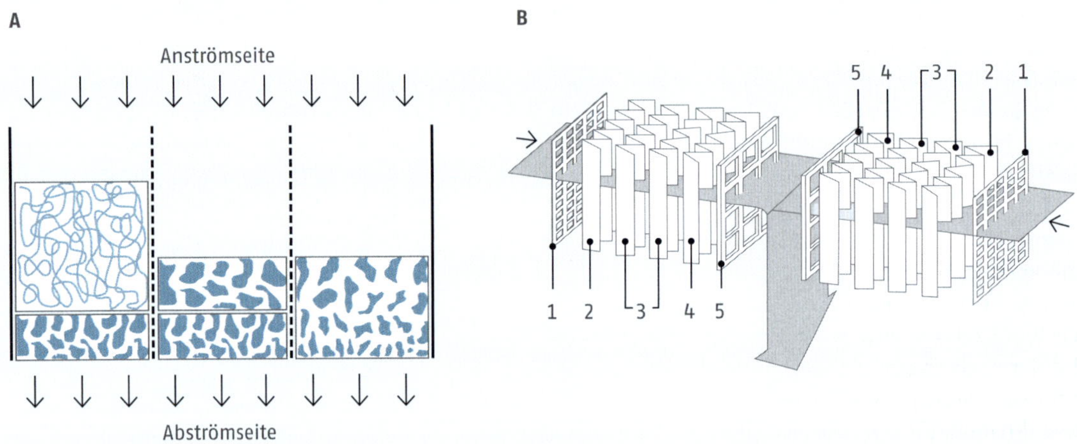

Abb. 5.7 Mehrschichtenverbundfilter. Sartorius, Göttingen
A Links: Tiefenfilterschicht, meist aus Glas- oder Polypropylenfasern, ca. 200–300 µm dick, über einem Membran-Endfilter mit kleineren Poren, ca. 100 µm dick; Mitte: großporiger Membranfilter (z. B. 0,45 µm) über kleinporigem Membran-Endfilter (z. B. 0,2 µm); rechts: statt zwei Membranfiltern kann auch ein asymmetrischer Membranfilter mit großen Poren auf der Oberseite und kleinen Poren auf der Unterseite verwendet werden.
B Mehrere Filterschichten, integriert in eine Kerze, die für Gehäusefilter bestimmt ist. **1** Außenstützrohr, **2** Vorfilter- und Schutzkarton, **3** heterogene Doppelmembran-Kombination, **4** Stützgewebe (keine Filterwirkung), **5** Stützkern

aufgebaut, d. h. mit den größeren Poren auf der Anströmseite und den kleineren Poren auf der Abströmseite.

Poröse Filter werden durch Sintern von sphärischen oder sphäroiden Glas-, Kunststoff- oder Metallteilchen sowie aus porösen Keramikmassen durch Einwirkung von höheren Temperaturen oder von Druck hergestellt. Zu diesen porösen Filtern zählen Kunststoff-, Glas-, Quarz- oder Edelstahlfritten sowie keramische Filtertiegel und Filterkerzen mit porösen Füllungen wie Kieselgur (Berkefeld-Filterkerzen). Sinterfilter aus Polyethylen oder Polytetrafluorethylen werden auch den Membranfiltern zugeordnet. Auch die in Abb. 5.5 beschriebenen Gasfilter für die Reinraumtechnik, z. B. bei der aseptischen Herstellung von Arzneimitteln, sind poröse Tiefenfilter aus Fasergeflechten, die trotz der Faserabstände von bis zu 10 µm wesentlich kleinere Partikel und Keime > 0,2 µm zurückhalten. Sie werden als **HOSCH**- (Hochleistungs-Schwebstoff-) oder **HEPA**-Filter (High Efficiency Particulate Air Filter) bezeichnet.

Membranfilter erfahren eine zunehmende Bedeutung in der pharmazeutischen Technologie. Es handelt sich dabei um dünne Schichten aus Polymeren, Kerami-

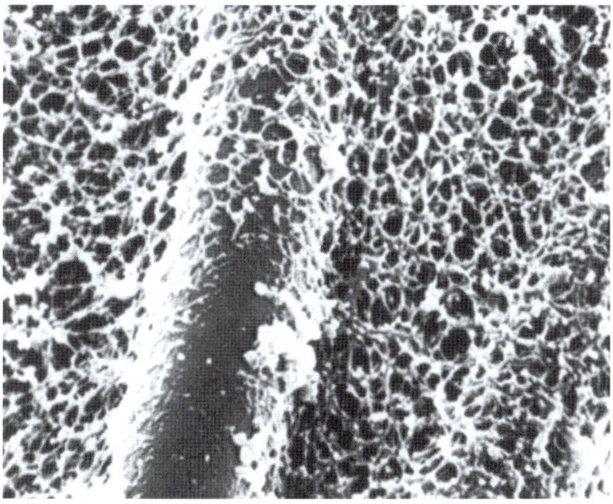

Abb. 5.8 Faserverstärkte Membranfilter 1400-fach vergrößert. Seitz, Bad Kreuznach

ken oder Flüssigkeiten, die durch die Größe ihrer Poren oder ihres Lösungsverhaltens selektiv die Durchlässigkeit von Stoffen bestimmen. Um Membranfilter zu verstärken, können Cellulosefasern oder Vliesfäden (Abb. 5.8) in die Polymermasse eingearbeitet werden.

In den meisten Fällen werden Membranfilter durch Phaseninversion hergestellt. Dabei werden homogene Membranbildnerlösungen oder -schmelzen durch Änderung thermodynamischer Zustandsgrößen, z. B. durch Temperaturänderungen oder durch Zugabe eines Nichtlösemittels, in eine polymerreiche, feste Phase und eine flüssige Phase getrennt. Die feste Phase bildet das spätere Membranfiltergerüst, die flüssige hinterlässt nach ihrem Verdampfen die Poren. Auf diese Weise entstehen Membranfilter mit schwamm- oder trockengelartiger Struktur (Abb. 5.9 A).

Bei geätzten Membranfiltern werden durch Neutronenstrahlung zunächst in den Polymerfilmen Defekte erzeugt. An diesen entlang wird dann mit Säuren- oder Laugenbädern das Polymermaterial herausgelöst. Durch die Ätzdauer kann die Größe der Poren genau gesteuert werden. Die so gewonnenen Porengänge sind sehr homogen (Abb. 5.9 B).

Die Porendurchmesser von Membranfiltern können durch Strecken von Folien quer zur Auswalz- oder Extrusionsrichtung verändert werden (Abb. 5.9 C). Diese Filtertypen werden gereckte Membranen genannt.

Einen sehr großen Flächenanteil an Poren von über 50 % haben lösungsmittelresistente Membranfilter aus Aluminiumoxid (Abb. 5.9 D). Die Porengrößen von 0,02–0,2 µm der etwa 60 µm dicken Filterschichten sind durch den Herstellungsprozess genau steuerbar. Die Membranen sind beim Biegen sehr bruchempfindlich, sind aber druckbelastbar bis etwa 7 bar.

Neben der Abtrennung von Partikeln und Keimen dienen Membranfilter auch zur Aufreinigung von

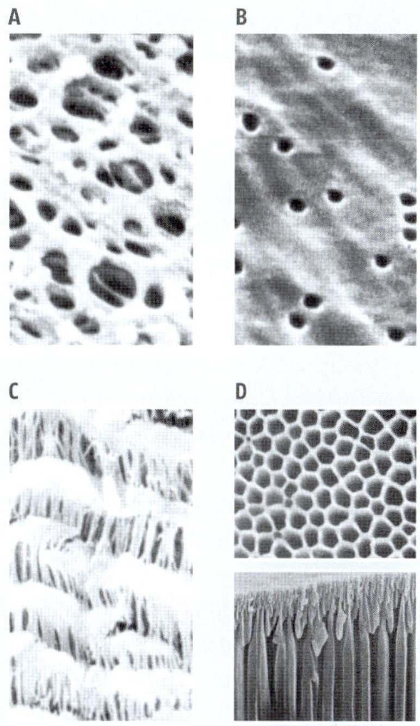

Abb. 5.9 Rasterelektronenmikroskop-Aufnahmen (REM) von Membranfiltern
A Membranfilter mit schwammartiger Struktur aus Celluloseacetat, durch Phaseninversion hergestellt, Porendurchmesser 0,2 µm. Sartorius, Göttingen; aus Karbachsch
B Geätzte Polycarbonat-Membran, 0,4 µm Porendurchmesser, 10000-fach vergrößert. Nuclepore, Berghof GmbH, Tübingen; aus Strathmann
C PTFE-Membran (Polytetrafluorethylen), 1:4 gereckt, 900-fach vergrößert. Berghof GmbH, Tübingen
D Anopore®-Membranen aus Al_2O_3, 0,2 µm Porengröße, mit bienenwabenartiger Struktur; oben: Aufsicht, unten: Seitenansicht. E. Merck, Darmstadt

Lösungsmitteln, insbesondere von Wasser (▸ Kap. 5.4). Membranen mit kleineren Poren erlauben die Abtrennung oder Aufkonzentrierung von Kolloiden bzw. großen Molekülen durch Ultrafiltration und Nanofiltration bei mäßigen Filtrationsdrücken bis zu 7 bar.

In **nichtporösen Membranen** oder **Lösungsmembranen** sind keine Poren mehr nachzuweisen. Sie bestehen aus homogenen Polymerfilmen, die im Gegensatz zu den größeren Membranfiltern ohne Phasentrennung aus Polymerlösungen hergestellt werden. Ihr Trennprinzip besteht darin, dass sich Stoffe, mehr oder weniger selektiv, zunächst in der Membran lösen können und dann durch die Membran diffundieren (Lösungs-Diffusions-Membranen).

Die Umkehr- oder Reversosmose (◘ Tab. 5.5) wird zur Gewinnung von reinen Lösungsmitteln aus Lösungen verwendet. Dazu muss auf der Lösungsseite ein Druck aufgewendet werden, der über dem osmotischen Druck der Lösung liegt. Bei der Entsalzung von Meerwasser (osmotischer Druck 20–30 bar) ist dazu ein Druck von 40–60 bar nötig, bei der Reinigung von Süßwasser ein Druck bis zu 10 bar. Bei der Reversosmose können Ionen und ungeladene hydrophile Teilchen aufgrund der Größe ihrer Solvathülle nicht durch die Membran permeieren.

Bei der **Pervaporation** und **Dampfpermeation** wird durch Unterdruck auf der Permeatseite ein definiertes Dampfdruckgefälle für Gase erzeugt. Bei der Pervaporation strömt dabei ein Lösungsmittelgemisch an, aus dem die gewünschte Komponente dann gasförmig durch die Membran permeiert. Bei der Dampfpermeation strömt ein Dampfgemisch an.

Eine Sonderform der nichtporösen Membranen sind die **Flüssigmembranen**, die gegenüber festen Membranmaterialien eine höhere Permeabilität aufweisen. Flüssigkeiten, die mit den angrenzenden flüssigen Phasen nicht mischbar sind, können in poröse Membranen aufgrund des hohen Kapillareffekts stabil eingebaut werden und können zur selektiven und raschen Permeation von Substanzen verwendet werden.

Merke

Kriterien für die Auswahl von Filtertypen und Filtriermethoden:

- Die geforderte Trennschärfe ist das Hauptkriterium. Sie wird in erster Linie vom Porendurchmesser des Filters bzw. vom Verhältnis Hohlraumvolumen zu Feststoffmasse bestimmt; zum Teil hängt sie aber auch von der Adsorption an die Porenwandungen ab.
- Die erforderliche Stabilität und Widerstandsfähigkeit des Filters. Diese müssen auf die chemische Aggressivität des Filtriergutes sowie auf die mechanischen und thermischen Beanspruchungen durch die Filtrierbedingungen abgestimmt sein. Jegliche unerwünschte Wechselwirkung zwischen Filtriergut und Filter muss ausgeschlossen sein. Es dürfen auch keine Filterbestandteile abgegeben werden.
- Die Filtrierbarkeit des Gutes. Sie hängt von der Viskosität der Flüssigphase sowie von der Dispersität und vom Mengenanteil der Feststoffphase (Kuchenbildung) ab.

Aufgrund dieser Kriterien ist zu entscheiden, ob

- eine Sieb- oder eine Tiefenfiltration zweckmäßiger ist,
- eine einfache hydrostatische Methode durchgeführt werden kann,
- es sinnvoller ist, auf ein Druck- oder Vakuumverfahren überzugehen oder
- Filtrierhilfsmittel eingesetzt werden sollen.

Filtriergeräte

Je nachdem, ob Filter zur einmaligen oder mehrmaligen Anwendung bestimmt sind, unterscheidet man Einwegfilter, die meist in Kunststoffgehäusen untergebracht sind und wiederverwendbare Filter bzw. Wechselfilter (○ Abb. 5.10) in Permanentfiltergehäusen. Bei den Einwegfiltern garantiert der Hersteller die Unversehrtheit und die Sterilität. Die Wechselfilter müssen vor jeder neuen Anwendung auf ihre Unversehrtheit geprüft und sterilisiert werden. Viele Einweg- und Wechselfilter sind Verbundfilter.

Die Auswahl geeigneter Filtriergeräte richtet sich hauptsächlich nach dem Filtrierziel und nach dem zweckmäßigsten Filtrierverfahren. Wichtige Voraussetzungen bei der Auswahl eines Filtrierverfahrens sind:

- die Menge der zu filtrierenden Trübe und
- die Eigenschaften dieser Trübe, vor allem ihre Viskosität sowie ihr Feststoffgehalt.

Die einfachsten Geräte zum Filtrieren unter Normaldruck sind Trichter, in die Rundfilter oder Faltenfilter aus Papier eingelegt, und Tenakel (Holzrahmen), in die Flächenfilter oder Koliertücher eingespannt werden.

Schneller und durch feineres Filtermaterial wird mithilfe höherer Druckdifferenzen filtriert. In den einfachsten Fällen werden hierzu bei Trennfiltrationen Nutschen, Fritteneinsätze oder keramische Filtertiegel eingesetzt, die auf Saugflaschen aufgesetzt werden. Für Klärfiltrationen steht eine große Auswahl von Druck- oder Vakuumfiltriergeräten zur Verfügung. Sie reichen von kleinen, handlichen Geräten, die sich auf Injektionsspritzen aufstecken lassen bis zu vielfältig kombinierbaren Vorrichtungen mit Einweg- oder Wechselfiltern (○ Abb. 5.10).

Alle diese Einweg- oder Wechselfilter müssen sich nicht nur durch hohe Qualität ihrer Filtermaterialien und durch eine hohe Präzision bei ihrer Herstellung auszeichnen, sondern auch durch eine große Oberflächenausdehnung, z. B. durch Faltungen (○ Abb. 5.7 B).

Sehr vielseitig sind **Filterpressen,** die sich aus nahezu beliebig vielen Einzelelementen zusammenschrauben lassen. Durch Parallel- oder Serienschaltung kann die zum Filtrieren erforderliche Filterfläche beliebig vergrößert werden oder zwei Filtrierverfahren, z. B. Vor- und Feinfiltration, können in einem Arbeitsgang durchgeführt werden. **Rahmenfilterpressen** sind besonders zum Filtrieren leicht filtrierbarer Trüben mit niederen bis mittleren Feststoffgehalten geeignet. Das Filtrieren von Trüben mit hohen Feststoffgehalten wird mit **Kam-**

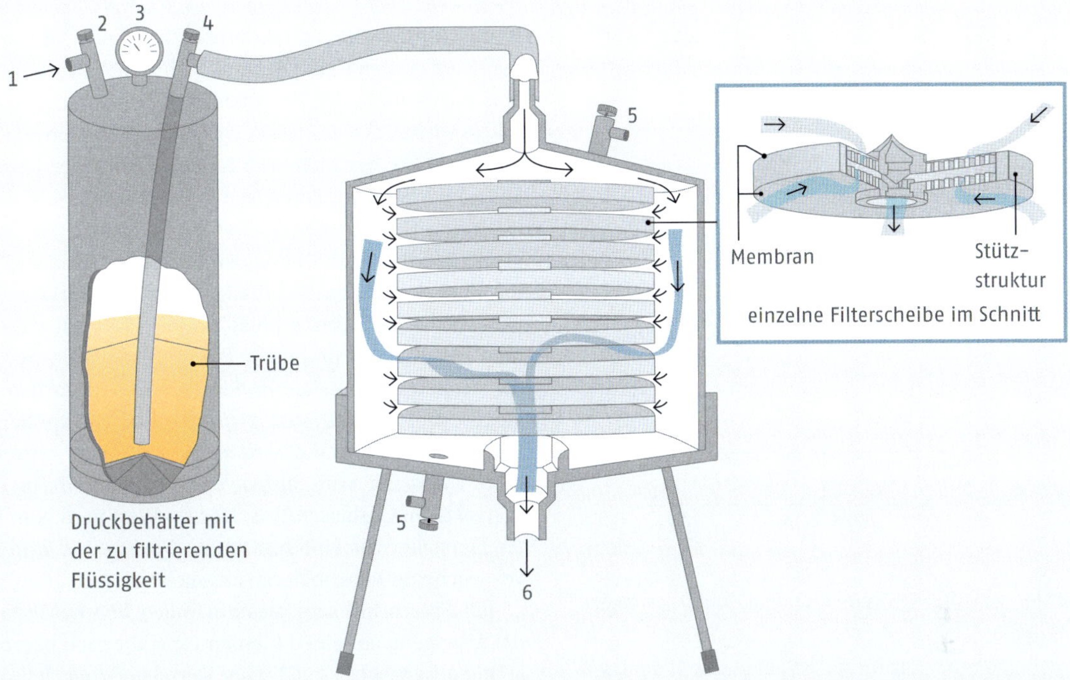

Abb. 5.10 Permanentfiltriervorrichtung für Wechselfilter. 1 Von einer Druckquelle (Pressluft oder Stickstoff) über einen Druckregler, 2 Zuflusshahn, 3 Manometer, 4 Sperrhahn, 5 Entlüftungsventile, 6 zum Auffanggefäß. Das Auffanggefäß kann unter Normaldruck stehen oder im Falle einer Vakuumfiltration unter Vakuum. Anstelle von Filtergehäuse mit Wechselfilter können auch Einwegfilter eingesetzt werden. Millipore, Eschborn

merfilterpressen durchgeführt. Prinzipiell arbeiten beide Typen gleich, doch erlauben die großvolumigen Kammern oder Hohlrahmen in den Kammerfilterpressen die Aufnahme von mehr Filterkuchen.

Filterprüfungen

Die Funktionsfähigkeit und die Sicherheit eines Filtersystems, insbesondere bei der Mikro- oder Entkeimungsfiltration, hängen vor allem von folgenden Faktoren ab:

- der qualitativ guten Beschaffenheit des Filtermaterials, z. B. Homogenität der Porendurchmesser bzw. Fehlen größerer Poren,
- der einwandfreien Funktion der Filtriergeräte, z. B. dichtes Gehäuse, dichte Schweiß- und Verbindungsstellen bei Filterkerzen.

Physikalische Filterprüfungen basieren auf der Messung der Durchtrittsgeschwindigkeit von Gasen oder Flüssigkeiten durch den Filter.

Dazu wird zunächst der Filter benetzt, sodass alle seine Poren mit Flüssigkeit gefüllt sind. Danach legt man auf einer Seite einen Gasdruck p_1 an, sodass zwischen beiden Filterseiten die Druckdifferenz Δp herrscht. Bei niedrigem Δp ist zunächst ein geringer Gasfluss Q durch den Filter messbar, der linear mit Δp ansteigt. Der Quotient $Q/\Delta p$ ist daher bei zunehmendem Δp zunächst konstant (a in Abb. 5.11 A). Dieser Durchtritt des Gases wird als **diffusiver Fluss** bezeichnet. Er kommt dadurch zustande, dass nach dem Gesetz von Henry (▸ Kap. 4.2.3) in der Flüssigkeit bei steigendem Druck proportional mehr Gas gelöst wird. Dieses diffundiert durch die Flüssigkeit und wird auf der anderen Filterseite, an der ein geringerer Druck p_2 anliegt, wieder abgegeben.

Die Grundlage dieses Testes ist das Fick'sche Gesetz unter zusätzlicher Berücksichtigung der Henry'schen Gleichung.

$$Q = \frac{dM}{dt} = \frac{D_G \cdot K_G \cdot A_F (p_1 - p_2)}{d} \qquad \text{Gleichung 5.5}$$

| $Q = dM/dt$, Gasfluss, d. h. diffundierte Gasmenge (in mol) pro Zeiteinheit | D_G Diffusionskoeffizient des Gases | K_G Löslichkeitskoeffizient des Gases in der Flüssigkeit nach Henry | A_F tatsächliche Durchflussfläche, entsprechend etwa der Summe der Porenflächen | p_1 Druck des Gases über dem Flüssigkeitsfilm | p_2 Druck des Gases unter dem Flüssigkeitsfilm | Δp Druckdifferenz p_1–p_2 | d Dicke der Flüssigkeitsschicht, entsprechend etwa der Dicke der Membran

5

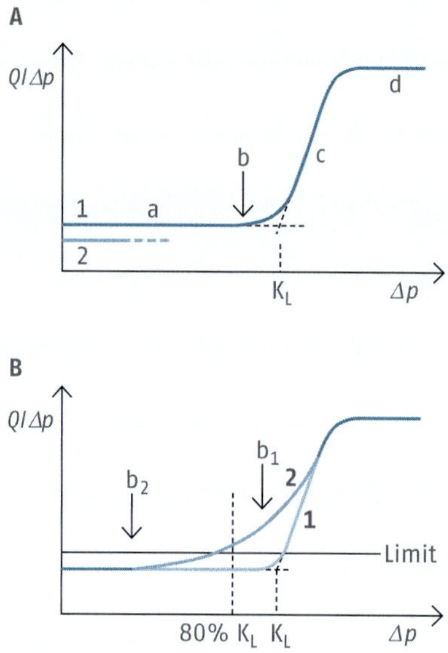

Abb. 5.11 A Gasfluss durch benetzte poröse Membranen.

a Bei niedrigen Gasdrücken ist der Quotient der Gasflussrate Q und der Gasdruckdifferenz *Δp* zwischen beiden Membranseiten konstant und abhängig von der Dicke der Membran (**1** = dünner, **2** = dicker). Das Gas diffundiert durch die Membran über die mit Flüssigkeit gefüllten Poren **(diffusiver Fluss)**.

b Bei einem Grenz-Gasdruck b wird die größte Membranpore freigeblasen. Hier beginnt der **konvektive Fluss**.

c Bei steigendem Gasdruck werden zunehmend mehr Poren freigeblasen. Je uneinheitlicher die Porengrößen der Membran sind, desto breiter ist der Übergang zwischen den beiden linearen Bereichen a und c. Der K_L-Wert gibt dabei den mittleren Blasendruck des Übergangs von diffusivem zu konvektivem Gasfluss an.

d Der Quotient *Q/Δp* ist wieder konstant, wenn alle Membranporen frei von Flüssigkeit sind.

B Filterprüfung mit dem Forward-Flow-Test. Ein Filter erfüllt die Prüfkriterien, wenn bei einem Druck *Δp* von 70–80 % des angegebenen K_L-Werts das vorgegebene Limit des Quotienten *Q/Δp* nicht überschritten wird. Filter **1** mit einer einheitlichen Porengrößenverteilung und einer ersten Blase b_1 bei höherem Druck genügt den Anforderungen, Filter **2** mit einer breiten Porengrößenverteilung und einer ersten Blase b_2 bei niedrigerem Druck nicht. Auch ein Filter mit einheitlichen, aber größeren Poren, der einen niedrigeren K_L-Wert besitzt, wird bei dieser Prüfung als nicht geeignet erkannt.

Das Volumen des diffundierten Gases lässt sich nach dem Avogadro'schen Gesetz berechnen. Nach Gleichung 5.5 ist der diffusive Fluss direkt proportional zum Differenzdruck Δp, zu den Koeffizienten D_G und K_G sowie angenähert zur Summe der Porenfläche A_F. Entsprechend der Diffusionsstrecke des Gases ist Q umgekehrt proportional zur Dicke der Membran bzw. zur Höhe der Flüssigkeitssäulen d in den Poren (Abb. 5.11 A).

Wenn der Gasdruck Δp einen kritischen Wert erreicht (b in Abb. 5.11 A), wird zunächst aus der größten Pore des Filters die Flüssigkeit herausgedrückt und es setzt der **konvektive Fluss** ein, bei dem mit steigendem Druck mehr und mehr Poren freigeblasen werden (c), bis keine Flüssigkeit in den Poren mehr vorhanden ist (d). Der Schnittpunkt zwischen den extrapolierten Bereichen von a und c wird z. B. als K_L-Wert definiert, dem Übergang vom diffusiven Gasdurchtritt in den konvektiven Gasblasenfluss. Der K_L-Wert wird vom Filter-Hersteller für eine bestimmte Porengröße und ein vorgegebenes Filtermaterial angegeben.

Bei Filtern mit sehr gleichmäßigen Porengrößen ist der Übergang auf einen kleinen Druckbereich begrenzt (Filter 1 in Abb. 5.11 B). Hier liegt der Druck, bei dem erste Blasen (b_1) auftreten, nahe am K_L-Wert. Bei ungleichmäßiger Porenverteilung (Filter 2 in Abb. 5.11 B) findet man einen breiten Übergangsbereich und einen geringeren Druck (b_2) für das erste Erscheinen von Blasen. Hier verschlechtert bereits ein geringer Anteil an großen Poren das Filtrationsergebnis.

Um die vom Hersteller des Filters angegebenen Trenneigenschaften vor der Filtration zu verifizieren und nach der Filtration die Intaktheit des Filters zu bestätigen, werden mit **Filterintegritätstests** die Porengrößen abgeschätzt. Dazu wird der zu prüfende hydrophile Filter mit reinem Wasser benetzt. Nach Benutzung muss vor der Prüfung gründlich mit reinem Wasser gespült werden, um gelöste Stoffe, die die Grenzflächeneigenschaften zwischen Filtermaterial, Flüssigkeit und Luft beeinflussen, auszuwaschen.

Im industriellen Einsatz wird vorzugsweise der **Diffusions-** oder **Forward-Flow-Test** durchgeführt. Dazu wird ein Gasdruck Δp von 70–80 % des K_L-Werts angelegt. Ein vom Hersteller angegebener Wert (Limit) des Quotienten $Q/\Delta p$ darf dabei nicht überschritten werden (Abb. 5.11 B).

Bei der Integritätsprüfung vor einer Entkeimungsfiltration wird der Druckabfall auf der Eingangsseite des Filters gemessen. Bei der Messung des durchtretenden Gasvolumens besteht die Gefahr, dass der Filter durch die abführende Schlauchverbindung in die Messapparatur unsteril wird.

In der Apotheke wird als Test für die Unversehrtheit von Filtern eine einfache Variante des **Bubble-Point-Tests** (Blasendrucktest) eingesetzt. Dazu wird, zwingend nach der Filtration, der benutzte Filter zunächst mit Wasser gespült. Eine Spritze wird mit Luft gefüllt und diese mit dem Kolben komprimiert, bis eine **kontinuierliche Blasenkette** durch den Filter tritt. Der über das dabei vorliegende Gasvolumen berechnete Druck Δp ist dabei nach Gleichung 5.6 abhängig vom Porenradius.

$$\Delta p = \frac{2\sigma \cdot \cos\theta}{r} \qquad \text{Gleichung 5.6}$$

| Δp Bubble-Point-Druckdifferenz | σ Oberflächenspannung der Flüssigkeit (σ_{H_2O} = 72,75 mN · m^{-1} | bei 20 °C) | θ Benetzungswinkel | r Porenradius

Große Abweichungen zwischen berechneten und gemessenen Drücken ergeben sich daraus, dass die Poren in der Regel keine homogenen runden Kapillaren sind. Da auch die Oberflächenspannung und Grenzflächenphänomene eine Rolle spielen, können aus unterschiedlichen Materialien gefertigte Membranfilter durchaus verschiedene Bubble-Point-Resultate liefern, obwohl ihre Porendurchmesser praktisch gleich sind. Deshalb wird der zu erwartende Bubble-Point vom Hersteller für jedes Filtermaterial und die entsprechende Porengröße angegeben.

Eine weitere Variante dieser Prüfmethoden zur Feststellung der Unversehrtheit von Filtern ist der **Druckabfalltest** oder **Druckhaltetest**, der auf den gleichen physikalischen Gesetzen beruht wie der Diffusions- oder Forward-Flow-Test. Bei konstantem Gasvolumen auf der Eingangsseite und konstanter Temperatur erfolgt ein Abfall des angelegten Gasdrucks aufgrund des diffusiven Gasflusses durch den Filter.

Gasfilter werden bei aseptischen Arbeiten für unterschiedliche Zwecke benötigt. Zur **sterilen Belüftung** von Gefriertrocknungsanlagen, Autoklaven oder Tanks werden heute zumeist ebenfalls Membranfilter verwendet. Wasser, das auf diese trockenen **hydrophoben Filter** aufgebracht wird, tritt erst bei einem kritischen Druck, dem sogenannten **Intrusionsdruck**, konvektiv durch die Membranporen. Diesen Effekt nutzt man beim **Wasserintrusionstest (WIT)**. Bei einem definierten Testdruck, der bei 70–80 % des Intrusionsdrucks liegt, wird bestimmt, wieviel Wasser in die Porenstruktur einer hydrophoben Membran in einer definierten Zeit eindringt. Zur Durchführung dieser Tests setzt man heute vorzugsweise automatisch arbeitende Integritätstest-Geräte ein, da diese keinerlei Eingriffe auf der Sterilseite benötigen. Großporige Gasfilter, die bei der **Reinraumbelüftung** verwendet werden (HEPA-Filter), sind Tiefenfilter. Hier erfolgt der Integritätstest durch Messung der Durchlässigkeit für Partikel bestimmter Größe.

Neben den physikalischen Filterprüfungen ist bei der Entkeimungsfiltration als Qualitätskontrolle für den Filterhersteller auch eine mikrobiologische Prüfung, der **Bakterienbelastungstest** (Bacterial-Challenge-Test), vorgeschrieben.

Hierbei werden Testkeime ausgewählt, die eine definierte Porengröße der Filter gerade nicht mehr durchdringen sollten. Eine wässrige Suspension dieser Keime wird durch einen zu prüfenden Filter filtriert. Bei positivem Ausgang dieser Prüfung müssen mindestens 10^7 Keime · cm^{-2} zurückgehalten werden. Bei der Angabe der **Titerreduktion** wird der Quotient der Keimzahl vor und nach dem Filter ermittelt. Vorgeschriebene Testkeime sind *Serratia marcenscens* für nominelle Porengrößen von 0,45 µm und *Brevundimonas diminuta* (vormals *Pseudomonas diminuta*) für die Entkeimungsfiltration durch Poren von 0,22 oder 0,20 µm. Für die Entfernung von Mykoplasmen können Filter mit nominellen Porengrößen von 0,1 µm geeignet sein. Dafür sind die Testkeime *Acholeplasma laidlawii* oder *Hydrogenophaga pseudoflava* vorgesehen. Zur Abscheidung von Viren setzt man üblicherweise Filter mit Poren von 20 bzw. 50 nm ein.

5.2.6 Trocknen

Merke

Die Grundoperation Trocknen ist ein Stofftrennungsverfahren, bei dem hauptsächlich an Feststoffen anhaftende Flüssigkeiten abgetrennt werden.

In der pharmazeutischen Technologie handelt es sich bei der abzutrennenden Flüssigkeit mehrheitlich um Wasser. Dieses Wasser ist jedoch nicht nur als Haftwasser, sondern auch als Kapillar-, Hydratations-, Adsorptions-, Hydrat- und Konstitutionswasser an die Feststoffe gebunden. Die Bindungskräfte sind unterschiedlich. Sie sind bei Haftwasser am niedrigsten und bei Konstitutionswasser am stärksten (Tab. 5.7). Da die Bindungskräfte mehr oder weniger kontinuierlich ineinander übergehen, sind diese einzelnen Bindungsarten des Wassers nicht immer ganz klar voneinander abzugrenzen, obwohl sie sich bei den Trocknungsprozessen durch langsamere oder schnellere Trocknungsabläufe unübersehbar bemerkbar machen (Abb. 5.15).

Trocknen ist wegen seiner qualitätsbestimmenden Funktion eine außerordentlich wichtige pharmazeutisch-technologische Grundoperation. Bei festen Arzneiformen können beispielsweise nach ungenügender Trocknung zu hohe Wassergehalte die Stabilität nachteilig beeinflussen. Andererseits kann aber auch der Erfolg vieler technologischer Verfahren, z. B. die Tablettenkomprimierung, von ganz bestimmten Restwassergehalten maßgeblich abhängen.

5

Tab. 5.7 Bindung des Wassers an und in festen Stoffen

Bezeichnung	Haftwasser	Kapillarwasser		Hydratationswasser Quellungswasser	Adsorbiertes Wasser	Hydratwasser Kristallwasser	Konstitutionswasser
		Grobkapillarwasser	Mikrokapillarwasser				
Bindungsart			physikalisch			chemisch	
Bindungsverhältnis				nichtstöchiometrisch		stöchiometrisch (diskontinuierlich)	
Beweglichkeit	frei	frei	abnehmend			ortsfest	
Bindungswärme (kJ/mol H_2O)	0	0	0...5	0...20	2...60	5...40	20...105
Beispiele	nasse Festkörperoberflächen	kapillarporöse Körper gebrannter Ton Glasfritten	Kieselgel Molekularsiebe	Gele Gelatine Tone Carboxymethylcellulose	alle hydrophilen Festkörperoberflächen an feuchter Luft	Kristallhydrate $Na_2CO_3 \cdot 10\ H_2O$ $CaCl_2 \cdot 6\ H_2O$	Oxidhydrate $Ca(OH_2)$ kovalente Hydrate

Im englischen Sprachgebrauch besteht ein Unterschied zwischen „moisture X" = Gutfeuchte oder Nässe und „humidity Y" = Luftfeuchte. Im Folgenden wird auf diese strenge Unterscheidung verzichtet, da sie sich im deutschen Sprachgebrauch noch nicht allgemein durchgesetzt hat.

In der Regel wird die Gutfeuchte X auf die Trockensubstanz und die Gutfeuchte w auf das Nassgut bezogen. Bei Angabe der Gutfeuchte bzw. des Wassergehalts in Mengenprozenten ergeben sich folgende Zusammenhänge:

$$X = \frac{100\,w}{100 - w}\,[\%] \qquad \text{Gleichung 5.7}$$

$$w = \frac{100\,X}{100 + X}\,[\%]$$

Im Gegensatz zum Einengen oder Konzentrieren, z. B. von Flüssigextrakten zu Trockenextrakten, werden beim Trocknen nur geringe Flüssigkeitsmengen aus einem Trocknungsgut abgedampft oder verdunstet.

In der pharmazeutischen Technologie werden unter **Trocknungsgut** üblicherweise wasserbeladene Haufwerke bzw. Feststoffmassen verstanden, die nicht mehr so nass sind, dass das Wasser abtropfen kann. Größere Flüssigkeitsmengen werden meist nicht durch thermische Methoden aus Feststoffen abgetrennt, sondern auf mechanischen Wegen durch Abpressen oder Zentrifugieren.

Merke

Findet beim Trocknen der Übergang der Nässe bzw. des Wassers im Gut in den Dampfzustand bei höheren Temperaturen oder sogar oberhalb des Siedepunktes der Flüssigkeit statt, also unter aktiver Zuführung von Wärmeenergie, spricht man von einer **Verdampfung.** Findet dieser Übergang jedoch unterhalb der Siedetemperatur statt, meistens ohne aktive Zuführung von Wärmeenergie, spricht man von **Verdunstung.**

Unterhalb ihrer Siedetemperatur geht eine Flüssigkeit so lange in den Dampfzustand über, bis das Feuchtigkeitsgleichgewicht mit dem Gasraum erreicht ist. Über solche Feuchtigkeitsgleichgewichte geben die Sorptionsisothermen Auskunft.

Wasserdampf-Sorptionsisothermen und *h,x*-Diagramm

Werden trockene Feststoffe mit wasserdampfbeladener Luft in Berührung gebracht, nehmen sie bis zum Eintreten eines bestimmten Gleichgewichtszustands Dampf auf. Das Feuchtigkeitsgleichgewicht hängt vom Feuchtigkeitsgehalt der Luft und von den hygroskopischen Eigenschaften des Feststoffs ab. Der Vorgang der Dampfaufnahme wird Sorption genannt. Der aufgenommene Dampf wird als Adsorptionswasser, als Hydratations- bzw. Quellungswasser oder als Kapillarwasser im Feststoff gebunden. Hat ein Feststoff einen höheren Wassergehalt, sodass das Gleichgewicht auf die andere Seite verschoben ist, gibt er Wasser bzw. Dampf an den Gasraum ab. Es findet eine Desorption statt. Durch ständige Sorption und Desorption wird das Feuchtigkeitsgleichgewicht zwischen einem Feststoff und dem ihn umgebenden Gasraum eingestellt und aufrechterhalten. Ein Feuchtigkeitsgleichgewicht liegt vor, wenn der Partialdampfdruck im Gasraum dem im Inneren des Feststoffs herrschenden Partialdampfdruck gleich geworden ist. Der Zusammenhang zwischen dem Wassergehalt von Feststoffen und dem ihm entsprechenden Gleichgewichtsdampfdruck, ausgedrückt durch die relative Luftfeuchtigkeit im umgebenden Gasraum, wird für eine bestimmte Temperatur durch Sorptionsisothermen dargestellt (o Abb. 5.12). Die relative Luftfeuchtigkeit (*rF*) kann auch als φ-Wert = $rF/100$ ausgedrückt werden.

Der Begriff Sorptionsisotherme bedeutet Sorption von Stoffen verschiedener Aggregatzustände bei konstanter Temperatur. Die erste quantitative Theorie der Absorption von Gasen an Festkörpern wurde von I. Langmuir aufgestellt. **Sorptionen** sind Stoffaustauschvorgänge, mit denen Konzentrationsänderungen an Grenzflächen verbunden sind. Sie zählen deshalb zu den Grenzflächenphänomenen (▸ Kap. 4.3.2). Von besonderem Interesse ist die Wassersorption bei verschiedenen relativen Feuchten. Da die relative Luftfeuchtigkeit temperaturabhängig ist, muss die Temperatur bei entsprechenden Untersuchungen konstant gehalten werden.

Unterschiedliche relative Luftfeuchten bei konstanter Temperatur können mit **Hygrostaten** eingestellt werden. Zur Ermittlung der Wassersorption wird das zu messende Gut bis zur Gewichtskonstanz in einer geschlossenen Kammer über einer gesättigten Lösung (mit Bodensatz!) eines bestimmten Salzes äquilibriert, dann wird die Salzlösung ausgetauscht. Hygroskopische Salze wie Lithiumchlorid entziehen dem Gasraum viel Wasserdampf und führen zu niedriger rel. Luftfeuchte (ca. 11 %/25 °C), während wenig hygroskopische Salze wie KNO_3 über ihrer gesättigten Lösung eine hohe Luftfeuchte von ca. 90 %/25 °C zulassen.

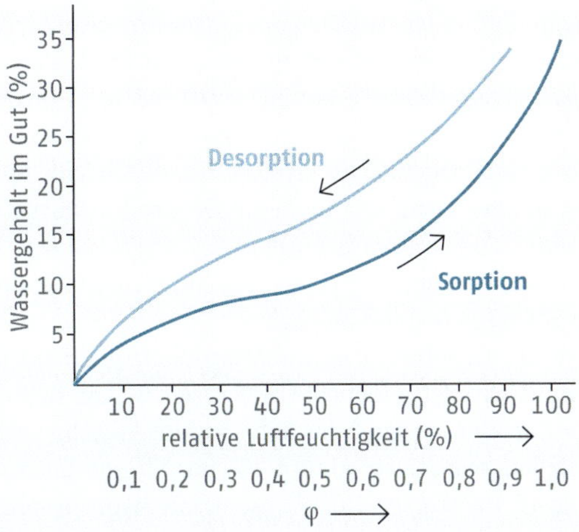

o **Abb. 5.12** Sorptions- und Desorptionsisothermen

Der sigmoide Kurvenverlauf von Wasserdampf-Sorptionsisothermen lässt sich in unterschiedlich ausgeprägte Sorptionsabschnitte einteilen. Bei beginnender Sorption, also im Bereich niederer Wassergehalte im Gut, spielen die molekularen Anziehungskräfte die entscheidende Rolle. Es werden auf den Substanzoberflächen zunächst einige Molekülschichten durch **Adsorption** gebunden. Hierbei weisen die monomolekular adsorbierten Wasserschichten die stärksten Bindungskräfte auf. Mit zunehmenden Schichten nehmen diese Bindungskräfte immer mehr ab. Je höher die Wassergehalte im Gut bzw. die φ-Werte werden, desto dicker wird der Flüssigkeitsfilm. Schließlich wird das Wasser als Kapillarwasser gebunden.

Von **Absorption** wird gesprochen, wenn das Wasser in die Masse von Feststoffen eindringt, wie dies bei vielen organischen und anorganischen Polymeren, z. B. bei Stärke, Celluloseethern, kolloidalem Siliciumdioxid oder Bentonit, beobachtet werden kann.

Die jeweiligen Gleichgewichtszustände, unter denen sich eine Substanz in ihrem Wassersorptionszustand gegenüber der atmosphärischen Feuchte bei einer gegebenen Temperatur befinden kann, sind durch die Punkte auf der Sorptionsisotherme gekennzeichnet. Dabei ist zu beachten, dass bei Aufspaltung der Sorptionsisotherme in zwei unterschiedlich verlaufende Teilkurven, den Sorptions- und den Desorptionszweig, zwei verschiedene Gleichgewichtszustände möglich sind.

Der Sorptionszustand von Pulvern oder Haufwerken hat einen entscheidenden Einfluss auf ihre Kohäsivität und damit auch auf die Fließeigenschaften und das Kompaktierungsverhalten. Er lässt sich relativ einfach mithilfe eines Probenhygrometers bestimmen. Dabei wird das zu untersuchende Pulver in einen geschlossenen Behälter eingebracht und die sich in dem über dem Pulver befindlichen kleinen Luftraum einstellende Gleichgewichtsfeuchte mithilfe eines im Deckel eingebauten Hygrometers bestimmt. Weist die Sorptionsisotherme der Substanz in dem Bereich der abgelesenen relativen Luftfeuchte eine **Hysteresis** auf, d. h. eine Spaltung in eine Sorptions- und eine Desorptionskurve, so ist ohne Vorkenntnis der Art der Vorbehandlung der betreffenden Substanz keine eindeutige Aussage über den Sorptionszustand möglich.

Wird eine Substanz in eine Atmosphäre gebracht, die eine höhere relative Feuchte besitzt, als die, die sich mit dem Sorptionszustand der Substanz im Gleichgewicht einstellen würde, so nimmt sie aus dieser feuchten Atmosphäre Wasser auf. Sie ist damit hygroskopisch. Bei einer bestimmten hohen **„kritischen" relativen Feuchte** kann die Wasseraufnahme steil ansteigen, die Substanz verflüssigt sich. Die gleiche Substanz wird in einer trockeneren Atmosphäre als der dem Gleichgewichtszustand entsprechenden dagegen Wasserdampf an diese abgeben und damit trocknen. Der Ausdruck Hygroskopizität ist demnach ein relativer Begriff. Im Allgemeinen wird dann von hygroskopischen Substanzen gesprochen, wenn diese einen geringeren Wassergehalt besitzen als unter Gleichgewichtsbedingungen klimatisch üblicher Luftfeuchten. Die Berücksichtigung dieser Tatsache kann für extreme klimatische Bedingungen große Bedeutung haben. So ist es durchaus möglich, dass eine Feuchtigkeitscreme unter extrem trockenen klimatischen Bedingungen dadurch, dass sie Wasser an die trockene Luft abgibt, eine Wirkungsumkehr zeigt und daher auf die Haut austrocknend wirkt.

Der Bereich in den Sorptionsisothermen, der die am häufigsten vorkommenden klimatischen Feuchtigkeiten umfasst, liegt zwischen 20 und 80 % *rF*. Sind die Kurven in diesem Bereich flach, bedeutet dies, dass die mit diesen Sorptionsisothermen beschriebenen Stoffe in diesem Bereich ihre Wassergehalte nicht oder nur wenig ändern. Deshalb sind unter solchen normalen klimatischen Bedingungen auch keine wasserbedingten Änderungen von pharmazeutisch-technologischen Eigenschaften zu erwarten. Steilere Sorptions- oder Desorptionskurven zeigen eine höhere Empfindlichkeit der betreffenden Substanz gegenüber klimatischen Veränderungen an. ○ Abb. 14.40 (▸ Kap. 14.8.2) zeigt Sorptionsisothermen von Gelatinekapseln. Aus diesen Sorptionsisothermen ist zu entnehmen, dass der Anstieg der Sorptionskurve bei Weichgelatinekapseln deutlich früher erfolgt als bei Hartgelatinekapseln. Deshalb muss zur Herstellung von Weichgelatinekapseln ein erheblich höherer Klimatisierungsaufwand betrieben werden. Soll in diesem Fall eine unerwünschte Wasseraufnahme vermieden werden, muss bei 20–30 % *rF*/RT gearbeitet werden.

h,x-Diagramm nach Mollier. Zur übersichtlichen Darstellung der Zusammenhänge zwischen Temperatur und Feuchtigkeits- bzw. Wasserdampfgehalt der Luft führte zunächst Mollier das in ○ Abb. 5.13 gezeigte und später durch den schiefwinkligen Einbau der Wärmeinhalte bzw. Enthalpien modifizierte *h,x*-Diagramm ein. In diesem Diagramm fällt besonders die Kurve der Wasserdampfsättigungslinie bei 100 % *rF* ($\varphi = 1{,}0$) auf. Darüber verlaufen die Linien niederer relativer Feuchtigkeit. Die relative Luftfeuchtigkeit gibt den Sättigungsgrad der Luft mit Wasserdampf an. Es ist darunter das Verhältnis des vorhandenen Wasserdampfpartialdrucks p_D zu dem bei der gegebenen Temperatur entsprechenden Sättigungswasserdampfdruck p_S in % zu verstehen (○ Gleichung 5.8). Dies entspricht dem Verhältnis der vorhandenen Wasserdampfkonzentration c_D der Luft zur maximal möglichen Konzentration c_S bei der gegebenen Temperatur.

$$rF = \frac{p_D}{p_s} = \frac{c_D}{c_s} \qquad \text{Gleichung 5.8}$$

In der Praxis wird die relative Feuchtigkeit meist in Prozent bei einer bestimmten Temperatur angegeben (% *rF*/°C).

Unterhalb der Wasserdampfsättigungskurve im *h,x*-Diagramm kondensiert Wasserdampf aus. Die nahezu waagrechten Linien stellen Isothermen dar (T = konstant), die senkrechten Linien konstante oder gleiche absolute Wassergehalte (x = konstant). Die schräg nach unten verlaufenden parallelen Linien sind die Adiabaten, Linien gleicher Enthalpie (h = konstant). Aus dem *h,x*-Diagramm können alle Zustandsänderungen feuchter Luft entnommen werden, die ohne gleichzeitige Druckänderung ablaufen.

Der Einfachheit halber wird das *h,x*-Diagramm meist bei einem Atmosphärendruck von 966,6 hPa beschrieben, da hier auf der Ordinate die Zahlenwerte der Temperatur (°C) mit denen der Enthalpie ($kJ \cdot kg^{-1}$) übereinstimmen.

Beispiele

- Zur Bestimmung der relativen Feuchtigkeit eines Luft-Wasserdampf-Gemischs kann u. a. zunächst der Taupunkt dieses Gemischs ermittelt werden, beispielsweise mit einem Taupunkt-Hygrometer (▸ Kap. 14.10). Der ermittelte Taupunkt ist auf der 100 % *rF*-Kurve zu suchen. Geht man von diesem Taupunkt auf der senkrechten *x*-Linie nach oben bis zur Temperatur des Luft-Wasserdampf-Gemischs, kann an der Schnittstelle der *x*-Linie und der entsprechenden Temperaturlinie die relative Feuchtigkeit abgelesen werden. Bei einem angenommenen Taupunkt von 3 °C und einer Temperatur des Luft-

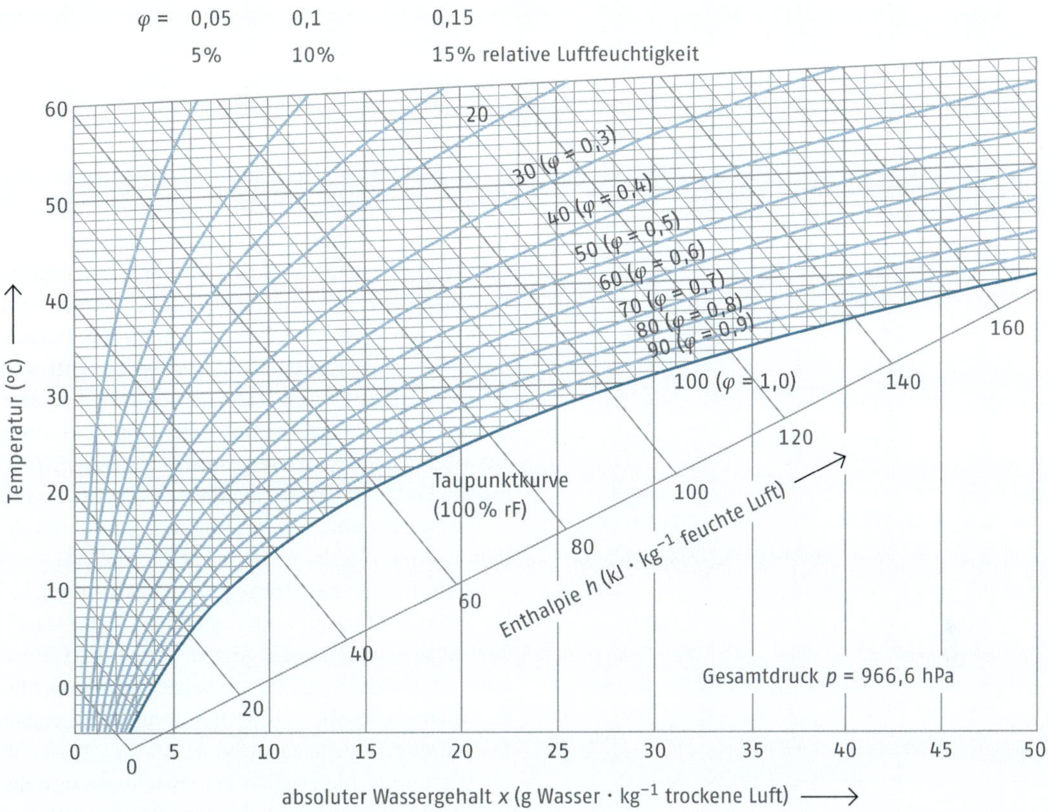

Abb. 5.13 *h,x*-Diagramm nach Mollier

Wasserdampf-Gemischs von 22 °C wird eine relative Feuchtigkeit von 30 % abgelesen.

- Ein Luft-Wasserdampf-Gemisch in einem geschlossenen Raum, z. B. in einem Trockner, hat bei einer Temperatur von 21 °C eine relative Feuchtigkeit von 60 %. Wird dieses Gemisch auf 55 °C aufgeheizt, erhöht sich seine Feuchtigkeitsaufnahmekapazität, obwohl der absolute Feuchtigkeitsgehalt konstant bleibt (x = 10 g $H_2O \cdot kg^{-1}$ trockene Luft). Die Ursache für die bessere Wasseraufnahme ist, dass die relative Feuchtigkeit auf 10 % absinkt und die Enthalpie von 47 $kJ \cdot kg^{-1}$ auf 82 $kJ \cdot kg^{-1}$ steigt.
- Wird das auf 55 °C erwärmte Luft-Wasserdampf-Gemisch des vorhergehenden Beispiels zum Trocknen eines nassen Granulates in einem Trockner verwendet, ohne dass weitere Wärme zugeführt wird, sättigt sich dieses Gemisch auf 100 % relative Feuchtigkeit. Da keine Energie mehr zugeführt wird, bleibt der Wert der Enthalpie von 82 $kJ \cdot kg^{-1}$ unverändert (Abb. 5.14). Deshalb muss hier bei der Aufsättigung auf 100 % relativer Feuchtigkeit die Zustandsänderung auf der Adiabate erfolgen, wenn man die Wärmeabstrahlung vernachlässigt, um das Beispiel nicht zu verkomplizieren. Die erforderliche Verdampfungswärme wird also alleine der Luft entzogen, die sich dabei auf die Kühlgrenztemperatur von 25,5 °C abkühlt. Dabei erhöht sich der absolute Feuchtigkeitsgehalt des Luft-Wasserdampf-Gemischs von 10 auf 22 g $H_2O \cdot kg^{-1}$, bezogen auf trockene Luft. Sobald die Kühlgrenztemperatur an der Wasserdampf-Sättigungskurve erreicht wird, ist keine Feuchtigkeitsaufnahme mehr möglich. Auf diese Weise lassen sich die Grenzen von Trocknungsverfahren bestimmen. Die Kühlgrenztemperatur ist auch die Temperatur, die sich bei einem Psychrometer an der mit einem wasserhaltigen Gewebe umhüllten Quecksilberkugel einstellt (▸ Kap. 14.10).
- An einem Kühler kann nur Wasser kondensiert werden, wenn seine Temperatur unter der Taupunkttemperatur des betreffenden Luft-Wasserdampf-Gemischs liegt.
- Weichgelatinekapseln sollen bei 25 % *rF*/22 °C gelagert werden. Die Luft, die dem Lagerraum zugeführt wird, muss deshalb zuvor auf 1 °C abgekühlt werden, das kondensierte Wasser wird entfernt und die Luft wird wieder auf 22 °C erwärmt.

5

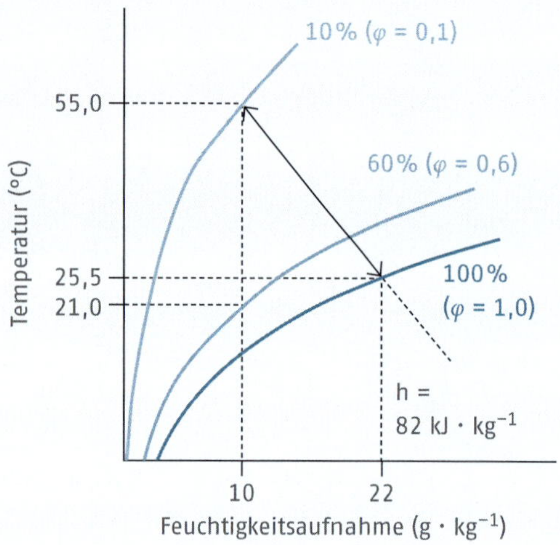

Abb. 5.14 Zustandsänderung eines Luft-Wasserdampf-Gemischs bei adiabatischer Feuchtigkeitsaufnahme

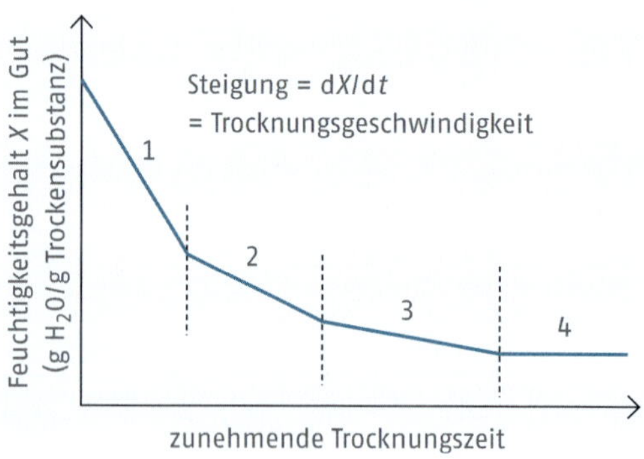

Abb. 5.15 Trocknungsverlauf mit drei verschiedenen Trocknungsabschnitten
1 Oberflächenfeuchte, beweglich, leicht entfernbar; 2 Kapillarfeuchte, stärker gebunden, Vordringen der Trocknungsfront ins Innere des Gutes; 3 Hydratationsfeuchte (Quellungsfeuchte), sehr stark gebunden; 4 Endfeuchte (Gleichgewichtsfeuchte), abhängig von Umgebungstemperatur und relativer Feuchte

Trocknungsverlauf und Trocknungsabschnitte

Ein Trocknungsvorgang setzt an den Oberflächen der Feststoffpartikel des Trocknungsgutes ein. Ist die an den Oberflächen anhaftende Nässe vollständig verdampft oder verdunstet, setzt sich dieser Vorgang in den Kapillaren fort. Um das Gutfeuchtigkeitsgefälle zwischen dem Inneren der Trocknungsgutpartikel und den Oberflächenbezirken wieder auszugleichen, müsste Wasser aus dem Inneren nachdiffundieren. Dieser Vorgang ist allerdings meist so langsam, dass sich die Trocknungsfront stattdessen immer weiter von den Partikeloberflächen ins Innere vorschiebt. Der weitere Vorgang der Trocknung ist dann in hohem Maße von den Dicken der getrockneten Schichten und ihren Eigenschaften, insbesondere der Wärmeleitfähigkeit und Dampfdurchlässigkeit, abhängig.

Im zeitlichen Verlauf der Trocknung sind in der Regel drei Trocknungsabschnitte zu erkennen (Abb. 5.15). Im **ersten Trocknungsabschnitt** verdunsten das nicht sehr fest anhaftende Oberflächenwasser und das Grobkapillarwasser mit gleichbleibender Trocknungsgeschwindigkeit. Mit abnehmender Trocknungsgeschwindigkeit wird im **zweiten Trocknungsabschnitt** das restliche Oberflächen- und Kapillarwasser abgetrocknet. Im **dritten Trocknungsabschnitt** sinkt die Trocknungsgeschwindigkeit beim Abtrocknen der im Inneren adsorbierten Gutfeuchtigkeit bis auf ein Minimum ab.

Im zweiten und dritten Trocknungsabschnitt diffundieren zum Ausgleich auch bestimmte Wasseranteile aus den inneren Feststoffregionen nach außen. Je stärker die Wasserbindung ist, desto mehr Widerstand wird der Diffusion entgegengesetzt. Die Wasserbindung eines Materials ist aus seinen **Sorptionsisothermen** gut zu erkennen (Abb. 5.12). Diese zeigen in graphischer Darstellung, welche Gleichgewichtswassergehalte sich für bestimmte Materialien bei verschiedenen relativen Luftfeuchtigkeiten und bei konstanter Temperatur einstellen. Materialien mit starker Wasserbindung nehmen schon bei niedrigen relativen Luftfeuchtigkeiten größere Wassermengen auf.

Verdunstendes Wasser erzeugt über dem Trockengut einen höheren Partialdampfdruck. Der maximale Partialdampfdruck bzw. der Sättigungsdampfdruck liegt umso höher, je höher die Temperatur ist. Da nicht nur die Temperatur, sondern auch ein starkes Partialdampfdruckgefälle zwischen Trocknungsgut und dem umgebenden Gasraum ein wichtiger Antrieb für die Trocknung ist, müssen die Partialdampfdrücke in der Umgebung ständig abgebaut werden. Dies geschieht durch Abtransport des verdunsteten Wassers. Auf diese Weise wird das Gefälle zur Erzielung möglichst hoher Trocknungseffekte groß gehalten. Die Reduktion der Partialdampfdrücke in der Umgebung der Trocknungsgüter kann durch Abtransport des Wassers mit strömender, möglichst trockener Luft durch Evakuieren oder durch den Einsatz von Trocknungsmitteln bzw. durch Kondensation erreicht werden.

Merke

Wird die Gutfeuchte vor dem Verdunsten eingefroren und geht dann beim Trocknen vom festen, gefrorenen Zustand direkt in den dampfförmigen über, spricht man von einer **Sublimationstrocknung.**

Die Sublimationstrocknung wird beispielsweise bei der Gefriertrocknung praktiziert. Da die Gutfeuchte hierbei in gefrorenem Zustand vorliegt, wandert die Sublimationsgrenze nur in einer Richtung, ins Innere des Gutes. Bei der normalen Trocknung zieht sich die Trocknungsgrenze ebenfalls ins Innere zurück, gleichzeitig kann jedoch auch das noch bewegliche Wasser zur Oberfläche diffundieren.

Beim Verdunsten oder Verdampfen wird Wärme verbraucht, die wieder zugeführt werden muss, wenn der Trocknungsvorgang nicht abgestoppt werden soll. Der **Wärmeübergang** an das Trocknungsgut kann durch

- Konvektion, d. h. über umströmendes Gas oder Dampf,
- Kontakt, d. h. durch direkte Berührung von Heizflächen, und
- Strahlung, z. B. durch IR- oder Mikrowellenstrahlung, erfolgen.

Diese Betrachtungen zeigen, welch komplexe Zusammenhänge zur Beherrschung der Grundoperation Trocknen berücksichtigt werden müssen.

Zusammenfassend lässt sich feststellen, dass zur Erzielung **optimaler Trocknungseffekte** oder **Trocknerleistungen** folgende Faktoren beachtet werden müssen:

Trocknungsfaktoren

Gutabhängige

- Bindung des Wassers an das Gut. Je stärker die Bindung ist, desto wirksamer und aufwendiger müssen die Trocknungsbedingungen sein.
- Partikelgröße, Kapillarität und Oberflächenausdehnung des Trocknungsgutes. Feiner zerkleinertes, porenreiches oder in dünnerer Schicht ausgebreitetes Trocknungsgut ist leichter zu trocknen.

Trocknerabhängige

- Je besser der Wärmeübergang durch Konvektion, Kontakt oder Strahlung erfolgt, desto günstiger und rationeller ist der Trocknungseffekt.
- Je größer die Differenz zwischen dem Dampfdruck des Wassers in dem zu trocknenden Material und dem Wasserdampfpartialdruck in der Gasphase ist, desto besser ist der Trocknungseffekt.

Die Auswahl der optimalen Trocknungsverfahren und der am besten geeigneten Trockner hängt von den Eigenschaften des Trocknungsgutes, insbesondere von dessen Stabilität sowie vom angestrebten Trocknungsgrad und von wirtschaftlichen Erwägungen ab.

Schrank- oder Hordentrockner

Zur Trocknung in Trockenschränken wird das Trocknungsgut in nicht zu hohen Schichten auf Horden gleichmäßig ausgebreitet. Diese werden übereinander in den Trockenschrank eingeschoben. Trockenschränke werden deshalb auch Hordentrockner genannt.

In den Trockenschränken wird Luft durch einen Ventilator so umgewälzt, dass sie gleichmäßig über alle Horden strömt. Über ein thermostatgesteuertes Heizaggregat wird die Trocknungsluft auf eine bestimmte Temperatur aufgeheizt. Die warme Luft überträgt Wärme an das zu trocknende Gut und bewirkt hierdurch das Verdunsten der Gutfeuchtigkeit. Gleichzeitig hat der Luftstrom die Aufgabe, das verdunstete Wasser aufzunehmen und durch den kaminartigen Entlüfter abzutransportieren. Durch regulierbare Luftklappen werden die Mengen der anzusaugenden und aufzuheizenden Frischluft sowie die Mengen der auszutreibenden, mit Feuchtigkeit beladenen Luft gesteuert.

Bei diesem Konvektionstrockner ist der Trocknungseffekt in erster Linie von der Temperatur der Trocknungsluft abhängig. Diese Trocknertypen bieten sich vorwiegend zum Trocknen von wärmestabilen Materialien an.

5

Vakuumtrockner

Denkanstoß

Vakuumtrockner werden umgangssprachlich und im Folgenden so genannt. Ein Vakuum ist dabei natürlich nicht zu erzielen, aber ein ausreichender Unterdruck.

Vakuumtrockenschränke unterscheiden sich in der Konstruktion von den normalen Trockenschränken durch ein stabiler gebautes Druckgehäuse mit einer hermetisch verschließbaren Tür. Über einen Absaugstutzen wird der Gasraum evakuiert. Durch den niederen Luftdruck im Vakuum wird die Temperatur, bei der die Gutfeuchtigkeit verdunstet, entsprechend abgesenkt. Vakuumtrockner eignen sich deshalb besonders zum Trocknen von nicht ausreichend temperaturstabilen Stoffen. Falls zum Trocknen Hitze zugeführt werden soll, geschieht dies bei den Vakuumtrocknern üblicherweise durch Kontakt mit den Stellflächen, die gleichzeitig als Wärmeüberträger ausgebildet sind. Außerdem sind Vakuumtrockner praktisch unabhängig von klimatischen Gegebenheiten, z. B. von hohen Luftfeuchtigkeiten bei feuchtwarmem Klima, da sie nicht wie die meisten anderen Trockner größere Trocknungsluftmengen benötigen. Die Vakuumtrocknung lässt sich noch etwas effektiver gestalten, wenn man bei angelegtem Vakuum geringe Mengen vorgetrockneter Spülluft über das

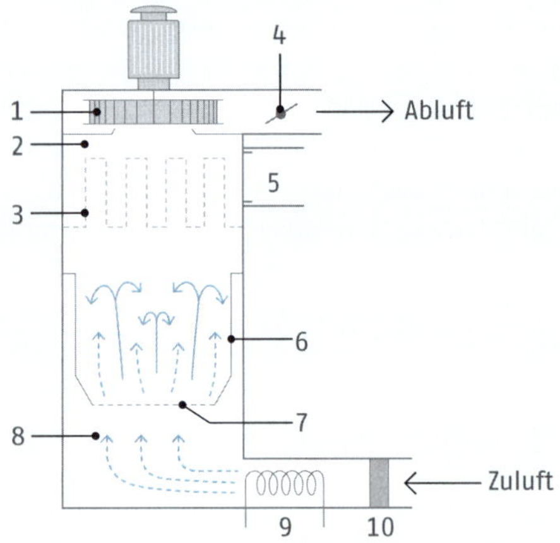

o Abb. 5.16 Wirbelschichttrockner
1 Ventilator, **2** Ablufttemperaturfühler, **3** Abluftfilter, **4** Abluftklappen, **5** Druckentlastung (Explosions-Schutz), **6** Trockenbehälter, **7** Siebboden, **8** Zulufttemperaturfühler, **9** Heizung, **10** Zuluftfilter

Trocknungsgut strömen lässt. Durch diese Manipulation werden die Partialdampfdrücke über dem Trocknungsgut beträchtlich reduziert. Die Spülluft wird in der Regel durch den Belüftungshahn eingeleitet, der zugleich dazu dient, nach Beendigung des Trocknungsprozesses den Druckausgleich zum Öffnen des Schrankes herbeizuführen.

Bei der Hochvakuumtrocknung ist auch daran zu denken, dass die Wärmeleitfähigkeit umso geringer wird, je höher das Vakuum ist. Bei Vakuum-Taumeltrocknern wird das Trocknungsgut durch eine Rotationsbewegung laufend umgeschichtet.

Auch Lösungen oder Dispersionen können im Vakuum konzentriert oder gar getrocknet werden. In **Vakuumzentrifugen** für kleinere Ansätze werden dabei durch Anpressen des Flüssigkeitsmeniskus durch die Zentrifugalkraft Siedeverzüge vermieden.

Wirbelschichttrockner und Wirbelschicht

Wirbelschichttrockner (o Abb. 5.16) bestehen aus einem Trocknungsbehälter mit Siebboden, in dem sich das Trocknungsgut befindet.

Die Trocknungsluft, die durch einen starken Ventilator von unten nach oben durch den Trockner gesaugt wird, umströmt die Trocknungsgutpartikel und erzeugt bei Erreichen einer bestimmten Strömungsgeschwindigkeit ein Wirbelbett. Bevor die Trocknungsluft das Trocknungsgut durchströmt, wird sie filtriert und auf die erforderliche Trocknungstemperatur aufgeheizt. Ein großflächiger Abluftfilter über dem Trocknungsbehälter, der Feststoffpartikel und Trocknungsluft trennt, verhindert den Austritt des Trocknungsgutes aus dem Trockner.

Die Vorteile der Wirbelschichttrocknung sind die raschen und günstigen Wärme- und Stoffübergänge durch Konvektion und Diffusion, die sehr kurze Trocknungszeiten erlauben.

Nachteilig sind die erforderlichen hohen Luftmengen, die mehr der Gutbewegung dienen als der Trocknung. Es muss demnach sehr viel mehr Luft durch den Trockner strömen als zur Wärmeübertragung und zum Abtransport der Feuchtigkeit, also für die erforderlichen Wärme- und Stoffübergänge, gebraucht wird.

Aus diesen Gründen ist die Wirbelschichttrocknung heute aufgrund von Energie- und Umweltüberlegungen nicht mehr unumstritten.

Wenn die auf hohe Temperaturen aufgeheizte Trocknungsluft durch das Trocknungsgut strömt, kühlt sie sich durch Abgabe von Verdunstungswärme ab und verlässt mit Feuchtigkeit beladen das Gerät. So lange Wasser aus dem Gut verdunstet, wird Wärme verbraucht und die Temperaturen der Wirbelschicht sowie die der Abluft liegen tiefer als die Temperaturen der aufgeheizten Zuluft.

Die Temperatur des Trocknungsgutes in der Wirbelschicht beginnt in dem Augenblick zu steigen, in dem kein verdunstbares Wasser mehr vorhanden ist (o Abb. 14.9). Ein Temperaturanstieg zeigt hierbei das Ende der Trocknung an. Ein bestimmter Endwassergehalt kann angesteuert werden, wenn bis zu einer entsprechenden Endtemperatur getrocknet wird.

Es ist günstiger, den Trocknungsvorgang über die Temperatur des Trocknungsgutes in der Wirbelschicht zu steuern als über die Temperatur der Abluft. Denn die Temperatur der Abluft läuft zeitlich und in der Höhe der Anzeige stets hinter der Temperatur des Trocknungsgutes her, da der Temperaturfühler für die Abluft zu weit vom eigentlichen Trocknungsprozess entfernt liegt. Außerdem kann bei Undichtigkeiten der Apparatur die Ablufttemperatur durch hierbei angesaugte Fremdluft verfälscht werden. Eine weitere Möglichkeit, diese Trocknungsvorgänge zu steuern, wäre noch die Beobachtung und Aufzeichnung der Abluftfeuchtigkeit. Allerdings wirkt sich bei dieser Methode der hohe Staubgehalt der Abluft nachteilig aus. Auch die nicht unerhebliche Abhängigkeit dieser Messung von der Temperatur erschwert die Auswertungen.

Wirbelschichten. Ruhende Schüttschichten bzw. Festbetten, die von unten nach oben mit einem Fluid, d. h. einem Gas oder einer Flüssigkeit, durchströmt werden, beginnen sich zunächst aufzulockern bzw. auszudehnen, wenn die Geschwindigkeit der Fluidströmung erhöht wird. Nach Überschreiten der minimalen Wirbelgeschwindigkeit entstehen Wirbelschichten (▸ Kap. 14.3.1, Wirbelschichtgranulierung; ▸ Kap. 14.5.3,

Wirbelschichtumhüllung) oder ein Fließbett. Dies ist der Fall, wenn der Druckverlust des strömenden Fluids in der Wirbelschicht (Δp) gleich dem Gewicht des Festbettes (Masse m · Gravitationskonstante g) pro Fläche des Anströmsiebbodens (A) ist (Gleichung 5.9).

Gleichung 5.9

$$\Delta p = \frac{m \cdot g}{A} \quad \text{oder} \quad \frac{\Delta p}{m \cdot g/A} = 1$$

Fließbetten verhalten sich ähnlich wie schwach bewegte Flüssigkeiten, Wirbelschichten wie stark sprudelnde Flüssigkeiten. Die einzelnen Feststoffpartikel sind in der Wirbelschicht praktisch vollständig vom Fluid umströmt. Sie berühren sich gegenseitig immer nur ganz kurz, da sie sich ständig bewegen oder im Fluss sind.

Zur Lösung der Anfangsverfestigung der Schüttschicht wird der Wert $\Delta p/(m \cdot g/A)$ zunächst größer 1, wie der Peak im Wirbelpunkt zeigt (Abb. 5.17). In der pharmazeutischen Praxis ist es außerordentlich schwierig, homogene Wirbelschichten zu erzeugen. Das Material ist infolge unterschiedlicher Partikelgrößen, Dichten und Oberflächen meist heterogen. Es können verschiedene Arten von Wirbelschichten beobachtet werden (Abb. 5.18).

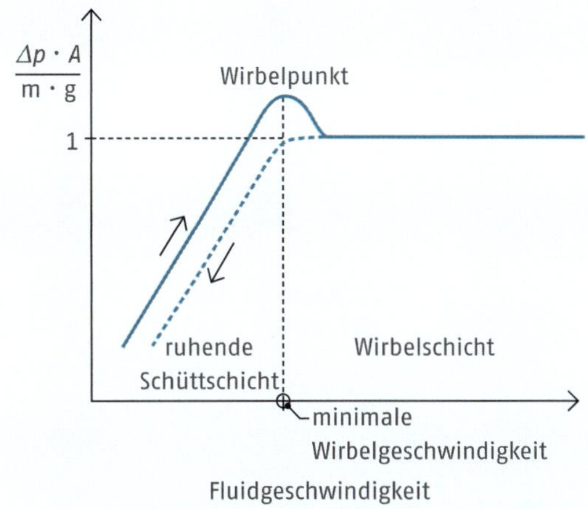

Abb. 5.17 Graphische Darstellung der Druckverluste über den Fluidgeschwindigkeiten in der Wirbelschicht

Sprühtrockner

Sprühtrockner bestehen aus einem Turm, in dessen oberem Teil die zu trocknenden Lösungen, Suspensionen oder Emulsionen in feine Tröpfchen versprüht werden (▸ Kap. 5.2.2). Gleichzeitig strömt heiße Trocknungsluft entweder von oben nach unten – **Gleichstromverfahren** – oder seltener von unten nach oben – **Gegenstromverfahren** – durch den Turm und trocknet die fein zerteilten Tröpfchen aufgrund ihrer großen Oberfläche fast augenblicklich (Abb. 5.19). Die Verweilzeit der Teilchen im Trocknungsturm ist beim Gegenstromverfahren höher und man kann damit größere Partikel erhalten. Das Gleichstromverfahren ist für temperaturempfindliche Güter schonender, da beim Gegenstromverfahren bereits vorgetrocknete Teilchen der heißesten Luft ausgesetzt sind.

Bei Sprühgütern mit organischen Lösungsmitteln wird wegen des Explosionsrisikos mit inertem Gas (meist Stickstoff mit möglichst geringem Sauerstoffanteil) getrocknet, das zunächst auf die gewünschte Temperatur aufgeheizt wird. Das Gas wird dabei in einem geschlossenen Kreislauf gehalten.

Sprühtrocknung könnte auch als Schnellverdunstungs- oder Verdampfungsverfahren bezeichnet werden. Durch Sprühtrocknung lassen sich flüssige Zubereitungen, wie Lösungen, Suspensionen oder Emulsionen, zu pulverförmigen Endprodukten trocknen. Mit diesem Trocknungsverfahren werden Milchpulver, Instant-Teepulver, Pulveraromen und Multivitaminpräparate hergestellt. Physikalisch oder chemisch instabile Emulsionen oder Suspensionen können durch Sprühtrocknen stabilisiert werden. Solche sprühgetrockneten Emulsionen oder Suspensionen zeichnen sich besonders dadurch aus, dass sie sich mit Wasser wieder leicht zu gebrauchsfertigen Zubereitungen anrühren lassen.

Gefriertrockner

Die Gefriertrocknung wird dadurch ermöglicht, dass Wasser in gefrorenem Zustand noch einen zur Gefriertrocknung ausreichenden Dampfdruck besitzt (Abb. 5.22). Dieser Dampfdruck, der im Tripelpunkt des Wassers noch 6,11 hPa (= mbar) beträgt, ist darauf zurückzuführen, dass zwischen Eis und seinem umgebenden Gasraum noch ein reger Austausch von Wassermolekülen zwischen fester Phase und Gasphase herrscht. Werden die in den Gasraum übertretenden dampfförmigen Wassermoleküle laufend entfernt, z. B. durch Kondensation an Kühlflächen oder durch Adsorptions- bzw. Trockenmittel, nimmt die Eismenge immer mehr ab.

Solche Sublimationstrocknungen werden in Gang gehalten, indem Verluste an Sublimationswärme durch Zufuhr entsprechender Wärmemengen ausgeglichen werden. Beim Absenken des Luftdrucks über dem Eis tritt eine weitere Steigerung dieser Sublimationsvorgänge durch Vergrößerung der mittleren freien Weglänge der H_2O-Moleküle in der Gasphase und damit eine Vergrößerung des Diffusionskoeffizienten ein.

Die Einfriertemperatur bei einer Gefriertrocknung muss tiefer als die eutektische Temperatur (▸ Kap. 4.3)

5

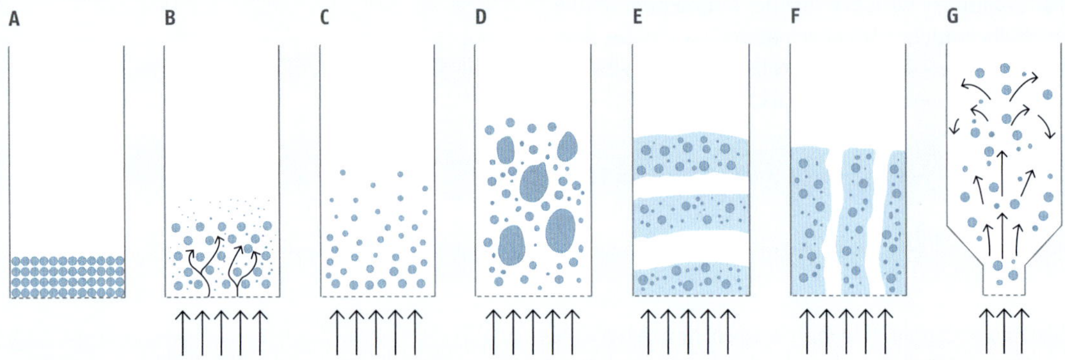

Abb. 5.18 Schütt- und Wirbelschichten
A Bei der ruhenden oder schwach durchströmten Schüttschicht strömt das Fluid durch die Schüttschichtporen. Die Fluidgeschwindigkeit liegt noch unterhalb der minimalen Wirbelgeschwindigkeit und die einzelnen Feststoffteilchen stehen dabei noch in dauernder Berührung.
B Das homogene Fließbett ist der technologisch ideale bzw. angestrebte Zustand. In diesem Zustand verhält sich das Material wie eine Flüssigkeit. Die einzelnen Feststoffteilchen bewegen sich ständig, berühren sich jedoch höchstens kurzzeitig.
C Eine klassierende Wirbelschicht bildet sich bei Gemischen mit unterschiedlicher Dichte oder unterschiedlichen Teilchengrößen.
D Brodelnde Wirbelschichten entstehen bei zu hohen Geschwindigkeiten des Fluids. Durch die aufsteigenden Blasen werden die Wärme- und Stoffübergänge eingeschränkt und zwar umso stärker, je größer die Blasen sind.
E Stoßende Wirbelschichten bilden sich ebenfalls bei zu hohen Fluidgeschwindigkeiten. Die sich aufwärts bewegenden feststoffarmen Fluidfronten behindern die Wärme- und Stoffübergänge in Abhängigkeit von den Grenzflächen ähnlich wie die Blasen.
F Durch Kanalbildung durchbrochene Schüttschichten sind praktisch wirkungslos. Das Feststoffbett bleibt in Ruhestellung, während das Fluid nutzlos durch die Kanäle strömt.
G Sprudel- oder Strahlschichten zeigen als Auswirkung der breiteren Entspannungszone, die sich durch die stark konische Erweiterung des Behälters im Bereich der Luftströmung ausbildet, eine umwälzende Gutbewegung mit gutem Mischeffekt. Die Luftströmung wird nach oben hin, wegen der beträchtlichen Querschnittsvergrößerung, erheblich langsamer.

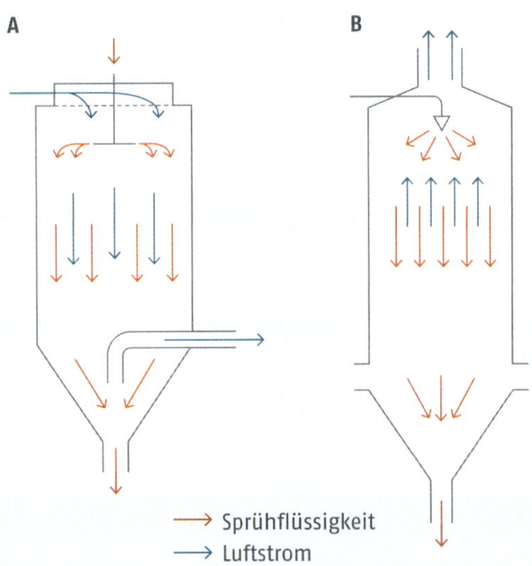

Abb. 5.19 Sprühtrockner.
A mit Sprühscheibe, Gleichstromprinzip,
B mit Sprühdüse, Gegenstromprinzip

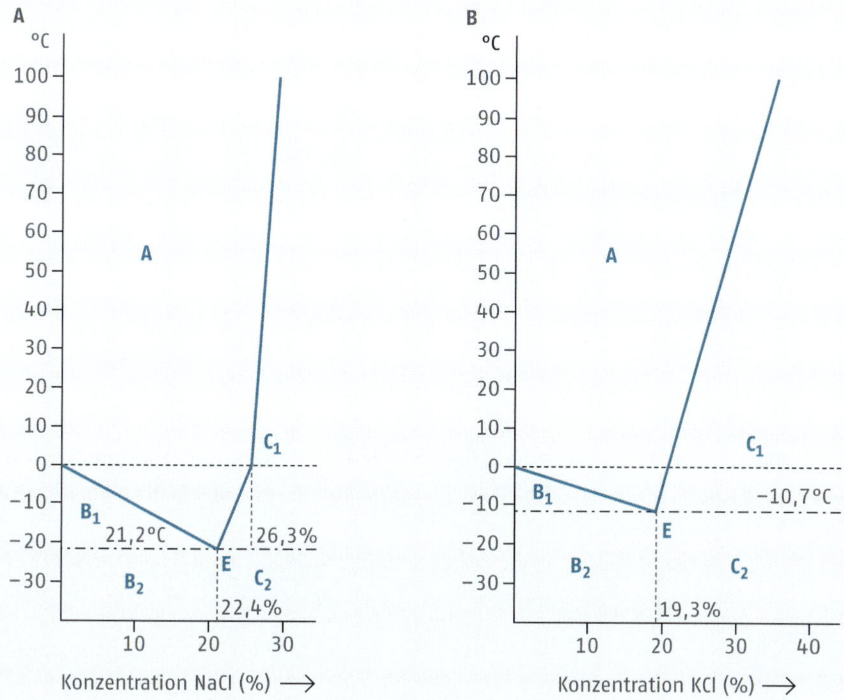

5

o Abb. 5.20 Zustandsdiagramme von wässrigen Natriumchlorid-Lösungen A und Kaliumchlorid-Lösungen B
A nicht gesättigte homogene Salzlösungen
B_1 nicht gesättigte Salzlösungen + Eis
B_2 gefrorene eutektische Gemische + Eis im Überschuss
C_1 gesättigte Salzlösungen + Salzkristalle (bei NaCl liegt unter 0 °C NaCl · 2 H_2O vor, über 0 °C NaCl)
C_2 gefrorene eutektische Gemische + Salzkristalle im Überschuss
E eutektischer Punkt
– · – · – · – eutektische Temperatur (T_E)

des zu trocknenden Gemischs sein. Bei reinen KCl- oder NaCl-Lösungen ist es einfach, die entsprechenden eutektischen Temperaturen z. B. aus ihren Zustandsdiagrammen abzulesen. Solche Zustandsdiagramme werden erhalten, wenn Salzlösungen unterschiedlicher Konzentration abgekühlt werden und das Einfrieren beobachtet wird (o Abb. 5.20).

Die meisten Lösungen zeigen ein eutektisches Verhalten, d.h. beim Einfrieren tritt eine vollkommene Phasentrennung ein. Die einzelnen Komponenten, die gelösten Feststoffe und die Lösungsmittel kristallisieren hierbei getrennt. Die Lösungen mit den niedrigeren Konzentrationen scheiden nach Unterschreiten der Kristallisations- oder Einfriertemperatur zunächst Eis aus (B_1). Die höher konzentrierten Lösungen scheiden dagegen zunächst Feststoffe aus (C_1). Sowohl die niedriger als auch die höher konzentrierten Lösungen verändern bei diesen Vorgängen ihre Konzentrationsverhältnisse derart, dass sich ihre Zusammensetzung derjenigen einer eutektischen Mischung annähert. Im Falle des Natriumchlorids liegt die eutektische Mischung bei 22,4 %, bei Kaliumchlorid bei 19,3 %. Die jeweiligen Kristallisationstemperaturen fallen bei niedriger konzentrierten Lösungen immer weiter ab, bis zum Erreichen des eutektischen Mischungsverhältnisses, um dann wieder anzusteigen. Der untere Knickpunkt (E), der als eutektischer Punkt bezeichnet wird, liegt bei der eutektischen Temperatur T_E. Hier kristallisieren die Bestandteile einer Lösung nebeneinander in getrennten Kristallen gleichzeitig aus.

Gefriertrocknung pharmazeutischer Zubereitungen. Die meisten pharmazeutischen Lösungen, die gefriergetrocknet werden, sind keine einfachen Lösungen, sondern Mehrstoff-Systeme mit komplizierten Phasendiagrammen. Dies ist der Grund, weshalb die eutektische Temperatur als wichtige Basiskennzahl für einen Gefriertrocknungsprozess nicht so einfach wie bei reinen Salzlösungen ermittelt werden kann. In komplexen Zubereitungen wird der Vorgang des Gefrierens durch

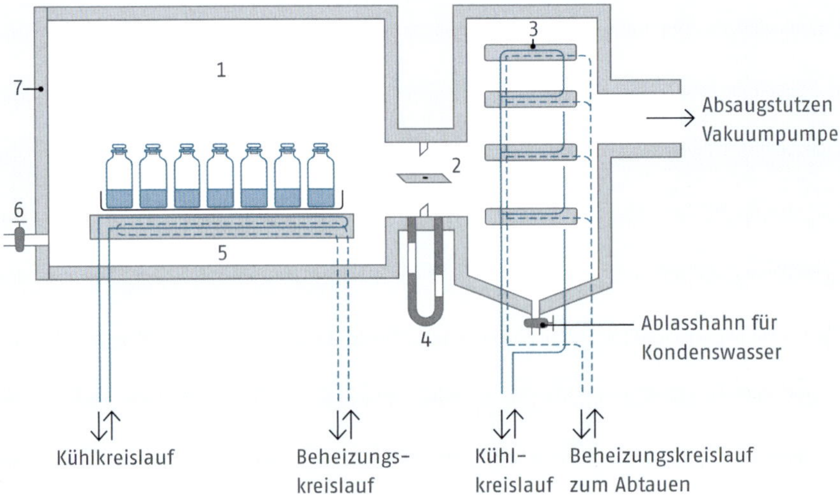

Abb. 5.21 Schema eines Gefriertrockners. **1** Trocknungskammer, **2** Absperrklappe, **3** Kondensator, **4** Differenzdruck-Manometer, **5** Kühl- und heizbare Stellfläche, **6** Be- und Entlüftungshahn, **7** Beschickungstüre. Edwards, Kniese & Co., Marburg

Temperatur- und Leitfähigkeitsfühler verfolgt. Weil im Augenblick des Festwerdens der letzten flüssigen Zone die elektrische Leitfähigkeit sprungartig abnimmt, erweist sich die kontinuierliche Leitfähigkeitsmessung als gutes Kriterium für die Einfriertemperatur.
Nur eine zuverlässig bestimmte Einfriertemperatur kann sicherstellen, dass keine Flüssigkeitsnester mehr vorhanden sind. Komplex zusammengesetzte pharmazeutische Lösungen, die gefriergetrocknet werden sollen, ergeben, wenn sie genügend hoch konzentriert sind, Endprodukte in Form von porösen Kuchen mit sehr großer innerer Oberfläche. Diese Kuchen lassen sich nach Zusatz von Wasser augenblicklich wieder in die ursprüngliche flüssige Zubereitung überführen. Wegen dieser außergewöhnlichen Lösungsgeschwindigkeit wird diese Gefriertrocknung auch als Lyophilisation bezeichnet. Der Ausdruck **Lyophilisieren** bedeutet „lösungsfreundlicher machen".

Kollabiert das Gefriertrocknungsprodukt im Verlaufe der Trocknung und bilden sich keine ausreichend porösen Kuchen aus, sind Gerüstbildner, wie Mannitol oder Glycin, zuzusetzen. Bei den Gerüstbildnern ist zusätzlich zu beachten, dass sie während der Lyophilisation nur dann ein festes und poröses Gerüst bilden und beibehalten, wenn unter ihrer Glasübergangstemperatur T_g gefriergetrocknet wird (die noch unter der eutektischen Temperatur T_E liegt). T_g kann mit thermoanalytischen Verfahren wie Differenzthermoanalyse (DTA) (▸ Kap. 4.2.2) bestimmt werden.

Die Herstellung von Lyophilisaten bietet sich an

- bei temperaturempfindlichen Materialien aller Art wegen ihrer schonenden Trocknungsbedingungen,
- bei hydrolyseempfindlichen Substanzen,
- bei oxidationsempfindlichen Substanzen,
- zur Vermeidung von Interaktionen von mehreren Substanzen in Lösung,
- zur Verlängerung der Haltbarkeit von Zubereitungen.

Als Beispiele sind die parenteralen Trockenzubereitungen von Penicillinen, Enzymen oder Vitaminen sowie von Blutzubereitungen, Seren und Impfstoffen zu nennen.

Arbeitsweise der Gefriertrockner. Gefriertrockner bestehen aus der Trocknungskammer, einem Kondensator zum Abscheiden des sublimierten Lösungsmittels, einer Pumpe zum Erzeugen des Vakuums und der elektrischen Ausrüstung (Abb. 5.21). Wird die Anlage zum Herstellen von parenteralen Arzneiformen verwendet, wird die Trocknungskammer so installiert, dass sie vom aseptischen Arbeitsbereich zugänglich ist. Der Kondensator, die Pumpe und die elektrische Ausrüstung befinden sich im Bereich mit niedrigeren Reinheitsanforderungen, damit die Wartung nicht behindert wird.

In der Trocknungskammer befinden sich die Stellflächen für die zu gefriertrocknenden Produkte. Diese Stellflächen sind so konstruiert, dass sie einen Kühl- und einen Beheizungskreislauf besitzen und demzufolge das Trocknungsgut sowohl abkühlen bzw. einfrieren als auch aufheizen können. Der Wärmeaustausch findet durch Kontakt statt.

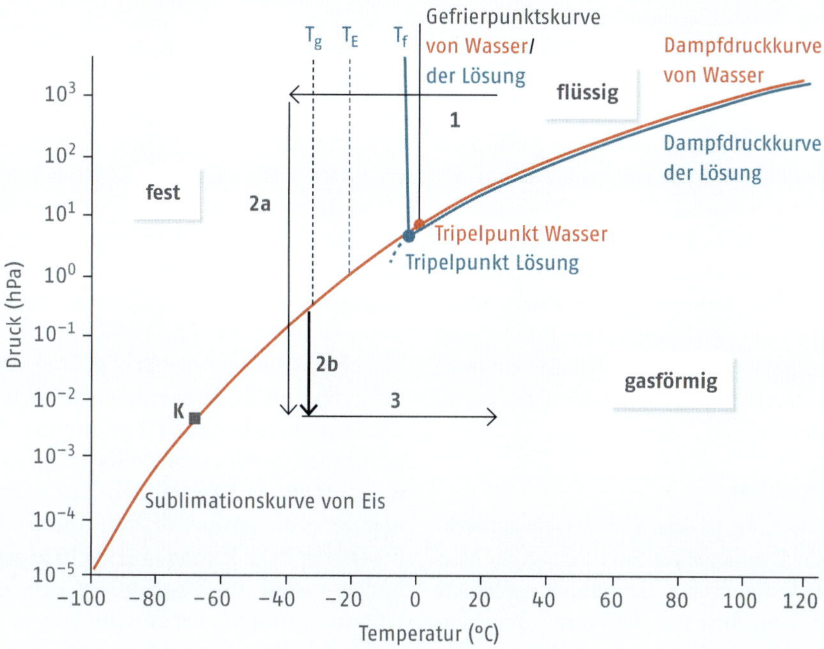

Abb. 5.22 Die drei Abschnitte der Gefriertrocknung im Phasendiagramm des Wassers (schwarze Kurve) und einer Lösung (blaue Kurve)

1 Einfrieren der Lösung: Beginn der Eisbildung unter dem Gefrierpunkt T_f der Lösung, Verfestigung aller Komponenten unter der Eutektischen Temperatur T_E, Stabilisierung der Gerüstbildner unter der Glasübergangstemperatur T_g

2a Primärtrocknung durch Erniedrigung des Drucks im Lyophilisator unter die Sublimationskurve; **2b** Ende der Primärtrocknung durch Abfall des Dampfdrucks auf der Oberfläche des Guts (dicker Pfeil), wenn kein Eis mehr vorhanden ist

3 Sekundärtrocknung durch Temperaturerhöhung

K Lage des Kondensators im Phasendiagramm

Dünne Pfeile: Verlauf des Dampfdrucks im Gasraum über dem Gut

Der vertikale Abstand der schwarzen und blauen Dampfdruckkurven gibt die Dampfdruckerniedrigung der Lösung an, der horizontale Abstand der Dampfdruckkurven bei Normaldruck (1 013 hPa) die Siedepunktserhöhung. Der Wert von T_f bei Normaldruck ist die Gefrierpunktserniedrigung.

Der **Ablauf eines Gefriertrocknungsprozesses** ist in Abb. 5.22 schematisch dargestellt. Neben dem Phasendiagramm des reinen Wassers (durchgezogene Linien), das für den Trocknungsprozess anzuwenden ist, muss das Phasendiagramm einer wässrigen Lösung beim vorausgehenden Einfrierprozess beachtet werden.

Im ersten Schritt (1) werden die flüssigen Zubereitungen oder das Trocknungsgut durch **Abkühlung unter die eutektische Temperatur** und weiter unter die Glasübergangstemperatur der Gerüstbildner des betreffenden Gemischs eingefroren. Die Geschwindigkeit des Einfrierens kann erheblichen Einfluss auf die Qualität des Endprodukts nehmen. Bei zu langsamem Einfrieren entstehen große Eiskristalle, welche Gewebe, Zellen oder andere empfindliche Strukturen schädigen können. In Abhängigkeit vom Produkt oder seiner Zusammensetzung führen verschiedene Einfriergeschwindigkeiten zu unterschiedlichen Gefügen, welche die Qualität und Porosität des getrockneten Kuchens bestimmen. Deshalb muss für jedes Produkt nicht nur die optimale Einfriertemperatur, sondern auch die günstigste Einfriergeschwindigkeit ermittelt werden.

Der zweite Schritt, die **Primärtrocknung** (2a), wird durch Evakuieren eingeleitet. Das von der Trocknungsfront sublimierte Wasser wird am Kondensator, der im Vergleich zum Trocknungsgut kälter ist und der deshalb gegenüber dem eingefrorenen Gut einen geringeren Dampfdruck auf seiner Oberfläche aufweist, abgeschieden und auf diese Weise laufend aus der Trocknungskammer abgezogen. Während der Primärtrocknung, bei der das im Gut vorwiegend leicht gebundene Haft- und Kapillarwasser (▫ Tab. 5.7) entfernt wird, muss die Temperatur so niedrig gehalten werden, dass weder ein vollständiges noch ein teilweises Auftauen oder Sintern möglich ist.

Nach Entfernen des leicht gebundenen gefrorenen Wassers nimmt der Dampfdruck auf dem Gut so stark ab (2b), dass kein Dampfdruckgefälle zum Kondensator mehr vorliegt. Daher wird im dritten Schritt, der **Sekundärtrocknung** (3), die Trocknungstemperatur auf eine für das betreffende Trocknungsgut vertretbare Höhe angehoben und dadurch der Dampfdruck im Gut und damit die Trocknungsgeschwindigkeit erhöht. Auf diese Weise kann auch stärker gebundenes oder adsorbiertes Wasser entfernt werden.

Sprüh-Gefriertrockner

Ein modernes Verfahren ist die **Sprüh-Gefriertrocknung** (Spray-Freeze Drying, SFD). Sie vereinigt die Vorteile der Sprühtrocknung, bei der durch geeignete Düsen sehr feine Tröpfchen mit definierter Teilchengröße erzielt werden können, mit einem sehr schnellen Einfrieren der Tröpfchen und Lyophilisation im Vakuum. Die verwendeten Hilfsstoffe sind meist dieselben wie bei der herkömmlichen Gefriertrocknung.

Die Tröpfchenerzeugung kann mit unterschiedlichen Düsen erfolgen, die z. B. mit hydraulischem Druck, Luftdruck, Ultraschall, piezoelektrischer Schwingung oder durch Hitzestoß die Flüssigkeit fein verteilen.

Die entstandenen Tröpfchen werden dann stark unterkühlt, und nach spontaner Nukleation erfolgt schnelles Durchfrieren. Die rasche Abkühlung der Tröpfchen erreicht man z. B. durch komprimiertes CO_2, das bei plötzlicher Expansion stark abkühlt, oder durch Einsprühen in die kalte Gasphase über einem Kältemittel bzw. direkt in ein flüssiges Kältemittel oder auf eine kalte feste Unterlage.

Der letzte Schritt der Sublimation wird durch die kleine Teilchengröße und durch die große Oberfläche pro Volumen der Partikel stark der begünstigt. Sie kann bereits bei nahezu normalem Atmosphärendruck erfolgen, meist werden aber sehr niedrige Drücke verwendet.

Die Sprüh-Gefriertrocknung liefert poröse und sich schnell auflösende Teilchen, die in ihrer Teilchengröße der geplanten Anwendung angepasst werden können. Beispielsweise konnten mit diesem Verfahren bereits Vakzin-, Insulin- oder Plasmid-DNA-haltige Pulver zur Inhalation, zur nasalen Anwendung, zur nadelfreien ballistischen intradermalen Applikation oder zur Injektion hergestellt werden.

5.2.7 Kristallisation

Bei der Kristallisation von Substanzen aus einer Lösung werden, z. B. durch Konzentrationserhöhung oder Temperaturerniedrigung, Feststoffe in hoch geordneter Struktur von der restlichen Lösung separiert. Der Kristallisationsprozess kann dabei so gesteuert werden, dass man besonders reine Feststoffe erhalten oder die Größe der Kristalle gezielt beeinflussen kann, was für die modifizierte Wirkstoff-Freisetzung eingesetzt wird. Das Diagramm nach Ostwald und Miers (○ Abb. 5.23) veranschaulicht die Vorgänge und die Möglichkeiten der Prozessführung. Bei Abkühlung einer partikelfreien ungesättigten Lösung unterschreitet man bei einer bestimmten Temperatur die Löslichkeitsgrenze, ohne dass dabei sofort Kristallisation auftritt (1). Der Tendenz zur Kristallbildung stehen dabei die große Kurvatur und der hohe Lösungsdruck von sehr kleinen Partikeln gegenüber, die sich bilden sollten. Im Übersättigungsbereich kann Kristallisation durch Verunreinigungen mit Partikeln, durch Erschütterung oder gezielt durch Zugabe von Impfkristallen ausgelöst werden. Im letzteren Fall kann man durch geeignetes Vorgehen sehr große und reine Kristalle gewinnen (2a, b). Man kann durch die Art der Impfkristalle z. T. auch die Kristallmodifikation des wachsenden Kristalls festlegen.

Bei schnellem Abkühlen der ungesättigten Lösung überschreitet man die Übersättigungskurve, bei der spontan viele kleine Kristallkeime entstehen (3a) und in Folge eine Vielzahl kleinerer Kristalle (3b, c).

Gezielte Kristallisation kann auch durch Zugabe von Lösungsmitteln erreicht werden, in denen sich die Substanz schlechter löst. Dadurch verschieben sich die Löslichkeitskurve und die Übersättigungskurve des Systems. Kristallisation aus Schmelzen statt aus Lösungen wird meist eingesetzt, um bestimmte Kristallmodifikationen von Stoffen zu erzielen (▸ Kap. 4.2.2; ○ Abb. 4.17).

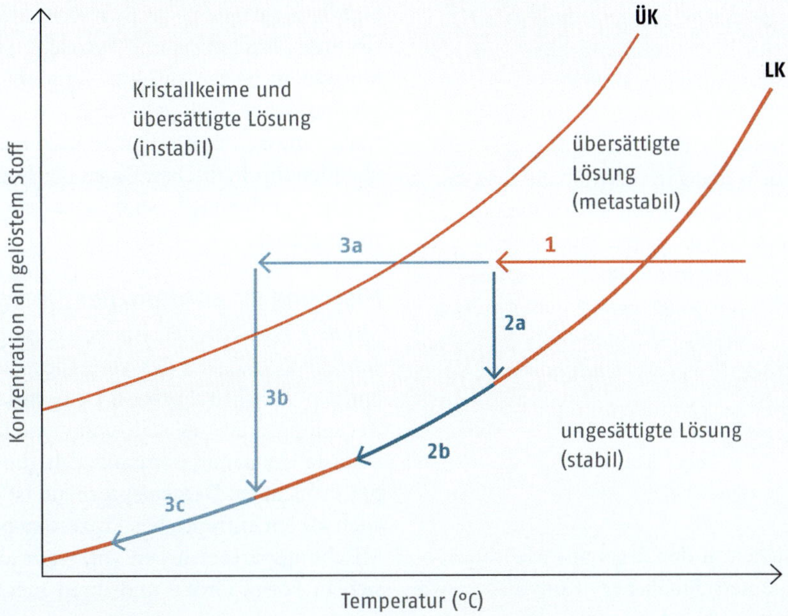

Abb. 5.23 Ostwald-Miers'sches Diagramm zur Darstellung der Kristallisation aus Lösungen. Durch Abkühlen einer partikelfreien Lösung wird eine übersättigte Lösung erhalten, wenn die Löslichkeitskurve LK überschritten wird (1). Zugegebene Impfkristalle wachsen, und die Stoffkonzentration in der Lösung nimmt ab bis zur Löslichkeitsgrenze, an der sich ein Gleichgewicht zwischen Kristallen und gelöstem Stoff einstellt (2a). Bei vorsichtiger Temperaturerniedrigung werden die Kristalle auf Kosten des gelösten Stoffs weiter vergrößert (2b). Wenn die ursprüngliche Lösung soweit abgekühlt wird (1 und 3a), dass die Übersättigungskurve ÜK überschritten wird, entstehen spontan viele sehr kleine Kristallisationskeime, an denen sich der gelöste Stoff bis zum Gleichgewicht an der Löslichkeitskurve abscheidet (3b). Durch weitere Abkühlung erzielt man geringes Kristallwachstum (3c).

5.3 Stoffvereinigung

Merke

Die wichtigsten Stoffvereinigungsverfahren in der pharmazeutischen Technologie sind Mischen, Versprühen, Homogenisieren und Kompaktieren. Ziel ist das homogene Vereinigen verschiedener Stoffe durch die Einwirkung mechanischer Kräfte, z. B. durch den Einsatz von Rühr-, Misch- oder Knetwerkzeugen.

Es ist zu berücksichtigen, dass zwischen den zu vermischenden Komponenten wirkende Kräfte, wie intermolekulare Wechselwirkungen, elektrostatische Anziehung oder Abstoßung sowie unterschiedliche Partikelgrößen oder Dichten, den Vereinigungseffekt oder die Qualität der Endprodukte erheblich beeinflussen können.

Endprodukte von Stoffvereinigungsverfahren sind Lösungen, Emulsionen, Suspensionen, Pasten, Aerosole und viele andere komplex zusammengesetzte Gemische.

Die **Kompaktierung** wird bei den festen Arzneiformen Granulate und Tabletten abgehandelt (▸ Kap. 14.3.1, ▸ Kap. 14.4.5).

Merke

Bei allen Herstellungsverfahren, besonders offensichtlich bei Stoffvereinigungen, sind Prozessparameter wie **Wahl des Prozesses, Art der eingesetzten Geräte und zeitliche Reihenfolge der Prozessschritte** exakt festzulegen, um ein **Produkt gleichbleibender Qualität** zu erlangen (vgl. auch ▸ Kap. 1, GMP). Andernfalls können durch Änderung der Vorgehensweise nichtspezifikationsgerechte Produkte entstehen. So ergab zum Beispiel der Wechsel von Feuchtgranulierung in der Wirbelschicht zu der im Mischkneter eine Zubereitung mit verringerter Bioverfügbarkeit (▸ Kap. 7.4.2, Einfluss der Darreichungsform und des Herstellungsverfahrens).

Bei der Herstellung von Emulsionen kann die Reihenfolge der Misch- und Emulgierschritte einen wesentlichen Einfluss auf die Qualität des Endprodukts haben. Ein einfaches Beispiel kommt aus der Lebensmitteltechnologie: die Herstellung von Mayonnaise mit dem Emulgator Lecithin. Da Letzterer mit seinem HLB-Wert um 6–7 eine W/O-Emulsion begünstigt (▸Kap. 4.5.6), ist zur Herstellung der erwünschten O/W-Emulsion zur wässrigen, emulgatorhaltigen Phase während des Emulgierens das Öl in kleinsten Teilen zuzusetzen. Auf diese Weise wird das Brechen der Emulsion bzw. eine Phasenumkehr vermieden.

5.3.1 Mischen

Arzneiformen bestehen in der Regel aus Mehrkomponenten-Systemen unterschiedlicher Konsistenz, wie Lösungen, Emulsionen, Suspensionen, Salben, Pasten, aber auch Feststoffgemischen, wie Pulvern, Granulaten oder Tabletten. Die Vereinigung der Komponenten erfolgt durch Mischoperationen. Diese sollen unter dem Einfluss turbulenter Bewegungen ein möglichst intensives gegenseitiges Durchdringen der Mischungspartner erreichen. Im Prinzip handelt es sich bei jedem Mischvorgang um einen Diffusionsprozess der Komponenten ineinander. Dementsprechend lässt sich die Mischkinetik bei einer gegebenen konstanten Bewegungsintensität mit dem Fick'schen Diffusionsgesetz (▸Kap. 4.2.3, ○Gleichung 4.39) beschreiben. Der Diffusionskoeffizient D beinhaltet die Intensität der turbulenten Bewegung. Offensichtlich ist dies bei der Herstellung einer molekulardispersen Mischung zweier Flüssigkeiten, bei der für die Durchmischung bereits die thermisch bedingte turbulente Brown'sche Molekularbewegung für eine Durchmischung ausreicht. In der Diffusionskonstanten ist die absolute Temperatur enthalten. Bei mechanischen Zwangsmischungen, z. B. von Pulverpartikeln, müssen in die Diffusionskonstante die entsprechenden mechanischen Daten der Bewegung eingesetzt werden. Prinzipiell sind also alle Mischvorgänge wesensgleich.

Mischung als entropischer Prozess

Mit dem Fortschreiten eines Mischungszustands erhöht sich die Zufälligkeit der Verteilung der Komponentenpartikel. Der Mischprozess ist beendet, wenn der dem Zerteilungsgrad der Komponenten entsprechende höchste Unordnungszustand, d. h. die maximale Entropie, erreicht ist. Dementsprechend ist der Mischprozess auch als ein entropischer Prozess zu bezeichnen. Ideale Mischungspartner liegen vor, wenn die Komponenten sich in Form, Größe und ihren mechanischen Eigenschaften nicht unterscheiden und gegeneinander indifferent sind. In diesem Fall tritt bei der Durchmischung keine Enthalpieänderung auf (▸Kap. 4.2.3). Eine ideale Mischung folgt dem reinen Substitutionsprinzip, bei dem der energetische Zustand der Materie nicht verändert wird, wenn die Partikel der Mischungskomponenten in ihrer Lage gegeneinander ausgetauscht werden. Damit gelten ○Gleichung 4.25 und ○Gleichung 4.26 aus ▸Kap. 4.2.3. Die Komponenten streben grundsätzlich bei jeder Bewegung nach dem Zustand einer optimalen Zufallsmischung. Entmischungen können bei idealen Mischungspartnern mechanisch nicht ausgelöst werden.

In ○Abb. 5.24 sind in A der vollständig getrennte Zustand, in B eine Zufallsmischung sowie in C eine

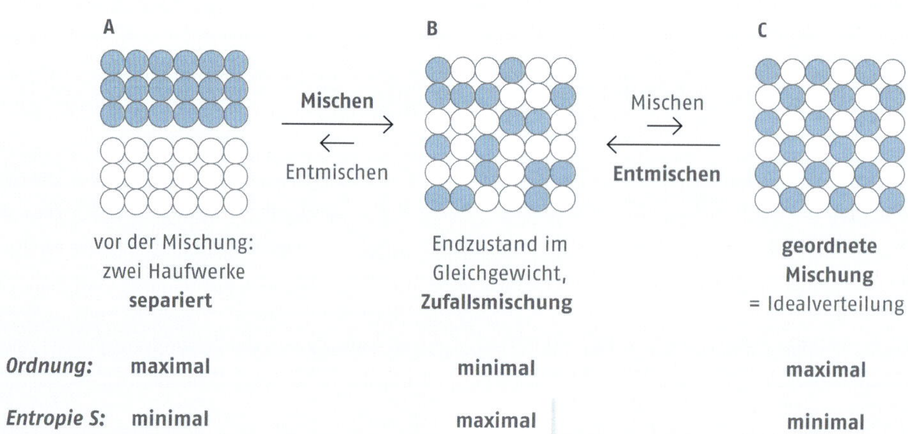

○ **Abb. 5.24** Schematische Darstellung von Mischungszuständen

idealisierte Mischung dargestellt. Die idealisierte Mischung C strebt wie die vollständige Trennung A aus Entropiegründen bei allen Bewegungen in Richtung Zufallsmischung.

Als homogen wird ein Zustand dann bezeichnet, wenn jede Teilmenge der Mischung die gleiche Zusammensetzung und den gleichen Aufbau hat. Es ist leicht einsichtig, dass danach die Aussage der Homogenität eng mit der Größe der betrachteten Teilmengen verknüpft ist. Homogenität und Mischungsgüte sind demnach keine absoluten, sondern relative Begriffe, die nur dann sinnvoll angewendet werden, wenn die Größe der betrachteten Teilmengen in einer sinnvollen Relation zu den technologischen Ansprüchen steht, die an die Mischung gestellt werden müssen.

Beurteilung der Mischungsgüte

Die Mischungsgüte bzw. die Homogenität einer wirkstoffhaltigen Pulvermischung lässt sich über die relative Standardabweichung $\sigma_{\%}$ beschreiben, die angibt, wie stark der Gehalt des Wirkstoffs bei einer Aufteilung der Mischung in gleich große Teilmengen streut. Die Größe der Teilmengen der Mischung sollte der zur einzelnen Applikation gelangenden Pulvermenge entsprechen. Das bedeutet beispielsweise, dass bei einer Pulvermischung, die für die Herstellung von Tabletten vorgesehen ist, die Teilmengen der Pulvermenge entsprechen sollten, die einzeln zur Applikation gelangt, d. h. zu einer Tablette komprimiert wird.

Die Standardabweichung, die der Wirkstoffverteilung in einem stochastischen (zufallsverteilten) Pulver entspricht, kann unter bestimmten vereinfachenden Annahmen mithilfe der Binomialverteilung berechnet werden. Unter der Voraussetzung, dass es sich um eine Zweikomponentenmischung handelt, Wirk- und Hilfsstoff die gleiche einheitliche Korngröße besitzen und kugelförmig sind, gilt für die Standardabweichung der stochastischen Verteilung:

Gleichung 5.10

$$\sigma_{S(abs)} = \sqrt{n \cdot p \cdot q}$$

worin p den Wirkstoffanteil, q den Hilfsstoffanteil und n die Zahl der Partikel je Teilmenge darstellen.

Die relative Standardabweichung für den Wirkstoff in der stochastischen Verteilung bezieht sich auf die Zahl der Wirkstoffpartikel je Teilmenge. Sie ist

Gleichung 5.11

$$\sigma_{S\%} = 100 \cdot \frac{\sqrt{n \cdot p \cdot q}}{n \cdot p} = 100 \cdot \sqrt{\frac{q}{n \cdot p}}$$

Bei kleinem Wirkstoffanteil lässt sich die Formel in einer Näherung zur Poissonverteilung vereinfachen (o Gleichung 5.12 A) und unter Berücksichtigung der Partikelmasse des Wirkstoffs m und der Wirkstoffmasse G je Teilmenge (Dosierung) in die Johnson-Egermann-Gleichung (o Gleichung 5.12 B) überführen.

Liegt kein Isokorn vor, so ist für m, die mittlere Partikelmasse $\overline{m}$, die für die Mischungsgüte repräsentativ ist, zu setzen.

Die o Gleichung 5.12 zeigt die wichtigsten Zusammenhänge:

Gleichung 5.12

$$\sigma_{S\%} = \frac{100}{\sqrt{p \cdot n}} \quad (A) \qquad \sigma_{S\%} = 100 \cdot \sqrt{\frac{m}{G}} \quad (B)$$

Damit die relative Standardabweichung der Wirkstoffdosierung selbst bei optimaler, d. h. stochastischer Mischung den Zulässigkeitsbereich nicht überschreitet, muss die Zahl der Wirkstoffpartikel umso größer sein, d. h. die Partikelmasse der Wirkstoffteilchen umso kleiner sein, je niedriger der Wirkstoffgehalt und damit die Dosierung ist. o Gleichung 5.12 B lässt daher eine Abschätzung zu, welche Wirkstoffpartikelgröße zur Einhaltung der Arzneibuchforderungen nicht überschritten werden darf.

Die vom Arzneibuch geforderte Stichprobenprüfung der Gleichförmigkeit des Gehalts ist in ▸ Kap. 2.6.2 beschrieben. Ihr Ziel ist es sicherzustellen, dass Abweichungen des Einzelgehalts x_i vom Mittelwert μ, $|x_i-\mu|$, den Wert von 15 % höchstens ausnahmsweise überschreiten. Nach der 3σ-Regel umfasst bei einer Normalverteilung der dreifache Wert der Standardabweichung (▸ Kap. 2.2.4) praktisch alle – nämlich 99,7 % – der Einzelabweichungen. Unterstellt man also, dass eine Abweichung von 15 % in 0,3 % der Teilmengen der Grundgesamtheit die Grenze des Tolerierbaren darstellt, so ist damit die maximal zulässige relative Standardabweichung des Wirkstoffgehalts auf 5 % festgelegt. Im Allgemeinen werden für die Herstellung von Pulvermischungen Partikelgrößen der Mischungspartner angestrebt, die einer stochastischen Homogenität mit einer relativen Standardabweichung von 1–2 % entsprechen. So sind bei Dosierungen über 2 mg Partikelgrößen von 100 µm durchaus noch tolerierbar. Bei Partikelgrößen von 200 µm und größer sind allerdings selbst unter den idealen Bedingungen einer reinen Zufallsverteilung die Arzneibuchanforderungen nicht mehr erfüllbar.

Die o Gleichung 5.12 lässt sich vereinfachend aus der o Gleichung 5.11 ableiten: Ist eine Wirkstoffkonzentration im Verhältnis zur Hilfsstoffkonzentration sehr niedrig, dann gilt unter dieser Voraussetzung, dass für die Gleichförmigkeit der Dosierung nur die Wirkstoffdosierung entscheidend ist und nicht die Größe einer Tablette. So ist es bei einer Dosierung eines Wirkstoffs von 1 mg je Tablette belanglos, ob die Tablette nur ein Gewicht von 20 mg hat oder eine Brausetablette mit mehreren Gramm darstellt.

Unvollständige Mischungen besitzen eine größere relative Standardabweichung als ideale stochastische Mischungen. Zur Beschreibung, wie weit sich in einem Pulver der Zustand der idealen stochastischen Mischung eingestellt hat, bedient man sich des **Mischungsindexes** I_m. Ebenso kann man die Frage stellen: Wie weit liegt in einem Pulver eine Trennung der Pulverkomponenten vor? Diese werden mit dem **Segregationsindex** beschrieben.

Es gibt die verschiedenartigsten Definitionen für den Mischungsindex und den Segregationsindex. Einleuchtend ist die Vorstellung, dass die relative Standardabweichung sich während der Zufallsmischung von einer Standardabweichung σ_0, die man ermitteln würde, wenn man das überschichtete, vollständig getrennte Pulver in Teilmengen unterteilt und analysiert, in Richtung zu der idealen Zufallsverteilung σ_r verändert. Bei kleinem Wirkstoffgehalt gilt näherungsweise:

$$\sigma_0 = \frac{100}{\sqrt{p}} \quad \text{Gleichung 5.13}$$

Unter Berücksichtigung der Tatsache, dass der Mischungsprozess einer Kinetik erster Ordnung folgt, ist es zweckmäßig, die Logarithmen der Standardabweichungen in den entsprechenden Formeln einzusetzen. Der Mischungsindex I_m lässt sich dann entsprechend der ○ Gleichung 5.14 definieren:

$$I_m = \frac{\lg \sigma_0 - \lg \sigma}{\lg \sigma_0 - \lg \sigma_r} \quad \text{Gleichung 5.14}$$

Entsprechend gilt für den Segregationsindex:

$$I_s = \frac{\lg \sigma - \lg \sigma_r}{\lg \sigma_0 - \lg \sigma_r} \quad \text{Gleichung 5.15}$$

Entsprechend diesen Gleichungen ist der Mischungsindex 1 bei Vorliegen einer kompletten Zufallsmischung und der Segregationsindex 1 bei einer vollständigen Trennung der beiden Komponenten. Unvollständige Mischungen zeigen einen Mischungsindex zwischen 0 und 1.

Vereinfacht kann man aber als den Mischungsindex auch den Quotienten aus der relativen Standardabweichung $\sigma_{\%}$ der Mischung und der des idealen stochastischen Zustands $\sigma_{r\,\%}$ bilden, wonach

$$I_m = \frac{\sigma_{\%}}{\sigma_{r\%}} \quad \text{Gleichung 5.16}$$

Bei dieser Definition des Mischungsindex ist im vollständig gemischten Zustand der Mischungsindex 1, in unvollständigen Mischungen über 1.

Entmischungen

Entmischungserscheinungen können verschiedenartigsten Mechanismen folgen. Ihr Auftreten ist grundsätzlich dann zu erwarten, wenn beim Mischvorgang neben der Entropieänderung ein die Entropie überkompensierender positiver Enthalpieterm gegenübersteht (▸ Kap. 4.3.1). Der Zustand der Materie in einem sich bewegenden Mischer ist mit dem einer gemeinsamen Schmelze zweier Substanzen, die unter der intensiven Turbulenz der thermischen Bewegung stehen, durchaus vergleichbar. Die Masse ist in einem Unordnungszustand, wobei die Partikel einen ständigen Platzwechsel vollführen, aber im Wesentlichen im Kontakt untereinander bleiben. Der Zustand entspricht dem einer Flüssigkeit. Verlangsamt man die Mischbewegung, nimmt die Intensität der turbulenten Bewegung ab – entsprechend der Abnahme der Brown'schen Bewegung in einer Flüssigkeit bei einer Temperaturerniedrigung. Dabei kann unterhalb einer bestimmten Bewegungsintensität diese Überkompensation durch den mechanischen Energieeintrag nicht mehr ausgeglichen werden, sodass es wieder zu einer Trennung der Komponenten kommt. Entmischungen sind wesensgleich mit Phasentrennungen.

Es genügt z. B., dass die beiden Komponenten eine unterschiedliche ungünstige Partikelgrößenverteilung haben. Hierbei beobachtet man folgende Erscheinungen:

Ist eine der Komponenten im Verhältnis zu der anderen sehr feinkörnig, kann sie zwischen den größeren Partikeln der anderen Komponente hindurchrieseln und sich im unteren Teil des Behältnisses anreichern. Damit wird der Schwerpunkt des Systems und somit auch die potenzielle Energie des Systems erniedrigt. Gelegentlich bezeichnet man das sich so verhaltende Feinkorn als Schlupfkorn.

Besteht eine der Komponenten, die in einer geringen Menge in der Mischung vertreten ist, aus besonders großen Partikeln, oder enthält eine der Komponenten eine geringe Konzentration besonders großer Partikel, so schwimmen diese Partikel bei der Entmischung auf und reichern sich auf der Oberfläche der Masse an. (Grobe Steine wandern in jedem Acker an die Oberfläche und ebenso die gröberen Pellets beim Pelletieren im Pelletierteller).

Ist eine der beiden Komponenten ein sphärisches Isokorn, so bildet es leicht Ordnungszustände, deren Struktur durch Bravaisgitter (▸ Kap. 4.2.2, ○ Abb. 4.16) beschrieben werden können. In der Regel verifizieren sich hier die dichtesten Kugelpackungen, die beiden energiegleichen Formen, hexagonal und kubisch-flächenzentriert. Diese bilden sich, bei langsamen Bewegungen rein zufällig, in Form kleiner Inseln (Keime). Die geordneten Bereiche vereinigen sich und sedimentieren infolge ihrer erhöhten Dichte unter Abbau der potenziellen Energie des Gesamtsystems nach unten. Je enger eine Partikelgrößenverteilung sphärischer Partikel ist, umso größer ist die Gefahr von Entmischungserscheinungen dieser Art bei Zumischung einer Komponente, deren Partikelform oder auch deren Partikelgrößenverteilung nicht mit dieser übereinstimmt. Neigt eine Komponente zum Aufbau hoher Ordnungszustände, wird diese jede Fremdkomponente, die diesen Ordnungszustand stören könnte, nach oben absondern, um den Zustand höchster Dichte aufzubauen und damit den tiefstmöglichen Schwerpunkt für das System zu ermöglichen.

Grundsätzlich sind daher als Mischungskomponenten Pulver von Vorteil, die selbst aufgrund ihrer breiteren lückenlosen Kornverteilung und evtl. auch einer leichten Anisometrie nur ein ungeordnetes (amorphes) Pulverbett bilden können. Ideal sind Mischungen, bei denen die Komponenten eine gemeinsame lückenlose Kornverteilung mit nur einem gemeinsamen Maximum aufbauen.

Schließlich besteht auch die Möglichkeit, dass eine der Komponenten während des Mischvorganges oder während der Lagerung zu einer Veränderung der Oberflächeneigenschaften z. B. durch Aufnahme von Sorptionswasser und damit zu einer erhöhten Kohäsion neigt. Dadurch können sich sogar schon während des Mischprozesses verstärkt Agglomerate dieser Komponente ausbilden. Handelt es sich dabei um den Wirkstoff, wirkt sich dieser Prozess wie eine Wirkstoffpartikelvergrößerung aus. Damit verschlechtert sich während des Mischvorgangs die Standardabweichung des stochastischen Mischzustands. Die Folge ist, dass die Mischgüte während der Mischung ein Maximum durchläuft.

Geordnete Mischungen

Aus den bisherigen Vorstellungen ist zu erwarten, dass auch Mischungszustände möglich sein müssen, die eine bessere Homogenität besitzen als die einer idealen Zufallsverteilung. Dies erfordert zwangsläufig einen geordneten Zustand, der dadurch ausgezeichnet ist, dass die beiden Mischungspartner bevorzugt alternierend auftreten. Dies könnte z. B. durch ungleiche und hohe elektrostatische Oberflächenladungen der beiden Komponenten erreicht werden. Dabei werden sich die Partikel ein und derselben Komponente gegenseitig abstoßen. Dagegen ziehen sich Partikel ungleicher Komponenten an (**interaktive Mischung**). Ein derartiger Effekt kann schon mit dem bloßen Auge in Mischbettionenaustauscherharzen beobachtet werden – insbesondere dann, wenn diese zur Erkennung ihres Ladungszustands ungleich angefärbt sind. Sind die Ionenaustauscherharze frisch regeneriert und werden gemischt, so baut sich ein Ordnungszustand auf, der auffallend eine alternierende Folge der beiden Harze erkennen lässt.

Es wurde versucht, dieses Phänomen für die Arzneiformung zu nutzen. Geordnete Mischungen mit kleinerer Standardabweichung als die der reinen Zufallsverteilung lassen sich aber nur unter sehr extremen Voraussetzungen bilden und konnten bisher experimentell nicht eindeutig nachgewiesen werden:

- Die Partikel sollten sphärisch sein.
- Die Partikelgrößenverteilung sollte so eng wie möglich sein – am besten sollte ein Isokorn vorliegen.
- Die beiden Mischungspartner müssten in einer vergleichbaren Konzentration vorkommen.
- Die Oberflächen der beiden Komponenten sollten die entsprechenden Anziehungs- und Abstoßungskräfte dauerhaft bereitstellen.

Die ersten beiden Bedingungen sind Grundvoraussetzungen für die geometrische Verifizierung einer geordneten Pulverpackung. Die dritte Bedingung gewährleistet erst einen hinreichend alternierenden Aufbau. Selbst wenn die übrigen drei Bedingungen erfüllt sind, ist bei einer niedrigen Wirkstoffkonzentration keine signifikante Erhöhung der Homogenität zu erwarten. Da aber gerade Mischungen mit niedrigen Arzneistoffkonzentrationen aus statistischen Gründen problematisch sind, dürften nur in speziellen Fällen Vorteile bei der Arzneiformung zu erwarten sein. Als Anziehungs- bzw. Abstoßungskräfte kommen wegen ihrer Fernwirkung nur elektrostatische Wechselwirkungen in Betracht. Vorzugsweise sollten diese – wie im Falle der Ionenaustauscherharze – durch in der Oberfläche platzierte Ionen verursacht werden, da derartige Ladungen im Gegensatz zur Reibungselektrizität dauerhaft sind.

Mechanismen des Mischprozesses

Beim Feststoffmischen sind drei Mechanismen simultan wirksam. Die **Konvektion** besteht in einer relativen Lageverschiebung von Partikelgruppen gegeneinander. Die zunächst getrennt vorliegenden Komponenten werden stufenweise in kleinere Portionen aufgeteilt und vermengt. Durch **Diffusion** kommt es zu einer gegenseitigen Durchdringung dieser Partikelgruppen mit den Einzelteilchen der jeweils anderen Komponente. Voraussetzung für die Konvektion und Diffusion ist eine ausreichende **Scherung**. Bei kohäsiven Massen sind für das Zerteilen der Pulverklumpen in die Einzelteilchen höhere Scherkräfte erforderlich. Bei frei fließenden Feststoffen genügt die Schwerkraft.

Volumenkontraktion beim Mischen

Häufig wird bei Modellvorstellungen zum Mischprozess von zwei Pulvern von monodispersen, kugelförmigen Partikeln ausgegangen. In Wahrheit liegen i. Allg. polydisperse, anisometrische Pulverpartikel vor, die sich zusätzlich in ihrer mittleren Korngröße unterscheiden. Werden ein feinkörniges und ein grobkörniges Pulver gemischt, ist das Phänomen der Volumenkontraktion zu beobachten. Das resultierende Schüttvolumen (▸Kap. 14.2.1) der Mischung ist kleiner als die Summe der Einzelschüttvolumina der beiden Komponenten. Dies erklärt sich aus der Tatsache, dass die kleinen Partikel die relativ ausgedehnten Hohlräume zwischen den großen Partikeln auffüllen und somit erst nach deren Besetzung zur Erhöhung des gemeinsamen Volumens der Mischung beitragen. Da Pulver i. Allg. volumendosiert werden, ist dieses Phänomen bei der Abteilung zu Einzeldosen zu berücksichtigen.

Bedeutung besitzt die Volumenkontraktion z. B. bei der rezepturmäßigen Herstellung bzw. Füllung von Hartgelatinekapseln (▸Kap. 14.8.1). Die vorgegebene Masse an Arzneistoff wird mit Füllstoff auf das Volumen der zu füllenden Kapseln gebracht. Ohne Volumenkontrolle nach der Mischung von Arzneistoff und Füllstoff bleibt die Volumenkontraktion unbeachtet. Dies würde zu Schwankungen bei der Volumendosierung führen, da das Gesamtvolumen an Pulvermischung für eine vollständige Befüllung nicht ausreicht. Zum Teil entstünden überdosierte Kapseln.

Mischgeräte

Entsprechend der Einleitung zu ▸Kap. 5.3.1 sind Mischer Maschinen, die so konstruiert sind, dass sie im Gutbett eine Bewegung mit einem möglichst hohen Anteil an Turbulenz erzeugen. Diese ist dadurch charakterisiert, dass insbesondere benachbarte Partikel Bewegungen in unterschiedliche Raumrichtungen und mit unterschiedlicher Geschwindigkeit ausführen, die das Erreichen einer zufälligen Lage aller Partikel gegeneinander begünstigen. Dabei ist es in vielen Fällen wünschenswert, die kinetische Energie der Partikel in Grenzen zu halten, um zu vermeiden, dass bei den naturgemäß unvermeidlichen Kollisionen, die bei dieser Bewegung auftreten, größere Energieumsätze stattfinden. Bei jedem unelastischen Stoß wird Energie freigesetzt, die zum Bruch oder anderen Partikelveränderungen führen kann.

Zum Feststoffmischen steht eine Vielzahl von Mischgeräten mit unterschiedlichen Konstruktionsprinzipien zur Verfügung; die in der pharmazeutischen Technologie üblichen lassen sich nach ihrer Scherwirkung in mehrere Gruppen einteilen:

Statische Mischer, die keine beweglichen Teile besitzen. Sie werden als Einbauten in Röhren eingebracht, durch die die Güter mit hohem Druck gepumpt werden. Schrauben-, Gitter- oder Propellerformen sind für das Mischen größerer Chargen vorwiegend fester oder viskoser Güter geeignet. Statische Mischer werden meistens für Vormischungen oder Zwischenprodukte eingesetzt. Sie sind platzsparend, günstig in Anschaffung und Unterhalt, können kontinuierlich betrieben werden und sind bei Bedarf auch einfach zu sterilisieren.

Wälzmischer, für die auch andere Bezeichnungen gebräuchlich sind, z. B. Fall-, Trommel-, Rotationsmischer. Die Gutbewegung beruht vorwiegend auf der Rotation und dem Einfluss der Schwerkraft. Es handelt sich um schonend mischende, rotierende Hohlkörper mit unterschiedlicher geometrischer Form. Um Entmischungen zu verhindern, sollen die drei Raumachsen eine ähnliche Ausdehnung besitzen. Für eine gute Durchmischung ist weiterhin eine dreidimensionale Gutbewegung erwünscht. Sie wird durch schräggestellte Seitenwände erreicht, wie z. B. beim V-Mischer, beim Taumelmischer oder beim Kubusmischer (○ Abb. 5.25). In modernen Pharmabetrieben werden zunehmend Container- oder Fassmischer eingesetzt. Die Produktionscontainer sind so gestaltet, dass sie auch die Aufgabe eines Mischbehälters erfüllen. Diese Fässer werden in einen rhönradähnlichen Rahmen (Rhönradmischer) oder in einen Taumelantrieb (Taumelmischer) diagonal eingespannt. Die taumelnde Bewegung wird durch die Rotation des Fasses um die Diagonalachse erzeugt.

Diese Gruppe von Mischern ist vornehmlich für frei fließende und wenig kohäsive Stoffe geeignet. Erfolgt die Agglomeratzerstörung durch Sieben einer Vormischung, dann können auch mit stark kohäsiven Wirkstoffen gute Resultate erzielt werden. Der Füllungsgrad ist mit maximal 30–40 % kleiner zu halten als bei den anderen Typen.

Der **Schüttelmischer** übt etwas stärkere Scherkräfte aus. Der austauschbare Mischbehälter wird von dem Mischgerät unter Schütteln in alle drei Raumrichtungen bewegt. Er ist für mäßig kohäsive Pulver noch geeignet.

Schermischer oder **Zwangsmischer** werden für stark kohäsive Güter eingesetzt. In den stillstehenden Behältern befinden sich rasch rotierende, verschieden geformte Mischwerkzeuge. Bei hoher Korngröße und guter Rieselfähigkeit sind sie weniger geeignet. Hohe Partikelbeschleunigungen können auch Entmischungen bewirken, zu starke Scherkräfte Partikelzerkleinerungen. Solche Veränderungen sind bei der Weiterverarbeitung zu beachten.

Der **Pflugscharmischer** besteht aus einem waagerecht liegenden Zylinder, in dem pflugscharähnliche Mischwerkzeuge rotieren (○ Abb. 5.25 C).

Ein anderes Gerät zur Einarbeitung von Flüssigkeiten ist der **Planeten-Mischkneter**. Ein Planetenmischarm, der sich auf einer Kreisbahn um die Hauptachse bewegt und dabei gegenläufig um die eigene Achse rotiert, taucht von oben in einen Mischbehälter ein. Er erzeugt ausgewogene Misch- und Kneteffekte. Auf der anderen Seite des Planetenmischraums läuft ein Abstreifer auf der Kreisbahn um die Hauptachse und wirft nach außen geschleudertes Mischgut wieder ins Zentrum zurück (o Abb. 5.26 A). Zum Kneten zäher Massen werden Z- **oder Sigma-Kneter** verwendet. Sie besitzen trogartige, meist waagerecht liegende Behälter mit zwei ineinandergreifenden Z- oder S-förmigen Knetarmen. Sie entwickeln hohe Scherkräfte bei wenig Konvektion und zeichnen sich deshalb durch eine starke Knetwirkung aus. Ihr Mischeffekt ist dagegen weniger ausgeprägt.

Beim **Fluid- oder Intensivmischer**, auch **Schnellmischer** genannt, rotiert ein schnell laufendes Rührwerkzeug am Boden des kesselförmigen Mischbehälters, welches das Mischgut praktisch fluidisiert. An der Behälterwand besitzt dieser Mischer einen rotierenden Zerhacker, der eine gute desagglomerierende Wirkung aufweist (o Abb. 5.26 B). Diese Mischer werden wegen ihrer hohen Scherwirkung auch als **Mischgranulatoren** eingesetzt. Die Granulierflüssigkeit wird nach dem Mischen der Pulver zugegeben.

5.3.2 Rühren

In der pharmazeutischen Technologie finden die verschiedenartigsten Rührwerke Verwendung. Je nach Form des Rührers werden sie Propeller-, Scheiben-, Blatt-, Balken- oder Gitterrührer genannt. Ihre Umdrehungsgeschwindigkeit muss wegen der unterschiedlichen Konsistenz der Mischgüter regulierbar sein. Am wirkungsvollsten sind die Rotor-Stator-(Turbinen-) Rührwerke (o Abb. 5.27).

Diese Rührwerkzeugtypen sind nur für flüssige Systeme geeignet. Der äußere Teil des Rührkopfs ist der Stator mit seinen schlitzartigen Öffnungen. Im Inneren läuft ein genau eingepasster propellerartiger und gegen die Schlitze des Stators messerartig wirkender Rotor. Dieser propellerförmige Rotor saugt durch die Zulauföffnungen an der Oberseite des Rührkopfs das Mischgut an. Zwischen den Kanten des Rotors und dem Stator (seitliche Rührkopfwand) wird das Mischgut geschert, dispergiert und durch Schlitze im Stator aus dem Rührkopf herausgeschleudert. Solche schnell laufenden Rotor-Stator-Mischer werden auch als Turbinenmischer bezeichnet.

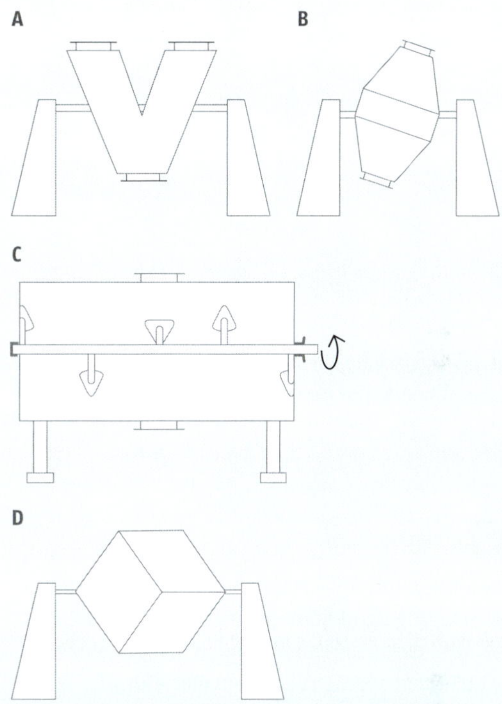

o **Abb. 5.25** Rotationsmischer zum Mischen von Haufwerken. **A** V-Mischer, **B** Taumelnder Doppelkonusmischer, **C** Pflugscharmischer, **D** Kubusmischer (Würfelmischer)

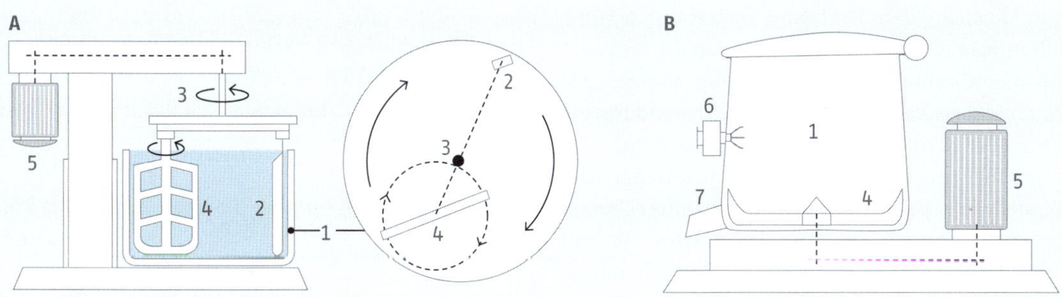

o **Abb. 5.26** **A** Planeten-Mischkneter und **B** Fluid- bzw. Intensivmischer. **1** Mischbehälter, **2** Abstreifer, **3** Zentralachse, **4** Rührwerkzeug, **5** Antrieb, **6** Zerhacker, **7** Bodenablass

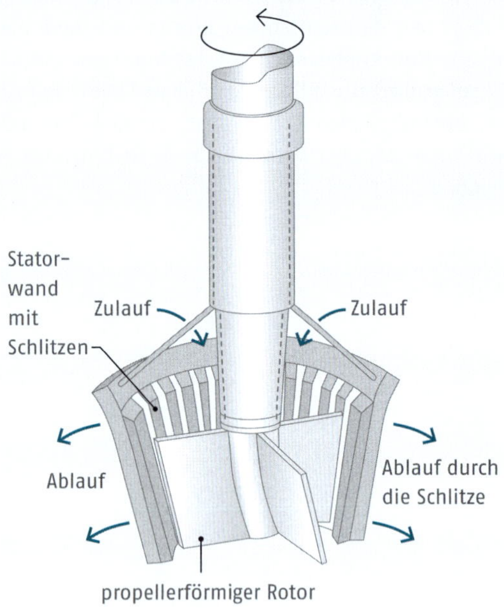

Abb. 5.27 Beispiel eines Rührkopfs mit schnelllaufendem Rotor-Stator-(Turbinen-)Rührwerk

Merke

Besonders intensive Mischoperationen, bei denen gleichzeitig signifikante Zerkleinerungen der Einzelpartikel der zu durchmischenden Komponenten stattfinden, werden als **Homogenisierung** bezeichnet.

Die Operation der Homogenisierung wird demnach gelegentlich bei Feststoff-Feststoffmischungen vor der Granulierung, aber auch bei kolloiddispersen Arzneiformen angewendet. Hierzu gehört auch die Behandlung eines Salbenansatzes mit einem Dispergierer (z. B. Ultraturrax® oder einer multilamellaren Vesikeldispersion zur Herstellung unilamellarer Vesikel durch Hochdruckhomogenisation (▸Kap. 5.2.1, ▸Kap. 15.3.5).

Für die rezepturmäßige Herstellung individueller halbfester Zubereitungen zur kutanen Anwendung eignet sich der Unguator® (www.unguator.com). Der Rührvorgang wird direkt im Abgabegefäß durchgeführt. Es handelt sich dabei um eine Kunststoffkruke mit beweglichem Boden, über den die gewünschte Auftragsmenge aus einer tubenartigen Öffnung herausgedrückt und so unter bestmöglicher Einhaltung hygienischer Bedingungen entnommen werden kann.

5.3.3 3D-Drucken

Vor allem für die personalisierte Medizin ist der 3D-Druck eine Möglichkeit zur Herstellung von festen Darreichungsformen, die für kleinere Patientengruppen angepasst werden. In einer Kombination von mechanischen und thermischen Prozessen erfolgt mit speziellen Druckern ein schichtweiser Aufbau der Präparate mit gewünschten Eigenschaften (▸Kap. 14, ▸Kap. 15, ▸Kap. 24.8).

5.4 Wasseraufbereitung

Wasser ist bei der Herstellung von Arzneimitteln, Wirkstoffen und Hilfsstoffen der mengenmäßig wichtigste Hilfsstoff. Auch bei der Reinigung von Behältnissen, von Produktions- und Abfüllanlagen sowie von Produktionsräumen ist Wasser unentbehrlich.

Die Qualitätsanforderungen an Wasser sind den verschiedenen Einsatzzwecken angepasst und in Monographien des Arzneibuchs bzw. entsprechenden Spezifikationen festgelegt. Für die Herstellung der verschiedenen Wasserqualitäten gibt es geeignete Wasseraufbereitungsanlagen. Wasser kann eine Reihe von Verunreinigungen enthalten (◘Tab. 5.8). An Wasser für pharma-

Tab. 5.8 Mikrobiologische Anforderungen für Trinkwasser (TrinkwV 2001, Stand Juni 2020)

Allgemeine Anforderungen an Wasser für den menschlichen Gebrauch	
Parameter	**Grenzwert (Anzahl/100 ml)**
Escherichia coli (E. coli)	0
Enterokokken	0
Anforderungen an Wasser für den menschlichen Gebrauch, das zur Abfüllung in Flaschen oder sonstige Behältnisse zum Zwecke der Abgabe bestimmt ist	
Parameter	**Grenzwert (Anzahl/250 ml)**
Escherichia coli (E. coli)	0
Enterokokken	0
Pseudomonas aeruginosa	0

zeutische Zwecke werden besonders hohe Anforderungen gestellt. Es wird aus Trinkwasser hergestellt.

5.4.1 Trinkwasser

Trinkwasser ist Wasser, das (im ursprünglichen Zustand oder nach Aufbereitung) auch bei lebenslangem üblichem Gebrauch dem Menschen keinen Schaden zufügt, wenn er es für Nahrung, Körperpflege und bei Reinigung von Materialien, die mit dem Körper in Kontakt kommen, verwendet. Dazu

- muss es frei sein von Krankheitserregern – erforderlichenfalls nach einer Desinfektion, die nach den allgemein anerkannten Regeln der Technik erfolgen muss,
- müssen sehr niedrige Grenzwerte von chemischen Stoffen eingehalten werden,
- muss es rein und genusstauglich sein.

Die Trinkwasserqualität wird durch die Trinkwasserverordnung (TrinkwV) geregelt.

Für den Einsatz im pharmazeutischen Bereich sind besonders die mikrobiologischen Parameter von Bedeutung (◘ Tab. 5.8). Hier gilt das **Indikatorprinzip**. Zur Beurteilung der mikrobiologischen Belastung werden an sich harmlose Mikroorganismen wie das Darmbakterium *Escherichia coli* als Indikatoren für jede Art von Kontaminationen wie z. B. durch gefährliche Keime wie Salmonellen, *Campylobacter* und Streptokokken herangezogen, da *E. coli* beim Nachweis im Labor diese Keime überwuchert. Ähnlich ist die Argumentation für die sog. Gesamtkeimzahl, die unspezifisch Bakterien angibt, die organische Substanzen abbauen können.

Daneben sind für eine Vielzahl von chemischen Substanzen Grenzwerte festgelegt. Bei Schwermetallen gilt dabei das **Vorsorgeprinzip**, d. h. bei üblicher Aufnahme dürfen keine schädlichen Dosen erreicht werden. Nitrat, das selbst weitgehend ungiftig ist, repräsentiert alle Abbauprodukte von N-haltigen Substanzen mit ihren Begleitrisiken (Indikatorprinzip).

5.4.2 Wasser für pharmazeutische Zwecke

Das Arzneibuch unterscheidet die nachfolgend aufgeführten Wasserqualitäten.

Gereinigtes Wasser, Aqua purificata (Ph. Eur.)

Gereinigtes Wasser kann generell verwendet werden für die Herstellung von Arzneimitteln, die weder steril noch pyrogenfrei sein müssen. Es wird aus Trinkwasser durch Destillation, Umkehrosmose oder nach einer anderen geeigneten Methode (▸ Kap. 5.4.3), z. B. mithilfe von Ionenaustauscherverfahren gewonnen. Das Arzneibuch fordert, dass bei gereinigtem Wasser als Bulk die Zahl der aeroben **koloniebildenden Einheiten (KBE)** unter $100\,ml^{-1}$ gehalten werden muss. Der Gesamtgehalt an organischem Kohlenstoff (Total Organic Carbon, TOC) darf $0{,}5\,mg \cdot l^{-1}$ nicht übersteigen und die maximale Leitfähigkeit beträgt $4{,}3\,\mu S \cdot cm^{-1}$ bei 20 °C. Auch Verunreinigungen durch Nitrat (< 0,2 ppm) und Schwermetalle (< 0,1 ppm) sind begrenzt. Bei gereinigtem Wasser, das in Behältnisse abgefüllt wird, muss zusätzlich auf weitere Verunreinigungen geprüft werden.

Wasser für Injektionszwecke, Aqua ad iniectabile (Ph. Eur.)

Wasser für Injektionszwecke ist Wasser zur Herstellung von Arzneimitteln zur parenteralen Anwendung. Das Arzneibuch unterscheidet dabei zwischen zwei Qualitäten:

- **Das Wasser für Injektionszwecke in Großgebinden (Bulk)** wird nach Ph. Eur. aus Trinkwasser oder gereinigtem Wasser durch geeignete Destillation hergestellt oder mit einem gleichwertigen Reinigungsprozess, z. B. ein- oder zweistufige Umkehrosmose in Verbindung mit anderen geeigneten Techniken, wie Elektrodeionisation, Ultrafiltration oder Nanofiltration.
  Bei der Lagerung muss Kontamination mit und Wachstum von Mikroorganismen ausgeschlossen werden.
- **Sterilisiertes Wasser für Injektionszwecke** zum Lösen oder Verdünnen von Parenteralia entspricht dem Bulk-Produkt, wird aber zusätzlich im Abgabebehältnis dampfsterilisiert.

> **Merke**
>
> **Hochgereinigtes Wasser** (*Aqua valde purificata*), das im Hauptwerk der 9. Ausgabe der Ph. Eur. noch zu finden war, ist mit der Ergänzung 9.1 weggefallen. Es war und ist weiterhin bestimmt für die Herstellung oder Prüfung von Arzneimitteln, für die Wasser von hoher Reinheit und biologischer Qualität vorgesehen war, z. B. zur Herstellung von Proteinarzneimitteln und Vakzinen bis zum letzten Reinigungsschritt. Es hatte nahezu gleiche Anforderungen wie das Wasser für Injektionszwecke, wurde aber über Doppelumkehrosmose in Verbindung mit Ultrafiltration und Entionisierung hergestellt. Diese Verfahren wurden vor Ph. Eur. 9.1 als zu unsicher für die Verwendung zu Injektionszwecken angesehen.

Wasser zur Verdünnung konzentrierter Hämodialyselösungen (Ph. Eur.)

Die Herstellung soll aus Trinkwasser durch Destillation, Umkehrosmose, Ionenaustauscher oder anderen geeigneten Verfahren erfolgen, wobei das Risiko einer chemischen oder mikrobiellen Kontamination gering gehalten werden muss. Im Notfall kann für die Heimdialyse auch direkt Trinkwasser verwendet werden, dessen Zusammensetzung aber für die Zubereitung der Hämodialyselösung (▸Kap. 20.2.1) bekannt sein muss und das frei sein muss von Chemikalien zur Wasserbehandlung, wie z. B. Chlor. Alle verwendeten Wasserqualitäten müssen praktisch pyrogenfrei (< 0,25 I. E./ml) sein und dürfen höchstens 100 KBE · ml^{-1} enthalten. Die eingeschränkte oder fehlende renale Exkretion bei Hämodialysepatienten muss vor allem beim Gehalt an Aluminium-Ionen berücksichtigt werden, die wie andere Ionen leicht durch die Dialysemembran (Cutoff 5000–10000 Da) ins Blut übergehen. Da Al-Ionen ernste Erkrankungen wie Enzephalopathie, Osteomalazie oder Blutbildveränderungen hervorrufen können, darf der Gehalt an Al in den verwendeten Wasserqualitäten höchstens 10 µg · l^{-1} betragen.

5.4.3 Anlagen zur Wasseraufbereitung

Je nach seiner Herkunft besitzt Trinkwasser (▸Kap. 5.4.1) unterschiedliche Härtegrade, die in dH (deutsche Härtegrade) angegeben werden. Für die Härte des Wassers sind die gelösten Erdalkalien verantwortlich, meist Ca^{2+}- und Mg^{2+}-Ionen, wobei zusätzlich zwischen Carbonat-Ionen, CO_3^{2-} und HCO_3^-, und Nichtcarbonat-Ionen, SO_4^{2-} und NO_3^-, unterschieden wird.

Härtegrade

Die Härtegrade werden als SI-Einheiten in millimolaren Konzentrationen angegeben. Dabei entsprechen:
1° Gesamthärte (dH GH) 0,178 mM (10 mg CaO pro Liter bzw. 7,19 mg MgO pro Liter),
1° Carbonathärte (dH KH) 0,360 mM (21,8 mg HCO_3^- pro Liter).

Die Gesamthärte, die die Summe der Erdalkali-Ionen, also vorwiegend die Calcium- und Magnesium-Ionen, berücksichtigt, kann durch komplexometrische Titration mit EDTA bestimmt werden.

Zur Bestimmung der Carbonathärte, die einen Teil der Gesamthärte ausmacht und vorwiegend durch die Erdalkalisalze des Carbonats und Hydrogencarbonats zustande kommt, werden alle HCO_3^--Ionen mit Säure bis zur Zersetzung in CO_2 bei pH 4,3 titriert.

Durch Entfernen der härtebildenden Ionen kann Trinkwasser enthärtet werden. Für pharmazeutische Einsatzzwecke müssen alle Salze bzw. alle Ionen, auch Eisen, Mangan, Aluminium etc., durch geeignete Demineralisierungsverfahren aus dem Trinkwasser entfernt werden. Das so aufbereitete Wasser wird als

- **E-Wasser** (entmineralisiertes Wasser) bzw.
- **VE-Wasser** (voll entsalztes Wasser)

bezeichnet.

Anlagen zur Enthärtung und Demineralisierung von Wasser

Für die Ionenaustauscher-Verfahren macht man sich die Tatsache zunutze, dass unlösliche Polysäuren und Polybasen, die Ionenaustauscher, entsprechende Gegenionen an sich binden und damit immobilisieren können. Als Ionenaustauscher finden bevorzugt körnchenförmige, quervernetzte Polymerisate Verwendung, die entweder saure Gruppen, wie Carboxylgruppen oder Sulfonsäuregruppen, oder basische Gruppen, wie tertiäre Amin- oder quartäre Ammoniumgruppen, tragen. Das Grundgerüst geht oft auf ein mit Divinylbenzol quervernetztes Polystyrol zurück. Der Quervernetzungsgrad ist so eingestellt, dass die sphärischen Partikel eine gewisse Quellbarkeit aufweisen. Die Polysäure hat Kationenaustauscher-Eigenschaften, während die Polybasen den Anionenaustauscher darstellen. Ein Ionenaustausch kann nur stattfinden, wenn die Austauschergruppen geladen sind. Bei Carboxylgruppen ist daher ein zu niedriger pH-Wert zu vermeiden. Die Salzbildung sowohl der Säuren als auch der Basen folgt dem Massenwirkungsgesetz. Dementsprechend erfolgt die Bindung der Gegenionen nach ihrer Art und Konzentration. Der Kationenaustauscher lässt sich demzufolge mit konzentrierten Säuren regenerieren, d. h. in die saure Form zurückführen. Nach Auswaschen mit reinem, möglichst ionenarmem Wasser ist er gebrauchsfertig. In entsprechender Weise lässt sich der Anionenaustauscher mit konzentrierten Basen – vorzugsweise Natronlauge – regenerieren und anschließend auswaschen.

Enthärtung mithilfe von Ionenaustauschern. Kationenaustauscherharze können mithilfe einer konzentrierten Kochsalzlösung mit Natriumionen beladen werden. Lässt man Rohwasser über einen so vorbehandelten Austauscher laufen, wird das Natrium mit Vorzug gegen alle Ionen, die mit dem Harz weniger dissoziierende Salze bilden, ausgetauscht. Die Säule entzieht somit dem Rohwasser alle mehrwertigen Kationen und damit auch die Härtebildner Calcium- und Magnesiumionen. Auf diese Weise lässt sich eine nahezu vollständige Enthärtung des Wassers erreichen. Für technische Zwecke ist ein derartiges Wasser nur begrenzt verwendbar, da es zu einer erhöhten Korrosionsgefahr führt. Aus diesem Grund wird in technischen Wasserenthärtungsanlagen dem enthärteten Wasser eine bestimmte Menge Rohwasser zugemischt, um optimale Härtegrade einzustellen.

Vollentsalzung bzw. Demineralisierung von Wasser. Für die Demineralisierung ist zwischen dem Getrenntbett- und dem Mischbettverfahren zu unterscheiden. Bei beiden Verfahren werden die Austauscherharze in Säulen eingeschlämmt, die im Allgemeinen von oben nach unten von dem zu entsalzenden Wasser durchlaufen werden.

Bei dem **Getrenntbettverfahren** passiert das Rohwasser zunächst den Kationenaustauscher. Die Kationen der im Rohwasser gelösten Salze werden an den Austauscher gebunden und dafür Wasserstoffionen freigesetzt. Diese Freisetzung verschiebt den pH-Wert des Wassers in den sauren Bereich und die Protonen verhindern den vollständigen Austausch. Der erniedrigte pH-Wert bewirkt aber auch gleichzeitig die Freisetzung von Kohlensäure, die durch entsprechende Entgasungsvorrichtungen entfernt werden kann. Danach passiert das von den Kationen weitgehend befreite saure Rohwasser den Anionenaustauscher, der sich in entsprechender Weise mit den Anionen belädt. Der Austausch der Anionen gegen Hydroxylionen und die Reaktion dieser mit den Wasserstoffionen führt dann wieder zur annähernden Neutralisierung des pH-Werts. Grundsätzlich wäre auch eine umgekehrte Passage möglich, doch besteht die Gefahr, dass schwer lösliche Hydroxide ausfallen, wenn das Rohwasser erst den Anionenaustauscher passiert. Das aus einer einfachen Getrenntbettanlage resultierende Wasser ist schwach alkalisch und noch mit einer geringen Salzkonzentration verunreinigt. Zur weiteren Reinigung kann man noch weitere Austauschersäulen nachschalten, wobei zunächst eine Kationenaustauschersäule und anschließend eine Anionenaustauschersäule, gegebenenfalls auch noch weitere Säulenpaare folgen. Mit jedem weiteren Säulenpaar nimmt die Restionenkonzentration weiter ab, und der pH-Wert gleicht sich demzufolge immer weiter an den Neutralpunkt pH 7 an. Bei Getrenntbettaustauschern können die Kationenaustauscher einfach durch ausreichendes Beschicken mit Salzsäure und die Anionenaustauscher mit Natronlauge und nachträgliches Spülen mit Wasser regeneriert werden.

In einer **Mischbettsäule** liegen Kationen- und Anionenaustauscherharze gleichmäßig miteinander vermischt vor. Dabei kommen die unterschiedlichen Ladungszustände bei den regenerierten Harzen der Mischoperation entgegen. In Mischbettsäulen laufen Anionen- und Kationenaustausch unmittelbar nacheinander bzw. nebeneinander ab. Extreme pH-Werte werden vermieden, mit der Folge, dass das aus Mischbettsäulen erhaltene Wasser einen sehr niedrigen Ionengehalt aufweist. Deshalb kann die Messung der Leitfähigkeit, die sich mit relativ einfachen elektronischen Messeinrichtungen erfassen lässt, zur Bestimmung der Wasserqualität herangezogen werden. Die Leitfähigkeit von Mischbett-Ionenaustauscherwasser ist allgemein kleiner als $1\ \mu S \cdot cm^{-1}$, d. h. der spezifische Widerstand liegt über $1\ M\Omega \cdot cm$.

Die Regeneration eines Mischbett-Ionenaustauschers ist etwas kompliziert, da dies ohne Trennung der beiden Ionenaustauschersorten nicht möglich ist. Die Anionenaustauscherpartikel weisen bei diesem Verfahren im Gegensatz zu den Kationenaustauscherpartikeln eine erheblich geringere Dichte auf. Deshalb können sie in durchströmendem Wasser durch Aufwirbeln leicht in zwei farblich gut unterscheidbare Schichten getrennt werden. Die schweren Kationenaustauscherpartikel bilden hierbei die untere Schicht. Anschließend können die beiden Harze beide für sich optimal regeneriert und schließlich zur erneuten Verwendung wieder vermischt werden.

Ein moderneres Verfahren ist die permanente Regeneration von Mischbettsäulen durch **Elektro-Entionisierung** (Electrical Ion Exchange, ELIX, bzw. Continuous Electrode Deionization, CDI). Hierbei werden die an das Harz gebundenen Anionen und Kationen nach Anlegen eines elektrischen Feldes ständig durch ionenselektive Membranen entfernt.

Das makromolekulare Ionenaustauscher-Material und die während des Prozesses daran festgehaltenen organischen Verunreinigungen können zu einer raschen Verkeimung der Anlage und einer dadurch bedingten erheblichen mikrobiellen Kontamination des demineralisierten Prozesswassers führen. Besonders empfindlich reagieren Anionenaustauscher auf mikrobiellen Befall. Mikroorganismen können nämlich aus den Anionenaustauschern Amine freisetzen, die sich dann durch ihren charakteristischen Geruch bemerkbar machen. Bei den kontinuierlich betriebenen Anlagen lässt sich beim häufigen Rückspülen und Regenerieren infolge der hohen Turbulenz die Keimzahl zwar drastisch vermindern, jedoch das Problem des Keimgehalts keineswegs zufriedenstellend lösen. Hierzu sind weitere Eingriffe, vor allem durch geeignete Desinfektionsmaßnahmen, erforderlich. Dabei werden Hypochlorite, Wasserstoffperoxid, Peressigsäure und neuerdings auch oligodynamisch (d. h. bei sehr geringer Konzentration) wirkende Silberzusätze eingesetzt. Durch diese Maßnahmen können jedoch weitere Nachteile heraufbeschworen werden, nämlich das Anfallen von hierbei entstehenden Nebenprodukten im entsalzten Wasser. Diese Nachteile haben in jüngster Zeit zu einem Anlagenkonzept geführt, das ganz auf den Einsatz von Ionenaustauschern verzichtet. Nach vorausgegangener Enthärtung durch Konditionieren mit Säure wird eine Entsalzung über ein bis zwei nachgeschaltete Umkehrosmoseanlagen vorgenommen.

Wasserreinigung mithilfe von Membranen

Die **Umkehrosmose** bzw. **Reversosmose** (**RO**) setzt sich für die Herstellung gereinigten Wassers im Pharmabereich immer mehr durch. In der Ph. Eur. ist sie in Verbindung mit anderen Verfahren neben der Destillation als Alternativmethode für die Herstellung von Wasser für Injektionszwecke aufgeführt.

Beim Osmosevorgang sind reines Wasser und eine wässrige Lösung durch eine semipermeable Membran getrennt. Durch diese Membran kann lediglich Wasser entsprechend seinem eigenen Konzentrationsgradienten in die Lösung diffundieren. Für die Moleküle der gelösten Substanz ist die Membran dagegen unpassierbar. Ist der Lösungsraum geschlossen, so entsteht in ihm durch das eindiffundierende Wasser ein ansteigender Druck. Die Wasserdiffusion kommt dann zum Stillstand, wenn der Druck auf den osmotischen Druck der Lösung angewachsen ist. Erhöht man den Druck über der Lösung über diesen Betrag, so findet eine Rückdiffusion des Wassers in den Reinwasserraum unter gleichzeitiger Konzentrierung der Lösung statt. Der Prozess kommt zum Stillstand, wenn der mit der Konzentrierung angestiegene osmotische Druck der Lösung den hydrostatischen Druck auf der Lösungsseite der Membran erreicht hat. Auf diesem Prinzip beruhen die Umkehrosmoseanlagen.

Zur Reinigung von Rohwasser (Trinkwasser) wird dieses mit einem Druck, der höher ist als der osmotische Druck des betreffenden Rohwassers (meist <2 bar), über eine semipermeable Membran geleitet. Dabei tritt Wasser über die im Allgemeinen aus Celluloseacetat oder Polyamiden bestehende Membran in den Reinwasserraum. Die Membranen sind als Membranwickelmodule oder als Membranfasermodule ausgebildet, in denen sich zur Vergrößerung der Oberfläche viele feine Hohlfasern mit einem Durchmesser von 0,2 mm parallel geschaltet befinden. Der Permeatfluss, der vom Arbeitsdruck, der Strömungsgeschwindigkeit ($1–2\,m \cdot s^{-1}$) sowie von der Temperatur abhängig ist, wird mit $1\,l \cdot m^{-2} \cdot h^{-1}$ angegeben. Der Abscheidungsprozess von gelösten anorganischen und organischen Substanzen ist von ihrer Größe, inkl. ihrer Hydrathülle, abhängig. Einwertige Ionen werden bis zu 95 %, polyvalente zu 90–99 % abgeschieden. Hintereinander geschaltete RO-Module erhöhen die Effizienz entsprechend. Selbstverständlich werden auch höhermolekulare Substanzen und partikuläre Verunreinigungen zurückgehalten.

Das konzentrierte Rohwasser wird verworfen. Aufgrund der Tatsache, dass Niederschläge, die infolge der Konzentrierung auftreten könnten, wegen der Verstopfungsgefahr des Filters unbedingt vermieden werden müssen, kann die Konzentrierung nur über einen kleinen Bereich betrieben werden. Wenn auch das Verfahren relativ wenig Energie erfordert und im Gegensatz zum Ionenaustauscher-Verfahren keine Chemikalien eingesetzt werden, ist doch der Wasserdurchsatz im Vergleich zur Ausbeute relativ hoch. Leistungsfähige Anlagen lassen sich auf kleinem Raum erstellen. Die Gefahr der Vermehrung durch Kontamination in die Anlage eingebrachter Keime ist erheblich geringer als bei den Ionenaustauscher-Verfahren. Dennoch muss die Anlage von Zeit zu Zeit desinfiziert werden.

Die **Ultrafiltration** (◘ Tab. 5.5), lässt sich ebenfalls zur Eliminierung von Pyrogenen aus Wasser und anderen pharmazeutischen Ausgangsstoffen einsetzen. Die Membranen können wie die Umkehrosmosemembranen nicht sterilisiert, sondern müssen desinfiziert werden. Bei richtiger Wartung der Anlage resultiert jedoch ein keimarmes und pyrogenfreies Produkt. Von Vorteil gegenüber der Umkehrosmose ist, dass der erforderliche Betriebsdruck je nach Anlage im Bereich von $1{,}4 \cdot 10^5$ bis $3{,}4 \cdot 10^5$ Pa liegt, d. h., er stimmt praktisch mit dem bei der Entkeimungsfiltration überein.

Anlagen zur Destillation von Wasser

Wasser für Injektionszwecke kann durch Destillation von Trinkwasser oder von gereinigtem Wasser gewonnen werden.

Bei jeder Destillation entsteht grundsätzlich durch den Siedevorgang neben reinem Wasserdampf ein Aerosol, in dem alle Bestandteile des Ausgangsmaterials enthalten sein können. Dies bezieht sich auch auf die praktisch nichtflüchtigen Bestandteile des Rohwassers wie z. B. Salze, makromolekulare Verbindungen wie Proteine und dergleichen. Selbst kleine suspendierte Partikel, also auch abgetötete oder nicht abgetötete Keime, können im Dampfraum als Aerosolpartikel nachgewiesen werden.

Wird das aufgefangene Kondensat erneut destilliert, so verringert sich der durch den Aerosolübergang auftretende Verunreinigungsgrad. Aus diesem Grund werden für die Herstellung von Augentropfen und Iniektabilia Bidestillationsanlagen empfohlen. Sie sind allerdings nicht vorgeschrieben.

Das Aerosol folgt dem Dampfstrom und kann durch entsprechende Schikanen, wie in den Dampfraum eingebrachte Füllkörper, Glockenböden oder dergleichen, wirksam abgesondert werden.

In ◘ Abb. 5.28 ist eine einfache Apparatur zur Herstellung von destilliertem Wasser guter Qualität wiedergegeben, deren Dampfraum mit einer kurzen Füllkörpersäule versehen ist.

Sowohl das an den Füllkörpern niedergeschlagene Aerosol als auch zurücklaufendes Kondensat müssen von den übergehenden Dämpfen passiert werden. Dabei kommt es zu einem Energieaustausch, der die Wahrscheinlichkeit des Übergangs von reinem Wasser zu Ungunsten aller höher siedenden Bestandteile des Rohwassers entscheidend erhöht. Ebenso werden Aerosoltröpfchen beim Passieren des Kondensats abgefangen.

Aufgrund des wiederholten Energieaustausches zwischen Kondensat und aufströmendem Dampf sind die Destillationen über viele Füllkörper durchaus geeignet, Destillate zu liefern, welche nicht nur die Qualität von einem Bidestillat, sondern darüber hinaus von Vielfachdestillaten erreichen.

Da diese einfache Destillation, das klassische Verfahren für die Gewinnung von Wasser für Injektionszwecke, viel Energie (ca. $0{,}65\,kW \cdot kg^{-1}$ Destillat) und Kühlwasser (ca. $1000\,l \cdot kg^{-1}$ Destillat) benötigt, wird sie nur noch im Labor eingesetzt. Im technischen Bereich werden vorzugsweise moderne energie- und kühlwassersparende Konstruktionen verwendet, wie das

- Einkreis-Thermokompressions-Verfahren
  - mit mechanischem Kompressor,
  - mit Dampfstrahlverdichter,
- Zweikreis-Thermokompressions-Verfahren,
- Mehrstufenkolonnen-Verfahren.

Bei einer **Einkreis-Thermokompressionsanlage** (o Abb. 5.29 A) wird das über einen Wärmetauscher bei einem Druck von $2 \cdot 10^5$ bis $3 \cdot 10^5$ Pa (2–3 bar) zugeführte Speisewasser in dieser Anlage zunächst verdampft, der Dampf anschließend unter Temperaturerhöhung von 105 °C auf 120 °C in einem **mechanischen Kompressor** verdichtet und als Heizmedium wieder in der Verdampferstufe eingesetzt. Während weiteres Speisewasser auf diese Weise verdampft, kondensiert der Dampf zu Destillat, das wiederum über den Wärmetauscher bei etwa 30 °C abgeleitet wird. Alle Teile der Anlage, die mit Dampf und Destillat in Berührung kommen, bestehen aus Edelstahl, der Kompressor aus Bronze. Sie können dampfsterilisiert werden. Der Energiebedarf dieser Anlage beträgt ca. $0{,}03\,kW \cdot kg^{-1}$ Destillat. Die Kompression des Dampfes kann statt durch den mechanischen Kompressor auch durch einen **Dampfstrahlverdichter** erfolgen.

Bei der **Zweikreis-Thermokompressionsanlage** (z. B. Zyclodest-Verfahren, o Abb. 5.29 B) wird die Qualität des Destillates noch weiter verbessert, indem der Destillatkreislauf nicht mehr mit dem mechanischen Kompressor in Berührung kommt. Die Anlage arbeitet mit zwei völlig getrennten Kreisläufen. Im ersten Kreislauf (II) wird das Speisewasser nach Vorwärmung im Wärmetauscher durch das ablaufende Destillat bei Überdruck und ca. 135 °C im Verdampfer verdampft. Der Dampf wird anschließend im Zyklonabscheider von mitgerissenen Wassertröpfchen oder Keimen gereinigt und danach im Kondensator als Destillat abgeschieden. Dieses kann unter Überdruck wahlweise heiß oder kalt entnommen werden. Außerdem wurde der Energiebedarf abgesenkt und eine vorteilhafte Energiebilanz durch den getrennten zweiten Kreislauf mit dem Kompressor (Wärmepumpe) erreicht. Das Wasser wird hierbei mithilfe der im Kondensator freiwerdenden Wärme verdampft und verdichtet und schließlich der Heizstufe zugeführt. In dieser kondensiert der Dampf gegen verdampfendes Speisewasser, und das Kondensat wird über ein Drosselventil in den Kreislauf zurückgeführt. Der Energiebedarf dieser Anlage beträgt bei Kaltablauf ca. $0{,}03\,kW \cdot kg^{-1}$ Destillat. Dies entspricht etwa $^1/_{20}$ der zur konventionellen Destillation erforderlichen Energiemenge.

Bei Verfahren der **Mehrstufenverdampfung** (o Abb. 5.30) wird das kalte Speisewasser schrittweise in mehreren (bis zu 6) Kolonnen aufgewärmt, wodurch in diesen entgegengesetzt der in der 1. Stufe sehr heiße Dampf durch Energieübertrag auf die nächste getrennte Stufe abgekühlt und der Druck vermindert wird. In der ersten Stufe wird durch Sattdampf bei 3–8 bar das erhitzte Speisewasser verdampft, das erste Destillat des Sattdampfes wird verworfen. Das Kondensat der nächsten Stufen ist jeweils das Speisewasser für die Verdampfung in die nächste Kolonne. Die Destillate der 2. bis n-ten Kolonne werden vereinigt und heiß entnommen. Wassertröpfchen werden zwischen den Kolonnen durch Prallabscheider oder durch spiralige Dampfführung mit Zykloneffekt

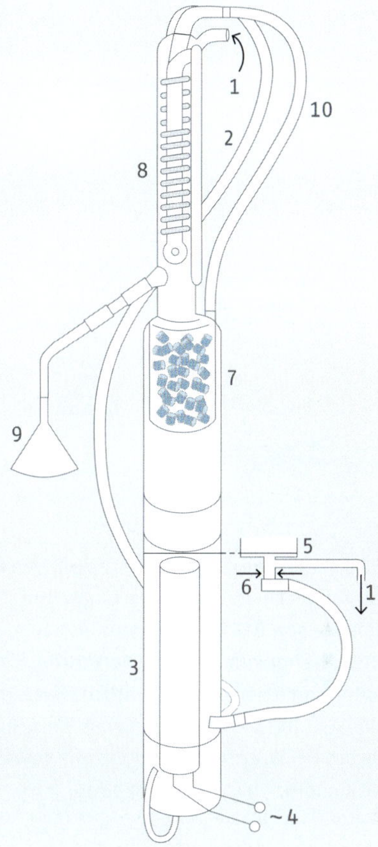

o Abb. 5.28 Labor-Wasserdestilliergerät: Kühlwasserzulauf (1). Der Kühlwasserablauf (2) ist gleichzeitig der Zulauf für das vorgewärmte Speisewasser des unteren Verdampfer-Kolbens (3), der mittels Quarzheizer (4) beheizt wird. Ein Niveaureglergefäß (5) mit Lichtschranke (6) sorgt für den erforderlichen Speisewasserstand und einen geregelten Zulauf. Der mit Raschigringen oder anderen Schikanen beschickte obere Verdampferkolben (7) verhindert das Übergehen von nicht verdampftem Wasser. Kühler (8) mit Destillatablauf (9) und Entgasungsöffnung (10). Speisewasserablauf (11). Muldestor, Wagner & Munz, München

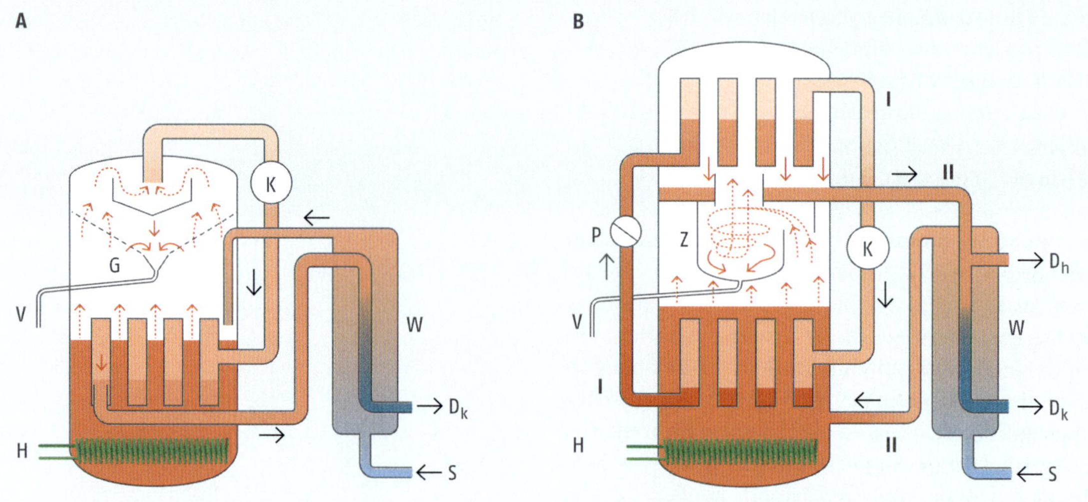

Abb. 5.29 A Einkreis-Thermokompressionsverfahren. **S** kaltes Speisewasser, **W** Wärmetauscher, **H** Heizquelle, **G** Prallgitter zur Abscheidung von Partikeln und Tröpfchen aus dem Wasserdampf, **V** konzentrierte Verunreinigungen, **K** Kompressor. Das Destillat wird als kaltes Destillat (D_k) entnommen.
B Zweikreis-Thermokompressionsverfahren. **S** kaltes Speisewasser, **W** Wärmetauscher, **H** Heizquelle, **Z** Zyklon zur Abscheidung von Partikeln und Tröpfchen aus dem Wasserdampf, **P** Pumpe, **K** Kompressor, **V** konzentrierte Verunreinigungen. Das Destillat kann wahlweise als heißes (D_h) oder kaltes Destillat (D_k) entnommen werden. Durch Trennung des Heizkreislaufs **I** und des Speisewasser-Destillat-Kreislaufs **II** wird eine Kontamination des Destillats durch die Kompressoranlage vermieden.

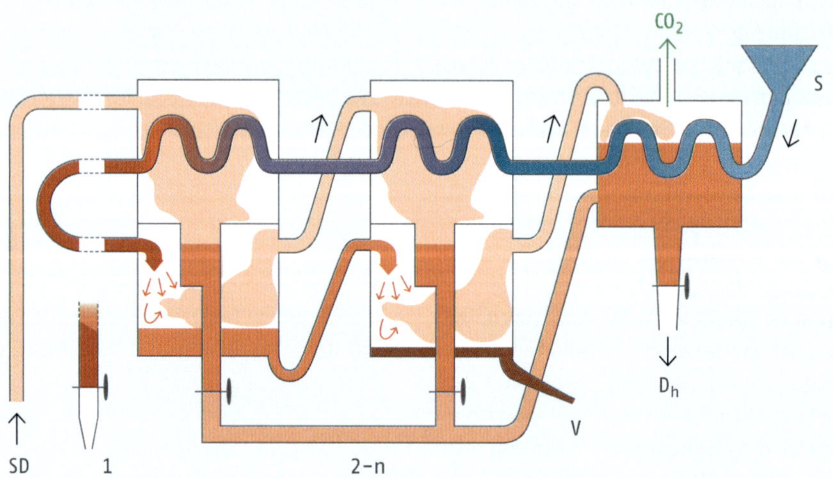

Abb. 5.30 Mehrstufenverdampfungskolonne (System Finnaqua). Sattdampf (**SD**) erhitzt das bereits stufenweise vorgewärmte Speisewasser (**S**). Der Sattdampf kondensiert und überträgt die Wärme auf das Speisewasser in der 2. Kolonne, deren Dampf das Speisewasser in der nächsten Kolonne verdampft. Das Kondensat des Sattdampfs in der 1. Kolonne wird verworfen, die Kondensate der 2. bis n-ten Kolonne (**2–n**) werden vereinigt und als heißes Destillat (D_h) gesammelt. Das Konzentrat an Verunreinigungen (**V**) wird verworfen.

entfernt. Der Energiebedarf der Mehrstufenverdampfung beträgt bei Heißablauf ca. 0,1 kW · kg^{-1} Destillat.

Entfernung organischer Verunreinigungen

Zur Verwendung von Reinstwasser für die Spurenanalytik, die enzymatische Analytik oder die Biotechnologie werden meist Wasseraufbereitungsverfahren wie Umkehrosmose und Ionenaustauschverfahren kombiniert. Es verbleiben dabei in dem gereinigten Wasser noch organische Verunreinigungen. Diese können durch das Verfahren der **Photooxidation** entfernt werden. Dazu wird mit Hg-Niederdrucklampen UV-Strahlung zwischen 100–400 nm erzeugt. Hochreines Quarzglas ist durchlässig für UV-Strahlung von 185 nm, die im behandelten Wasser den gelösten Sauerstoff in Ozon umwandelt. Daraus werden mit H_2O bei 254 nm Hydroxylradikale erzeugt, die organisches Material völlig zu CO_2 und H_2O oxidieren. Mit dem Verfahren gelingt es, den Anteil an organischen Verunreinigungen (Total Organic Carbon, TOC; entsprechend den oxidierbaren Substanzen in älteren Arzneibüchern), auf unter 3 ppb (parts per billion = Milliardstel) zu senken.

Zusätzliche Maßnahmen zur Verminderung der Keimzahl

Die Anlagen zur Aufbereitung von Trinkwasser zu einem bestimmten pharmazeutisch nutzbaren Wasser sind stets nur Bestandteil eines Versorgungssystems, zu dem vor allem auch Lagerbehältnisse und Versorgungsleitungen gehören. Alle Teile dieses Systems leisten ihren Beitrag zur Qualität des Wassers. Die Lagerbehältnisse sollten aus Edelstahl und sterilisierbar sein. Grundsätzlich unterscheidet man zwischen

- Heißlagerung bei 65–80 °C und
- Kaltlagerung (bei Raumtemperatur).

Bei der **Heißlagerung** kann die Wasserqualität über mehrere Tage gehalten werden. In der Regel werden dabei alle vegetativen Keime und die meisten Viren abgetötet. Mesophile Sporen werden an der Auskeimung gehindert, jedoch nicht abgetötet. Gelegentlich vorkommende thermophile Sporenbildner können sich bei 65–70 °C noch vermehren, sie können durch Keimzahlkontrollen bei Bebrütungstemperaturen von 55 °C ermittelt werden. Durch nachgeschaltete Entkeimungsfilter lassen sie sich eliminieren. Die **Kaltlagerung** ist bei destilliertem Wasser nur dann bis zu einem Arbeitstag möglich, wenn Lagerbehältnisse und Versorgungsleitungen dampfsterilisierbar sind. Nicht verbrauchte Vorräte sind zu verwerfen.

Entkeimungsfilter (▸ Kap. 5.2.5, ▸ Kap. 5.5.2) erfüllen nur dann ihren Zweck, wenn sie in geeigneten Abständen sterilisiert werden. Bei der Herstellung von destilliertem Wasser sind sie täglich zu sterilisieren, während sie zur Herstellung von gereinigtem Wasser auch desinfiziert werden können. Geschieht das nicht rechtzeitig, wachsen die Filter zu oder die Keime durchwachsen die Filter und gelangen auf die Sterilseite. Bei Inbetriebnahme einer z. B. über das Wochenende abgestellten Anlage kommt es zu einem „Durchblaseffekt", bei dem ebenfalls Keime oder deren Stoffwechselprodukte auf die Sterilseite gelangen können.

Vielfach werden UV-Reaktoren zur UV-Behandlung und Verbesserung der Wasserqualität in Versorgungssystemen für gereinigtes Wasser installiert. Dabei werden je nach Strahlungsleistung und Kontaktzeit 90 bis 95 % der vorhandenen Keime abgetötet. In der Regel lässt sich jedoch kein steriles Wasser erzielen. Neben resistenten Formen ist besonders auf temporär geschädigte Keimarten infolge von Reparaturmechanismen bei der Erfassung der Keimzahl zu achten. UV-Reaktoren werden außerdem zur Inaktivierung von Ozon in gereinigtem Wasser eingesetzt.

Ein ernsthaftes Problem bei Pharmawasseranlagen ist die Bildung von sogenannten **Biofilmen**. Es handelt sich dabei um die Besiedlung von Oberflächen durch verschiedene, meist gramnegative Keime, die vorwiegend durch das Trinkwasser eingetragen werden und die sich zunehmend mit einer Schleimschicht gegen Biozide stabilisieren können. Gebildete Biofilme sind auch bei einer Abtötung der Keime kaum mehr zu entfernen. Deshalb muss die Bildung bereits in der Induktions- und Wachstumsphase durch regelmäßige geeignete Sanitationsmaßnahmen, z. B. mit Desinfektionsmitteln wie Chlor, quartären Ammoniumverbindungen, Peressigsäure oder H_2O_2, bekämpft werden.

5.5 Sterilität und Sterilisation

Partywissen

Antisepsis bezeichnet das Vernichten von infektiösen Keimen, auch in Wunden, erreichbar durch **Desinfektion.** Sie wurde durch den englischen Arzt **Joseph Lister** um 1860 eingeführt, angeregt durch die Arbeiten **Louis Pasteurs** zur Fäulnis durch Mikroorganismen und durch den Befund, dass sich Abwässer mittels Phenol (damals „Carbolsäure") weitgehend entkeimen lassen. Ihren Siegeszug trat die Antisepsis durch den österreichischen Frauenarzt **Ignatz Semmelweis** an, der die Asepsis mittels Chlorkalk in Wien erfolgreich gegen das Kindbettfieber einsetzte und damit zum „Retter der Mütter" wurde.
Asepsis bezeichnet die Gesamtheit der Maßnahmen zur Erzielung von **Sterilität** (Keimfreiheit), sowohl bei Operationen als auch bei der Herstellung steriler Produkte.

Bestimmte Arzneimittel, z. B. Parenteralia und Ophthalmika, dürfen nur in steriler Form abgegeben werden.

> **Merke**
>
> - Die Sterilität ist als absoluter Begriff zu verstehen und bedeutet ein Freisein von funktionsfähigen Mikroorganismen. Damit sind sowohl Bakterien und Pilze als auch Viren und Prionen gemeint.
> - Die Sterilität einer Zubereitung kann nicht durch eine Prüfung sichergestellt werden.
> - Sie muss durch Anwendung eines geeigneten und validierten Herstellverfahrens für die jeweilige Zubereitung gewährleistet werden.

Bisher verlangen alle Arzneibücher eine Prüfung auf Sterilität, wenn diese in einer Monographie oder allgemeinverbindlich vorgeschrieben ist. Wie bei allen analytischen Methoden sind auch der Prüfung auf Sterilität Grenzen gesetzt. Sie liegen vor allem in der selektionierenden Wirkung der benutzten Nährmedien, der Bebrütungstemperatur und -zeit. Es gibt kein Universalmedium, auf dem alle Mikroorganismen anwachsen. Eine weitere Einschränkung ist durch die Größe der zu prüfenden Stichprobe gegeben. Statistisch lässt sich unter diesen Bedingungen eine mikrobielle Kontamination einer Produktionscharge nur dann nachweisen, wenn sie breit gestreut ist. In Anbetracht dieser Tatsache wird heute auf die ständige Überwachung des gesamten Produktionsablaufs in Form von Inprozess-Kontrollen größerer Wert gelegt als auf die Sterilitätsprüfung selbst. Sterilität lässt sich nicht in ein Produkt hineinprüfen, sie muss vielmehr von Anfang an in die Produktion eingeplant werden.

Nach dem Stand der wissenschaftlichen Erkenntnis ist eine Kontaminationsrate (Sterility Assurance Level, SAL) bei sterilisierten Produkten von 10^{-6} zu akzeptieren. Das bedeutet, dass von 1 Million Einheiten, z. B. Ampullen, ein Behältnis kontaminiert sein kann. In der Praxis dürfte dieser Anteil, z. B. durch Haarrisse in Ampullen bedingt, oft noch höher sein. Bei aseptischen Zubereitungen ist eine höhere Kontaminationsrate von 10^{-3} in Diskussion. Deshalb setzt sich hier die Isolatortechnologie zunehmend durch (▸ Kap. 5.5.2). Die Sterilitätsprüfung birgt selbst ein hohes Kontaminationsrisiko im Bereich von 10^{-2}. Dies unterstreicht die Schwierigkeiten hinsichtlich der Aussagekraft einer solchen Prüfmethode.

5.5.1 Sterilisationsverfahren

Definitionen und Grundlagen

Zur Herstellung steriler Arzneizubereitungen muss ein Sterilisationsverfahren gewählt und validiert werden, das einerseits die Stabilität der Zubereitung und andererseits die Sterilität des Guts gewährleistet. Dazu werden geschultes Personal sowie geeignete Räume und Produktionsausstattung gefordert. Alle Geräte zur Sterilisation müssen qualifiziert werden. Wenn möglich, muss ein Verfahren gewählt werden, bei dem die Zubereitung im Endbehältnis sterilisiert werden kann. Das Gut wird durch ein Behältnis oder durch eine geeignete Verpackung, z. B. Ampulle, Injektionsflasche, Sterilisierpapier usw., vor einer Rekontamination nach der Behandlung geschützt.

Die Auswahl eines geeigneten Sterilisationsverfahrens richtet sich in erster Linie nach dem zu sterilisierenden Gut. Dabei ist zunächst zwischen

- thermostabilen und
- thermolabilen Produkten

zu unterscheiden.

Bei den thermostabilen Produkten werden vor allem wässrige Lösungen mit gespanntem Dampf sterilisiert. Bei Pulvern ist das nicht möglich; sie können jedoch, sofern sie ausreichend thermostabil sind, mit Heißluft sterilisiert werden. Eine Behandlung von Pulvern mit Gasen ist oft problematisch, da bei diesen Verfahren das Gas und die Feuchte (Wasserdampf) in das Pulver eindringen müssen, was meistens nur unvollkommen geschieht. Einige Pulver, so auch Talkum, Enzympulver u. a., lassen sich mit ionisierenden Strahlen behandeln. Hinsichtlich der Effektivität und der erzielten Sicherheit rangieren die Hitzesterilisationsverfahren vor allen anderen Methoden und sind nach dem Arzneibuch zu verwenden, sofern dies möglich ist.

Das gesamte Temperaturprogramm aller thermischen Sterilisationsverfahren lässt sich in die folgenden Perioden unterteilen:

1. **Anheizzeit**: diejenige Zeit, die verstreicht, bis der Sterilisationsraum die Sterilisationstemperatur erreicht hat.
2. **Ausgleichszeit**: diejenige Zeit, die nach Abschluss der Anheizzeit verstreicht, bis das Gut die Sterilisationstemperatur angenommen hat.
3. **Sterilisationszeit**: diejenige Zeit, während der das Sterilisationsgut die Solltemperatur des betreffenden Sterilisationsverfahrens hat.
4. **Abkühlzeit**: diejenige Zeit, die nach Beendigung der Sterilisationszeit verstreicht, bis das Gut die Raumtemperatur wieder erreicht hat.

Definition

Die **Effektivität** oder **Gesamtletalität** *F* eines Sterilisationsverfahrens ist diejenige Zeit bzw. diejenige Dosis bei einer Strahlensterilisation, die erforderlich ist, um die Kontaminationsrate eines mit einem bestimmten Keim kontaminierten Produkts unter die maximal tolerierbare Kontaminationsrate abzusenken.

Die Effektivität eines Sterilisationsverfahrens hängt stets von einer Reihe von Faktoren ab, vor allem von der mikrobiologischen Ausgangslage, d. h. von den vorhandenen Keimarten und deren Menge. Bei der Herstellung von Parenteralia wird ganz allgemein erwartet, dass die Keimzahl in der zu sterilisierenden Lösung 10^2 Keime pro ml nicht überschreitet. Von diesen 10^2 Keimen pro ml sind in der Regel weniger als 10 % Sporenbildner, die anderen 90 % werden bereits bei Temperaturen über 80 °C abgetötet.

Definition

Unter dem ***D*-Wert,** dem Dezimalreduktions- oder Destruktionswert, versteht man die Zeit bzw. Dosis, die erforderlich ist, um die Ausgangskeimzahl für einen bestimmten Mikroorganismus in einem bestimmten Funktionszustand unter genau festgelegten Verfahrensbedingungen um eine Zehnerpotenz, d. h. auf 10 %, herabzusetzen. Der **z-Wert** gibt die Temperaturdifferenz an, bei der sich der *D*-Wert um den Faktor 10 ändert.

Merke

Als **Bioindikatoren** werden für die verschiedenen Sterilisationsverfahren jeweils besonders widerstandsfähige Keime, meist die Dauerformen bzw. Sporen verwendet. Wenn diese durch das Verfahren abgetötet werden, kann man davon ausgehen, dass auch die Abtötung der anderen Keime erfolgreich ist. Das Arzneibuch nennt Bezugskeime, die zugleich auch als Bioindikatoren zur Validierung des gewählten Verfahrens eingesetzt werden (Ph. Eur.).

Die verfahrensspezifischen *D*-Werte lassen sich aus Tabellen (▫ Tab. 5.9, ▫ Tab. 5.10, ▫ Tab. 5.11) oder aus den experimentell ermittelten Überlebenskurven (○ Abb. 5.31) entnehmen. Als Beispiel beträgt beim Standardverfahren der Dampfsterilisation der *D*-Wert $D_{121\,°C}$ für die widerstandfähigen Testsporen von *Geobacillus stearothermophilus* (vormals *B. stearothermophilus*) ca. 1,5 min. Der Index 121 °C weist auf die

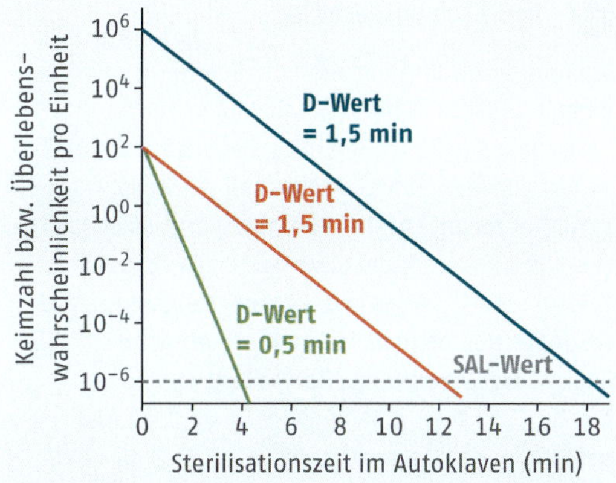

○ **Abb. 5.31** Überlebenswahrscheinlichkeit für Sporen von *Geobacillus stearothermophilus* ($D_{121\,°C}$ = 1,5 min) und *Bacillus atrophaeus* ($D_{121\,°C}$ = 0,5 min) bei Dampfsterilisation im Autoklav (121 °C, 2 bar) und unterschiedlicher Keim-Ausgangsbelastung von 10^6 bzw. 10^2 pro Einheit. Nach Kramer und Assadian 2008

Objekttemperatur von 121 °C unter dem Einfluss von gesättigtem Wasserdampf hin.

Ganz allgemein gilt für die Effektivität *F* eines Sterilisationsverfahrens die ○ Gleichung 5.17.

$$F = n \cdot D \qquad \text{Gleichung 5.17}$$

Hierbei charakterisiert *n* die Differenz der Zehnerpotenzen zwischen der jeweiligen **mikrobiologischen Ausgangsbelastung** N_0 **(Bioburden)** im Gut und des angestrebten Endzustands *N*, z. B. einer Kontaminationswahrscheinlichkeit von 10^{-6}. Sind beispielsweise in einer zu sterilisierenden Ampulle mit 10 ml Füllung maximal 10^2 Keime pro ml, d. h. 10^3 Keime pro Ampulle vorhanden, errechnet sich *n* nach ○ Gleichung 5.18.

Gleichung 5.18

$$n = \log N_0 - \log N = \log 10^3 - \log 10^{-6} = 3 + 6 = 9$$

In diesem beispielhaften Fall soll also die Keimzahl um mindestens neun Zehnerpotenzen vermindert werden. Setzt man die Werte für *n* und *D* in ○ Gleichung 5.17 ein, ergibt sich

Gleichung 5.19

$$F = n \cdot D_{121\,°C} = 9 \cdot 1{,}5\ \text{min} = 13{,}5\ \text{min}$$

Die Sterilisationszeit bei 121 °C in gesättigtem Wasserdampf beträgt in diesem Fall 13,5 min.

5

Praktisch umgesetzt

Die Temperaturabhängigkeit der Reaktionsgeschwindigkeit wird durch die Arrhenius-Gleichung beschrieben (Gleichung 3.43). Bei der Sterilisation im Autoklav bei 121 °C werden gelöste Stoffe schneller zersetzt als bei Raumtemperatur. Bei gleichem Stoßfaktor A, der allgemeinen Gaskonstante 8,314 $J \cdot mol^{-1} \cdot K^{-1}$ und der Aktivierungsenergie in Lösungen von oftmals 50 $kJ \cdot mol^{-1}$ ergeben sich die Reaktionsgeschwindigkeiten k ($Zeit^{-1}$):

bei 20 °C: $k\left(t^{-1}\right) = A \cdot e^{-\frac{50\,000}{8{,}314 \cdot 293}} = A \cdot 1{,}22 \cdot 10^{-9}$

bei 121 °C: $k\left(t^{-1}\right) = A \cdot e^{-\frac{50\,000}{8{,}314 \cdot 394}} = A \cdot 2{,}35 \cdot 10^{-7}$

Bei 121 °C läuft die Reaktion hier also beinahe 200-mal schneller ab als bei 20 °C. Der Quotient nimmt mit steigender Aktivierungsenergie noch erheblich zu.

Bei empfindlichen Stoffen müssen also bei bekanntem Reaktionsmechanismus Stabilisierungsmaßnahmen ergriffen werden (z. B. optimaler pH-Wert bei Hydrolysereaktionen) oder es muss von der Sterilisation im Autoklav abgesehen werden.

Das Arzneibuch verlangt bei dem diesbezüglichen Standardverfahren der Dampfsterilisation 15 min Sterilisationszeit, sodass zu dem errechneten *F*-Wert für die Sporen von *Geobacillus stearothermophilus* von 13,5 min noch eine weitere kleine Sicherheitsmarge dazukommt. Im Allgemeinen werden heute **Overkill-Verfahren** angewendet, bei denen eine Keimreduktion um mindestens 10 Zehnerpotenzen erzielt wird. Werden der *F*-Wert von 15 min und ein $D_{121\,°C}$-Wert von 0,5 min für *Bacillus atrophaeus* (vormals *B. subtilis*) eingesetzt, so ist die Sicherheit der Sterilisation bei Weitem gegeben. Bei einem Overkill-Verfahren würde hier also schon ein *F*-Wert von 5 min ausreichen.

Bei der Routineproduktion von sterilen Arzneimitteln kann ein validiertes Äquivalenzverfahren angewandt werden, wenn letztlich der SAL-Wert von 10^{-6} oder kleiner für die Bioindikatoren eingehalten wird. So kann bei 121 °C und einem gesicherten niedrigen Bioburden die Sterilisationszeit nach dem F_0-Konzept (Ph. Eur.) verkürzt werden, wobei gilt:

$$F_0 = D_{121\,°C}\left(\log N_0 - \log N\right) \quad \text{Gleichung 5.20}$$

Bei solchen **kalkulierten Sterilisationsverfahren** und strenger physikalischer oder mikrobiologischer Kontrolle kann auch noch die Anheiz- und Abkühlphase bei den thermischen Verfahren mit in die Gesamtsterilisationszeit einbezogen werden.

Bei thermolabilen Gütern kann die Sterilisationstemperatur erniedrigt werden und die Sterilisationszeit entsprechend dem *z*-Wert angepasst werden.

Methoden zur Herstellung steriler Zubereitungen

Das Arzneibuch führt folgende Sterilisationsverfahren auf:

- Dampfsterilisation (Erhitzen im Autoklav),
- Sterilisation durch trockene Hitze,
- Strahlensterilisation,
- Gassterilisation.

Dampfsterilisation (Ph. Eur.)

Bei der Dampfsterilisation im **Autoklav** wird die hohe Wärmeübertragungskapazität von reinem Wasserdampf genutzt. Dazu soll der Gasraum frei von Luft sein, da diese die Wärmeübertragung auf das Gut stark beeinträchtigt. Bei reinem Wasserdampf in der Gasphase entsprechen Druck und Temperatur jeweils Punkten der Siedekurve des Phasendiagramms des Wassers (Abb. 5.22). Bei dem Verfahren wird gesättigter und gespannter Wasserdampf verwendet, d. h. der Dampf im Autoklavenraum steht im Gleichgewicht mit vorhandenem Wasser und hat einen erhöhten Druck. Die Abtötung der Keime erfolgt bei den gewählten Bedingungen durch die effiziente Denaturierung der Proteine.

Merke

Als Standardverfahren wird vom Arzneibuch eine Behandlung bei 121 °C (entspricht 250 °F) bei $2 \cdot 10^5$ Pa (2 bar) über 15 min im Autoklav genannt.

Andere Kombinationen von Temperatur und Zeit können als Äquivalenzverfahren gewählt oder mithilfe der *F*- und *z*-Werte berechnet werden. Ihre ausreichende Wirksamkeit muss jedoch nachgewiesen werden. Dies setzt voraus, dass an jeder Stelle des Gutes diese Bedingungen eingehalten werden. Die kritischste Stelle der Autoklavenbeschickung ist der Kältepunkt. Dieser ist meist geräteabhängig und wird vor allem durch die Dampfverteilung beim Einströmen beeinflusst. Weiterhin wird er durch die Art der Beladung beeinträchtigt, die zu einer Behinderung der Dampfverteilung durch verbleibende Luftpolster führen kann.

Die als Indikatorsporen bei der Sterilisation im Autoklav und zur Berechnung der Effektivität des Sterilisationsverfahrens bzw. des *F*-Werts eingesetzten Sporen von *Geobacillus stearothermophilus* gehören mit einem $D_{121\,°C}$-Wert von 1,5 bis 4 min zu den widerstandsfähigsten. Normalerweise sind im Sterilisiergut mesophile Sporen enthalten, z. B. von *Bacillus atrophaeus*, die weniger widerstandsfähig sind und nach Tab. 5.9 einen $D_{121\,°C}$-Wert von nur 0,5 min haben.

Beim Erhitzen von Wasser in einem geschlossenen Gefäß erhöhen sich Wasser- und Dampftemperatur auf über 100 °C, und der Dampfdruck steigt an. Wasser von

Tab. 5.9 *D*- und *z*-Werte für einige sporenbildende Bakterienarten unter dem Einfluss von gesättigtem, gespanntem Dampf

Mikroorganismus (Sporen)	*D*-Wert (min) bei		*z*-Wert (°C)
	115 °C	121 °C	
Geobacillus stearothermophilus (vormals *B. stearothermophilus*)	10–24	1,5–4,0 (1,5)	6–7
Bacillus atrophaeus (vormals *B. subtilis*)	2,2	0,4–0,7 (0,5)	8–13
Clostridium sporogenes	2,8–3,6	0,8–1,4	12
Clostridium botulinum		0,2	10

100 °C hat einen Dampfdruck von 1 013 hPa (ca. 1 bar), der bei einer Dampftemperatur im Autoklav von 121 °C auf 2 048 hPa bar (ca. 2 bar) ansteigt. Noch vorhandene Luft im Gasraum wird dadurch erkannt, dass die Temperatur bei 2 bar niedriger liegt. Wird die Temperatur vorgegeben, so ist der sich einstellende Totaldruck höher als 2 bar.

Besteht das Sterilisationsgut aus geschlossenen Behältnissen, wie Ampullen, Vials oder Infusionsflaschen, so ist auf das sich im Inneren der Behältnisse während der Sterilisation einstellende Milieu zu achten. Wässrige Lösungen führen auch im Inneren der Behältnisse zu einer Wasserverdampfung und damit zu einer Druckerhöhung. Bei gleicher Temperatur des Gutes und des Autoklavenraums stellt sich im Allgemeinen eine Druckdifferenz ein, die sich aus der Erhöhung des Totaldrucks im Inneren infolge der über der Lösung befindlichen Luft ergibt. Die Wärmeübertragung im Gasraum der Behältnisse ist durch die vorhandene Luft zwangsläufig schlechter als im Gasraum des Autoklavs. Die Bedingungen der Sterilisation im Inneren der Lösungen werden jedoch durch die im Vergleich zum Wasserdampf hohe Dichte des Wassers begünstigt. Aus dieser ergeben sich eine hohe Wärmeleitfähigkeit und ein hohes Denaturierungspotenzial. Bei Sterilisationsgütern, die in porösen Beuteln verpackt sind oder die selbst porös sind, wie z. B. Verbandstoffe, Arbeitskleidung u. a., muss mit einem Vorvakuum-Verfahren bzw. mit fraktionierter Evakuierung gearbeitet werden, um störende Luftmengen aus dem Sterilisiergut zu beseitigen.

Aus den vorstehenden Überlegungen ergibt sich auch, dass in geschlossenen Gefäßen abgefüllte wasserfreie Güter nicht mit diesem Verfahren sterilisiert werden können. Ebenso ist dieses Verfahren für Güter ungeeignet, die sich im Kontakt mit Wasserdampf irreversibel verändern.

Der im Autoklav herrschende Druck schützt die mit wässrigen Lösungen gefüllten Ampullen oder Infusionsflaschen vor dem Bersten, wenn der **Befüllungsgrad** der Behältnisse und damit die Ausdehnung der Flüssigkeit nicht zu hoch ist. Dementsprechend ist nach der Sterilisation in der Abkühlphase dafür Sorge zu tragen, dass mit der fallenden Temperatur im Autoklavenraum der Überdruck im Inneren der Gefäße nicht allzu groß wird. Nach Möglichkeit ist die dem Gut vorlaufende Abkühlung des Autoklavs durch Applikation eines entsprechenden Stützdrucks mit steriler Pressluft auszugleichen. Bei offenen Gefäßen mit Flüssigkeiten muss die Abkühlung ohnehin bis unter den Siedepunkt mit Stützdruck erfolgen, da sonst ein Siedeverzug erfolgt.

Der Autoklav darf (nach DIN EN 61010-2-040) erst bei einer sicheren Entnahmetemperatur, etwa bei 80 °C, geöffnet werden können, d. h., wenn die Abkühlung des Guts so weit vorangeschritten ist, dass die geschlossenen Behältnisse nur einen geringfügig vom Normaldruck abweichenden Druck aufweisen.

Da die Abkühlphase ohne weitere Maßnahmen bis zur Entnahme sehr lange dauern kann, sind moderne Geräte mit Schnellrückkühlungen ausgestattet, z. B. mittels Ventilations- oder Wasserkühlung des Druckbehälters.

Geräte. Autoklaven sind Druckgefäße, bei denen der Druckkessel, der das Sterilisiergut aufnimmt, mit einem Deckel dicht verschließbar ist. Im Vergleich zu einem Dampfdrucktopf hat ein Autoklav die Anforderung einer hohen Temperaturkonstanz von ± 0,5 °C, die unter Berücksichtigung des *z*-Werts trotzdem bereits eine Änderung des *F*-Werts von 15 Minuten um ± 2,5 Minuten bedeutet.

5

Tab. 5.10 *D*- und *z*-Werte für einige Sporen unter dem Einfluss von trockener Hitze

Organismus (Sporen von)	*D*-Wert (s) bei			*z*-Wert (°C)
	160 °C	180 °C	200 °C	
Bacillus atrophaeus	>150	30	1	18–23
Geobacillus stearothermophilus	20	10	1	14–24
Clostridium sporogenes	120	10	1	18–33

Bei den einfachsten Geräten wird der Dampf direkt im Behälter erzeugt, sodass der untere Teil zur Wasseraufnahme („Wassersumpf") dient. Bei moderneren Geräten kann gesättigter Wasserdampf durch einen Dampfgenerator von oben in den Autoklavenraum eingeleitet werden und damit auch die vorhandene schwerere Luft über ein unteres Ablassventil verdrängt werden.

Weitere unverzichtbare Bestandteile sind ein Sicherheitsventil, das vor Überdruck schützt, ein Strömungsventil oder eine Vakuumpumpe zur Luftentfernung, eine Wasserstandsanzeige sowie Manometer und Thermometer als Kontrollinstrumente. Die Autoklaven sind mit Regel- und Messeinrichtungen (▸Kap. 5.8) ausgerüstet, die es gestatten, mit Thermofühlern unmittelbar im Gut den Prozess nach der kältesten Stelle im Gut zu steuern.

Bioindikator. Für die Dampfsterilisation schreibt das Arzneibuch die Benutzung von Sporen von *Geobacillus stearothermophilus* mit einem *D*-Wert größer als 1,5 min vor. Jede Indikatorcharge ist durch Erhitzen im Ölbad bei 121 °C zu validieren. Der Umschlagbereich sollte dabei zwischen 3 · *D* (= 4,5 min) und 10 · *D* (= 15 min) liegen. Das heißt, nach einem Erhitzen bei 121 °C dürfen nach 4,5 min noch überlebende Sporen nachweisbar sein, jedoch nicht mehr nach einer Behandlungszeit von 15 min.

Die Sporen von *Geobacillus stearothermophilus* werden als Bioindikatoren in standardisierter Nährlösung suspendiert. Nach Zusatz eines pH-Farbindikators wird die Suspension in Ampullen abgefüllt und zugeschmolzen. Diese Bioindikatoren werden mit einer zu sterilisierenden Charge in den Sterilisator gegeben, und zwar möglichst im Kältepunkt deponiert. Nach dem Autoklavieren werden die Bioindikatoren bebrütet. Waren die Sterilisationsbedingungen nicht ausreichend, vermehren sich die noch lebenden Sporen. Dabei wird die Nährlösung sauer, und der pH-Indikator schlägt entsprechend um.

Sichtindikatoren. Sie stehen meistens als Klebestreifen zur Verfügung und werden am Sterilisiergut befestigt. Durch Hitzeeinfluss kommt es zu einem Indikatorumschlag, der lediglich anzeigt, dass das Gut behandelt wurde, jedoch keine Aussage über die Effektivität des Verfahrens erlaubt.

Prionen, z. B. Erreger der BSE (Bovine Spongioforme Enzephalopathie) können im Autoklav bei mindestens 134 °C und 20 min bei 3 bar inaktiviert werden.

Sterilisation durch trockene Hitze (Ph. Eur.)

Dieses Verfahren eignet sich zur Sterilisation von Metallgeräten, Behältnissen aus Glas zur Aufnahme von aseptisch hergestellten Sterilprodukten, pulverförmigen hitzestabilen Ausgangsstoffen, z. B. Talkum, Bolus alba, sowie Paraffin und Glycerol. Im Vergleich zu Dampf sind zur Abtötung von Sporen erheblich höhere Temperaturen und, je nach dem gewählten Verfahren, oft auch längere Zeiten erforderlich (◘ Tab. 5.10).

Dies hängt mit dem schlechteren Wärmeübergang unter diesen Bedingungen zusammen. Die geringe Wärmeübertragung von trockener Luft macht man sich u. a. bei der Sauna zunutze, bei der verhältnismäßig hohe Temperaturen angewandt werden.

Geräte. Folgende Geräte stehen zur Verfügung:

1. Heißluftsterilisationsschränke mit Sterilluft-Umwälzung zur Sterilisation von Rohstoffen, Geräten und Behältnissen. Die Arbeitstemperatur beträgt 160 bis 180 °C.
2. Kontinuierlich arbeitende Heißluftsterilisationstunnels zur Sterilisation von Leerampullen und leeren Injektionsflaschen
   - mit konventioneller Heizung und Temperaturen zwischen 240 und 320 °C sowie
   - nach dem Laminar-Flow-Heißluftprinzip bei Temperaturen von 240 bis 320 °C.

Die Standardbedingungen nach dem Arzneibuch sind 160 °C mindestens 2 h lang.

Andere validierte Temperatur-Zeit-Kombinationen können eingesetzt werden. Wichtig ist jedoch auch hierbei, dass eine ausreichende Luftbewegung zur Sicherstellung der Wärmeübertragung gewährleistet ist und störende Kaltluftpolster im Sterilisiergut vermieden werden. Die Berechnung der Effektivität des Verfahrens erfolgt nach Gleichung 5.17.

Bioindikator. *Bacillus atrophaeus* var. *niger*. Bei 160 ± 5 °C wird ein *D*-Wert von >2,5 min angegeben. Der Umschlagsbereich soll zwischen 3 *D* und 10 *D* liegen.

Für die Heißluftsterilisation bei 180 °C liegt der *D*-Wert bei 0,5 min. Bei einer Ausgangskeimzahl 10^6 Keime pro Objekt und einer Kontaminationswahrscheinlichkeit von 10^{-6}, d. h. $n = 12$, und einem *D*-Wert von 0,5 min errechnet sich dabei eine Effektivität (*F*-Wert) von 6 min. Das Standardverfahren nennt hier 30 min. Doch auch dabei rechnet die eigentliche Sterilisierzeit erst von dem Augenblick an, zu dem an jedem Punkt des Gutes eine Temperatur von 180 °C (Sterilisierzeit oder Haltezeit) erreicht wird. Lange Anheizzeiten können jedoch, wie bei der Sterilisation im Autoklav, in die Effektivität einbezogen werden.

Zur Entpyrogenisierung von Glasgefäßen kann trockene Hitze bei mindestens 220 °C angewendet werden. Hier werden die bakteriellen Endotoxine selbst zur Validierung des Verfahrens eingesetzt.

Die **folgenden Sterilisationsverfahren** können für thermolabile Güter angewendet werden. Hier ist aber auch zu prüfen, ob das betreffende Verfahren die Arzneizubereitung in der vorgegebenen Verpackung schädigt.

Sterilisation durch ionisierende Strahlung (Ph. Eur.)

Zur Bestrahlung von Arzneimitteln und Materialien (medizinische Einmalartikel, Implantate, Verbandsstoffe, chirurgisches Nahtmaterial, Diagnostika) werden Elektronenstrahlen, die mithilfe von Elektronenbeschleunigern erzeugt werden, sowie Gammastrahlen, die von radioaktiven Elementen ausgestrahlt werden, hauptsächlich unter Verwendung von ^{60}Co- oder ^{137}Cs-Quellen, eingesetzt. Die Strahlung bewirkt eine Abtötung der Keime durch Ionisierung oder Radikalbildung mit Bruch der Biomoleküle. Für Arzneimittel ist dieses Verfahren nur zugelassen, wenn andere Sterilisationsverfahren im Endbehältnis nicht möglich sind. Es muss dabei gewährleistet sein, dass durch die Behandlung mit ionisierenden Strahlen keine toxischen Abbauprodukte entstehen.

Die Dimension des *D*-Werts ist bei diesem Verfahren die im Gut absorbierte Strahlungsdosis in kGy (Kilo-Gray = 10^3 J · kg^{-1}) und nicht die Zeit (min) wie bei den anderen Verfahren (Tab. 5.11). Die absorbierte Dosis wird durch geeignete Dosimetrieverfahren ermittelt.

Tab. 5.11 *D*-Werte für einige Mikroorganismen unter dem Einfluss von ionisierender Strahlung

Mikroorganismus (Sporen)	*D*-Wert (kGy)
Bacillus pumilus	>1,9
Bacillus atrophaeus	0,6
Clostridium botulinum	1,2
Clostridium sporogenes	1,6

Bioindikator. Als widerstandfähiger Keim gegen Strahlung wird *Bacillus pumilus* (*D*-Wert > 1,9 kGy) verwendet.

Bei einem SAL-Wert von 10^{-6} und bei dem Standardverfahren, das einen *F*-Wert von 25 kGy angibt, kann die Ausgangskeimbelastung (Bioburden) dementsprechend höchstens bei 10^2 liegen. Bei niedrigerem Bioburden können entsprechend geringere Strahlungsdosen eingesetzt werden.

Die hohen Anschaffungs- und Unterhaltskosten solcher Anlagen haben dazu geführt, dass die Strahlensterilisation im Lohnverfahren durchgeführt wird.

Gassterilisation (Ph. Eur.)

Die biozide Wirkung der Gassterilisation (Dampfphasensterilisation) hängt von der Art des verwendeten Gases, aber auch von der Temperatur und der Luftfeuchte ab, um die Penetration von Gas und Feuchtigkeit in das zu sterilisierende Material sicherzustellen. Da die Gase nach der Sterilisation nicht ausreichend schnell zersetzt werden, ist jeweils eine gründliche Desorption und Spülung mit Luft notwendig.

Die Sterilisation von Arzneimitteln mit **Ethylenoxid** (EO) ist aus toxikologischen Gründen nicht mehr erlaubt. Sie wird wegen des guten Durchdringungsvermögens von EO aber immer noch zur Sterilisation hitzeempfindlicher Geräte und Materialien eingesetzt, die dazu in gasdurchlässige Folien verpackt werden. Die Sterilisation muss von besonders geschultem Personal unter strengen Vorsichtsmaßnahmen durchgeführt werden. Bei 42–55 °C und einer rel. Luftfeuchte von 55–85 % werden Gemische von EO mit CO_2 verwendet, da reines EO ab 2,5 Vol % in Luft explosiv ist. Nach der Sterilisation, deren Bedingungen genau validiert werden müssen, ist eine lange Desorptionszeit und Belüftung von bis zu 4 Wochen nötig, um den Gehalt an EO im Gut unter 1 mg/kg zu senken.

Formaldehyd ist im Vergleich zu EO weniger effizient. Die Sterilisation wird bei 48–75 °C durchgeführt

5

und wird hauptsächlich noch bei der Sterilisation von Oberflächen eingesetzt.

Stattdessen setzen sich zunehmend **Peressigsäure** und **Wasserstoffperoxid** durch, die leichter handhabbar sind. H_2O_2 wird zunehmend bei der Sterilisation von Reinräumen und Isolatoren eingesetzt. Dazu wird nach Einstellung der optimalen Luftfeuchte eine 30%ige wässrige Lösung im Raum verdampft. Die Keimreduzierung ist wegen besserer Sorption von H_2O_2 effizienter bei 25 °C als bei höherer Temperatur. Nach der Sterilisationszeit, die im Stundenbereich liegt, muss über mehrere Stunden mit keimfreier Luft gespült werden, bis der Restgehalt auf den Oberflächen im ppb-Bereich liegt.

Bioindikatoren. Für die Sterilisation mit Ethylenoxid werden vorwiegend Sporen von *Bacillus atrophaeus* verwendet, mit einem *D*-Wert von > 2,5 min bei 54 °C und 60 % *rF*.

Für andere Gase können auch Sporen von *Geobacillus stearothermophilus* verwendet werden.

5.5.2 Andere Methoden zur Herstellung steriler Zubereitungen

Im Folgenden sind Methoden beschrieben, die angewendet werden müssen, wenn eine Sterilisation im Endbehältnis nicht möglich ist.

Plasmasterilisation

Plasma ist ionisiertes Gas („4. Aggregatszustand"). Für die Plasmasterilisation wird der Raum zunächst evakuiert und dann 58%iges H_2O_2 verdampft. Nach Verteilung des Gases auf die trockenen Güter wird H_2O_2 durch hochfrequente elektromagnetische Strahlung im MHz-Bereich zu reaktiven bioziden Zerfallsprodukten ionisiert. Die Sterilisationszeit beträgt bei 45 °C nur etwa 15 min. Danach werden durch wiederholtes Belüften und Evakuieren die Plasmarückstände entfernt. Das Verfahren wird u. a. zur Sterilisierung von Geräten entwickelt, die bei anderen Methoden korrodieren.

Filtration (Ph. Eur.)

Die Entkeimungsfiltration (▸ Kap. 5.2.5) ist stets Bestandteil eines aseptischen Verfahrens, denn das Sterilfiltrat muss in der Regel in vorher sterilisierte Abgabebehältnisse unter aseptischen Bedingungen, die eine Einschleppung von Keimen verhindern sollen, abgefüllt werden.

Die Entkeimungsfiltration, die heute überwiegend mit Membranfiltern und Filterschichten (Porendurchmesser 0,22 oder 0,20 µm) arbeitet, eignet sich zur Abtrennung von Keimen aus hitzelabilen wässrigen und öligen Lösungen, geschmolzenen Fetten und Paraffinen sowie aus Luft und sonstigen Gasen, bei denen Sterilität gefordert wird (**Bioindikator:** *Brevundimonas diminuta*, vormals *Pseudomonas diminuta*).

Viren und Mykoplasmen werden von diesen Filtern in der Regel nicht sicher eliminiert. Hierzu eignen sich in einigen Fällen und unter bestimmten Voraussetzungen Ultrafilter sowie Adsorptionsfilter besser. In der Industrie werden bereits Filter mit Porendurchmesser 0,10 µm verwendet (**Bioindikator:** z. B. *Hydrogenophaga pseudoflava* oder *Acholeplasma laidlawii*).

Aseptische Herstellungsverfahren (Ph. Eur.)

Ein erheblicher Teil der in parenteralen Lösungen eingesetzten Wirkstoffe ist thermolabil und kann daher nicht im Endbehältnis sterilisiert werden. Für diese Produkte bleibt nur die Möglichkeit der aseptischen Herstellung und Abfüllung in die Endbehältnisse (vgl. Frischpflanzensäfte, ▸ Kap. 18.2).

Definition

Unter **aseptischer Herstellungspraxis** wird eine Arbeitstechnik verstanden, die aus mehreren aufeinander abgestimmten, notwendigen Verfahrensschritten besteht, von denen jeder einzelne – unter Nutzung der optimalen Möglichkeiten zur Verminderung der Keimzahl und Vermeidung einer Kontamination – zu dem angestrebten Endziel, einem sterilen Produkt, seinen Beitrag leistet.

Bei einer aseptischen Herstellung werden Wirkstoffe zunächst, soweit möglich, keimzahlvermindernden Verfahren ohne Anwendung von Hitze unterworfen und gelegentlich auch Konservierungsmittel zugesetzt. Anschließend werden mit vorher sterilisierten Geräten und mit vorher ebenfalls sterilisierten Hilfsstoffen die Zubereitungen hergestellt, in sterile Behältnisse abgefüllt und verschlossen.

So wird beispielsweise eine Insulinlösung, die bereits den für Mehrfachentnahme-Behältnisse vorgeschriebenen Zusatz eines geeigneten Konservierungsmittels enthält, zunächst sterilfiltriert, anschließend in einer aseptischen Abfüllanlage in Räumen höchster Reinheit (Reinraumklasse A) in die mit Heißluft sterilisierten Injektionsflaschen abgefüllt und mit dampfsterilisierten Durchstechstopfen verschlossen. In Räumen aller **Reinraumklassen** wird die Reinheit der Luft durch Umwälzung und Filtration mit Hochleistungsfiltern, z. B. HEPA-Filtern (HEPA = **H**igh **E**fficiency **P**articulate **A**ir), auf sehr niedrige Zahlen von Staub- oder Schwebstoffpartikeln gebracht. Es werden vier Reinraumklassen unterschieden (◘ Tab. 5.12).

Bei den aufwendigen sterilen Arbeitstechniken wird versucht, alle Kontaminationsmöglichkeiten auszuschalten. Wo immer es möglich ist, wird das Personal,

Tab. 5.12 Klassifizierung von Reinräumen nach EU GMP

Klassifizierung nach Partikelzahl

Reinheitsklasse	Maximal erlaubte Zahl von Partikeln pro m³			
	Ruhezustand		Betriebszustand	
	0,5 µm	5 µm	0,5 µm	5 µm
A	3 520[a]	20[b]	3 520[b]	20
B	3 520	29[b]	352 000	2 900
C	352 000	2 900	3 520 000	29 000
D	3 520 000	29 000	n. f.	n. f.

Häufigkeit des Luftwechsels hängt von Größe, Anlage und Personenzahl ab.
n. f.: nicht festgelegt (hängt von der Art der Arbeitsvorgänge ab)
[a] Der Unterschied zu gerundeten Werten, hier z. B. 3 500 Partikeln, ergibt sich aus der Umrechnung der Partikelzahl pro ft3, hier z. B. 100, aus der ursprünglichen US FED STD 209E.
[b] Diese Werte entsprechen Partikelzahlen von < 1 pro ft3 und entfallen daher mit dem EU GMP Anhang 1, 2020.

Klassifizierung nach Keimzahl im Betriebszustand

Reinheitsklasse	Empfohlene Grenzwerte der mikrobiologischen Kontaminierung (Durchschnittswerte für verschiedene Probennahme)			
	Luftprobe	Sedimentationsplatten (Ø 90 mm)	Kontaktplatten (Ø 55 mm)	Handschuhabdruck (5 Finger)
	KBE/m³	KBE/≤ 4 h	KBE/Platte	KBE/Handschuh
A	< 1	< 1	< 1	< 1
B	10	5	5	5
C	100	50	25	–
D	200	100	50	–

A Lokale Zone für Arbeiten mit hohem Kontaminationsrisiko: Sicherheitswerkbänke oder Isolatoren; Abfüllbereich für offene Ampullen oder Fläschchen; aseptische Herstellung; laminares Luftströmungssystem mit HEPA-Filter für Reinraumklasse A mit gleichmäßiger Strömung (0,45 m/s ± 20 %),
B Umgebung der Zone mit Reinraumklasse A: bei aseptischer Zubereitung und Abfüllung, HEPA-Filter für Reinheitsklasse B
C Reiner Bereich für weniger kritische Schritte: Zubereitung von Lösungen vor Filtration, Abfüllen ins Endbehältnis; HEPA-Filter für Reinraumklasse C
D Reiner Bereich für weniger kritische Schritte: (I) Zubereitung von Lösungen u. a. für anschließende Abfüllung, (II) Handhabung von Bestandteilen nach dem Waschen; HEPA-Filter für Reinraumklasse D

das nur zur Überwachung und zum Eingriff bei Störungen erforderlich ist, aus den kritischen Zonen herausgehalten. Sterile Reinraumkleidung mit möglichst geringer Partikelabgabe, die bei jedem Verlassen des unter leichtem Überdruck stehenden Raums in Schleusen gewechselt wird, sowie Überwachung von Luftkeimzahl und Fußbodenkeimzahl, die unter dem Einfluss geeigneter Reinigungs- und Desinfektionsmaßnahmen in den gesteckten Grenzen gehalten werden, ergänzen die steril auszuführenden Arbeitsschritte.

Um bei aseptischen Arbeiten ein Höchstmaß an Sicherheit zu erreichen, wird seit einigen Jahren Schritt für Schritt auf die **Isolatortechnologie** umgestellt. Isolatorkabinen sind hermetisch abzuschließende und auf bestimmte kritische, aseptische Arbeitsgänge ausgerichtete Kabinette. Sie müssen leicht zu reinigen und zu sterilisieren sein. Alle für das aseptische Arbeiten erforderlichen Handgriffe werden über dichte Handschuhe mit Ärmeln erledigt, sodass das Personal diese Kabinette nicht betreten muss. Auf diese Weise wird das am gefährlichsten eingeschätzte Kontaminationsrisiko durch das Personal weitgehend ausgeschaltet. Gleichzeitig wird das Reinraumvolumen erheblich verkleinert und damit die Wirtschaftlichkeit und die Umweltfreundlichkeit verbessert.

Es gibt verschiedene Typen von Isolatorkabinen, z. B. Ansatzisolatoren oder Isolatoren zur Ampullen- oder Vialabfüllung. Diese verschiedenen Typen können zu in sich geschlossenen Isolatorensystemen zusammengestellt und mit einer Überdruckkaskade ausgestattet werden.

Auf diese Weise kann im Falle von Undichtigkeiten der Luftstrom von kritischen zu weniger kritischen Bereichen umgeleitet werden.

Die Ph. Eur. und andere Pharmakopöen verlangen eine Validierung aseptischer Anlagen. Diese beziehen in erster Linie mit ein:

- laufende mikrobiologische Umgebungskontrollen,
- die Überprüfung aseptischer Abfüllanlagen durch Abfüllungen steriler Kulturmedien bzw. Pulver,
- die periodische Überprüfung der Reinraumfilter.

Die Auswahl der Reinraumfilter erfolgt nach den Standortbedingen, die sich in den Belastungen mit Partikeln von 0,1 μ bis 50 μm stark unterscheiden können. Die Effizienz der Partikelabscheidung muss international nach ISO 16890 bewertet werden.

5.5.3 Prüfung auf Sterilität (Ph. Eur.)

Die mikrobiologische Prüfung auf Sterilität muss mit sterilen Arbeitsgeräten und Hilfsmaterialien unter aseptischen Bedingungen durchgeführt werden, um falsch positive Ergebnisse auszuschließen. Falsch negative Ergebnisse durch Inaktivierung vorhandener Keime bei Anwesenheit von hemmenden Agenzien oder ungeeigneten Versuchsbedingungen müssen ebenfalls vermieden werden, lassen sich jedoch nie ganz ausschließen. Deshalb ist die Validierung der physikalischen Sterilisationsverfahren bei der Herstellung von Arzneimitteln besonders wichtig.

Für die Prüfung müssen zunächst die Eignung der Nährmedien zur Anzucht vorhandener Keime und die Inkubationsbedingungen überprüft werden. Für anaerobe und aerobe Bakterien eignet sich ein Thioglycolathaltiges Medium bei 30–35 °C. Ein Sojapepton-Caseinpepton-Medium eignet sich für das Wachstum von aeroben Bakterien und Pilzen bei 20–25 °C.

Das Arzneibuch beschreibt zwei Prüfmethoden:

- Die **Membranfiltermethode** wird angewandt, wenn die zu prüfenden Zubereitungen dies ermöglichen. Dabei wird die Zubereitung, evtl. nach geeigneter Auflösung, Verdünnung, pH-Optimierung oder Zugabe von Antibiotika-inaktivierenden Substanzen, durch Membranen filtriert, die gegen das Lösungsmittel stabil sind und eine Porengröße von höchstens 0,45 μm aufweisen. Die Menge der zu prüfenden Flüssigkeit hängt dabei von der Füllmenge des Probenbehältnisses ab. Die beschickte Membran wird dann in ein Nährmedium oder nach Zerteilen in zwei verschiedene Medien überführt.
- Bei der **Direktbeschickungsmethode** werden vorgeschriebene Mengen der Zubereitung direkt in ein geeignetes Nährmedium gegeben. Bei öligen Zubereitungen oder Salben und Cremes werden ausgewählte Emulgatoren zugesetzt und die Mischung auf geeignete Weise verdünnt.

Bei beiden Methoden wird unter geeigneten Bedingungen mindestens 2 Wochen inkubiert. Das Produkt entspricht der Prüfung, wenn danach kein makroskopisch sichtbares Wachstum von Bakterien oder Pilzen festgestellt wird.

5.6 Desinfektion

Definitionsgemäß soll durch Desinfektion ein Gegenstand in einen Zustand versetzt werden, in dem er nicht mehr infizieren kann. Diese Definition ist aus der medizinischen Praxis übernommen, wo es in erster Linie um die Ausschaltung von Krankheitserregern geht. Die Desinfektion in der pharmazeutischen Praxis soll nicht nur pathogene Keime, die den Verbraucher schädigen können, sondern im Hinblick auf die Produkte auch andere Keime inaktivieren oder abtöten. Für diese Erweiterung wird häufig der Begriff **Sanitation** gebraucht.

Es sollte jedoch nicht vergessen werden, dass Sterilisationsmethoden stets die besseren Desinfektionsverfahren sind, denn sie töten alle Keime ab und inaktivieren auch alle Viren. Sterilisationsmethoden sind jedoch nicht überall einsetzbar.

Die Desinfektion verwendet als chemische Desinfektionsmittel antimikrobiell wirksame Stoffe. Die Desinfektion ist daher als Fortsetzung des Kampfes gegen Mikroorganismen mit anderen Mitteln zu verstehen – mit Mitteln, die im Hinblick auf Personal und Material vertretbar sind.

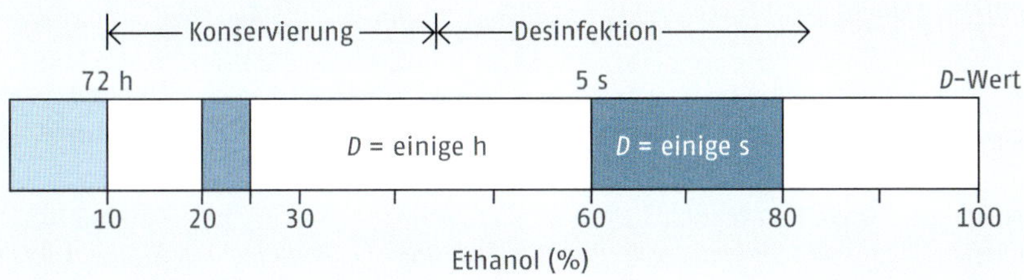

Abb. 5.32 Konzentrationsabhängige Wirkungsweise von antimikrobiellen Wirkstoffen, hier am Beispiel von Ethanol

Definition

Unter **Desinfektionsmitteln** sind antimikrobiell wirksame Stoffe oder Stoffkombinationen zu verstehen, die in einer vom Arzneibuch oder vom Hersteller vorgeschriebenen Konzentration, normalerweise bei Raumtemperatur, innerhalb einer vertretbaren Kontaktzeit, unter Praxisbedingungen, Mikroorganismen und Viren mit einer Wahrscheinlichkeit von 99,9 bis 99,999 % abtöten oder inaktivieren.

Bei den unter Laborbedingungen durchgeführten Eignungsprüfungen wird von einem Desinfektionsmittel erwartet, dass es in der zur Verwendung vorgesehenen Konzentration die Keimzahl von fünf bestimmten Testkeimen nach einer Einwirkungszeit von 5 min um wenigstens fünf Zehnerpotenzen herabsetzt.

Unter Praxisbedingungen liegen jedoch die Abtötungs- bzw. Inaktivierungsquoten weit niedriger. Dies wird von den oft vorhandenen Schmutzhüllen verursacht, die eine Schutzfunktion ausüben. Hinzu kommt, dass bei der Flächendesinfektion die theoretische Kontaktzeit von 1 bis 4 h durch das rasche Verdunsten des Lösungs- und Transportmittels, in der Regel Wasser, stark herabgesetzt und die Wirkung eingeschränkt wird.

Der **Einsatz von Desinfektionsmitteln im Bereich der pharmazeutischen Technologie** ist unumgänglich. Doch sollten diese Mittel nicht wahllos, sondern gezielt und nur dort eingesetzt werden, wo es notwendig ist. Beim Einsatz von handelsüblichen Desinfektionsmitteln ist es empfehlenswert, nur für den vorgesehenen Einsatzzweck empfohlene Präparate zu verwenden. Einsatzkonzentration und Einwirkungszeit sind genauestens einzuhalten. Bei zu niedriger Konzentration des desinfizierenden Wirkstoffs kommt es oft nicht mehr zur Abtötung der Keime in der vorgegebenen Zeit. Nur bei hohen Konzentrationen, z. B. von Ethanol zur Händedesinfektion, wird eine Kurzzeitwirkung erreicht. Wie Abb. 5.32 zeigt, reicht 20- bis 30%iges Ethanol nur noch zur Konservierung aus, wobei eine Abtötung von vegetativen Bakterien, wenn überhaupt, erst nach Tagen erfolgt.

Sporen werden in der Regel von den handelsüblichen Desinfektionsmitteln im Bereich der empfohlenen Einsatzkonzentrationen nicht abgetötet.

Faktoren, die einen Einfluss auf die Desinfektion haben. Bei der Auswahl eines geeigneten Desinfektionsmittels sind folgende Gesichtspunkte zu berücksichtigen (Tab. 5.13):

- zur Verfügung stehende Zeit,
- Einsatzkonzentration,
- relative Luftfeuchtigkeit,
- pH-Wert der Desinfektionslösung,
- Unverträglichkeiten; eine Reihe von Desinfektionsmitteln, vor allem quartäre Ammoniumbasen, werden durch Wechselwirkungen mit Eiweiß, z. B. Blut, Serum, Casein etc., Detergenzien oder anderen amphiphilen Stoffen, in ihrer Wirksamkeit erheblich beeinflusst,
- Temperatureinfluss und
- Wirkungsspektrum.

Ein Desinfektionsmittel soll in der Regel ein breites Wirkungsspektrum haben. Es soll Bakterien und Pilze abtöten sowie Viren inaktivieren. Die Wirkung auf Hepatitis-B-Viren reicht dazu meist nur in wenigen Fällen aus und ist selbst dann noch umstritten. Durch die Kombination verschiedener desinfizierender Wirkstoffe können oft Lücken im Wirkungsspektrum geschlossen werden. Diese Arbeiten obliegen den Entwicklungslaboratorien der Desinfektionsmittel-Hersteller.

Überwachungsmaßnahmen. Wenn Desinfektionsmittel eingesetzt werden, sollte in vertretbaren Zeitabständen dessen Typ gewechselt werden, um ein Herauszüchten von resistenten Keimen zu verhindern. Bei der Lagerung von Desinfektionsmitteln, besonders von Gebrauchsverdünnungen in Versorgungs- bzw. Nachschubsystemen, muss regelmäßig durch Keimzahlbestimmungen auf mikrobiologische Kontaminationen geprüft werden. Auf die Gegenwart gramnegativer

Tab. 5.13 Einsatzbereiche für Desinfektionsmittel

Einsatzbereiche	Anwendung	Einwirkungszeit	Eingesetzte antimikrobielle Wirkstoffe
Personalhygiene	Händedesinfektion	0,5 min (5 min)[c]	Ethanol 70 % Isopropanol 60 % *n*-Propanol 50 % Quats[c, d] amphotere Verbindungen[c]
Produktions- und Abfüllräume in aseptischen bzw. Reinraumbereichen	Raumdesinfektion	6–16 h	Formaldehyd Triethylenglykol
	Flächendesinfektion, Scheuerdesinfektion	1–4 h (Einsatzkonzentration 2–5 %)	Aldehydbasis (Formaldehyd, Glutaraldehyd, Glyoxal) Phenolbasis Quats[c] amphotere Verbindungen Kombinationspräparate
Anlagen für Produktion und Abfüllung	Apparate-Desinfektion mit gasförmigen Wirkstoffen	6–16 h	Formaldehyd-Wasserdampf bei 25–30 °C
	mit flüssigen Wirkstoffen	1–4 h	
	Ionenaustauscher-Anlagen	6–16 h	Formaldehyd 0,5 % Peressigsäure
	Reversosmose-Anlagen[a]		Formaldehyd Peressigsäure Natriumhypochlorit Wasserstoffperoxid 1–2 %
	Ultrafilter[a]		Wasserstoffperoxid 1–2 % Natriumhypochlorit
	Wasserkreislaufsysteme		Formaldehyd 0,5–1 % Ozon (aus Ozonisatoren)
Gerätedesinfektion	Einlegen in Gerätedesinfektionsmittel; Einsatzkonzentration 1–4 %	1 h	Aldehyde Quats[d] Phenole
Wäschedesinfektion	Desinfektion von vollsynthetischer Reinraumkleidung in Waschmaschinen, Trocknung unter Laminar Flow[b]		

[a] In jedem Fall die Angaben des Herstellers beachten, da sonst Materialschädigung eintreten kann
[b] Bei Reinraumkleidung, die nicht im Autoklav sterilisiert werden kann
[c] Bisher nicht oder nicht mehr in Händedesinfektionsmitteln eingesetzt, die vom früheren Bundesgesundheitsamt (BGA) oder von der Deutschen Gesellschaft für Hygiene und Mikrobiologie (DGHM) zugelassen sind, da Kontaktzeiten von mehr als 2 min erforderlich sind
[d] Quats ist die Kurzbezeichnung für quartäre Ammonium-Verbindungen

Keime, z. B. Pseudomonaden und Enterobacteriaceen, ist hierbei besonders zu achten. Einige Sporen, die nicht abgetötet werden können, werden stets anzutreffen sein.

5.7 Konservierung und mikrobielle Reinheit

Unter Konservierung ist der Schutz eines Produkts gegenüber mikrobiellem Verderb zu verstehen. Mikrobielle **Kontaminationen** können sowohl bei der Herstellung als auch bei oder nach der Anwendung zustande kommen.

Konservierungsmittel sind chemische Stoffe, die bereits in sehr niedrigen Dosen eine Vermehrung von Keimen verhindern (Bakteriostase) oder bakterizid wirken. Sie sollen sich durch eine so weitgehende Verträglichkeit auszeichnen, dass die Anwendbarkeit des konservierten Arzneimittels nicht beeinträchtigt wird. In der Regel wird erwartet, dass sie bereits in Konzentrationen von weniger als $5\,mg \cdot g^{-1}$ bzw. ml^{-1} bakteriostatisch oder bakterizid wirken.

5.7.1 Mikrobielle Reinheit

An Arzneimittel werden bestimmte Forderungen hinsichtlich der mikrobiellen Reinheit gestellt. Dabei werden grundsätzlich zwei Gruppen unterschieden:

- Arzneizubereitungen, die steril sein müssen, und
- Arzneizubereitungen, bei denen eine begrenzte Keimzahl toleriert wird, wobei die Begrenzung bereits darauf hinweist, dass sich die in dem betreffenden Produkt geduldeten Keime nicht vermehren dürfen.

In letzterem Falle wird häufig die Abwesenheit von bestimmten Keimen, z. B. von Pseudomonaden oder Salmonellen, gelegentlich auch noch von *Escherichia coli* und *Staphylococcus aureus* gefordert. Das Arzneibuch stellt an die mikrobiologische Reinheit von nicht sterilen Fertigarzneimitteln die in ◘ Tab. 5.14 aufgeführten Forderungen (Ph. Eur. 5.1.4).

5.7.2 Konservierungsmittel

Konservierungsmittel werden sowohl in Arzneimitteln, die steril sein müssen, als auch in solchen, die nicht steril sein müssen, eingesetzt. In der Gruppe der sterilen Zubereitungen ist ihr Einsatz von den meisten Pharmakopöen zwingend vorgeschrieben, wenn Injektionszubereitungen oder Augentropfen in Mehrdosenbehältnissen abgefüllt werden. In diesen Fällen sind die Konservierungsmittel nach Art und Menge auf dem Etikett zu deklarieren.

Injektionspräparate in Einzeldosisbehältnissen können konserviert werden, wenn die Dosis 15 ml nicht überschritten wird bzw. andere Ausnahmeregelungen nicht vorliegen. Die Konservierung kann erforderlich sein, wenn der Wirkstoff thermolabil ist und eine andere Methode zur Keimzahlverminderung bzw. zur Vermeidung des Einschleppens von Keimen nicht gegeben ist.

Für die Rezeptur sind im NRF Tabellen zu Konservierungsmitteln mit hilfreichen Daten aufgeführt.

Wirkungsweise. Konservierungsmittel greifen Mikroorganismen entweder an der Membran oder im Zellinneren an, nachdem sie die Membran permeiert haben. In der erstgenannten Weise wirken die quartären Ammonium-Verbindungen oder Invertseifen, in der letzteren die meisten übrigen Konservierungsmittel. Für die Permeation der Zellwand ist eine entsprechende Lipidlöslichkeit erforderlich. Ein hoher Lipid/Wasser-Verteilungskoeffizient ist deshalb günstig für die Wirkung.

Besteht die Arzneiform aber aus mehreren Phasen, wie eine Emulsion, führt ein an sich günstiger hoher Verteilungskoeffizient dazu, dass sich das Konservierungsmittel in der Lipidphase anreichert. Seine Wirkung ist aber vor allem in der Wasserphase erforderlich. Deshalb muss die Gesamtkonzentration im System entsprechend erhöht werden.

Tensidhaltige Präparate können zur Solubilisierung von lipophileren Konservierungsmitteln in Mizellen führen. Hier ist eine empirische Ermittlung der optimalen Konzentration erforderlich.

Schwache Säuren oder Basen unter den Konservierungsmitteln haben bei ihrer Anwendung entsprechend ihrem pH-abhängigen Verteilungskoeffizienten einen optimalen pH-Bereich.

In der Pharmazie eingesetzte Konservierungsmittel. Insgesamt werden zur Konservierung von Arzneimitteln der Kategorie 1 und 3 (◘ Tab. 5.14) kaum mehr als 15 Verbindungen verwendet. Die Parabene werden als Gruppe aufgeführt. Bei Arzneimitteln für Kinder können toxische Nebenwirkungen durch verschiedene Konservierungsmittel, z. B. Benzylalkohol bei Neugeborenen, besonders ausgeprägt sein.

Organoquecksilber-Verbindungen sollten so weit wie möglich vermieden werden. In modernen Pharmakopöen werden Konservierungsmittel durchweg nicht mehr empfohlen, sondern nur aufgelistet oder in Monographien beschrieben, da sich ihr Einsatz nicht verallgemeinern lässt und sich die gesetzlichen Anforderungen zu schnell ändern.

Zum Schutze von Dermatika werden mehr Konservierungsmittel eingesetzt, doch liegt deren Gesamtzahl erheblich niedriger als im kosmetischen Bereich. Bei den flüssigen peroralen Arzneizubereitungen beschränkt man sich größtenteils auf die auch im

Tab. 5.14 Mikrobiologische Qualität nicht steriler pharmazeutischer Zubereitungen

Anwendung/Darreichungsform	TAMC* ($KBE \cdot g^{-1}$ oder $KBE \cdot ml^{-1}$)	TYMC* ($KBE \cdot g^{-1}$ oder $KBE \cdot ml^{-1}$)	Spezifizierte Mikroorganismen
nichtwässrige Zubereitungen zum Einnehmen	10^3	10^2	Abwesenheit von *E. coli*
wässrige Zubereitungen zum Einnehmen	10^2	10^1	Abwesenheit von *E. coli*
rektal	10^3	10^2	
Mundhöhle Zahnfleisch Haut, Nase, Ohr	10^2	10^1	Abwesenheit von *Staphylococcus aureus* und *Pseudomonas aeruginosa*
vaginal	10^2	10^1	Abwesenheit von *Staphylococcus aureus*, *Pseudomonas aeruginosa* und *Candida albicans*
transdermale Pflaster (inkl. Haft- und Trägerschicht)	10^2	10^1	Abwesenheit von *Staphylococcus aureus* und *Pseudomonas aeruginosa*
inhalativ	10^2	10^1	Abwesenheit von *Staphylococcus aureus*, *Pseudomonas aeruginosa* und gallensalztolerierenden gramnegativen Bakterien
oral mit Ausgangsstoffen natürlicher Herkunft, wenn antimikrobielle Vorbehandlung nicht möglich	10^4	10^2	Abwesenheit von Salmonellen, *E. coli*, *Staphylococcus aureus* und gallensalztolerierenden gramnegativen Bakterien $\leq 10^2$ KBE
arzneistoffhaltige Vormischungen in Futtermitteln mit pflanzlicher Herkunft für Tiere, wenn antimikrobielle Vorbehandlung nicht möglich	10^5	10^4	Abwesenheit von Salmonellen, *E. coli*, gallensalztolerierenden gramnegativen Bakterien $\leq 10^5$ KBE

* TAMC (Total Aerobic Microbial Account), TYMC (Total Combined Yeast/Moulds Count), siehe ▶ Kap. 5.7.2

Lebensmittelbereich eingesetzten Konservierungsmittel, z. B. Sorbinsäure. Daneben werden noch Alkohole, wie Benzylalkohol, vor allem aber Ethanol eingesetzt. Bei Letzterem ist eine Konzentration ≥ 20 % erforderlich. Auch hohe Zuckerkonzentrationen in sirupösen Darreichungsformen wirken konservierend.

Prüfung einer Arzneizubereitung auf ausreichende Konservierung (Ph. Eur.). Nach dem Arzneibuch muss für sterile und topische Arzneiformen sowie für Arzneiformen zum Einnehmen in validierten Verfahren geprüft werden, ob ausreichende Konservierung in den Zubereitungen vorliegt (Tab. 5.15).

Hierzu werden zu den Zubereitungen geeignete Testkeime zugemischt (inokuliert). Die vorgeschlagenen Testkeime für Bakterien und Pilze können sinnvoll erweitert werden durch andere Mikroorganismen, die bevorzugt eine bestimmte Zubereitung kontaminieren. Nach festgelegten Zeiten werden Proben entnommen und die aktuelle Verkeimung mittels Membranfilter- oder Agarplattenmethode bestimmt (Ph. Eur.). Dazu wird die Gesamtzahl aerober Mikroorganismen (Total

Tab. 5.15 Prüfung auf ausreichende antimikrobielle Konservierung, Faktoren der Keimzahlverminderung

Parenteralia und Anwendung am Auge, intrauterin und intramammär

	Kriterium	6 h	24 h	7 d	14 d	28 d
Bakterien	A	10^2	10^3	–	–	vermehrungsfähige Keime nicht nachweisbar
	B	–	10^1	10^3	–	keine Zunahme der Keimzahl
Pilze	A	–	–	10^2	–	keine Zunahme der Keimzahl
	B	–	–	–	10^1	keine Zunahme der Keimzahl

Zubereitungen zur topischen Anwendung (kutan, nasal, inhalativ, auricular[a])

	Kriterium	2 d	7 d	14 d	28 d
Bakterien	A	10^2	10^3	–	keine Zunahme der Keimzahl
	B	–	–	10^3	keine Zunahme der Keimzahl
Pilze	A	–	–	10^2	keine Zunahme der Keimzahl
	B	–	–	10^1	keine Zunahme der Keimzahl

Zubereitungen zum Einnehmen, Anwendung in Mundhöhle und rektal

	14 d	28 d
Bakterien	10^3	keine Zunahme der Keimzahl
Pilze	10^1	keine Zunahme der Keimzahl

Kriterien:
A Empfohlene Wirksamkeit
B Muss erfüllt werden, wenn A nicht angewendet werden kann (z. B. wegen Risiko von Nebenwirkungen des Konservierungsmittels)
[a] am/im Ohr
Testorganismen:
Bakterien: *Pseudomonas aeruginosa, Staphylococcus aureus*
Pilze: *Candida albicans, Aspergillus niger*
Ergänzung durch andere für die Zubereitung relevante Keime sinnvoll
Prüfung:
Kontamination der Zubereitung mit 10^5–10^6 Mikroorganismen pro ml
Inkubation bei 20–25 °C unter Lichtschutz und Ermittlung der Keimzahl nach verschiedenen Zeiten

Aerobic Microbial Count, TAMC) bzw. die Gesamtzahl an Hefen und Schimmelpilzen (Total Combined Yeast/Moulds Count, TYMC) bestimmt. Der Test auf ausreichende Konservierung wird üblicherweise in der Entwicklungsphase eines neuen Arzneimittels durchgeführt. Er sollte jedoch für Stabilitätsprüfungen in gewissen Zeitabständen wiederholt werden, um die Effektivität des eingesetzten Konservierungsmittels zu überprüfen.

Da die verwendeten herkömmlichen mikrobiologischen Methoden sehr aufwendig sind und Ergebnisse z. T. erst nach 2 Wochen erhalten werden können, sind auch modernere alternative Methoden gestattet, mit denen direkt oder indirekt das Wachstum oder der Stoffwechsel von Mikroorganismen quantifiziert werden können, wie z. B. elektrochemische, kalorimetrische oder spektroskopische Methoden (Ph. Eur.).

5.8 Steuerungs- und Regelungstechnik

5.8.1 Grundlagen, Allgemeines

Automation oder **Automatisierungen** sind Maßnahmen, die es gestatten, Prozesse ohne menschlichen Eingriff ablaufen zu lassen. Dabei kann es sich um relativ einfache Vorgänge, aber auch um Produktionsabläufe handeln.

Grundlage für jede Automation sind **Steuerungen** oder **Regelungen**. Die Begriffe der Steuerungs- und Regelungstechnik sind genormt.

In der industriellen Arzneimittelfertigung werden diese Automatisierungstechniken bereits allgemein eingesetzt. Hier zunächst eine kurze Übersicht:

- Programmsteuerung bei der Dragierung, Regelung oder Steuerung von Luftdurchsatz, Lufttemperatur, Temperatur der Dragiersirupe, Dosierungsmengen und Dosierungsintervalle,
- Regelung der Temperaturen und des Luftdurchsatzes bei der Wirbelschichtgranulation sowie die Programmsteuerung des Prozessablaufs einschließlich der Dosierung der Granulierflüssigkeit,
- Einstellung von Hochleistungs-Tablettiermaschinen nach Erfahrungswerten aus früheren Chargen, Optimierung der Einstellung nach den Eigenschaften des aktuellen Pressgutes, Regelung von Pressdruck und Dosierung von Tablettiermaschinen während der laufenden Fabrikation,
- Temperaturregelungen bei der Herstellung halbfester Zubereitungen, wie insbesondere Gewährleistung eines exakten Temperaturprogramms bei der Produktion von Salben und Cremes, Temperaturregelung der Einzelkomponenten und Steuerung des Zeitpunktes der Zumischung zum Ansatz,
- Steuerungs- und Regelungsprozesse in der Verpackungstechnik,
- Automation in der Wasseraufbereitung,
- Automation der Sterilisation

Partywissen

Der Begriff Automation ist abgeleitet vom Namen der griechischen Göttin **Automatia**, der Göttin des freiwaltenden Glücks und der ohne menschliches Zutun eintretenden Ereignisse. Ein *autómaton*, ein „Selbstbeweger", wurde schon in der Antike von dem Physiker Heron von Alexandria in Form eines Automatentheaters verwirklicht. Der Ablauf eines Bühnenstücks erfolgte dabei durch programmiert gesteuerte Bewegung der Figuren und Kulissen durch Seile und Räder.

Steuerungs- und Regeltechnik ist gemeinsam, dass **Eingangsgrößen**, z. B. Umgebungstemperatur, Druck oder Luftfeuchte, in dem Gerät durch gezielte Aktionen auf gewünschte **Sollwerte** verändert werden.

Der Einfluss von **Störgrößen**, z. B. von äußeren Temperatur- oder Druckeinflüssen, wird dabei bei der einfacheren Steuerungstechnik nicht oder nur gering berücksichtigt. Man bezeichnet dies als **offenen Wirkungsweg** oder **Steuerkette** (o Abb. 5.33 A).

Wenn aber die Sollgrößen sehr genau erreicht und eingehalten werden müssen, z. B. im Autoklav, dann muss durch **Regelungstechnik** die Differenz der Sollwerte und der momentanen Istwerte ständig verglichen und durch Rückkopplung möglichst rasch minimiert werden. Hier liegt also ein **geschlossener Wirkungsweg** oder ein **Regelkreis** vor (o Abb. 5.33 B).

Definition

Die **Steuerstrecke** bzw. **Regelstrecke** ist ein Gerät oder eine Anlage, bei denen eine oder mehrere Ausgangsgrößen gesteuert bzw. geregelt werden. Beispiele: Raumheizung, Autoklav.

- Die **Regelgröße** (Istwert) ist die tatsächliche Größe, die auf einen gewünschten konstanten oder veränderlichen Wert eingestellt werden soll.

Beispiele: momentaner Druck, momentane Temperatur.

- Der **Messort** ist die Stelle, an der die Regelgröße gemessen wird.
- Die **Führungsgröße** ist der angestrebte Sollwert. Sie ist auch die Eingangsgröße bei der Steuerung.
- Das **Stellglied** überprüft laufend, ob die gewünschte Regelgröße erreicht ist, und greift gezielt in die Steuer- bzw. Regelstrecke ein.

Beispiele: Schalter, Taster, Ventil.

- Das Eingangssignal eines bestimmten Werts in das Stellglied, in welchem die Maßnahmen erfolgen sollen, ist bei der Steuerung die **Führungsgröße**, bei der Regelung die **Steuergröße**. Bei der Steuerung wird die Steuergröße nicht mehr in einen Regelkreis zurückgeführt.

Beispiele: Werte von Temperatur, Druck, Drehzahl, Füllstand eines Behälters.

- Der **Stellort** ist die Stelle, an der das Stellglied in die Regelstrecke einwirkt.
- Die **Stellgröße** ist der Ausgangswert (Stellung, Momentanwert) des Stellglieds.
- Der **Regler** ist eine Steuereinheit, die die Regelgröße und den Sollwert vergleicht und aus der gemessenen Differenz die Stellgröße möglichst schnell und genau nachführt, bis der Sollwert erreicht ist.

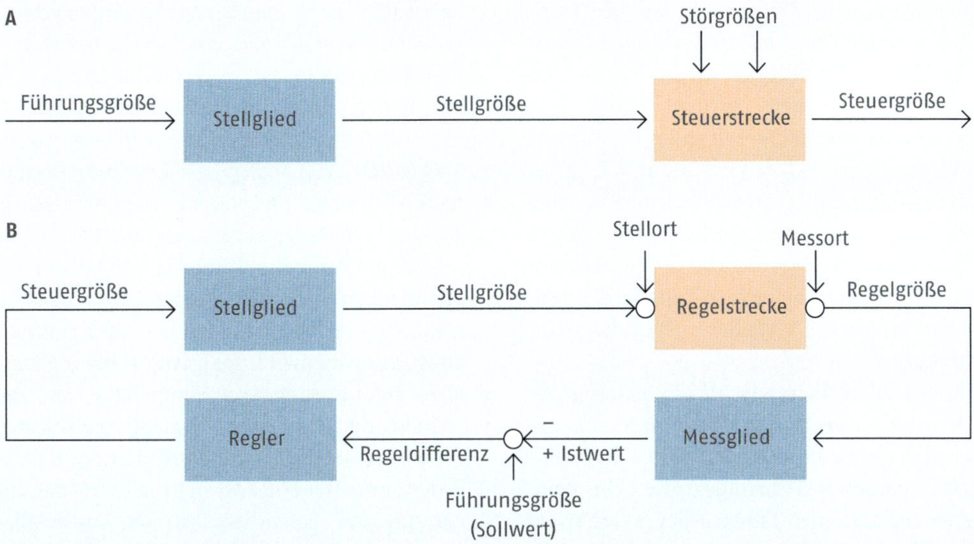

○ Abb. 5.33 Schemata von Steuerung und Regelung. A Steuerkette (offener Wirkungsweg) bei der Steuerungstechnik, B Regelkreis (geschlossener Wirkungsweg) bei der Regelungstechnik

Beispiele: Proportional-(P-)Regler, Integral-(I-)Regler, Differential-(D-)Regler und Mischformen

- Das **Messglied** (Messfühler, Sensor) erfasst die aktuellen Messwerte nach der Regelstrecke

Beispiele: Thermoelement, Piezokristall, Widerstand, Fotozelle.

5.8.2 Beispiele von Steuerungen

Es gibt folgende Steuerungen:

1. Eine **einfache Tablettenpresse** arbeitet automatisch mithilfe einer mechanischen Steuerung. Während der Produktion wird das Pressgut aus einem Vorratsbehälter der Matrize zugeführt, dosiert, gepresst, die fertigen Tabletten werden ausgestoßen, entstaubt und gesammelt. Der Vorgang wiederholt sich ständig und solange, wie die Tablettenpresse läuft. Hier geht eine Beeinflussung einer Größe oder eines Vorgangs nur in einer Richtung von einer steuernden Größe aus, wobei die gesteuerte Größe selbst keinerlei Beeinflussung auf die steuernde Größe ausübt. Es liegt also kein Kreislauf der wechselseitigen Beeinflussungen vor, sondern ein offenes System. Eine solche einfache Presse läuft aber auch unverändert weiter, wenn **Störgrößen** auftreten, d.h., wenn sich z.B. die Dichte des Tablettierguts ändert und damit die Dosierung falsch wird oder der Tablettierdruck sinkt, sodass zu weiche Tabletten entstehen. Die Presse läuft sogar unverändert weiter, wenn die Materialzufuhr durch Brückenbildung im Füllschuh oder im Fülltrichter völlig unterbrochen wird.
2. Die Automation der Dragierung im **klassischen Dragierkessel** erfolgt häufig nach einem vorher in Laborversuchen empirisch optimierten zeitgesteuerten Programm, in dem Dauer und Wechsel von Sirupaufgabe und Trocknung festgelegt sind. Das Programm kann vorsehen, dass die Intervalle der einzelnen Schritte im Laufe des Prozesses nach einem vorgegebenen Schema modifiziert werden. Jeder einzelne Schritt während der Dragierung hat eine bestimmte Gutbeschaffenheit zum Ziel. Da die einzelnen Zeitintervalle starr festgelegt sind und nicht von der aktuellen Gutbeschaffenheit beeinflusst werden, ist für die Qualitätssicherung eine sehr gute Normierung der Herstellungsbedingungen Voraussetzung. Die Trocknung des aufgetragenen Sirups muss mit einer ganz bestimmten Geschwindigkeit erfolgen, die sicherstellt, dass unmittelbar vor Aufgabe der jeweils nächsten Portion Sirup die Kerne weder zu feucht oder klebrig, noch trocken gelaufen sind. Dies setzt voraus, dass eine ganze Reihe von Faktoren unbedingt eingehalten wird. Hierzu gehören u.a. die angebotene Trocknungsluftmenge, die relative Feuchte und die Temperatur der Trocknungsluft, die Luftverteilung im Kessel, die spezifische Oberfläche und Menge der Kerne, die Zusammensetzung, Viskosität und Oberflächenspannung des Sirups und vieles andere mehr.

Werden diese Bedingungen nicht eingehalten oder verändern sich irgendwelche Daten während der Fertigung, d.h. treten **Störgrößen** auf, ist es durchaus möglich, dass die Charge unbrauchbar wird oder die Herstellung sogar unterbrochen werden muss. Eine Steuerung korrigiert sich nicht selbst und eliminiert keine Störungen.

Steuerungen laufen also grundsätzlich nur in einer Richtung ab. Wenn sie unveränderlich ist, stellt die Steuerung eine **Festwertsteuerung** dar. Die Führungsgröße kann sich aber auch nach einem logisch oder zeitlich festgelegten Programm verändern. Dann liegt eine **Programmsteuerung** vor.

Es ist aber auch möglich, dass die Führungsgröße von einem Messwert ausgeht, der nicht unmittelbar aus der zu steuernden Größe hervorgeht. Dies ist dann eine **Steuerung mit variabler Führungsgröße**. Die Führungsgröße wirkt über einen **Fühler** oder **Schalter** auf ein **Stellglied**, z. B. ein Ventil ein, das unmittelbar auf die zu steuernde Größe einwirkt. Die Stelle, an der die Einwirkung erfolgt, ist der **Stellort**. Oft wird die volle Auswirkung auf das gesamte zu steuernde System erst nach einer gewissen Zeit auftreten. Dies kann z. B. durch eine verzögerte Gleichgewichtseinstellung bedingt sein oder ganz einfach dadurch, dass sich eine größere örtliche Differenz zwischen dem Stellort und der Stelle befindet, an der die **Steuergröße** erwartet wird.

Beispiele:

1. Ein einfacher Fall einer **Festwertsteuerung** ist die elektrische Heizung eines **Wasserbads**, in dem an das Heizelement eine konstante Spannung gelegt wird. Die Führungsgröße für die Temperatur des Wassers ist die elektrische Spannung. Die zu steuernde Größe ist die Temperatur. Diese stellt sich mit einer gewissen Trägheit aufgrund der relativ großen Steuerstrecke ein, die nicht nur geometrisch zu verstehen ist. Die Steuergröße, die Temperatur, ist unter der Voraussetzung einer konstanten Spannung nur dann konstant, wenn keine variablen Störgrößen auftreten. Diese können Abgabe oder Aufnahme von Wärme an die Umgebung, Luftbewegung über dem Wasserbad, Füllmenge des Wasserbads, aber auch innere Faktoren wie Änderung des Widerstandes des Heizelements sein. Auch in diesem Fall erfolgt keine Korrektur der Steuerung nach der zu steuernden Größe.
2. Die Installation einer **Steuerung mit variabler Führungsgröße** wurde z. B. bei der **Dragierung** aufgrund der folgenden Überlegung durchgeführt. Klimaschwankungen führen dazu, dass Temperatur und relative Feuchte der Ansaugluft, die für die Trocknung verwendet werden soll, großen Variationen unterliegen. Danach kann der absolute Wassergehalt große Unterschiede aufweisen. Wird die Luft erwärmt, so stellt sich eine neue relative Luftfeuchte entsprechend der Temperatur und der absoluten Feuchte ein. Die resultierende relative Feuchte und damit auch die Spanne der entstehenden Schwankungen sind umso kleiner, je höher die gewählte Trocknungstemperatur ist. Aus diesem Grund können bei hohen Trocknungstemperaturen die Klimaschwankungen praktisch vernachlässigt werden. Ist es dagegen erforderlich, die Trocknungstemperatur niedrig zu halten, wirken sich Klimaschwankungen auf die Trocknung mehr oder minder entscheidend aus, da die Aufnahmekapazität der Luft für Wasserdampf sowohl von der Temperatur als auch von der relativen Feuchte abhängt. Um eine automatische Dragierung dennoch zu gewährleisten, kann man über die Messung von Temperatur und relativer Feuchte der Ansaugluft variable Führungsgrößen gewinnen, die die Trocknungszeiten im Rahmen des Programms steuern. Das optimale Ausmaß der Einwirkung der genannten Größen muss allerdings experimentell empirisch ermittelt werden. Auch hier korrigieren sich die Trocknungszeiten nicht weiter, wenn z. B. andere Störgrößen zusätzlich auftreten oder der Laborversuch nicht repräsentativ für die Fabrikation war.

5.8.3 Beispiele von Regelungen

Tablettiermaschinen können Dosierungsregelungen enthalten. Die **Regelgröße** bzw. der **Istwert** ist das aktuelle Tablettengewicht. Dieses kann auf einer automatischen Waage ermittelt werden. Die Wägefrequenz von vollautomatischen elektronischen Waagen ist wesentlich geringer als die Herstellungsfrequenz der Tabletten. Dennoch sei zunächst von der idealen Vorstellung ausgegangen, dass jede Tablette einzeln unmittelbar nach Verlassen der Maschine gewogen wird. Die Waage ist das Messglied (Sensor), das die Gewichte der einzelnen Tabletten in ein elektrisches oder elektronisches Signal überführt. Vorrichtungen, die physikalische Größen ineinander umwandeln, werden auch als **Wandler** bezeichnet.

Das dem Istwert proportionale Signal wird mit einem entsprechenden Signal des Sollwerts verglichen. Ist der Sollwert eine unveränderliche Größe, so liegt eine **Festwertregelung** vor. Wird der Sollwert nach einem zeitlichen Programm oder anderen logischen Zusammenhängen verändert, spricht man von einer **Folgeregelung**.

Der Sollwert ist in dem gegebenen Beispiel eine fest vorgegebene Größe, nämlich das gewünschte Tablettengewicht. Die Differenz zwischen den Signalen des Sollwerts und des Istwerts wird dem Regler zugeführt, der diese und eventuell auch ihre Veränderungsgeschwindigkeit mit einer für den Regler typischen Charakteristik in elektrische Signale zur unmittelbaren Ansteuerung des **Stellgliedes** umwandelt. Das Stellglied für die Dosierung bei der Rundlaufpresse ist die Dosierschiene oder Dosiernocke, an der die Feindosierung vorgenommen wird. Der **Stellort** ist die Station des Umlaufs der Matrizen, an dem die Dosierung erfolgt. An dieser Stelle wirken sich auch die Störgrößen aus. Dies kann z. B. eine Veränderung der Pulverdichte sein. Die in die Matrize eingefüllte Masse wird komprimiert, ausgestoßen und erst nach dem Verlassen der Maschine gewogen. In diesem Falle ist die **Regelstrecke**, die der Steuerstrecke der Steuerung entspricht, deutlich erkennbar. Sie ist hier der Weg zwischen dem Stellort, d. h. der Dosierstation der Maschine, bis zur Waage.

Eine zweite Möglichkeit der Dosierungsregelung eröffnet sich über die kontinuierliche Messung der Presskräfte. Bei konstanter Geometrie der Kompressionsbedingungen und konstanten Materialeigenschaften sind die bei den einzelnen Kompressionen auftretenden Presskräfte einzig von der Dosierung abhängig. Aus diesem Grund ist unter Berücksichtigung der Möglichkeit anderer Störgrößen die **Presskraft eine Messgröße für die Dosierung.** Sie besitzt die folgenden Vorzüge:

- Sie kann mit relativ einfachen Vorrichtungen elektronisch trägheitslos gemessen werden.
- Es kann jede einzelne Kompression beobachtet werden.
- Bei der Abhängigkeit der Presskraft von der Dosierung handelt es sich um eine sehr steile Funktion, sodass kleine Schwankungen der Dosierung relativ kräftige Signale ergeben können.
- Die Regelstrecke ist wesentlich kürzer als bei der Wägung.

Die Nachteile sind, dass die Dosierung-Presskraft-Funktionen nichtlinear sind und stark von den mechanischen Eigenschaften des Pressgutes abhängen, sodass andere Störgrößen, wie z. B. die Werkzeugtoleranzen, in die Presskraft mit einfließen. Obgleich die Druckmessung nur zu einer indirekten Aussage über die Dosierung führt, handelt es sich auch hierbei um eine echte Regelung, da sich die Stellgröße unmittelbar auf die Messgröße und diese auf den Regler auswirkt. Es ist also ein echter Regelkreis vorhanden.

Eine optimale Regelung bei der Tablettierung liegt dann vor, wenn die in einer Waage ermittelten Tablettengewichte für die Dosierungsregelung und die Presskraftmessungen nur für die Regelung der Presskraft verwendet werden. Derartige Regeleinrichtungen werden bereits serienmäßig in einige **Hochleistungstablettenpressen** eingebaut. Dabei wirkt die Presskraftregelung unmittelbar auf den Druckrollenabstand ein. Dies kann nach dem bereits Dargestellten natürlich nur sinnvoll sein, wenn die Regelung der Presskraft der Dosierungsregelung nachgeschaltet wird, da vor der Korrektur der Presskrafteinstellung die Störgröße Dosierung minimiert sein muss und damit praktisch nicht mehr in das Regelkriterium der Presskraft eingeht.

Das Problem, das einer Regelung mit großer Regelstrecke zugrunde liegt, ist aus dem Beispiel der Gewichtskontrolle erkennbar. Der Regler führt eine Veränderung der Dosierung durch. Diese trifft aber in der Regel nicht sofort den gewünschten Wert. Bis die Tablette, die aus diesem ersten Regelvorgang hervorgeht, gewogen wird und dem Regler eine neue Information über die Auswirkung der Regelung liefert, sind schon eine ganze Reihe weiterer Tabletten hergestellt worden, die noch aus der ursprünglichen Einstellung der Maschine hervorgegangen sind. Damit sind die dem Regler in dieser Zeit zugegangenen Informationen bereits überholt und nicht repräsentativ für die tatsächliche momentane Dosierung. Dieses Problem wird noch erheblich weiter vergrößert, wenn aufgrund der langsamen Wägegeschwindigkeit entweder nur Stichproben gewogen werden oder die Tabletten in größeren Portionen zusammengefasst zur Wägung gelangen. Ferner überlagern sich diesem Problem die unvermeidlichen statistischen Dosierungsschwankungen sowie die Werkzeugtoleranzen der Maschine. Aus den letztgenannten Gründen wird man bei einer Dosierungsautomation grundsätzlich von **Mittelwertbestimmungen** ausgehen müssen.

Die Aufgabe eines Reglers ist es, eine optimale Anpassung der Regelung an die Erfordernisse der Regelstrecke zu gewährleisten. Die verschiedenen **Charakteristiken von Reglern** sollen im Folgenden erklärt werden.

Dem Regler eines **Wasserbads mit Temperaturregelung** wird durch den Soll-Ist-Wertvergleich lediglich die Information gegeben, wie groß die Abweichung der Regelgröße – in diesem Fall der Temperatur – von der gewünschten Größe, dem Sollwert, ist. Ist die Temperatur zu niedrig, hat der Regler die entsprechende Heizleistung für die Korrektur zur Verfügung zu stellen. Dies kann nun im einfachsten Fall mithilfe einer **Zweipunktregelung** erfolgen. Danach wird mit der Feststellung einer Regelabweichung die Heizung mit einer fest vorgegebenen Leistung eingeschaltet und mit Erreichen der Soll-Temperatur wieder abgeschaltet. Aufgrund einer gewissen Trägheit des Heizelements schießt die Temperatur also über den Sollwert hinaus. Dieses Überschießen ist umso stärker, je höher die fest vorgegebene Heizleistung ist. Nach dem Abschalten der Heizung fällt die Temperatur des Bades aufgrund der Wärmeabgabe an die Umgebung wieder ab. Sie unterschreitet den Sollwert, und erst bei Erreichen einer bestimmten minimalen Regelabweichung schaltet sich die Heizung wieder ein. Vom Augenblick der Einschaltung bis zum Wiederanstieg der Temperatur am Thermofühler vergeht aber noch eine gewisse Zeit, sodass die Temperatur bis dahin zunächst noch weiter sinkt.

Zweipunktregelungen sind **unstetige Regelungen**. Sie führen zu einem Pendeln des Istwerts um den Sollwert mit meist sägezahnartiger Charakteristik. Die Schwingung ist im Allgemeinen nicht symmetrisch, da die Anheiz- und die Abkühlphase nicht den gleichen Gesetzmäßigkeiten unterliegen. Dementsprechend muss auch die mittlere Temperatur, die z. B. der Inhalt eines größeren Gefäßes in dem Wasserbad einnimmt, nicht der Soll-Temperatur entsprechen. Das Ausmaß der Regelabweichungen in den Maxima und Minima der Sägezahnkurve, die Frequenz des Pendelns zwischen den Extremwerten und die Regelabweichung des Mittelwerts sind abhängig von der Höhe der zu regelnden Temperatur, der vorgewählten Heizleistung, der Ansprechempfindlichkeit des Reglers und den Merkmalen der Regelstrecke selbst.

Den unstetigen Reglern stehen die **stetigen Regler** gegenüber.

Der **Proportional-Regler** oder kurz **P-Regler** führt zu einer Stellgröße, die proportional zur Regelabweichung ist.

Für eine Heizungsregelung ist folgende Anordnung möglich: Die mit einem Thermoelement gemessene Ist-Temperatur wird als Thermospannung mit einer Festspannung, die der Soll-Temperatur entspricht, verglichen. Die Differenz, die Regelabweichung, wird dem eigentlichen Regler zugeführt. Dieser besteht aus einem Verstärker, dessen Ausgang direkt die elektrische Energie für die Heizung zur Verfügung stellt. Die Heizleistung ist dann der Regelabweichung proportional. Dabei geht man von der Vorstellung aus, dass die Ist-Temperatur bei einer Regelabweichung normalerweise unter der Soll-Temperatur liegt. Um dieses sicherzustellen, wird z. B. bei Thermostaten, deren Soll-Temperatur nur wenig über der Raumtemperatur liegt, mithilfe einer Wasserkühlung eine über die allgemeine Wärmeabstrahlung hinausgehende weitere, möglichst **konstante Störgröße** eingebracht. Bei tieferen Temperaturen wird die Wärme durch ein Kühlaggregat abgeführt. Das Verhältnis zwischen Heizleistung und Wärmeverlust gibt vor, ob die Temperatur steigt, sinkt oder infolge einer Gleichgewichtsbedingung auf ihrem aktuellen Wert verharrt. In diesem letzten Fall ist die Regelabweichung stabilisiert.

Ist die Heizleistung jedoch größer, steigt die Temperatur. Damit wird die Regelabweichung kleiner und die Heizleistung gedrosselt. Gleichzeitig steigt der Wärmeverlust. Aufgrund der Gegenläufigkeit der Veränderungen von Heizleistung und Wärmeverlust wird sich auch unter dieser Bedingung ein Gleichgewicht einstellen. Allerdings ist hierbei die bleibende Regelabweichung kleiner als in dem vorgenannten Fall.

Entsprechend umgekehrt verhält es sich, wenn die Heizleistung von vornherein zu gering ausgeregelt war. Dann fällt die Temperatur. Mit ihr nimmt die Wärmeabgabe ab. Die Regelabweichung nimmt jedoch zu und damit auch die Heizleistung. Auch hier kann sich ein Gleichgewicht einstellen, das allerdings bei einer größeren Regelabweichung liegt.

Bei einer großen Steilheit des Reglers, d. h. in diesem Fall bei einem großen Proportionalitätsfaktor, besteht die Gefahr, dass sich eine Regelschwingung aufschaukelt. Es ist also nicht möglich, Proportionalregelungen so auszulegen, dass keine bleibenden Regelabweichungen auftreten. Der optimale Proportionalitätsfaktor ist von den Störungen – im vorliegenden Beispiel von der Wärmeabgabe und damit auch der Soll-Temperatur – abhängig.

Dem Proportional-Regler steht der **Integral-Regler** oder kurz **I-Regler** gegenüber. Der I-Regler ändert die Stellgröße mit einer Geschwindigkeit, die der Regelabweichung proportional ist.

Für eine Heizungsregelung würde dies bedeuten, dass bei einer gegebenen Regelabweichung die Heizleistung immer weiter vergrößert wird. Ab einer bestimmten Heizleistung, die größer sein muss als der Wärmeverlust, z. B. durch Kühlung, steigt die Temperatur. Damit nimmt die Regelabweichung ab. Dies führt zu einer Verlangsamung der Steigerung der Heizleistung.

Mit der fortlaufenden Steigerung der Heizleistung steigt die Temperatur mit abnehmender Geschwindigkeit. Ist die Soll-Temperatur erreicht, findet keine weitere Veränderung der Heizleistung statt. Sie entspricht dann den Gleichgewichtsbedingungen dieser Temperatur.

Der Integral-Regler regelt also so lange, bis die Regelabweichungen verschwunden sind. Der Regelvorgang ist aber verhältnismäßig langsam.

Der **Differenzial-Regler** oder **D-Regler** stellt eine Stellgröße ein, die proportional zur Änderungsgeschwindigkeit der Regelabweichung ist. Da die Größe der Regelabweichung selbst keinen Einfluss auf die Stellgröße hat, regelt der D-Regler keine vorgewählten statischen Gleichgewichtslagen an. D-Regler sollen vor allem die Wirkung rasch auftretender Störgrößen unterdrücken.

Für die Heizungsregelung wirkt sich ein derartiger Regler in der Weise aus, dass ein rascher Temperaturabfall abgebremst wird.

Um eine optimale Anpassung des Reglers an das zu lösende Problem zu erreichen, werden **Regler mit gemischtem Verhalten** zusammengestellt, z. B. PI, PD oder PID-Regler. Die Regelcharakteristik des gesamten Regelkreises ergibt sich aus der Abstimmung des Zeitverhaltens aller Glieder zueinander, insbesondere von Regler und Regelstrecke.

Quellen und weiterführende Literatur

Abel D. Regelungstechnik und Ergänzungen. IRT Aachen, Skript WS 2018/19

Bauer KH. Technische Innovationen auf dem Wirbelschicht- und Fließbett-Gebiet. Pharm Ind 62: 816–820, 2000

Egermann H. In: Hagers Handbuch der Pharmazeutischen Praxis, Bd. 2, Methoden: Mischen von Feststoffen, S. 565–582, und Gleichförmigkeit einzeldosierter Arzneizubereitungen, S. 1 091–1 101. 5. Aufl., Springer Verlag, Berlin 1991

Föllinger O. Regelungstechnik, Einführung in die Methoden und ihre Anwendung. 11. Aufl., Hüthig Verlag, Heidelberg, München 2008

Kramer A, Assadian O. Wallhäusers Praxis der Sterilisation, Desinfektion, Antiseptik und Konservierung. 6. Aufl., Georg Thieme Verlag, Stuttgart 2008

Lunze J. Regelungstechnik 1: Systemtheoretische Grundlagen, Analyse und Entwurf einschleifiger Regelungen. Springer Verlag, Berlin, Heidelberg 2004

Lunze J. Regelungstechnik 2: Mehrgrößensysteme, Digitale Regelung. Springer Verlag, Berlin, Heidelberg 2008

Müller W. Mechanische Grundoperationen und ihre Gesetzmäßigkeiten. Oldenbourg Wissenschaftsverlag, München 2008

Pall GmbH, Dreieich. Seminarunterlagen zur Filtration.

Sartorius Stedim Biotech GmbH, Göttingen. Seminarunterlagen zur Filtration.

Schnettler R. Isolatortechnologie bei der Parenteraliafertigung. Pharm Ind 60: 942–946, 1998

Schulz K. Klassifizierung von Luftfiltern näher an der Realität. TechnoPharm 9(2), 84–90, 2019

Stahl PH. Feuchtigkeit und Trocknen in der pharmazeutischen Technologie. Dietrich Steinkopff Verlag, Darmstadt 1980

Wanning S, Süverkrüp R, Lamprecht A. Pharmaceutical spray freeze drying. Int J Pharm 488: 136–153, 2015

Winkelmann J. Sterilisation von Flüssigkeiten, Festkörpern, Abfällen und biologischen Gefahrstoffen. Richtig Autoklavieren bzw. Sterilisieren? https://www.systec-lab.de/news-und-events/sterilisation-von-fluessigkeiten-festkoerpern-abfaellen-und-biologischen-gefahrenstoffen/

Winkelmann J, Umbach M. Qualifizierung und Validierung von Laborautoklaven. https://www.systec-lab.de/news-und-events/qualifizierung-und-validierung-von-laborautoklaven/

Abbildungsnachweise

Karbachsch M. Pharm Ind 45: 540–544, 1983

Strathmann H. Chem Tech (Leipzig) 7: 333–347, 1978

Wallhäußer KH. Praxis der Sterilisation – Desinfektion – Konservierung – Keimidentifizierung – Betriebshygiene. 5. Aufl., Georg Thieme Verlag, Stuttgart, New York 1995

Wikipedia: Stellgröße. https://de.wikipedia.org/wiki/Stellgröße

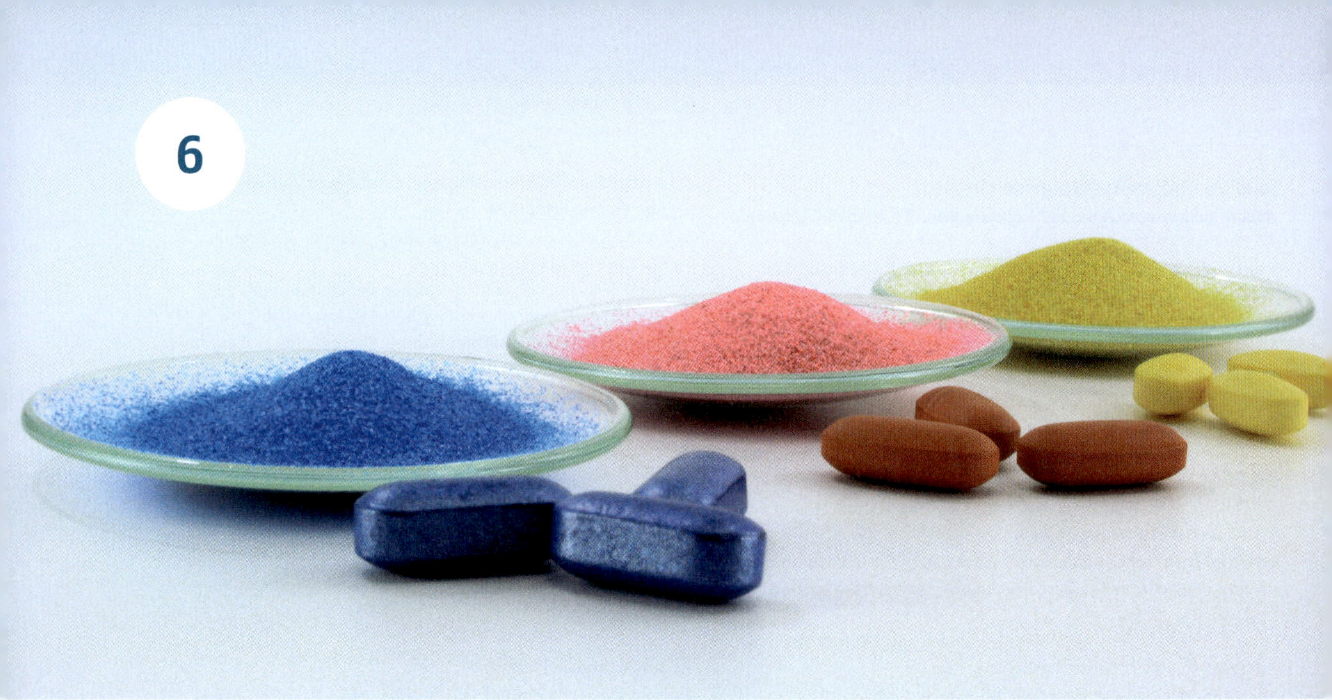

Hilfsstoffe

Prof. Dr. Christel Müller-Goymann

Wichtige Hilfsstoffe und Hilfsstoffgruppen werden unter Angabe ihrer Arzneibuchbezeichnungen und Synonyma aufgeführt, ihre Einsatzgebiete in der Arzneiformung werden umrissen sowie ihre Eigenschaften, die für den pharmazeutisch-technologischen Einsatz wichtig sind, beschrieben.

6.1 Allgemeines

Hilfsstoffe und Wirkstoffe sind systematisch unter den Überbegriff Substanzen zur pharmazeutischen Verwendung (Ph. Eur.) einzuordnen. Arzneizubereitungen werden wie alle Produkte aus Rohstoffen bzw. Ausgangsmaterialien aufgebaut. Während die Wirkstoffe für die therapeutische Wirkung einer Arzneiform verantwortlich sind, ist die richtige Auswahl der Hilfsstoffe ebenso wie die Art der Herstellung qualitätsbestimmend für das Endprodukt. Insbesondere können die Bioverfügbarkeit bzw. die Wirksamkeit sowie die Haltbarkeit von Wirkstoffen in diesen Zubereitungen erheblich beeinflusst werden. Zu den Aufgaben der Hilfsstoffe in den Arzneizubereitungen gehören:

- das Ermöglichen oder Verbessern der Herstellung von einfach und sicher anwendbaren Arzneiformen (vgl. auch zutreffende Arzneiformen, ▸ Kap. 8 bis ▸ Kap. 16),
- das Steuern der Wirkstoff-Freisetzung im Hinblick auf eine verzögerte bzw. verlängerte Wirkstoff-Freisetzung (▸ Kap. 16) oder auf die Freigabe des Wirkstoffs an einem bestimmten Ort, z. B. im Dünndarm, wenn Unverträglichkeiten im sauren Magenmilieu zu erwarten sind,
- das Gewährleisten einer ausreichenden Haltbarkeit, z. B. durch Vermeiden von Wechselwirkungen mit anderen Bestandteilen der Rezepturen.

Merke

Entsprechend der Excipients-Guideline der EU dürfen nur zugelassene **pharmazeutische Hilfsstoffe** eingesetzt werden. Sie decken sich nur zum Teil mit **Hilfsstoffen in Lebensmitteln bzw. in Nahrungsergänzungsmitteln,** wie sie entsprechend der Zusatzstoff-Zulassungsverordnung zum Einsatz kommen dürfen, und tragen dann die gleiche E-Nummer wie Letztere. Sie sind aber in der Packungsbeilage des Arzneimittels im Volltext kenntlich zu machen. Für Lebensmittel zugelassene Hilfsstoffe dürfen nicht automatisch als pharmazeutische Hilfsstoffe eingesetzt werden und umgekehrt. **Kosmetik-(Hilfs-)Stoffe** entsprechend der Internationalen Nomenklatur für Kosmetik-Inhaltsstoffe (INCI) müssen nicht zugelassen, aber auf dem Produkt gekennzeichnet werden. Laut Kosmetik-Verordnung der EU besteht aber beim Inverkehrbringen Anzeigepflicht bei der EU-Kommission.

Hilfsstoffe kommen aus verschiedenen chemischen Stoffklassen. Sie lassen sich deshalb nur schwierig systematisch einordnen. Ebenso vielfältig sind ihre Einsatzgebiete und nicht selten werden sie zur Erfüllung mehrerer Aufgaben herangezogen. So sind native Stärken sowohl Spreng- und Füllmittel, in verkleisterter Form aber auch Binde- oder Verdickungsmittel. Kolloidale Kieselsäure hat als Fließregulierungsmittel, Verdickungsmittel, Adsorptionsmittel oder Trocknungsmittel einen breiten Anwendungsbereich.

Die folgende Übersicht soll die Vielfalt der Verwendungsmöglichkeiten von pharmazeutischen Hilfsstoffen zeigen:

- Lösungsmittel, Lösungsbeschleuniger,
- Emulgatoren, Lösungsvermittler oder Solubilisatoren, Netzmittel, Antischaummittel usw. (▸ Kap. 12, ▸ Kap. 13),
- Salzbildner, Puffer,
- Gelbildner, Verdickungsmittel, Filmbildner (als Überzugs- oder Einbettungsmaterial), Bindemittel (▸ Kap. 14, ▸ Kap. 15, ▸ Kap. 16),
- Gleitmittel, Schmiermittel (bzw. Antiklebmittel), Formentrennmittel, Fließregulierungsmittel,
- Zerfallsbeschleuniger oder Sprengmittel,
- Sorptionsmittel (Feuchthalte- bzw. Trockenmittel),
- Füllstoffe bzw. Füllmittel,
- Hilfsstoffe, die besondere Funktionen übernehmen können, z. B. Antioxidanzien (▸ Kap. 22.6.2), Konservierungsmittel (▸ Kap. 5.7.2), Geschmacks- und Geruchskorrigenzien sowie Färbemittel.

Im vorliegenden Kapitel wird in der Hauptsache eine Auswahl generell oder vielseitig einsetzbarer Hilfsstoffe beschrieben. Hilfsstoffe mit mehr speziellen Aufgabengebieten finden sich auch in den speziellen Kapiteln der betreffenden Arzneiformen, beispielsweise bei den halbfesten, salbenförmigen Arzneiformen oder bei Tabletten und umhüllten Arzneiformen (▸ Kap. 14.4, ▸ Kap. 14.5). Es werden Hilfsstoffe bevorzugt, die auch in Arzneibüchern oder Pharmakopöen beschrieben sind.

6.2 Anforderungen an Hilfsstoffe

Merke

An Hilfsstoffe, die zur Herstellung von Arzneimitteln bestimmt sind, werden folgende Anforderungen gestellt:

- Sie müssen bis auf ihre als Hilfsstoff beabsichtigte Funktionsfähigkeit möglichst inert sein,
- sie müssen physiologisch gut verträglich sein,
- sie müssen von Charge zu Charge stets gleiche chemische und physikalische Qualität aufweisen und
- sie müssen eine anwendungsbezogene mikrobiologische Reinheit besitzen.

Dies bedeutet, dass ihre mikrobiologische Reinheit durch die Einhaltung bestimmter Keimzahlgrenzwerte für tolerierbare Mikroorganismen sichergestellt ist. Diese Grenzwerte sind flexibel und sinnvoll abgestuft. Zu bedenken ist, dass solche Grenzwerte oder bestimmte Anforderungen nicht statisch festgeschrieben, sondern praktisch dauernd im Fluss sind. So muss heute, beispielsweise im Hinblick auf die BSE-Problematik, die Möglichkeit des Vorkommens von infektiösen Prionen in Hilfsstoffen, z. B. in Gelatine oder in bestimmten tierischen Fett- oder Wachsprodukten etc., gründlich erwogen werden. Wenn derartige Hilfsstoffe von BSE-gefährdeten Arten stammen, dann ist darauf zu achten, dass durch eine sorgfältige Auswahl oder durch besondere Herstellpraktiken die Abwesenheit von infektiösen Prionen gesichert ist. Ist dies nicht möglich, müssen die betreffenden Hilfsstoffe eliminiert werden. An Hilfsstoffe, die für sterile oder aseptisch herzustellende Arzneimittel bestimmt sind, z. B. Parenteralia und Zubereitungen zur Anwendung am Auge, werden höhere Anforderungen gestellt als an peroral oder topisch zu applizierende Hilfsstoffe. Pathogene Keime sind nicht tolerierbar und dürfen in pharmazeutischen Hilfsstoffen nicht enthalten sein. Die mikrobiologische Reinheit ist deswegen so wichtig, weil Arzneimittel bei Kranken zur Anwendung kommen, bei denen das Risiko besonders hoch ist.

Nach dem AMG 1976 sind die Hilfsstoffe den Wirkstoffen im Hinblick auf den Nachweis der Qualität, Wirksamkeit und Unbedenklichkeit gleichgestellt. Dies bedeutet, dass Hilfsstoffe nicht nur denselben Qualitätssicherungsmaßnahmen zu unterwerfen sind, sondern dass für völlig neue Hilfsstoffe praktisch dieselben pharmakologisch-toxikologischen Untersuchungen durchzuführen sind wie für neue Wirkstoffe. Da Wirkstoffe und Hilfsstoffe notwendigerweise nicht mit gleich guter Verträglichkeit peroral, parenteral und kutan einsetzbar sind, ist es Voraussetzung, dass die pharmakologisch-toxikologischen Untersuchungen dem Verwendungszweck und dem Applikationsweg entsprechend wirklichkeitsnah geplant und durchgeführt werden. Für bekannte Hilfsstoffe können derartige Untersuchungen entfallen. Als bekannt werden Hilfsstoffe angesehen, die in Arzneibuchmonographien beschrieben sind, die schon jahrelang ohne Zwischenfälle in Arzneimitteln in Gebrauch sind, oder – allerdings unter starken Vorbehalten – deren Verwendung lebensmittelrechtlich geregelt ist. Zu beachten ist aber, dass die Verwendung eines Stoffs als Zusatzstoff für Nahrungsmittel nicht gleichzeitig auch seine Verwendung in der Pharmazie impliziert. Für die Anwendung von Farbstoffen gilt die Arzneimittel-Farbstoffverordnung.

6.3 Beschreibung wichtiger Hilfsstoffe

In den folgenden Abschnitten werden Hilfsstoffe und Hilfsstoffgruppen unter Angabe ihrer Arzneibuchbezeichnungen und ihrer Synonyma aufgeführt, ihre Einsatzgebiete in der Arzneiformung umrissen sowie ihre Eigenschaften, die für den pharmazeutisch-technologischen Einsatz wichtig sind, beschrieben. Die letztgenannten Aspekte werden in den Hilfsstoffmonographien des Arzneibuchs durch Ergänzungen mit Empfehlungscharakter unter der Überschrift „Funktionalitätsbezogene Eigenschaften" berücksichtigt. Verbindlichen Charakter erhalten solche Eigenschaften, wenn sie im Abschnitt Identität aufgeführt werden und für die Identität des entsprechenden Hilfsstoffs essenziell sind.

6.3.1 Zucker und Zuckeralkohole

Lactose-Monohydrat, Lactose wasserfrei, Milchzucker, Saccharum lactis

Praktisch umgesetzt

Anwendung: Füllstoff, Grundlage für homöopathische Verreibungen

Milchzucker, ein Disaccharid aus Glucose und Galactose, ist ein weißes, kristallines, wenig süß schmeckendes Pulver. Ein Massenanteil Milchzucker löst sich in fünf Massenanteilen Wasser, in Ethanol ist er unlöslich. Es gibt eine α- und eine β-Modifikation (○ Abb. 6.1). Die β-Modifikation wird durch Auskristallisieren aus Lösungen bei über 90 °C hergestellt. Die vorwiegende Handelsform ist das α-Lactose-monohydrat. Die Monohydrate geben beim Erhitzen auf 110–120 °C ihr Kristallwasser ab und gehen in die wasserfreie Form über. Von den wasserfreien Formen schmilzt die der α-Lactose bei 202 °C und die der β-Lactose bei 254 °C. α-Lactose ist nicht hygroskopisch und nur mäßig gut zu tablettieren. Es ist stets zu prüfen, welche physikalische Form oder Modifikation für eine bestimmte Aufgabe am besten geeignet ist. Zur Direkttablettierung werden modifizierte, meist agglomerierte, sprüh- oder walzengetrocknete Partikel mit verbessertem Fließverhalten sowie ausreichender Verpressbarkeit eingesetzt.

Lactose ist wegen der Reaktivität ihrer Carbonyl-Gruppe bzw. ihrer Hydroxy-Gruppe am anomeren C-Atom der cyclischen Halbacetalform nicht vollkommen inert. Deswegen muss auf Inkompatibilitäten bzw. Instabilitäten durch die charakteristischen Carbonyl-Reaktionen geachtet werden. Zucker mit reaktiven Carbonyl-Gruppen können mit hydrazinhaltigen Wirkstof-

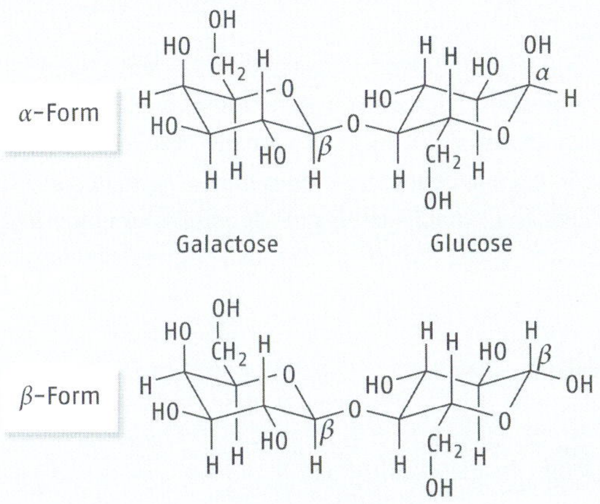

Abb. 6.1 α- und β-Konfigurationen des Milchzuckers

fen, wie Hydralazin, schwer lösliche Osazone bilden. Nicht selten treten z. B. **Maillard-Reaktionen** auf. Das sind Braunverfärbungen, die auf Wechselwirkungen zwischen Aminen oder Eiweißverbindungen und Zuckern mit reaktiven Carbonyl-Gruppen insbesondere bei alkalischer Reaktion beruhen.

Partywissen

Bei der Lebensmittelherstellung, insbesondere bei Backprozessen, ist die Maillard-Reaktion ein ganz normaler Bräunungsvorgang.

Saccharose, Rohr- oder Rübenzucker, Saccharum

Praktisch umgesetzt

Anwendung: Füllstoff (hauptsächlich für Tabletten, die nicht zerfallen sollen, wie Lutschtabletten usw.), Süßmittel, Umhüllungsmaterial, Bindemittel

Saccharose ist das Disaccharid aus Glucose und Fructose. Ein Massenanteil dieses weißen, schwach hygroskopischen, kristallinen, süß schmeckenden Pulvers löst sich bereits in einem halben Massenanteil Wasser oder in acht Massenanteilen Ethanol 70 % (Volumenkonzentration) auf. In wasserfreiem Ethanol ist Saccharose praktisch nicht löslich. Im Gegensatz zu Lactose liegt Saccharose als Vollacetal vor. Saccharose bildet deshalb keine Osazone und ist nicht reduzierend. Inkompatibilitäten oder Instabilitäten, die von Carbonyl-Reaktionen ausgelöst werden, können deshalb erst nach Spaltung

Tab. 6.1 Übersicht über die Süßkräfte verschiedener Zucker, Zuckeralkohole und Süßstoffe

Rohr- bzw. Rübenzucker, Saccharose	1,0
Milchzucker, Lactose	0,23
Traubenzucker, Glucose	0,74
Fruchtzucker, Fructose	1,2
Mannitol	0,57
Sorbitol	0,48
Saccharin-Natrium (Natrium-*o*-benzoesäure-sulfinid)	550
Natriumcyclamat (Natrium-cyclohexylsulfamat)	30
Aspartam (*N*-L-α-Aspartyl-L-phenylalanin-1-methylester)	160

der Saccharose-Moleküle, z. B. durch Säuren oder Invertase, in Glucose und Fructose eintreten. Saccharose ist besser wasserlöslich, aber auch hygroskopischer als Milchzucker. Deswegen ist seine Einsatzfähigkeit insbesondere als Füllmittel bei Tabletten eingeschränkt. Saccharosehaltige Tabletten neigen bei längerer Lagerung zur Nachhärtung. Dies spielt jedoch bei Tabletten, die nicht zerfallen müssen, keine Rolle.

Die Süßkraft von verschiedenen Zuckern, Zuckeralkoholen oder Süßstoffen ist sehr unterschiedlich. Setzt man die Süßkraft der Saccharose gleich eins, ergeben sich die in Tab. 6.1 dargestellten Vergleichswerte oder Faktoren.

Traubenzucker, wasserfreie Glucose, Dextrosum anhydricum, Glucosemonohydrat, Dextrosum monohydricum

Praktisch umgesetzt

Anwendung: Füllstoff, zur Isotonisierung von Parenteralia

Das weiße kristalline Pulver des Monosaccharids mit süßem Geschmack löst sich im Verhältnis 1:1 in Wasser. In Ethanol ist Traubenzucker praktisch nicht löslich. Traubenzucker hat eine reaktive Carbonyl-Gruppe und

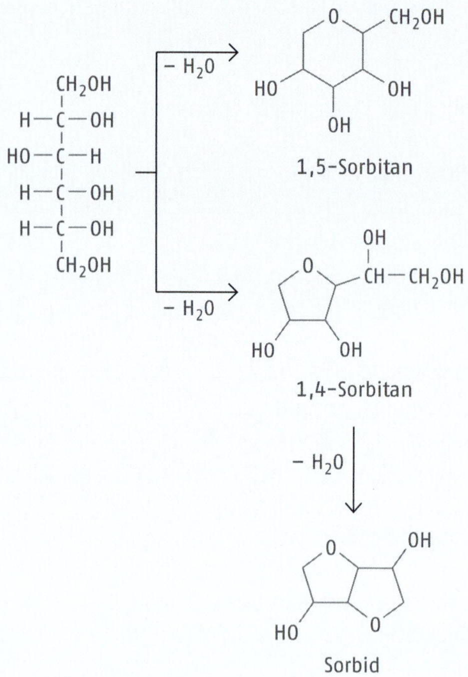

Abb. 6.2 Anhydride des Sorbitols

gibt deshalb ähnliche Inkompatibilitäten wie Milchzucker. Die Tablettiereigenschaften sind nicht so gut wie die des Milchzuckers. Besser tablettierbar dagegen ist das aus Stärke durch enzymatischen Abbau hergestellte Produkt Celutab®, das aus 92 % Glucose, 5 % Maltose und 3 % Oligosacchariden besteht.

Mannitol, Mannit

Praktisch umgesetzt

Anwendung: Füllstoff, Zuckeraustauschstoff, Trockenbindemittel

Mannitol ist ein sechswertiger Zuckeralkohol (Hexitol) mit einem Schmelzpunkt von 165–168 °C. Ein Massenanteil des weißen, nadelförmigen Kristallpulvers mit kühlend süßem Geschmack löst sich in 5,5 Massenanteilen Wasser. In Ethanol ist Mannitol praktisch unlöslich.

Im Handel ist Mannitol meist in gemahlener Form erhältlich. In diesem Zustand ist es leicht agglomerierbar bzw. klumpend. Im ungemahlenen Zustand ist es dagegen lockerer und besser schüttfähig. Mannitol ist nicht hygroskopisch, seine Gleichgewichtsfeuchte ist praktisch gleich Null. Zuckeralkohole können anstelle von Zuckern eingesetzt werden, wenn deren Carbonyl-Gruppe Ursache von Inkompatibilitäten oder Instabilitäten ist.

Zur Herstellung zuckerfreier Arzneiformen wird Mannitol als Zuckeraustauschstoff verwendet. In sprühgetrockneter Form wird es auch als Trockenbindemittel zur Direkttablettierung eingesetzt. Wegen des kühlend süßen Geschmacks ist es gut als Kautablettengrundlage geeignet. Es ist jedoch teurer als Milchzucker und Saccharose.

Sorbitol, Sorbit

Praktisch umgesetzt

Anwendung: Weichmacher für Weichgelatinekapseln, Zuckeraustauschstoff, Feuchthaltemittel

Sorbitol, ein Isomeres des Mannitols, ist extrem gut wasserlöslich. Es löst sich in Wasser in noch höheren Konzentrationen als Saccharose. Im Handel und offizinell sind stabile 70%ige Lösungen erhältlich. Sorbitol kommt in zwei Modifikationen mit Schmelzpunkten von 91–93 °C bzw. 96–98 °C vor. Die höher schmelzende Modifikation ist die stabilere und wird deshalb vorzugsweise zur Tablettenherstellung herangezogen. Bis zu vier Massenanteile des weißen kristallinen Pulvers mit kühlend süßem Geschmack lösen sich in einem Massenanteil Wasser.

Beim Erhitzen von angesäuerten Sorbitol-Lösungen, beispielsweise bei der Sterilisation solcher Lösungen, bilden sich in kleinen Mengen cyclische Anhydride oder cyclische Ether, z. B. 2,5-Anhydrosorbit. In der Bezeichnung Sorbit**an** steckt der Begriff **An**hydrid und in der Bezeichnung Sorbi**d** das Dianhydri**d**.

Der Sorbitan-Zentralbaustein der Emulgatoren Sorbitanfettsäureester und Polysorbate besteht ebenfalls aus solchen cyclischen Sorbitolanhydriden. Diese cyclischen Ether-Derivate kommen häufiger in der Tetrahydrofuran-, seltener in der Tetrahydropyran-Struktur vor. Bei weiterem Wasserentzug kann auch noch das bicyclische Anhydrid Sorbid entstehen (Abb. 6.2).

Wegen seiner Hygroskopizität ist Sorbitol ein gutes Feuchthaltemittel, doch neigen sorbithaltige Tabletten zur Nachhärtung. Wegen der Inkompatibilität von Milchzucker mit Aminen wird der Milchzucker in solchen Formulierungen durch Sorbitol oder Mannitol ersetzt. Bei den flüssigen, hochprozentigen Sorbitol-Lösungen des Handels ist zu beachten, dass es sich hierbei meist nicht um Lösungen aus reinem Sorbitol handelt. Diese Lösungen werden durch katalytische Hydrierung von Stärkehydrolysaten hergestellt. Sie enthalten als Hauptprodukt Sorbitol und seine Stereoisomeren. Daneben sind noch bestimmte Mengen an hydrierten Disacchariden und Oligosacchariden aus dem Vorprodukt Stärkesirup enthalten. Diese Nebenprodukte sind in den hochprozentigen Sorbitol-Lösungen als Kristallisationsverzögerer zur Stabilisierung erwünscht. Sorbitolpulver besteht weitgehend aus Sorbitol sowie stereoisomeren Hexitolen und enthält praktisch keine Oligomere.

6.3.2 Makromolekulare und oligomere Hilfsstoffe

Die Verwendung von makromolekularen Hilfsstoffen nimmt in der pharmazeutischen Technologie bis hin zum Verpackungsmaterial einen herausragenden Platz ein. Der Grund hierfür ist nicht alleine bei den relevanten Substituenten zu suchen. Bei makromolekularen Hilfsstoffen kommen zusätzlich zu den vielfältigen Möglichkeiten in Konstitution, Konfiguration, Konformation vor allem noch die besonderen Fähigkeiten der Makromoleküle hinzu, innerhalb ihrer Molekülverbände übermolekulare Strukturen auszubilden (vgl. Cyclodextrine, und Gelatine, ▸Kap. 6.3.2). Ein gutes Beispiel in dieser Richtung geben auch die verschiedenen Polyethylene (Hochdruck-, Niederdruckpolyethylene etc.) mit ihren unterschiedlichen Strukturen (linear, einfach oder mehrfach bzw. stärker verzweigt etc.) und dementsprechend veränderten Eigenschaften ab (vgl. ▸Kap. 21.2.2). Die Eigenschaften von Makromolekülen können demzufolge in gewissen Grenzen leicht maßgeschneidert werden.

Definition

Üblicherweise heißen die aus zwei, drei oder einigen Bausteinen bzw. Monomereinheiten aufgebauten Produkte **Dimere, Trimere** oder **Oligomere.** Erst Produkte mit relativen Molekülmassen $>10^4$ werden **Makromoleküle** oder **Polymere** genannt. Die einzelnen Bausteine der Makromoleküle sind durch kovalente Bindungen linear bzw. kettenförmig, verzweigt oder vernetzt miteinander verknüpft.

Merke

Makromoleküle oder Polymere können synthetisch aus Monomeren durch **Polymerisation, Polykondensation** oder **Polyaddition** hergestellt werden. Typische Polymerisate sind Polyethylene, Polyacrylate, Polyvinylpolymere und Polystyrole. Die Polyester sowie Polyamide sind Polykondensate, die Polyurethane sind Polyaddukte.

Es werden **Polymerisationen in homogener** und **in heterogener Phase** unterschieden. Zu den Polymerisationen in homogener Phase gehört die **Substanzpolymerisation** (Blockpolymerisation), bei der das reine, unverdünnte Monomere polymerisiert wird. Bei der **Lösungsmittelpolymerisation** wird das Monomere erst in einem Lösungsmittel gelöst, in dem auch das entstehende Polymere löslich ist, und dann polymerisiert.

Zu den **Polymerisationen in heterogener Phase** gehören Fällungspolymerisationen, Perlpolymerisationen, Emulsionspolymerisationen und Gasphasenpolymerisationen. Bei der **Fällungspolymerisation** wird in einem Lösungsmittel polymerisiert, in dem sich zwar das Monomere, nicht aber das Polymere löst. Eine Substanzpolymerisation kann auch eine Fällungspolymerisation sein, wenn das entstehende Polymere im Monomeren nicht löslich ist und ausfällt.

Bei der **Perl- oder Suspensionspolymerisation** findet die Polymerisation des Monomeren in Form kleiner Tröpfchen statt, die vorher durch starkes Rühren in einer flüssigen Phase, meist Wasser, dispergiert werden. Durch Zugabe von Dispergiermitteln oder von Schutzkolloiden können die bei der Polymerisation entstehenden festen Polymerisatperlen in Suspension gehalten werden.

Unter **Emulsionspolymerisation** wird die Polymerisation von wasserunlöslichen Monomeren verstanden, die mithilfe eines Emulgators in Wasser emulgiert vorliegen. Da sich der Polymerisationsinitiator in der Wasserphase befindet, startet die Polymerisation in der Peripherie der Monomertröpfchen oder -mizellen. Mit dieser Polymerisationsmethode werden Latices oder Dispersionen mit sehr feinen Polymerisationspartikeln (40–400 nm) erhalten (▸Kap. 14.5.2).

Bei der **Gasphasenpolymerisation** wird das Monomere in der Gasphase polymerisiert, z. B. Ethylen bei hohem Druck und hohen Temperaturen.

Polymere sind **homopolymer**, wenn sie nur aus einem einzigen Monomeren synthetisiert werden und aus Bausteinen bzw. gleichartigen Monomereinheiten bestehen, die sich regelmäßig wiederholen. **Heteropolymer** sind sie, wenn sie aus einem Monomeren und einem Comonomeren oder aus mehreren verschiedenen Monomerbausteinen aufgebaut sind. Werden beispielsweise zwei verschiedene Monomere wie Acrylsäureethylester und Methacrylsäure miteinander polymerisiert, entsteht ein **binäres Copolymerisat**, das Polyacrylsäureethylesterpolymethacrylat. Sind in einem copolymeren Produkt die Monomerbausteine A und B in regelmäßig abwechselnder oder in statistisch gemischter Folge miteinander verbunden, werden alternierende (A–B–A–B–A–B) oder statistische Copolymerisate (A–B–B–A–B–A–A–B–) unterschieden. Werden die Monomeren dagegen blockweise miteinander verknüpft, ergeben sich **Blockcopolymere** (A–A–A–A–B–B–B–B–) oder **Pfropfcopolymere**:

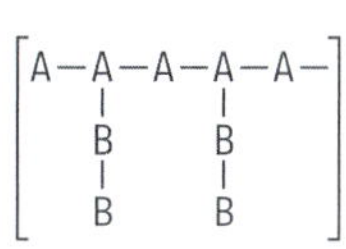

A

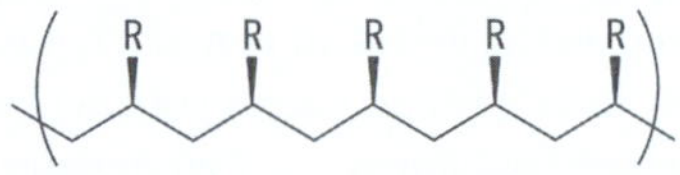

B

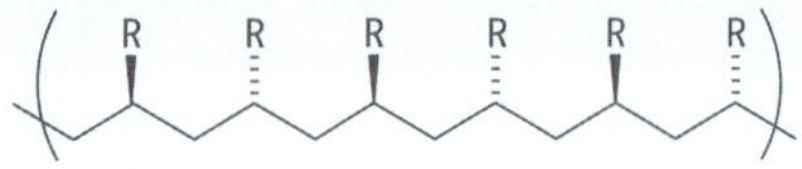

C

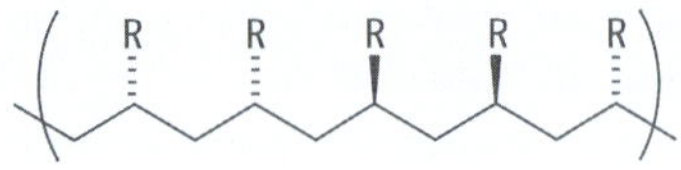

Abb. 6.3 Beispiele für verschiedene Taktizitäten
A Bei **isotaktischen Strukturen** sind die Grundbausteine so miteinander verknüpft, dass jedes Kettenatom mit allen seinen Substituenten die gleiche sterische Anordnung hat. Für den Betrachter ragen alle Substituenten aus der Ebene heraus.
B Bei **syndiotaktischen Strukturen** hat jedes Kettenatom mit seinen Substituenten eine entgegengesetzte sterische Anordnung zu seinen Nachbarkettenatomen. Für den Betrachter ragen die Substituenten abwechselnd einmal aus der Ebene heraus, einmal zeigen sie nach unten.
C Bei **ataktischen Strukturen** sind diese Anordnungen regellos.

Unterschiedliche Molekülgrößen oder Copolymerisationen sind bei Weitem nicht die einzigen Variationsmöglichkeiten von Makromolekülen gleicher chemischer Konstitution.

Bei **eindimensionaler Polymerisation** entstehen lineare Makromoleküle. Sie können sich durch die Anordnung der Monomere in sogenannter Kopf-Kopf- oder Kopf-Schwanz-Anordnung unterscheiden. Unter bestimmten Bedingungen oder durch Zusatz von bestimmten Mengen bifunktioneller Verbindungen kann es zu **Verzweigungen** kommen. Je nach Länge der Seitenketten werden dabei Kurzketten- und Langkettenverzweigungen unterschieden, z. B. Hochdruck- und Niederdruckpolyethylen. Werden größere Mengen bifunktioneller oder mehrfunktioneller Verbindungen zugesetzt, ergeben sich mehr oder minder starke **Vernetzungen**. Die hierbei erhaltenen Produkte sind unlöslich, oder sie quellen höchstens.

Weitere Möglichkeiten für die Veränderung der Eigenschaften von Makromolekülen mit gleicher chemischer Konstitution ergeben sich durch verschiedene **Isomerien**. Bestimmte Monomere können bei der Polymerisation in Grundeinheiten bzw. in einzelne Bausteine mit je einem Isomeriezentrum übergehen. Dies kann selbst bei strukturregulären Polymeren zu verschiedenen sterischen Ordnungen entlang der Hauptkette führen. Diese sterischen Ordnungen in der Hauptkette werden **Taktizitäten** genannt. Lineare Polymere zeigen z. B. isotaktische, syndiotaktische und ataktische Strukturen (Abb. 6.3).

Merke

Die Molekülgröße von Makromolekülen resultiert aus der Anzahl der Grundbausteine im Molekül und wird durch den **Polymerisationsgrad** (*n* oder DP) charakterisiert. Dieser sagt aus, wie viele Grundbausteine oder Monomereinheiten in einem Makromolekül vorkommen.

Die Bestimmung oder Angabe der **relativen Molekülmassen** ist bei den Makromolekülen nicht so einfach wie bei niedermolekularen Stoffen. Die konventionellen Molekülmassenbestimmungen sind nicht geeignet, sodass für Makromoleküle spezielle Methoden erforderlich sind. In Abhängigkeit von der angewandten Methode werden bei Makromolekülen meist die relativen Molekülmassen M_n und M_m benutzt. M_n ist das arithmetische Mittel der Molekülzahlenverteilung und daher durch Methoden bestimmbar, die auf die Zahl der Moleküle ansprechen. Dabei werden die kleinen Massen überbewertet. M_m ist das arithmetische Mittel der Molekülmassenverteilung. Oft differieren diese beiden Angaben erheblich. Die Angaben mittlerer Molekülmassenverteilungen sind darauf zurückzuführen, dass in einem Polymerprodukt meist Moleküle der unterschiedlichsten Größen vorliegen.

Merke

Auch in der Natur gibt es zahlreiche makromolekulare Stoffe, auch **Biopolymere** genannt, z. B. Kohlenhydrate oder Polysaccharide und Eiweißverbindungen wie z. B. Albumine. Sie können chemisch abgewandelt werden, sodass halbsynthetische Makromoleküle wie Celluloseether oder Carboxymethylstärke entstehen.

Ein Hauptmerkmal von polymeren Verbindungen ist, dass sie keine eindeutigen Schmelzpunkte wie Kristalle zeigen, sondern stattdessen kontinuierliche Phasenübergänge, den sogenannten **Glasübergangsbereich** (T_g) und den **Erweichungsbereich** (▸ Kap. 4.2.2). Der Grund dafür ist, dass die Ordnungszustände nach definierter Energieaufnahme nicht so schnell zusammenbrechen wie in niedermolekularen Verbindungen. In

Lösungen oder auch in Schmelzen liegen lineare Makromoleküle bevorzugt in Form **statistischer Knäuel** vor. Es können jedoch auch teilkristalline Ordnungen durch Faltungen oder parallele Zusammenlagerungen neben amorphen Bereichen beobachtet werden, z. B. Fransenmizellen, Helices, Gelgerüste usw.

Ob ein makromolekularer Hilfsstoff ein Quell-, Verdickungs-, Binde- oder Sprengmittel sein kann, hängt von solchen Strukturen bzw. von den sich daraus ableitenden Eigenschaften ab.

Im Gegensatz zu niedermolekularen Stoffen ist bei makromolekularen Produkten ein **Quellungszustand** als Übergangsstadium vor dem Lösen zu beobachten. Makromoleküle lagern hierbei unter erheblicher Volumenzunahme Lösungsmittelmoleküle in das chemische Gefüge ihrer Ketten ein, d. h. sie sorbieren Lösungsmittel. Sind diese Gefüge stabil genug, ist die Quellung der Endzustand. Sind sie dagegen instabil bzw. trennbar, gehen die Sorbate bei weiterer Lösungsmittelaufnahme in ein bikohärentes System, in ein Gel, über. Wird darüber hinaus noch weiter mit Lösungsmittel verdünnt, bildet sich ein Sol bzw. eine kolloide Lösung.

Merke

Ob ein makromolekularer Stoff als **Quellmittel** oder als **Verdickungsmittel** wirkt, hängt nicht nur von seiner Struktur und Molekülgröße ab, sondern auch von den verwendeten Konzentrationen. Verdickungsmittel lösen sich in einer Flüssigkeit und erhöhen dabei deren Viskosität. Nimmt ein Stoff unter Volumenzunahme größere Lösungsmittelmengen auf, ohne sich zu lösen, ist er ein Quellmittel.

Ob ein Quellmittel ein **Tablettensprengmittel** sein kann, hängt demnach eng mit seinen Löslichkeitseigenschaften zusammen. So wird z. B. lösliches Polyvinylpyrrolidon vorzugsweise als Bindemittel eingesetzt, das quervernetzte, unlösliche, aber stark quellende Polyvinylpyrrolidon dagegen als Sprengmittel. Ähnlich ist es auch bei Stärken. Native Stärke ist in kaltem Wasser unlöslich, aber quellfähig, und wirkt deshalb in Tabletten als Sprengmittel. Vorverkleisterte Stärke oder partiell abgebaute bzw. hydrolysierte Formen sind kolloidal löslich und wirken demzufolge als Bindemittel. Ein Vorteil bei der Verwendung von Makromolekülen in der Pharmazie ist, dass sie wegen ihrer Molekülgröße praktisch nicht resorbiert werden und toxikologische Bedenken mehr in den Hintergrund treten. Zu achten ist in dieser Beziehung allerdings auf Spaltprodukte oder niedermolekulare Beimengungen.

Oligo- und Polysaccharide

Stärken, Amyla

Praktisch umgesetzt

Anwendung: Füllstoff, Sprengmittel, Bindemittel, Pudergrundlage

- Maisstärke, Maydis amylum,
- Reisstärke, Oryzae amylum,
- Kartoffelstärke, Solani amylum,
- Weizenstärke, Tritici amylum.

Die Stärken gehören zur großen Gruppe der Kohlenhydrate. Außerdem kann man sie den Biopolymeren zuordnen. Es sind keine chemisch einheitlichen Stoffe; sie lassen sich in der Hauptsache in zwei Polysaccharid-Fraktionen, nämlich in 15–25 % Amylose und 75–85 % Amylopektin zerlegen. Daneben enthalten Stärken geringe Mengen Kleber, das sind Pflanzenproteine sowie Zellreste und anorganische Verbindungen. Mais-, Reis- und Weizenstärke enthalten eine Gleichgewichtsfeuchtigkeit von ca. 12 % Wasser, Kartoffelstärke bis zu 20 %. Amylose und Amylopektin sind Polysaccharide, die wie Cellulose aus Glucose-Molekülen aufgebaut sind. Im Gegensatz zur Cellulose sind jedoch in diesen Polysacchariden die Glucose-Moleküle α-glykosidisch miteinander verbunden. Amylose ist ein lineares Makromolekül aus 300–1000 D-Glucopyranose-Einheiten, das zur Ausbildung von Helixstrukturen befähigt ist. Amylopektin dagegen ist ein verzweigtkettiges Makromolekül und besteht aus 9 000–10 000 1,4-α-glykosidisch verknüpften D-Glucopyranose-Einheiten. Die Verzweigungen bei den Amylopektinen erfolgen durch 1,6-α-Seitenverbindungen von etwa je 20–25 D-Glucopyranose-Einheiten. In den meist annähernd kugelförmigen Stärkekörnern liegen Amylose und Amylopektin in radialen Schalen assoziiert vor. Diese Schichtenstrukturen werden durch intermolekulare Wasserstoff-Brücken verfestigt.

Die Stärken sind feine weiße Pulver, die beim Reiben zwischen den Fingern knirschen. Sie sind unlöslich in kaltem Wasser und in Alkoholen. In kaltem Wasser sind Stärken bei nur leichter Quellung gleichmäßig und ohne Klumpenbildung suspendierbar. Beim Erwärmen dieser Suspensionen quellen sie zunächst stärker; sobald die für jede Stärkesorte charakteristische Verkleisterungstemperatur (◘ Tab. 6.2) überschritten wird, beginnt ein Verkleisterungsvorgang. Dabei werden die Bindungen der Amylose- und Amylopektin-Strukturen aufgeweitet und teilweise irreversibel gelöst. Die Spaltprodukte gehen zum Teil kolloidal in Lösung. Je länger die Verkleisterungstemperatur überschritten wird, desto weiter schreitet die Verkleisterung bzw. der Abbau fort.

Tab. 6.2 Charakteristische Eigenschaften verschiedener Stärkearten

Stärkesorte	Quelltemperatur (°C)	Verkleisterungstemperatur (°C)	Größe der Stärkekörner (µm)
Maisstärke	64	73	10–25
Reisstärke	72	77	2–10
Kartoffelstärke	63	72	20–185
Weizenstärke	55	64	20–40

Während sich native Amylose in heißem Wasser löst und keine Gelformen ausbilden kann, ist Amylopektin ein guter Gelbildner. Dies zeigt sich beispielsweise bei der Kartoffelstärke, die im Vergleich mit anderen Stärkesorten weniger Amylose und mehr Amylopektin enthält und deshalb dickflüssigere Kleister ergibt.

Stärken zeigen gutes Absorptionsvermögen, z. B. für Wasser, Öle und Farbstoffe. Die einzelnen Stärkesorten können mikroskopisch unterschieden bzw. identifiziert werden.

Modifizierte Stärken

Praktisch umgesetzt

Anwendung: Füllstoff, Bindemittel, Verdickungsmittel, Pudergrundstoff, Zerfallsbeschleuniger, Plasmaersatzflüssigkeit

Die einfachste Modifizierung einer Stärke kann durch Einwirkung hoher mechanischer Drücke erreicht werden, z. B. durch Walzenkompaktierung, erforderlichenfalls mit Stärken unterschiedlicher Feuchtigkeitsgehalte. Hierbei entstehen, durch zumindest teilweise Zerstörung der Strukturen der Stärkekörner, kaltlösliche und direkt tablettierbare Stärkeprodukte, z. B. die vorverkleisterte Stärke des Arzneibuchs Sta-RX® 1 500. Neben solchen physikalischen Modifizierungen gibt es auch chemische Abwandlungsprodukte.

Die freien Hydroxy-Gruppen der Glucosebausteine erlauben Veretherungen ähnlich wie dies auch bei der Cellulose der Fall ist. Ein Beispiel dafür ist die Hydroxyethylierung mit Ethylenoxid zu Hydroxyethylstärke, die als Bindemittel, Verdickungsmittel und außerdem für Plasmaersatzflüssigkeiten, allerdings mit einer Vielzahl von Kontraindikationen, verwendet wird. Auch Quervernetzungen mit bi- oder polyfunktionellen Verbindungen werden durchgeführt. Bei der Vernetzung von Maisstärke mit Epichlorhydrin wird auf diese Weise ein nur mäßig quellendes, sterilisierbares und resorbierbares Stärke-Derivat als Pudergrundstoff hergestellt. Hierbei müssen Restmengen an Epoxid in Kauf genommen werden. Solche Probleme stellen sich bei phosphatierten Stärken, die ebenfalls nicht quellen und sterilisierbar sind, nicht. Durch Einwirkung von Natriumhydroxid und Monochloressigsäure auf Stärke erhält man Carboxymethylstärken, die in Kombination mit Carboxymethylcellulose, z. B. Primojel®, als Zerfallsbeschleuniger verwendet werden.

Cyclodextrine

Praktisch umgesetzt

Anwendung: Wirtsmoleküle für Einschlussverbindungen, Komplexbildner

Cyclodextrine sind natürliche 1,4-α-glykosidisch verknüpfte, ringförmige Oligosaccharide, die sich biotechnologisch durch den Abbau von Stärken mit Cyclodextrin-Glykosyl-Transferasen gewinnen lassen. Je nach Reaktionsführung und je nachdem, welche Enzyme eingesetzt werden, bilden sich vorwiegend α-, β- oder γ-Cyclodextrine, deren Ringe aus 6, 7 oder 8 Glucose-Einheiten bestehen. Sie können deshalb auch als Cyclohexa-, -hepta- oder -octaamylose bezeichnet werden (Abb. 6.4). Infolge einer ausgeprägten Bildung intramolekularer Wasserstoffbrücken bei den gegebenen Ringabmessungen von β- Cyclodextrin besitzt dieses eine schlechtere Wasserlöslichkeit als die beiden anderen Cyclodextrine.

Am meisten fasziniert ihre Fähigkeit, im gelösten wie auch häufig bereits im festen Zustand durch einfaches, intensives Mischen andere Moleküle in ihren Hohlraum aufzunehmen. Auf diese Weise lassen sich in der pharmazeutischen Technologie Solubilisierungen von schlecht löslichen Wirkstoffen, kontrollierte Freisetzungen oder sogar verbesserte Stabilitäten erzielen (▸ Kap. 7.4.2).

Cyclodextrine können zu Derivaten mit veränderten Löslichkeiten umgewandelt werden. So ergibt eine partielle Methylierung, Hydroxypropylierung oder Sulfobutylierung insbesondere von β- Cyclodextrin leicht wasserlösliche Derivate, die solubilisierend wirken können.

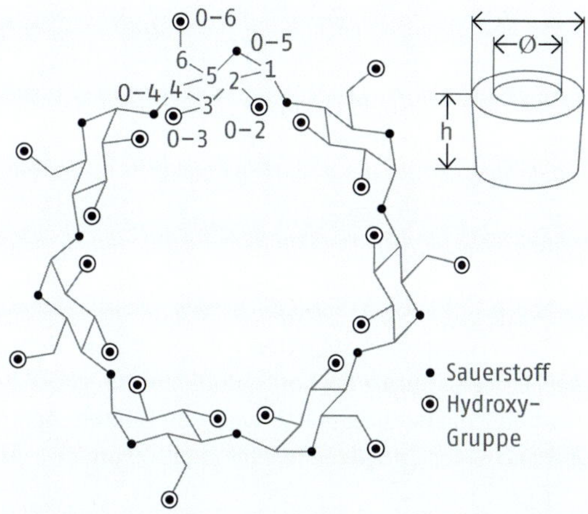

wichtige Kennzahlen		α	β	γ-Cyclodextrin
Summenformel		$C_{36}H_{60}O_{30}$	$C_{42}H_{70}O_{35}$	$C_{48}H_{80}O_{40}$
M_R		972,9	1135	1297
Ringabmessungen	$Ø_{innen}$	0,57 nm	0,78 nm	0,95 nm
	$Ø_{außen}$	1,37 nm	1,53 nm	1,69 nm
	Höhe h	0,78 nm	0,78 nm	0,78 nm

Abb. 6.4 Modell des β-Cyclodextrins und Ringabmessungen

Tragant, Tragacantha

Praktisch umgesetzt

Anwendung: Verdickungsmittel, Bindemittel

Tragant besteht aus einem Gemisch hochpolymerer Kohlenhydrate. Der wasserlösliche Anteil des Gemischs ist 30–40 % Tragacanthin oder Tragantin, ein neutrales Arabinogalactan. Der nicht wasserlösliche Anteil beinhaltet saure Kohlenhydrate, wird als Bassorin oder Tragacanthinsäure bezeichnet und ist für die extremen Quelleigenschaften verantwortlich.

Tragant ist die an der Luft erhärtete gummiartige Ausscheidung von Astragulus-Arten. Es ist ein fast weißes Pulver. Die Zusammensetzung kann je nach Erntezeit und Herkunft erheblich schwanken. Für pharmazeutische Zwecke sind besonders gereinigte und sprühgetrocknete Qualitäten zu verwenden. Zur Inaktivierung von Peroxidbasen, die durch Oxidationsreaktionen Inkompatibilitäten verursachen können, ist Tragant einer Hitzebehandlung oder einer anderen entsprechend wirkenden Maßnahme zu unterwerfen.

Wegen seiner starken Quell- oder Schleimbildungseigenschaften wird Tragant auch zur Überdeckung eines schlechten Geschmacks verwendet oder in Lutschtabletten eingesetzt, um die überaus hohe Sensibilität der Zunge bzw. der Zungenpapillen abzumildern und glatte, glitschige Oberflächen vorzutäuschen.

Arabisches Gummi, Gummi arabicum

Praktisch umgesetzt

Anwendung: Verdickungsmittel, Quasi-Emulgator, Suspensionsstabilisator, Matrixbildner für Pastillen, Hüllmaterial für Mikrokapseln

Als natürliches Polysaccharid aus dem Pflanzensaft von Verek-Akazien *(Acacia senegal)* und Seyal-Akazien *(Acacia seyal)* besteht arabisches Gummi hauptsächlich aus den sauren Erdalkali- und Alkalisalzen der Arabinsäure (Polyarabinsäure), die ein verzweigtes Polysaccharid aus L-Arabinose, D-Galactose, L-Rhamnose und D-Glucuronsäure im Verhältnis 3:3:1:1 darstellt. Für pharmazeutische Zwecke sind v. a. gereinigte und sprühgetrocknete Qualitäten zu verwenden. Bereits mit wenig Wasser bilden sich geschmacksneutrale, gleitfähige Schichten (Hydrokolloide); die Wasserlöslichkeit ist sehr gut (1:1 m/m).

Guargalactomannan, Guar galactomannanum, Guaran

Praktisch umgesetzt

Anwendung: Verdickungsmittel, Suspensionsstabilisator, Binde- oder Sprengmittel für Tabletten, Grundlage für Hydrokolloidmatrixtabletten

Guargalactomannan besteht aus einer Hauptkette mit β-glykosidisch 1,4-verknüpften Mannosebausteinen und aus einzelnen α-glykosidisch an diese Hauptkette 1,6-angeknüpften Galactose-Seitenketten, etwa im Verhältnis 2:1. Die Molekülmassen liegen zwischen 80 000 und 600 000, im Mittel etwa bei 220 000.

6

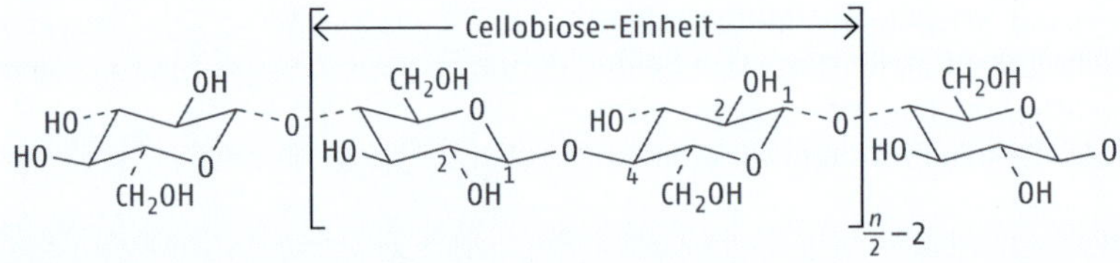

o Abb. 6.5 Konfiguration der Cellulose. In der Summenformel der Cellulose $(C_6H_{10}O_5)_n$ wird meist eine Glucose-Einheit als Grundbaustein und *n* als Polymerisationsgrad verwendet. Zur wirklichkeitsnahen Wiedergabe der sterischen Verhältnisse der Konfiguration wird jedoch besser die Cellobiose als Grundbaustein benutzt. Der Polymerisationsgrad wird dann *n*/2, weil eine Cellobioseeinheit aus zwei Glucose-Bausteinen besteht. „–2" bezieht sich auf die beiden Endglieder dieser Strukturformel.

Die Gewinnung erfolgt aus dem gemahlenen Endosperm von *Cyamopsis tetragonolobus* (L.) nach Abtrennung von Embryo und Samenschale und anschließender Teilhydrolyse. Guargalactomannane besitzen ein außerordentlich starkes Quellvermögen, sie können sehr viel Wasser aufnehmen, die maximale Hydratation erfolgt bei pH-Werten zwischen 7,5 und 9.

Cellulosepulver, Cellulosi pulvis

Praktisch umgesetzt

Anwendung: Füllmittel, Trockenbindemittel

Cellulose ist in unterschiedlichen Qualitäten im Handel. Native Cellulose besteht je nach Herkunft aus rund 3 000–10 000 β-glykosidisch 1,4-verknüpften Glucose-Bausteinen. Es handelt sich demnach um ein Polysaccharid, und nach der Summenformel $(C_6H_{10}O_5)_n$ errechnen sich hieraus Molekülmassen von rund 500 000–1 600 000 (o Abb. 6.5).

Der Polymerisationsgrad *n* gibt an, in wie viele Glucose-Bausteine die Cellulose bei vollständiger Hydrolyse zerfällt. Bei unvollständiger Hydrolyse entsteht das Disaccharid Cellobiose, welches der beim Stärkeabbau entstehenden Maltose entspricht, im Gegensatz zu dieser jedoch β-glykosidisch verknüpft ist.

Die pharmazeutisch verwendeten **Cellulosepulver** bestehen hauptsächlich aus α-Cellulosen. Hierunter sind die in Natronlauge nicht mehr löslichen Cellulosen zu verstehen, deren Polymerisationsgrad über 200 und deren mittlere Molekülmassen demnach über 30 000 liegen. Die Polymerisationsgrade der β- und γ-Cellulosen liegen darunter. Deshalb sind diese niedrigmolekularen Cellulosen in Natronlauge löslich. Cellulose ist weitgehend inert und in den meisten Lösungsmitteln unlöslich.

Die **Mikrokristalline Cellulose** des Arzneibuchs wird aus Zellstoff oder Rohcellulose durch Erwärmen mit Mineralsäuren und durch eine anschließende mechanische Zerkleinerung der Cellulose-Aggregate hergestellt. Die Säurebehandlung bewirkt hierbei eine begrenzte Hydrolyse, wodurch der Polymerisationsgrad auf etwa 200–300 reduziert wird. Außerdem wird eine Zunahme der Kristallinität beobachtet. Eine sich anschließende Sprühtrocknung der Dispersion liefert direkt tablettierbare Pulver aus agglomerierten Cellulosekristalliten. Während Cellulosepulver in Tabletten für mehr formschlüssige Bindungen durch Verhakungen verantwortlich ist, trägt die mikrokristalline Cellulose vor allem durch ihre außergewöhnliche Plastizität zur Erzielung hoher Tablettenhärten bei. Bestimmte Typen der mikrokristallinen Cellulose mit geringen Anteilen an Carboxymethylcellulose-Natrium sind so gut quellbar, dass sie auch als Suspensionsstabilisatoren verwendet werden.

Natürliche Polysäuren

Alginsäure, Alginat

Praktisch umgesetzt

Anwendung: Verdickungsmittel für Emulsionen und Suspensionen, Bindemittel oder Sprengmittel für Tabletten

Alginat ist ein Polysaccharid aus α-L-Guluronsäure und β-D-Mannuronsäure, die 1,4-glykosidisch in wechselndem Verhältnis zu linearen Ketten verbunden sind. Mannuronsäure bzw. Guluronsäure liegen als Block vor. Die mittlere Molmasse dieses Block-Copolymers beträgt 48 000–186 000.

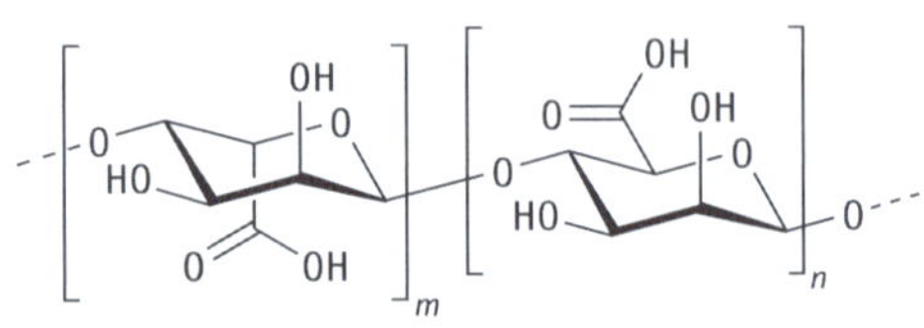

Alginsäure wird aus Braunalgen durch Erhitzen mit Alkali und nachfolgendes Ausfällen mit Salzsäure gewonnen. Mit Ausnahme des Calciumalginats sind die Alkalialginate wasserlöslich. Calciumionen führen zur Gelierung.

Schellack

Praktisch umgesetzt

Anwendung: magensaftresistenter Filmbildner, Überzugsmaterial

Schellack wird aus den Ausscheidungen der Lackschildlaus nach ihrem Saugen an in Südostasien beheimateten Bäumen gewonnen. Die Schildlaus sondert das Sekret zum Schutz ihrer Brut aus. Die Ernte erfolgt zweimal jährlich durch das Abkratzen der bekrusteten Zweige. Nach einem aufwendigen Reinigungsverfahren erhält man Schellack, bestehend aus einem hohen Anteil an Hydroxycarbonsäuren, die zum Teil ungesättigt sind, Aldehydgruppen enthalten oder verestert sind. Aufgrund der Säuregruppen ist das Polymer im sauren Milieu des Magens nicht löslich.

Schellack ist gut löslich in Alkohol, organischen Säuren und wässrigen Laugen. Er bildet dünne filmartige Schichten, die sich durch hohe Härte und Abriebfestigkeit auszeichnen.

Synthetische und halbsynthetische makromolekulare Hilfsstoffe

Filmbildner und Überzugsmaterialien: ▸ Kap. 14.5.2.

Methylcellulose

Praktisch umgesetzt

Anwendung: Verdickungsmittel, Bindemittel, Überzugsmaterial

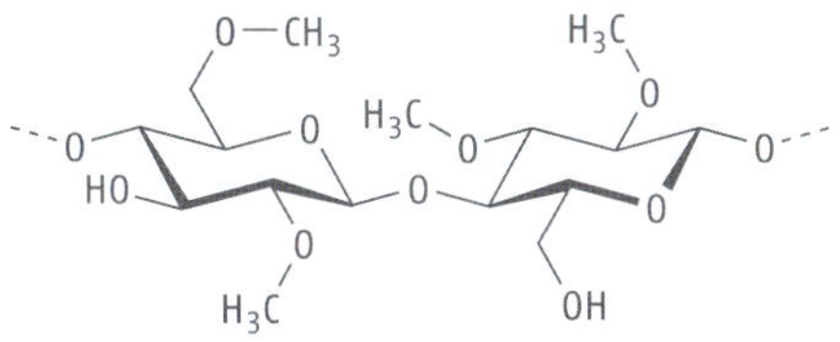

Methylcellulosen (MC) sind nichtionische Celluloseether mit mittleren Molekülmassen von 20 000–150 000. Je höher der durchschnittliche Polymerisationsgrad (Degree of Polymerisation, DP) ist, desto länger sind die Cellulose-Ketten und desto höher sind die Molekülmassen sowie die Viskositäten der Lösungen. Bei den handelsüblichen Methylcellulose-Typen liegen die Viskositäten in 2%igen wässrigen Lösungen zwischen 10 und 10 000 mPa · s. Da jeder Glucose-Baustein im Cellulose-Molekül nur noch drei freie OH-Gruppen besitzt, können bis zu drei Substituenten pro Baustein eingeführt werden. Der durchschnittliche Substitutionsgrad (Degree of Substitution, DS) kann demnach theoretisch höchstens den Wert drei erreichen. Die Einführung von Substituenten bewirkt bei den Cellulose-Derivaten durch Aufbrechen der intermolekularen Wasserstoffbrücken im Vergleich zu reiner Cellulose größere Molekularabstände. Diese sind dann dafür verantwortlich, dass bei den Cellulose-Derivaten Lösungsvorgänge ermöglicht bzw. gefördert werden.

Die niedrig substituierten Methylcellulose-Typen sind nur in Wasser löslich, die höher substituierten auch in Wasser-Ethanol-Gemischen. In organischen Lösungsmitteln sind sie unlöslich. Werden Methylcellulose-Lösungen über 50 °C erwärmt, finden reversible Dehydratationen statt, die sich durch Trübung oder durch Ausflockungen bemerkbar machen. Dieser Vorgang wird umgekehrt bei der Auflösung von Methylcellulosen ausgenutzt, denn die in warmem Wasser wenig löslichen Methylcellulosen lassen sich darin leicht knollenfrei suspendieren. Bei der nachfolgenden Abkühlung entstehen nahezu klare kolloidale Lösungen.

Methylcellulosen werden als wasserlösliche Bindemittel sowie für wasserlösliche Überzüge, Hydrogele und Einbettungen eingesetzt.

Ähnliche Eigenschaften besitzen **Methylhydroxyethylcellulosen** (MHEC).

Hypromellose, Methylhydroxypropylcellulose

Praktisch umgesetzt

Anwendung: Überzugsmaterial, Verdickungsmittel, Polymer-Emulgator

Hydroxypropylmethylcellulosen (HPMC) sind nichtionische Celluloseether mit mittleren Molekülmassen von 10 000–150 000. Die Viskositäten der handelsüblichen Typen in 2%iger wässriger Lösung reichen von 3–30 000 mPa · s. Im Gegensatz zu Methylcellulose wird nicht nur ein, sondern es werden zwei verschiedene Substituenten eingeführt.

Durch verschiedene Substitutionsgrade und unterschiedliche Verhältnisse der Methoxy- zu den Hydroxypropoxy-Gruppen lassen sich verschiedene HPMC-Typen herstellen.

Bei Temperaturen über 60 °C sind bei HPMC-Lösungen ebenso wie bei Methylcellulose-Lösungen thermoreversible Dehydratationen zu beobachten, die sich durch Gelierung, Trübung oder Ausflockung bemerk-

6

bar machen. HPMC findet vor allem als wasserlösliches Überzugs-, aber auch als Einbettungsmaterial, als Binde- und Verdickungsmittel Anwendung.

Hydroxypropylmethylcellulosen sind nicht nur in Wasser, sondern auch in binären Lösungsmittelgemischen, z. B. aus einwertigen Alkoholen und Ketonen oder chlorierten Kohlenwasserstoffen, löslich. Diese Eigenschaft erlaubt es, wasserlösliche HPMC-Filme bei vermindertem Inkompatibilitätsrisiko aus nichtwässrigen Lösungen auf feuchtigkeitsempfindliche Kerne aufzutragen.

Alle Celluloseether erniedrigen die Oberflächenspannung von Wasser. Diese Eigenschaft ist bei HPMC besonders ausgeprägt, sodass HPMC als O/W-Polymeremulgator, z. B. bei Hautunverträglichkeiten gegen Tenside etwa im Fall von Mallorca-Akne, eingesetzt werden kann.

Hydroxypropylcellulose

Praktisch umgesetzt

Anwendung: Verdickungsmittel, Bindemittel, Überzugsmaterial

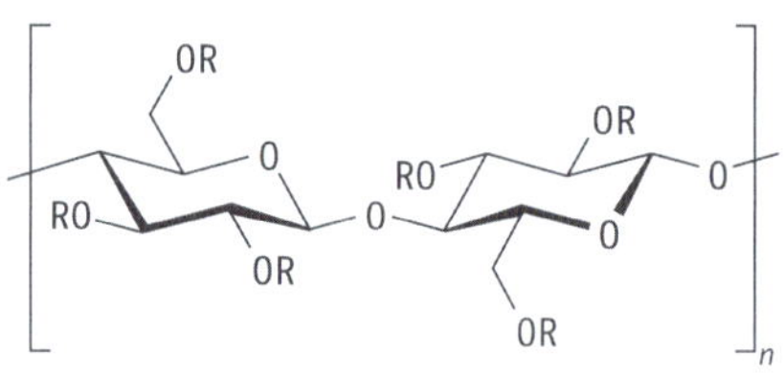

$$R = -CH_2-CH(OH)-CH_3$$

$$-[CH_2-CH(CH_3)-O-]_n$$

Hydroxypropylcellulose (HPC) ist ein nichtionischer Celluloseether mit mittleren Molekülmassen von 60 000–1,2 Millionen. Die Viskositäten der handelsüblichen Typen liegen in 2%igen wässrigen Lösungen zwischen 6 und 20 000 mPa · s. Bei der Substitionsreaktion reagiert das Propylenoxid nicht nur mit den Hydroxy-Gruppen des Cellulosemoleküls, sondern auch mit Hydroxy-Gruppen von Hydroxypropoxy-Gruppen, die bereits an das Cellulose-Molekül gebunden sind. Aus diesem Grunde kann bei diesen Celluloseethern kein eindeutiger Substitutionsgrad angegeben werden.

Die thermoreversible Dehydratation der wässrigen Lösungen tritt bei den Hydroxypropylcellulosen bereits bei Temperaturen von 40 °C aufwärts ein. Hydroxypropylcellulosen sind gut in Wasser, Ethanol und Propylenglykol löslich. In Glycerol, Kohlenwasserstoffen und Pflanzenölen sind sie nicht, in Aceton, höheren Alkoholen und Estern sind sie wenig oder nicht klar löslich. Sie sind schwach hygroskopisch.

Wegen der ausreichenden Löslichkeit sowohl in Wasser als auch in bestimmten organischen Lösungsmitteln werden sowohl HPC wie auch HPMC als Schutzüberzug für feuchteempfindliche Kerne eingesetzt, da sie wasserfrei aufgetragen werden können.

Hydroxyethylcellulose

Praktisch umgesetzt

Anwendung: Verdickungsmittel, Bindemittel, Überzugsmaterial

Hydroxyethylcellulosen (HEC) sind ebenfalls nichtionische Celluloseether mit mittleren Molekülmassen von etwa 30 000–300 000. Sie werden durch Umsetzung von gequollenen Alkalicellulosen mit Ethylenoxid hergestellt. Der durchschnittliche Substitutionsgrad DS liegt bei 0,9–1, wobei aber Mehrfach-, insbesondere Zweifachsubstitutionen, auftreten.

Substituent R =

$-(CH_2)_2-OH$ und $-(CH_2)_2-O-(CH_2)_2-OH$

Die Viskositäten 2%iger Lösungen können bei hohem Polymerisationsgrad bis zu 100 000 mPa · s betragen. Hydroxyethylcellulosen lösen sich klar in kaltem und heißem Wasser ohne Klumpenbildung und fallen beim Erhitzen im Gegensatz zu anderen Celluloseethern nicht aus. Sie sind praktisch nicht elektrolytempfindlich und lösen sich nicht in organischen Lösungsmitteln.

Das Arzneibuch enthält ein Hydroxyethylcellulose-Gel mit 2,5 % HEC 10 000. Häufig wird HEC auch zur Verdickung von Augentropfen eingesetzt.

Carmellose-Natrium, Carboxymethylcellulose-Natrium

Praktisch umgesetzt

Anwendung: Bindemittel, Verdickungsmittel, Überzugsmaterial

Natrium-Carboxymethylcellulosen (Na-CMC) sind anionische Celluloseether mit mittleren Molekülmassen von 80 000–600 000.

Substituent $R = -CH_2-C(=O)O^- \, Na^+$

Die Viskositäten der handelsüblichen Typen in 2%igen wässrigen Lösungen liegen zwischen 30 und 20 000 mPa · s. Na-CMC ist nur in Wasser, nicht in organischen Lösungsmitteln löslich. Die Löslichkeit steigt wie auch bei den anderen Celluloseethern mit steigendem Substitutionsgrad. Na-CMC-Typen mit einem Substitutionsgrad < 0,3 sind unlöslich in Wasser, aber löslich in Natronlauge. Wegen ihrer Unlöslichkeit können sie als Sprengmittel verwendet werden. Der Substitutionsgrad der wasserlöslichen, handelsüblichen Typen liegt in der Regel zwischen 0,4 und 1,5.

Ethylcellulose

Praktisch umgesetzt

Anwendung: Filmbildner, Überzugs- und Einbettungsmaterial

Ethylcellulose (EC) ist ein nichtionischer, nicht in Wasser löslicher Celluloseether mit mittleren Molekülmassen zwischen 150 000 und 300 000 und Substitutionsgraden von 2–3. Die Viskositätsskala reicht von 3 bis über 5 000 mPa · s. Da Ethylcellulose wasserunlöslich ist, werden die Viskositäten üblicherweise an 5%igen Ethylcellulose-Lösungen in einem Gemisch aus Toluol und Ethanol 80 + 20 bestimmt. Ethylcellulosen sind in einer großen Zahl organischer Lösungsmittel, z. B. einwertigen Alkoholen, Ethern, Ketonen, Propylenglykol und chlorierten Kohlenwasserstoffen löslich. Die Löslichkeit nimmt mit steigendem Substitutionsgrad zu. Wegen ihrer Unlöslichkeit in Wasser können Ethylcellulosen für Retardüberzüge oder Einbettungen verwendet werden, aus denen die Wirkstoffe durch Diffusion freigesetzt werden.

Hypromellosephthalat, Methylhydroxypropylcellulosephthalat

Praktisch umgesetzt

Anwendung: Überzugs- und Einbettungsmaterial, magensaftresistenter Filmbildner

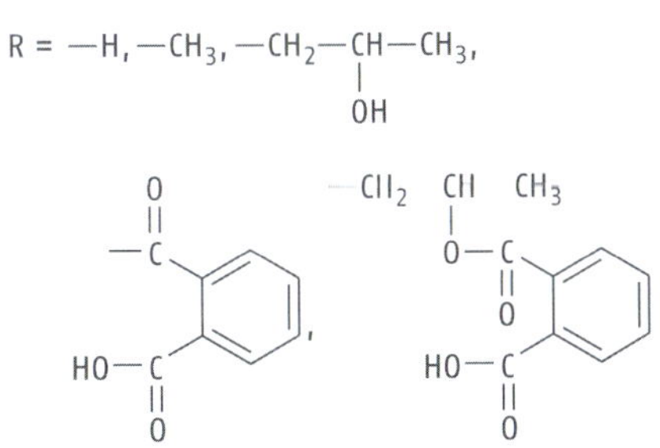

Hydroxypropylmethylcellulosephthalat (HPMCP) ist ein anionisches Cellulose-Derivat, bei dem ein Teil der freien OH-Gruppen Phthalsäure als Halbester gebunden enthält, während die anderen OH-Gruppen als Methyl- und Hydroxypropylether vorliegen. Ähnlich wie bei CAP ist die freie Carboxy-Gruppe für die Löslichkeit dieses Filmbildners nach Deprotonierung in schwach saurem Milieu verantwortlich. Durch eine gezielte Veränderung der Mengenverhältnisse der Substituenten ist es möglich, Typen dieses Filmbildners herzustellen, die sich bei verschiedenen pH-Werten zu lösen beginnen. So lösen sich die Typen HP-45, HP-50 und HP-55 bei pH > 4,5, > 5,0 bzw. > 5,5. Bei pH < 4,5 ist HPMCP in Wasser unlöslich. Es ist löslich in Methanol, Aceton plus Ethanol und in Methylenchlorid. Auch dieser Filmbildner wird für magensaftresistente, dünndarmlösliche Überzüge eingesetzt.

HPMCP-Typen, die sich bereits bei niedrigeren pH-Werten zu lösen beginnen, sind für solche Überzüge geeignet, die sich bereits in den obersten Dünndarmabschnitten lösen sollen. Die Esterbindungen im HPMCP sind etwas weniger hydrolyseempfindlich als die im CAP.

Ähnliche Eigenschaften wie die HPMCP-Typen besitzen **Hydroxypropylmethylcelluloseacetat-Succinate** (HPMCAS). Im Gegensatz zu den Phthalaten sind sie aliphatisch.

Celluloseacetatphthalat

Praktisch umgesetzt

Anwendung: Magensaftresistenter Filmbildner

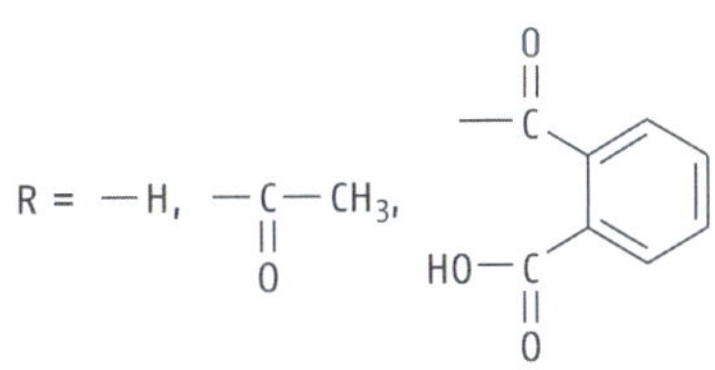

Celluloseacetatphthalat (CAP) ist ein anionischer Celluloseester mit mittleren Molekülmassen um 40 000. Von den freien OH-Gruppen des Cellulose-Moleküls ist ein Teil mit Essigsäure verestert. Der andere Teil bildet mit Phthalsäure einen Halbester, sodass eine saure Carboxy-Gruppe verbleibt. Durch Deprotonierung wird CAP in wässrigem Milieu ab pH 6 löslich. CAP wird deshalb für magensaftresistente, dünndarmlösliche Filmüberzüge eingesetzt. Ein Nachteil ist die Hydrolyseempfindlichkeit der Esterbindungen in alkalischem Milieu. CAP ist in Estern, Ketonen, cyclischen Kohlenwasserstoffen sowie in binären Gemischen mit Alkoholen löslich.

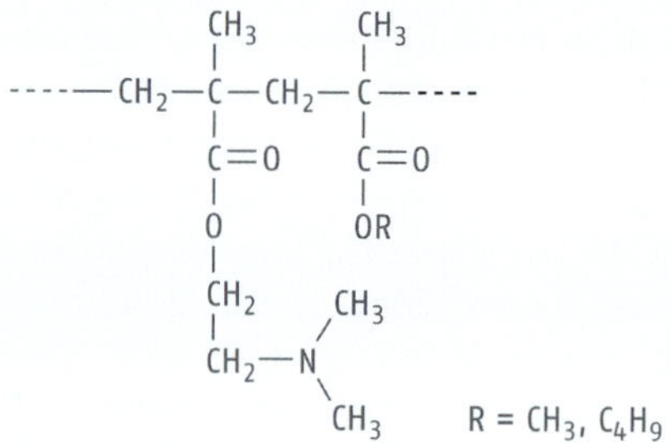

o Abb. 6.6 Copolymerisat aus Dimethylaminoethylmethacrylat und Butyl- bzw. Methylmethacrylsäureestern. Bei diesen DMA-MMA-BMA liegen die mittleren Molekülmassen um 150 000.

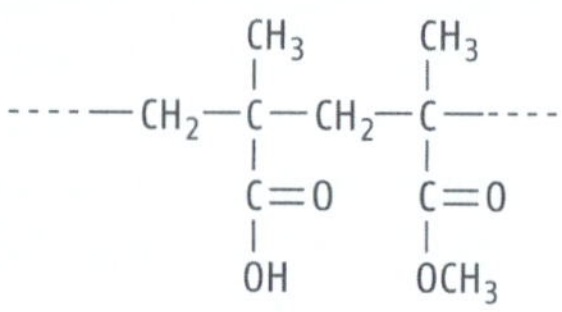

o Abb. 6.7 Copolymere aus Methacrylsäure und Methacrylsäuremethylestern, Methacrylsäure-Methylmethacrylat-Copolymer (1:1), z. B. Eudragit® L und Methacrylsäure-Methylmethacrylat-Copolymer (1:2), z. B. Eudragit® S. Die mittleren Molekülmassen liegen um 135 000.

Methacrylsäure-Acrylat-Copolymere, Eudragit®, Kollicoat®

Praktisch umgesetzt

Anwendung: Filmbildner, Überzugs- und Einbettungsmaterialien (▸Kap. 14.5.2)

Im Arzneibuch und in Pharmakopöen sind folgende dieser Materialien beschrieben, mit Abkürzungen und Handelsbezeichnungen:

- Methacrylsäure-Ethacrylat-Copolymer (1:1), abgekürzt: PMEA (1:1), USP/NF-Bezeichnung: Methacrylic Acid Copolymer, Type C, Eudragit® L 100–55,
- Methacrylsäure-Ethacrylat-Copolymer (1:1)-Dispersion 30 %, abgekürzt: PMEA-D, USP/NF-Bezeichnung: Methacrylic Acid Copolymer, Type C, Eudragit® L 30 D-55, Kollicoat® MAE 30 D,
- Methacrylsäure-Methylmethacrylat-Copolymer (1:1), abgekürzt: PMMA (1:1), USP/NF-Bezeichnung: Methacrylic Acid Copolymer, Type A, Eudragit® L 100,
- Methacrylsäure-Methylmethacrylat-Copolymer (1:2), abgekürzt: PMMA (1:2), USP/NF-Bezeichnung: Methacrylic Acid Copolymer, Type B, Eudragit® S 100,
- Poly(ethylacrylat-methylmethacrylat)-Dispersion 30 %, abgekürzt: PEMMA-D, Eudragit® NE 30 D,
- Trimethylammonium-ethylmethacrylatchlorid-Ethylacrylat-Methylmethacrylat-Copolymer (0,2:1:2), abgekürzt: TAMCl-EA-MMA, USP/NF-Bezeichnung: Ammonio Methacrylate Copolymer, Type A, Eudragit® RL,
- Trimethylammonium-ethylmethacrylatchlorid-Ethylacrylat-Methylmethacrylat-Copolymer (0,1:1:2), abgekürzt: TAMCl-EA-MMA, USP/NF-Bezeichnung: Ammonio Methacrylate Copolymer, Type B, Eudragit® RS,
- Basisches Butylmethacrylat-Copolymer, abgekürzt: DMA-MMA-BMA, Eudragit® E 100.

Ein Teil dieser Typen ist nicht nur in Form der Reinsubstanz in mehreren verschiedenen Partikelgrößen, sondern auch als wässrige Dispersion verfügbar.

DMA-MMA-BMA (o Abb. 6.6) ist kationisch und in Wasser bei pH > 5 unlöslich. Die tertiären Amino-Gruppen in den Seitenketten des DMA-MMA-BMA werden im sauren Milieu in die Salzform überführt. Hierbei wird dieses Copolymerisat löslich. DMA-MMA-BMA ist deshalb für Filmüberzüge geeignet, die sich in Wasser oder Speichel nicht lösen dürfen, die aber im sauren Magensaft löslich sein sollen. Es ist in polaren organischen Lösungsmitteln und in Ethanol/Wasser-Gemischen bis zu einem Wassergehalt von maximal 40 % löslich. Poly(ethylacrylat-methylmethacrylat) (PEMMA), z. B. Eudragit® NE, ist nichtionisch, wasserunlöslich und ergibt Diffusionsüberzüge.

Die PMMA 1:1, z. B. Eudragit® L, und PMMA 1:2, z. B. Eudragit® S (o Abb. 6.7), enthalten Carboxy-Gruppen und sind anionisch. In wässrigen Lösungen mit einem pH-Wert < 5,5 sind sie unlöslich. Bei höheren pH-Werten, wie sie im Darminhalt physiologisch üblich sind, lösen sie sich auf. Deshalb werden diese Typen für magensaftresistente, dünndarmlösliche Filmüberzüge herangezogen. Da die Carboxy-Gruppen dieser Typen direkt an den C-Atomen der Polymerketten hängen, sind sie im Gegensatz zu CAP und HPMCP praktisch nicht hydrolysegefährdet.

TAMCl-EA-MMA 0,2:1:2, z. B. Eudragit® RL, und TAMCl-EA-MMA 0,1:1:2, z. B. Eudragit® RS, besitzen als funktionelle Gruppen 5 % bzw. 10 % endständige quartäre Ammoniumgruppen. Sie werden zur Herstellung von wasserunlöslichen, unterschiedlich quellenden Diffusionsüberzügen eingesetzt.

Polyvinylpyrrolidon, Polyvidon (Povidon)

Praktisch umgesetzt

Anwendung: Bindemittel, Filmbildner, Verdickungsmittel, Einbettungsmaterial

Bei den Polyvinylpyrrolidonen (PVP) handelt es sich um Polymerisationsprodukte des Vinylpyrrolidons. Handelsüblich ist eine Reihe von Fraktionen mit unterschiedlichen Molekülgrößen bzw. -kettenlängen. Insgesamt reicht das Molekülmassenspektrum von 10 000–350 000.

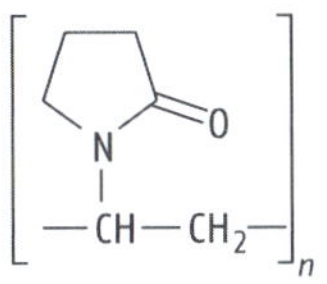

Eine hervorstechende Eigenschaft der Polyvinylpyrrolidone ist die gute Löslichkeit sowohl in Wasser als auch in polaren organischen Lösungsmitteln wie Alkoholen, Glykolen, Glycerol und chlorierten Kohlenwasserstoffen. Nicht löslich ist PVP in Ether und Kohlenwasserstoffen. Zu beachten ist, dass PVP leicht Komplexe, vor allem Elektronenakzeptor-Donator-Komplexe bildet. Bei diesen Komplexbildungen ist PVP der Elektronenakzeptor, während z. B. Verbindungen mit aromatischen Systemen die Elektronendonatoren sind. PVP wird auch als Einbettungsmaterial für schwer lösliche Wirkstoffe zur Herstellung fester Dispersionen (▸Kap. 14.4.5) eingesetzt.

Die niedermolekularen Polyvinylpyrrolidone sind hygroskopisch. Als hochaktives Sprengmittel wird ein durch Quervernetzung unlöslich gemachtes PVP (**Crospovidon**) verwendet.

Copovidon ist ein Copolymerisat aus 1-Vinyl-pyrrolidin-2-on und Vinylacetat im Verhältnis 6:4. Es unterscheidet sich von Povidon vor allem durch eine geringere Hygroskopizität. Es wird als Bindemittel für Brausetabletten und bei der Direkttablettierung sowie als Filmbildner für Isolier- oder Schutzüberzüge eingesetzt.

Polyvinylalkohol

Praktisch umgesetzt

Anwendung: Verdickungsmittel

Polyvinylalkohol (PVAl) wird durch Verseifung von Polyvinylacetat (PVAc) hergestellt. Pharmazeutisch werden besonders gereinigte Qualitäten mit mittleren Molekülmassen von 22 000 bis 220 000 als Verdickungsmittel vor allem in Ophthalmika und in Pflegemitteln für Kontaktlinsen eingesetzt.

Carbomere, Polyacrylsäuren, Carbopol®

Praktisch umgesetzt

Anwendung: Verdickungsmittel, Suspensionsstabilisatoren

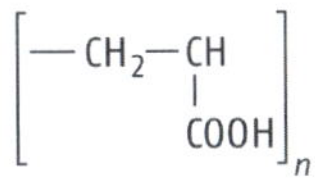

Polyacrylsäuren (PA) sind sehr starke Verdickungsmittel und besonders zur Herstellung von Hydrogelen geeignet. Bei Zugabe von Alkalien, z. B. Natronlauge, Triethanolamin usw., kommt es bei schwach sauren pH-Werten zur Verdickung (▸Kap. 4.4.2). Bereits in 0,5%iger Konzentration in Wasser ergibt neutralisierte Polyacrylsäure glasklare, plastische Gele mit Casson-Charakteristik. Mit höheren Konzentrationen (0,6–2,5 %) entstehen salbenartige Gele. Falls es erforderlich sein sollte, Wirkstoffe in Alkohol gelöst einzuarbeiten, sind diese Polyacrylsäuregele in der Lage, bis zu 30 % Ethanol aufzunehmen. Mit Erdalkali- und Schwermetallionen entstehen Fällungen oder die Gelstruktur bricht zusammen. Zur Herstellung von Polyacrylsäuregelen wird pulverförmige Polyacrylsäure mit einem schnelllaufenden Rührer homogen in Wasser dispergiert, kurze Zeit stehen gelassen und anschließend bis zu einem für die betreffende Zubereitung optimalen pH-Wert neutralisiert.

Macrogole, Polyethylenglykole (INN), Polyethylenoxide (PEG oder PEO)

Praktisch umgesetzt

Anwendung: Lösungsmittel, Einbettungsmittel, hydrophile Salben- und Suppositoriengrundlagen, Überzugsmaterial, Weichmacher, Gleitmittel

Macrogole oder Polyethylenglykole sind Polykondensationsprodukte des Ethylenoxids mit der allgemeinen Formel:

$$HO{-}(CH_2{-}CH_2{-}O)_n{-}CH_2{-}CH_2{-}OH$$

Macrogol ist die europäische offizinelle Bezeichnung für PEG, je nach Reaktionsbedingungen entstehen nieder- oder hochmolekulare Macrogole. Der Polymerisationsgrad *n+1* der offizinellen Macrogole reicht von 4 bis etwa 200.

◘ Tab. 6.3 Kennzahlen der Macrogole

Macrogole	Molekülmassen, berechnet aus der Hydroxylzahl	Viskosität (mPa · s bei 20 °C)		Erstarrungspunkt (°C) (Erstarrungstemperatur)	Hydroxylzahl
		Flüssige Substanz	50%ige Lösung (Massenanteil)		
200	190–210	58–85			535–590
300	285–315	78–112			356–394
400	380–420	105–152			267–295
600	570–630		15–20	15–25	178–197
1000	950–1050		21–31	30–40	107–118
1500	1400–1600		34–50	40–50	70–80
2000	1800–2200		47–75	45–50	51–63
3000	2700–3300		75–125	48–53	34–42
4000	3500–4500		113–252	50–58	25–32
6000	5000–7000		201–506	55–62	16–23

Ein Macrogol oder PEG mit dem Polymerisationsgrad $n+1=4$ könnte auch als Tetraethylenglykol bezeichnet werden. In der Regel werden die Macrogole durch Angabe der mittleren Molekülmassen gekennzeichnet. Je nach Polymerisationsgrad haben die Macrogole flüssige (PEG 200–600), vaselinartige (PEG 800–1 500) oder wachsartige Konsistenz (PEG 2 000–6 000). Die Konsistenz wird mit steigendem Polymerisationsgrad immer fester, die Substanzen liegen weitestgehend kristallin vor, z. T. in mehreren Modifikationen. Im Gegensatz hierzu nehmen die Wasserlöslichkeit und die Hygroskopizität mit steigendem Polymerisationsgrad ab. Macrogole sind mischbar mit Wasser, Ethanol und anderen einwertigen Alkoholen, Glykolen, Glycerol, Estern, Aceton, aromatischen Kohlenwasserstoffen, Chloroform und anderen chlorierten Kohlenwasserstoffen. Sie sind nicht mischbar mit Petrolether und anderen aliphatischen Kohlenwasserstoffen, Ethern, Pflanzen- und Mineralölen.

Konsistenz, Viskosität, Erstarrungspunkt und die Hydroxylzahl der verschiedenen Macrogole sind in ◘ Tab. 6.3 aufgelistet.

Wegen ihrer guten Löslichkeit in Wasser werden Macrogole zur Herstellung abwaschbarer Salben eingesetzt. Die Macrogole zeigen ein gutes Spreit- und Haftvermögen auf der Haut, sind gut verträglich, behindern die Hautatmung und die Transpiration praktisch nicht, und sie nehmen wegen ihrer Hygroskopizität leicht Sekrete auf. Diese Hygroskopizität kann bei der Anwendung wasserfreier Macrogol-Salben oder -Suppositoriengrundlagen auf der Haut bzw. im Rektum die Bioverfügbarkeit nachteilig beeinflussen, indem ein osmotisches Gefälle bzw. ein Flux erzeugt wird, welcher der Wirkstoff-Penetration entgegengerichtet ist. Andererseits werden Macrogole zur Verbesserung der Wirkstoffabgabe aus Arzneiformen eingesetzt, die ihre Wirkung im Magen-Darm-Trakt entfalten sollen. Dies geschieht durch feindisperse Einbettung insbesondere schlecht löslicher Wirkstoffe in Macrogolen (▸ Kap. 14.4.5). Werden flüssige Macrogole als Cosolvenzien für parenterale Zubereitungen verwendet, sind die Entstehung hypertoner Lösungen und das damit zusammenhängende Nebenwirkungsrisiko sowie die Möglichkeit anaphylaktischer Schocks zu berücksichtigen.

Die lösungsvermittelnden und hydrophilen Eigenschaften der Macrogole gehen hauptsächlich auf die Fähigkeit ihrer zahlreichen Ether-Gruppierungen zurück, Wasserstoff-Brücken zu bilden. Diese Reaktivität ist nicht nur nützlich, sie ist auch Ursache für zahlreiche Inkompatibilitäten. Darüber hinaus können Silbersalze zu kolloidalem Silber reduziert werden, aus verschiedenen schwefelhaltigen Wirkstoffen entsteht Schwefelwasserstoff, Penicilline und Bacitracin werden inaktiviert, und phenolische Verbindungen werden verflüssigt.

Macrogole sind die hydrophilen Molekülteile vieler oberflächenaktiver Verbindungen wie Emulgatoren und Netzmittel.

Gelatine, Gelatina

Praktisch umgesetzt

Anwendung: Bindemittel, Verdickungsmittel, Hilfsstoff bei der Gelatinekapselherstellung

Gelatine ist ein Polypeptid und in Form von weißlichen bis schwach gelblichen Blättchen als Blattgelatine oder in gekörnter Form im Handel. Sie ist in kaltem Wasser und in Glycerol quellbar. In Wasser von 80 °C ist sie gut löslich. Gelatine besteht mindestens zu 95 % aus Aminosäuren. Beim vollständigen Abbau durch Hydrolyse findet man:

- ca. 27 % Glycin,
- ca. 19 % saure Aminosäuren, wie Glutamin- und Asparaginsäure,
- ca. 15 % basische Aminosäuren, wie Lysin und Arginin,
- ca. 17 % cyclische Aminosäuren, wie Prolin und Oxyprolin,
- ca. 22 % andere Aminosäuren.

Diese Aminosäuren sind als Monomere der Gelatine aufzufassen. Für die Reihenfolge ihrer Verknüpfungen gibt es keine festen Regeln. Nach den Resultaten des hydrolytischen Abbaus ist es nahe liegend, dass jede dritte Aminosäure in den Peptidketten Glycin ist.

Die Gewinnung der Gelatine erfolgt durch hydrolytischen Abbau von Kollagen, einem Gerüsteiweiß oder Skleroprotein, das im Bindegewebe vorkommt. Die natürlichen Ausgangsmaterialien sind tierische Häute, Knochen und Schweineschwarten. Gelatine muss frei von infektiösen Prionen sein. Der Abbau der Kollagenfibrillen bei der Gelatineherstellung erfolgt im Wesentlichen in drei Schritten.

1. Abbau der Quartärstruktur durch Verkürzung der Kollagenpeptidfasern durch Hydrolyse zum Tropokollagen.
2. Abbau der Tertiärstruktur durch Spaltung der Quervernetzungen zwischen den Dreierhelices des Tropokollagens.
3. Auflösung der Sekundärstrukturen, der Überhelices, in einfache Polypeptidketten (◦ Abb. 6.8).

Der hydrolytische Abbau des Kollagens erfolgt entweder nach einem sauren oder nach einem basischen Verfahren. Nach dem sauren Verfahren entsteht der Gelatine-Typ A (**a**cid) mit einem isoelektrischen Punkt (IP) zwischen pH 7,0 und 8,5, nach dem basischen Verfahren der Gelatine-Typ B (**b**asic) mit einem isoelektrischen Punkt zwischen pH 4,5 und 5,0 (◦ Abb. 6.9). Die unterschiedliche Lage der isoelektrischen Bereiche ist damit zu erklären, dass beim alkalischen Aufschluss Amid-Seitengruppen von Asparagin- und Glutaminbausteinen, die nicht an der Peptidbindung der Ketten beteiligt sind, in Carboxy-Gruppen überführt werden. Beim sauren Aufschluss bleiben diese Amidgruppen erhalten und erklären so den höheren isoelektrischen Punkt des Gelatine-Typs A.

Werden die beiden Gelatinetypen miteinander vermischt, treten Wechselwirkungen auf, und zwar Trübungen, Viskositätserhöhungen oder Koazervation (Mikroverkapselung durch Koazervation, ▸ Kap. 15.2.1).

Dieses Verhalten ist auch im Hinblick auf Inkompatibilitäten zu beachten.

Bei der Verwendung von Knochen als Ausgangsmaterial zur Herstellung von Gelatine werden diese zunächst mit Lösungsmitteln entfettet und anschließend mit Säuren entkalkt. Nach dieser Vorbehandlung bleibt das elastische, fast gummiartige Gerüsteiweiß Ossein übrig. Das Ossein entspricht dem Gerüsteiweiß Kollagen der Hautgewebe. Deshalb kann ab hier im Herstellungsprozess in gleicher Weise wie bei der Verwendung von Häuten oder ähnlichen bindegewebehaltigen Rohstoffen verfahren werden. Ossein oder die gewaschenen Häute werden dem Äscherprozess unterworfen, einem ein- bis dreimonatigen Einlegen in Kalkmilch. Mit dem **Äscherprozess** beginnt der Abbau des Kollagens, der mit dem Verkochen bzw. mit dem Sieden fortgesetzt wird. Schließlich wird das geäscherte und verkochte Material extrahiert, die so gewonnene Gelatine-Lösung intensiv gereinigt, im Vakuum eingeengt und mithilfe von Band- oder Wirbelschichttrocknern getrocknet. Das Äscherverfahren ist der alkalische oder basische Herstellungsprozess. Weniger aufwendig ist der einstufige saure Prozess, der jedoch nur bei jüngeren oder weniger festen Kollagengeweben, z. B. bei Schweineschwarten einsetzbar ist. Die gereinigten Schweineschwarten werden dabei mit Mineralsäuren 10–30 h lang gequollen und durch Verkochen, Extrahieren, Reinigen und Trocknen ähnlich aufgearbeitet wie nach dem vorher beschriebenen Äscherverfahren.

Das Gelbildungsvermögen ist ein wesentliches Qualitätsmerkmal der Gelatine. Gelatinehersteller benutzen zur Charakterisierung oder Bestimmung des Gelbildungsvermögens ein spezielles Penetrometer, das Bloom-Gelometer. Die Ergebnisse dieser Konventionsmethode werden in Bloom-Werten angegeben.

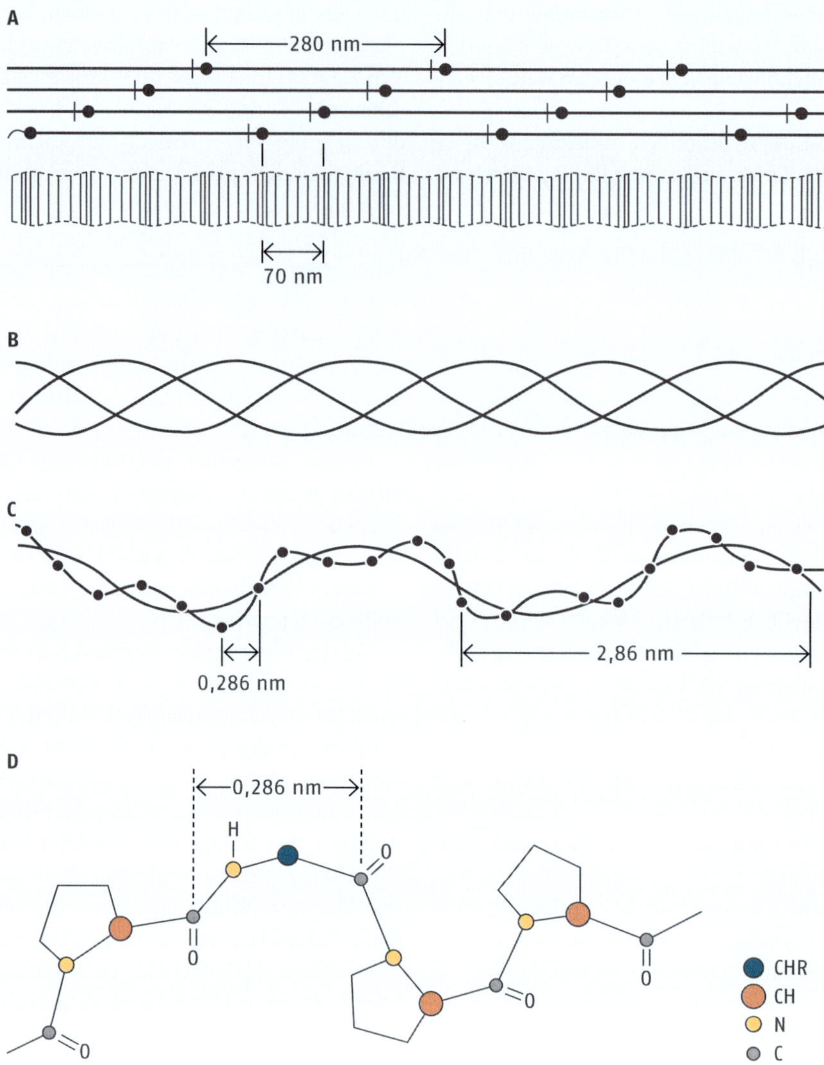

Abb. 6.8 Feinstruktur und chemischer Aufbau von Kollagen. **A** Kollagenfibrille (Quartärstruktur), **B** Tropokollagenmolekül, Dreikettenschraube (Tertiärstruktur), **C** Peptidschraube (Sekundärstruktur), **D** Peptidspirale, Aminosäuresequenz (Primärstruktur)

6.3.3 Amphiphile oder oberflächenaktive Hilfsstoffe

Definition

Das Attribut **amphiphil** bedeutet „beide Seiten lieben" und beschreibt Moleküle mit ausgeprägten hydrophilen und lipophilen Molekülteilen.

Aufgrund ihrer Bauweise besitzen amphiphile Moleküle gute Affinitäten sowohl zu hydrophilen wie auch zu lipophilen Phasen. Sie reichern sich bevorzugt an den Grenzflächen zwischen den unterschiedlichen Phasen an, entfalten dabei Ober- bzw. Grenzflächenaktivitäten, reduzieren die Oberflächenspannung und werden deshalb Tenside genannt (▸ Kap. 4.5.6).

Die Tenside werden in ionische und nichtionische Verbindungen unterteilt. In der Pharmazie werden kationische Tenside nur als Konservierungs- oder Desinfektionsmittel eingesetzt (▸ Kap. 5.6, ▸ Kap. 5.7).

In ◘ Tab. 6.4 sind Tenside, die in Arzneibuchmonographien beschrieben sind und die deshalb gegenüber den Gesundheitsbehörden als bekannt eingestuft werden können, mit ihren wichtigsten pharmazeutisch-

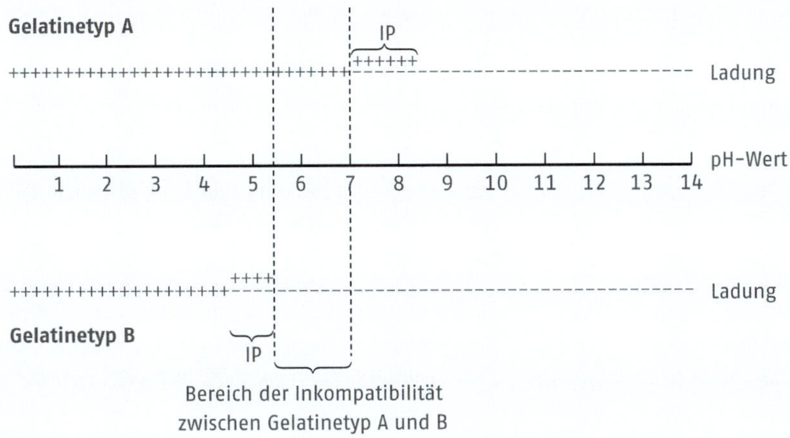

Abb. 6.9 Gegenüberstellung der Ladungsverteilungen in den Gelatinetypen A und B (IP = isoelektrischer Punkt)

technologischen Eigenschaften und mit ihren Arzneibuchbezeichnungen aufgeführt.

Die hydrophilen und lipophilen Molekülteile der Tenside weisen unterschiedliche chemische Strukturen auf. Die sich hiervon ableitenden Eigenschaften sind bei der Auswahl und beim Einsatz von Tensiden zu berücksichtigen. So sind beispielsweise Fettalkoholether stabiler und weniger gut abbaubar als die Fettsäureester und dürfen deshalb für innerliche Arzneizubereitungen nicht verwendet werden. Die nichtionischen Tenside sind ganz allgemein pH-unabhängig einsetzbar, während die anionischen leicht mit kationischen Arzneistoffen Wechselwirkungen eingehen können.

Tenside können als W/O- oder O/W-Emulgatoren, Netzmittel, Lösungsvermittler (Solubilisatoren), Schaumstabilisatoren oder Antischaummittel eingesetzt werden. Ihre Anwendungsmöglichkeiten und damit ihre Auswahl für bestimmte Aufgaben können sowohl nach der chemischen Konstitution ihrer hydrophilen und lipophilen Gruppen erfolgen, da diese die Affinitäten zu den vorliegenden Phasen bestimmen, als auch nach den HLB-Werten (▸ Kap. 4.5.6); des Weiteren aber auch nach den Schmelz- bzw. Erstarrungstemperaturen, nach den Trübungspunkten und nach den Viskositäten.

In den Arzneibuchmonographien werden für Tenside, wie dies auch für andere pharmazeutische Grundsubstanzen üblich ist, Identitäts- und Reinheitsprüfungen aufgeführt. Die Charakterisierung der Tenside erfolgt in der Regel mithilfe der Fettkennzahlen.

Tenside aus der Klasse der Saccharosefettsäureester werden inzwischen in den Arzneibüchern beschrieben. Infolge ihres Aufbaus aus physiologischen Grundbausteinen sind sie für den Einsatz in der Pharmazie als geradezu prädestiniert anzusehen. Polyglucosefettsäureester-Monographien warten jedoch noch auf ihre Arzneibuchaufnahme.

Tab. 6.4 Amphiphile bzw. ober- oder grenzflächenaktive Hilfsstoffe (Tenside)

Bezeichnung, Struktur	**Eigenschaften, Haupteinsatzgebiete**
Anionische Tenside	
Natriumdodecylsulfat (Ph. Eur.) Natriumlaurylsulfat (Sodium Lauryl Sulfate, NF) $[n\text{-}C_{12}H_{25}\text{-}O\text{-}SO_3^- \, Na^+]$	weißes Pulver, Smp. 204–207 °C, gut wasserlöslich, H_2O-Gehalt < 5 %, HLB ca. 40, Netzmittel, Emulgator
Natriumcetylstearylsulfat (Ph. Eur.) $[C_{16}H_{33}\text{-}O\text{-}SO_3^- \, Na^+] + [C_{18}H_{37}\text{-}O\text{-}SO_3^- \, Na^+]$	weißes Pulver oder Granulat, in heißem Wasser löslich, besteht aus gleichen Teilen Natriumcetylsulfat (M_r = 344,5) und Natriumstearylsulfat (M_r = 372,5); HLB ca. 37, Netzmittel und hydrophiler Emulgator, Zusatz zu nicht wasserlöslichen Emulgatoren zur Herstellung von selbstemulgierenden Emulgatoren

Tab. 6.4 Amphiphile bzw. ober- oder grenzflächenaktive Hilfsstoffe (Tenside; Fortsetzung)

Bezeichnung, Struktur	Eigenschaften, Haupteinsatzgebiete
Cetylstearylalkohol, emulgierender (Typ A bzw. Typ B, Ph. Eur.)	wachsartige, weiße Masse oder sprüherstarrte Pulver, bestehend aus mindestens 90 Teilen Cetylstearylalkohol und mindestens 7 Teilen Natriumcetylstearylsulfat (Typ A) bzw. mindestens 7 Teilen Natriumdodecylsulfat (Typ B)
Natriumdioctylsulfosuccinat (DAC) Docusate Sodium (USP) (auch Kalium- und Calciumsalze) 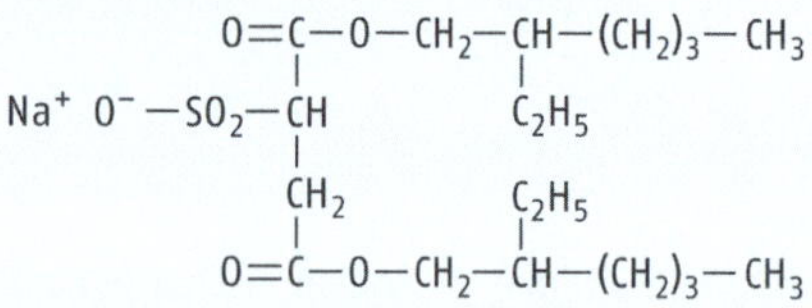	weiße, wachsartige Substanz, Smp. 153–157 °C, H_2O-Gehalt < 2 %, in H_2O schwer löslich (1:70), in Alkoholen und Glycerol besser und in Triglycerid- und Paraffinölen gut löslich; Solubilisator und Emulgator, in Abführmitteln auch als Stuhlerweicher
Amphotere Tenside	
Lecithin (Ph. Eur.) 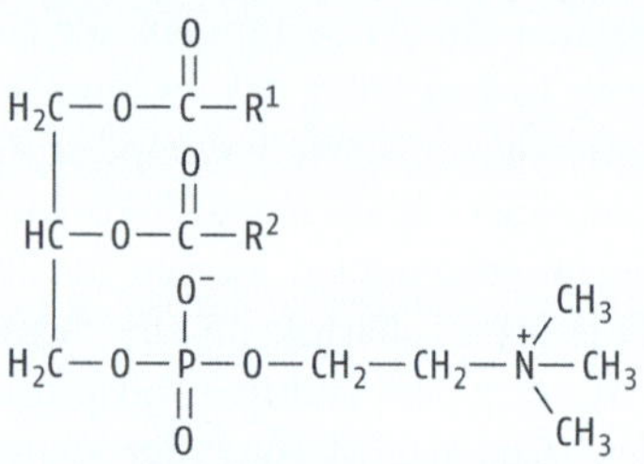 Phosphatidylcholin Phosphatidylcholin R^1, R^2 = Fettsäuren	gelbliche bis bräunliche, wachsartige Substanz, zählt zur Gruppe der Phospholipide; sehr gut löslich in Alkoholen, löslich in Glycerol, Ether und Kohlenwasserstoffen, dispergierbar und quellend in H_2O; bei den Phospholipiden sind Phosphorsäure, verschiedene Fettsäuren, ein Alkohol (meistens Glycerol) und eine stickstoffhaltige Komponente miteinander verbunden; sie sind in menschlichen und tierischen Organismen sowie im pflanzlichen Bereich weit verbreitet, insbesondere als Zellwandmaterial; die USP-Monographie bezieht sich auf Soja- und Eilecithine, die als Hauptbestandteile Difettsäure-Glycerolphosphatidylcholine enthalten; sie sind z. B. in O/W-Fettemulsionen und liposomalen Zubereitungen enthalten, geeignet für parenteralen Gebrauch
Nichtionische Tenside	
Fettalkohole und Sterole	
Cetylalkohol (Ph. Eur.) Cetyl Alcohol (NF) [$C_{16}H_{33}OH$]	wachsartige, weiße Masse, Flocken oder Pulver, Smp. 46–52 °C, in Wasser unlöslich, in Alkohol löslich, W/O-Emulgator und O/W-Emulsionsstabilisator, Konsistenzgeber in Salben
Stearylalkohol (Ph. Eur.) [$C_{18}H_{37}OH$]	wachsartige, weiße Masse, Flocken oder Pulver, Smp. 55–60 °C, in Wasser unlöslich, in Alkohol und Ether löslich, W/O-Emulgator und O/W-Emulsionsstabilisator, Konsistenzgeber in Salben
Cetylstearylalkohol (Ph. Eur.) Cetostearyl Alcohol (NF)	wachsartige, weiße Masse oder sprüherstarrte Pulver, bestehend aus etwa gleichen Teilen Cetyl- und Stearylalkohol, Smp. 43–53 °C, in Wasser unlöslich, in Alkohol schwer löslich und in Ether leicht löslich
Cholesterol (Ph. Eur., NF) 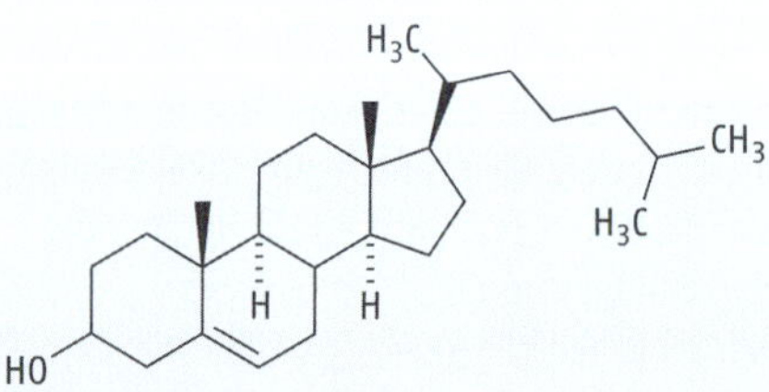	weißes Pulver, Smp. 147–150 °C, HLB ca. 3; Hauptvertreter der Sterole, wasserunlöslich, löslich in Ether oder warmem Ethanol; kommt als W/O-Emulgator in Wollwachsalkoholen vor und ist neben Lecithin ein wichtiger Baustein der Biomembranen

Tab. 6.4 Amphiphile bzw. ober- oder grenzflächenaktive Hilfsstoffe (Tenside; Fortsetzung)

Bezeichnung, Struktur	Eigenschaften, Haupteinsatzgebiete
Sorbitanfettsäureester (z. B. Spans®) 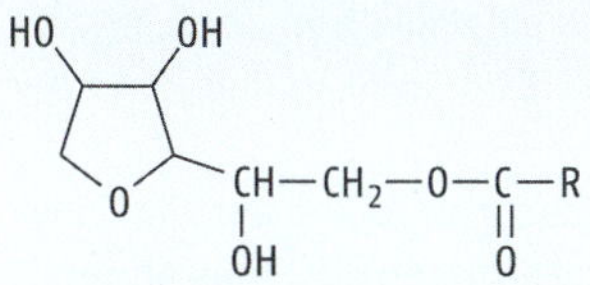	Mischungen von partiellen Fettsäureestern des Sorbitols und seiner Anhydride mit Fettsäuren; creme- bis bernsteinfarbene Flüssigkeiten oder salbenartige Massen, vorwiegend lipophile, in Wasser nicht lösliche, jedoch dispergierbare Tenside, W/O-Emulgatoren
Sorbitanmonooleat (Ph. Eur.)	HLB 4,3, Viskosität (25 °C) 1 200–1 500 mPa · s
Sorbitanmonopalmitat (Ph. Eur.)	HLB 6,7, Smp. ca. 48 °C
Sorbitanmonostearat (Ph. Eur.)	HLB 4,7, Smp. 51–54 °C
Sorbitantrioleat (Ph. Eur.)	HLB 1,8, Viskosität (25 °C) 210–250 mPa · s
Sorbitantristearat (DAC)	HLB 2,1, Smp. 48–53 °C
Sorbitanmonolaurat (Ph. Eur.)	HLB 8,6, Viskosität (25 °C) 3 500–5 500 mPa · s
Polyoxyethylen-Sorbitanfettsäureester (z. B. Tweens®) 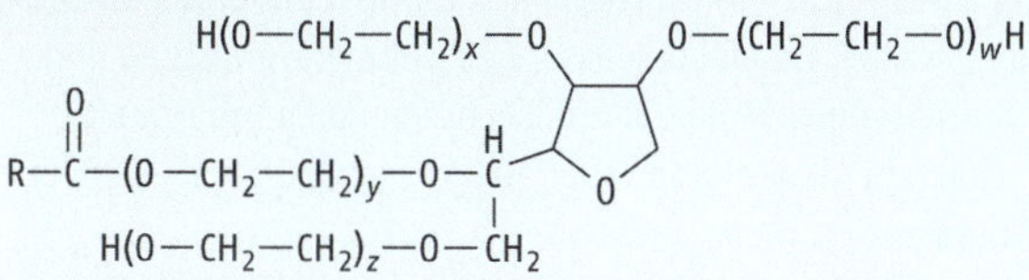	Gemische von Partialestern des Sorbitols und seiner Anhydride mit Fettsäuren, die mit 20 mol Ethylenoxid pro mol Sorbitan copolymerisiert sind; gelbliche bis gelbbraune Flüssigkeiten oder halbfeste Massen, vorwiegend hydrophile Lösungsvermittler oder O/W-Emulgatoren (Polymerisationsgrade $w + x + y + z$ entsprechen einem Durchschnittswert von 20); Anteile an freiem Macrogol sind für die Solubilisierungseigenschaften verantwortlich
Polysorbat 20 (Ph. Eur., NF) (POE-20-Sorbitanmonolaurat)	HLB 16,7, Viskosität (25 °C) 250–450 mPa · s, löslich in Wasser und Ethanol, unlöslich in Pflanzen- und Mineralölen
Polysorbat 40 (DAC, NF) (POE-20-Sorbitanmonopalmitat)	HLB 15,6, Viskosität (25 °C) 400–650 mPa · s (erstarrt gelegentlich gelartig), löslich in Wasser und Ethanol, unlöslich in Pflanzen- und Mineralölen
Polysorbat 60 (Ph. Eur., NF) (POE-20-Sorbitanmonostearat)	HLB 14,9, Viskosität (50 °C) 75–175 mPa · s, löslich in Wasser und Ethanol, in der Wärme in Pflanzen- und Mineralölen trüb löslich
Polysorbat 80 (Ph. Eur., NF) (POE-20-Sorbitanmonooleat)	HLB 15,0, Viskosität (25 °C) 375–480 mPa · s, löslich in Wasser und Ethanol, unlöslich in Pflanzen- und Mineralölen
Polyoxyethylen-Fettsäureglyceride	
Macrogolglyceroltriricinoleat (Ph. Eur.) Polyoxyl 35 Castor Oil (NF)	praktisch farblose Flüssigkeit, gelegentlich trüb erstarrend, Viskosität (25 °C) 700–850 mPa · s, HLB 12–14; Solubilisator- und Emulgatorengemisch, hergestellt durch Einwirkung von 30–50 mol Ethylenoxid auf 1 mol Ricinusöl, bestehend aus einem Ester der Ricinolsäure mit ethoxyliertem Glycerol – die Polyethoxygruppen schieben sich nach intermediärer Verseifung zwischen die Esterbindungen –, einem Ester der ethoxylierten Ricinolsäure mit ethoxyliertem Glyerol, einem Macrogol-Ricinolsäureester, ethoxyliertem Glycerol und Macrogolen

6

Tab. 6.4 Amphiphile bzw. ober- oder grenzflächenaktive Hilfsstoffe (Tenside; Fortsetzung)

Bezeichnung, Struktur	Eigenschaften, Haupteinsatzgebiete
Macrogolglycerolhydroxystearat (Ph. Eur.) Polyoxyl 40 Hydrogenated Castor Oil (NF)	weiße halbfeste Masse, löslich in kaltem Wasser, Alkoholen, Ricinusöl, Fettsäuren, Fettalkoholen und einer Reihe weiterer organischer Lösungsmittel, HLB 14–16; Emulgator und Lösungsvermittler
Macrogol-1000-glycerolmonofettsäureester	klare, hellgelbe Flüssigkeiten, Umsetzungsprodukte aus 1 mol Glycerolmonofettsäureestern mit 20 mol Ethylenoxid; Emulgatoren und Lösungsvermittler
Macrogol-1000-glycerolmonolaurat (DAC)	HLB ca. 16; mischbar mit Wasser und Alkoholen, unlöslich in Pflanzen- und Paraffinölen
Macrogol-1000-glycerolmonostearat (DAC)	HLB ca. 15; mischbar mit Wasser und Alkoholen, unlöslich in Pflanzen- und Paraffinölen
Macrogol-1000-glycerolmonooleat (DAC)	HLB ca. 15; mischbar mit Wasser und Alkoholen, unlöslich in Pflanzen- und Paraffinölen
Polyoxyethylen-Fettsäureester	
Macrogolstearat (Ph. Eur.) $[H(-O-CH_2-CH_2-)_nO-C(=O)-R]$	Mischung von Mono- und Diestern von Stearinsäure und Macrogolen, gelblichweiße, halbfeste Masse; bei Ethoxylierungsgrad von 6–9 EO-Einheiten pro Molekül: unlöslich, aber dispergierbar in Wasser, löslich in Alkohol und Ether, HLB ca. 12; bei EO 20–100 löslich in Wasser
Polyoxyl 40 stearate (NF)	feste, weiße Masse, Flocken oder sprüherstarrtes Pulver, Smp. 40–44 °C, löslich in Wasser und Ethanol, unlöslich in Pflanzen- und Paraffinölen, HLB 16,9
Polyoxyl 50 stearate (NF)	feste, weiße Flocken oder sprüherstarrtes Pulver, Smp. 44–48 °C, löslich in Wasser und Ethanol, unlöslich in Pflanzen- und Paraffinölen, HLB 17,9
Polyoxyethylen-Fettalkoholether	
Macrogollaurylether (Ph. Eur.)	Laurylether mit Polyoxyethylenketten von 3–23 EO-Einheiten
Polyoxyethylene (23) Lauryl Ether (USP Reagent) (Polyoxyethylene-23-laurylether)	feste, weiße Masse oder sprüherstarrtes Pulver, Smp. 36–42 °C, löslich in Wasser und Ethanol, unlöslich in Pflanzen- und Paraffinölen, HLB 16,9
Polyoxyl 20 cetostearylether (NF)	feste, weiße Masse, Flocken oder sprüherstarrtes Pulver, Smp. ca. 38 °C, löslich in Wasser und Ethanol, unlöslich in Pflanzen- und Paraffinölen, HLB 15,3
Polyoxyl 10 oleylether (NF)	hellgelbe Flüssigkeit, Viskosität (25 °C) ca. 120 mPa · s, löslich in Ethanol und heißem Wasser, dispergierbar in Pflanzenölen und löslich in heißen Paraffin- bzw. Mineralölen, HLB 12,4
Glycerolfettsäureester	

Tab. 6.4 Amphiphile bzw. ober- oder grenzflächenaktive Hilfsstoffe (Tenside; Fortsetzung)

Bezeichnung, Struktur	Eigenschaften, Haupteinsatzgebiete
Glycerolmonostearat 40–55 % (Ph. Eur.) 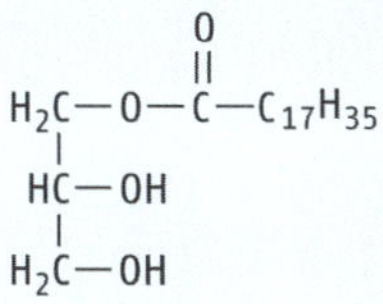	weiße, wachsartige Masse, Smp. 54–60 °C, unlöslich in Wasser, löslich in warmem Ethanol und in Ether, HLB 3,7–3,8; W/O-Emulgator; die handelsüblichen Produkte enthalten 43–48 % C_{16}- und C_{18}-Monoglyceride, 38–42 % C_{16}- und C_{18}-Diglyceride, 8–12 % C_{16}- und C_{18}-Triglyceride sowie geringe Mengen Glycerol und freie Fettsäuren; sie sollten deshalb besser Stearinsäure-Palmitinsäureglyceride heißen
Saccharosefettsäureester	
Saccharosemonopalmitat (Ph. Eur.)	weißes bis fast weißes, fettiges Pulver, sehr schwer löslich in Wasser, wenig löslich in Ethanol 96 %, Emulgator mit HLB 11–15 je nach Monoestergehalt, hergestellt durch Umesterung von zuvor destillierten Palmitinsäuremethylestern pflanzlicher Herkunft mit Saccharose; die Substanz enthält mindestens 55 % Monoester, höchstens 40 % Diester und höchstens 20 % summierte Tri- und Polyester; die Fettsäurefraktion enthält 70–85 % Palmitinsäure, die Summe der Gehalte an Palmitinsäure und Stearinsäure muss mindestens 90 % betragen
Saccharosestearat (Ph. Eur.)	weißes bis fast weißes, fettiges Pulver, sehr schwer löslich in Wasser, wenig löslich in Ethanol 96 %, Emulgator mit HLB 11–15 je nach Monoestergehalt, hergestellt durch Umesterung von zuvor destillierten Stearinsäuremethylestern pflanzlicher Herkunft mit Saccharose; die Substanz enthält je nach Typ I bis III mindestens 50, 20–45 bzw. 15–25 % Monoester, höchstens 40 % bzw. 30–40 % und 30–45 % Diester sowie höchstens 25 %, 30 % bzw. 35–50 % summierte Tri- und Polyester; die Fettsäurefraktion enthält 55–75 % Stearinsäure, die Summe der Gehalte an Stearinsäure und Palmitinsäure muss mindestens 90 % betragen
Makromolekulare Tenside (nichtionisch)	
Poloxamere (Ph. Eur.) 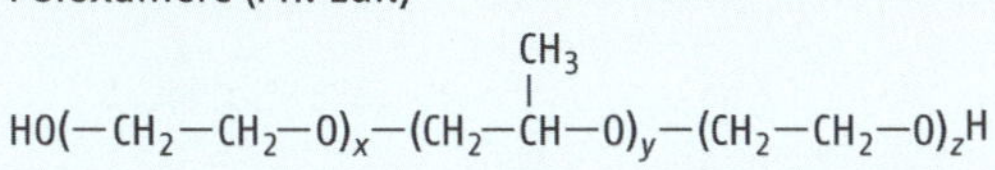	
Poloxamer 188	weißes, wachsartiges, sprüherstarrtes Pulver, Smp. 52–57 °C, leicht löslich in Wasser und Alkohol, HLB 29; Solubilisator, Emulgator (auch für parenterale Zubereitungen, verursacht keine Hämolyse)
Poloxamer 407	weiße, wachsartige Substanz, Pulver oder Mikroperlen, Smp. 52–57 °C, unter Gelbildung leicht wasserlöslich, leicht löslich in Ethanol, unlöslich in Ether oder flüssigen Paraffinen, HLB 22; Gelbildner, Solubilisator und Emulgator

6.3.4 Lösungsmittel, organische Säuren, Basen und Salze

In ◘ Tab. 6.5 und ◘ Tab. 6.6 ist eine Auswahl von Lösungsmitteln sowie organischen Säuren und Basen aufgeführt, die als Salzbildner zur Pufferung oder zur Veränderung bzw. Anpassung der Löslichkeiten von Arzneimittelrohstoffen eingesetzt werden, schließlich auch einige Salze mit ihren Eigenschaften. Das pharmazeutisch wichtigste Lösungsmittel ist Wasser (▸ Kap. 5.4)

◘ Tab. 6.5 Pharmazeutische Lösungsmittel

Arzneibuchbezeichnung Ph. Eur., Synonyma, Formel	Molekülmassen (Gehalt)	Siedepunkt (°C)	Dichte d_{20}^{20} (kg/m³)	MAK[a] Toxizität	Eigenschaften
Ethanol, Ethylalkohol H_3C-CH_2-OH	46,1 (99,5 % = wasserfrei) (95,1–96,7 %)	78–79	0,7905–0,7938 0,8050–0,8128	1 900 mg/m³ DL_{50}[b] (Ratte) peroral = 13,0 ml/kg	mischbar mit Wasser, Aceton, Petrolether und Chloroform; Viskosität (20 °C) = 1,19 mPa · s
Isopropanol, Isopropylalkohol, Propan-2-ol $H_3C-CH(OH)-CH_3$	60,1	81–83	0,7850–0,7880	980 mg/m³ DL_{50}[b] (Ratte) peroral = 5,8 g/kg	mischbar mit Wasser, Aceton, Petrolether und Chloroform; Substitut für Ethanol
Glycerol, 1,2,3-Propantriol $HO-CH_2-CH(OH)-CH_2-OH$	92,1	290 (Zers.)	1,2580–1,2630	– DL_{50}[b] (Ratte) peroral > 220 ml/kg, i. v. = 4,4 ml/kg	mischbar mit Wasser und Ethanol, beschränkt mischbar mit Ethylacetat (1:11) und mit Ether (1:500), hygroskopisch, wird auch als Feuchthaltemittel und Weichmacher eingesetzt; Süßungsgrad gegenüber Saccharose 0,6; Viskosität (20 °C) = 939 mPa · s
Propylenglykol, 1,2-Propylenglykol $H_3C-CH(OH)-CH_2-OH$	76,1	186–188	1,036–1,040	– DL_{50}[b] (Ratte) peroral = 21 g/kg, i. v. = 7 mg/kg	mischbar mit Wasser, Ethanol, Ether, mit vielen ätherischen Ölen, nicht mischbar mit fetten Ölen; Verwendung als Cosolvens und äußerlich anwendbarer Penetrationsbeschleuniger, Viskosität (20 °C) 56 mPa · s

Tab. 6.5 Pharmazeutische Lösungsmittel (Fortsetzung)

Butandiol, 1,3-Butandiol 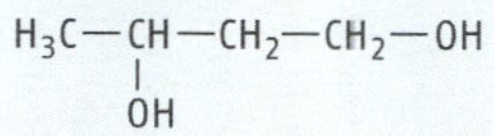	90,1	207	1,01	– DL_{50}[b] (Ratte) peroral = 18,6 mg/kg	mischbar mit Wasser, Ethanol, Aceton; Verwendung als Synthesebaustein zur Herstellung von Pharmazeutika
Triacetin, Glyceroltriacetat 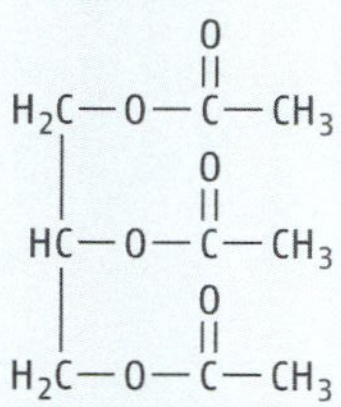	218,2	258–259	1,160–1,163	– DL_{50}[b] (Ratte) s. c. = 3,25 g/kg	mischbar mit Ethanol, Ether, Aceton, Ethylacetat und Chloroform; Verwendung als Weichmacher
Ölsäureoleylester Oleyloleat, Cetiol®	~532	–	0,860–0,880	– DL_{50}[b] (Ratte) peroral = 20 ml/kg	mischbar mit Pflanzen- und Mineralölen, Ether und Petrolether, nicht mischbar mit Wasser, wenig löslich in Ethanol
Isopropylmyristat 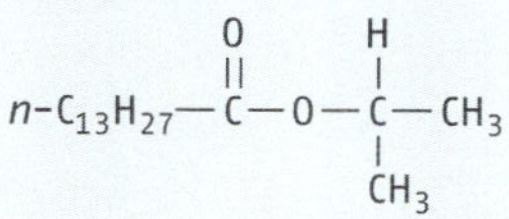	270,4	300	0,851–0,856	– DL_{50}[b] (Ratte) peroral = 16 ml/kg	mischbar mit Pflanzen- und Mineralölen; löslich in 3 Teilen Ethanol 90 %; nicht mischbar mit Wasser und Glycerol; äußerlich anwendbares Spreitmittel und Penetrationsbeschleuniger

[a] MAK = maximale Arbeitsplatzkonzentration
[b] DL_{50} = tödliche Dosis (Dosis letalis) für 50 % der Versuchstiere

Tab. 6.6 Organische Säuren, Basen und Salze als pharmazeutische Hilfsstoffe

Arzneibuchnamen, Synonyma, Formeln	Molekülmassen, pK_a-Werte	Eigenschaften, Verwendung
Citronensäure, Citronensäure-Monohydrat, Acidum citricum monohydricum 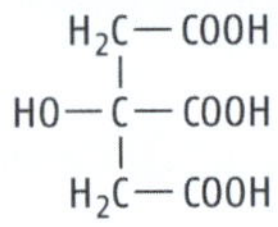	192,1 210,1 $pK_a1 = 3,1$ $pK_a2 = 4,8$ $pK_a3 = 6,4$	Säurekomponente von Brausemischungen, Puffer bzw. Pufferbestandteil, Komplexbildner für Schwermetallionen; sehr gut löslich in Wasser (1:0,6), in Methanol (1:0,5) und in Ethanol (1:1,5)
Weinsäure 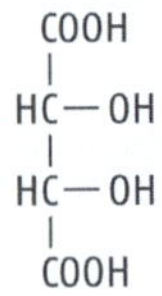	150,1 $pK_a1 = 2,9$ $pK_a2 = 4,2$	Säurekomponente von Brausemischungen, Puffer bzw. Pufferbestandteil, Komplexbildner für Schwermetallionen; gut löslich in Wasser (1:1), weniger gut in Ethanol 90 % (1:4)
Stearinsäure $n\text{-}C_{17}H_{35}\text{-}COOH$	ca. 270 (theoretisch)	Gleit- und Schmiermittel, lipophiler Bestandteil von Ammoniumseifenemulgatoren, z. B. Triethanolaminstearat; Erstarrungspunkt nicht unter 54 °C; besteht aus etwa gleichen Teilen Stearin- und Palmitinsäure
Trometamol, Trometamol (INN), T ris(hydroxymethyl)aminomethan, THAM 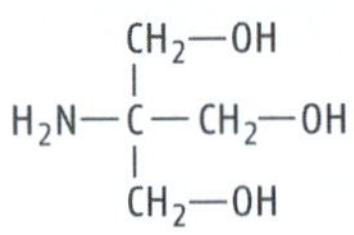	121,1 $pK_a = 8,1$	Salzbildner, Smp. 168–174 °C, der pH-Wert einer wässrigen Lösung mit einer Konzentration von 0,1 mol/l liegt bei 10,3–10,5
Triethanolamin, Trolamine, Tris(hydroxyethyl)amin 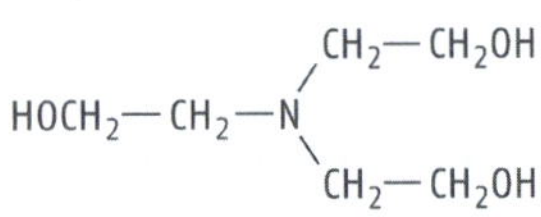	149,2 (prakt. Äquivalenzmasse = 150,0) $pK_a = 9,5$	schwach gelbliche Flüssigkeit, hygroskopisch; Salzbildner, hydrophiler Bestandteil von Ammoniumseifen-Fettsäure-Emulgatoren; der pH-Wert einer wässrigen Lösung mit einer Konzentration von 0,1 mol/l liegt bei 10,5; Sdp. 335–339 °C; Viskosität (25 °C) = 590–615 mPa · s
Glycin, Aminoessigsäure, Glykokoll $H_2N\text{-}CH_2\text{-}COOH$	75,1 $pK_a1 = 2,3$ $pK_a2 = 9,6$	amphoterer Salzbildner, Füllmittel, löslich in Wasser; Smp. 234 °C (Zers.)
Magnesiumstearat $[n\text{-}C_{17}H_{35}\text{-}COO^-]_2\ Mg^{2+}$	–	feines, leichtes, wasserunlösliches Pulver, kann wechselnde Mengen Magnesiumoleat und Magnesiumpalmitat enthalten; Gleit- und Schmiermittel, Zusatz zu Pudern; bei alkaliempfindlichen Wirkstoffen kann Magnesiumstearat Inkompatibilitäten verursachen; für gleiche Aufgabenstellungen werden auch andere Metallseifen eingesetzt, beispielsweise Calciumbehenat, -arachinat oder -stearat

6.3.5 Anorganische Hilfsstoffe

Talkum, Talcum

Praktisch umgesetzt

Anwendung: Gleitmittel, Pudergrundlage

Natürlich vorkommendes Magnesiumhydrosilikat mit geringen Mengen Aluminiumsilikat. Die Kristalle dieses Schichtsilikats bilden eine Blattstruktur, die leicht parallel gespalten bzw. verschoben werden kann. Eine Talkkristallschicht (Abb. 6.10) besteht aus zwei äußeren Einzelschichten (Si_2O_5/OH), die von Magnesiumionen zusammengehalten werden. Diese Magnesiumionen sind von vier O-Atomen und zwei OH-Gruppen umgeben. Wegen dieser Bauweise wird Talkum auch als Dreischichtmineral bezeichnet. Die einzelnen Talkschichten sind elektrostatisch abgesättigt und mit den Nachbarschichten nur durch schwache Van-der-Waals-Kräfte verbunden. Daraus erklären sich auch ihre leichte Verschiebbarkeit und die hierauf beruhende Verwendbarkeit als Gleitmittel. Talkum fühlt sich wegen seiner geringen Härte und der leichten Verschiebbarkeit seiner Schichten fettig an.

Die feinschuppigeren und dichteren Kristallstrukturen werden als Speckstein oder als Steatit bezeichnet. Auf offene Wunden darf Talkum wegen der Gefahr der Bildung von Granulomen nicht aufgebracht werden.

Talkum muss frei von Asbest sein.

Weißer Ton, Kaolinum ponderosum, Bolus alba

Praktisch umgesetzt

Anwendung: Adsorptionsmittel, Pudergrundlage

Weißer Ton enthält hauptsächlich das Zweischichtsilikat Kaolin, dessen Kristalle jeweils aus einer Silicium-Tetraederschicht und einer mit dieser kondensierten Aluminiumhydroxid-Oktaederschicht aufgebaut sind. Als Summenformel wird dem weißen Ton $Al_2Si_2O_5(OH)_4$ zugeschrieben. Je nach Fremdionengehalt ist er mehr oder weniger gefärbt. Weißer Ton zeigt ausgeprägte hydrophile Eigenschaften und weist daher eine hohe Saugfähigkeit für Wasser und hydrophile Flüssigkeiten auf.

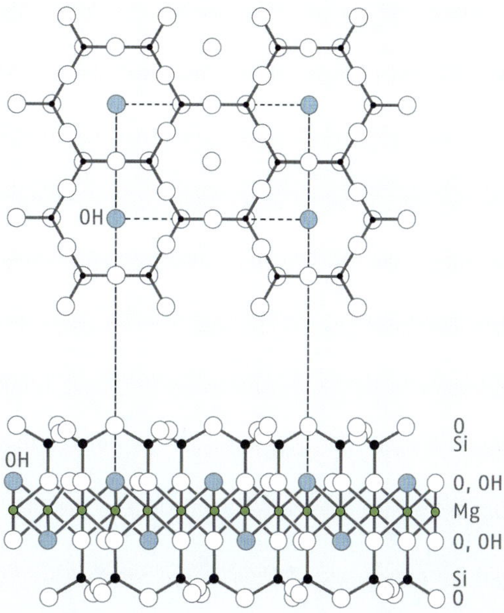

Abb. 6.10 Kristallstruktur von Talkum. Nach Lagaly et al. 1982

Bentonit, Bentonitum

Praktisch umgesetzt

Anwendung: Verdickungsmittel, Suspensionsstabilisator, Kationenaustauscher

Bentonit enthält hauptsächlich Montmorillonit, ein Dreischichtsilikat, ähnlich wie Talkum, dessen Kristallplättchen aus einer mittleren Aluminiumhydroxidschicht bestehen, die sandwichartig homöopolar mit zwei äußeren Siliciumdioxidschichten verbunden ist.

Bentonit gehört zu den Tonen, seine Summenformel kann von der Polykieselsäure $(H_2Si_2O_5)_x$ abgeleitet werden; er zählt wie Kaolinit, aus dem Porzellan gemacht wird, zur Gruppe der Silikate mit Blattstruktur. Aus seiner Summenformel geht hervor, dass ein Teil des Aluminiums durch Magnesium ersetzt ist und die entsprechende negative Überschussladung auf den Kriställchen durch Natriumionen kompensiert wird. Diese Kationen befinden sich zwischen den Kristallplättchen und sind durch Hydratisierung im Wesentlichen für die Quellung und Gelbildung des Bentonits (Quellton) verantwortlich (Abb. 6.11). Mehrwertige Ionen, z. B. Ca^{2+}, schränken das Quellvermögen in Wasser ein. Bei der Herstellung von Bentonit und auch Kaolin können zur Qualitätsverbesserung eingelagerte Ca^{2+}-Ionen durch Na^+-Ionen ersetzt werden.

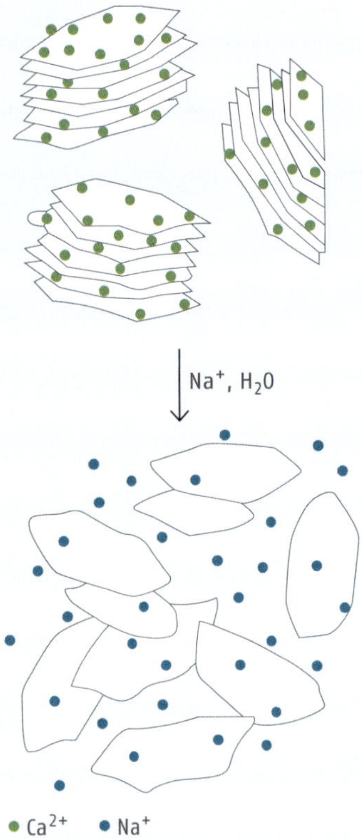

○ Abb. 6.11 Bildung kolloidaler Dispersionen von Natriumbentonit-Suspensionen; Übergang von ungequollenem Calciumbentonit in gequollenen Natriumbentonit. Nach Lagaly und Fahn

Organische Kationen werden über Ionenaustausch bevorzugt an Stelle der Na^+-Ionen eingelagert. Diese Vorgänge verursachen

- Inkompatibilitäten durch Verlust der Quellfähigkeit und
- Inaktivierung von kationischen Wirkstoffen.

Bentonit ist ganz allgemein gegenüber anorganischen und organischen Elektrolyten sehr empfindlich, wobei die Ursache in einer Beeinflussung der elektrischen Doppelschicht um die Teilchen zu suchen ist (▸ Kap. 4.5.4).

Die Quellfähigkeit des Bentonits erstreckt sich auch auf andere Flüssigkeiten wie Glycerol, Glykole und Macrogole. In unpolaren Flüssigkeiten wird die Quellfähigkeit durch Einlagerung langkettiger organischer Kationen gesteigert. Auf diese Weise entstehen die Bentone-Typen. Gute Qualitäten ergeben bereits ab Konzentrationen von 15–20 % in polaren Lösungsmitteln ausreichend streichbare Gele. Bentonitgele sind thixotrop. Die Eigenschaften dieser Gele lassen sich durch Zusatz von oberflächenaktiven Verbindungen noch verbessern (cave: Kationtenside!).

Titandioxid, Titani dioxidum, Titan(IV)-oxid

Praktisch umgesetzt

Anwendung: Weißpigment, in kolloidaler Partikelgröße als physikalischer UV-Schutz

Weißes bis fast weißes, sehr feines, geruchloses Pulver, praktisch unlöslich in Wasser, in verdünnten Mineralsäuren und in Basen. Färbt sich in der Hitze gelblich und wird nach dem Erkalten wieder weiß. Langsam löslich in heißer, konzentrierter Schwefelsäure, in Fluorwasserstoff und in geschmolzenem Natriumhydrogensulfat. Existiert amorph und in drei polymorphen Kristallmodifikationen, dem am häufigsten vorkommenden tetragonalen Rutil, dem selteneren ebenfalls tetragonalen Anatas und dem rhombischen Brookit. Rutil und Anatas sind die stabileren und technisch bedeutenderen Formen. Die TiO_2-Pigmente haben ein hohes Lichtstreuvermögen und eine außerordentlich hohe Deckkraft. Sie werden in der Pharmazie als Pigmente und als Opakisierungsmittel eingesetzt, z. B. in Tabletten- und Kapselumhüllungen, aber auch analog zu Zinkoxid in Lotiones, Salben oder Pudern. Da kolloidales Titandioxid UV-Strahlen absorbiert und streut, wird es auch als Zusatz zu Sonnenschutzmitteln verwendet.

Eisenoxide

Praktisch umgesetzt

Anwendung: Farbpigmente

In Abhängigkeit vom Oxidations- und Vermahlungsgrad streuen Eisenoxide unterschiedliche Frequenzen des sichtbaren Lichts und zeigen damit unterschiedliche Farben. Dreiwertiges Eisenoxid Fe_2O_3 ist rot und Eisenoxyhydroxid FeO(OH) ist gelb, während die Kombination von zwei- und dreiwertigem Eisenoxid als FeO Fe_2O_3 (Fe_3O_4) schwarz erscheint. Durch Mischungen untereinander sowie mit Weißpigment ist ein weites Spektrum an Farben für die Färbung von Tabletten, Dragees und Kapseln sowie von Lotionen und Pudern vorhanden. Aufgrund des partikulären Charakters und der fehlenden Löslichkeit wirken die Pigmente als Opakisierungsmittel für Kapselhüllen.

Calciumhydrogenphosphat, Calcii hydrogenophosphas, Dicalciumphosphat, $CaHPO_4 \cdot 2\,H_2O$ (M_r = 172,1)

Praktisch umgesetzt

Anwendung: Füllstoff, Trockenbindemittel

Geschmackloses, weißes Pulver, praktisch unlöslich in Wasser, löslich in Salzsäure.

Calciumcarbonat, Calcium carbonicum, Calcii carbonas, $CaCO_3$ (M_r = 100,1)

Praktisch umgesetzt

Anwendung: Füllstoff, Weißpigment, schwacher CO_2-Entwickler

Weißes Pulver, entweder natürlicher Herkunft in verschiedenen Vermahlungsgraden oder gefällt mit extrem feinem Teilchenspektrum. Unter CO_2-Entwicklung und Aufschäumen in Säuren löslich.

Natriumhydrogencarbonat, Natrii hydrogenas carbonas, Natriumbicarbonicum, $NaHCO_3$ (M_r = 84,0)

Praktisch umgesetzt

Anwendung: starker CO_2-Entwickler zur Herstellung von Brausetabletten oder -granulaten, Puffer, Zerfallsbeschleuniger

Weißes, in Wasser gut lösliches Pulver, gibt beim Zusammenbringen mit Säuren prozentual mehr CO_2 als Na_2CO_3 und $CaCO_3$ ab. Es ist aus diesem Grund eine günstige Komponente für Brausetabletten oder -granulate.

Hochdisperses Siliciumdioxid, Silicii colloidale, Kolloidale Kieselsäure, Aerosil®, SiO_2 (M_r = 60,1)

Praktisch umgesetzt

Anwendung: Fließregulierungsmittel, Trocknungsmittel, Adsorptionsmittel, Suspensionsstabilisator, Gerüst- und Gelbildner

Die Herstellung von kolloidalem oder hochdispersem Siliciumdioxid erfolgt durch Flammenhydrolyse aus $SiCl_4$. Es entstehen submikroskopische amorphe Kugeln mit etwa 7–16 nm Durchmesser und einer extrem großen Oberfläche von ca. 200 m^2/g. Die Schüttdichte ist mit 60 g/1 000 ml extrem niedrig. Die Kugeln agglomerieren zu einem lockeren, flockenartigen Material. Durch Chemisorption von Wasser ist die Oberfläche der Partikel durch die Bildung von Silanol-Gruppen stabilisiert. Hochdisperse Kieselsäure (Aerosil®) adsorbiert bis zu 40 % Wasser, ohne ihre pulverförmige Konsistenz zu verlieren. Bei Haufwerken reichen bereits Zusätze von 0,5 % aus, um ein ausreichendes Fließverhalten zu erreichen. Zu wässrigen Zubereitungen gegeben, werden ab Konzentrationen von 5 % thixotrope Strukturen erhalten. Zu organischen und unpolaren Lösungsmitteln zugesetzt, erhält man bereits mit niedrigen Zusätzen steife Gele. Für polare Lösungsmittel werden für denselben Zweck wegen der Bildung von Wasserstoff-Brücken allerdings 10–40 % kolloidale Kieselsäure benötigt.

Silikonöle

Praktisch umgesetzt

Anwendung: Antischaummittel, Formentrennmittel

6

Aus der Gruppe der Silikone sind als Hilfsstoffe die wasserabweisenden, inerten, klaren und farblosen Silikonöle von Bedeutung. Es handelt sich hierbei um Dimethylpolysiloxane (Dimeticon) mit linearer Kettenstruktur und Polymerisationsgraden *n* zwischen 50 und 400. Sie werden hauptsächlich als Antischaummittel, Formentrennmittel und Schmiermittel eingesetzt. Sie finden aber auch zur Herstellung von Silikonemulsionen und Silikonsalben Verwendung. Sie können mit hochdispersem Siliciumdioxid oder mit Aluminiumstearat verdickt werden (▸ Kap. 12.6).

6.3.6 Spezielle Hilfsstoffe

Geschmacksstoffe

Zur Geschmackskorrektur werden Aromastoffe sowie Zucker, Zuckerersatz- und Zuckeraustauschstoffe zugesetzt (▸ Kap. 17.8). Die Geschmacksrezeptoren der Zunge können folgende Geschmacksrichtungen unterscheiden: süß – sauer – bitter – salzig – umami.

Bei einer Aromatisierung kann der Basisgeschmack

- durch Zusatz von Stoffen gleicher oder ähnlicher Geschmackrichtung harmonisiert werden (z. B. bitter mit Wermut, sauer mit Zitrone) oder
- mit der entgegengesetzten Geschmacksrichtung überdeckt werden (z. B. bitter mit Vanille, sauer mit Erdbeere).

Wegen seiner Instabilität gegenüber Hydrolyse bei Anwesenheit saurer Wirkstoffe sowie seiner Karies fördernden und Kalorien liefernden Wirkung wird Zucker (Saccharose) vermehrt durch Zuckeraustauschstoffe, wie Fructose, Sorbitol, Mannitol, Xylitol, und Süßstoffe, wie Cyclamat, Saccharin oder Aspartam, verdrängt. Zuckeraustauschstoffe liefern ebenfalls Kalorien.

Farbstoffe

Die Verwendung von Farbstoffen in Arzneimitteln ist durch die Arzneimittelfarbstoffverordnung 2005 geregelt. Hiernach dürfen nur die in einer Anlage aufgeführten Stoffe bzw. Zubereitungen verwendet werden. Beispiele sind Tartrazin, Gelborange, Amaranth, Anthocyane, Titandioxid, Eisenoxide.

Weitere pharmazeutische Hilfsstoffe sind in speziellen Kapiteln erwähnt, beispielsweise Wasser (▸ Kap. 5.4), Treibgase (▸ Kap. 11), Grundlagen für halbfeste Arzneiformen (▸ Kap. 12, ▸ Kap. 13), Hilfsstoffe für feste Arzneiformen (▸ Kap. 14) sowie bestimmte Verbandstoff- und Packmittelrohstoffe (▸ Kap. 20, ▸ Kap. 21).

Quellen und weiterführende Literatur

APhA. Handbook of Pharmaceutical Excipients. 6th ed. American Pharmaceutical Association, Washington, DC, USA und Pharmaceutical Society of Great Britain, London 2009

Feltkamp H, Fuchs P, Sucker H. Pharmazeutische Qualitätskontrolle. Georg Thieme Verlag, Stuttgart, New York 1983

Fiedler HP. Lexikon der Hilfsstoffe für Pharmazie, Kosmetik und angrenzende Gebiete. 5. Aufl., Editio Cantor Verlag, Aulendorf 2002

Fiedler HP. Encyclopedia of Excipients for Pharmaceuticals, Cosmetics and Related Areas. 6th ed., Editio Cantor Verlag, Aulendorf 2007

Hagers Handbuch der Pharmazeutischen Praxis. 5. Aufl., Springer Verlag, Berlin 1995

Holleman, Wiberg. Lehrbuch der Anorganischen Chemie. 102. Aufl. W. de Gruyter Verlag, Berlin 2007

Schmidt PC, Christin I. Wirk- und Hilfsstoffe für Rezeptur, Defektur und Großherstellung. Wissenschaftliche Verlagsgesellschaft Stuttgart, 1999

Schmidt PC, Lang S. Pharmazeutische Hilfsstoffe. Govi-Verlag, Eschborn 2013

Strickley RG. Solubilizing Excipients in Oral and Injectable Formulations. Pharm Res 21: 201, 2004

Abbildungsnachweise

Lagaly G, Klose D, Tupar W, Heinerth E. Silicate. In: Ullmanns Enzyklopädie der technischen Chemie, Bd. 21, S. 394. 4. Aufl., Verlag Urban & Schwarzenberg, München 1982

Lagaly G, Fahn R. Ton und Tonminerale. In: Ullmanns Enzyklopädie der technischen Chemie, Bd. 23, S. 317. 4. Aufl., Verlag Urban & Schwarzenberg, München 1983

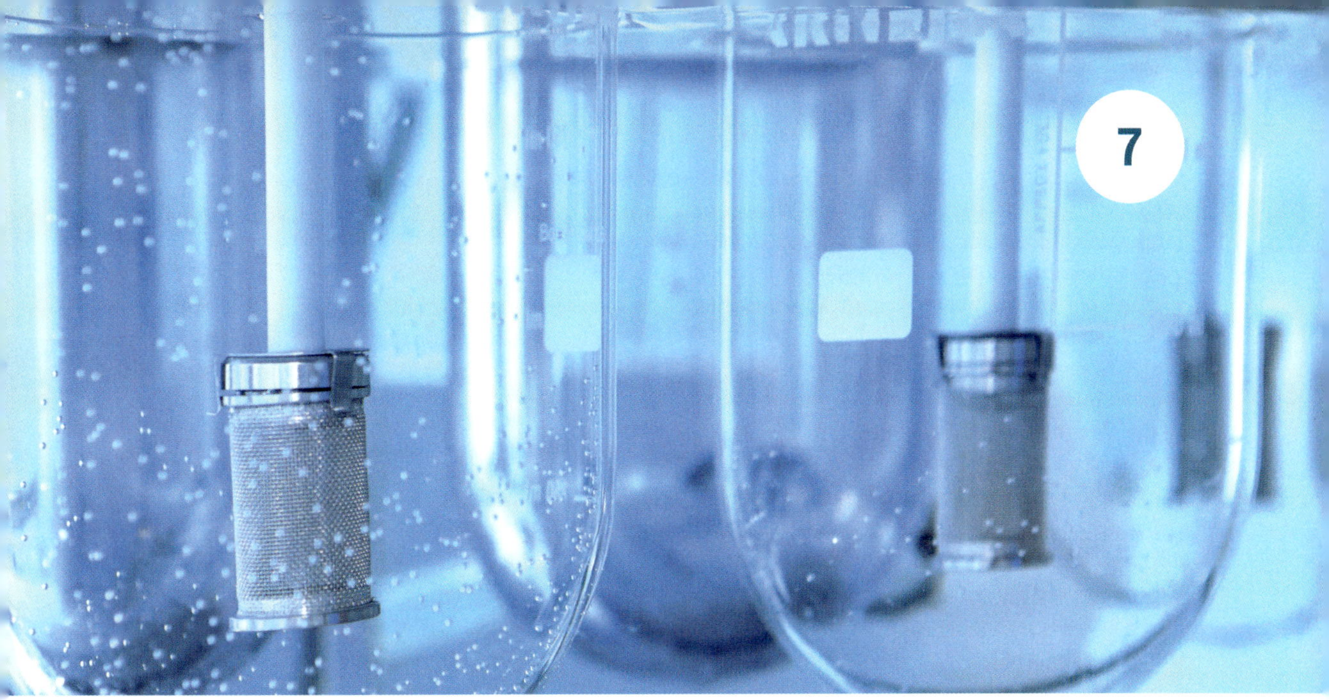

7 Biopharmazie

Prof. Dr. Stephan Reichl

Die Biopharmazie ist Bindeglied zwischen Pharmazeutischer Technologie und Therapie. Sie beschäftigt sich mit technologischen und physiologischen Einflussgrößen auf die Bioverfügbarkeit von Arzneimitteln. Das zentrale Element der Biopharmazie ist die Pharmakokinetik. Das Kapitel gibt eine Einführung in die Biopharmazie.

Die Biopharmazie behandelt die Abhängigkeiten des zeitlichen Konzentrationsverlaufs von Wirkstoffen und ihren Metaboliten im Organismus und der Wirkung von Arzneimitteln von

- den physikalisch-chemischen Eigenschaften des Wirkstoffs,
- der Arzneiform,
- den Hilfsstoffen und
- der Verarbeitungstechnologie.

Die Biopharmazie behandelt aber auch weitere Faktoren, die die Wirkstoff-Freisetzung, die Resorption sowie die anschließende Verteilung, Metabolisierung und Exkretion beeinflussen können. Beispiele hierfür sind physiologische und pathologische Faktoren, Nahrungseinfluss usw.

Merke

Die Biopharmazie umfasst die Beeinflussung der Wirksamkeit eines Wirkstoffs (Wirkungseintritt, -dauer und -intensität) durch die Arzneiform.

Die Durchführung biopharmazeutischer Untersuchungen erfordert die Kenntnis des pharmakokinetischen Verhaltens des Wirkstoffs.

Der sprachlich verwandte Begriff „biopharmaceuticals“ bezeichnet biotechnologisch hergestellte Arzneimittel (▸ Kap. 23, Biotechnologie).

Partywissen

Der Begründer der **Pharmakokinetik** ist der deutsche Kinderarzt Friedrich Dost, der sich insbesondere dem Problem der Dosisübertragung von Erwachsenen auf Kinder widmete. Daraus entwickelte er den neuen Wissenschaftszweig Pharmakokinetik, den er 1953 der Fachöffentlichkeit mit seinem Buch „Der Blutspiegel“ zugänglich machte.
Die Pharmakokinetik beflügelte die **klinische Pharmakologie,** d. h. die Anwendung von Arzneimitteln in der Praxis.
Die jüngere Schwester der Pharmakokinetik ist die **Biopharmazie,** die den Einfluss der Arzneiform auf die Wirksamkeit eines Arzneimittels beschreibt. Sie erlebte nach z. T. dramatischen Zwischenfällen mit inadäquaten Arzneiformen ihren Aufschwung in den USA, wo sie sich unter dem Begriff **Biopharmaceutics** etwa ab dem Jahr 1960 etablierte.

7.1 Pharmakokinetische Grundlagen

Die 1953 von dem deutschen Kinderarzt Dost erstmals vorgestellte **Pharmakokinetik** beschreibt die zeitabhängige Konzentration der Wirkstoffe und ihrer Metaboliten in biologischen Flüssigkeiten, Geweben und Exkreten.

7.1.1 LADME-Modell

Der Konzentrationsverlauf eines Wirkstoffs im Körper kann mit dem LADME-Modell dargestellt werden: **L**iberation – **A**bsorption – **D**istribution – **M**etabolisierung – **E**xkretion (○ Abb. 7.1).

Die **Liberation** ist die Freisetzung des Wirkstoffs aus der Zubereitung nach der Applikation, d. h. die Überführung in eine resorptionsfähige, gelöste Form. Die **Absorption** (Resorption) ist die folgende Aufnahme des Wirkstoffs durch biologische Membranen, wie Magen-Darm-Schleimhaut, Muskelgewebe usw., in die Blutbahn oder in das Lymphgefäßsystem. Der Begriff Absorption wird durchweg im englischen Sprachgebrauch verwendet. Im deutschen Sprachbereich ist vielfach zwecks besserer Abgrenzung gegenüber physikalischen Absorptionsvorgängen der Ausdruck **Resorption** geläufig. Dieser Begriff wird auch im vorliegenden Buch verwendet. Die **Distribution** ist die Wirkstoffverteilung zwischen Blutkreislauf und anderen „Körperbereichen“ oder „Kompartimenten“, wie Geweben, Organen usw. **Metabolismus** bzw. **Biotransformation** ist die Überführung lipophiler Moleküle in besser wasserlösliche Stoffe durch biochemische, enzymkatalysierte Reaktionen. **Exkretion** ist die Ausscheidung von unverändertem Wirkstoff. Dies kann über die Niere, Galle, Darm, Lunge, Haut oder den Speichel erfolgen.

Die der Freigabe und Resorption sowie z. T. auch der Distribution zuzuordnenden Prozesse werden als Ganzes auch als **Invasion**, die der Metabolisierung und Exkretion zusammen als **Elimination** bezeichnet.

7.1.2 Kompartimente

Das pharmakokinetische Verhalten von Wirkstoffen kann mit dem Kompartimentmodell beschrieben werden. Dieses setzt die Verteilung des Wirkstoffs in miteinander in Verbindung stehenden Kompartimenten voraus.

Definition

Ein **Kompartiment** ist ein räumlich nur selten abgrenzbarer, fiktiver Bereich im Organismus, dem man formal eine homogene Konzentration des Wirkstoffs, ein bestimmtes Volumen und eine bestimmte Aufnahmekapazität für den Wirkstoff zuordnet.

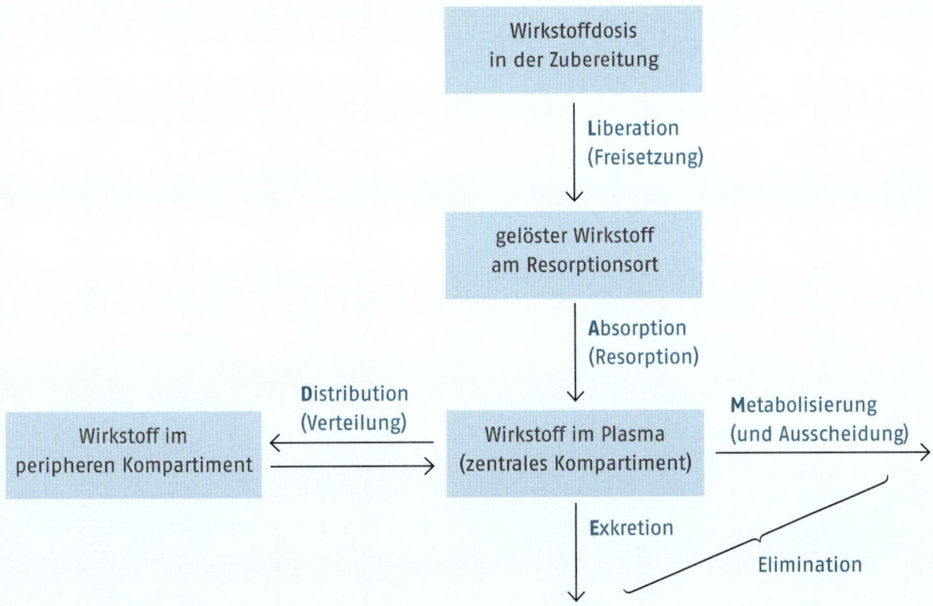

o Abb. 7.1 Wirkstoffverteilung im tierischen und menschlichen Körper

Der Wirkstoff diffundiert mit bestimmten Geschwindigkeiten, deren Größe durch Geschwindigkeitskonstanten k angegeben wird, in das Kompartiment hinein bzw. aus ihm heraus.

Die Verteilungsvorgänge verlaufen überwiegend nach Geschwindigkeitsgesetzen 1. Ordnung (▸Kap. 3.1.1). Das Kompartimentmodell erlaubt die mathematische Berechnung pharmakokinetischer Teilprozesse.

Es wird zwischen offenen Ein-, offenen Zwei- und offenen Mehrkompartiment-Modellen unterschieden.

Bei dem einfachsten Modell, dem **offenen Einkompartiment-Modell,** verteilt sich der Wirkstoff nach einer intravenösen Bolus-Applikation sehr schnell im Wesentlichen nur im Blut- bzw. Plasmakompartiment (B) und in Gewebe (G), die mit diesem in einem schnellen Stoffausgleich stehen (o Abb. 7.2, unten). Dieser Raum wird auch als **Zentralkompartiment** bezeichnet. Die Ausscheidung des Wirkstoffs oder seiner Metaboliten erfolgt meist mit dem Urin (U).

Man spricht von „offenen" Kompartimenten, weil eine laufende Stoffabgabe, z. B. in den Urin, stattfindet.

Bei den **Zwei- und Mehrkompartiment-Modellen** erfolgt eine Distribution zwischen dem Blut- bzw. Plasmakompartiment (B) und den zugänglichen Geweben (G) mit unterschiedlichen Geschwindigkeiten. Findet die Rückdiffusion aus einem solchen peripheren Kompartiment in das Zentralkompartiment langsam statt, d. h. ist k_{12} größer als k_{21}, liegt ein offenes Zweikompartiment-Modell vor (o Abb. 7.3).

Wenn der Rückfluss aus einem weiteren Kompartiment, G, sehr langsam ist, liegt ein **tiefes Kompartiment** vor. In diesem Fall würde aus dem Zweikompartiment-Modell ein **offenes Dreikompartiment-Modell,** k_{12} ist dann größer als k_{21} und k_{13} sehr viel größer als k_{31} (o Abb. 7.4). Das Knochengewebe ist z. B. für Calcium-Ionen ein tiefes Kompartiment.

Die Feststellung, mit welchem Modell sich das pharmakokinetische Verhalten eines Wirkstoffs beschreiben lässt, ist nicht immer ganz einfach. Die Zuordnung lässt sich am ehesten nach intravenöser Applikation bestimmen.

Der Konzentrationsverlauf eines Wirkstoffs als Funktion der Zeit im Zentralkompartiment bei intravenöser Bolus-Applikation kann beim Einkompartiment-Modell nach o Gleichung 7.1 beschrieben werden.

$$C(t) = C(0) \cdot e^{-k_e t}$$ Gleichung 7.1

| $C(t)$ bzw. $C(0)$ Plasma-, Blut- bzw. Serumkonzentration zur Zeit t bzw. $t = 0$ | k_e Eliminationsgeschwindigkeitskonstante | $k_e = k_{10}$ im Einkompartiment-Modell

Bei logarithmischer Umformung wird o Gleichung 7.1 zu o Gleichung 7.2.

$$\ln C(t) = \ln C(0) - k_e \cdot t$$
$$\lg C(t) = \lg C(0) - \frac{k_e}{2{,}303} \cdot t$$ Gleichung 7.2

o Abb. 7.5 zeigt den entsprechenden Plasmakonzentrationsverlauf bei linearer und halblogarithmischer Dar-

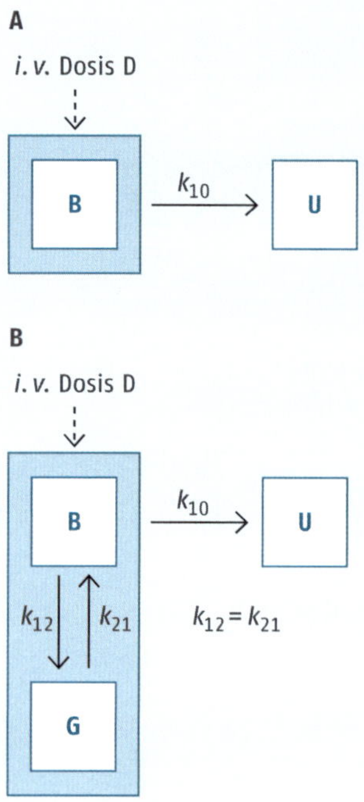

Abb. 7.2 Offenes Einkompartiment-Modell bei i. v. Applikation
A Wirkstoffverteilung nur im Blutkompartiment B,
B Wirkstoffverteilung im Blutkompartiment B und in Geweben G, die mit B in schnellem Stoffausgleich stehen
k_{10}: Geschwindigkeitskonstante für den Übergang eines Wirkstoffs vom Blutkompartiment in den Urin; k_{12} und k_{21}: Geschwindigkeitskonstanten für die Übergänge von Kompartiment zu Kompartiment

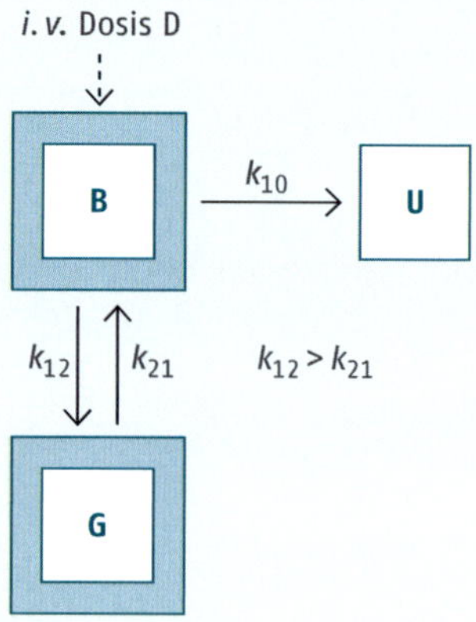

Abb. 7.3 Offenes Zweikompartiment-Modell bei i. v. Applikation

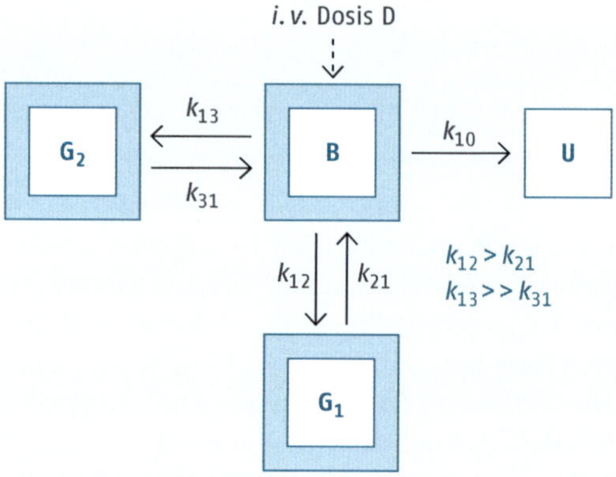

Abb. 7.4 Offenes Dreikompartiment-Modell bei i. v. Applikation

stellung. Somit wird k_e problemlos aus der Steigung der Geraden zugänglich Abb. 7.5 B.

Beim offenen Zweikompartiment-Modell lassen sich in der Plasmakonzentration-Zeit-Kurve nach intravenöser Injektion zwei Phasen unterscheiden. Die steiler abfallende α-Phase (Distributionsphase) ist der schnellen Verteilung in ein mit dem Blutkompartiment in raschem Ausgleich stehendes peripheres Kompartiment zuzuordnen, während die terminale β-Phase (Dispositionsphase) die Elimination darstellt (Abb. 7.6). Es ist jedoch zu beachten, dass sowohl während der α- als auch der β-Phase Verteilungs- und Eliminationsprozesse stattfinden. Die Eliminationsgeschwindigkeitskonstante k_e stellt hier wie auch beim offenen Dreikompartiment-Modell eine „Hybridkonstante" dar, zusammengesetzt aus den Geschwindigkeitskonstanten für die Teilprozesse.

Bei einem offenen Dreikompartiment-Modell sind drei Phasen der Plasma-Zeit-Kurve nach intravenöser Injektion zu unterscheiden. Die letzte, flach abfallende Eliminationsphase wird vom langsamen Rückstrom aus dem tiefen Kompartiment bestimmt (Abb. 7.7).

Bateman-Funktion, Resorption ins Zentralkompartiment. Meist wird der Wirkstoff nicht direkt in das Zentralkompartiment verabreicht, sondern beispielsweise peroral, rektal, nasal oder intramuskulär appliziert. Der Wirkstoff muss also nach seiner Freisetzung aus der Arzneiform erst in das Zentralkompartiment (B) resorbiert werden. Das entsprechende Kompartiment-Modell bei Resorption aus dem Gastrointestinaltrakt (GI) ist in Abb. 7.8 dargestellt.

Hierbei resultieren typische Plasmakonzentration-Zeit-Kurven. Die Wirkstoffkonzentration $C(t)$ im

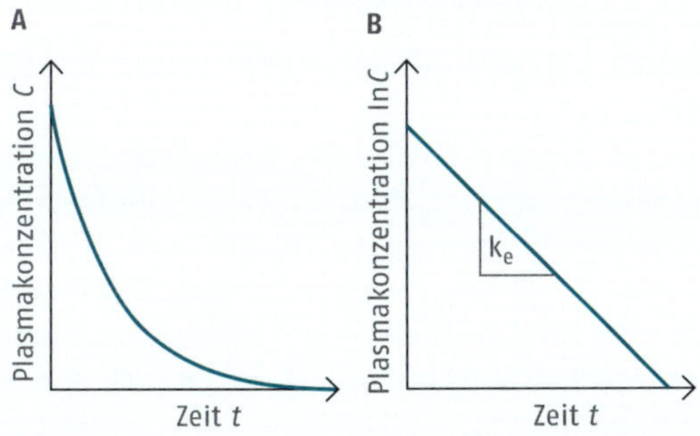

Abb. 7.5 Plasmakonzentration nach i. v. Applikation eines Wirkstoffs bei Vorliegen eines offenen Einkompartiment-Modells. **A** lineare, **B** halblogarithmische Darstellung

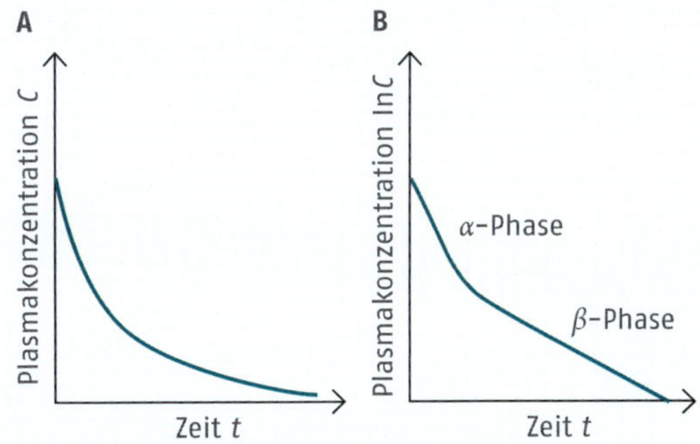

Abb. 7.6 Plasmakonzentration nach i. v. Applikation eines Wirkstoffs bei Vorliegen eines offenen Zweikompartiment-Modells. **A** lineare, **B** halblogarithmische Darstellung

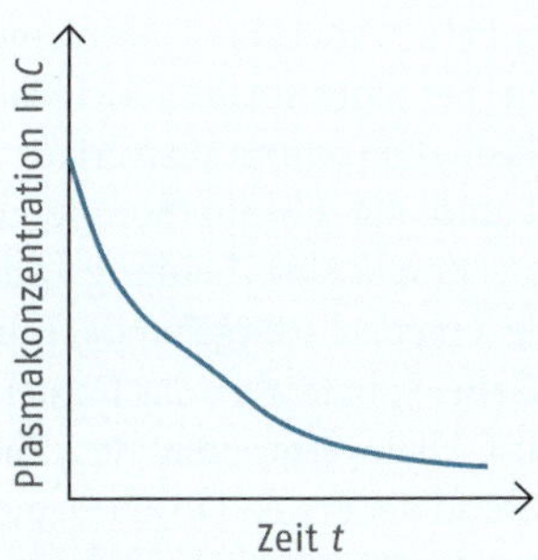

Abb. 7.7 Wie Abb. 7.6 B, aber Dreikompartiment-Modell

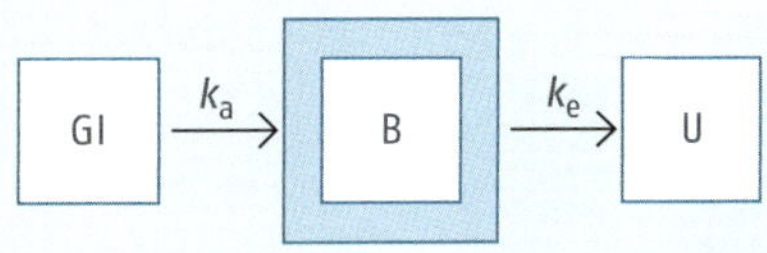

Abb. 7.8 Offenes Einkompartiment-Modell bei peroraler Applikation

Plasma lässt sich durch die Bateman-Funktion beschreiben (Gleichung 7.3):

Gleichung 7.3

$$C(t) = \frac{f \cdot D}{V} \frac{k_a}{k_a - k_e} \cdot (e^{-k_e t} - e^{-k_a t})$$

| k_a Resorptionsgeschwindigkeitskonstante | k_e Eliminationsgeschwindigkeitskonstante | D verabreichte Dosis | f bioverfügbare Fraktion der Dosis ($f \leq 1$), Bioverfügbarkeitsfaktor | V Verteilungsvolumen des zentralen Kompartiments

Definition

Der **Bioverfügbarkeitsfaktor f** ist die Fraktion einer applizierten Dosis, welche nach extravasaler Applikation systemisch verfügbar wird. Sie ergibt sich als Produkt aus dem resorbierten Anteil der Dosis und dem nach einem möglichen First-Pass-Effekt systemisch verfügbaren Anteil der resorbierten Wirkstoffmenge.

Denkanstoß

Die bioverfügbare Fraktion eines Arzneistoffs nach peroraler Applikation sei 20 %. Überlegen Sie, welche Gründe es für diesen niedrigen Wert geben kann.

Die Bateman-Funktion zeigt, dass bei gleichbleibender Dosis D und unveränderter resorbierter Menge (f = konstant) die Form der Plasmakonzentration-Zeit-Kurve allein durch die Größe der Resorptions- bzw. Eliminationsgeschwindigkeitskonstanten k_a und k_e bestimmt wird. Dies ist in Abb. 7.9 durch simulierte Plasmakonzentration-Zeit-Kurven eines hypothetischen Wirkstoffs, der einen k_e-Wert von 0,5 h^{-1} besitzt, für vier unterschiedliche k_a-Werte dargestellt.

Aus der Bateman-Funktion lassen sich auch die Werte der maximalen Plasmakonzentration C_{max} und des Zeitpunkts seines Auftretens t_{max} ableiten (Gleichung 7.4 und Gleichung 7.5). Der Wert t_{max} markiert gleichzeitig den Zeitpunkt, an dem Resorptions- und

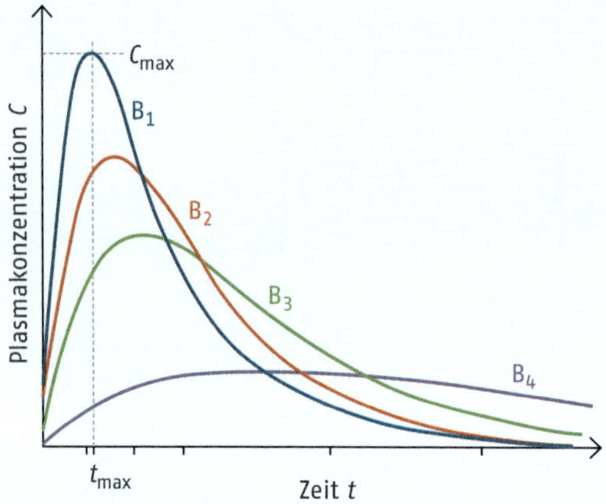

Abb. 7.9 Plasmakonzentration-Simulierung nach peroraler Applikation eines hypothetischen Wirkstoffs (C_{max} und t_{max} sind nur für die Plasmakonzentration-Zeit-Kurve B_1 eingezeichnet).
$k_e = 0{,}5\,h^{-1}$; k_a: $B_1 = 2{,}5\,h^{-1}$, $B_2 = 1{,}0\,h^{-1}$, $B_3 = 0{,}5\,h^{-1}$, $B_4 = 0{,}1\,h^{-1}$

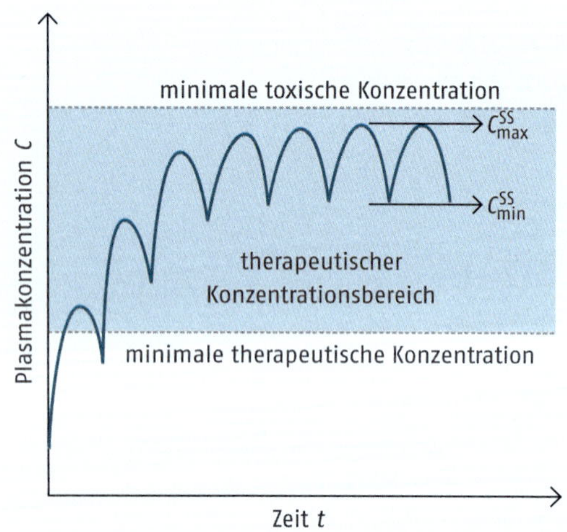

Abb. 7.10 Steady-State-Plasmakonzentration

Eliminationsgeschwindigkeit gleich groß sind. Am Wendepunkt des abfallenden Kurventeils ist die Resorption des Wirkstoffs abgeschlossen, sodass der weitere Kurvenverlauf der Elimination entspricht (Abb. 7.9).

$$C_{max} = \frac{f \cdot D}{V} \left(\frac{k_a}{k_e}\right)^{\frac{k_e}{k_e - k_a}} \quad \text{Gleichung 7.4}$$

$$t_{max} = \frac{1}{k_a - k_e} \ln \frac{k_a}{k_e} \quad \text{Gleichung 7.5}$$

7.1.3 Pharmakokinetische Grundbegriffe

Infusion ins Zentralkompartiment und Steady State

Konstante, länger anhaltende Arzneistoffzufuhr ins Zentralkompartiment, wie z. B. bei einer Infusion, resultiert in typisch ansteigenden Plasmakonzentrationen, bis ein echter stationärer Zustand (Steady State) erreicht wird. Die Konzentration im stationären Zustand (Steady-State-Konzentration C^{ss} ergibt sich aus der Zufuhrgeschwindigkeitskonstanten k^0 (Masse/Zeit) und der Eliminationskonstanten k_e sowie dem Verteilungsvolumen V (Gleichung 7.6).

$$C^{ss} = \frac{k^0}{k_e \cdot V} \quad \text{Gleichung 7.6}$$

Mehrfachapplikation

Meist muss der Patient mehrere Dosen eines Arzneimittels einnehmen. Bei einer solchen Mehrfachapplikation hängt der Plasmakonzentrationsverlauf vom Dosierungsintervall und der Eliminationsgeschwindigkeitskonstanten ab. Schnelle Ausscheidung und große Dosierungsintervalle ergeben weitgehende Elimination vor der nächsten Gabe. Sobald aber das Dosierungsintervall kleiner als fünf Halbwertszeiten der Elimination ist, kommt es während der ersten Dosen zu einer Erhöhung der C_{max}-Werte. Nach einigen Applikationen wird eine fluktuierende Gleichgewichtskonzentration erreicht, die ebenfalls als **Steady-State-Konzentration** bezeichnet wird, wobei zwischen maximaler, C^{ss}_{max}, und minimaler, C^{ss}_{min}, Steady-State-Konzentration zu unterscheiden ist. Das Auf und Ab im Steady State bezeichnet man als **Fluktuation** (Abb. 7.10). Dieses Phänomen des allmählichen Konzentrationsanstieges und des Erreichens eines Steady State nach Mehrfachapplikation wird als **Kumulation** bezeichnet. Der Kumulationsfaktor R gibt an, um wie viel höher die maximale Plasmakonzentration im Steady State liegt als der entsprechende Wert bei Einmalapplikation.

Zum Erreichen von Steady-State-Bedingungen sind etwa fünf Eliminationshalbwertszeiten ($5 \cdot t_{1/2}$) erforderlich. Die Höhe der durchschnittlichen Steady-State-Konzentration ist von der Größe der Einzeldosen sowie von der Eliminationsgeschwindigkeitskonstanten und dem Dosierungsintervall τ abhängig.

Cave

Arzneistoffe mit langen Eliminationshalbwertszeiten neigen zur Kumulation. Bei kurzen Dosierintervallen ($\tau < t_{1/2}$) kommt es bei diesen Substanzen zu einem starken Anstieg von R.

Bei jeder Wirkstoffapplikation ist zu berücksichtigen, dass unterhalb einer bestimmten Plasmakonzentration noch keine wirksamen Plasmaspiegel vorliegen, während oberhalb einer bestimmten Konzentration der toxische Bereich erreicht wird. Zwischen dieser **minimalen therapeutischen Konzentration** und der **minimalen toxischen Konzentration** liegt der **therapeutische Konzentrationsbereich**, der auch als **therapeutische Breite** bezeichnet wird.

Verteilungsvolumen

Die Verteilung eines Wirkstoffs im Körper wird durch sein Verteilungsvolumen *V* charakterisiert. Dies ist kein reales Volumen, sondern eine fiktive Größe, deren Wert durch die Lipophilie des Wirkstoffs sowie unterschiedliche Bindungen an Gewebe, Plasmaeiweiße, Erythrozyten usw. gegeben ist. Sein wirkstoffspezifischer Wert kann wesentlich größer als das Gesamtvolumen des Körpers sein (**○** Abb. 7.11).

Merke

Das **Verteilungsvolumen** *V* ist ein Proportionalitätsfaktor, der die gemessene Arzneistoffkonzentration mit der Gesamtarzneistoffmenge im Organismus in Beziehung setzt. *V* gehört zu den pharmakokinetischen Stoffkonstanten.

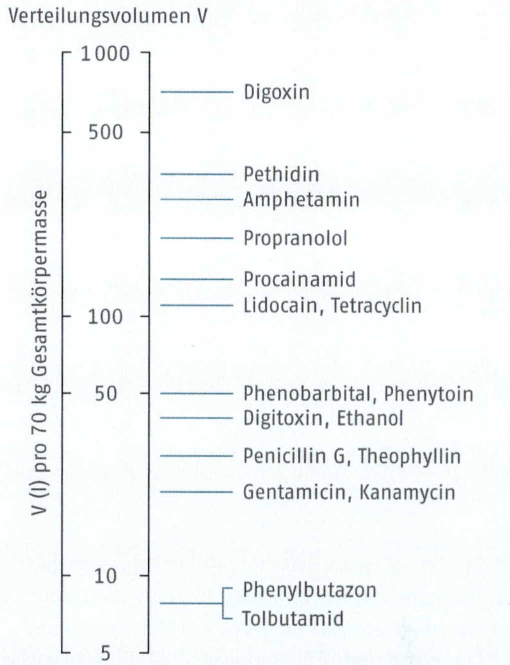

○ Abb. 7.11 Verteilungsvolumina von Wirkstoffen. Nach Sewing 1980

Ein sehr kleines Verteilungsvolumen des zentralen Kompartiments haben z. B. Phenylbutazon oder Tolbutamid; es beträgt für einen Menschen von 70 kg Gesamtkörpermasse nur etwa 8 l. Solche Wirkstoffe verteilen sich nach intravenöser Applikation im Wesentlichen nur im Zentralkompartiment. Stoffe mit einem sehr großen Verteilungsvolumen, wie Propranolol mit 200 l/70 kg bzw. Digoxin mit etwa 700 l/70 kg, diffundieren in extravasale Bereiche, z. B. Fettgewebe, Knochen, Gehirn usw.

Die Bestimmung des Verteilungsvolumens bei einem Einkompartiment-Modell erfolgt bei intravenöser Applikation nach **○** Gleichung 7.7 und **○** Gleichung 7.8.

$$V = \frac{D}{C(0)}$$ Gleichung 7.7

$$V = \frac{D}{k_e \cdot AUC}$$ Gleichung 7.8

| *D* Dosis | C(0) Plasmakonzentration zur Zeit $t = 0$ | k_e Eliminationsgeschwindigkeitskonstante | *AUC* Fläche unter der Plasmakonzentration-Zeit-Kurve (▶ Kap. 7.4.2)

Clearance

Definition

Die **Clearance** ist ein Maß für die Ausscheidungsgeschwindigkeit eines Arzneistoffs und entspricht dem Volumen an Blut bzw. Plasma, das pro Zeiteinheit über verschiedene Mechanismen von einem Arzneistoff vollständig befreit wird.

Die totale Clearance *CL* ist das Volumen in ml, aus dem der Wirkstoff in der Zeiteinheit durch Ausscheidung über die Niere, Leber, Lunge, Haut usw. und Metabolisierung vollständig entfernt wird. Nach intravenöser Applikation kann *CL* nach **○** Gleichung 7.9 berechnet werden.

$$CL = \frac{D}{AUC} = k_e \cdot V$$ Gleichung 7.9

Die **Organclearance** beschreibt die Ausscheidung durch ein bestimmtes Organ. Die **renale Clearance,** CL_R, z. B. ist das Volumen in ml, das pro Zeiteinheit von dem Arzneistoff durch die Niere geklärt wird. Entsprechend lässt sich die **hepatische Clearance,** CL_H, definieren. Totale

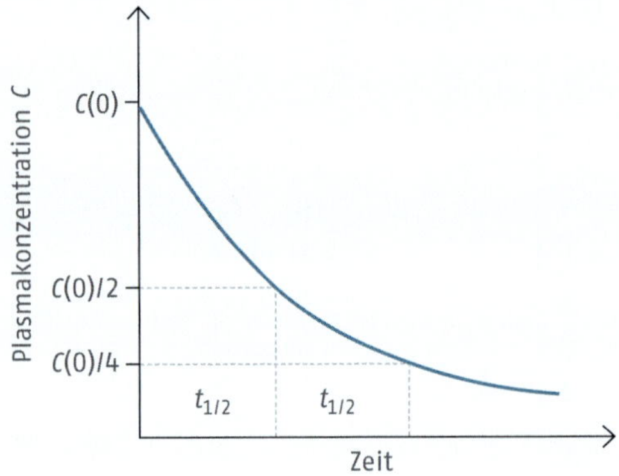

o Abb. 7.12 Eliminationshalbwertszeit

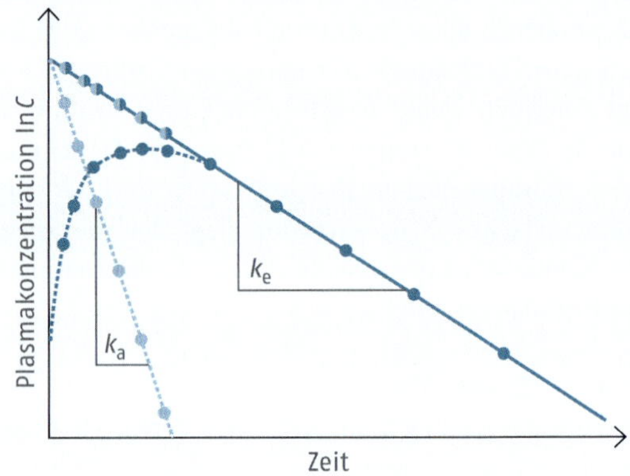

o Abb. 7.13 Bestimmung der Resorptionsgeschwindigkeitskonstanten k_a mit dem Abschälverfahren

und Organclearance stimmen überein, wenn die Elimination im Wesentlichen durch ein Organ erfolgt.

Die **extrarenale Clearance** ist die Differenz zwischen totaler und renaler Clearance.

Eliminationsgeschwindigkeitskonstante

Die Eliminationsgeschwindigkeitskonstante k_e eines Wirkstoffs wird häufig auch abgekürzt als Eliminationskonstante bezeichnet.

Merke

Die **Eliminationsgeschwindigkeitskonstante** k_e eines Wirkstoffs umfasst alle für dessen Ausscheidung aus dem Blutkompartiment verantwortlichen Prozesse, wie Ausscheidung unveränderten Wirkstoffs plus Wirkstoffmetabolisierung sowie Verteilung (▸Kap. 7.1.2). Sie wird daher auch als „übergeordnete" Konstante bezeichnet.

Mit ihr in Zusammenhang steht die **Eliminationshalbwertszeit**, $t_{1/2}$. Diese gibt an, in welcher Zeit die Konzentration des Wirkstoffs im Plasma, Blut oder Serum während der Eliminationsphase auf die Hälfte abgesunken ist (o Abb. 7.12).

Da nach fünf Halbwertszeiten nur noch 3,125 % der ursprünglichen Konzentration vorhanden sind, gilt zu diesem Zeitpunkt die Elimination als vollständig.

k_e und $t_{1/2}$ sind durch die in o Gleichung 7.10 dargestellte Beziehung verbunden.

$$t_{1/2} = \frac{\ln 2}{k_e} = \frac{0{,}693}{k_e} \qquad \text{Gleichung 7.10}$$

Von rascher Elimination spricht man bei $t_{1/2} < 1$ h, mittlere Eliminationshalbwertszeiten umfassen den Bereich von etwa 1–10 h, langsame Elimination liegt bei $t_{1/2} > 10$ h vor. Angaben zu $t_{1/2}$ (Halbwertszeit, HWZ) finden sich z. B. in den Fachinformationen der jeweiligen Arzneimittel.

Durch galenische Maßnahmen lässt sich der Wert der Eliminationskonstanten im Allgemeinen nicht beeinflussen.

Die Eliminationskonstante lässt sich bei einer Elimination 1. Ordnung nach peroraler Applikation aus dem linearen Abfall der Plasmakonzentrationswerte bei Auftragen im halblogarithmischen Maßstab nach beendeter Resorption ermitteln (o Abb. 7.13, rechte Gerade).

Bei Kenntnis der totalen Clearance CL und des Verteilungsvolumens V ist k_e auch nach o Gleichung 7.9 berechenbar.

Denkanstoß

Ein Patient weist für einen Arzneistoff eine deutlich längere Eliminationshalbwertszeit auf, als für diesen in der Regel angegeben ist. Welche Ursachen könnten hierfür vorliegen? Und welche Auswirkungen hat dies auf das Plasmakonzentration-Zeit-Profil?

Resorptionsgeschwindigkeitskonstante

Die Resorptionsgeschwindigkeitskonstante k_a eines Wirkstoffs wird häufig auch abgekürzt als Resorptionskonstante bezeichnet.

Merke

Die **Resorptionsgeschwindigkeitskonstante** k_a eines Wirkstoffs ist die Geschwindigkeitskonstante, die den Transfer des gelösten Wirkstoffs vom Applikationsort durch biologische Membranen in das Zentralkompartiment beschreibt.

Die einfachste Möglichkeit zu ihrer Bestimmung besteht graphisch aus der Plasmakonzentrationskurve durch die Abschältechnik (Residuen-Methode). Nach Auftragung der logarithmierten Werte der gemessenen Plasmakonzentrationen (o Abb. 7.13) erfolgt Extrapolation der Eliminationsgeraden bis zur Ordinate. Die Differenzen zwischen den entlogarithmierten Plasmakonzentrationswerten der Resorptionsphase und den zeitlich entsprechenden entlogarithmierten Werten der extrapolierten Gerade ergeben nach Logarithmieren eine Gerade, deren Neigung dem Wert der Resorptionskonstanten entspricht (o Abb. 7.13, linke Gerade). Voraussetzung zur Anwendung dieser Methode ist, dass k_a sehr viel größer als k_e ist.

Ein für den Arzneimittelhersteller besonders wichtiger Parameter ist die **Bioverfügbarkeit** (▸ Kap. 7.4).

7.2 Anatomie und Physiologie der Applikationsorte

Selbst bei einer intravasalen, z. B. intravenösen oder intraarteriellen Applikation, muss der Wirkstoff meist lipophile Membranen passieren, um an den Ort der Wirkung – die Biophase – zu gelangen (o Abb. 7.14). Die meisten Arzneimittel werden jedoch extravasal, also außerhalb der Blut- oder Lymphgefäße, verabreicht, obwohl eine systemische Wirkung beabsichtigt ist. Folglich muss der Wirkstoff vor Erreichen des Blutkreislaufs durch weitere Membranen – z. B. der Schleimhäute bzw. Epidermis der Haut – diffundieren. Der Wirkstofftransport bei der peroralen Resorption über das lymphatische System hat nur bei extrem lipophilen Verbindungen Bedeutung; Beispiele sind die Vitamine A und D.

Zum Verständnis des biopharmazeutischen Verhaltens von Wirkstoffen ist die Kenntnis einiger anatomischer und physiologischer Gegebenheiten der Applikationsorte unerlässlich. Neben Muskeln, Haut, Nase, Vagina oder Lunge ist der Gastrointestinaltrakt der bevorzugte Resorptionsbereich für Wirkstoffe.

Schleimhäute und Epidermis besitzen Lipidbarrieren. Das Aufbauprinzip einer Lipidmembran lässt sich als **Fluid-Mosaik-Modell** schematisch darstellen. In einer flüssigkristallinen Phospholipid-Doppelschicht

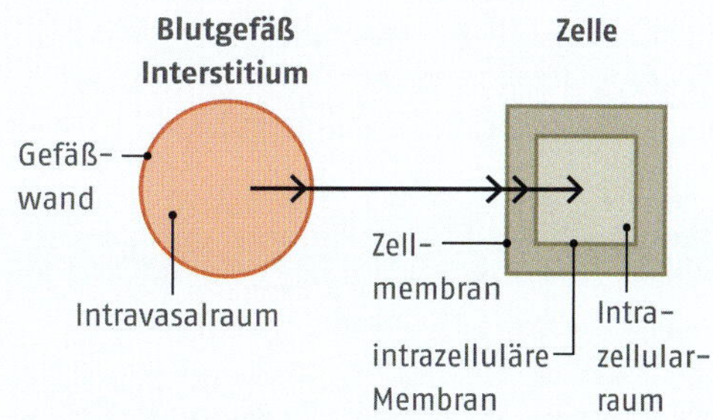

o **Abb. 7.14** Schematische Darstellung des Transports vom Intravasal- zum Intrazellularraum. Nach Sewing 1980

mit nach innen gerichteten hydrophoben Enden sind Proteine mosaikartig ein- bzw. aufgelagert. Durch die gesamte Doppelschicht reichende Proteine bilden kleine Poren von 0,4 bis 0,8 nm Durchmesser. (Zum Resorptionsprozess vgl. ▸ Kap. 7.3)

7.2.1 Gastrointestinaltrakt

Die verschiedenen Bereiche des Gastrointestinaltrakts zeichnen sich als Folge der anatomischen und physiologischen Eigenschaften (o Abb. 7.15) durch unterschiedliches Resorptionsverhalten aus.

Mundhöhle

Die Mundschleimhaut (ca. 200 cm^2) ist wegen ihrer guten Durchblutung ein geeignetes Resorptionsorgan. Die Schleimhaut ist mit Mucin, einem Mukopolysaccharid, überzogen, das wegen seiner hohen Viskosität allerdings eine gewisse Verzögerung der Resorption bewirken kann. Bei der oralen Resorption lässt sich der First-Pass-Effekt umgehen (▸ Kap. 7.4.2). Nachteilig ist die kleine Resorptionsfläche (o Abb. 7.15), sodass nur niedrig dosierte Wirkstoffe, wie z. B. Fentanyl, Glyceroltrinitrat, Cannabinoide und Asenapin, für diesen Applikationsweg geeignet sind (vgl. Bukkal-, Sublingualtabletten, ▸ Kap. 14.4). Auch Hyposensibilisierung über die Mundschleimhaut ist möglich: sublinguale Immuntherapie (SLIT).

Magen, Dünn- und Dickdarm

Für die meisten Wirkstoffe ist die Resorption aus dem Magen wegen der kleinen Resorptionsfläche und der Bedeckung der Epithelzellen mit einer stark ausgeprägten Schleimschicht gering. Für den Resorptionseintritt aus den anschließenden Dünndarmabschnitten ist jedoch die Verweilzeit des Arzneimittels im Magen von Bedeutung.

Die Magenentleerung des Chymus erfolgt portionsweise durch kräftige Peristaltik bei gleichzeitiger Erschlaffung der Pylorusmuskulatur und unter Rückhaltung größerer Partikel durch Repulsion.

Merke

Die **Geschwindigkeit der Magenentleerung** wird kontrolliert durch:

- Den Füllungszustand des Magens; mit steigender Magenfülle nimmt die Peristaltik zu. So wandern nach Nahrungsaufnahme peristaltische Kontraktionen im Abstand von 20 s vom Mageneingang in Richtung auf den Pylorus und sorgen für Durchmischung und Zerkleinerung des Inhalts.
- Die Zusammensetzung des Mageninhalts; Ethanol oder hochkalorische Nahrung z. B. verlangsamen die Magenentleerung.
- Den pH-Wert und die osmotischen Bedingungen in den oberen Dünndarmabschnitten.

Der Nüchtern-pH-Wert des Mageninhalts von pH 1–3 kann nach Nahrungsaufnahme bis über pH 6 steigen. Bei den meisten Personen ist der Magen-pH-Wert nur zwischen Mitternacht und Frühstück sowie während kurzer Perioden zwischen den Tagesmahlzeiten niedrig.

Die Angaben über die **Verweilzeit von Arzneiformen im Magen** schwanken stark. Flüssige Darreichungsformen und kleinere Partikel, wie Pellets, werden schneller entleert als nicht zerfallende Tabletten. Für Flüssigkeiten werden Halbwertszeiten zwischen 10 und 50 min angegeben. Für nichtzerfallende Tabletten liegen die berichteten Werte zwischen 0,5 und mehr als 7 h. Sie werden in der Regel nur durch kräftige Nüchternkontraktionen (Housekeeping Waves) ausgestoßen.

Denkanstoß

Nach einem ausgiebigen Abendessen nimmt ein Patient eine monolithische magensaftresistent überzogene Tablette ein. Welche Auswirkung auf das Plasmakonzentration-Zeit-Profil erwarten Sie?

Im Gegensatz zum Magen stellen die anschließenden drei bis vier Meter Darmabschnitt bis zum distalen Krummdarm (Ileum) eine große und sehr resorptionsfähige Oberfläche dar (o Abb. 7.15). Dieser Dünndarmbereich ist durch mehrfache Faltung, Kerckring'sche Falten, Darmzotten und Mikrozotten, stark vergrößert. Es werden hierdurch nominell Flächen um 100 m^2 erreicht, was einer Vergrößerung gegenüber einem einfachen Zylinder um den Faktor 600 entspricht (o Abb. 7.16). Die Blutkapillaren und Lymphgefäße in den Darmzotten gewährleisten einen schnellen Abtransport der resorbierten Stoffe.

Verschiedenartige Bewegungen des Dünndarms bewirken Durchmischen und Transport von Nahrung und Arzneimitteln. Stempelartige Bewegungen der Darmzotten fördern die Durchmischung. Die pH-Werte im oberen Dünndarmbereich (Duodenum und z. T. Jejunum) sind infolge des austretenden sauren Mageninhalts keinesfalls alkalisch.

Der Dickdarm (Colon) weist wieder eine wesentlich kleinere Oberfläche auf. Er ist außerdem stark mit vorwiegend anaeroben Bakterien (Mikrobiom) besiedelt, sodass in diesem Bereich Voraussetzungen für Biotransformationsvorgänge gegeben sind. Daher ist von Fall zu Fall zu prüfen, ob das Colon als Resorptionsorgan für lang freisetzende Retardformen nutzbar ist (▸ Kap. 16.4). Die Wirkung dieser Bakterien kann aber auch ausgenutzt werden, um Wirkstoffe aus mit einem bakteriell abbaubaren Überzug versehenen Darreichungsformen gezielt im Colon freizusetzen (Colon-Targeting, ▸ Kap. 24.4).

Die **Transitzeit durch den gesamten Gastrointestinaltrakt** unterliegt großen Schwankungen. Für Nahrung werden Werte bis 75 h angegeben. Die für die Resorption sicher zur Verfügung stehende Zeit ist jedoch bei Weitem kürzer. Für perorale Retardzubereitungen werden für Wirkstoff-Freigabe und Resorption in Magen und Dünndarm etwa 5 h, unter Einbeziehung des Dickdarms etwa 15 h konzipiert.

Die im Magen, Dünn- und Dickdarm resorbierten Substanzen unterliegen dem First-Pass-Effekt (▸ Kap. 7.4.2).

Rektum

Das 15 bis 20 cm lange Rektum (Mastdarm) enthält 1–3 ml Schleim (etwa pH 7,4) und wird durch die beiden Schließmuskel Sphincter ani externus und Sphincter ani internus nach außen abgeschlossen. Der Resorptionsort ist vor allem der unterste Teil des Rektums.

Die Rektalschleimhaut ist ungefaltet; die Resorptionsfläche ist mit etwa 400 cm^2 fast 5 000-mal kleiner als die des Dünndarms. Sie hat jedoch eine reiche Gefäßversorgung und ist daher als Resorptionsorgan geeignet. Die Wirkstoffresorption steht meist in guter Übereinstimmung mit der pH-Verteilungstheorie. Das Rektum enthält eine größere Zahl lymphatischer Gefäße, was die Aufnahme lipophiler Wirkstoffe in das lymphatische System ermöglicht. Die geringe Oberfläche des Rektums kann zum geschwindigkeitsbegrenzenden Faktor der Resorption werden.

Ein Vorteil der rektalen Applikation mit dem Ziel einer systemischen Wirkung liegt in der – wenigstens teilweisen – Vermeidung des First-Pass-Effekts (▸ Kap. 7.4.2).

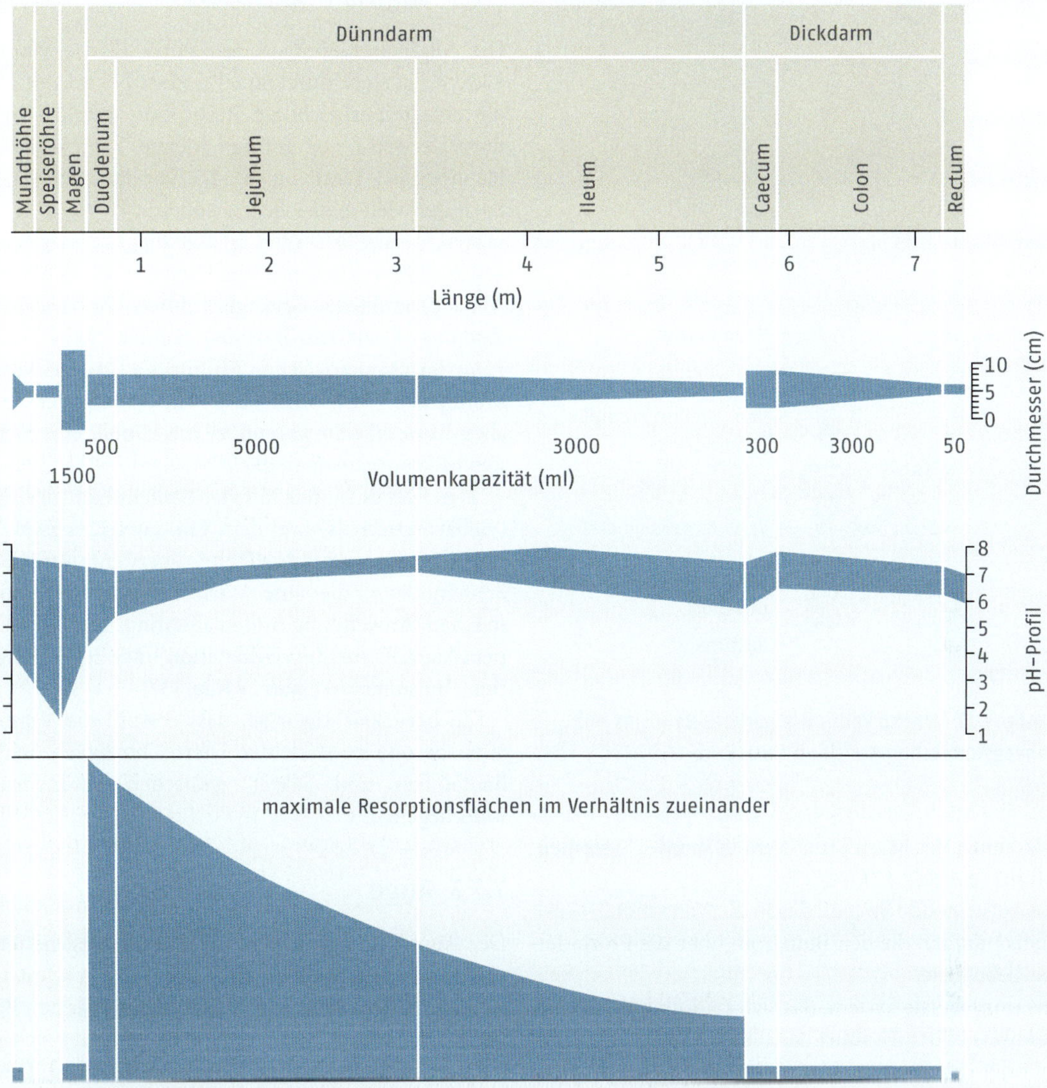

Abb. 7.15 Schematisches Modell des Gastrointestinaltrakts als Resorptionsorgan. Nach Rettig 1978

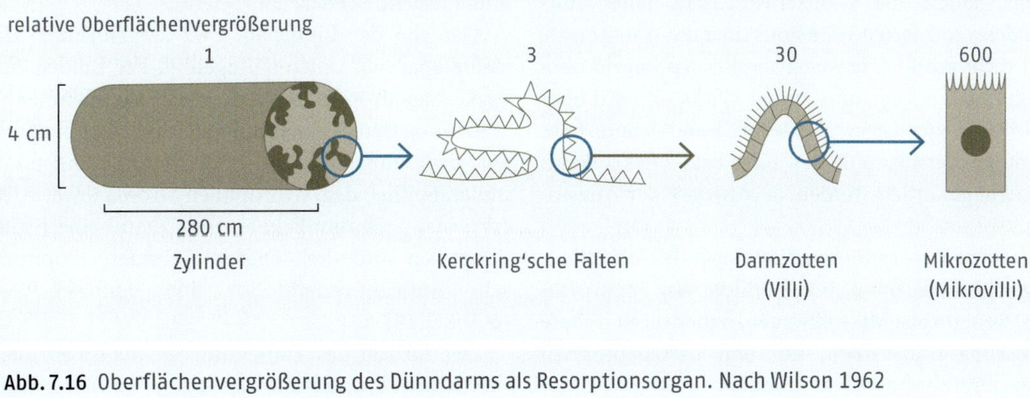

Abb. 7.16 Oberflächenvergrößerung des Dünndarms als Resorptionsorgan. Nach Wilson 1962

7

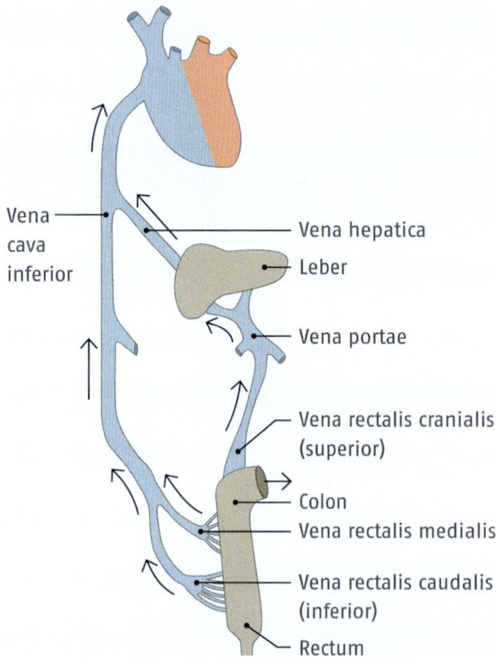

○ Abb. 7.17 Venöse Verbindungen des Rektums mit dem systemischen Kreislauf. Nach Eckert 1977

Die Venen des Mastdarms werden in zwei Systemen abgeführt (○ Abb. 7.17):

- das aufsteigende System, das in die Vena rectalis cranialis mündet, die den Blutstrom über die Pfortader zur Leber leitet,
- das transversale System, das sich im unteren Teil des Rektums bildet. Es führt das Blut zur Vena cava und mündet damit unter Umgehung der Leber in den Großen Kreislauf.

Die Venen des aufsteigenden und transversalen Systems sind allerdings durch Anastomosen miteinander verbunden.

Meist verbleiben Suppositorien im unteren Teil des Rektums, sodass die Wahrscheinlichkeit einer Aufnahme des resorbierten Wirkstoffs über das transversale System recht groß ist. Je weiter die Resorption im oberen Rektumteil erfolgt, umso mehr Wirkstoff wird über die Pfortader zur Leber abgeleitet. Eine sichere bzw. vollständige Vermeidung des First-Pass-Effekts kann daher nicht garantiert werden, auch wegen der Anastomosen.

Der rektale Resorptionsweg hat folgende Nachteile:

- langsame Resorption, insbesondere aus Suppositorien, weniger aus Mikroklysmen, daher meist höhere Dosierung erforderlich, um den therapeutischen Konzentrationsbereich zu erreichen,
- schlecht reproduzierbare Plasmakonzentrationen.

7.2.2 Vagina und Uterus

Die Vaginalschleimhaut mit einer Fläche von 100–150 cm^2 ist stark durchblutet, sodass bei lokaler Therapie eine unbeabsichtigte Resorption möglich ist. Die normalerweise nur geringe Menge Vaginalflüssigkeit hat einen pH-Wert von 4,0–4,5. Vor der Pubertät sowie nach der Menopause liegen höhere pH-Werte vor. Der schwach saure pH-Wert ist auf die Anwesenheit von Milchsäure zurückzuführen, bei der es sich um ein Abbauprodukt des Glykogens durch *Lactobacillus acidophilus* (Döderlein-Bazillus) handelt. Jede Veränderung der physiologischen Mikroflora bzw. des schwach sauren pH-Werts stellt eine Schwächung der natürlichen Abwehrkräfte gegenüber Infektionen mit pathogenen Mikroorganismen dar.

Der Uterus besitzt mit der Schleimhaut der Zervix (Gebärmutterhals) und dem Endometrium zwei funktionell zwar unterschiedliche, aber gut durchblutete Schleimhäute, die eine Wirkstoffresorption möglich machen. Anwendung finden allerdings nur Lokaltherapeutika, z. B. zur Zervixdilatation oder zur Kontrazeption (Intrauterin-Pessare, ▸ Kap. 13.3).

Zu berücksichtigen ist, dass sowohl die Vagina als auch besonders stark der Uterus bezüglich Schleimhautaufbau und Sekret zyklischen Veränderungen unterliegen.

7.2.3 Auge

Der Augapfel liegt in der Augenhöhle eingebettet und wird nach außen durch die Augenlider geschützt. Die Innenhaut der Lider ist von der vaskularisierten Bindehaut (Conjunctiva) überzogen; sie erstreckt sich dann auf dem Augapfel bis zur Hornhaut (Cornea). Die vordere Augenkammer wird durch die transparente, avaskuläre Hornhaut, die Iris, den Ziliarkörper und die Linse begrenzt (vorderer Augenabschnitt, ○ Abb. 7.18). Hinter der Linse füllt der Glaskörper den Raum bis zur Netzhaut aus (hinterer Augenabschnitt). Stabilität erhält der Augapfel durch die an die Hornhaut grenzende, außenliegende Lederhaut (Sclera).

Der von der Bindehaut und der Hornhaut dargestellte Spalt am unteren Augenlid, der Bindehautsack, muss Augentropfen und Augensalben aufnehmen.

Die von dem Tränenfilm bedeckte Hornhaut besteht aus dem außen befindlichen mehrschichtigen lipophilen Epithel, dem hydrophilen Stroma (etwa 90 % der cornealen Gesamtdicke) und dem einschichtigen lipophilen Endothel. Dieser besondere biophysikalische Aufbau verleiht ihr eine Sandwich-Struktur (○ Abb. 7.19).

Der Aufbau des Tränenfilms lässt sich ebenfalls in drei Schichten unterscheiden (○ Abb. 7.20). Die unterste, mit den Epithelzellen der Hornhaut in Berührung ste-

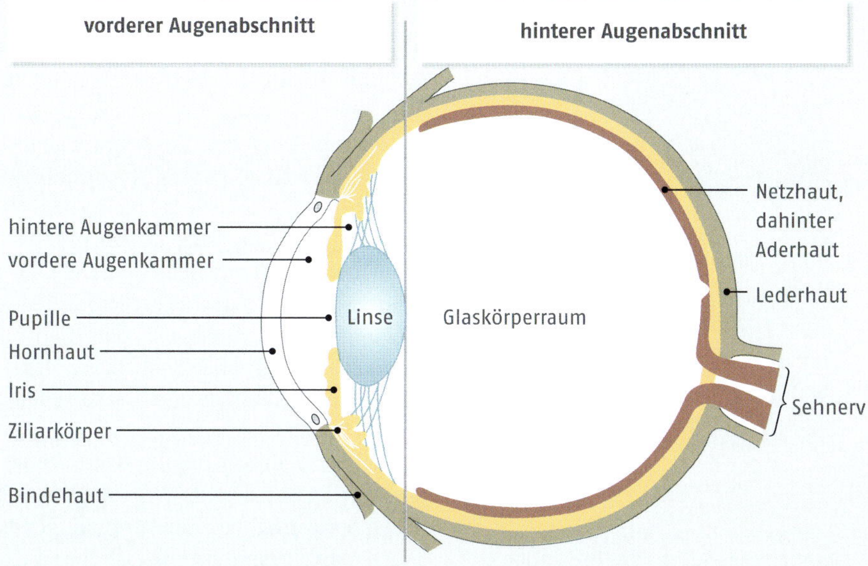

Abb. 7.18 Waagerechter, schematischer Schnitt durch den linken Augapfel, von oben gesehen. Nach Leydhecker 1975

hende, 0,02–0,05 µm dicke Schicht besteht wesentlich aus Mucin. Die etwa 7 µm dicke mittlere Schicht enthält zu 98–99 % Wasser. Daneben sind Albumine und Globuline, die der Flüssigkeit eine gewisse Pufferwirkung verleihen, sowie anorganische Salze, Lysozym und geringe Mengen organischer Substanzen enthalten. Außen befindet sich ein etwa 0,1 µm dicker Film aus Lipiden, der vor allem als Verdunstungsschutz dient.

Das durchschnittliche Volumen der ständig erneuerten Tränenflüssigkeit des Erwachsenen beträgt 7–10 µl. Der pH-Wert liegt bei etwa 7,4; die Viskosität ist 2 mPa · s. Das Kammerwasservolumen beträgt etwa 0,3 ml.

Bei der lokalen Therapie sind im Bindehautsack wesentlich höhere Wirkstoffkonzentrationen erreichbar als nach systemischer Anwendung. Daher werden Infektionen der Binde- und Hornhaut sowie Entzündungen im vorderen Augenabschnitt meist lokal behandelt.

In der Regel werden Arzneistoffe transcorneal resorbiert, bei stark hydrophilen und größeren Molekülen kann der conjunctival-sclerale Penetrationsweg der bestimmende sein. Die Bioverfügbarkeit topisch applizierter Arzneistoffe mit intraokularem Wirkort (vorderer Augenabschnitt) ist sehr gering und liegt häufig unter 5 %, in manchen Fällen sogar unter 1 %. Ein wesentlicher Grund ist die in der Regel kurze präcorneale Verweilzeit der Arzneistoffe infolge des natürlichen Tränenflusses sowie Lidschlags und der damit verbundenen Drainage über die ableitenden Tränenwege (▸ Kap. 10.2). Gleichzeitig erfolgt ein unerwünschter,

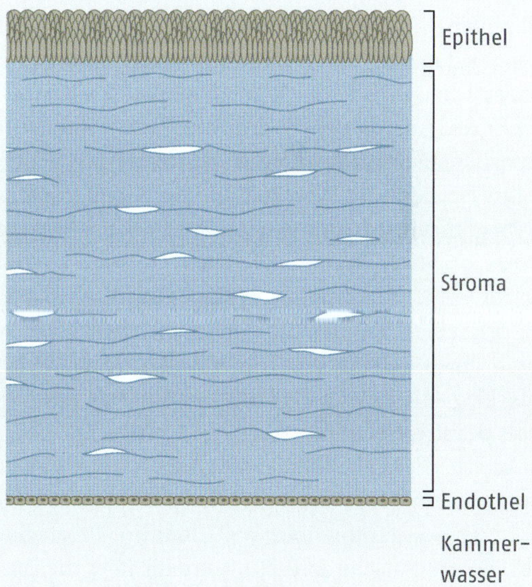

Abb. 7.19 Schematischer Aufbau der Cornea (Sandwich-Struktur)

systemischer Abtransport über conjunctivale Blutgefäße. Der eigentliche Resorptionsprozess in das Auge ist stark begrenzt, zum einen durch die geringe Resorptionsfläche der Cornea (etwa 1 cm^2) und zum anderen durch deren besondere Barriereeigenschaften. Erschwert wird die Resorption durch ein besonders

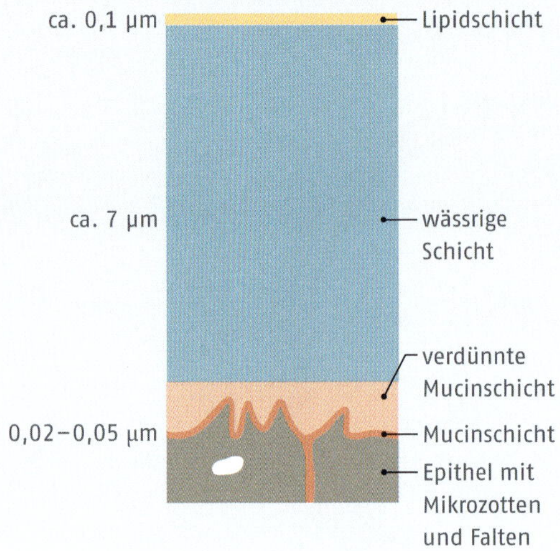

Abb. 7.20 Schematischer Aufbau des Tränenfilms. Nach Keller 1981

dichtes Epithel aufgrund einer hohen Expression von Tight junctions mit einem stark eingeschränkten parazellulären Transport sowie aufgrund der oben beschriebenen Sandwich-Struktur der Cornea mit Wechsel von lipophilen (Epithel) und hydrophilen (Stroma) Bereichen. Dadurch ist die Resorption von amphiphilen und moderat lipophilen Molekülen begünstigt. Dies ist bei der Einstellung des pH-Werts von Zubereitungen mit dissoziierenden Wirkstoffen zu beachten.

Ein Nachteil der Applikation von Augentropfen ist die begrenzte Aufnahmekapazität des Bindehautsacks, sodass praktisch nur ein Tropfen (< 25 µl) appliziert werden sollte. Außerdem empfindet das Auge das Einbringen eines Tropfens als mechanischen Reiz, was durch einen verstärkten Tränenfluss und vermehrten Lidschlag mit teilweiser Ausschwemmung des Wirkstoffs beantwortet wird.

Auch bei der Lokaltherapie am Auge ist unerwünschte Resorption mit der Folge systemischer Effekte zu bedenken, z. B. β-Rezeptorenblocker, Clonidin, Prostaglandine. Die systemische Aufnahme erfolgt über die Bindehaut, abtransportiertes Kammerwasser sowie Iris und Ziliarkörper. Außerdem gelangt ein Teil des applizierten Wirkstoffs über die Tränenkanäle in die Nase mit anschließender Resorption über die Nasenschleimhaut (▸ Kap. 7.2.4).

Der hinteren Augenabschnitt ist für Wirkstoffe nach topischer Applikation (Augentropfen) nicht in ausreichendem Maße zu erreichen. Zur Therapie des hinteren Augenabschnitts werden daher Injektionen in den Glaskörper und Implantate eingesetzt (▸ Kap. 10.5).

7.2.4 Nase

Die Nasenschleimhaut hat eine Fläche von weniger als 100 cm^2. Die oberste Epithelzellschicht besteht zu 80 % aus Flimmerepithel mit 6–7 µm langen Zilien und zu 20 % aus Becherzellen. Die Becherzellen sezernieren das Mucin, das zu 1–3 % im Nasenschleim enthalten ist. Dieser besteht neben dem Mucin zu 95–97 % aus Wasser und zu 1–2 % aus Salzen. Sein pH-Wert beträgt 7–8, gleichbedeutend mit einem Sol-Gel-Gleichgewicht. Die Zilien sorgen durch ihre wellenförmigen Synchronbewegungen für den aktiven Weitertransport des Schleimes. Etwa 1,5–2 Liter Schleim werden täglich produziert. Flimmerepithel und Becherzellen tragen so zur mukoziliären Clearance bei.

Neben Lokalbehandlung der Nase ist beabsichtigte Resorption auf diesem Weg möglich, z. B. Calcitonin, Desmopressinacetat, Zolmitriptan, Naloxon, Fentanyl. Auch aktive Immunisierung ist über die Nasenschleimhaut möglich, z. B. Influenza-Impfspray.

Vorteile der nasalen Resorption sind:

- Die Nasenschleimhaut hat nur eine geringe Dicke und ist mit einem dichten Netz feiner Blutgefäße durchzogen; dies schafft günstige Voraussetzungen für die Wirkstoffresorption.
- Nasal resorbierte Stoffe unterliegen nicht dem First-Pass-Effekt.
- Der nasale Applikationsweg ist für eine Selbstmedikation von Arzneimitteln günstig.
- Auch Peptidhormone werden resorbiert, wenn auch mit geringer Quote (▸ Kap. 7.4.1).

Folgende Probleme sind bei der nasalen Applikation zu beachten, die z. T. auch Anlass für die stark schwankenden Bioverfügbarkeiten von Wirkstoffen sind:

- kleine Resorptionsfläche,
- kurze Verweilzeit flüssiger Darreichungsformen (weitgehender Abtransport nach ca. 20 min durch Flimmerepithel),
- hochviskoser Nasenschleim wirkt als Diffusionsbarriere,
- veränderte Resorption bei Entzündungen der Nasenschleimhaut, wie z. B. Schnupfen,
- mögliche Schädigung der Ziliarfunktion durch die Zubereitung,
- Übertritt, insbesondere von flüssigen Zubereitungen, in den Gastrointestinaltrakt oder in die Lunge, daher schlechte Dosierungsgenauigkeit,
- Auslösen von Niesreiz.

Immer wieder diskutiert wird ein direkter Weg von Arzneistoff via Riechepithel der Nasenschleimhaut und Nervenbahnen zum ZNS.

Als Vehikel sind hydrophile, isotone, leicht viskosierte Zubereitungen zu bevorzugen.

7.2.5 Lunge

Die große Oberfläche von mehr als 100 m^2 ist durch die starke Verzweigung mit Bildung der Lungenbläschen (Alveolen) bedingt. Hierdurch wird eine große Fläche für den Gasaustausch, aber auch für die alveoläre Resorption geschaffen. Positiv auf eine rasche Resorption wirkt sich die gute Durchblutung des Lungengewebes aus. Ein First-Pass-Effekt durch die erste Leberpassage des resorbierten Wirkstoffs erfolgt nicht, lokaler Metabolismus ist aber nachgewiesen.

Vorteile bietet die inhalative Lokaltherapie bei Atemwegserkrankungen, die alternativ systemisch behandelt werden. Meist wird nur 1/10 bis 1/50 der erforderlichen peroralen Wirkstoffdosis benötigt. Die Resorption von gelöstem Arzneistoff aus der Lunge in den systemischen Kreislauf erfolgt bei alveolärer Deposition rasch.

Für die Deposition von Wirkstoff in den Lungenbläschen müssen die Partikel um 1 µm groß sein. Mit Partikeln um 3–5 µm werden vor allem die Bronchiolen erreicht (▸ Kap. 11.6). Ebenso bedeutsam ist die korrekte Anwendung der Inhalatoren und Vernebler.

Folgende Probleme können bei der inhalativen Therapie auftreten:

- Hustenreiz oder bronchospastische Reaktionen aufgrund physikalischer Reize,
- Gefahr einer Allergisierung, dies wurde z. B. bei Penicillin-Inhalationen nachgewiesen,
- Dosierungsprobleme: eine unkontrollierte Menge Wirkstoff – unter Umständen >90 % – kann verschluckt werden.

Neben der Lokaltherapie steht die systemische Wirkstoffanwendung seit vielen Jahren im Fokus der Arzneimittelentwicklung (z. B. Insulin). Zurzeit wird verstärkt an Möglichkeiten zur inhalativen Immunisierung sowie zu Transportproteinen des Lungenepithels geforscht.

7.2.6 Ohr

Es wird grundsätzlich nur eine lokale Wirkung beabsichtigt. Bei unverletztem Trommelfell ist der Wirkungsbereich auf den äußeren Gehörgang des Außenohrs begrenzt, bei perforiertem Trommelfell kann der Wirkstoff bis in das Mittelohr vordringen. Das Epithel des Außenohrs ist sehr widerstandsfähig. Daher ist die physiologische Verträglichkeit von Zubereitungen zur Anwendung am Ohr nicht problematisch.

7.2.7 Haut

Die Haut ist mit einer Fläche von 1,5–2 m^2 und einer durchschnittlichen Masse von 11 kg nach der Skelettmuskulatur das größte Organ des Menschen. Im anatomischen Aufbau der Haut (o Abb. 7.21) ist zu unterscheiden zwischen:

- Epidermis (Oberhaut) mit Stratum corneum (Hornschicht); Stratum lucidum (Glanzschicht); Stratum granulosum (Körnerschicht); Stratum germinativum (Keimschicht), unterteilbar in Stratum spinosum (Stachelzellschicht) und Stratum basale (Basalschicht),
- Dermis (Lederhaut, Cutis, Corium),
- Subcutis (Unterhaut, Hypodermis).

Die oberste Schicht der Epidermis ist die für viele Stoffe schwer permeierbare Hornschicht – das **Stratum corneum**. Sie besteht aus etwa 20 Lagen abgestorbener, je etwa 0,5 µm dicker und 30–40 µm langer Zellen. Bei Handflächen und Fußsohlen kann ihre Dicke über 0,5 mm betragen.

Die intensive Barrierefunktion des **Stratum corneum** ist auf seine besondere Struktur zurückzuführen. Diese wird vereinfacht als Ziegelstein-Mörtel-Modell beschrieben (o Abb. 7.22). Hierbei stellen die Corneozyten, welche mit dem Stützprotein Keratin gefüllt und über Corneodesmosomen miteinander verbunden sind, die Ziegelsteine und die interzellulären Lipide den Mörtel dar. Diese bestehen aus Ceramiden, freien Fettsäuren sowie Cholesterol und dessen Derivaten. Fluidisierend wirkende Phospholipide sind in diesen Schichten nicht vorhanden. Die entsprechenden Lipiddoppelschichten im Interzellularraum der Corneozyten des Stratum corneums liegen in einem starren, gelartigen Zustand vor (o Abb. 7.22). Verantwortlich für die hohe Barrierefunktion ist der hohe Ordnungszustand der interzellulären Lipide sowie der geringe Wassergehalt des Stratum corneums. Die Lipide bilden Doppelschichtstrukturen (Bilayer) mit einer Dicke von 4–5 nm aus, über die Wirkstoffe durch das Stratum corneum diffundieren können. Die Wasserschicht ist mit lediglich 0,16 nm sehr dünn. Somit stehen auch wenig Raum und Wasser für die Diffusion hydrophiler Wirkstoffe zur Verfügung, sodass diesen Molekülen die Penetration in die Haut in der Regel verwehrt bleibt bzw. nur in sehr geringem Ausmaß gelingt.

Der Wirkstofftransport durch das Stratum corneum kann somit einerseits transzellulär erfolgen. Diese Route dürfte für die meisten Wirkstoffe von untergeordneter Bedeutung sein, da hierfür nacheinander hydrophile und lipophile Schichten zu passieren wären. Alternativ wird eine Diffusion über die Corneodesmosomen diskutiert. Die bedeutendere und bevorzugte Route durch das Stratum corneum ist die interzelluläre entlang der Lipidschichten. Dies erklärt, warum lipophile Substanzen das Stratum corneum besser durchdringen können als hydrophile.

Die Hornschicht kann das Drei- bis Fünffache ihres Gewichts an Wasser aufnehmen. Eine solche verstärkte

7

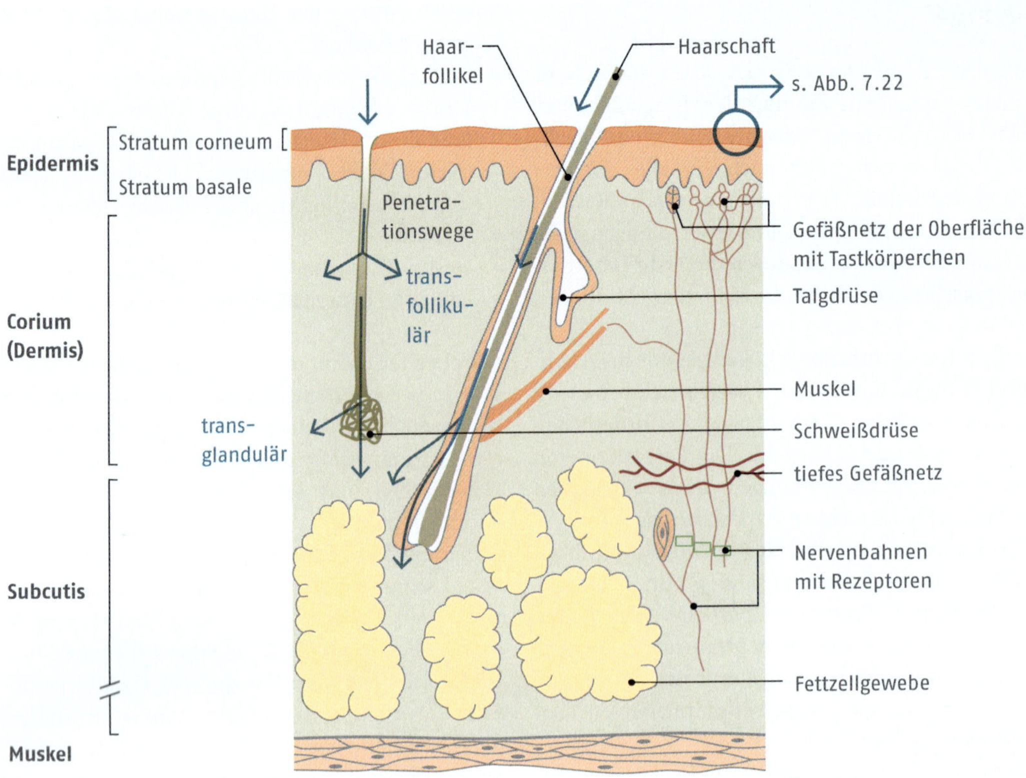

o Abb. 7.21 Aufbau der menschlichen Haut mit transglandulären und transfollikulären Penetrationswegen. Nach Lippold 1981

Hydratisierung wird durch Okklusion – Bedecken eines Hautareals mit einer wasserdampfundurchlässigen Folie – oder auch durch Salbengrundlagen mit abdeckendem Effekt erreicht. Hierdurch kann die Durchlässigkeit der Haut für Wirkstoffe erhöht werden.

Die Epidermis ist von einem dünnen Oberflächenfilm bedeckt, der aus niedermolekularen Zellbestandteilen und aus Lipiden besteht. Der pH-Wert beträgt 4,2–5,6. Der Oberflächenfilm übt eine Schutzfunktion, insbesondere gegenüber dem Befall mit Mikroorganismen aus.

Insgesamt stellt die Haut für das Eindringen der meisten Wirkstoffe eine beachtliche Barriere dar. Dies ist bei Behandlung mit einem Dermatikum zu berücksichtigen und wirft Probleme bei beabsichtigter systemischer Wirkung auf (▸ Kap. 12.11).

Die Hautoberfläche wird durch Öffnungen der Haarbalgtrichter oder Haarfollikel durchbrochen. In Haarbalgtrichter münden auch Talgdrüsen.

Beim Menschen können drei Hauttypen unterschieden werden:

- **Seborrhoiker** mit fetter, leicht schwitzender und gut durchbl[illegible]ter Haut,
- [illegible]der **intermediärer Typ,**
- **Sebostatiker** mit trockener, schlecht durchbluteter Haut; geringe Talg- und Schweißsekretion, stark schuppend.

Die sowohl für lokale als auch regionale und für systemische Wirkung erforderliche Penetration der Hornschicht erfolgt bei der unverletzten Haut (o Abb. 7.21, o Abb. 7.22):

- **transepidermal** (**interzellulär** oder **transzellulär**),
- **durch Poren** (**transglandulär** oder **transfollikulär**).

Der Porentransport scheint allerdings für meisten Wirkstoffe nur eine untergeordnete Rolle zu spielen, da der Anteil der Porenfläche an der Gesamtfläche der Haut nur etwa zwischen 0,1 und 1 % beträgt. Durch Formulierungen, z. B. mit Mikropartikeln, lassen sich jedoch Wirkstoffe auch gezielt im Bereich der Haarfollikel anreichern.

Durch Erhöhung der Temperatur und durch spezielle Substanzen (Penetrationsbeschleuniger) sowie durch Okklusion lassen sich die Lipiddoppelschichten fluidisieren, sodass die Permeabilität des Stratum corneum ansteigt (▸ Kap. 12.11).

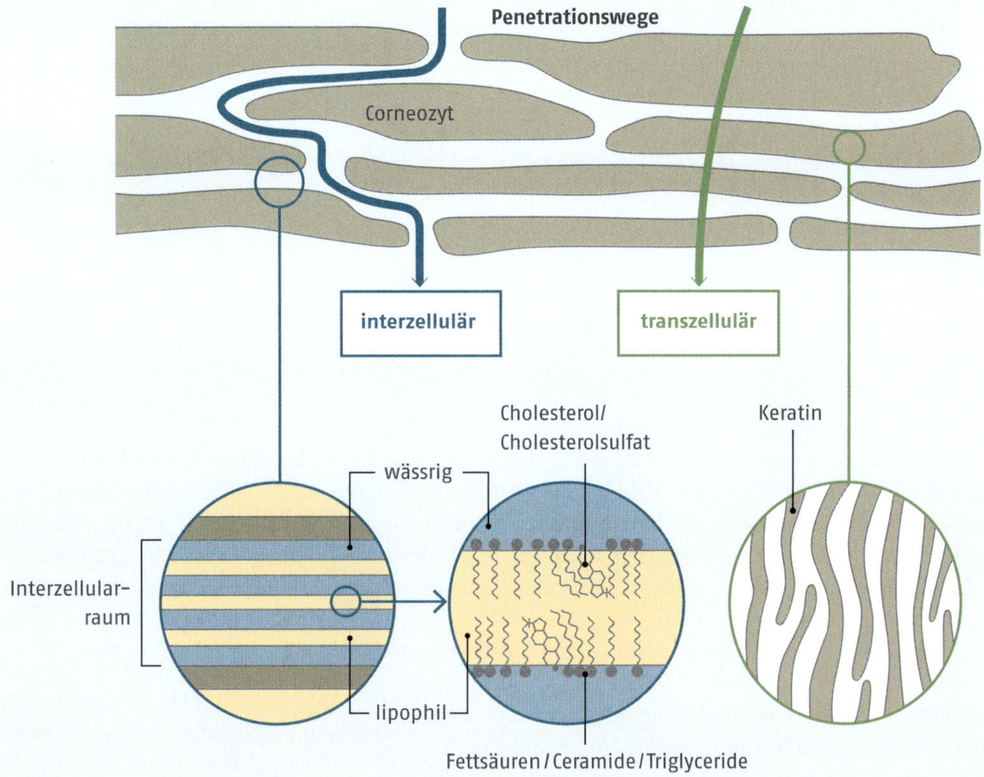

Abb. 7.22 Schematischer Aufbau und Struktur des Stratum corneums. Nach Elias 1981

7.2.8 Der parenterale Applikationsweg

Die häufigsten Applikationswege sind die intravenöse (i. v.), die intramuskuläre (i. m.) und die subkutane (s. c.) Applikation.

Intravenös dürfen nur wässrige Lösungen – mit eventuellem Zusatz von Cosolvenzien – appliziert werden. Eine Ausnahme sind Fettemulsionen, insbesondere für die parenterale Ernährung, an die besondere Qualitätsanforderungen (▸Kap. 9.2) gestellt werden, evtl. auch nanopartikuläre Systeme (▸Kap. 24.3.4). Applikation öliger Lösungen birgt die Gefahr einer Lungenembolie.

Die meisten Wirkstoffe können intravenös verabreicht werden, sofern sie eine ausreichende Wasserlöslichkeit haben. Konzentrierte oder gewebereizende Lösungen müssen langsam injiziert werden, um schnelle Verdünnung mit dem Blut zu gewährleisten. Intravenöse Applikation ermöglicht die schnelle Zufuhr von Wirkstoff im Akutfall (**Bolus-Injektion**) und die Zufuhr großer Volumina (**Infusion**) sowie die Applikation von Wirkstoffen, die bei anderen parenteralen Applikationswegen gewebereizend sind.

Der Übergang applizierter Stoffe aus der Blutbahn in umgebendes Gewebe erfolgt sowohl nach dem Verteilungsdiffusionsprozess (▸Kap. 7.3) als auch durch Poren. Demzufolge verbleiben große hydrophile Moleküle zunächst in der Blutbahn (vgl. Plasmaersatzmittel, ▸Kap. 9.5.1).

Intramuskulär können viele Wirkstoffe als wässrige oder ölige Lösung, Suspension oder Emulsion verabreicht werden. Meist wird die Bildung eines Depots beabsichtigt (▸Kap. 16.6.1). Das gewöhnliche Applikationsvolumen beträgt 1–3 ml, selten bis zu 10 ml.

Subkutan unter die Haut in das subkutane Fettgewebe werden in der Regel bis 2 ml der wässrigen Lösung oder Suspension verabreicht.

Bei i. m. und s. c. Injektion ist streng auf Isohydrie und Isotonie zu achten, da sonst lokale Unverträglichkeitserscheinungen auftreten. Die Resorptionsgeschwindigkeit bei diesen beiden Applikationswegen hängt wesentlich von der Durchblutung des Gewebes ab.

Die Vorteile der parenteralen Applikation sind in ▫Tab. 7.1 aufgeführt. Auch durch die i. m. Injektion ist eine verhältnismäßig schnelle Wirkung zu erreichen. Die **Resorptionsgeschwindigkeit** aus dem Muskeldepot

Tab. 7.1 Vorteile der parenteralen Applikation

- schneller Wirkungseintritt möglich; wichtig für Notfallsituationen; Abnahme der Geschwindigkeit des Wirkungseintritts in folgender Reihenfolge: i. v. > i. m. > s. c.
- Umgehung von Nebenwirkungen; z. B. Erbrechen, gastrointestinale Reizungen
- Verhinderung gastrointestinaler Inaktivierung von Wirkstoffen, z. B. Insulin und Peptidhormone
- Vermeidung des First-Pass-Effekts
- Applikationsmöglichkeit von Wirkstoffen, die aus dem Magendarmkanal ungenügend resorbiert werden, z. B. Gentamicin
- gut vorausberechenbare Plasmakonzentrationen, insbesondere bei Infusionen
- Zufuhr von Nahrungsstoffen – parenterale Ernährung

kann jedoch durch die Zusammensetzung der Zubereitung gesteuert werden, sodass das Muskelgewebe der bevorzugte Applikationsort für Depot-Parenteralia ist (▸ Kap. 16.6.1). Nach dem Inlösunggehen diffundiert der Wirkstoff durch das Muskelgewebe in die Kapillaren. Die Kapillarwände haben eine größere Permeabilität als z. B. die Magenschleimhaut, sodass auch größere wasserlösliche Moleküle, wie Heparin, aufgenommen werden können.

Ein wichtiger Vorteil der parenteralen gegenüber der gastrointestinalen Applikation liegt in der Umgehung des First-Pass-Effekts (▸ Kap. 7.4.2).

Die i. v. Applikation als **Tropfinfusion** ist der einzige Weg, um sicher über einen längeren Zeitraum konstante, aber leicht veränderbare Plasmakonzentrationen zu erreichen.

7.3 Resorptionsprozess

Wirkstoffe werden überwiegend durch passive Diffusion durch Lipidmembranen resorbiert. Vereinzelt erfolgen auch erleichterter, carriervermittelter Transport sowie aktiver Transport oder Pinozytose, Phagozytose bzw. Persorption.

Passive Resorption, Diffusion. Der Stofftransport durch die Resorptionsmembran folgt dem Fick'schen Diffusionsgesetz von Bereichen höherer zu niedrigerer Konzentration (▸ Kap. 4.2.3, ▸ Kap. 12.9).

Dementsprechend spielen für die Resorptionsgeschwindigkeit die Lipophilie des Wirkstoffs, ausgedrückt als **Octanol/Wasser-Verteilungskoeffizient,** sowie auch die Molekülgröße eine besondere Rolle. Gemäß der **pH-Verteilungstheorie** werden freie Säuren und Basen wesentlich besser resorbiert als ihre Salze. Es besteht jedoch nicht in allen Fällen eine lineare Abhängigkeit zwischen der Membrangängigkeit und der Lipophilie der permeierenden Stoffe. So werden einerseits auch kleine Ionen und gut wasserlösliche Nichtelektrolyte in gewissem Umfang passiv resorbiert. Dies weist auf mit Wasser gefüllte Poren hin. Es wird daher neben einer intrazellulären auch eine parazelluläre Permeation angenommen. Andererseits erfolgt die Resorption gelöster sehr lipophiler Substanzen weniger schnell als erwartet. Hierfür werden wässrige adhärierende Schichten und der Wechsel zwischen lipophilen und hydrophilen Bereichen verantwortlich gemacht.

Erleichterter, carriervermittelter Transport. Das Wirkstoffmolekül wird von einem Carrier, Schlepper bzw. Träger ohne Energieaufwand durch die Membran „geschleppt“ und anschließend wieder abgelöst. Dieser Prozess erfolgt substratspezifisch. Der Transport erfolgt von Bereichen höherer zu Bereichen niedriger Konzentrationen.

Aktiver Transport, aktive Resorption. Bei diesem energieverbrauchenden Prozess erfolgt der Transport gegen ein Konzentrationsgefälle. Abbauprodukte der meisten Nahrungsmittel, wie Aminosäuren und Glucose, aber auch einige Wirkstoffe, werden auf diese Weise resorbiert.

Endozytose. Kleine Flüssigkeitströpfchen bzw. Feststoffpartikel werden als Ganzes durch vesikulären Einschluss aufgenommen (▸ Kap. 15.3.1). Bei der Persorption können feste Partikel zwischen den Epithelzellen die Membran passieren. Inwieweit diese Mechanismen für den Wirkstofftransport von größerer Bedeutung sind bzw. für den gezielten Wirkstofftransport genutzt werden können, ist noch Gegenstand aktueller Forschung.

7.4 Bioverfügbarkeit und Bioäquivalenz

7.4.1 Definitionen

Der Nachweis der Wirksamkeit eines Präparats, auch im Vergleich zu Präparaten anderer Hersteller, ist sehr aufwendig, wenn überhaupt ethisch vertretbar. Als biopharmazeutisches Qualitätskriterium wurde deshalb die Bioverfügbarkeit eines Wirkstoffs kreiert.

Definition

Die **Bioverfügbarkeit** wird als das Ausmaß und die Geschwindigkeit bezeichnet, mit der der Wirkstoff aus der Zubereitung resorbiert wird und den Ort der Wirkung erreicht.

Bezüglich des Ausmaßes ist zwischen der absoluten Bioverfügbarkeit und der relativen Bioverfügbarkeit zu unterscheiden. In beiden Fällen werden die Flächen unter den Plasmakonzentration-Zeit-Kurven als Messwerte herangezogen (▸Kap. 7.4.2).

Merke

Absolute Bioverfügbarkeit: Anteil des Wirkstoffs, der nach Applikation einer Zubereitung (Test) das Zentralkompartiment unverändert erreicht, wobei der Vergleich mit einer intravenös gegebenen gleichen Dosis (Standard) erfolgt. Diese ist zu 100 % bioverfügbar.

Eine reduzierte absolute Bioverfügbarkeit kann wirkstoffspezifische, z. B. schlechte Resorbierbarkeit, First-Pass-Effekt, und arzneiformspezifische Gründe, z. B. unvollständige Freisetzung, haben.

Merke

Relative Bioverfügbarkeit: Anteil des Wirkstoffs, der nach Applikation einer Zubereitung (Test) das Zentralkompartiment unverändert erreicht, wobei der Vergleich mit der auf gleichem Applikationsweg am besten verfügbaren Zubereitung (Standard) erfolgt.

Bei peroral gegebenen Wirkstoffen wird in der Regel eine Lösung am besten verfügbar sein und als Standard (Referenz) dienen. Reduzierte relative Bioverfügbarkeit ist i. A. eine Folge mangelhafter Galenik.

Gilt es die relative Bioverfügbarkeit eines Generikums zu bestimmen, so wird in der Regel das auf dem Markt befindliche Präparat des Erstanbieters als Standard bzw. Vergleich verwendet. Gleiche relative Bioverfügbarkeit ist somit ein wichtiges Kriterium bei der Bioäquivalenzprüfung (▸Kap. 7.4.2). Ein Nachahmerprodukt kann allerdings auch eine relative Bioverfügbarkeit von mehr als 100 %, sogenannte Superbioverfügbarkeit, besitzen.

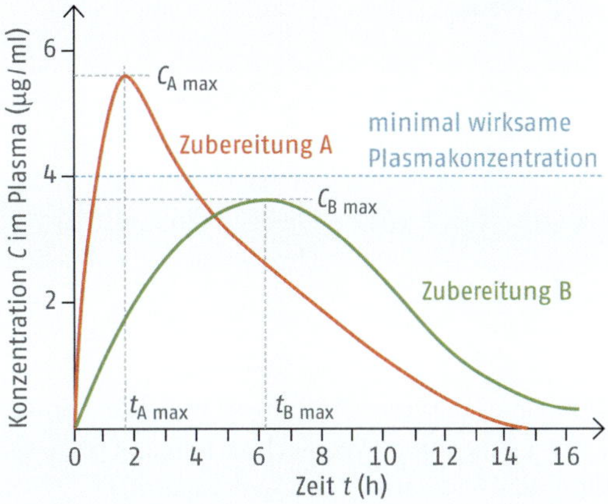

Abb. 7.23 Plasmakonzentration-Zeit-Kurven zweier Tabletten mit gleichen Wirkstoffmengen, aber unterschiedlicher Freisetzungs- bzw. Resorptionsgeschwindigkeit des Wirkstoffs (C_{max} = maximale Wirkstoffkonzentration, t_{max} = Zeitpunkt von C_{max})

Im Gegensatz zum Ausmaß der Bioverfügbarkeit bezeichnet die **Resorptionsquote** den Anteil an Wirkstoff in %, der insgesamt, unverändert oder metabolisiert, resorbiert wird.

Die **Resorptionsgeschwindigkeit** kann bei einmaliger Applikation die Wirksamkeit, und zwar den Wirkungseintritt, die Wirkungsintensität und -dauer, beeinflussen. Abb. 7.23 zeigt einen hypothetischen Fall. Zwei Tablettenzubereitungen A und B haben gleiche Flächen unter den Plasmakonzentration-Zeit-Kurven (▸Kap. 7.4.2), besitzen also gleiches Ausmaß der Bioverfügbarkeit, aber trotzdem unterschiedliche Wirksamkeiten. Tablette B mit der geringeren Resorptionsgeschwindigkeit würde die minimal wirksame Plasmakonzentration nicht überschreiten und demzufolge wirkungslos sein. Damit wird deutlich, dass die Resorptionsgeschwindigkeit mehr oder weniger stark von der **Freisetzungsgeschwindigkeit** beeinflusst werden kann (vgl. Abb. 7.1). Im Extremfall wird diese geschwindigkeitsbestimmend (▸Kap. 16.3). Aus Gründen der schwierigen Auftrennung der beiden Vorgänge Freisetzung und Resorption wird bei Gabe von Arzneiformen unter dem Begriff Resorptionsgeschwindigkeit bzw. **Bioverfügbarkeitsgeschwindigkeit** die Freisetzung subsummiert. Gleiches gilt für die entsprechenden Geschwindigkeitskonstanten.

Bei mehrfacher Gabe und Kumulierung ist die Resorptionsgeschwindigkeit von geringerer Bedeutung. Unterschiede äußern sich bei rascher Resorption in stärkerer Fluktuation im Steady State und umgekehrt.

7

Merke

Bioäquivalenz: Zwei Präparate (Test und Standard) können als bioäquivalent bezeichnet werden, wenn – bei gleicher Dosis – ihre Plasmakonzentration-Zeit-Profile so ähnlich sind, dass hinsichtlich therapeutisch erwünschter und/oder unerwünschter Wirkungen keine klinisch relevanten Unterschiede zu erwarten sind.

Die Bioäquivalenzentscheidung ist besonders für **Generika** von Bedeutung (Vergleich zwischen Test [= Generikum] und Standard [= Originalpräparat]).

Die Prüfung auf Bioäquivalenz erfolgt anhand der Bioverfügbarkeitsparameter AUC, C_{max}, t_{max}, wobei t_{max} nur für Arzneimittel mit einem beabsichtigten schnellen Wirkungseintritt von Relevanz ist.

Denkanstoß

Überlegen Sie, für welche Indikationsgebiete bzw. welche Arzneiformen t_{max} einen entscheidenden pharmakokinetischen Parameter darstellt?

Bei peroralen Arzneiformen mit verlängerter Wirkstoff-Freisetzung sind diese Parameter sowohl nach Einmal- als auch nach Mehrfachapplikation (im Steady State, dann AUC^{SS}, C^{ss}_{max}, C^{ss}_{min}) zu bestimmen, zusätzlich nach Applikation mit der Nahrungsaufnahme. Für fixe Kombinationspräparate ist der Nachweis der Bioäquivalenz auf Basis der individuellen Arzneistoffe erforderlich.

Merke

Therapeutische Äquivalenz: Ein Arzneimittel ist mit einem anderen therapeutisch äquivalent, wenn es den gleichen Wirkstoff oder das gleiche therapeutische Prinzip enthält und klinisch dieselbe Wirksamkeit und Sicherheit aufweist wie das Arzneimittel, dessen Wirksamkeit und Sicherheit erwiesen sind.

Es ist offensichtlich, dass bioäquivalente Arzneimittel therapeutisch äquivalent sind.

7.4.2 Bestimmung der Bioverfügbarkeit bzw. Bioäquivalenz

Nicht für alle Wirkstoffe und Darreichungsformen ist die Bestimmung der Bioverfügbarkeit unumgänglich.

In folgenden Fällen ist sie zu fordern:

- Ein **neuer** Wirkstoff wird zu einer Zubereitung verarbeitet. Sofern Resorption beabsichtigt ist, muss grundsätzlich die Bioverfügbarkeit bestimmt werden.
- Ein Wirkstoff wird zu einer **neuen**, eventuell problematischen Darreichungsform, z. B. einem sogenannten therapeutischen System (▸ Kap. 16.6.3), oder zu einer herkömmlichen Darreichungsform mit einem neuen Hilfsstoff, der Bioverfügbarkeitsprobleme erwarten lässt, formuliert.
- Ein **bekannter** Wirkstoff, dessen Wirksamkeit und Unbedenklichkeit bereits erwiesen ist, sollte geprüft werden bei Änderung der Zusammensetzung der Zubereitung und bei der Herstellung von Nachahmerpräparaten (Generika). Ausnahmen sind bei Arzneistoffen ohne Resorptionsprobleme in unproblematischen Arzneiformen mit gut bekannten Hilfsstoffen möglich.

Bioverfügbarkeitsprobleme, Erfordernis von Bioverfügbarkeitsprüfungen

Es sind Kriterien bekannt, bei deren Vorliegen mit Bioverfügbarkeitsproblemen zu rechnen ist. Je mehr solcher Kriterien für einen Wirkstoff oder eine Darreichungsform zutreffen, desto größer ist die Wahrscheinlichkeit für das Auftreten von Bioverfügbarkeitsproblemen bzw. sind Bioverfügbarkeitsprüfungen bzw. Bioäquivalenzuntersuchungen notwendig.

1. **Pharmakodynamische Aspekte:**
   - Der Wirkstoff wird zur Verhütung oder Behandlung schwerer, lebensbedrohender Krankheiten verwendet. Er weist eine steile Dosis-Wirkungs-Kurve und/oder eine enge therapeutische Breite auf. Es liegt das Risiko schwerer unerwünschter Wirkungen vor. Unterschiede in der Wirkstoff-Freigabe können leicht subtherapeutische oder toxische Plasmakonzentrationen bewirken. Beispiele sind Herzglykoside, Antiarrhythmika, Antiepileptika, Antikonvulsiva, Arzneimittel zur antiinfektiösen Therapie, Hormone, Zytostatika.
2. **Pharmakokinetische Eigenschaften:**
   - Resorption in begrenzten Bereichen des Magen-Darm-Kanals (Resorptionsfenster), z. B. Riboflavin, nichtdosislineare Resorption, z. B. 8-Methoxypsoralen,
   - stark verringerte Resorption (< 30 %) im Vergleich zur intravenösen Applikation, z. B. einige Herzglykoside,
   - Vorliegen eines ausgeprägten First-Pass-Effekts (> 70 %), z. B. Propranolol oder Naloxon,
   - schnelle Elimination des Wirkstoffs, was eine rasche Freisetzung aus der Zubereitung und schnelle Resorption erfordert,
   - dosisabhängige Kinetik im therapeutischen Bereich (nichtlineare Pharmakokinetik).

Tab. 7.2 Biopharmazeutisches Klassifizierungssystem (BCS)

Klasse	Löslichkeit	Permeabilität	Resorption
I	Hoch	Hoch	evtl. kontrolliert durch Magenentleerung
II	Niedrig	Hoch	kontrolliert durch Wirkstoffauflösung; In-vitro/In-vivo-Korrelation der Freisetzung zu erwarten
III	Hoch	Niedrig	im Allgemeinen unabhängig von der Freisetzung
IV	Niedrig	Niedrig	Freisetzungs- und/oder Permeabilitätskontrolle

3. **Physikalische, physikalisch-chemische und chemische Eigenschaften des Wirkstoffs**, zugesetzte **Hilfsstoffe** und die **Verfahrenstechnologie** können die Auflösungscharakteristik beeinflussen (▸ Kap. 7.4.2).

Merke

Unter der Annahme, dass insbesondere zwei Wirkstoff-Kenngrößen, nämlich die Löslichkeit und die Fähigkeit, die Intestinalmembranen zu permeieren, für die Bioverfügbarkeit entscheidend sind, wurde von der FDA das **Biopharmazeutische Klassifizierungssystem (Biopharmaceutics Classification System, BCS)** entwickelt.

Das Klassifizierungskriterium Löslichkeit gilt danach als hoch, wenn sich die therapeutische Einzeldosis in 250 ml Wasser im gesamten pH-Bereich 1–8 löst. Bei höherem Bedarf an Lösungsmittel zur Auflösung der Einzeldosis wird die Löslichkeit als niedrig eingestuft. Das Permeabilitätsverhalten kann an einem In-vitro-Modell des Darmepithels basierend auf Caco-2-Zellkulturen (kolorektale Adenocarcinom-Zelllinie) getestet werden. Als Grenzwert für gute Permeabilität eines Wirkstoffs bzw. gute Resorptionseigenschaften gilt ein Permeabilitätskoeffizient von etwa $\geq 10^{-6}\,cm \cdot s^{-1}$.

Die Kombination dieser beiden Klassifizierungskriterien lässt eine Einteilung von Wirkstoffen in vier Klassen zu (Tab. 7.2).

Je nach Zuordnung einer Substanz in eine der vier Klassen ergeben sich Konsequenzen für Schwerpunkte in der Präformulierungsphase. Besonders problematisch sind Substanzen der Klasse IV. Hier könnten frühzeitige chemische Veränderungen am Molekül sinnvoll sein. Optimierung der Freisetzung ist für Substanzen der Klasse II besonders wichtig.

Denkanstoß

Ein Wirkstoff ist der BCS Klasse II zuzuordnen. Welche Maßnahmen könnten zu einer Verbesserung der Löslichkeit bzw. zu einer Optimierung der Freisetzung führen?

Bei Substanzen aus Klasse I sind bezüglich Lösungs- und Resorptionsverhalten keine Bioverfügbarkeitsprobleme zu erwarten. Soweit keine sonstigen Gründe dagegen sprechen, sind für Klasse I Wirkstoffe zum Nachweis der Bioäquivalenz In-vitro-Versuche ausreichend.

Mit diesen Kenntnissen lassen sich Wirkstoffgruppen und Darreichungsformen ableiten, bei denen bevorzugt Bioverfügbarkeitsprobleme auftreten können, sofern eine systemische Wirkung beabsichtigt ist.

Biopharmazeutisch kritische Darreichungsformen:

- perorale feste Zubereitungen mit schwer löslichen Wirkstoffen,
- perorale und parenterale Suspensionen,
- Retard- und Depotzubereitungen, sogenannte therapeutische Systeme, magensaftresistent überzogene feste Darreichungsformen, Implantate und andere Arzneiformen mit modifizierter Wirkstoff-Freisetzung,
- rektale und vaginale Darreichungsformen,
- Darreichungsformen zur Resorption durch die Mund-, Nasen- oder die Lungenschleimhaut,
- Darreichungsformen zur Anwendung auf der Haut.

Welche Informationen können aus Bioverfügbarkeitsdaten erhalten werden?

- Aussagen über pharmazeutisch-technologische Faktoren, die die Bioverfügbarkeit des Wirkstoffs beeinflussen können,
- Aussagen über die Bioäquivalenz mehrerer Zubereitungen,
- Aussagen über den Einfluss von Nahrung,

- Aussagen über Wechselwirkungen des Wirkstoffs mit anderen Wirkstoffen,
- Aussagen über eine Beeinflussung der Resorption durch physiologische oder pathophysiologische Faktoren,
- Aussagen über einen ausgeprägten First-Pass-Effekt und Hinweise für eine mögliche Vermeidung bei anderen Applikationswegen.

Auch wenn zwei Präparate wie Standard (Originalpräparat des Erstanbieters) und Test (Nachahmerpräparat, Generikum) oder zwei verschiedene Generika bioäquivalent zu sein scheinen und damit austauschbar sein sollten, kann die Gefahr unterschiedlicher Wirksamkeit bestehen. Dies gilt vor allem für Präparate mit schwerwiegenden Bioverfügbarkeitsproblemen (▸Kap. 7.4.2). Besonders kritische Punkte sind dabei insbesondere eine geringe therapeutische Breite oder auch sehr schlecht lösliche Arzneistoffe und Retard- bzw. Depotarzneiformen. Für derartige Präparate erstellt und aktualisiert der Gemeinsame Bundesausschuss (G-BA) im Benehmen mit dem Bundesministerium für Gesundheit (BMG) eine **Substitutionsausschlussliste**. In diesem Zusammenhang hat die Deutsche Pharmazeutische Gesellschaft (DPhG) eine Leitlinie „Gute Substitutionspraxis" (GSP) erstellt.

Grundlagen und Methoden, Bioverfügbarkeitsparameter

Grundsätzlich kommen für Bioverfügbarkeitsbestimmungen folgende Methoden in Betracht:

- Konzentrations- bzw. Mengenbestimmungen in biologischen Flüssigkeiten,
- Messung akuter pharmakodynamischer Effekte.

Die Arbeitsgemeinschaft für Pharmazeutische Verfahrenstechnik hat unter Zugrundelegung entsprechender EG-Empfehlungen in der „APV-Richtlinie Untersuchungen zur Bioverfügbarkeit, Bioäquivalenz" detaillierte Angaben zur Planung, Durchführung, Auswertung und Beurteilung von Bioverfügbarkeitsuntersuchungen niedergelegt.

Bestimmung in biologischen Flüssigkeiten. Die wichtigsten Verfahren sind die Bestimmung der Plasmakonzentrationswerte bzw. der Harnausscheidung des unveränderten Wirkstoffs oder eines Metaboliten.

Gemäß der Definition der Bioverfügbarkeit (▸Kap. 7.4.1) ist zu unterscheiden zwischen der **Bestimmung des Ausmaßes** und **der Geschwindigkeit der Resorption**.

Die pharmakokinetischen Grundlagen für die Bestimmung des **Ausmaßes der Resorption** liefert das **Gesetz der korrespondierenden Flächen (Dost'scher Flächensatz)**: Die Flächeninhalte unter den Konzentration-Zeit-Kurven (*AUC* = Area Under the Curve), also der Blut-, Plasma- bzw. Serumkonzentration-Zeit-Kurven, sind proportional der in das Blutkompartiment aufgenommenen Fraktion der applizierten Wirkstoffdosis und unabhängig vom zeitlichen Verlauf der Resorption.

Der Flächensatz sagt damit aus, dass das bestimmte Integral der Plasmakonzentration-Zeit-Funktion unabhängig von der Invasionskonstanten ist.

Anwendung des Flächensatzes setzt das Prinzip der Additivität der Plasmaspiegel voraus, wonach sich der Plasmaspiegel zu jedem Zeitpunkt als Summe der Plasmaspiegel aus allen bis dahin resorbierten Dosisanteilen ergibt. Es muss also eine **„lineare Kinetik"** (▸Kap. 3.1.1) vorliegen. Eine Verdoppelung der Dosis ergibt eine doppelt so große Fläche. Das ist zum Beispiel bei ausgeprägtem First-Pass-Effekt (▸Kap. 7.4.2) mit Sättigungskinetik (**nichtlineare Kinetik**) im angestrebten Dosisbereich in der Regel nicht der Fall.

Die Flächenbestimmung erfolgt durch Integration.

Bei **einmaliger Dosierung** wird zur Bestimmung der Gesamtfläche *AUC* meist die **Trapezregel** angewendet (○Abb. 7.24). Hierbei wird die Fläche in trapezförmige Teilflächen und eine dreieckige Endfläche nach dem letzten Messpunkt unterteilt. Die Fläche soll bis über die letzte Messung hinaus extrapoliert werden. Die Einzelflächen werden nach ○Gleichung 7.11 bis ○Gleichung 7.13 bestimmt.

Gleichung 7.11

$$AUC(0-t_n) = \frac{1}{2}\big(C(0)+C(1)\big)(t_1-t_0) + \frac{1}{2}\big(C(1)+C(2)\big)\big(t_2-t_1+\ldots \ldots + \frac{1}{2}\big(C(n-1)+C(n)\big)\big(t_n-t_{n-1}\big)$$

Gleichung 7.12

$$AUC(t_n-\infty) = \frac{C(n)}{\beta}$$

Gleichung 7.13

$$AUC = AUC(0-t_n) + \frac{C(n)}{\beta}$$

| t Blutentnahmezeiten | C gemessene Konzentration in Blut, Plasma bzw. Serum zur Zeit t | $AUC(0–t_n)$ Gesamtfläche von t_0 bis zur letzten Probeentnahme t_n | $C(n)$ gemessene Konzentration der letzten Probe zur Zeit t_n | β terminaler linearer Abfall der Plasmakonzentration-Zeit-Kurve im halblogarithmischen Maßstab

Unter Heranziehung des Verteilungsvolumens *V* kann die Fläche auch nach ○Gleichung 7.14 berechnet werden.

Gleichung 7.14

$$AUC = \frac{D}{V \cdot k_e} = \frac{D}{CL}$$

Bei extravasaler Applikation muss der Anteil f der Dosis D berücksichtigt werden, der bioverfügbar wird, sodass Gleichung 7.14 zu Gleichung 7.15 wird.

$$AUC = \frac{f \cdot D}{V \cdot k_e} = \frac{f \cdot D}{CL} \qquad \text{Gleichung 7.15}$$

Die Größe der Fläche hängt also von der Eliminationskonstanten k_e, dem Verteilungsvolumen V und der bioverfügbaren Fraktion f ab (f zwischen 0 und 1).

Merke

Die Fläche unter der Plasmakonzentration-Zeit-Kurve der zu untersuchenden Zubereitung (**Test, T**) wird mit der eines Vergleichspräparats (**Standard**, Referenzpräparat, S) in Beziehung gesetzt. Die Bioverfügbarkeit des Vergleichspräparats ist gleich 100 %.

Beim Flächenvergleich sind ggf. noch vorliegende Dosisunterschiede, D_T und D_S, zu berücksichtigen, sodass sich bei linearer Kinetik die relative Bioverfügbarkeit nach Gleichung 7.16 errechnen lässt.

$$\text{Bioverfügbarkeit (\%)} = \frac{AUC_T \cdot D_S}{AUC_S \cdot D_T} \cdot 100 \qquad \text{Gleichung 7.16}$$

Bei **Mehrfachdosierung mit Kumulation** kann nach Einstellung des Steady-State-Fließgleichgewichts die Fläche unter der Plasmakonzentration-Zeit-Kurve während eines Dosierungsintervalls zur Bioverfügbarkeitsbestimmung herangezogen werden (Abb. 7.25). Sie ist gleich der Gesamtfläche unter der Plasmakonzentration-Zeit-Kurve nach einmaliger Applikation der gleichen Dosis. Die Methode hat den Vorteil, dass die analytischen Messungen häufig in höheren Konzentrationsbereichen als nach einer Einzeldosierung möglich und daher genauer sind. Der Proband wird wegen der geringeren Zahl benötigter Proben weniger belastet. Ein weiterer Vorteil besteht für Zubereitungen mit hoher Variabilität der Plasmakonzentrationen. Die starken intraindividuellen Schwankungen sind im Steady State wesentlich geringer ausgeprägt als nach Einzeldosierung. Beispiele sind Verapamil, Propafenon, Pentophyllin. Ein Nachteil liegt in der mehrmaligen Applikation des Arzneimittels, was eine längere Versuchsdauer erfordert.

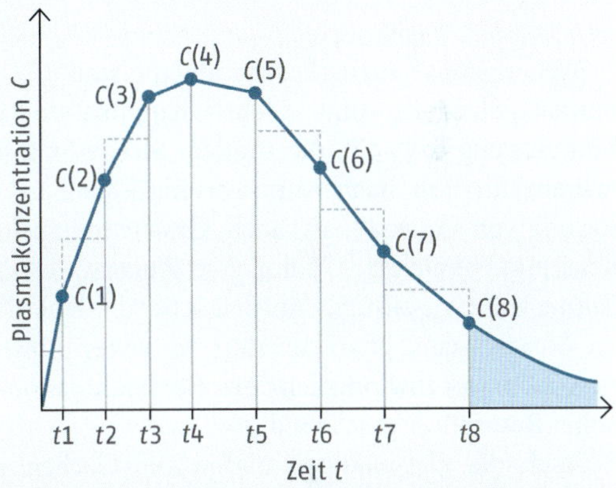

Abb. 7.24 Flächenbestimmung mit der Trapezregel

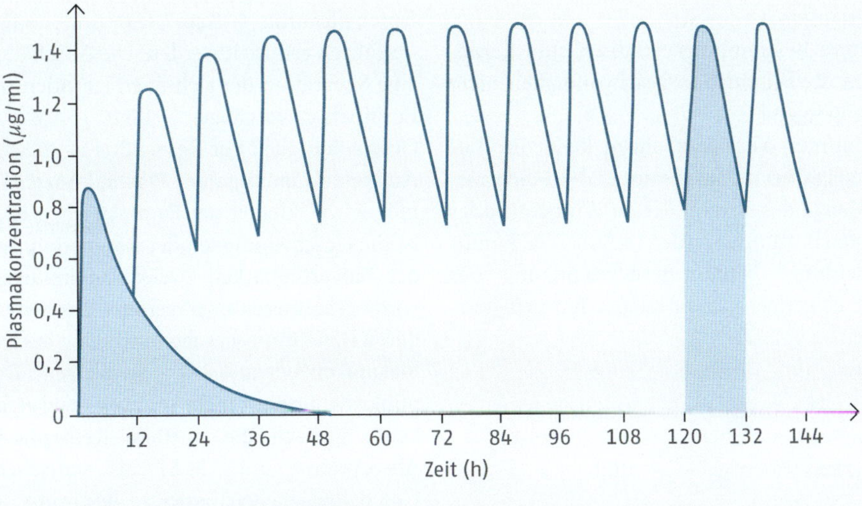

Abb. 7.25 Bioverfügbarkeitsbestimmung im Steady State

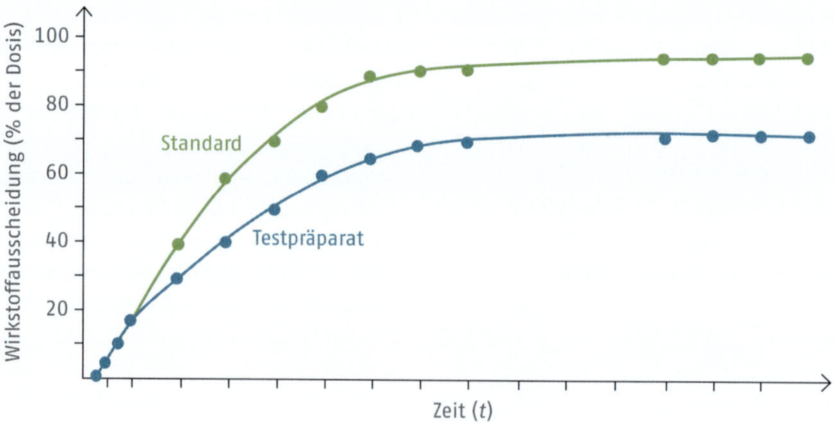

Abb. 7.26 Bioverfügbarkeitsbestimmung über die kumulative Wirkstoffausscheidung im Harn

Weitere Bioverfügbarkeitsparameter sind C_{max} bei Einmalapplikation und Mehrfachapplikation ohne Kumulierung bzw. C^{ss}, die mittlere Steady-State-Plasmakonzentration nach Kumulierung. Dabei ist C_{max} sowohl von Ausmaß als auch Geschwindigkeit der Resorption abhängig, C^{ss} nur vom Ausmaß. Das Verhältnis von C_{max}^{ss} zu C_{min}^{ss}, Ausdruck für die Fluktuation im Steady State, charakterisiert in erster Linie die Resorptionsgeschwindigkeit (große Fluktuation bei hoher Resorptionsgeschwindigkeit und umgekehrt).

Auch die Plasmakonzentration-Zeit-Flächen eines **Metaboliten** können zur Bestimmung des Ausmaßes der Bioverfügbarkeit herangezogen werden, sofern ein konstanter, dosisunabhängiger Anteil des resorbierten Wirkstoffs metabolisiert wird. Dann ist die Fläche des Metaboliten ebenfalls proportional der verabreichten Dosis. Auch die Elimination des Metaboliten muss nach 1. Ordnung verlaufen.

Kompliziertere Bestimmungsverfahren sind heranzuziehen, wenn die Eliminationsgeschwindigkeit nicht einer 1. Ordnung folgt.

Unter bestimmten Voraussetzungen kann die Bioverfügbarkeit auch über die **insgesamt in den Harn ausgeschiedene Menge** des unveränderten Wirkstoffs oder eines Metaboliten bestimmt werden (Abb. 7.26, kumulative Ausscheidung). Unter Berücksichtigung der Dosiskorrektur errechnet sich die relative Bioverfügbarkeit nach Gleichung 7.17.

Gleichung 7.17

$$\text{Bioverfügbarkeit (\%)} = \frac{U_{\infty T} \cdot D_S}{U_{\infty S} \cdot D_T} \cdot 100$$

| $U_{\infty S}$, $U_{\infty T}$ insgesamt in den Harn ausgeschiedene Wirkstoffmengen des Standards bzw. des Testpräparats | D_S, D_T Dosen von Standard und Testpräparat

Hierbei muss das Verhältnis von ausgeschiedenem Wirkstoff zu ausgeschiedenen Metaboliten von der Dosis, der Darreichungsform, der Reihenfolge der Applikation und dem Applikationsweg unabhängig sein.

Wichtig ist, dass die **gesamte** in den Harn ausgeschiedene Menge erfasst wird. Es muss lange genug Harn gesammelt werden, und es dürfen keine Harnmengen verloren gehen. Ein Nachteil liegt in der ungenauen Erfassung der Initialphase, die gerade Auskunft über die Freigabe des Wirkstoffs gibt. Teilweise wird die Bestimmung im Harn gegenüber der Flächenmethode im Plasma, z. B. bei Digoxinpräparaten, bevorzugt, da höhere Konzentrationen als im Plasma vorliegen.

Die **Geschwindigkeit der Resorption** gibt an, wie rasch ein Wirkstoff vom Resorptionsort in den Kreislauf übertritt. Sie kann durch die Bestimmung der Resorptionsgeschwindigkeitskonstanten k_a mittels der Abschältechnik (▸ Kap. 7.1.3) und anderer spezieller Verfahren ermittelt werden. Die Abschältechnik erlaubt eine Separation der sich überlagernden Invasions- und Eliminationsvorgänge. Eine Abschätzung der Geschwindigkeit der Resorption ist durch das **zeitliche Auftreten maximaler Plasmakonzentrationen** t_{max} möglich. Je kleiner der Parameter t_{max} ist, desto größer ist die Geschwindigkeit der Resorption. Ist das Ausmaß der Bioverfügbarkeit zweier Zubereitungen gleich, so wird bei kleineren t_{max}-Werten – das heißt bei einer größeren Resorptionsgeschwindigkeit – auch die maximale Plasmakonzentration C_{max} größer sein. Da t_{max} als Einpunkt-Schätzwert nicht sehr genau zu erfassen ist, wird heute vielfach die **mittlere Resorptionszeit** (Mean Absorption Time) **MAT** als statistisch gemittelter Geschwindigkeitsparameter bestimmt (▸ Kap. 7.6.4). Auch die **mittlere Verweilzeit** nach Gabe der Zubereitung (Mean Residence Time) **MRT** gibt den Einfluss der Resorptionsgeschwindigkeit wieder (▸ Kap. 7.6.4).

Eine wichtige Größe zur Beurteilung von Bioverfügbarkeit bzw. Bioäquivalenz ist nicht zuletzt die Variabilität der ermittelten Parameter. Hohe **Variabilität** erschwert eindeutige Aussagen zur Bioäquivalenz (▸ Kap. 2.4). Darüber hinaus lässt sich auf die **Robustheit** der Freisetzung aus einer spezifischen Arzneiform, z. B. gegenüber Nahrungsmitteleinfluss, schließen.

Für eine **Bioverfügbarkeitsbestimmung von Retardarzneimitteln** reichen die für die Bewertung von schnell freisetzenden Zubereitungen verwendeten pharmakokinetischen Parameter *AUC* und C_{max} sowie t_{max} in der Regel nicht aus. Hier ist vielmehr eine stärkere Begutachtung des gesamten Profils der Plasmakonzentration-Zeit-Kurve unerlässlich. Bei Einmalapplikation bzw. ohne Kumulation (▸ Kap. 7.1.3) kommt solchen Zielgrößen Bedeutung zu, mit deren Hilfe der Retardierungsgrad einer Formulierung beurteilt werden kann. Dazu zählt auch die sogenannte **Halbwertsdauer (HWD)**. Dies ist die Zeitdauer, in der die Plasmakonzentration des Retardpräparats über der Hälfte der maximalen Konzentration liegt. Sie ist mit dem entsprechenden Wert der nicht retardierten Formulierung zu vergleichen. Bei Mehrfachapplikation mit Kumulation ist die Abnahme der Fluktuation im Steady State zu beurteilen. In beiden Fällen ist der Vergleich mit einer peroralen wässrigen Lösung des Wirkstoffs oder einer anderen schnell freisetzenden Zubereitung unerlässlich. Insbesondere bei Retardarzneimitteln ist der **Nahrungseinfluss** zu untersuchen.

Messung pharmakodynamischer bzw. klinischer Effekte. Die Bioverfügbarkeit kann auch durch Bestimmung von Eintritt, Intensität und Dauer quantitativ messbarer pharmakodynamischer Effekte, wie des Pupillendurchmessers, des Speichelflusses, der Herzfrequenz, des Blutdrucks oder der Blutzuckerkonzentration erfolgen. Diese Verfahren sollten nur angewendet werden, wenn wegen fehlender analytischer Methoden im Plasma oder Urin keine Konzentrationsbestimmung möglich ist. In der Regel ist aber bei nichtsystemisch wirkenden Arzneimitteln, d. h. bei **Regional-** bzw. **Lokaltherapeutika**, die Messung pharmakodynamischer bzw. klinischer Effekte unerlässlich.

Pharmakodynamische Messungen sind sehr variabel, sodass eine größere Zahl von Versuchspersonen bzw. Patienten zwecks statistischer Absicherung erforderlich ist. Meist ist es schwer, ein größeres Patientenkollektiv mit einem bestimmten Krankheitsbild zu finden. Die Messungen sind häufig Außenreizen wie Stress, Umwelt, Temperatur usw. ausgesetzt. In einigen Fällen sind die Effekte anscheinend dosisunabhängig, sie unterliegen einem „Alles-oder-nichts-Gesetz".

Ein Vorteil ist, dass nicht die systemische Bioverfügbarkeit bestimmt wird, sondern im Idealfall die tatsächliche Wirksamkeit.

Bestimmung am Menschen

Verlässlich kann die Bioverfügbarkeit bzw. die Bioäquivalenz nur am Menschen bestimmt werden. Der Aufwand hierfür kann beträchtlich sein. Folgende Grundregeln sollten eingehalten werden.

Versuchspersonen und Versuchsplanung. Meist erfolgen Bioverfügbarkeitsbestimmungen an gesunden Erwachsenen (Probanden, Versuchspersonen). Sie sollen 20 bis 40 Jahre alt sein; keine größeren Abweichungen als ± 10 % vom Idealgewicht zwecks Vermeidung zu großer Schwankungen des Verteilungsvolumens sind anzustreben. Die Probandenzahl hängt von der Fragestellung ab, sollte in der Regel aber mindestens 12 betragen.

Die Zuteilung von Test- und Standardpräparat erfolgt mittels **Randomisierung**, das heißt durch Zufallszuteilung. Im häufig angewendeten mehrfachen **Cross-over-Versuch** werden hintereinander am gleichen Patientenkollektiv das zu prüfende Arzneimittel einschließlich des Standards untersucht. Die Ergebnisse werden mit statistischen Verfahren ausgewertet (▸ Kap. 2.3).

Die Einnahme erfolgt meist nüchtern. Art und Menge der **Einnahmeflüssigkeit** sind festzulegen und sollten bei allen Versuchspersonen und allen Einnahmen gleich sein. Übermäßig große Flüssigkeitsmengen können durch veränderte Auflösungsvoraussetzungen im Magen-Darm-Kanal und diuretische Wirkungen die Ergebnisse verfälschen. Darüber hinaus ist auf standardisierte **Nahrung** zu achten (▸ Kap. 7.4.2).

Die **Blutentnahmen** sollen in der Anfangsphase in kurzen Abständen erfolgen, da dies die Genauigkeit der graphischen Darstellung und der zu bestimmenden pharmakokinetischen Konstanten erhöht.

Die in der Deklaration von Helsinki vereinbarten ethischen Normen sind zu beachten. Die Zustimmung der Probanden muss eingeholt, und die erforderlichen Sicherheitsmaßnahmen für die Probanden müssen getroffen werden.

Um die physiologischen Schwankungen zwischen den Probanden – die interindividuellen Unterschiede – klein zu halten, sollte grundsätzlich jede Versuchsperson als eigener Vergleich dienen, d. h. jedem Probanden werden Untersuchungs- und Standardpräparat verabfolgt. Bei Nichtbeachtung würden sich nicht nur die bei einer Versuchsperson vorhandenen zeitlichen Schwankungen der pharmakokinetischen Parameter (**Chronopharmakokinetik**) auf die Genauigkeit der Versuchsergebnisse auswirken, sondern als zusätzliche Unsicherheitsfaktoren kämen noch die unterschiedlichen Schwankungen mehrerer Probanden, z. B. hinsichtlich des Verteilungsvolumens und der Ausscheidung, hinzu. Daher ist auch von einer Mittelung der Ergebnisse abzusehen. Stattdessen werden die individuellen *AUC*-Quotienten nach ○ Gleichung 7.16 gebildet und dann gemittelt (▸ Kap. 2.4).

7

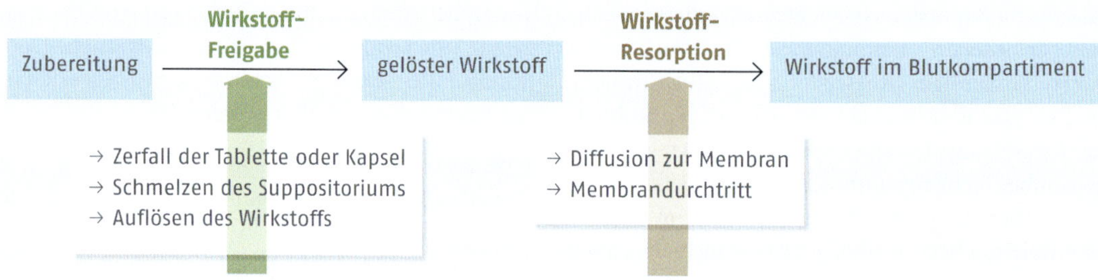

Abb. 7.27 Schema der Wirkstoff-Freisetzung und -Resorption

Chronopharmakokinetische Gründe verlangen, dass die Applikationen zu gleichen Tageszeiten erfolgen. Es muss sichergestellt sein, dass vor der nächsten Verabreichung Wirkstoff und Metaboliten der vorhergehenden Applikation vollständig ausgeschieden sind, d.h. eine ausreichende **Auswaschphase** sichergestellt ist.

Die **statistische Beurteilung** von Bioverfügbarkeitsparametern bzw. die Prüfung auf Bioäquivalenz erfolgt insbesondere mithilfe der **Inklusionsregel** (▸ Kap. 2.4).

Bestimmung an Tieren

In der Präformulierungsphase sind Untersuchungen über den Einfluss physikalischer bzw. physikalisch-chemischer Parameter, von Hilfsstoffen und von der Verfahrenstechnik auf die Bioverfügbarkeit an Tieren bisher noch unerlässlich. Bei der Qualitätsüberwachung bzw. bei Bioäquivalenzbestimmungen ist der Tierversuch weniger aussagekräftig, da die Ergebnisse auf den Menschen meist nicht übertragbar sind.

Bestimmung an Zellkulturen

Seit einigen Jahren werden auch vermehrt Zellkulturmodelle als Tierversuchsersatzmethoden in präklinischen Untersuchungen zur Bestimmung der **Bioverfügbarkeit** sowie für **In-vitro-Bioäquivalenzstudien** eingesetzt. Weit verbreitet ist das **Caco-2-Modell** zur Bestimmung der intestinalen Resorption (▸ Kap. 7.4.2.1). Darüber hinaus sind **3D-Modelle der Haut, Cornea und Nasenschleimhaut** entwickelt worden. Ebenso Verwendung finden Zellkulturmodelle epithelialer (z. B. bronchial, vaginal) und endothelialer Barrieren (z. B. vaskuläres Endothel der Blut-Hirn Schranke) auf Basis humaner Primärkulturen, Zelllinien oder Stammzellen. Für deren Einsatz im Zuge behördlicher Untersuchungen sind weitere, umfassende Studien zur In-vitro/In-vivo-Korrelation sowie Validierung der artifiziellen Gewebe notwendig. Aktuell wird in diesem Bereich besonders an der Übertragung solcher Zellkulturmodelle auf die **Organ-on-a-Chip-Technologie** geforscht, um die Aussagekraft der In-vitro-Systeme weiter zu verbessern.

Beeinflussungsmöglichkeiten der Bioverfügbarkeit durch pharmazeutisch-technologische Faktoren

Der Übertritt eines Wirkstoffs in das Blutkompartiment bei extravasaler Applikation erfolgt in zwei Schritten, der Freisetzung und der Resorption des Wirkstoffs (Abb. 7.27).

Mittels galenischer Maßnahmen lassen sich diese beiden Schritte optimieren. Hierbei ist zu unterscheiden zwischen

- wirkstoffspezifischen Faktoren, insbesondere Beeinflussung der physikalischen und physikalisch-chemischen Eigenschaften des Wirkstoffs und
- arzneiformenbezogenen Faktoren, wie Art der Darreichungsform, Art und Menge zugesetzter Hilfsstoffe bzw. der Grundlage, verfahrenstechnische Parameter usw.

Physikalische und physikalisch-chemische Eigenschaften des Wirkstoffs

Die Wirkstoff-Freisetzung und die folgende Resorption können durch nachstehende Parameter beeinflusst werden:

- Verteilungskoeffizient, Lipophilie, pK_a-Wert,
- Löslichkeit, Lösungsgeschwindigkeit,
- Kristallform, amorpher Zustand,
- Hydrat- und Solvatbildung,
- Komplexbildungsvermögen.

Verteilungskoeffizient, Lipophilie, pK_a-Wert. Wegen der Lipophilie biologischer Membranen können aus der Kenntnis des Verteilungsverhaltens des Wirkstoffs zwischen einer organischen lipophilen und einer mit dieser nicht mischbaren wässrigen hydrophilen Phase (Octanol/Wasser-Verteilungskoeffizient) Hinweise auf die passive Diffusionsmöglichkeit durch Membranen erhalten werden. Mit größerem Verteilungskoeffizienten nimmt die Membranpermeabilität bzw. Resorptionsgeschwindigkeit zu (▸ Kap. 12.9, Gleichung 12.1).

Die Membranpermeabilität ist auch ein wesentliches Kriterium des Biopharmazeutischen Klassifizierungssystems BCS (▸ Kap. 7.4.2).

Viele Wirkstoffe sind schwache Säuren oder Basen. Bei den pH-Werten des Magens, Dünndarms, des Muskelgewebes oder sonstiger Bereiche liegen sie in Abhängigkeit vom pK_a-Wert in unterschiedlichen Anteilen in dissoziierter, mehr hydrophiler, schlecht resorbierbarer oder nichtdissoziierter, mehr lipophiler, besser resorbierbarer Form vor.

Die Einstellung eines günstigen pH-Werts am Applikationsort zur Optimierung der Resorption bzw. Penetration ist daher, z. B. bei Augentropfen, gängig.

Der Einfluss des pK_a-Werts und damit des Dissoziationsgrades auf die Membranpermeation darf jedoch nicht überbewertet werden. So kommen nur geringe Mengen einer nichtdissoziierten schwachen Wirkstoffsäure aus dem Magen wegen dessen geringer Fläche zur Resorption. Andererseits wird die Säure gut aus dem Darm resorbiert. Dies ist einmal auf dessen große Resorptionsfläche zurückzuführen, andererseits ist bei manchen Wirkstoffen durch das Vorhandensein größerer unpolarer Strukturen die Lipophilie auch im dissoziierten Zustand für einen Membrandurchtritt noch ausreichend.

Löslichkeit und Lösungsgeschwindigkeit. Bei der extravasalen Applikation fester Wirkstoffe mit dem Ziel einer systemischen Wirkung kann der Auflösungsvorgang zum begrenzenden Faktor für die Resorption werden. Bei peroraler Applikation ist dann die Passagezeit durch den Darm nicht mehr für eine vollständige Auflösung und Resorption ausreichend.

Merke

Alle Wirkstoffe, deren Dosis sich nicht in maximal 250 ml künstlichem Magen- bzw. Darmsaft löst, können Bioverfügbarkeitsprobleme ergeben (vgl. Biopharmazeutisches Klassifizierungssystem BCS, ▸ Kap. 7.4.2).

Hier reicht unter Umständen die zur Verfügung stehende Menge der Verdauungssäfte nicht zur ausreichend schnellen und vollständigen Wirkstoffauflösung aus. Dies bedeutet **Auflösungsgeschwindigkeits-** bzw. **Löslichkeitskontrolle der Bioverfügbarkeit**.

Daher wird versucht, mit pharmazeutisch-technologischen Maßnahmen das Auflösungsverhalten schwer löslicher Wirkstoffe zu verbessern.

Der zeitliche Auflösungsvorgang lässt sich in einfachen Fällen mit der Noyes-Whitney-Gleichung beschreiben (▸ Kap. 4.2.3).

In ihrer integrierten Form lautet die **Noyes-Whitney-Gleichung:**

$$\ln(c_s - c_t) = \ln c_s - \frac{A \cdot D}{\delta \cdot V} \cdot t \qquad \text{Gleichung 7.18}$$

In der Anfangsphase der Auflösung von Partikeln kann deren Fläche A näherungsweise als konstant angesehen werden, sodass in dieser Zeit der Prozess mit einer Kinetik erster Ordnung abläuft, mit der Geschwindigkeitskonstanten $A \cdot D/\delta \cdot V$.

Noch einfacher sind die Verhältnisse unter „Sink"-Bedingungen, d. h., wenn $c_t \ll c_s$ (c_t maximal 10 % von c_s). Dann lässt sich die Auflösung nach nullter Ordnung beschreiben mit

$$c_t = \frac{A \cdot D}{\delta \cdot V} c_s \cdot t \qquad \text{Gleichung 7.19}$$

Die Bestimmung der Lösungsgeschwindigkeit ist eines der wichtigsten Verfahren im Rahmen der Qualitätskontrolle (▸ Kap. 7.6.2).

Einfluss der Partikelgröße. Meist erstrecken sich Maßnahmen zur Erhöhung der Lösungsgeschwindigkeit schwer löslicher Wirkstoffe auf eine Vergrößerung der Partikeloberfläche durch Zerkleinerung in geeigneten Mühlen (▸ Kap. 5.2.1). Haben die Kristalle eine Partikelgröße < 10–20 µm spricht man von Mikrokristallen, die durch **Mikronisierung** hergestellt werden. Neuerdings werden auch **Nanokristalle** bzw. **Nanopartikel**, hergestellt z. B. durch spezielle Fäll- und Mahlverfahren, eingesetzt.

Ein Beispiel für die besondere Bedeutung der Partikelgröße wurde für herzglykosidhaltige Zubereitungen beschrieben. Nach Verabreichung einer Digoxin-Einzeldosis der mittleren Partikelgröße von 3,7 µm wurden fast doppelt so hohe Plasmakonzentrationen gefunden wie nach Gabe eines Digoxin-Pulvers mit einer mittleren Partikelgröße von 22 µm (○ Abb. 7.28). Solche Unterschiede können für Arzneistoffe mit geringer therapeutischen Breite, wie Herzglykoside, bei einem Präparatewechsel gefährlich werden.

Die relative Resorbierbarkeit des Antimykotikums Griseofulvin ließ sich um den Faktor 2,5 steigern, wenn ein Präparat der mittleren Partikelgröße von 1,6 µm statt von 10 µm verwendet wurde.

Bei mikronisierten Wirkstoffen können infolge Umhüllung mit Luft und Partikelkohäsion nach dem Mahlvorgang Benetzungsprobleme entstehen. Daher versucht man, durch Zusatz von hydrophilen Hilfsstoffen, z. B. Laktose, oder von Tensiden diesem Problem zu begegnen oder auch andere Verfahren zur Partikelreduzierung anzuwenden. So lassen sich manche schwer lösliche Wirkstoffe, wie Griseofulvin, Furosemid, Digoxin,

7

Digitoxin usw., durch Verarbeiten mit gut wasserlöslichen Hilfsstoffen, wie Povidon oder festen Macrogolen, zu **festen Dispersionen**, d.h. Sprüheinbettungen, Copräzipitaten oder erstarrten Schmelzen verarbeiten. Die Wirkstoffe liegen hier in feinstkristalliner und unter Umständen auch in amorpher oder molekular disperser, besser löslicher Form vor (▸Kap. 14.4.5). Benetzungsprobleme treten praktisch nicht auf.

Ein Beispiel stellen sprüherstarrte Schmelzen von Griseofulvin in Poloxamer dar, in denen feinstkristallines Griseofulvin vorliegt. Sie zeigen ein wesentlich verbessertes Auflösungsverhalten gegenüber mikronisiertem Griseofulvin (⚬Abb. 7.29). Die Bioverfügbarkeiten von 20 % Griseofulvin enthaltenden einfachen Gemischen und der durch Sprüherstarrung erhaltenen Arzneiformen betragen aufgrund der Bestimmung des Hauptmetaboliten 6-Demethylgriseofulvin im Harn für das Gemisch 133 %, für die Sprüherstarrung 162 %. Hierbei wurde die Bioverfügbarkeit von mikronisiertem Griseofulvin gleich 100 % gesetzt.

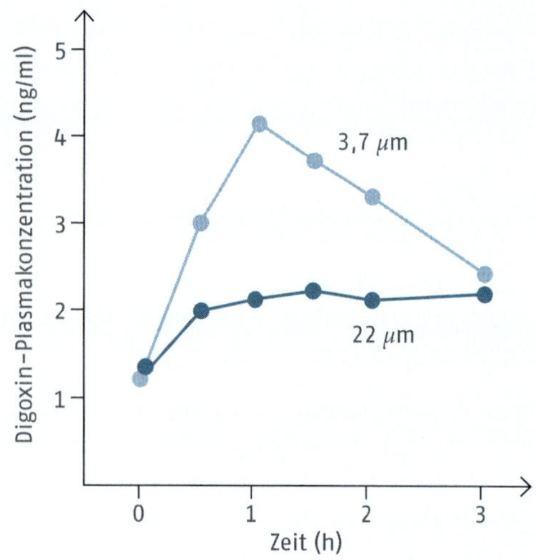

⚬ **Abb. 7.28** Digoxin-Plasmakonzentration-Zeit-Profil nach peroraler Verabreichung von 0,5 mg Digoxin unterschiedlicher Partikelgrößen an 4 Patienten. Nach Shaw u. Carless 1974

Auf die Bedeutung der Partikelgröße für Retard- und Depot-Zubereitungen wird in ▸Kap. 16.5.4, für Suppositorien in ▸Kap. 13.4 eingegangen.

Polymorphe Formen, amorpher Zustand, Solvate. Sehr viele Wirkstoffe können in verschiedenen Gittern mit unterschiedlicher Energie kristallisieren. Solche **polymorphen Formen** unterscheiden sich in ihren physikalischen Eigenschaften, wie Schmelzpunkt und Löslichkeit (▸Kap. 4.2.2). Die thermodynamisch weniger stabile, energiereichere Form besitzt bessere Wasserlöslichkeit und ergibt damit eine höhere Sättigungskonzentration, was sich in erhöhter Lösungsgeschwindigkeit und verbesserter Resorption auswirken kann. Vielfach wird jedoch die Bedeutung der Polymorphie für die Resorption überschätzt.

Soweit Polymorphie therapeutisch relevant ist, lässt die Ph. Eur. auf das Vorliegen der geeigneten, besser resorbierbaren Modifikation, z. B. mittels Schmelzpunkt und IR-Spektrum, prüfen (z. B. Carbamazepin, Olanzapin, Methylprednisolon).

Nichtkristalline, also **amorphe Stoffe**, sind thermodynamisch instabil und besitzen höhere Löslichkeiten und Lösungsgeschwindigkeiten als die kristalline Form.

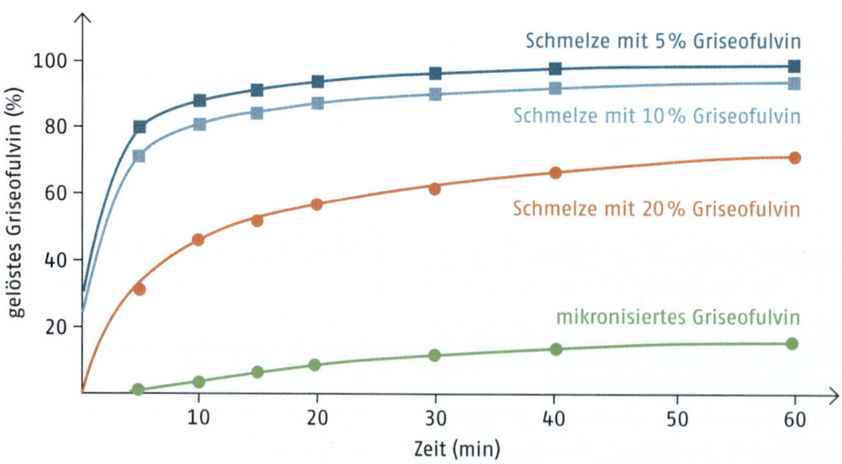

⚬ **Abb. 7.29** In-vitro-Auflösungskurven von Griseofulvin aus sprüherstarrten Schmelzen mit Poloxamer-Polymeren; 5 mg Griseofulvin, pH 6,25, 37 °C. Nach Frömming et al. 1981

Beim Auflösen ist keine Gitterenergie zu überwinden. Allerdings neigen amorphe Stoffe zur Rekristallisation (o Abb. 7.30). Kristallinisationsinhibitoren wie Povidon können dies verhindern.

Manche Depot-Insuline enthalten Mischungen von 30 % amorphem und 70 % kristallinem Insulin. Der amorphe Anteil dient als schnell wirksame Initialdosis.

Verbesserte Löslichkeit und/oder Lösungsgeschwindigkeit, die bei durch Sprühtrocknung oder Gefriertrocknung hergestellten Präparaten häufiger zu beobachten sind, können zum Teil auf das Vorliegen des amorphen Zustands zurückgeführt werden. Dies setzt allerdings eine ausreichend gute Benetzbarkeit voraus, die nicht immer gegeben ist.

Solvathaltige und **solvatfreie Kristalle** können sich in Löslichkeit und Lösungsgeschwindigkeit unterscheiden. Meist sind die Hydrate thermodynamisch stabiler; die wasserfreien Formen von z. B. Coffein, Glutethimid und Theophyllin lösen sich schneller als die Hydrate, sind aber schlechter benetzbar.

Der Arzneimittelhersteller muss sicherstellen, dass die Wirkstoff-Form während der Verarbeitung zum Arzneimittel und der folgenden Lagerung erhalten bleibt. Ein solvatfreier Wirkstoff kann bei der Feuchtgranulierung in das Hydrat umgewandelt werden. Amorphes Indometacin kristallisiert beim Stehenlassen bei Raumtemperatur in relativ kurzer Zeit vollständig aus (o Abb. 7.30).

Salze

Gut wasserlösliche Salze von Säuren zeigen infolge erhöhter Sättigungskonzentration verbessertes Auflösungsverhalten und dadurch häufig höhere Bioverfügbarkeiten. Allerdings sind einige Salze, z. B. Alkalisalze von Säuren, derartig hygroskopisch, dass ihre Verarbeitung große Probleme aufwirft.

Das Prinzip der verbesserten Freigabe gut löslicher Salze lässt sich auch bei Pufferzusatz und in Brausetabletten mit Wirkstoffsäuren verwirklichen. Nach Zerfall einer gepufferten Tablette im Magen oder einer entsprechenden Brausetablette kommt es um sich auflösende Säure zu einer pH-Erhöhung und damit zur Salzbildung.

Es muss allerdings im sauren Magensaft mit einer teilweisen Ausfällung der freien Säuren aus Salzlösungen von Wirkstoffsäuren gerechnet werden. Das anfallende Präzipitat ist jedoch meist eine feinstkristalline Mikrofällung mit gutem Auflösungsverhalten.

Die Verwendung gut löslicher Salze von Wirkstoffbasen mit dem Ziel eines verbesserten Auflösungsverhaltens ist i. Allg. biopharmazeutisch nutzlos, da im Magen ohnehin Salzbildung erfolgt.

Schwer lösliche Salze werden zur Erzielung von Depoteffekten insbesondere bei i. m. Applikation eingesetzt (▸ Kap. 16.5.3).

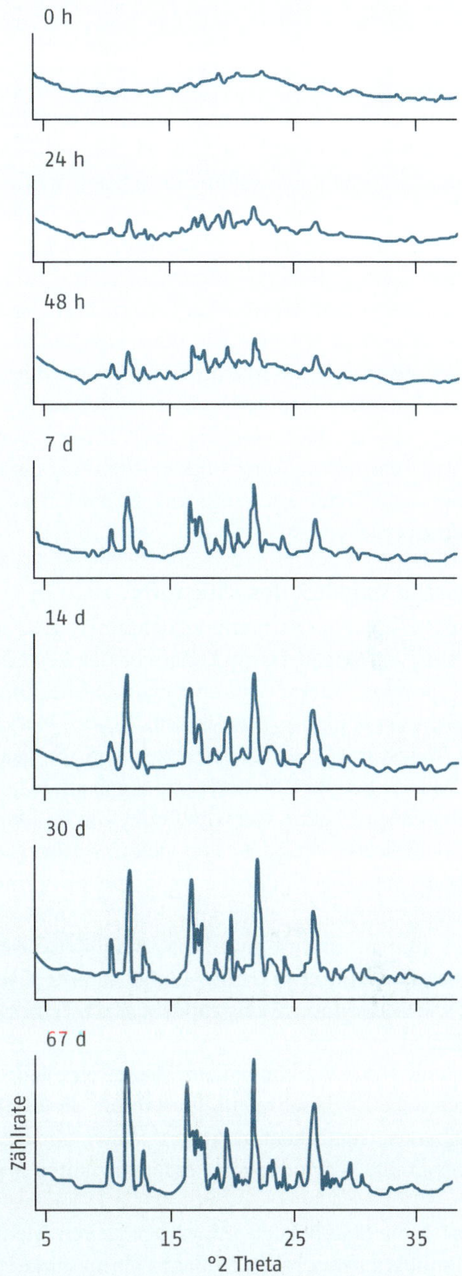

o **Abb. 7.30** Röntgendiffraktogramme: Umwandlung von amorphem in kristallines Indometacin beim Lagern bei Raumtemperatur. Nach Fukuoka et al. 1989

Prodrugs

Prodrugs sind Wirkstoffderivate, bei denen der Wirkstoff erst nach der Applikation im Körper enzymatisch freigegeben wird. Durch Prodrug-Bildung werden bestimmte Eigenschaften des Wirkstoffs, wie die Lipophilie oder die Löslichkeit, verändert. Hierdurch wird meist auch das biopharmazeutische Verhalten, insbesondere die Wirkstoff-Freisetzung und -Resorption beeinflusst.

So werden nur 40–65 % Ampicillin aus dem Magen-Darm-Kanal resorbiert. Verwendung von Ampicillinestern mit höherer Lipophilie, z. B. Bacampicillin oder Pivampicillin, ergibt eine höhere Resorptionsquote. Die lipophileren Ampicillin-Prodrugs sind leichter membrangängig, um dann enzymatisch unter Freigabe des wirksamen Ampicillins gespalten zu werden.

Andererseits können schwerer lösliche Prodrugs, wie z. B. verschiedene Steroidester, oder kovalent an ein Polymer gebundener Wirkstoff bei der i. m. Injektion zur Erzielung eines Depoteffekts verwendet werden.

Allerdings ist zu bedenken, dass Prodrugs neue Wirkstoffe darstellen. Daher sind bei ihrer Prüfung vollständige, neue Daten zur Wirksamkeit und Unbedenklichkeit zu erstellen.

Chemische Stabilität des Wirkstoffs

Chemisch instabile Verbindungen können z. B. nach Auflösung im Magen-Darm-Kanal vor der Resorption durch säurekatalysierte oder enzymatische Reaktionen teilweise oder völlig zersetzt werden. So wird Penicillin G im Magen mit einer Halbwertszeit von weniger als einer Minute bei pH 1 hydrolytisch abgebaut. Dagegen liegt der entsprechende Wert für Ampicillin im Magensaft bei mehreren Stunden. Für viele im Magen chemisch instabile Verbindungen kann ein zu schneller Auflösungsprozess zu einer verminderten Bioverfügbarkeit führen. Erythromycin hat eine Zersetzungs-Halbwertszeit von etwa 2 min. Einige schwer lösliche Ester, wie das Erythromycinstearat, besitzen verbesserte Stabilitäten.

Digitalisglykoside können im Magen eine teilweise hydrolytische Zuckerabspaltung erfahren, die die Bioverfügbarkeit signifikant reduziert. Auch Omeprazol und verwandte Verbindungen werden im Sauren inaktiviert.

Sofern die Stabilität im schwächer sauren Medium des Dünndarms wesentlich größer ist als im stärker sauren Magenmilieu, wirkt die Verwendung eines magensaftresistenten Überzugs stabilitätserhöhend.

Einfluss von Hilfsstoffen

Es gibt eine große Zahl von Hilfsstoffen, die die Resorption von Wirkstoffen beschleunigen oder verlangsamen und damit die Bioverfügbarkeit beeinflussen können. Eine Resorptionsverzögerung durch Hilfsstoffe ist das Prinzip vieler Retard- und Depotzubereitungen (▸ Kap. 16.5.5).

Häufig treten Komplexbindungen zwischen Wirk- und Hilfsstoffen auf. Stöchiometrisch zusammengesetzte **Komplexe** liegen z. B. im löslichen Coffein-Natriumsalicylat-Komplex vor. Durch Einschlüsse in Mizellen werden lipophile Substanzen, wie fettlösliche Vitamine, ätherische Öle oder schwer lösliche Wirkstoffe, mittels mizellbildender **Lösungsvermittlern** (**Solubilisatoren**) kolloidal gelöst. Derartige kolloide Einschlüsse dürfen aber nicht eine so hohe Stabilität aufweisen, dass eine Verlangsamung der Resorption eintritt. Tenside in niedriger Konzentration ermöglichen als **Netzmittel** eine verbesserte Benetzbarkeit lipophiler Stoffe. Erhöhen sie auch noch die Durchlässigkeit biologischer Membranen, werden sie als **Resorptionsvermittler** bezeichnet. Hierbei sind jedoch Nebenwirkungen nicht auszuschließen. Verbesserte Benetzung kann meist schon durch intensives Verreiben des Wirkstoffs mit **hydrophilen Hilfsstoffen**, wie Milchzucker, erreicht werden.

Ein interessantes Prinzip der Lösungsvermittlung ist in der Ausbildung eines räumlichen Komplexes bei den **Cyclodextrin-Einschlussverbindungen** verwirklicht. Der Wirkstoff ist molekular in dem Hohlraum des aus α-Glucose-Einheiten aufgebauten besser löslichen Cyclodextrin-Moleküls eingeschlossen und kann im Magen molekular freigesetzt werden (▸ Kap. 6.3.2). Feste Einschlussverbindungen der schwer löslichen und instabilen Prostaglandine lassen ein verbessertes Auflösungsverhalten und eine verbesserte Stabilität der Prostaglandine erreichen. Besonders günstig wird ein teilweise hydroxypropyliertes β-Cyclodextrin wegen nur geringer Nephrotoxizität beurteilt.

Viele polymere Hilfsstoffe, wie Macrogole oder Povidon, haben reaktive Gruppierungen, die leicht mit Wirkstoffen Wechselwirkungen eingehen. Wie schwierig es sein kann, den Einfluss solcher Wechselwirkungen auf die Bioverfügbarkeit vorauszusagen, zeigt das unterschiedliche Verhalten des Tablettenbindemittels Macrogol 4000 nach Verarbeiten mit verschiedenen Barbituraten. Lediglich Phenobarbital bildet einen schwer löslichen Komplex mit verzögerter Resorption. Die in ○ Abb. 7.31 dargestellten Plasmawerte stammen von Tablettenzubereitungen, deren Zusammensetzung sich lediglich darin unterscheidet, dass Gelatine bzw. Macrogol als Bindemittel verwendet wurde.

Ein anderes Negativ-Beispiel sind die nach Verabreichung von Tetracyclinhydrochlorid in Gegenwart von Calciumphosphat stark verminderten Serumkonzentrationen (○ Abb. 7.32). Das sich bildende Tetracylin-Calcium-Chelat ist praktisch nicht resorbierbar.

Zusatz **hydrophober Hilfsstoffe** kann das Auflösungsverhalten gut löslicher Wirkstoffe ungünstig beeinflussen. So wird die Freisetzung leicht löslicher Wirkstoffe durch zu große Mengen des hydrophoben Schmiermittels Magnesiumstearats verlangsamt oder sogar gänzlich verhindert. Umso wichtiger ist die Wahl eines geeigneten **Sprengmittels** (Tablettenzerfallshilfsstoff).

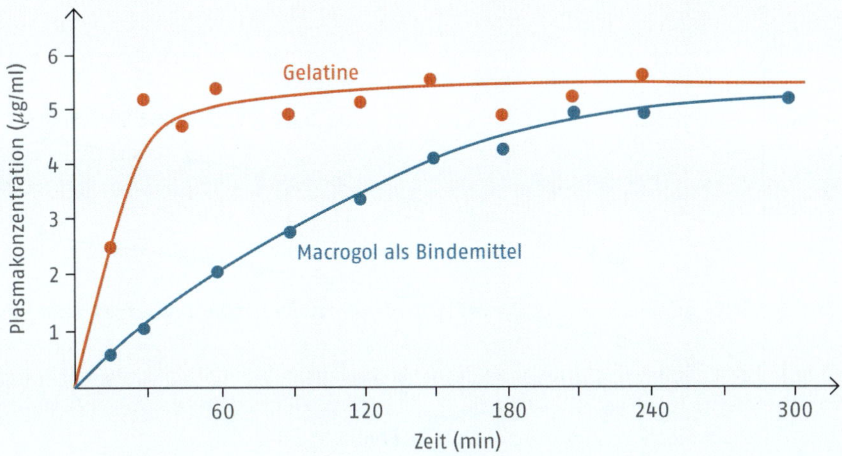

Abb. 7.31 Resorptionsverhalten von Phenobarbital aus Tabletten beim Menschen. Nach Finholt et al. 1972

Einfluss der Darreichungsform und des Herstellungsverfahrens

Insbesondere bei der peroralen Applikation können auf dem gleichen Applikationsweg verschiedene Darreichungsformen des gleichen Wirkstoffs gegeben werden. Hinsichtlich der Rangfolge der Geschwindigkeit der Wirkstoff-Freisetzung lässt sich keine allgemein gültige Regel aufstellen. Im Allgemeinen wird jedoch aus Lösungen und vielfach auch aus Suspensionen gute Bioverfügbarkeit erreicht. Bei festen Darreichungsformen, wie Kapseln oder Tabletten, ist bei beabsichtigter schneller Wirkung ein rascher Zerfall der Darreichungsform mit nachfolgender schneller Wirkstoff-Auflösung erforderlich. Vor allem wenn Benetzungsprobleme vorliegen, können Zerfall und Auflösung Verzögerungen erfahren.

Das **Herstellungsverfahren** kann die Qualität gleich zusammengesetzter Zubereitungen beeinflussen. Ein Beispiel ist die Abhängigkeit vom **Mischprozess**. Zehnminütiges Verreiben von mikronisiertem Griseofulvin mit Mannit (3 + 7) im Mörser mit Pistill ergibt eine Mischung mit einem signifikant besseren Auflösungsverhalten als wenn die Mischung 30 min lang in einer Turbula gemischt wird (Abb. 7.33).

Das **Granulierverfahren** kann hinsichtlich der Art und Menge der Granulierflüssigkeit und der verwendeten Granuliermethode sowie der Granulatkorngröße die Wirkstoff-Freisetzung aus dem Granulat bzw. daraus hergestellten Tabletten beeinflussen.

Wechsel von Feuchtgranulierung in der Wirbelschicht zur Feuchtgranulierung im Mischkneter bei der Herstellung von Nitrendipin-Granulat ergab eine Zubereitung mit verringerter Bioverfügbarkeit (Abb. 7.34).

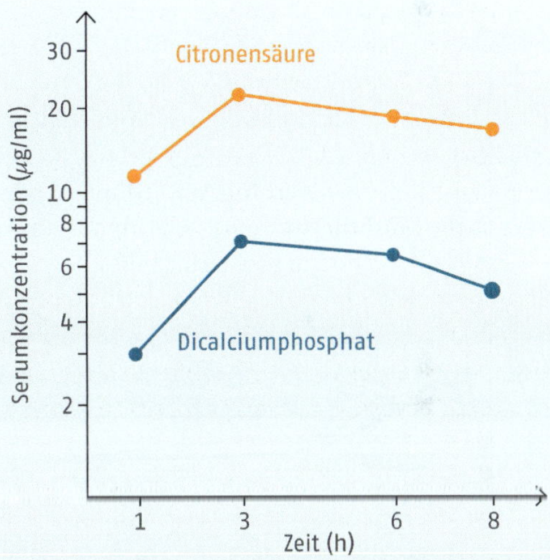

Abb. 7.32 Serumkonzentration-Zeit-Profil nach Verabreichung von 250 mg Tetracyclin mit Dicalciumphosphat bzw. Citronensäure als Füllmittel an 6 Probanden. Nach Boger und Gavin 1959

Weitere Beeinflussungsmöglichkeiten der Bioverfügbarkeit

Neben pharmazeutisch-technologischen Parametern haben physiologische Faktoren, gleichzeitige Einnahme mehrerer Arzneimittel, vorliegender First-Pass-Effekt, pathologische Zustände, Nahrungsaufnahme usw. Einfluss auf die Bioverfügbarkeit.

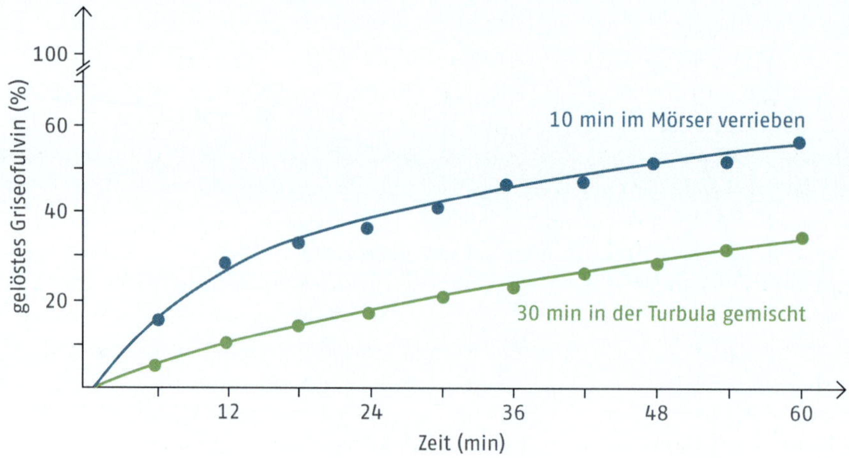

Abb. 7.33 In-vitro-Auflösungskurven von Griseofulvin-Mannit-Gemischen (3 + 7) in Wasser in Abhängigkeit vom Mischprozess. Nach Grote 1985

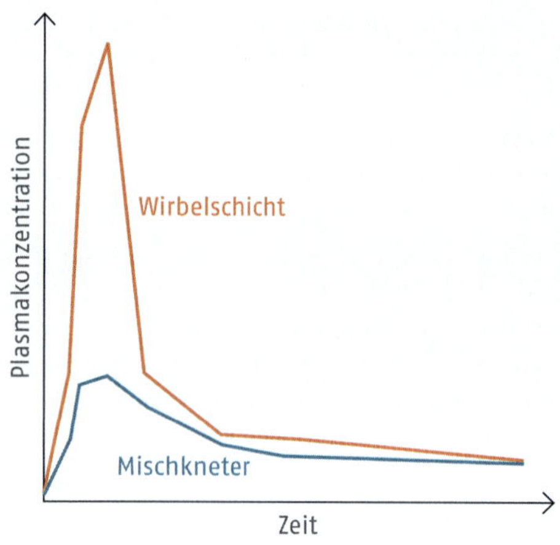

Abb. 7.34 Einfluss des Granulierverfahrens auf die Plasmakonzentrationen von Nitrendipin. Nach Ohm 1995

Tab. 7.3 Die Bioverfügbarkeit beeinflussende physiologische Faktoren bei peroraler Resorption

- Menge und Zusammensetzung der Verdauungssäfte, pH-Wert
- Enzymmuster, Bakterienflora
- Motilität des Magen-Darm-Kanals, Magenentleerungsgeschwindigkeit, Passagezeit
- Durchblutung der Magen-Darm-Schleimhäute
- Füllungsgrad des Magen-Darm-Kanals

Physiologische Faktoren

Die in Tab. 7.3 aufgeführten physiologischen Faktoren können die Bioverfügbarkeit bei peroraler Applikation beeinflussen.

Variierende Magen-Darmsaft-Sekretion kann Unterschiede der **pH-Werte**, der **Menge und Zusammensetzung der Verdauungssäfte** und damit auch der **Enzymaktivität** bewirken. Auch psychische Faktoren, Stress und Nahrungsaufnahme haben solche Einflüsse. Insbesondere das Resorptionsverhalten schwacher Wirkstoffsäuren kann hierdurch verändert werden.

Änderungen in **Enzymmuster** und **Bakterienflora** vor allem im Colon können den Abbau mancher Wirkstoffe verändern.

Besonders bedeutsam sind Einflüsse auf die **Magenentleerungsgeschwindigkeit**, die durch physiologische sowie pathologische Effekte und durch Arzneimittel hervorgerufen werden können. So wird eine Verlangsamung der Entleerung die Resorption vieler Wirkstoffe verzögern, da sie nicht so schnell in den wichtigen Resorptionsbereich Dünndarm gelangen. Einige Stoffe, wie Riboflavin, sind nur in begrenzten Bereichen des oberen Darmkanals resorbierbar. Erhöhte Motilität kann eine zu schnelle Passage eines solchen **Resorptionsfensters** zur Folge haben, sodass die für die Resorption erforderliche Zeit nicht ausreicht. Dies trifft auch für Stoffe zu, die mittels eines aktiven Transportmechanismus durch die Darmwand permeieren, z. B. Levodopa. Eine zu schnelle Passage kann in einzelnen Fällen für die Auflösungszeit schwer löslicher Wirkstoffe nicht ausreichend sein.

In der Literatur werden **Transitzeiten** für nichtzerfallende Tabletten (monolithische Arzneiformen, Single

Units) durch den gesamten Gastrointestinaltrakt von wenigen Stunden bis zu mehr als 40 h berichtet. Multipartikuläre Formen (< 2 mm, Multiple Units) verhalten sich wesentlich weniger variabel. Für ihren Transit durch den Magen und Dünndarm sind etwa 5 h zu veranschlagen, für den gesamten Magen-Darm-Kanal mehr als 15 h. Für die Unterschiede ist in erster Linie die unterschiedliche Magenentleerung von Single und Multiple Units verantwortlich (▸ Kap. 7.2.1).

Neben den genannten Faktoren können selbstverständlich noch weitere Einflüsse diesem Bereich zugeordnet werden, z. B. Tag-Nacht-Rhythmus, Körperhaltung bei und nach der Arzneimitteleinnahme, Durchblutung der Schleimhäute usw.

Auch bei anderen Applikationswegen müssen Einflüsse, wie unterschiedliche Durchblutungsraten des Muskelgewebes bei der i. m. Applikation, Hautzustand bei der topischen Applikation, Tränenfluss bei der kornealen Applikation, pH-Wert bei der vaginalen Gabe usw., berücksichtigt werden. Einen großen Einfluss auf die Bioverfügbarkeit bei allen Applikationswegen haben variierende Eliminationsgeschwindigkeiten, z. B. Abnahme im Alter.

Arzneimittel-Interaktionen

Die gleichzeitige Einnahme mehrerer Arzneimittel kann die Bioverfügbarkeit in verschiedener Weise beeinflussen. Zahlreiche Beispiele für Wechselwirkungen, die alle LADME Prozesse betreffen können, sind bekannt, mit entsprechenden Auswirkungen auf die **Pharmakokinetik** der Wirkstoffe.

Interaktionen können vor dem eigentlichen Resorptionsschritt im Gastrointestinaltrakt auftreten. Häufig wird zur Vermeidung von Magenbeschwerden ein Antazidum verabreicht. **Antazida** hemmen die Freisetzung und Resorption vieler Wirkstoffe. So kommt es durch die Einnahme von Antazida zur Anhebung des Magen pH-Werts, infolgedessen die Löslichkeit schwacher Basen, wie z. B. Ketoconazol, sinkt mit einem signifikanten Einfluss auf die Bioverfügbarkeit. Kationische Antazida können darüber hinaus durch Chelatbildung die Resorption nachteilig beeinflussen, z. B. bei Chinolonen, Levothyroxin oder Tetracyclin. Die Einnahme eines Antazidums sollte daher in einem gewissen zeitlichen Abstand zum Arzneimittel erfolgen.

Abführmittel können eine Verdünnung des Darminhalts sowie eine Beschleunigung der Darmbewegung auslösen, was sich nachteilig auf die Resorption eines zweiten Wirkstoffs auswirken kann. Verschiedene Wirkstoffe, wie Anticholinergika oder Metoclopramid, beeinflussen ebenfalls die Motilität des Gastrointestinaltrakts, wodurch die Resorption eines zweiten Wirkstoffs verändert werden kann.

Weitere Wechselwirkungen in Bezug auf die Verteilung und Elimination von Arzneistoffen können sich durch Änderungen in der **Eiweißbindung** ergeben. Nur ungebundener Arzneistoff steht für die Wirkung, aber auch für die Verteilung und glomeruläre Filtration zur Verfügung. Dieses Gleichgewicht kann durch andere Stoffe gestört werden. Dies ist von Bedeutung für stark an Eiweiß gebundene Substanzen, wie Phenprocoumon, Diclofenac, Nifedipin oder Phenytoin. Klinisch relevante Interaktionen werden dadurch allerdings selten beobachtet.

Arzneimittel-Wechselwirkungen können auch die Prozesse der Elimination beeinflussen. Manche Wirkstoffe erhöhen die Aktivität des für die Wirkstoffmetabolisierung verantwortlichen Enzymsystems der Lebermikrosomen (**Enzyminduktion**), andere hemmen die Enzyme (**Enzyminhibition**). So beschleunigt Rifampicin durch Enzyminduktion die Elimination einiger Wirkstoffe, z. B. perorale Kontrazeptiva. Itraconazol hemmt das für die Metabolisierung von Statinen, z. B. Simvastatin, verantwortliche Enzymsystem mit der Folge eines starken Anstiegs der Plasmakonzentration. Von besonderer Bedeutung ist in diesem Zusammenhang das CYP3A4 Isoenzym, da dieses überaus häufig an der Metabolisierung von Arzneistoffen beteiligt ist.

Interaktionen in der Eliminationsphase können auch auf pH-Änderungen des Harns durch einen Wirkstoff zurückgeführt werden. So erhöhen alkalisierende Wirkstoffe die Eliminationsgeschwindigkeit von sauren Arzneistoffen wie Barbiturate; ein niedriger pH-Wert beschleunigt dagegen die Ausscheidung von Basen wie Alkaloide (z. B. Codein). Auch eine Beeinflussung des aktiven Transportmechanismus bei der tubulären Sekretion ist möglich. Bei gleichzeitiger Gabe von Probenecid und Penicillin wird Letzteres langsamer ausgeschieden, da die aktive tubuläre Sekretion gestört ist.

Nahrungseinfluss

Nahrungsaufnahme wirkt sich auf das pharmakokinetische Verhalten von Wirkstoffen unterschiedlich aus. In vielen Fällen tritt keine Änderung oder höchstens eine Verzögerung der Resorption des Wirkstoffs ein. Es werden aber auch erhöhte bzw. verringerte Bioverfügbarkeitswerte nach Nahrungsaufnahme beobachtet. Beeinflussungen der Bioverfügbarkeit sind vor allem auf durch Nahrungsaufnahme bedingte Änderungen der physiologischen Verhältnisse zurückzuführen. Daneben können Wechselwirkungen zwischen Arzneimittel und Nahrung oder Genussmitteln (Alkohol) vorkommen.

Der **Nüchtern-pH-Wert des Magens** kann nach Nahrungsaufnahme auf Werte bis pH 6 steigen. Hierdurch erhöhen sich Löslichkeit und Lösungsgeschwindigkeit schwacher Wirkstoffsäuren. Auch die Magensaftresistenz von Tablettenüberzügen kann ungünstig beeinflusst werden.

Nahrungsaufnahme verringert meist die Magenmotilität, wobei fettreiche und grobe Nahrung besonders stark wirken. Dies führt zu längerer Verweildauer des Arzneimittels im Magen. Da der Magen für die Resorption nur eine untergeordnete Rolle spielt, wird die Resorption vieler Wirkstoffe nur verzögert. Auf säurelabile Wirkstoffe, wie Ampicillin, Cloxacillin, Erythromycin, Digitalisglykoside, Omeprazol, kann sich eine längere Verweildauer im Magen in einer stärkeren Zersetzung auswirken. Auch größere Mengen von Fruchtsäften können wegen der enthaltenen Säuren und hohen Zuckerkonzentrationen die Magenentleerung verlangsamen. Daneben sind spezielle Arzneistoff-Interaktionen insbesondere mit Grapefruitsaft bekannt geworden. Grapefruitsaft führt u. a. durch irreversible Hemmung von CYP3A4 im Darmepithel zu erhöhten Plasmakonzentration von entsprechenden Substraten, wie z. B. Ciclosporin, Atorvastatin.

Andererseits können sich schwer lösliche, lipophile Wirkstoffe, wie Griseofulvin, bei Anwesenheit von Fetten oder Alkohol vermehrt lösen und werden besser resorbiert. Auch die Bioverfügbarkeiten von Nitrofurantoin, Propranolol und Metoprolol sind nach Nahrungsaufnahme höher.

Eiweißreiche Kost liefert einen mehr sauren, vorwiegend pflanzliche Nahrung einen mehr alkalischen Harn. Dies kann Änderungen der Eliminationskinetik bewirken, da aus alkalischem Harn schwache Säuren schneller, schwache Basen langsamer ausgeschieden werden und umgekehrt.

Ein Beispiel für direkte Wechselwirkungen zwischen Wirkstoff und Nahrung ist die Bildung schwer löslicher, nichtresorbierbarer Komplexe von Eisen-Ionen mit dem Gerbstoff des Tees.

Die Zulassungsbehörden verlangen, insbesondere bei der Zulassung von Arzneimitteln mit neuen Wirkstoffen und von Arzneimitteln mit modifizierter Wirkstoff-Freisetzung zur peroralen Anwendung, **Untersuchungen über den Einfluss von Nahrung** bestimmter Zusammensetzung oder auch von Alkohol. Hierdurch sollen insbesondere eine mögliche Beeinflussung der Freisetzung und Resorption und das Auftreten von Risiken für den Patienten (z. B. dose dumping bei Wirkstoffen mit geringer therapeutischer Breite) erkannt werden.

First-Pass-Effekt

Nach peroraler Applikation muss der freigesetzte Wirkstoff zunächst durch die Darmwand diffundieren. Bevor aber der Körperkreislauf erreicht wird, hat der gesamte Wirkstoff über die Pfortader die Leber zu passieren. Sowohl in der Darmwand als auch besonders während dieser **ersten Leberpassage** wird ein unterschiedlich großer Teil der Dosis metabolisiert, bezeichnet als First-Pass-Effekt. Dadurch reduziert sich die systemische Verfügbarkeit des Wirkstoffs.

Wirkstoffe mit hohem First-Pass-Effekt sind z. B. Alprenolol, Chlorpromazin, Desipramin, Lidocain, Pentazocin, Propranolol, Verapamil. Ein nichtenzymatischer Abbau wird an sich nicht dem First-Pass-Effekt zugerechnet, ist aber häufig nicht klar differenzierbar.

Die erste Leberpassage lässt sich durch Wechsel des Applikationsweges umgehen, z. B. durch intravenöse, transdermale, nasale, sublinguale und bukkale Gabe. Eine Umgehung durch rektale Applikation ist unsicher (▸ Kap. 13.4).

Pathologische Zustände

Physiologische Prozesse, die Ausmaß und Geschwindigkeit der Resorption eines Wirkstoffs mitbestimmen, können sich bei Erkrankungen verändern und damit die Bioverfügbarkeit beeinflussen. So ist die Resorption bei gastrointestinalen Erkrankungen variabel und häufig unvorhersehbar. Die Verringerung der Dünndarmpassagezeit bei Diarrhöe kann insbesondere bei Retardarzneizubereitungen mit einer Abnahme der Bioverfügbarkeit einhergehen.

Erkrankungen der Niere, der Leber oder des Herz-Kreislauf-Systems können die Pharmakokinetik beeinflussen. Lebererkrankungen verringern die Eliminationsgeschwindigkeitskonstante metabolisch ausgeschiedener Wirkstoffe. Niereninsuffizienz führt zu einer Verlängerung der Eliminationshalbwertszeit.

Es wird immer wieder diskutiert, ob Bioverfügbarkeitsbestimmungen an Gesunden oder Kranken vorgenommen werden sollen. Für den Arzneimittelhersteller ist die Bioverfügbarkeit in erster Linie ein Qualitätsmerkmal. Ihn interessiert vor allem, ob die Zubereitung so formuliert ist, dass der Wirkstoff bei gesunden Versuchspersonen optimal freigesetzt und resorbiert wird. Werden durch krankhafte Zustände pharmakokinetische Parameter beeinflusst, ist dies z. B. durch Änderung der Dosis zu berücksichtigen.

7.5 Arzneiform und Nebenwirkungen

Pharmakokinetische und biopharmazeutische Untersuchungen beweisen, dass Unverträglichkeiten nach Arzneimitteleinnahme häufig weniger dem Wirkstoff als seiner galenischen Verarbeitung und den Einnahmegewohnheiten des Patienten anzulasten sind. So werden z. B. nach Nüchterneinnahme von Tabletten oder Suspensionen mit mikronisiertem Nitrofurantoin Kopfschmerzen, Schwindel und Erbrechen beobachtet. Diese Symptome treten weniger nach Verabreichung von makrokristallinem Nitrofurantoin auf. Infolge des langsameren Auflösungsverhaltens sind nichterwünschte Plasmakonzentrationsspitzen weniger ausgeprägt, was eine bessere Verträglichkeit zur Folge hat.

Ersatz des Hilfsstoffs Calciumsulfat durch Milchzucker in Phenytoin-Tabletten führte 1968 zu schweren Zwischenfällen mit toxischen Symptomen einer Überdosierung. Das schwer lösliche Calciumsulfat übte einen resorptionsverlangsamenden Effekt aus, während der Milchzucker eine resorptionsfördernde Wirkung hat.

Form und Oberflächenbeschaffenheit der Darreichungsform können die Tendenz, an der Ösophagusmukosa zu haften, beeinflussen. Nach Einnahme von Tabletten oder Hartgelatinekapseln mit pulverförmigem Doxycyclin oder Tetracyclin enthaltendem Füllgut wurden Speiseröhrenulzerationen beobachtet. Diese traten nicht nach Einnahme von Tropfen, Säften oder Weichgelatinekapseln auf bzw. bei gleichzeitiger Aufnahme von viel Flüssigkeit. Ähnliches gilt für Bisphosphonate.

Als Nebenwirkungen müssen auch Allergisierungen gesehen werden, die auf die Wirkung bestimmter Hilfsstoffe, wie *p*-Hydroxybenzoesäureester, Tartrazin, Lanolin usw., zurückzuführen sind.

Mit dem Auftreten anaphylaktischer Reaktionen muss nach der intravasalen Applikation tensidhaltiger Zubereitungen gerechnet werden.

7.6 In-vitro-Prüfungen zur Untersuchung der Wirkstoff-Freisetzung, In-vitro/In-vivo-Korrelation (IVIVC)

7.6.1 Ziele und Aufgaben

In-vitro-Prüfungen zur Untersuchung der Wirkstoff-Auflösung bzw. -Freisetzung sollen Aussagen zu folgenden Punkten ermöglichen:

- Beeinflussungen der Wirkstoff-Freisetzung durch die physikalischen Eigenschaften des Wirkstoffs, durch Hilfsstoffe, durch die Arzneiformulierung und durch die Verfahrenstechnik bei der Arzneimittelentwicklung, insbesondere in der Präformulierungsphase,
- laufende Qualitätskontrolle, insbesondere zur Überwachung der Chargeneinheitlichkeit (Chargenhomogenität) und der Chargenübereinstimmung (Chargenkonformität),
- Hinweise auf die zu erwartende In-vivo-Freisetzung,
- Freisetzungsstabilität; In-vitro-Prüfungen können Hinweise auch auf andere physikalische und chemische Veränderungen während der Lagerung geben.

In einigen Pharmakopöen sind Mindestanforderungen an die Wirkstoff-Freisetzung aus festen Darreichungsformen, Retardzubereitungen und transdermalen therapeutischen Systemen aufgestellt.

Die Methoden zur In-vitro-Wirkstoff-Freisetzung sollen auch eine Reduzierung entsprechender Prüfungen am Menschen ermöglichen. Daher wird versucht, Korrelationen zwischen den Ergebnissen von In-vitro-Prüfungen und dem In-vivo-Verhalten zu finden.

Als grob orientierend können In-vitro-Prüfungen angesehen werden, bei denen nur bestimmte Voraussetzungen für die Auflösung des Wirkstoffs untersucht werden, wie z. B. der Zerfall von Tabletten bzw. von Kapseln (▸ Kap. 14.10) oder das Schmelzverhalten bzw. die Auflösung von Suppositorien und Vaginalovula (▸ Kap. 13.5). Diese Prüfmethoden geben noch keine Auskunft über das Auflösungsverhalten des Wirkstoffs und sind für eine Korrelation mit In-vivo-Daten ungeeignet.

Daneben können Detailfragen durch In-vitro-Prüfungen an isolierten tierischen Organen (z. B. Darmsegmenten ▸ Kap. 7.4.2) oder an Gewebe-Äquivalenten (z. B. künstlicher Haut, Zellkulturen ▸ Kap. 7.4.) untersucht werden. Diese Versuche sollen Hinweise auf den nachfolgenden Resorptionsschritt geben.

7.6.2 Bestimmung der Lösungsgeschwindigkeit bzw. Freisetzung

Gelöste Wirkstoffe werden meist schnell resorbiert. Der Auflösungsvorgang kann daher bei schwer löslichen Wirkstoffen für die Invasion in das zentrale Kompartiment zum geschwindigkeitsbestimmenden Schritt werden. In diesen Fällen kommt der Bestimmung des Freisetzungsverhaltens bzw. der Lösungsgeschwindigkeit besondere Bedeutung zu (▸ Kap. 4.2.3, ○ Gleichung 4.41; ▸ Kap. 7.4.2, ○ Gleichung 7.18).

Bei der Qualitätskontrolle ist diese Prüfung meist als Attributprüfung ausgelegt, das heißt, es sind nur zwei Ergebnisse möglich: Das Prüfmuster besteht den Test oder nicht. In diesen Fällen beschränkt sich die Fragestellung meist darauf, ob nach festgelegten Zeitintervallen bzw. am Ende der Prüfzeit die vorgeschriebene Mindestmenge der Dosis gelöst ist. Bei Retardformen dürfen bestimmte Limits nicht überschritten werden.

Wichtiges in Kürze

Folgende Punkte können einen Einfluss auf das Ergebnis der Freisetzungsuntersuchung haben und sind deshalb vor der Prüfung festzulegen:

- zu verwendende Apparatur (Blattrührer, Drehkörbchen, Durchflussmesszelle)
- Zusammensetzung, Menge und Temperatur der Prüfflüssigkeit
- Drehzahl des Rührers oder Durchflussrate der Prüfflüssigkeit
- Zeitpunkte, Art der Probenentnahme und Menge der zu prüfenden Lösung
- Bestimmungsmethode

Tab. 7.4 Methoden zur Bestimmung der Wirkstoff-Freisetzung

1. Einphasen- bzw. Einkompartiment-Methoden
   - Eintopfmethoden
   - Durchflussmethoden
2. Mehrphasen- bzw. Mehrkompartiment-Methoden

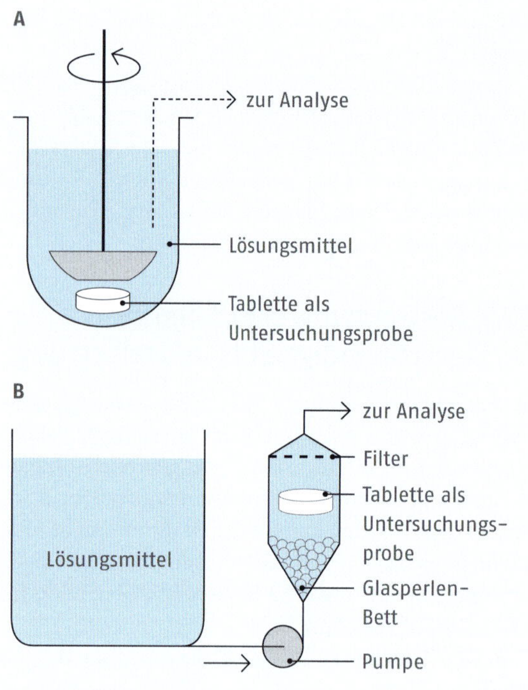

Abb. 7.35 Prinzip der **A** Eintopfmethode und der **B** Durchflussmethode

Methoden und Geräte

Viele Methoden und Apparaturen sind zur Prüfung des Freisetzungsverhaltens von Wirkstoffen aus festen Zubereitungen vorgeschlagen. Sie lassen sich jedoch auf wenige Grundtypen zurückführen. Für halbfeste Zubereitungen zur rektalen Applikation und zur Anwendung auf der Haut sowie für transdermale Pflaster sind ebenfalls Methoden und Apparaturen entwickelt worden.

Eine Einteilungsmöglichkeit der Methoden ist in Tab. 7.4 aufgeführt.

Bei den meist eingesetzten **Einphasen-Methoden** wird ein wässriges Auflösungsmittel verwendet. Bei den **Mehrphasen-Methoden** diffundiert der gelöste Wirkstoff aus der wässrigen Phase des Auflösungsmittels in eine lipophile Phase. Diese soll die Resorptionsmembran imitieren, sodass die Mehrphasen-Methoden versuchen, Auflösungs- und Resorptionsschritt zu simulieren.

Bei den **Eintopfmethoden (geschlossenes System)** wird die zu prüfende Zubereitung in die gesamte Menge des Auflösungsmediums eingebracht.

Bei den **Durchflusszellen** steht für den Auflösungsvorgang entweder laufend neues Lösungsmittel zur Verfügung, das aus einem Vorratsbehältnis durch die Freisetzungszelle gepumpt wird, oder das Auflösungsmittel wird im Kreislauf wieder in das Vorratsbehältnis zurückgeführt. Im ersten Fall liegt ein **offenes System**, im zweiten Fall ein **geschlossenes System** vor.

Es wird versucht, die Untersuchungsbedingungen zur Bestimmung des Freisetzungsverhaltens so realistisch zu gestalten, dass sie die physikalisch-chemischen Eigenschaften der zu prüfenden Zubereitung berücksichtigen und den Verhältnissen im Magen-Darm-Kanal angepasst sind. Wegen der schnellen Resorption des gelösten Wirkstoffs liegen im Magen-Darm-Kanal meist **Sink-Bedingungen** (engl. sink, Abfluss, Ausguss) vor. Bei der Bestimmung der Auflösungsgeschwindigkeit von Wirkstoffen liegen Sink-Bedingungen vor, wenn die Konzentration des betreffenden Wirkstoffs niedrig gehalten wird ($C < 0{,}1$ bis $0{,}2\ C_s$). Dies kann bei sehr schwer löslichen Wirkstoffen bei der Prüfung mit den Eintopfmethoden recht große Volumina von Auflösungsmedium erfordern. Sink-Bedingungen lassen sich auch erreichen durch Abfluss, wie bei Durchflusszellen im offenen System, oder durch Zugabe von frischem Prüfmedium, wie beim Half-change-Test (▸ Kap. 16.7). Als Auflösungsmedium werden bevorzugt HCl-Lösung ($C = 0{,}1$ mol/l), Wasser und schwach saure bis schwach alkalische Pufferlösungen verwendet, um die natürlichen pH-Werte zu imitieren. Bei Vorliegen von in Wasser sehr schwer löslichen Wirkstoffen ist der Zusatz eines Lösungsvermittlers, z. B. von 0,1 % Natriumlaurylsulfat, vertretbar. Der Zusatz von organischen Lösungsmitteln zur Erhöhung der Löslichkeit schwer löslicher Wirkstoffe sollte unterbleiben. Während bei schnell freisetzenden Zubereitungen die Verwendung von 0,1 N HCl meist ausreichend ist, sollten mit Retardzubereitungen Untersuchungen bei möglichst drei verschiedenen pH-Werten durchgeführt werden, um so das physiologisch zu erwartende pH-Spektrum zu berücksichtigen.

Eintopfmethoden (Rührgefäß). Unter den Eintopfmethoden haben die Blattrührer- bzw. Paddle-Methode und die Drehkörbchen- bzw. Basket-Methode der Ph. Eur. die größte Bedeutung.

Bei beiden Methoden wird das gleiche zylindrische Gefäß mit halbkugelförmigem Boden verwendet (Abb. 7.35 A). Unterschiedlich sind die Positionierung des Prüfmusters und das Rührelement. Bei der **Blattrührer-Apparatur** liegt der Formling zu Beginn der Prüfung frei am tiefsten Punkt des Untersuchungsgefäßes. Hartgelatinekapseln, die wegen ihrer geringen Dichte aufschwimmen würden, werden mit einer

Drahtspirale (Sinker) beschwert. Das Rührblatt rotiert meist mit 50 bis 100 U · min^{-1}.

Bei der **Drehkörbchenmethode** wird das Prüfmuster in einem zylindrischen Körbchen aus Maschendraht, das sich mit 100 oder 150 U · min^{-1} 25 mm oberhalb der Mitte des Gefäßbodens dreht, bewegt. Das Volumen des Auflösungsmediums beträgt bei beiden Methoden meist 900 ml.

Mittels Verwendung einer **Scheibe**, einer **Zelle** oder eines **Zylinders** lassen sich das gleiche Gefäß und der gleiche Rührer auch zur Freisetzungsprüfung von transdermalen Pflastern nach Ph. Eur. heranziehen.

Durchflussmethoden. Durchflusszellen zur Prüfung von festen Arzneiformen und von Suppositorien nach Ph. Eur. werden langsam von dem Auflösungsmedium von unten nach oben gleichmäßig durchströmt. Der Flüssigkeitsstrom wird durch eine Schlauch- oder Kolbenpumpe erzeugt. Zur Fixierung der zu untersuchenden Arzneiformen lassen sich kleine Glasperlen einsetzen. Ungelöste Partikel werden durch ein Filter in der Zelle zurückgehalten (○ Abb. 7.35 B). Eine spezielle Konstruktion trennt schmelzende Suppositorienmasse ab. Im Gegensatz zu den Eintopfmethoden kann durch geeignete Mischung verschiedener Auflösungsmedien kontinuierlich der pH-Wert verändert werden, um den pH-Verhältnissen am Resorptionsort nahezukommen.

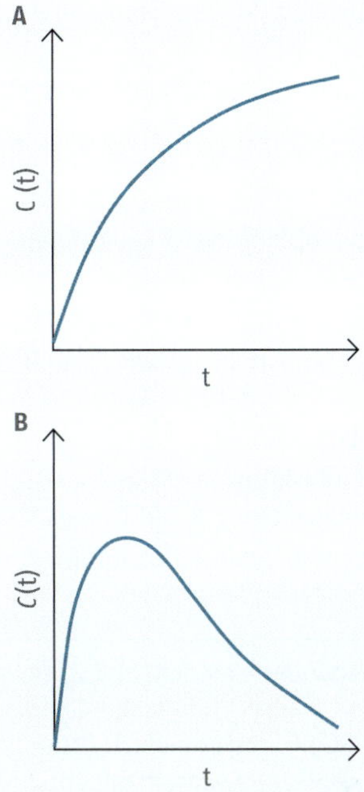

○ **Abb. 7.36** Verlauf der Wirkstoffkonzentrationen bei Eintopf- und Durchflussmethoden. **A** kumulativ: Eintopf; Durchfluss im Umlauf; **B** differenziell: Durchfluss unter „Sink"-Bedingungen

Probeentnahme

Die Zeiten der Probeentnahmen bzw. die Dauer kontinuierlicher Messungen richten sich nach der zu erwartenden Freigabecharakteristik. Eine den Wirkstoff schnell freisetzende Zubereitung erfordert in der Anfangsphase häufigere Probeentnahmen. Über 60 min hinausgehende Prüfzeiten sind meist nicht erforderlich. Ein Retardformling verlangt dagegen eine mehrstündige Prüfzeit. Entnommene Flüssigkeitsmengen müssen jeweils durch frisches Auflösungsmedium ersetzt oder rechnerisch berücksichtigt werden.

Validierung

Kein Verfahren ist ohne methodische Nachteile. Bei der Drehkörbchenmethode können z. B. durch das Drahtkörbchen bedingte mechanische Abrasionen des Formlings und Verstopfungen des Körbchens durch Bestandteile der zerfallenden Darreichungsform auftreten.

Eine Validierung (▸ Kap. 1.2) aller Geräte- und Verfahrensparameter ist erforderlich. Zur Kalibrierung der Geräte sind zerfallende und nichtzerfallende Standardtabletten als Referenzmuster erhaltlich. Sie müssen eine bestimmte Substanzmenge innerhalb einer bestimmten Zeit freigeben. Liegt diese außerhalb der im Prüfschein angegebenen Spezifikationen, wurden entweder die Versuchsbedingungen nicht eingehalten oder das Gerät weist Mängel auf.

Zur Erhöhung der Reproduzierbarkeit der Ergebnisse und der Wirtschaftlichkeit der Untersuchungen sind mehrere Varianten der Automatisierung eingeführt worden.

7.6.3 Auswertung der Ergebnisse

Freisetzungsgeschwindigkeitsprofil und kumulativer Verlauf. Die Ergebnisse von Auflösungs- bzw. Freisetzungsuntersuchungen werden zunächst graphisch dargestellt. Bei Rührgefäßmodellen und der Durchflusszelle im Umlauf erfolgt dies durch Auftragen der kumulativ freigesetzten Wirkstoffmenge bzw. des Dosisanteils oder der Konzentration in Abhängigkeit von der Zeit. Sofern laufend frisches Auflösungsmittel durch die Durchflusszelle gepumpt wird, kann in der ablaufenden Lösung die Wirkstoffkonzentration kontinuierlich oder fraktionsweise bestimmt und dann die pro Sammelintervall freigesetzte Wirkstoffmenge ermittelt werden (differenzieller Verlauf). Die beiden Darstellungen sind ineinander überführbar (○ Abb. 7.36).

Diese graphischen Darstellungen sind zwar anschaulich und enthalten die gesamte Information. Für einen quantitativen Vergleich der Ergebnisse oder für eine angestrebte Korrelation mit In-vivo-Werten sind sie aber wenig geeignet. Daher ist die Charakterisierung

Tab. 7.5 In-vitro-Kurvenparameter

Empirische, modellunabhängige Parameter
▪ Mengen bzw. Konzentrationen: z. B. Prozent bzw. Menge Wirkstoff gelöst zur Zeit t. Häufige Forderung: mind. 80 % Wirkstoff gelöst nach 45 min bei schnell freisetzenden Tabletten ▪ Zeiten: z. B. benötigte Zeit zur Auflösung von x Prozent Wirkstoff, wie $t_{63,2\%}$ bzw. $t_{75\%}$; dies bedeutet, dass sich 63,2 % oder 75 % Wirkstoff in der Zeit t gelöst haben ▪ mittlere Auflösungszeit MDT_{vitro} ▪ Geschwindigkeiten: z. B. Auflösungsgeschwindigkeit dm/dt, maximale Auflösungsgeschwindigkeit v_{max}
Funktionsgebundene modellabhängige Parameter
▪ Zeitgesetze, z. B. nullter oder 1. Ordnung, Quadratwurzel-, Kubikwurzelgesetz mit entsprechenden Konstanten

Tab. 7.6 In-vivo-Parameter

Empirische, modellunabhängige Parameter
▪ Fläche unter der Plasmakonzentration-Zeit-Kurve AUC ▪ kumulative Harnausscheidungswerte U_∞ ▪ maximale Plasmakonzentrationswerte C_{max} mit zugehörigen t_{max}-Werten ▪ Zeiten t, bis zu denen bestimmte Wirkstoffmengen resorbiert sind ▪ mittlere Verweilzeit MRT
Modellabhängige Parameter
▪ Resorptionsgeschwindigkeitskonstante k_a ▪ In-vivo-Auflösungs- bzw. Freisetzungsgeschwindigkeitskonstante

des Freigabeverlaufs durch möglichst wenige Kenngrößen vorzuziehen.

Kurvenparametrisierung. Die Beschreibung des Freisetzungsverlaufs durch Kenngrößen wird Kurvenparametrisierung genannt. Hierbei wird angestrebt, sowohl die Geschwindigkeit als auch das Ausmaß der Freigabe zu erfassen. Es kann unterschieden werden zwischen

- empirischer, modellunabhängiger Kurvenparametrisierung,
- funktionsgebundener, modellabhängiger Kurvenparametrisierung.

Hierzu können die in ▫ Tab. 7.5 angeführten In-vitro-Parameter verwendet werden.

Werden Freisetzungstests als Prüfung eines qualitätsbestimmenden Merkmals zu Kontrollzwecken eingesetzt, so ist meist nur die Wirkstoffmenge von Interesse, die nach einer bestimmten Zeit in Lösung gegangen ist. Dies erfordert häufig nur eine Gehaltsbestimmung; eine Kenntnis des vorliegenden kinetischen Modells ist nicht erforderlich. Entsprechende Anforderungen werden für viele Tabletten- und Kapselarzneimittel in der amerikanischen Pharmakopöe gestellt.

Ein Beispiel für die Anwendung statistischer Verteilungen ist die Linearisierung von Auflösungskurven mit der RRSB- bzw. Weibull-Funktion (▸ Kap. 14.2.1). Sie erlaubt die Ermittlung der Auflösungszeit t_D (63,2 % des Wirkstoffs sind gelöst).

Empirische Parameter haben den Nachteil, dass zur genaueren Verlaufsbeschreibung der Freisetzungskurven i. Allg. mehrere Werte erforderlich sind. Eine Ausnahme stellt die MDT_{vitro} dar (▸ Kap. 7.6.4).

Funktionsgebundene Parameter setzen die Kenntnis der Freisetzungsfunktion voraus. Bei kinetisch einheitlicher Freigabe können z. B. die Konstanten der Zeitgesetze angegeben werden. Meist gehorcht eine Freisetzungskurve allerdings nur innerhalb eines gewissen Zeitraums einfachen kinetischen Gesetzmäßigkeiten.

Bei der Auswertung von Retardzubereitungen ist für jeden Messpunkt der sich über mehrere Stunden erstreckenden Untersuchung zu begutachten, ob eine vorgeschriebene Mindestmenge des Wirkstoffs verfügbar, eine festgesetzte Höchstmenge aber nicht überschritten ist.

Auch bei den In-vivo-Parametern werden empirische und modellgebundene Daten unterschieden (▫ Tab. 7.6).

7.6.4 In-vitro/In-vivo-Korrelation (IVIVC)

Nur in seltenen Fällen werden in vivo dieselben Freisetzungs-Zeitprofile gefunden wie bei der In-vitro-Prüfung. Aber auch bei Nichtübereinstimmung können Korrelationen zwischen In-vitro- und In-vivo-Verhalten erwartet und dargestellt werden.

Es wird in verschiedenartigster Weise versucht, In-vitro- und In-vivo-Daten zu korrelieren. Dies kann durch

- Vergleich nichtanaloger Parameter und durch
- Vergleich analoger Parameter

erfolgen. Die wichtigsten für solche paarweisen Korrelationen herangezogenen Parameter sind in ▫ Tab. 7.7 aufgeführt.

Tab. 7.7 Parameter für In-vitro/In-vivo-Korrelationen

In-vitro-Parameter	In-vivo-Parameter
Korrelation nichtanaloger Parameter	
freigesetzte Mengen bzw. Konzentrationen	maximale Plasmakonzentrationswerte Harnausscheidungswerte Fläche unter der Plasmakonzentration-Zeit-Kurve
Korrelation analoger Daten	
Freisetzungskinetik	Resorptionskinetik
Auflösungs- bzw. Freisetzungsgeschwindigkeitskonstante	Resorptionsgeschwindigkeitskonstante
Zeit, bis zu der eine bestimmte Wirkstoffmenge freigesetzt ist	Zeit, bis zu der eine bestimmte Wirkstoffmenge resorbiert ist
freigesetzte Wirkstoffmenge	resorbierte Wirkstoffmenge
Fläche unter der Konzentration-Zeit-Kurve	Fläche unter der Plasmakonzentration-Zeit-Kurve
Mittlere Auflösungszeit MDT_{vitro}	Mittlere Verweilzeit *MRT*

7

Korrelation nichtanaloger Parameter

Eine Korrelation nichtanaloger Parameter ist die häufig angewendete Rangkorrelation, z. B. von Auflösungs- bzw. Freisetzungsgeschwindigkeitskonstanten und Plasmakonzentrationsmaxima bzw. von nach x min freigesetzten Wirkstoffmengen und den Flächen unter den Plasmakonzentration-Zeit-Kurven von mehreren Zubereitungen. Durch Variation der In-vitro-Versuchsbedingungen wird versucht, die In-vitro-Ergebnisse mit den In-vivo-Ergebnissen in eine übereinstimmende Rangfolge zu bringen.

Bei der Korrelation nichtanaloger Daten werden meist nur nichtlineare Zusammenhänge erhalten. Eine lineare Beziehung wurde z. B. zwischen den nach 60 min in vitro gelösten Digoxin-Mengen und den Steady-State-Plasmakonzentrationswerten verschiedener Fertigarzneimittel gefunden (o Abb. 7.37).

Diese Verfahren werden häufig dazu benutzt, In-vitro-Grenzwerte für minimal zu fordernde In-vitro-Freisetzungswerte festzulegen. Werden diese unterschritten, sind Bioverfügbarkeitsprobleme zu erwarten.

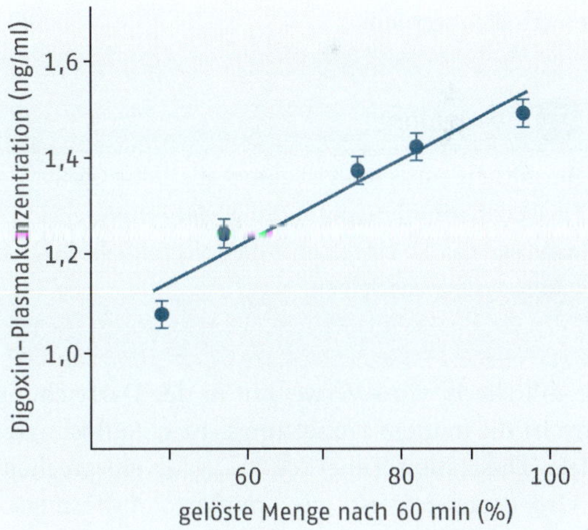

Abb. 7.37 In-vitro/In-vivo-Korrelation von fünf peroralen Digoxin-Fertigarzneimitteln zwischen Steady-State-Plasmakonzentrationswerten und in vitro nach 60 min gelösten Mengen. Nach Johnson et al. 1973

Korrelation analoger Parameter

Die Korrelation analoger Parameter bedeutet den Vergleich von einander entsprechenden In-vitro- und In-vivo-Daten.

Analoge Parameter sind z. B. die nach einer bestimmten Zeit in vitro gelösten und in vivo resorbierten Wirkstoffmengen. Ohne Kenntnis der kinetischen Modelle

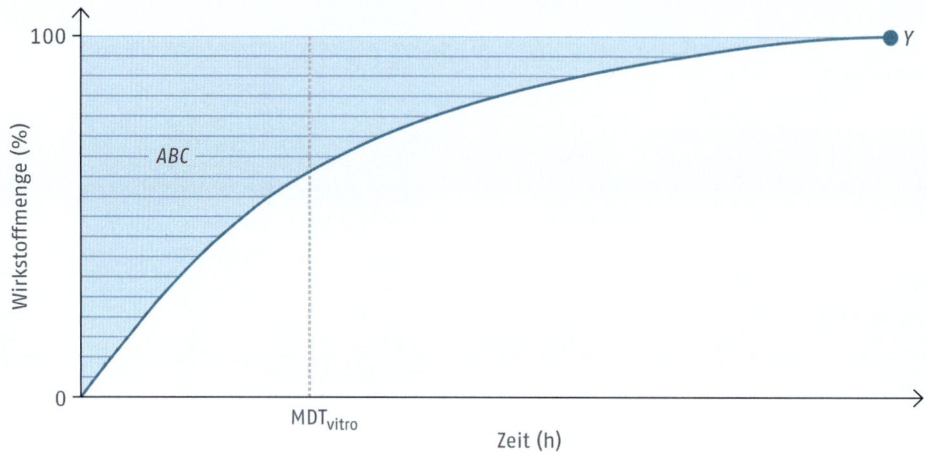

Abb. 7.38 Mittlere Auflösungszeit

in vitro und in vivo und nur mittels je eines Parameters, der die Prozesse in vitro und in vivo beschreibt, ist eine Korrelation über die **mittleren Verweilzeiten** möglich. Diese Methode ist nachstehend ausführlicher beschrieben.

Korrelation der mittleren Verweilzeiten

Eine lineare Beziehung kann bei Korrelationen der mittleren Verweilzeiten aus In-vitro- und In-vivo-Versuchen erhalten werden.

Definition

Die mittlere Verweilzeit ist eine statistische Größe. Sie ist das arithmetische Mittel all der Zeiten, während der die einzelnen Wirkstoffmoleküle in einem System verbleiben.

Die mittlere In-vitro-Verweilzeit in der Darreichungsform ist die mittlere Freisetzungs- bzw. Auflösungszeit (Mean Dissolution Time) MDT_{vitro}, der entsprechende In-vivo-Parameter ist die mittlere Auflösungszeit MDT_{vivo}, die sich dann in der mittleren Verweilzeit im Gesamtsystem (Mean Residence Time) MRT wiederfindet (Gleichung 7.20).

Merke

MRT ist keine pharmakokinetische Stoffkonstante. Sie beinhaltet alle LADME-Prozesse.

Mittlere Auflösungszeit MDT_{vitro}. Bei der Charakterisierung des In-vitro-Freisetzungsvorganges befinden sich zum Zeitpunkt Null alle Wirkstoffmoleküle in der Darreichungsform (Abb. 7.38). Die zur Zeit t_∞ insgesamt in Lösung gegangene Menge entspricht dem asymptotischen Wert Y der kumulativen Freisetzungskurve (Abb. 7.38). Der Abstand zwischen einem bestimmten Punkt dieser Kurve und dem Grenzwert Y ist die Wirkstoffmenge, die zum entsprechenden Zeitpunkt noch ungelöst in der Darreichungsform ist. Die Fläche ABC (*A*rea *B*etween the *C*urves) ist ein Maß für das Verweilen des Wirkstoffs in der Darreichungsform. Die mittlere Freisetzungs- bzw. Auflösungszeit MDT_{vitro} ist gleich der Fläche ABC, dividiert durch die gelöste Wirkstoffmenge Y (Gleichung 7.20).

$$MDT_{vitro} = \frac{ABC}{Y} \quad \text{Gleichung 7.20}$$

Jede waagerechte Linie in Abb. 7.38 stellt die Verweildauer der entsprechenden Wirkstoff-Fraktion in der Darreichungsform dar.

Mittlere In-vivo-Verweildauer nach i. v. Gabe (Mean Residence Time i. v.) $MRT_{i.v.}$ Bei einer intravenösen Injektion von N Molekülen als Bolus benötigt jedes Molekül eine bestimmte Transitzeit bis zur Ausscheidung; es hat also seine eigene Verweildauer im System. Der Mittelwert aller dieser einzelnen molekularen Verweilzeiten ist die mittlere Verweilzeit $MRT_{i.v.}$

Bei peroraler Applikation einer Wirkstofflösung wird wegen des vorgeschalteten Resorptionsschritts die mittlere Verweilzeit T_{biol} etwas größer sein als nach der Injektion. Diese Differenz entspricht der mittleren Verweilzeit der Substanz beim Resorptionsvorgang

(Mean Absorption Time) *MAT* (▸Kap. 7.4.2) (○Gleichung 7.21).

$$T_{\mathrm{biol}} = MAT + MRT_{\mathrm{i.v.}} \qquad \text{Gleichung 7.21}$$

T_{biol} umfasst sämtliche Vorgänge von der Resorption bis zur Elimination. Nach peroraler Einnahme des gleichen Wirkstoffs als feste Darreichungsform tritt als zusätzlicher zeitbeanspruchender Vorgang die Wirkstoff-Freisetzung hinzu. Die mittlere Verweilzeit des Wirkstoffs im System nach peroraler Applikation *MRT* ist nach ○Gleichung 7.22 und ○Gleichung 7.23:

$$MRT = MDT_{\mathrm{vivo}} + MAT + MRT_{\mathrm{i.v.}} \qquad \text{Gleichung 7.22}$$

$$MRT = MDT_{\mathrm{vivo}} + T_{\mathrm{biol}} \qquad \text{Gleichung 7.23}$$

Dieses Verfahren erlaubt auch die Ermittlung der In-vivo-Freigabekurve. Darüber hinaus hat sich gezeigt, dass die einzelnen mittleren Verweilzeiten den Reziprokwerten der jeweiligen Geschwindigkeitskonstanten entsprechen, wenn die Prozesse nach 1. Ordnung ablaufen. So ist z. B. $MAT = 1/k_a$ und $MRT_{\mathrm{i.v.}} = 1/k_e$.

Die Bestimmung von *MRT* kann mit Harn- und mit Plasmawerten erfolgen. Sie wird bei Vorliegen der kumulativen Harnausscheidungskurve entsprechend dem Verfahren zur Ermittlung von MDT_{vitro} nach ○Gleichung 7.24 vorgenommen. Es brauchen also nur die Fläche ABC_U und die Menge des insgesamt ausgeschiedenen Wirkstoffs U_∞ ermittelt zu werden.

$$MRT = \frac{ABC_U}{U_\infty} \qquad \text{Gleichung 7.24}$$

Bei Vorliegen von Plasmawerten erfolgt

1. Bestimmung der Fläche unter der Plasmakonzentration-Zeit-Kurve *AUC*, z. B. mit der Trapezregel (▸Kap. 7.4.2 und ○Abb. 7.39, oben),
2. Darstellung der Fläche *AUC* von $t = 0$ bis $t = \infty$ als Summenhäufigkeit (○Abb. 7.39, unten).

Diese zeitabhängige Flächenentwicklung beschreibt den zeitlichen Verlauf (Transit) der Substanzabgabe, also der Elimination, aus dem System. Die Fläche *ABC* ist wiederum ein Maß für das Verweilen des Wirkstoffs im In-vivo-System. Sie hat den gleichen Betrag wie ein Rechteck mit der Ordinate *AUC* und der Abszisse *MRT*. Die mittlere Verweilzeit errechnet sich nach ○Gleichung 7.25.

$$MRT = \frac{ABC}{AUC} \qquad \text{Gleichung 7.25}$$

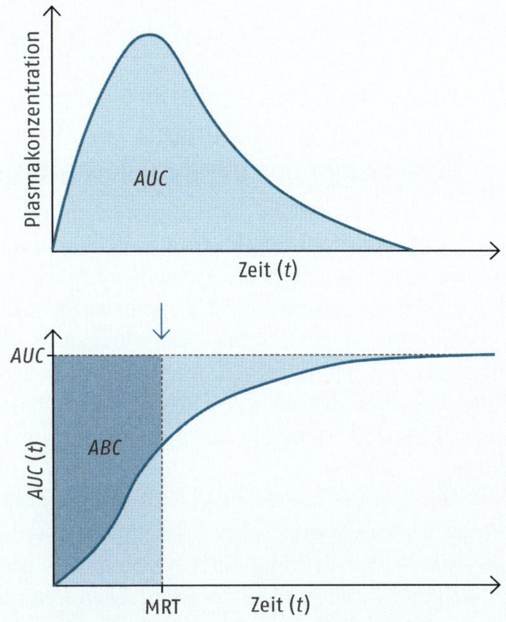

○ **Abb. 7.39** Bestimmung der mittleren Verweilzeit aus Plasmawerten (Erläuterungen s. Text; untere Kurve: *AUC* als Summenhäufigkeitskurve, Transitkurve)

Korrelation. Wegen des additiven Verhaltens der mittleren Verweilzeiten resultiert ein linearer Zusammenhang zwischen MDT_{vivo} und *MRT* (○Gleichung 7.23).

Weiterhin gilt nach ○Gleichung 7.26

$$MRT = f \cdot MDT_{\mathrm{vitro}} + T_{\mathrm{biol}} \qquad \text{Gleichung 7.26}$$

falls ein Zusammenhang zwischen den In-vivo- und In-vitro-Zeiten in einem Faktor *f* resultiert, der MDT_{vitro} zu MDT_{vivo} entsprechend ○Gleichung 7.27 wandelt.

$$MDT_{\mathrm{vivo}} = f \cdot MDT_{\mathrm{vitro}} \qquad \text{Gleichung 7.27}$$

Auftragen der Werte von MDT_{vitro} gegen *MRT* ergibt sehr häufig eine Gerade mit der Steigung *f*. Hat dieser Transformationsfaktor *f* den Wert 1, so liegt übereinstimmendes Freisetzungsverhalten in vitro und in vivo vor. Kleinere *f*-Werte beweisen eine langsamere In-vivo-Freigabe im Vergleich zu den In-vitro-Werten und umgekehrt.

Durch eine lineare Transformation der Zeitachse eines In-vitro-Versuchs kann damit das In-vitro-Freisetzungsprofil mit dem In-vivo-Freisetzungsprofil zur Deckung gebracht werden. In-vitro/In-vivo-Korrelationen sind also über den Transformationsfaktor für die Zeitachse darstellbar.

7.6.5 Kritische Wertung der In-vitro-Freisetzungs-Prüfungen zur Voraussage des In-vivo-Verhaltens

Das Freisetzungsverhalten im menschlichen Körper und der sich anschließende Resorptionsschritt sind so komplexe Vorgänge und den verschiedenartigsten Einflüssen unterworfen, dass sie sich nicht verlässlich in vitro simulieren lassen. Es sollte daher Vorsicht geboten sein, aus In-vitro-Ergebnissen Rückschlüsse auf das In-vivo-Verhalten zu ziehen. Der In-vitro-Versuch ist in keinem Fall eine Methode zur Bioverfügbarkeitsbeurteilung.

Zweifelsohne ist die In-vitro-Freisetzungsprüfung während der Entwicklung, aber auch zur Kontrolle der reproduzierbaren Fertigung eines Arzneimittels wichtig. Auch die Überprüfung einer eventuellen Veränderung der Wirkstoff-Freisetzung während der Lagerung ist ein wichtiges Einsatzgebiet. Darüber hinaus ist in den meisten Fällen der Schluss gerechtfertigt, dass bei unverändertem Freisetzungsverhalten mit keiner Änderung der Bioverfügbarkeit gerechnet werden muss.

Andererseits kann nicht unbedingt der Schluss gezogen werden, dass ein verändertes Freisetzungsverhalten eine Änderung der Bioverfügbarkeit zur Folge haben muss. Ein verändertes Freisetzungsverhalten ist zunächst ein pharmazeutisches Qualitätsproblem.

Umstrittener ist der Wert der In-vitro-Freisetzungsprüfung als Methode zur Qualitätskontrolle mehrerer, den gleichen Wirkstoff enthaltender Zubereitungen mit dem Ziel, Aussagen über die Bioäquivalenz, z. B. von Generika und Ursprungspräparat, zu erhalten. Die Prüfung ermöglicht die einwandfreie Aussage, ob der gleiche Wirkstoff in vitro aus solchen Arzneimitteln im Rahmen der zulässigen Abweichungen mit übereinstimmender Geschwindigkeit und in vergleichbarer Menge freigegeben wird. Die Prüfung ermöglicht die Aussonderung von Arzneimitteln, die den Wirkstoff mit abweichender Geschwindigkeit und/oder unvollständig freigeben.

Aber aufgrund der Ergebnisse der In-vitro-Prüfung allein können keine verlässlichen Rückschlüsse auf ein vergleichbares In-vivo-Verhalten gezogen werden. Sofern ein Verdacht besteht, dass eine ungenügende In-vitro-Freisetzung sich nachteilig in vivo, z. B. in verminderter Bioverfügbarkeit, auswirkt, kann das verlässlich nur in vivo bewiesen werden. Auch bei Vorliegen einer linearen In-vitro/In-vivo-Korrelation bei mehreren untersuchten Zubereitungen kann nicht davon ausgegangen werden, dass sich weitere Zubereitungen, die ursprünglich nicht untersucht worden waren, in die Korrelation einordnen.

Quellen und weiterführende Literatur

APV-Richtlinie. Untersuchungen zur Bioverfügbarkeit, Bioäquivalenz. Dtsch Apoth Ztg 127: 1645, 1987

Blume H, Mutschler E. Bioäquivalenz, Qualitätsbewertung wirkstoffgleicher Arzneimittel. Govi-Verlag, Frankfurt/Main 1989

Chakraborty S, Shukla D, Mishra B, Singh S. Lipid – An emerging platform for oral delivery of drugs with poor bioavailability. Eur J Pharm Biopharm 73: 1, 2009

Czeche-Wimmer S, Damer S. Substitution von Fertigarzneimitteln. Govi-Verlag, Frankfurt/Main 2014

Daniels R. Substitution von Arzneiformen. Pharmakon 4: 141, 2019

Derendorf H, Gramatté T, Schäfer HG. Pharmakokinetik kompakt. Grundlagen und Praxisrelevanz. 3. Aufl., Wissenschaftliche Verlagsgesellschaft Stuttgart, 2011

Dolder R, Skinner FS. Ophthalmika. Pharmakologie, Biopharmazie und Galenik der Augenarzneimittel. Wissenschaftliche Verlagsgesellschaft Stuttgart, 1990

DPhG. Gute Substitutionspraxis. Pharmakon 2: 225, 2014

Dressman J, Krämer J (eds.) Pharmaceutical Dissolution Testing. Taylor & Francis, London 2005

Ernst E, Vögtli A. Moderne Pharmakokinetik. Wiley-VCH Verlag, Weinheim 2010

Gaucher G, Satturwar P, Jones M-C, Furtos A, Leroux, J-C. Polymeric micelles for oral drug delivery. Eur J Biopharm 76: 147, 2010

Gugeler N, Klotz U. Einführung in die Pharmakokinetik. 2. Aufl., Govi-Verlag, Eschborn 2000

Knop K. Wirkstoff-Freisetzung aus festen Arzneiformen – Prüfmethoden, Auswertung, Einflussparameter. PharmuZ 28: 301, 1999

Langenbucher F. In-vitro-Prüfung und Korrelation mit In-vivo-Daten. In: Meyer J, Rettig H, Hess H (Hrsg.) Biopharmazie, Theorie und Praxis der Pharmakokinetik, S. 277. Georg Thieme Verlag, Stuttgart, New York 1981

Langguth P, Fricker G, Wunderli-Allenspach H. Biopharmazie. Wiley-VCH Verlag, Weinheim 2004

Langner A, Mehnert W. Biopharmazie, Pharmakokinetik – Bioverfügbarkeit – Biotransformation. 5. Aufl., Wissenschaftliche Verlagsgesellschaft Stuttgart, 2019

Lindenberg M, Kopp S, Dressman JB. Classification of orally administered drugs of the WHO model list of essential medicines according to the biopharmaceutics classification system. Eur J Pharm Biopharm 58: 365, 2004

Lippold BC. Biopharmazie. Eine Einführung zu den wichtigsten Arzneiformen. Wissenschaftliche Verlagsgesellschaft Stuttgart, 1984

Lippold BC. Lokal- und Regionaltherapie: Vorteile, neue Entwicklungen, Beispiele. PharmuZ 26: 187, 232, 1997

Löbenberg R, Amidon GL. Modern bioavailability, bioequivalence and biopharmacentics classification system. Eur J Pharm Biopharm 50: 3, 2000

Merkus FWHM. Arzneimittel vor, während oder nach der Mahlzeit? 2. Aufl., Deutscher Apotheker Verlag, Stuttgart 2001

Moll F, Bender H. Biopharmazeutische Untersuchungsverfahren. Wissenschaftliche Verlagsgesellschaft Stuttgart, 1994

Neubert R, Wepf R. Stratum corneum Struktur und Morphologie einer Barriere. Pharm.Ztg. 152:17 14, 2007

Ritter C. Wechselwirkungspotenzial von Fruchtsäften. Dtsch Apoth Ztg 148: 5612, 2008

Schiffter HA. Pharmakokinetik-Modelle und Berechnungen. 2. Aufl., Wissenschaftliche Verlagsgesellschaft Stuttgart, 2015

Stricker H. Die Korrelation analoger und nichtanaloger In-vitro/In-vivo-Verfügbarkeitsdaten. Pharm Ind 41: 279, 1979

Vaupel P, Schaible H-G, Mutschler E. Anatomie, Physiologie, Pathophysiologie des Menschen. 7. Aufl., Wissenschaftliche Verlagsgesellschaft Stuttgart, 2015

Voegele D, v. Hattingberg HM, Brockmeier D. Ein einfaches Verfahren zur Ermittlung von In-vitro/In-vivo-Zusammenhängen in der Galenik. Acta Pharm Technol 27: 115, 1981

Weitschies W. Eine Reise durch den Verdauungstrakt. Pharm Ztg 146: 1 108, 2001

Weitschies W, Mehnert W. Arzneimittelwechselwirkungen mit der Nahrung: Einnahme vor, mit oder nach der Mahlzeit? Govi-Verlag, Eschborn 2014

Youan BC. Chronopharmaceutics. Wiley-VCH Verlag, Weinheim 2009

Abbildungsnachweise

Boger WP, Gavin JJ. New Engl J Med 261: 827, 1959

Eckert M. Zur Problematik der biologischen Verfügbarkeit von rektalen Arzneiformen, Untersuchungen mit einem Sulfonamid. Dissertation. Zürich 1977

Elias PM. Int J Dermatol 20: 1, 1981

Finholt P, Haabrekke O, Holme I, Jansholt L, Paulssen RB, Sveen K. Saertrykk av Meddeleser fra Norsk Farmaceutisk Selskap 34: 101, 1972

Frömming K-H, Heyer K, Hosemann R. Dtsch Apoth Ztg 121: 2 276, 1981

Fukuoka E. Chem Pharm Bull 37: 1 047, 1989

Grote U. Dissertation. Freie Universität Berlin 1985

Johnson BF, Greer H, McCrerio J, Bye C, Fowle A. Lancet, 1 473, 1973

Keller M. Pharm Ztg 126: 1 377, 1981

Leydhecker W. Grundriss der Augenheilkunde. Springer Verlag, Berlin, Heidelberg, New York 1975

Lippold BC. Wirkstoffresorption aus Dermatika. Dtsch Apoth Ztg 121: 2 585, 1981

Ohm A. Critical manufacturing variables and in vitro dissolution tests in view of in vivo performance. In: Blume HH, Midha KK (eds.) Bio-International 2-Bioavailability, Bioequivalence and Pharmacokinetic Studies, p. 261. MedPharm Scientific Publishers, Stuttgart 1995

Rettig H. Acta Pharm Technol 24: 143, 1978

Sewing KF. Schriftenreihe der Bundesapothekerkammer, Band X, Weiße Reihe, S. 47 f. Frankfurt/M. 1980

Shaw TRD, Carless JE. Eur J Clin Pharmacol 7: 269, 1974

Wilson TH. Intestinal Absorption. WB Saunders, Philadelphia 1962

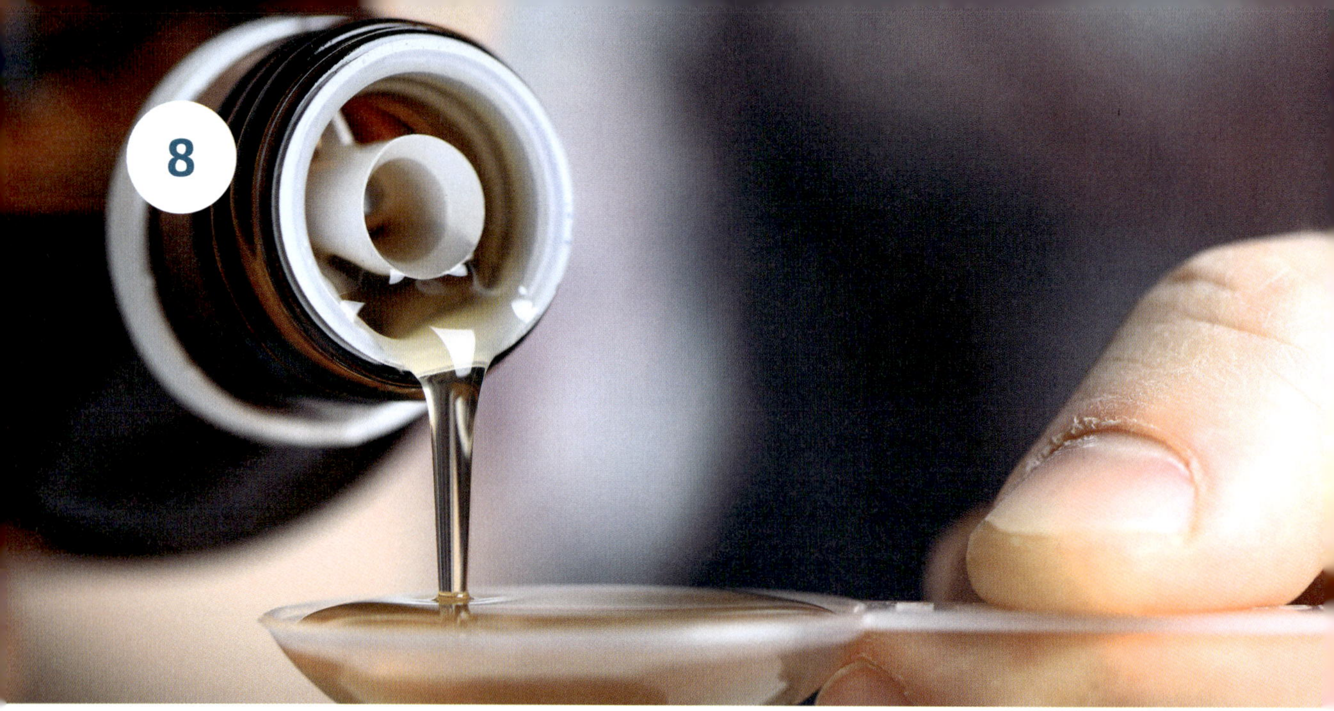

Flüssige Arzneiformen

Prof. Dr. Heiko Alexander Schiffter-Weinle

Flüssige Arzneiformen – Lösungen, Emulsionen und Suspensionen – kommen für viele Applikationswege in Betracht. Neben der meist sehr schnellen Resorption ist die Möglichkeit zur individuellen Dosierung ein Vorteil flüssiger Arzneiformen. Peroral applizierte Flüssigkeiten sind wegen der einfachen Art der Einnahme insbesondere in der Pädiatrie und der Geriatrie von Bedeutung.
Nachteilig sind die im Vergleich zu festen Darreichungsformen größeren Gefahren von mikrobiellem Befall sowie von chemischen Instabilitäten und Inkompatibilitäten gelöster Wirk- bzw. Hilfsstoffe. Die Gewährleistung der physikalischen Stabilität von Emulsionen und Suspensionen bedarf in der Regel einer durchdachten Formulierungsentwicklung.
Flüssige Arzneiformen, vor allem wenn sie in Mehrdosenbehältnissen auf den Markt gebracht werden, sind häufig unhandlicher und schwerer als feste Darreichungsformen. Für Patienten kann es deshalb komplizierter sein, die notwendige Tagesdosis mitzuführen und die benötigte Dosis unter Verwendung der beiliegenden Dosierhilfen genau abzumessen.

8.1 Allgemeines, Definitionen

Merke

Zu den flüssigen Arzneiformen zählen Lösungen, Suspensionen und Emulsionen zur äußerlichen oder inneren Anwendung.

Neben den nachstehend aufgezählten Darreichungsformen sind weitere flüssige Arzneiformen in den Kapiteln Parenteralia (▸Kap. 9), Darreichungsformen zur Anwendung am Auge (▸Kap. 10), Inhalationen, Aerosole (▸Kap. 11), Pflanzliche Drogenzubereitungen (▸Kap. 18) sowie Homöopathische Zubereitungen (▸Kap. 19) beschrieben. Wirkstofffreie Spüllösungen für Körperhöhlen und Wunden (z. B. Hämodialyselösungen und NaCl-Nasentropfen) gehören zu den Medizinprodukten (▸Kap. 20).

Aromatische Wässer (Aquae aromaticae). Nach DAB Lösungen oder feinste Dispersionen von ätherischen Ölen in Wasser, z. B. Pfefferminzwasser.

Arzneiliche Öle (Olea medicata). Ölige Lösungen lipophiler Arzneistoffe, z. B. ölige Lösung von Vitamin A (Ph. Eur.), ölige Pflanzenauszüge, z. B. aus der Ayurveda-Medizin, oder ölige Suspensionen, z. B. Oleum Zinci (NRF).

Arzneiliche Weine (Vina medicata). Lösungen von Arzneistoffen im Likörwein DAB, z. B. Pepsinwein, oder entsprechende Pflanzenauszüge.

Arzneispiritusse (Spirituosa medicata). Lösungen von Wirkstoffen in Ethanol oder Ethanol/Wasser-Gemischen, z. B. Campherspiritus (DAB), Franzbranntwein, Melissengeist.

Lösungen (Solutiones). Übergeordneter Begriff arzneilich verwendeter Lösungen. **Liquores** bezeichnen in der Regel Flüssigkeiten, bei deren Herstellung eine chemische Reaktion abläuft, z. B. wässrige Ammoniak-Lösung. **Elixiere (elixiera medicinalis)** wurden traditionell (gesüßte) wässrige Lösungen mit Alkohol als Cosolvens bezeichnet.

Lotiones (Lotionen). Zur äußerlichen Anwendung bestimmte wässrige oder wässrig-alkoholische Zubereitungen mit emulgierten oder suspendierten Wirk- und Hilfsstoffen. Bei hohem Feststoffanteil spricht man von **Schüttelmixturen**, z. B. Zinkoxid-Schüttelmixtur DAC (Lotio alba).

Sirupe (Sirupi). Nach Ph. Eur. süßschmeckende viskose flüssige Zubereitungen, die Arzneizusätze oder Pflanzenauszüge enthalten können.

Trockensäfte. Pulver und Granulate zur Herstellung von Lösungen oder Suspensionen zum Einnehmen (Ph. Eur.) kommen häufig in der Pädiatrie als Antibiotika-Trockensäfte zum Einsatz, um die Haltbarkeit peroral anzuwendender Arzneistoffe in Wasser über begrenzte Zeit zu gewährleisten und die Ausbildung schwer aufschüttelbarer Sedimente zu vermeiden. Im Gegensatz zur üblichen Herstellung von Lösungen und Suspensionen (Zugabe der Feststoffe zum Lösungs- bzw. Dispergiermittel) muss bei ihrer Zubereitung das Lösungs- bzw. Dispergiermittel in kleinen Anteilen unter wiederholtem Schütteln auf die Feststoffe bis zum vorgegebenen Endvolumen zugesetzt werden.

8.2 Flüssige Lösungen

Siehe hierzu auch die physikalisch-chemischen Grundlagen von Lösungen (▸Kap. 4.2.3).

Definition

Lösungen sind homogene Verteilungen von zwei oder mehreren unterschiedlichen Stoffen ineinander. Flüssige pharmazeutische Lösungen sind meist echte Lösungen, in denen die niedriger konzentrierte gelöste Substanz molekulardispers oder ionendispers gelöst im höher konzentrierten Lösungsmittel vorliegt.

8

8.2.1 Lösungsmittel

Wasser, wässrige Lösungsmittel. Eine besondere Bedeutung kommt bei Lösungen der Wahl des geeigneten Lösungsmittels zu. Als Lösungsmittel sollte möglichst Wasser aufgrund der guten Verträglichkeit verwendet werden. Das Arzneibuch unterscheidet in Bezug auf Anwendung und Reinheitsgrad verschiedene Wasserqualitäten (▸Kap. 5.4.2). Besonders hohe Anforderungen, insbesondere hinsichtlich der mikrobiellen Reinheit, erfordert die Herstellung von Parenteralia (▸Kap. 9), von Darreichungsformen zur Anwendung am Auge (▸Kap. 10) und von Zubereitungen zum Spülen. Für diese Zubereitungen ist nach dem Arzneibuch „Wasser für Injektionszwecke" zu verwenden.

Merke

Wasser stellt, insbesondere mit gelöst vorliegenden weiteren Stoffen, häufig einen guten Nährboden für Mikroorganismen dar (▸Kap. 5.4).

◘ **Tab. 8.1** Beispiele für nichtwässrige Lösungsmittel in pharmazeutischen Formulierungen. Modifiziert nach Murdan 2013

Art des Lösungsmittels	Beispiele und Anwendung
Alkohole und mehrwertige Alkohole	**Ethanol:** häufig verwendetes organisches Lösungsmittel in pharmazeutischen Lösungen; oft als Cosolvent in oralen, dermalen und parenteralen Lösungen verwendet **Propylenglycol:** häufig in oralen, dermalen, parenteralen Lösungen und in Lösungen zur Anwendung am Ohr verwendet **Glycerol:** häufig als Lösungsmittel oder Cosolvent zusammen mit Wasser in oralen und parenteralen Lösungen verwendet **Macrogol:** niedermolekulares Polyethylenglycol häufig als Lösungsmittel oder Cosolvent zusammen mit Wasser oder Ethanol verwendet, z. B. in parenteralen Lösungen
Pflanzliche Öle	nichtflüchtige Triglyceridöle, z. B. Olivenöl, Maisöl, Sesamöl, Mandelöl, Soyaöl, Baumwollsamenöl, Rizinusöl
Fettsäureester und spezifische Ester	**Isopropylmyristate, Ethyloleat, Oleyloleat:** häufig in Zubereitungen zur dermalen und transdermalen Applikation als Lösungsmittel und Penetrationsenhancer verwendet **Benzylbenzoat:** häufig als Lösungsmittel in intramuskulären Injektionen verwendet
Glycofurol	farblose Flüssigkeit, die u. a. als Lösungsmittel von schlecht löslichen Wirkstoffen in Injektionen, Weichgelatinekapseln und in topischen Anwendungen eingesetzt wird.

Cosolvenzien. Ungenügende Löslichkeit des Arzneistoffs in Wasser kann Maßnahmen zur Verbesserung der Löslichkeit erfordern (▸ Kap. 4.2.3, ▸ Kap. 9.3.3). Eine häufig genutzte Maßnahme besteht im Zusatz von mit Wasser mischbaren Lösungsmitteln, sogenannten **Cosolvenzien**, wie Glycerol, Propylenglykol, flüssige Macrogole (Polyethylenglycol) und Ethanol. Kritisch ist ein Zusatz solcher Cosolvenzien bei parenteraler, insbesondere intravenöser Applikation, im Hinblick auf die erforderliche Venenverträglichkeit und Gewebefreundlichkeit. Auch bei Schleimhäuten als Applikationsort müssen die Isotonie, eventuelle Extraktion von Membranbestandteilen oder sonstige Irritationen, wie Störungen der Funktion der Zilien der Nasenschleimhaut, berücksichtigt werden. Ethanol enthaltende Arzneimittel zur inneren Anwendung sowie zur Injektion und Infusion müssen bei Überschreiten bestimmter Konzentrationen gemäß der Arzneimittel-Warnhinweisverordnung einen Warnhinweis tragen.

Nichtwässrige Lösungsmittel. Bei unzureichender Stabilität oder Löslichkeit des Wirkstoffs oder für den Fall einer gleichmäßig hinhaltenden Wirkstoffabsorption können auch nichtwässrige Lösungsmittel oder Lösungsmittelmischungen zur Anwendung kommen. Meist sind diese Lösungsmittel allerdings aufgrund ihrer organoleptischen Eigenschaften, Reizwirkung, Toxizität oder Unmischbarkeit mit den physiologischen Flüssigkeiten auf wenige Applikationswege begrenzt. ◘ Tab. 8.1 zeigt eine Übersicht über gängige, in der pharmazeutischen Formulierung von Lösungen eingesetzte Lösungsmittel.

8.2.2 Hilfsstoffe in Lösungen

Neben dem notwendigen Lösungsmittel können in pharmazeutischen Lösungen noch weitere Hilfsstoffe vorkommen, z. B. zur Verbesserung der Produktstabilität, der Verträglichkeit oder der Akzeptanz durch den Patienten. Die Auswahl der Hilfsstoffe hängt bei Lösungen vor allem vom Applikationsweg ab, also davon, ob es sich um eine Lösung zur oralen, parenteralen, dermalen, nasalen, inhalativen etc. Anwendung handelt. Umgekehrt ergibt sich auch durch den Applikationsweg selbst, welche Hilfsstoffe einer Lösung zugesetzt werden müssen, um die entsprechenden Anforderungen zu erzielen, die an die Applikation gestellt werden.

Eine Hilfestellung, welcher Hilfsstoff in welcher Konzentration für eine spezifische Applikationsart schon einmal in einem zugelassenen Arzneimittel verwendet wurde, gibt die **Inactive Ingredient Database** der amerikanischen Food and Drug Administration (FDA). Die Informationen dieser Datenbank sollen der pharmazeutischen Industrie als Hilfestellung für die Entwicklung neuer Arzneimittel dienen.

Verweis auf Online
Inactive Ingredient Database

Tab. 8.2 Häufig vorkommende Hilfsstoffe in pharmazeutischen flüssigen Lösungen. Modifiziert nach Murdan 2013

Hilfsstoffgruppe	Beispiele und Anwendung
Cosolvenzien	**Alkohole und mehrwertige Alkohole:** Ethanol, Glycerol, Propylenglykol, niedermolekulare Macrogole
Geschmacksstoffe	**synthetische und natürliche Aromen:** zur Verwendung in Lösungen zur oralen Anwendung, z. B. Vanille, Erdbeere, Orange oder Zitrone, **Menthol:** häufig eingesetzt in Lösungen zur oralen und nasalen Anwendung
Farbstoffe	zur Abstimmung der Farbe auf den Geschmack der Lösung, z. B. Rot-Rosa (Erythrosin) bei Erdbeer-, Himbeer- oder Kirsch-Aroma
Süßungsmittel	**Zucker und Zuckeralkohole:** Saccharose, Sorbitol, Mannitol, Xylitol zur Verbesserung des Geschmacks oraler Lösungen, v. a. bei schlecht/bitter schmeckenden Wirkstoffen, **synthetische, nichtdiabetogene und nichtkariogene Süßstoffe**, z. B. Aspartam, Acesulfam K, Saccharin, Sucralose
Konservierungsmittel	zur Konservierung von Lösungen im Mehrdosenbehältnis, z. B. Benzalkoniumchlorid, Benzylalkohol, Chlorobutanol, Thiomersal
Antioxidanzien	für wässrige (hydrophile) Lösungen z. B. Ascorbinsäure, Natriumsulfit, Natriumpyrosulfit, für ölige (lipophile) Lösungen z. B. α-Tocopherol, Butylhydroxyanisol, Propylgallat
Komplexbildner	**Natrium-EDTA** zur Verbesserung der Wirkstoffstabilität in wässriger Lösung durch Komplexierung katalysierender Schwermetallionen
Puffer und pH-Einstellung	**Puffer:** Stabilisierung des pH-Werts, z. B. Citronensäure/Citrat, Essigsäure/Acetat, Histidin, primäres und sekundäres Phosphat, **Säuren und Basen:** pH-Einstellung, z. B. mit HCl, Natriumhydroxid
Isotonisierungsmittel	Natriumchlorid, Kaliumchlorid, Mannitol, Glycerol
Viskositätserhöher	Hypromellose, Hydroxyethylcellulose, Povidon, Polyvinylalkohol, Carbomer
Lösungsvermittler	**Strukturbrecher**, z. B. Harnstoff, Povidon, Macrogol, **Komplexbildner**, z. B. Cyclodextrine, **Solubilisatoren**, z. B. Polysorbat 80, Macrogolglycerolhydroxystearat, Macrogolglycerolricinoleat

Flüssige pharmazeutische Lösungen enthalten zusätzlich zu Wirkstoff und Lösungsmittel meist auch weitere Hilfsstoffe (Tab. 8.2), darunter Geschmacksstoffe (▸ Kap. 6.3.6), Farbstoffe (▸ Kap. 6.3.6), Konservierungsmittel (▸ Kap. 5.7.2), Antioxidanzien (▸ Kap. 22.6.2), Puffersubstanzen (▸ Kap. 6.3.4), viskositätserhöhende Stoffe (▸ Kap. 4.2.1, ▸ Kap. 4.5.2, ▸ Kap. 6.3.2) und Lösungsvermittler (▸ Kap. 6.3.3). Spezielle Hilfsstoffe sind flüssige Polyole als Zusatz zu zuckerhaltigen Lösungen, um das Festsitzen der Verschlüsse durch Zucker-Kristallisat zu verhindern.

Zusätze von **Säuren**, **Basen** oder **Puffersubstanzen** können zur Erhöhung der Kompatibilität und chemischen Stabilität (▸ Kap. 22), der verbesserten Löslichkeit von Wirk- oder Hilfsstoffen, der Beeinflussung der Resorption, Wirksamkeit oder Verträglichkeit (▸ Kap. 7) oder zur Verbesserung der Konservierungsmittelwirkung (▸ Kap. 5.7.2) erforderlich sein.

Ein Zusatz von **Lösungsvermittlern** ermöglicht, die Wasserlöslichkeit von Wirkstoffen zu verbessern (▸ Kap. 4.2.3). Hierbei können unterschiedliche Mechanismen wirksam werden. Beispiele sind Substanzen mit positivem Hydrotropieeffekt, z. B. Harnstoff, Povidon, Tenside (Solubilisatoren) oder Komplexbildner.

Ein Zusatz **viskositätserhöhender Stoffe** bei flüssigen Lösungen kann unter anderem erfolgen:

- zur Verbesserung der Gießbarkeit,
- zur Erhöhung der Dosierungsgenauigkeit,
- zur Verbesserung des Mundgefühls bei oraler Applikation
- zur Verlängerung der Verweilzeit am Auge oder in der Nasenhöhle
- zum Erzielen eines Depoteffekts bei parenteraler (s. c. oder i. m.) Applikation.

8.2.3 Eigenschaften von Lösungen, Vor- und Nachteile

Für die Applikation flüssiger Arzneiformen kommen die meisten Applikationswege in Betracht. Gelöst vorliegender Arzneistoff hat die besten Voraussetzungen für einen schnellen Wirkungseintritt nach Applikation und spielt deshalb in der Notfallmedizin eine große Rolle, z. B. die intramuskuläre Injektion von Epinephrin zur Behandlung eines anaphylaktischen Schocks.

Lösungen zeigen eine **schnelle Wirkstoffresorption**, da der Wirkstoff bereits molekulardispers gelöst vorliegt und kein zusätzlich vorgeschalteter Auflösungsschritt notwendig ist. Dabei ist die Resorptionsgeschwindigkeit aus wässrigen Lösungen in der Regel schneller als aus öligen Lösungen. Bei Letzteren ist der Penetration in die Resorptionsmembran noch ein Verteilungsschritt aus der öligen in die wässrige Phase vorgeschaltet. Außerdem ist die Diffusionsgeschwindigkeit in Öl langsamer als in Wasser.

Sind die Wirk- und Hilfsstoffe ausreichend wasserlöslich, ist die Herstellung von Lösungen in der Regel deutlich einfacher als die anderer flüssiger Darreichungsformen (Suspensionen oder Emulsionen). Die erforderlichen Geräte bei der industriellen Herstellung sind meist von einfacher Ausführung. Heiz- und kühlbare Rührwerksbehälter sind wesentliche Teile. Deren Beschickung erfolgt häufig noch manuell, während die Zugabe der Lösungsmittel oder anderer flüssiger Stoffe bei Großansätzen über Rohrleitungen vonstatten geht. Die Abfüllung erfolgt automatisch, seltener in **Einzeldosenbehältnisse**, wie z. B. kleine Tuben zum Ausdrücken, häufiger in **Mehrdosenbehältnisse** mit geeigneter **Dosierhilfe**, wie z. B. aufgesetzte Tropfer. Großvolumige flüssige Zubereitungen zum Einnehmen besitzen Dosierhilfen wie Messlöffel und -becher, zum Teil auch Dosierpipetten. Sehr exakte Dosierungen lassen sich mit aufsetzbaren Dosierpumpen oder -spritzen erzielen.

Im Vergleich zu festen Darreichungsformen bestehen bei Lösungen (aber auch bei Suspensionen und Emulsionen) größere Gefahren von **mikrobiellem Befall**, von **chemischen Instabilitäten und Inkompatibilitäten gelöster Wirk- bzw. Hilfsstoffe** (▸ Kap. 22) sowie einer Dosierungsungenauigkeit durch den Patienten bei Mehrdosenbehältnissen mit Dosierhilfe.

Wie bereits erwähnt ist Wasser das am häufigsten eingesetzte Lösungsmittel in pharmazeutisch angewendeten Lösungen. Die Löslichkeit eines Wirkstoffs in Wasser hängt von einer ganzen Reihe physikochemischer Faktoren ab, darunter bei festen Wirkstoffen vor allem von der chemischen Struktur, der Kristallstruktur, der Partikelgröße und dem pKa-Wert. Im Fall eines schwach sauren oder schwach basischen Wirkstoffs spielt auch der pH-Wert des wässrigen Lösungsmittels eine entscheidende Rolle (▸ Kap. 22.2.1). Häufig zeigen Wirkstoffmoleküle eine ungenügende Löslichkeit in wässrigen Lösungsmitteln, sodass Maßnahmen zur Löslichkeitsverbesserung getroffen werden müssen.

8.2.4 Maßnahmen zur Erhöhung der Wirkstofflöslichkeit in flüssigen Lösungen

Anpassung des pH-Werts. Die meisten Arzneistoffe sind entweder schwache Säuren oder schwache Basen. Schwach saure Arzneistoffe zeigen in saurer Lösung, aufgrund der hauptsächlich vorkommenden undissoziierten (nichtionischen) Form, eine niedrigere Löslichkeit als bei neutralem oder alkalischem pH-Wert, bei dem vor allem die dissoziierte (ionische), stark hydratisierte Form vorliegt. Genau umgekehrt verhalten sich schwach basische Wirkstoffe: Bei saurem pH-Wert zeigen sie aufgrund der Protonierung eines basischen Stickstoffs und der starken Hydratisierung der ionischen Form ein höhere Löslichkeit als bei neutralem oder alkalischem pH-Wert, bei dem vor allem die freie, nicht protonierte und wenig hydratisierte Base vorliegt (▸ Kap. 22.2.1). Der Anteil, zu dem eine Wirkstoffsäure oder eine Wirkstoffbase in der ungeladenen und geladenen Form vorliegt, ist abhängig von ihrer Säure- bzw. Basenkonstante und dem in der Lösung vorliegenden pH-Wert. Entsprechend besteht eine einfache, aber recht effiziente Methode zur Verbesserung der Wirkstofflöslichkeit in der Anpassung des pH-Werts der Lösung, um den ionischen, besser löslichen Anteil der Wirkstoffsäure oder Wirkstoffbase zu erhöhen. Die notwendigen mathematischen Formeln zur Berechnung der pH-Werte finden sich in ⚬ Gleichung 22.1 bis ⚬ Gleichung 22.9. Bei Einstellungen des pH-Werts gilt es allerdings zu beachten, dass der gewählte pH-Wert die Stabilität der Wirk- und Hilfsstoffe nicht negativ beeinträchtigen darf (▸ Kap. 22.3.1). Der pH-Wert für die ausreichende Löslichkeit eines Wirkstoffs kann ein anderer sein als der pH-Wert, der die optimale chemische Stabilität des Wirkstoffmoleküls in wässriger Lösung garantiert. Zusätzlich muss auch eine physiologische Verträglichkeit der Lösung am Applikationsort sichergestellt werden. Entsprechend ist der gewählte pH-Wert der Lösung in der Regel ein Kompromiss zwischen Löslichkeit, Stabilität, Bioverfügbarkeit und physiologischer Verträglichkeit.

Veränderung der Lösungsmitteleigenschaften. Eine häufig angewendete Möglichkeit zur Verbesserung der Löslichkeit schwer wasserlöslicher Wirkstoffe besteht im Zusatz von mit Wasser mischbaren Lösungsmitteln, sogenannten **Cosolvenzien**, wie z. B. Ethanol, Glycerol, Propylenglykol oder flüssige Macrogole (Polyethylenglycol) (▸ Kap. 8.2.1). **Strukturbrecher**, d. h. Substanzen, die im gelösten Zustand die mittlere Clustergröße des Wassers abbauen und die Störstellenkonzentration vergrößern, können die Löslichkeit eines schwer wasserlöslichen Arzneistoffs erhöhen, ohne dabei selbst als Lösungsmittel zu wirken. Typische Beispiele für Strukturbrecher mit einem solchen **Hydrotropieeffekt** sind Harnstoff, Povidon und Macrogole (▸ Kap. 4.2.3).

Komplexbildung, Einschlussverbindungen. Stöchiometrische Verbindungen zwischen Wirkstoffen oder zwischen Wirk- und Hilfsstoffen aufgrund von nichtkovalenten Wasserstoffbrückenbindungen, Dipol-Dipol-Wechselwirkungen oder auch hydrophoben Wechselwirkungen, werden als **Komplexe** bezeichnet. Zur Verbesserung der Löslichkeit wird die reversible Komplexbildung zwischen dem zu formulierenden schwer löslichen Wirkstoff und einem entsprechenden Lösungsvermittler angestrebt. Eine deutliche Löslichkeitsverbesserung lässt sich meist durch die Verwendung von Cyclodextrinen, cyclischen Oligosacchariden, aufgebaut aus sechs bis acht hohlzylinderförmig verbundenen Glucoseeinheiten, erzielen (▸ Kap. 6.3.2).

Solubilisation. Die Verbesserung der Löslichkeit von Wirkstoffen durch oberflächenaktive Substanzen in Folge der Inkorporierung von Wirkstoffmolekülen in Mizellen wird als Solubilisation bezeichnet. Es bilden sich hierbei klare bis opaleszierende wässrige Lösungen aus. Die Struktur des Wirkstoffs bleibt unverändert. Eingesetzt werden insbesondere nichtionische, hydrophile Tenside mit hohem HLB-Wert (HLB > 15), z. B. Polysorbat 80, Macrogolglycerolhydroxystearat oder Macrogolglycerolricinoleat. Generell gilt, bei der Verwendung von Tensiden auf die physiologische Verträglichkeit zu achten, besonders bei der Verwendung in Injektions- und Infusionslösungen. Hier kann es aufgrund der oberflächenaktiven Substanzen nach intravasaler Applikation zur **Hämolyse**, zu **anaphylaktischen Reaktionen** oder zu **pseudoallergischen Reaktionen** kommen.

Die bei der Solubilisation vorkommenden hohen Tensidkonzentrationen werden bei peroraler Anwendung in der Regel deutlich besser vertragen. Hier muss vielmehr der teils unangenehme Geschmack der Tenside überdeckt werden, der häufig den Zusatz von Geschmackskorrigenzien und Süßungsmitteln notwendig macht.

Zusätzlich muss beim Einsatz von Tensiden auch die Kompatibilität mit weiteren, in der Formulierung vorkommenden Hilfsstoffen und den eingesetzten Konservierungsmitteln beachtet werden (▸ Kap. 22.2, ▸ Kap 22.3).

> **Fachgebietstransfer**
>
> **Pseudoallergische Reaktion**
>
> Eine pseudoallergische Reaktion ist eine Unverträglichkeitsreaktion, die in ihrer klinischen Symptomatik einer klassischen allergischen Reaktion gleicht, aber nicht auf einer immunologischen Reaktion beruht. Ursache ist hierbei die Aktivierung und Degranulation von Mastzellen ohne IgE-Antikörpervermittlung (vgl. hierzu Typ I-Sofortreaktionen), die zu einer Histamin-Ausschüttung führt. Pseudoallergischen Reaktionen geht keine Sensibilisierung voraus, d. h. sie können bei der Erstanwendung auftreten. Charakteristisch für pseudoallergische Reaktionen ist jedoch eine Dosis-Wirkungskurve, die bei Allergien nicht beobachtet werden kann.
> Bekannte Beispiele für pseudoallergische Reaktionen sind Reaktionen in Zusammenhang mit Röntgenkontrastmitteln oder NSAID.
> In Bezug auf pharmazeutische Formulierungen wurde das Auftreten pseudoallergischer Reaktionen insbesondere bei der Injektion von Liposomendispersionen und mizellaren Solubilisatorlösungen beschrieben, die über eine Aktivierung des Komplementsystems die pseudoallergische Reaktion (CARPA, **complement activation-related pseudoallergic reactions**) auslösen.

8.3 Suspensionen und Emulsionen

Die physikalisch-chemischen Grundlagen von Suspensionen als grobdisperse Systeme des Typs fest in flüssig und Emulsionen als disperse Systeme zweier nichtmischbarer Flüssigkeiten oder flüssigkristalliner Phasen sind bereits in ▸ Kap. 4.5.7 bzw. ▸ Kap. 4.5.6 beschrieben.

8.3.1 Suspensionen

> **Definition**
>
> Suspensionen sind disperse Systeme, bei denen Feststoffpartikel (disperse Phase) in einer Flüssigkeit (Dispersionsmittel) dispergiert sind.

Pharmazeutische Suspensionen sind meist grobdisperse Systeme mit Partikelgrößen im Bereich zwischen 1 und 100 µm und einem Feststoffanteil von 0,5 bis 50 %. Je nach Applikationsart sind insbesondere an die Partikelgröße und Partikelgrößenverteilung spezifische Anforderungen zu stellen, z. B. bei der Applikation am Auge oder als Parenteralia.

Anforderungen an Suspensionen. Suspensionen ermöglichen es, schwer wasserlösliche Wirkstoffe in eine flüssige Darreichungsform zu überführen. Ob nun eine Lösung oder eine Suspension als flüssige Arzneiform gewählt wird, hängt von der Löslichkeit des Wirkstoffs in wässrigen Lösungsmitteln ab. Grundlage für eine Suspension ist, dass der suspendierte Zustand des Wirkstoffs nach der Herstellung und während der Lagerung, auch unter variierenden Lagerbedingungen, erhalten bleibt. Deutliche Änderungen der Löslichkeit bei Temperaturschwankungen müssen für die suspendierten Partikel genauso ausgeschlossen werden können wie auch Änderungen des Flockungszustands oder eine Ostwald Reifung (▸Kap. 4.5.7). Im Allgemeinen gilt, dass je niedriger die Löslichkeit eines Arzneistoffs in Wasser ist, desto kleiner sind auch temperaturbedingte Änderungen der Löslichkeit. Die Löslichkeit kann auch durch Zugabe von Nichtlösungsmitteln oder bei schwachen Wirkstoffsäuren und -basen durch Änderung des pH-Werts verringert werden.

Hilfsstoffe in Suspensionen. Viele der in ◘ Tab. 8.2 aufgeführten Hilfsstoffe finden auch bei der Formulierung von Suspensionen Anwendung. **Geschmacksstoffe**, **Farbstoffe** und **Süßungsmittel** sind meist integrale Bestandteile von Suspensionen, die zur Einnahme bestimmt sind. **Konservierungsmittel** in Suspensionen mit Wasser als Dispersionsmittel im Mehrdosenbehältnis verhindern das Wachstum von Mikroorganismen und gewährleisten die mikrobiologische Stabilität der Zubereitung. **Puffer** stabilisieren den pH-Wert des Dispersionsmittels. Dies kann notwendig sein, um z. B. die Löslichkeit der suspendierten Wirkstoffpartikel zu unterdrücken oder den wirksamen pH-Bereich für ein Konservierungsmittel einzustellen. **Komplexbildner** und **Antioxidanzien** verbessern die chemische Stabilität vieler Wirkstoffe. **Isotonisierungsmittel** können bei parenteraler Applikation von Suspensionen als Depotformulierung notwendig sein, um den osmotischen Druck anzugleichen und die Gewebeverträglichkeit sicherzustellen.

Die physikalische Stabilität von Suspensionen wird durch intelligenten Einsatz von Hilfsstoffen deutlich verbessert. Gemäß des Stokes'schen Gesetzes (○ Gleichung 4.78) kann durch eine Erhöhung der Dichte und der dynamischen Viskosität des Dispersionsmittels die Sedimentation verlangsamt werden (▸Kap. 4.5.3). Als **dichteerhöhende Hilfsstoffe** können gut wasserlösliche Substanzen, z. B. Glucose oder Saccharose, verwendet werden. Aufgrund der nichtionischen Struktur haben sie bei elektrostatischer Stabilisierung der Suspension keinen Einfluss auf das Zeta-Potenzial der suspendierten Partikel oder deren Flockungszustand. Als **Viskositätserhöher** werden vor allem lösliche Celluloseether, z. B. Methylcellulose, Hyprolose oder Hypromellose, verwendet. Bei diesen Cellulosen handelt es sich ebenfalls um nichtionische Substanzen, so dass auch hier kein Einfluss auf die elektrostatische Stabilisierung zu erwarten ist. Vorsicht ist allerdings beim Einsatz wasserlöslicher, ionischer Polymere wie Natriumcarboxymethylcellulose oder Natriumalginat geboten. Auch komplexe Polysaccharide wie Gummi Arabicum oder Traganth können als Viskositätserhöher verwendet werden.

Eine wichtige Rolle bei der Stabilisierung von Suspensionen kommt den Tensiden zu. Durch Herabsetzen der Grenzflächenspannung zwischen flüssigem Dispersionsmedium und fester disperser Phase, verbessern **Tenside** die Benetzbarkeit der suspendierten Partikel und können deren Agglomeration und Flotation verhindern. Sie werden in Konzentrationen unterhalb ihrer CMC eingesetzt. Da sich die Tensidmoleküle an der Oberfläche der suspendierten Partikel anlagern, ist der Einfluss auf das Oberflächenpotenzial abhängig von ihrer chemischen Struktur und ihrem Einfluss auf die Ladung. Ionische Tenside können Ladungen an der Partikeloberfläche verstärken, abschwächen oder gar deren Vorzeichen ändern. Nichtionische, makromolekulare oberflächenaktive Substanzen mit gut solvatisierten und in das Dispersionsmedium hineinragenden Gruppen (z. B. Macrogolanteile) können für eine **sterische Stabilisierung** der suspendierten Partikel verwendet werden.

Neben der Verwendung ionischer Tenside kann auch die Adsorption von **Peptisatoren** die Oberflächenladung der suspendierten Partikel beeinflussen. Als Peptisatoren werden stark geladene Ionen wasserlöslicher Salze (z. B. Citrate, Tartrate, Oxalate oder Pyrophosphate) in meist geringer Konzentration eingesetzt, mit dem Ziel, die Suspension elektrostatisch zu stabilisieren. Bei grobdispersen Suspensionen ist allerdings eine während der Lagerung auftretende Sedimentation meist unvermeidbar. Durch eine sachgemäße Formulierung und Herstellung unter Verwendung der schon diskutierten Hilfsstoffe muss jedoch die sogenannte Kuchenbildung (▸Kap. 4.5.7) unbedingt vermieden werden. Leicht aufschüttelbare Sedimente werden meist durch kontrollierte Flockung der Suspension nach Zusatz von **Flockungsmittel** erhalten. Flockungsmittel haben einen Einfluss auf den Verlauf der Potenzialkurve und damit das Ausmaß der diffusen Schicht. Die als Flockungsmittel meist eingesetzten monovalenten (z. B. Natriumchlorid) und multivalenten (z. B. Calciumchlorid) Salze verkleinern die Dicke der diffusen Schicht und können so die Ausbildung des sekundären Minimums entsprechend der DLVO-Theorie begünstigen (▸ Kap. 4.5.5, ○ Abb. 4.65). In der Formulierungsentwicklung von Suspensionen wird die geeignete Konzentration von Flockungsmitteln erst dann bestimmt, wenn alle anderen Formulierungsbestandteile festgelegt und eingearbeitet wurden.

8.3.2 Emulsionen

Definition

Emulsionen sind disperse Systeme, bei denen flüssige Tröpfchen oder flüssige Kristalle (disperse Phase) in einer Flüssigkeit (Dispersionsmedium) dispergiert sind. Die beiden flüssigen Phase sind nicht (oder nur partiell) miteinander mischbar.

Pharmazeutische Emulsionen sind meist grobdisperse, seltener kolloiddisperse Systeme. Der Durchmesser der emulgierten Tröpfchen kann deutlich variieren, liegt aber häufig im Bereich zwischen 0,1–25 µm. Obwohl flüssige Emulsionszubereitungen im Arzneibuch bei unterschiedlichen Applikationsarten aufgeführt sind, finden sich unter den vermarkteten Fertigarzneimitteln vor allem die intravenöse Applikation von O/W-Emulsionen und die topische Applikation von O/W- und W/O-Emulsionen. Die halbfesten Emulsionssysteme der hydrophilen und lipophilen Cremes sollen an dieser Stelle nicht besprochen werden.

Grenzflächenenergie und Stabilität. Zwei nicht miteinander mischbare Flüssigkeiten, die in einem Gefäß zusammengebracht werden, ordnen sich übereinander in diskreten Schichten an. Zwar kann durch Homogenisieren, im einfachsten Fall Schütteln oder Rühren, eine Phase tröpfchenförmig in der anderen Phase verteilt werden, nach kurzer Ruhezeit tritt aber schnell Entmischung (Phasentrennung) auf. Die Tröpfchen fließen zusammen, bis die Phasen vollständig getrennt sind und sich aufgrund von Dichteunterschieden eine Phase auf der anderen ansammelt. In diesem – in zwei Schichten getrennten – Zustand haben die beiden Phasen die kleinste gemeinsame Grenzfläche und somit die geringste Grenzflächenenergie.

Unter Verwendung von ○ Gleichung 8.1 kann die Zunahme der Grenzflächenenergie ΔG aus der durch die Emulgierung bedingten Zunahme der Grenzfläche ΔA und der Grenzflächenspannung γ berechnet werden.

$$\Delta G = \gamma \cdot \Delta A \qquad \text{Gleichung 8.1}$$

Werden 10 Milliliter Öl in Wasser auf eine Tropfengröße von 0,1 µm dispergiert, nimmt dabei die Grenzfläche auf etwa 600 m^2 zu. Ausgehend von γ = 57 mN/m für eine Mineralöl-Wasser-Grenzfläche, errechnet sich damit eine Zunahme der Grenzflächenenergie von 34,2 J. Dieser Energieanstieg reicht aus, das System thermodynamisch instabil zu machen, und bewirkt letztlich das Zusammenfließen, also die Koaleszenz der dispergierten Tröpfchen.

Stabilisierung. Um sowohl die Herstellung der Emulsionen zu erleichtern als auch das Auftreten von Koaleszenzerscheinungen zu verhindern oder wenigstens zu verlangsamen, werden Emulgatoren (oberflächenaktive Substanzen) eingesetzt. Emulgatoren verringern die Grenzflächenspannung und haben somit nach ○ Gleichung 8.1 einen direkten Einfluss auf den Energiebetrag, die treibende Kraft der Phasentrennung.

Die Reduktion der Grenzflächenenergie allein reicht allerdings nicht zur Stabilisierung einer Emulsion aus. Die Emulgator-Moleküle bilden zusätzlich einen zusammenhängenden Monolayer um das dispergierte Tröpfchen, der durch den Aufbau von Energiebarrieren hilft, das Zusammenfließen zu verhindern. Ionogene Emulgatoren wirken hierbei meist durch elektrostatische Abstoßung zwischen den Emulsionströpfchen, nichtionische Emulgatoren bauen die Energiebarriere durch sterische Effekte auf (▸ Kap. 22.6.2, ○ Abb. 22.6). Damit diese Effekte aber voll zum Tragen kommen, muss der Emulgator-Film die Grenzfläche lückenlos überziehen, da es sonst zur Koaleszenz kommen kann, wenn sich Tröpfchen der inneren Phase an nicht bedeckten Stellen berühren. Aus diesem Grund ist es wichtig, dass die Emulgator-Konzentration ausreichend hoch gewählt wird und genügend Emulgator-Moleküle bei einem entsprechenden Dispersitätsgrad zur Verfügung stehen.

Hilfsstoffe in Emulsionen. Bei der Formulierungsentwicklung von pharmazeutischen Emulsionen haben vor allem die Auswahl der Komponenten für die lipophile Phase, die Zusammensetzung der hydrophilen, wässrigen Phase und die Festlegung der verwendeten Emulgatoren eine vorrangige Bedeutung.

In äußerlich angewendeten Emulsionen werden als **lipophile Phase (Ölphase)** häufig flüssige Paraffine (Weißöle), Polysiloxane (Silikonöle), mittelkettige Triglyceride (Neutralöle) und fette Öle (z. B. Rizinusöl, Mandelöl, Erdnussöl etc.) verwendet. Fette Öle finden auch bei der Formulierung von Emulsionen zur Einnahme Anwendung. Im Vergleich hierzu ist die Auswahl von Ölen für parenterale Emulsionen deutlich eingeschränkt, insbesondere bei intravenöser Applikation. Obwohl viele pflanzliche Öle als mögliche nicht toxische Lipidkomponenten untersucht wurden, finden sich in den meisten intravenösen O/W-Emulsionen Sojaöl und mittelkettige Triglyceride, manchmal auch in Kombination.

In pharmazeutischen Emulsionen ist die **hydrophile Phase (Wasserphase)** normalerweise Wasser oder eine wässrige Lösung. Hier können Konservierungsmittel enthalten sein, um eine ausreichende mikrobiologische Stabilität während der Lagerung und Anwendung zu gewährleisten. Bei der Festlegung der Konzentration des zugesetzten **Konservierungsmittels** ist es wichtig, dessen Verteilungskoeffizienten und das Phasenverhältnis (▸ Kap. 22.2.2) sowie die Kompatibilität mit anderen Formulierungsbestandteilen, insbesondere den Emulgatoren (▸ Kap. 22.2.1), zu beachten. **Antioxidanzien** verhindern den oxidativen Abbau von Ölen und Emulgatoren mit ungesättigten Fettsäuren sowie der Arzneistoffmoleküle selbst. **Geschmacksstoffe**, **Farbstoffe** und **Süßungsmittel** verbessern Geschmack und Aussehen von Emulsionen, die zur Einnahme bestimmt sind. Feuchthaltemittel wie Propylenglykol oder Glycerol werden häufig in Emulsionen zur dermalen Anwendung zugesetzt, um die Verdunstung von Wasser aus der Formulierung während der Lagerung und Anwendung durch den Patienten zu reduzieren.

Emulgatoren sind grenzflächenaktive Substanzen (Tenside) und werden verwendet, um den dispersen Zustand einer Emulsion nach der Herstellung während der Zeit der Lagerung und Anwendung aufrecht zu erhalten. Sie verleihen dem dispersen System eine zeitabhängige Stabilität, indem sie mechanische oder elektrostatische Barrieren an der Grenzfläche zwischen dispergierter Phase und Dispersionsmittel ausbilden und damit Koaleszenz der dispergierten Tröpfchen und Ostwald Reifung verlangsamen. Die Wirkungsweise wird auch als **kinetische Stabilisierung** bezeichnet. In der Praxis wird zur Stabilisierung einer Emulsion nicht ein Emulgator allein, sondern meist Kombinationen unterschiedlicher Emulgatoren eingesetzt. Die Auswahl der Emulgatoren hängt vor allem vom gewünschten Emulsionstyp, der lipophilen und hydrophilen Phase, der Applikationsart, der physiologischen Verträglichkeit des Emulgators und der Kompatibilität mit dem Wirkstoff ab. Eine Gesamtübersicht mit Einteilung der pharmazeutisch gängigsten grenzflächenaktiven Substanzen zeigt ◘ Tab. 6.4. Das Konzept des HLB-Werts zur Angabe der hydrophilen und lipophilen Gruppen in einem Tensidmolekül ist in ▸ Kap. 4.5.6 erklärt.

Erforderlicher HLB-Wert. Bei der Formulierungsentwicklung von Emulsionen kann das HLB-System aktiv genutzt werden. In erster Linie charakterisiert es jedes

Übungsaufgabe

HLB-Wert-Berechnung für die Formulierung einer O/W-Emulsion

In der folgenden Tabelle ist die Zusammensetzung einer O/W-Emulsion gegeben.

Bestandteil	Menge	Erforderlicher HLB-Wert (O/W-Emulsion)
Paraffin, flüssig	15,0 g	10
Cetylalkohol	5,0 g	15
Bienenwachs	5,0 g	9
Emulgatormischung	5,0 g	
Konservierungsmittel	0,2 g	
Gereinigtes Wasser	ad 100,0 g	

a) Berechnen Sie den erforderlichen HLB-Wert der lipophilen Phase der Emulsion.

b) Berechnen Sie, ausgehend vom erforderlichen HLB-Wert der lipophilen Phase, die Zusammensetzung der Emulgatormischung, bestehend aus Polysorbat 80 (HLB 15,0) und Span 80 (HLB 4,3), die Sie zur Stabilisierung der Emulsion einsetzen.

Verweis auf Online
Lösung zur Übungsaufgabe

Tensid-Molekül hinsichtlich seiner lipophilen und hydrophilen Eigenschaften und damit auch hinsichtlich seiner Löslichkeit in der vorhandenen lipophilen und hydrophilen Phase. Typische O/W-Emulgatoren sind wasserlöslich und haben hohe HLB-Werte im Bereich von 8–16. Die typischen öllöslichen W/O-Emulgatoren haben niedrige HLB-Werte im Bereich zwischen 3–6. Um nun aber ein disperses System aus öliger und wässriger Phase zu stabilisieren, ist es essenziell, dass der Emulgator sowohl über einen gewissen Grad an Hydrophilie verfügt, um eine enthalpische Stabilisierungskraft zu gewährleisten, als auch einen gewissen Grad an Lipophilie, um die Adsorption an der Öl-Wasser-Grenzfläche zu ermöglichen. Welcher Emulgator und damit welche Balance zwischen dem hydrophilen und lipophilen Anteil geeignet ist, hängt von der Zusammensetzung der zu stabilisierenden Emulsionsformulierung, den Anteilen an hydrophiler und lipophiler Phase und ganz besonders von der Art der Ölphase ab.

Der HLB-Wert eines Emulgators bzw. einer Emulgator-Mischung, der eine lipophile Phase in Wasser mit optimaler Dispersität stabilisiert, kann als **erforderlicher HLB-Wert** bezeichnet werden. Die Bestimmung erfolgt in der Regel experimentell, indem die Tröpfchengröße der dispergierten Phase und/oder die Stabilität der Zubereitung gegenüber Phasentrennung für Emulgatoren oder Emulgator-Mischungen mit unterschiedlichen HLB-Werten betrachtet werden. Der HLB-Wert des Emulgators, der die stabilste Formulierung mit kleinster Tröpfchengröße erzielt, wird als erforderlicher HLB-Wert der lipophilen Phase angesehen (◘ Tab. 8.3).

◘ **Tab. 8.3** Erforderlicher HLB-Wert (O/W) für einige pharmazeutisch relevante Bestandteile lipophiler Phasen in flüssigen und halbfesten Emulsionszubereitungen. Nach Mollet et al.

Baumwollsamenöl	6–7	Maisöl	10
Bienenwachs	9	Oleylalkohol	13–14
Carnaubawachs	15	Ölsäure	17
Cetylalkohol	13–16	Paraffin, flüssig	10
Erdnussöl (hydriert)	6–7	Rizinusöl	14
Isopropylmyristat	11–12	Soyaöl	6
Lanolin (wasserfrei)	9	Stearinsäure	17
Laurinsäure	16	Stearylalkohol	15–16
Laurylalkohol	14	Vaselin	8

8.4 Flüssige Zubereitungen zum Einnehmen

Definition

Flüssige Zubereitungen zum Einnehmen sind meist Lösungen, Emulsionen oder Suspensionen mit einem oder mehreren Wirkstoffen. Es ist auch möglich, dass die Zubereitung nur aus dem flüssigen Wirkstoff besteht und so verwendet wird.

Flüssige Zubereitungen zum Einnehmen werden nach Ph. Eur. unterschieden in:

- **Lösungen, Emulsionen und Suspensionen zum Einnehmen**
- Pulver und Granulate zur Herstellung von Lösungen und Suspensionen zum Einnehmen
- **Tropfen zum Einnehmen**
- Pulver zur Herstellung von Tropfen zum Einnehmen
- **Sirupe**
- Pulver und Granulate zur Herstellung von Sirupen

Peroral applizierte Flüssigkeiten sind insbesondere in der Pädiatrie und der Geriatrie von Bedeutung, nicht zuletzt wegen der einfachen Art der Einnahme, auch bei Schluckbehinderungen, und der Möglichkeit zur individuellen Dosierung.

Lösungen, Emulsionen Suspensionen zum Einnehmen. Lösungen, Emulsionen und Suspensionen zur peroralen Applikation werden geschluckt mit dem Ziel einer lokalen Wirkung der Lösung im Gastrointestinaltrakt oder der Resorption des formulierten Wirkstoffs aus dem Gastrointestinaltrakt ins Blut. Ihr Geschmack, Geruch oder Aussehen und damit auch die Akzeptanz beim Patienten kann durch Geschmacksstoffe, Süßungsmittel und Farbstoffe verbessert werden. Bei den großvolumigeren Lösungen, Emulsionen und Suspensionen erfolgt die Dosierung meist in Vielfachen von 5 ml, bei Mehrdosenbehältnissen normalerweise mit einem **Löffel** oder einem **Becher** von 5 ml oder einem Mehrfachen von 5 ml. Wenn kleinere Volumina benötigt werden, wird häufig eine Spritze zum oralen Verabreichen beigelegt.

Tropfen zum Einnehmen. Auch Tropfen zum Einnehmen können Lösungen, Emulsionen oder Suspensionen mit einer lokalen Wirkung im Gastrointestinaltrakt oder der Resorption des Wirkstoffs aus dem Gastrointestinaltrakt in den Blutkreislauf sein. Sie werden in geringen Volumina angewendet, wobei das Arzneibuch keine Angaben zu den üblichen oder maximal zulässigen Einzelvolumina für eine Dosis macht. Die geforderte Dosierungsgenauigkeit wird bei Tropfen durch entsprechende Einsätze (Tropfer) gewährleistet. Es kann zwischen **Randtropfer** und **Zentraltropfer** unterschieden werden. Zentraltropfer haben eine bessere Dosiergenauigkeit und sind daher zu bevorzugen.

Sirupe. Wässrige Zubereitungen, die hohe Konzentration von Saccharose, anderer Zuckerarten oder Zuckeralkoholen enthalten, werden als Sirupe bezeichnet. Sie zeichnen sich durch ihren süßen Geschmack und eine viskose Konsistenz aus. Der süße Geschmack kann allerdings auch durch andere Polyole oder durch Süßungsmittel erhalten werden. Gemäß Ph. Eur. können Sirupe aus Saccharose in einer Konzentration von mindestens 45 % (m/m) bestehen. Der im Deutschen Arzneibuch aufgeführte **Sirupus simplex** besteht aus 64 Teilen Saccharose und 36 Teilen Wasser. Daneben sind noch Glucose-Sirup (mindestens 70 % Trockensubstanz) und Lactulose-Sirup (mindesten $620\,g \cdot l^{-1}$ Lactulose) aufgeführt. Auch Sirupe können Aromastoffe oder andere Geschmackskorrigenzien enthalten. Sirupen im Mehrdosenbehältnissen ist eine geeignete Vorrichtung zur Abmessung des zu verabreichenden Volumens beigelegt, typischerweise ein Löffel oder ein Becher von 5 ml oder einem Mehrfachen von 5 ml.

Anforderungen. In Bezug auf den pH-Wert von Lösungen oder Tropfen zum Einnehmen kann ein weiter Bereich von pH 2–9 vom Gastrointestinaltrakt toleriert werden. Typischerweise wird ein annähernd neutraler pH-Wert angestrebt. Abweichungen können aber aufgrund einer pH-abhängigen Löslichkeit des Wirkstoffs oder einer pH-abhängigen Wirksamkeit des in Mehrdosenbehältnissen verwendeten Konservierungsmittels notwendig sein. Die Viskosität der Zubereitungen ist in der Regel höher als die von Wasser, darf die Gießbarkeit oder die Akzeptanz (Mundgefühl) beim Patienten aber nicht negativ beeinträchtigen. Durch Zusatz viskositätserhöhender, makromolekularer Hilfsstoffe, wie z. B. Povidon, kann bei Tropfen eine zu rasche Tropfenfolge bei der Dosierung verringert werden.

8.5 Zubereitungen zur Anwendung in der Mundhöhle

Definition

Zubereitungen zur Anwendung in der Mundhöhle sind flüssige, halbfeste oder feste Zubereitungen, die zur lokalen Therapie in Mundhöhle und Rachenraum eingesetzt werden, oder deren Wirkstoffe nach Resorption durch die Mundschleimhaut eine systemische Wirkung erzielen.
Zubereitungen zur Anwendung in der Mundhöhle werden nach Ph. Eur. unterschieden in:

- **Gurgellösungen**
- **Mundwässer**
- **Lösungen zur Anwendung am Zahnfleisch**
- **Lösungen und Suspensionen zur Anwendung in der Mundhöhle**
- Halbfeste Zubereitungen zur Anwendung in der Mundhöhle
- **Tropfen und Sprays zur Anwendung in der Mundhöhle sowie im Rachenraum und Sublingualsprays**
- Lutschtabletten und Pastillen
- Gepresste Lutschtabletten
- Sublingualtabletten und Bukkaltabletten
- Kapseln zur Anwendung in der Mundhöhle
- Mukoadhäsive Zubereitungen
- Schmelzfilme

Bei sublingualer und bukkaler Applikation wird eine Resorption unter Umgehung des Magen-Darm-Trakts erreicht und somit auch des First-Pass-Effekts (▸ Kap. 7.4).

Gurgellösungen und Mundwässer. Gurgellösungen sind wässrige Lösungen zum Gurgeln, mit denen eine lokale Wirkung erreicht werden soll. **Mundwässer** sind wässrige Lösungen, die bei der Anwendung mit der Mundschleimhaut in Kontakt treten sollen. Beide dürfen nicht geschluckt werden. Gurgellösungen werden zur Prophylaxe oder Behandlung von Entzündungen des Rachenraums eingesetzt. Mundwässer treten bei ihrer Anwendung in Kontakt mit der Mundschleimhaut und den Zahnoberflächen und dienen vorwiegend der Prophylaxe von Zahn- und Zahnfleischerkrankungen (z. B. Karies, Gingivitis und Parodontitis) und der Beseitigung oder Überdeckung von Mundgeruch. Sowohl Gurgellösungen als auch Mundwässer können gebrauchsfertige Lösungen oder zu verdünnende Konzentrate sein. Sie können auch aus Pulvern oder Tabletten, die vor der Verwendung in Wasser aufgelöst werden, hergestellt werden. Der pH-Wert sollte möglichst im neutralen Bereich sein.

Lösungen zur Anwendung am Zahnfleisch. Lösungen zur Anwendung am Zahnfleisch sind unter Verwendung eines geeigneten Applikators am Zahnfleisch bestimmt. Der Applikator dient dabei der gezielten Verabreichung der Zubereitung auf begrenzte Bereiche des Zahnfleischs und somit dem Erzielen einer lokal erhöhten Wirkstoffkonzentration, insbesondere in den Zahnfleischtaschen. Einsatzbereiche sind häufig Zahnfleischreizungen, Zahnfleischentzündungen und die Vorbeugung oder Behandlung bakterieller Infektionen nach zahnärztlicher Behandlung.

Lösungen und Suspensionen zur Anwendung in der Mundhöhle. Flüssige Wirkstofflösungen und Wirkstoffsuspensionen zur Anwendung in der Mundhöhle werden z. B. bei der Behandlung von Infektionen wie Mundsoor verwendet. Bekannte Beispiele sind Suspensionen mit den Antimykotika Nystatin oder Amphotericin B. Viele der Fertigarzneimittel können aber nicht nur zur Therapie in der Mundhöhle, sondern auch zur topischen intestinalen Behandlung nach dem Einnehmen verwendet werden. Meist werden diesen Zubereitungen Hilfsstoffe zur Verbesserung des Geschmacks, im Falle von Lösungen häufig auch zur Verbesserung der Wirkstofflöslichkeit zugesetzt.

Tropfen und Sprays zur Anwendung in der Mundhöhle und Sublingualsprays. Flüssige Lösungen, Emulsionen oder Suspensionen, mit dem Ziel einer lokalen Wirkung des Arzneistoffs in der Mundhöhle oder einer systemischen Wirkung nach Resorption können in Form von Tropfen oder Sprays formuliert werden. Tropfen werden durch Einträufeln in die Mundhöhle ohne Applikator verabreicht. Sprays werden durch Sprühen in die Mundhöhle, den Rachenraum oder unter die Zunge verabreicht. Die Tropfengröße des Sprays muss dabei so gewählt werden, dass es zu einer Ablagerung in der Mundhöhle oder im Rachenraum kommt. Sprays mit lokaler Wirkung kommen zum Beispiel als Speichelersatzmittel bei der Behandlung von Xerostomie (Mundtrockenheit) zum Einsatz.

Eine systemische Wirkung kann nach transmukosaler Resorption aus der Backentasche (**bukkal**) oder durch Resorption über die Schleimhaut des Zungengrunds (**sublingual**) erzielt werden. Lokal ist der Bereich unter der Zunge durch eine gut permeable und gut durchblutete Schleimhaut, aber auch durch einen hohen Speichelfluss gekennzeichnet. Der Bereich ist deshalb besonders für die Applikation von Wirkstoffen geeignet, die schnell resorbierbar sind. Die bukkale Schleimhaut ist im Vergleich etwas weniger permeabel, allerdings aufgrund der relativ immobilen Mucinschicht, mit der sie bedeckt ist, und des geringen Speichelflusses in diesem Bereich der Mundhöhle für mukoadhäsive Formulierungen geeignet. Sprays mit systemischer Wirkung sind z. B. Glyceroltrinitrat-Sprays zur Behandlung akuter Anfälle bei Angina pectoris.

8.6 Zubereitungen zur Anwendung am Ohr

Definition

Zubereitungen zur Anwendung am Ohr sind flüssige, halbfeste oder feste Zubereitungen. Sie werden durch Einträufeln, Zerstäuben oder Einblasen, in Form von Spülungen sowie als Tampons im Gehörgang angewendet.
Zubereitungen zur Anwendung am Ohr werden nach Ph. Eur unterschieden in:

- **Ohrentropfen und Ohrensprays**
- Halbfeste Zubereitungen zur Anwendung am Ohr
- Ohrenpulver
- **Ohrenspülungen**
- Ohrentampons

Ohrentropfen und Ohrensprays. Bei Ohrentropfen oder Ohrensprays handelt es sich um Lösungen, Emulsionen und Suspensionen, die im Gehörgang angewendet werden und keinen schädlichen Druck auf das Trommelfell ausüben. Auch die Anwendung der flüssigen Zubereitungen in Form eines getränkten Tampons ist möglich.

Nach DAC/NRF werden Ohrentropfen in wässrige Formulierungen, weitgehend wasserfreie Formulierungen und ölige Formulierungen unterschieden. Welche Lösungsmittel verwendet werden hängt von der Anwendung, insbesondere den pathophysiologischen Gegebenheiten ab:

- Anwendung am oder im äußeren Gehörgang bei intaktem Trommelfell,
- Anwendung am oder im Gehörgang bei perforiertem Trommelfell,
- Anwendung bei perforiertem Trommelfell im Mittelohr.

Wässrige Ohrentropfen sind zwar auf dem Epithel des äußeren Gehörgangs und Trommelfells gut verträglich, können aber aufgrund der örtlichen Gegebenheiten durch Mazeration der Haut das Bakterien- und Pilzwachstum fördern. Deshalb ist bei nicht intaktem Trommelfell und bei der Behandlung von Ohrmykosen mit Mittelohrbeteiligung Vorsicht geboten. Zusätzlich ist zu beachten, dass viele am Ohr eingesetzten Wirkstoffe (z. B. Antibiotika, Glucocorticoide, Lokalanästhetika) eine ungenügende Wasserlöslichkeit besitzen und wasserlösliche Salze der Wirkstoffe wegen mangelnder Penetration am Gehörgang meist unwirksam sind. Wässrige Formulierungen enthalten deshalb oft adstringierende Wirkstoffe, Antiseptika oder Stoffe zum Lösen von Ohrenschmalz.

Aufgrund der dargestellten Problematik des Bakterien- und Pilzwachstums im Gehörgang, werden **weitgehend wasserfreie Ohrentropfen** unter Verwendung hydrophiler Flüssigkeiten wie z. B. Butylenglycol, Glycerol, Propylenglycol oder flüssigen Macrogolen hergestellt. Die in wässrigen Lösungen als Cosolvenzien eingesetzten Flüssigkeiten stellen meist auch die ausreichende Löslichkeit der Wirkstoffe sicher. Grundsätzlich dürfen diese Art der Ohrentropfen aber nur nach Inspektion des Ohrs bei intaktem Trommelfell angewendet werden. Gleiches gilt auch für ölige Ohrentropfen. Hier werden als Grundlagen in der Regel pflanzliche Öle wie z. B. raffiniertes Erdnussöl verwendet.

Ohrenspülungen. Bei Ohrenspülungen handelt es sich im Allgemeinen um wässrige Lösungen mit einem pH-Wert, der innerhalb des physiologischen Bereichs liegt. Sie sind zur Reinigung des äußeren Gehörgangs bestimmt. Zur Anwendung am verletzten Ohr oder vor einem chirurgischen Eingriff müssen sie steril sein. Für das Mittelohr sind Ohrenspülungen isoton anzugleichen. Das NRF beschreibt eine 3 %ige Wasserstoffperoxid-Lösung zur Entfernung von Eiter bei Mittelohrentzündung, zur kurzzeitigen Einwirkung zum Einweichen von Ceruminalpfröpfen und zur Reinigung im äußeren Gehörgang.

Merke

Ohrentropfen und vor allem Ohrenspülungen sind grundsätzlich körperwarm anzuwenden.

Wichtiges in Kürze

Soll eine Zubereitung bei intaktem oder perforiertem Trommelfell das Mittelohr erreichen, so handelt es sich nicht mehr um eine Anwendung am Ohr, sondern um eine **intratympanale** Injektion oder Instillation. Lösungen zur Anwendung im Mittelohr fallen nicht unter die Ph. Eur. Monographie „Zubereitungen zur Anwendung am Ohr“. Da es keine eigene Monographie gibt, werden im Arzneibuch auch keine Anforderungen an die Lösungen angegeben. Nach DAC/NRF sind allerdings grundsätzlich zu fordern:

- wässrige Lösung
- pH-neutrale Reaktion
- Isotonie
- geringe Ototoxizität
- keine Konservierung
- Sterilität
- Abfüllung als Einzeldosiszubereitung

Anforderungen und Formulierung. Eine weitgehende Angleichung an die physiologischen Verhältnisse ist meist nicht erforderlich, da das Epithel des Außenohrs im Vergleich zum Nasenepithel robuster ist. In manchen Fällen können hyperosmotische Effekte sogar Bestandteil der Therapie sein. Eine Ausnahme besteht, wenn wässrige Ohrentropfen zur Behandlung bei verletztem Trommelfell oder bei chirurgischen Eingriffen vorgesehen sind – dann wird annähernde Isotonie gefordert. Auch Spüllösungen für das Mittelohr sind isoton anzugleichen. Für alle Lösungen zur Anwendung jenseits des Trommelfells gilt, dass sie steril und konservierungsmittelfrei sein müssen, um ototoxische Reaktionen auszuschließen. Hypotone Lösungen können das Trommelfell durchdringen.

Bei der Auswahl der Hilfsstoffe muss berücksichtigt werden, dass diese in der verwendeten Konzentration nicht ototoxisch wirken oder eine lokale Reizung hervorrufen dürfen. Formulierungen können Säuren oder Basen zum Einstellen des pH-Werts, Puffer, Isotonisierungsmittel, Viskositätserhöher und Hilfsstoffe zur Verbesserung der Wirkstofflöslichkeit enthalten. Bei Mehrdosenbehältnissen wird in der Regel ein geeignetes antimikrobielles Konservierungsmittel benötigt, sofern nicht die Zubereitung an sich ausreichende antimikrobielle Eigenschaften besitzt. Zubereitungen zur Anwendung am Ohr enthalten, sofern erforderlich, einen geeigneten Applikator, der so beschaffen ist, dass bei sachgemäßer Handhabung eine Kontamination der Zubereitung vermieden wird.

8.7 Zubereitungen zur nasalen Anwendung

Definition

Zubereitungen zur nasalen Anwendung sind flüssige, halbfeste oder feste Zubereitungen zur Anwendung in den Nasenhöhlen. Sie sind zur lokalen Wirkung in der Nasenhöhle oder systemischen Wirkung nach Resorption des Wirkstoffs durch die Nasenschleimhaut bestimmt.

Zubereitungen zur nasalen Anwendung werden nach Ph. Eur. unterschieden in:

- **Nasentropfen und flüssige Nasensprays**
- Nasenpulver
- halbfeste Zubereitungen zur nasalen Anwendung
- **Nasenspülungen**
- Nasenstifte

Eine nasale Applikation von Wirkstoffen wird meist zur Behandlung lokaler Symptome im Zusammenhang mit einer Rhinitis, allergischen Rhinitis oder Infektion in den Nasenhöhlen verwendet. Gängige Arzneistoffe für die lokale Behandlung sind Antihistaminika, Glucocorticoide, Cromoglycinsäure, Antiseptika und Antibiotika. Ihre Anwendung erfolgt entweder in flüssiger Form als Lösungen bzw. Sprays oder halbfester Form als Salben und Cremes. Die lokale Applikation in der Nasenhöhle ermöglicht sowohl eine schnelle Verbesserung von nasalen Krankheitssymptomen als auch niedrigere Wirkstoffdosierungen und somit die Verminderung systemischer Nebenwirkungen im Vergleich zur peroralen Applikation des Wirkstoffs.

Eine nasale Applikation kann aber auch mit dem Ziel einer systemischen Wirkung von Arzneistoffen angewendet werden. Die geringe Dicke der Nasenschleimhaut und das dichte Netz der lokal vorhandenen Blutgefäße schaffen günstige Voraussetzungen für die nasale Wirkstoffresorption. Biopharmazeutische Vorteile sind der schnelle Wirkungseintritt (z. B. bei der Behandlung von Migränesymptomen) und die Vermeidung eines hepatischen First-Pass-Effekts. Dem stehen jedoch auch als Nachteil stark schwankende Bioverfügbarkeiten aufgrund der lokalen Gegebenheiten gegenüber (▸Kap. 7.2.4). Eine einfache Selbstmedikation ist bei dieser Art der Wirkstoffverabreichung möglich und durch den Patienten auch akzeptiert. Beispiele für nasal applizierte Wirkstoffe mit systemischer Wirkung sind Peptidhormone, Opiodanalgetika oder Triptane (◘Tab. 8.4, ◘Tab. 8.5).

Besonders interessant ist, dass die Nasenhöhlen aufgrund des vorhandenen lymphatischen Gewebes, in der Fachsprache als **NALT (nasal-associated lymphoid tissue)** bezeichnet, zur Applikation von Impfstoffen verwendet werden können. Vor allem für Infektionskrankheiten, die mit dem respiratorischen System zusammenhängen, wie z. B. Influenza, bietet diese Art der nadelfreien Immunisierung eine Alternative zur gängigen intramuskulären Injektion. Das in den USA zugelassenen FluMist® Quadrivalent enthält die Einzeldosis einer wässrigen, konservierungsmittelfreien Formulierung eines lebend-attenuierten, tetravalenten Grippeimpfstoffs.

Wässrige Nasentropfen und Nasensprays. Die flüssigen Zubereitungen zur nasalen Anwendung sind häufig Lösungen, seltener werden Suspensionen oder Emulsionen verwendet. Wasser wird als Lösungsmittel bevorzugt eingesetzt, da viele organische Lösungsmittel einen negativen Effekt auf die Zilientätigkeit haben können. Zur Vermeidung von Reizungen der Nasenschleimhaut sollten wässrige Nasentropfen, Nasensprays und Nasenspüllösungen annähernd isoton und euhydrisch sein. Die Forderung der Isotonie ist bei wässrigen Nasentropfen im Vergleich zu wässrigen Augentropfen strenger zu betrachten, da Verdünnungseffekte nach Applikation auf der Nasenschleimhaut kaum eintreten. Im Gegensatz zu Augentropfen ist bei wässrigen Zubereitungen zur nasalen Anwendung allerdings keine Sterilität vorgeschrieben. Ein niedriger Keimgehalt von maximal 10^2 KBE und die Abwesenheit von Enterobakterien, Pseudomonas aeruginosa und Staphylococcus aureus ist anzustreben. Bei Abgabe in Mehrdosenbehältnissen muss, in der Regel durch Zusatz eines Konservierungsmittels, mikrobielle Rekontamination ausgeschlossen werden. Je nach Art der Applikationshilfe werden unterschiedliche Aufbrauchsfristen gefordert.

Ölige Nasentropfen. Ölige Nasentropfen haben aufgrund der schlechten Mischbarkeit der lipophilen Zubereitungen mit dem hydrophilen Nasensekret einen schlechteren Kontakt mit der Nasenschleimhaut und werden durch die Zilienbewegung schnell abtransportiert. Zusätzlich bestehen bei flüssigen lipophilen Rezepturen gesundheitlich Gefahren (Risiko einer Lipidpneumonie), wenn lipophile Bestandteile durch Aspiration in die Lunge gelangen. Das DAC/NRF rät deshalb, ölige Nasentropfen und dünnflüssige Nasenemulsionen nur in begründeten Ausnahmefällen herzustellen, insbesondere aber nicht zur Anwendung bei Kindern. Auch bei bettlägerigen Patienten, Patienten mit Schluckstörungen und künstlich beatmeten Patienten ist von einer Anwendung flüssiger lipophiler Formulierungen abzuraten. Ölige Nasensprays sind in diesem Zusammenhang ebenfalls kritisch zu sehen. Nach Aussage des DAC/NRF würden Zubereitungen niedrigviskoser hydrophober Nasensalben oder Nasencremes das toxikologische Risiko aufgrund ihrer höheren Konsistenz und damit verbundenen weniger wahrscheinlichen Aspiration verringern.

Nasenspülungen. Nasenspülungen sind wässrige, isotonische Lösungen, die zum Reinigen der Nasenhöhlen bestimmt sind. Aufgrund des größeren angewendeten Volumens im Vergleich zu Nasentropfen, sollten Nasenspülungen nicht nur in Bezug auf die Tonizität, sondern auch auf den pH-Wert den physiologischen Bedingungen angepasst werden. Werden Nasenspülungen bei Verletzungen oder vor chirurgischen Eingriffen angewendet, müssen sie steril sein.

Packmittel und Applikationshilfen. Für Nasentropfen in Mehrdosenbehältnissen werden meist Braunglasflaschen mit geeigneter Applikationshilfe, z. B. einer Tropfpipette oder einer Kolbenpipette mit Steckeinsatz, verwendet. Nasensprays unterscheiden sich von Nasentropfen lediglich durch die Handhabung und Verpackung. Gängig sind einfache quetschbare Kunststoff-Flaschen oder Behältnisse mit Zerstäuberpumpe (○Abb. 8.1). Ein Inhalt der Mehrdosenbehältnisse von

Tab. 8.4 Beispiele für Zubereitungen zur nasalen Anwendung mit systemischer Wirkung im Mehrdosenbehältnis (Dosiersprühfläschchen)

Wirkstoff	Präparat	Device	Formulierung
Desmopressinacetat	Minirin® 10 µg Nasenspray; Desmospray®	Mehrdosenbehältnis: Flasche (Glas Typ 1) mit Dosierpumpe, Flasche enthält 5 ml Lösung.	1 Sprühstoß (≙ 100 µl Lösung) enthält 10 µg Desmopressinacetat (8,9 µg Desmopressin). Sonstige Bestandteile: Benzalkoniumchlorid (0,1 mg/ml), NaCl, Citronensäure-Monohydrat, Na_2HPO_4 2 H_2O (Ph. Eur.), gereinigtes Wasser
Buserelinacetat	Profact® nasal	Mehrdosenbehältnis: Flasche mit Dosierpumpe, Flasche enthält 10 g Lösung.	1 Sprühstoß (≙ 100 mg Lösung) enthält 0,105 mg Buserelinacetat (0,1 mg Buserelin). Sonstige Bestandteile: Benzalkoniumchlorid, NaCl, Citronensäure-Monohydrat, Natriumcitrat 2 H_2O, gereinigtes Wasser
Gonadorelin	Kryptocur® Nasenspray	Mehrdosenbehältnis: Braune Glasflasche mit Schraubverschluss und Dosierpumpe, Flasche enthält 10 g Lösung.	1 Sprühstoß ≙ (100 mg Lösung) enthält 200 µg synthetisches Gonadorelin und 0,1 mg Benzylalkohol. Sonstige Bestandteile: NaCl, Citronensäure-Monohydrat, Na_2HPO_4 2 H_2O (Ph. Eur.), gereinigtes Wasser
Nafarelinacetat	Synarela®	Mehrdosenbehältnis: Flasche (Glas Typ 1) mit PVC-Ummantelung und Sprühpumpe mit Schnappdeckel als Schutzkappe, Flasche enthält 8 ml Lösung.	1 Sprühstoß (≙ 100 µl Lösung) enthält 0,23 mg Nafarelinacetat und 0,01 mg Benzalkoniumchlorid. Sonstige Bestandteile: NaCl, Sorbitol (Ph. Eur.), Essigsäure 99 %, gereinigtes Wasser
Fentanylcitrat	Instanyl® 50/100/200 µg pro Dosis	Mehrdosenbehältnis: Flasche (braunes Glas Typ 1) mit Dosierpumpe und Schutzkappe, Flaschen enthalten 1,8 ml (10 Dosen), 2,9 ml (20 Dosen) oder 5,0 ml (40 Dosen).	1 Sprühstoß (≙ 100 µl Lösung) enthält 50 µg/100 µg/200 µg Fentanyl. Sonstige Bestandteile: NaH_2PO_4 2 H_2O (Ph. Eur.), Na_2HPO_4 2 H_2O (Ph. Eur.), gereinigtes Wasser
Fentanylcitrat	PecFent® 100/400 µg pro Sprühstoß	Mehrdosenbehältnis: Flasche (Glas Typ 1) mit aufgesetzter Dosierpumpe und eingebautem hörbarem Dosiszähler einschließlich Schutzkappe, Flaschen enthalten 0,95 ml (Abgabe von 2 vollständigen Sprühstößen) oder 1,55 ml (Abgabe von 8 vollständigen Sprühstößen).	1 Sprühstoß (≙ 100 µl Lösung) enthält 100 µg/400 µg Fentanyl 0,02 mg Propyl-4-hydroxybenzoat (Ph. Eur.). Sonstige Bestandteile: Pektin, Mannitol (Ph. Eur.), 2-Phenylethan-1-ol, Sucrose, HCl (0,36 % ig) oder NaOH (zur pH-Wert Einstellung), Gereinigtes Wasser

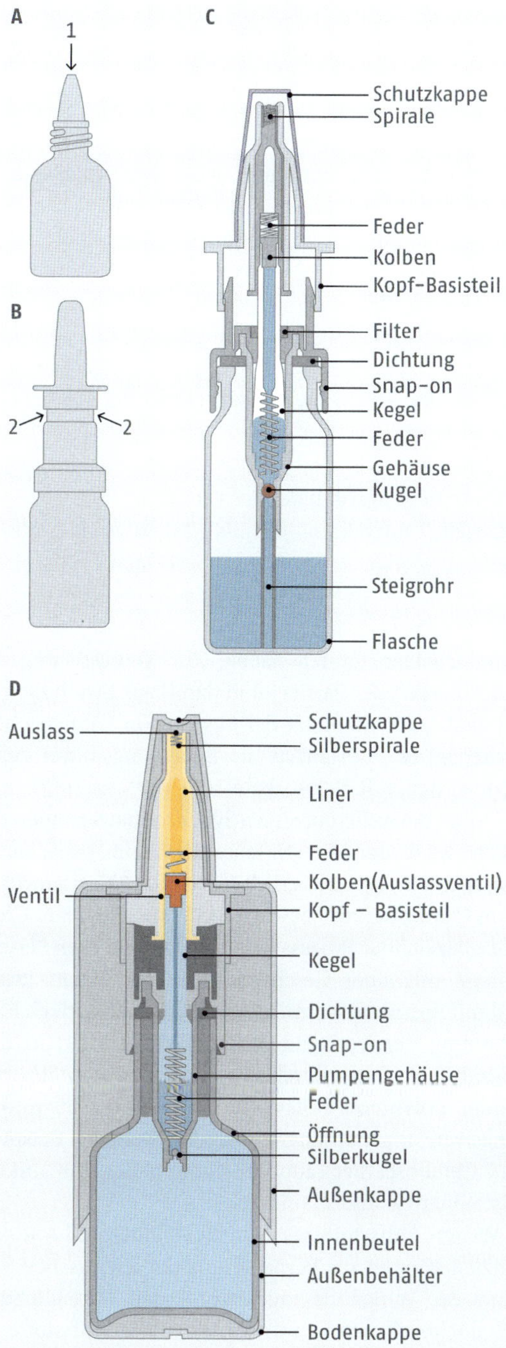

Abb. 8.1 Typen von Nasensprayfläschchen. **A** Quetschsprühfläschchen mit Luftansaugöffnung 1 (Düse); **B** Dosiersprayfläschchen mit Luftansaugöffnung 2 (zwischen Nasenadapter und Verschlusskappe); **C** Dosiersprayfläschchen mit Luftansaugöffnung 2 mit speziellem System zum Schutz des Inhalts vor Kontamination (3K®-System, Ursatec); **D** Dosiersprühfläschchen ohne Luftansaugöffnung (COMOD®-System, Ursapharm)

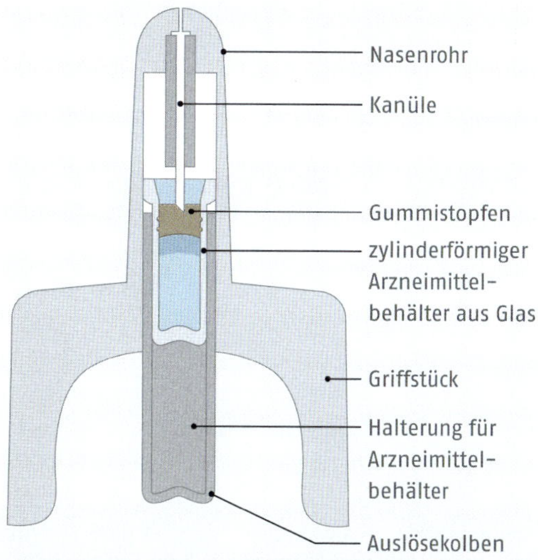

Abb. 8.2 Unidose System (UDS, Aptar) für flüssige Zubereitungen und Volumina bis zu 100 µl

10 g bzw. 10 ml sind meist dem Verbrauch und aus therapeutischer Sicht angemessen.

Ein erhöhtes Hygienerisiko besteht trotz Konservierung bei der Verwendung wässriger Formulierungen in Kombination mit Pipettensaugern und Quetschflaschen. Das DAC/NRF legt deshalb eine Maximalmenge von 10 ml je Abgabegefäß und eine Aufbrauchsfrist von 2 Wochen fest. Konservierte Nasensprays mit Druckzerstäuberpumpe haben ein vergleichsweise niedriges Kontaminationsrisiko bei Anwendung. Hier werden 6 Monate als Aufbrauchsfrist festgelegt. Spezielle **Pumpspraysysteme** (z. B. COMOD) verhindern durch besondere Konstruktionen wie flexible Innenbeutel ohne Kontakt mit der Außenluft oder durch Luftfilter sowie Einsatz versilberter Bauteile an der Auslassöffnung die Rekontamination. Steril abgefüllt kommen sie ohne Konservierungsmittel aus (Abb. 8.1).

Sterile wässrige Nasentropfen ohne Konservierungsmittel im Einzeldosenbehältnis werden in sogenannten Einzeldosierpipetten aus Kunststoff in Verkehr gebracht. Einzeldosen, die als Nasenspray verabreicht werden sollen, z. B. zur Immunisierung (z. B. FluMist®), können in Luer-Spritzen mit speziellem Zerstäuberaufsatz (z. B. MAD® Nasal System der Firma LMA™) abgefüllt werden. Gebrauchsfertige Einmaldosiersprays mit dem Ziel einer systemischen Wirkung nutzen insbesondere das **Unidose System (UDS)** für flüssige Zubereitungen der Firma Aptar (Abb. 8.2, Tab. 8.5).

Anforderungen und Formulierung. Wässrige Formulierungen zur nasalen Anwendung sollen annähernd isotonisch sein. Als Isotonisierungsmittel können z. B.

8

Tab. 8.5 Beispiele für Zubereitungen zur nasalen Anwendung mit systemischer Wirkung im Einzeldosisbehältnis

Wirkstoff	Präparat	Formulierung
Zolmitriptan	AscoTop® Nasal	1 Dosis (≙ 100 µl Lösung) enthält 5 mg Zolmitriptan. Die Lösung ist auf pH 5,0 eingestellt. Sonstige Bestandteile: NaH_2PO_4 2 H_2O (Ph. Eur.), Na_2HPO_4 2 H_2O (Ph. Eur.), Citronensäure gereinigtes Wasser
Sumatriptan	Imigran® Nasal Mite (10 mg) Imigran® Nasal (20 mg)	1 Dosis (≙ 100 µl Lösung) enthält 10 mg (Mite) oder 20 mg Sumatriptan in wässriger, gepufferter Lösung. Sonstige Bestandteile: KH_2PO_4, Na_2HPO_4, Schwefelsäure (20 %), NaOH, gereinigtes Wasser
Fentanylcitrat	Instanyl® 50/100/200 µg pro Dosis	1 Dosis (≙ 100 µl Lösung) enthält 50 µg/100 µg/200 µg Fentanyl. Sonstige Bestandteile: NaH_2PO_4 2 H_2O (Ph. Eur.), Na_2HPO_4 2 H_2O (Ph. Eur.), Wasser für Injektionszwecke

Natriumchlorid, Mannitol oder Glucose verwendet werden. Der pH-Wert von Nasentropfen soll laut DAC/NRF im euhydrischen Bereich zwischen 6,8 und 8,3 liegen. In einigen Marktformulierungen wird allerdings zugunsten einer ausreichenden Wirkstoffstabilität in der wässrigen Zubereitung davon abgewichen. Wird in der Formulierung ein Puffer verwendet und vom physiologischen pH-Wert der Nasenschleimhaut (pH 7,4) abgewichen, so dürfen aufgrund der begrenzten Kompensationsmöglichkeit der Nasenschleimhaut nur niedrige Pufferkonzentrationen verwendet werden. Als Puffersysteme eignen sich Phosphatpuffer und Trometamol. Vorzugsweise wird der pH-Wert lediglich eingestellt und nicht gepuffert. Citratpuffer sollen wegen ziliartoxischer Effekte nicht verwendet werden. Borsäure und ihre Salze sind in Zubereitungen zur nasalen Anwendung verboten.

Wässrige Zubereitungen zur nasalen Anwendung im Mehrdosenbehältnis enthalten in der Regel Konservierungsmittel, häufig eine Mischung aus Benzalkoniumchlorid (0,01 %) und Natriumedetat (0,05 %). Auch Kaliumsorbat/Sorbinsäure findet in Marktprodukten Anwendung. Kann durch herstellungs- und verpackungstechnische Maßnahmen die einwandfreie mikrobiologische Beschaffenheit der Zubereitung während der Lagerung und Anwendung gewährleistet werden, kann auf Konservierungsmittelzusätze verzichtet werden.

Bei ungenügender Wirkstofflöslichkeit in Wasser werden meist Suspensionsformulierungen mit mikronisiertem Wirkstoff eingesetzt, z. B. bei Budesonid. Um eine ausreichende lokale Verfügbarkeit zu gewährleisten und Irritationen auf der Nasenschleimhaut zu vermeiden, sollten die Teilchen kleiner als 90 µm sein und keine scharfen Kanten haben. Zur Verbesserung der Benetzbarkeit der Partikel und damit zur Erhöhung der physikalischen Stabilität der Suspension können oberflächenaktive Substanzen als Benetzungsmittel zugesetzt werden, z. B. Polysorbate.

Durch die wellenförmigen Synchronbewegungen der Zilien wird der die Nasenschleimhaut bedeckende Nasenschleim kontinuierlich in Richtung Nasenrachenraum (Nasopharynx) bewegt. Der als mukoziliäre Clearance bezeichnet Prozess beseitigt den mukösen Nasenschleim mit einer Geschwindigkeit von 7 mm · min^{-1} und mit ihm auch sedimentierte Wirkstoffpartikel. Eine Erhöhung der Verweildauer von Wirkstoffen in den Nasenhöhlen kann durch den Einsatz viskositätserhöhender, polymerer Hilfsstoffe, idealerweise mit mukoadhäsiven Eigenschaften, erreicht werden. Beispiele sind Celluloseether (auch in Kombination mit mikrokristalliner Cellulose) und Pektin.

Weitere Hilfsstoffe wie Komplexbildner und Antioxidanzien können zur Verbesserung der chemischen Stabilität des Wirkstoffs zugesetzt werden. Abschließend soll nochmals betont werden, dass alle Hilfsstoffe so gewählt werden müssen, dass keine unerwünschten Wirkungen auf die Funktionen der Nasenschleimhaut und ihrer Zilien ausgeübt werden.

8.8 Weitere Monographien

Flüssige Zubereitungen zur kutanen Anwendung. Die Monographie „Flüssige Zubereitungen zur kutanen Anwendung“ beschreibt fließfähige Zubereitungen zur Anwendung auf der Haut, Kopfhaut und den Nägeln.

Die Zubereitungen sind Lösungen, Emulsionen und Suspensionen, die zur lokalen oder transdermalen Freisetzung von Wirkstoffen vorgesehen sind. Zur Monographie zählen auch die ausdrücklich aufgeführten **Shampoos** und **Schäume**.

Flüssige Zubereitungen zur Anwendung am Tier. „Flüssige Zubereitungen zur Anwendung am Tier" entsprechen in der Regel den Anforderungen an die Monographie „Flüssige Zubereitungen zur kutanen Anwendung". Eine gesonderte Monographie in der Ph. Eur. ist notwendig, um die besonderen veterinärmedizinischen Zubereitungen zu ergänzen. Es handelt sich allgemein um Lösungen, Emulsionen und Suspensionen zum Erzielen einer lokalen und/oder systemischen Wirkung. Auch Konzentrate in Form benetzbarer Pulver, Pasten, Lösungen oder Suspensionen zur Herstellung von verdünnten Wirkstofflösungen, -suspensionen oder -emulsionen können verwendet werden. In der Monographie wird unterschieden in **kutan anzuwendende Schäume, Konzentrate zum Herstellen eines Tauchbads, Zubereitungen zum Übergießen, Shampoos, Zubereitungen zum Auftropfen, Sprays, Zitzentauchmittel, Zitzensprays, Euterwaschmittel.**

Zubereitungen zur intramammären Anwendung für Tiere. Weitere flüssige Zubereitungen, die am Tier angewendet werden, finden sich in der Monographie „Zubereitungen zur intramammären Anwendung". Es handelt sich um sterile Lösungen, Emulsionen, Suspensionen oder halbfeste Zubereitungen, die durch den Zitzenkanal in die Milchdrüse eingeführt werden. Die Monographie unterscheidet hierbei zwei Hauptgruppen: (i) Zubereitungen zur Anwendung bei Milch gebenden Tieren und (ii) Zubereitungen zur Anwendung bei Tieren am Ende der Laktation oder bei nicht Milch gebenden Tieren zur Behandlung oder Verhinderung von Infektionen.

Zubereitungen zur intrauterinen Anwendung am Tier. Neben festen und halbfesten Zubereitungen führt die Monographie „Zubereitungen zur intrauterinen Anwendung am Tier" auch Lösungen, Emulsionen und Suspensionen zur direkten Anwendung in der Gebärmutter (Uterus) auf. Sie sollen eine lokale Wirkung erzielen und werden in der Regel mit einem geeigneten Applikator in den Gebärmutterhals (Cervix), in die Gebärmutterhöhle (Cavum uteri) oder den Gebärmuttergrund (Fundus uteri) eingebracht. Sie werden meist zur Behandlung einer durch Bakterien ausgelösten Entzündung der Gebärmutterschleimhaut (Endometritis) verwendet.

8.9 Biopharmazeutische Aspekte

Die Resorptionsvoraussetzungen sind aus Lösungen, Suspensionen und Emulsionen unterschiedlich.

In einer wässrigen Suspension ist der Wirkstoff fein dispergiert und gut benetzt. Bei weitgehender Teilchengrößenreduzierung steht für einen beabsichtigten schnellen Wirkungseintritt eine große spezifische Oberfläche zur Auflösung zur Verfügung. Außerdem ist eine schnelle Verteilung der vielen festen Wirkstoffpartikel über größere Bereiche des Magen-Darm-Kanals zu erwarten.

Aus Emulsionen werden vor allem für die Resorption von schwer löslichen, lipophilen Wirkstoffen günstige Ergebnisse beschrieben, wie z. B. von Vitamin A nach peroraler Gabe. Teilweise wird auch ein Abtransport über die Lymphgefäße angenommen (▸ Kap. 7.2).

8.10 Qualitätsprüfung

Je nach Art der flüssigen Arzneiform kommen u. a. nachstehende Methoden zur Qualitätskontrolle in Betracht.

Arzneibuchbestimmungen und -kennzahlen

- Relative Dichte,
- Brechungsindex,
- pH-Wert,
- Gleichförmigkeit der Masse und des Gehalts (▸ Kap. 2.6.2),
- Wassergehalt,
- Ethanolgehalt,
- Viskosität (▸ Kap. 4.2.1),
- Keimzahl, falls mikrobielle Reinheit und/oder Sterilität gefordert werden (▸ Kap. 5.5.3; ▸ Kap. 5.7.2).

Dispersität und Teilchengrößen

- Mikroskopie, auch mit polarisiertem Licht (▸ Kap. 14.2.1),
- Transmissions- und Raster-Elektronenmikroskopie,
- Impulsverfahren (z. B. Coulter-Counter; ▸ Kap. 14.2.1),
- Lichtstreuungs- und Lichtbeugungsmethoden (▸ Kap. 14.2.1).

Sonstige Werte

- Oberflächenspannung (▸ Kap. 4.3.2),
- Leitfähigkeit (▸ Kap. 4.5.6),
- kolligative Eigenschaften (▸ Kap. 4.2.3).

Ein besonderes Problem stellt die **Dosierungsgenauigkeit** von flüssigen Arzneiformen dar. Gemäß Arzneibuch muss jede Dosis einer Mehrdosen-Zubereitung mithilfe einer geeigneten Dosiervorrichtung entnehmbar sein. **Messlöffel** und **Messbecher** mit Skalierungen 5, 10 und 15 ml gelten als Dosiersysteme niederer Genauigkeit. Die individuelle Dosierung von Tropfenpräparaten setzt voraus, dass das abtropfende Tropfengewicht bzw. -volumen immer gleich ist und die Abtropfgeschwindigkeit nur so groß ist, dass der Patient die Tropfen noch zählen kann. Die Monographie „Flüssige Zubereitungen zur Einnahme" (Ph. Eur.) gibt Normen für die Dosierung von Tropfflüssigkeiten vor. Sie fordert einen oberen Grenzwert von maximal zwei Tropfen je Sekunde für die Tropfgeschwindigkeit selbsttätiger Tropfgeräte sowie Akzeptanzlimits für die Streuung einzelner abgeteilter Dosen aus einer Tropfeinrichtung. Im Arzneibuch ist als Dosierungshilfe ein Normaltropfenzähler beschrieben.

Lösungen müssen während ihrer Lagerung auf die etwaige Bildung von Abscheidungen, wie Trübungen, Niederschläge oder Auskristallisationen, beobachtet werden. Meist handelt es sich hierbei um herstellungs- oder lagerungsbedingte Folgen. Leichte Nachtrübungen sind bei Temperaturerhöhung meist reversibel. Trübungen können aber auch mikrobiologisch bedingt sein.

Bei Suspensionen muss die Qualitätskontrolle sicherstellen, dass während der Lagerung kein Partikelgrößenwachstum durch Umlösungsvorgänge eintritt (▸ Kap. 4.5.7, ▸ Kap. 22.3.2). Ein gebildetes Sediment muss aufschüttelbar sein. Bei bestimmten Applikationen von Emulsionen, wie zur parenteralen Ernährung, darf ein bestimmter Dispersitätsgrad nicht unterschritten werden (▸ Kap. 9.5.2). Die während der Lagerung stets zunehmende Teilchengröße der inneren Phase führt schließlich zum Brechen der Emulsion.

Quellen und weiterführende Literatur

Bracher F et al. Arzneibuch-Kommentar. Wissenschaftliche Erläuterungen zum Arzneibuch. 1. Aufl. inkl. 67. Akt.lfg. Wissenschaftliche Verlagsgesellschaft, Stuttgart 2021

Deitmer T, Scheffler R. Nasentropfen, Wirkung von Arzneipräparaten auf die Schlagfrequenz nasaler Flimmerzellen. Dtsch Apoth Ztg 132: 751, 1992

Fahr A. Voigt – Pharmazeutische Technologie. 13. Aufl., Deutscher Apotheker Verlag, Stuttgart 2021

Kirchner W. Arzneiformen richtig anwenden. 4. Aufl., Deutscher Apotheker Verlag, Stuttgart 2016

Lüdemann J, Möller H, Breuer G. Steter Tropfen mit der Dosiertube. Dtsch Apoth Ztg 148: 3932, 2008

Martin GP, Lanssley AB. Nasal Drug Delivery. In Aulton M, Taylor K. (Hrsg.) Aulton's Pharmaceutics: The Design and Manufacture of Medicines. 4. Aufl., Elsevier 2013

Merkus F, Lehr CM. Intranasale Applikation von Arzneistoffen mit systemischer Wirkung. Dtsch Apoth Ztg 144: 317, 2004

Mollet H, Grubenmann A. Formulierungstechnik. Wiley-VCH Verlag GmbH, Weinheim 2000

Murdan S. Solutions. In Aulton M, Taylor K. (Hrsg.) Aulton's Pharmaceutics: The Design and Manufacture of Medicines. 5. Aufl., Elsevier 2017

Sinko PJ. Martin's Physical Pharmacy and Pharmaceutical Sciences. 7. Aufl., Lippincott Williams and Wilkins 2016

Szebeni J. Complement activation-related pseudoallergy: A new class of drug-induced acute immune toxicity. Toxicology 216:2–3, 106–121, 2005

Wartenberg F. Vom Trockensaft zum Heilmittel – (k)ein Kinderspiel. Dtsch Apoth Ztg 147: 3654, 2007

Tabellennachweis

Murdan S. Solutions. In: Aulton M, Taylor K. (Hrsg.). Aulton's Pharmaceutics: The Design and Manufacture of Medicines. 4. Aufl., Elsevier 2013

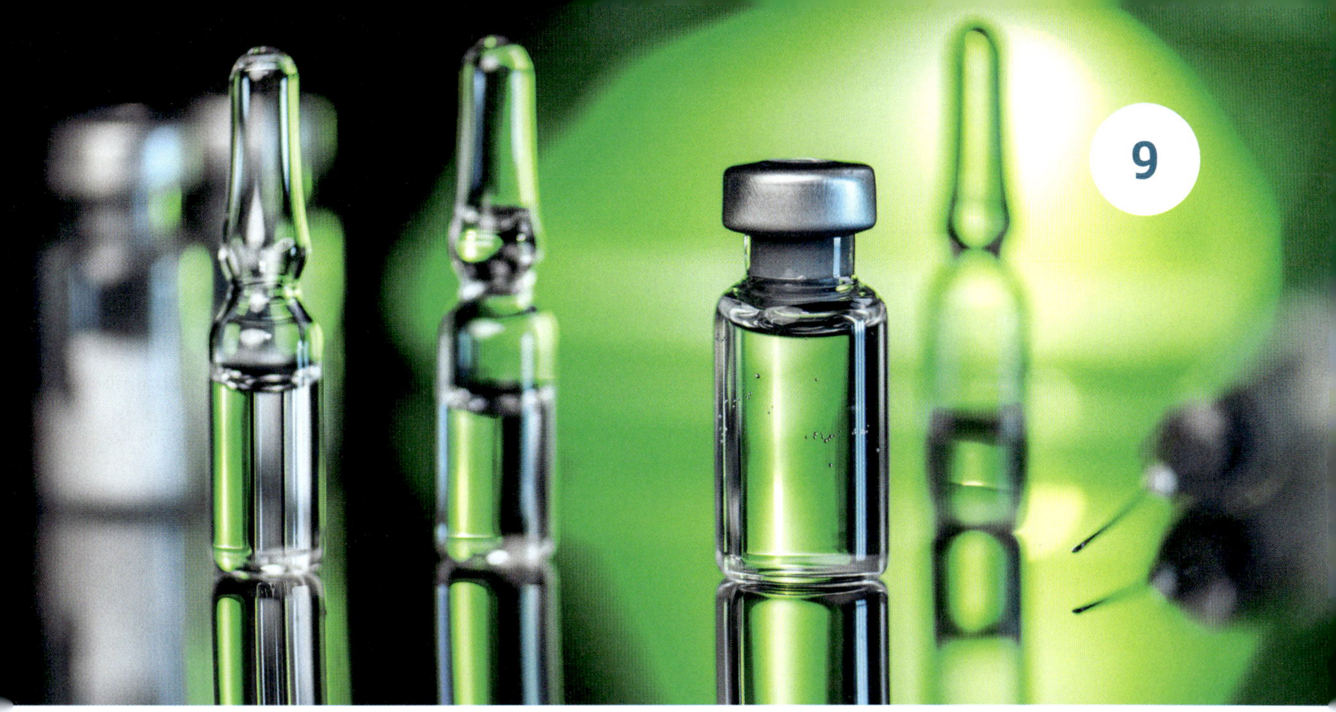

Parenteralia, einschließlich Blutzubereitungen, Sera und Impfstoffe

Prof. Dr. Rolf Schubert

Parenteralia werden direkt in das Blut oder in ein Gewebe appliziert. Sie müssen deshalb mit höchster Sorgfalt hergestellt werden, um mikrobielle, toxische und partikuläre Verunreinigungen sowie lokale Reizungen zu vermeiden. Dazu muss auch besonders ausgebildetes Personal in der Industrie und der Apotheke eingesetzt werden. Die grundsätzlichen Anforderungen an die Herstellung von Parenteralia sind im Arzneibuch (Ph. Eur.) und dem EU-Leitfaden zur Herstellung steriler Produkte (EU GMP Annex 1) niedergelegt.

9.1 Allgemeines

Parenteral (altgriech.: *par enteron*) bedeutet eigentlich „unter Umgehung des Magen-Darm-Kanals". Im Folgenden wird der Begriff jedoch enger definiert.

Definition

Das Arzneibuch versteht unter Parenteralia **sterile Zubereitungen**, die zur Injektion, Infusion oder Implantation in den menschlichen oder tierischen Körper bestimmt sind.

9.2 Herstellung von Parenteralia

Mehr als bei anderen Darreichungsformen kommt daher dem Herstellungsverfahren eine besondere Bedeutung zu. Die Herstellungsvorschrift sollte möglichst einfach sein. An die fertigen Parenteralia sind die in ◘ Tab. 9.1 aufgeführten Anforderungen zu stellen.

Als Beispiel für einen Herstellungsprozess von Parenteralia ist in ○ Abb. 9.1 die vergleichsweise einfache Herstellung von **parenteralen wässrigen Lösungen** gezeigt. Die Lösung wird in sauberen, verschlossenen Kesseln aus Edelstahl angesetzt. Bei sauerstoffempfindlichen Stoffen wird die Luft durch ein Schutzgas, wie Stickstoff, Argon oder Kohlensäure, verdrängt.

Bei der **Eingangskontrolle** für die Ausgangsstoffe werden hohe Qualitätsanforderungen an die chemische und mikrobiologische Reinheit gestellt. Das primäre Verpackungsmaterial ist – sofern entsprechende Vorschriften aufgenommen sind – nach dem Arzneibuch und zusätzlich nach den DIN-Vorschriften zu prüfen (▸ Kap. 21).

◘ **Tab. 9.1** Anforderungen an Parenteralia

- Sterilität
- Pyrogenfreiheit
- gute Verträglichkeit für den Patienten; sie hängt ab von
  - der Isotonisierung oder annähernden Isotonisierung wässriger Parenteralia
  - einem angenäherten physiologischen pH-Wert wässriger Parenteralia
  - der Abwesenheit von partikulären Verunreinigungen
- Verträglichkeit mit dem Behältnismaterial

Die **Inprozess-Kontrolle** soll vor allem das schnelle Erkennen etwaiger Konzentrationsabweichungen des Wirkstoffs von der Norm erlauben. Die Verfahren sollen wenig zeitaufwendig sein, um längere Lagerung noch nicht sterilisierter Halbfertigarzneimittel zu vermeiden. Neben der relativ unspezifischen pH-Messung kommen Bestimmungen der elektrischen Leitfähigkeit, z. B. bei Natriumchloridlösungen, der Brechzahl, der Osmolalität oder der optischen Drehung in Betracht. Häufig wird eine Kombination von zwei Verfahren günstig sein. Für eine schnelle Prüfung auf Pyrogenfreiheit ist der Limulustest geeignet (▸ Kap. 9.2.3).

Neben den allgemein üblichen Verfahren der Prüfung auf Reinheit und Identität kommen für die **Endkontrolle** die in ◘ Tab. 9.2 aufgeführten Untersuchungen hinzu.

9.2.1 Maßnahmen zur Keimzahlminderung

Während der Herstellung von Parenteralia muss peinlichst auf die Vermeidung mikrobieller Verunreinigungen geachtet werden (▸ Kap. 5.5.1). Anlage und Beschaffenheit der Räume, Anwendung der Reinraum- oder Isolatortechnik für aseptisches Arbeiten (▸ Kap. 5.5.2), Desinfektionsmaßnahmen und größtmögliche persönliche Hygiene sind unerlässliche Voraussetzungen. Geeignete, leicht zu reinigende Geräte und Behältnisse sind zu verwenden. Kurze Leitungssysteme für Flüssigkeiten und Gase, die zu Reinigungszwecken eine häufige Dampfsterilisation ermöglichen, sind zusätzliche Sicherheitsmaßnahmen. Die verschiedenen Einzelschritte werden industriell meist in Kompaktanlagen zusammengefasst.

Bereits bei der Auswahl der Ausgangsstoffe ist besondere Sorgfalt erforderlich. Wirk- und Hilfsstoffe müssen keimarm bzw. steril und pyrogenfrei sein. Falls Keime vorhanden sein könnten, muss deren Zahl durch validierte Abreicherungsverfahren entscheidend reduziert werden (▸ Kap. 5.5.1).

Sofern es die chemische Stabilität erlaubt, muss im Endbehältnis mit gespanntem, gesättigtem Wasserdampf sterilisiert werden. Die biotechnologisch hergestellten Arzneistoffe oder komplexere Arzneiformen sind jedoch häufig so instabil, dass sie nicht hitzesterilisiert werden können. Deshalb muss hier im letzten Herstellungsschritt mit geeigneten Filtern entkeimt werden (▸ Kap. 5.2.5, ▸ Kap. 5.5.1).

Die **Prüfung auf Sterilität** (▸ Kap. 5.5.3) muss gemäß Arzneibuch an allen Chargen des fertigen Arzneimittels vorgenommen werden (Ph. Eur.).

9.2.2 Konservierungsmittel

(Vgl. auch ▸ Kap. 5.7.2)

Für wässrige Zubereitungen, die unter aseptischen Bedingungen hergestellt werden und in den verschlossenen Endbehältnissen nicht sterilisiert werden können, erlaubt das Arzneibuch den Zusatz von geeigneten antimikrobiell wirksamen Substanzen. Wässrige Zubereitungen in **Mehrdosenbehältnissen** müssen ein Konservierungsmittel enthalten, falls die Zubereitung selbst keine antimikrobielle Wirksamkeit besitzt. Hierfür kommen z. B. *p*-Hydroxybenzoesäureester, Benzylalkohol (toxisch für Neugeborene!) oder Chlorkresol in Betracht. Quecksilberhaltige Konservierungsmittel werden zunehmend vermieden.

Der Zusatz von Konservierungsmitteln ist nicht gestattet bei Einzeldosen größer als 15 ml und bei Zubereitungen, die intrazisternal, epidural, intrathekal oder auf anderem Wege in die Zerebrospinal-Flüssigkeit sowie intra- oder retrookulär verabreicht werden. In diesen Fällen muss die Zubereitung steril in Einzeldosisbehältnissen vorliegen.

9.2.3 Pyrogene

Als Pyrogene werden Stoffe bezeichnet, die – in Bruchteilen eines Mikrogramms parenteral verabreicht – bei Mensch und Tier etwa 1 bis 2 h nach der Injektion Fieberreaktionen, bis hin zum schnell eintretenden septischen Schock erzeugen. Fieber wird im Körper durch Interleukin-1 (IL-1) ausgelöst, das von Phagozyten produziert wird. Die IL-1-Produktion wird neben körpereigenen Substanzen (endogenen Pyrogenen) auch durch exogene Pyrogene ausgelöst. Zu diesen gehören bakterielle Endotoxine, Virenpyrogene von Myxoviren, aber auch pyrogen wirkende Stoffe nicht mikrobieller Herkunft, z. B. herausgelöste Zuschlagstoffe aus Elastomerdichtungen oder -verschlüssen der Primärverpackung.

Die bakteriellen Endotoxine sind Bruchstücke der äußeren Zellwand gramnegativer Bakterien. Chemisch handelt es sich dabei um gut wasserlösliche Lipopolysaccharide wechselnder Zusammensetzung, die auch noch Glucosamin enthalten. Vor allem der Zellwandbaustein Lipid A hat dabei pyrogene Eigenschaften. Die bakteriellen Endotoxine haben Molmassen von mehr als 10 000 Da und können deshalb durch Ultrafiltration sowie durch bestimmte Adsorptionsfilter aus Lösungen entfernt werden. Während gramnegative Bakterien bereits ab 70 °C abgetötet werden, sind die von ihnen stammenden Pyrogene wesentlich hitzestabiler. Sie können deshalb auf festen Materialien und Behältnissen erst ab 250 °C und nach mindestens 30 min Einwirkungszeit zerstört werden. Viruspyrogene sind dagegen relativ hitzelabil. Auch durch Peressigsäure oder Ozon können Endotoxine inaktiviert werden. Diese Metho-

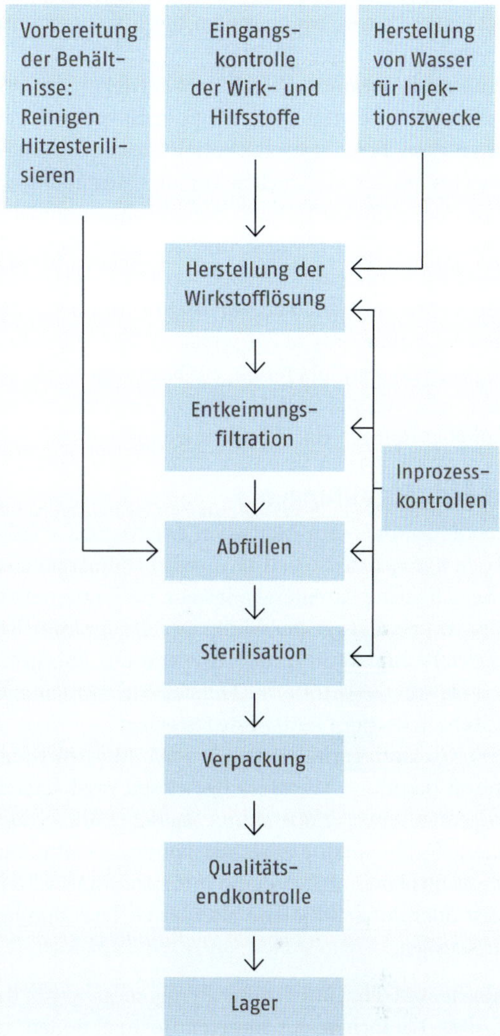

▫ **Abb. 9.1** Herstellungsschema von wässrigen Injektions- bzw. Infusionslösungen

▫ **Tab. 9.2** Spezielle Verfahren der Qualitäts-Endkontrolle bei Parenteralia

- Partikelkontamination (Ph. Eur.)
  - nichtsichtbare Partikel
  - sichtbare Partikel
- Prüfung auf Sterilität (Ph. Eur.)
- Prüfung auf Pyrogene (Ph. Eur.)
- Prüfung auf Bakterien-Endotoxine (Ph. Eur.)
- Prüfung auf Dichtigkeit von Ampullen
- Prüfung auf ausreichende Füllung
- Gleichförmigkeit der Masse bzw. des Gehalts einzeldosierter Arzneiformen (Ph. Eur.)
- Bestimmung des entnehmbaren Volumens (Ph. Eur.)

den sind jedoch sehr aufwendig, außerdem ist Ozon anschließend nur schwer aus dem Produkt zu eliminieren.

Endotoxine können überall dort entstehen, wo mikrobielles Wachstum möglich ist. So sind beispielsweise Ionenaustauscheranlagen für enthärtetes oder demineralisiertes Wasser als Quellen für die Entstehung von Pyrogenen gefürchtet. Diese Einrichtungen sind deshalb regelmäßig zu reinigen und zu desinfizieren. Da Pyrogene leichter eingeschleppt werden als sie wieder zu entfernen sind, müssen bei Wasser und allen Ausgangsmaterialien, vor allem wenn sie zur Herstellung von parenteralen Zubereitungen bestimmt sind, entsprechende Vorsichtsmaßnahmen eingehalten und Qualitätsprüfungen durchgeführt werden.

Pyrogenitätsprüfungen

Parenteralia, die beim Menschen angewendet werden, müssen pyrogenfrei sein, d. h., es wird vom Arzneibuch für verschiedene Parenteralia jeweils ein Grenzwert für die maximale Pyrogenbelastung pro Kilogramm Körpergewicht und Stunde der Anwendung angegeben. Auch für Ausgangsstoffe zur Herstellung von Parenteralia werden strenge Grenzwerte festgelegt.

Die Gesamtheit der Pyrogene wird mit dem Kaninchentest bestimmt. Wenn nachgewiesen wird, dass die Pyrogenität einer Zubereitung ausschließlich durch bakterielle Endotoxine zustande kommen kann, kann der Kaninchentest durch den dafür spezifischen Limulustest oder durch validierte alternative Tests durchgeführt werden.

Kaninchentest (Ph. Eur.). Dieser Pyrogentest beruht darauf, dass Kaninchen auf intravenöse Injektionen von Lösungen mit geringsten pyrogenen Verunreinigungen kurzfristig mit einem Anstieg ihrer Körpertemperatur reagieren. Nach der Injektion wird die innerhalb einer Zeitspanne von 3 h auftretende Maximaltemperatur festgehalten. Die Temperatursteigerung darf den vom Arzneibuch vorgegebenen Grenzwert nicht überschreiten. Aus Tierschutzgründen soll, wenn immer möglich, der Test durch die Prüfung auf Monozytenaktivierung ersetzt werden.

Limulus-Test (Ph. Eur.). Mit dem Limulus-Amöbozyten-Lysat-Test (LAL-Test) steht ein etwa 100-mal empfindlicherer und weniger aufwendiger In-vitro-Test zur Verfügung. Dieser Test beruht darauf, dass Bakterien-Endotoxine mit dem Lysat von Amöbozyten von Pfeilschwanzkrebsen (*Limulus polyphemus* oder *Tachypleus tridentatus*) unter Koagulation bzw. Gelbildung reagieren. Diese Reaktion kann durch Bestimmung der Gelbildung oder photometrisch durch Trübungsmessung oder Messung der Abspaltung von Farbstoffen aus chromogenen Peptiden erfolgen.

Die Vorteile des LAL-Tests gegenüber dem Kaninchentest liegen vor allem in der schnellen Durchführbarkeit und der hohen Empfindlichkeit. Nachteile des Testes sind seine hohe Spezifität und die Störanfälligkeit gegenüber anderen Substanzen. Letzteres erfordert eine exakte Validierung des Verfahrens.

Die maximal zulässige Endotoxin-Dosis pro kg Körpermasse und Stunde beträgt für Arzneimittel bei intravenöser Applikation 5,0 I. E., für Radiopharmaka bei intravenöser Applikation 2,5 I. E. und für Arzneimittel zur inthrathekalen Applikation 0,2 I. E.

Monozytenaktivierungstest, MAT (Ph. Eur.). Pyrogene führen bei Monozyten zur Freisetzung verschiedener Zytokine wie IL6, IL-1β oder TNF-α, die in dem Test gemessen werden können. Dazu werden Monozyten aus frisch entnommenem oder cryo-konserviertem Blut isoliert oder Monozyten-Zelllinien verwendet. Der MAT ist einfacher zu handhaben als der Kaninchentest und erfasst im Gegensatz zum LAL-Test auch Nichtendotoxin-Pyrogene, die aus gram-positiven Bakterien, Hefen, Schimmelpilzen, Viren oder Chemikalien stammen können.

Beim Pyrogengehalt in Tierarzneimitteln gilt, dass lediglich in verabreichten Flüssigkeiten mit Volumina über 15 ml oder in Dosen von mehr als 0,2 ml · kg^{-1} auf Pyrogene geprüft werden muss.

9.2.4 Isotonisierung

Merke

Wässrige Parenteralia sollen isotonisch oder annähernd isotonisch sein, d. h. den gleichen osmotischen Druck wie das Blutplasma, die Gewebeflüssigkeiten und die Körperzellen besitzen. Die Osmolalität isotoner Lösungen beträgt 288 mosm · kg^{-1} H_2O.

Die Forderung nach Isotonie ist bei intravasalen Zubereitungen zu stellen. Bei stärker hypo- oder hyperosmotischen Abweichungen kann es zu Erythrozytenschädigung bzw. Gewebereizungen kommen. Bei i. v. Gabe stärker hypoosmotischer Lösungen tritt Hämolyse ein, bei Zufuhr größerer Mengen hypertonischer Lösungen Schrumpfung der Zellen. Isotonisierung erfolgt meist durch Zugabe von Natriumchlorid, Glucose, Mannit oder Glycerol, entsprechend einer Gefrierpunkterniedrigung gegenüber reinem Wasser von −0,52 °C (osmotischer Druck, ▸ Kap. 4.2.3; ▸ Kap. 10.3). Die i. v. Gabe hyperosmotischer Lösungen lässt sich für manche Stoffe, wie Glucose, Kontrastmittel, osmotisch wirkende Diuretika oder Aminosäuren aus therapeutischen Gründen nicht vermeiden. Stark hypertonische Lösungen, z. B. zur Verabreichung großer Glucosemengen bei der parenteralen Ernährung, dürfen dann nicht über periphere Venen, sondern nur zentralvenös appliziert werden, damit sie im Blut schnell verdünnt werden.

9.2.5 Isohydrie, Euhydrie

Das Blutserum verfügt über die vier Puffersysteme Kohlensäure/Hydrogencarbonat, Plasmaproteine, primäres/sekundäres Phosphat und Hämoglobin/Oxyhämoglobin. Das letztgenannte System ist am wirksamsten. Der physiologische pH-Wert des Blutes liegt zwischen pH 7,30 und 7,45. Eine Angleichung wässriger Parenteralia an diesen Bereich ist aus Gründen der Arzneistoffstabilität häufig nicht möglich. So können Alkaloidbasen bei diesen Werten teilweise bereits ausgefällt werden.

Bei der pH-Angleichung von Parenteralia wird demnach zwischen Isohydrie und Euhydrie unterschieden.

> **Definition**
>
> **Isohydrie** ist die Einstellung auf den physiologischen pH-Bereich.
> **Euhydrie** bedeutet eine bestmögliche Angleichung an den physiologischen pH-Wert.

Isohydrie ist besonders bei Infusionen sowie bei Injektionen ins Gewebe erforderlich. Intravenös verabreichte Injektionslösungen können aus Gründen der Wirkstoffstabilität euhydrisch sein. Eine ausreichend langsame Injektion ermöglicht den Puffersystemen des Blutes eine schnelle Angleichung an den physiologischen pH-Wert.

Der pH-Bereich kann wegen schneller Verdünnung für i. v. Lösungen größer als für i. m. oder andere extravasale Verabreichungen gewählt werden. Die Grenzwerte für i. v. Injektionslösungen liegen etwa zwischen pH 3,0 und 10,5, für andere Applikationswege zwischen pH 4,0 und 9,0.

Es ist zu unterscheiden zwischen der pH-Einstellung mit Säuren oder Basen und der Pufferung, meist mit Acetat-, Phosphat- oder Citratpuffern. Eine Pufferung von nicht isohydrischen Infusionsarzneimitteln darf nicht erfolgen, damit keine pH-Verschiebung des Blutes verursacht wird. Eine etwa erforderliche pH-Einstellung euhydrischer Infusionslösungen erfolgt mit Salzsäure bzw. Natronlauge. Als Beispiel dürfen Glucoselösungen, deren pH-Wert zur Stabilisierung gegen Verfärbung durch chemische Reaktionen beim Autoklavieren auf einen pH-Wert von 4–5,5 eingestellt wird, nur ungepuffert infundiert werden. Häufig wird ein Kompromiss zwischen Isotonie, Euhydrie, physiologischen Anforderungen und Wirkstoffstabilität erforderlich sein.

9.2.6 Partikuläre Verunreinigungen

In Injektionen oder Infusionen kann die Teilchengröße partikulärer Darreichungsformen gezielt mit dem Ziel einer wirkortspezifischen Wirkstoffapplikation (Drug-Targeting, ▸ Kap. 15.3, ▸ Kap. 24.2.5) oder für diagnostische Zwecke eingesetzt werden. Hierzu liegen die Partikelgrößen vorwiegend unter 1 µm, um die Blutkapillaren nicht zu verstopfen. Die Teilchengrößen können dabei mit dynamischer Lichtstreuung (Photonenkorrelationsspektroskopie) gemessen werden, bei der die Streulichtfluktuation der Teilchen durch die Brown'sche Molekularbewegung mit der Teilchengröße korreliert.

Problematisch sind größere Partikel, die unbeabsichtigt in die Lösungen gelangen. Es ist unmöglich, absolut fremdpartikelfreie Parenteralia herzustellen. Allein beim Öffnen einer Ampulle gelangt eine große Zahl feinster Glaspartikel in die Zubereitung. Besondere Sorgfalt in Bezug auf Partikelgrößen ist bei der Herstellung von Injektionssuspensionen erforderlich.

Die Frage, ob wenige große Partikel für den menschlichen Organismus gefährlicher sind als viele kleine Partikel, lässt sich noch nicht eindeutig beantworten. Als medizinisch besonders problematisch werden starre Fasern mit einer Länge von > 5 µm und einem Durchmesser < 3 µm angesehen. Neuerdings werden auch vermehrt kleine Partikel als Ursache für schwere Organschäden angesehen.

Für die Vermeidung partikulärer Verunreinigungen ist insbesondere die Kenntnis ihrer möglichen Herkunft wichtig. Eine grobe Einteilung der Ursachen in exogene und endogene Kontamination kann vorgenommen werden.

Exogene Kontaminationsquellen sind Wirk- und Hilfsstoffe, der Herstellungsprozess, Behältnisse mit Verschlüssen und Verschlusssicherungen und das Personal.

Die partikuläre Verunreinigung der Ausgangsstoffe ist meist relativ groß. Sie stellt aber normalerweise den Hersteller vor keine größeren Probleme, wenn ein Filtrationsprozess während der Herstellung eingeschaltet ist. Schwieriger ist der Verarbeitungsprozess zu beherrschen. Ungenügend gereinigte oder vom Material her ungeeignete Geräte können Ursachen einer Verunreinigung sein.

Ampullen und Infusionsflaschen verlassen die Fertigungsmaschinen der Glasindustrie in relativ sauberem Zustand. Es ist besonders die Aufgabe der Verpackung, dass keine anschließende sekundäre Verunreinigung der Leerbehältnisse erfolgt. Infusionslösungen in Kunststoffbehältnissen sind für eine Kontamination meist weniger anfällig als solche in Glasflaschen. Gummistopfen sind eine weitere Herkunftsquelle infolge Abrasion nach zu starker Reinigung oder beim Verschließen der Behältnisse mit den Stopfen.

Daneben stellen Verunreinigungen aus der umgebenden Luft eine große Kontaminationsquelle für Leerbehältnisse dar. Sie werden auch als **airborne particles** bezeichnet. Die sicherste Möglichkeit zu ihrer Ausschaltung besteht in der Verwendung von Laminar-Air-Flow-Geräten (▸ Kap. 5.5.2).

Eine besondere Gefahrenquelle ist das in Krankenhäusern übliche Zumischen von wirkstoffhaltigen Injektionslösungen zu Infusionslösungen während der Infusionstherapie. Jedes Durchstechen des Verschlusses des Infusionsbehältnisses oder des Kautschukansatzstücks am Infusionssystem kann zu einem Loslösen von Partikeln führen. Es werden besondere Stopfen mit gekennzeichneter Durchstichstelle hergestellt, die dies verhindern sollen.

Endogene Kontamination ist die Bildung von Fremdpartikeln während der Lagerung. Primär sind es Ausfällungen und Auskristallisationen, wie sie z. B. aus übersättigten Lösungen von Calciumgluconat und Mannit auftreten. Endogene Kontamination kann auch die Folge einer exogenen Verunreinigung sein. Eine Faser an der Glasoberfläche des Leergefäßes kann als Keimbildner für eine Kristallbildung dienen. Wechselwirkungen der Lösung mit dem Behältnismaterial, z. B. durch Alkaliabgabe aus Glasbehältern bzw. Gasdurchlässigkeit, insbesondere von CO_2 bei Kunststoffbehältnissen, Abgabe von Zink-Ionen aus den Stopfen, können die Ursache sein.

Ein validiertes Herstellungsverfahren muss heutzutage die Herstellung partikelfreier Lösungen ermöglichen.

Die **Prüfung auf Abwesenheit von Partikeln** in Injektions- und Infusionslösungen kann bei größeren Partikeln visuell erfolgen, bei kleineren muss sie durch instrumentelle Methoden erfolgen. Die Erfassungsgrenze des Auges für in Wasser suspendierte Teilchen liegt bei etwa 50 µm. Die Prüfung auf **sichtbare Partikel** (Ph. Eur. 6, 2.9.2) kann durch Betrachtung der leicht aufgewirbelten Lösung vor einer senkrechten matten weißen und danach einer schwarzen Platte durchgeführt werden. Daneben werden zunehmend andere validierte Verfahren zur Erfassung solcher Partikel eingesetzt. Bei der Endkontrolle werden alle Vials, Ampullen oder Fertigspritzen dazu kurzzeitig in Rotation versetzt. In der rotierenden Lösung werden die sich auf und ab bewegenden Teilchen optisch erfasst und protokolliert.

Die Prüfung auf **nichtsichtbare Partikel** (Ph. Eur.) kann durch **Lichtblockade** erfolgen. Dabei werden Stichproben von Lösungen mit konstanter Geschwindigkeit in einer Kapillare durch einen gebündelten Lichtstrahl geleitet. Partikel erzeugen auf einem Fotosensor einen Schatten, dessen Größe mit der Teilchengröße korreliert. Bei erhöhter Viskosität muss die Lösung für die Messung entsprechend mit partikelfreiem Wasser verdünnt werden. Bei zu hoher Viskosität oder wenn die Bildung von störenden Gasbläschen nicht vermieden werden kann, bietet sich die alternative Partikelzählung unter dem **Mikroskop** an. Für die Zahl an Partikeln ≥ 10 µm und ≥ 25 µm (pro Milliliter oder Behältnis), die mit diesen oder validierten alternativen Methoden wie dem Impulsverfahren (▸ Kap. 14.2.1, ○ Abb. 14.3) oder durch automatische Bildanalyse gemessen werden, sind im Arzneibuch Grenzwerte festgelegt.

9.3 Hilfsstoffe

Zur Herstellung von Parenteralia werden verschiedene Hilfsstoffe verwendet. Ihre Zahl und Menge müssen so klein wie möglich gehalten werden. Es kommen vor allem die in □ Tab. 9.3 aufgeführten Gruppen in Betracht. Sie dürfen die pharmakologische Wirkung nicht beeinträchtigen, nicht toxisch oder lokal reizend sein. Sie dienen dazu, die Anforderungen in □ Tab. 9.1 zu erfüllen und die Stabilität der Parenteralia zu gewährleisten.

9.3.1 Wasser

Das wichtigste **Lösungs-** bzw. **Dispersionsmittel** ist Wasser (▸ Kap. 5.4.2). Da die häufigste Ursache für mikrobielle Verunreinigungen in flüssigen Arzneimitteln das Wasser ist, muss nach dem Arzneibuch grundsätzlich „Wasser für Injektionszwecke" verwendet werden. Die Herstellung des Wassers für Injektionszwecke (▸ Kap. 5.4.2) soll zeitlich möglichst nahe der weiteren Verwendung für die Produktion erfolgen.

9.3.2 Nichtwässrige Lösungsmittel

Merke

Die Verwendung oder der Zusatz eines anderen Lösungsmittels als Wasser ist nur vertretbar, wenn der Wirkstoff
- in Wasser schwer löslich ist,
- in Wasser instabil ist,
- eine protrahierte Wirkung erwünscht ist.

Mit Wasser mischbare Lösungsmittel, die als Kosolvenzien bis zu einer bestimmten Menge zugesetzt werden können, sind in erster Linie Ethanol bis 20 % (▸ Kap. 6, □ Tab. 6.5), Glycerol bis 30 %, Propylenglykol und Macrogol 300 bis 50 % und 1,3-Butandiol bis 100 %. An nichtwässrige Lösungsmittel sind die in □ Tab. 9.4 angegebenen Anforderungen zu stellen. Als lipophile

Lösungsmittel werden meist natürliche Öle aus zahlreichen pflanzlichen Quellen verwendet, aus denen durch alkalische Raffination und weitere Verfahren Verunreinigungen entfernt wurden (Ph. Eur.). Halbsynthetische mittelkettige Triglyceride (Ph. Eur.) besitzen gesättigte C_8–C_{12}-Fettsäuren, die einerseits chemisch stabiler sind und eine im Vergleich zu den natürlichen Ölen niedrigere Viskosität besitzen. Sie werden häufig für Emulsionen zur parenteralen Ernährung eingesetzt, besitzen aber auch gute Lösungseigenschaften für viele lipophile Arzneistoffe.

9.3.3 Lösungsvermittlung, Löslichkeitsverbesserung

(Vgl. auch ▸Kap. 4.2.3)

Intravenös zu verabreichende Wirkstoffe müssen vollständig gelöst sein. Bei der Entwicklung der Zubereitung ist sicherzustellen, dass während der Injektion keine Ausfällung erfolgt. Da Ersatz des Wassers durch andere Lösungsmittel nur begrenzt möglich ist, wird durch mehrere Verfahren versucht, die Löslichkeit von in Wasser schwer löslichen Wirkstoffen zu verbessern (◘Tab. 9.5). Die Zahl der für Parenteralia zugelassenen grenzflächenaktiven Lösungsvermittler ist begrenzt. Für parenterale Fettemulsionen können neben Lecithin z. B. auch Glycerol-Macrogolricinoleat (Polyoxyethylen-35-rizinusöl) und das Poloxamer 188 verwendet werden.

9.3.4 Hilfsstoffe und Maßnahmen zur chemischen Stabilisierung

Als chemische Instabilitäten in Parenteralia kommen in erster Linie hydrolytische und oxidative Reaktionen sowie Inkompatibilitäten zwischen einzelnen Bestandteilen der Zubereitung in Betracht (▸Kap. 22.2, ▸Kap. 22.3, ▸Kap. 22.6). Andere Reaktionen, wie Decarboxylierungen, sind seltener.

Die Bedeutung von Maßnahmen zur Vermeidung solcher Instabilitäten muss auch unter dem Aspekt gesehen werden, dass meist eine Hitzesterilisation von Parenteralia durchgeführt wird, was zu einer wesentlichen Beschleunigung chemischer Reaktionen führen kann. Chemische Zersetzungen werden gefördert durch:

- Energiezufuhr infolge von Hitze und Licht,
- Luftsauerstoff,
- katalytische Wirkung von Metallspuren,
- Wasser.

In ◘Tab. 9.6 sind wesentliche Maßnahmen zur Vermeidung derartig bedingter Instabilitäten angeführt.

Der beste Schutz von Parenteralia gegen Hydrolyse- und Oxidationsreaktionen ist die Entfernung von Wasser, z. B. durch Lyophilisation, und die Aufbewahrung unter inertem Schutzgas während der Lagerung (▸Kap. 5.2.6, ▸Kap. 9.4.4).

◘ Tab. 9.3 Hilfsstoffe für Parenteralia

- Lösungsmittel
- Stoffe zur Isotonisierung
- Puffersubstanzen
- Antioxidanzien und Konservierungsmittel
- Chelatbildner
- Emulgatoren und Netzmittel
- Hilfsstoffe zur Wirkungssteigerung (Adjuvanzien)
- Hilfsstoffe zur Wirkungsverlängerung

◘ Tab. 9.4 Anforderungen an nichtwässrige Lösungsmittel für Parenteralia

- geeignete physikalische Eigenschaften, insbesondere ausreichend niedrige Viskosität
- toxikologische Unbedenklichkeit, lokale Verträglichkeit
- chemische Verträglichkeit mit den Wirk- und Hilfsstoffen der Zubereitung
- pharmakologische Indifferenz
- physiologische Verträglichkeit; keine Reizungen, Sensibilisierungen oder allergene Reaktionen
- Verträglichkeit mit dem Behältnismaterial

◘ Tab. 9.5 Verfahren zur Löslichkeitsverbesserung schwer löslicher parenteral zu verabreichender Wirkstoffe

- chemische Veränderungen, Einführung hydrophiler Gruppen
- Bildung geeigneter Salze des Wirkstoffs (z. B. Lysinat des Ibuprofen)
- Änderung der Polarität des Lösungsmittels durch Kosolvenzien (z. B. Ethanol)
- Zusatz von grenzflächenaktiven Lösungsvermittlern (z. B. Bildung von Mizellen)
- Zusatz von Substanzen für Einschlussverbindungen (z. B. Cyclodextrine)
- Zusatz von Komplexbildnern (z. B. Benzocain-Coffein-Komplex)
- Erzeugung sehr kleiner Teilchengrößen für übersättigte Lösungen (z. B. Sirolimus Nanopartikel)

Tab. 9.6 Vermeidung von chemischen Instabilitäten bei Parenteralia

- Lichtschutz während der Herstellung und der Aufbewahrung
- Ausschluss von Sauerstoff, Verwendung von Schutzgasen wie Stickstoff, Kohlendioxid oder Edelgasen
- Zusatz von Antioxidanzien
- Zusatz von Chelatbildnern für katalytisch aktive Schwermetallionen
- Optimierung des pH-Werts
- Lagerform als Pulver (inkl. Lyophilisate)
- Trennung unverträglicher Wirkstoffe und Lösungsmittel während der Lagerung, z. B. in Ampullenpaaren oder Fertigspritzen

9.3.5 Adjuvanzien

(Vgl. auch ▸ Kap. 23.2.3)

Adjuvanzien (lat. *adiuvare*, helfen, unterstützen) ermöglichen, verstärken oder modulieren bei der Impfung (▸ Kap. 9.5.8) die Antikörperbildung des Organismus gegen das verabreichte Antigen. Sie müssen gut verträglich und stabil sein. Zu den **partikulären Adjuvanzien** gehören unlösliche Aluminiumsalze, Emulsionen, Lipidkomplexe und Mikro- oder Nanopartikel verschiedener Art, Liposomen oder **Virosomen** („virus-like particles"). Letztere sind Liposomen ohne die virale Nukleinsäure mit Membran-integrierten viralen Oberflächenproteinen. Adjuvanzien wirken weniger als Depot der Antigene am Injektionsort, sie induzieren vielmehr eine Zytokinfreisetzung an der Injektionsstelle. Durch die folgende lokale Entzündungsreaktion wird eine Aufnahme der Antigene in die Antigen-präsentierenden Zellen stimuliert. Überdies kann durch sie die Antigenmenge reduziert, die Zahl der Impfungen verringert und die Impfwirkung verlängert werden.

Als unlösliche **Aluminiumverbindungen** werden hauptsächlich oktaedrisch strukturierte polymere Aluminiumhydroxide und -phosphate oder verwendet. Dabei darf aus Toxizitätsgründen die Menge an Aluminium 1,25 mg pro Dosis Adsorbat-Impfstoff nicht überschreiten. Bei den **W/O-Emulsionen** müssen bei der Anwendung am Menschen die verwendeten Öle abbaubar sein. Freund'sches Adjuvans, das nicht degradierbares dünnflüssiges Paraffin enthält, darf deshalb nur für die Antikörpergewinnung im Tier zur Herstellung von Seren (▸ Kap. 9.5.8) verwendet werden. **O/W-Emulsionen** enthalten Squalen, das mit Polysorbat 80 und Sorbitantrioleat oder α-Tocopherol emulgiert ist. Saponin QS-21 ist ein weiterer Bestandteil von Adjuvanzien.

Bei der Impfung gegen Allergien (spezifische Immuntherapie, SIT), die meist subkutan (SCIT) erfolgt, werden nichtpartikuläre Adjuvanzien wie Monophosphoryllipid A (MPL), ein Derivat der Lipopolysaccharide aus Bakterienzellwänden, oder immunstimulierende Nukleotid-Sequenzen verwendet. Solche Adjuvanzien werden auch für die sublinguale Immuntherapie (SLIT) eingesetzt.

9.4 Parenterale Arzneiformen

Merke

Die Parenteralia werden nach dem Arzneibuch in folgende Gruppen unterschieden:
- Injektionszubereitungen,
- Infusionszubereitungen,
- Konzentrate zur Herstellung von Injektions- oder Infusionszubereitungen,
- Pulver zur Herstellung von Injektions- oder Infusionszubereitungen,
- Gele zur Injektion,
- Implantate.

9.4.1 Injektionen

Injektionen sind Zubereitungen, bei denen kleine Volumina (meist zwischen 1 und 20 ml) als Lösung, Suspension oder Emulsion schnell in ein Blut- oder Lymphgefäß oder in ein Gewebe appliziert werden. Die Injektion in ein Blutgefäß, meist i. v., bietet die Möglichkeit eines äußerst schnellen, unter Umständen lebenserhaltenden Wirkungseintritts.

Suspensionen zur Injektion sind schwerer zu entwickeln und herzustellen als Lösungen oder Emulsionen. Sie müssen leicht abfüllbar und gut aufschüttelbar sein; es darf keine Kuchenbildung eintreten. Suspensionen in Einzeldosenbehältnissen müssen der Prüfung auf Gleichförmigkeit einzeldosierter Arzneiformen (Gleichförmigkeit der Wirkstoffmenge) (Ph. Eur.) bzw. auf Gleichförmigkeit des Gehalts (Ph. Eur.) entsprechen.

Abhängig vom Injektionsort werden unterschiedliche Anforderungen an die Partikelgröße gestellt. Eine Partikelgröße von 40 µm sollte bei subkutan oder intramuskulär zu verabreichenden Injektionen nicht überschritten werden. Zur Herstellung der Suspensionen wird meist die wässrige Lösung der Hilfsstoffe, z. B. Isotonisierungszusatz, Puffer, viskositätserhöhender Stoff, nach Hitzesterilisation oder Entkeimungsfiltration in einem vorsterilisierten Behälter mit dem sterilen Wirkstoff aseptisch zusammengegeben.

Daneben werden auch bioabbaubare Mikropartikel aus Polymeren wie Polylactid, Polyglycolid oder **Poly(lactid-co-glycolid) (PLGA)** und verschiedene Derivate eingesetzt, die nach subkutaner oder intramuskulärer Injektion die Freisetzung von Wirkstoffen, z. B. Hormonen, retardieren. Ein höherer Gehalt an Lactid verlangsamt dabei durch langsamere Hydrolyse des Polymers die Wirkstoff-Freisetzung.

Für eine verlängerte Wirkstoff-Freisetzung werden auch hochviskose Zubereitungen oder Gele intraokulär, subkutan, intratumoral oder als Gleitschichten in Gelenkspalten injiziert. Die Gelbildner müssen dafür biokompatibel und metabolisierbar sein. Hierfür können Hyaluronsäure und deren Salze, aber auch Polymere oder hochkonzentrierte Liposomen verwendet werden.

Besonders hohe Anforderungen sind an die Herstellung kolloidaler, d. h. nanopartikulärer Dispersionen zur intravenösen Injektion zu stellen. Darreichungsformen sind neben Emulsionen verschiedene Nanopartikel aus abbaubaren Polymeren oder Lipiden (▸ Kap. 15). ◘ Tab. 9.7 gibt die erforderlichen Partikelgrößenbereiche der für die intravenöse Verabreichung verwendeten Darreichungsformen an. Zum Vergleich sind die Partikelgrößen von Mikropartikeln und einiger zellulärer Blutbestandteile aufgeführt.

9.4.2 Infusionen

Infusionen sind Zubereitungen aus klaren Lösungen oder O/W-Emulsionen. Ihre Applikation erfolgt langsam intravasal und beim Erwachsenen mit Volumina größer als 100 ml.

Merke

Eine Infusionstherapie wird insbesondere aus folgenden Gründen angewandt:

- Volumensubstitution bei größeren Flüssigkeitsverlusten,
- Elektrolytersatz,
- Ersatz von Blut und Blutderivaten,
- Proteinersatz: Hypoproteinämie, partielle Ernährung, Aminosäuren,
- parenterale Ernährung: Zufuhr von Kohlenhydraten, Aminosäuren, Fetten sowie Vitaminen und Mineralstoffen,
- Osmotherapie: Wasserentzug aus Geweben mit hypertonen, konzentrierten Lösungen von Zuckern, Polyolen,
- Lösungen zur Peritonealdialyse: Entfernung toxischer Substanzen und Eliminierung harnpflichtiger Stoffe bei Niereninsuffizienz,
- externe Anwendung zu Spül- oder Drainagezwecken, bei großflächigen Verbrennungen,
- Lösungen von Wirkstoffen, die eine schnelle Elimination zeigen, um den Plasmaspiegel während der Infusion konstant zu halten.

◘ **Tab. 9.7** Partikelgrößen von partikulären Systemen und Blutbestandteilen

Bestandteile	**Partikelgrößen (µm)**
Mikropartikel	1–40
Nanopartikuläre Arzneiformen	
Liposomen	**0,02–0,5**
kleine unilamellare Vesikel (SUV) große unilamellare Vesikel (LUV) multilamellare große Vesikel (MLV)	0,02–0,1 > 0,1 > 0,2
Mischmizellen	< 0,01
Mikroemulsionen	< 0,15
Emulsionen	< 5
Nanopartikel (Polymere, Lipide, Wirkstoffe)	0,01–1
Zelluläre Blutbestandteile	
Monozyten	12–20
Granulozyten	10–15
Lymphozyten	7–12
Erythrozyten	7
Thrombozyten	1–4
Partikuläre Blutbestandteile	
Lipoproteine	**0,005–1**
Chylomikronen VLDL IDL LDL HDL	0,1–1 0,030–0,080 0,025–0,035 0,018–0,025 0,005–0,017
Plasmaproteine	**< 0,01**

Meist wird die Infusionstherapie stationär durchgeführt; vereinzelt werden auch vom Patienten tragbare Infusionssysteme eingesetzt (▸ Kap. 16.6.6).

9.4.3 Konzentrate zur Herstellung von Injektionen oder Infusionen

Konzentrate zur Herstellung von Injektionen oder Infusionen sind sterile und pyrogenfreie Lösungen, die nach Verdünnen mit einem geeigneten Lösungsmittel den Anforderungen an Injektionen oder Infusionen entsprechen müssen. Konzentrate sind nach dem Arzneibuch unmittelbar vor der Anwendung mit einer geeigneten sterilen Flüssigkeit zu verdünnen.

9.4.4 Pulver zur Herstellung von Injektionen oder Infusionen

Pulver zur Herstellung von Injektionen oder Infusionen sind feste, sterile und pyrogenfreie Substanzen. Chemisch instabile Wirkstoffe werden zu dieser Arzneiform, z. B. auch als Lyophilisate, verarbeitet. Sie werden erst vor der Applikation in dem vorgeschriebenen Volumen des sterilen Lösungsmittels aufgelöst. Sie müssen dann den Anforderungen an Injektionen oder Infusionen entsprechen. Die entstandenen Injektionen müssen entweder klar sein oder aus gleichmäßigen Suspensionen (▸ Kap. 9.4.2) bestehen.

Sofern ein Wirkstoff in gelöster Form nicht ausreichend haltbar ist, kann er als steriles Pulver abgefüllt werden. Dieses muss den Anforderungen der Monographie **Pulver zur Herstellung von Injektionszubereitungen und zur Herstellung von Infusionszubereitungen** (Ph. Eur.) des Arzneibuchs entsprechen. Es wird vor der Applikation in der erforderlichen Lösungsmittelmenge gelöst oder suspendiert.

Folgende Herstellungsmethoden kommen in Betracht:

- sterile Kristallisation bzw. Ausfällung,
- Lyophilisation,
- Sprühtrocknung.

Bei der **sterilen Kristallisation** wird nach Sterilfiltration der Wirkstofflösung durch Zugabe eines sterilen Nichtlösungsmittels die Kristallisation eingeleitet. Das ausgefallene Kristallisat wird abgetrennt und unter aseptischen Bedingungen getrocknet. Mögliche Rekontaminationen müssen verhindert werden. Die sterilen Kristalle können als solche unter aseptischen Bedingungen abgefüllt oder in einer Trägerflüssigkeit suspendiert und lyophilisiert werden.

Die häufig angewendete **Lyophilisation** (▸ Kap. 5.2.6) erfolgt meist in den Endbehältnissen, teilweise unter Zusatz eines Hilfsstoffs. Der Hilfsstoff, häufig Mannitol, dient als Gerüstbildner und gleichzeitig zum Einstellen der Isotonie nach dem Auflösen. Nach Beendigung des Trocknungsprozesses wird das Vakuum durch Sterilluft aufgehoben. Amorphe Lyophilisate können während der Lagerung Stabilitätsprobleme, wie Rekristallisation, ergeben. Für schwer wasserlösliche Substanzen ist es schwierig, ein geeignetes Lösungsmittel für die Gefriertrocknung zu finden.

9.4.5 Gele zur Injektion

Gele zur Injektion sind geeignet, durch erhöhte Viskosität am Injektionsort eine verzögerte Freisetzung des Wirkstoffs oder der Wirkstoffe zu gewährleisten.

9.4.6 Implantate

Parenterale Implantate sind für die verlängerte Freisetzung (▸ Kap. 16.6.1) von hochwirksamen Arzneistoffen, z. B. von Hormonen zur Kontrazeption oder zur Tumortherapie, vorgesehen. Sie werden subkutan mittels größerer Kanülen oder durch einen kleinen chirurgischen Eingriff appliziert. Es werden dabei injizierbare und feste Implante unterschieden.

Injizierbare Implantate nehmen nach Injektion erst in vivo ihre feste Form an. Sie bestehen aus wässrigen Lösungen, meist von Peptid- oder Proteinarzneistoffen mit Dextran, Polyethylenglykol oder β-Glucan. Gelbildung erfolgt durch Änderung von Temperatur, Ionenkonzentration oder pH-Wert in vivo am Applikationsort.

Feste Implantate werden durch Schmelzextrusion oder Verpressung hergestellt. Die meist stäbchenförmigen Wirkstoffträger bestehen entweder aus bioabbaubaren Polymeren wie Poly(lactid-co-glycolid) (▸ Kap. 9.4.1) oder nicht hydrolytisch abbaubaren Polymeren wie **Ethylen-Vinylacetat-Copolymer (EVA)**. Nicht abbaubare Implantate werden nach dem Anwendungszeitraum, der sich über viele Monate erstrecken kann, wieder entfernt.

9.5 Spezielle Parenteralia

9.5.1 Plasmaersatzmittel und Plasmaexpander

Definition

Plasmaersatzmittel sind molekulardisperse oder kolloidale Lösungen, die den gleichen osmotischen bzw. onkotischen Druck wie das Blutplasma besitzen. Demgegenüber besitzen **Plasmaexpander** durch erhöhte Konzentrationen von Kolloiden einen höheren onkotischen Druck als das Plasma. Sie zeigen daher einen erhöhten Volumeneffekt, d. h., sie bewirken einen zusätzlichen Einstrom interstitieller Flüssigkeit in das Gefäßsystem.

Werden als Hilfsstoffe körperfremde Kolloide wie Hydroxyethylstärke, Dextran oder Gelatine verwendet, haben diese bestimmte Anforderungen zu erfüllen hinsichtlich

- der relativen Molekülmasse und der Molekülmassenverteilung,
- des kolloid-osmotischen bzw. onkotischen Drucks,
- des Gelschmelzpunkts und
- der Viskosität.

Von großer Bedeutung ist die relative Molekülmasse der Polymere. Sie müssen einerseits eine genügend hohe relative Molekülmasse haben, um eine schnelle Ausscheidung durch die Niere zu vermeiden. Andererseits muss zur Ausschaltung von Gewebespeicherungen eine Metabolisierung bis zu nierengängigen Spaltprodukten möglich sein. Stoffe mit einer Molekülmasse von $M_r > 40\,000$ werden nicht mehr von der Niere ausgeschieden. Kumulierungen waren der Grund, dass der erste Plasmaersatz, Polyvinylpyrrolidon der mittleren relativen Molekülmasse von $M_r = 50\,000$, heute nicht mehr hierfür verwendet wird. Kolloide sind immer Gemische von Stoffen unterschiedlicher relativer Molekülmasse. Daher können sich Arzneimittel mit gleichen mittleren relativen Molekülmassen, aber unterschiedlichen Molekülmassenverteilungen in der Volumenauffüllung unterscheiden.

Für das Wasserbindungsvermögen und damit den Volumen auffüllenden Effekt ist der onkotische Druck wichtig. Eine zu hohe Viskosität der Lösungen würde der beabsichtigten Durchblutung der peripheren Gewebe entgegenstehen.

Bei den **Hydroxyethylstärken** (HES) kamen bisher vorwiegend hyperonkotische Lösungen zum Einsatz. Wegen erhöhter Inzidenz von Nierenschäden soll HES aber nicht mehr eingesetzt werden. Meist wurden Verbindungen der mittleren relativen Molekülmassen zwischen $M_r = 40\,000$ und $450\,000$ als 6- bis 10%ige wässrige Lösungen verwendet. HES mit höheren M_r-Werten haben eine Halbwertszeit von 8–12 h. Die Makromoleküle werden durch enzymatische Spaltung in kleinere Bruchstücke umgewandelt. Während bei kleineren Blutverlusten isotone NaCl- oder **Ringer-Lactat-Lösungen** zur Substitution ausreichen, wurden bei größeren Blutverlusten meist 6%ige HES mit $M_r = 200\,000$ und einem Substitutionsgrad von 0,5 in einer 2:1-Mischung mit isotoner Elektrolytlösung als Plasmaersatzmittel verabreicht.

Dextrane sind Polysaccharide aus hauptsächlich 1,6-α-glykosidisch verknüpften D-Glucopyranose-Einheiten. Sie sind meist als 10%ige bzw. 6%ige Lösungen mit den mittleren relativen Molekülmassen $M_r = 40\,000$ bzw. $M_r = 60\,000–75\,000$ im Handel. Die Halbwertszeit der niedriger molekularen Arzneimittel beträgt 3–4 h, die der höher molekularen 6–8 h. Die Dextranlösungen zeigen einen Volumeneffekt von etwa 175 % bzw. 130 %.

Als **Gelatine**-Plasmaexpander werden wegen der unzureichenden Viskositätseigenschaften nur abgewandelte Gelatinen verwendet. Durch Abbau der aus dem Kollagen gewonnenen Rohgelatine erfolgt eine Überführung in kleinere Spaltprodukte der ungefähren relativen Molekülmassen von $M_r = 12\,000–25\,000$. Durch Vernetzung oder Substitution mit bifunktionellen Brückenmolekülen, wie z. B. Bernsteinsäureanhydrid, können dann Moleküle eines geeigneten Bereichs, meist $M_r = 30\,000–35\,000$, hergestellt werden. Sie werden als 3,0–5,5%ige Lösungen verwendet. Gelatinelösungen werden vollständig metabolisiert und renal ausgeschieden.

Auch **Humanalbumin** wird in 5%igen (isoonkotischen) bis 25%igen (hyperonkotischen) Lösungen als Plasmaersatzmittel bzw. Plasmaexpander verwendet. Diese Präparate sind jedoch sehr teuer.

9.5.2 Zubereitungen zur parenteralen Ernährung

Zubereitungen zur parenteralen Ernährung werden angewendet, wenn eine ausreichende Ernährung über den Magen-Darm-Trakt durch Entzündungen, Operationen oder bei Frühgeburten nicht möglich ist oder wenn ein erhöhter Energiebedarf bei Sepsis, Verletzungen oder Verbrennungen vorliegt. Bei der **totalen parenteralen Ernährung** (Total Parenteral Nutrition, **TPN**) werden die Nährstoffe, d. h. Kohlenhydrate, Fette und Aminosäuren, als Infusionen appliziert. Die Kohlenhydrate, meist Glucose- oder Xylit-Lösungen sollen etwa 40–60 % des Energiebedarfs decken, die Fettemulsionen 30–50 % und die Aminosäuren/Dipeptide 10–20 %. Letztere werden vor allem für eine positive Stickstoffbilanz benötigt. Elektrolyte und Spurenelemente sowie Vitamine werden den Nährstoffen zugemischt oder getrennt von diesen injiziert. Hier ist besonders zu beachten, dass keine Ausfällungen durch Bildung unlöslicher Salze entstehen. Ca- und Mg-Ionen müssen deshalb mit Phosphaten getrennt appliziert oder stark verdünnt werden. Auch ein mögliches Teilchenwachstum von Emulsionen durch Zumischen von lipophilen Wirkstoffen oder Vitaminen muss vermieden werden.

Der Durchmesser der Tröpfchen der dispergierten Phase von **O/W-Fettemulsionen** zur parenteralen Ernährung sollte zur Vermeidung von Embolien $< 1\,\mu m$ sein, wobei keine Tröpfchen $> 5\,\mu m$ vorliegen sollten. Die Größe der Emulsionströpfchen darf sich während der Lagerung nicht verändern. Der Fettgehalt liegt zwischen 10 und 20 %. Die Sterilisation erfolgt mit gespanntem, gesättigtem Wasserdampf von 121 °C (▸ Kap. 5.5.1).

Glucoselösungen werden im sauren Milieu autoklaviert (▸ Kap. 9.2.5). Im Anschluss wird auf Abwesenheit des Zersetzungsprodukts 5-Hydroxymethylfurfural getestet.

9

9.5.3 Peritonealdialyselösungen (Ph. Eur.)

Peritonealdialyselösungen werden bei leichteren Fällen der Niereninsuffizienz zur Entgiftung des Organismus verwendet. Diese Methode kann zuhause und ohne großen maschinellen Aufwand erfolgen.

Während bei der Hämodialyse (▸Kap. 5.4.2; ▸Kap. 20.2.1) über eine semipermeable Membran ein Stoffaustausch zwischen dem Blut und der Dialyselösung erfolgt, wird bei der kontinuierlichen ambulanten Peritonealdialyse (CAPD) ein größeres Volumen an steriler, pyrogenfreier, isotoner oder leicht hypertoner Infusionslösung in den Bauchraum gepumpt. Das Peritoneum (Bauchfell) wirkt hier selbst als semipermeable Membran zur Eliminierung nieder- und höhermolekularer Stoffe. Es hat eine Fläche von ca. 1,6–2 m^2.

Nach dem Übergang von nieder- und höhermolekularen Substanzen aus den Blutkapillaren in die Dialyselösung wird diese nach einigen Stunden wieder abgepumpt.

Diese Infusionen sind in ihrer Elektrolytzusammensetzung ähnlich dem Blutplasma und können neben Lactat oder Aminosäuren unterschiedliche Mengen an Glucose enthalten. Daher müssen diese Lösungen nach der Wasserdampfsterilisation ebenfalls auf 5-Hydroxymethylfurfural getestet werden. Statt Glucose kann **Icodextrin**, ein Gluco-Pyranose-Polymer (Molmasse ca. 17 000 g · mol^{-1}), in einer Konzentration von 7,5 % als kolloidosmotischer Hilfsstoff eingesetzt werden. Der pH-Wert der Lösungen liegt zwischen 5 und 6,5. Wird Hydrogencarbonat zur Pufferung zugesetzt, so erfolgt dies unmittelbar vor der Anwendung. Der pH-Wert liegt dann zwischen 6,5 und 8.

Praktisch umgesetzt

Die Zahl der Nierendialysepatienten liegt in Deutschland bei etwa 90 000. Der Anteil an Peritonealdialyse ist hier mit etwa 5 % gering, während er in den skandinavischen Ländern und Großbritannien rund 20 % beträgt, in Hongkong sogar etwa 80 %.

9.5.4 Zytostatikalösungen

Besondere Vorsichtsmaßnahmen sind bei der Herstellung von Zytostatikazubereitungen erforderlich. Sie unterliegt in Apotheken in der Bundesrepublik Deutschland der Richtlinie „Herstellung applikationsfertiger Zytostatikalösungen in Apotheken". Hierdurch soll eine höchstmögliche Produktqualität bei optimalem Schutz von Mensch und Umwelt gewährleistet werden. Sie betrifft das herstellende Personal, die Räumlichkeiten, die apparative Ausstattung und deren Wartung, den Herstellungsprozess, den Transport sowie die Entsorgung. Die Herstellung hat in einem abgetrennten Raum in Sicherheitswerkbänken oder Isolatoren – jeweils DIN-genormt – zu erfolgen. Die Lösungen sind in bruchsicheren Kunststoffbehältnissen abzufüllen. Die Primärbehältnisse sollen eingeschweißt werden, um bei Leckagen eine Kontamination zu vermeiden.

9.5.5 Radioaktive Arzneimittel (Ph. Eur.)

Radioaktive Arzneimittel (Radiopharmaceutica) zur parenteralen Anwendung können aus Lösungen, kolloiddispersen Systemen oder Emulsionen bestehen. Sie können ein oder mehrere Radionuklide enthalten, deren Strahlung zur Diagnostik oder Therapie eingesetzt werden kann.

Radionuklide, die **γ-Strahlung** (hochenergetische elektromagnetische Strahlung) emittieren, werden wegen ihres großen Durchdringungsvermögens und geringer Gewebsschädigung hauptsächlich zur Szintigraphie des ganzen Körpers oder bestimmter Organe verwendet. ^{123}Iodid-haltige Lösungen können somit zur Darstellung der Schilddrüse verwendet werden. Mit γ-Strahlern markierte Kolloide können das Retikuloendotheliale System (▸Kap. 15.3.1) in verschiedenen Organen, z. B. der Leber, sichtbar machen. Radioaktive Partikel mit der Größe oberhalb des maximalen Durchmessers der Lungenkapillaren von etwa 10 µm werden dort nach intravenöser Applikation mechanisch zurückgehalten. Bei Verwendung von mit ^{99m}Tc-Technetium beladenen Mikropartikeln ist so die szintigraphische Darstellung durchbluteter Areale der Lunge möglich.

β-Strahler (mit Elektronenemission aus dem Atomkern) werden von den Körpergeweben absorbiert und dienen vorwiegend zur Schädigung unerwünschten Gewebes, z. B. von Tumoren oder entzündeten Geweben. Als Beispiel kann ^{131}I zur Verkleinerung von Schilddrüsengewebe verwendet werden.

Positronenstrahler werden wegen ihrer kurzen Halbwertszeit kurz vor der Anwendung in der Nähe des Anwendungsorts in einem Teilchenbeschleuniger hergestellt. Die Nuklide werden überwiegend durch schnelle Synthese in Moleküle eingebaut, deren Anreicherung dann in bestimmten Geweben mittels **Positronen-Emissions-Tomographie (PET)** gemessen werden kann. Für solche Markierungen werden vorwiegend ^{18}F oder ^{15}O mit geringen Halbwertszeiten (HWZ) von etwa 110 bzw. 2 min eingesetzt, die mit geeigneten chemischen Verfahren schnell in Biomoleküle eingebaut werden, ^{18}F vorwiegend als ^{18}F-Desoxyglucose zu Stoffwechseluntersuchungen. Weitere Positronenstrahler wie ^{81}Rb oder ^{64}Cu mit Halbwertszeiten von 4 h bzw. 12,8 h werden in starken Chelatkomplexen verabreicht.

Neben den üblichen Anforderungen für Parenteralia müssen bei radioaktiven Arzneimitteln unter anderen die Reinheit des Radionuklids und die Reinheit der radioaktiven Markierung der verwendeten Substanz (radiochemische Reinheit) geprüft werden.

Die Anforderungen an die verschiedenen Formulierungen sind in zahlreichen **Einzelmonographien zu Radioaktiven Arzneimitteln** festgelegt (Ph. Eur.).

Unmittelbar vor Abgabe bzw. Anwendung hergestellte radioaktive Arzneimittel erfordern geeignete Rahmenbedingungen, um die gewünschte Qualität sicherzustellen (Ph. Eur.).

9.5.6 Kontrastmittel zur Röntgen-, Magnetresonanz- und Ultraschalldiagnostik

Neben Gasen zur negativen Kontrastierung der Lunge, wasserlöslichen Zubereitungen von Iod-haltigen Verbindungen zur positiven Kontrastierung der Atemwege bzw. der Lunge oder $BaSO_4$ zur Darstellung des Magen-Darm-Trakts sind verschiedene **Röntgenkontrastmittel** zur parenteralen Anwendung auf dem Markt.

Dabei können ölige Kontrastmittel mit iodierten Methylestern zur direkten Lymphographie, d.h. Darstellung von Lymphgefäßen und Lymphknoten nach Injektion in die Lymphgefäße, verwendet werden. Wasserlösliche nichtionische oder ionische Kontrastmittel werden meist zur i.v. Injektion verwendet. Letzere werden als Na-, Meglumin- oder Lysinsalze eingesetzt.

Zu den parenteralen Kontrastmitteln für die **Magnetresonanz-Tomographie** zählen kolloidale Zubereitungen wie dextranumhüllte oder liposomale superparamagnetische Eisenoxidkristalle (SPIONs). Meist werden stabile Chelate von Gadolinium(Gd-)Ionen mit sehr starken Komplexbildnern verwendet, wobei makrocyclische wie Dodecantetraessigsäure (DOTA) wegen der höheren Stabilität den linearen Komplexbildnern wie Diethylentriaminpentaessigsäure (DTPA) vorzuziehen sind, da freigesetzte Gd-Ionen sehr toxisch sind.

Eine besondere Art sind Zubereitungen von Mikrogasblasen, die als **Ultraschallkontrastmittel** Anwendung finden. Ultraschall wird besonders effektiv an der Grenzfläche gasförmig/flüssig gestreut. Es handelt sich um stabilisierte Gasblasen, deren Größe im Bereich der Blutzellen liegt. Die Kontrastmittel werden durch Schütteln der Partikel mit dem Gas kurz vor der Applikation hergestellt. Die Gase sind dann entweder an ein Galaktosegranulat mit oder ohne Palmitinsäure gebunden oder mit quervernetztem Albumin oder Phospholipiden umhüllt. Partikel mit Luft sind im Blut nur über Sekunden im Blut stabil, da die Luft sich rasch im Blut löst. Eine stabilere zweite Generation von Ultraschallkontrastmitteln sind Lipidvesikel (Liposomen) mit verkapseltem Schwefelhexafluorid oder Perfluoropropan, die wegen ihrer Lipophilie länger in den Partikeln verweilen.

9.5.7 Blutzubereitungen

Eine besondere Gruppe der Parenteralia sind die Blutkonserven und Zubereitungen aus dem Blut.

Merke

Blutkonserven und Blutzubereitungen werden für folgende Zwecke benötigt:
- Ersatz funktioneller Bestandteile nach größeren Blutverlusten, z. B. Erythrozyten, Leukozyten,
- Flüssigkeitszufuhr nach größeren Flüssigkeitsverlusten,
- Gewinnung von spezifischen Bestandteilen des Blutes, insbesondere zur Behandlung von Bluterkrankungen,
- Gewinnung von Seren zur passiven Immunisierung.

Ein Schema der Verwertungsmöglichkeiten wichtiger Blutbestandteile ist in ○ Abb. 9.2 aufgeführt.

Gewinnung von Blut und seinen Zubereitungen

Die Gewinnung von Blut und seinen Zubereitungen erfolgt durch
- Sammlung von Vollblut,
- Plasmapherese.

Das dem Spender abgenommene Vollblut wird entweder zur Vollblutkonserve verarbeitet, oder es werden durch Zentrifugieren die Formelemente abgetrennt. Das Plasma wird tiefgefroren, sofern nicht eine sofortige Weiterverarbeitung erfolgt. Die **Plasmapherese** wird verstärkt zur Gewinnung von Plasma und Plasmabestandteilen angewendet. Dem Blutspender werden nach der Entnahme und Abtrennung des Plasmas die Erythrozyten und übrigen Zellen, zu deren Regenerierung der Körper mehrere Wochen benötigt, wieder zurückgegeben. Der Eiweißverlust wird vom Körper schnell wieder ausgeglichen. Das gewonnene Plasma wird sofort tiefgefroren und unterhalb von –20 °C gelagert.

Blutkonserven (Vollblut) haben stark an Bedeutung verloren. Durch Gewinnung von Blutbestandteilen ist es möglich, dem Patienten gezielt die Teile zu übertragen, die jeweils benötigt werden. Hierdurch wird eine unnötige Kreislaufbelastung vermieden; darüber hinaus können lagerungsbedingte Veränderungen des Vollblutes umgangen werden. Die Blutkonserve muss mit einer Stabilisatorlösung versetzt werden. Eine heute überwiegend verwendete Lösung enthält Citronensäure, Natriumcitrat, Glucose, Natriumdihydrogenphosphat und Adenin. Natriumcitrat reagiert mit dem Calcium im Blutplasma unter Bildung von Calciumcitrat und verhindert dadurch die Blutgerinnung. Glucose und Adenin erhöhen die Lebensdauer der Erythrozyten, Citronensäure

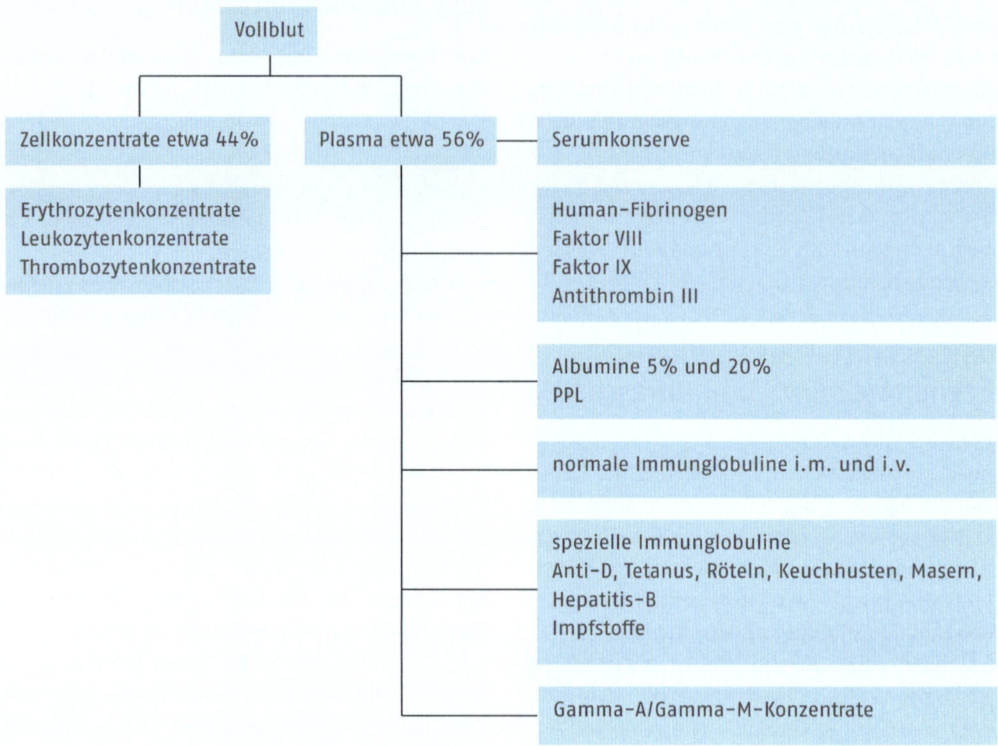

Abb. 9.2 Verwertungsmöglichkeiten von menschlichem Blut

stabilisiert durch pH-Erniedrigung die Glucose vor einer Karamellisierung bei der Sterilisation. Der Zusatz der Stabilisatorlösung ermöglicht bei 4 °C eine maximale Haltbarkeit von 5 Wochen. Die Lebensdauer der Erythrozyten im Blutkreislauf beträgt dagegen 100–120 Tage.

Zur Vermeidung von Virusinfektionen nach Gabe von Fremdblutprodukten vor planbaren Operationen wird derzeit vermehrt **Eigenblut** eingesetzt.

Zellkonzentrate werden von Erythrozyten in unterschiedlichen Anreicherungsstufen sowie von Leukozyten und Thrombozyten hergestellt. Sie haben unterschiedliche Lagerbedingungen und -stabilitäten. Erythrozytenkonzentrate werden dabei in gasdurchlässigen Beuteln aus Ethylen-Vinylacetat-Copolymer (EVA) gelagert, um den für den aeroben Erythrozytenstoffwechsel wichtigen Sauerstoffzutritt zu gewährleisten.

Plasma enthält über 120 verschiedene Proteine, die in sehr unterschiedlichen Mengen vorliegen und verschiedene Funktionen erfüllen. Das Gesamtplasma wird als **gefrorenes Human-Frischplasma** oder als **Trockenplasma** verwendet. Das Arzneibuch beschreibt ein **Plasma vom Menschen (Humanplasma) zur Fraktionierung,** das zur Herstellung von Zubereitungen aus Blutprodukten vorgesehen ist. Es muss bei mindestens −25 °C gelagert werden. Die **Serumkonserve** entspricht in ihrer Zusammensetzung dem Plasma, enthält allerdings kein Fibrinogen. Sie dient vor allem der Volumenauffüllung.

Die **Plasmafraktionierung** erfolgt entsprechend den Fraktionierungsmethoden nach Cohn. Danach werden die Eiweiße in der Nähe ihres isoelektrischen Punktes durch Zugabe geeigneter Alkoholkonzentrationen ausgefällt. Die Präzipitate werden in mehreren Schritten unter Verwendung von Präzipitations-, Adsorptions-, Extraktions-, Elektrophorese-, Ultrafiltrationsmethoden und chromatographischen Verfahren fraktioniert.

Durch diese Fraktionierungs- und Reinigungsschritte sowie anschließendes Erhitzen der Präparationen in wässriger Lösung für 10 h bei 60 °C werden vorhandene Viren inaktiviert.

Im Blutplasma sind bisher etwa 30 verschiedene, für eine normale Blutgerinnung erforderliche Eiweißkörper bekannt. Sie werden aus dem Plasma gewonnen und klinisch eingesetzt. Ein besonders angereicherter Faktor ist **der Blutgerinnungsfaktor VIII vom Menschen** (Ph. Eur.). Der **Prothrombinkomplex** enthält die Gerinnungsfaktoren II, VII, IX und X. Die **Immunglobuline**, insbesondere das γ-Immunglobulin G, erfüllen als Antikörper eine Schutzfunktion gegenüber durch Viren, Bakterien und Toxine hervorgerufenen Erkrankungen (▸ Kap. 9.5.8).

Das in besonders großer Menge vorliegende **Albumin** wird als 4- bis 5%ige Lösung zur Volumensubstitution und als hochkonzentrierte 15- bis 25%ige Lösung (Albuminlösung vom Menschen, Ph. Eur.) bereits zur parenteralen Eiweißsubstitution verwendet. Bei der **pasteurisierten Plasmaprotein-Lösung (PPL)** handelt es sich um ein angereichertes Albuminpräparat mit mindestens 85 % Albumin.

Merke

Viele Jahre lang stellte die durch Transfusion übertragene Hepatitis B ein großes Risiko dar. Die Übertragung von AIDS-auslösenden Viren durch Blutpräparate kann nach dem derzeitigen Wissensstand bei Einhaltung nachstehender Vorsichtsmaßnahmen ausgeschlossen werden:

- Ausschluss von Spendern, bei denen ein potenzielles AIDS-Risiko besteht.
- Immunglobulin-Zubereitungen und Albumin gelten als sicher, wenn sie nach dem Fraktionierungsverfahren nach Cohn hergestellt sind. Ethanol-Konzentrationen von mehr als 20 % inaktivieren AIDS-auslösende Viren.
- Lagerfähige Blutzubereitungen, bei denen kein Verfahren zur Virusinaktivierung angewendet werden kann, müssen einer sechsmonatigen Quarantänelagerung unterworfen werden. Vor dem Inverkehrbringen dieser Blutzubereitungen muss vom Spender eine erneute Blut-/Plasmaprobe entnommen und auf Antikörper gegen AIDS-Viren sowie Hepatitis-B- und -C-Viren untersucht werden. Zu den betroffenen Blutprodukten zählen gefrorene oder gefriergetrocknete Frischplasmen, die keinem Virusinaktivierungsverfahren unterzogen wurden, sowie tieftemperaturkonservierte Blutzellen-Zubereitungen (Erythrozyten-, Thrombozyten-, Leukozyten-Konzentrate). Hierdurch soll das Nichterkennen kontaminierten Spenderblutes zwischen dem Zeitpunkt einer eventuellen Ansteckung und der Bildung von Antikörpern ausgeschlossen werden. Während dieser Zeit ist eine Virusübertragung durch einen Spender möglich, obwohl sein Antikörpertest negativ ist.

Ein im Jahre 1998 erlassenes Transfusionsgesetz regelt in der Bundesrepublik Deutschland die wesentlichen Grundsätze zur Blut- und Plasmaspende und zum Transfusionswesen und legt unerlässliche Pflichten fest.

Für alle aus Plasmapools hergestellte Produkte ist seit 1999 ein Test auf Virusgenome mittels der Nukleinsäure-Amplifikationstechnik (NAT = PCR, Polymerase Chain Reaction) vorgeschrieben. Der Test ermöglicht, früher und mit einer deutlich höheren Empfindlichkeit als bisher, Virusmarker zu erkennen.

9.5.8 Sera und Impfstoffe

Sera und Impfstoffe dienen vor allem der Vorbeugung von Krankheiten. Impfstoffe werden auch als Vakzine bezeichnet. Nur in seltenen Fällen werden Seren auch zur akuten Therapie eingesetzt. Unter den Impfstoffen wird lediglich die Tollwut-Schutzimpfung sowohl zur Prophylaxe als auch erst nach Kontakt mit einem tollwutverdächtigen Tier durchgeführt.

Injektion von Seren bewirkt eine **passive Immunisierung** durch Antikörper, die in einem anderen Organismus gebildet wurden. Antikörperbildung im Tier führt zu tierischen Seren mit **heterologen Antikörpern**. Tierische **Immunseren** werden zunehmend durch menschliche ersetzt, wobei in vielen Fällen nicht mehr das Vollserum verwendet wird, sondern nur die isolierten **Immunglobuline**. Im Menschen gebildete Antikörper ergeben Seren mit **homologen Antikörpern**.

Der Vorteil der passiven Immunisierung besteht in dem sofortigen Einsetzen des Impfschutzes. Die Wirkung ist jedoch nur relativ kurzfristig.

Für die Bereitung der Immunglobuline wird das Plasma einer großen Zahl von Spendern – sogenannte Plasmapools – eingesetzt. Es ist sicherzustellen, dass diese Plasmapools frei von Hepatitis-Viren und HIV sind (▸ Kap. 9.5.7).

Nach der Verabreichung tierischer Seren muss mit unter Umständen tödlichen Reaktionen durch artfremdes Eiweiß gerechnet werden (Serumkrankheit, anaphylaktischer Schock). Die Haltungen der für die Serengewinnung verwendeten Rinder und Schafe müssen zertifiziert sein, um in den Seren die Abwesenheit von Prionen, den Erregern von BSE und Scrapie, zu garantieren. Eine weitere Möglichkeit der Vermeidung von Kontamination mit verschiedenen Erregern ist die biotechnologische Herstellung von rekombinanten Serumproteinen und Antigenen (▸ Kap. 23.2.3, ▸ Kap. 23.2.4).

Die Immunglobuline sind keine einheitliche Fraktion, sondern enthalten neben dem mengenmäßig am stärksten vertretenen Immunglobulin G die Immunglobuline A, M, D und E. Die Immunglobuline sind Träger der spezifischen Antikörper. Das Immunglobulin G hat eine Halbwertszeit von etwa 4 Wochen. Neben dem Standard-Immunglobulin gibt es spezifische Immunglobuline (**Hyperimmunglobuline**), Hepatitis-B-, Masern- oder Pertussis-Immunglobulin dienen zur Prophylaxe gegen die entsprechenden Infektionen, bei der Tollwut werden spezifische Immunglobuline auch zur Therapie verwendet.

Die durch übliche Plasmafraktionierung erhaltenen Immunglobuline dürfen nur intramuskulär injiziert werden. Zur i. v. Verabreichung muss eine Vorbehandlung mit eiweißspaltenden Agenzien, z. B. Pepsin, Plasmin oder Papain, erfolgen. Hierdurch wird die Abspaltung oder Inaktivierung von Teilen des Peptidmoleküls, die Anlass für sonst bei i. v. Injektionen auftretende unerwünschte Reaktionen sind, erreicht. Die Immunglobulin-Konzentrationen für die i. m. zu verabreichende Lösung liegen bei 16 %, für die i. v. Lösungen zwischen 1 und 5 %.

Bei der **aktiven Immunisierung** durch Impfstoffe erfolgt die Antikörperbildung im Organismus des Impflings durch Injektion modifizierter Antigene, wie abgetöteter oder abgeschwächter Bakterien, Viren oder deren Toxoide, oder stabilisierter mRNA. Hierbei kann ein länger andauernder, jahre- bis jahrzehntelanger Impfschutz erreicht werden; die Antikörperbildung und damit der Impfschutz setzen erst nach einer gewissen Zeit ein.

Die für die aktive Immunisierung benötigten **Impfstoffe** können nach dem in ◘ Tab. 9.8 vorliegenden Schema eingeteilt und gewonnen werden. Durch Adsorption von Totimpfstoffen an ein Adjuvans (▸ Kap. 9.3.5), z. B. Aluminiumhydroxid oder Aluminiumphosphat, werden Adsorbat-Impfstoffe mit verzögerter Wirkung erhalten. Impfstoffarzneimittel sind wässrige kolloidale Lösungen, Suspensionen oder Lyophilisate.

Die Lösungen von Seren und Impfstoffen können bis zu 2,5 mg Phenol pro ml als Konservierungsmittel enthalten. Außerdem sind wegen ihrer Empfindlichkeit besondere Lagerbedingungen notwendig.

9.5.9 Gentransfer-Arzneimittel

Gentransfer-Arzneimittel zur Anwendung am Menschen (Ph. Eur.) sind Produkte, die nach mehreren Herstellungsschritten zum Transfer eines prophylaktischen, diagnostischen oder therapeutischen Gens, d. h. eines Nukleinsäureabschnitts, in tierische oder somatische menschliche Zellen bestimmt sind. Sie führen zur nachfolgenden Expression dieses Gens im lebenden Organismus. Ein Gentransfer in Keimzellen ist in Deutschland nicht erlaubt.

Zu den rekombinanten Vektoren zählen

- virale Vektoren oder
- Plasmid-Vektoren: doppelsträngige, ringförmig vorliegende Formen bakterieller DNA, die nackt (DNA) oder als Lipoplexe oder Polyplexe (▸ Kap. 15.3) verabreicht werden.

Wichtiges in Kürze

Neben den meisten Produkten aus der Industrie werden Parenteralia in Deutschland auch in derzeit etwa 300 Apotheken hergestellt. Geschätzter Anteil der Zubereitungen: Lösungen mit Zytostatika (66 %), monoklonalen Antikörpern (20 %), Calciumfolinat (7 %) und für die parenterale Ernährung (3 %).

9.6 Behältnisse bei der Herstellung und zur Lagerung von Parenteralia

An die Primärpackmittel (▸ Kap. 21) von Parenteralia sind höchste Anforderungen zu stellen. Als Materialien werden Glas und Kunststoff – jeweils ausreichend durchsichtig – für die Behältnisse und zusätzlich Elastomere für die Verschlüsse verwendet.

Für Injektionslösungen werden bei einzeldosierten Lösungen meist Glasampullen eingesetzt. Nach Abfüllen von Injektionsflüssigkeiten in Einzeldosisbehältnisse muss ein ausreichendes Füllvolumen vorliegen, da in Abhängigkeit von der Viskosität ein Teil der Lösung durch Behältnis und Verschluss bei der Entnahme zurückgehalten wird. Durch die **Bestimmung des entnehmbaren Volumens** (Ph. Eur.) wird gewährleistet, dass bei normaler Technik der Entnahme die deklarierte Dosis bzw. das deklarierte Volumen verabreicht werden kann.

Für die Verabreichung von Einzeldosis und Mehrfachdosen existieren auch mit Gummistopfen verschließbare Injektionsfläschchen von meist 5 ml, auch **Durchstichfläschchen** oder **Vials** genannt. In ihnen werden neben Lösungen Suspensionen und Pulver abgefüllt. Spezielle Behältnisse für einmalige Verabreichungen sind **Einmalspritzen** (Sterile Einmalspritzen aus Kunststoff, Ph. Eur.), **Fertigspritzen** bzw. **Spritzampullen**, die bereits die spritzfertige Injektionslösung enthalten. **Doppelkammerspritzampullen** oder Zweikammerspritzen bestehen z. B. aus einem Vial mit der Trockensubstanz und einer Spritzampulle mit dem Lösungsmittel. Vor der Injektion wird das Lösungsmittel aus der Spritzampulle in das Vial gedrückt; nach Auflösen der Trockensubstanz wird die Wirkstofflösung in die Spritzampulle zurückgezogen.

Für Spezialfälle wurden besondere Injektionshilfen entwickelt. Die sogenannten **Insulin-Pens** haben die Form eines Füllfederhalters und enthalten das spritzfertige Insulin in einer auswechselbaren Kartusche. Mittels eines **Jet-Injektors** können Wirkstoffe unter hohem Druck ohne Nadel in die Haut geschossen werden. Dieses System wurde zunächst für Massenimpfungen entwickelt.

Für die Aufnahme von Infusionslösungen dienen Flaschen aus Glas bzw. Kunststoff und kollabierende Kunststoffbeutel. Anstelle der früher verwendeten Infusionsflaschen aus Schwerglas werden heute leichtere, dünnwandigere Glasflaschen verwendet.

Das Material der Primärbehältnisse muss gegenüber dem Füllgut inaktiv und so beschaffen sein, dass weder **Diffusion** in oder durch das Behältnis auftritt, noch fremde Substanzen an das Füllgut abgegeben oder aus ihm aufgenommen werden. Daher schreibt das

Tab. 9.8 Einteilung und Herstellung von Impfstoffen

Art des Impfstoffs	Ausgangsmaterial	Herstellungsschritt	Beispiele von Impfstoffen gegen
Lebendimpfstoffe			
Lebendimpfstoff	abgeschwächte (attenuierte) Erreger	natürlicher Erreger noch infektiös, aber Pathogenität abgezüchtet	Mumps, Masern, Röteln, Cholera, Kinderlähmung, Typhus
Totimpfstoffe (mit Adjuvanzien)			
Toxoid-Impfstoffe	Toxine	Toxine fixiert (entgiftet) = Toxoide mit antigener Wirkung	Kombination Diphtherie, Pertussis, Tetanus
inaktivierte Impfstoffe	Viren, Bakterien	Einwirkung von Viruziden, Hitze, UV-Strahlung	Hepatitis-A, Tollwut, Kinderlähmung, Cholera, SARS-CoV-2
Spalt-Impfstoffe	Viren	Aufspaltung der Virushülle mit Tensiden oder organischen Lösungsmitteln	Influenza
Subunit-Impfstoffe	Bakterien, Viren	Isolierung oder gentechnische Herstellung von Proteinen aus Zellwänden	Influenza, Hepatitis-B, Papilloma-Viren, SARS-CoV-2
		Isolierung von Polysacchariden aus Zellwänden	Pneumokokken, Typhus
Konjugat-Impfstoffe	isolierte Polysaccharide oder Proteine	Bestandteile miteinander oder mit anderen Molekülen konjugiert	Pneumokokken
Nukleinsäure-Impfstoffe			
DNA	bakterielle oder virale DNA	DNA-Teilsequenzen in Plasmide eingebaut, nackt lokal appliziert oder assoziiert mit kationischen und anderen Lipiden oder Polymeren	Veterinärbereich
mRNA	modifizierte virale RNA	Synthese von Teilsequenzen der viralen mRNA und assoziieren mit kationischen Lipiden	Tollwut, SARS-CoV-2
Vektor-Impfstoffe			
Vektor-Impfstoff	Oberflächenprotein oder dafür codierende Nukleinsäure des Erregers	in nichtpathogene Träger-Viren (z. B. Adenoviren) eingebaut	Ebola, SARS-CoV-2

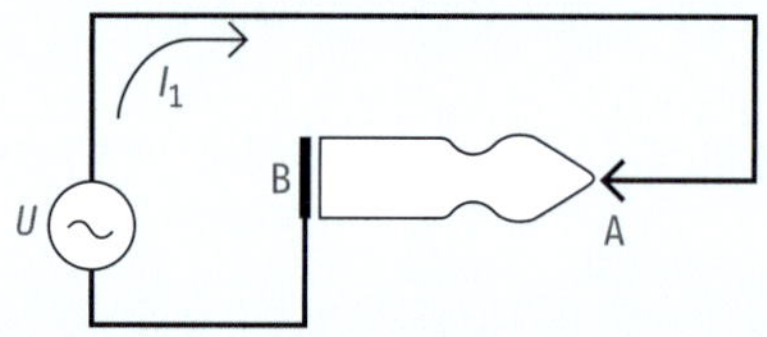

o Abb. 9.3 Schema der Dichtigkeitsprüfung im elektrischen Hochspannungsfeld

◘ Tab. 9.9 Anforderungen an Kunststoffbehältnisse für Parenteralia

- verträglich mit dem Füllgut
- unzerbrechlich, mechanisch belastbar
- durchsichtig
- undurchlässig für Mikroorganismen
- (bedingt) undurchlässig gegenüber Gasen und Wasserdampf
- sterilisierbar mittels Hitze
- stabil beim Einfrieren
- stabil gegen Lichteinfluss
- frei von Monomeren
- möglichst wenig Weichmacher und Zusätze
- toxikologisch unbedenklich
- umweltfreundlich
- niedrige Dichte
- wirtschaftlich

Arzneibuch bestimmte Glasqualitäten von hoher hydrolytischer Resistenz vor (▸Kap. 21.2.1).

Ampullen werden üblicherweise nicht zur Erhöhung der hydrolytischen Resistenz innenvergütet. Gelegentlich werden „Aufbrennampullen" eingesetzt. Diese leeren und sterilisierten Ampullen werden in einer heißen Flamme am Kopf geöffnet, steril befüllt und wieder zugeschmolzen. Da die Aufbrennampullen vor der Befüllung nicht mehr gewaschen werden, enthalten sie an der Innenfläche jedoch noch Alkaliionen, während bei normalen Ampullen durch den Waschschritt weniger Alkaliionen von der Oberfläche in die Injektionslösung abgegeben werden.

Die Dichtigkeit von Ampullen kann mit unterschiedlichen physikalischen Methoden bei Inprozess- und Endkontrollen durchgeführt werden. Ein Beispiel ist die Prüfung in einem elektrischen Hochspannungsfeld (o Abb. 9.3). Bei Einbringen der zu prüfenden Ampulle zwischen die Elektroden A und B fließt ein Strom bestimmter Stromstärke über die Ampulle. Bei gleich bleibender Spannung wird bei einer defekten Ampulle eine größere Stromstärke messbar. An modernen Prüfmaschinen wird jede Ampulle gleichzeitig von vier Elektroden abgetastet, um den gesamten Ampullenkörper sicher zu erfassen.

Gummistopfen bei Mehrdosenbehältnissen sollen sich auch nach mehrmaligem Durchstechen mit einer Kanüle selbst abdichten. Dazu wird geprüft, ob bei leichtem äußeren Überdruck Methylenblaulösung in das Vial aufgenommen wird.

Infolge mancher Nachteile von Glas, wie hohes Taragewicht und Zerbrechlichkeit, werden vermehrt Kunststoffe verwendet. Die wichtigsten Anforderungen an derartiges Behältnismaterial sind in ◘ Tab. 9.9 angeführt.

Keines der gebräuchlichen Polymere erfüllt sämtliche Anforderungen. Meist ist der Zusatz weiterer Hilfsstoffe, wie Weichmacher, Stabilisatoren, Antioxidanzien usw., erforderlich. Eine teilweise **Sorption** einzelner Bestandteile aus dem Füllgut ist nicht ausgeschlossen. So werden z. B. beachtliche Insulinmengen an PVC-Beutel, nicht jedoch an Polyethylen-Beutel sorbiert. Bei in 0,9%iger Natriumchloridlösung gelöstem Diazepam wurde innerhalb von 24 h ein Wirkstoffverlust von 55 % bei Verwendung von PVC-Behältnissen gefunden.

Die eventuelle Abgabe von Bestandteilen der als Verschlussmaterialien verwendeten Elastomere, z. B. von Vulkanisationsbeschleunigern (▸Kap. 21.2.2), in die Lösung (**Migration**) muss beachtet werden. Das Arzneibuch enthält Monographien über das Material zur Herstellung von Behältnissen (Ph. Eur.) und für Behältnisse (Ph. Eur.).

Weiterführende Literatur

Bröker M. Formulierung von Humanvakzinen. In: Müller RH, Hildebrand GE (Hrsg.) Pharmazeutische Technologie: Moderne Arzneiformen, S. 293. 2. Aufl., Wissenschaftliche Verlagsgesellschaft Stuttgart, 1998

Dingermann T, Langer K (Hrsg.). Adjuvanzien. Pharmakon 5: 2020, Avoxa-Verlag Eschborn

Kramer A, Assadian O (Hrsg.) Wallhäußers Praxis der Sterilisation, Desinfektion, Antiseptik und Konservierung. 1. Aufl., Thieme Verlag, Stuttgart, New York 2008

Lucks J-S, Müller BW. Parenterale Fettemulsionen. Krankenhauspharmazie 15: 51, 1994

Predel B, Barth J, Wachsmuth J. Zytostatika, Pharmazeutische Grundlagen. Deutscher Apotheker Verlag, Stuttgart 2003

Transfusionsgesetz: https://www.gesetze-im-internet.de/tfg/TFG.pdf

Wallhäuser KH. Praxis der Sterilisation. Desinfektion – Konservierung – Keimidentifizierung – Betriebshygiene. 5. Aufl., Thieme Verlag, Stuttgart, New York 1995

Weitschies W. Kontrastmittel für die bildgebende medizinische Diagnostik. In: Müller RH, Hildebrand GE (Hrsg.) Pharmazeutische Technologie: Moderne Arzneiformen, S. 259. Wissenschaftliche Verlagsgesellschaft Stuttgart, 1998

Wilson-Welder JH, Torres, MP, Kipper MJ, Mallapragada SK, Wannemuehler MJ., Narasimhan B. Vaccine adjuvants: current challenges and future approaches. J Pharm Sci 98: 1 278, 2009

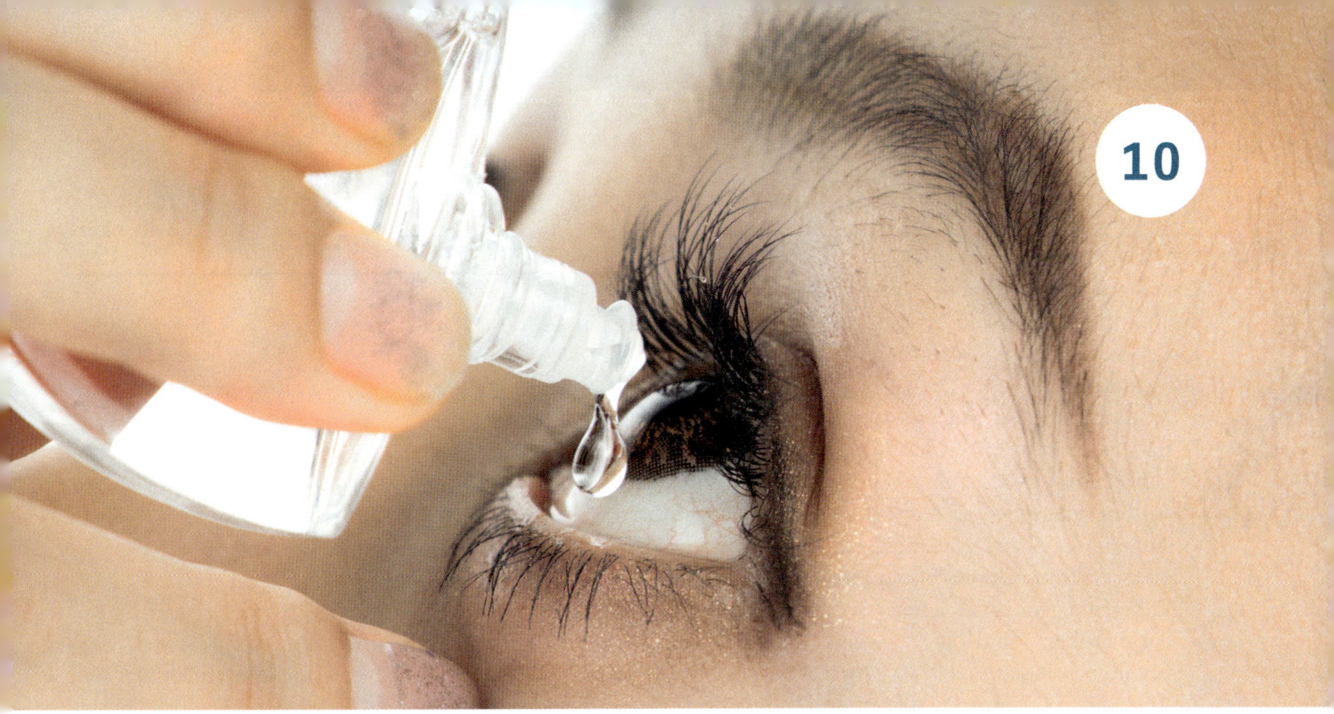

10

Darreichungsformen zur Anwendung am Auge

Prof. Dr. Christel Müller-Goymann

Die Anforderungen an die verschiedenen Darreichungsformen zur Anwendung am Auge, deren Herstellung, Verpackung und Qualitätsprüfung werden dargestellt.

10.1 Allgemeines, Definitionen

Die überwiegende Zahl der zur Anwendung am Auge bestimmten Wirkstoffe wird lokal angewendet. Es kann zwischen folgenden Darreichungsformen unterschieden werden:

- **Augenbäder** bzw. **Augenwässer** sind wässrige zum Baden bzw. zum Spülen der Augen bestimmte Lösungen. An Augenwässer und -bäder sind entsprechende Anforderungen wie an Augentropfen zu stellen.
- **Augeninserte** sind zum Einlegen in den Unterlid- oder Oberlidsack bestimmte feste oder halbfeste Zubereitungen von geeigneter Größe und Form.
- **Augensalben** sind zur Anwendung am Auge bestimmte Salben.
- **Augensprays** dienen zur lokalen Anwendung von am Auge bestimmten Dosieraerosolen.
- **Augentropfen** sind sterile, wässrige oder ölige Lösungen oder Suspensionen, die zum Eintropfen in den Bindehautsack bestimmt sind.
- **Injektionszubereitungen zur intraokulären Applikation** werden subkonjunktival (unter die Bindehaut), intravitreal (in den Glaskörper) oder retrobulbär (hinter den Augapfel) gespritzt.
- **Kontaktlinsenflüssigkeiten** dienen als benetzungsfördernde Lösungen und als Pflegelösungen zur komplikationslosen Anwendung von Kontaktlinsen.
- **Lidsalben** sind zur Anwendung auf der Außenseite der Augenlider bestimmt.
- **Ophthalmika** ist die übergeordnete Bezeichnung für Darreichungsformen zur Anwendung am Auge. Sie gehören zu den sterilen Arzneiformen.

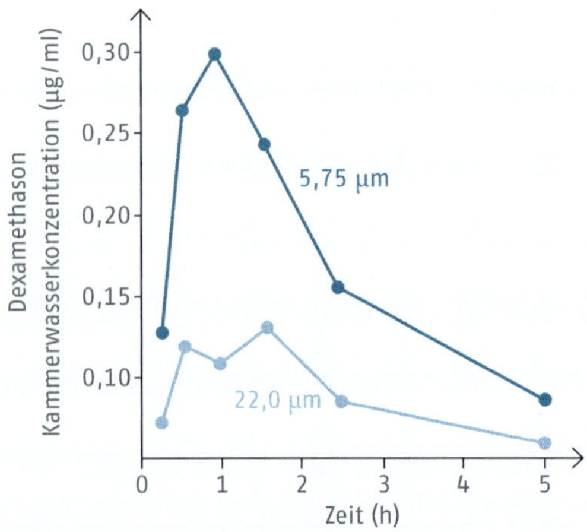

o Abb. 10.1 Dexamethason-Kammerwasserkonzentration nach Applikation 0,1%iger Suspensionen unterschiedlicher mittlerer Partikelgröße am Kaninchenauge. Nach Schoenwald und Stewart 1980

10.2 Biopharmazeutische Herausforderungen

Wichtiges in Kürze

Intensität und Zeitdauer der Wirkung eines Arzneimittels zur Anwendung am Auge hängen von folgenden Kriterien ab:

- anatomische und physiologische Verhältnisse am Auge (▸Kap. 7.2.3),
- Struktur des Wirkstoffs,
- Aufbau der Darreichungsform.

Man ist bemüht, durch galenische Maßnahmen eine verlängerte Wirkung zu erreichen. Die wichtigsten Möglichkeiten sind:

- Erhöhung der Viskosität des Dispersionsmittels,
- Verwendung von Suspensionen,
- Verwendung von Augensalben,
- Verwendung von Inserten.

Sichtbehinderungen, insbesondere bei Verwendung von öligen Zubereitungen und Augensalben, sind hierbei nicht auszuschließen.

o Abb. 10.1 zeigt die höheren Dexamethason-Kammerwasserkonzentrationen bei Kaninchen nach Verabreichung von Suspensionen, deren Kristalle eine mittlere Partikelgröße von 5,75 µm gegenüber 22 µm haben. Mit fallenden Partikelgrößen steigen die Wirkstoffkonzentrationen.

Eine Aufgabe der Entwicklung von Augenarzneizubereitungen ist auch die Vermeidung bzw. Verminderung systemischer Wirkungen. Das Auftreten systemischer Effekte wurde lange unterschätzt. Wichtige Möglichkeiten zu ihrer Vermeidung sind:

- gleichzeitige Gabe von Vasokonstriktoren, wie Phenylephrin oder Epinephrin;
- Einsatz von Prodrugs, die wegen ihrer größeren Lipophilie besser in die Hornhaut penetrieren und damit eine Reduzierung der Dosis ermöglichen, z. B. *O*-Butyryltimolol. Prodrugs geben erst am Wirkort nach hydrolytischer Spaltung den eigentlichen Wirkstoff frei;
- „Soft-Wirkstoffe“, die nach Erreichen ihrer therapeutischen Wirkung und Übertritt in das Blut rasch metabolisiert und dabei inaktiviert werden.

10.3 Anforderungen an Augenarzneimittel

Wichtiges in Kürze

Wegen der großen Empfindlichkeit des Auges werden an Augenarzneimittel besonders hohe Anforderungen hinsichtlich folgender Faktoren gestellt:

- Verträglichkeit und Reizlosigkeit,
- Keimfreiheit,
- Stabilität.

Die Verträglichkeit bzw. Reizlosigkeit wird insbesondere durch die erforderliche Tonizität, den geeigneten pH-Wert und die Abwesenheit partikulärer Verunreinigungen erreicht.

Tonizität. Beiderseits des Hornhautepithels besteht ein osmotischer Druck (▸Kap. 4.2.3) (Isotonisierung: ▸Kap. 9.2.4). Wird dieser in der Tränenflüssigkeit durch einen wirkstoffhaltigen Tropfen verändert, erfolgt Lösungsmitteltransport durch die Membran in Richtung höherer Konzentration. Dies kann bei größeren Konzentrationsunterschieden zu Schmerz- und Reizerscheinungen führen. Daher sollen Augentropfen einen annähernd physiologischen osmotischen Druck haben, sie sollen etwa isotonisch sein.

Richtigerweise sollte bei wässrigen Ophthalmika nicht von Isotonie, sondern von Isoosmose gesprochen werden, da auf die nichtintravasale Tränenflüssigkeit bezogen wird. Im klinischen Bereich ist aber der Begriff Isotonie so verbreitet, dass es vertretbar ist, beide Begriffe synonym zu verwenden.

Merke

Der schmerzfreie Tonizitätsbereich reicht von schwach hypoton bis stärker hyperton, entsprechend Natriumchlorid-Konzentrationen zwischen 0,7 und 1,4 %. Letztere entsprechen Gefrierpunkterniedrigungen von 0,42–0,80 °C bzw. Osmolalitäten von 225–430 mosmol · kg^{-1}. Eine 0,9%ige Natriumchlorid-Lösung hat den Wert 286 mosmol · kg^{-1}. Für Augentropfen sind Tonizitäten zwischen 250 und 300 mosmol · kg^{-1} zu fordern.

Hypertone Lösungen werden vom Auge besser vertragen als hypotone Lösungen. Dies ist bedeutsam, da wirksame Konzentrationen mancher Wirkstoffe, wie Sulfonamide, hypertonen Lösungen entsprechen. Eine exakte Einstellung des osmotischen Drucks ist geboten, wenn die Tropfen am entzündeten Auge appliziert werden oder bei Augenwässern. Dies erfolgt meist durch Zugabe von Natriumchlorid. Auch bei chronischer Anwendung von Tropfen sollte der osmotische Wert nicht zu stark vom physiologischen Wert abweichen.

pH-Einstellung, Stabilität und Stabilisierung. Die Pufferkapazität der Tränenflüssigkeit ist wegen des fehlenden Hämoglobin-/Oxihämoglobin-Systems etwas schwächer als die des Blutes. Viele ophthalmische Wirkstoffe sind beim pH-Wert der Tränenflüssigkeit von 7,4 chemisch instabil. Daher sind wässrige Augentropfen häufig auf saure pH-Werte eingestellt. Anstelle einer genauen Einstellung auf den physiologischen pH-Wert (**Isohydrie**) wird ein annähernd physiologischer pH-Wert (**Euhydrie**) eingestellt, z. B. bei Atropinsulfat-Augentropfen pH 4,0–5,5, Ethylmorphinhydrochlorid-Augentropfen pH 4,0–6,0. Hierbei ist jedoch die Empfindlichkeit des Auges zu berücksichtigen. Ein pH-Bereich von 7,0–9,0 ist schmerzfrei. pH-Werte unterhalb von 6,0 und oberhalb von 10,5 werden vom Auge als schmerzhaft empfunden. Es muss daher sichergestellt sein, dass nach Einbringen in das Auge durch das Puffersystem der Tränenflüssigkeit eine pH-Angleichung an den physiologischen pH-Wert erfolgt. Bei einer Pufferung der Augentropfen soll die Pufferkapazität der Zubereitung möglichst niedriger als die der Tränenflüssigkeit sein. Als Puffer werden Phosphat-, Acetat-, Borat- und Acetat-Boratpuffer verwendet. Bei Augenwässern und -bädern ist immer Isohydrie erforderlich.

Merke

Die Wahl des euhydrischen pH-Werts ist häufig ein Kompromiss zwischen physiologischer Reizlosigkeit, Erzielung günstiger Penetrationswerte in die Hornhaut und weitgehender Wirkstoffstabilität.

Zur Vermeidung oxidativer Zersetzungen kann der Zusatz von Antioxidanzien erforderlich sein. So ist z. B. bei Epinephrin-Lösungen neben der Einstellung auf einen pH-Wert von 3,5 der Zusatz von Ascorbinsäure oder Sulfiten, wie Natriummetahydrogensulfit, unerlässlich.

Sofern die Stabilität eines Wirkstoffs für die Herstellung einer wässrigen Lösung nicht ausreichend ist, bietet eine Suspension unter Verwendung eines geeigneten Dispersionsmittels bessere Stabilitätsvoraussetzungen. Eine andere Möglichkeit besteht in der Gefriertrocknung der Wirkstofflösung. Der sehr instabile Cholinesterasehemmer Ecothiopatiodid wird z. B. unter Zusatz von Kaliumacetat zu einem Lyophilisat verarbeitet, das in dem separaten Lösungsmittel, das Konservierungsmittel, Puffer und Isotonisierungszusatz enthält, vor Gebrauch gelöst wird.

Keimfreiheit, Sterilität. Zubereitungen zur Anwendung am Auge sind sterile Darreichungsformen. In jedem Fall müssen bei der Herstellung aseptische Bedingungen eingehalten werden. Nichtbeachtung dieser Forderung kann zu schweren Augenschädigungen, eventuell sogar zum Verlust der Sehkraft führen. Besonders gefährlich sind *Pseudomonas-aeruginosa*-Infektionen.

Mikrobielle Verunreinigungen können während der Herstellung und durch den Patienten eintreten. Bei Einhaltung der notwendigen Verfahren zur Verminderung der Keimzahl (▸ Kap. 5.5) sind keimfreie Zubereitungen ohne Schwierigkeiten herzustellen. Das schwächste Glied der Kette ist zweifelsohne die Handhabung durch den Patienten. Unter den Ausgangsstoffen ist Wasser die gefährlichste Quelle von Verunreinigungen. Daher muss zur Herstellung Wasser für Injektionszwecke verwendet werden.

Wässrige Darreichungsformen zur Anwendung am Auge in Mehrdosenbehältnissen müssen nach dem Arzneibuch mit geeigneten Konservierungsmitteln versetzt sein, falls das Präparat nicht selbst schon entsprechende antimikrobielle Eigenschaften hat. Die antimikrobiellen Eigenschaften eines Arzneimittels können einerseits durch einen antimikrobiellen Wirkstoff oder durch ein geeignetes Primärpackmittel bedingt sein, was eine Kontamination der Darreichungsform bei Anwendung verhindert.

Merke

Als Konservierungsmittel schlägt der DAC Thiomersal (0,002 %), Phenylmercurinitrat bzw. -borat (0,002 %), Chlorhexidinacetat (0,01 %) bzw. Benzalkoniumchlorid (0,01 %) vor. Eventuelle Unverträglichkeiten mit Wirkstoffen oder dem Behältnis- und Verschlussmaterial sowie das pH-Optimum der Wirkung des verwendeten Konservierungsmittels müssen bei der Auswahl berücksichtigt werden. Zugesetzte Konservierungsmittel müssen nach Arzneibuch deklariert werden.

Zubereitungen zur Verwendung bei chirurgischen Eingriffen am Auge oder nach Unfällen mit Schädigung des Auges dürfen nicht konserviert werden. In solchen Fällen müssen Behältnisse zur einmaligen Applikation (Einzeldosisbehältnisse) verwendet werden.

Als weitere Vorsichtsmaßnahme schreibt das Arzneibuch vor, dass Behältnisse für Augentropfen nicht mehr als 10 ml enthalten dürfen. In der Regel müssen sie eine mit dem Behältnis verbundene Tropfeinrichtung haben. Die Aufbrauchsfrist nach Anbruch für Augentropfen und Augenwässer beträgt, sofern bei einzelnen Zubereitungen nicht kürzere Zeiten erforderlich sind, höchstens 4 Wochen. Augensalben dürfen in höchstens 10 g fassende Tuben mit Applikationsspitze abgepackt werden.

Mittlerweile sind wie bei Nasentropfen Mehrdosenbehältnisse entwickelt worden, die das Zurückströmen von Außenluft in das Produktbehältnis und damit die Kontamination des Füllguts verhindern. Zusätzlich besitzen produktberührende Metallteile insbesondere an der Flüssigkeitsaustrittsöffnung eine Silberbeschichtung, sodass durch den oligodynamischen Effekt abgegebener Silberionen antimikrobielle Eigenschaften gewährleistet sind. Damit kann auf Konservierungsmittel verzichtet werden, die bei länger dauernder Anwendung die Epithelzellen der Cornea schädigen und die Lipidschicht des Tränenfilms emulgieren können (z. B. quartäre Ammoniumverbindungen wie Benzalkoniumchlorid; vgl. ▸ Kap. 8.4).

Viskositätserhöhung. Bei einem Volumen der Tränenflüssigkeit von 7–10 µl und dem durchschnittlichen Volumen von 50 µl eines Tropfens Wirkstofflösung wird der größte Teil der applizierten Lösung abfließen. Um diesen Vorgang zu verlangsamen und so eine Wirkungsverlängerung zu erreichen, wird wässrigen Augentropfen häufig ein viskositätserhöhender Stoff zugesetzt. Hierbei handelt es sich meist um Celluloseether, Povidon oder Polyvinylalkohol. Die Viskositätswerte solcher Augentropfen sollen zwischen 10 und 25 mPa · s (Kapillarviskosimeter) liegen. Höhere Polymerkonzentrationen sollten wegen möglicher Reizungen nicht verwendet werden und könnten aufgrund von verdunstungsbedingter, weiterer Aufkonzentrierung zu Lidrandverklebung führen.

Neben der Verwendung als viskoses Vehikel für lösliche Wirkstoffe und Suspensionen dient der viskose Augenarzneiträger auch als künstliche Tränenflüssigkeit bei verminderter Tränenabsonderung sowie als Schmiermittel bei Messungen des Augeninnendrucks oder beim Einsetzen von Kontaktlinsen.

In lösliche Hydrogele, z. B. Gele von Cellulosederivaten, eingebettete Wirkstoffe ergeben höhere Penetrationsraten in die Hornhaut als wässrige Tropfen. Besonders vorteilhaft sind bioadhäsive Polymersysteme (▸ Kap. 24.6), mit denen ein längeres Verweilen auf der Hornhaut erreicht wird. Wasserlösliche Bioadhäsiva werden langsam gelöst und mit der Tränenflüssigkeit eliminiert, während wasserunlösliche Bioadhäsiva länger auf der Hornhaut verweilen.

Eine höhere Viskosität haben auch **ölige Lösungen**. Sie ermöglichen eine verlängerte Kontaktzeit an der Hornhaut. Wegen der mit ihrer Anwendung verbundenen Sichtbehinderung kommen sie vor allem für eine Anwendung über Nacht in Betracht. Hitzesterilisierte

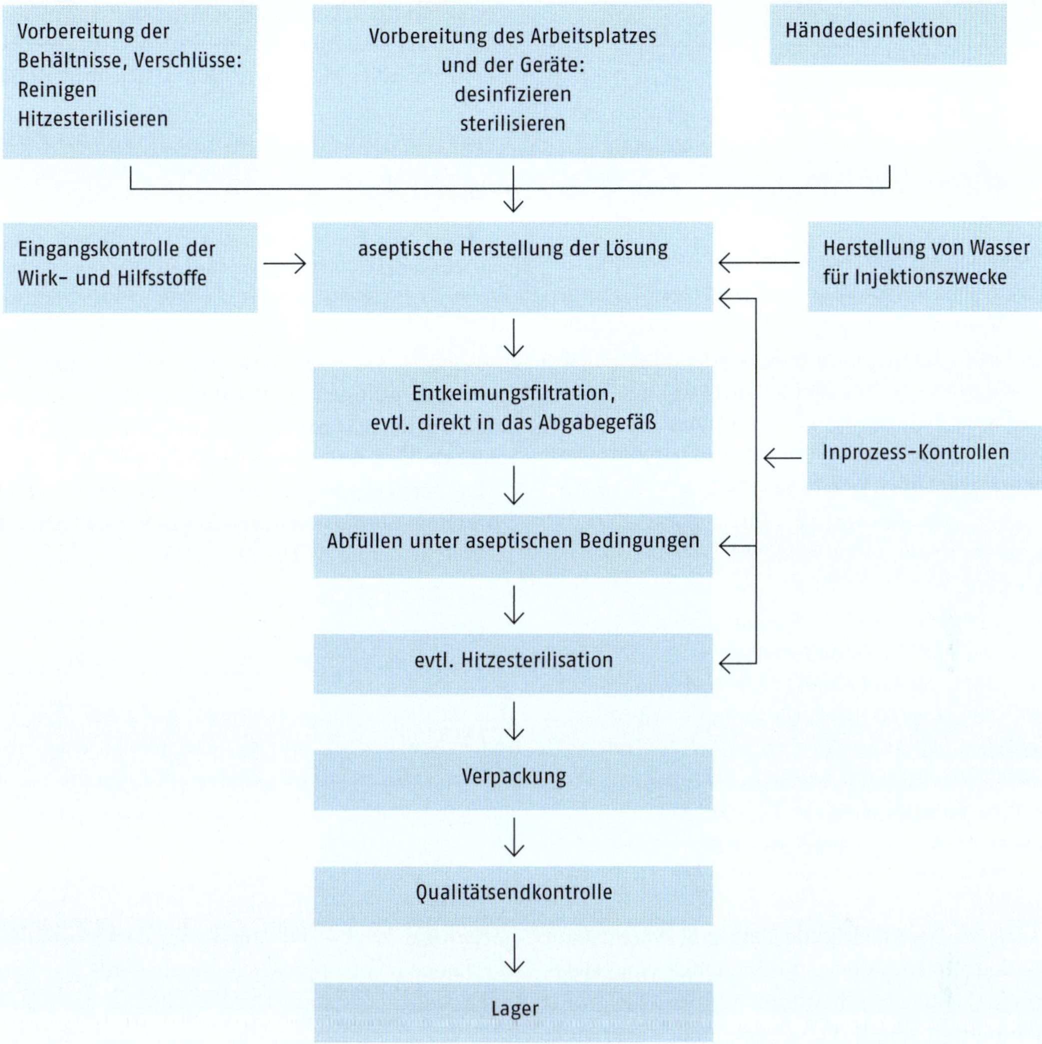

Abb. 10.2 Allgemeines Herstellungsschema für Augentropfen und Augenwässer

Öle erfordern keine Konservierung sowie keine Einstellung hinsichtlich Tonizität und pH-Wert.

10.4 Allgemeine Herstellungsvorschriften

Die Herstellung von Augenarzneimitteln muss unter aseptischen Bedingungen erfolgen und richtet sich nach dem in Abb. 10.2 angegebenen allgemeinen Schema. Im Prinzip gilt dieser Herstellungsweg für die Apothekenrezeptur und die industrielle Herstellung. Grundsätzlich ist nach Arzneibuch zur Keimreduktion die Sterilisation im Endbehältnis die Methode der Wahl. Der Zusatz von Hilfsstoffen zur Isotonisierung, pH-Wert-Einstellung, Stabilisierung, Viskositätsangleichung, Erhöhung der Löslichkeit des Wirkstoffs und Konservierung kann erforderlich sein. Zugabe von nicht unbedingt erforderlichen Hilfsstoffen sollte jedoch unterbleiben.

Die Entkeimungsfiltration erfolgt durch Membranfilter mit mittlerem Porendurchmesser von 0,22 µm unter Verwendung einer sterilisierten Filtereinheit. In der Apothekenrezeptur wird diese zusammen mit einer Injektionskanüle und -spritze verwendet. Die Filtration erfolgt direkt in das sterile Abgabegefäß. Die Unversehrtheit des Filters muss überprüft werden. Meist erfolgt dies mit der Blasendruckmethode (Bubble-Point-Test, ▸Kap. 5.2.5). Eine Verwendung von Tiefen- oder Kombinationsfiltern ist bei der Filtration kleiner Mengen wegen der auftretenden Sorptionseffekte nicht angezeigt.

Merke

Häufig ist wegen der Hitzeempfindlichkeit vieler Wirkstoffe und Behältnismaterialien die aseptische Herstellung einschließlich Entkeimungsfiltration das einzige Verfahren zur Verminderung der Keimzahl von Augentropfenlösungen.

Osmotische Angleichung, Isotonisierung. Die osmotische Angleichung bzw. Isotonisierung wässriger Lösungen kann rechnerisch oder graphisch aus Nomogrammen erfolgen. Anstelle einer umständlichen Bestimmung des osmotischen Drucks kann eine leichter zugängliche kolligative Eigenschaft (▸ Kap. 4.2.3) bestimmt werden. In der Regel wird die Gefrierpunkt- bzw. Dampfdruckerniedrigung gegenüber Wasser ermittelt.

Wichtiges in Kürze

Zur Isotonisierung wässriger Lösungen kann unterschieden werden zwischen

- der Ermittlung der **Gefrierpunkterniedrigung** und der Ermittlung der zur Isotonisierung zuzusetzenden Hilfsstoffmenge,
- der Berechnung des Natriumchlorid-Zusatzes mittels des **Natriumchlorid-Äquivalents**,
- der Anwendung von **Nomogrammen**.

Die **Gefrierpunkterniedrigung** kann experimentell mit dem Beckmann-Thermometer oder mittels eines elektronischen Osmometers bestimmt werden. Elektronische Osmometer zeigen die Gefrierpunkterniedrigung mittels eines in Celsius-Grade oder in Milliosmol pro 1000 g Wasser kalibrierten Messinstrumentes an.

Für eine Anzahl von Hilfsstoffen und Wirkstoffen können die zum Erreichen einer Isotonie erforderlichen Zusätze, wie die L-Werte aus ○ Gleichung 10.4, auch aus Tabellen entnommen werden. In solchen Fällen kann der erforderliche Gehalt der Lösung an Hilfsstoffen nach einem im DAC angegebenen Verfahren mit ausreichender Genauigkeit errechnet werden.

Nach ○ Gleichung 10.1 kann die Gefrierpunkterniedrigung ΔT der zu isotonisierenden Wirkstofflösung errechnet werden.

$$\Delta T = K \cdot \frac{m \cdot 1000 \cdot i}{m_L \cdot M_r} \qquad \text{Gleichung 10.1}$$

| ΔT Gefrierpunkterniedrigung der zu isotonisierenden Wirkstofflösung | K molare Gefrierpunkterniedrigung bzw. kryoskopische Konstante des Wassers (1,86 °C) | m Masse des Wirkstoffs (in g) | M_r relative Molekülmasse des Wirkstoffs | m_L Masse des Lösungsmittels (in g) | i Van't Hoff'scher Koeffizient

Der **Van't Hoff'sche Koeffizient** i berücksichtigt die unvollständige Dissoziation schwacher Elektrolyte nach ○ Gleichung 10.2 A und die verringerte osmotische Aktivität starker Elektrolyte nach ○ Gleichung 10.2 B.

$$(A) \quad i = 1 + (z - 1)\alpha \qquad \text{Gleichung 10.2}$$
$$(B) \quad i = f_o \cdot z$$

| α Dissoziationsgrad des Elektrolyten | z maximale Anzahl möglicher Ionen, in die der Elektrolyt dissoziieren kann | f_o experimenteller osmotischer Aktivitätskoeffizient (vgl. Leuenberger 2002)

In stark verdünnten Lösungen werden $\alpha = 1$ sowie $f_o = 1$ und $i = z$. Bei Nichtelektrolyten ist $\alpha = 0$ sowie $f_o = 1$ und damit $i = 1$.

Die Menge G in g des zu der Wirkstofflösung zuzusetzenden isotonisierenden Zusatzes ergibt sich dann nach ○ Gleichung 10.3.

$$G = \frac{(0{,}52 - \Delta T) \cdot M_r \cdot m_L}{K \cdot 1000 \cdot i} \qquad \text{Gleichung 10.3}$$

0,52 ist die Gefrierpunkterniedrigung der Tränenflüssigkeit bzw. des Serums gegenüber reinem Wasser in °C.

Das **Natriumchlorid-Äquivalent** E gibt die Natriumchlorid-Menge in g an, die den gleichen osmotischen Druck wie 1 g der zu verarbeitenden Substanz, jeweils in gleichen Lösungsmittelmengen gelöst, ausübt.

Diese universell anwendbare Methode erlaubt, dass auch neue Wirk- und Hilfsstoffe, deren osmotischer Wert noch nicht empirisch ermittelt wurde, der Berechnung zugänglich sind. Die Berechnung des Natriumchlorid-Äquivalents E erfolgt nach ○ Gleichung 10.4.

$$E = \frac{M_{NaCl} \cdot L}{L_{NaCl} \cdot M_r} = 17 \cdot \frac{L}{M_r} \qquad \text{Gleichung 10.4}$$

| L molare Gefrierpunkterniedrigung der Substanz | M_r relative Molekülmasse der Substanz

Zur Berechnung des erforderlichen Natriumchlorid-Zusatzes werden die vorgesehenen Substanzmengen mit ihren E-Werten multipliziert. Durch Subtraktion der erhaltenen Werte von der Natriumchlorid-Menge, die zur Herstellung einer 0,9%igen Lösung benötigt wird, resultiert der erforderliche Natriumchlorid-Zusatz.

Das Natriumchlorid-Äquivalent E des Wirkstoffs kann auch zur Berechnung des für die Herstellung einer isotonischen Wirkstofflösung erforderlichen Wasservolumens V verwendet werden. Danach wird mit isotonischer Hilfsstofflösung auf das erforderliche Endvolumen aufgefüllt (Gleichung 10.5).

$$V = m \cdot E \cdot V_{NaCl}$$ Gleichung 10.5

| m Masse des gelösten Wirkstoffs (in g) | V_{NaCl} Volumen einer isotonischen Lösung von 1 g Natriumchlorid = 111,1 ml

Nomogramme. Aus Nomogrammen kann für eine Reihe wichtiger Wirkstoffe die zur Isotonisierung notwendige Natriumchlorid-Menge entnommen werden. Nomogramme befinden sich zum Beispiel in Hagers Handbuch der Pharmazeutischen Praxis.

Tab. 10.1 Anforderungen an Augensalbengrundlagen

- Sterilität oder höchste Keimarmut
- Reizlosigkeit
- gute Verteilung der Wirkstoffe oder deren Lösungen in der Salbe
- Geschmeidigkeit
- rasche Verteilung als feiner Film über den Augapfel
- gute Haftfähigkeit am Auge
- gute Haltbarkeit
- geringe Beeinträchtigung der Sicht

10.5 Spezielle Darreichungsformen

Injektionszubereitungen zur intraokulären Applikation. Es handelt sich um sterile, nicht konservierte wässrige Lösungen oder Suspensionen in Einzeldosisbehältnissen. Sie entsprechen der Monographie Parenteralia (Ph. Eur.). Neben der subkonjunktivalen und der retrobulbären Applikation vor allem im Zusammenhang mit Operationen am Auge sind einige neue Arzneimittel zur intravitrealen Applikation in den letzten Jahren zugelassen worden. Die intravitreale Injektion (in den Glaskörper) wird häufig zur Behandlung der feuchten altersbedingten Makuladegeneration (AMD) eingesetzt. Dabei werden in den Glaskörper Aptamere (Pegaptanib) (▸ Kap. 23.3.1), Antikörper (Bevacizumab) (▸ Kap. 23.2.4), Antikörperfragmente (Ranibizumab) (▸ Kap. 23.2.4) oder Corticosteroide (Triamcinolonacetonid-Partikel) injiziert.

Suspensionen zur Anwendung am Auge. Die Applikation einer wässrigen oder öligen Suspension eines Wirkstoffs in den Bindehautsack ermöglicht die Bildung eines Depots. Ungenügende Löslichkeit oder nicht ausreichende Stabilität des Wirkstoffs in wässriger Lösung können andere Gründe für die Anwendung dieser Arzneiform sein. Beispiele sind Suspensionen von Corticosteroiden.

Zur Vermeidung von Reizerscheinungen sollte die Partikelgröße kleiner als 25 µm sein. Partikel, die kleiner als 3 µm sind, werden zu schnell über die Tränenkanäle ausgeschwemmt.

Die Herstellung ophthalmischer Suspensionen ist im Vergleich zu den peroralen Suspensionen größeren Einengungen unterworfen. So sind Peptisatoren, Netzmittel und viskositätserhöhende Mittel zur Vermeidung von Hornhautschädigungen bzw. Verstopfungen des Tränenkanals nur beschränkt einsetzbar.

Ölige Augentropfen sollten mit sterilisiertem Rizinusöl, Erdnussöl von jeweils besonders hohen Reinheitsgraden oder mittelkettigen Triglyceriden hergestellt werden. Mittelkettige Triglyceride besitzen günstigere Viskositätswerte als die vegetabilischen Öle.

Augensalben. Es kann zwischen Lid- und Augensalben unterschieden werden. Da bei der Behandlung von Erkrankungen des Augenlids ein Kontakt mit der Hornhaut nicht auszuschließen ist, sind an Lidsalben die gleichen Anforderungen wie an Augensalben zu stellen. Die wichtigsten Anforderungen sind in Tab. 10.1 aufgeführt.

Die geforderten Eigenschaften werden in erster Linie von kohlenwasserstoff- und cholesterolhaltigen Grundlagen erfüllt. Vaselin enthält aus Konsistenzgründen meist einen Zusatz von flüssigem Paraffin. Die „Einfache Augensalbe DAC" besteht aus 40 Teilen dickflüssigem Paraffin und 60 Teilen weißem Vaselin. Die Verwendung anderer Grundlagen ist vor allem durch das mögliche Auftreten osmotisch bedingter Reizeffekte begrenzt. Dies gilt für O/W-Emulsionssalben, Hydrogel- und Macrogol-Grundlagen.

Eine Voraussetzung für gute Spreitung liegt in einer Begrenzung der Viskosität. Die Viskosität sollte bei 32 °C unterhalb von 1 000 mPa · s liegen, und die Fließgrenze sollte kleiner als 300 mPa sein. Die mikrobielle Kontamination der wasserfreien Grundlagen ist im Allgemeinen gering. Gebräuchlich ist eine Heißluftsterilisation bei 160 °C, mindestens 2 Stunden.

Am häufigsten wird der Wirkstoff in der Grundlage zu einer **Suspensionssalbe** verarbeitet. Besonders wichtig ist hierbei zur Vermeidung von Reizerscheinungen eine ausreichend kleine Partikelgröße. Die überwiegende Zahl der Wirkstoffpartikel sollte kleiner als 25 µm sein. Neben der Bereitung mit Mörser und Pistill findet in der Apothekenrezeptur zur Herstellung kleiner Mengen eine aufgeraute Salbenplatte mit Porphyrisator Verwendung. Häufig ist die aseptische Arbeitsweise die einzige Maßnahme, eine weitestgehende Keimfreiheit zu erreichen.

Wasserlösliche stabile Wirkstoffe werden in Ausnahmefällen zu einer **W/O-Emulsionssalbe** verarbeitet.

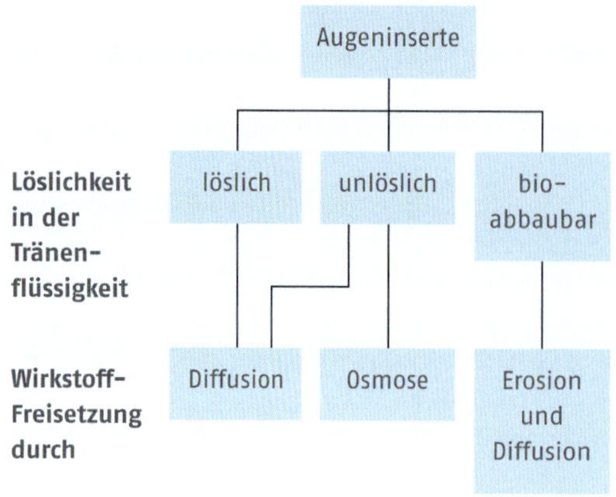

Abb. 10.3 Einteilung von Augeninserten

Eine Herstellung von Emulsionssalben zur Anwendung am Auge ist aus Gründen günstiger Keimvermehrungsbedingungen nicht empfehlenswert. Bei W/O-Salben ist eine Konservierung der wässrigen Phase, z. B. mit Benzalkoniumchlorid, Thiomersal oder Phenylethylalkohol, unerlässlich.

Das Auflösen von Wirkstoffen direkt in der Salbengrundlage zu einer **Lösungssalbe** sollte nur mit in der Grundlage ausgesprochen gut löslichen Wirkstoffen erfolgen. Andernfalls muss während der Lagerung, auch unter Berücksichtigung auftretender Temperaturschwankungen, mit Rekristallisationen gerechnet werden.

Augensalben haben an Bedeutung verloren, da sie von vielen Patienten als ein Fremdkörper im Auge empfunden werden. Wie ölige Augentropfen beeinträchtigen sie das Sehvermögen. Sie werden meist während der Nacht verwendet.

Augeninserte. Mit lamellen- bzw. scheibchenförmigen Augeninserten ist eine verlängerte Verweildauer des Wirkstoffs am Applikationsort beabsichtigt. Nach Einbringen in den Bindehautsack soll der Wirkstoff langsam und gleichmäßig freigegeben werden (Abb. 10.3).

Mit Poly(orthoestern) oder Poly(orthocarbonaten) lassen sich bioabbaubare Augeninserte herstellen. Die Wirkstoff-Freisetzung erfolgt durch langsame hydrolytische Spaltung der chemischen Bindungen des Polymers von der Oberfläche aus (**Erosion**) in Kombination mit Diffusion.

Interessante Weiterentwicklungen sind bei wirkstoffbeladenen Kontaktlinsen, aus denen der inkorporierte Wirkstoff langsam diffundiert, zu erwarten.

Kontaktlinsen, Kontaktlinsenflüssigkeiten. Es gibt harte und weiche Kontaktlinsen. Weiche Kontaktlinsen bestehen häufig aus Hydroxyethylmethacrylat (HEMA). Das ursprünglich für harte Kontaktlinsen verwendete Polymethylmethacrylat (PMMA) ist weitgehend durch Celluloseacetatbutyrat (CAB) oder Fluorsiliconcarbonate ersetzt, die besser verträglich sind. Harte Linsen werden vermehrt auch als formstabile Kontaktlinsen bezeichnet.

Inzwischen sind auch halbharte Linsen auf dem Markt, die z. B. aus modifiziertem Celluloseacetatbutyrat (CAB) aufgebaut sind.

Ein wichtiger Unterschied zwischen den harten und weichen Linsen ist der Porendurchmesser. Er beträgt bei harten Linsen 0,1–0,2 nm, bei weichen Linsen 2,2–3,0 nm. Daher besteht bei weichen Linsen eine größere Gefahr von Sorptionen sowohl von Bestandteilen der Tränenflüssigkeit als auch von solchen aus applizierten Augentropfen. Kontaktlinsenträger sollten bei Verabreichung von Zubereitungen am Auge die Kontaktlinsen herausnehmen. Ein weiterer Nachteil ist die größere Tendenz zu mikrobiellem Befall.

Die Vorteile der weichen Materialien liegen besonders in der hohen Wasseraufnahmefähigkeit und guten Sauerstoffpermeabilität sowie der guten Benetzbarkeit.

Unterschiedliche Linsenmaterialien, aber auch unterschiedliches individuelles Reagieren im Tränenfluss erfordern differenzierte **Pflegeflüssigkeiten**. Dabei liegen die Anforderungen bei harten Linsen, die häufig trocken aufbewahrt werden, niedriger als bei weichen Linsen.

Bei den Pflegeflüssigkeiten kann zwischen Aufbewahrungs-, Benetzungs-, Abspül- und Reinigungslösungen unterschieden werden. Mit Ausnahme der Reinigungslösungen sind Pflegeflüssigkeiten konserviert.

Die desinfizierende **Aufbewahrungslösung** soll die Linse von festsitzenden Sekreten, die beim kurzfristigen Reinigen haften geblieben sind, befreien. Außerdem soll sie dafür sorgen, dass die Linse im hydratisierten Gleichgewicht bleibt.

Die **Benetzungslösung**, die insbesondere für harte Linsen benötigt wird, bezweckt das Aufbringen eines mechanischen Schutz- und Gleitfilms, der gleichzeitig auch beim Einsetzen eine bessere Benetzbarkeit garantiert. Tenside oder wasserlösliche, gut verträgliche Polymere sind in diesen Lösungen enthalten. Für weiche Linsen sind diese Lösungen gewöhnlich nicht erforderlich.

Die **Abspüllösung** ist nur für weiche Linsen erforderlich, um die in der Reinigungslösung enthaltenen Stoffe abzuspülen.

Reinigungslösungen enthalten Tenside oder Wasserstoffperoxid. Im letzten Fall muss durch anschließende Neutralisation sichergestellt werden, dass kein überschüssiges Wasserstoffperoxid auf der Linse verbleibt. Insbesondere weiche Linsen sollten häufiger einer Intensivreinigung mit Enzymen unterzogen werden.

Für weiche Linsen werden auch **multifunktionelle Lösungen** verwendet. Die Lösungen enthalten Salze zur Isotonisierung, Puffer, viskositätserhöhende Zusätze, Tenside und Konservierungsmittel.

Für weiche Linsen darf Benzalkoniumchlorid wegen zu starker Sorption nicht eingesetzt werden; für harte Linsen ist es gut geeignet.

Für weiche Linsen wird z. B. eine Kombination von Thiomersal mit EDTA vorgeschlagen. Auch die Herstellung von Kontaktlinsenflüssigkeiten muss unter aseptischen Bedingungen erfolgen.

10.6 Behältnisse

Behältnisse für flüssige Augenarzneimittel müssen aus absolut indifferentem Material bestehen, wie es auch für Parenteralia gefordert wird. Bei den industriell gefertigten Arzneimitteln haben aus Kunststoff, insbesondere Polyethylen, bestehende Behältnisse verstärkt Eingang gefunden. Bei konservierungsmittelhaltigen Augentropfen muss beachtet werden, dass Sorption des Konservans an nicht aus Glas bestehende Behältnisse, Verschlussmaterialien und Tropfeinrichtungen eintreten kann.

Sichere Keimfreiheit ist praktisch nur mit Einzeldosisbehältnissen zu erreichen. Einzeldosisbehältnisse für industriell gefertigte Augentropfen werden mit der Blow-Fill-Seal-Technologie (BFS) in einem Arbeitsgang hergestellt und befüllt (▸ Kap. 21.3).

Die Einzeldosisabfüllung von Augentropfen in der Apotheke ist mit dem Aponorm®-System möglich. Augensalben können in kleinen Ampullen aus Kunststoff abgefüllt werden.

10.7 Qualitätsprüfung

Wichtige Prüfpunkte bei Augenarzneizubereitungen sind:

- Beurteilung der Klarheit und Farbe von Augentropfen,
- Prüfung auf partikuläre Verunreinigungen,
- Messung des pH-Werts, der Dichte bei wässrigen Augentropfen,
- Bestimmung der Osmolalität bei wässrigen Augentropfen,
- Bestimmung der Viskosität,
- Identitätsbestimmungen des Wirkstoffs,
- Gehaltsbestimmung des Wirkstoffs und des Konservierungsmittels.

Das Arzneibuch verlangt bei Suspensionen und Suspensionssalben eine **Bestimmung der Partikelgröße**. Die Mehrzahl der Partikel muss unterhalb von 25 µm liegen; nur wenige Partikel dürfen im Bereich zwischen 50 und 90 µm, kein Partikel darf oberhalb von 90 µm liegen. Außerdem lässt das Arzneibuch auf Sterilität prüfen.

Bei Augensalben fordert die amerikanische Pharmakopöe eine Prüfung auf Abwesenheit von Metallpartikeln.

Quellen und weiterführende Literatur

Anders B, Wiedemann B. Mikrobiologische Kontamination gebrauchter Augentropfen. Pharm Ztg 130: 1 648, 1985

Berg C. Kontaktlinsenhygiene: Reinigung, Desinfektion und Aufbewahrung. PZ Prisma 4: 210, 1997

Daniels R. Galenische Tricks für Arzneiformen am Auge. Pharm Ztg 148: 1 685, 2003

Dolder R, Skinner S. Ophthalmika: Pharmakologie, Biopharmazie und Galenik der Augenarzneimittel. Wissenschaftliche Verlagsgesellschaft Stuttgart, 1990

Gurtler F, Gurny R. Patent literature review of ophthalmic inserts. Drug Dev Ind Pharm 21: 1, 1995

Keipert S. Etablierte und neue Konzepte zur Optimierung von Ophthalmika. Pharm Ztg 139: 567, 1994

Kircher W, Tost F, Walz L. Augenarzneimittel, Therapie, Anwendung und Beratung. Deutscher Apotheker Verlag, Stuttgart 2012

Leuenberger H (Martin AN). Physikalische Pharmazie, S. 486 f. Wissenschaftliche Verlagsgesellschaft Stuttgart, 2002

Leydhecker W. Grundriss der Augenheilkunde. 23. Aufl., Springer Verlag, Berlin, Heidelberg, New York 1987

Meißner S. Kontaktlinsenhygiene – richtige Pflege schützt vor Komplikationen. Pharm Ztg 137: 467, 1992

Mielck JB. Hilfestellungen des DAC in der Apotheken-Rezeptur. Pharm Ztg 128: 61, 1990

Reimann H. Apothekengerechte Einzeldosis-Verpackung von Lösungen in Rezeptur und Defektur. Pharm Ztg 134: 209, 1989

Roth H.-U. Die Pharmakologie der Kontaktlinse. Dtsch Apoth Ztg 126: 959, 1986

Thoma K. Apothekenrezeptur und -defektur, S. 1/1. 4. Akt. Lfg., Deutscher Apotheker Verlag, Stuttgart 2010

Wolf E. Kontaktlinsen: optische Hilfen auf den Punkt gebracht. Pharm Ztg 143: 3 011, 1998

Abbildungsnachweis

Schoenwald R., Stewart P. J Pharm Sci 69: 391, 1980

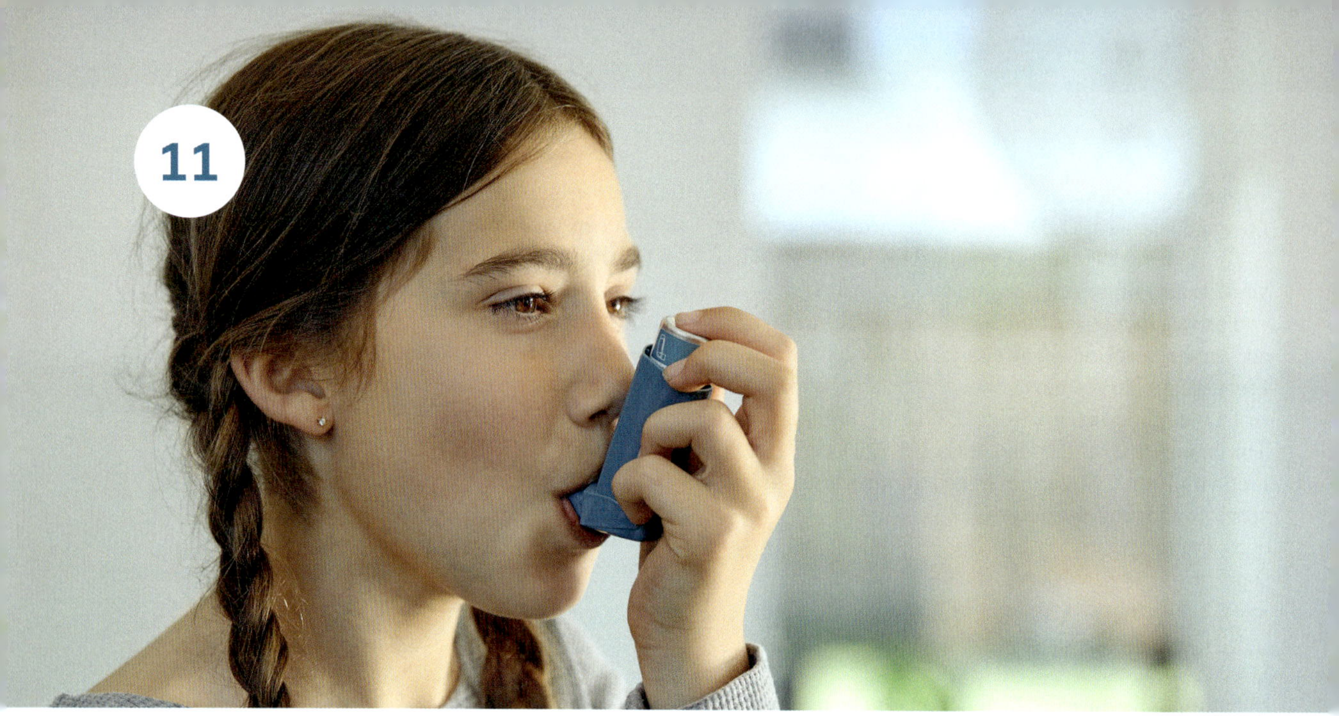

11

Inhalationen, Aerosole

Prof. Dr. Stephan Reichl

Obstruktive Lungenerkrankungen werden überwiegend topisch mittels inhalativ applizierter Arzneistoffe behandelt. Gleichzeitig kann die Lunge Resorptionsort für systemisch wirkende Arzneistoffe sein. Herausforderungen ergeben sich dabei in der Erzeugung lungengängiger Aerosole sowie bei der Anwendung durch die Patienten. Das Kapitel beschreibt die verschiedenen Möglichkeiten der inhalativen Applikation sowie die organspezifischen biopharmazeutischen Probleme.

11.1 Allgemeines

Inhalationen, die schon im Altertum bekannt waren und angewandt wurden, dienen in erster Linie medizinischer Behandlung der Atemwege durch das Einatmen von Gasen, Dämpfen, Flüssigkeitströpfchen oder Pulvern. Wenn die Eigenschaften der Wirkstoffe es erlauben, kann auch gezielt Resorption über die Atemwege erreicht werden. Auf diesem Wege lassen sich demnach nicht nur lokale Behandlung, z. B. mit Glucocorticoiden, Parasympatholytika und β-Sympathomimetika, sondern auch systemische Wirkungen erzielen, z. B. mit Insulin, Loxapin, Vakzinen. Die Inhalation von Gasen, z. B. bei der Inhalationsnarkose, ist technologisch und biopharmazeutisch am wenigsten problematisch. Zur selten angewandten direkten „Dampfinhalation" müssen leicht verdampfbare Wirkstoffe, z. B. ätherische Öle, vorliegen. Sie werden in der Regel heißem Wasser zugesetzt und der erzeugte Dampf bzw. entstehende Nebel wird inhaliert (einfachste Form: Kopfdampfbad).

Sind die zu applizierenden Wirkstoffe weder gasförmig noch verdampfbar, müssen sie aus entsprechenden flüssigen oder festen Zubereitungen zur Inhalation mithilfe eines **Inhalators** in ein **Aerosol** überführt werden.

Definition

Unter einem **Aerosol** ist eine feinpartikuläre Dispersion von flüssigen oder festen Teilchen in Gas zu verstehen.

Je nach Art der Dispergierung bzw. des verwendeten Geräts unterscheidet das Arzneibuch bei den Zubereitungen zur Inhalation zwischen

- Vernebler,
- Druckgas-Dosierinhalatoren,
- Normaldruck-Dosierinhalatoren und
- Pulverinhalatoren.

Merke

Erst nach dem Verlassen des Inhalators beim Dispergieren entsteht aus der Zubereitung die Darreichungsform **Aerosol**.

Bei strenger Auslegung beschreibt der Begriff Aerosol kolloidal dispergierte Flüssigkeiten in Gas, z. B. Nebel, oder Feststoffe in Gas, z. B. Rauch (▸ Kap. 4.5.1). Kolloidale Feststoffe in Gas werden auch als Xerosole bezeichnet. In der pharmazeutischen Praxis werden derartig feine Dispergierungen allerdings nicht angestrebt, sodass es realistischer ist, einfach von dispersen Systemen fest oder flüssig in Gas zu sprechen.

Aerosole zur Inhalation müssen Partikelgrößen im Bereich von 0,5–5 µm aufweisen (▸ Kap. 11.6, ▸ Kap. 11.7).

Bei **Pumpzerstäubern**, die ohne Treibgas auskommen, wird der Sprüh- bzw. Zerstäubungsdruck mit Pumpen (○ Abb. 11.1) erzeugt. Damit lassen sich jedoch keine ausreichend feindispersen Inhalationen erzeugen. Ihr Einsatzgebiet sind vor allem Nasensprays (▸ Kap. 8.7).

11.2 Vernebler

Flüssige Zubereitungen lassen sich mit Verneblern in Aerosole zur Inhalation überführen. Dies erfolgt entweder durch Düsenvernebelung mittels **Druckluft** aus einem Kompressor oder durch **Ultraschallvibration** mithilfe von Piezokristallen. Diese Techniken erlauben eine sehr effiziente Erzeugung feinster Partikel im Bereich von 1–5 µm. In beiden Fällen werden bevorzugt Lösungen zur längeren Anwendung (bis zu 15 Minuten) zerstäubt. Eine Koordinationsleistung wie bei den Druckgas- und Pulverinhalatoren ist bei den Verneblern nicht notwendig. Im Gegensatz zu den anderen Inhalatoren stellen diese Inhalationshilfen keine Einheit zwischen Inhalator und Formulierung dar. Vielmehr wird die Zubereitung als zugelassenes Arzneimittel in den Markt gebracht und kann in der Regel frei mit Verneblern kombiniert werden. Bei der Inhalation geschieht die Ein- und Ausatmung über das Mundstück, wobei die Ausatemluft über ein Auslassventil abgeatmet wird. Dadurch erfolgt keine Rückatmung in das Reservoir mit der Zubereitung. So muss der Verneblungsprozess nicht mehr unterbrochen werden. Durch Verwendung von Masken ist auch der Einsatz bei Säuglingen und Kleinkindern möglich. Neuere Entwicklungen weisen zudem Systeme zur Einatemkontrolle für die Intervallverneblung auf. Darüber hinaus wurden auch tragbare Vernebler konzipiert, wie z. B. den eFlow®-Vernebler. Dieser gehört zu den Membranverneblern, bei denen die Bewegung des Piezokristalls auf einen poröse Edelstahlmembran übertragen wird. Dadurch tritt Wirkstofflösung durch die Poren der Membran und wird feinst dispergiert.

Neben Arzneimitteln zur Behandlung obstruktiver Lungenerkrankungen werden über Vernebler u. a. Expektoranzien, Mukolytika, Antibiotika und Virustatika appliziert.

Partywissen

Bei **E-Zigaretten** wird mittels Heizwendel aus Flüssigkeit durch Verdampfen ein Aerosol im Nanobereich hergestellt. Anders als bei Zigaretten auf Tabakbasis findet kein Verbrennungsprozess statt.

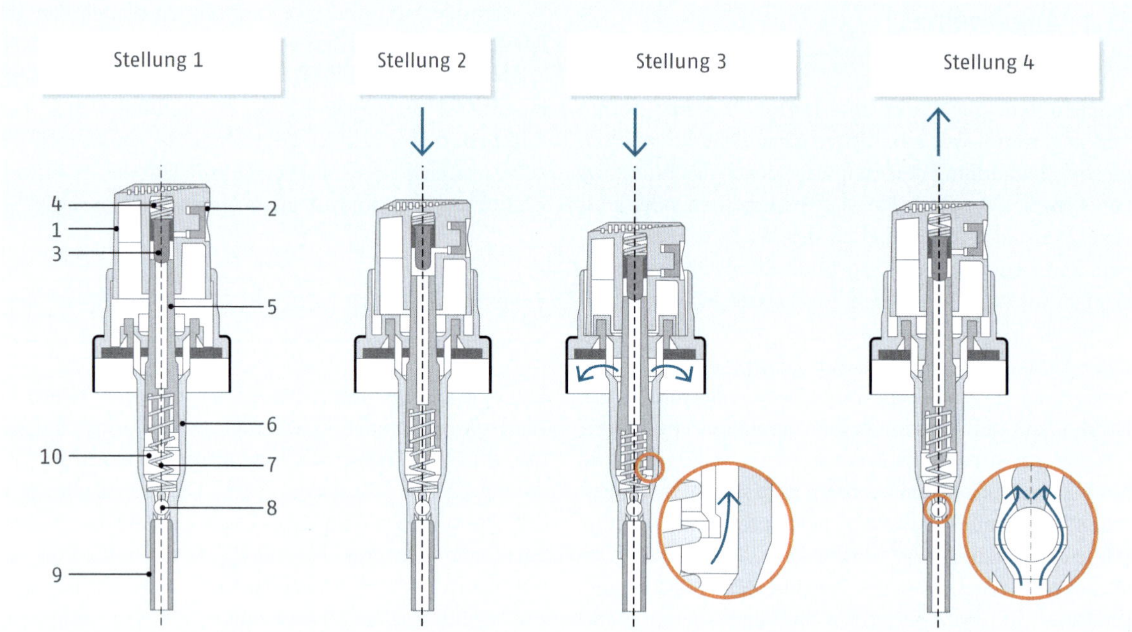

Abb. 11.1 Pumpzerstäuber-Dosierventil (Aeropump GmbH, Hofheim/Taunus)
1 Sprühkopf, **2** Düse, **3** Verschlusskolben, **4** Verschlussfeder, **5** Stempelschaft, **6** Gehäuse, **7** Pumpenfeder, **8** Pumpenverschlusskugel, **9** Steigrohr, **10** Dosierkammer
Stellung 1: Das Ventil, hier in der unbetätigten und angesprühten Stellung, ist gleichzeitig Pumpe. *Stellung 2:* Durch Drücken auf den Sprühkopf (1), der auf dem Stempelschaft (5) sitzt, wird die Zerstäuberpumpe betätigt. Der Stempelschaft (5) ist gleichzeitig auch der Pumpenkolben. Mit der Kolbenbewegung nach unten wird Druck auf das Produkt in der Dosierkammer (10) zwischen Stempelschaft (5) und Gehäuse (6) ausgeübt. Die Verschlusskugel (8) im Dichtsitz verhindert ein Rückströmen des Produkts in das Behältnis, das nicht mit abgebildet ist. Erreicht der Druck ca. 7 bar, der von der Verschlussfeder (4) nicht mehr gehalten wird, gibt der Verschlusskolben (3) die Ventilschaftöffnung zur Düse (2) frei. Dieses Funktionsprinzip gewährleistet einen gleichmäßigen, nicht abfallenden und feinst zerteilten Sprühstrahl.
Stellung 3: Beim weiteren Eindrücken erreicht der Stempelschaft (5) den Entlüftungsring im Gehäuse, und der aufgebaute Druck kann am Stempelschaft vorbei in das Arzneiformbehältnis entweichen. Der Verschlusskolben (3) schließt das System wieder, und der exakt dosierte Sprühstoß wird beendet.
Stellung 4: Durch die Pumpenfeder (7) wird der Stempelschaft (5) mit dem Sprühkopf (1) wieder in die Ausgangsposition zurückbefördert. In der Dosierkammer (10) wird ein Unterdruck erzeugt, der die Verschlusskugel (8) anhebt und Produktnachschub aus dem Arzneiformbehältnis durch das Steigrohr (9) ansaugt. Damit befindet sich das System wieder in der Ausgangsstellung.

11.3 Zubereitungen in Druckgas-Dosierinhalatoren

Zubereitungen in Druckgas-Dosierinhalatoren werden umgangssprachlich, aber nicht exakt, als **Druckgasaerosole** bezeichnet. Sie dienen dem Versprühen kleiner, genau dosierter Flüssigkeitsvolumina (Lösungen, Suspensionen). Sie enthalten Treibgase oder Treibgasgemische, die ausreichend hohe Sprühdrücke erzeugen und der Erzeugung von inhalierbaren Aerosolen dienen.

Die Druckgaspackungen (Dosierinhalatoren und solche ohne Dosiereinrichtung) sind einfach durch Fingerdruck auf den Sprühkopf zu betätigen. Druckgaspackungen bestehen aus dem Druckbehältnis mit Ventil und Sprühkopf (Abb. 11.2). Sie werden mit der sprühbaren Zubereitung und einem Treibgas bzw. einer Treibgasmischung gefüllt. Je nach Zubereitung oder Anwendungszweck können verschiedenartige Ventile (Abb. 11.3) und Sprühköpfe verwendet werden, beispielsweise **Dosierventile** für die exakte Dosierung (**Metered Dose Inhaler, MDI**). Wird ein Ventil, auf dem der Sprühkopf sitzt, durch Herunterdrücken geöffnet, drückt der Innendruck die Aerosolzubereitung über das Steigrohr zum Sprühkopf. Beim Verlassen des Sprühkopfs wird die Mischung zum Aerosol versprüht.

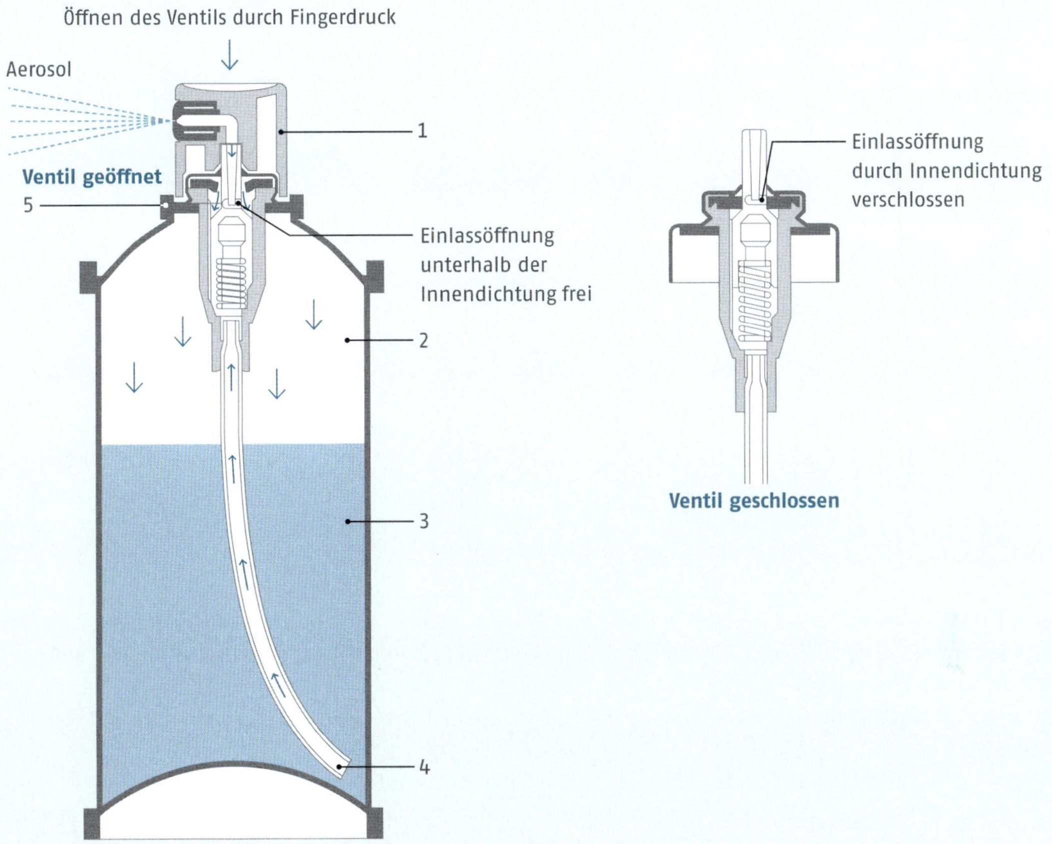

Abb. 11.2 Druckgaspackung ohne Dosiereinrichtung. **1** Sprühkopf mit Sprühdüse, **2** Treibgas (gasförmig), **3** Aerosolzubereitung mit flüssigem bzw. gelöstem Treibgas im Druckbehältnis, **4** Steigrohr, **5** Ventil

Dosierinhalatoren mit suspendiertem Wirkstoff werden zum Absichern der Dosierungsgenauigkeit ohne Steigrohr und daher über Kopf angewendet (Abb. 11.3 C). Bei Koordinationsschwierigkeiten hinsichtlich der Auslösung der Dosis und des gleichzeitigen Einatmens können **atemzuginduzierte Dosieraerosole** (Autoinhaler) zum Einsatz kommen.

Es gibt für die pharmazeutische Anwendung nicht nur Zubereitungen in Druckgasbehältnissen zur Inhalation, sondern z. B. auch Desinfektions-, Salben-, Film- oder Pudersprays sowie Schäume, die mittels Druckgas erzeugt bzw. gefördert werden.

11.3.1 Treibgase

Als Treibgase für Druckgasaerosole sind Gase geeignet, zu deren Verflüssigung nicht zu hohe Drücke aufgewendet werden müssen, die toxikologisch und physiologisch unbedenklich, umweltfreundlich und ungefährlich sind. Ferner sollen natürlich die geforderten technologischen Eigenschaften gegeben sein, z. B. bestimmte Mischbarkeiten sowie die Kompatibilität mit den einzusetzenden Wirk- und Hilfsstoffen. Oberhalb seiner kritischen Temperatur kann ein Gas nicht mehr im flüssigen Zustand existieren, d. h., es lässt sich auch durch höchste Drücke nicht verflüssigen. Besonders geeignet sind deshalb Treibgase, deren kritische Temperatur nicht zu tief liegt, und die sich bei niedrigen Drücken verflüssigen lassen, z. B. bei Raumtemperatur nicht über 10^6 Pa (10 bar), am besten unter $6 \cdot 10^5$ Pa (6 bar). Treibgase, die sich in verflüssigter Form einsetzen lassen, heißen **druckverflüssigte Treibgase**. Solche, die wegen ihrer zu tiefen kritischen Temperatur nicht verflüssigt werden können, heißen **druckverdichtete Treibgase**. Stickstoff (N_2), Kohlendioxid (CO_2) und Distickstoffoxid oder Lachgas (N_2O) sind Beispiele für druckverdichtete Gase.

Stickstoff ist chemisch und physiologisch indifferent und leicht erhältlich bzw. verfügbar. Der entscheidende Nachteil der druckverdichteten Treibgase gegenüber den druckverflüssigten ist die rasche Abnahme des Sprühdrucks. Weitere Nachteile sind ungenügende Lös-

11

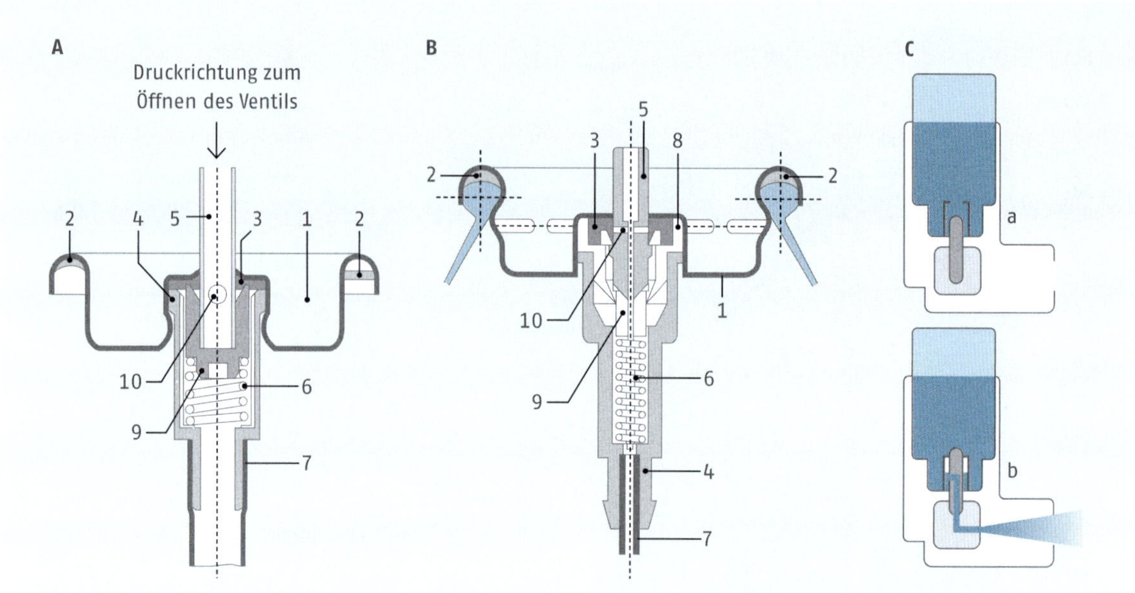

Abb. 11.3 A Einfaches Ventil und B Dosierventil für Druckgaspackungen. **1** Ventilteller mit Bördelrand zum Verbördeln mit dem Druckbehältnis, **2** Außendichtung im Bördelrand zur Abdichtung zwischen Ventilteller und Druckbehältnis, **3** Innendichtung (eigentliche Ventildichtung), **4** Ventilgehäuse bzw. Ventilkörper, **5** Ventilschaft (Stern), Ventilsitz und Federpfanne, **6** Verschlussfeder, **7** Steigrohr, **8** Dosierkammer, **9** Federpfanne und Ventilsitz, **10** Einlassöffnung

Auf den Ventilschaft **5** können verschiedene Sprühköpfe aufgesetzt werden. Wird der Ventilschaft eines einfachen **Aerosolventiles A** gegen die Verschlussfederspannung 2 bis 3 mm vertikal nach unten gedrückt, löst sich der mit dem Ventilschaft fest verbundene Ventilsitz **9** von der Innendichtung **3** und öffnet somit das Ventil. In ein **Dosierventil B** ist noch eine Dosierkammer **8** eines bestimmten Volumens eingebaut. Bei geschlossenem Ventil ist diese Dosierkammer nur zum Inneren des Aerosolbehältnisses geöffnet, sodass es sich über das Steigrohr **7** aus dem Druckbehältnis mit der Aerosolzubereitung füllen kann. Beim Öffnen des Ventiles unter Fingerdruck schließt die Dosierkammer gegen das Aerosolbehältnis und öffnet sich zum Sprühkopf hin, um die dosierte Menge Aerosolzubereitung zu versprühen. (**A**: Lindal-Ventil GmbH; **B**: Deutsche Aerosol-Ventil GmbH)

C Dosierventil für Suspensions-Aerosol (Über-Kopf-Anwendung), schematische Darstellung der Funktion. **a** Ruhestellung, Dosierkammer gefüllt. **b** Absprühen, Entleerung der Dosierkammer, Zufluss verschlossen

lichkeiten in den Flüssigkeiten bzw. Lösungsmitteln der Zubereitung. Diese Nachteile haben zur Folge, dass die Behältnisse nur etwa zur Hälfte mit der Zubereitung gefüllt werden können, und dass der Druck bei der Anwendung proportional mit dem abnehmenden Füllungsgrad abnimmt. Druckverdichtete Treibgase finden deshalb keine Anwendung bei Dosierinhalatoren.

Kohlendioxid und Distickstoffoxid sind in Flüssigkeiten wie Wasser, Alkohol und Aceton besser löslich als Stickstoff. Sie bilden **druckgesättigte Lösungen von Treibgasen**. Durch den Gleichgewichtszustand zwischen gasförmigem und flüssigem bzw. gelöstem Treibgas besitzen Druckgasaerosole insbesondere mit druckverflüssigten Treibgasen, bis zu einem gewissen Grad auch mit druckgesättigten Lösungen, ein Treibgasreservoir. Der Sprühdruck nimmt deshalb bei der Anwendung in erheblich geringerem Maße ab als bei der Verwendung von druckverdichteten Treibgasen.

Zu bedenken ist, dass Kohlendioxid chemisch nicht vollkommen inert ist. Bei Distickstoffoxid kommt noch dazu, dass dieses Gas besonders in höheren Dosen physiologisch bedenklich ist.

Zu den Treibgasen, die sich druckverflüssigen lassen und somit ein großes Treibgasreservoir bilden, gehören teilfluorierte bzw. vollfluorierte, nicht chlorierte Kohlenwasserstoffe (**HFKW, FKW**), Fluorchlorkohlenwasserstoffe (**FCKW**), niedere Kohlenwasserstoffe, wie Propan und Butan, und Dimethylether (▫ Tab. 11.1). Ihr Sprühdruck bleibt, da nach Absprühen von Flüssigkeit abnehmendes Gasvolumen durch Nachverdampfen entsprechender Flüssiganteile wieder ersetzt wird, während der gesamten Anwendung praktisch konstant und erfährt nur temperaturbedingte Variationen. Durch

Tab. 11.1 Eine Auswahl pharmazeutisch verwendeter Treibgase

Treibgase	Chemische Formel	Brennbarkeit	Siedepunkt (°C)	Druck bei 20 °C in 10^5 Pa (gerundet)	Verweildauer in Atmosphäre
Hydrofluorkohlenwasserstoffe und Fluorkohlenwasserstoffe (HFKW und FKW)					
HFA 134a	$H_2FC–CF_3$	–	–26,5	5,75	8–11 Jahre
HFA 227	$F_3C–CHF–CF_3$	–	–17,3	4,00	
Kohlenwasserstoffe					
Propan	C_3H_8	+	–44,5	7,94	14 Tage
Butan	C_4H_{10}	+	– 0,5	1,37	9 Tage
i-Butan	C_4H_{10}	+	–11,7	2,16	
Ether					
Dimethylether	$CH_3–O–CH_3$	+	–24,8	4,20	7,7 Tage

HFA = Hydrofluoralkan
Die *Typenbezeichnung* der Fluor(-Chlor)-Kohlenwasserstoffe leitet sich aus folgendem Schlüsselsystem ab:
Zahl in Einerstelle = Anzahl Fluor-Atome (F)
Zahl in Zehnerstelle minus 1 = Anzahl Wasserstoff-Atome (H)
Zahl in Hunderterstelle plus 1 = Anzahl Kohlenstoff-Atome (C)
Zahl der noch freien Valenzen = Anzahl Chlor-Atome (Cl)
Beispiel: HFA 134a (Norfluran)
Zahl in Einerstelle 4 = 4 Fluoratome
Zahl in Zehnerstelle 3; 3–1 = 2 Wasserstoffatome
Zahl in Hunderterstelle 1; 1 + 1 = 2 Kohlenstoffatome = $C_2H_2F_4$
Der kleine Buchstabe a bedeutet, dass der Ethangrundkörper unsymmetrisch substituiert ist. So ergibt sich $CF_3–CH_2F$.

Mischung verschiedener Typen dieser Treibgase können nicht nur die erforderlichen Drücke bzw. Sprüheigenschaften für verschiedene Aerosolzubereitungen in den Behältnissen der Druckgasaerosole eingestellt, sondern auch die Flammpunkte brennbarer Gase verringert werden.

Je nachdem, ob sich das druckverflüssigte Treibgas mit zugesetzten Flüssigkeiten bzw. Lösungen vollständig mischt oder nicht, liegen **Zweiphasen-Druckgasaerosole** (Abb. 11.2) oder **Dreiphasen-Druckgasaerosole** vor (2 flüssige Phasen, 1 Gasphase).

Bei den in der Übersicht der Tab. 11.1 zusammengestellten Treibgasen handelt es sich um die derzeit zugelassenen. Die in der Vergangenheit fast ausschließlich verwendeten **FCKW** besitzen lange Verweilzeiten in der Stratosphäre und ein hohes Ozon-Zerstörungspotenzial (Ozone Depletion Capacity, ODC). Wegen dieser Umweltgefährdung wurde ein Produktionsverbot für diese Treibgase erlassen (Montreal-Protokoll). Es ist jedoch bei der Wahl eines Treibgases auch deren Treibhauseffekt zu bedenken (Treibhaus-Potenzial, Global Warming Potenzial, GWP). Insgesamt hat dies zu einem starken Anstieg von Pulvern zur Inhalation geführt (▸ Kap. 11.5).

Partywissen

Das **Montrealer Protokoll** trat 1989 in Kraft. Es handelt sich um ein multilaterales Umweltabkommen mit dem Ziel, die Produktion, den Verbrauch und damit das atmosphärische Vorkommen von Substanzen zu verringern, die die Ozonschicht schädigen. Seit 2003 gilt in Deutschland ein FCKW-Verbot für alle Dosieraerosole.

Als Alternativen zu den FCKW stehen kurzlebige, chlorfreie, wasserstoffhaltige oder voll fluorierte Fluorkohlenwasserstoffe (**HFKW** oder **FKW**) zur Verfügung. Zum Teil besitzen sie den Vorteil, mit größeren Mengen an Ethanol mischbar zu sein. In derartigen Mischungen sind Wirkstoffe besser löslich. Weite Verbreitung in Dosieraerosolen haben die Subtanzen Norfluran (HFA 134a) und Apafluran (HFA 227) gefunden Tab. 11.1.

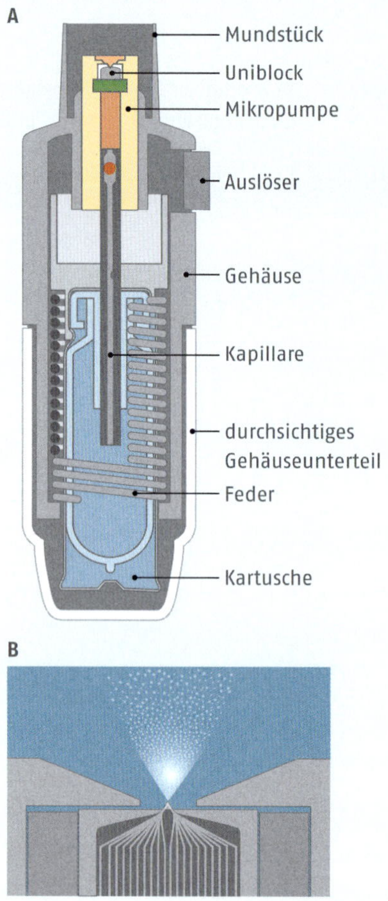

o Abb. 11.4 Schematische Darstellung des **A** Respimat® Inhalators. Die Wirkstofflösung befindet sich in einer Kartusche. Somit ist der Inhalator wiederverwendbar. Eine für die Aerosolbildung benötigte Energie wird durch das Spannen der Feder bereitgestellt. Die Erzeugung des Aerosols geschieht im mikrotechnisch gefertigten **B** Uniblock (vergrößerte Darstellung).

Daneben kommen Kohlenwasserstoffe sowie der Dimethylether zum Einsatz. Allerdings sind die Kohlenwasserstoffe und der Dimethylether in reiner bzw. konzentrierter Form leicht brennbar. Diese Gefährlichkeit kann durch Verdünnen mit nichtbrennbaren Treibgasen und/oder Lösungsmitteln vermindert werden. Im Gegensatz zu den Fluorkohlenwasserstoffen zeichnet sich der Dimethylether durch eine verhältnismäßig gute Mischbarkeit mit Wasser aus. Je mehr Wasser der Dimethylether aufnimmt oder enthält, desto geringer wird seine Brennbarkeit. Treibgase werden auch in kosmetischen und technischen Aerosolen, zur Herstellung von Polyurethanschäumen sowie in Kühl- und Klimageräten eingesetzt.

11.3.2 Abfüllen von Druckgas-Aerosolzubereitungen

Die **Kaltabfüllung** ist die einfachste Methode der Abfüllung von druckverflüssigten Treibgasen. Hierbei wird zunächst die Aerosolzubereitung in das Behältnis eingefüllt und unter den Siedepunkt des Treibgases abgekühlt. Anschließend wird das Treibgas zudosiert und das Behältnis verschlossen. Ein Nachteil ist der hohe kältetechnische Aufwand. Die **Abfüllung unter Druck** ist für größere Stückzahlen besser geeignet. Dabei wird ebenfalls zuerst die Aerosolzubereitung in die Behältnisse abgefüllt. Nach Aufsetzen der Ventilteller auf die Behältnisse wird durch Verbördeln verschlossen. Die Treibgase werden bei dieser Abfüllmethode unter hohem Druck, etwa $6 \cdot 10^6$ Pa (60 bar), durch die Ventile zugesetzt.

11.3.3 Aerosolbildung

Das Füllgut (Wirkstoff gelöst oder suspendiert in druckverflüssigtem Treibmittel, ggf. unter Zusatz von Cosolvenzien wie Ethanol oder Suspensionsstabilisatoren wie Phospholipiden), verlässt nach Auslösen des Ventils die Druckgaspackung unter hoher Geschwindigkeit durch die Düse des Sprühkopfs. Diese bestimmt die Feinheit der Tröpfchen sowie die Sprühwolke. Zunächst entstehen Tröpfchen in einem Größenbereich von 50 µm. Verdampfung des flüssigen Treibmittels (knapp 300-fache Volumenzunahme) zerreißt diese Tröpfchen, zurück bleiben die suspendierten bzw. auskristallisierten Wirkstoffpartikel.

11.4 Normaldruck-Dosierinhalatoren

Zubereitungen zur Inhalation in Normaldruck-Dosieraerosolen kommen gänzlich ohne Treibgas aus. Im Gegensatz zu Druckgas-Dosieraerosolen wandeln Inhalatoren hierbei unter Normaldruck stehende Flüssigkeiten durch Einzelstrahl- oder Mehrstrahl-Düsen, Ultraschallvibration oder andere geeignete Methoden in Aerosole um.

Ausschließlich mittels mechanischer Energie, erzeugt mit einer gespannten Feder, wird beim Respimat® (o Abb. 11.4), ein sogenannter Soft Mist Inhaler (SMI), das Aerosol gebildet. Durch eine 180°-Drehung des Geräteunterteils wird eine im Inneren befindliche Metallfeder komprimiert und gleichzeitig die Einzeldosis in die Dosierkammer eingebracht. Nachfolgendes Auslösen durch den Patienten führt federgetrieben zu einer Beschleunigung der abgeteilten, wirkstoffhaltigen Lösung, die im Uniblock durch mikrofeine Kanäle in zwei Strahlen, in einem genau definierten Winkel, auf-

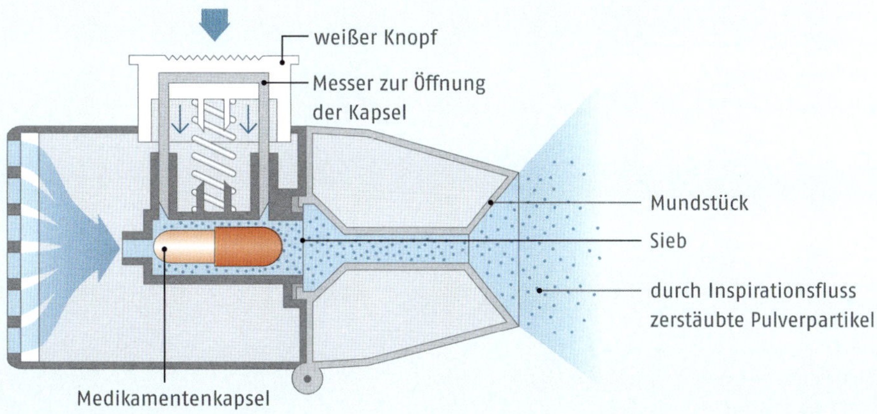

Abb. 11.5 Beispiel eines Einzeldosen-Pulverinhalators mit einer Hartgelatinekapsel. Durch Knopfdruck wird die Kapsel an beiden Enden aufgeschnitten und der Kapselinhalt durch einen Atemzug zerstäubt und inhaliert. Nach Frieß und Kutz

einander zugeführt wird. Dabei kommt es zur Dispergierung und Austritt des Aerosols über die Zweistrahlimpaktdüse (Einstoffdüse, ▸ Kap. 5.2.2). So lässt sich mit diesem Kleinstgerät ein sich langsam über 1–2 Sekunden entwickelndes Nebel-Aerosol mit Tröpfchengrößen überwiegend im erwünschten Größenbereich von 0,5–5 µm erzielen. Die Lungendeposition soll wegen guter Koordinationsmöglichkeit zwischen allmählich entstehender Sprühwolke und Inhalation bei 40 % liegen. Allerdings ist der Respimat® nur für geringe Dosierungen mit wenigen Mikrolitern geeignet.

11.5 Pulverinhalatoren

Neben den Verneblern und Normaldruck-Dosierinhalatoren wurden treibgasfreie Pulverinhalatoren (**Dry Powder Inhaler, DPI**) als weitere umweltfreundliche Alternative entwickelt. Diese haben sich am Markt etabliert und sind in einer Vielzahl von Ausführungen verfügbar. Es gibt Pulverinhalatoren, als **Einzeldosis-Systeme**, die abgeteilte, feinst pulverisierte Einzeldosen aus Hartgelatinekapseln, wie Cyclohaler®, Podhaler®, Handihaler® (Abb. 11.5) oder aus Einzelblistern, z. B. Elpenhaler® zerstäuben. Demgegenüber werden auch **Mehrdosen-Systeme** verwendet. Diese können das zu inhalierende Pulver als blisterbasierte Inhalatoren abgeteilt in Blisterscheiben bzw. -bändern, z. B. Diskhaler®, Diskus®, Forspiro®, enthalten. Bei den sogenannten Reservoir-Inhalatoren hingegen liegt das Pulver in einem Reservoir als Bulk vor, z. B. Easyhaler®, Genuair®, Spiromax® etc. Soweit das zu applizierende Pulver nicht hygroskopisch ist und damit ausreichende Fließeigenschaften besitzt, können aus einem Mehrdosenvorratsbehältnis Einzeldosen mittels Volumendosierung zur Inhalation bereitgestellt werden. Die Füllung der Dosierkavität erfolgt mittels Schwerkraft, z. B. durch eine drehbare, perforierte Dosierscheibe (Twisthaler®, Turbohaler® Abb. 11.6). Diese Pulverzerstäuber sind derart konstruiert, dass ein vom Patienten ausgelöster kurzer Luftsog bzw. Atemzug das feinst zerteilte bzw. mikronisierte Pulver in ein inhalierbares, bronchialgängiges Pulveraerosol überführt, dessen maximale Partikelgröße um 5 µm liegen soll (atemzuginduzierte Inhalation). Wenn die Wirkstoffe sich nicht in reiner Form als Einzelpartikel oder leicht zerfallende Agglomerate, sogenannte Soft Pellets, applizieren lassen, müssen geeignete **Hilfsstoffe** zugesetzt werden, die für die pulmonale Anwendung unbedenklich sind. Als Trägerhilfsstoff fungiert in der Hauptsache α-Lactose-Monohydrat. Bei diesen Zubereitungen ist der mikronisierte Wirkstoff an die gröberen Trägerpartikel adsorbiert (interaktive Mischung). Bei der Applikation bleiben diese Wirkstoffträger durch Impaktion bereits im Rachenraum zurück, während die feinen desorbierten Wirkstoffpartikel in die Bronchien bzw. Alveolen transportiert werden. Eine weitere Möglichkeit besteht im Zusatz von nanopartikulären (Hilfs-)Stoffen, die den Zerfall der Wirkstoffagglomerate erleichtern. Darüber hinaus wird versucht, durch optimierte Prozessierung mikronisierte Pulver mit geringer Kohäsion und guten aerodynamischen Eigenschaften zu erzeugen, z. B. mittels Pulmosphere-Technologie. Hierbei werden durch einen emulsionsbasierten Sprühtrocknungsprozess poröse Kugeln mit niedriger Dichte erhalten.

Der neuartige Inhalator Staccato®, ein Einzeldosis-System, basiert auf einem wärmeinduzierten Prozess der Aerosolerzeugung. Atemzuggesteuert wird ein dün-

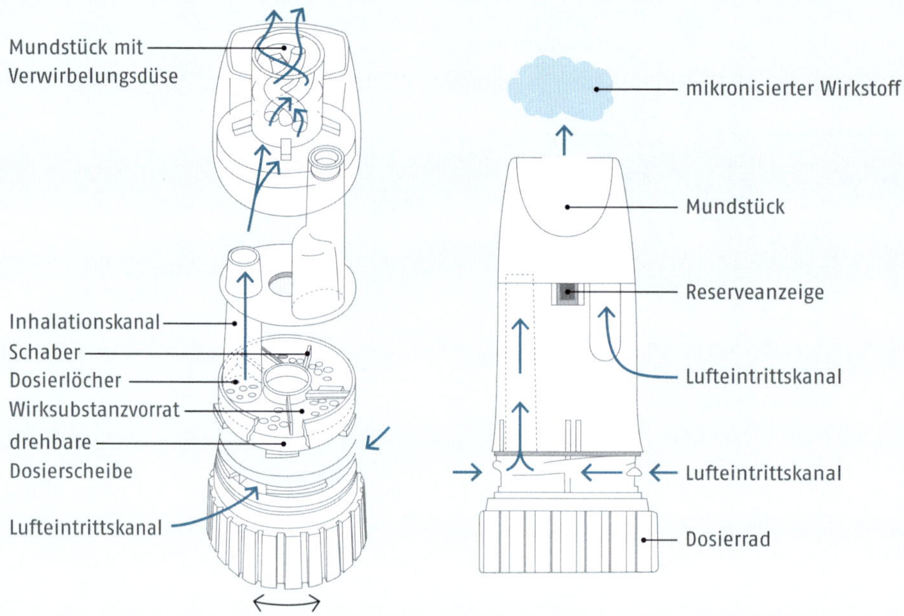

Abb. 11.6 Beispiel eines Mehrdosen-Pulverinhalators. Nach Frieß und Kutz 1993

ner Substanzfilm reinen Wirkstoffs batteriegetrieben innerhalb von ca. 0,2 s auf 400 °C aufgeheizt und evaporisiert. Die Umgebungsluft kühlt die Substanz schnell ab, sodass ein sehr feines Aerosol entsteht, welches die Alveolen erreicht. Der Wirkstoff, z. B. Loxapin, wird so sehr schnell systemisch verfügbar.

11.6 Biopharmazeutische Probleme

Eine wesentliche Aufgabe der Entwicklung von Inhalationen und Aerosolen besteht darin sicherzustellen, dass der Wirkstoff in die zu therapierenden Bereiche des Respirationstrakts gelangt. Selbst bei optimaler Inhalationstechnik geht ein erheblicher Teil der freigesetzten Dosis im Bereich der oberen Atemwege verloren. Die Abscheidung dispergierter Teilchen in der Lunge erfolgt durch **Impaktion** (Trägheitsaufprall), **Sedimentation** und **Diffusion**. Dabei ist der aerodynamische Durchmesser der inhalierten Partikel von entscheidender Bedeutung. Der aerodynamische Durchmesser berücksichtigt neben der Größe des geometrischen Durchmessers auch die Dichte des Partikels sowie seine Form. Er wird mittels Impaktoren bestimmt (▸ Kap. 11.7). Partikel, die größer als 3 µm sind, werden vorwiegend durch Impaktion niedergeschlagen. Aufgrund ihres Trägheitsmoments können sie Richtungsänderungen beim Atemgastransport nur begrenzt folgen und werden daher durch Aufprall an Hindernissen, wie dem Kehlkopf, deponiert. Teilchen mittlerer Größe (0,5–3 µm) werden vorwiegend durch die Sedimentation abgeschieden. Abscheidung in den Bronchiolen erfolgt bei Teilchengrößen um 3–5 µm. Partikel mit Durchmessern unter 1 µm unterliegen der Brown'schen Molekularbewegung und werden vorrangig durch Diffusion abgeschieden.

Zum Erreichen einer verbesserten Wirkstoffabscheidung im tieferen Lungenbereich muss folglich eine Verminderung der Wirkstoffverluste durch Impaktion angestrebt werden.

Merke

Für die Bioverfügbarkeit inhalativ verabreichter Wirkstoffe ist die Größe der Aerosolpartikel (aerodynamischer Durchmesser) ein kritischer Parameter. Darüber hinaus kommt der korrekten Anwendung des jeweiligen Inhalators eine große Bedeutung zu.

Die Abscheidung durch Impaktion erfolgt vermehrt mit steigendem Durchmesser d der Teilchen und steigender **Atemstromstärke** F gemäß der Beziehung:

$$\text{Impaktion} \sim \log(d^2 F) \qquad \text{Gleichung 11.1}$$

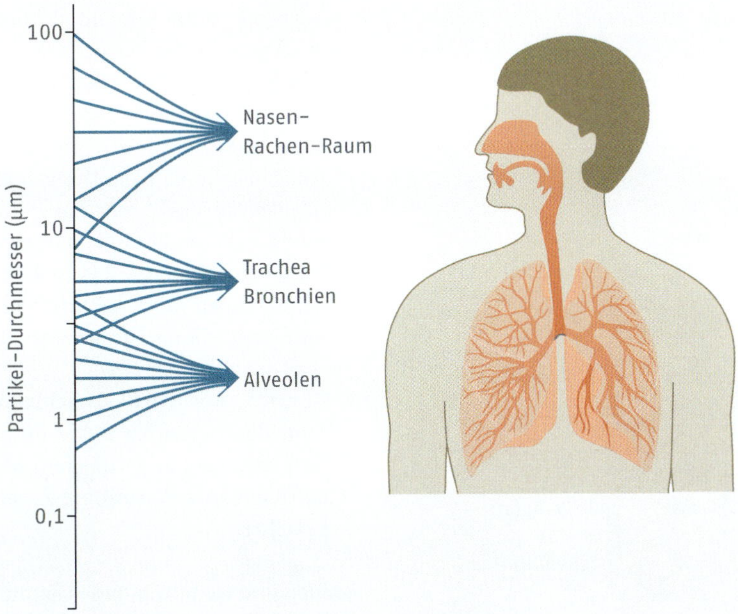

Abb. 11.7 Ablagerung von Spray- bzw. Inhalationspartikeln in den Atmungsorganen in Abhängigkeit von deren Durchmessern. Nach Meier et al. 1981

Die Beziehung weist gleichzeitig auf die Bedeutung der Atemtechnik hin. Eine niedrige Atemstromstärke erhöht die Sedimentation und damit die Abscheidung im tieferen Lungenbereich.

Optimal funktionierende pulmonale Aerosole benötigen für ausreichende alveoläre Wirkstoffdeposition die relativ geringe Atemleistung von nur 0,5–2 l/s. Teilchen größer als 10 µm, wie sie in einem Nasenspray vorliegen, werden fast vollständig im Nasen-Rachenraum zurückgehalten (Abb. 11.7). Lediglich Partikel im Größenbereich von 0,5–3 µm können in die weit verzweigten und engen Lungenalveolen gelangen und dort verbleiben. Eine noch weitergehende Partikelreduzierung ist nicht ratsam, da die für eine lokale Wirkung oder beabsichtigte Resorption erforderliche Deposition weitgehend unterbleibt. Derartig kleine Partikel werden wieder ausgeatmet. Dies alles erklärt, dass in der Regel nur 20–30 % eines Aerosols die **Alveolen** erreichen. Für neuartige Inhalatoren, z. B. Staccato® Inhalator, wurden auch höhere Quoten beschrieben.

Um die Inhalationsapplikation von Druckgasaerosolen sicherer zu machen und das nicht immer ausreichende Atmungsvolumen der Patienten, insbesondere bei Kindern, in höherem Maße zu berücksichtigen, können vor allem Asthma- und Bronchialaerosole mit röhrenförmigen **Expandern** oder bauchigen **Spacern** kombiniert werden. Expander dienen zur Abscheidung gröberer Partikel vor Eintritt in die Mundhöhle. In die birnenförmigen, großvolumigen Spacer werden die versprühten Aerosole, die zunächst als grobe Flüssigkeitspartikel aus der Düse austreten, abgebremst und einer normalen Inhalationsgeschwindigkeit um 1 l/s angepasst. Dabei werden die Partikel mit steigender Entfernung vom Düsenaustritt außerdem durch Verdunstung des Treibgases auch immer kleiner. Weil das Aerosol im Spacer gefangen bleibt, kann es vom Patienten mühelos und weitgehend ohne Verluste inhaliert werden.

11.7 Prüfung von Druckgasaerosolen, Pulverinhalatoren und Verneblern

11

An Druckgasaerosolen sind folgende spezielle Prüfungen durchzuführen, die auch in Pharmakopöen enthalten sind.

1. Aerosolbehältnisse müssen vor der Abfüllung auf **Innendruckbelastbarkeit** geprüft werden. Sie müssen einen Prüfdruck von 10 bar aushalten und dürfen beim 1,2-fachen Prüfdruck nicht undicht werden, sich nicht verformen oder bersten. Nach Fall aus 2,5 m Höhe darf die Innenschutzlackierung keine Fehlstellen, wie Risse oder Poren, aufweisen.
2. Der **Innendruck** wird durch Aufsetzen eines Manometers auf das Ventil geprüft. In der Regel liegt der Innendruck von Aerosolbehältnissen zwischen $1 \cdot 10^5$ und $6 \cdot 10^5$ Pa (1–6 bar). Mit dieser Prüfung können sowohl die richtige Füllung mit Treibgasen

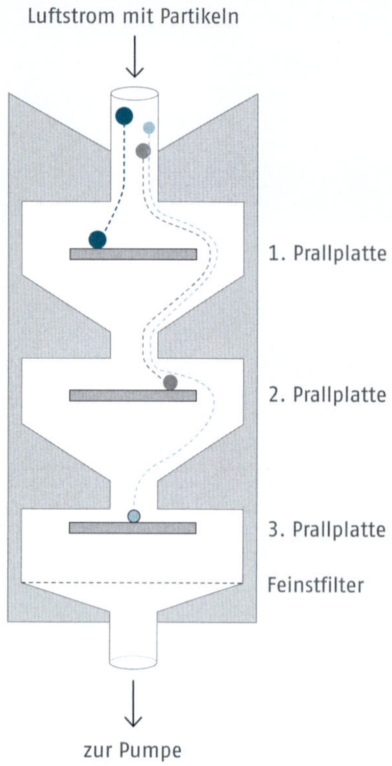

o Abb. 11.8 Prinzip eines Kaskaden-Impaktors mit nur 3 Stufen zur Partikelgrößenbestimmung von maximal 3 bzw. 4 Fraktionen. Die Fraktionen werden durch einen definierten Luftstrahl durch Sichten getrennt und nach dem Auflösen analysiert.

als auch Treibgasverluste während der Lagerung geprüft werden.

3. Die **Dichtigkeit** wird durch die Verlustrate (Masseverlust über eine vorgegebene Zeit und Temperatur) geprüft und/oder durch Prüfung des **Ventilsitzes** nach 5-minütigem Einstellen in ein Wasserbad von 55 °C.
4. Feststellung der **Dosierung** in der Sprühmenge oder bei Dosierventilen pro Einzeldosis (Gleichförmigkeit der abgegebenen Dosis).
5. **Charakterisierung des Sprühstrahls**:
   - wenig sichtbarer Sprühstrahl (< 10 µm), feinste Nebel oder Stäube, z. B. für Druckgasaerosole zur Inhalation,
   - gut sichtbarer Sprühstrahl (10–50 µm), grobe Nebel oder Stäube, z. B. für Nasen- oder Rachenraum, eventuell für die oberen Atemwege,
   - deutlich sichtbarer grober Sprühstrahl (> 50 µm), z. B. für Hautoberflächen und Gegenstände.
6. **Aerodynamische Beurteilung**: Bei allen Zubereitungen zur Inhalation ist eine aerodynamische Beurteilung der erzeugten Partikel vorzunehmen. Diese wird mit **Impaktoren**, seltener mit **Impingern** durchgeführt, wie sie in Arzneibüchern in verschiedenen Varianten zu finden sind. Bei den Impaktoren erfolgt ein Absetzen von Partikeln auf trockenen Platten, bei den Impingern auf Flüssigkeitsschichten. Sie dienen in erster Linie der Qualitätskontrolle (reproduzierbare Herstellung). Wichtig für die Handhabung ist die Einstellung eines festgelegten Luftstroms. Bei Verneblern wird ein Atmungssimulator verwendet.
   o Abb. 11.8 zeigt beispielhaft einen Mehrstufen-Kaskaden-Impaktor, der bis zu 4 Partikelgrößenfraktionen trennen und bestimmen kann. Das derzeit modernste Gerät ist der Next Generation Impaktor (Ph. Eur.).
7. Kontrolle von **Partikelwachstum** und **Caking** während der Lagerung: Beide Phänomene können bei Suspensionen, in geringerem Maß auch bei Pulvern auftreten. Als Anticaking-Zusatz hat sich Lecithin bewährt.

Quellen und weiterführende Literatur

Bechtold-Peters K, Luessen H (eds.) Pulmonary Drug Delivery. Editio Cantor Verlag, Aulendorf, 2007

Berkenfeld K, Lamprecht A, McConville JT. Devices for dry powder drug delivery to the lung. AAPS PharmSciTech 16: 479, 2015

Daniels R. Substitution: Was bei Inhalativa zu beachten ist. Pharm Ztg 162: 22, 2018

Holzner P. FCKW-freie Aerosole und Dispergier-Systeme. In: Müller RH, Hildebrand GE (Hrsg.) Pharmazeutische Technologie: Moderne Arzneiformen. Wissenschaftliche Verlagsgesellschaft Stuttgart, 1998

Kircher W. Arzneiformen richtig anwenden. 4. Aufl., Deutscher Apotheker Verlag, Stuttgart 2016

Klar F, Urbanetz NA. Arzneiformen der Betasympathomimetika – Darreichungsformen, Formulierungen und Depositionscharakteristika. PharmuZ 40: 390, 2011

Krämer I, Klemmer A. Betasympathomimetika und andere Arzneimittel zur Feuchtinhalationstherapie. PharmuZ 40: 403, 2011

Ledermüller R. Aerosoltherapie mit Verneblergeräten. PZ Prisma 13: 245, 2006

Müller-Goymann CC. Aerosole-Pulverinhalatoren auf dem Pharmazeutischen Markt. In: Müller RH, Hildebrand GE (Hrsg.) Pharmazeutische Technologie: Moderne Arzneiformen. Wissenschaftliche Verlagsgesellschaft Stuttgart, 1998

Scherließ R. Inhalativa – Arzneiformen zur lokalen und systematischen Gabe. Pharmakon 4: 117, 2016

Schlenger R. Inhalatoren und Aerosoltherapie. Dtsch Apoth Ztg 144: 2625, 2004

Schmid K, Frieß W. Pulmonal applizierte Therapeutika – ein Blick in die Pipeline. In: Mäder K, Weidenauer U (Hrsg.) Innovative Arzneiformen. Wissenschaftliche Verlagsgesellschaft Stuttgart, 2010

Urbanetz NA. Physikalische Einflüsse steuern die pulmonale Deposition. Pharm Ztg 151: 3682, 2006

Abbildungsnachweise

Frieß S, Kutz G. Pulverinhalatoren. Dtsch Apoth Ztg 133: 1242, 1993

Meier J, Rettig H, Hess H. Biopharmazie, S. 54. Georg Thieme Verlag, Stuttgart, New York 1981

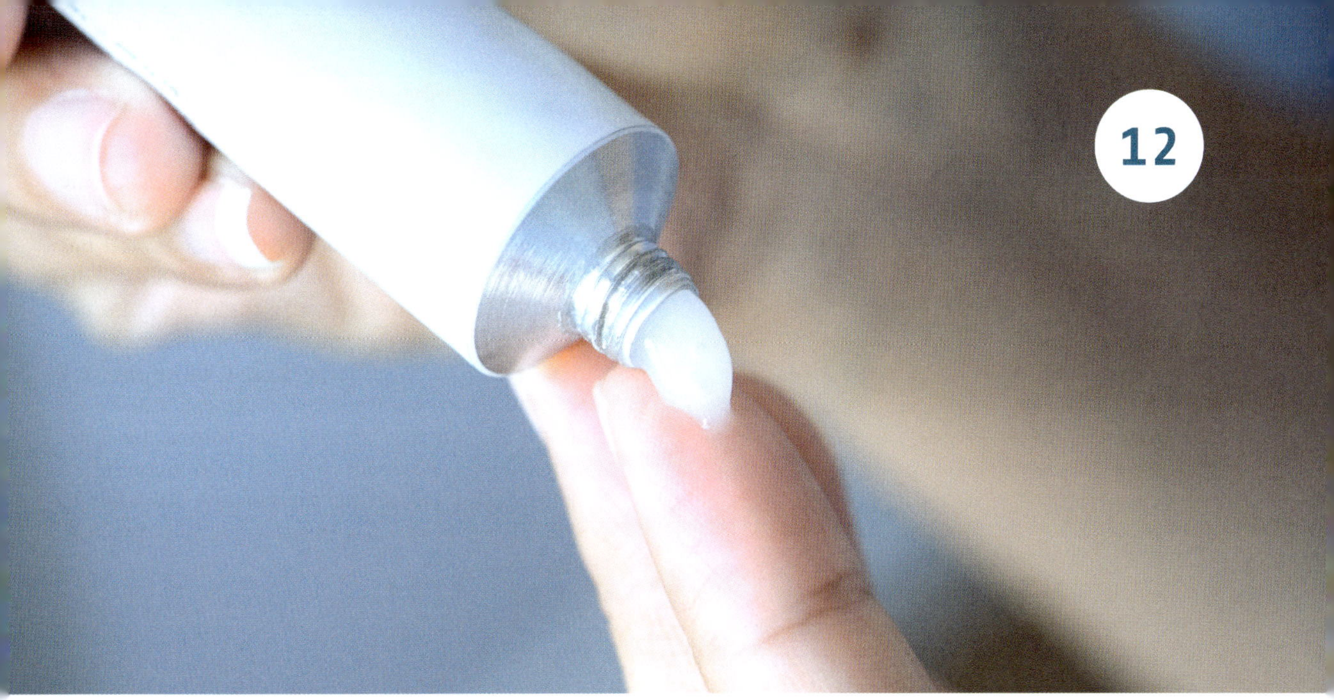

12

Halbfeste Arzneiformen einschließlich transdermaler Pflaster

Prof. Dr. Christel Müller-Goymann

Die Systematik der halbfesten Arzneiformen zur kutanen Anwendung wird in Abgrenzung zur separaten Darreichungsform-Monographie „Transdermale Pflaster" dargestellt. Das Kapitel schließt mit Herstellungsverfahren und der Qualitätsprüfung halbfester Arzneiformen sowie biopharmazeutischen Aspekten.

12.1 Allgemeines

Partywissen

Die Anwendung salbenartiger Zubereitungen ist bereits in der altägyptischen Kultur vor mehr als 3600 Jahren belegt. Der Papyrus Ebers aus dem 16. Jahrhundert v. Chr. führt eine Vielzahl an Salben auf, die im alten Ägypten medizinisch angewendet wurden.

Zu den halbfesten Arzneiformen sind hauptsächlich die salbenartigen Zubereitungen zu rechnen. Sie zeichnen sich dadurch aus, dass sie nur eine sehr begrenzte Formstabilität besitzen und streichfähig sind. Auch die Suppositorien (▸Kap. 13) können den halbfesten Zubereitungen zugerechnet werden. Dabei ist die Konsistenz der Suppositorien durchweg fester als die der Salben. Salben zeigen plastisches Fließverhalten (▸Kap. 4.2.1; ▸Kap. 4.5.2) mit niedriger unscharfer Fließgrenze und vorwiegend Casson-Charakteristik. Die Fließgrenze der Suppositorien (▸Kap. 13) liegt deutlich höher und ist wesentlich schärfer ausgeprägt. Die Mehrzahl der Suppositorien zeigt aber bei Raumtemperatur kein echtes plastisches Fließverhalten, sondern eine Bruchverformung. Die Fließgrenze entspricht daher auch eher einer Bruchspannung. Bei höheren Temperaturen, wozu man bereits die Körpertemperatur rechnen kann, können dagegen echt plastische Eigenschaften in den Vordergrund treten.

Die für die Anwendung dieser Arzneiformen bedeutungsvollen Konsistenzeigenschaften sind auf verschiedene kolloide Zustände zurückzuführen, deren Wesen sich trotz intensiver Forschung erst in jüngster Zeit erschließt. Aufgrund dieser Tatsache ist es verständlich, dass für dieses Wissensgebiet geschaffene Definitionen oft sehr unklar sind und Begriffe nur selten konsequent den Definitionen folgend gebraucht werden. Auch vermitteln Klassifizierungen oft den Eindruck eines willkürlichen Kompromisses.

Die in der Monographie „Halbfeste Zubereitungen zur kutanen Anwendung" (Ph. Eur.) aufgeführten streichfähigen Darreichungsformen werden auf der Haut oder auf Schleimhäuten appliziert. Sie sind mehrheitlich zur **lokalen**, d. h. **topischen Anwendung** bestimmt, bei der Applikationsort und Wirkungsort identisch (Dermatika zur Therapie von Hauterkrankungen) oder zumindest sehr nahe benachbart sind (z. B. Rheumasalben). Am Applikationsort ergibt sich bereits aufgrund physikalischer und physikalisch-chemischer Wechselwirkungen zwischen der applizierten Formulierung und dem Organ Haut die Möglichkeit einer positiven Beeinflussung des Krankheitsgeschehens. Wird allein dieser physikalische oder physikalisch-chemische Effekt gewünscht, kann sogar auf die Einarbeitung eines Arzneistoffs verzichtet werden. Andererseits sind mit der gezielten Auswahl einer halbfesten Zubereitung die Wirkungsstärke und/oder der Wirkort eines Arzneistoffs beeinflussbar. Dementsprechend unterscheidet man zwischen **wirkstoffhaltigen** und **wirkstofffreien Darreichungsformen**. Wirkstoffhaltige halbfeste Zubereitungen zur kutanen Anwendung können darüber hinaus für eine systemische Wirkung bestimmt sein.

Halbfeste Zubereitungen zur kutanen Anwendung gliedern sich je nach Zusammensetzung oder Beschaffenheit in:

- Salben,
- Cremes,
- Gele,
- Pasten,
- Umschlagpasten,
- wirkstoffhaltige Pflaster und
- kutane Pflaster.

Die verwendeten Rohstoffe – mit Ausnahme der Wirkstoffe – werden als **Salbengrundstoffe** bezeichnet. Aus ihnen gebildeter Salbenkörper, der zur Aufnahme der Wirkstoffe dienen kann, wird als **Salbengrundlage** bezeichnet. Es ist zwischen dem häufig verwendeten Oberbegriff Salben und Salben im engeren Sinn zu unterscheiden.

Definition

Salben im engeren Sinn sind Zubereitungen, die keine wässrige Phase enthalten. Man unterscheidet hydrophobe, Wasser aufnehmende und hydrophile Salben.

Hydrophobe Salben oder Salbengrundlagen sind solche, die keine polaren Bestandteile enthalten und die deshalb nicht in der Lage sind, Wasser aktiv zu binden. Es handelt sich hierbei durchweg um lipophile Grundlagen, in die Wasser lediglich durch mechanische Dispergierung eingearbeitet werden kann. Hierzu gehören vor allem Kohlenwasserstoffgrundlagen wie Vaselin oder Vaselin-Paraffin-Mischungen, Triglyceride, Wachse und Polyalkylsiloxane.

Wasser aufnehmende Salben oder Salbengrundlagen enthalten neben lipophilen Grundstoffen amphiphile Substanzen (▸Kap. 6.3.3). Das Arzneibuch erwähnt an dieser Stelle O/W- sowie W/O-Emulgatoren und führt Beispiele auf. Mischt man derartigen Salben Wasser zu, so entstehen hydrophile bzw. lipophile Cremes.

Hydrophile Salben oder Salbengrundlagen sind Zubereitungen, deren Grundlagen mit Wasser mischbar sind. Als typisches Beispiel wird die Macrogol- bzw. Polyethylenglykolsalbe aufgeführt.

Das Arzneibuch führt allerdings für eine Salbe, die emulgierenden Cetylstearylalkohol enthält, die Bezeichnung Hydrophile Salbe (lat.: Unguentum emulsificans). Diese Bezeichnung stammt aus den früheren Arzneibüchern und entspricht nicht der oben angeführten Klassifikation.

Da Salben im engeren Sinn im Gegensatz zu Cremes keine separate Wasserphase besitzen, werden sie in einer groben Vereinfachung als einphasig bezeichnet. Diese Bezeichnung ist insofern nicht korrekt, da sie sowohl in der Grundlage als auch mit den zugesetzten Wirkstoffen durchaus mehrphasig sein können. Allerdings ist die Anwendung des Phasenbegriffs bei vielen Salbengrundlagen problematisch, da in ihnen strukturell unterschiedliche Bereiche vorkommen können, die gleitend ineinander übergehen. Auf dieses Problem wird später am Beispiel von Vaselin nochmals hingewiesen. Salben sind nicht grundsätzlich wasserfrei. Sie können geringe Mengen Wasser, das im Allgemeinen als Hydratwasser aus den Salbengrundstoffen stammt, enthalten.

Definition

Cremes sind Salben, die neben einer Lipidphase eine wässrige Phase enthalten.

Aufgrund der Formstabilität mindestens einer der beiden Phasen sind unterschiedliche Verteilungsmuster möglich. Sie können wie bei den flüssigen Emulsionen eine kohärente und eine disperse Phase aufweisen. In diesem Fall liegen echte O/W- bzw. W/O-Systeme (▸Kap. 4.5.6) je nach Phasenlage vor. Daneben sind Verteilungen möglich, in denen zwei oder mehrere kohärente Phasen ausgebildet werden. Dadurch wird die Angabe der Phasenlage O/W bzw. W/O sinnlos. Wegen dieser Verteilungsvielfalt wie auch der Tatsache, dass mindestens eine der beteiligten Phasen in der Regel keine Flüssigkeit ist, sind Cremes normalerweise keine echten Emulsionen. Sie können jedoch als emulsionsähnlich (emulsoid) bezeichnet werden. Das Arzneibuch unterscheidet zwischen lipophilen und hydrophilen Cremes. In der Praxis werden diese in Anlehnung an die echten Emulsionen unbeschadet des tatsächlichen kolloidchemischen Aufbaus als W/O- bzw. O/W-Cremes bezeichnet.

Lipophile Cremes sind solche, die außer den hydrophoben Lipidbestandteilen und Wasser Tenside geringer Polarität, d.h. mit niedrigem HLB-Wert (▸Kap. 4.5.6), enthalten.

Hydrophile Cremes enthalten außer hydrophoben Lipidbestandteilen Tenside hoher Polarität. Häufig sind daneben in diesen Cremes zur Stabilisierung und Erhöhung der Dispersität auch Tenside niedrigen HLB-Werts eingearbeitet.

Die Bezeichnungen Wasserhaltige Wollwachsalkoholsalbe und Wasserhaltige Hydrophile Salbe des Arzneibuchs sind historisch bedingt und mit dem DAB 2015 in Wollwachsalkoholcreme und Anionische Hydrophile Creme geändert worden. Die lateinischen Bezeichnungen sind hingegen unverändert beibehalten worden.

Definition

Gele sind nach dem Arzneibuch halbfeste Systeme, bei denen Flüssigkeiten durch Gelgerüstbildner verfestigt werden.

Nahezu alle Salben enthalten neben Flüssigkeiten feste Gerüstbildner, die für die Konsistenz verantwortlich sind. Aus diesem Grund wurden Salben auch als plastische Gele bezeichnet. Wenn das Arzneibuch Gele als eine spezielle Gruppe der Salben ausweist, so hat dies insofern seine Berechtigung als hierunter Systeme verstanden werden, die unzweifelhaft den einfachen klassischen Gelvorstellungen entsprechen.

Es wird zwischen lipophilen und hydrophilen Gelen unterschieden.

Lipophile Gele sind Gele aus mineralischen oder fetten Ölen. Sie werden auch als **Oleogele** bezeichnet. Für ihre Verfestigung werden kolloidales Siliciumdioxid und geeignete hydrophobe Polymere oder Seifen mehrwertiger Metalle verwendet.

Hydrophile Gele bestehen aus Wasser oder wässrigen Lösungen, die in der Regel mit hydrophilen makromolekularen Verbindungen, wie Gelatine, Celluloseether und dergleichen geliert werden.

Definition

Pasten und **Umschlagpasten** sind hochkonzentrierte Suspensionssalben.

Physikalisch-chemisch stellen sie den Übergang von hochkonzentrierten Suspensionen zu feuchten Pulvern dar und zeichnen sich durch dilatantes Fließverhalten (▸Kap. 4.2.1, ○Abb. 4.6) aus. Pharmazeutische Pasten, wie z. B. die Zinkpaste, haben in der Regel einen noch zu geringen Feststoffanteil, um diese Eigenschaft auszuweisen. Das Arzneibuch nennt auch keine Grenzkonzentration des Feststoffanteils, oberhalb der der Ausdruck Paste gebraucht werden kann.

Definition

Wirkstoffhaltige Pflaster sind Zubereitungen zur kutanen Anwendung. Der inkorporierte Wirkstoff wird durch Diffusion freigesetzt, um anschließend in die Haut zu penetrieren und durch die Haut zu permeieren oder schützende oder keratolytische Wirkung zu entfalten.

Zu unterscheiden ist zwischen einer lokalen Wirkung, die „nur“ Penetration voraussetzt, und systemischer Wirkung, wenn der Wirkstoff auch durch die Haut permeiert und über das Kapillarnetz in der Lederhaut den Blutkreislauf erreicht (vgl. transdermale Pflaster, ▸Kap. 12.9).

Definition

Kutane Pflaster unterscheiden sich von den wirkstoffhaltigen Pflastern durch ihre ausschließlich lokale Wirkung in engem Kontakt zur Haut.

12.2 Hydrophobe Salben

12.2.1 Kohlenwasserstoff-Grundlagen

Eine besondere Rolle bei dermatologischen Zubereitungen spielen die **Kohlenwasserstoff-Grundlagen**. **Vaselin** stellt ein Gemisch aus flüssigen und festen gereinigten, gebleichten und gesättigten Paraffinkohlenwasserstoffen aus den dunklen halbfesten Rückständen der Erdöldestillation dar (Naturvaselin). Es liegt in Form eines plastischen Geles mit netzartigem Gerüst vor. Die immobile Gerüstphase besteht aus wenig verzweigten oder *n*-Paraffinen, die flüssige oder mobile Phase dagegen aus stark verzweigten *i*-Paraffinen. Der Gehalt an festen Kohlenwasserstoffen liegt zwischen 10 und 30 %. Nach dem Arzneibuch sind auch Kunstvaselinen erlaubt; nicht erlaubt sind jedoch Kunststoffzusätze zur Verbesserung der charakteristischen zügigen Konsistenz oder Duktilität. Die Erstarrungstemperatur von Vaselin am rotierenden Thermometer liegt zwischen 38 und 56 °C.

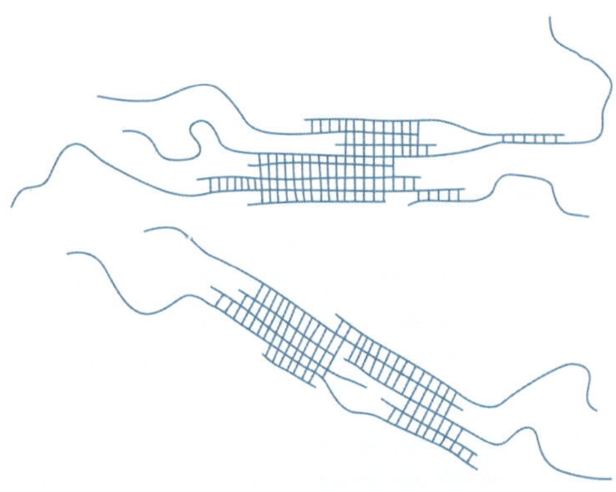

○ **Abb. 12.1** Fransenmizelle, schematisch

Über den kolloidchemischen Aufbau von Vaselin und auch von artifiziellen Kohlenwasserstoffgemischen aus festen und flüssigen Kohlenwasserstoffen und dessen Bedeutung für die Gebrauchseigenschaften liegen bisher nur sehr wenige grundlegende Untersuchungen vor. Im Polarisationsmikroskop erkennt man zahlreiche anisotrope, d. h. kristalline Bereiche, die sich unscharf von ihrer Umgebung abgrenzen. Eine wieder erstarrte Schmelze zeigt zunächst eine geringe Kristallinität, während im Laufe der Lagerung Zahl und Größe dieser anisotropen Bereiche deutlich zunehmen.

Ursprünglich hat man angenommen, dass es sich bei diesen kristallinen Bereichen um echte Kristalle von höher molekularen Paraffinkohlenwasserstoffen der entsprechenden Gemische handelt. Der unscharfe Übergang in die Umgebung eröffnete dagegen die Übertragung einer Modellvorstellung, die auch für das Kristallisationsverhalten anderer langkettiger Verbindungen gebräuchlich war. Danach nahm man an, dass die Paraffinmoleküle sich innerhalb der länglichen Kristallite entlang der Kristallitachse parallel ausrichten und einen Ordnungszustand aufbauen, der relativ einfach mithilfe der Röntgendiffraktometrie aufgeklärt werden konnte. Wegen der ungleichen Moleküllängen und auch einer ungleichen Ausrichtung der Moleküle wurde angenommen, dass die überschüssigen, nicht am Aufbau des Ordnungszustands beteiligten Molekülenden aus den Kristalliten wie Fransen aus einem Teppich in die Umgebung hineinragen. Diese Vorstellung führte zu der Bezeichnung **Fransenmizelle** (○ Abb. 12.1).

Durch Verankerung der aus den kristallinen Bereichen überstehenden Molekülteile in anderen Kristalliten werden die Kristallite miteinander verknüpft und können so ein Gelgerüst aufbauen, in dessen Zwischenräumen kapillar flüssige Komponenten der Mischung aufgenommen werden (○ Abb. 12.2).

Diese Vorstellung hat sich als gute Arbeitshypothese erwiesen, jedoch zeigten neuere Untersuchungen, dass sie dem tatsächlichen Zustand dieser Systeme nicht gerecht wird.

Anhand der verschiedensten langkettigen makromolekularen Verbindungen konnte nachgewiesen werden, dass die Kristallite einen schichtartigen Aufbau besitzen und die Moleküle mit ihren Achsen senkrecht zu den Schichtebenen ausgerichtet sind. Auch Paraffine, wie z. B. Hartparaffin, bauen entsprechende Kristallite auf. Der Aufbau eines Kristallits aus Paraffin ist in den

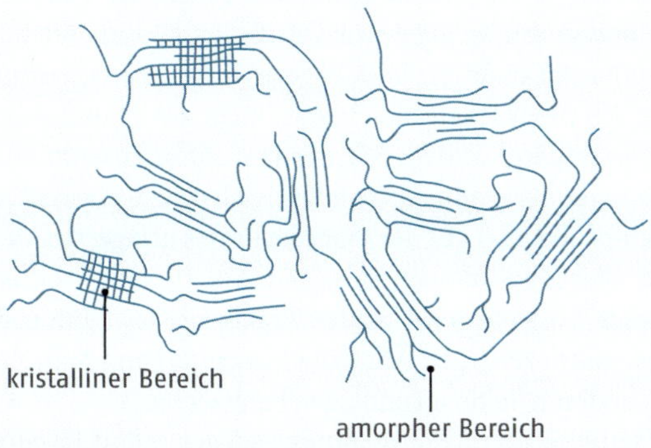

Abb. 12.2 Fransenmizellen im Verband, schematisch

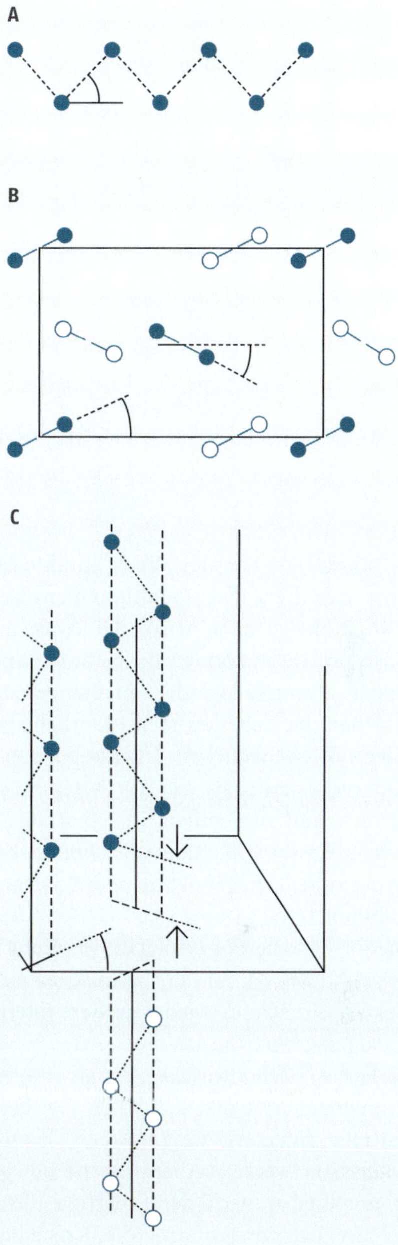

Abb. 12.3 Schematischer Aufbau von Kristalliten aus Paraffinen. **A** Ausrichtung der Zickzackebenen der Paraffinketten; **B** Aufsicht auf eine Elementarzelle; **C** Ausschnitt einer Elementarzelle in räumlicher Darstellung

Abb. 12.3 A bis C schematisch wiedergegeben. Die Anordnung der C-Atome der Paraffinketten ist einerseits durch die Streckung der Moleküle und andererseits durch den C–C–C-Bindungswinkel vorgegeben. Die Moleküle befinden sich in Faltungsebenen, wie in Abb. 12.3 A dargestellt. Die Abb. 12.3 B gibt einen Querschnitt durch parallel liegende Paraffinmoleküle wieder. Daraus ist ersichtlich, dass jeweils 4 gleichartig ausgerichtete Moleküle ein Rechteck bilden, in deren Mitte sich ein weiteres Molekül befindet, dessen Faltungsebene um 90 Grad gegenüber den anderen verdreht ist. Dieses Molekül bildet wiederum ein Rechteck mit 3 weiteren Molekülen, die sich außerhalb der durch die Verbindungslinien dargestellten Einheit befinden. In Abb. 12.3 C ist die Anordnung räumlich dargestellt. Die Moleküle, die sich in darüber und darunter liegenden Schichten befinden, sind versetzt angeordnet (in Abb. 12.3 B und Abb. 12.3 C durch die offenen Kreise dargestellt).

Aus Röntgenuntersuchungen folgt, dass ein entsprechender Aufbau auch bei Vaselin vorliegt, jedoch mit dem Unterschied, dass die unterschiedlichen Moleküllängen zur Ausbildung hochgeordneter Kernschichten und Zwischenschichten mit geringem Ordnungszustand führen. Die Zwischenschichten sind quellfähig und können niedermolekulare Anteile der Mischung aufnehmen (Abb. 12.4). Hier zeigt sich eine interessante Parallelität zur Struktur der Macrogol- bzw. PEG-Salbe (▸ Kap. 12.3).

Es ist offensichtlich, dass der Verband der langkettigen Kohlenwasserstoffe zu einem Festkörpergerüst führt, das letztlich die mechanischen Eigenschaften des Gesamtsystems beherrscht. Dabei ist festzustellen, dass für die Konsistenz des Systems oft nur 10 % der Masse verantwortlich sind. Dieses Verhältnis Feststoffkomponente zu Flüssigkeit sowie die Kohärenz des Festkörpergerüstes führen dazu, dass man den Kohlenwasserstoff-Grundlagen einen Gelcharakter zuschreibt. Da es sich bei den beiden das Gel aufbauenden Komponenten um chemisch gleichartige Substanzen handelt, die sich lediglich in ihrer Molmasse unterscheiden, bezeichnet man diese Systeme als **Isogele**.

Vaselin zeigt plastisch thixotropes Fließverhalten mit Casson-Charakteristik (▸ Kap. 4.2.1, Abb. 4.9 A). Die Fließgrenze liegt dabei relativ niedrig, da das Netzwerk

12

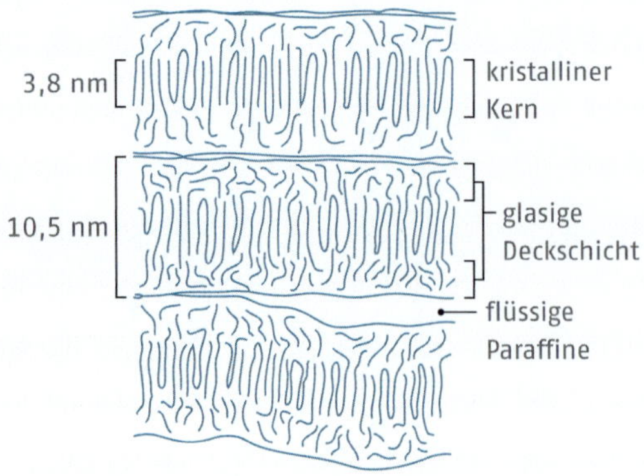

Abb. 12.4 Modell des kolloiden Aufbaus von Vaseline

über die schwachen Van-der-Waals-London-Wechselwirkungen zwischen den Paraffinkohlenwasserstoff-Ketten zusammengehalten wird. Bei einer mechanischen Beanspruchung können die Ketten, ohne direkt voneinander getrennt zu werden, aneinander abgleiten, wozu sehr niedrige Scherkräfte erforderlich sind. Aufgrund der unterschiedlichen Überlappungen ist die Energie, die erforderlich ist, um das System irreversibel zu verformen, außerordentlich breit gestreut. Hieraus ergibt sich die Casson-Charakteristik, wonach die Fließfähigkeit des Systems mit zunehmender Scherbeanspruchung zunimmt.

Nach erfolgter Scherung erfolgt die Erholung des Systems relativ schnell, da mit der thermischen Bewegung der Moleküle sehr schnell wieder größere intermolekulare Überlappungsbereiche gebildet werden können. Die intermolekulare Wechselwirkung, die als eine Summierung der interatomaren unspezifischen Van-der-Waals-London-Kräfte aufgefasst werden kann, kann schnell wieder aufgebaut werden. Allerdings ist der gebildete Zustand unmittelbar nach der Scherung nicht stabil. Während der Lagerung nimmt die Kristallinität zu, indem Fehlstellen im Gitter ausheilen, bestehende Kristallite wachsen und neue Kristallite gebildet werden. Diese Veränderung findet fortlaufend statt, sodass Produkte wie Vaselin nach mehrmonatiger Lagerung bereits organoleptisch nachweisbare Veränderungen aufweisen. Besonders deutlich kann man diese fortschreitende Stabilisierung bei Lagerung einer erstarrten Schmelze beobachten. Eine frisch erstarrte Schmelze von Vaselin weist nur eine geringfügige Trübung auf oder ist sogar klar. Mit zunehmender Lagerzeit wird sie aufgrund der zunehmenden Kristallinität mehr und mehr trübe. Dies führt auch gleichzeitig zu Veränderungen in der Konsistenz. Schließlich kann man gelegentlich einen Vorgang beobachten, der aus der Kolloidchemie der Hydrogele unter dem Namen Synärese bekannt geworden ist. Die Alterung des Produkts führt dazu, dass das Netzwerk immer grobmaschiger wird und damit schließlich an Kapillarität einbüßt. Dies hat zur Folge, dass die flüssigen Paraffinkohlenwasserstoffe nicht mehr aufgenommen werden können. Sie werden unter Zusammensacken des Kristallit-Verbandes nach oben abgestoßen. Man beobachtet auf der Oberfläche des gelagerten Vaselins die abgestoßenen flüssigen Anteile des Produkts. Dieser Vorgang wird in der Praxis als das **Bluten des Vaselins** bezeichnet. Ähnliche Vorgänge kann man auch bei anderen Salbengrundlagen beobachten.

Je höher der Verzweigungsgrad der festen Paraffinkohlenwasserstoffe ist, umso stärker wird die Ausbildung großer kristalliner Bereiche gestört und umso höher sind die Kapillarität und die Stabilität des Produkts. Gleichzeitig ist aber auch für eine hohe Stabilität eine breite Verteilung der Molekülmassen der langkettigen Anteile zu fordern.

Hydrophobes Basisgel DAC, bisher als Plastibase® gebräuchlich, wird durch Lösen von 5 % Polyethylen mit einer mittleren Molekülmasse von ca. 21 000 in 95 % dickflüssigem Paraffin durch hohes Erhitzen und anschließendes Schockkühlen hergestellt. Es ist eine vaselinartige gut streichbare Masse von zügiger Konsistenz. Im Gegensatz zu Vaselin erleidet die Konsistenz von Plastibase® im Temperaturbereich von –15 bis + 60 °C weniger Veränderungen. Plastibase® ist also im Vergleich zu Vaselin in einem weiteren Temperaturbereich ohne Probleme anwendbar. Der Klarschmelzpunkt liegt bei 90–91 °C. Wegen des höheren Anteils an mobiler Phase im Vergleich zu Vaselin zeigt Plastibase® etwas günstigere Freisetzungseigenschaften für die eingearbeiteten Stoffe.

Die **dick-** und **dünnflüssigen Paraffine** sind farblose, klare Kohlenwasserstoffe. Sie werden aus den oberhalb von 300 °C siedenden Destillationsfraktionen des Erdöls gewonnen und durch Abkühlen von festen Kohlenwasserstoffen befreit. Durch Extrahieren mit Lösungsmitteln sowie durch Behandlung mit Bleicherden und Schwefelsäure werden sie raffiniert. Sie dürfen keine fluoreszierenden Beimengungen enthalten. Die Paraffinöle sind mit Ether und Chloroform mischbar, aber nicht mit Wasser und Ethanol (90 % Volumenkonzentration). Dünnflüssiges Paraffin mit einer Viskosität, die unterhalb von 70 mPa · s liegt, wird beispielsweise in Spruhzubereitungen eingesetzt. Dickflüssiges Paraffin besitzt eine Viskosität größer als 100 mPa · s.

Hartparaffin ist ein Gemisch fester, gereinigter und gesättigter Kohlenwasserstoffe. Das Gemisch besteht überwiegend aus *n*-Paraffinen, weniger aus *i*-Paraffinen mit Molekülmassen von 225 bis 450. Es wird aus den höher siedenden Fraktionen des Erdöls, aus dem Paraffingatsch, durch Entölung und Raffination gewonnen. Die Erstarrungstemperaturen am rotierenden Thermometer liegen zwischen 50 und 62 °C. Hartparaffin wird in erster Linie als Konsistenzgeber in Salbengrundlagen eingesetzt.

Merke

Kohlenwasserstoffe sind schlechte Lösungsmittel für Wirkstoffe, sodass Arzneizubereitungen mit Kohlenwasserstoff-Grundlagen vorwiegend Suspensionssalben darstellen, in denen ein größerer Anteil der Wirkstoffe in noch ungelöster, im Allgemeinen in kristalliner Form dispergiert ist.

Vaselin bleibt nach der Applikation auf den äußersten Hautschichten liegen, sodass der Wirkstoff in molekulardisperser Form lediglich auf dem Diffusionsweg in die Haut gelangen kann. Dieser Vorgang wird durch den Okklusionseffekt der Paraffinkohlenwasserstoffe unterstützt. Hierunter versteht man, dass Paraffinkohlenwasserstoffe infolge ihrer geringen Wasserdampf-Durchlässigkeit die **perspiratio insensibilis**, d.h. die natürliche Wasserdampf-Abdunstung von der Hautoberfläche, nach Diffusion des Wassers durch die Hornschicht praktisch unterbinden. Damit kommt es zu einem Feuchtigkeitsstau im Stratum corneum und einer verstärkten Quellung. Das erhöhte Wasserangebot in der Hornschicht erleichtert die Wirkstoffdiffusion. Mit der Wirkstoffabgabe wird die Sättigungskonzentration des Wirkstoffs in der Kohlenwasserstoff-Grundlage unterschritten, sodass weiterer Wirkstoff aus suspendierten Kristallen in Lösung gehen kann.

Merke

Suspensionssalben besitzen den Vorteil einer gleichmäßigen Wirkstoff-Freisetzung.

Wirkstofffreie Kohlenwasserstoff-Grundlagen können für eine Erhöhung des Feuchtigkeitsgehalts der Hornschicht verwendet werden. Der Feuchtigkeitsstau setzt sich jedoch in tiefere Schichten fort und kann bei einer länger dauernden Okklusion zu einer Akanthose führen, einer Erkrankung des Stratum spinosum, der Stachelzellenschicht.

12.2.2 Triglycerid-Grundlagen

Den Paraffinkohlenwasserstoffen stehen die Triglycerid-Gemische gegenüber. Ein natürliches Produkt, das sich durch hohe Hautverträglichkeit auszeichnet, jedoch nur selten in der Rezeptur Verwendung findet, ist das **Schweineschmalz.** Es wird durch Ausschmelzen des Netz- und Nierenfetts von Schweinen gewonnen und besteht aus einem Gemisch von Triglyceriden verschiedener Zusammensetzung. Die veresterten Fettsäuren sind in erster Linie Palmitin-, Stearin- und Ölsäure. Hieraus ergibt sich ein breites Spektrum von Verbindungen, das sowohl flüssige als auch feste wachsartige Komponenten enthält. Auch das Schweineschmalz zeigt optische Anisotropie, die darauf zurückzuführen ist, dass die festen wachsartigen Bestandteile zu einem großen Teil im kristallinen Zustand vorliegen. Triglyceride kristallisieren normalerweise in Form eines monoklinen Schichtgitters. Das Kristallisat durchzieht die gesamte Substanz in Form eines feinmaschigen dreidimensionalen Netzwerkes und nimmt die flüssigen Triglyceride kapillar auf. Auch dem Schweineschmalz, wie allen halbfesten Triglyceriden, kann man daher mit gewisser Berechtigung einen Gelcharakter zuschreiben. Halbfeste Triglycerid-Gemische werden auch als **Lipogele** bezeichnet.

Die Kristallite der festen wachsartigen Anteile können bei Lagerung zu gröberen Partikeln auswachsen, die dem Produkt eine körnige Beschaffenheit verleihen.

Merke

Schweinefett ist zwar gut hautverträglich, neigt jedoch insbesondere durch den Ölsäureanteil zum Ranzigwerden, sodass es mithilfe von Antioxidanzien stabilisiert werden muss.

Halbsynthetische Fette besitzen den Vorzug einer höheren chemischen und kolloidchemischen Stabilität. Sie werden im Allgemeinen durch Verseifung natürlicher Triglyceride und durch Resynthese aus Glycerin und bestimmten aufgearbeiteten gesättigten Fettsäurefraktionen gewonnen.

Softisan® 378 (Neutralfett) ist ein halbsynthetisches gut streichbares Triglycerid. Die Zusammensetzung der Fettsäurefraktion wird aus gesättigten Fettsäuren so ausgewählt bzw. zusammengestellt, dass eine stabile, hautaffine, gut verträgliche, nicht oxidierbare Triglycerid-Grundlage von gleicher Konsistenz und ähnlicher Hautaffinität wie Schweinefett entsteht. Die Fettsäurefraktion besteht hierbei aus Caprylsäure ($C_7H_{15}COOH$), Caprinsäure ($C_9H_{19}COOH$), Myristinsäure ($C_{13}H_{27}COOH$) und Stearinsäure ($C_{17}H_{35}COOH$). Die breite Palette der verschiedenen Fettsäuren bewirkt, dass in dem Produkt verschiedene kolloide Strukturen nebeneinander vorkommen, die mehr oder minder gleitend ineinander übergehen. Dadurch wird dem Fett eine hohe kolloidchemische Stabilität verliehen.

Neben dem streichfähigen, halbsynthetischen Triglycerid werden auch halbsynthetische ölige Glyceride hergestellt. Diese bestehen ebenfalls aus Gemischen von Estern unterschiedlicher Säuren. Sie werden als **Mittelkettige Triglyceride** (Ph. Eur.) oder **Neutralöle** bezeichnet. Neutralöle sind halbsynthetische niedrigviskose

12

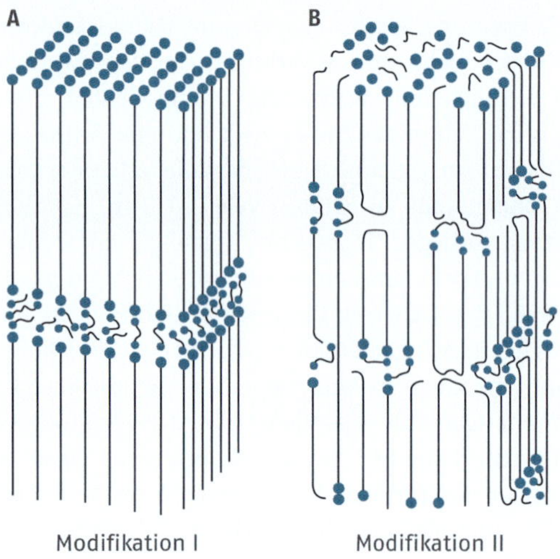

○ Abb. 12.5 Kristallisation von Macrogol. **A** in gestreckter, **B** in gefalteter Struktur

Triglyceridöle mit einer Viskosität von 25–33 mPa · s. Als Fettsäurefraktion werden mittelkettige Fettsäuren ausgewählt, welche die niedrige Viskosität bedingen. Die Fettsäurefraktion von Neutralölen enthält die mittelkettigen Fettsäuren Capryl-, Caprin- und Laurinsäure. Die Herstellung erfolgt analog der von Hartfett (▸Kap. 13.1). Hervorzuheben ist, dass Neutralöle nicht nur in fast allen Lipidlösungsmitteln, sondern auch in Ethanol (90 und 96 % Volumenkonzentration) löslich sind.

Für die Herstellung von Lipogelen werden auch ölige Triglyceride verwendet, einerseits um den Grundlagen eine weichere Konsistenz zu verleihen, andererseits aber auch, wenn aus harten und flüssigen Triglyceriden Lipogele rezeptiert werden sollen. Als natürliche Triglyceridöle werden vor allem pflanzliche Öle verwendet, wie **Olivenöl, Erdnussöl** und **Ricinusöl**. Diese Öle sind klare gelbliche Flüssigkeiten, die in der Regel indifferent und gut verträglich sind. Die Fettsäurefraktionen der Triglyceridöle sind je nach Pflanze, Ernte und Herkunftsland unterschiedlich. Qualitätsbestimmend sind vor allem niedrige Säure- und Peroxidzahlen. Die Iodzahlen geben Hinweise auf den Gehalt an ungesättigten Säuren bzw. auf ihre Neigung zum oxidativen Verderb. Triglyceridöle sind mischbar mit Ether, Petrolether, aber nur schwer löslich in Ethanol. Ricinusöl ist mit einer Viskosität von 950–1 100 mPa · s dickflüssiger als die meisten anderen Pflanzenöle. Die Hydroxyfettsäure Ricinolsäure mit einem Anteil von 85–90 % in der Fettsäurefraktion ist dafür verantwortlich, dass Ricinusöl im Gegensatz zu den anderen Pflanzenölen mit Ethanol und Ether gut mischbar ist. Es ist jedoch schwer löslich in Petrolether.

12.3 Hydrophile Salben (Macrogol- bzw. PEG-Salben)

Zu den Salben sind nach dem Arzneibuch auch die lipidfreien hydrophilen Systeme wie die **Macrogol**- oder **Polyethylenglykolsalbe** zu rechnen. Die Arzneibuchgrundlage besteht aus 1 Teil Macrogol 1 500 und 1 Teil Macrogol 300.

$$HO{-}CH_2{-}CH_2{-}(O{-}CH_2{-}CH_2)_n{-}OH$$
Macrogol (Polyethylenglykol)

Beide Komponenten werden unter Erwärmen auf dem Wasserbad gemischt und bis zum Erkalten gerührt. Macrogol 1500 gehört zu den wachsartigen Macrogolen. Es kristallisiert, indem die Moleküle sich gestreckt parallel zueinander anordnen, sodass die terminalen OH-Gruppen in periodisch auftretenden Ebenen zu liegen kommen. Andere Pharmakopöen verwenden anstelle von Macrogol 1 500 Macrogol 3 000 oder 4 000. Diese beiden Macrogole zeichnen sich durch eine gefaltete Struktur aus. Die beiden Strukturen sind in der ○ Abb. 12.5 schematisch einander gegenübergestellt.

Die Einarbeitung von flüssigem Macrogol 300 führt zur Einlagerung der kurzkettigen Moleküle in die Schichten, in denen sich die terminalen OH-Gruppen befinden. Die flüssigen Anteile bewirken also eine Quellung der kristallinen Macrogolanteile. Die Quellschicht besitzt sehr gute irreversible Verformungseigenschaften. Sie verhält sich nahezu wie eine Flüssigkeit. Da die Macrogolkristallite in der Macrogolsalbe kohärent sind, resultiert mit dem eingelagerten flüssigen Anteil ein System, das eine Fließgrenze und damit plastisches Verformungsverhalten besitzt, wobei die Macrogol-300-Schichten die bevorzugten Gleitebenen darstellen. Aufgrund eines mehr oder weniger dünnen Films aus Macrogol 300, der die Macrogol-1500-Kristallite voneinander trennt und sie umgibt, ist wie bei einer hochkonzentrierten Suspension außerdem dilatantes Fließverhalten zu erwarten.

Merke

Macrogolsalbe ist stark hydrophil und daher gut abwaschbar. Sie hat hervorragende Lösungseigenschaften, sodass sie zahlreiche Wirkstoffe auch in höheren Konzentrationen molekulardispers aufzunehmen vermag. Da sie jedoch, wie alle Salbengrundlagen, nicht in die Haut einzudringen vermag, sondern auf dem Stratum corneum liegen bleibt oder nur in die äußersten Schichten eindringt, ist die Löslichkeit für die Wirkstoff-Freisetzung problematisch.

Die guten Lösungseigenschaften des Macrogols bedeuten, dass diese Substanz eine hohe Affinität zu den Wirkstoffen besitzt, wodurch der Verteilungskoeffizient zur Haut, der für die Penetrationsgeschwindigkeit von entscheidender Bedeutung ist, ungünstig beeinflusst wird. Macrogolsalben können aus der Gruppe der Salben am ehesten als Einphasen-Systeme bezeichnet werden.

12.4 Wasser aufnehmende Grundlagen (Absorptionsgrundlagen)

Wasser aufnehmende Grundlagen (**Absorptionsgrundlagen**) sind solche Salbengrundlagen, die Tenside enthalten und dadurch ein besonderes Wasserbindungsvermögen besitzen. Die eingearbeiteten Tenside können je nach ihrem HLB-Wert der Rezeptur einen W/O- oder O/W-Charakter verleihen. Im ersten Fall entsteht bei Einarbeitung von Wasser eine schwer abwaschbare, im zweiten Fall eine gut abwaschbare Creme.

12.4.1 W/O-Absorptionsgrundlagen

W/O-Absorptionsgrundlagen entstehen bereits bei Zumischung der relativ schwach Wasser bindenden Fettalkohole zu Paraffinkohlenwasserstoffen. Die Fettalkohole Cetylalkohol und Stearylalkohol werden mit Vorzug als konsistenzgebende Faktoren in Salbenrezepturen verwendet. Es genügen bereits relativ niedrige Konzentrationen im Bereich zwischen 5 und 10 %, um ein kohärentes Netzwerk der Fettalkoholkristallisate aufzubauen. Um ein solches Netzwerk zu erhalten, ist es erforderlich, das gesamte Lipidgemisch durchzuschmelzen und wieder auf Raumtemperatur abzukühlen. Auch wenn Paraffinkohlenwasserstoff-Fettalkohol-Mischungen ein homogenes Aussehen besitzen, ist festzustellen, dass sie sich gegeneinander eutektisch verhalten, d. h. bei der Abkühlung aus der gemeinsamen Schmelze getrennt nebeneinander kristallisieren. Eine Mischung von Fettalkoholen und Vaselin führt dann zu einem Produkt, bei dem die Fettalkohole das kristalline Netzwerk ausbilden, in dessen Maschen die Paraffinkohlenwasserstoffe des Vaselins ihr eigenes System aus gequollenen Kristalliten aufbauen. Schematisch ist in o Abb. 12.6 die Struktur einer aus Fettalkoholen und Paraffinkohlenwasserstoffen bestehenden Absorptionsgrundlage wiedergegeben. Werden solche Systeme kaltgerührt, wird die Kristallisation einzelner Phasen nebeneinander weitgehend verhindert. Wird dies jedoch unterlassen, kann sich eine derartige Kristallisation praktisch ungehindert vollziehen.

o Abb. 12.6 veranschaulicht das amphiphile kristalline Gerüst, das durch seine Kohärenz dem Gesamtsystem gelartige Eigenschaften verleiht. Langkettige Fettalkohole besitzen als konsistenzgebende Faktoren den Vorteil, dass ihr kohärentes Festkörpergerüst über einen relativ großen Temperaturbereich eine temperaturunabhängige Festigkeit aufweist. Erst oberhalb der eutektischen Temperatur der Mischung ist daher mit einem signifikanten Konsistenzverlust zu rechnen.

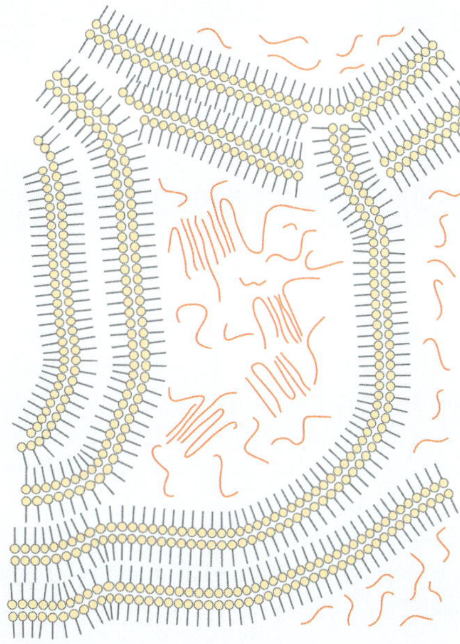

o Abb. 12.6 Schematische Darstellung einer aus Paraffin und Fettalkohol aufgebauten, Wasser aufnehmenden Grundlage

Das Arzneibuch bedient sich anstelle des reinen Cetyl- oder reinen Stearylalkohols einer Mischung aus beiden. Cetyl- und Stearylalkohol sind in der Lage, Mischkristallisate auszubilden, in denen die beiden Komponenten in einer statistischen Folge auftreten. Diese Mischkristallisate führen aufgrund der zu erwartenden größeren Zahl von Gitterstörungen zu einer größeren Verzweigungswahrscheinlichkeit des Netzwerkes und damit zu einer engeren Maschenweite und einer höheren Stabilität der Gesamtmischung.

Paraffinkohlenwasserstoff-Fettalkohol-Mischungen sind in der Lage, größere Wassermengen als reine Paraffinkohlenwasserstoffe aufzunehmen, wofür zwei Mechanismen in erster Linie verantwortlich gemacht werden können. Erstens sind die Fettalkohole in der Lage, je Molekül ein halbes Molekül Kristallwasser aufzunehmen, d. h. Semihydrate auszubilden, und zweitens kann das amphiphile Gerüst über die OH-Gruppen der Fettalkohole polare Grenzflächen ausbilden, über die relativ energiearm mechanisch Wasser eingeschlossen werden kann.

Große Bedeutung haben **Wollwachs** und **Wollwachsalkohole** als Hilfsstoffe für die Bereitung von W/O-Absorptionsgrundlagen erlangt. Häufig werden sie in Kombination mit Fettalkoholen eingesetzt. Wegen seiner Zähigkeit ist Wollwachs allein als Salbe nicht zu verwenden. Wollwachs ist eine aus dem Haarfett von Schafen gewonnene, äußerst komplex zusammengesetzte gelbliche bis bräunliche zähe Masse aus 1–2 % freien Fettsäuren und Kohlenwasserstoffen, 3 % freien Alkoholen und 95 % Estern. Die Alkoholfraktion nach Verseifung der Ester ergibt:

- 20 % aliphatische Alkohole (C_{18}- bis C_{30}-*n*-Alkohole, C_{16}- bis C_{26}-Isoalkohole, C_{18}-*n*-Alkan-1,2-diole, C_{18}- bis C_{24}-Isoalkan-1,2-diole),
- 30 % Cholestan-Derivate (Cholesterol usw.),
- 27 % Lanosterole sowie noch nicht identifizierte Anteile.

Die Säurefraktion der Ester ergibt nach dem Verseifen:

- C_{10}- bis C_{26}-*n*-Fettsäuren,
- C_{14}- bis C_{16}-Hydroxyfettsäuren,
- C_{10}- bis C_{28}-Isopropylfettsäuren und
- geradzahlige C_9- bis C_{29}-Isobutylfettsäuren.

Zur Gewinnung des Wollwachses, von dem etwa 15–25 % an der Schurwolle haften, wird zur Entfernung der wasserlöslichen Verunreinigungen, wie Schweiß, Salze und Staub, mit kaltem Wasser gewaschen. Das Rohwollwachs kann nach drei Verfahren von der Wolle entfernt werden:

- durch Behandlung mit Sodalaugen, Seife oder synthetischen Waschmitteln,
- mit sauren Waschflotten und
- durch Extraktion mit geeigneten Lösungsmitteln.

Aus den nach den beiden ersten Verfahren erhaltenen Emulsionen werden die wollwachshaltigen lipophilen Phasen durch Zentrifugation abgetrennt. Das erste Verfahren ist schonender als das saure Verfahren. Bei diesem zweiten Verfahren entsteht ein Wollwachs mit einem höheren Anteil an freien Fettsäuren, die sich nach Neutralisation als wasserlösliche Salze abtrennen lassen.

Die nach diesen drei Methoden gewonnenen Rohwollwachse werden durch Entfärben mit Aktivkohle, Bleicherden oder Peroxid sowie durch Desodorierung raffiniert. Wollwachs unterliegt leicht der Autoxidation. Eine gute Qualität kann das 2- bis 3-Fache seiner Masse an Wasser aufnehmen.

Merke

Ein wesentlicher Nachteil von Wollwachs ist seine allergene Potenz.

Wollwachs ist der Rohstoff zur Herstellung der Wollwachsalkohole und von W/O-Emulsionen. Wollwachsalkohole werden durch alkalische Verseifung des Wollwachses, nachfolgende Abtrennung von den Fettsäuresalzen durch Extraktion des unverseifbaren Anteiles mit organischen Lösungsmitteln und nachfolgende Raffination hergestellt. Die Ausbeute an Wollwachsalkoholen beträgt nach dieser Methode etwa 50 %. Das Produkt bildet eine hellgelbe bis bräunliche, spröde, wachsartige Masse, die bei Erwärmung plastisch knetbar wird. Die Wollwachsalkohole sind in Ether, Petrolether und siedendem wasserfreiem Ethanol löslich, aber nur wenig löslich in Ethanol (90 % Volumenkonzentration) und unlöslich in Wasser.

Reine Wollwachsalkohole lösen sich klar in Petrolether, aber schon nach geringer Autoxidation entstehen Produkte, die in Petrolether und Paraffin nicht mehr klar löslich sind. Gelegentlich wird in halbfeste Zubereitungen auch Wachs eingearbeitet, das zur Konsistenzgebung dient, aber auch von Einfluss auf die Wasseraufnahmefähigkeit insbesondere durch mechanischen Einfluss ist.

Gelbes Wachs ist ein Gemisch aus Estern höherer Fettsäuren mit höheren Alkoholen. Es ist in Form von gelben bis bräunlichen Stücken oder Tafeln im Handel, die bei Handwärme knet- und formbar werden. Gelbes Wachs wird durch sorgfältiges Ausschmelzen von gesäuberten Honigbienenwaben hergestellt. Die Hauptbestandteile sind 10–15 % Kohlenwasserstoffe, z. B. Heptacosan, 35–75 % Ester mit 40–52 C-Atomen, wobei der wichtigste dieser Ester Myricylpalmitat ist. Außerdem enthält gelbes Wachs noch 15 % Cerotinsäure und 2 % Cerylalkohol.

Gebleichtes Wachs besteht aus weißen bis gelblichweißen in dünner Schicht fast durchscheinenden Stücken oder Tafeln, die bei Handwärme knet- und formbar werden. Das gebleichte Wachs wird aus gelbem Wachs durch Peroxid- oder Sauerstoffbleichung sowie durch adsorptive Reinigung hergestellt. Ansonsten ist das gebleichte Wachs mit dem gelben Wachs vergleichbar.

12.4.2 O/W-Absorptionsgrundlagen

O/W-Absorptionsgrundlagen sind den Wasser aufnehmenden Salben zugeordnet. Die O/W-Absorptionsgrundlagen bilden sich aus W/O-Absorptionsgrundlagen durch den Zusatz von Tensiden mit hohen HLB-Werten. In der Regel werden diese Tenside in die kristallinen oder flüssigkristallinen Strukturen der Grundlage eingebaut. Ein typischer Vertreter dieser Absorptionsbasen ist die **Hydrophile Salbe** des Arzneibuches, die sich aus emulgierendem Cetylstearylalkohol, dickflüssigem Paraffin und weißem Vaselin zusammensetzt.

Emulgierender Cetylstearylalkohol ist ein Gemisch aus Cetylalkohol, Stearylalkohol, Cetylstearylsulfat-Natrium (Typ A) oder Dodecylsulfat-Natrium (Typ B). Bei den Letzteren handelt es sich um das Natrium-Salz des Monofettalkoholesters der Schwefelsäure. In der Mischung der Absorptionsgrundlagen bilden sich zwischen den Fettalkoholen und den Fettalkoholsulfaten unterschiedliche Mischkristallisate aus. Diese werden durch das kohärente dreidimensionale Netzwerk des Fettalkoholkristallisats beherrscht, das die Paraffinkohlenwasserstoffe durchzieht. In dem Mischkristallisat, bestehend aus Cetylalkohol und Stearylalkohol, werden die Fettalkoholsulfate aufgenommen, sodass die polaren Ebenen des Schichtgitters eine verstärkte Polarität und damit auch ein verstärktes Wasserbindungsvermögen annehmen. Die Verteilung der Moleküle in dem Kristallisat ist nicht rein statistisch. Es bilden sich vielmehr Bereiche mit einem höheren Fettalkoholgehalt neben Bereichen mit einem höheren Gehalt an Fettalkoholsulfaten aus. Insgesamt ist aber das Kristallisat vollkommen zusammenhängend. Aufgrund der Sulfat-Gruppen sind die polaren Schichten mit Wasser sehr stark quellbar. Während der Schichtabstand normalerweise in der Größenordnung von 4 nm liegt, kann sich dieser auf über 20 nm aufweiten. Dies entspricht der Einlagerung einer rund 50 Moleküllagen dicken Wasserschicht. Daneben ist es diesem amphiphilen Kristallisat möglich, sowohl unpolare als auch polare Grenzflächen auszubilden. Die unpolaren Grenzflächen werden durch die endständigen CH_3-Gruppen der Fettalkoholketten ausgebildet, während die polaren Grenzflächen durch die Hydroxy-Gruppen und Sulfat-Gruppen der Fettalkohole bzw. der Fettalkoholsulfate zustande kommen. Eine Vorstellung über die Struktur dieser hydrophilen Salbe soll ○ Abb. 12.7 verdeutlichen.

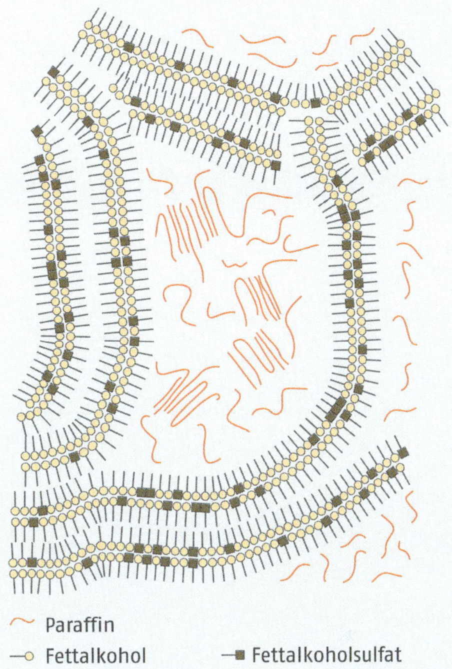

○ **Abb. 12.7** Schematische Darstellung des Aufbaus der Hydrophilen Salbe

Das O/W-Tensid der Hydrophilen Salbe ist anionisch. Es gibt auch die Möglichkeit, ein entsprechend aufgebautes Emulgatorgemisch mit einem kationischen Emulgator herzustellen. So kann man anstelle des Emulgierenden Cetylstearylalkohols des Arzneibuches eine Kombination aus 10 Teilen eines Gemischs Dodecyl-, Tetradecyl- und Hexadecyltrimethylammoniumbromid und 90 Teilen Cetylstearylalkohol verwenden. Diese Austauschmöglichkeit ist insofern von Bedeutung, als kationische Wirkstoffe mit dem anionischen Kristallisat des Emulgatorgemischs der Hydrophilen Salbe des Arzneibuches im Sinne eines Ionenaustauscheffekts in Wechselwirkung treten können. Das bedeutet, dass die Wirkstoffe in die polaren Schichten des Gitters eindringen können und als Gegenionen der Sulfat-Gruppen anstelle des Natriums festgehalten werden. Mit derartigen Effekten ist grundsätzlich bei allen Hilfsstoffen, die Polysäuren darstellen, und allen Kristallisaten, in denen viele saure funktionelle Gruppen vorkommen, zu rechnen. Dies lässt sich durch Verwendung eines kationischen Tensids vermeiden. Umgekehrt kann natürlich auch ein anionischer Wirkstoff gegen das Bromid im Falle des kationischen Emulgatorgemischs ausgetauscht werden.

Es sind verschiedene Rezepturen für entsprechende hydrophile Salben mit nichtionischen Emulgatoren entwickelt worden. Eine Mischung aus Cetylstearylalkohol 80 Teile und Macrogol-1000-Monocetylether 20 Teile kann den Emulgierenden Cetylstearylalkohol des Arzneibuches ersetzen. Als O/W-Emulgator in der Kombination mit den Fettalkoholen ist auch Polyoxyethylen-(20)-sorbitanmonostearat eingesetzt worden.

Man darf annehmen, dass der strukturelle Aufbau der hier beschriebenen O/W-Absorptionsgrundlagen immer dem gleichen Prinzip folgt. Hierfür spricht die einfache Austauschbarkeit des O/W-Emulgators unter Beibehaltung des prinzipiellen Aufbaus der Rezeptur.

12.5 Cremes, wasserhaltige Salben

Arbeitet man in Wasser aufnehmende Salben Wasser ein, so erhält man Cremes. Eine bewährte Creme des W/O-Typs des Arzneibuches ist das Lanolin.

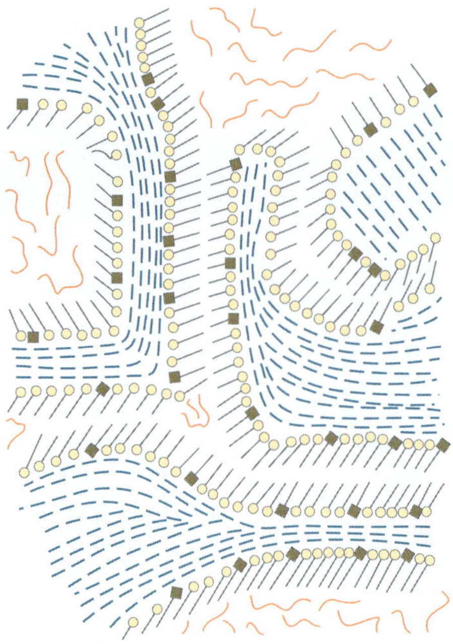

Abb. 12.8 Schematische Darstellung des Aufbaus der Anionischen Hydrophilen Creme

Merke

Lanolin ist eine Kombination aus Wollwachs, Wasser und dickflüssigem Paraffin.

Die **Wasserhaltige Wollwachsalkoholsalbe** des Arzneibuches wird seit der Ausgabe DAB 2015 als **Wollwachsalkoholcreme** bezeichnet und ist eine Mischung von Wollwachsalkoholsalbe mit Wasser im Verhältnis 1:1. Sie besitzt eine schlechte Abwaschbarkeit, lässt sich nicht mit Wasser verdünnen und färbt sich gut mit fettlöslichen Farbstoffen an. Hieraus leitet man ab, dass diese Creme emulsionsähnliche Zustände vom W/O-Typ aufweist.

Die Hydrophile Salbe (Abb. 12.7) besteht aus einem Netzwerk eines Fettalkoholkristallisates, an dessen Aufbau sich Fettalkoholsulfat beteiligt. Dieser verleiht dem Netzwerk eine starke Quellbarkeit mit Wasser. Ferner ist das amphiphile Kristallisat in der Lage, stark polare Grenzflächen zu bilden, sodass größere Wassermengen von der Grundlage kapillar aufgenommen werden können. In der **Anionischen Hydrophilen Creme**, die bis 2015 als Wasserhaltige Hydrophile Salbe bezeichnet wurde, liegt wahrscheinlich ein kohärentes, mit Wasser gefülltes polares Kapillarsystem vor. Die mit dem Kohlenwasserstoff-Gemisch gefüllten unpolaren Kapillarräume können aber auch mehr oder minder die gesamte Masse durchziehen.

Zwei- oder Dreiphasen-Systeme, gebildet aus echten Flüssigkeiten, lassen disperse Zustände nur zu, wenn höchstens eine der beteiligten Phasen als Dispersionsmittel kohärent ist. Bei Zwei- oder Dreiphasen-Systemen, bei denen eine der beteiligten Phasen Feststoffcharakter besitzt, d. h. formstabil ist, ist es möglich, Bi- oder sogar Trikohärenz aufzubauen.

Die beschriebene Creme weicht also in ihrem Zustand von dem der klassischen Emulsionen weit ab. Ein besonderer Unterschied ist auch darin zu sehen, dass zwischen den wässrigen und den öligen Volumenelementen keine echte Grenzfläche existiert, die mit frei beweglichen Emulgatormolekülen belegt ist, sondern dass die wässrigen und die öligen Volumenelemente durch das gequollene kristalline Lipidgerüst völlig voneinander getrennt sind. Man muss sich allerdings auch darüber im Klaren sein, dass weder eine reine Ölphase noch eine reine Wasserphase existiert, sondern dass in der öligen Phase und in der wässrigen Phase Tensidmoleküle gelöst sind, die die Bestandteile der jeweils anderen Phase solubilisieren. Schematisch ist der Aufbau einer derartigen Creme in Abb. 12.8 wiedergegeben.

Aufgrund der Kohärenz der wässrigen Phase ist die Anionische Hydrophile Creme in der Lage, das inkorporierte Wasser relativ leicht an die Umgebung abzugeben, d. h., die Creme neigt zum Austrocknen. Diese Eigenschaft besitzen alle Cremes des Typs O/W, wenn sie nicht entsprechende Feuchthaltemittel, die den Dampfdruck des Wassers entscheidend herabsetzen, enthalten. Derartige Feuchthaltemittel sind Glycerol, Sorbit, Mannit und ähnliche Polyole.

Nach der Applikation auf der Haut kommen diese Cremes schnell in einen Gleichgewichtszustand. Je nach relativer Luftfeuchtigkeit und dem ursprünglichen Wassergehalt der Creme nimmt die Creme zunächst Wasser auf oder gibt Wasser ab, um sich dann auf einen ganz bestimmten Wassergehalt, der von der relativen Luftfeuchtigkeit abhängig ist, einzustellen. Die Creme befindet sich dann in einem Fließgleichgewicht. Danach ist die aus tieferen Hautregionen über Diffusion von Wasser durch die Hornschicht in die Creme gelangende Wassermenge gleich derjenigen Wassermenge, die von der Oberfläche der Creme abdunstet. Misst man die Wasserabgabegeschwindigkeit der Haut pro Oberflächeneinheit, so stellt man fest, dass nach einer relativ kurzen Zeit nach der Applikation die gleichen Werte erreicht werden wie vor der Applikation. Dies schließt nicht aus, dass sich der Feuchtigkeitsgehalt der Hornschicht verändert hat. Vielmehr muss man annehmen, dass sich ein entsprechend den physikalischen Eigenschaften der Creme erhöhter oder abgesenkter Wassergehalt einstellt. Es ist also durchaus möglich, dass O/W-Cremes – je nach ihrer Beschaffenheit und den klimatischen Bedingungen – austrocknend oder die Haut durchfeuchtend wirken.

Merke

O/W-Cremes besitzen häufig den großen Nachteil, dass sie nach mikrobiologischer Kontamination Keimwachstum begünstigen.

Einige O/W-Tenside besitzen geradezu Nährbodencharakter. Es ist daher erforderlich, O/W-Cremes zu konservieren. Häufig gebrauchte Konservierungsmittel in diesem Zusammenhang sind Parabene, jedoch sollte man sich ihres allergenen Potenzials bewusst sein. Alternativ eignet sich Sorbinsäure/Kaliumsorbat oder Ethanol in mindestens 20%iger Konzentration.

O/W-Cremes sind abwaschbar, lassen sich mit wasserlöslichen Farbstoffen anfärben, in Wasser dispergieren und besitzen eine im Verhältnis zu W/O-Cremes hohe Leitfähigkeit. Aus diesem Grund hat man ihnen einen emulsionsähnlichen Zustand vom Typ O/W zugeschrieben.

Sehr häufig versagen die Unterscheidungskriterien zwischen den W/O- und den O/W-Cremes. Dies gilt insbesondere dann, wenn am Aufbau der Creme viele den Kolloidzustand beeinflussende Einzelkomponenten beteiligt sind. Gerade dann kann man häufig auch eine extrem hohe Dispersität beobachten. In diesem Fall darf man davon ausgehen, dass Übergangssysteme vorliegen, die dadurch ausgezeichnet sind, dass die in Wechselwirkung miteinander stehenden Phasen aufgrund ihrer ähnlichen Zusammensetzung eine sehr geringe Grenzflächenspannung gegeneinander haben. Cremes dieser Art besitzen daher auch eine hohe kolloidchemische Stabilität.

Eine Besonderheit unter den bei Cremes verwendeten Emulgatoren bieten die **Phospholipide**. Mit ihnen ist es möglich, Cremes zu rezeptieren, die, je nach Wasserangebot, einen W/O- bzw. O/W-Charakter besitzen. Bei niedrigem Wassergehalt überwiegt der lipophile Charakter, während bei hohem Wassergehalt der hydrophile Charakter vorherrscht. Solche Cremes lassen sich z. B. als Reinigungscremes zur Entfernung überschüssiger Lipide verwenden, indem man zunächst die Creme mit einem geringen Wassergehalt auf die zu reinigenden Hautpartien aufträgt, die zu entfernenden Lipide sich in der Creme lösen lässt und dann durch Massage mit einem größeren Wasserüberschuss die Phasenumkehr in den O/W-Charakter bewirkt, der es erlaubt, relativ leicht die Creme abzuwaschen. Derartige Cremes sind unter anderem auch für die Akne-Behandlung entwickelt worden. Das Emulgatorgemisch, das derartige Effekte zulässt, bezeichnet man als Umkehremulgator, die Creme ist eine Creme vom Umkehremulsionstyp. Die natürlichen Phospholipide, von denen in erster Linie das Lecithin zu erwähnen ist, werden in diesen Rezepturen häufig durch synthetische Phosphatide, z. B. vom Typ Hostaphat®, ersetzt.

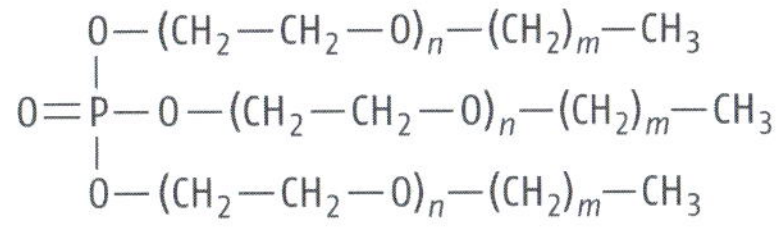

Gemisch aus (Mono-, Di-) Tri-(alkyltetraglycolether)-o-phosphorsäureestern

Es lässt sich leicht nachweisen, dass es sich bei diesen Umkehremulsionen nicht um einen echten Phasenumkehreffekt handelt. Dies würde auch der Bancroft-Regel (▸ Kap. 4.5.6) widersprechen. Es zeigt sich vielmehr, dass die Phospholipide sowohl mit Ölen wie auch mit Wasser sehr stabile flüssigkristalline Lamellarphasen ausbilden, die in Bezug auf den Ölgehalt und den Wassergehalt einen gewissen Spielraum erlauben. Die darüber hinausgehende Überschusskomponente bildet dann die jeweilige äußere Phase. Meist liegen die Produkte in einer nahezu reinen lamellaren Phase vor, die als solche einen fettigen Charakter hat und in der Lage ist, auch noch weitere Lipide aufzunehmen. Aufgrund ihres Wassergehalts aber und ihrer Zusammensetzung werden sie als Cremes vom Typ W/O bezeichnet. Bei Wasserüberschuss lässt sich die Lamellarphase in Wasser dispergieren, wobei der Eindruck der Entstehung einer O/W-Emulsion vermittelt wird.

Eine Übergangsform stellen auch Cremes dar, denen ein Doppelemulsionscharakter zugeordnet wird. Man geht dabei von der Vorstellung aus, dass sich in einer äußeren öligen Phase dispergierte Wassertropfen befinden, die wiederum das Dispersionsmittel für eine ölige Phase darstellen. Ein umgekehrter Doppelemulsionstyp wäre danach durch eine äußere wässrige Phase mit dispergierten Öltröpfchen, in denen sich wiederum eine dispergierte wässrige Phase befindet, gekennzeichnet. Ob und wie weit ein derartiger Aufbau tatsächlich in entscheidendem Maße am Aufbau einer Creme beteiligt ist und welche Konsequenzen ein solcher Aufbau für die Gebrauchseigenschaften haben könnte, bedarf noch weiterer Forschungen.

12.6 Gele

Echt einphasige Systeme stellen die Gele dar (▸ Kap. 12.1). Man unterscheidet, je nachdem ob die das Gel bildende Flüssigkeit Wasser oder ein Öl ist, Hydrogele und Oleogele.

Merke

Hydrogele bestehen aus einer wässrigen Wirkstofflösung, die vorwiegend mit makromolekularen hydrophilen Substanzen zu einem Gel verfestigt wird.

Als Gelbildner werden Methylcellulose, Carboxymethylcellulose, Polyacrylsäuren und ähnliche Substanzen verwendet. Es ist aber auch möglich, mit anorganischen Hydrogelbildnern zu arbeiten. Hier sind zu nennen das Bentonit, ein Montmorillonit, das einen Quellton darstellt, und das hochdisperse Siliciumdioxid, das Aerosil®.

Die kettenförmigen hydrophilen makromolekularen Verbindungen bilden, je nach ihrer Konzentration, Lösungen mit pseudoplastischem Fließverhalten oder plastische Körper aus, wobei der Übergang von den pseudoplastischen Lösungen, den Solen, zu den Gelen durchaus gleitend ist. Man beobachtet zunächst eine Casson-Charakteristik ohne Fließpunkt (▸Kap. 4.2.1, ○Abb. 4.5). Der Fließpunkt bildet sich dann mit zunehmender Konzentration immer deutlicher aus, wobei allerdings auch zu beobachten ist, dass sich die Systeme meist von der Casson-Charakteristik in Richtung zur Bingham-Charakteristik verlagern (▸Kap. 4.2.1, ○Abb. 4.7 u. ○Abb. 4.8). Die mit den hydrophilen makromolekularen Gerüstbildnern aufgebauten Gele sind thixotrop und transparent.

Bei längerer Lagerung kann man häufig **Synärese** beobachten, ein Vorgang, der dadurch ausgezeichnet ist, dass die Kapillarität des Gelgerüstes abnimmt, sodass das Gelgerüst schrumpft und einen Teil der flüssigen Komponente abstößt. Der Prozess ist reversibel, d. h., durch Wärmen lassen sich diese Gele im Allgemeinen wieder verflüssigen und in den Solzustand überführen, um schließlich bei Abkühlung wieder das ursprüngliche Gel auszubilden (▸Kap. 4.5.5).

Der hohe Wassergehalt bedingt die Gefahr der Austrocknung, der man dadurch begegnen kann, dass Hydrogele grundsätzlich in Tuben abgefüllt werden und ihnen ein Feuchthaltemittel, wie z. B. Glycerol, Sorbit oder Mannit, zugesetzt wird. Das Feuchthaltemittel hat oft auch die Funktion eines Weichmachers. Damit wird die Einstellung einer gewünschten Streichfähigkeit erleichtert.

Der Wassergehalt besitzt andererseits auch den Nachteil, dass die Hydrogele leicht mikrobiologisch befallen werden können. Sie müssen daher im Allgemeinen konserviert werden.

Für die Wirkstoff-Freisetzung aus derartigen Systemen ist die Kenntnis der Diffusionskoeffizienten der betreffenden Wirkstoffe in diesen Hydrogelen von besonderem Interesse. Im Allgemeinen sind die Diffusionskoeffizienten, die die Beweglichkeit der Moleküle in den Systemen charakterisieren, umgekehrt proportional zur Viskosität des Gesamtsystems. Dies gilt jedoch nur dann, wenn die messtechnisch erfassbare makroskopische Viskosität auch repräsentativ für kleine und kleinste Volumenelemente des Systems ist. Es ist beobachtet worden, dass in relativ festen Hydrogelen kleine Moleküle unter Umständen die gleichen Diffusionskoeffizienten aufweisen können wie in Wasser. Dies rührt daher, dass die Diffusion in Hydrogelen ausschließlich im Wasseranteil stattfindet, der den weitaus größten Teil des Systems bildet. Allerdings ist zu berücksichtigen, dass zwischen dem Gelgerüstbildner und dem Wasser auch aktive Wechselwirkungen bestehen, die zu einer mehr oder minder starken Hydratation des Gelgerüstbildners führen. Je stärker die Hydratation ausgebildet ist, umso geringer ist die Mobilität des Wassers und umso stärker die Diffusionsbehinderung. Im Grenzfall ist das gesamte Wasser des Gels mehr oder minder als Hydratwasser aufzufassen und besitzt damit eine vom normalen flüssigen Wasser abweichende Struktur und Mobilität. Die Strukturstörung und die Mobilitätsstörung sind dabei umso größer, je dichter die Wassermoleküle sich an den polaren funktionellen Gruppen des Gelgerüstbildners befinden. Je stärker die Hydratation des Gelgerüstbildners ist, umso geringer ist auch seine Tendenz zur Assoziation, d. h. umso feingliedriger ist und bleibt das Netzwerk des Gelgerüstes. Damit ist auch eine signifikant erhöhte Stabilität gegeben.

Merke

Oleogele sind Öle, die mit Gelbildnern versteift worden sind. Dabei handelt es sich durchwegs um Gelgerüstbildner, die partikulärer Struktur sind und auf ihrer Oberfläche eine hohe Konzentration polarer Gruppen aufweisen.

Diese Gerüstbildner verursachen zu den Ölen hin entsprechend hohe Grenzflächenspannungen, die durch Agglomeration der Partikel untereinander zu Gelgerüsten teilweise kompensiert werden. Demzufolge sind die Gelgerüste immer umso fester, je größer der Polaritätsunterschied zwischen den Ölen und der Gerüstbildneroberfläche ist. Als Gelgerüstbildner wird in erster Linie Aerosil®, d. h. **hochdisperses Siliciumdioxid**, eingesetzt (▸Kap. 6.3.5). Es genügen bereits 5–10 % hochdisperses Siliciumdioxid, um flüssige Öle wie Lebertran, Olivenöl und dergleichen zu einem festen klaren transparenten Gel zu versteifen. Solche Gele sind auf der Haut aber sehr rauh und deswegen weniger geeignet.

Dimethylpolysiloxane (**Dimeticon**, Ph. Eur.) mit linearer Kettenstruktur und Polymerisationsgraden n zwischen 50 und 400 sind wasserabweisende, inerte und klare Silikonöle, die mit hochdispersem Siliciumdioxid oder Aluminiumtristearat verdickt werden können.

12.7 Pasten und Umschlagpasten

Definition

Das Arzneibuch definiert **Pasten** als halbfeste Zubereitungen zur kutanen Anwendung, in denen pulverförmige Substanzen in größerer Menge verteilt sind. Damit sind Pasten konzentrierte **Suspensionssalben**.

Die Konzentration, ab der eine Suspensionssalbe als Paste zu bezeichnen ist, ist nicht definiert. Für den Pastenbegriff ist damit ein großer Spielraum gegeben. Im engeren Sinn ist eine Paste der Übergang von einer Suspension zum feuchten Pulver. Es ist ein so hoch konzentriertes System, dass sich die flüssige Phase gerade noch im Zustand der Kohärenz befindet. Echte Pasten zeigen daher auch ein besonderes rheologisches Verhalten. Sie sind dilatant und rheopex. Die in der Pharmazie mit Pasten bezeichneten Zubereitungen sind in diesem Sinn im Bezug auf ihren Feststoffanteil noch zu niedrig konzentriert.

Während in Pasten sowohl lipophile als auch hydrophile Salbengrundlagen die fein dispergierten Pulverbestandteile aufnehmen können, bestehen nach Ph. Eur. **Umschlagpasten** ausschließlich aus einer hydrophilen, Wärme speichernden Grundlage, in der jedoch nicht nur feste, sondern auch flüssige Wirkstoffe dispergiert sein können. Sie werden üblicherweise in dicker Schicht auf ein geeignetes Tuch aufgestrichen und vor Auflegen auf die Haut erhitzt.

Merke

Die physikalisch-chemische Definition der Umschlagpasten umfasst demnach Suspensionssysteme (Pasten) und O/W-Cremes. In Abgrenzung zu den Pasten und O/W-Cremes wird bei den Umschlagpasten die Art der Anwendung in der Definition berücksichtigt.

12.8 Wirkstoffhaltige Pflaster und kutane Pflaster zur lokalen Therapie

Zu den lokal bzw. regional wirkenden Pflastern gehören z. B. Salicylsäure enthaltende Pflaster zur Erweichung übermäßig dicker Hornhaut (Hühneraugenpflaster) sowie Rheuma- und ABC-Pflaster zur Schmerzstillung und Verbesserung der Durchblutung im Applikationsbereich mit der Folge einer Überwärmung. Diese Pflaster sind einfach in ihrem Aufbau und schon seit langem im Arzneischatz vertreten. Sie bestehen aus einer in der Regel als Gewebe ausgelegten Abdeckschicht und einer Adhäsivschicht, in die der Wirkstoff in gelöster oder suspendierter Form inkorporiert ist.

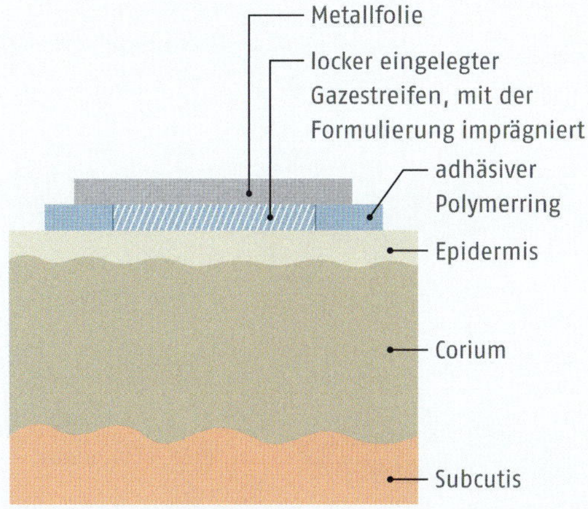

Abb. 12.9 Lokalanästhetika-Pflaster zur lokalen Wirkung

Eine Neuentwicklung stellen Diclofenac-Pflaster auf der Basis eines Gelatinekörpers und eines selbsthaftenden Gewebes dar.

Ein mit erheblich größerem Aufwand konzipiertes Pflaster zur Lokalanästhesie der Haut vor kleinen chirurgischen Eingriffen besteht aus einer Metallfolie anstelle der abdeckenden Gewebeschicht. Diese Metallfolie ist im Randbereich mit einer Klebeschicht versehen, wirkt nach der Applikation auf der Haut aufgrund ihrer Wasserdampfundurchlässigkeit okklusiv und schafft eine feuchte Kammer. In diese Kammer ist ein mit der wirkstoffhaltigen Formulierung imprägnierter Gazestreifen integriert (Abb. 12.9). Die Formulierung nutzt die Bildung eines unterhalb Raumtemperatur schmelzenden Eutektikums aus den Lokalanästhetika Lidocain und Prilocain. Die einzeln bei Raumtemperatur im festen Aggregatzustand vorliegenden Wirkstoffe sind als eutektisches Gemisch flüssig und als ölige Phase in einem Hydrogel dispergiert. Die Freigabe durch unmittelbare Diffusion aus der flüssigen Wirkstoff-Phase zusammen mit dem okkludierenden Effekt der Trägerfolie bewirkt eine mehrere Millimeter tiefe Penetration, die für eine Lokalanästhesie der Haut ausreicht. Aufgrund eines steilen Konzentrationsgradienten ist die Diffusionsgeschwindigkeit größer als aus Formulierungen mit suspendiertem Wirkstoff.

Zur lokalen Therapie von lichtbedingten Verhornungsstörungen, die unbehandelt in einen Hautkrebs übergehen können, wurde ein 5-Fluorouracil enthaltendes Pflaster entwickelt.

12

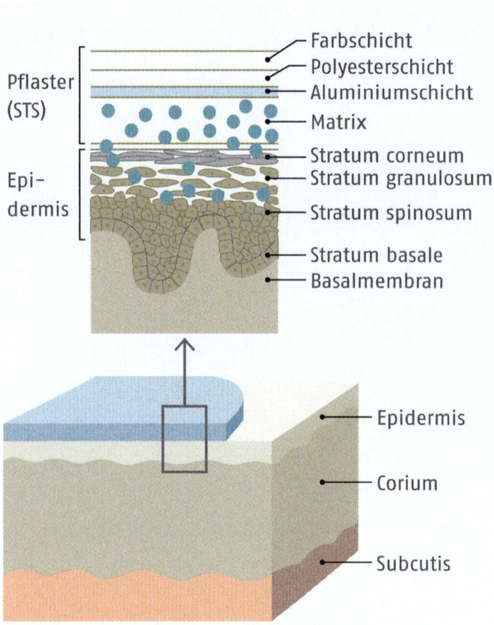

Abb. 12.10 Wirkstoffhaltiges Pflaster mit matrixgesteuerter Wirkstoff-Freisetzung zur lokalen Therapie der Haut

Als Trägerelement dient eine hautfarben eingefärbte Abdeckfolie. Zwischen dieser und einer wirkstoffhaltigen, als Matrix ausgelegten Adhäsivschicht befindet sich eine Aluminiumfolie zur Verbesserung des Lichtschutzes und der Wasserdampfimpermeabilität. Die Matrix ermöglicht während der vorgesehenen Tragedauer eines Pflasters von zwei Tagen eine konstante Freigabe des Wirkstoffs 5-Fluorouracil von insgesamt 55–75 µg. Diese minimale Substanzmenge stellt unter Nutzung des Metabolisierungspotenzials der Haut sicher, dass keine messbaren Plasmaspiegel des Wirkstoffs resultieren und allenfalls inaktive Metaboliten den Blutkreislauf erreichen. So kann das hochpotente Zytostatikum lokal begrenzt in der reproduzierfähigen Basalschicht der Epidermis geschädigte Zellen eliminieren. Nach dreiwöchiger Therapie hat sich die Haut regeneriert (Abb. 12.10).

12.9 Transdermale Pflaster

Merke

Wirkstoffe können mit speziellen Pflastern durch die Haut systemisch recht genau dosiert werden. Derartige Pflaster werden gemäß Ph. Eur. in einer separaten Darreichungsform-Monographie „Transdermale Pflaster" geführt.

Damit ein Wirkstoff transdermal wirken kann, muss er in ausreichender Menge durch die Epidermis der Haut diffundieren und vom Blutkreislauf aufgenommen werden (▸Kap. 7.2.7, ▸Kap. 12.11). Der wichtigste begrenzende Faktor für die Verarbeitung zu einem derartigen System ist die unterschiedliche Durchlässigkeit der Haut für Wirkstoffe.

Scopolamin zur Prophylaxe der Reisekrankheit, Nitroglycerol zur Langzeitprophylaxe von Angina pectoris, Sexualhormone zur Hormonsubstitution oder auch Verhütung, das Antihypertonikum Clonidin und das Opioid Fentanyl sind Beispiele für Wirkstoffe, die in transdermalen Pflastern in mehreren Ländern zugelassen sind. Ein Nikotin enthaltendes System dient zur Raucherentwöhnung. Neu auf dem Markt sind Pflaster mit Buprenorphin, Oxybutynin gegen Dranginkontinenz und Rotigotin zur Behandlung von Parkinson-Symptomen. Es eignen sich insbesondere Verbindungen hoher Lipophilie mit relativen Molekülmassen von weniger als 500 und kurzen biologischen Halbwertszeiten (< 5 h). Vielfach ist zum Erreichen der für die Wirkung ausreichenden Plasmakonzentrationen der Zusatz eines Penetrationsvermittlers erforderlich.

Die Applikationsdauer ist unterschiedlich. So werden zum Beispiel aus dem hinter das Ohr auf die Haut aufgebrachtem Scopolamin enthaltenden 2,5 cm^2 großen System drei Tage lang konstant etwa 14 µg/h Wirkstoff freigegeben. Das sind insgesamt 1,0 mg der 1,5 mg Scopolamin im Depot.

Die bisher auf dem Markt befindlichen Nitroglycerol enthaltenden Pflaster, die herznah auf die Brust appliziert werden, sind für eine Wirkstoff-Freisetzung von meist 24 h konzipiert. 5 bzw. 10 mg Wirkstoff werden während dieser Zeit konstant abgegeben. Das sind etwa 20 % der im Reservoir befindlichen Nitroglycerol-Menge. Der Rest dient als Energiequelle.

Zur Vermeidung einer Toleranzentwicklung sollten die Pflaster nach 12 h für den gleichen Zeitraum abgenommen werden. Ein abgenommenes Pflaster sollte nicht erneut appliziert werden, da anhaftende Hornhautzellen die Klebefähigkeit einschränken und die Kontaktfläche für die Wirkstoffdiffusion reduzieren.

Eine Entwöhnungstherapie mit den auf dem Markt befindlichen Nikotinpflastern mit einer – je nach Zigarettenkonsum variierenden – Wirkstoff-Freisetzung von 7 mg, 14 mg bzw. 21 mg in 24 Stunden erfordert bei täglichem Pflasterwechsel eine Anwendungsdauer von 4–12 Wochen.

Eine Erhöhung der Wirkstoff-Plasmakonzentration kann nur über die Größe der applizierten Pflasterfläche erfolgen. Die Fläche unter der Plasmakonzentrations-Zeitkurve (*AUC*) steigt proportional der applizierten Fläche, wie in Abb. 12.11 am Beispiel von Nikotinpflastern gezeigt ist.

Membrangesteuerte Pflaster

Die kontrollierte Wirkstoff-Freisetzung erfolgt membran- oder matrixgesteuert (▸Kap. 16.5.5). Das mehrschichtige membrangesteuerte System besteht von außen nach innen aus der Abdeckfolie, dem Wirkstoffreservoir, der Kontrollmembran, der Adhäsivschicht und der Abziehfolie (○Abb. 12.12). Die Abziehfolie schützt das System bis zur Anwendung, die Adhäsivschicht bildet den Kontakt zur Haut. Die Art des Membran-Kunststoffs und die Porengröße ermöglichen die Steuerung der Abgabegeschwindigkeit.

Das Reservoir kann aus einer Suspension oder Lösung des Wirkstoffs in einem festen oder flüssigen Medium bestehen; gegebenenfalls wird ein penetrationsbeschleunigender Hilfsstoff zugesetzt, um die Permeabilität der Haut für den Wirkstoff zu erhöhen. Der Wirkstoff kann auch an ein Trägermaterial adsorbiert vorliegen. So ist in dem Scopolamin enthaltenden System der Wirkstoff in einem gelierten Mineralöl suspendiert. Wirkstoffreservoir und Adhäsivschicht sind durch eine mikroporöse Kontrollmembran aus Polypropylen voneinander getrennt. In der Adhäsivschicht befindet sich eine Initialdosis zum schnellen Aufbau des Fließgleichgewichts. In einem Nitroglycerol enthaltenden System liegt der Wirkstoff als Lactoseverreibung in Silikonöl dispergiert vor.

Der Substanztransport durch die Haut basiert auf dem 1. Fick'schen Diffusionsgesetz nach ○Gleichung 12.1, wobei die Haut als einfache, homogene Membran behandelt wird.

$$J = \frac{D \cdot K}{h} \Delta c \qquad \text{Gleichung 12.1}$$

Der Substanzfluss J ist bei gleich bleibenden Werten des Diffusionskoeffizienten D, des Verteilungskoeffizienten Hornschicht/Vehikel K und der Hornschichtdicke h vom Konzentrationsunterschied Δc beiderseits der Hornschicht abhängig. Da die Wirkstoff-Plasmakonzentration durch den Abtransport des resorbierten Wirkstoffs immer sehr niedrig ist, liegt außerhalb der Hornschicht ein Wirkstoffüberschuss vor, was eine nahezu konstante Diffusion durch die Haut garantiert. Limitiert wird der für die Diffusion in und durch die Haut zur Verfügung stehende Wirkstoff durch die im Pflaster integrierte Membran. Deren Diffusionswiderstand bzw. Porengröße und -anzahl lässt eine definierte Anzahl Moleküle pro Zeiteinheit passieren (nullte Ordnung), solange im Reservoir noch ein Wirkstoffüberschuss existiert. Damit ein kontrolliertes Anfluten des Wirkstoffs im Plasma gewährleistet ist, muss die Freigabegeschwindigkeit kleiner als die Permeationsgeschwindigkeit sein. Die Höhe der Plasmakonzentration wird durch die Größe der Wirkstoff-Abgabefläche des Pflasters bestimmt.

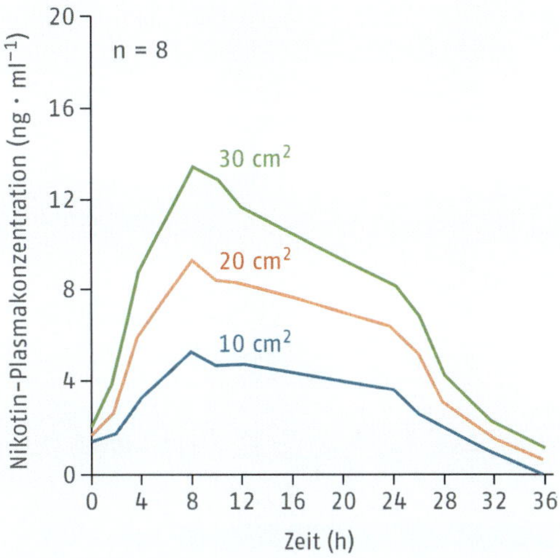

○ **Abb. 12.11** Mittlere Nikotin-Plasmakonzentration nach Applikation von drei transdermalen Pflastern unterschiedlicher Fläche. Nach Lane et al. 1993

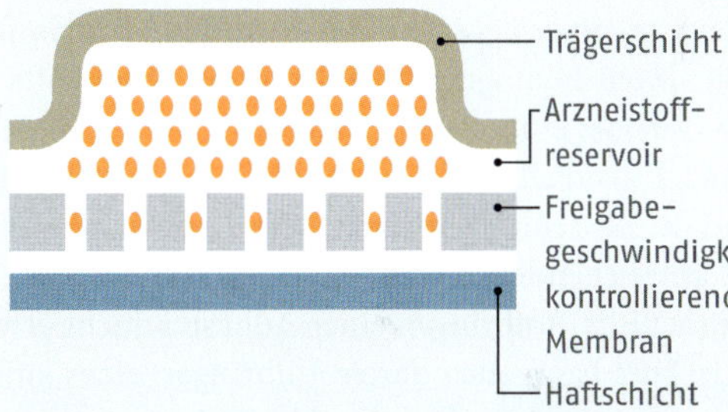

○ **Abb. 12.12** Membrangesteuertes transdermales Pflaster

Wenn in der Adhäsivschicht eine Initialdosis des Wirkstoffs vorliegt, ist die Freigabe zu Beginn erhöht. Sofern der Wirkstoff andererseits in die Adhäsivschicht diffundieren muss, um freigegeben zu werden, liegt eine anfängliche Verzögerung vor (lag-time).

Merke

Bei Beschädigung der Membran durch mechanische Überbeanspruchung oder Zerschneiden von membrangesteuerten Systemen geht deren Kontrollfunktion verloren und das Reservoir entleert sich schlagartig. Dieses Phänomen wird als „Dose-Dumping" bezeichnet. Hochpotente Wirkstoffe mit sehr guter Hautpermeabilität können in diesem Fall Intoxikationen verursachen.

12

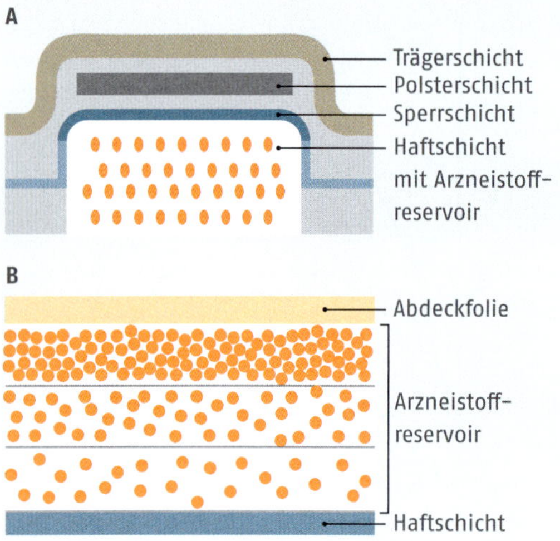

Abb. 12.13 Matrixgesteuertes transdermales Pflaster. **A** Mit nicht konstanter, **B** mit annähernd konstanter Arzneistoff-Freigabe

Matrixgesteuerte Pflaster

Bei dem matrixgesteuerten Typ wird das Wirkstoffreservoir durch homogene Verteilung des Wirkstoffs in einem Gel oder einer Polymermatrix aufgebaut, die sich im einfachsten Fall zwischen der okklusiven Abdeckfolie und der Abziehfolie befindet. Wenn die Matrix selbst keine ausreichenden adhäsiven Eigenschaften hat, ist das zusätzliche Aufbringen einer Adhäsivschicht erforderlich. Dies kann auch durch Aufbringen eines äußeren Rings aus Klebstoff um die Matrix herum erfolgen (Abb. 12.13 A).

Zur Herstellung der Matrix werden vorwiegend Polypropylen, Ethylen-Vinylacetat-Copolymere und Polyacrylate eingesetzt. Der Wirkstoff und gegebenenfalls weitere Hilfsstoffe können darin suspendiert, emulgiert oder gelöst vorliegen. Zur Auftragung der wirkstoffhaltigen Matrix auf die Abdeckfolie wird diese ggf. durch Zusatz organischer Lösungsmittel streichfähig gemacht. Die „Hotmelt"-Technologie, bei der durch Temperaturerhöhung das Erweichen der Matrix die Auftragung ermöglicht, löst die Verwendung organischer Lösungsmittel ab. Der Aufbau des Nitroglycerol-Reservoirs in einem Fertigarzneimittel erfolgt z. B. durch Dispergieren einer Wirkstoff-Lactoseverreibung in einem Gel aus Wasser, Glycerol, Polyvinylalkohol und Povidon.

Die Wirkstoff-Freisetzung aus Matrices lässt sich in Abhängigkeit von der Zusammensetzung und dem Aufbau des Systems mit unterschiedlichen mathematischen Modellen beschreiben. Sie folgt in der Regel nicht einer nullten Ordnung. Durch Aufbau eines Mehrschichtenlaminats wird versucht, die aus der Matrix abnehmende Wirkstoff-Freisetzung auszugleichen. Die oberste, der Haut abgewandte Schicht des Wirkstoffreservoirs enthält höhere Nitroglycerolmengen als die beiden folgenden Schichten (Abb. 12.13 B).

Merke

Matrixgesteuerte Systeme gelten als Pflaster der 2. Generation. Sie sind dünner und flexibler als membrangesteuerte Systeme. Außerdem besteht keine Gefahr des „Dose-Dumping" bei einer Zerteilung des Pflasters beispielsweise durch Zerschneiden.

Vorteile der Therapie mit transdermalen Pflastern sind:

- Wirkstoffe mit hohem First-Pass-Effekt können in geringerer Dosierung als peroral angewendet werden (z. B. Estrogene).
- Gleichmäßige Plasmaspiegel vermeiden Plasmaspiegelspitzen und damit verbundene unerwünschte Effekte.
- Lange Applikationsintervalle verbessern die **Compliance** der Patienten und damit deren Bereitschaft zur regelmäßigen Anwendung.

Nachteile der Therapie mit transdermalen Pflastern sind:

- Der Wirkungseintritt erfolgt verzögert, sodass z. B. ein Nitroglycerolpflaster nicht für eine Notfalltherapie, z. B. bei Angina-pectoris-Anfällen, verwendet werden kann.
- Wegen der begrenzten Pflasterkapazität und der begrenzten Hautgängigkeit ist das System nur für niedrig dosierbare Wirkstoffe anwendbar.
- Manche Wirk- und Klebstoffe können zu Allergien und Irritationen führen.
- Die Abdeckfolie schafft Okklusionsbedingungen. Die hierdurch bewirkte Quellung der Haut kann zu veränderten Diffusionsbedingungen für den Wirkstoff führen.
- Nur mit einer begrenzten Zahl von Wirkstoffen lassen sich bisher die therapeutisch erforderlichen Plasmakonzentrationen aufbauen.
- Der Wirkstoff wird bei den meisten Pflastertypen unvollständig an die Haut abgegeben.
- Bei manchen Wirkstoffen muss mit dem Auftreten von Toleranzerscheinungen gerechnet werden.

Im Rahmen der **Endkontrolle** wird insbesondere die In-vitro-Wirkstoff-Freisetzung überprüft. Das Arzneibuch führt hierfür drei Verfahren an, die sich durchweg auf die Blattrührer-Methode des Arzneibuchs (Kap. 7.6.2) zurückführen lassen.

Bei dem ersten Verfahren enthält die Blattrührer-Apparatur zusätzlich eine kreisrunde **Freisetzungsscheibe** aus Edelstahl, auf der das Pflaster mit der Freigabeseite nach oben zwischen Unterseite des Rührblattes und dem Gefäßboden angebracht ist. Bei der zweiten Ausführung wird anstelle der Stahlscheibe eine **Extraktionszelle** zur Aufnahme des Pflasters verwendet. Bei dem dritten Verfahren ist das Rührblatt durch einen **rotierenden Zylinder** aus Edelstahl ersetzt. Das Pflaster wird auf den Zylinder aufgebracht. Die vorgeschriebene Temperatur der Prüfflüssigkeit von jeweils 32 ± 0,5 °C entspricht der Temperatur der Hautoberfläche.

12.10 Herstellung von Salben, Cremes und Pasten

So verschiedenartig halbfeste Arzneiformen aufgebaut sein können, so unterschiedlich sind auch die Verfahren, die zu ihrer Herstellung angewandt werden. Sollen die Herstellungsverfahren Produkte ergeben, welche die Anforderungen an Sicherheit und Einfachheit bei der Anwendung sowie auf ausreichende Haltbarkeit und Bioverfügbarkeit erfüllen, müssen sie sich in erster Linie richten nach:

- den Eigenschaften und der Menge der Wirkstoffe,
- den physiologischen und anatomischen Verhältnissen am Applikationsort,
- den therapeutischen Anforderungen, z. B. Wirkung auf der Oberfläche, Penetration oder Permeation und
- maschinellen Gegebenheiten.

Diese Vorgaben bestimmen weitgehend die Art der zu verwendenden Grundlage und die Vorbereitung der Wirkstoffe, z. B. ob bestimmte Kristallisationsbedingungen angewendet werden müssen oder eine Mikronisierung erforderlich ist.

Wasserfreie Salben werden ganz einfach nach **Schmelzverfahren** mit anschließendem Kaltrühren hergestellt. Die lipiden konsistenzgebenden Bestandteile werden zur Zerstörung ihrer bestehenden Kristallisate bei der niedrigsten hierzu erforderlichen Temperatur mit den flüssigen Bestandteilen zu einer bei Raumtemperatur streichfähigen Masse zusammengeschmolzen, z. B. Hartparaffin mit Paraffinölen oder hoch- mit niedermolekularen Macrogolen. Die Schmelzen müssen sorgfältig kaltgerührt werden, damit die Bildung grobkristalliner Aggregate verhindert wird und sich homogene, feinkristalline Mischstrukturen bilden. Da die Technologie der Salbenherstellung weitgehend von diesen Kristallisationsprozessen beherrscht wird, ist auf das gesamte Temperaturprogramm der Herstellungsprozesse – Geschwindigkeit des Aufheizens, Höhe und Anwendungsdauer der Maximaltemperatur sowie Abkühlgeschwindigkeit – besonders zu achten. Aber auch die Art und Intensität der mechanischen Bearbeitung, insbesondere bei den verschiedenen Temperaturen, ist kritisch und muss für jede Grundlage optimiert werden. Da sich die meisten Salben nach der Herstellung nicht im thermodynamischen Gleichgewicht befinden, sind ihre Eigenschaften streng vom Ablauf des Herstellungsverfahrens abhängig. Sie unterliegen während der Lagerung fortlaufenden Veränderungen. Formulierung und Herstellungsverfahren sind so auszuwählen, dass diese Veränderungen möglichst lange innerhalb der Stabilitätsanforderungen bleiben.

Wasserhaltige Salben oder Cremes sind in der Regel **Emulsionssalben**, es sei denn, die Grundlagen sind mit Wasser mischbar bzw. wasserlöslich, z. B. Macrogole. Die lipophilen Phasen von Emulsionssalben (Cremes) werden wie wasserfreie Lipidsalben durch Zusammenschmelzen der festen und flüssigen Bestandteile vorbereitet. Beim Vereinigen und Emulgieren mit der hydrophilen Phase sollen beide Phasen annähernd die gleiche Temperatur aufweisen, meist 50–60 °C.

Zur Salbenherstellung können einfache Mischapparaturen, wie Planetenmischer in Verbindung mit Homogenisatoren eingesetzt werden. Vorteilhafter sind jedoch geschlossene, doppelwandige Kessel zum Aufheizen und Kühlen mit geeigneten Rührwerken, Abstreifern sowie eingebauten Homogenisatoren. Lipide besitzen bekanntlich ein hohes Lösungsvermögen für Gase. Da gelöster Sauerstoff durch Peroxidbildung an Emulgatoren mit Polyethylenoxid-Gruppen aktiviert werden kann, besteht die Gefahr eines raschen oxidativen Verderbs. Deshalb ist eine Salbenherstellung in geschlossenen Geräten unter Vakuum oder Inertbegasung vorteilhaft. Diese Betrachtung erklärt den Hauptnachteil von Dreiwalzenstühlen mit ihrer offenen Konstruktion, zu dem auch noch eine erhöhte Kontaminationsgefahr kommt. Trotzdem eignen sich Dreiwalzenstühle gut zum Desaggregieren von festen Salbenbestandteilen und generell zum Homogenisieren von halbfesten Arzneiformen.

Halbfeste Arzneiformen werden meist diskontinuierlich, also chargenweise hergestellt. Sie können aber auch kontinuierlich hergestellt werden, wenn die zu produzierenden Mengen groß genug sind, damit die Verfahren wirtschaftlich werden.

Die heutige fortgeschrittene Apparatetechnik lässt die konservativen Emulgierregeln manchmal fast überflüssig erscheinen. Beim **Cryo-Mix-Verfahren** wird beispielsweise die gesamte Wasserphase kalt über eine spezielle Zuleitung durch einen Homogenisatorkopf in die heiße Lipidphase eingetragen. Die **Niedrigenergie-Emulgierung** (Low Energy Emulsification) empfiehlt die heiße Herstellung einer Grundemulsion aus der lipophilen Phase und einem Teil der hydrophilen Phase. Der Hauptanteil der hydrophilen Phase wird anschließend kalt eingearbeitet.

Diese beiden Verfahren haben hauptsächlich die Energieeinsparung zum Ziel. Vor allem soll die Abkühlperiode verkürzt werden, die sich immer mehr verlängert, je größer die Ansätze werden.

12.11 Biopharmazeutische Probleme

Das biopharmazeutische Verhalten von topischen halbfesten, wirkstoffhaltigen Darreichungsformen wird durch das Zusammenspiel der Eigenschaften der Haut, des Wirkstoffs und der Grundlage bestimmt. Bei der Entwicklung der Rezeptur ist zu unterscheiden, ob der Wirkstoff lokal oder systemisch wirken soll. Hauterkrankungen sind meist im Bereich der Epidermis und der oberen Dermis lokalisiert.

Bei beabsichtigter lokaler Wirkung wird folglich eine optimale Wirkstoffanreicherung in der Haut angestrebt, wobei ein stärkerer Flux in das Blutgefäßsystem unerwünscht ist. Eine gezielte Lokalisation des Wirkstoffs nur im erkrankten Hautbereich ist bisher praktisch nicht möglich. Bei beabsichtigter systemischer Wirkung wird eine möglichst vollständige Permeation des applizierten Wirkstoffs durch die Haut ohne nennenswerte Zurückhaltung in der Haut angestrebt.

Nur wenige Wirkstoffe sind in der Lage, unterstützt durch geeignete Salbengrundlagen, die Epidermis so zu durchwandern, dass nach ihrer Resorption im Plasma Konzentrationen erreicht werden, die eine systemische Wirkung ermöglichen. Als Beispiele seien Sexualhormone, Opioide, Nikotin, Scopolamin und Nitroglycerin genannt. Mit diesen Wirkstoffen ist es auch möglich, transdermale Pflaster (▸ Kap. 12.9) zu entwickeln.

Der erste Schritt bei topischer Applikation besteht in der **Diffusion** des gelösten Wirkstoffs zur Grenzfläche Grundlage/Haut und der anschließenden **Penetration** des gelösten Wirkstoffs in die Epidermis (▸ Kap. 7.2.7, ○ Abb. 7.21). Bei Suspensionssalben ist vorhergehendes Auflösen des Wirkstoffs in der Grundlage erforderlich. Der weitere Wirkstofftransport in den Bereich des Blutgefäßsystems in der oberen Dermis wird als **Permeation**, die Aufnahme in das Blutgefäßsystem als **Resorption** bezeichnet.

Wasser, Elektrolyte und hydrophile Moleküle penetrieren – wenn überhaupt – nur langsam in die Haut. Mit steigender Lipophilie des Wirkstoffs steigt die Penetration, wobei O/W-Verteilungskoeffizienten $\gg 1$ (*n*-Octanol/Wasser) günstig sind. Daher werden nichtdissoziierte schwache Säuren und Basen besser aufgenommen als in der dissoziierten Form. Hochmolekulare Verbindungen, wie Polymere, penetrieren schlecht.

Eine kleine Partikelgröße in Suspensionssalben fördert die Lösungsgeschwindigkeit. Daher sollten die Wirkstoffpartikel kleiner als 50 µm sein.

In der Regel bleiben die Salbengrundstoffe im oberen Stratum corneum und vermögen die Lipidschichten nicht zu durchwandern. Einige Substanzen sind allerdings in der Lage, die Penetration von Wirkstoffen durch die Haut zu verstärken. Derartige penetrationsfördernde Substanzen werden als **Penetrationsbeschleuniger** oder als Enhancer bezeichnet. Die Begriffe **Permeationsbeschleuniger, -verbesserer, Resorptions-** oder **Penetrationsvermittler** werden synonym gebraucht.

Penetrationsfördernde Substanzen müssen pharmakologisch inert sein. Sie dürfen kein irritatives oder allergenes Potenzial besitzen. Nach Absetzen der Substanz sollte die Barrierefunktion der Haut schnell und vollständig regeneriert werden.

Penetrationsfördernde Substanzen lassen sich verschiedenen chemischen Substanzklassen zuordnen. Beispiele sind kurz- und langkettige Alkohole, Amide, Azone (= Laurocapram = 1-Dodecylazacycloheptan-2-on), ätherische Öle, Fettsäuren und Fettsäureester, Pyrrolidone, Dimethylsulfoxid, Cyclodextrinderivate. Diese Substanzvielfalt weist auf unterschiedliche Wirkmechanismen hin, die jedoch noch nicht in allen Einzelheiten geklärt sind.

Zum einen können die betreffenden Substanzen den kolloid-kristallographischen Zustand der Hautlipide verändern oder gar vollständig zerstören. Damit bilden sich – anstelle der echtkristallinen – flüssigkristalline oder sogar amorphe Zustände aus, die allein schon aufgrund der geringeren Dichte, aber auch der geringeren intermolekularen Wechselwirkungen eine höhere Permeabilität besitzen. Eine andere Möglichkeit ist eine Veränderung des Hydratationszustands des Keratins im Stratum corneum.

Daneben sollte die Anwesenheit von penetrationsfördernden Substanzen im Stratum corneum auch zu einer Änderung des Verteilungsverhaltens des Wirkstoffs zwischen den lipophilen und wässrigen Phasen führen.

Durch den Zusatz von **Keratolytika**, wie Harnstoff in Konzentrationen über 40 %, kann die interzelluläre Substanz gelockert werden. **Tenside** sind für eine bessere Spreitung der Dermatika auf der Haut günstig.

Weitere Methoden wurden herangezogen, um die Permeation von Wirkstoffen durch die Haut zu erhöhen. Ein möglicher Weg ist der Einsatz von **Prodrugs** (▸ Kap. 7.4.2). Die Verwendung von Estradiolestern z. B. führt zum erhöhten Anfluten von Estradiol im Rezeptorkompartiment. Die lipophilen Ester permeieren besser durch die Haut als Estradiol und werden während der Hautpassage vollständig enzymatisch verseift.

Die **Iontophorese** ist eine Methode, ionische Wirkstoffe durch eine elektrische Spannung transdermal zur Anwendung zu bringen (o Abb. 12.14). Die zum Einsatz kommenden Geräte bestehen im Prinzip aus zwei Elektroden und einer Stromquelle. Eine der auf die Haut aufgebrachten Elektroden enthält den Wirkstoff. Bei Schließen des Stromkreises wandern Wirkstoffmoleküle durch die Haut und können resorbiert werden.

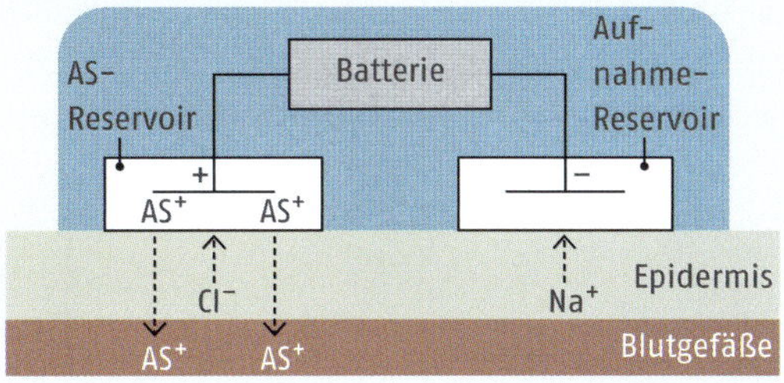

o **Abb. 12.14** Schema der Iontophorese. Arzneistoffkationen AS^+ wandern spannungsgetrieben durch die Haut bis in die Blutgefäße.

Merke

Ein Vorteil insbesondere der mit gepulstem Gleichstrom arbeitenden Iontophorese ist die Möglichkeit, auch Makromoleküle, selbst Peptide wie Insulin und Vasopressin, partiell durch die Haut systemisch verfügbar zu machen.

Die Beobachtung, dass Wirkstoffe aus einer Suspensionssalbe meist besser von der Haut aufgenommen werden als aus einer Lösungssalbe, ist auf das Vorliegen günstigerer Werte des Verteilungskoeffizienten zurückzuführen. Außerdem ist aus Suspensionssalben eine konstantere Penetrationsgeschwindigkeit erreichbar, da sich ungelöster Wirkstoff in dem Maße in der Grundlage nachlöst wie gelöster Wirkstoff in die Haut penetriert (Sinkbedingungen, ▸Kap. 4.2.3).

Bei Suspensionssalben ist daher mit einem geringeren Einfluss der Grundlage auf die Penetration des Wirkstoffs in die Haut zu rechnen als bei Lösungssalben. Letztere zeigen einen ausgeprägteren Einfluss der Grundlage. Je besser löslich der Wirkstoff in der Grundlage ist, desto stärker wird er von der Grundlage festgehalten.

Alle Wirkstoffe, die einen spezifischen pharmakologischen Effekt an lebenden Zellen der Haut ausuben sollen, müssen die Lipidbarriere durchwandern, da die äußerste noch lebende Schicht, das Stratum granulosum, unter dieser liegt. Wirkstoffe, die ihre Wirkung im Corium, der Lederhaut, oder tiefer entfalten sollen, müssen darüber hinaus sogar durch das engmaschige Netz der Kapillargefäße des Stratum papillare dringen. Damit ist in den meisten Fällen gleichzeitig mit der lokalen Therapie eine Aufnahme der Wirkstoffe in den Kreislauf nicht zu vermeiden. Wenn dabei systemische Wirkungen ausbleiben, so liegt dies im Allgemeinen an der durch die Verteilung entstehenden niedrigen Plasmakonzentration.

Die Grundlage einer Darreichungsform kann die Wirkung beeinflussen (□ Tab. 12.1). Ein feuchter Umschlag wirkt wie ein Docht und ist damit entquellend und oberflächlich wirksam. Die Voraussetzungen für eine Wirkstoffresorption sind ungünstig. Die kühlende, trocknende und entzündungswidrige Wirkung ist für ein akutes Stadium geeignet, wobei neben den feuchten Umschlägen Puder und Schüttelmixturen verwendet werden. Eine Okklusivfolie wirkt dagegen wärmestauend, quellend, hydratisierend und bietet somit günstigere Voraussetzungen für die Penetration und Permeation von Wirkstoffen und damit für die Behandlung chronischer Zustände. Vaselin, Lipogelgrundlagen oder W/O-Cremes schaffen ebenfalls Okklusionsbedingungen. Andere Grundlagen lassen sich zwischen diesen beiden Extremen einordnen.

Bei lokal applizierten Corticoiden ist durch Okklusion eine bis zu 100-fache Erhöhung der Penetration beobachtet worden. Je akuter das Krankheitsbild ist, desto bedeutsamer ist der Anteil der Grundlage am Therapieerfolg, während mit zunehmender Chronizität die Bedeutung des Wirkstoffs zunimmt.

Die Wahl der Grundlage wird auch vom Hauttyp (▸Kap. 7.2.7) mitbestimmt. Für Seborrhoiker sind hydrophile Grundlagen günstiger zu beurteilen, während für Sebostatiker lipophile Grundlagen verträglicher sind.

12.12 Qualitätsprüfung von halbfesten Arzneiformen

Neben der chemischen Prüfung, die sich auf den Wirkstoff und die Hilfsstoffzusammensetzung bezieht, werden zahlreiche physikalische und physikalisch-chemische Untersuchungsmethoden zur Qualitätsbeurteilung der halbfesten Arzneiformen herangezogen. Diese erlauben nicht immer voll zuverlässige Aussagen, da die Strukturforschung der pharmazeutischen kolloiden Systeme noch nicht weit genug fortgeschritten ist. Besonders problematisch sind Aussagen über Phasenverteilungen und Dispersität sowie über die stoffliche Zusammensetzung und die Struktur der einzelnen Phasen. Bei vielen Methoden, wie den thermoanalytischen und den rheologischen Verfahren, erfolgen durch die

Tab. 12.1 Einfluss der Grundlagen auf die Wirkung topisch applizierter Darreichungsformen. Nach Thoma

Grundlage	Erkrankungsstadium	Effekt	Tiefenwirkung
Feuchter Umschlag	↑	↑	
Puder	akut	kühlend	
Schüttelmixtur		trocknend	
Paste			
Lösung		entzündungs-widrig	
Hydrogel			
O/W-Milch	subakut		zunehmend
O/W-Creme			
Kühlsalbe			
W/O-Salbe		wärmestauend	
Lipogelsalbe	chronisch	mazerierend	
Pflaster		aktivierend	
Okklusion	↓	↓	↓

Untersuchung selbst so tiefgreifende Veränderungen in der Probe, dass Rückschlüsse über den Originalzustand nur mit Einschränkungen gemacht werden können. Im Folgenden sind gebräuchliche Untersuchungsmethoden aufgelistet. Einige davon sind bevorzugt für Ausgangsmaterialien bestimmt bzw. geeignet, andere für Fertigprodukte. Die Auswahl der anzuwendenden Verfahren richtet sich nach der Art der Probe und ist dieser in jedem Fall speziell anzupassen.

Fettkennzahlen des Arzneibuches. Hydroxylzahl, Verseifungszahl, Säurezahl, unverseifbarer Anteil und Iodzahl.

Wechselwirkung mit Wasser. Feuchtigkeitsgehalt, Wassergehalt (▸Kap. 14.10), Wasseraufnahmefähigkeit, Wasserbindungszustand (Thermogravimetrie), Abschätzung des Emulsionstyps (▸Kap. 4.5.6).

Dispersität. Mikroskopie mit polarisiertem Licht, Transmissions- oder Raster-Elektronen-Mikroskopie.

Thermoanalytische Verfahren (TA). Schmelzbereich, Steigschmelzpunkt, Fließschmelzpunkt, Klarschmelzpunkt und Erstarrungstemperatur (rotierendes Thermometer, Gefrierpunktmessgerät), Thermomikroskopie sowie Differenzthermoanalyse (DTA), Dynamische Differenzkalorimetrie (DDK = DSC), Thermogravimetrie (TG), Thermomechanische Analyse (Dilatometrie, TMA) (▸Kap. 4.2.2).

Mechanische Eigenschaften. Konsistenz (Penetrometer), Fließeigenschaften (Viskosimeter, ▸Kap. 4.2.1) sowie viskoelastische Eigenschaften (oszillierendes Rotationsviskosimeter, Resonanzfrequenzmethoden).

Die besondere Schwierigkeit der Konsistenzbeurteilung halbfester Systeme besteht darin, dass die meisten Untersuchungsmethoden, z. B. die Rotationsviskosimetrie, zu einer Zerstörung der Systeme führen und keine befriedigenden Informationen über den mechanischen Zustand von ungescherten Proben geben. Für die Konsistenzbeurteilung von streichfähigen Arzneizubereitungen hat sich aus diesem Grund die **Penetrometrie** bewährt. Das Prinzip des Penetrometers beruht darauf, dass man einen kegelförmigen Senkkörper durch seine Eigenmasse in die zu untersuchende Masse eindringen lässt und die nach einer vorgegebenen Zeit erreichte Eindringtiefe bestimmt. Die Eindringtiefe ist außer von der Konsistenz des Materials vom Gewicht des Senkkörpers und dem Öffnungswinkel des Kegels abhängig. Aufgrund dieser Tatsache ist es möglich, das Messsystem dem jeweils interessierenden Messbereich optimal anzupassen.

Mikrobiologische Qualität. ▸Kap. 5.7.

In-vitro-Wirkstoff-Freisetzung

Die In-vitro-Wirkstoff-Freisetzung aus halbfesten Arzneiformen wird häufig in In-vitro-Membranmodellen (▸Kap. 7.6) bestimmt. Hierbei handelt es sich um Zweikammermodelle, wobei die Donatorkammer von der Akzeptorkammer durch eine Resorptionsmembran getrennt ist. Dies kann eine synthetische Membran oder exzidierte tierische oder menschliche Haut sein. Auf die Membranseite in der Donatorkammer wird die halbfeste Zubereitung aufgebracht. Der freigesetzte Wirkstoff diffundiert durch die Membran in die Akzeptorkammer, die von Pufferlösung, z. B. Phosphatpuffer pH 7,4, durchströmt wird. Das ganze System ist auf eine Temperatur von 32–37 °C temperiert. In Zeitabhängigkeit wird in der Pufferlösung die Konzentration des freigesetzten Wirkstoffs bestimmt.

Zu bedenken ist hierbei, dass alle bisher bekannten Membranen die realen Bedingungen nur bedingt simulieren können. Deshalb gibt es für halbfeste Arzneizubereitungen im Gegensatz zu den festen Arzneiformen bis heute noch keine offizinellen Methoden zur Bestimmung der Wirkstoff-Freisetzung. Freisetzungsuntersuchungen ohne Trennung von Donator- und Akzeptorkammer durch eine Membran sind bei Unmischbarkeit der halbfesten Zubereitung und des Akzeptormediums möglich.

Bezüglich weiterer Untersuchungsverfahren sei auf die Monographien der verwendeten Hilfsstoffe hingewiesen.

Quellen und weiterführende Literatur

Asche H, Essig D, Schmidt PC. Technologie von Salben, Suspensionen und Emulsionen. Wissenschaftliche Verlagsgesellschaft Stuttgart, 1998

Barry BW. Lipid-Protein-Partitioning Theory of Skin Penetration Enhancement. J Controlled Release 15: 237, 1991

Chien YW. Transdermal systemic drug delivery, recent development and future prospects. STP Pharma Sci 1: 5, 1991

Egermann H. Grundlagen für Dermatika. I. Die Grundlagen und ihre Eigenwirkungen auf die Haut. II. Einfluss der Grundlagen auf die Wirksamkeit der Arzneistoffe. Österr Apoth Ztg 39: 601, 641, 1985

Gröning R, Müller RS. Dtsch Apoth Ztg 145: 4295, 2005

Lippold BC, Teubner A. In-vitro-Freisetzung von Nicotinsäurebenzylester aus verschiedenen Lösungssalben. Acta Pharm Technol 28: 115, 1982

Loth H. Grundlagen des intra- und transdermalen Transports von Arzneistoffen, I und II. Acta Pharm Technol 32: 109, 1986; 33: 3, 1987

Monkhouse DC., Huq AS. Transdermal Drug Delivery – Problems and Promises. Drug Dev Ind Pharm 14: 183, 1988

Müller-Goymann CC. Arzneimittel mit Flüssigkristallen. In: Müller RH, Hildebrand GE (Hrsg.) Pharmazeutische Technologie: Moderne Arzneiformen. 2. Aufl., Wissenschaftliche Verlagsgesellschaft Stuttgart, 1998

Müller-Goymann CC, Refai H. Dermale Rezeptur-Tücken im Apothekenlabor. Pharm Ztg 145: 3025, 2000

Niedner R, Ziegenmeyer J. Dermatika. Therapeutischer Einsatz, Pharmakologie und Pharmazie. Wissenschaftliche Verlagsgesellschaft Stuttgart, 1992

Shah VP, Behl CR, Flynn GL, Higuchi WI, Schaefer H. Principles and Criteria in the Development and Optimization of Topical Therapeutic Products. Int J Pharm 82: 21, 1992

Thoma K. Grundlagen für Dermatika und ihre Bedeutung für die Therapie. Schriftenreihe der Bundesapothekerkammer. Grüne Reihe, Bd. III, S. 183. Frankfurt/Main 1983

Van Buskirk GA. Scale-up of Adhesive Transdermal Drug Delivery Systems. Pharm Res 14: 848, 1997

Abbildungsnachweis

Lane JD et al. Drug Dev Ind Pharm 19: 1999, 1993

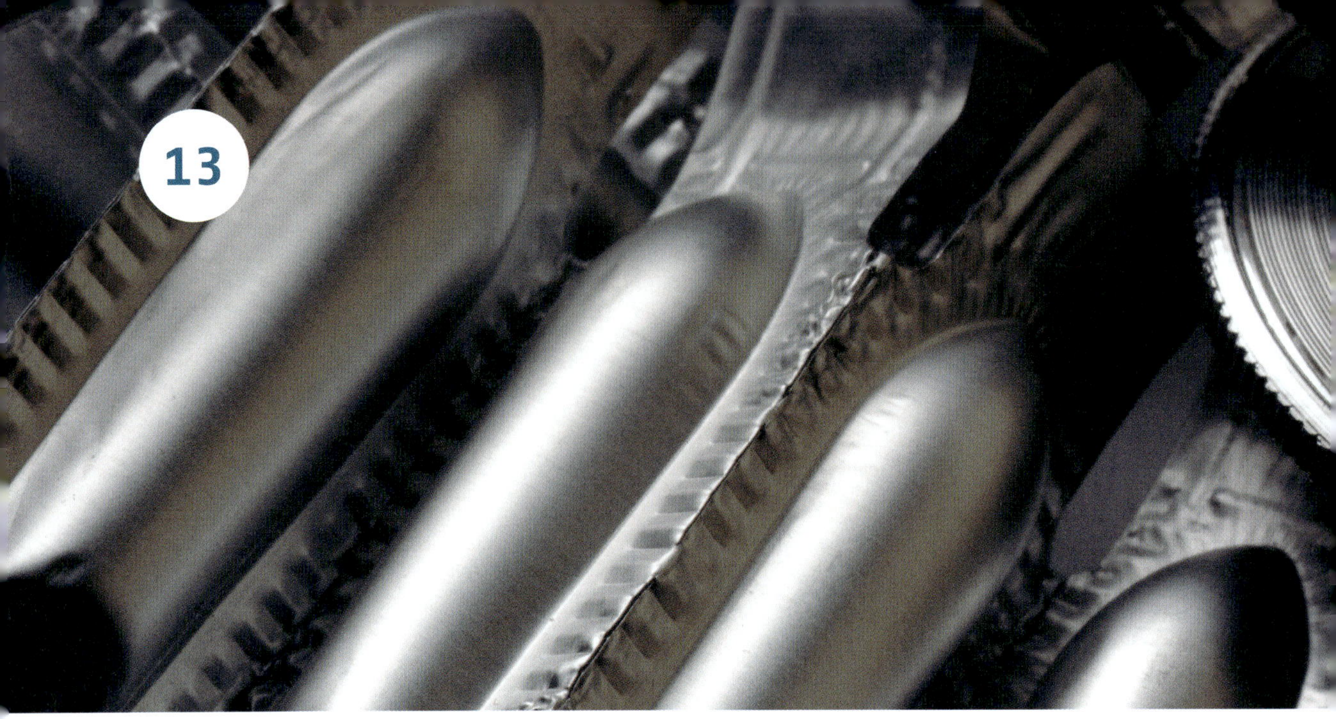

Suppositorien, Zubereitungen zur vaginalen und intrauterinen Anwendung

Prof. Dr. Stephan Reichl

Zubereitungen zur rektalen sowie zur vaginalen und intrauterinen Anwendung können den Arzneistoff systemisch oder lokal zur Wirkung bringen. Das folgende Kapitel beschreibt die bewährten und neueren Arzneiformen dieser Gruppe.

13.1 Allgemeines

Partywissen

Rektal anwendbare Arzneiformen zählen zu den ältesten Arzneiformen und wurden bereits in der mesopotamischen Keilschrift um 2600 v. Chr. erwähnt.

Suppositorien, Vaginalovula und Stifte sowie Vaginalringe und Intrauterin-Pessare bzw. Intrauterin-Systeme sind verschieden geformte einzeldosierte Darreichungsformen, die zum Einführen in Körperhöhlen, hauptsächlich in das Rektum, in die Vagina, in die Harnröhre oder in den Uterus bestimmt sind. Daneben kommen aber auch ganz andere Arzneiformen wie Kapseln, Klysmen, Tabletten, Schäume, Tampons sowie Lösungen, Suspensionen, Emulsionen und halbfeste Zubereitungen in diesen Körperhöhlen zur Anwendung: Zubereitungen zur rektalen bzw. vaginalen Anwendung Ph. Eur., Stifte und Stäbchen Ph. Eur., wirkstoffhaltige Tampons Ph. Eur.

Merke

Bei den gegossenen Formen (Suppositorien, Vaginalovula) lassen sich entsprechend den Grundlagen zwei verschiedene Typen voneinander unterscheiden:

- lipidhaltige und
- wasserlösliche Zubereitungen.

Je nach Verteilung der Wirkstoffe unterscheidet man Lösungs-, Emulsions- und Suspensions-Zubereitungen. Die **Lipide** bzw. **Lipidgemische** müssen bei Körpertemperatur schmelzen und aus der Schmelze die inkorporierten Wirkstoffe freigeben. Dieser Mechanismus schränkt zwangsläufig die Verwendbarkeit der Lipidgrundlagen auf Klimazonen ein, bei denen Temperaturen nahe der Körpertemperatur nicht erreicht werden. Hieraus ergibt sich auch die Forderung, dass derartige Suppositoriengrundlagen einen möglichst engen Schmelzbereich aufweisen. Eine derartige Bedingung erfüllen nur Lipide, die nahezu vollständig in einer bestimmten einheitlichen kristallographischen Form kristallisieren. Lipidgemische für Suppositorien setzen sich damit deutlich von denen ab, die Salbengrundlagen darstellen.

Lipide können polymorph sein, d. h., sie treten in verschiedenen Kristallmodifikationen auf. Sie weisen häufig neben den echt kristallinen Strukturen (▸ Kap. 4.2.2) auch eine charakteristische Übergangsform zum flüssigkristallinen Lamellarzustand auf (▸ Kap. 4.4.3, ○ Abb. 4.52). Echt kristallin ist ein Lipid dann, wenn alle Atome und Atomgruppen einen streng geordneten periodischen Aufbau besitzen. Dies bedeutet, dass auch die CH_2-Gruppen der Alkylketten in allen Raumrichtungen streng geordnet sind und lediglich um die diesem Ordnungsprinzip folgenden Schwerpunktlagen thermische Oszillationen ausführen.

Beim Übergang von einer echt kristallinen Form zum Flüssigkristall beginnen die Alkylketten oberhalb einer bestimmten Temperatur frei um ihre Längsachse zu rotieren, sodass sie einen zylindrischen Raum einnehmen. Die Wechselwirkung der Alkylreste untereinander ist damit stark eingeschränkt. Die Moleküle nehmen jedoch unter Wahrung einer Parallelorientierung der Alkylreste und ihrer freien Drehbarkeit die dichteste Packung ein. Die dichteste Zylinderpackung ist eine Hexagonalpackung, d. h., man beobachtet einen hexagonalen Aufbau, wenn man in Richtung der Längsachsen der Alkylreste auf das Kristallisat blickt.

Im festen Zustand besitzen die Lipidgrundlagen aufgrund ihrer hohen Kristallinität ein wesentlich geringeres Lösungsvermögen als Salbengrundlagen. Dies führt sehr häufig zur Ausbildung von Suspensionssuppositorien. Das Lösungsvermögen verbessert sich in der Schmelze oder in den flüssigkristallinen Übergangsformen. Sind eingearbeitete Wirkstoffe in diesen Zuständen löslich, so zeigen sie meist im festen Bereich ein eutektisches Mischungsverhalten mit Schmelzpunktdepression (▸ Kap. 4.3.1). Bevorzugt werden als Lipide Triglyceride verwendet.

Hartfett Ph. Eur. ist ein halbsynthetisches Gemisch von Mono-, Di- und Triglyceriden von gesättigten Fettsäuren (vgl. Neutralöl, ▸ Kap. 12.2.2) pflanzlichen Ursprungs. Ausgangsmaterialien für die Herstellung sind Palmkern- und Kokosfette, da diese einen relativ hohen Anteil an Laurinsäuretriglyceriden besitzen. Diese Naturfette werden zur Herstellung von Hartfett zunächst verseift und das erhaltene Fettsäuregemisch zur Beseitigung der ungesättigten Fettsäuren hydriert. Anschließend wird fraktioniert destilliert, um niedere Fettsäuren wie Caprin-, Capryl- und Capronsäuren abzutrennen. Nach Auswahl der geeigneten Fettsäuren wird wieder mit Glycerol verestert. Auf diese Weise werden Hartfette mit bestimmten Schmelzeigenschaften und bestimmten Hydroxylzahlen durch die Einstellung entsprechender Verhältnisse zwischen Mono-, Di- und Triglyceriden hergestellt. Diese Hartfette haben weit bessere Stabilitätseigenschaften als Kakaobutter, vor allem, weil die ungesättigten Fettsäuren fehlen. Mit steigenden Hydroxylzahlen nehmen die W/O-Emulgiereigenschaften (Wasseraufnahmefähigkeit) der Hartfette wegen des höheren Mono- und Diglycerid-Gehalts zu, ebenso die Schmelzpunkte. Gleichzeitig sinkt die Sprödigkeit. Darüber hinaus kann Hartfett durch Umesterung hydrierter Pflanzenöle erhalten werden.

Hartfett ist in einer Vielzahl von Typen handelsüblich. Hartfette mit niedrigen Hydroxylzahlen sind günstiger für Zubereitungen, die hydrolyseempfindliche Wirkstoffe enthalten, z.B. Acetylsalicylsäure. Hartfette mit höheren Schmelzpunkten sind dagegen für Formulierungen mit Wirkstoffen geeignet, die Schmelzpunkterniedrigungen nach sich ziehen. Die Fettsäurefraktion des Hartfettes besteht aus gesättigten Fettsäuren $C_{11}H_{23}COOH$ bis $C_{17}H_{35}COOH$. Der Hauptanteil ist Laurinsäure mit 37–51 %. Längerkettige Fettsäuren bewirken höhere Schmelzpunkte.

Auch Hartfett zeigt Polymorphie. Nach dem Ausgießen und Erstarren entsteht zunächst die orthorhombische β'-Phase. Sofern das Ausgießen unterhalb 10 °C erfolgte, bildet sich vorher die flüssigkristalline α-Phase, die sich aber bei RT rasch in die β'-Phase umlagert. Die β'-Phase ist energiereich und somit instabil und wandelt sich bei RT im Lauf von einigen Monaten in die stabile, trikline β-Phase um. Dabei steigt der Schmelzpunkt um einige Grad an. Dieser Prozess wird als **Nachhärtung** bezeichnet und kann das Schmelzen der Suppositorien bei Körpertemperatur verhindern. Er ist bei der Entwicklung und Stabilitätsprüfung von Suppositorien bzw. Vaginalovula auf Hartfettbasis unbedingt zu berücksichtigen. Kurzzeitiges Unterkühlen der Schmelze oder Lecithinzusatz beschleunigen diesen Prozess. Eine problemlose Entnehmbarkeit von gegossenen Arzneiformen auf Hartfettbasis ohne die Anwendung von Trennmitteln aus den Gießformen wird durch eine deutliche **Volumenkontraktion** während des Erstarrens gewährleistet.

Hartfett-Typen mit breiterem Schmelzintervall sind vorteilhaft, wenn es gilt, in einem Suspensions-Suppositorium einen Wirkstoff einzuarbeiten, der in einer niedrig viskosen Schmelze rasch sedimentieren würde. Der breite Schmelzbereich erlaubt es besonders gut, in seinen tieferen Temperaturen höher viskose Schmelzen herzustellen, in denen die Sedimentation behindert ist (Cremeschmelzverfahren).

Durch Zusatz von O/W-Emulgatoren lassen sich **selbstemulgierende Hartfettmassen** zur Herstellung gut spreitender Ovula gewinnen. Als weitere Zusatzstoffe für Hartfett kommen Lecithin und Bienenwachs zum Einsatz (Hartfett mit Zusatzstoffen Ph. Eur.).

Eine weitere lipophile Suppositoriengrundlage, die lange Zeit bevorzugt verwendet wurde, ist **Kakaobutter**, ein natürliches Triglycerid-Gemisch, blassgelblich, mit angenehmem kakaoartigem Geruch. Die Gewinnung erfolgt durch Abpressen aus Kakaokernen oder Kakaomasse mit anschließender Reinigung durch Filtration oder Zentrifugation. Die Fettsäurefraktion der Kakaobutter setzt sich aus ca. je 35 % Stearin- und Ölsäure, 26 % Palmitinsäure und 3 % Linolsäure zusammen. Auffallend sind die hohen Anteile an ungesättigten Fettsäuren, die die gute Spreitung der Kakaobutter auf Wasser, aber auch Oxidationsempfindlichkeit verursachen. Von Nachteil ist ferner, dass die Triglyceride der Kakaobutter in verschiedenen monotropen Modifikationen vorkommen, die die Herstellung komplizieren. Der Schmelzpunkt der stabilen β-Modifikation liegt bei 34,5 °C. Daneben existieren noch eine β'-Modifikation mit einem Schmelzpunkt von 31 °C und eine α-Modifikation mit einem Schmelzpunkt von 22 °C. Um bei der Verarbeitung die stabile β-Form zu erhalten, darf höchstens bis zu 33 °C erwärmt werden. Bei diesem **Cremeschmelzverfahren** wird die Schmelze nicht völlig klar, und es bleiben noch genügend Kristallkeime zurück, um die Masse wieder in der β-Modifikation erstarren zu lassen. Neben der Bildung von tieferschmelzenden Modifikationen hat die Kakaobutter noch einen weiteren Nachteil. Sie zeigt beim Abkühlen keine Volumenkontraktion. Deshalb müssen die Gießformen mit einem Formentrennmittel, zum Beispiel mit Seifenspiritus oder einer Lösung von Silikonöl in Aceton oder Essigsäureethylester, behandelt werden. Kakaobutter ist aufgrund dieser Nachteile als Suppositoriengrundlage mittlerweile weitgehend durch Hartfett verdrängt worden.

Wichtiges in Kürze

Hartfett bietet unter den Lipidgrundlagen deutliche Vorteile gegenüber Kakaobutter:

- höhere chemische Stabilität
- Variabilität im Bereich der Schmelztemperaturen
- leichtere Verarbeitbarkeit
- Volumenkontraktion

Die Lipidgrundlagen werden in erster Linie für Suppositorien verwendet, die zur rektalen Applikation bestimmt sind.

Neben den lipophilen Suppositoriengrundlagen werden auch **wasserlösliche Massen** verwendet. Diese sollen nicht nach Schmelzen bei Körpertemperatur, sondern nach Auflösung durch das in den Körperhöhlen vorhandene Wasser die inkorporierten Wirkstoffe freigeben. Da sich im Rektum bzw. in der Vagina nur sehr wenig Wasser befindet, ist die Ausnutzung eines derartigen Effekts problematisch (lokale Schleimhautreizung). Da diese Substanzen jedoch nicht bei Körpertemperatur schmelzen müssen, können andererseits höherschmelzende Materialien eingesetzt werden, die sich für wärmere Klimata eignen.

Für die rektale Applikation werden **Macrogol 6000 (Polyethylenglykol 6000)** bzw. Mischungen von Macrogolen hoher und niedriger Molekülmassen eingesetzt. Der Schmelzbereich derartiger Massen liegt bei

55–60 °C. Macrogolsuppositorien zeigen Nachhärtungserscheinungen, was auf einen fortlaufenden Anstieg des Kristallinitätsgrades zurückzuführen ist. Zu berücksichtigen ist, dass Macrogole mit vielen Wirkstoffen Inkompatibilitäten zeigen.

Grundlagen aus **Glycerol-Gelatine** eignen sich grundsätzlich für Vaginalovula als Wirkstoffträger. Diese enthalten nach BP 93 14 g Gelatine, 70 g Glycerol und 16 g Wasser. Die Masse stellt ein transparentes festes Gel dar. Sie ist, abhängig vom Glycerolgehalt, mikrobiell anfällig, sodass in der Regel eine Konservierung vorzunehmen ist.

Das vorherige kurzzeitige Eintauchen dieser hydrophilen Suppositorien bzw. Ovula in Wasser erleichtert die Applikation.

Im allgemeinen Teil des Arzneibuchs wird die **Mikrobiologische Qualität von nicht sterilen pharmazeutischen Zubereitungen und Substanzen zur pharmazeutischen Verwendung** geregelt (Ph. Eur. 5.1.4). Für rektale Zubereitungen gelten 2 000 aerobe Mikroorganismen (TAMC) bzw. 200 Hefen und Schimmelpilze (TYMC) (jeweils KBE/g oder KBE/ml) als maximale Grenzwerte in koloniebildenden Einheiten (KBE), für vaginale Zubereitungen sind die zulässigen Grenzen um den Faktor 10 geringer und schließen die Abwesenheit von *Pseudomonas aeruginosa, Staphylococcus aureus* und *Candida albicans* ein (▸ Kap. 5.7.1, ◘ Tab. 15.4).

13.2 Herstellung von Suppositorien und Vaginalovula

Suppositorien und Vaginalovula werden vorwiegend nach dem Gießverfahren, in seltenen Fällen nach dem Pressverfahren hergestellt. Im **Gießverfahren** wird die Grundlage gemeinsam mit den Wirkstoffen aufgeschmolzen und bildet mit diesen, je nach Art der Rezeptur, in der Schmelze eine Suspension, Emulsion oder Lösung. Um eine rasche Rekristallisation nach dem Ausgießen zu ermöglichen und um eine homogene Wirkstoffverteilung zu gewährleisten, sollte die Schmelztemperatur so tief wie möglich gehalten werden. Einerseits erreicht man damit, dass der Cremeschmelzzustand nicht überschritten wird und in der Masse noch genügend Rekristallisationskeime für die stabile Modifikation der Lipide vorhanden sind, und andererseits, dass die Schmelze eine so hohe Viskosität aufweist, dass Sedimentationen oder Aufrahmungen behindert sind. Auch sollte aus diesem Grund die Schmelzzeit so kurz wie möglich gehalten werden. Die so hergestellte Schmelze wird in zerlegbare Formen oder großtechnisch in vorgeformte Folienbänder ausgegossen, die die Herstellung mehrerer bzw. sehr vieler Formlinge gleichzeitig ermöglichen. Die Dosierung der geschmolzenen Mischung erfolgt durch das Volumen der Form für jedes einzelne Suppositorium zwangsläufig volumetrisch. Die Größe der Einzelformen ist so bemessen, dass Suppositorien für Erwachsene etwa 2 g und Suppositorien für Kinder etwa 1 g wiegen, Ovula etwa 3 g.

Für die **Dosierung** ist zu berücksichtigen, dass die Grundlagen unterschiedliche Dichten besitzen und die Dichte der fertigen Rezeptur durch den Wirkstoff noch eine weitere Variation erfährt. Die Menge an Grundlage, die für die Herstellung solcher Zubereitungen benötigt wird, muss so eingestellt werden, dass diejenige Menge der Rezeptur, die gerade das Volumen der Form ausfüllt, die vorgeschriebene Wirkstoffmenge enthält. Um dies zu ermitteln, bedient man sich verschiedener Verfahren.

Merke

Die Herstellung von Suppositorien erfolgt nach DAC Anlage F über das Verdrängungsfaktor-Verfahren oder die Dosierungsmethode nach Münzel.

Zum einen kann man sich eines **Kalibrierwerts der Form** für die jeweils ausgewählte Grundlage bedienen. Unter dem Kalibrierwert versteht man die mittlere Masse eines aus der Grundlage hergestellten Formlings in der betreffenden Form.

Die Veränderung, die die Dichte der betreffenden Grundlage durch den eingearbeiteten Wirkstoff erfährt, wird durch den **Verdrängungsfaktor** bestimmt. Rein theoretisch ist er das Verhältnis zwischen der Dichte der Grundlage und der Dichte des Wirkstoffs. Allerdings wird der Verdrängungsfaktor von der Löslichkeit des Wirkstoffs in der Grundmasse und vom Herstellungsverfahren (Creme- oder Klarschmelze, Lufteinschluss), beeinflusst, sodass er experimentell bestimmt werden muss. Er gibt an, wie viel Gramm der Grundmasse mit einem Gramm des Wirkstoffs volumenäquivalent sind.

Aus diesen beiden Größen (Kalibrierwert und Verdrängungsfaktor) lässt sich die Menge der für die Herstellung einer bestimmten Anzahl der Formlinge benötigten Grundmasse berechnen. Angaben zur Vorgehensweise sowie tabellierte Werte finden sich im DAC.

Andererseits gibt es, insbesondere für die rezepturmäßige Herstellung, die Möglichkeit, die Grundmasse so zu bemessen, dass das Volumen nur etwa zu 80–90 % für das Füllen der vorgesehenen Formen ausreicht. Man gießt die wirkstoffhaltige Masse aus und füllt dann die Form mit reiner Masse vollständig auf. Nach dem Zerlegen der Form wird die Mischung erneut aufgeschmolzen und wieder ausgegossen (**Münzel-Verfahren**).

Die Glycerol-Gelatine-Massen sind in Bezug auf die Schmelztemperatur relativ unkritisch. Nach dem Ausgießen der Zäpfchen müssen diese einige Stunden in der Form belassen werden, da die Aushärtung sehr langsam vor sich geht.

Sowohl Lipidgrundmassen als auch Macrogol-Mischungen eignen sich für die Herstellung von Suppositorien, Stiften o. Ä. nach dem **Pressverfahren.** Hierzu werden die Wirkstoffe mit der fein geraspelten bzw. pulverisierten Grundmasse vermischt und in Spezialpressen in die Zäpfchenform gepresst. Einsatz findet das Pressverfahren besonders bei thermolabilen und leicht flüchtigen Wirkstoffen. Als lipophile Grundmassen haben sich Mischungen aus Propylenglykol-Fettsäureestern bewährt, die eutektische Schmelzpunkte um 34 °C aufweisen.

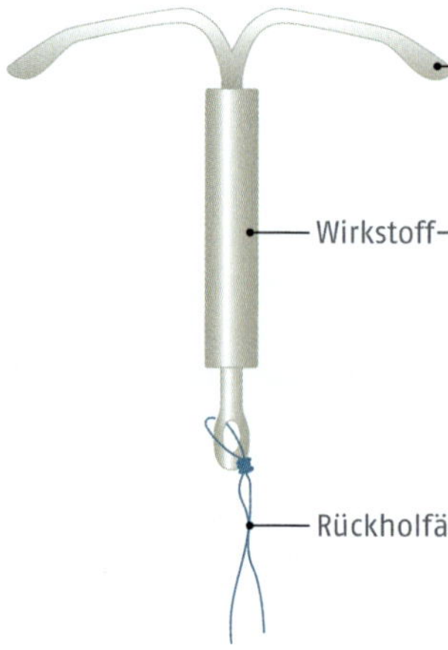

Abb. 13.1 Levonorgestrel abgebendes Intrauterin-System Mirena®

13.3 Spezielle Freisetzungssysteme zur vaginalen und intrauterinen Anwendung

Spezielle Arzneiformen zur vaginalen bzw. intrauterinen Applikation stellen **Vaginalringe** und **Intrauterin-Pessare (IUP)** bzw. Intrauterin-Spiralen und **Intrauterin-Systeme (IUS)** dar. Sie setzen Wirkstoff aus Depots, im Allgemeinen umgeben von Polymermembranen, über längere Zeit nahezu konstant frei. Beispiele für Vaginalringe sind Estring® mit Estradiolabgabe zur insbesondere lokalen Hormonsubstitution und NuvaRing® bzw. Circlet® mit Freisetzung von Ethinylestradiol und Etonogestrel zur Kontrazeption. Die Intrauterin-Pessare (IUP, sogenannte Kupferspiralen), z. B. Nova T® oder Cupraluna®, bestehen aus einem T-förmigen, flexiblen Plastikträger mit einer Kupferdrahtumwicklung um den längeren Teil des T-Körpers. Sie wirken durch die Abgabe von Kupferionen empfängnisverhütend. Ebenfalls T-förmige Intrauterin-Systeme (IUS) geben ausschließlich langanhaltend Hormone (Gestagene) zur Kontrazeption ab. Beispiele sind Mirena®, Kyleena®, Levosert® und Jaydess®. Nach Beendigung des Freisetzungsprozesses bzw. der Behandlung muss das jeweilige Trägerelement mittels Rückholfäden wieder entfernt werden.

Partywissen

IUS gehören zu den sichersten Verhütungsmethoden mit einem Pearl-Index von etwa 0,16 sowie mit den geringsten Ausfallraten hinsichtlich Anwendungs- und Methodensicherheit. Zudem verfügen sie über eine sehr lange Anwendungsdauer von 3–7 Jahren.

Der Aufbau eines IUS-Langzeitkontrazeptivums, das Levonorgestrel an das Uteruslumen abgibt, ist in Tab. 13.1 und Abb. 13.1 dargestellt.

Als „Energiequelle" dient die nach dem 1. Fick'schen Diffusionsgesetz ablaufende Diffusion von höheren zu

Tab. 13.1 Aufbau des Levonorgestrel abgebenden IUS Mirena®

1. Wirkstoff: Levonorgestrel
2. Wirkstoff-Abgabeeinheit
   - Wirkstoffreservoir: Mischung aus 52 mg Levonorgestrel und Polydimethylsiloxan
   - Abgabe-Kontrollelement: Membran aus Polydimethylsiloxan
   - Energiequelle: Wirkstoffkonzentration im Reservoir
3. Trägerelement: Kunststoff (Polyethylen), enthält Bariumsulfat als Röntgenkontrastmittel
4. therapeutisches Programm: durchschnittlich 15 µg/d Levonorgestrel werden 5 Jahre lang freigegeben

niedrigeren Wirkstoffkonzentrationen (▸Kap. 12.9). Die Diffusionsgeschwindigkeit wird von der Beschaffenheit der Membran, wie Dicke, Oberfläche und Struktur, sowie von der gelösten Wirkstoffmenge bestimmt (▸Kap. 4.2.3, ▸Kap. 12.9).

13.4 Biopharmazeutische Aspekte

Suppositorien sollen lokal oder systemisch, Vaginalzubereitungen in der Regel lokal wirksam sein. Suppositorien mit beabsichtigter systemischer Wirkung sind angezeigt bei Schluckbeschwerden, Erbrechen, Bewusstlosigkeit oder verminderter Fähigkeit zur peroralen Applikation (z. B. bei Kindern). Die Resorptionsgeschwindigkeit rektal in Form von Suppositorien verabreichter Wirkstoffe ist meist kleiner als bei peroraler Verabreichung, sodass mitunter höhere Dosen erforderlich sind.

Bei Vorliegen von Substanzen mit einem hohen First-Pass-Effekt können aber auch höhere Bioverfügbarkeiten bei rektaler Verabreichung als zum Beispiel bei peroraler Gabe erreicht werden (▸Kap. 7.2.1). So betrug die absolute Bioverfügbarkeit von Morphin bei rektaler Gabe 53 %, bei peroraler Einnahme 37 %. Die teilweise verlangsamte Resorption bei rektaler Gabe kann zum Erreichen eines Retardeffekts bei der Behandlung chronischer Erkrankungen ausgenutzt werden.

Die Wirkstoffaufnahme erfordert:

- die Freigabe des Wirkstoffs aus der Grundlage,
- den Übertritt in die Rektalschleimhaut und
- die Diffusion zum Blutgefäßsystem.

Die Wirkstoff-Freisetzung, das heißt alle Schritte bis zum Vorliegen des gelösten Wirkstoffs, setzt bei lipophilen Grundlagen das Schmelzen, bei hydrophilen Grundlagen deren Lösen im Darmsekret mit anschließendem Auflösen des Wirkstoffs voraus. Wegen der geringen Schleimmenge ist dies meist ein langsamer Prozess. Bei schlecht wasserlöslichen Wirkstoffen wird in der Regel eine möglichst kleine Partikelgröße die Wirkstoff-Freisetzung begünstigen, während für gut wasserlösliche Wirkstoffe die Reduzierung der Partikelgröße zu einer langsameren Freisetzung führen kann. In diesem Fall bestimmt die Sedimentationsgeschwindigkeit zur Grenzfläche Grundlage/Schleim in der geschmolzenen Grundlage die Resorptionsgeschwindigkeit. In einer lipophilen Grundlage eingearbeitetes Natriumsalicylat mit einer Teilchengröße zwischen 125 und 250 µm ergibt z. B. wesentlich höhere Plasmaspiegel im Vergleich zu einem Präparat mit einer Teilchengröße von 20 µm.

Außerdem wird die Resorption z. B. von der Größe des Verteilungskoeffizienten des Wirkstoffs zwischen Rektalschleimhaut und Schleim sowie dem Ionisationsgrad von Wirkstoffsäuren oder -basen beeinflusst.

Günstige Resorptionsvoraussetzungen bestehen bei Verabreichung von möglichst weitgehend gesättigten Wirkstoff-Lösungen, z. B. Diazepam, als **Mikroklysmen**. Allerdings werden (Mikro-)Klysmen auch zur Lokalbehandlung, z. B. bei Obstipation, eingesetzt.

Bei vaginaler Verabreichung muss eine etwaige Wirkstoff-Resorption als Nebenwirkung angesehen werden. Die gute Durchblutung der Vaginalschleimhaut macht die Vagina als Resorptionsorgan geeignet. Im Vergleich zu anderen Körperhöhlen liegt nur wenig Flüssigkeit als Transsudat vor (▸Kap. 7.2.2). Zur Behandlung der Vaginalschleimhaut eignen sich vor allem Darreichungsformen mit wasserlöslichen Grundlagen, wie Glycerol-Gelatine. Vaginaltabletten werden häufig mit Brausegemischen versetzt, um trotz der geringen Schleimmenge einen schnellen Zerfall sicherzustellen.

Bei der Formulierung von vaginalen Zubereitungen ist darauf zu achten, dass der physiologische, schwach saure pH-Wert der Vaginalflüssigkeit nach der Applikation nicht verändert wird, da es anderenfalls zu einer Änderung der vaginalen Mikroflora kommen kann (▸Kap. 7.2.2).

13.5 Qualitätsprüfungen

Die Qualitätsprüfmethoden für Suppositorien und Ovula lehnen sich naturgemäß eng an diejenigen der halbfesten Zubereitungen oder ihrer Ausgangsstoffe an (▸Kap. 12.12). In bestimmten Fällen können auch Prüfungen von festen Arzneiformen als Vorbild dienen.

Der Zustand von Suppositorien lässt sich am besten mit thermoanalytischen Methoden beurteilen. Zur Bestimmung der mechanischen Festigkeit wurden verschiedene Methoden beschrieben, bei denen bei einer gegebenen Untersuchungstemperatur die Suppositorien einer zunehmenden mechanischen Belastung, z. B. durch Gewichte, ausgesetzt werden. Es wird diejenige Belastung ermittelt, bei denen die Suppositorien brechen (Bruchfestigkeit nach Ph. Eur.).

Grobdisperse Systeme sind auf Dispersität und Homogenität zu prüfen; es besteht die Gefahr, dass unmittelbar nach dem Ausgießen der suspendierte Wirkstoff in die Spitze des Suppositoriums sedimentiert.

Das Arzneibuch fordert für gegossene Suppositorien und Vaginalovula die Prüfungen auf Gleichförmigkeit des Gehalts und der Masse sowie eine Bestimmung der Zerfallszeit.

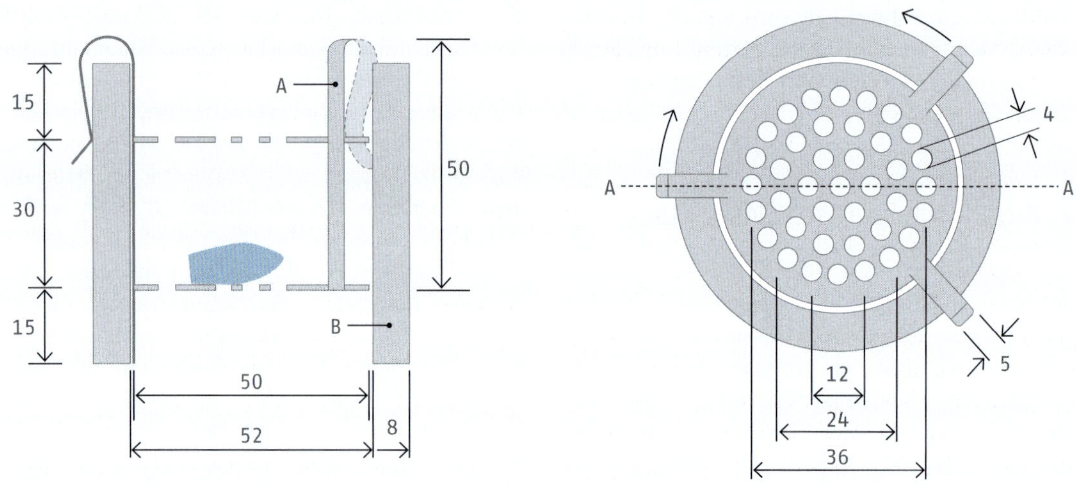

○ Abb. 13.2 Gerät zur Bestimmung der Zerfallszeit nach Ph. Eur. für Suppositorien und Vaginalkugeln. Angaben der Abmessungen in mm. **A** Einsatz, bestehend aus zwei perforierten, kreisförmigen Edelstahlblechen und drei Halteklammern, **B** Glas- oder Kunststoffzylinder

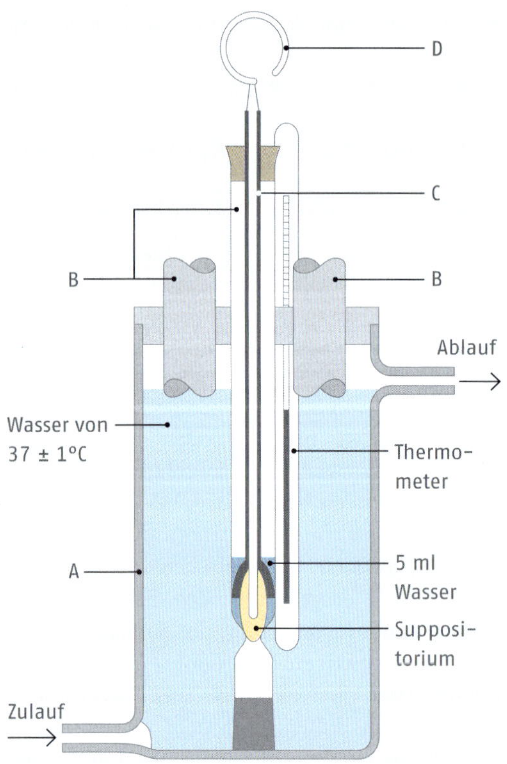

○ Abb. 13.3 Apparatur zur Bestimmung der Erweichungszeit von Suppositorien Ph. Eur. Dieses Gerät geht auf Krowczynski (1959) zurück und wurde von Erweka modifiziert. **A** Wasserbad, **B** Prüfrohre zur Aufnahme der Proben, die zur Prüfung mit jeweils 5 ml Wasser beschickt werden, **C** Führungsrohr mit Prüfstab **D** (Gewicht 7,5 g). Das Eindringen des Prüfstabes in die Probe zeigt den Grad der Erweichung pro Zeiteinheit an und das Ablaufen der geschmolzenen Probe durch die untere Verengung des Prüfrohrs die vollkommene Verflüssigung.

Die Ph. Eur. beschreibt eine einfache Apparatur für die Zerfallsprüfung von Suppositorien oder Vaginalkugeln (○ Abb. 13.2). In diese Apparatur werden die Prüfobjekte zwischen zwei grob perforierte Platten eingelegt und diese Vorrichtung in einem Wasserbad von 36–37 °C alle 10 Minuten umgedreht. Als Zerfallszeit gilt der Zeitpunkt, in dem die Proben vollständig zerfallen oder durch und durch weich geworden sind.

Wegen der Bedeutung der Erweichungs-, Zerfalls- oder Auflösungseigenschaften dieser Arzneiformen, vor allem im Hinblick auf die Wirkstoff-Freisetzung und wegen der Unvollkommenheit der Zerfallsprüfmethode, sind je nach Zielrichtung noch eine Reihe weiterer Apparaturen im Gebrauch. Dazu gehört beispielsweise der Suppositorien-Penetrationstester (Apparatur zur Bestimmung der Erweichungszeit von Suppositorien Ph. Eur., ○ Abb. 13.3).

Für die Untersuchung der In-vitro-Wirkstoff-Freisetzung kommen ähnliche bzw. abgewandelte Verfahren in Anwendung wie für die Bestimmung von peroralen Arzneiformen einschließlich der Durchflusszelle nach Arzneibuch (▸ Kap. 7.6.2).

Quellen und weiterführende Literatur

Allen LV, Worthen DB, Mink B. Suppositories. Pharmaceutical Press London, 2008

Balthasar S. Verhüten ohne Pille. Pharm Ztg 152: 4 136, 2007

Daniels R. Arzneiformen zur Hormontherapie mit Estrogenen. Pharmakon 3: 473, 2015

Deshpande AA, Rhodes CT, Danish M. Intravaginal Drug Delivery. Drug Dev Ind Pharm 18: 1225, 1992

Dittgen M. Vaginale und intrauterine Arzneistoffzufuhr – bioadhäsive und lang wirkende Freigabesysteme. In: Müller R, Hildebrand GE (Hrsg.). Pharmazeutische Technologie: Moderne Arzneiformen. Wissenschaftliche Verlagsgesellschaft Stuttgart, 1998.

Hermann TW. Recent research on bioavailability of drugs from suppositories. Int J Pharm 123: 1, 1995

Müller BW. Suppositorien. Wissenschaftliche Verlagsgesellschaft Stuttgart, 1986

Nowotny O. Zur Geschichte der Zäpfchen. Österr Apoth Ztg 8: 539, 1954

Römer T. Weiterentwicklung intrauteriner Kontrazeptionssysteme. Gynäkologe 52: 126, 2019

Sucker H, Fuchs P, Speiser P. Pharmazeutische Technologie. 2. Aufl., Georg Thieme Verlag, Stuttgart 1991

Thoma K, Daniels R. Apothekenrezeptur und -defektur. 8. Akt.lfg., Deutscher Apotheker Verlag Stuttgart, 2019

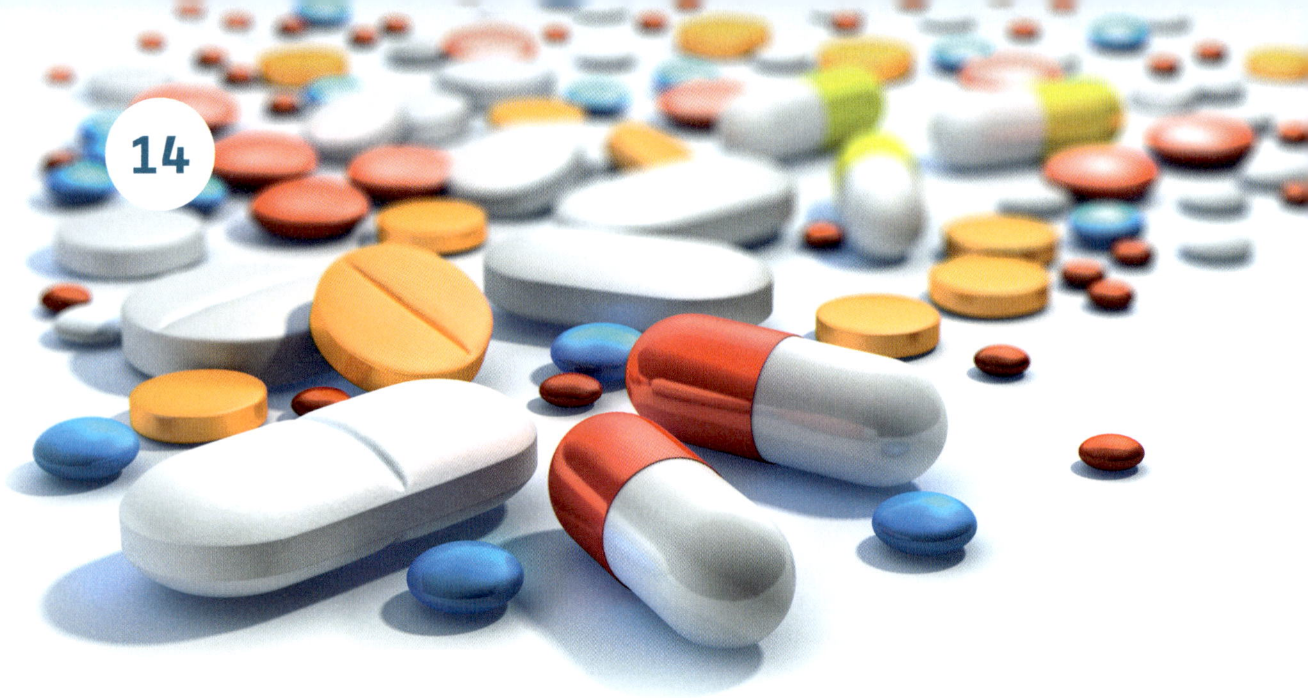

14

Feste Arzneiformen

Prof. Dr. Rolf Schubert

Die festen Arzneiformen können aus technologischer Sicht, ebenso wie die flüssigen und halbfesten, in einer Gruppe systematisch zusammengefasst werden. Diese Gruppe umfasst sowohl partikuläre feste Formen, wie Pulver, Puder, Granulate und Pellets, als auch kompakte Arzneiformen, z. B. Tabletten, Dragees und Filmtabletten. Pastillen und Kapseln werden ebenfalls der Gruppe der festen Arzneiformen zugerechnet. Für Kapseln ist diese systematische Einordnung nicht unumstritten, denn innerhalb ihrer festen Hüllen können sie sowohl feste, halbfeste als auch flüssige Füllungen enthalten. Trotzdem sind sie wegen ihrer festen äußeren Beschaffenheit am besten unter die festen Arzneiformen einzureihen. Andere feste Darreichungsformen wie Suppositorien und Augeninserte werden zusätzlich in weiteren Kapiteln (▸Kap. 10, ▸Kap. 13) behandelt.

14.1 Allgemeines, feste Arzneiformen als disperse Systeme

Die schüttfähigen pulvrigen, körnigen oder stückigen Stoffe werden in der Verfahrenstechnik auch Haufwerke genannt. Dies sind Gemische aus festen Partikeln, die lose vermengt oder fest miteinander verpresst oder verbacken sind.

14.2 Pulver

Pulver sind disperse Systeme, bestehend aus einer festen dispersen Phase von Partikeln in einem Größenbereich von weniger als 1 mm und einer gasförmigen Phase, mit der Besonderheit, dass die Einzelpartikel der inneren Phase sich gegenseitig berühren. Hierauf sind die für Pulver charakteristischen rheologischen Eigenschaften zurückzuführen.

14.2.1 Messtechnik pulvertechnologischer Eigenschaften

Fließeigenschaften

Die Fließeigenschaften von Pulvern lassen sich nach den Erkenntnissen der modernen Schüttgutmechanik beschreiben. In Ruhe können Pulverschüttungen plastisch oder elastisch verformt werden. Ab einer bestimmten Krafteinwirkung beginnen Pulver zu fließen und sind in ihrem Fließverhalten den Flüssigkeiten ähnlich. Für den pharmazeutisch-technologischen Bereich sind die Fließeigenschaften der Pulver vor allem beim Mischen mit anderen Pulvern oder Granulaten, beim Abfüllen oder bei der dosierten Abgabe wichtig.

Das Fließverhalten von Pulvern (Ph. Eur.) lässt sich unter anderem durch den Schüttwinkel, die Durchflussrate durch eine Düse, durch horizontale Scherung oder durch den Hausner-Faktor (Kompressibilitätsindex) charakterisieren.

Lässt man aus einem Trichter das zu untersuchende Pulver auf eine ebene Unterlage auslaufen, so baut sich unter dem Trichter ein Kegel auf. Aus dem Durchmesser und der Höhe des Kegels lässt sich der **Schüttwinkel (Böschungswinkel)**, das ist der Winkel des Kegelmantels gegen die Unterlage, bestimmen. Ein großer Böschungswinkel resultiert bei einer hohen Kohäsivität des Pulvers, wogegen sich bei sehr guten Fließeigenschaften und einer geringen Kohäsivität ein entsprechend flacher Kegel mit einem Schüttwinkel $< 30°$ aufbaut. Bei $> 40°$ sind meist Fließmittel oder eine mechanische Unterstützung des Pulverfließens nötig.

Der Schüttwinkel kann auch durch Rotation eines mit Pulver gefüllten Zylinders gemessen werden. Abhängig von der Rotationsgeschwindigkeit nimmt das Pulver von der Rotationsachse nach außen hin gegen die Horizontale den sogenannten **dynamischen Schüttwinkel** ein.

Während der Schüttwinkel den Übergang vom fließenden zum ruhenden Pulver charakterisiert und dementsprechend von der interpartikulären Gleitreibung beherrscht wird, geht der **Abrutschwinkel** aus dem ruhenden Pulver hervor. Zu seiner Bestimmung wird ein Pulverbett geneigt und der Winkel bestimmt, bei dem das Fließen einsetzt. Der Abrutschwinkel leitet sich also aus der interpartikulären Haftreibung ab.

> **Merke**
>
> Bei fließfähigen Pulvern werden grundsätzlich zwei verschiedene Fließcharakteristika unterschieden:
> - Massenfluss und
> - Kernfluss.

Wird ein an seinem unteren Ende in einen Trichter übergehender Zylinder mit dem zu untersuchenden Pulver gefüllt, so kann bei **Massenfluss** beobachtet werden, dass sich mit dem Auslaufen des Pulvers der Meniskus vollkommen gleichmäßig absenkt, d.h. alle Pulverpartikel über den gesamten Querschnitt annähernd die gleiche Fließgeschwindigkeit besitzen.

Im Gegensatz dazu senkt sich bei **Kernfluss** bereits kurze Zeit nach Beginn des Fließvorgangs der Meniskus der Substanzsäule in der Mitte trichterförmig ab. Mit dem Auslaufen wird die trichterförmige Absenkung steiler, bis sie schließlich die Auslauföffnung erreicht und den gesamten Querschnitt der Auslauföffnung einnimmt. Damit unterbricht sie den weiteren Auslaufvorgang. In dem Auslaufgefäß bleibt wandständig ein mehr oder minder großer Teil der Substanz stehen. Der Trichter im Inneren der Substanz ist durch einen Böschungswinkel charakterisiert, der nicht identisch mit dem oben erwähnten Böschungswinkel ist. Wie dieser ist er aber auch umso größer, je schlechter die Fließeigenschaften der Substanz sind.

Sind die Wandungen des trichterförmigen Auslaufs des Probenbehälters ebenso steil oder steiler als der Böschungswinkel beim Kernfluss, so findet der Auslauf mit Massenfluss statt. Damit können die Fließeigenschaften einer Substanz über den Öffnungswinkel des Auslauftrichters, durch den gerade noch Massenfluss auftritt, charakterisiert werden.

Das Fließverhalten eines frei fließenden Pulvers kann am besten durch die Auslaufgeschwindigkeit aus einem geeigneten zylindrischen Gefäß oder konischen Trichter mit einer definierten Auslauföffnung (**Düse**) charakterisiert werden. Die Vorrichtung kann der entsprechenden Fragestellung, z.B. dem Einfließen von Pulver in eine Füllstation, angepasst sein. Die Fließgeschwindigkeit hängt dabei nicht nur von der Beschaffenheit des Pulvers ab. Durchmesser und Form der Düse, die Wandeigenschaften des Behältnisses sowie Höhe und Durchmesser der Pulverschüttung über der Düse beeinflussen die Fließgeschwindigkeit. Eine kontinuierliche Registrierung der Fließgeschwindigkeit mit elektronischen Waagen ist von Vorteil, um Schwankungen der Fließgeschwindigkeit zu erfassen, die auch bei frei fließenden Pulvern auftreten können.

Eine vollständige Beurteilung des Scher- oder Fließverhaltens von Pulvern über einen weiten Bereich von Schubverformungen erlauben verschiedene **Scherzellmethoden**. Scherzellen bestehen aus einem unteren stationären und einem oberen verschiebbaren Teil. Nach Befüllen der gesamten Scherzelle mit Pulver kann ein definierter Druck auf das Pulverbett angelegt und die Kraft gemessen werden, die aufgebracht werden muss, um den oberen Teil mit einer bestimmten Geschwindigkeit zu verschieben. Aus den Messungen können die Beziehungen zwischen Schubspannung und Schubverformung, Druck- und Zugfestigkeit, Winkel der inneren Reibung oder die Fließfähigkeit abgeleitet werden.

Zur Charakterisierung von Pulvern durch Hausner-Faktor und Kompressibilität siehe ○ Gleichung 14.5 und ○ Gleichung 14.6.

Partywissen

Pulver mit niedriger Partikelgröße fließen wegen der stärker ausgeprägten **Adhäsionskräfte** schlechter als grobkörnige Pulver. Dies lässt sich sehr gut durch Vergleich von Puderzucker mit Kristallzucker oder Mehl (Partikel < 150 µm) mit Grieß (verschiedene Typen, 300–1000 µm) beobachten. Eine Zwischenstellung bei den Getreidemahlprodukten nimmt das sogenannte doppelgriffige Mehl (150–300 µm) ein.

Partikelgröße und Partikelgrößenverteilung

Die **Partikelgröße** der Einzelpartikel ist lediglich bei exakt sphärischer Form durch den Durchmesser eindeutig beschrieben. Im Falle nichtsphärischer Partikel wird die Partikelgröße durch eine Durchmesserangabe d charakterisiert, die sehr unterschiedlich sein kann. Nachstehend ist eine Reihe von Größendefinitionen aufgeführt, die alle nebeneinander gebräuchlich und je nach der besonderen Fragestellung oder dem gewählten Messprinzip von besonderem Interesse sind. Im Folgenden sei mit l die Länge, mit b die Breite und mit h die Höhe des Partikels bezeichnet.

Zur Festlegung der Partikelgröße bedient man sich der Definition, die dem Zweck der Messung am ehesten gerecht wird. Hierfür nachfolgend einige Beispiele.

Gebräuchliche Abmessungen von Partikeln

$d = b$	Zweitgrößte Hauptabmessung
$d = l$	Größte Hauptabmessung
$d = \frac{l+b}{2}$	Mittelwert von Länge und Breite
$d = \frac{l+b+h}{3}$	Mittelwert über alle Abmessungen
$d = \sqrt{l \cdot b}$	Seitenlänge des flächengleichen Quadrates der Projektion
$d = \sqrt[3]{l \cdot b \cdot h}$	Kantenlänge des volumengleichen Würfels
$d = \sqrt{\frac{lb + lh + hb}{3}}$	Kantenlänge des oberflächengleichen Würfels
$d = \sqrt[3]{6 \cdot \frac{V_k}{\pi}}$	Durchmesser der volumengleichen Kugel
$d = \sqrt{\frac{S_k}{\pi}}$	Wurzeldurchmesser der oberflächengleichen Kugel
d = 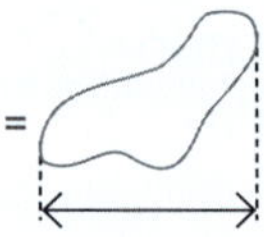	Ferret'scher Durchmesser, Abstand zweier vertikaler, an die Projektion des Partikels angelegter Tangenten
d = 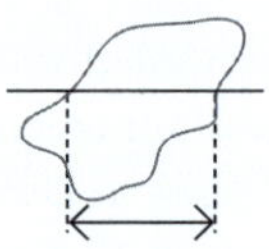	Martin'scher Durchmesser, Länge einer Horizontalen, die die Projektion des Partikels in zwei gleich große Flächen teilt
d = 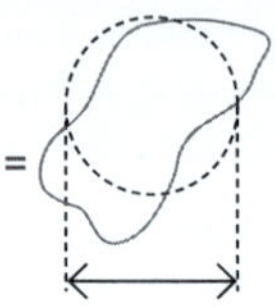	Durchmesser des der Projektionsfläche äquivalenten Kreises
$d = \sqrt{\frac{18\eta v}{(\rho_1 - \rho_2) \cdot g}}$	Stokes'scher Äquivalentdurchmesser, Durchmesser einer Kugel gleicher Dichte ρ_1, die in einem Medium der Dichte ρ_2 und der Viskosität η eine dem Partikel gleiche Sedimentationsgeschwindigkeit v besitzt
$d = l$	Maschenweite des Siebes

Für die Direkttablettierung wird als Hilfsstoff z. B. Cellulose verwendet. Je länger die Cellulosepartikel sind, umso schlechter sind im Allgemeinen die Fließeigenschaften, umso geringer ist die Schüttdichte (s. unten) und umso schlechter ist der Zerfall des Presslings. Aus diesem Grund ist es von Interesse, zur Beurteilung der Qualität einer Cellulose die größte Längenausdehnung der Partikel zu kennen.

Bei der Herstellung von Suspensionen interessiert in erster Linie die Sedimentationsgeschwindigkeit der Partikel im Trägermedium. Diese ist von der Partikelgröße abhängig. Als Partikelgröße wählt man in diesem Fall am sinnvollsten den Stokes'schen Durchmesser (▸ Kap. 4.5.3).

> **Merke**
>
> Für die Messung der Partikelgrößenverteilung gibt es zahlreiche, sehr unterschiedliche Messverfahren. Grundsätzlich ist aber zwischen zwei verschiedenen Erfassungsarten der Messgrößen zu unterscheiden:
> - Zählverfahren und
> - Mengenmessverfahren.

Die einfachste und am häufigsten angewandte Methode nach dem **Mengenmessverfahren** ist die **Siebanalyse** (Ph. Eur.). Bei der Turmsiebung werden Siebe unterschiedlicher Maschenweite zu einem Turm zusammengefasst, wobei das unterste Sieb die geringste Maschenweite und das oberste Sieb die größte Maschenweite besitzt. Prüfsiebe besitzen genormte Maschenweiten (▸ Kap. 5.2.3). Der **Prüfsiebturm** wird in eine Prüfsiebmaschine eingesetzt und in dieser intensiv bewegt. Die Siebdauer, muss dabei optimiert werden, um eine möglichst vollständige Trennung nach Teilchengrößen zu erzielen, aber auch die Teilchenverkleinerung durch Abrieb zu vermeiden. Nach der Siebzeit werden die auf den einzelnen Sieben verbleibenden Rückstände gewogen. Man trägt nun in einem Diagramm, wie es als Beispiel in ○ Abb. 14.1 wiedergegeben ist, auf der Abszisse die Maschenweite der betreffenden Siebe auf und auf der Ordinate die Masse der jeweiligen Siebrückstände. Da mit den vorgegebenen Abständen zwischen den Maschenweiten der Siebe die zu untersuchende Substanz in Partikel- bzw. Kornklassen, d. h. Teilchengrößenbereiche, unterteilt wird, erhält man ein **Stufendiagramm**, das als **Histogramm** bezeichnet wird.

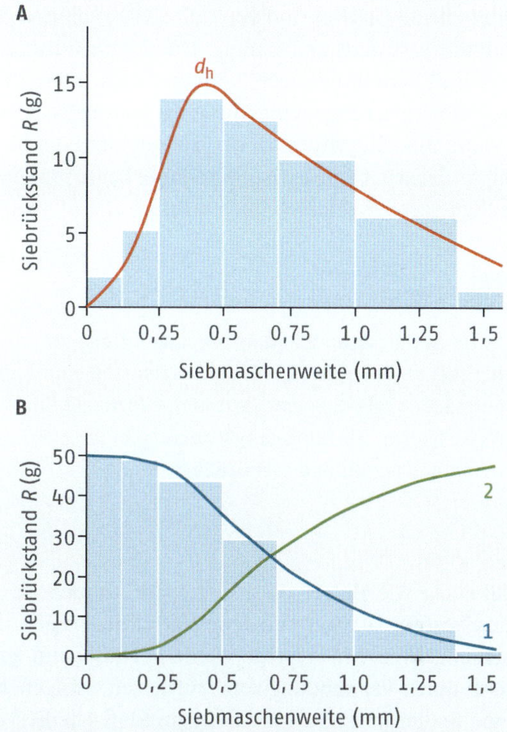

○ **Abb. 14.1** Histogramme und Verteilungskurven einer Siebanalyse von 50 g Siebgut mit Sieben von 125, 250 und 500, 710, 1 000 und 1 400 µm Maschenweite
A Siebturm; Verteilungsdichte des Siebrückstands, B Einzelsiebe bei Luftstrahlsiebung, 1 Rückstandssummenkurve, 2 Durchgangssummenkurve

> **Merke**
>
> Unter einem Partikel versteht man allgemein ein Einzelindividuum in einem dispersen System. Für Feststoffpartikel wird im deutschen Sprachgebrauch häufig der Begriff Korn verwendet.

Nach Aufbringen von z. B. 50 g Substanz auf das oberste Sieb kann man mit dem Rückstand auf jedem Sieb die prozentuale Häufigkeit ermitteln, mit der ein Korn des untersuchten Pulvers in die jeweilige Kornklasse fällt. Diese ist zwangsläufig umso größer, je größer die Klassenbreite ist. Aus dem Histogramm wird durch Näherungsverfahren die **Verteilungsdichte** (differenzielle Verteilungskurve, Körnungslinie) rechnerisch ermittelt (○ Abb. 14.1). Das Kurvenmaximum entspricht dabei der häufigsten Korngröße d_h, die bei unsymmetrischen Verteilungen nicht der mittleren Korngröße entspricht.

Wenn die Siebanalyse mittels Luftstrahlsiebung durchgeführt wird, werden die einzelnen Siebe nacheinander verwendet. Je kleiner die Maschenweite ist, desto größer ist der verbleibende Rückstand auf dem Prüfnetz. Hier zeigt das Histogramm demnach eine von kleinen zu großen Maschenweiten abnehmende **Rückstandssumme** R, die wiederum näherungsweise in eine stetige Rückstandssummenkurve umgerechnet werden kann.

Die Rückstandssumme R ist eine komplementäre Größe zur **Durchgangssumme** D. Es gilt dabei $D = 1 - R$.

Unter der Durchgangssumme D versteht man die Gesamtmasse des eingesetzten Materials, die das jeweilige Sieb passiert hat. Rückstandssumme und Durchgangssumme ergänzen sich zur eingesetzten Probenmenge. Beide Größen sind von den Klassenbreiten des Analysenverfahrens unabhängig. Durchgangssummenkurve und Verteilungsdichte können durch Integration bzw. Differenzierung ineinander umgerechnet werden.

Wenn diese Begriffe auch ursprünglich aus der Siebanalyse abgeleitet wurden, so werden sie heute praktisch auf alle anderen Verfahren übertragen.

Merke

Unter der **Rückstandssumme** wird der Anteil aller Partikel an der Gesamtzahl bzw. an der Masse verstanden, die über eine bestimmte Partikelgröße hinausgehen. Die **Durchgangssumme** gibt dagegen den Anteil der unter dieser Größe liegenden Partikel an.

Haufwerke wie Pulver oder Granulate können durch Linearisierung auf verschiedene **Verteilungstypen** der Teilchengrößen hin geprüft werden. Dies kann graphisch durch Verwendung von Prüfnetzen erfolgen, bei denen im linearen oder modifizierten Maßstab die Verteilungssumme, meist die Durchgangssumme, gegen die Maschenweite oder den Korndurchmesser aufgetragen wird. Die Verteilungstypen sind jeweils dadurch charakterisiert, dass sie einen Lageparameter, der eine repräsentative Korngröße des Partikelkollektivs darstellt, und einen Streuungsparameter, der die Breite der Verteilung widerspiegelt, aufweisen.

Eine **Normalverteilung** (Gauß-Verteilung) (▸Kap. 2.2) der Teilchenzahl über die Teilchengröße liegt beispielsweise dann vor, wenn die zur Diskussion stehenden Partikel langsam wachsen, d. h., wenn sich das Kristallisat langsam aufbaut, oder wenn die Partikel aus biologischen Wachstumsprozessen hervorgegangen sind, z. B. Stärkekörner. Die Normalverteilung ist durch einen symmetrischen Kurvenzug und durch die Standardabweichung charakterisiert. Der Kurvenzug hat sein Maximum bei der häufigsten Korngröße, die zugleich auch die mittlere Korngröße ist.

Partikel, die aus schnellen Bildungsprozessen hervorgehen, z. B. Präzipitate, Zerstäubungstrocknungsprodukte, Aerosolpartikel oder die Partikel der Tröpfchen der inneren Phase einer Emulsion, weisen eine unsymmetrische Verteilung auf, bei der die kleineren Partikel eine stärkere Betonung besitzen als größere (s. Beispiel in ○ Abb. 14.1).

Lässt sich beispielsweise durch Logarithmieren der Abszisse die Verteilungsdichtekurve wieder in eine symmetrische Glockenkurve transponieren, spricht man von einer **logarithmischen Normalverteilung** oder auch z-Verteilung, wobei z für den Logarithmus des Partikeldurchmessers steht.

Die Teilchengrößen vieler Mahlprodukte folgen der **RRSB-Verteilung** (benannt nach Rosin, Rammler, Sperling und Bennet). Diese geht aus einer Näherungsfunktion für die relative Häufigkeit y_h hervor.

Gleichung 14.1

$$y_h = -\frac{dR}{d(d)} = 100 \cdot bn\,d^{n-1} \cdot e^{-b\,d^n}$$

In ○ Gleichung 14.1 stellen b und n empirisch gefundene Konstanten dar. Durch Integration und Umformung erhält man ○ Gleichung 14.2, die in ihrer Form einer Weibull-Verteilung entspricht. Für $n > 1$ ergibt sich daraus die RRSB-Verteilung:

$$1 - D = R = 100 \cdot e^{-\left(\frac{d}{d'}\right)^n}$$ Gleichung 14.2

Dabei ist ***d'*** die **charakteristische Korngröße**. Für $d = d'$ ergibt sich $R = 100 \cdot e^{-1} = 36{,}8\,\%$, bzw. $D = 63{,}2\,\%$. Die charakteristische Korngröße d' *ist* also diejenige, bei der die Durchgangssumme 63,2 % bzw. die Rückstandssumme 36,8 % beträgt. Zur vereinfachten Darstellung bedient man sich eines RRSB-Prüfnetzes (○ Abb. 14.2). Zur Darstellung gelangt die Durchgangssumme. Das RRSB-Diagramm ist auf der Ordinate doppelt logarithmisch geteilt, sodass mit D die Größe $\log(\log 1/R)$ linear abgetragen wird. Die Abszisse ist einfach logarithmisch geteilt. Hier wird der Durchmesser d aufgetragen. Folgt ein Partikelkollektiv der RRSB-Verteilung, so erhält man eine Gerade. Der Durchgang $D = 0{,}632$ ist durch eine horizontale gestrichelte Linie markiert. Durch Fällen des Lotes vom Schnittpunkt dieser Linie mit der Verteilungsgeraden lässt sich auf der Abszisse der Wert für die charakteristische Korngröße d' ermitteln. Die Steigung ***n*** der Geraden wird als die **Gleichmäßigkeitszahl** bezeichnet. Je größer n ist, desto enger ist die Teilchengrößenverteilung. Nach Parallelverschiebung der Geraden durch einen am Rand eingezeichneten **Polpunkt *P*** kann n an einem Randmaßstab abgelesen werden. Ein weiterer Randmaßstab gibt die Oberflächenkennzahl $O_K = O_v \cdot d'/f$ an (○ Gleichung 14.11).

Die Verteilungen sind nur dann homogen, wenn das gesamte Partikelkollektiv aus einer einzigen Zufallsgesetzmäßigkeit hervorgeht. Bei Pulvermischungen aus zwei oder mehreren Partikelkollektiven entstehen Verteilungen mit abgeflachten Maxima oder mehreren Maxima, wenn die Verteilungen weiter auseinander liegen. Dies äußert sich in entsprechender Weise in den Rückstandssummendiagrammen. Die Abtrennung einer Siebfraktion aus einem Partikelkollektiv stellt einen nachträglichen Eingriff in die Wahrscheinlichkeitsverteilung der Größen dar, der sich ebenfalls in den

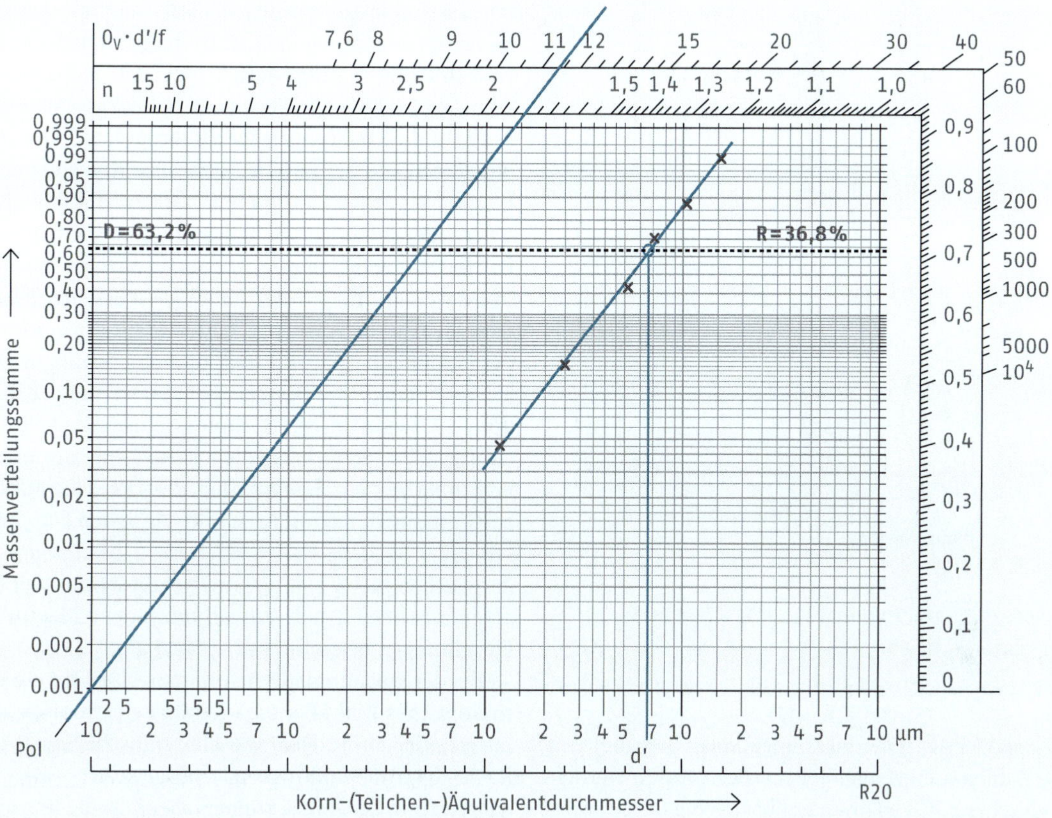

○ **Abb. 14.2** Beispiel einer RRSB-Verteilung eines Haufwerks im RRSB-Diagramm. Die Daten der Siebanalyse in ○Abb. 14.1 ergeben eine charakteristische Korngröße von d' = 670 µm, eine Gleichmäßigkeitszahl n = 1,8 und eine Oberflächenkennzahl O_k = 11,4.

Diagrammen der Rückstandssummenverteilungen zu erkennen gibt.

Es ist aber auch zu beachten, dass das Messverfahren als solches zu einer repräsentativen Größenverteilung führen muss. Die Schwierigkeiten, die sich dabei einstellen, seien anhand eines nadelförmigen Materials demonstriert. Bei seiner Analyse erhält man – je nach durchgeführtem Verfahren – zwei überlagerte Partikelgrößenverteilungen, obgleich ein einheitliches Partikelkollektiv vorliegt. Diese beiden Verteilungen rühren daher, dass viele Messverfahren, so auch die Siebanalyse, sowohl die größte Längsausdehnung als auch die Querdimension der Partikel erfassen. Die erhaltenen Diagramme spiegeln eine scheinbare Pulvermischung aus zwei unterschiedlichen Partikelkollektiven wider.

Ein weiteres wichtiges Mengenmessverfahren ist die **Teilchengrößenbestimmung mit Laserlicht**. Abhängig vom Verhältnis der Wellenlänge des Lichts zur Teilchengröße kann Beugung, Reflexion oder Brechung des Lichtstrahls stattfinden. Für kleinere Partikel wie **Kolloide**, bei denen die Teilchen kleiner oder etwa gleich der Wellenlänge des Lichts sind, tritt **Lichtstreuung** auf. Bei der statischen Messung der Lichtstreuung gibt die Streuintensität in verschiedenen Richtungen nach den Theorien von **Debye, Rayleigh** und **Mie** Aufschluss über Größe und Form der Partikel. Die dynamische Lichtstreuung (DLS) oder **Photonenkorrelationsspektroskopie (PCS)** erfasst die Fluktuationen der Lichtstreuung, die durch die Brown'sche Molekularbewegung zustande kommen. Die Frequenz der Fluktuation ist demnach ein Maß für den Diffusionskoeffizienten der dispergierten Kolloide. Aus diesem kann dann direkt der Teilchendurchmesser berechnet werden. Bei den größeren **Pulverteilchen**, vorwiegend im Mikrometerbereich, die in Gas oder Flüssigkeit dispergiert sind, tritt hauptsächlich **Laserbeugung (Laserdiffraktion)** auf. Das Beugungsmuster erlaubt nach **Fraunhofer** die Berechnung der Teilchendurchmesser.

Während bei Mengenmessverfahren Teilchenkollektive betrachtet werden, ist bei den **Zählverfahren** die Analyse der Größe und Form einzelner Partikel möglich. Um eine statistisch gesicherte Aussage über das

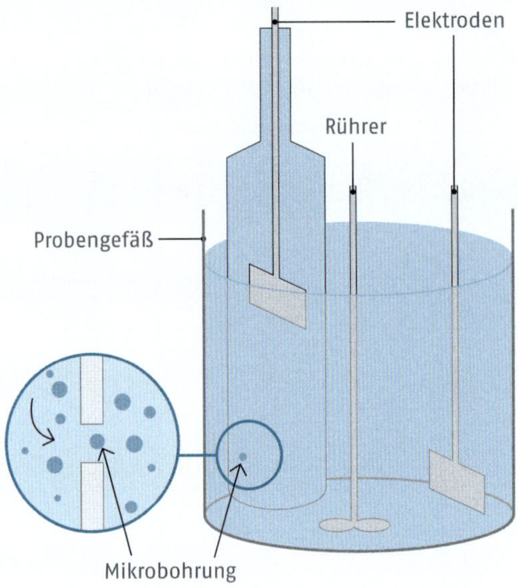

o Abb. 14.3 Impulsverfahren zur Teilchengrößenmessung. Nach Fahr 2021

Teilchenkollektiv treffen zu können, muss hier aber eine große Zahl von einzelnen Teilchen vermessen werden. Ein typisches Zählverfahren ergibt sich bei der Auswertung **mikroskopischer oder elektronenmikroskopischer Bilder**. Hierzu wird das zu untersuchende Material möglichst gleichmäßig auf einen Objektträger gebracht, wobei man darauf achten muss, dass einerseits alle Flächenelemente des Objektträgers gleichmäßig mit allen Partikeln des Partikelkollektivs bedeckt sind und dass andererseits möglichst wenige Partikel sich gegenseitig berühren. Allein diese Präparation ist oft problematisch. Ein von einem größeren Partikelkollektiv gewonnenes Bild wird dann projiziert und jedes einzelne Partikel entweder von Hand oder automatisch mithilfe entsprechender optischer Abtastvorrichtungen vermessen. Dabei wird eine der eingangs aufgeführten Größen als Partikeldurchmesser bestimmt. Bei der Handvermessung ist die Anwendung des **Ferret'schen Durchmessers** am bequemsten. Man geht dabei in horizontaler Richtung zeilenweise über das Bild, legt die vertikalen Begrenzungen an den jeweils äußersten linken und äußersten rechten Punkt des Partikels und bestimmt den Abstand dieser vertikalen Linien (▸ Kap. 14.2.1).

Nach willkürlicher Festlegung bestimmter Kornklassen lassen sich die Partikel des betreffenden Bildes klassieren, d. h., man kann die Anzahl der Partikel einer jeden Kornklasse auszählen. Die Partikelzahl je Kornklasse gilt in Analogie zur Siebanalyse als Rückstand, sodass Diagramme der relativen Häufigkeit bzw. der Rückstandssummen erstellt werden können.

Anstelle der Handvermessung werden mikroskopische, besonders aber rasterelektronenmikroskopische Bilder in zunehmendem Maße halbautomatisch bzw. vollautomatisch ausgewertet. Bei der halbautomatischen Auswertung bedient man sich eines Computers, der mithilfe einer speziellen Bildunterlage, eines Graphiktabletts, in der Lage ist, sämtliche Koordinaten der Partikelprojektion aus einem elektronenmikroskopischen oder mikroskopischen Bild durch Umfahren der Partikel mit einem Spezialstift aufzuzeichnen. Zur Kontrolle werden die jeweils bereits vermessenen Partikel auf einem Bildschirm abgebildet. Da die Koordinaten der Umrisse der Partikel im Computer festliegen, ist es lediglich eine Frage des Programms, welche der diskutierten Größen in die Rechnung eingehen. Selbst bei faserigen Partikeln kann die größte Längsausdehnung berechnet werden. Ebenso ist es möglich, eine Flächenbestimmung durchzuführen und damit den Durchmesser eines flächengleichen Kreises zu bestimmen und dergleichen mehr. Häufig wird bei dieser und der vollautomatischen Analysenmethode der **Martin'sche Durchmesser** bestimmt (▸ Kap. 14.2.1).

Bei der vollautomatischen Bildanalyse wird ein mikroskopisches Bild über eine Kamera elektronisch abgerastert oder unmittelbar das elektronische Signal eines Rasterelektronenmikroskops ausgewertet. Bei der Abrasterung des Bildes können ebenfalls die Koordinaten eines jeden Punktes ermittelt werden, sodass aus den Hell-Dunkel-Effekten die Geometrie der Projektion eines jeden Partikels ermittelt werden kann.

Schließlich sei noch als Zählverfahren die **Impulsmethode** (z. B. mit dem **Coulter-Counter**, o Abb. 14.3) erwähnt. Nach dieser Methode wird eine bestimmte Menge der zu untersuchenden Substanz in einer Elektrolytlösung dispergiert und mit einer konstanten Geschwindigkeit durch eine kapillare Öffnung, die zwei getrennte Elektrodenräume verbindet, gesaugt. Die Elektroden liegen in Serie mit einem Arbeitswiderstand R_A an einer konstanten Spannung.

Aufgrund der Leitfähigkeit der Elektrolytlösung fließt durch das System ein Strom, der an R_A zu einem proportionalen Spannungsabfall führt. Passiert ein Partikel die Kapillare, so tritt infolge der Querschnittsänderung eine Leitfähigkeitsänderung ein, die der Partikelgröße proportional ist. Die Leitfähigkeitsänderung der Messzelle führt zu einer Veränderung des Stroms im Kreislauf und damit zu einer Veränderung der an R_A abfallenden Spannung. Es resultiert aufgrund der hohen Geschwindigkeit des Vorgangs ein kurzer Spannungsimpuls, dessen Höhe von der Partikelgröße abhängig ist. Über Diskriminatoren können die Impulse nach ihrer Höhe klassiert und die zu jeder Impulshöhenklasse gehörenden Impulse ausgezählt werden.

Diese Methode ist nur anwendbar, wenn die Substanz der betreffenden Partikel in der Elektrolytlösung praktisch unlöslich ist. Die Partikel dürfen unter dem Einfluss der Elektrolytlösung keinerlei Größenänderung, z. B. durch Quellung, erfahren.

Aus den Zählmethoden gewonnene Messergebnisse ergeben eine Verteilung von Teilchenzahlen in bestimmten Größenklassen. Im Vergleich zu den Mengenverteilungen bei der Siebung sind hier zwangsläufig die kleinen Partikel höher bewertet. Bei bekannter Dichte der Teilchen lassen sich diese Zahlenverteilungen in die Mengenverteilungen umrechnen.

Partikelform

Merke

Die Partikelform wird bei Kristallen am einfachsten über den Habitus beschrieben. Unter dem Habitus versteht man eine sehr grobe Formangabe. Dabei wird zunächst klassifiziert in
- isometrische oder isodimensionale und
- anisometrische bzw. anisodimensionale Partikel.

Isometrisch sind solche Partikel, die in den drei Raumrichtungen etwa die gleichen Dimensionen aufweisen wie eine Kugel, ein Würfel oder ein kurzes Prisma. Viele Kristalle sind anisometrisch. Typische Angaben zum Habitus sind in diesem Fall: prismatisch, nadelförmig, plättchenförmig.

Eine weitere grobe Charakterisierung der Form von Partikeln kann durch die verschiedenen Formfaktoren erfolgen.

Der **oberflächenbezogene Formfaktor** ist der Faktor, mit dem das Quadrat des gemessenen Partikeldurchmessers d zu multiplizieren ist, um die tatsächliche Oberfläche zu erhalten. Für die Kugel gilt:

$$\text{Oberfläche} = \pi d^2 \qquad \text{Gleichung 14.3}$$

Der oberflächenbezogene Formfaktor der Kugelgestalt ist also π.

Das Kugelvolumen ist gegeben durch Gleichung 14.4.

$$\text{Volumen} = \frac{\pi}{6} \cdot d^3 \qquad \text{Gleichung 14.4}$$

Der **volumenbezogene Formfaktor** ist der Faktor, mit dem die 3. Potenz des gemessenen Durchmessers zu multiplizieren ist, um das Volumen des Partikels zu erhalten. Er beträgt für kugelförmige Partikel demnach $\pi/6$, also 0,524. Je weiter ein Partikel von der Kugelgestalt abweicht, umso weiter werden auch diese beiden Formfaktoren von denen der Kugel abweichen. Gleichzeitig muss aber auch festgestellt werden, dass die Formfaktoren in ihrer Größe nicht nur von der Gestalt des Partikels, sondern auch von der Definition des jeweiligen Durchmessers abhängen. So ist es z. B. verständlich, dass der Formfaktor, der beim Martin'schen Durchmesser definiert ist, anders sein muss als der beim Stokes'schen Durchmesser, und dieser wiederum muss anders sein als bei einem Durchmesser, der aus einer Siebanalyse ermittelt wird.

Der **geometrische Formfaktor** ist eine Größe, die angibt, wie weit die Form der betreffenden Partikel von der Kugelgestalt abweicht. Mit Kenntnis des Volumens eines jeden Partikels lässt sich ein Durchmesser errechnen, der dem einer volumengleichen Kugel entspricht. Für diese volumengleiche Kugel ist mit πd^2 die Oberfläche festgelegt. Hat also das Partikel Kugelgestalt, so wird es diese Oberfläche haben. Je weiter das Partikel von der Kugelgestalt abweicht, umso größer wird die spezifische Oberfläche sein. Man bezeichnet nun als den geometrischen Formfaktor das Verhältnis zwischen der Oberfläche des Partikels und der einer volumengleichen Kugel. Dieser Formfaktor wird u. a. für die Ermittlung der spezifischen Oberfläche aus dem RRSB-Diagramm benutzt (Gleichung 14.11).

Eine exakte Beschreibung der Partikelform ist bei Pulvern im Allgemeinen nicht möglich. Dies gilt insbesondere dann, wenn die betreffenden Pulver Präzipitate oder Mahlprodukte darstellen.

Dichte

Für die Technologie ist bei der Charakterisierung der Eigenschaften eines Pulvers die Beschreibung der Dichte von besonderem Interesse. Hierbei ist zu berücksichtigen, dass es je nach Zielsetzung der entsprechenden Messungen sinnvoll ist, eine oder mehrere Dichten verschiedener Art nebeneinander zu bestimmen.

Die **Kristalldichte** oder **wahre Dichte** ρ ist die Dichte eines Materials ohne Hohlräume. Sie kann aus kristallographischen Daten, z. B. der Röntgendiffraktometrie, berechnet oder aus der Masse und dem Volumen eines Einkristalls bestimmt werden. Näherungsweise wird sie auch durch einfaches Verpressen von Pulvern oder Granulaten bestimmt, wobei alle Hohlräume verschwinden. Hierbei ist aber zu beachten, dass sich bei hohem Druck auch die Kristallstruktur und damit die wahre Dichte verändern kann.

Die **Partikeldichte** betrachtet die Dichte der Teilchen, die im Inneren noch geschlossene Hohlräume enthalten können. Sie wird mit Pyknometern (Dichtemessgeräten) bestimmt, bei denen in einem definierten Volumen eine Flüssigkeit oder ein Gas durch die festen Partikel verdrängt wird. Je tiefer das verwendete Medium in die Hohlräume eindringen kann, desto näher kommt der ermittelte Dichtewert der wahren Dichte. Die Partikeldichte wird in den Lehrbüchern der Physik als **scheinbare Dichte** ρ_s bezeichnet.

Die **Korndichte** wird mit einem Quecksilberpyknometer ermittelt. Bei bekannter Masse bestimmt man dabei dasjenige Volumen der Substanz, in das Quecksilber nicht einzudringen vermag. Man kann näherungsweise davon ausgehen, dass die interpartikulären Hohlräume mit Quecksilber ohne weiteres aufgefüllt werden können. Bei Normaldruck kann Quecksilber noch in Poren von etwa 15 µm Durchmesser eindringen. Bei zunehmendem Druck dringt Quecksilber in immer kleinere Poren ein und somit erhöht sich dabei die Korndichte.

Bei der Ermittlung der **pyknometrischen Dichte** bedient man sich einer Flüssigkeit geringerer Oberflächenspannung und Viskosität, in der die Partikel nicht löslich sind, oder eines Gases. Beim einfachen Flüssigkeitspyknometer stellt man nach Verdrängung der Luft in allen Hohlräumen, in die die Flüssigkeit einzudringen vermag, fest, welches Volumen der zu untersuchenden Substanz die Prüfflüssigkeit in dem Pyknometer verdrängt. Aus diesem Volumen und der Einwaage wird die pyknometrische Dichte der Substanz ermittelt. Selbstverständlich ist die pyknometrische Dichte der Substanz von der Art des Messmediums abhängig. Gase vermögen in wesentlich feinere Poren einzudringen als Flüssigkeiten. Hierauf beruht das Druckvergleichspyknometer. Hierbei bringt man die zu untersuchende Substanz in ein zylinderförmiges Gefäß und verdichtet durch Eintreiben eines Kolbens das Gasvolumen über der Substanz. In einem Vergleichsgefäß gleichen Volumens führt man ebenfalls eine Verdichtung durch. Während der Messung wird darauf geachtet, dass zwischen den beiden Messzylindern keine Druckdifferenz besteht. Nach einer bestimmten Kompression werden die beiden Kolbenwege und damit die Volumendifferenzen, über die die Kompression durchgeführt wurde, ermittelt. Hieraus lässt sich das Verdrängungsvolumen der zu untersuchenden Substanz feststellen. Zur Erfassung sehr feiner Kapillaren und Poren wird anstelle von Luft Helium verwendet. Aufgrund seiner geringen Molekülgröße und seiner Inertheit kommt damit die pyknometrische Dichte der wahren Dichte ρ sehr nahe.

Füllt man ein Pulver lose in einen Behälter, nimmt es den Zustand der **Schüttdichte** ρ_b ein. Im Allgemeinen liegen die Partikel regellos nebeneinander und zeigen kaum Vorzugsorientierungen. Allerdings kann bereits bei starker Anisometrie ein gewisser Ordnungszustand auftreten. Die Schüttdichte hängt davon ab, wie stark das Pulver zuvor erschüttert oder bewegt worden ist. Man kann den Zustand des Pulvers, wenn es die Schüttdichte einnimmt, als metastabil bezeichnen oder auch mit einer metastabilen unterkühlten Schmelze vergleichen, die durch Zufuhr einer Aktivierungsenergie in den stabileren Zustand umgewandelt wird. Die äußeren mechanischen Erschütterungen lassen sich am einfachsten durch wiederholtes mechanisches Aufstampfen des Gefäßes hervorrufen. Danach wird die Dichte, die das Pulver besitzt, auch als **Stampfdichte** bezeichnet.

Die der Schüttdichte reziproke Größe ist das **Schüttvolumen** V_b, das ein spezifisches Volumen darstellt. Ebenso korrespondiert mit der Stampfdichte das **Stampfvolumen**.

Zur Ermittlung der Schüttdichte wird eine bestimmte Pulvermenge abgewogen und lose in einen Messzylinder gefüllt. Danach wird das Volumen, das dieses Pulver einnimmt, bestimmt und der Quotient aus Masse und Volumen ermittelt. Beim Stampfvolumen geht man in entsprechender Weise vor, jedoch setzt man den betreffenden Messzylinder in ein Stampfvolumeter ein, in dem genormte Stampfbewegungen ausgeführt werden können. Nach einer vorgegebenen Anzahl von Stampfbewegungen wird das Volumen, das die Masse einnimmt, durch die Einwaage dividiert und damit die Stampfdichte ermittelt.

Es liegt auf der Hand, dass isometrische Partikel keine oder nur sehr geringfügige Unterschiede zwischen der Stampfdichte und der Schüttdichte zeigen können. Ein kugelförmiges Isokorn, d.h. ein Pulver, das aus gleichgroßen kugelförmigen Partikeln besteht, nimmt nach dem Einfüllen in ein Gefäß bereits einen sehr hohen Ordnungszustand ein, der durch die dichteste Kugelpackung diktiert wird. Schüttdichte und Stampfdichte werden als **Bulkdichten** bezeichnet. Eine Bulkdichte beschreibt die Dichte eines Haufwerks einschließlich aller vorhandenen Lufträume in und zwischen den Partikeln. Sie ist von sehr großer technologischer Bedeutung. Es sei an dieser Stelle nur daran erinnert, dass Tablettiermaschinen und Kapselfüllmaschinen volumetrisch dosieren. Die Masse der entstehenden Tablette ist demnach vom Matrizenvolumen und der Bulkdichte des betreffenden Materials abhängig. Bei großen Unterschieden zwischen Schütt- und Stampfdichte besitzt auch die Bulkdichte eine große Variationsbreite, sodass Variationen in der Dosierung bei Tablettenmaschinen und Kapselfüllmaschinen zu erwarten sind. Zur Charakterisierung solcher technologischen Belange kann auch der **Hausner-Faktor** ***(HF)*** herangezogen werden.

$$HF = \frac{\text{Stampfdichte}}{\text{Schüttdichte}}$$ Gleichung 14.5

Dieser Quotient aus Stampfdichte und Schüttdichte wird auch als Maß für die Kompressibilität eines Haufwerks bezeichnet. Der **Kompressibilitätsindex** ***(KI)***, der auch als **Carr-Index** bezeichnet wird, ist definiert als

Gleichung 14.6

$$KI\,(\%) = \frac{100 \cdot (\text{Stampfdichte} - \text{Schüttdichte})}{\text{Stampfdichte}} = 100 \cdot \left(1 - \frac{1}{HF}\right)$$

Ausgezeichnetes Fließverhalten ergibt sich bei *HF*-Werten von 1–1,11 bzw. *KI*-Werten von 0–10 %.

Die **Porositäten** von Haufwerken stehen in engem Zusammenhang mit den Dichtebetrachtungen. Sie geben den Anteil von Hohlräumen am Gesamtvolumen eines betrachteten Volumenbereichs an. Es können verschiedene Porositäten unterschieden werden.

Die **Gesamt-Porosität ε** umfasst alle Hohlräume und Poren des Haufwerks:

$$\varepsilon = \frac{V_b - V_p}{V_b} = 1 - \frac{V_p}{V_b} = 1 - \frac{\rho_b}{\rho} \quad \text{Gleichung 14.7}$$

Die **intrapartikuläre Porosität** ε_i umfasst Poren und Hohlräume in den einzelnen Partikeln:

$$\varepsilon_i = \frac{V_s - V_p}{V_s} = 1 - \frac{V_p}{V_s} = 1 - \frac{\rho_s}{\rho} \quad \text{Gleichung 14.8}$$

Die **Zwischenraum-Porosität** ε_z gibt die Hohlräume zwischen den Teilchen an:

$$\varepsilon_z = \frac{V_b - V_s}{V_b} = 1 - \frac{V_s}{V_b} = 1 - \frac{\rho_b}{\rho_s} \quad \text{Gleichung 14.9}$$

| V_p wahres Volumen, d. h. das Volumen, dass das porenlose Material einnimmt | ρ wahre Dichte | V_s scheinbares Volumen | ρ_s scheinbare Dichte | V_b Schüttvolumen | ρ_b Schüttdichte

Spezifische Oberfläche

Zur Charakterisierung der Oberfläche eines Pulvers bedient man sich der volumenspezifischen Oberfläche O_V (m^{-1}) und der massenspezifischen Oberfläche O_m ($m^2 \cdot kg^{-1}$). Beide stehen über die wahre Dichte ρ miteinander in Beziehung.

$$O_m = \frac{O_V}{\rho} \quad \text{Gleichung 14.10}$$

Es lassen sich verschiedene spezifische Oberflächen definieren, je nachdem, wie weit Oberflächenrauigkeit, Sackporen oder durchgehende Kapillaren der Partikel mit berücksichtigt werden. Die Wahl der Bestimmungsmethode ist dem Zweck der Messung und der besonderen Fragestellung anzupassen. Gilt es z. B. Partikeln mit einem feinkörnigen Material einzuhüllen, so kann zur Ermittlung des Bedarfs an feinkörnigem Material eine relativ einfache Methode herangezogen werden. Ist die Partikelgrößenverteilung bekannt, so lässt sich aus dem RRSB-Netz durch Verschiebung der RRSB-Geraden durch den Pol an einem Randmaßstab eine dimensionslose **Oberflächenkennzahl** O_k ablesen (○ Abb. 14.2). Aus der Division des abgelesenen Werts durch die charakteristische Korngröße *d'* erhält man die volumenbezogene spezifische Oberfläche des Pulvers unter der Annahme, dass alle Partikel sphärisch sind und eine glatte Oberfläche besitzen. Die Abweichung von der Kugelgestalt kann durch den dimensionslosen geometrischen Formfaktor f (≥ 1) korrigiert werden. Die volumenbezogene spezifische Oberfläche unter Vernachlässigung der Partikelrauigkeit und jeglicher Poren ist dann für dieses Pulver:

$$O_V = \frac{O_k \cdot f}{d'} \quad \text{Gleichung 14.11}$$

Mithilfe der **Gaspermeationsmethode** lässt sich auf indirektem Wege eine spezifische Oberfläche ermitteln. Diese berücksichtigt neben der aus Größe und Form sich ergebenden Oberfläche insbesondere die Oberflächenrauigkeit und zum Teil auch durchgängige Kapillaren größeren Durchmessers. Das Verfahren lehnt an das Hagen-Poiseuille'sche Gesetz an (▸ Kap. 4.2.1; ▸ Kap. 5.2.5). Nach diesem ist die pro Zeiteinheit bei einer Druckdifferenz Δp durch eine Kapillare der Länge l und des Radius r fließende Gas- oder auch Flüssigkeitsmenge Q der Viskosität η

$$Q = \frac{\Delta p \cdot \pi r^4}{8\,\eta l} \quad \text{Gleichung 14.12}$$

Bei Durchströmung eines porösen Körpers steht dem durchströmenden Medium eine größere Zahl von Kapillaren zur Verfügung. Die Kanäle des Pulverbetts besitzen eine mehr oder minder große Oberflächenrauigkeit, die dem Durchströmungsvorgang entgegenwirkt. Der Zusammenhang zwischen der Durchströmungsgeschwindigkeit V/t, d. h. dem Volumen pro Zeiteinheit eines durch ein Pulverbett strömenden Gases, und der volumenbezogenen spezifischen Oberfläche O_V ist durch die **Carman-Kozeny'sche Gleichung** gegeben (○ Gleichung 14.13).

$$\frac{V}{t} = \frac{\varepsilon^3 \cdot \Delta p \cdot A \cdot \rho_L}{(1-\varepsilon)^2 \cdot \eta l \cdot O_V^2} \quad \text{Gleichung 14.13}$$

| A Querschnitt der durchströmten Substanzsäule | l Länge der durchströmten Substanzsäule | Δp Druckdifferenz oberhalb und unterhalb der Substanzsäule | ε Porosität | η Viskosität des durchströmenden Gases | ρ_L Dichte der Messflüssigkeit

Aufgrund dieser Beziehung ist es möglich, mithilfe der einfachen Apparatur nach Blaine die Bestimmung der spezifischen Oberfläche durchzuführen. Der Aufbau ist schematisch in ○ Abb. 14.4 wiedergegeben.

Das Gerät besteht im Wesentlichen aus einem mit einer Flüssigkeit gefüllten U-Rohr, das auf einem Schenkel das Messgefäß mit der auf eine bestimmte Porosität komprimierten Substanz trägt. Das U-Rohr ist mit zwei Messmarken versehen sowie einem Entlüftungshahn,

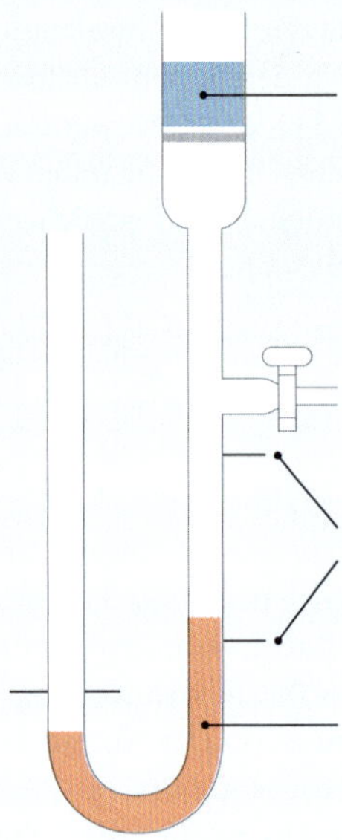

Abb. 14.4 Apparatur zur Bestimmung der spezifischen Oberfläche nach Blaine, schematisch

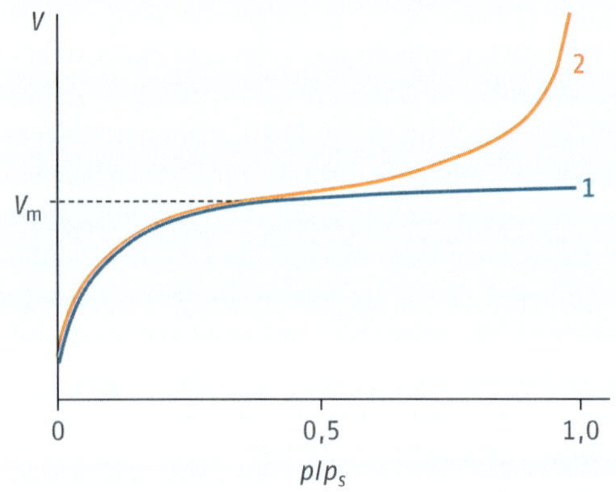

Abb. 14.5 Adsorptionsisothermen der Physisorption von Gasen an die Oberfläche eines Feststoffs (schematisch). 1 Adsorptionsisotherme nach Langmuir für eine monomolekulare Gasschicht an der Oberfläche, 2 BET-Sorptionsisotherme für zunächst monomolekulare, dann multiple Gasschichten. *V* adsorbiertes Gasvolumen, V_m extrapoliertes adsorbiertes Gasvolumen, das eine monomolekulare Schicht bildet, p/p_s relativer Gasdruck (weitere Erläuterungen siehe Text)

der es erlaubt, die Flüssigkeitssäule in dem unter der Probe befindlichen Schenkel durch Vakuum anzuheben. Mit Schließen des Hahnes senkt sich die Flüssigkeitssäule durch das über die Probe einströmende Gas wieder ab. Man bestimmt nun die Zeit, die zwischen dem Passieren der zwei Messmarken verstreicht, d. h. die Zeit, die erforderlich ist, um eine bestimmte Luftmenge durch die Probe strömen zu lassen. Die volumenbezogene Oberfläche O_V errechnet sich nach der vereinfachten Gleichung 14.14. *k* ist die Gerätekonstante.

Gleichung 14.14

$$O_V^2 = \frac{\Delta p \cdot \mathrm{A} \cdot \rho_L \cdot \varepsilon^3 \cdot t}{1 \cdot \mathrm{V} \cdot (1-\varepsilon)^2 \cdot \eta} = \frac{k \cdot \varepsilon^3 \cdot t}{(1-\varepsilon)^2 \cdot \eta}$$

Während mit der Gaspermeationsmethode nur ein Teil der tatsächlich vorhandenen Oberfläche erfasst wird, erlaubt die **Gasadsorptionsmethode** (Ph. Eur.) die nahezu quantitative Bestimmung der tatsächlichen Oberfläche.

Die Anreicherung von Bestandteilen gasförmiger oder flüssiger Phasen an Festkörpergrenzflächen wird als **Adsorption** bezeichnet. Je nach Art der Bindung zwischen Adsorbens und Adsorbat wird zwischen **Physisorption**, wenn vorwiegend Van-der-Waals-Kräfte wirksam werden, und **Chemisorption** unterschieden, wenn die Bindungen stärker sind und mehr chemischen Bindungen gleichen. Bei Physisorptionen sind deshalb vollständige, bei Chemisorptionen kaum Desorptionen möglich.

Für eine gegebene Temperatur bestehen definierte Beziehungen zwischen dem Volumen *V* des adsorbierten Gases und dem relativen Druck p/p_s (Quotient aus Druck und Sättigungsdruck des betreffenden Gases). Diese Beziehungen können als Adsorptionsisothermen graphisch dargestellt werden (Abb. 14.5).

Unter der vereinfachten Annahme einer ausschließlich monomolekularen Adsorptionsschicht gilt die **Langmuir'sche Adsorptionsisotherme**. Für praktische Anwendungen ist jedoch die **BET-Adsorptionsisotherme** (benannt nach Brunauer, Emmet und Teller) geeigneter. Sie geht davon aus, dass bei niedrigem Gasdruck zunächst eine monomolekulare Gasschicht auf der Feststoffoberfläche gebildet wird und bei zunehmendem Druck die Gasmoleküle mehrere Schichten bilden.

Für die Oberfläche von 1 g Substanz besteht folgende Beziehung zwischen dem adsorbierten Gasvolumen *V*, dem Gasvolumen V_m, das zu einer monomolekularen Bedeckung dieser Oberfläche erforderlich ist, dem Druck *p* und dem Sättigungsdampfdruck des betreffenden Gases p_s:

Gleichung 14.15

$$\frac{p}{V \cdot (p_s - p)} = \frac{1}{V_m C} + \frac{(C-1) \cdot p}{V_m C \cdot p_s}$$

C ist eine Konstante. Bei Gültigkeit dieser Gleichung, die auch **BET-Gleichung** genannt wird, erhält man bei Auftragung von $p/[V(p_s-p)]$ gegen p/p_s in einem Diagramm eine Gerade. Aus deren Steigung *m* und dem Ordinatenabschnitt *b* der Geraden ergibt sich $V_m = 1/(m+b)$.

Mit bekanntem V_m kann nun die massenspezifische Oberfläche des Feststoffs ermittelt werden (Gleichung 14.16).

$$O_m = \frac{A_m N_A V_m}{V_M \cdot M}$$

Gleichung 14.16

| A_m Flächenbedarf eines Moleküls des Gases (cm^2) | N_A Avogadro'sche Zahl ($6{,}02214 \cdot 10^{23}$ Moleküle pro Mol) | V_m Volumen ($cm^3 \cdot g^{-1}$) des betreffenden Gases, das zu einer monomolekularen Bedeckung der Oberfläche von 1 g Probe führt | V_M Molvolumen des Gases bei Normalbedingungen (22 414 cm^3) | O_m Massenspezifische Oberfläche ($cm^2 \cdot g^{-1}$) | M Masse der Probe (g)

Im Allgemeinen verwendet man für diese Methode ein Inertgas, wie z. B. Stickstoff. Für Stickstoff ergibt sich bei einem Flächenbedarf A_m für ein Molekül N_2 von 16,2 Å^2 ($16{,}2 \cdot 10^{-16}$ cm^2) dann für die massenspezifische Oberfläche:

Gleichung 14.17

$$O_m = 43526 \cdot V_m\,(cm^2 \cdot g^{-1}) = 4{,}35 \cdot V_m\,(m^2 \cdot g^{-1})$$

Ein wesentlich besseres Eindringvermögen in die feinsten Poren besitzt Helium, das anstelle von Stickstoff verwendet werden kann.

Für die Ermittlung der Lage der BET-Geraden werden in der Praxis mehrere Messpunkte bei einem Relativdruck von $0{,}05 \leq p/p_s \leq 0{,}35$ ermittelt. Apparativ vereinfacht wird die Messung durch eine Einpunktmethode mithilfe des AREA-Meters nach Ströhlein. Die Apparatur besteht im Wesentlichen aus einem Proben- und einem Vergleichsgefäß, die über ein Manometer miteinander verbunden werden können. Proben- und Vergleichsgefäß werden unmittelbar vor der Messung mit Stickstoff gefüllt, wobei sich in dem Probengefäß die entgaste und mit Stickstoff gespülte Probe befindet. Nach Druckausgleich werden die beiden Gefäße miteinander über das Manometer verbunden. Man taucht nun beide Gefäße in flüssigen Stickstoff. Bei dieser Abkühlung findet eine verstärkte Adsorption des Stickstoffs an den ihm angebotenen Oberflächen statt. Aufgrund der im Verhältnis zur Gefäßoberfläche großen Oberfläche der Probe kommt es im Probengefäß zu einem stärkeren Druckabfall als im Vergleichsgefäß. Hieraus kann die an der Probe adsorbierte Stickstoffmenge bestimmt und die spezifische Oberfläche der Probe errechnet werden.

Die Adsorptionsisothermen nach Langmuir und BET sind nur Sonderfälle der Gasadsorption an nicht poröse Oberflächen. Bei stark porösen Oberflächen kann es, vor allem bei höheren Gasdrucken, zur Kondensation der Gasmoleküle in den Poren kommen, was zu einer anderen Adsorptionscharakteristik führt. Andererseits können auch bei glatten Oberflächen lokal bereits multiple Schichten eines Adsorbens an der Feststoffoberfläche gebildet werden, bevor eine monomolekulare Schicht vollständig ausgebildet ist. Dies lässt sich oft durch eine **Adsorptionsisotherme nach Freundlich** beschreiben.

Wassergehalt

Der Wassergehalt eines Pulvers ist für dessen technologische Eigenschaften im Allgemeinen von großer Bedeutung. Kristallwasser, das im Gegensatz zu Sorptionswasser relativ fest gebunden ist, führt zur Ausbildung von Pseudomodifikationen mit verminderter Löslichkeit. Sorptionswasser verursacht eine Erhöhung der Kohäsivität, verschlechtert die Fließeigenschaften und erhöht die Agglomerationstendenz (▸ Kap. 5.2.6).

Substanzen mit polaren funktionellen Gruppen neigen zu Wasserdampfsorption. Dabei kann der Wasserdampf in der Oberfläche zur Adsorption gelangen oder z. B. im Fall der Stärke oder hydratbildender Kristalle auch ins Innere der Partikel eindringen, wobei die Adsorption schließlich in eine Absorption übergeht. Adsorption und Absorption werden unter dem Überbegriff Sorption zusammengefasst. Die Menge des sorbierbaren Wasserdampfes ist von der Art der betreffenden Substanz und deutlich vom Wasserdampfpartialdruck bzw. der relativen Feuchtigkeit und weniger ausgeprägt von der Temperatur abhängig.

Diagramme, welche die von einer Substanz sorbierte Wassermenge in Abhängigkeit von der relativen Feuchtigkeit der umgebenden Atmosphäre bei einer bestimmten Temperatur wiedergeben, werden als **Sorptionsisothermen** bezeichnet (▸ Kap. 5.2.6). Ist die Sorptionsisotherme eines Pulvers bekannt, kann mithilfe eines Probenhygrometers, nachdem sich die Gleichgewichtsfeuchtigkeit eingestellt hat, der Feuchtigkeitsgehalt eines Pulvers bestimmt werden (▸ Kap. 14.10). Bei dem **Probenhygrometer** handelt es sich um einen dicht schließenden Behälter, in dessen Deckel ein Hygrometer eingebaut ist.

Andere Bestimmungsmethoden zur Messung des Wassergehalts von Pulvern sind gravimetrische Verfahren im Trockenschrank, Thermogravimetrie oder unter IR-Strahlern, Messungen der Dielektrizitätskonstante und die Karl-Fischer-Titration.

14.2.2 Pulverförmige Arzneizubereitungen

In der Gruppe dieser Arzneizubereitungen sind Pulver aus einer einzigen Substanz – ungemischte Pulver – und gemischte Pulver zu unterscheiden. Einzeldosisarzneiformen enthalten Einzeldosen von Wirkstoffen, z. B. in Papierbriefchen oder in Kapseln. Sie werden auch abgeteilte Pulver genannt. Vielfach werden aber nicht solche Einzeldosen, sondern mehrere Dosen in ein Behältnis abgefüllt. In diesen Fällen liegen nichtabgeteilte Pulverarzneiformen vor. Pulverförmige Arzneizubereitungen haben heute nur noch geringe Bedeutung. Von größerer Wichtigkeit sind pulverförmige Vor- und Zwischenprodukte zum Herstellen von Granulaten, Tabletten, Kapseln, Suspensionen, Trockensäften und Trockentropfen.

Praktisch umgesetzt

Pulverbriefchen oder **Papierkapseln** werden in Handarbeit in Apotheken hergestellt und mit arzneilichen Pulvern, Granulaten oder seltener mit Tabletten befüllt. Sie werden heute noch in Krankenhausapotheken und im Bereich der Homöopathie zur einzeldosierten Verpackung von Globuli oder Pulvern verwendet. Die Pulver oder Granulate in den Briefchen werden dann meist zur Herstellung einer Lösung verwendet.

Zur **Herstellung pulverförmiger Zubereitungen** ist eine Reihe von Grundoperationen, wie Zerkleinern, Mischen, Sieben und Trocknen, anwendbar (▸ Kap. 5.2.1, ▸ Kap. 5.2.3, ▸ Kap. 5.2.6).

Merke

Je nach Zusammensetzung und Bearbeitung haben Pulver sehr unterschiedliche physikalisch-chemische Eigenschaften. Zur Beurteilung der pharmazeutisch-technologischen Verarbeitbarkeit und des biopharmazeutischen Verhaltens sind besonders folgende Eigenschaften von Bedeutung:

- Partikelgrößen, Partikelformen,
- Fließverhalten,
- wahre und scheinbare Dichten, Schütt- und Stampfvolumen, Porosität,
- Oberflächeneigenschaften, wie Benetzbarkeit, Chemisorption oder Physisorption,
- Löslichkeit, Lösungsgeschwindigkeit.

Die Prüfmethoden zur Erfassung oder Bewertung dieser Eigenschaften sind zum größten Teil im vorhergehenden Abschnitt behandelt worden.

Puder sind pulverförmige Arzneiformen mit Partikelgrößen in der Regel unter 100 µm, die zum Einstäuben oder Aufstreuen bestimmt sind. Puder sollen entweder selbst bestimmte Effekte ausüben, wie adsorbieren, kühlen oder gleitfähig machen, oder Wirkstoffe, z. B. Antibiotika, lokal zur Anwendung bringen. Entsprechend dem Verwendungszweck und Zustand des Applikationsortes, z. B. intakte Haut, geschädigte Haut oder tiefere Wunden, ist die Zusammensetzung der Puder sehr unterschiedlich. Bei der Anwendung auf intakter Haut oder bei vorwiegend kosmetischer Anwendung kann ein breites Spektrum von anorganischen und organischen festen Hilfsstoffen eingesetzt werden, sofern sie genügend feine Partikel aufweisen, toxikologisch unbedenklich sind und vor allem die Haut nicht reizen. Am häufigsten werden Talkum, Calcium- und Magnesiumcarbonat, Kieselsäure, Magnesiumoxid, Metallseifen, Cellulosepulver, reine und modifizierte Stärken, Milchzucker und bestimmte Polymerpulver (▸ Kap. 6) verwendet. An Wundpuder, die bei offenen Wunden angewendet werden, sind höhere Anforderungen zu stellen. Sie müssen mit keimarmen oder keimfreien und möglichst resorbierbaren Hilfsstoffen hergestellt werden. Resorbierbare Puder werden auf Basis von in bestimmter Weise modifizierten Stärken hergestellt. Geeignete Stärkequalitäten entstehen durch Vernetzung oder durch Phosphatierung, denn nach diesen Modifizierungen sind sie in wässriger Umgebung unter Wärmeeinfluss nicht mehr verkleisterungsfähig. Sie sind jedoch – was für resorbierbare Puder wichtig ist – sterilisierbar und resorbierbar (▸ Kap. 6.3.2). Wundpuder für die chirurgische Anwendung müssen steril sein.

14.3 Granulate

Granulate sind gröbere oder körnigere Haufwerke als Pulver. Die Bezeichnung Granulat leitet sich von dem lateinischen Wort „granula“ für Körner ab. Pharmazeutische Granulate werden in der Regel durch die Zusammenlagerung bzw. Aggregierung feinerer Pulverpartikel hergestellt. Je nach Herstellungstechnik können die Granulatpartikel die verschiedenartigsten Formen haben. Kugelförmige Granulatpartikel werden als **Pellets** bezeichnet. Diese Bezeichnung leitet sich von dem englischen Wort für Kügelchen oder Schrotkorn her. Ihr Einsatz als Zwischenprodukt bei der Herstellung von Tabletten oder zur Füllung von Kapseln steht im Vordergrund. Modifizierte Granulate definiert das Arzneibuch aber auch als eigenständige Arzneiformen und unterscheidet dabei Brausegranulate, überzogene, magensaftresistente, sowie Granulate mit veränderter Wirkstoff-Freisetzung.

Merke

Prinzipiell werden pharmazeutische Granulate über folgende Schritte oder **Grundoperationen** hergestellt:
1. Mischen,
2. Aggregieren bzw. Formen der gemischten Pulverpartikel durch Befeuchten, unter Druck oder durch Erwärmen,
3. Trocknen der Feuchtgranulate,
4. Klassieren durch Sieben; die angestrebte mittlere Partikelgröße richtet sich nach den Anforderungen der Anwendung oder der Weiterverarbeitung, z. B. Umhüllen oder Tablettengrößen.

Mit der Herstellung von Granulaten werden je nach Verwendungszweck in erster Linie **folgende Ziele** angestrebt:

- Vergrößerung der Partikel und dadurch Verkleinerung der spezifischen Oberflächen sowie Erniedrigung des Schüttvolumens. Hierdurch sollen die Fließeigenschaften und die Dosierungsgenauigkeit verbessert werden. Außerdem sollen die Staubanteile reduziert werden.
- Verbesserung der plastischen Verformbarkeit als Grundvoraussetzung der Komprimierung zu Tabletten.
- Optimierung der Oberflächenbeschaffenheit, der Benetzbarkeit, der Porosität, der Löslichkeit oder der Zerfallszeit in Hinblick auf die Bioverfügbarkeit.
- Ausschaltung von Entmischungstendenzen, z. B. durch Fixierung des Wirkstoffs in der Mischung vor der Granulation.

14.3.1 Granuliertechniken und Granulatherstellung

Die systematische Einteilung der Granulate wird meist nach der Technologie ihrer Herstellung vorgenommen. Granulate können durch Feuchtgranulierung, durch Trockengranulierung bzw. Kompaktierung und durch Schmelzerstarrungsgranulierung hergestellt werden. Die gebräuchlichste Granuliertechnik ist die Feuchtgranulierung, da diese Technik den wenigsten Einschränkungen unterworfen ist und am sichersten zu Granulaten mit günstigen Eigenschaften führt. Auf diese Art lassen sich praktisch alle Substanzen außer den gegenüber Flüssigkeit empfindlichen Stoffen granulieren.

Bei den Feuchtgranuliertechniken wird zwischen **Klebstoffgranulierung** und **Krustengranulierung** unterschieden, je nachdem ob die Befeuchtung und Aggregierung der zu granulierenden Pulvermischungen mit Lösungen von Bindemitteln bzw. Klebstoffen oder einfach mit reinen Lösungsmitteln oder Lösungsmittelgemischen durchgeführt wird (o Abb. 14.6). Die Anwesenheit eines bindenden Bestandteiles in der Granuliermischung ist dabei Voraussetzung.

Der Trend für die Granuliermethode der Zukunft geht momentan aus ökonomischen und ökologischen Gründen in Richtung praktisch hermetisch geschlossener Eintopf- und Einschrittverfahren in Intensivmischern mit effektiven Konvektions- und Strahlungstrocknungsmethoden.

In der Technik werden **Aufbaugranulationen** und **Abbaugranulationen** unterschieden. Bei Ersterer werden feine Partikel zu gröberen Aggregaten aufgebaut, während bei Letzterer aus gröberen Stücken durch Zerkleinern feinere Granulate hergestellt werden. In einem pharmazeutischen Granulierverfahren laufen oft Aufbau- und Abbaugranulierschritte nacheinander oder nebeneinander ab.

Die einfachere Technik bei der Feuchtgranulierung ist die Herstellung von Krustengranulaten, da die Herstellung einer Bindemittellösung entfallen kann. Hierbei wird die zu granulierende Pulvermischung nur mit einem Lösungsmittel befeuchtet, z. B. mit Wasser oder mit einer Wasser-Ethanol-Mischung. Sobald ein bestimmter Feuchtigkeitsgehalt erreicht wird, bilden sich zunächst interpartikuläre Flüssigkeitsbrücken aus, die der Pulvermischung eine hohe interpartikuläre Adhäsivität verleihen. Diese Adhäsivität wird durch eine mehr oder weniger starke Anlösung eines oder mehrerer Bestandteile der Pulverbestandteile (Bindemittel) unterstützt. Die Masse wird feuchtplastisch und formbar. Nachdem sie mit geeigneten Geräten in die gewünschte Partikelform und -größe gebracht worden ist, wird getrocknet. Während des Trocknungsvorganges werden aus den interpartikulären Flüssigkeitsbrücken in einem bestimmten Ausmaß wieder zuvor in Lösung gegangene Pulveranteile ausgeschieden. Auf diese Weise können sich die Flüssigkeitsbrücken verfestigen. Amorphe Ausscheidungen führen grundsätzlich zum Verkleben der Partikel. Deshalb werden solche Granulate auch den Klebstoffgranulaten zugerechnet.

Rein kristalline Ausscheidungen führen nur dann zu ausreichend festen interpartikulären Bindungen, wenn zwischen den Kristallgittern der zu verbindenden Oberflächen und dem rekristallisierenden Material kristallographische Ähnlichkeiten bzw. Affinitäten bestehen.

Echte Krustengranulate lassen sich vorzugsweise dann herstellen, wenn die Komponente der Pulvermischung, die entscheidend zur Krustenbildung beiträgt, einen ausreichend hohen Anteil des Pulvers ausmacht.

Die Herstellung von Lutschtabletten auf Saccharosebasis ist ein gutes Beispiel für den Einsatz der Krustengranuliertechnik. Saccharose ist sehr gut wasserlöslich. Bei ausreichendem Wasserzusatz zur Pulvermischung bildet sich durch die teilweise Auflösung der Saccharose interpartikulär ein hochkonzentrierter Sirup, der Flüs-

14

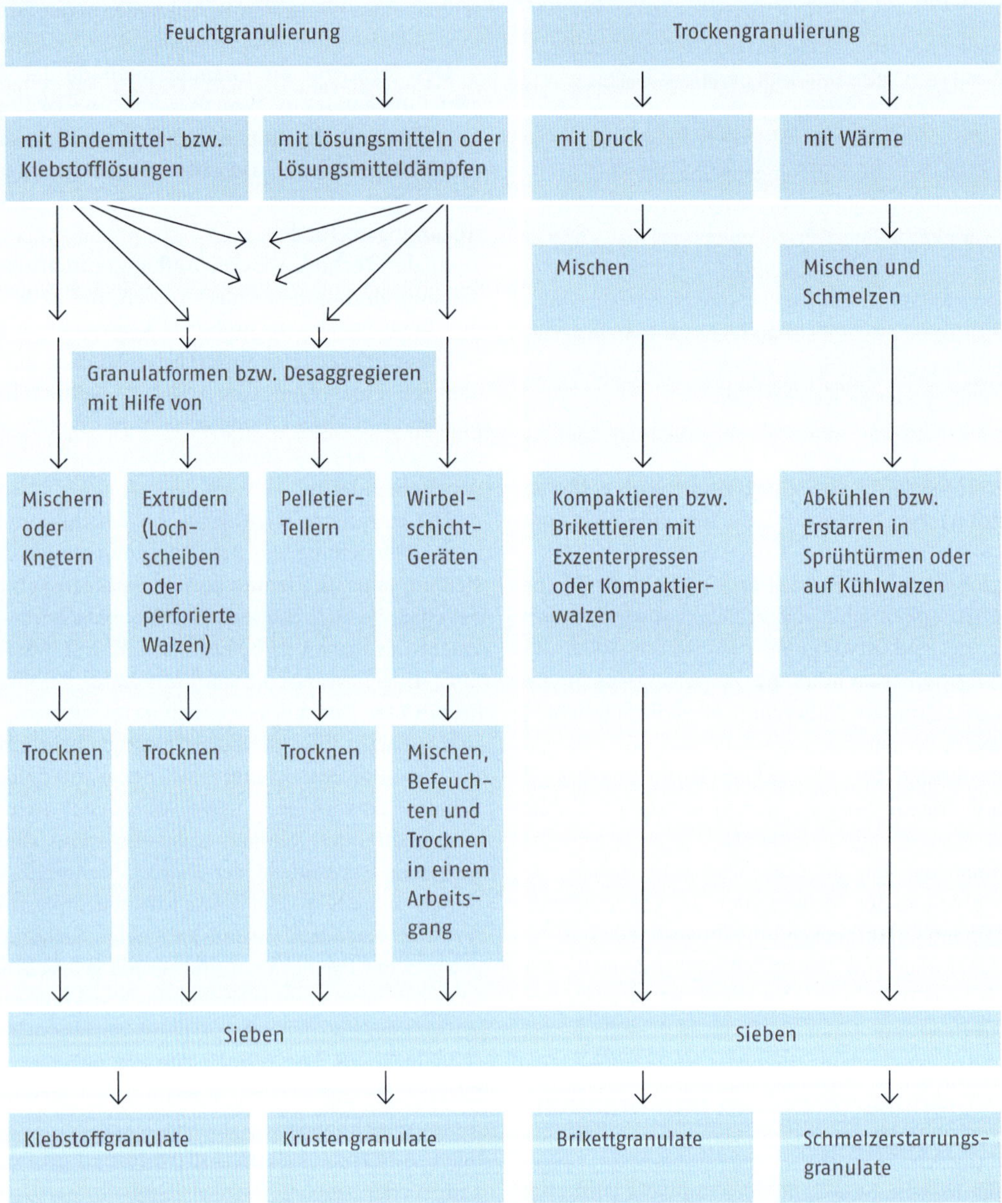

Abb. 14.6 Übersicht der wichtigsten Granuliertechniken

sigkeitsbrücken entstehen lässt. Beim Trocknen wandeln sich diese in Feststoffbrücken um und auf diese Weise werden Pulversaccharosepartikel durch kristallisierte Sirupsaccharose verbunden. Derartige Feststoffbrücken sind mechanisch sehr stabil.

Die Hygroskopizität der Saccharose ist hierbei nachteilig, da weiterführende Brückenbildungen durch Wasseraufnahme zu erheblichen Nachhärtungen führen. Bei Lutschtabletten ist dies ohne Belang, nicht jedoch bei normalen Tabletten, von denen man kurze Zerfallszeiten erwartet. Deshalb wird bei der Herstellung normaler Tabletten der praktisch nicht hygroskopische Milchzucker der Saccharose vorgezogen.

Die **Klebstoffgranulierung**, bei der hauptsächlich Lösungen amorpher, polymerer Bindemittel angewendet werden, ist dagegen sicherer und komplikationsloser. Klebstoffbrücken sind nicht kristallin und ergeben deshalb durch ihre Plastizität und je nach Formschlüssigkeit einen starken Zusammenhalt. Die Eigenschaften der Brücken, wie Festigkeit und Wiederauflösbarkeit, hängen eng mit denen des verwendeten Bindemittels zusammen. Wenn die physikalischen Eigenschaften der

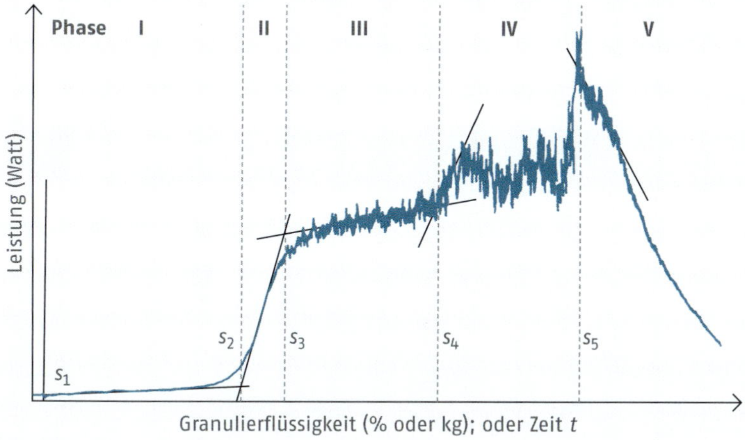

○ Abb. 14.7 Leistungsaufnahme eines Planetenmischers als Funktion der zugegebenen Granulierflüssigkeitsmenge. Nach Bier et al. 1979
Die Kurve zeigt fünf Phasen, denen folgende Bedeutungen zugeschrieben werden:
Phase I (s_1–s_2). Die Pulvermischung wird angefeuchtet, ohne dass jedoch eine Agglomerierung stattfindet. Deshalb ist auch noch kein Anstieg der Strom-Leistungsaufnahmekurve zu beobachten.
Phase II (s_2–s_3). Diese Phase ist durch den Beginn der Agglomerierung bzw. des Granulataufbaus gekennzeichnet, die Leistungsaufnahmekurve zeigt einen steilen Anstieg.
Phase III (s_3–s_4). Das Plateau zwischen s_3 und s_4 stellt den Bereich der optimalen Befeuchtung der zu granulierenden Pulvermischung dar. Unterhalb von s_3 ist die Mischung noch zu trocken, die Granulate werden zu weich, und oberhalb von s_4 ist die Mischung bereits zu feucht.
Phase IV (s_4–s_5). Die Pulvermischung ist überfeuchtet, und die Leistungsaufnahmekurve zeigt unregelmäßige Schwankungen.
Phase V. Die überfeuchtete Pulvermischung geht in eine flüssige Suspension über, was durch einen steilen Abfall der Leistungsaufnahmekurve zum Ausdruck kommt.

Bindungen, insbesondere die Zerfallszeit der Granulate während der Verwendbarkeitsdauer, gleich bleiben sollen, dürfen sich die Feststoffbrücken in diesem Zeitraum weder physikalisch noch chemisch verändern.

Meist werden diese beiden Techniken zur Feuchtgranulierung in Mischern, auch Schnellmischern oder Mischknetern durchgeführt (▸ Kap. 5.3.1). Es wird dann von **Mischgranulierung** gesprochen. Für die Mischgranulierung gibt es heute effektive Methoden der **Prozesssteuerung**, z. B. durch Messung der elektrischen Leistungsaufnahme des Mischerantriebs. Die Leistungsaufnahmekurven zeigen für verschiedene Phasen der Mischgranulierung einen charakteristischen Verlauf (○ Abb. 14.7).

Diese Art der Prozesssteuerung gewährleistet eine optimale Befeuchtung der Pulvermischungen bei der Mischgranulierung mit Granulierflüssigkeiten, eine jederzeit sichere Reproduzierbarkeit der Granulatqualitäten und ermöglicht nicht zuletzt ein GMP-gerechtes Dokumentieren des Herstellungsganges (▸ Kap. 1).

Extruder- bzw. Lochscheiben- oder Lochwalzengranulierungen sind apparativ aufwendiger, denn zusätzlich zu einem Mischer wird noch ein Extruder- oder ein Lochwalzengranulator benötigt. Ein wesentlicher Vorteil dieser Granuliertechnik ist jedoch, dass etwa nur ein Drittel oder die Hälfte der sonst üblichen Mengen an Granulierflüssigkeit benötigt werden. Deshalb sind die auf diese Art hergestellten Granulate schneller und mit weniger Energieaufwand zu trocknen. Der Grund, weshalb diese Granuliertechnik mit weniger Wasser auskommt, ist, dass nicht von feuchtplastischen Massen wie beim Mischgranulieren ausgegangen werden muss, sondern von angefeuchteten Pulvern, die erst beim Pressen durch die Lochscheiben oder Lochwalzen plastisch werden. Es werden also sowohl Prinzipien der Feuchtgranulierung als auch der Trockengranulierung mit Druck ausgenützt. Zur Extrusion werden vorzugsweise **Doppelschneckenextruder** verwendet, in denen im Gegensatz zu Einfachschneckenextrudern das Mischgut auch zwangsgefördert wird, wenn keine vollständige Füllung („Unterfütterung") vorliegt. Die Doppelschnecken können aus Abschnitten mit unterschiedlichen Formen aufgebaut sein, die in den aufeinander folgenden Stationen des Extrudierens Prozesse wie Ein-

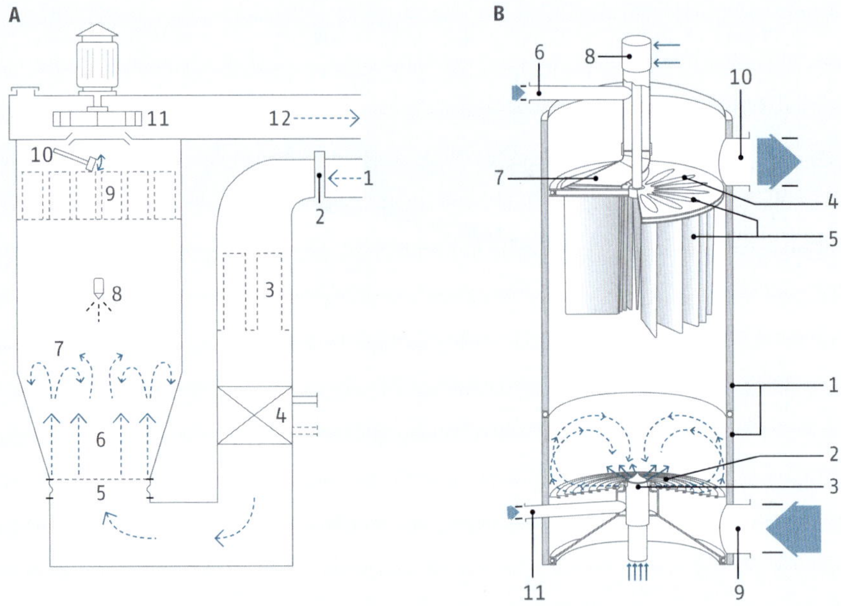

Abb. 14.8 Wirbelschichtgranulatoren
A konventionell (GLATT, Binzen): **1** Zuluft, **2** Zuluftregulierschieber, **3** Zuluftfilter, **4** Lufterhitzer, **5** Anströmboden, **6** Materialbehälter, **7** Entspannungszone, **8** Sprühdüse, **9** Abluftfilter, **10** Abrüttler, **11** Ventilator, **12** Abluft;
B mit Ringspalt-Anströmboden (*Ventilus®*, INNOJET Herbert Hüttlin, Steinen): **1** Prozessgehäuse, **2** Lamellenboden mit Ringspalten *(Orbiter I)*, **3** Sprühdüse *(Rotojet)*, **4** Pulverrückführungssystem *(Sepajet)*, **5** Filterplatine und -taschen, **6** Blasluft-Eintritt, **7** Blasluft-Rotor zur kontinuierlichen Filterabreinigung, **8** Antrieb für Blasluftrotor, **9** Eintritt der konditionierten Prozessluft, **10** Prozessluftaustritt, **11** Stützluft-Zuführung

füllen, Mischen, Schmelzen, Kneten und Pressen ausführen können.

Bei der **Trockengranulierung** werden die Bindungen zwischen den zu granulierenden Pulverpartikeln durch hohe mechanische Drücke bewirkt. Dies kann sowohl mit Tablettenpressen erreicht werden, wobei als Zwischenprodukte größere Tabletten oder Briketts entstehen, als auch mit Kompaktierwalzen, die Schülpen ergeben. Die erhaltenen Briketts oder Schülpen werden anschließend mit gegenläufigen Stachelwalzen zerkleinert und/oder durch Siebe geschlagen. Die Trockengranulierung ist eine wirtschaftliche Granuliertechnik, die sich für feuchtigkeitsempfindliche Wirkstoffe, wie Penicillin-Derivate, anbietet. Sie setzt jedoch ausreichend komprimierbare bzw. gut plastisch verformbare Pulvermischungen voraus. Außerdem ist die Kompaktierung nur anwendbar, wenn die zu verpressenden Wirkstoffe durch den erforderlichen hohen Energieaufwand in ihrer Stabilität nicht beeinträchtigt werden (z. B. Enzyme, metastabile Kristallmodifikationen etc.).

Schmelzgranulate werden durch Schmelzen und Erstarren vor allem in Schnellmischern, Wirbelschichtgranulatoren oder mittels Extrusion hergestellt (vgl. Pelletierung). Die **Schmelzextrusion** ist dabei inzwischen das wichtigste Verfahren. Bevorzugte Hilfsstoffe sind hierbei feste Polyethylenglykole für feuchteempfindliche Wirkstoffe und rasche Freisetzung sowie Hartfette oder Wachse; ihre Einsatzgebiete sind Retard- und Depotarzneiformen (▸ Kap. 16).

Die **Wirbelschichtgranulierung** hat sich aus der Wirbelschichttrocknung entwickelt, indem Wirbelschichttrockner (▸ Kap. 5.2.6) mit Einsprühvorrichtungen für die Granulierflüssigkeiten ausgerüstet worden sind (○ Abb. 14.8 A). Besondere Aufmerksamkeit ist darauf zu verwenden, dass sich der Prozess- oder Granulierbehälter ausreichend nach oben hin erweitert. Dabei entsteht im oberen Teil dieses Behälters eine Entspannungszone. Das hat die Ausbildung einer Wirbelschicht mit hoher Turbulenz und gutem Mischeffekt zur Folge (▸ Kap. 5.2.6, ○ Abb. 5.18 G).

In die Wirbelschicht wird zum Granulataufbau die Granulierflüssigkeit nach dem Gegenstrom- oder Gleichstromprinzip eingesprüht. Durch Aufheizen des Luftstromes wird die Trocknung eingeleitet. Der Verlauf einer Wirbelschichtgranulierung kann ○ Abb. 14.9 entnommen werden. Die Gutbewegung in einer Wirbelschicht ist naturgemäß sehr heterogen. Dies ist auf die zu granulierenden Gemische zurückzuführen, die in der

Pharmazie häufig aus verschiedenen Stoffen mit unterschiedlichen Dichten sowie einigen weiteren unterschiedlichen physikalischen Eigenschaften zusammengesetzt sind.

Um homogene **Fließbettschichten** zu erreichen, ist zunächst der Einbau von runden, rotierenden Bodenrotoren in die Wirbelschichtgranulatoren versucht worden. Moderne Fließbettgeräte arbeiten mit fest stehenden oder verstellbaren Lamellen- oder Schlitzböden, die eine kontrollierte ringförmige und umwälzende Gutbewegung erzeugen, wodurch eine effiziente Befeuchtung des Gutes mit Granulierflüssigkeit, z. B. durch eine bodenständige zentrale Dreistoffdüse (▸Kap. 5.2.2, ⚬Abb. 5.2 C) und energiesparende Trockenluftführung ermöglicht wird (⚬Abb. 14.8 B). Ein permanent sich selbst reinigender Luftfilter ermöglicht dabei die Rückführung des noch nicht granulierten Pulvers in den Prozess. Auch das Überziehen fester Arzneiformen mit Polymeren ist mit diesem Gerät möglich.

Die Wirbelschicht- bzw. Fließbettgranulierung ist ein schnelles, rationelles Feuchtgranulierverfahren, da die Arbeitsschritte Mischen, Granulataufbau durch Einsprühen der Granulierflüssigkeit und Trocknen in einer einzigen Apparatur stattfinden. Zur Verarbeitung von voluminösen Mischungen, die stärker verdichtet werden müssen, sind diese Verfahren weniger geeignet.

Zur **industriellen Herstellung von Granulaten** werden hauptsächlich drei der beschriebenen Granuliertechniken herangezogen und zwar die Mischgranulierung, die Wirbelschicht- bzw. Fließbettgranulierung und die Trockengranulierung bzw. Kompaktierung.

Die Herstellung von Pellets oder das **Pelletieren** ist eine spezielle Aufbaugranuliertechnik zur Herstellung kugelförmiger Granulatpartikel. Sie kann in Dragierkesseln, Pelletiertellern, Schnellmischern oder Extrudern durchgeführt werden. Spezielle Pelletieranlagen sind der Marumerizer® oder der Spheronizer® (⚬Abb. 14.10).

Sie bestehen aus einem Extruder- oder Lochwalzenkompaktor und einem Kessel mit einer rotierenden Bodenscheibe, auf der die Pellets geformt werden. In den Extruder wird die angefeuchtete Masse eingefüllt und durch eine Lochscheibe oder Lochwalze gepresst. Hierbei entsteht ein zylinderförmiges Granulat, das in den Kessel mit der rotierenden Bodenscheibe fällt, wo es zu kugelförmigen Pellets rolliert wird. Solche aus einheitlichen Stoffen oder Mischungen bestehende abgerundete Granulate werden als **homogene Pellets** bezeichnet. Besonders geeignet zur Pelletisierung sind Zucker, Zuckeralkohole, Cellulose oder Mischungen aus Lactose und mikrokristalliner Cellulose, wegen deren hervorragender Wasserbindungsfähigkeit.

Häufig werden als Ausgangsmaterial zum Pelletieren **Starterkerne** aus möglichst gleichförmigen und gleich großen Kristallkernen oder runde **Starterpellets (Nonpareilles)** eingesetzt, auf die dann sukzessive Wirkstoffschichten aufgezogen werden. Bei den Starterpellets, häufig aus Saccharose mit Stärke oder aus der mechanisch höher beanspruchbaren mikrokristallinen Cellulose, handelt es sich praktisch um homogene Pellets, aus denen nach Auftrag der Wirkstoffschichten zwei- oder mehrschichtige **heterogene Pellets** entstehen (▸Kap. 16.6.3).

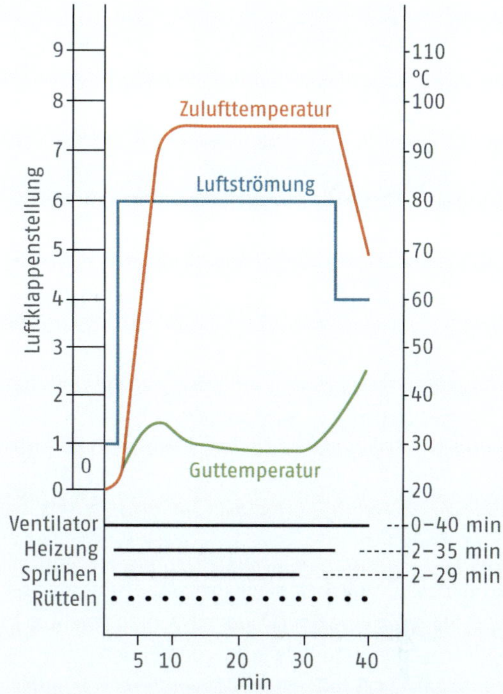

⚬ **Abb. 14.9** Verlauf einer Wirbelschichtgranulierung.
Zuerst erfolgt 2 min lang Mischen bei geringer Luftströmung, danach eine Erhöhung der Luftströmung, dann wird Granulierflüssigkeit eingesprüht und die Trockenluftheizung eingeschaltet. Nach 29 min ist die Granulierlösung eingesprüht. Die Trockenluftströmung wird reduziert, um Granulatabrieb zu vermeiden. Die ab 35 min ansteigende Guttemperatur zeigt, dass der Prozess beendet werden kann. Die Arbeitstemperatur der Zuluft liegt bei 95 °C. Alle 2 min wird der Abluftfilter durch Rütteln gereinigt.

In Hartgelatinekapseln abgefüllte oder in Tabletten eingearbeitete Pellets haben in der Regel einen Durchmesser von < 2 mm. Dadurch verteilen sich die Pellets nach der Einnahme und der sich anschließenden Auflösung der Kapselhüllen im Magen-Darm-Trakt und geben ihren Wirkstoff über größere Flächen gleichmäßig verteilt frei (▸Kap. 16.6.3). Überzogene Pellets haben im Vergleich zu überzogenen Tabletten oder Kapseln den Vorteil, dass sie unabhängig vom Magen-

14

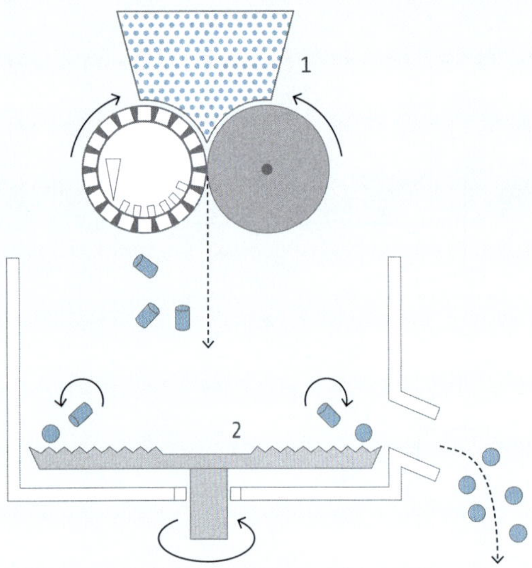

o Abb. 14.10 Pelletieranlage, bestehend aus einem Lochwalzenkompaktor (1), der aus einem feuchten Pulver Zylindergranulate formt, und einem Pelletierbehälter mit rotierender Bodenscheibe (2), auf der die Zylindergranulate zu Pellets rolliert werden. Anstelle des Lochwalzenkompaktors kann auch ein Lochscheibenextruder eingesetzt werden (Prinzip Marumerizer® und Spheronizer®).

inhalt rasch durch den **Pförtner** (Pylorus) aus dem Magen in den Dünndarm transportiert werden.

14.3.2 Bindung in Granulaten

Interpartikuläre Bindungen können durch elektrostatische Aufladung, durch kohäsive Wechselwirkungen unmittelbar, mithilfe einer Flüssigkeit oder eines Bindemittels über adhäsive Wechselwirkungen oder durch interpartikuläre Verzahnungen zustande kommen. In der Regel wird daher zwischen meist schwächeren kohäsiven, interpartikulären Bindungen ohne Brücken sowie stärkeren Bindungen über Flüssigkeitsbrücken oder Feststoffbrücken unterschieden, wobei zwischen allen dieser Bindungen gleitende Übergänge bestehen.

- Agglomerationen durch elektrostatische Ladungen (o Abb. 14.11 A und o Abb. 14.11 B) können in besonderen Fällen, z. B. durch Reibung, auftreten (▸ Kap. 4.5.4). Diese Bindungen machen sich vor allem bei der Verschlechterung des Fließvermögens von Haufwerken bemerkbar.
- Kohäsive Bindungen zwischen Granulatpartikeln ohne Brücken, die für die Granulatbildung wichtig sind, entstehen hauptsächlich durch kohäsive oder adhäsive Wechselwirkungen von Wassersorptionshüllen auf gleichen oder ungleichen Stoffen oder Primärpartikeln. Das Zustandekommen erfolgt weniger durch freie Sekundärvalenzen, wie z. B. Van-der-Waals-, Dipol-Dipol- oder Wasserstoff-Brückenbindungen der reinen Oberflächen. Diese können wegen der hierfür erforderlichen und kaum erreichbaren geringen Abstände bei interpartikulären Berührungen nicht abgesättigt werden. Auch die im Falle von Wasserstoff-Brückenbindungen notwendigen sterischen Voraussetzungen können nur in sehr geringem Umfang erreicht werden. Aus diesem Grund sind trockene, sorptionshüllenfreie Pulver auch nicht kohäsiv. Mit zunehmendem Feuchtigkeitsangebot bauen sich auf Partikeln mit polarer Oberfläche über Wasserstoffbrücken fest gebundene und nicht bewegliche Wassersorptionshüllen auf. Diese können als gemeinsame Sorptionsschichten der Partikel aufgefasst werden. Sie verursachen eine stärkere Kohäsivität (o Abb. 14.11 C und o Abb. 14.11 D).
- **Flüssigkeitsbrücken** (o Abb. 14.11 E). Mit zunehmender Schichtdicke der Sorptionshülle nimmt das Wasser in den äußersten Schichten zunehmend die normale Wasserstruktur an. Ist die Schicht so stark geworden, dass zwischen den Partikeln echte Flüssigkeitsbrücken auftreten, dann wird die Agglomeration von einem anderen Phänomen, nämlich von Kapillarkräften, beherrscht. Diese werden aus dem konvexen Flüssigkeitsmeniskus ersichtlich, der sich zwischen den polaren und damit gut benetzbaren Oberflächen ausbildet. Jede gekrümmte Oberfläche führt zwischen den aneinandergrenzenden Phasen (in diesem Fall der Luft und der Flüssigkeit) zu einer Druckdifferenz Δp, wobei $\Delta p = 2\sigma \cdot r^{-1}$, mit der Oberflächenspannung σ und dem Krümmungsradius r. Da die Gasphase zwangsläufig unter Atmosphärendruck steht, muss in der interpartikulären Flüssigkeit ein Unterdruck herrschen, der die beiden Partikel immobilisiert.
- **Feststoffbrücken.** Hier ist zwischen Feststoffbrücken mit Bindemitteln und Sinterbrücken zu unterscheiden.
  - Sinterbrücken (o Abb. 14.11 F). Unter diesem Begriff werden alle Feststoffbrücken verstanden, bei denen die Individualität der ursprünglichen Partikel durch unmittelbare Verwachsungen zu größeren Aggregaten verloren gegangen ist. Dies kann durch Verkrustung aus einer Lösung oder durch eine echte Versinterung aus einem Oberflächenschmelzfluss auftreten. Verkrustungen treten grundsätzlich während der Trocknung beim Feuchtgranulationsprozess dann auf, wenn von der Granulierflüssigkeit Partikel angelöst werden und das gelöste Material bei der Rekristallisation die Partikel fest miteinander verbindet. Echte Sinterbrücken entstehen bei der Rekristallisation einer die Partikel verbindenden Schmelze. Diese kann

Kohäsive interpartikuläre Bindungen

A

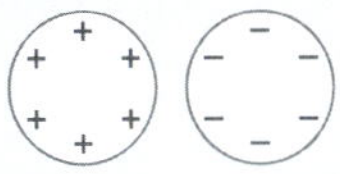

Coulomb'sche Kräfte. Elektrostatische Kräfte durch Übertritt von Ladungen, z. B. durch Reibungen, bei leitenden Stoffen und bei nichtleitenden. Bei Letzteren sind die Anziehungskräfte größer, da sich die Ladungen im Kontaktbereich konzentrieren.

B

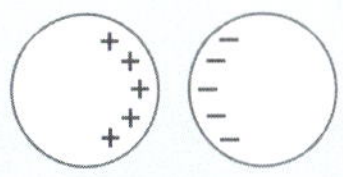

C

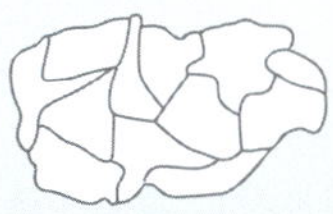

Formschlüssige Packungen durch Verhaken oder Verfilzen von sperrigen oder faserartigen Teilchen unter Druck. Zusätzlich können hierzu noch Bindungen der Typen A, B oder D kommen.

D

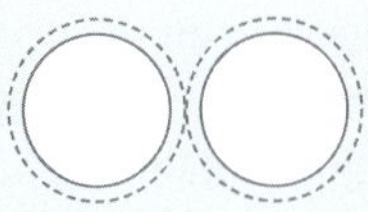

Kohäsive Wechselwirkungen über Wassersorptionshüllen zwischen gleichartigen Stoffen.
Adhäsive Wechselwirkungen zwischen unterschiedlichen Stoffen mit Wassersorptionshüllen.
Je nach Druckanwendung können solche Bindungen auch noch in formschlüssige Packungen übergehen.

Flüssigkeitsbrücken

E

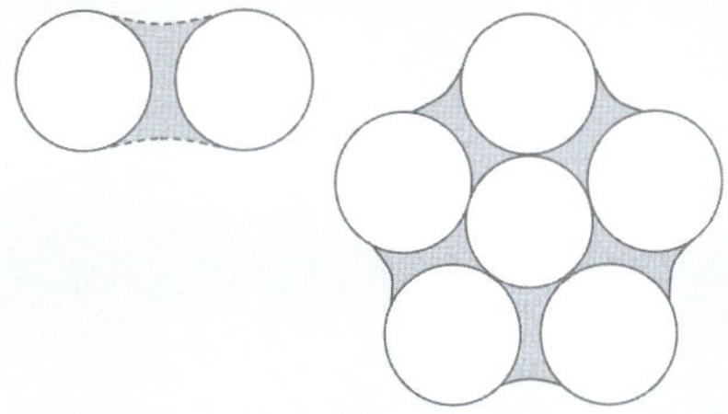

Durch Kapillarflüssigkeiten in ganz oder teilweise ausgefüllten Poren, kapillare Haftkräfte. Vorstufe bei Feuchtgranulierungen.
Endstufe = G
Beispiel: Feuchtgranulierung

Feststoffbrücken

F

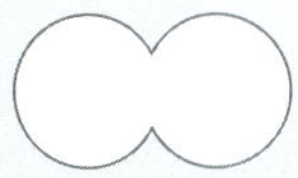

Nach Verkrustung, plastischem Fließen, durch Sintern oder Schmelzhaftung unter Druckeinwirkung, bewirkt durch teilweises Schmelzen und Wiedererstarren, eventuell mit nachfolgender chemischer Reaktion.
Beispiel: Trockengranulierung

G

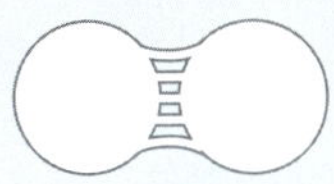

Durch erhärtende Bindemittel beim Eintrocknen von Lösungen polymerer Bindemittel oder Rekristallisation von niedermolekularen Bindemitteln.
Beispiel: Feuchtgranulierung

Abb. 14.11 Bindungsmechanismen in Granulaten. Nähere Erläuterungen im Text

z. B. durch tribomechanische Prozesse, d. h. durch interpartikuläre Reibung, bei örtlich hohen Energiekonzentrationen vorkommen.

- Bindemittelbrücken (Abb. 14.11 G) werden bei der Trocknung von Polymerlösungen gebildet. Solche Bindemittellösungen führen im Granulierprozess zunächst zur Agglomeration über Flüssigkeitsbrücken. Im Verlaufe der Trocknung nimmt die Viskosität der zwischen den Partikeln kapillar aufgenommenen Flüssigkeit zu, bis sie schließlich zu einer festen Masse erstarrt. Das Polymer gewährt, insbesondere wenn es sich in amorpher Form verfestigt und wenn es über eine hohe Konzentration verschiedener polarer Gruppen verfügt, die mit polaren Grenzflächen der Partikel in Wechselwirkung treten können, eine hohe Bindungsfestigkeit. Bei Feststoffbrücken aus Bindemitteln bleibt die Individualität der verbundenen Partikel erhalten. Agglomerate dieser Art können deshalb nach Auflösung der Bindemittelbrücken wieder in die ursprünglichen Partikel zerfallen.

Ob Feststoffbrücken große Flächen zwischen den Partikeln miteinander verbinden oder nur punktuelle Bindungen entstehen, hängt nicht nur von der Art und der Konzentration der Bindemittel ab, sondern auch von den Granulierbedingungen.

In Knetern mit starkem Kneteffekt entstehen Granulate mit hoher Dichte, in Wirbelschichtgranulatoren dagegen eher lockere Granulate. Bei der Verwendung von Lösungsmitteldämpfen anstelle von Lösungen werden hochporöse Instantgranulate aufgebaut, die beim Einbringen in Flüssigkeiten wegen ihrer hohen Porosität außerordentlich rasch dispergieren (Abb. 14.12).

14

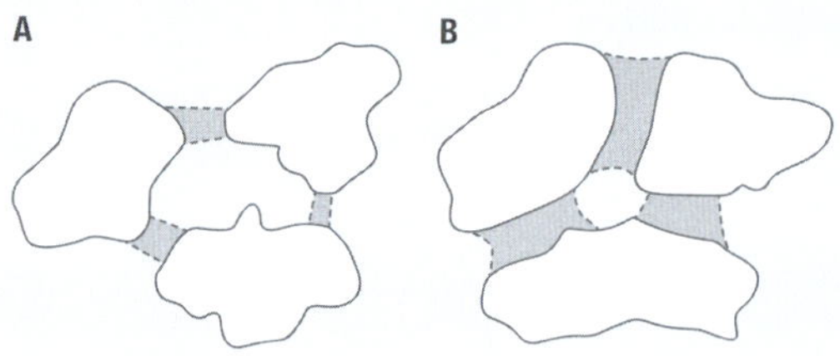

Abb. 14.12 Feststoffbrücken bei lockeren und dichten Granulaten.
A Punktuelle Verbindungen: lockere, poröse Granulate, kurze Zerfallszeiten, je nach Löslichkeit und Klebkraft der Bindemittel; **B** breitere Überbrückungen: höhere Dichten, weniger Poren

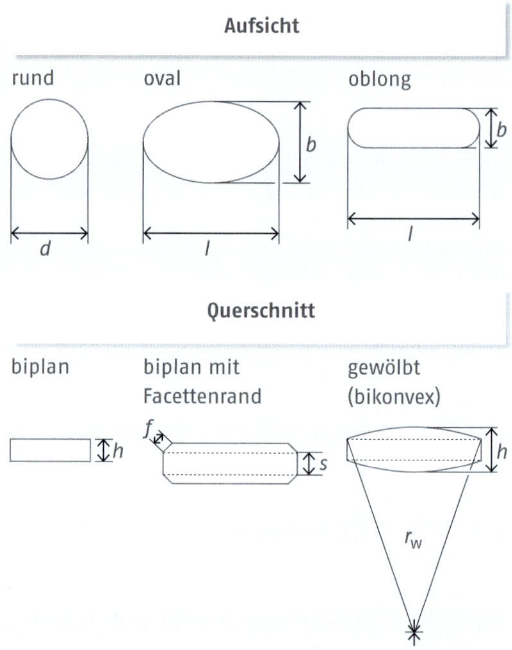

Abb. 14.13 Die wichtigsten Tablettenformen. *d* Durchmesser (2*r*), *l* Länge, *b* Breite, *f* Facette, *s* Steghöhe, *h* Tablettenhöhe, r_W Wölbungsradius

Merke

Die wichtigsten Bindemittel bei der Herstellung von Granulaten in der pharmazeutischen Technologie und ihre üblichen Anwendungskonzentrationen sind:

- Polyvinylpyrrolidon 3–5 %
- Celluloseether 1–5 %
- Stärkekleister 5–15 %
- Gelatine 1–3 %

Diese Prozentangaben beziehen sich auf Feststoffanteile der Bindemittel pro trockenes Granulatgemisch.

Die erforderlichen Anwendungskonzentrationen ergeben sich aus der Effektivität der Bindemittel. Von stark wirkenden Bindemitteln müssen geringere Mengen eingesetzt werden.

14.4 Tabletten

Tabletten werden aus technologischer Sicht als einzeln dosierte feste Arzneiformen definiert, die vorwiegend durch Komprimieren aus Pulvern oder Granulaten in verschiedensten Formen hergestellt werden (Abb. 14.13). Gewölbte Tabletten sind vorzugsweise Zwischenprodukte bei der Herstellung umhüllter Tabletten. In dieser Eigenschaft werden sie auch als Kerne bezeichnet.

Partywissen

Die Herstellung von Presslingen ist im Prinzip lange bekannt und diente zum Beispiel der Produktion von Lehm- und Torfziegeln, Briketts und Ziegeltee. Das einfachste technische Verfahren zur Herstellung von Tabletten war die **Hebelpresse,** wie sie noch von dem Arzt Albert Schweitzer in Lambaréné in Gabun in seinem Krankenhaus Einsatz fand. Mit dem Aufkommen neuer Arzneistoffe, wie der Acetylsalicylsäure, wuchs der Bedarf an schnell arbeitenden Tablettenmaschinen. Ende des 19. Jahrhunderts kamen **Exzenterpressen** zum Einsatz. Im Jahr 1904 meldete die Kilian-Maschinenfabrik in Berlin das erste Patent für einen **Rundläufer** („Formpresse mit dehnbarem Formtisch") an, die heute extrem hohe Leistungen aufweisen (bis zu 1 Million Tabletten pro Stunde).

Der Ursprung des Begriffs Tablette ist das lateinische Wort „Tabuletta" und bedeutet Täfelchen. Die lateinische Bezeichnung von Tabletten im Arzneibuch ist jedoch „Compressi", was auf die Herstellungstechnologie durch Zusammenpressen hindeutet. Diese begriffliche Verbindung ist inzwischen nicht mehr eindeutig, da im Arzneibuch unter die Tabletten auch Arzneiformen eingereiht sind, die durch Extrusion, Gießen oder Gefriertrocknung hergestellt werden.

Physikalisch sind Tabletten als disperse Systeme gasförmig/fest einzustufen. Der Anteil der Gasphase bzw. der Poren kann dabei je nach dem Grad der Komprimierung erheblich variieren.

Merke

Tabletten sind die meistgebrauchte Arzneiform. Die Gründe für ihre weite Verbreitung liegen auf der Hand:

- Tabletten können aus fast allen festen Wirkstoffen maschinell in großen Mengen wirtschaftlich hergestellt werden,
- sie haben eine hohe Dosierungsgenauigkeit,
- sie sind einfach und angenehm einzunehmen,
- sie sind lange haltbar, einfach zu verpacken, gut zu lagern und zu transportieren,
- die Freigabe der Wirkstoffe aus Tabletten kann mit entsprechenden Formulierungs- und/oder Herstellungstechniken in weiten Grenzen gesteuert bzw. modifiziert werden.

Tabletten werden meist nicht aus reinen Stoffen, sondern aus Gemischen von Wirkstoffen und Hilfsstoffen hergestellt. Die Hilfsstoffe haben dabei die Aufgabe, den Tabletten die Eigenschaften zu geben, die im Hinblick auf die Einfachheit und Sicherheit ihrer Herstellung, ihrer Handhabung und zur Optimierung ihrer Bioverfügbarkeit erforderlich sind.

14.4.1 Hilfsstoffe zum Tablettieren und Granulieren

Die speziellen Hilfsstoffe zum Tablettieren und Granulieren (▸Kap. 6) können gemeinsam abgehandelt werden, da für die Herstellung der beiden Arzneiformen weitgehend dieselben Stoffe verwendet werden (◘Tab. 14.1).

14.4.2 Basisrezepturen für Tabletten

Die Zusammensetzung von Tabletten kann äußerst vielfältig sein. Sie müssen individuell für jeden Wirkstoff, für jeden Verwendungszweck und für jede Herstellungstechnologie entwickelt werden. Jeder Wirkstoff hat bestimmte physikalische und chemische Eigenschaften, z. B. gute oder schlechte Komprimierbarkeit oder Löslichkeit, höhere oder niedrigere Hygroskopizität, Hydrolyse- oder Oxidationsempfindlichkeit etc. Diese Eigenschaften sind bei der Wahl der Hilfsstoffe und der Herstellungsverfahren genauso zu berücksichtigen, wie die angestrebte Bioverfügbarkeit und Haltbarkeit der fertigen Arzneiform. Es ist falsch, Tabletten mit feuchteempfindlichen Penicillinen mit Wasser zu granulieren oder zu Tabletten mit der Hydrolyse-empfindlichen Acetylsalicylsäure alkalisch reagierende Hilfsstoffe zu geben. Ebenso falsch ist es, Tabletten, die rasch zerfallen sollen, mit der hygroskopischen Saccharose oder Lutsch- bzw. Kautabletten, die sich in der Mundhöhle auflösen sollen, mit Sprengmitteln herzustellen. Tabletten, die im Mund schnell zerfallen sollen oder Vaginaltabletten müssen so formuliert sein, dass sie ihre Wirkstoffe auch in den geringen am Applikationsort zur Verfügung stehenden Flüssigkeitsmengen freigeben. Dies gilt auch für die früher verwendeten Rektaltabletten. Vaginaltabletten haben ovale Formen wie die Vaginalovula (▸Kap. 13.2) und die Rektaltabletten eine längliche Form mit einem abgerundeten und einem abgeflachten Ende, um die Einführung zu erleichtern. ◘Tab. 14.2 gibt eine systematische Übersicht der Tabletten nach dem Arzneibuch (Ph. Eur.). Neben diesen Tabletten für die humane Anwendung sind für den Veterinärbereich noch Intrauterin- und Intraruminaltabletten zur Anwendung in der Gebärmutter bzw. im Pansen zu erwähnen.

Bei der Entwicklung von Tabletten kann von folgender Basisrezeptur einer Tablettiermischung ohne Wirkstoff bzw. eines Simplexgranulats ausgegangen werden (▸Kasten).

Basisrezeptur einer Tablettiermischung ohne Wirkstoff bzw. eines Simplexgranulats

I	Stärke (Sprengmittel)	10–20 %
	Bindemittel	1–15 %
	Milchzucker (Füllmittel)	ad 100 %
II	Stärke (Sprengmittel)	10 %
	Kolloidale Kieselsäure (Gleitmittel)	0,5 %
	Magnesiumstearat (Schmier- und Trennmittel)	0,5 %

In einigen Pharmakopöen werden solche einfachen, grundlegenden Granulatrezepturen unter der Bezeichnung Simplexgranulat beschrieben.

Im praktischen Sprachgebrauch wird bei Tablettenmischungen zwischen inneren Phasen (I) und äußeren Phasen (II) unterschieden. Die innere Phase mit dem Füllmittel, dem Bindemittel und erforderlichenfalls einem Sprengmittel ist das eigentliche Granulat. Die Bestandteile der äußeren Phase (II) werden dem Granulat (innere Phase I) vor der Tablettierung zugemischt. Je nach Höhe der Wirkstoffdosierung können Füllmittel ganz oder teilweise durch Wirkstoffe ersetzt bzw. kompensiert werden. Für die Wahl der Tablettenbindemittel gelten im Prinzip dieselben Überlegungen, wie sie im vorhergehenden Abschnitt für die Granulatbindemittel beschrieben wurden (▸Kap. 14.3.2).

▫ **Tab. 14.1** Hilfsstoffe zum Tablettieren und Granulieren

Art des Hilfsstoffs	Verwendungszweck und Beispiele
Füllstoffe	Inerte und physiologisch gut verträgliche Stoffe zur Volumenauffüllung bei niedrig dosierten Wirkstoffen oder zur besseren Dispergierung von Wirkstoffen in den Arzneiformen, z. B. zur Verhinderung eines zu nahen Zusammenlagerns einzelner Wirkstoffpartikel. Beispiele: Milchzucker, Cellulosepulver, Mannitol, Calciumdiphosphat, verschiedene Stärken.
Sprengmittel, Zerfallsförderer oder -beschleuniger	In Wasser stark quellende Stoffe, die sich jedoch bis zu Temperaturen von 37 °C nicht lösen dürfen, z. B. Stärken und Stärkederivate, quer vernetztes Polyyinylpyrrolidon, niedrig substituierte Natriumcarboxymethylcellulose. Bei Brausetabletten werden CO_2-Entwickler, wie $NaHCO_3$, eingesetzt.
Bindemittel oder Klebstoffe bei der Feuchtgranulierung	Zur Herstellung von Klebstofflösungen für die Feuchtgranulierung, z. B. Stärkekleister, Gelatine, Polyvinylpyrrolidon, Celluloseether, Zucker. Höhere Dosen von Bindemitteln als üblich können auch als Gegensprengmittel, z. B. bei Lutschtabletten oder wirkstoffhaltigen Lutschern, verwendet werden.
Trockenbindemittel bei der Trockengranulierung	Zur Verbesserung der plastischen Verformbarkeit oder zur Ermöglichung formschlüssiger Bindungen, z. B. mikrokristalline Cellulose, enzymatisch abgebaute und sprühgetrocknete Stärke, faserige Stoffe.
Feuchthaltemittel	Zusätze zu Tablettenmischungen, wenn diese zum Austrocknen neigen und aus diesem Grund schlecht tablettierbar werden, z. B. Glycerol oder Sorbitol.
Trockenmittel oder Adsorptionsmittel	Zum Einbinden von flüssigen Wirkstoffen oder zur Vermeidung von Verflüssigungen von Tablettiermischungen, z. B. hochdisperse Kieselsäure.
Fließregulierungs-, Schmier-, Formentrennmittel	Gleitmittel zur Verbesserung der Fließeigenschaften bzw. der Rieselfähigkeit, z. B. hochdisperse Kieselsäure; zur Verminderung der Reibung zwischen der Tablettiermischung und dem Tablettierwerkzeug (Stempel und Matrize) während des Verpressens und beim Auswurf der Tablette aus der Matrix, z. B. Magnesiumstearat, Stearinsäure.
Gerüstbildner	Zucker und Polymere zur Stabilisierung von porösen Lyophilisaten oder Komprimaten zur schnellen Freisetzung.

Gut lösliche Wirkstoffe können mit schwer- oder unlöslichen Bindemitteln retardiert werden. Die Granulierung unlöslicher Wirkstoffe mit unlöslichen Bindemitteln ist in der Regel ein Fehler. In der äußeren Phase werden einer Tablettiermischung alle Bestandteile zugegeben, die in feinpulvriger Form besser wirksam sind, wie Sprengmittel und der **FST-Komplex** (Fließregulierungsmittel, Schmiermittel, Formen-Trennmittel) oder die sich während der Granulierung verflüchtigen oder verändern können, wie z. B. Aromen.

Wenn hydrophobe Wirkstoffe oder der Verwendungszweck der Tabletten es erfordern, können der inneren oder der äußeren Phase auch noch Netzmittel bzw. Lösungsvermittler, Süßstoffe oder andere Hilfsstoffe zugesetzt werden. Pharmazeutische Tabletten sollen nicht nur eine hohe mechanische Festigkeit aufweisen, sie müssen im Gegensatz zu technischen Komprimaten in physiologischen Flüssigkeiten auch wieder rasch zerfallen. Dies sicherzustellen ist Aufgabe der Sprengmittel.

Nach einer Faustregel soll das Verhältnis innere Phase zur äußeren Phase bzw. Granulata nteil zu Fein- oder Pulveranteil im Hinblick auf optimale Fließeigenschaften und Packungsdichten zwischen 80:20 und 90:10 liegen.

Wie unterschiedlich Tablettenrezepturen zusammengesetzt sein können, zeigt das folgende Beispiel (S. 390) zu Calcium-Brausetabletten, die neben normalen Tablettenhilfsstoffen auch noch eine Brausemischung enthalten.

Tab. 14.2 Systematik der Tabletten, überwiegend nach Ph. Eur.

	Untergruppe	**Ort der Wirkstoffabgabe**	**Charakteristika**	
Tabletten zum Einnehmen (per os)				
nichtüberzogene Tabletten		Magen	Normalform, ein- oder mehrschichtig, ohne Modifizierung der Freisetzung, mit Sprengmittel	Zerfall innerhalb 15 min
überzogene Tabletten	allgemein	Magen	eine oder mehrere Schichten von geschlossenen Überzügen aus unterschiedlichen Stoffen	Zerfall innerhalb 60 min
	Filmtabletten	Magen	sehr dünne Überzüge	Zerfall innerhalb 30 min
Brausetabletten		nach Auflösung oder Zerfall im Magen	CO_2-Entwicklung nach Wasserkontakt durch Brausemischung aus Säure und Hydrogencarbonat oder Carbonat, sehr feuchtigkeitsempfindlich	Auflösung oder Dispergierung vor Einnahme innerhalb 5 min
Lösungs- bzw. Suspensionstabletten	Tabletten zur Herstellung einer Lösung	nach Auflösung im Magen	gut löslich	Vor der Einnahme Zerfall oder Auflösung innerhalb 3 min
	Tabletten zur Herstellung einer Suspension	nach Zerfall im Magen		
Schmelztabletten		Mundhöhle, Magen	im Mund Auflösung oder Zerfall innerhalb 3 min	
Tabletten mit veränderter Wirkstoff-Freisetzung	Freisetzung ■ verlängert ■ verzögert ■ pulsierend	Magen, Darm	überzogene oder nichtüberzogene Tabletten mit Hilfsstoffen, die Geschwindigkeit, Ort oder Zeitpunkt der Freisetzung modifizieren z. B. Mehrschicht-, Manteltabletten; Tabletten mit Matrix zur Wirkstoff-Freisetzung durch Diffusion oder Matrixerosion; zu Tabletten verpresste multiple überzogene Teilchen; osmotisch gesteuerte Freisetzung durch Löcher im Überzug	
magensaftresistente Tabletten	tablettierte MS-resistent überzogene kleinere Teilchen	Darm	häufigste Art der verzögerten Wirkstoff-Freisetzung 2 h in 0,1 N HCl (pH = 1) stabil, dann bei pH = 6,8 Zerfall innerhalb 60 min	
	Tabletten mit MS-resistentem Überzug			Spezialfall der überzogenen Tabletten

Tab. 14.2 Systematik der Tabletten, überwiegend nach Ph. Eur. (Fortsetzung)

	Untergruppe	Ort der Wirkstoffabgabe	Charakteristika	
Tabletten zur Anwendung in der Mundhöhle	Lutschtabletten	Mundhöhle	Herstellen durch Gießen oder Verpressen	ohne Sprengmittel, evtl. mit Zerfallsverzögerer
	wirkstoffhaltige Lutscher	Mundhöhle	Lutschtablette an Kunststoffstiel befestigt	Füllmittel meist Saccharose, Sorbitol, Mannitol
	Kautabletten	Mundhöhle	überzogen oder nichtüberzogen, leicht zerbrechlich beim Kauen	
	Sublingualtabletten	unter der Zunge		
	Bukkaltabletten	Wangenschleimhaut	auch mukoadhäsiv	
Lyophilisate		Mundhöhle	Auflösung oder Zerfall zu Suspension innerhalb 3 min	
Andere humane Anwendungen				
Vaginaltabletten		intravaginal		
Tabletten für rektale Anwendung		rektal	Tablette zur Herstellung von Lösungen oder Suspensionen zur rektalen Anwendung	

Beispiel Calcium-Brausetabletten

I	Calciumgluconat		529,2 T*
	Calciumcarbonat		54,0 T
	Puderzucker (Füllstoff)		121,2 T
	Natriumcyclamat (Süßstoff)		54,0 T
	Orangenaroma (Geschmackskorrigenz)		3,6 T
II	Citronensäure wasserfrei	(Brausemischung)	297,0 T
	Natriumhydrogencarbonat		180,0 T
	Macrogol 4000 pulv. (Gleitmittel)		36,0 T
			1275,0 T

* T = Teile

Für Tabletten, die in der Mundhöhle schnell, d.h. in weniger als 3 min zerfallen oder den Wirkstoff freigeben sollen (**Schmelztabletten, Orally Disintegrating Tablets, ODTs**), sind verschiedene Technologien entwickelt worden. Zum einen kann die für den Speichel zugängliche hydrophile Oberfläche für eine schnelle Auflösung erheblich vergrößert werden. Dazu können Lösungen oder Suspensionen von Wirkstoff mit Gelatine oder anderen Gerüstbildnern lyophilisiert werden. Solche Lyophilisate schmelzen oder lösen sich innerhalb weniger Sekunden im Mund auf. Auch Tabletten, die mit einem geringen Zusatz von Brausemischungen durch geringe Kompression bei der Tablettierung hergestellt werden, zeigen eine sehr rasche Auflösung innerhalb von 30 s. Solche hochporösen Komprimate oder lyophilisierten Plättchen dürfen nicht in Durchdrückpackungen verblistert werden, damit bei der Entnahme eine Schädigung der Tablette durch Kompression vermieden wird. Deshalb werden hier spezielle Blister mit Abziehfolien verwendet. Weitere Entwicklungen von Schmelztabletten beruhen auf der Verwendung von sprühgetrockneten Sprengmitteln zur Direkttablettierung oder fein gesponnenen Vliesen aus Zucker, ähnlich der Zuckerwatte, zur Oberflächenvergrößerung der Formulierung.

Hafttabletten können längere Zeit an der Mundschleimhaut verbleiben und antientzündliche, schmerzstillende oder Speichelfluss-anregende Wirkstoffe langsam freisetzen. Nach Andrücken der Tablette an die Schleimhaut wird dabei nach kurzer Zeit ein mukoadhäsives Hydrogel gebildet oder die Tablette zerfällt in mukoadhäsive Partikel, die den Wirkstoff, z. B. Fentanyl, rasch über die Schleimhaut ins Blut abgeben. Als mukoadhäsive Polymere werden dabei HPC, HPMC, Carbomere oder Croscarmellose-Na verwendet.

Wirkstoffhaltige Lutscher eignen sich für Kinder, aber auch für Erwachsene zur individuellen Schmerztherapie. Der lipophile Wirkstoff wird dabei in eine Lutschtablette eingearbeitet, deren Matrix aus Zucker, Zuckeralkohol und Aromastoffen besteht. Die Tablette wird dann mit einem essbaren Kleber an einem Kunststoffstiel befestigt. Der freigesetzte lipophile Wirkstoff, z. B. Fentanyl, wird dann direkt über die Mundschleimhaut absorbiert.

14.4.3 Tablettengrößen und Tablettenmassen

Die geeigneten Tablettendurchmesser für bestimmte Tablettenvolumina hängen einerseits von den maximalen Füllraumtiefen der Tablettenpressen, andererseits von einem ästhetischen Verhältnis zwischen Tablettendurchmesser und Tablettenhöhe ab (◘ Tab. 14.3). Aus den Tablettenvolumina errechnen sich in Abhängigkeit von den Dichten die Tablettenmassen.

◘ Tab. 14.3 Zusammenstellung von Tablettendurchmessern, -höhen und -volumina

Tablettendurchmesser (mm)	Tablettenhöhen min. und max. (mm)	Tablettenvolumen min. und max. (mm^3)
6	1,8–3,0	50–100
7	2,0–3,7	70–140
8	2,3–4,1	110–200
9	2,7–4,7	160–300
10	3,0–5,1	220–400
11	3,3–5,8	300–500
11,5	3,6–6,1	350–600
12	3,8–6,5	400–700
13	4,2–7,0	500–900
15	5,0–8,0	800–1400

Neben diesen Tablettengrößen werden auch **Minitabletten** mit Durchmessern und Höhen von weniger als 4 mm, meist im Bereich um 2–3 mm hergestellt (siehe auch Partywissen ▸ Kap. 17.3). Dazu werden entsprechende Matrizen mit mehreren Öffnungen und entsprechend mehrere kleinere Stempel auf den Unter- und Oberstempelhaltern (○ Abb. 14.14 B) verwendet. Minitabletten werden meist wie Granulate oder Pellets, aber als genauere Dosiereinheiten, in Hartgelatinekapseln verabreicht.

14.4.4 Tablettiermaschinen

Zur Herstellung von Tabletten stehen Exzenter- und Rundlaufpressen zur Verfügung. Bei den **Exzenterpressen** wird die Presskraft von einem Exzenter über den Oberstempel auf das zu komprimierende Gut übertragen. Der Unterstempel hat dabei nur die Aufgabe, den Matrizenraum nach unten zu begrenzen und nach der Komprimierung die fertigen Tabletten auszustoßen. Im Gegensatz zu Rundlaufpressen sind bei Exzenterpressen während des Pressvorganges nur der Oberstempel und der Füllschuh beweglich. Auf den Füllschuh wird ein Fülltrichter aufgesetzt, der für den Substanznachfluss sorgt. Mithilfe der Unterstempeleinstellung wird die Füllraumtiefe in der Matrizenbohrung und somit die Einstellung der Tablettenmasse reguliert. Die Verdichtung wird durch die Eintauchtiefe des Oberstempels eingestellt (○ Abb. 14.14 A). Während die Oberstempelbewegung durch den Exzenter direkt bewirkt wird, erfolgen die Ausstoßbewegungen des Unterstempels und die Füllschuhbewegung über eine Schablonensteuerung, die synchron mit dem Exzenterantrieb läuft. Die Tablettierpulver, -granulate oder Mischungen im Füllschuh und im Fülltrichter dürfen sich bei den Rüttelbewegungen der Exzenterpressen nicht entmischen. Matrizen und Matrizentisch sind bei den Exzenterpressen feststehend.

Matrizen sind zylindrische Scheiben zum Einsetzen in den Matrizentisch; sie haben zentrische Bohrungen, deren Abmessungen bei den runden Formen dem Tablettendurchmesser entsprechen, die das zu tablettierende Gut zur Komprimierung aufnehmen. Bedenkt man, dass die Stempel auf 1/100 mm genau in die Matrizen eingepasst sind, dann ist höchste Sorgfalt bei jedem Aus- und Einbau und der Wartung und Pflege von Stempeln und Matrizen in Tablettenpressen selbstverständlich. Sollen die Tablettenwerkzeuge ihre Präzision über einen längeren Zeitraum bewahren, dann sind sie sofort nach jedem Gebrauch gründlich zu reinigen, zu

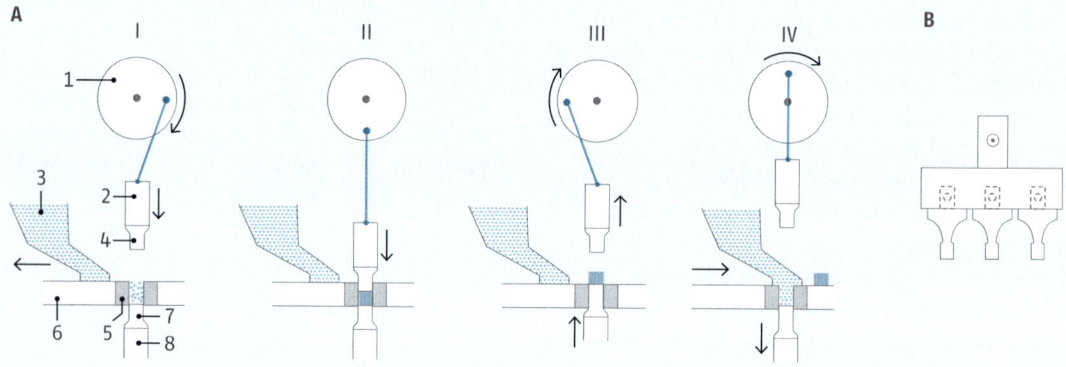

o Abb. 14.14 A Schematische Darstellung des Pressvorgangs auf einer mit Einfachstempeln ausgerüsteten Exzentertablettenpresse. **1** Exzenterscheibe, **2** Oberstempelhalter, **3** Fülltrichter, **4** Oberstempel, **5** Matrize, **6** Matrizentisch, **7** Unterstempel, **8** Unterstempelhalter

Position I. Der Unterstempel ist in der Ausgangsstellung und begrenzt den Füllraum (Volumen der Matrizenbohrung) derart, dass er genau so viel von der zu tablettierenden Mischung aufnehmen kann, wie der Masse einer Tablette entspricht. Der Oberstempel ist auf dem Weg nach unten.

Position II. Unterer Wendepunkt mit maximaler Verdichtung des Tablettiergutes.

Position III. Der Oberstempel ist auf dem Weg nach oben, während der Unterstempel die fertige Tablette aus der Matrize drückt. Auf eine exakte Unterstempeljustierung ist hierbei unbedingt zu achten, um Beschädigungen von Tabletten und von Stempelrändern zu vermeiden.

Position IV. Der Oberstempel hat den oberen Wendepunkt erreicht, der Unterstempel ist wieder in seiner Ausgangsstellung. Gleichzeitig bewegt sich der Füllschuh über die Matrizenöffnung, füllt diese mit dem zu tablettierenden Gut und geht wieder in seine Ausgangsstellung zurück. Anschließend beginnt der Komprimierprozess mit der Position I wieder von Neuem.

B Mehrfachstempel

polieren und gegen Stoß und Fall gesichert aufzubewahren.

Exzenterpressen haben mit Einfachwerkzeugen nur geringe Stundenleistungen von rund 1500–3000 Tabletten. Mit Mehrfachwerkzeugen, das sind Stempelhalterungen mit mehreren Stempeleinsätzen und Matrizen der entsprechenden Anzahl von Bohrungen, lassen sich diese Leistungen erhöhen. Exzenterpressen werden hauptsächlich zur Herstellung kleinerer Chargen oder zur Herstellung größerer Komprimate, z. B. von Briketts oder Veterinärtabletten (Boli), eingesetzt. Typischerweise besitzen Tabletten aus Exzenterpressen unterschiedliche Härten an Unter- und Oberseiten, abhängig vom Verformungsmechanismus der Tablettiermischung. Obwohl der Druck am Oberstempel größer ist als am Unterstempel, ergeben brüchigere Materialien härtere Tablettenunterseiten, während bei plastischen Materialien die Oberseiten härter werden.

Bei **Rundlaufpressen** wird die Verdichtung mit Ober- und Unterstempel, die durch zwei Druckrollen aufeinander zugeführt werden, gleichzeitig bewirkt. Die Stempelpaare (Ober- und Unterstempel) befinden sich gemeinsam mit den Matrizen in einem rotierenden Matrizentisch, wobei pro Umlauf eines Stempelpaares eine Tablette gepresst wird. Die Auf- und Abbewegungen der Stempel werden in der Hauptsache von schienenartigen Bahnen bestimmt. Zusätzliche Niederzugschienen unterstützen schwierige Bewegungsphasen vor den Pressstationen (Druckrollen) und nach dem Tablettenausstoß. Fülltrichter und Füllrechen stehen bei den Rundlaufpressen im Gegensatz zu den Exzenterpressen fest (o Abb. 14.15).

Die gezeigte schematische Darstellung ist auf vier charakteristische Positionen eines Umlaufs des Matrizentisches abstrahiert. In Wirklichkeit gibt es auf der runden rotierenden Matrizenscheibe so viele Stationen, wie die Maschine Matrizen und Stempelpaare besitzt. Es gibt Rundlaufpressen, die pro Umlauf und Stempelpaar eine Tablette pressen und solche, die dieses Ergebnis bereits mit einem halben Umlauf erreichen. Diese Maschinen müssen zwei Pressstationen und zwei Füllstationen haben. Die Leistungen von Rundlaufpressen reichen von rund 10000 bis zu 1 Million Tabletten pro Stunde, je nach Anzahl der Stempelpaare, der Rotationsgeschwindigkeit, der Pressstationen und der eventuellen Verwendung von Mehrfachwerkzeugen. Rund-

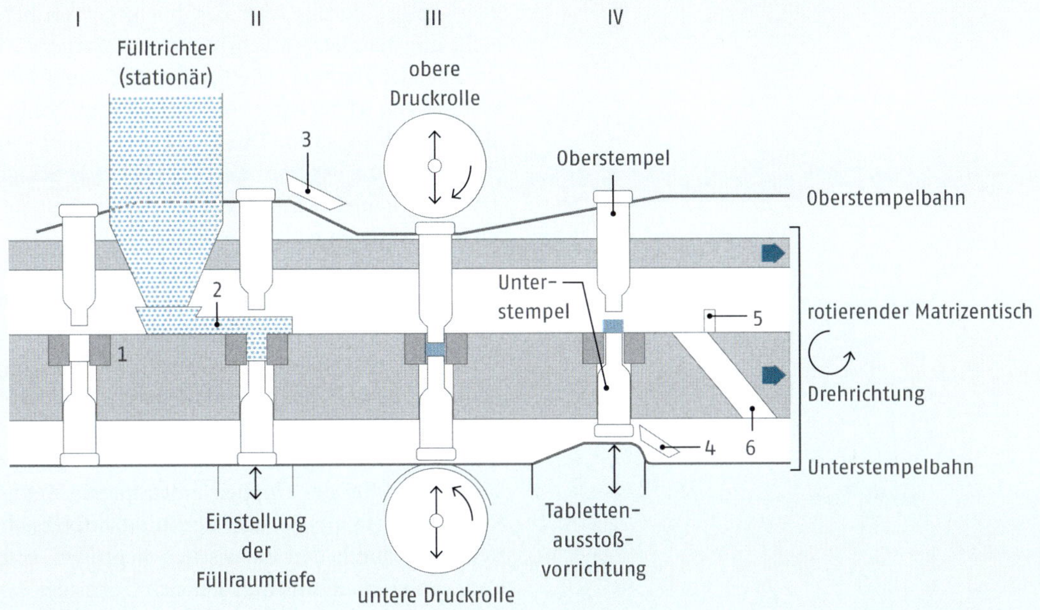

o Abb. 14.15 Schematische Darstellung des Pressvorgangs auf einer Rundlauftablettenpresse. **1** Matrizen, **2** Füllrechen, **3** Niederzugschiene für Oberstempel, **4** Niederzugschiene für Unterstempel, **5** Tablettenauswerfer, **6** Ablaufrinne; die Pfeile geben die Drehrichtung des Matrizentisches an.
Position I. Der Oberstempel ist auf der Oberstempelbahn auf dem Weg nach oben. Der Unterstempel ist in seiner untersten Stellung und öffnet den Füllraum der Matrize voll für die Aufnahme des zu tablettierenden Gutes. Zwischen den Positionen I und II fließt aus dem Fülltrichter das zu tablettierende Gut in den Füllrechen, der die Aufgabe hat, dieses gleichmäßig in die Füllräume der Matrizen zu verteilen. Da die Unterstempel auf ihrer Unterstempelbahn dabei auf dem untersten Niveau bleiben, werden die Füllräume etwas überfüllt.
Position II. Der Oberstempel ist auf dem obersten Niveau seiner Bahn. Der Unterstempel wird bei der Einstellung der Füllraumtiefe auf eine der Dosierung entsprechende Höhe angehoben, wobei der letzte Füllrechenteil die Überfüllungen abstreift. Auf diese Weise werden sehr exakte und gleichmäßige Dosiergenauigkeiten gewährleistet.
Position III. Zwischen der oberen und unteren Druckrolle, an der Pressstation, werden die optimale Verdichtung zur Formung der Tablette sowie die optimale Presszone in der Matrize durch Regulieren der beiden Druckrollen eingestellt. Die Niederzugschienen sollen nicht regelmäßig in Aktion treten, sondern nur wenn sich die Stempel einmal nicht frei bewegen, weil beispielsweise Pulverteilchen in die Führungen eingedrungen sind.
Position IV. Der Unterstempel stößt die fertige Tablette aus. Die Unterstempelstellung muss dabei äußerst sorgfältig vorgenommen werden, damit die Tabletten einwandfrei und unversehrt abgestreift werden und die Stempelränder nicht am Abstreifer beschädigt werden. Der Abstreifer schiebt die Tablette anschließend auf eine Ablaufrinne. Der Oberstempel ist zur selben Zeit wieder auf dem Weg nach oben, und dann beginnt der Kompriemiervorgang wieder von vorne.

lauftablettenpressen eignen sich vor allem zur Herstellung großer Chargen. Von Nachteil ist, dass die Größe der herzustellenden Tabletten durch die Größe der rotierenden Matrizenscheibe und die Anzahl der Stempelpaare begrenzt ist. Je kleiner die Matrizenscheibe und je größer die Anzahl der Stempelpaare ist, desto kleiner werden die maximalen Durchmesser der einsetzbaren Matrizen sein. Ein weiterer Nachteil ist, dass Rundlaufpressen nicht so hohe Presskräfte erlauben wie Exzenterpressen. Demgegenüber steht der Vorteil einer raschen und wirtschaftlichen Herstellung großer Tablettenmengen. Bei sehr schnell laufenden Rundlaufpressen kann die Nachfließgeschwindigkeit des zu tablettierenden Materials problematisch werden. Deshalb sind heute alle Hochleistungsrundlaufpressen mit **Rührflügelfüllschuhen** ausgerüstet (o Abb. 14.16).

Wegen der unterschiedlichen Presscharakteristiken und Pressgeschwindigkeiten zwischen Exzenter- und

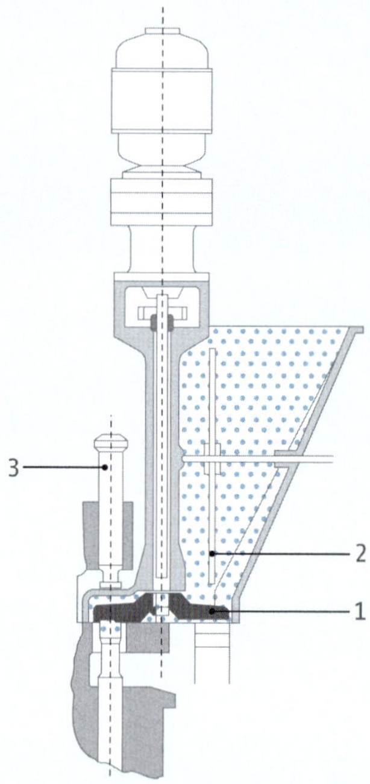

○ Abb. 14.16 Schematische Darstellung eines Rührflügelfüllschuhes, wie sie heute praktisch an allen Hochleistungstablettenpressen anstelle der Füllrechen verwendet werden. 1 horizontal rotierender Rührflügel, 2 oszillierender Mischstab, 3 Stempel der Tablettenpresse (Fette GmbH, Schwarzenbek b. Hamburg)

Rundlauftablettenpressen ist es nicht überraschend, wenn bestimmte Tablettiermischungen, die sich auf Exzenterpressen einwandfrei verarbeiten lassen, für Rundlaufpressen keineswegs optimal sind.

Die Herstellung von **Mehrschichten-** oder **Manteltabletten** (□ Tab. 14.2) wird meist mit Rundlauftechniken durchgeführt. Sie erfordert jedoch speziell konstruierte Maschinen. Voraussetzung sind mindestens zwei Füll- und Pressstationen. Außerdem muss der Unterstempel auf verschiedene Füllhöhen einregulierbar sein. Denn zur Herstellung von Mehrschichtentabletten geht der Unterstempel an der ersten Füllstation auf eine Teilfüllraumtiefe und füllt auf diese Weise die erste Schicht ein. An der ersten Pressstation wird diese so schwach als möglich komprimiert. Danach geht der Unterstempel auf die nächste Füllraumtiefe und füllt an der zweiten Füllstation die zweite Schicht ein. An der letzten Pressstation findet die endgültige Komprimierung statt (○ Abb. 14.17 A).

Wichtig hierbei ist, dass zwischen den Füllrechen der einzelnen Füllstationen Vorrichtungen für eine saubere Trennung der einzelnen Schichten eingerichtet werden können und dass die ersten Schichten schwächer komprimiert werden. Findet die Hauptkomprimierung, d.h. die Komprimierung mit der höchsten Verdichtung, nicht mit dem letzten Schritt statt, ergeben sich Probleme bei der Haftung zwischen den Schichten. Die Herstellung von Manteltabletten verläuft ganz ähnlich wie die Herstellung von Dreischichtentabletten. Abweichend hiervon wird anstelle der mittleren Schicht bei der Manteltablette im Tablettenzentrum oben ein Tablettenkern eingesetzt (○ Abb. 14.17 B).

Eine **Punkttablette** ist praktisch eine Manteltablette, bei welcher der Kern nicht vollständig eingebettet und deshalb an der Oberseite sichtbar ist. Das Einsetzen der Kerne in die Mantelmischung besorgt ein Transfer- und Zentriermechanismus. Mantel- oder Punkttabletten können entweder auf einer synchron laufenden Doppelrundlaufpresse hergestellt werden oder auf zwei Rundlaufpressen. Bei der Doppelrundlaufpresse werden die Kerne auf dem einen Turm der Rundlaufpresse hergestellt und durch den dazwischen liegenden Transfer- und Zentriermechanismus auf den Turm der zweiten Rundlaufpresse überführt, wo das Aufpressen des Mantels erfolgt. Für die andere Methode sind eine normale Rundlaufpresse zur Herstellung der Kerne und eine Spezialrundlaufpresse mit einem Transfer- und Zentriermechanismus erforderlich. Vorteil der Doppelrundlaufpresse zur Herstellung von Manteltabletten ist, dass die Kerne auf dem ersten Turm sehr weich vorgepresst werden können. Die Endkomprimierung ergibt auf diese Weise eine sehr gute Haftung zwischen Kern und Mantel. Vorteil der Methode mit zwei Maschinen ist, dass beide Maschinen auch zur Herstellung von normalen Tabletten eingesetzt werden können. Dies wird jedoch mit dem Nachteil erkauft, dass die Kerne härter gepresst werden müssen, damit sie schadlos auf die zweite Maschine überführt werden können.

14.4.5 Herstellung von Tabletten

Der einfachste und ökonomischste Weg zur Tablettenherstellung ist die Direkttablettierung, d.h. ohne vorhergehende Granulation. Voraussetzung dazu sind eine ausreichende plastische Verformbarkeit der Tablettiermischungen, gute Fließeigenschaften und keine Entmischungstendenzen. Diese drei Voraussetzungen zu beherrschen, ist außerordentlich schwierig. Kristalline Substanzen können aufgrund ihrer Kristallstruktur einen großen Elastizitätsbereich aufweisen, der erst bei hohen Materialspannungen in eine irreversible Verformung, plastisches Fließen oder Bruch übergeht. Außerdem kann die Anisotropie der Kristalle auf den ganzen Pressling übertragen werden. Entmischungserscheinungen treten vor allem bei niedrig dosierten Tabletten nachteilig in Erscheinung. Schon geringe Abweichungen bei den Mischungsbestandteilen in Partikelgröße oder Partikelform können zu Tabletten führen, die nicht

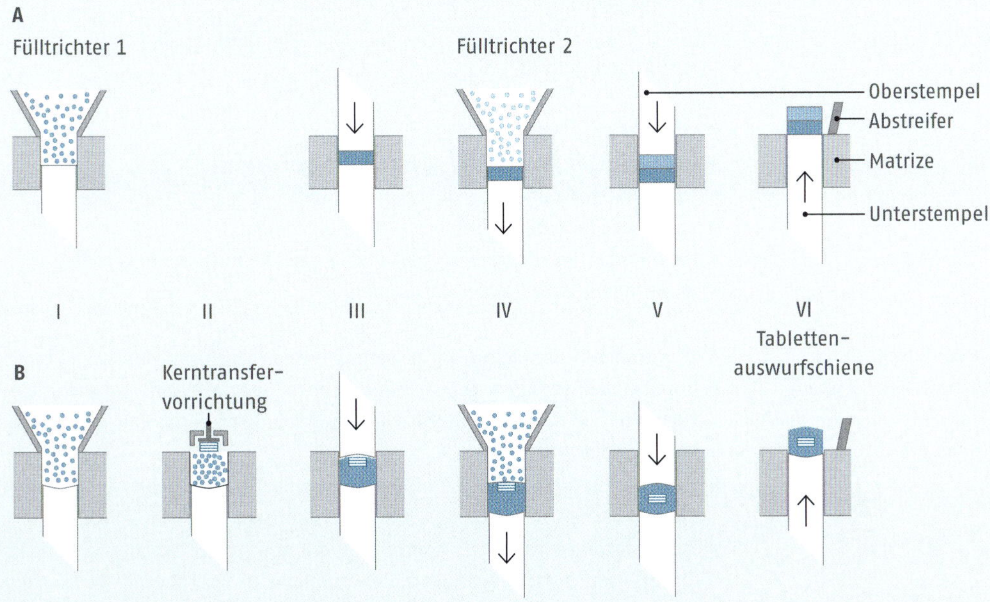

Abb. 14.17 Herstellung von Mehrschichtentabletten **A** und von Manteltabletten **B**. Nach Kilian & Co, GmbH, Köln-Niehl
A I Unterstempel auf Teilfülltiefe, Einfüllung der ersten Schicht in die Matrize, **III** Leichte Komprimierung der ersten Schicht durch den Oberstempel, **IV** Absenken des Unterstempels auf die nächste Füllhöhe; Einfüllen der zweiten Schicht, **V** Endkomprimierung, **VI** Ausstoßen der Mehrschichtentablette
B I Unterstempel auf Teilfülltiefe, Einfüllung der Mantelmischung für die untere Mantelhälfte, **II** Aufsetzen und Zentrieren des Kernes mit der Transfer- und Zentriervorrichtung, **III** leichtes Komprimieren der unteren Mantelhälfte, gleichzeitig Anpressen des Kernes, **IV** weiteres Absenken des Unterstempels auf die nächste Fülltiefe, Einfüllen der zweiten Hälfte der Mantelmischung, **V** Endkomprimierung, **VI** Ausstoßen der Manteltablette

ausreichend mechanisch fest sind. Unzureichendes Fließverhalten führt zu Unterfüllungen. Aus diesen Gründen wird die Direkttablettierung nicht allzu oft durchgeführt. Daneben ist auch die Trockengranulierung eine Möglichkeit der trockenen Verarbeitung von feuchtigkeitsempfindlichen Mischungen. Eine wichtige Regel bei dieser Technologie ist, dass Trockengranulate weicher gepresst werden müssen als die anschließend daraus herzustellenden Tabletten. Wird diese Regel nicht eingehalten, ist es schwierig oder sogar unmöglich, die Trockengranulate auf Tablettenpressen noch genügend weiter zu verformen. Als Ergebnis erhält man nicht genügend feste Tabletten. Trockengranulate sind das Zwischenprodukt der Wahl für Tabletten, die feuchtigkeitsempfindliche Wirkstoffe enthalten. Entmischungstendenzen werden durch die Trockengranulierung praktisch ausgeschaltet.

Feuchtgranulate lassen sich am sichersten und am komplikationslosesten tablettieren. Deshalb sind sie das häufigste Zwischenprodukt bei der Herstellung von Tabletten.

Fehler, die beim Herstellen von Tabletten auftreten können, sind in ▫ Tab. 14.4 zusammengestellt.

Bindung in Tabletten

Voraussetzung zur Herstellung von mechanisch ausreichend stabilen Tabletten mit geringen Masseschwankungen bzw. mit hohen Dosierungsgenauigkeiten ist, dass die Tablettiermischungen oder Granulate ausreichend plastisch verformbar sind und auch bei hohen Herstellungsgeschwindigkeiten gut in die Matrizenbohrungen fließen. Die Ordnungsgrade dieser Schüttungen in den Matrizen müssen reproduzierbar sein. Sie sind in etwa vergleichbar mit denen, die bei der Bestimmung von Schütt- und Stampfvolumen erreicht werden (▸ Kap. 14.2.1). Dies erklärt auch, weshalb die Schütt- und Stampfvolumina zur Charakterisierung und Optimierung von Tablettenmischungen herangezogen werden.

Im Verlaufe von **Komprimierprozessen** werden die säulenförmigen Schüttungen in den zylindrischen Mat-

14

◻ **Tab. 14.4** Fehler, die bei der Tablettenherstellung auftreten können

Fehler	Ursachen und Behebung
ungenügende mechanische Festigkeit	▪ zu geringer Pressdruck ▪ ungeeignetes Bindemittel oder zu wenig Bindemittel ▪ zu hoher Stärkeanteil ▪ zu hoher Gleit- oder Schmiermittelzusatz ▪ zu niedriger Feuchtigkeitsgehalt bzw. übertrocknete Tablettiermischung ▪ ungenügende plastische Verformbarkeit
Deckeln der Tabletten (schichtenweises Aufreißen)	▪ zu niedrige Feuchtigkeit, Verbesserung durch Zusatz eines Feuchthaltemittels ▪ durch Lufteinschlüsse, evtl. Behebung durch Spezialtablettenmaschine mit Vordruckrolle oder durch Reduktion der Pressgeschwindigkeit, evtl. auch Reduktion des Pressdrucks ▪ zu hohe Rückdehnung, Verbesserung durch Zusatz eines Hilfsstoffs, welcher die plastische Verformbarkeit erhöht, z. B. mikrokristalline Cellulose ▪ Vorzugsorientierungen im Komprimat, daher unterschiedliche achsiale und radiale mechanische Festigkeit. Behebung durch Granulieren der Mischungskomponenten oder Verminderung der Partikelgrößen des Ausgangsmaterials
Kleben der Tablettenmischung an den Stempelwerkzeugen oder zu hohe Reibung in den Matrizen („Harzen")	▪ zu wenig Schmier- bzw. Formentrennmittel ▪ zu hoher Feuchtigkeitsgehalt der Mischung ▪ Schmelzpunkterniedrigung durch eutektisches Verhalten, Behebung durch Zusatz eines Adsorptions- bzw. Trocknungsmittels, z. B. hochdisperse Kieselsäure
ungenügende Zerfallszeit	▪ ungeeignetes Sprengmittel ▪ zu wenig oder fehlender Zerfallsbeschleuniger ▪ zu hydrophob bzw. zu wenig oder fehlender Netzmittelzusatz ▪ zu wenig wasseraufsaugende Hilfsstoffe wie hochdisperse Kieselsäure oder Stärke ▪ zu geringe Porosität bzw. zu hoher Pressdruck ▪ gut lösliche Komponenten in der Mischung, die über osmotische Effekte Zerfallsbeschleuniger unwirksam machen
Dosierungsschwankungen	ungenügendes Fließverhalten der Tablettenmischung, Verbesserung durch Optimierung der Partikelgröße oder Zusatz von hochdisperser Kieselsäure

rizenbohrungen zunächst zwischen Ober- und Unterstempel zusammengeschoben.

Die **Vorverdichtung** ist beendet, wenn die Partikel nicht mehr aneinander abgleiten können. Durch das weitere Vordringen der Stempelwerkzeuge in die Matrize erfolgt nach diesem Abschnitt die **Hauptverdichtung** des Füllguts. Die Verformung ist dabei zunächst elastisch. Sie führt zum Aufbau von Zwangskräften, die vom vordringenden Stempel überwunden werden müssen. Der Bereich, über den die für die Tablettierung in Frage kommenden Substanzen elastisch verformbar sind, ist relativ klein.

Nach Überschreiten der Elastizitätsgrenze setzt die irreversible Verformung ein, die für die Tablettierung mit Vorzug eine plastische Verformung sein sollte. Die Fließgrenze, d. h. diejenige Materialspannung, oberhalb der das plastische Fließen beobachtet werden kann, sollte so niedrig wie möglich sein. Spröde Substanzen, die bei überelastischer Beanspruchung brechen, sowie hochelastische Materialien eignen sich kaum für die Tablettierung. Sie lassen sich jedoch durch Einbettung in geeignete Hilfsstoffe mit guten plastischen Eigenschaften in besser tablettierbare Produkte überführen.

Für den Zusammenhalt der Komprimate kommen Kohäsions- bzw. Adhäsionskräfte, Feststoffbrücken oder formschlüssige Bindungen in Betracht (▸ Kap. 14.3.2). Die verschiedenen Bindungsarten kommen häufig nebeneinander vor. Je nachdem welche der

Bindungen die Eigenschaften der Tabletten im Wesentlichen beherrscht, lassen sich die Presslinge klassifizieren:

1. Presslinge, die durch Kohäsions- bzw. Adhäsionskräfte zusammengehalten werden. Sie sind im Hinblick auf rasche Zerfallbarkeit vorteilhaft.
2. Presslinge mit sich langsam lösenden Feststoffbrücken, die Sinterbrücken oder aber auch Bindemittelbrücken sein können. Sie werden z. B. für Lutschtabletten hergestellt.

Formschlüssige Bindungen werden nur in vereinzelten Spezialfällen angestrebt. Prinzipiell gilt also für die Bindung in Tabletten Ähnliches wie für die Bindung in Trockengranulaten (▸Kap. 14.3.2).

Fehlerfreie Kristalle sind besonders fest und haben ausgeprägte elastische Eigenschaften, die sich in einem hohen Elastizitätsmodul widerspiegeln (Hooke'sches Gesetz, ▸Kap. 4.2.2). Sie sind deshalb erst im Bereich hoher Materialspannungen irreversibel verformbar. Besser zu verformen sind Realkristalle, die sich durch eine mehr oder minder hohe Konzentration von Gitterfehlern, wie z. B. Leerstellen, Zwischengitterplätzen, Fremdbausteinen, Stufen- oder Schraubenversetzungen, auszeichnen. Die Gitterstrukturen solcher Kristalle sind umso geschwächter, je höher die Fehlstellenkonzentration ist. Die Verformbarkeit ist auch entscheidend von der Art der das Gitter zusammenhaltenden Sekundärvalenzen sowie der Geometrie des Gitters abhängig. Acetylsalicylsäurekristalle lassen sich leichter plastisch verformen als Milchzuckerkristalle.

Häufig werden bei der Granulatbereitung oder auch bei der Direkttablettierung den Wirkstoffen Hilfsstoffe zugesetzt, die ein ausgesprochen gutes plastisches Fließvermögen besitzen. Diese führen aufgrund ihrer niedrigen Fließgrenze zu einer Verminderung der Presskräfte und sind in der Lage, weniger gut verformbare Arzneistoffkristalle zu umfließen. Eine derartige Funktion übernehmen im Allgemeinen bereits Zusätze von Bindemitteln. Bindemittel sind mit Vorzug makromolekulare polare amorphe Substanzen, die aufgrund ihrer amorphen Beschaffenheit ein isotropes Verformungsverhalten aufweisen und damit optimale Voraussetzungen für das Einfließen in jeden zur Verfügung stehenden Hohlraum liefern.

Verfolgung des Druckverlaufs bei der Herstellung von Tabletten

Durch die Ausrüstung von Tablettenpressen mit elektronischen Kraftmessvorrichtungen bzw. Sensoren und Weggebern, die die jeweilige Position der Stempelwerkzeuge erfassen, lässt sich eine relativ exakte Analyse über alle mechanischen Vorgänge, die sich während der Tablettierung abspielen, durchführen. Für die Messung der Presskräfte eignen sich zwei verschiedene Aufnehmertypen:

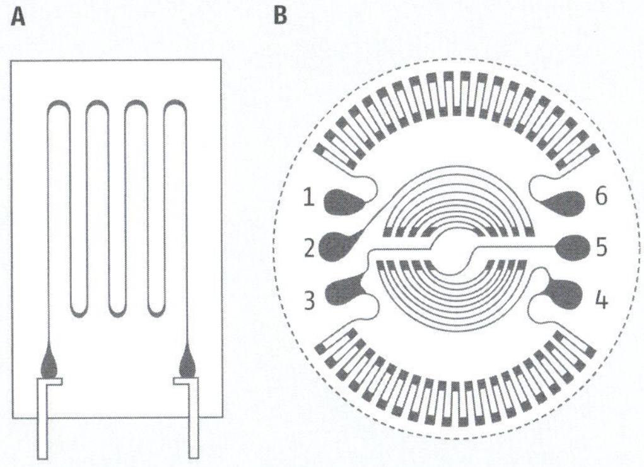

○ Abb. 14.18 A Schematische Darstellung eines Drahtgitter-Dehnmessstreifens und eines **B** Foliengitter-Dehnmessstreifens mit zwei bzw. sechs Anschlusskontakten

1. Dehnungsmessstreifen (DMS),
2. piezoelektrische Aufnehmer oder Druckgeber.

Dehnmessstreifen bestehen aus meanderförmig gelegten oder spiralig gewickelten Konstantandrähten oder dünnen entsprechend geformten Metallfolien, die in Polymerfolien eingebettet sind (○ Abb. 14.18).

Dehnmessstreifen werden zur Kraftmessung auf belastete Maschinenteile geklebt und übernehmen dadurch die unter der Belastung an diesen Maschinenteilen auftretenden Verformungen. Da die Maschinenteile unter den üblichen Belastungen idealelastisch verformt werden, ist auch die Verformung des Dehnmessstreifens und damit des eingebetteten Drahtes proportional zu den zu messenden Kräften. Die Verformung des Drahtes führt damit zu Widerstandsänderungen, die diesen Veränderungen proportional sind und die in einer Brückenschaltung in Spannungssignale überführt werden können. Die Dehnmessstreifen werden im Falle von Kraftmessungen bei der Tablettierung bei Exzenterpressen vorzugsweise auf die Stempelhalter geklebt. Eine Applikation der Streifen auf die Stempel, die aufgrund ihres kleineren Querschnitts größere Verformungen erleiden und daher ein empfindlicheres Signal liefern sollten, ist zu vermeiden, da die Verformungen der Stempel bei hohen Belastungen den Proportionalbereich überschreiten.

Zur Ausschaltung von Temperatureinflüssen werden zwei Dehnmessstreifen – einer in der Stauchungs- bzw. Dehnungsrichtung und ein zweiter quer dazu – aufgebracht. Zur Kompensation von Verbiegungen können DMS auf den gegenüberliegenden Seiten von Stempel-

14

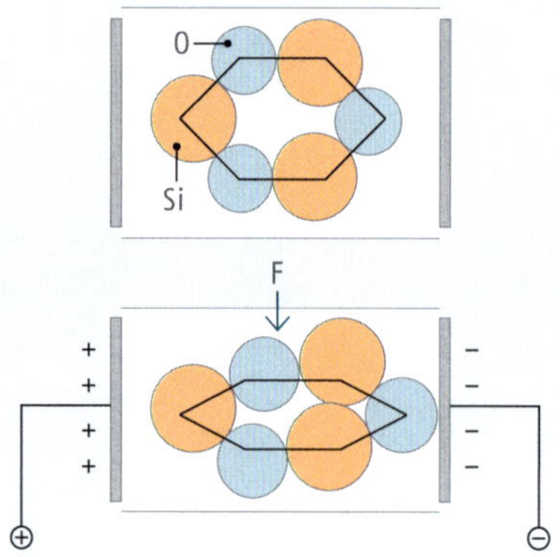

o Abb. 14.19 Schematische Darstellung des piezoelektrischen Effekts. *F* Krafteinwirkung, Si = Silicium, O = Sauerstoff

werkzeugen angebracht werden. Die geringen Widerstandsänderungen der DMS können über eine Wheatstone'sche Brückenschaltung in ein Spannungssignal umgewandelt werden. Es kann auch ein Spezialdehnmessstreifen benutzt (o Abb. 14.18 B) und in eine Kompensationsschaltung gebracht werden.

Piezoelektrische Druckgeber nutzen den piezoelektrischen Effekt aus, der darauf beruht, dass bei reinen Quarzkristallen oder bestimmten Werkstoffen, z. B. Bariumtitanat, bei Zug- oder Druckbelastungen durch Kristallgitterverspannungen elektrische Ladungen auftreten (o Abb. 14.19). Werden solchen Kristallen oder geeigneten synthetischen Werkstoffen an zwei Seiten Elektroden aufgedampft, lassen sich über diese Elektroden die den Zug- oder Druckbeanspruchungen proportionalen elektrischen Spannungen abnehmen und nach entsprechenden Verstärkungen weiter verarbeiten. Die piezoelektrischen Druckgeber lassen sich nicht einfach wie Dehnmessstreifen aufkleben. Sie sind so in die Maschine einzubauen, dass sie den gesamten Kraftfluss oder einen definierten Anteil desselben aufnehmen. Dafür sind sie gegenüber Temperatureinflüssen, die bei Dehnmessstreifen kompensiert werden müssen, praktisch unempfindlich. Mit Dehnmessstreifen oder piezoelektrischen Druckgebern ausgerüstete Tablettenpressen werden als instrumentierte Tablettenpressen bezeichnet und sowohl zur Datengewinnung bei der Forschung und Entwicklung als auch während der produktionsmäßigen Herstellung von Tabletten eingesetzt.

Tablettiermaschinen zur Forschung oder industriellen Tablettenherstellung werden heute in den verschiedensten Ausführungen serienmäßig mit Kraftaufnehmern ausgerüstet. Die Presskräfte werden häufig in Abhängigkeit von der jeweiligen Stellung der Presswerkzeuge aufgenommen. Zu diesem Zweck bedient man sich **induktiver Weggeber**. Diese bestehen aus einer länglichen Spule mit Mittelabgriff. In der Spule befindet sich ein frei beweglicher Eisenkern, der mit dem Oberstempelhalter mechanisch fest verbunden wird. Die Spule dagegen ist mechanisch mit irgendeinem Bezugspunkt der Maschine, z. B. dem Unterstempelhalter, gegen den die jeweilige Stellung des Oberstempelhalters gemessen werden soll, fest verbunden. Befindet sich der Spulenkern genau in der Mitte der Spule, sind die Selbstinduktivitäten und damit die Wechselstromwiderstände der beiden Spulenhälften genau gleich. Bei einer Verschiebung gegenüber dieser Lage, die durch eine Veränderung der Stellung des Oberstempelhalters zustande kommt, ändert sich das Verhältnis der Wechselstromwiderstände der beiden Spulenhälften zueinander, sodass bei einer entsprechenden Brückenschaltung eine der Stellungsänderung proportionale Spannung gemessen werden kann. Induktive Weggeber gestatten sehr genaue und empfindliche geometrische Vermessungen. Sie werden u. a. auch in elektronischen Waagen verwendet. Gerade bei der Tablettierung ist die sorgfältige Wahl des Bezugspunktes wichtig, da häufig übersehen wird, dass viele Maschinenteile durch die Belastung der Maschine ihre Lage verändern.

Die den Presskräften proportionalen Spannungen werden zur unmittelbaren Aufzeichnung einem Oszillographen zugeführt oder zunächst digitalisiert und in einer geeigneten Datenverarbeitungsanlage abgespeichert.

Wenn die **Presskraft in Abhängigkeit zur Zeit** in einer Exzenterpresse sowohl für den Oberstempel als auch für den Unterstempel aufgezeichnet wird, ergeben sich die in der o Abb. 14.20 dargestellten Diagramme.

Das Diagramm in o Abb. 20 A zeigt, dass der Kraftanstieg und der Kraftabfall unsymmetrisch zueinander verlaufen. Dies ergibt sich zwangsläufig aus der irreversiblen Verformung des Tablettierguts. Die Presskraft steigt unmittelbar oder kurz nach Eindringen des Stempels in die Matrize stetig bis zum Kompressionsmaximum an. Die Presskraft im Kompressionsmaximum spiegelt die elastischen Kräfte in der Substanz wider, die im Augenblick der maximalen Kompression vorherrschen. Diese werden in der nachfolgenden Entspannungsphase wieder abgebaut. Da die Tablette sich aber nur über einen kleinen Weg entspannt, fällt die Presskraft nach dem Kompressionsmaximum steiler ab als sie sich vor dem Maximum aufgebaut hat.

Das Unterstempelkraftdiagramm (o Abb. 14.20 B) zeigt einen geringfügig anderen Verlauf. Der Presskraftanstieg beginnt zu einem etwas späteren Zeitpunkt als beim Oberstempel, da infolge der interpartikulären Reibung und der Reibung der Substanz an der Matrizenwand die Kraftübertragung vom Oberstempel zum Unterstempel verzögert erfolgt. Die Presskraft im Maximum ist infolge der ebenfalls reibungsbedingten unvollständigen Kraftübertragung geringer. Der Kurvenverlauf ist wie am Oberstempeldiagramm unsymmetrisch, zeigt aber am Ast des Kraftabfalls eine über längere Zeit bestehende Restkraft, kenntlich durch das Ausstoßsignal, dem ein mehr oder minder scharfer Beschleunigungspeak des Unterstempels überlagert ist (o Abb. 14.20 C). Erst mit dem Ausstoß der Tablette fällt diese Kraft auf Null ab. Diese Restkraft hat ebenfalls eine Ursache in der Reibung. Sie spiegelt die Haftreibung der fertigen Tablette in der Matrize wider, wobei zu berücksichtigen ist, dass diese neben dem Haftreibungskoeffizienten von der Intensität der radialen Verspannungen abhängt.

o Abb. 14.21 zeigt als Beispiel ein Diagramm, das die am Oberstempel einer Exzenterpresse auftretende Kraft in Abhängigkeit von der jeweiligen Position des Oberstempels in der Matrize wiedergibt.

Der Koordinatenursprung 0 wird zweckmäßigerweise so gewählt, dass er der Position des Oberstempels unmittelbar vor dem Eintauchen in die Matrize entspricht. Mit U ist der untere Totpunkt des Stempels markiert. Würde der Stempel bis zur Berührung des Unterstempels in die Matrize vordringen, so würde dies bei der Position U_{ST} geschehen. Die Differenz U_{ST}–U ist also die minimale Tablettendicke während der Verpressung.

Die Vorkompression, bei der die Partikel noch aneinander abgleiten können und damit dem vordringenden Stempel ausweichen, ist durch den Abschnitt A gekennzeichnet. Erst nach der Vorkompression setzt im Wesentlichen die Partikeldeformation und damit der Anstieg der Presskraft ein. In dieser Phase B der Tablettierung wird ein ständig steigender Anteil des Pressgutes bis über die Elastizitätsgrenze verspannt und plastisch unter Auffüllung von Hohlräumen verformt. Aufgrund dieser Tatsache muss die Presskraft, die als eine integrale Erscheinung aller Materialspannungen im Pressgut zu verstehen ist, ständig ansteigen. In jedem betroffenen Bereich ist die Höhe der Materialspannung durch den Übergang in die irreversible Verformung limitiert.

Mit Überschreiten des unteren Totpunktes U kehrt sich die Arbeitsrichtung des Oberstempels um. Die Tablette entspannt sich nun über einen kurzen Weg, bis die Presskraft am Stempel auf Null abgesunken ist.

Da es sich bei diesem Diagramm um ein **Kraft-Weg-Diagramm** handelt, stellt jede Fläche innerhalb dieses Diagramms als Produkt aus Kraft und Weg einen mechanischen Energiebetrag dar. Danach lässt sich folgende energetische Betrachtung durchführen:

Die Fläche unter der Kraftanstiegskurve, das Integral des Kraftanstiegs, stellt diejenige mechanische Energie dar, die von der Maschine auf die Substanz bis zum Kompressionsmaximum übertragen worden ist. Die Fläche unter der Kraftabfallkurve (1) stellt diejenige mechanische Energie dar, die bei der Entspannung von der Substanz nach Überschreiten des unteren Totpunktes an die Maschine wieder abgegeben wurde. Die Tablette hat sich in dieser Phase in Richtung der Werkzeugbewegung entspannt. Die vom gesamten Kurvenzug umschlossene Fläche (2), die die Differenz zwischen den erstgenannten beiden darstellt, ist diejenige mechanische Energie, die für die irreversible Verformung, d. h. im Wesentlichen für die plastische Verformung, verbraucht und in Wärme umgewandelt wird. Durch kalorimetrische Messungen konnten bis zu 90 % des umgesetzten mechanischen Energiebetrags als Wärme nachgewiesen werden.

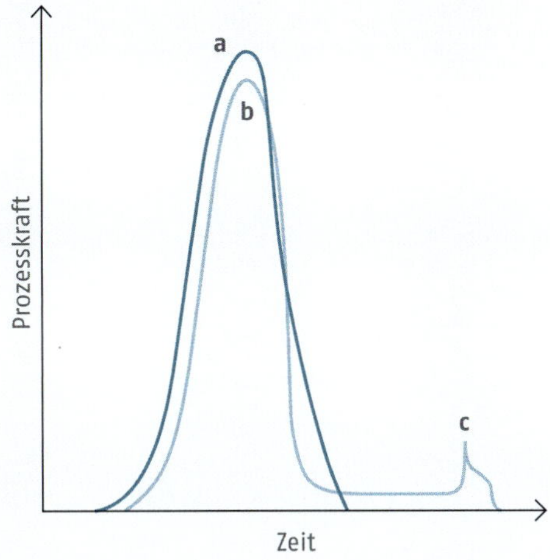

o **Abb. 14.20** Registrierung der Presskraft bei der Tablettierung in einer Exzenterpresse. A mit Kraftmessung am Oberstempel, B mit Kraftmessung am Unterstempel, C Ausstoß-Signal. Nähere Erläuterungen siehe Text

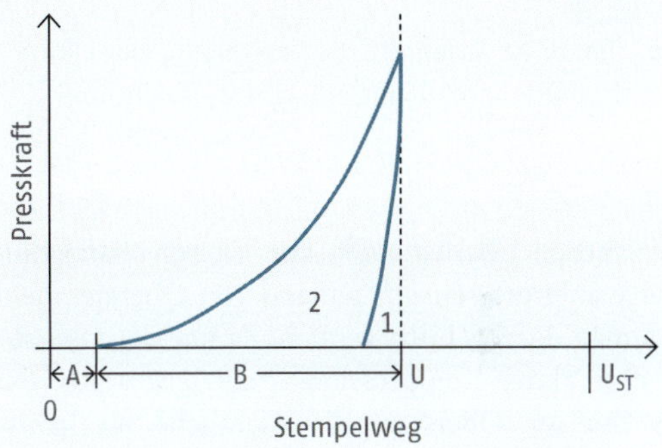

o **Abb. 14.21** Abhängigkeit der Presskraft bei der Tablettierung in einer Exzenterpresse von der jeweiligen Position des Oberstempels in der Matrize. Nähere Erläuterungen siehe Text

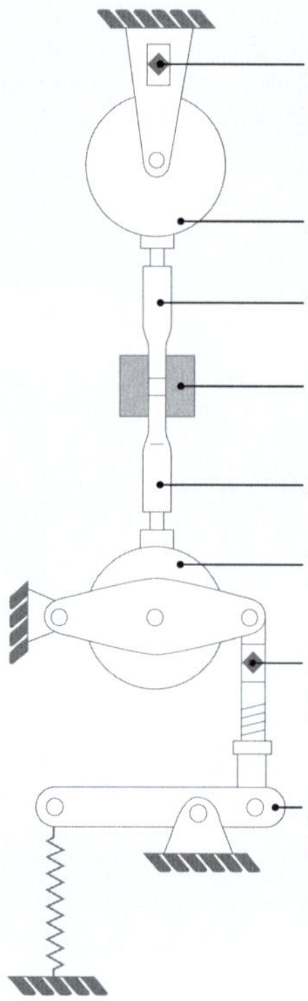

Abb. 14.22 Schematische Darstellung einer Rundlauftablettenpresse mit Druckmesseinrichtung

Derartige Überlegungen zur Energiebilanz dürfen bei Exzenterpressen nur anhand von Oberstempeldiagrammen durchgeführt werden, da nur der Oberstempel eine aktive Kompressionsarbeit leistet und daher sich nur am Oberstempel wesentliche mechanische Energieübertragungen abspielen – sieht man von der Ausstoßarbeit des Unterstempels ab.

Merke

Instrumentierte Tablettenpressen eignen sich aufgrund der oben durchgeführten Überlegungen für folgende Aufgaben:

1. Entwicklung von Tablettenrezepturen mit optimalen Kompressionseigenschaften,
2. Überwachung der Tablettenfabrikation.

Für die erste Aufgabe ist auf folgende Kriterien zu achten:

- Die Vorkompressionsphase sollte so kurz wie möglich sein.
- Die für die Herstellung einer Tablette mit guten mechanischen Eigenschaften erforderliche Presskraft sollte so niedrig wie möglich sein.
- Die bis zum Kompressionsmaximum auf die Substanz übertragene mechanische Energie sollte unter Einhaltung der bereits genannten Bedingungen so groß wie möglich sein. Optimal wäre ein möglichst gleichmäßiger Kraftanstieg vom Eintauchpunkt in die Matrize bis zum unteren Totpunkt.
- Der Kraftabfall sollte so steil wie möglich sein. Dies beinhaltet, dass so viel wie möglich der aufgewendeten mechanischen Energie für die irreversible Verformung verbraucht wird. Ein flacherer Abfall zeigt eine größere elastische Rückdehnung der Tablette direkt nach der Verpressung an.
- Oberstempel- und Unterstempelkraft-Zeitdiagramme sollten so wenig wie möglich voneinander abweichen. Damit werden die während der Verdichtung und Entspannung auftretenden Reibungskräfte minimiert.
- Die am Unterstempeldiagramm erkennbare Restkraft sollte so niedrig wie möglich sein.
- Bei sehr empfindlichen Messungen lässt sich oft nachweisen, dass bereits vor Erreichen des unteren Totpunktes, d. h. vor dem Verdichtungsmaximum, die Presskraft abzufallen beginnt. Dieser Effekt sollte so klein wie möglich sein. Er weist auf kritische Verarbeitungsgeschwindigkeiten hin und zeugt unter Umständen von einer Empfindlichkeit der betreffenden Substanz gegenüber der Kompressionscharakteristik der jeweiligen Tablettiermaschine.

Der zweiten Aufgabe, d. h. der Überwachung der Tablettenfabrikation, kommen die serienmäßigen Instrumentierungen insbesondere der Rundlauftablettenpressen (Abb. 14.22) weitgehend entgegen. Mit ihnen ist es im Allgemeinen möglich, folgende Daten zu erfassen:

- die Maximalkraft einer jeden einzelnen Kompression unter gleichzeitiger Zuordnung zu der jeweiligen Pressstation und
- den Mittelwert der Presskraft aus einer bestimmten Zahl von Kompressionen.

Die Werte stehen unmittelbar oder nach entsprechender statistischer Auswertung in einem integrierten Rechner für die Dokumentation zur Verfügung. Gleichzeitig können die Messdaten für automatische Dosierungsregelungen oder aber auch für Sicherheitsabschaltungen genutzt werden. Die Presskraft wird dabei häufig als eine indirekte Information für die Dosierung betrachtet. Da die Presskraft aber nicht nur von der Dosierung, sondern von sehr vielen verschiedenen Bedingungen der Tablettenfabrikation abhängig ist, stellt sie eine ideale Größe für die integrale Fabrikationsüberwachung und Inprozess-Kontrolle dar.

Dispersität von festen Arzneiformen

Feste Arzneiformen sind in der Regel disperse Systeme, die die Phasen fest/fest, flüssig/fest und gasförmig/fest haben können (▸Kap. 4). Pulver und Granulate enthalten einen hohen Gas- bzw. Luftanteil, der bei der Kompression zu Tabletten stark vermindert wird. Die einzelnen Pulverpartikel können selbst wieder eigene disperse Systeme, im Allgemeinen fest/fest, darstellen.

Aus der Noyes-Whitney-Gleichung (▸Kap. 4.2.3) geht hervor, dass die Lösungsgeschwindigkeit eines Stoffs umso größer wird, je größer seine **benetzbare** Oberfläche ist. Daraus geht hervor, dass die Wirkstoff-Freigabe aus einer festen Arzneiform, wie z. B. einer Tablette, sowohl vom Dispersitätsgrad des Wirkstoffs als auch von den Grenzflächeneigenschaften der dispersen Einheiten abhängig ist. Sind die Grenzflächeneigenschaften von der Dispersität unabhängig, wie z. B. bei amorphen Körpern, so wächst die Lösungsgeschwindigkeit mit steigender Dispersität. Entstehen jedoch bei der Herstellung des dispersen Zustands auf dem Wege der Zerkleinerung oder Präzipitation Veränderungen in der Grenzflächenpolarität – sehr häufig kann man eine Abnahme der Polarität beobachten – kann dieser Effekt verringert, kompensiert oder sogar umgekehrt werden.

Ideale Verhältnisse sind gegeben, wenn der Wirkstoff molekulardispers von einem Hilfsstoff aufgenommen wird. In diesem extremen Grenzfall kommen dem Wirkstoff keine eigenen partikulären Eigenschaften mehr zu. Es existiert keine Grenzfläche, der Wirkstoff befindet sich im Zustand einer festen Lösung. Die Wirkstoff-Freisetzung wird ausschließlich von der Lösungsgeschwindigkeit des Trägermaterials beherrscht.

Ein interessantes Beispiel stellt die Dispersion von Griseofulvin in Macrogol 4 000 dar. Wird das schlecht in Wasser lösliche Griseofulvin in geschmolzenem Macrogol (Schmelzpunkt bei ca. 50–60 °C) gelöst und diese molekulardisperse Lösung durch schockartiges Abkühlen auf Kühlwalzen oder Kühlbändern erstarrt, so entsteht primär eine metastabile **feste Lösung** von Griseofulvin in Macrogol 4 000. Da sich Macrogol sehr leicht in Wasser löst, wird das Griseofulvin nach der Einnahme von den physiologischen Flüssigkeiten aus diesen festen Dispersionen unmittelbar im molekulardispersen, d. h. im Lösungszustand übernommen. Bei Einbettungsmaterialien wie Polyvinylpyrrolidon, mit einem hohen Schmelzpunkt von 155 °C, wählt man ein Lösungsmittel oder Lösungsmittelgemisch, in dem sowohl der Wirkstoff wie auch der Hilfsstoff löslich sind und dampft die Lösungsmittel wieder ab, um eine feste Lösung zu erhalten.

Ist der Wirkstoff nicht im Einbettungsmaterial löslich, wird der Wirkstoff im gelösten Hilfsstoff zumindest so fein wie möglich dispergiert. Nach Trocknen entstehen dann **feste Dispersionen.**

Als Einbettungsmaterialien sind neben Macrogol und Polyvinylpyrrolidon noch weitere Hilfsstoffe geeignet, z. B. Poloxamer (Pluronic F68), Harnstoff, Mannitol, Dextrin, Bernsteinsäure, Methylcellulose u. Ä. Bei der Vergrößerung der Oberflächen oder der Grenzflächen zur besseren Steuerung der Verfügbarkeit eines Wirkstoffs darf nicht übersehen werden, dass sich hiermit auch die anderen Grenzflächeneffekte entsprechend ändern, z. B. die Benetzbarkeit.

Werden gut wasserlösliche Wirkstoffe in Einbettungsmaterialien dispergiert, die in Wasser unlöslich sind, z. B. in Wachs, erfolgt die Freigabe aus diesen festen Dispersionen entsprechend verlangsamt (▸Kap. 16.5.4; ▸Kap. 16.6.2).

Bei partikulären Verteilungen der Wirkstoffe hängen die Grenzflächeneffekte immer von den Eigenschaften der beteiligten Phasen ab, vor allem von deren Kohäsion oder Adhäsion, Löslichkeit oder Mischbarkeit, Hydrophilie oder Hydrophobie, Hygroskopizität, Quelleigenschaften, Schmelzverhalten etc.

Werden beispielsweise hydrolyseempfindliche Wirkstoffe, wie Acetylsalicylsäure, zum Zwecke eines verbesserten Auflösungsverhaltens fein vermahlen, nimmt im gleichen Maße, wie die Oberfläche vergrößert wird, auch die Hydrolysebereitschaft zu. Eine verstärkte Hydrolysebereitschaft kann zu Stabilitätsproblemen führen, wenn die andere Phase z. B. Wasser oder Wasserdampf an die Oberfläche der Acetylsalicylsäure abgibt.

Nicht selten sind Wirkstoffe, z. B. Cinnarizin, nicht nur schlecht löslich, sondern auch noch schlecht benetzbar bzw. ausgesprochen hydrophob. Werden solche Wirkstoffe feinst vermahlen, kann die angestrebte schnellere Lösungsgeschwindigkeit durch die sich parallel hierzu verstärkende Hydrophobizität noch weiter gehemmt bzw. zurückgedrängt werden.

Die Abnahme der Benetzbarkeit durch Mahlprozesse ist vor allem darauf zurückzuführen, dass zwischen kleine Partikel viel Luft eingeschlossen wird und die bevorzugten Spaltebenen kristalliner Materialien Gitterebenen mit unpolaren, hydrophoben Eigenschaften sind. Dadurch wird auch verständlich, dass gut wasserlösliche Materialien, wie z. B. Metamizol, bei einer Vermahlung schlechte Benetzungseigenschaften annehmen können.

Ein gutes Benetzen eines Stoffs ist als ein der Auflösung vorgeschalteter Schritt aufzufassen. Theoretisch wird diesem Umstand Rechnung getragen, wenn in der Noyes-Whitney-Gleichung die Oberfläche als benetzbare Oberfläche definiert wird und in der Praxis, wenn dem gemahlenen, hydrophoben Wirkstoff ein geeignetes Netzmittel zugesetzt wird.

Über die Herstellung von festen Dispersionen lassen sich nicht nur gesteuerte Auflösungsgeschwindigkeiten von Wirkstoffen erreichen. Unerwünschtes Kristallwachstum kann dadurch vermieden werden, dass die einzelnen dispergierten Wirkstoffpartikel in einer festen Dispersion voneinander getrennt gehalten und fixiert werden. Auf diese Weise werden Diffusionsvorgänge und darauf folgende Konzentrationsänderungen im festen Zustand auf ein Minimum beschränkt.

Diese Betrachtungen der festen Arzneiformen als disperse Systeme machen deutlich, wie wichtig der disperse Aufbau von Arzneiformen und die Eigenschaften der beteiligten Phasen für die optimale Wirksamkeit und Haltbarkeit sind.

Eine neuere und für die personalisierte Medikation besonders geeignete Methode der Tablettenherstellung ist der **3D-Druck**, der im ▸Kap. 24.2 in seinem verschiedenen Varianten genauer beschrieben wird. Damit können, auch dezentral, Dosierung und Freisetzung individuell angepasst werden.

14.5 Überzogene feste Arzneiformen

Das Arzneibuch führt überzogene und als Spezialfall magensaftresistente (magensaftresistent überzogene) Tabletten, Granulate, und Kapseln auf. Als Kerne für überzogene Arzneiformen kommen aber auch natürliche Kerne, z. B. Samen oder Früchte, und einige halbfeste Formen in Frage.

Wegen der unterschiedlichen Massenkräfte ist es sehr viel einfacher, größere Kerne zu überziehen oder zu umhüllen, als Pulver oder Granulate. Je kleiner die zu überziehenden Kerne sind, desto mehr neigen sie zum Zusammenkleben, da hierbei die Adhäsionskräfte im Gegensatz zu den Massenkräften stärker zur Wirkung kommen.

Die Bezeichnung **Dragee** ist hauptsächlich den mit Zucker bzw. mit Zuckersirup überzogenen festen Arzneiformen vorbehalten. Es wird angenommen, dass die Bezeichnung Dragee aus dem Griechischen von „Tragemata" kommt und so viel wie Süßigkeit oder Naschwerk bedeutet. Wegen des hohen Zeitaufwands der konventionellen Dragierung werden auch **Dünnschichtdragees** hergestellt.

Die mit Polymer überzogenen Arzneiformen heißen **Film-** oder **Lacktabletten**. Heute hat sich der Begriff Filmtablette mehr durchgesetzt. Die manchmal noch verwendete Bezeichnung Filmdragee ist nach der vorher angegebenen Definition nicht richtig, da es sich bei diesen Arzneiformen meist nicht um Zuckerumhüllungen handelt.

Überzogene Tabletten sollen einen möglichst lückenlosen, gleichmäßigen Überzug aus Zucker oder Polymer haben. Magensaftresistent überzogene Tabletten werden mit Filmbildnern umhüllt, die eine mindestens zweistündige Beständigkeit in saurem Magensaft gewährleisten. Im Darmsaft bzw. in einer entsprechenden Pufferlösung sollen sich diese Überzüge anschließend innerhalb von höchstens 60 min auflösen (▸Kap. 6.3.2).

Merke

Mit dem Überziehen von Arzneiformen werden folgende Zwecke verfolgt:

- Modifizierung oder Steuerung der Wirkstoffabgabe aus der Arzneiform, z. B. durch eine magensaftresistente und dünndarmlösliche Umhüllung,
- Bewahrung des Wirkstoffs oder der Arzneiform vor Inaktivierung durch Luftsauerstoff, Feuchtigkeit, Licht oder durch den stark sauren und enzymatisch aktiven Magensaft,
- Verhinderung von Irritationen, z. B. an der Magenschleimhaut,
- Verbesserung der Einnahme durch Maskierung von schlechtem Geruch und/oder schlechtem Geschmack,
- Erleichterung der Identifizierung,
- Vermeidung von Staubabrieb, vor allem bei starken Wirkstoffen.

14.5.1 Überzüge mit Zuckern

Das Überziehen von Kernen mit Zucker, das Dragieren, ist ein sehr altes Umhüllungsverfahren. Es wurde ursprünglich von Zuckerwarenherstellern übernommen und im Laufe der Jahre immer mehr an pharmazeutische Anforderungen angepasst.

Der Zweck der Dragierung liegt vorwiegend in der Übertönung des schlechten Geschmacks. Das Verfahren ist aufwendig und zeit- und kostenintensiv. Darüber hinaus hat es gegenüber der Umhüllung mit Polymeren den Nachteil, dass die Freisetzung der Wirkstoffe nur schlecht modifiziert werden kann. Trotzdem soll hier das Verfahren gründlich beschrieben werden, da weiterhin dragierte Tabletten angeboten werden.

Dragiersirupe sind hoch konzentrierte Zuckerlösungen mit bis zu 80 % Zuckergehalt. Sie sind das wichtigste Ausgangsmaterial bei der konventionellen Dragierung. Zur Herstellung der Dragiersirupe wird als Zucker vorwiegend Saccharose verwendet, da dieser bei nicht zu hoher Hygroskopizität am besten in Wasser löslich ist. Den Dragiersirupen können auch noch andere, den Umhüllungsprozess günstig beeinflussende Hilfsstoffe zugesetzt werden. Um beispielsweise das transparente, mehr glasurartige und weniger kristalline Erstarren der Sirupschichten zu fördern, wird den Saccharosesirupen noch 10–40 % Stärkesirup als Kristallisationsverzögerer hinzugesetzt. Stärkesirup ist oligosaccharidhaltig, stört damit die Kristallisation des Zuckers (▸Kap. 6; vgl. Arzneibuchmonographie „Sorbitollösung nicht kristallisierend") und fördert auf diese Weise bei Zuckerumhüllungsverfahren die Entstehung glasartiger amorpher Schichten. Der Gehalt an Oligosacchariden verursacht das Fadenziehen beim Abtropfen. Die Herstellung des Stärkesirups erfolgt durch Kochen von Stärkesuspensionen mit Säure. Er enthält je nach Kochzeit in bestimmten Grenzen schwankende Gehalte des Monosaccharids Glucose, des Disaccharids Maltose und Oligosaccharide. Letztere sind für die fadenziehenden Eigenschaften des Stärkesirups verantwortlich.

Die Dragiersirupe werden portionsweise auf Kerne, die im Dragierkessel rollierende Bewegungen ausführen, aufgegossen. Die einzelnen Portionen müssen so bemessen sein, dass sie die Oberflächen der zu umhüllenden Kerne gleichmäßig und gerade ausreichend befeuchten. Hat sich eine eingegossene Portion gleichmäßig verteilt, wird **Dragierpuder** eingestreut; anschließend wird durch genau dosiertes Einblasen von kalter oder warmer Luft getrocknet. Diese abwechselnden Auftrag- und Trockenschritte beim Überziehen von Kernen werden so oft wiederholt, bis die vorgesehenen Schichtdicken oder die Endmasse erreicht sind. Ein zu starkes Trocknen der Dragees macht sich durch „Absterben" bemerkbar. Dies bedeutet, dass die aufgetragenen Portionen nicht glasig, sondern kristallin erstarren und dabei staubig laufen. Es entstehen höhere Mengen von Abrieb. Dragierpuder bestehen z. B. aus Talkum oder Gemischen aus Talkum und Puderzucker.

Merke

Bei diesen **konventionellen Dragierverfahren** werden folgende unterschiedlich zusammengesetzte Schichten nacheinander und portionsweise aufgetragen:

1. Andeckschicht aus wenigen Portionen Andecksirup und dazwischen gestreutem Andeckpuder,
2. Auftragschicht aus mehreren Portionen Auftragsirup und dazwischen gestreutem Auftragpuder,
3. glättende Schicht aus reinem, eventuell angefärbtem Sirup, um der Drageeoberfläche Brillanz zu geben,
4. Polieren oder Glänzen mit Wachs oder Wachslösung als Abschluss.

Die **Andeckschicht** hat die Aufgabe, die Kerne mechanisch zu festigen und gleichzeitig das Eindringen von Feuchtigkeit in die Kerne zu verhindern. Zum Andecken werden den Dragiersirupen als Hilfsstoffe **Bindemittel**, wie Gelatine, Celluloseether oder Polyvinylpyrrolidon, **Antiklebmittel**, z. B. Talkum, sowie **strukturgebende Füllmittel**, wie Calciumcarbonat oder kolloidale Kieselsäure, zugesetzt.

Die **Auftragsirupe** sind ähnlich zusammengesetzt, aber erheblich niedriger konzentriert und deshalb weniger viskos. Sie sollen die Kerne bzw. Dragees auf Gewicht bringen und gleichzeitig ausrunden. Die **Auftragschicht** stellt die mengenmäßig größte Schicht einer Drageehülle dar.

Als **Glättsirupe** werden hauptsächlich klare, zusatzfreie Sirupe eingesetzt, die gegebenenfalls noch angefärbt werden oder noch Stärkesirupe enthalten.

Das abschließende **Polieren** der Dragees wird durch Befeuchten mit Lösungen von Hartwachsen und anschließendem Abdampfen der Lösungsmittel erreicht. Ein besserer und haltbarer Glanz wird erzielt, wenn dieser Arbeitsgang in besonderen mit Stoff oder Filz ausgeschlagenen Kesseln nach einer Zwischentrocknung durchgeführt wird. Gelegentlich wird auch hochmolekulares Polyethylenglykol eingesetzt.

Da diese Mehrschichten- oder Mehrschrittverfahren unökonomisch und vor allem nicht zu automatisieren sind, wurden rationellere Dragierverfahren entwickelt. Diese werden heute vorwiegend angewandt. Bei diesen Verfahren wird vor allem auf das Einstreuen von Dragierpudern verzichtet. Die Formulierungen zum Überziehen werden so zusammengesetzt, dass sie möglichst rasch glatte und homogene Drageehüllen aufbauen, ohne dass eine Unterteilung in mehrere, unterschiedlich zusammengesetzte Schichten notwendig ist. Dies wird in erster Linie durch die Erhöhung der Feststoffanteile, z. B. durch die Suspendierung von Puderzucker oder von anderen Füllstoffen in den Dragiersirupen erreicht. Auf diese Weise entstehen **Dragiersuspensionen**. Diese Dragiersuspensionen mit hohen Feststoffgehalten verlangen jedoch eine besondere Optimierung des Glättmittelzusatzes.

Die nachfolgend aufgeführte Rezeptur ist ein Beispiel für eine Dragiersuspension.

Beispiel Dragiersuspension

Zucker (Saccharose)	58–64 %
Gelatine (als Bindemittel)	0,5–1 %
Macrogolstearat-400 (als Glättmittel und Dispergator)	1 %
Titandioxid (als Aufheller und Deckmittel)	0,05 %
Kolloidale Kieselsäure (als Trockenmittel zur Verbesserung der Hafteigenschaften und Strukturbildung)	0,5–1 %
Pigmentfarben	q. s.
Wasser	ad 100 %

Dragiersuspensionen sind nicht für jedes Dragiergerät optimal. Sie sind vor allem im Wasser/Feststoff-Verhältnis auf das benützte Dragiergerät sowie dessen Zu- und Abluftleistung abzustimmen. Der Vorteil von Über-

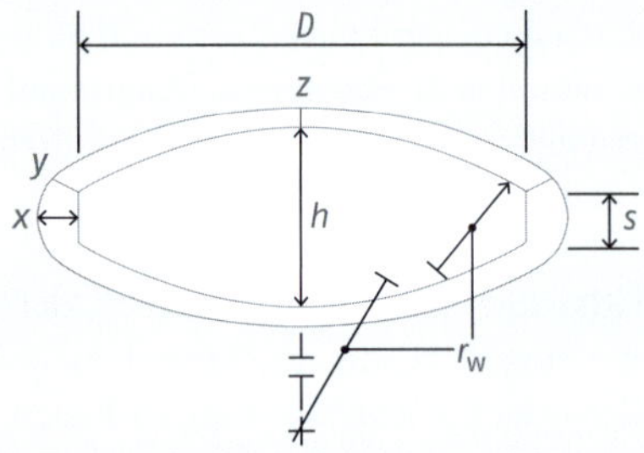

Abb. 14.23 Optimale Drageekernformen als Voraussetzung für gleichmäßige und gleich dicke Zuckerüberzüge. *D* Drageekerndurchmesser, *h* Drageekernhöhe, *s* Steghöhe, r_w Wölbungsradius, *x* und *y* maximale Dicken des Überzugs, *z* minimale Dicke des Überzugs

zugsverfahren mit Dragiersuspensionen liegt darin, dass fast der gesamte Umhüllungsprozess mit einer einzigen Dragiersuspension durchgeführt werden kann. Solche Verfahren können deshalb ohne Probleme mit Mikroprozessoren automatisch gesteuert werden. Bei empfindlichen Kernen ist unter Umständen zu Beginn noch zusätzlich eine dünne Isolierschicht bzw. Schutzumhüllung erforderlich. Wenn eine gewisse Brillanz der Dragees gefordert wird, sind zum Abschluss einer Umhüllung mit einer Dragiersuspension noch mindestens fünf Portionen von klarem oder leicht eingefärbtem Sirup aufzutragen. Auch das Polieren ist als eigener bzw. getrennter Arbeitsschritt meistens nicht zu umgehen.

Die Herstellungszeiten für Dragees hängen in hohem Maße von der Dicke der aufzutragenden Drageehülle ab. Sie lassen sich deshalb beträchtlich verkürzen, wenn die Schichtdicke der Drageehülle vermindert wird. Bei konventionellen Dragees beträgt die Masse der aufzutragenden Hülle bezogen auf die Kernmasse um 100 %. Werden mit Dragiersuspensionen **Dünnschichtdragees** hergestellt, deren Drageehüllen bezogen auf die Kernmasse auf 20–50 % reduziert werden, verkürzen sich die Herstellungszeiten auf die Hälfte oder bis zu etwa ¼. Voraussetzung für die Herstellung solcher Dünnschichtdragees sind optimierte Kernformen. Sind die Stege zu hoch und/oder die Wölbungen der Kerne zu flach, entstehen zu scharfe Stegkanten. An solchen zu scharfen Stegkanten bildet sich eine zu dünne, durchscheinende Drageedecke. Optimale Abmessungen für gut zu dragierende Kerne sind in Abb. 14.23 dargestellt.

14.5.2 Überziehen mit Polymeren

In der Regel werden für feste Arzneiformen polymere Filmbildner (▸Kap. 6.3.2) verwendet. Polymere werden in Form von Lösungen oder Dispersionen, falls die Löslichkeit nicht ausreicht, auf die Kerne aufgetragen. Nach dem Abtrocknen der Lösungsmittel bleiben die Polymere als zusammenhängende, gleichmäßige Filmhülle auf den Kernen zurück. Aus Lösungen entstehen hierbei die festen Filmschichten durch Eindickung über einen Gelzustand. Bei den Dispersionen ist es Voraussetzung, dass die fein dispergierten Filmbildnerpartikel so weich bzw. gequollen sind, dass sie im Verlaufe des Eindickungsvorgangs koaleszieren und verfilmen können.

Partywissen

Der Einsatz **wässriger Dispersionen von wasserunlöslichen Polymeren** zum Überziehen von Kernen und Pellets kommt ursprünglich (etwa Mitte des 20. Jahrhunderts) aus der Lack- und Farbenindustrie: Es handelt sich um **Latex- bzw. Kunstharzdispersionsfarben.** Dabei stand bei ihrer Entwicklung der Wunsch nach Einsparung von organischem Lösungsmittel im Vordergrund. Man erkannte frühzeitig, dass es für stark beanspruchte und wasserfeste Anstriche notwendig ist, dass die aufgebrachten Dispersionspartikel nach Verdunsten des Wassers bei der Arbeits- bzw. Trocknungstemperatur zu einem lückenlosen Film koaleszieren. Um dies zu erreichen, werden den Farbstoffdispersionen, etwa vom Typ der wässrigen Acrylfarben, Weichmacher zugesetzt, um die Mindestfilmbildetemperatur abzusenken (▸Kap. 14.5.2).

Wegen der höheren Klebrigkeit der Polymere im Vergleich zu Zucker werden die Polymerlösungen oder -dispersionen vorteilhafter auf das zu überziehende Gut aufgesprüht und nicht aufgegossen.

Hierzu können zwei Techniken benützt werden. Sicherer ist das **diskontinuierliche Überziehen**, bei dem ähnlich wie beim Dragieren jeweils kleine Portionen aufgesprüht und anschließend im Luftstrom angetrocknet werden. Das **kontinuierliche Verfahren**, bei dem die Formulierungen zum Überziehen ohne Unterbrechung aufgesprüht und durch gleichzeitig eingeblasene Luft getrocknet werden, ist dagegen schneller. Es erfordert jedoch eine sehr sorgfältige Einstellung der Sprüh- und Trocknungsrate.

Zum Aufsprühen können **Einstoff-** bzw. **Hochdrucksprühdüsen, Zwei-** oder **Mehrstoffsprühdüsen** sowie **rotierende Ringspaltsprühdüsen** eingesetzt werden (▸Kap. 5.2.2).

Bei der Einstoffsprühdüse wird nur die Formulierung zum Überziehen unter Druck versprüht. Dazu muss in der Sprühvorrichtung mit Hochdruckpumpen ein Druck von 5–20 MPa aufgebaut werden. Mit Zwei- oder Mehrstoffsprühdüsen ausgerüstete Sprühvorrichtungen stehen dagegen unter normalem Druck. Die Flüssigformulierungen zum Überziehen werden in Zwei- oder Mehrstoffsprühdüsen mit Pressluft vereinigt und nach Verlassen der Sprühdüse durch die sich entspannende Luft versprüht.

Da die Filmbildnerlösungen oder -dispersionen rascher als Zuckerlösungen getrocknet werden können, sind die Formen der Filmtablettenkerne beim Überziehen weniger kritisch. Es gibt praktisch keine Beschränkungen auf bestimmte Wölbungsradien und Steghöhen. Nur biplane Kerne ohne Wölbung lassen sich nicht überziehen. Sie kleben nach dem Befeuchten geldrollenartig zusammen.

Merke

Formulierungen zum Überziehen von Filmtablettenkernen setzen sich aus folgenden Bestandteilen zusammen:

- Filmbildner, z. B. Celluloseacetatphthalat,
- Weichmacher, z. B. Triacetin,
- Dispersionsmittel oder Glättmittel, z. B. Polyoxyethylen-20-Sorbitanmonolaurat,
- Deckmittel, z. B. Titandioxid,
- Farbstoff,
- Lösungsmittel, z. B. Ethanol und Aceton.

Wegen der günstigeren Löslichkeit von Polymeren in organischen Lösungen werden die Formulierungen zum Überziehen am einfachsten mit organischen Lösungsmitteln hergestellt. Aus toxikologischen Erwägungen und aus Umweltschutzgründen, aber auch wegen der Brennbarkeit vieler organischer Lösungsmittel werden heute zunehmend wässrige Formulierungen zum Überziehen mit Polymeren entwickelt und eingesetzt. Nachdem die meisten Polymere nicht wasserlöslich sind, müssen sie dabei mit geeigneten Dispersionsmitteln, z. B. Netzmitteln oder Emulgatoren, in Wasser dispergiert werden (Abb. 14.24, Abb. 14.25) (makromolekulare Filmbildner, ▸Kap. 6.3.2).

Organische Lösungsmittel sind nicht zu umgehen, wenn z. B. hydrolyseempfindliche Wirkstoffe zu überziehen sind oder sich das Polymer nicht durch vertretbare Mengen von amphiphilen Hilfsstoffen in Wasser dispergieren lässt. In diesen Fällen bleibt dann die Möglichkeit, die organischen Lösungsmittel mithilfe einer Lösungsmittel-Rückgewinnungsanlage aus der Abluft zu entfernen. Eine derartige Lösungsmittel-Rückgewinnung ist allerdings aufwendig und kostspielig.

Tab. 14.5 Masse der Überzüge verschiedener Arzneiformen in Bezug auf die Kernmasse

Arzneiform	Masse der Überzüge in Bezug auf die Kernmasse
Dragees	50–150 %
Dünnschichtdragees	20–50 %
Filmtabletten	5–15 %

Eine Gegenüberstellung der Massen der Überzüge von Dragees, Dünnschichtdragees und Filmtabletten zeigt die Überlegenheit der Filmtabletten in dieser Hinsicht; die Filmtabletten haben deshalb die Drageearzneiformen weitgehend verdrängt (Tab. 14.5).

Merke

Die Hauptvorteile der Filmtabletten im Vergleich zu Dragees sind

- dünnere und deshalb leichtere Filmtablettenüberzüge,
- kürzere Herstellungszeiten,
- differenzierte Auflösungseigenschaften je nach Filmbildnerart und
- günstigere Haltbarkeit.

Makromoleküle als pharmazeutische Filmbildner und ihre Anwendungsmöglichkeiten

Zum Überziehen von festen Arzneiformen eignen sich praktisch alle physiologisch unbedenklichen Polymere (vgl. Synthetische und halbsynthetische makromolekulare Hilfsstoffe, ▸Kap. 6.3.2). Neben ausreichenden Filmbildungsqualitäten müssen sie bestimmte Löslichkeiten, insbesondere in physiologischen Flüssigkeiten, aufweisen. In Tab. 14.6 sind die am häufigsten pharmazeutisch verwendeten Filmbildner zusammengestellt. Wasserlösliche Polymere, wie Methylcellulose, Hypromellose oder Copovidon werden in wässriger Lösung zur Herstellung zuckerfreier, in Wasser löslicher Überzugszubereitungen eingesetzt. Polymere, die sowohl in Wasser als auch in organischen Lösungsmitteln löslich sind, z. B. Hydroxypropylcellulose oder in geringerem Maße Hypromellose, können in einigen organischen Lösungsmitteln gelöst und auf Kerne mit wasser- bzw. hydrolyseempfindlichen Wirkstoffen aufgetragen werden. Sie bilden **Schutzüberzüge**, da sie in Gegenwart von Feuchtigkeit zunächst nur quellen, wobei alle Poren geschlossen werden. Erst in einem

Tab. 14.6 Übersicht über die wichtigsten pharmazeutischen Filmbildner

Filmbildner	Typ	$\bar{M}_w$	löslich in	unlöslich in	Bemerkungen zur Anwendung
Cellulose-Derivate (▸Kap. 6)					
Methylcellulose (MC) z. B. Tylose® MC, Methocel® MC	N	20 000–150 000	H_2O, MeOH, Aceton EtOH/H_2O < 40 %	unpolare org. LM	wasserlösl. Filmüberzüge bei mittlerem DS
Hypromellose, Hydroxypropylmethylcellulose, Methylhydroxypropylcellulose (HPMC, MHPC) z. B. Methocel® MHPC, Tylose® MO, Pharmacoat®	N	10 000–150 000	H_2O, wässr. Alk., ternäre Gemische aus Alk./CH_2Cl_2/Ketonen	EtOH, CH_2Cl_2, unpolare org. LM	wasserlösl. und z. T. LM-lösliche Filmüberzüge
Hydroxypropylcellulose (HPC) z. B. Klucel®	N	60 000–1,2 Mio	H_2O 2-PrOH, EtOH/H_2O polare organ. LM	unpolare org. LM, Öle	wasserlösl. und z. T. LM-lösliche Filmüberzüge
Hydroxyethylcellulose (HEC) z. B. Natrosol®, Tylose® H	N	variabel	H_2O	organ. LM	abh. vom DS wasserlösl. bis Diffusionsüberzüge: DS < 1: H_2O-unlöslich DS 0,3–1: lösl. in 10%iger NaOH DS 1,5–3: H_2O-löslich
Carmellose-Natrium Natrium-Carboxymethylcellulose Celluloseglycolat (CMC-Na oder Na-CMC) z. B. Blanose®	A	80 000–600 000	H_2O	organ. LM	DS < 0,3: H_2O-unlöslich, alkalilöslich DS 0,3–1,5: H_2O-löslich
Ethylcellulose (EC) z. B. Aqualon® EC, Ethocel®, Surelease®, Aquacoat® ECD (wässr. Dispersion)	N	100 000–500 000	Ester, Ketone, CH_2Cl_2	H_2O	Diffusionsüberzüge, DS 2–3
Celluloseacetatphthalat (CAP) z. B. Aquacoat® CPD	A	40 000	Ester, Ketone, Gemische CH_2Cl_2 mit Alk., unpolare org. LM	H_2O, Alk., unpolare LM, CH_2Cl_2	magensaftresistente Überzüge darmlöslich pH > 6 hydrolyseempfindlich in alkal. Milieu

Tab. 14.6 Übersicht über die wichtigsten pharmazeutischen Filmbildner (Fortsetzung)

Filmbildner	Typ	$\bar{M}_w$	löslich in	unlöslich in	Bemerkungen zur Anwendung
Hypromellosephthalat Hydroxypropylmethylcellulosephthalat (HPMCP) z. B. Mantrocel® HP 55	A	2000–100000	Aceton/EtOH MeOH/$CHCl_3$	H_2O	magensaftresistente Überzüge darmlöslich pH > 5,0 (HP-50) pH > 5,5 (HP 55)
Hypromelloseacetatsuccinat Hydroxypropylmethylcelluloseacetatsuccinat (HPMCAS) z. B. Aquoat® (org. Lösung oder wässr. Dispersion)	A	17000–20000	Aceton, MeOH EtOH/H_2O CH_2Cl_2/EtOH	H_2O, EtOH	magensaftresistente Überzüge darmlöslich pH > 5,5 (AS-L) pH > 6,0 (AS-M) pH > 6,5 (AS-H)
Methacrylsäure-Acrylat-Copolymere (▸Kap. 6)					
Dimethylaminoethylmethacrylat-Methylmethacrylat-Butylmethacrylat-Copolymer 2:1:1 (DMA-MMA-BMA) Eudragit® E 100; E PO; E 12,5	K	47000	MeOH, EtOH, 2-PrOH, 0,1 N HCl wässr. Lösg. mit pH 2–5	H_2O, Petrolether	unlöslich in Wasser und Speichel löslich im Magensaft unlöslich im Pansen löslich im Labmagen
Diethylaminoethylmethacrylat-Methylmethacrylat-Copolymer (DEAEMA-MMA 3:7) Kollicoat® Smartseal 30 D	K	200000	Aceton, EtOH, 2-PrOH wässr. Lösg. mit pH 2–5	H_2O	unlöslich in Wasser und Speichel löslich im Magensaft pH < 5,5 wasserdampfundurchlässig geschmacksmaskierend
Ethylacrylat-Methylmethacrylat-Copolymer 2:1 (EA-MMA 2:1 = PEMMA 2:1) z. B. Eudragit® NE 30 D; NE 40 D Kollicoat® EMM 30 D	N	750000–800000	Aceton, EtOH, 2-PrOH unpolare organ. LM	H_2O, verdünnte Säuren oder Basen	quellfähige Diffusionsüberzüge unlöslich im Magen-Darm-Trakt
Trimethylammoniumethylmethacrylatchlorid-Ethylacrylat-Methylmethacrylat (TAMCL-EA-MMA) 0,2:1:2 Eudragit® RL 100; RL PO; RL 12,5; RL 30 D 0,1:1:2 Eudragit RS 100; RS PO; RS 12,5; RS 30 D	Q	32000	Aceton, MeOH, EtOH, 2-PrOH	H_2O, verdünnte Säuren oder Basen, Petrolether	quellfähige Diffusionsüberzüge Typ RS etwas schlechter quellbar in H_2O als RL unlöslich im Magen-Darm-Trakt

14

Tab. 14.6 Übersicht über die wichtigsten pharmazeutischen Filmbildner (Fortsetzung)

Filmbildner	Typ	$\bar{M}_w$	löslich in	unlöslich in	Bemerkungen zur Anwendung
Methylacrylsäure-Methyl-methacrylat-Copolymer 1:1 (MA-MM 1:1 = PMMA 1:1) Eudragit® L 100; L 12,5;	A	135 000	Aceton, EtOH, 2-PrOH, 1 N NaOH	H_2O, CH_2Cl_2, Ethylacetat, Petrolether	unlöslich im Magensaft löslich in Darmsaft bei pH > 6
Methacrylsäure-Ethacrylat-Copolymer 1:1 (MA-EA 1:1 = PMEA 1:1) z. B. Eudragit® L 100-55, L 30 D-55	A	320 000	MeOH, EtOH, 2-PrOH, 1 N NaOH	H_2O, CH_2Cl_2, Ethylacetat, Petrolether	unlöslich im Magensaft löslich in Darmsaft bei pH > 5,5
Kollicoat® MAE 100 P; 30 DP		250 000			
Methylacrylsäure-Methyl-methacrylat-Copolymer 1:2 (MA-MM 1:2 = PMMA 1:2) z. B. Eudragit® S 100; S 12,5	A	125 000	Aceton, EtOH, 2-PrOH, 1 N NaOH	H_2O, CH_2Cl_2, Ethylacetat, Petrolether	unlöslich im Magensaft löslich in Darmsaft bei pH > 7
Methylacrylsäure-Methyl-acrylat-Methyl-metha-crylat-Copolymer 1:7:3 (MA-MA-MMA 1:7:3 = PMMMA 1:7:3) Eudragit® FS 30 D	A	280 000	Aceton, EtOH, 2-PrOH, 1 N NaOH	H_2O	unlöslich im Magensaft verzögert löslich im Dickdarm bei pH > 7
Vinylpolymere					
Polyvinylacetat (PVA) z. B. Kollicoat® SR 30 D	N	450 000	EtOH, 2-PrOH, unpolare LM	H_2O, verdünnte Säuren oder Basen	quellfähige Diffusionsüberzüge
Vinylpyrrolidon-Vinyl-acetat-Copolymer 6:4 (VP-VA 6:4, Copovidon) z. B. Kollidon® VA 64	N	45 000–70 000	H_2O, MeOH, EtOH, 2-PrOH, BuOH, Macrogol 4 000	Ether, Cyclohexan	meist in Gemischen mit anderen was-serlöslichen Film-bildnern
Polyvinylalkohol-Poly-ethylenglykol-Copolymer (PVAl-PEG 3:1) z. B. Kollicoat® IR	N	45 000	wässrige LM, schwache Säuren oder Basen	polare und unpolare organ. LM	wasserlöslicher Filmbildner
Polyvinylacetatphthalat (PVAP) z. B. Coateric®, Sureteric®	A	25 000–40 000	organ. LM, EtOH-H_2O	H_2O	unlöslich im Magensaft löslich in Darmsaft

Tab. 14.6 Übersicht über die wichtigsten pharmazeutischen Filmbildner (Fortsetzung)

Filmbildner	Typ	$\bar{M}_w$	löslich in	unlöslich in	Bemerkungen zur Anwendung
Natürliche Filmbildner					
Schellack z. B. Marcoat® 125, Aquagold®, SSB 55; 57 Aqualacca 25®	N, A	1000	polare org. LM, EtOH-H_2O, $(NH_3)_2CO_3$, Basen	H_2O, Kohlenwasserstoffe	Abhängig von Formulierung und Filmdicke: Filme mit verzögerter (z. B. magensaftresistenter) Wirkstoff-Freigabe
Chitosan (85–90 % deacetyliertes Chitin)	K	200 000–1,6 Mio	wässr. LM mit pH < 6,0	H_2O pH > 6,4 org. LM	colonspezifischer bakterieller Abbau

A = Polymer bei neutralem pH anionisch, Alk. = niedere aliphatische Alkohole, BuOH = Butanol, DS = durchschnittlicher Substitutionsgrad, EtOH = Ethanol, K = Polymer im Sauren kationisch, $\bar{M}_w$ = massenbezogene mittlere Molmasse der Polymere, LM = Lösungsmittel, MeOH = Methanol, N = ungeladenes Polymer, 2-PrOH = Isopropanol, Q = Polymer mit quartären Ammoniumgruppen

Überschuss von Wasser lösen sich die Überzüge rasch, und es entstehen keine Bioverfügbarkeitsprobleme. Diese Schutzüberzüge sind effektiver als die konventionellen Andeckschichten (▸ Kap. 14.5.1), wenn sie zwischen Kerne und wasserunlösliche Endüberzugsschichten, z. B. magensaftresistenten Überzügen oder Diffusionsüberzügen, aufgetragen werden.

Die Herstellung **wässriger Dispersionen** zum Umhüllen mit in Wasser unlöslichen Polymeren kann sowohl chemisch als auch physikalisch erfolgen.

Der chemische Weg zu einer wässrigen Methacrylsäure-Acrylat-Copolymer-Dispersion führt beispielsweise über eine **Emulsionspolymerisation**. Hierbei werden mithilfe von Emulgatoren die unlöslichen Monomeren in Wasser emulgiert. Die Emulgatoren reichern sich in den Grenzflächen zwischen Monomertröpfchen und Wasser an, sie bilden aber zudem auch Mizellen. Einige Monomermoleküle gehen aber auch direkt in Lösung. Mit wasserlöslichen Polymerisationsinitiatoren wird die Emulsionspolymerisation gestartet. Als erste reagieren die gelösten Monomermoleküle. Sie bilden aktivierte Monomere oder Oligomere und die wachsenden Polymere wandern nach und nach in die Mizellen und in die Tröpfchen ein. Infolge ihrer Aktivierung übertragen sie den Polymerisationsprozess auf die dort befindlichen Monomeren (○ Abb. 14.24).

Auf diese Weise entstehen aus den Mizellen und Tröpfchen nahezu kugelförmige Latexpartikel mit Durchmessern von 10 nm bis zu einigen 100 nm. Die Emulsion geht in eine wässrige Latex-Dispersion über. Unter **Latex-Dispersionen** versteht man in der makromolekularen Chemie Dispersionen, die halbfeste, plastische oder elastische Partikel sehr fein dispergiert enthalten und damit der Erscheinungsform des natürlichen Latex sehr nahe kommen. Ein möglicher Nachteil dieser durch Emulsionspolymerisation hergestellten **synthetischen Latices** ist, dass sie nicht unbegrenzt haltbar sind. Die Latexpartikel neigen bei Temperaturen, die über den Bereich von 10–30 °C hinausgehen, zu Veränderungen, insbesondere zu Partikelwachstum. Die synthetischen Latex-Dispersionen werden in der Regel als gebrauchsfertige Flüssigkeiten bezogen. Sie kommen aber auch in getrockneter Form als **redispergierbare Latices** in den Handel.

Die physikalische Herstellung von Latex-Dispersionen ist im Prinzip einfacher. Es sind jedoch meist so hohe Zusätze von amphiphilen Stoffen erforderlich, dass Änderungen der substanzspezifischen Löslichkeitseigenschaften des Polymeren, z. B. der Magensaftresistenz und der Dünndarmlöslichkeit, nicht ausgeschlossen werden können. Ein Weg zur physikalischen Herstellung von Latex-Dispersionen geht über die Auflösung des Polymeren in organischen Lösungsmitteln. In die erhaltene organische Lösung wird anschließend

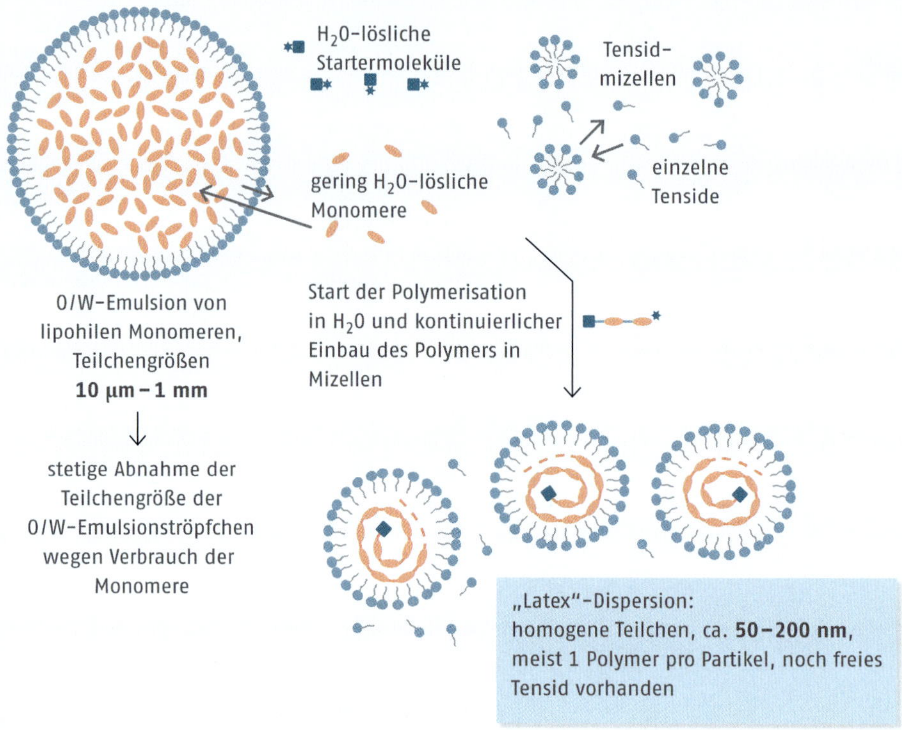

Abb. 14.24 Mechanismus der Emulsionspolymerisation (in Wasser)

eine wässrige Lösung mit Emulgatoren, die geeignet sind, das Polymere in Wasser zu dispergieren, sukzessive eingerührt. Dabei entsteht zunächst – solange die organische Phase im Überschuss vorhanden ist – eine W/O-Emulsion. Bei weiterem Zusatz der Emulgatorlösung findet schließlich eine **Phaseninversion** statt, und es bildet sich eine feindisperse O/W-Emulsion. Daraus können durch Abdampfen der organischen Lösungsmittel sogenannte **künstliche Latices** gewonnen werden (Abb. 14.25).

Die einfachste physikalische Methode zur Latexherstellung ist die Vermahlung von gröberem Polymermaterial und die anschließende Suspendierung mit Tensiden. Dies ist nötig, wenn das filmbildende Polymer nicht durch andere Methoden in einen Latex überführt werden kann oder wenn natürliche Polymere verwendet werden. Solche **Pseudolatices** haben meist uneinheitliche Teilchengrößen im Bereich von etwa 1–50 µm.

Die Filmbildung aus Latex-Dispersionen unterscheidet sich von der Filmbildung aus Lösungen. Werden aus kolloidalen Filmbildnerlösungen die Lösungsmittel abgedampft, entstehen immer stärker konzentrierte Sole, die bei weiterer Konzentration Gele und schließlich, ein Ausgießen in dünner Schicht vorausgesetzt, nach vollständiger Trocknung in trockene Filme übergehen.

Bei den wässrigen Latex-Dispersionen rücken die kugelförmigen Latexpartikel im Verlaufe der Verdampfung des Wassers immer näher zusammen und bilden schließlich eine dichte Kugelpackung. Bei weiterem Wasserverlust muss es zur Deformation der Partikel kommen. Es treten immer höhere Kapillarkräfte auf, die schließlich zur Koaleszenz der Partikel führen, sofern diese noch weich und fließfähig genug sind.

Ein Charakteristikum, ob die Dispersionspartikel zur Koaleszenz bereit oder befähigt sind, ist die **Mindestfilmbildetemperatur** (MFT). Sie steht in einem Zusammenhang mit dem Glasübergangstemperaturbereich (▸ Kap. 4.2.2), der bei amorphen Polymeren das Übergangsstadium zwischen kautschukelastischem und festem, glasartigem Zustand kennzeichnet. Die Mindestfilmbildetemperatur gibt die Temperatur an, bei der Filmbildnerpartikel noch eine so hinreichende Plastizität bzw. plastische Fließfähigkeit besitzen, dass Koaleszenz zu einem klaren Film eintreten kann.

Besitzen Filmbildnerpartikel alleine diese Eigenschaft bei pharmazeutisch anwendbaren Temperaturen noch nicht, müssen geeignete **Weichmacher** zugesetzt werden. Hieraus ist die Bedeutung der Weichmacher ersichtlich, die sich nicht alleine auf die Verbesserung der Flexibilität und der Haftfähigkeit von Filmen

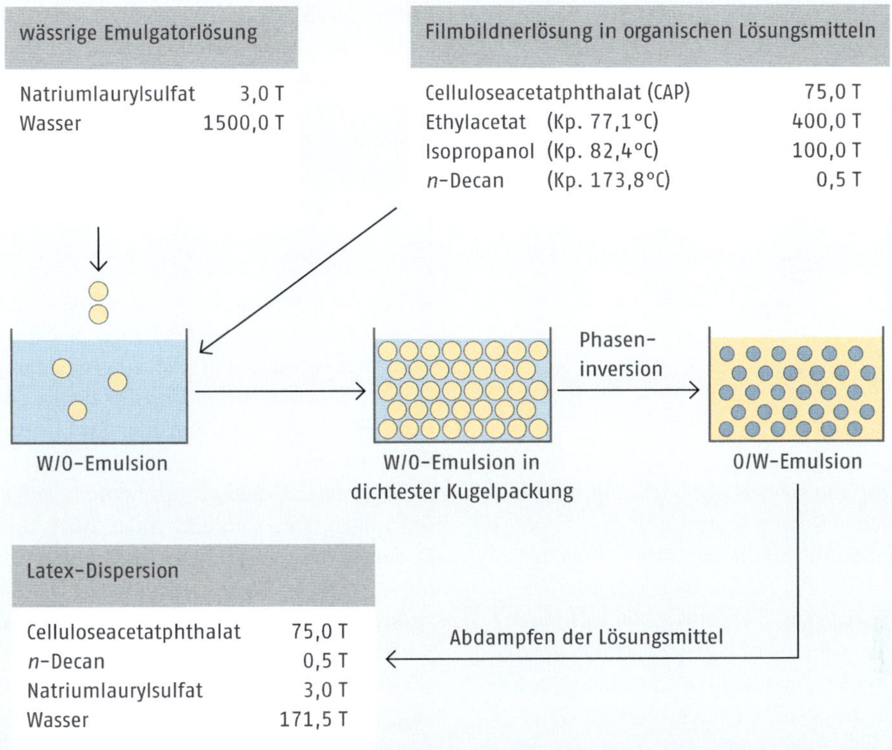

o Abb. 14.25 Beispiel für die Herstellung einer Latex-Dispersion zur Filmumhüllung auf physikalischem Weg. Nähere Erläuterungen im Text. Nach Ortega 1977

erstreckt, sondern auch auf die Absenkung der Mindestfilmbildetemperatur.

Es gibt **innere** und **äußere Weichmacher**. Die inneren Weichmacher sind Molekülteile im Polymer, welche die räumliche Struktur auflockern. Sie werden zusammen mit den Hauptmonomeren polymerisiert. In der Pharmazie werden den Formulierungen zum Überziehen in der Regel äußere Weichmacher zugesetzt. Dies sind geruch- und geschmacklose, nichtflüchtige Flüssigkeiten, die physiologisch unbedenklich sein müssen. Sie sind imstande, sich aufgrund ihrer Affinität zwischen die Filmbildnermoleküle in den Lösungen einzuschieben und deren intermolekulare Kräfte abzuschwächen. Das Resultat dieser Interaktion sind nicht nur niedrigere MFT-Werte, sondern auch günstigere Filmeigenschaften, vor allem in Hinblick auf die Flexibilität. Es ist jedoch zu beachten, dass auch die pharmazeutischen Eigenschaften, z. B. die Magensaftresistenz, durch hohe Zusätze von Weichmachern genauso beeinflusst werden können wie durch zu hohe Zusätze von amphiphilen Stoffen zu Dispersionen.

14.5.3 Geräte zum Überziehen

Einfache Dragierkessel

Die konventionellen, ursprünglich aus der Zuckerwarenindustrie stammenden Dragierkessel besitzen verschiedene Formen. Sie werden, soweit sie im Pharmabereich heute noch in Gebrauch sind, nicht mehr aus Kupfer, sondern ausschließlich aus rostfreiem Stahl hergestellt (**o** Abb. 14.26).

Traditionelle Dragierkessel rotierten um eine schräg gestellte Achse, hierbei überlagern sich eine horizontale Umwälzbewegung und vertikal wirkende Zentrifugalkräfte. Diese Überlagerung ist der Grund für den Mischeffekt. Ein Nachteil dieser Dragierkessel ist ihre begrenzte Kapazität. Die schräg gestellte Achse erlaubt nur eine bestimmte Belastung. Außerdem ergeben sich bei Chargenvergrößerung Unzulänglichkeiten bei der Trockenluftzuführung. Diese Nachteile werden behoben, wenn auf Dragierkessel ausgewichen wird, die um eine waagrechte Achse rotieren. Diese Kessel haben eine robuste Rollenlagerung, die sehr hohe Massen laden können und damit sehr hohe Auslastungen zulassen. Deshalb wird die Kapazität solcher waagrecht rotierenden Kessel praktisch nur durch die mechanische Belast-

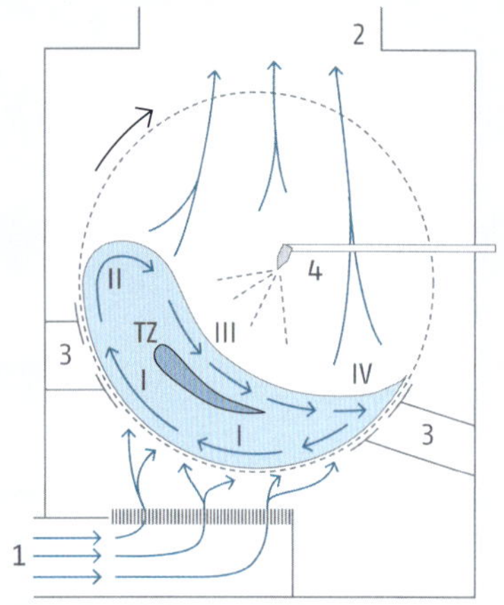

o Abb. 14.26 Dragierkessel oder -trommel mit perforiertem Boden (Prinzip Accela Cota).
1 Die erwärmte Trockenluft durchströmt über den perforierten Kessel das zu überziehende Gut und wird **2** als feuchte Abluft abgeführt. Die Luftführung kann alternativ auch von oben nach unten erfolgen. **3** Abdichtung; **4** Sprühdüse für die Umhüllungszubereitung; **I** mit der Kesselwand aufsteigende Gutbewegung; **II** Ablösen des Gutes von der Kesselwand; **III** schnelle ballistische Gutbewegung mit bester Verteilung der aufgesprühten Überzugsformulierung; **IV** abbremsende Bewegung des Gutes; **TZ** „tote" oder bewegungsarme Zone, in der die Gefahr des Verklebens des Gutes besteht

barkeit des zu dragierenden Gutes begrenzt. Allerdings haben diese nicht um eine schräg gestellte Achse rotierenden Kessel wegen der fehlenden Zentrifugalkräfte einen etwas ungünstigeren Mischeffekt. Dieser Nachteil muss durch den Einbau von Mischschikanen oder Mischschaufeln kompensiert werden.

Dragierkessel mit verbesserter Trocknungsluftführung

In einfachen konventionellen Dragierkesseln bestreicht die eingeblasene Trocknungsluft nur die Oberfläche der zu überziehenden Gutschüttung. Bei Chargenvergrößerungen wird das Verhältnis der für die Trocknungsluft erreichbaren Oberfläche zur Masse des zu überziehenden Gutes immer ungünstiger. Aus diesem Grunde wurde im Laufe der Entwicklung moderner Dragiergeräte eine Reihe von Vorrichtungen zu einer effektiveren Trockenluftapplikation verwendet. Dazu gehörte der Einbau von **Tauchrohren** oder **Tauchschwertern**, die in das zu überziehende Gut eingeführt wurden und die Trocknungsluft effizient in das Gut übertrugen. Ein wesentlicher Fortschritt waren Konstruktionen von **Kesseln mit perforierten Böden,** die eine völlige Durchströmung des Gutes mit Trockenluft erlauben (o Abb. 14.26).

Bei allen rotierenden Kesseln findet man im Inneren des bewegten Gutes bewegungsarme oder „tote" Zonen, die sich zwischen auf- und absteigenden Schichten im umwälzenden Gut ausbilden. Hier sammeln sich vorwiegend nicht oder nur wenig befeuchtete Kerne sowie Kerne mit glatter Oberfläche an. Mithilfe von Rührarmen, Umlenkschikanen oder durch kräftiges Durchrühren mit Rührpaddeln kann dies vermieden werden. Neben der bewegungsarmen Zone ist auch die Zone der schnellsten Bewegung des Gutes wichtig. Von dieser Zone aus verteilt sich die eingegossene oder eingesprühte Formulierung zum Überziehen am raschesten. Deshalb soll das Eingießen oder das Einsprühen in diese Zone erfolgen.

Perforierte Kessel gibt es heute in zahlreichen Ausführungen, mit durchgehender oder unterbrochener Bodenperforierung, mit Luftströmungsrichtungen von unten nach oben oder umgekehrt. In diesen durchströmten Kesseln lassen sich genau abgestufte Trockenluftdosierungen realisieren. Dies ist für Überzugsschichten, die mit bestimmten Geschwindigkeiten angetrocknet werden müssen, von Bedeutung. Zuckerschichten beispielsweise, die sich amorph, glasartig verfestigen sollen, müssen in der Regel sehr langsam angetrocknet werden. Polymerfilme sind in dieser Hinsicht weniger kritisch. Wässrige Formulierungen zum Überziehen mit Polymeren erfordern stärkere Trockenluftströme als solche mit organischen Lösungsmitteln.

Wirbelschicht- oder Fließbettüberzugsgeräte

Im Gegensatz zu den luftdurchströmten, rotierenden Kesseln wird bei Wirbelschicht- oder Fließbettüberzugsgeräten die Bewegung des zu überziehenden Gutes nicht durch eine Kesselrotation, sondern durch den Luftstrom bewirkt (o Abb. 14.27; o Abb. 5.16 und o Abb. 5.18, ▸ Kap. 5.2.6).

Die hierzu erforderlichen hohen Strömungsgeschwindigkeiten haben zur Folge, dass viel größere Luftmengen durch diese Geräte strömen als zum Trocknen der Überzüge benötigt werden. Dragiersirupe trocknen dabei so schnell, dass in diesen Geräten keine glasurartigen Zuckerüberzüge erhalten werden. Durch das schnelle Antrocknen erstarren die Dragiersirupe kristallin, nicht glasig, d. h., die Schichten „sterben ab". Deshalb eignen sich diese Gerätetypen nicht zum Dragieren, wohl aber zum Überziehen mit polymeren Filmbildnern. Wirbelschichten sind insbesondere zum Umhüllen von Pulvern, Granulaten und Pellets geeignet, da sich die in Wirbelschichten auftretenden Scherkräfte hierbei günstiger auswirken.

In der Wirbelschicht herrscht ohne kontrollierte Luftführung im Wesentlichen eine starke, fast ungesteuerte Gutbewegung. Beim Wurster-Verfahren

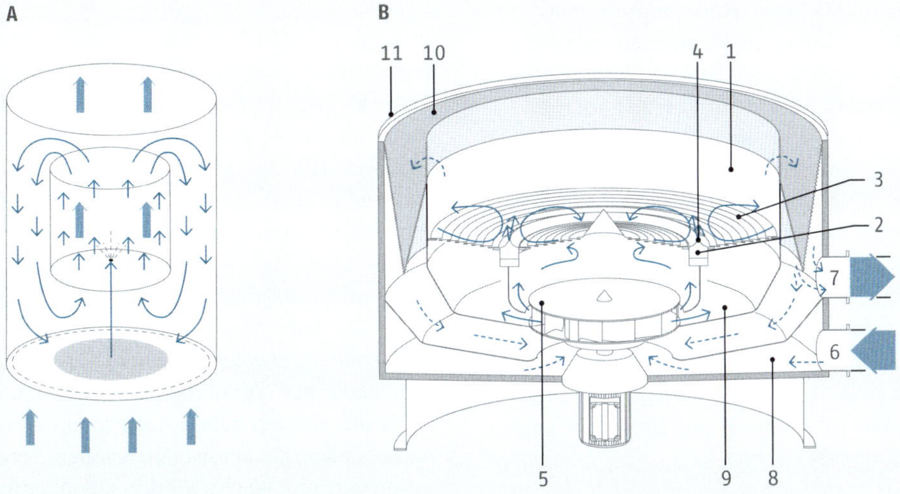

Abb. 14.27 Luftgleitschichtüberzugsgeräte.
A Bei diesem Gerät hat der Siebboden unter dem zentralen Führungszylinder innen mehr und größere Perforationen. Das zu überziehende Gut wird deshalb durch den Führungszylinder nach oben getragen und im Gleichstrom besprüht. Nach der Entspannung fließt es außerhalb vom Führungszylinder zurück (Wurster-Verfahren).
B Modernes Fließbettverfahren: *AirCoater®* (INNOJET Herbert Hüttlin, Steinen). **1** Produktbehälter, **2** nach oben sprühende kreissegmentförmige Linearsprühdüse (*Lineajet®*), **3** zweiteiliger ringförmiger Lamellenboden verstellbar, Treibsatz (*Vulcano®*), **4** Zone des Gutauftriebs, separat belüftete Produkt-Aufbruchszone auf dem Teilkreis, **5** Ventilatorlaufrad und -antrieb, **6** Prozessluft-Eintritt (konditioniert), **7** Prozessluft-Austritt, **8** Prozessluft-Mischzone (mit Frischluft-Umluft-Mischblende), **9** Prozessluftkammer (Umluft und konditionierte Frischluft), **10** V-förmiger Abluft-Ring-Filter, **11** Glasdeckel transparent

(Abb. 14.27 A) wird durch einen zentralen Führungszylinder und eine vertikal nach oben sprühende Bodensprühdüse durch einen im Innenteil stärker perforierten Boden eine gleichmäßiger gesteuerte, von innen nach außen umwälzende Gutbewegung erreicht.

Heute gibt es mehrere Wirbelschicht- oder Fließbettgeräte, bei denen anstelle einfacher Siebböden besonders geschlitzte oder verstellbare Bodenkonstruktionen eingebaut sind. Diese haben die Aufgabe, durch eine gelenkte Luftzuführung besser kontrollierbare, zirkulierende Gutbewegungen bzw. Fließschichten zu erzeugen. Da in diesen Fällen die Gutbewegung bereits durch geringere Luftvolumina bewirkt wird, ergeben sich beträchtliche Energieeinsparungen. In Abb. 14.27 B ist ein solches modernes Gerät dargestellt. Über den beiden Lamellenböden mit nach außen bzw. nach innen führenden Ringspalten führt die trocknende Luft das Gut schonend in zwei Spiralen an der ringförmigen Dreistoffdüse (▸ Kap. 5.2.2) vorbei.

Vakuum-Umhüllung oder -Überziehen

Zum Arbeiten mit organischen Lösungsmitteln empfehlen sich Vakuum- (eigentlich Unterdruck-)Überzugsanlagen. Dies können um waagrechte Achsen rotierende Kessel wie in Abb. 14.27 sein, die sich hermetisch verschließen lassen und die in der Regel mit einer Lösungsmittel-Rückgewinnungseinrichtung ausgestattet sind. Auch das Gerät in Abb. 14.28 B arbeitet im Unterdruck und ermöglicht die Rückgewinnung des Lösungsmittels.

Partywissen

Die „Pille", die erstmals 1960 zur Empfängnisverhütung zugelassen wurde, ist natürlich keine Pille, sondern eine Tablette, meist eine Filmtablette. **Pillen** (lat. *pilulae* = Kügelchen) waren noch im DAB 6 (gültig von 1926 bis 1964 in der DDR, bis 1968 in der BRD) definiert als „[...] Arzneizubereitungen von Kugel-, selten Ei- oder Walzenform, die vorzugsweise zum inneren Gebrauche dienen." Sie waren bereits im Altertum die ersten einzeldosierten und bevorzugten Arzneiformen. Zur Herstellung wurde durch „Anstoßen" von gepulvertem Arzneistoff, Füllmittel (z. B. Stärke), Bindemittel (z. B. Hefeextrakt) und Befeuchtung eine plastische Masse geknetet. Diese wurde dann auf einem Tabulierbrett

14

(„Tabulum") oder Pillenbrett zu Stangen gerollt, geschnitten und mit einem Formentrennmittel (z. B. *Lycopodium*-Pulver = Sporen des Bärlapps) zu Kügelchen abgerundet. Diese konnten dann noch mit Zuckersirup, Schokolade, Honig, Wachs oder früher sogar mit Blattgold überzogen werden. Im DAB 6 sind die Pillenmasse von 0,1–0,12 g und eine Zerfallszeit von höchstens 45 min vorgeschrieben. Wegen der zeitaufwendigen Herstellung, der mikrobiellen Anfälligkeit, der ungleichmäßigen Freisetzung (vor allem bei Lagerung und Nachhärtung) und der ungenauen Dosierung sind Pillen inzwischen obsolet. Sie sind daher als Fertigarzneimittel längst nicht mehr im Handel und die Apotheker sind auch schon lange keine „Pillendreher" mehr.

Verweis auf Online
Pillen drehen

14.6 Pastillen

Auch Pastillen können tafelförmig sein, obwohl sie nach traditioneller Definition keine Tabletten sind. Pastillen werden nicht durch Komprimieren, sondern durch Ausstechen aus plastischen Massen verschiedenster Zusammensetzung oder durch Austropfen und Trocknen von Sirupen geformt. Sie stellen in ihrer Dispersität feste Lösungen dar.

Wie Lutschtabletten werden Pastillen zur verlängerten Freisetzung von Wirkstoffen in der Mundhöhle für eine lokale Wirkung oder für die Aufnahme über die Mundschleimhaut verwendet. Gegenüber den Lutschtabletten haben Pastillen den Vorteil, dass beim Kontakt mit Speichel an der Oberfläche durch Hydrokolloide eine hochviskose gleitende Schicht entsteht, die die Schleimhaut nicht reizt. Dazu können als Grundlage z. B. Gelatine oder Gummi arabicum verwendet werden, das sich bereits mit sehr wenig Wasser aufzulösen beginnt.

Zur Herstellung wird zunächst ein wässriger Sirup mit dem Wirkstoff, dem Hydrokolloidbildner, Zucker oder Zuckeraustauschstoff (z. B. Mannitol, Maltitol, Xylitol oder Sorbitol) und Aromastoffen hergestellt. Der Sirup kann in geölte Metallformen gefüllt werden oder in Formen gegossen werden, die mit Stempeln in ein Bett aus Maisstärke gedrückt werden. Nach Hordentrocknung bei 30–80 °C werden die Pastillen ausgesiebt und entstaubt. Vor der Verpackung in Blister werden sie noch mit dünnflüssigem Paraffin oder Wachsen geglänzt.

14.7 Wirkstoffhaltige Kaugummis

Wirkstoffhaltige Kaugummis sind einzeldosierte feste Arzneiformen, aus denen der Arzneistoff aus einer knetbaren Masse durch Kauen in den Speichel freigesetzt wird (Ph. Eur.). Sie können zur lokalen Behandlung von Erkrankungen in der Mundhöhle oder für die Wirkstoffresorption über die Mundschleimhaut eingesetzt werden. Im Falle des Verschluckens erfolgt keine Wirkstoff-Freisetzung im Magen-Darm-Trakt.

Als knetbare Masse werden entweder synthetische Kautschuke oder ein natürlicher Kautschuk (**Chicle**) aus dem Latex des Sapotillbaums eingesetzt. Als weitere Hilfsstoffe werden neben Aromen ein hoher Anteil an Zucker oder Zuckeraustauschstoffen verwendet, die zusammen mit Wachsen oder Kolophonium auch die Konsistenz der Mischung verbessern. Zur Herstellung der Kaumasse werden die Komponenten zusammen bei 50–60 °C geschmolzen und geknetet, dann geschnitten, geformt und bei Bedarf zum Schutz vor Licht oder Feuchte überzogen.

Die Wirkstoff-Freisetzung aus Kaugummis wird mit einer Apparatur gemessen, die durch mechanisches Kneten den Kauvorgang simuliert. Ein pH-Wert von 6 und eine Temperatur von 37 °C entsprechen dabei den Bedingungen in der Mundhöhle.

14.8 Kapseln

Das Arzneibuch beschreibt Kapseln als feste Darreichungsform und unterscheidet zwischen **Hart- und Weichgelatinekapseln**. Zu Letzteren zählen auch die nicht in der Ph. Eur. erwähnten **Zerbeißkapseln**, deren lipophile Wirkstoffe schnell über die Mundschleimhaut absorbiert werden können. In Anlehnung an die Tablettenmonographie wird noch zwischen **magensaftresistenten Kapseln** und **Kapseln mit veränderter Wirkstoff-Freisetzung** unterschieden. Außerdem sind die **Oblatenkapseln** erwähnt, deren zylindrische Hüllen aus ungesäuertem Brotteig durch kurzes Eintauchen in Wasser aufgeweicht werden.

Die Hüllen von Kapseln bestehen meistens aus Gelatine. Dabei wird oftmals der Begriff GPH für Gelatine pharmazeutischer Qualität, d. h. für geprüfte Freiheit von BSE/TSE-Prionen, verwendet. Als Zusätze zu den Kapselhüllen sind die Weichmacher Glycerol, Sorbitol oder Propylenglykol vorgesehen. Ferner können noch oberflächenaktive Stoffe, Deckmittel, Konservierungsmittel, Süßstoffe, Arzneimittelfarbstoffe, Farbpigmente und gegebenenfalls Geschmacks- und Geruchskorrigenzien zugesetzt werden. Die Kapseln können unterschiedliche Formen und unterschiedliches Fassungsver-

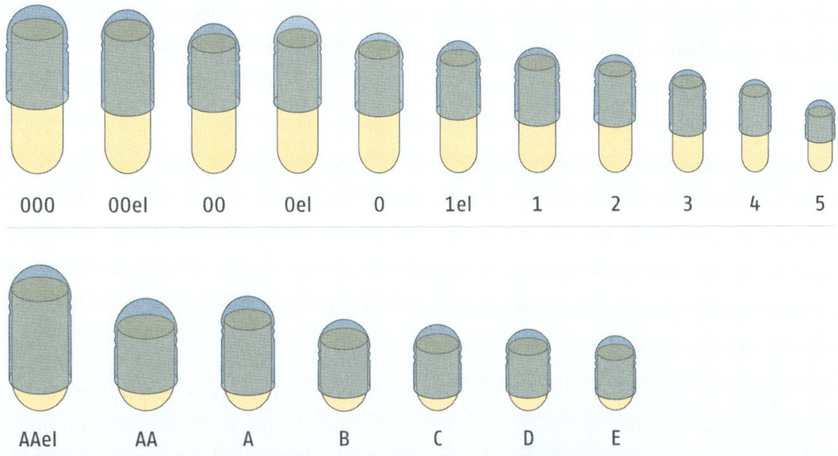

Normalgrößen	000		00	0	1	2	3	4	5
Füllvolumen (ml)	1,37		0,91	0,68	0,50	0,37	0,30	0,21	0,13
Kapsellänge[a] (mm)	26,1		23,3	21,7	19,4	18,0	15,9	14,3	11,1
Durchmesser Unterteil (mm)	9,55		8,18	7,34	6,63	6,07	5,57	5,05	4,68
Durchmesser Kappe (mm)	9,91		8,53	7,64	6,91	6,35	5,82	5,32	4,91

Zusatzgrößen	AAel	AA	00el	0el	1el	2el
Füllvolumen (ml)	0,97	0,80	1,02	0,78	0,54	0,41
Kapsellänge[a] (mm)	22,6	17,5	25,3	24,2	20,4	19,3
Durchmesser Unterteil (mm)	9,55	9,55	8,18	7,36	6,63	6,09
Durchmesser Kappe (mm)	9,90	9,90	8,53	7,66	6,91	6,36

Abb. 14.28 Hartgelatinekapseln (Auswahl) mit Volumina und äußeren Abmessungen. [a] Längen der nach Füllung verschlossenen Kapseln

mögen haben. Das Füllgut bzw. der Kapselinhalt kann fest, pastös oder flüssig sein und darf keinerlei Interaktionen mit den Kapselhüllen eingehen.

Gelatinefreie Kapseln werden aus religiösen oder ethischen Gründen oder bei vegetarischer Ernährung verwendet. Als Grundmasse werden hier vorwiegend extrudierte Stärke, Carrageenan oder HPMC eingesetzt, aus denen transparente Kapselhüllen geformt werden können.

Mikrokapseln werden an anderer Stelle beschrieben (▸ Kap. 15.2).

14.8.1 Hartgelatinekapseln

Hartgelatinekapseln werden auch Hartkapseln oder Steckkapseln genannt, da sie aus zwei zusammensteckbaren Teilen bestehen, dem Kapselboden und der Kapselkappe. Sie werden als Leerkapseln hergestellt, bestehen praktisch aus reiner Gelatine und weisen einen Wassergehalt zwischen 10 und 12 % auf. Dieser Wassergehalt entspricht der Gleichgewichtsfeuchtigkeit bei 70–80 % *rF*/22 °C (vgl. Sorptionsisothermen: Abb. 5.12, ▸ Kap. 5.2.6). Die normalen Kapselgrößen 000 bis 5 decken die Füllvolumina von 0,13–1,37 ml ab (Abb. 14.28).

Es werden auch Hartgelatinekapseln angeboten, die hinsichtlich Füllvolumen und Kapsellänge von diesen

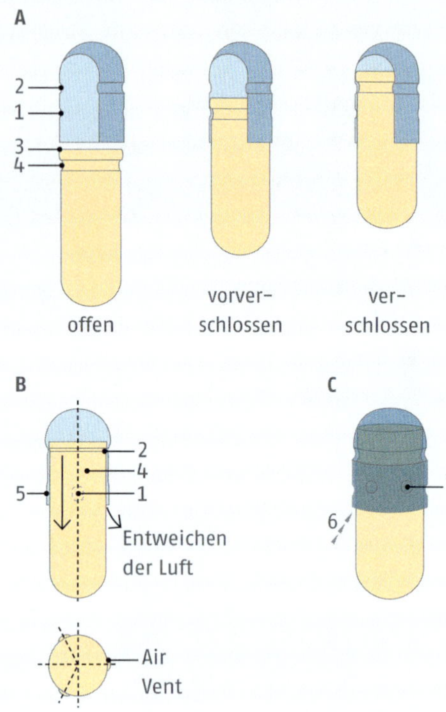

Abb. 14.29 Hartgelatinekapselverschlüsse. **A** Coni-Snap®-Verschluss, **B** Lok-Caps® mit Air-Vent-Verschluss, **C** Licaps® für Flüssigkeiten
1 Vorverschluss, **2** Hauptverriegelung, **3** konischer Gleitrand, **4** Air-Vent-System zur Verhinderung von Luftpolstern, **5** Erweiterung der Kapselkappe, **6** Sprühstrahl zum Verkleben von Kapselboden und -kappe, **7** Mulden

Normen abweichen. Im Durchmesser müssen diese Kapseln der Norm entsprechen, damit sie sich auch auf normalen Hartgelatinekapsel-Füllmaschinen und der Norm entsprechenden Füllwerkzeugen abfüllen lassen können. Zusätzlich zu den Normalgrößen wurden die Zwischengrößen 00el bis 2el entwickelt, die etwas länger (elongated) sind und deshalb einige Volumenlücken schließen. Die Größen AA und AAel haben wie 000 einen großen Innendurchmesser von 9,4 mm. Sie eignen sich zum Verblinden von Tabletten bei klinischen Prüfungen.

Diese Kapseln A bis E sind nur etwa halb so lang wie die normalen Größen 1 bis 4. Ihr besonderes Kennzeichen ist, dass die Kapselkappe den Kapselboden stärker überlappt. Damit soll eine unbeabsichtigte Kapselöffnung erschwert werden.

Die Leerkapseln werden mit eingerastetem Vorverschluss geliefert, damit sie zum Abfüllen leicht geöffnet werden können. Nach dem Abfüllen werden Kapselkappe und Kapselboden soweit zusammengeschoben, bis die Hauptverriegelung einrastet. Hartgelatinekapseln werden je nach Fabrikat mit verschiedenen Verschlussvorrichtungen versehen, um ein einwandfreies Verschließen der Kapseln sicherzustellen. Solche Kapselverschlüsse bestehen in der Hauptsache aus einem Vorverschluss und einer Hauptverriegelung (Abb. 14.29 A).

Weitere Feinheiten an Hartgelatinekapseln sind das „Air-Vent"-System sowie konische Gleitränder an Kapselböden oder unten leicht erweiterte Kapselkappen. Während das „Air-Vent"-System ein besseres Entweichen der Luft beim Schließen ermöglicht, sollen die Gleitränder oder Erweiterungen das Schlitzen beim Zusammenschieben von Kapselboden und Kapselkappe nach dem Füllvorgang verhindern (Abb. 14.29 B).

Flüssige oder halbfeste Zubereitungen können ebenfalls in Hartkapseln verpackt werden. Dazu werden Kapseln mit besonderen Verschlüssen verwendet, bei denen nach Verschließen der Kapsel zwischen Unterteil und Kappe eine Wasser-Ethanol-Mischung gesprüht wird, die das Kapselmaterial durch leichtes Erwärmen bei 40–60 °C anlöst und verschmilzt (Abb. 14.29 C).

Herstellung von Hartgelatinekapseln

Die thermoreversible Sol-Gel-Umwandlung ist die besondere Eigenschaft von Gelatinelösungen, die zur Herstellung von Gelatinekapseln genutzt wird. Der erste Vorbereitungsschritt bei der Kapselherstellung ist die Aufbereitung der Gelatinelösung als Hüllenmaterial. Dazu wird granulierte Gelatine in kaltem Wasser gequollen und anschließend in einem Vakuumkessel durch Erwärmen auf 60–70 °C in eine blasenfreie, kolloidale Lösung überführt. In dieses Sol werden gegebenenfalls noch Farbstoffe oder Eisenoxide zur Anfärbung und Titandioxid als Weißpigment eingearbeitet.

Die Maschinen zur automatischen Herstellung von Hartgelatinekapseln sind etwa 8–10 m lang und haben zwei parallel zueinander umlaufende Bahnen. Auf der einen Bahn werden die Kapselkappen, auf der anderen die dazugehörigen Kapselböden hergestellt. In jeder Bahn werden fließbandartig mit Tauchstiften besetzte Metallstäbe Seite an Seite aneinandergereiht. Jeder Stab hat 30 Präzisionstauchstifte, die auch Dokken oder Pins (engl. Stifte) genannt werden. Insgesamt kommen auf eine Umlaufbahn 30 000 solcher Tauchstifte. Sie benötigen bei einer mittleren Geschwindigkeit für einen Umlauf 45 min und bringen damit in 24 Stunden eine Herstellungsleistung von rund 1 Million Kapseln. Dies entspricht einer Stundenleistung von etwa 40 000 Kapseln (Abb. 14.30).

Zu Beginn der Herstellung der Kapselhüllen mit diesem Tauchverfahren werden jeweils fünf der parallel aneinander gelegten Metallstäbe mit insgesamt 150 Tauchstiften in die warmen Gelatinelösungen, die sich am Kopfteil jeder der beiden Bahnen befinden, getaucht und wieder herausgezogen (1). In Abhängigkeit von der

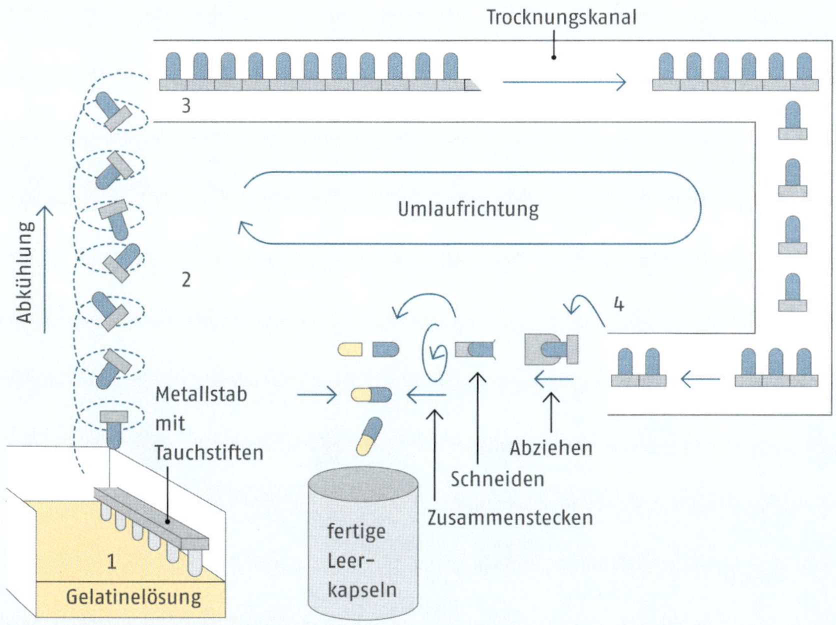

Abb. 14.30 Herstellung von Hartgelatinekapseln nach dem Tauchverfahren, schematisch

Viskosität der Gelatinelösung werden dabei die Tauchstifte mit einem mehr oder weniger dicken Film überzogen. Die Dicke kann durch kleine Temperaturunterschiede gesteuert werden. Damit sich die Gelatinelösung auf den Tauchstiften gleichmäßig verteilt, drehen sich die Metallstäbe mit den 150 überzogenen Tauchstiften bei der Aufwärtsbewegung zum Trocknungstunnel zweieinhalb Mal um ihre Längsachse (2). Bei diesem Vorgang kühlt sich die Gelatinelösung auf Raumtemperatur ab und geht vom Sol in den halbfesten Gelzustand über. Die mit Gelatinelösung überzogenen Tauchstifte werden blockweise, je 25 Stäbe mit insgesamt 750 Tauchstiften, in die Trockenkanäle geschoben, wo sie mit klimatisierter Luft (etwa 20 % *rF*/22 °C) getrocknet werden (3). Nach einem etwa dreiviertelstündigen Umlauf bis zum Ende der Maschine und wieder zurück zum Kopfteil haben die Kapselrohlinge einen Wassergehalt von 10–12 % erreicht. Die Metallstäbe werden dann auf der Bahn für die Kapselkappen und auf der für die Kapselböden um 90° gedreht (4), die Rohlinge abgezogen und mit rotierenden Messern genau auf eine vorgegebene Länge abgeschnitten. Zuletzt werden Kapselkappe und Kapselboden bis zum Einrasten des Vorverschlusses ineinandergeschoben und die Kapseln ausgeworfen. Die beiden Kapselteile müssen exakt aufeinanderpassen; dies setzt eine hohe Präzision bei der Herstellung der Tauchstifte voraus. Sehr kritisch im Hinblick auf die Gleichmäßigkeit der Kapselwanddicken sind die starken Rundungen an den Kapselenden.

Befüllen von Hartgelatinekapseln

Hartgelatinekapseln sind besonders zur Aufnahme von Pulvern, Granulaten und Pellets geeignet. Dies schließt nicht aus, dass sie nicht auch mit Tabletten, kleineren Kapseln, pastösen oder flüssigen Füllgütern gefüllt werden (o Abb. 14.31).

Hartgelatinekapseln sind in einfacher Weise rezepturmäßig zu füllen (o Abb. 14.32 A). Die Leerkapseln werden dabei per Hand mit dem Kapselboden nach unten in die Lochplatten des Abfüllgeräts eingesteckt und die Kapselböden durch leichtes Verschieben der beiden unteren Lochplatten B und C fixiert. Nach Abheben der Kapselkappen mit der Deckelplatte wird das genau eingestellte Füllvolumen für die vorgesehene Kapselanzahl gleichmäßig in die Kapselböden eingestrichen. Beim Einstellen der Füllvolumina ist auf etwaige Volumenkontraktionen zu achten (o Abb. 14.32 B).

Als gut fließfähige Pulvergrundlage zur Befüllung von Hartgelatinekapseln empfiehlt das Arzneibuch eine Mischung aus 99,5 % Mannitol und 0,5 % hochdisperses Siliciumdioxid (vgl. DAC, Anlage G). Zuletzt werden die Kapselkappen wieder aufgesetzt und mit der Druckplatte bis zum Einrasten der Hauptverriegelung über die gefüllten Kapselböden gedrückt.

Für die Abfüllung größerer Chargen steht eine Reihe von Füllmaschinen mit Stundenleistungen bis zu etwa 200 000 Hartgelatinekapseln zur Verfügung. Prinzipiell arbeiten diese Maschinen wie die rezepturmäßigen Abfüllgeräte mit den drei Takten: Trennen von Kappe

14

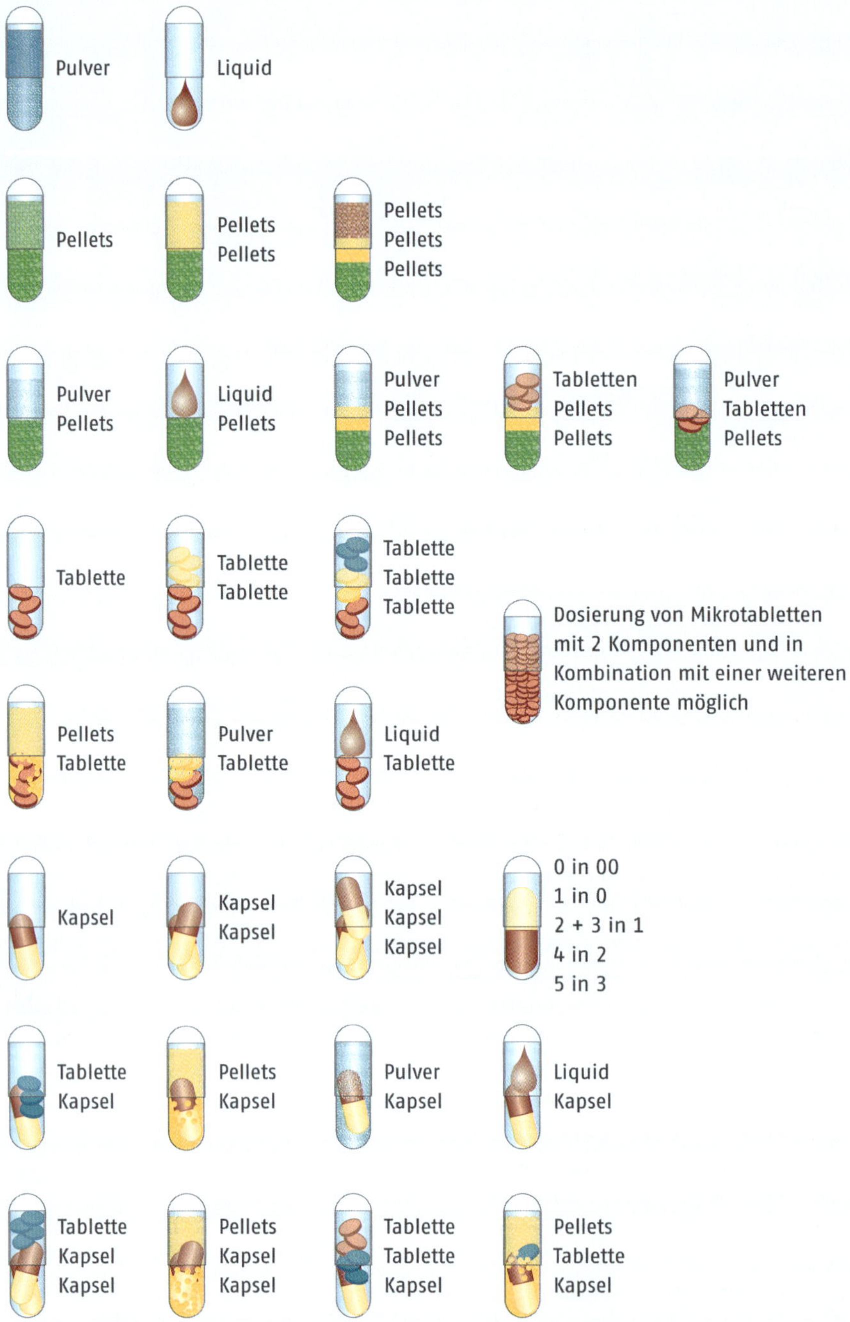

Abb. 14.31 Einige mögliche Kombinationen von verschiedenen pharmazeutischen Formulierungen in Hartgelatinekapseln (Harro Höfliger, Allmersbach im Tal)

und Boden, Füllen und Zusammenstecken. Zum automatischen Füllen haben sie jedoch zusätzlich unterschiedliche Dosierungsvorrichtungen, z. B. Stopfstempel oder Stechheber für Pulver, Dosierkammern für Pellets (Abb. 14.33) oder Dosierkolben mit Dosierpumpen für Schmelzen, Pasten oder thixotrope Flüssigkeiten (Abb. 14.34). Für die Tablettenbefüllung werden in geeigneten Maschinen Tabletten aus einem Vorratsbehälter vereinzelt und über ein Transferrad in die Kapselböden gefördert.

Vor- und Nachteile von Hartgelatinekapseln

- Hartgelatinekapseln haben die Pillen aus Rezeptur und Defektur verdrängt, da sie im Hinblick auf Stabilität, Bioverfügbarkeit und Hygiene weit überlegen sind.
- Sie bieten sich zur Verarbeitung von druck-, temperatur- und feuchtigkeitsempfindlichen sowie bei entsprechender Anfärbung der Kapselhülle auch von lichtempfindlichen Wirkstoffen an. Sie können allerdings keinen unbegrenzten Schutz vor Feuchtigkeit und Luftsauerstoff gewährleisten.

14.8.2 Weichgelatinekapseln

Weichgelatinekapseln (Weichkapseln) haben dickere Hüllen als Hartgelatinekapseln und enthalten in den Kapselhüllen zusätzlich noch Glycerol, Sorbitol und/oder Propylenglykol als Weichmacher. Dies ist der Grund für die Namensgebung. Weichgelatinekapseln müssen nicht weicher als Hartgelatinekapseln sein.

Weichgelatinekapselhüllen können auch Konservierungsmittel enthalten. Sollen Wirkstoffe aus Stabilitätsgründen vom Füllgut getrennt werden, können sie in die Kapselhülle eingearbeitet werden. Dies wird beispielsweise im Falle von Vitamin B_{12} in Multivitaminkapseln durchgeführt.

Der Wassergehalt von Weichgelatinekapselhüllen ist meist etwas geringer als der von Hartgelatinekapselhüllen. Er liegt bei 7–8 % und entspricht der Gleichgewichtsfeuchtigkeit bei 45–65 % *rF*/22 °C (Sorptionsisothermen, o Abb. 14.39). Die Gleichgewichtsfeuchtigkeit hängt von der Art und Menge der zugesetzten Weichmacher ab. Wegen ihres Weichmachergehalts sind Weichgelatinekapseln hygroskopischer als Hartgelatinekapseln.

Weichgelatinekapseln gibt es in einer großen Formen- und Größenvielfalt (o Abb. 14.35). Die Größenangaben beziehen sich auf das amerikanische Hohlmaß „minim“ und geben das Füllvolumen an.

Die effektive Größe wird bei Weichgelatinekapseln nicht allein von der Größe der in die Formwalzen eingefrästen Formen bestimmt, sondern auch von der durch die Dosierpumpen in die Kapseln hineingepresste Füllgutmenge. Deshalb können Weichgelatinekapseln bezogen auf das Nennvolumen etwas über- oder unterfüllt werden. Weichgelatinekapseln werden im Gegensatz zu Hartgelatinekapseln in einem Arbeitsgang geformt, gefüllt und verschlossen.

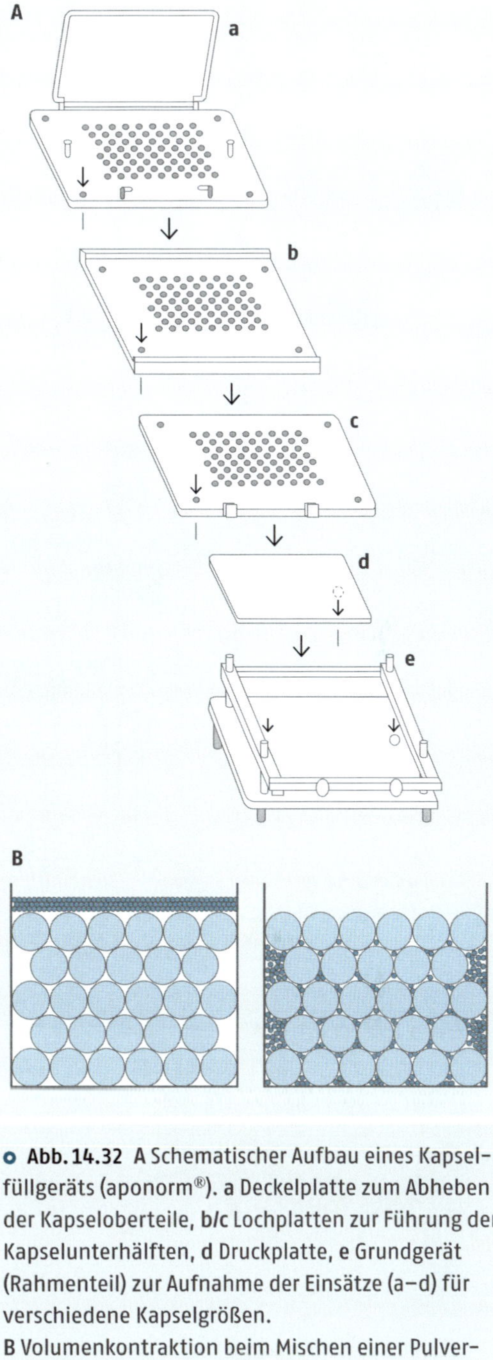

o Abb. 14.32 A Schematischer Aufbau eines Kapselfüllgeräts (aponorm®). **a** Deckelplatte zum Abheben der Kapseloberteile, **b/c** Lochplatten zur Führung der Kapselunterhälften, **d** Druckplatte, **e** Grundgerät (Rahmenteil) zur Aufnahme der Einsätze (a–d) für verschiedene Kapselgrößen.
B Volumenkontraktion beim Mischen einer Pulvermischung mit zwei unterschiedlichen Partikelgrößenfraktionen

Herstellung von Weichgelatinekapseln

Die Herstellung von Weichgelatinekapseln im Tauchverfahren per Hand und das Verschließen dieser Kapseln mit einem Tropfen Gelatinelösung hat nur noch historische Bedeutung, da bei der rezepturmäßigen Abfüllung geringer Mengen von Kapseln, z. B. in der Apotheke, heute Hartgelatinekapseln verwendet werden. Industriell lassen sich Weichgelatinekapseln nach verschiedenen Methoden herstellen. Allerdings werden die meisten dieser Verfahren nur mehr selten praktiziert. Durchgesetzt hat sich hauptsächlich das von R. P.

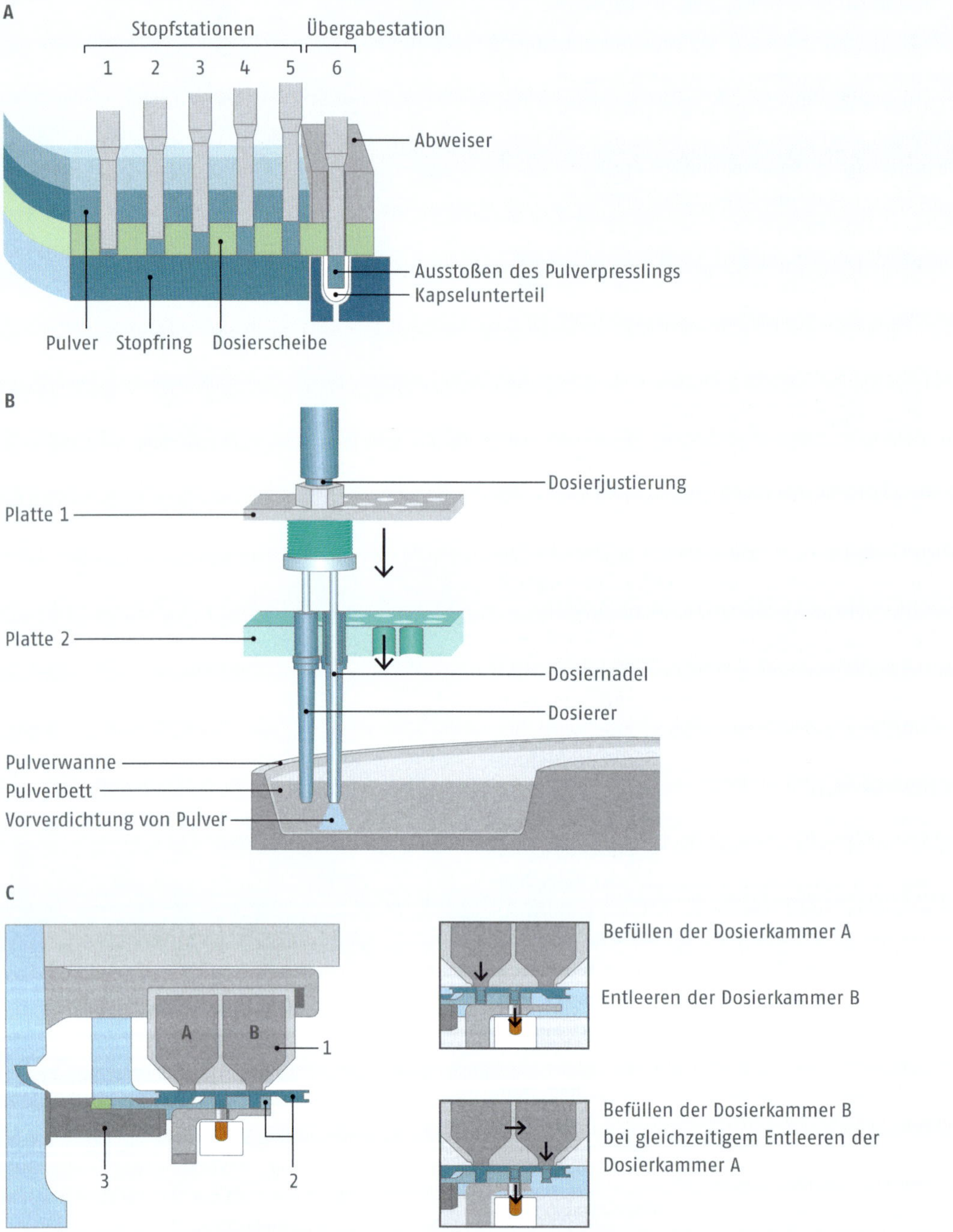

Die fahrbaren Dosierkammern werden im Wechsel befüllt. Gleichzeitig erfolgt in der linken und rechten Endposition die Dosierung in die bereitgestellte Kapsel.

1 Pellet-Vorratsbehälter
2 Formatabhängige Dosierkammer
3 Schieber zum Öffnen und Verschließen der Dosierkammer

Abb. 14.33 Verschiedene Dosierungsvorrichtungen für Hartgelatinekapsel-Füllmaschinen (Harro Höfliger, Allmersbach im Tal). A Stopfstationen, B Stechheber mit Vakuum, C Pelletdosierung

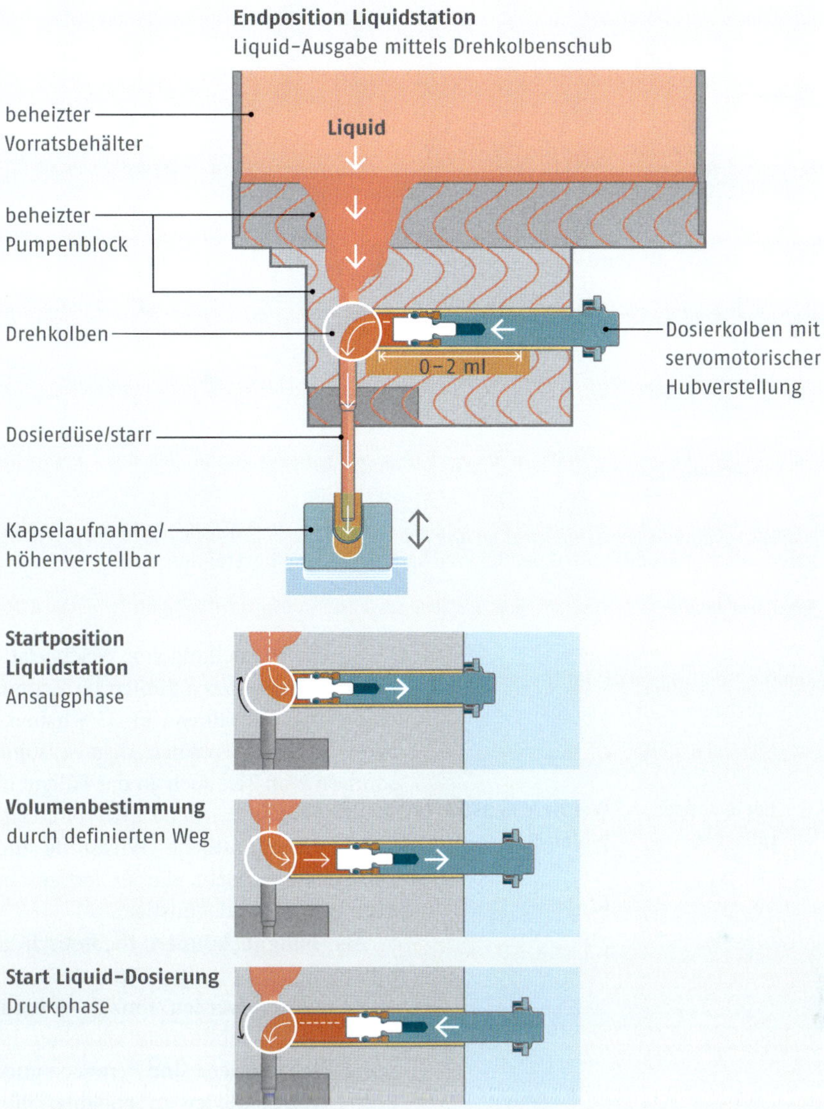

Abb. 14.34 Vorrichtung zum Abfüllen von Flüssigkeiten und pastösen Füllgütern in Hartgelatinekapseln (Harro Höfliger, Allmersbach im Tal)

Größen	
Kapselinhalt in minim	ml
1	0,0616
2	0,123
3	0,185
5	0,308
10	0,616
20	1,232
40	2,464
80	4,928
100	6,161

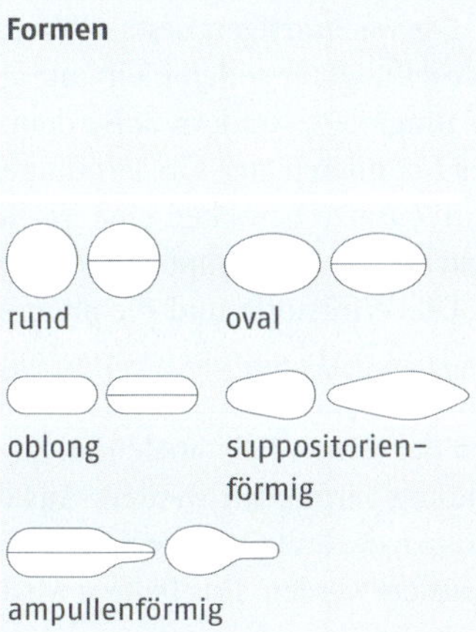

Abb. 14.35 Verschiedene Weichgelatinekapselgrößen und -formen

14

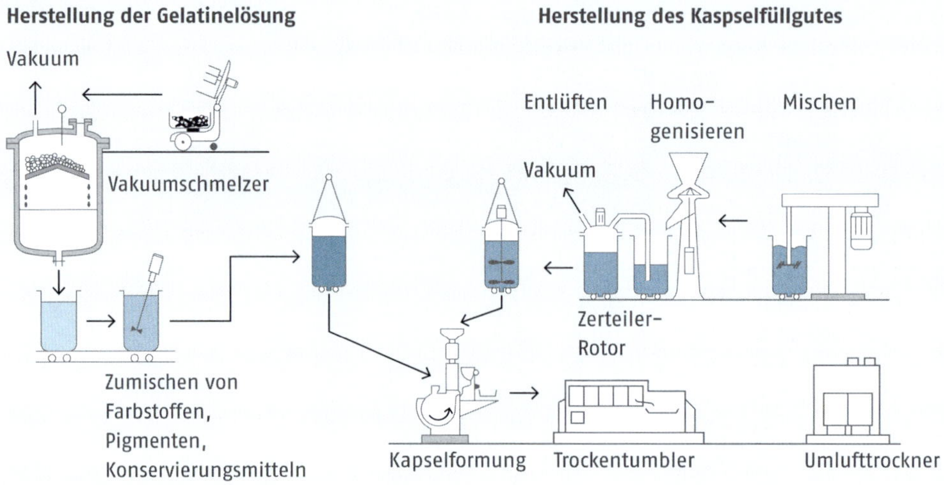

Abb. 14.36 Schematischer Arbeitsablauf bei der Weichgelatinekapselherstellung

Tab. 14.7 Zusammensetzung von Gelatinelösungen zur Herstellung von Weichgelatinekapselhüllen (Beispiele)

Hilfsstoffe	Harte Kapselhüllen %	Weichere Kapselhüllen %
Gelatine	46	40
Weichmacher	20	30
Wasser	34	30

Scherer 1933 erfundene **Rotary-Die-Verfahren**, das Verfahren mit den rotierenden Formwalzen.

Abb. 14.36 zeigt in einem Fließschema die Herstellung von Weichgelatinekapseln von der Herstellung der Gelatinelösung für die Kapselhüllen und der Aufbereitung des Füllgutes bis zum Trocknen der fertigen Kapseln.

Die Gelatinelösungen zur Herstellung von Weichgelatinekapselhüllen haben z. B. die in Tab. 14.7 aufgeführten Zusammensetzungen.

Nach Herstellung dieser Gelatinegrundlösung können je nach Bedarf noch Arzneimittelfarbstoffe, Weißpigmente, Geruchs- und Geschmackskorrigenzien, Süßstoffe und Konservierungsmittel zugegeben werden (▸ Kap. 6). Die Gelatinelösung wird zur Weichgelatinekapselherstellung bei 60–70 °C in fließfähigem Zustand angewandt. Unterhalb 60 °C wird die Gelatinelösung zu einem festen Gel.

Bei der Herstellung von Weichgelatinekapseln ist zu beachten, dass deren Hüllen im Zeitpunkt der Füllung einen Wassergehalt von 30–35 % haben. Diese Feuchtigkeit wird beim Trocknen nicht vollständig abgedunstet, sondern zum Teil auch an das Füllgut abgegeben, wenn dieses nicht ausreichend hydrophob ist. Deshalb ist für hydrolyseempfindliche Wirkstoffe die Abfüllung in Hartgelatinekapseln, die als fertige Leerkapseln praktisch trocken sind, günstiger.

Als **Füllgut** können theoretisch alle fließ- oder pumpfähigen Lösungen, Suspensionen oder Emulsionen eingesetzt werden. Einzige Vorbedingung ist, dass sie die Gelatinehülle nicht angreifen. Wasser oder wasserhaltige Gemische sind demnach ungeeignet. Ethanol und Glycerol dürfen in Füllgüter nur in begrenzten Mengen eingearbeitet werden. Ethanol diffundiert leicht durch die Kapselhüllen und lässt die Kapseln schrumpfen. Glycerol penetriert leicht in die Kapselhüllen und weicht diese auf. In der Hauptsache haben sich Pflanzenöl/Wachs- und Macrogol-400/Macrogol-4000-Gemische bewährt (Tab. 14.8).

Die wachsartigen Bestandteile dieser Grundlagen für Kapselfüllgüter sollen nicht nur als Suspendierhilfsmittel fungieren, sondern außerdem auch ein ausreichendes Schmieren der Dosierpumpen sicherstellen. Lecithin-Zusätze bewirken eine Verflüssigung und verbessern hierbei die Pumpfähigkeit des Füllgutes.

Die Wirkstoffe und die anderen festen Bestandteile sind mit Partikelgrößen von weniger als 100 µm im Füllgut zu suspendieren, damit Sedimentation, Verstopfungen der feinen Füllkanäle und Störungen bei der Nahtbildung vermieden werden. Aus dem gleichen Grunde müssen die Füllgüter vor dem Abfüllen sorgfältig homogenisiert werden. Das Füllgut wird vor der Abfüllung im

Vakuum entlüftet, um die Volumen/Masse-Dosierung von Ansatz zu Ansatz reproduzierbar zu machen und um sauerstoffempfindliche Bestandteile vor der Oxidation zu schützen.

Die eigentliche Verkapselung findet vollautomatisch zwischen den gegenläufig **rotierenden Formwalzen (Rotary Dies)** statt. Bei der Durchführung dieses Verfahrens (**o** Abb. 14.37) wird zunächst die Gelatinelösung in zwei endlose Gelatinebänder von definierter Dicke (1) auf rotierende Kühltrommeln ausgegossen. Bei der Abkühlung von 60–70 °C auf Raumtemperatur geht die Gelatinelösung vom Sol- in den Gelzustand über. Damit die gummiartigen, noch stark wasserhaltigen Gelatinebänder an den Walzen der Maschine nicht festkleben, werden die Bänder mit einem hauchdünnen Ölfilm überzogen (2). Die zwei endlosen Gelatinebänder, die auch unterschiedlich gefärbt sein können, werden von links und von rechts der Verkapselungsmaschine zugeführt. Zwischen den Formwalzen (3) werden die Weichgelatinekapseln geformt. Über den Füllkeil (4) wird von einer Dosierpumpe (5) das Füllgut stoßweise unter Druck zudosiert. Aus den beiden Gelatinebändern werden dabei von den in die Formwalzen eingefrästen Kapselformen taschenförmige Gebilde gestanzt und an der Kapselunterseite sowie an den beiden Seitenwänden verschweißt. Kurz bevor die Oberseiten dieser taschenförmigen Gebilde bzw. die Kapseln endgültig verschweißt werden, erfolgt die Kapselfüllung durch Dosierpumpenstöße. Hierbei wölben sich die Kapseln zu ihrer endgültigen Form. Schließlich werden die rundum verschweißten Kapseln in die Kapselwaschvorrichtung ausgeworfen. In dieser werden die Ölfilme wieder abgewaschen. Die umlaufenden Schweißnähte an den Kapseln sind ein auffallendes Charakteristikum für dieses Verfahren. Die Verschweißung wird durch oberflächliches Anwärmen der inneren Oberflächen der Gelatinebänder durch die in die Füllkeile eingebauten Heizelemente bewirkt (**o** Abb. 14.37). Anstelle von Flüssigkeiten können im Prinzip auch Pulver oder Granulate in Weichgelatinekapseln abgefüllt werden. Hierbei erfolgt die Kapselformung nicht durch den Flüssigkeitsdruck, sondern durch Einziehen des Gelatinebandes in die Formwalze mit Unterdruck vor Befüllen mit dem Feststoff. Wegen des hohen Feuchtegehalts der Gelatinebänder ergeben sich aber dabei oft Stabilitätsprobleme für die eingefüllten Feststoffe.

Mit dem **Tropf-** oder **Blasverfahren**, auch Globex-Verfahren genannt, können vollautomatisch runde **nahtlose Weichgelatinekapseln** hergestellt werden (**o** Abb. 14.38). Das Herzstück der hierzu verwendeten Kapselmaschine ist eine konzentrische Doppelkapillare, bei der innen das Füllgut und im außen liegenden Teil die Gelatinelösung fließt. Von dieser Doppelkapillare werden durch pulsierende Pumpenstöße Kapseln in ein mit Öl gefülltes Kühlbad getropft. An der Mündung dieser Doppelkapillare fließen Füllgut und Gelatinelösung zusammen und formen infolge günstiger Grenzflächenspannung bzw. wegen der günstigen Kohäsionskräfte des Füllgutes und der Gelatinelösung nahtlose Weichgelatinekapseln. Dieses Verfahren ist fast ausschließlich zur Verkapselung von Ölen geeignet. Mit einer entsprechend modifizierten Maschine lassen sich auch Minikapseln herstellen.

Tab. 14.8 Beispiele von Füllgütern für Weichgelatinekapseln

Beispiele für lipophile Pflanzenöl- bzw. Triglyceridgrundlagen		
▪ Rüböl	40	T
Pflanzenöle, partiell hydriert	5	T
Sojaöl hydriert	1,5	T
Bienenwachs	1,5	T
Lecithin	1	T
▪ Neutralöl	33	T
Triglyceride, gesättigt	11	T
Lecithin	1	T
Beispiel für eine lipophile Paraffingrundlage		
▪ Paraffinöl, dickflüssig	7	T
Hartparaffin	1	T
Beispiel für eine hydrophile Macrogolgrundlage		
▪ Macrogol 400	8	T
Macrogol 4000	1	T
Beispiel für eine emulgierende Grundlage		
▪ Polyoxyethylen-23-monolaurylether	5	T
Sorbitan-monooleat	2	T
Neutralöl	3	T

Hilfsstoffe: ▶Kap. 6; T = Teil(e)

Die Herstellung von Weichgelatinekapseln ist nicht nur wegen der hierzu erforderlichen komplizierten Maschinen sehr aufwendig, sondern wegen der erforderlichen anspruchsvollen Klimatisierung aller Herstellungs- und Verpackungsräume. Die Sorptionsisothermen von Gelatinekapseln lassen erkennen, warum für die Herstellung von Weichgelatinekapseln eine Klimatisierung auf 20–30 % *rF*/22 °C erforderlich ist (**o** Abb. 14.39). Aus den Sorptionsisothermen kann man auch gut herauslesen, dass Hartgelatinekapseln deutlich weniger hygroskopisch sind und bei ihnen bereits eine Klimatisierung auf 40–50 % *rF*/22 °C ausreicht.

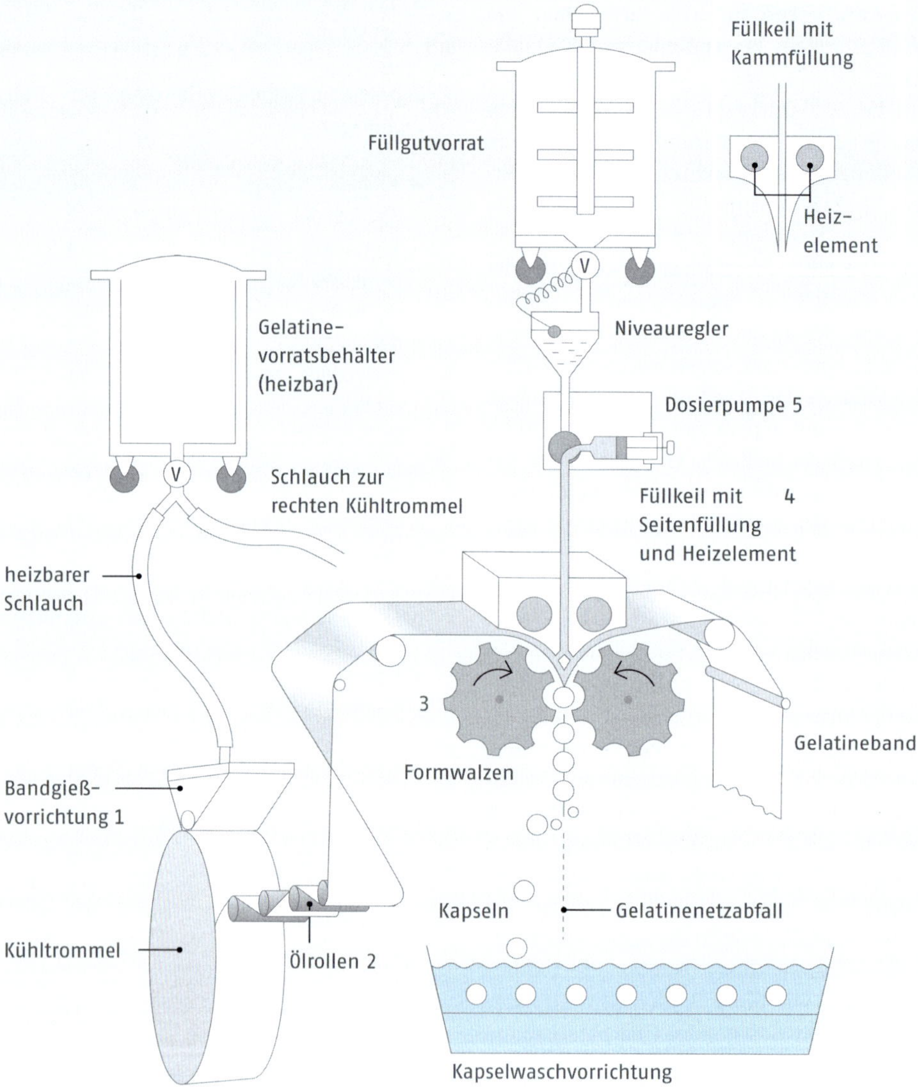

○ Abb. 14.37 Schematische Darstellung des Verkapselungsverfahrens mit rotierenden Formwalzen (Rotary-Die-Prozess, R. P. Scherer GmbH)

Vor- und Nachteile von Weichgelatinekapseln

- Weichgelatinekapseln sind besonders zur Verkapselung von nichtwässrigen Flüssigkeiten geeignet.
- Sie gewährleisten einen weitgehenden Sauerstoff- bzw. Luftausschluss und bieten sich deshalb zur Verkapselung von oxidationsempfindlichen Wirkstoffen an, z. B. von Vitamin A.
- Sie lassen sich in großer Formen- und Größenvielfalt herstellen.
- Wegen des ungünstigen Einflusses auf die Nahtbildung sind oberflächenaktive Stoffe in den Füllgütern nur begrenzt einzusetzen.
- Die Eigenherstellung ist außerordentlich aufwendig, vor allem durch die Klimatisierung aller Herstellungsräume auf die niedrigen Luftfeuchtigkeiten von 20–30 % *rF*/22 °C. Sie ist deshalb in der Regel spezialisierten Lohnherstellern vorbehalten.
- Eine starke Feuchtigkeitseinwirkung auf das Füllgut vom Augenblick der Füllung der Weichgelatinekapseln bis zum Ende der Trocknung ist nicht vollkommen auszuschließen.

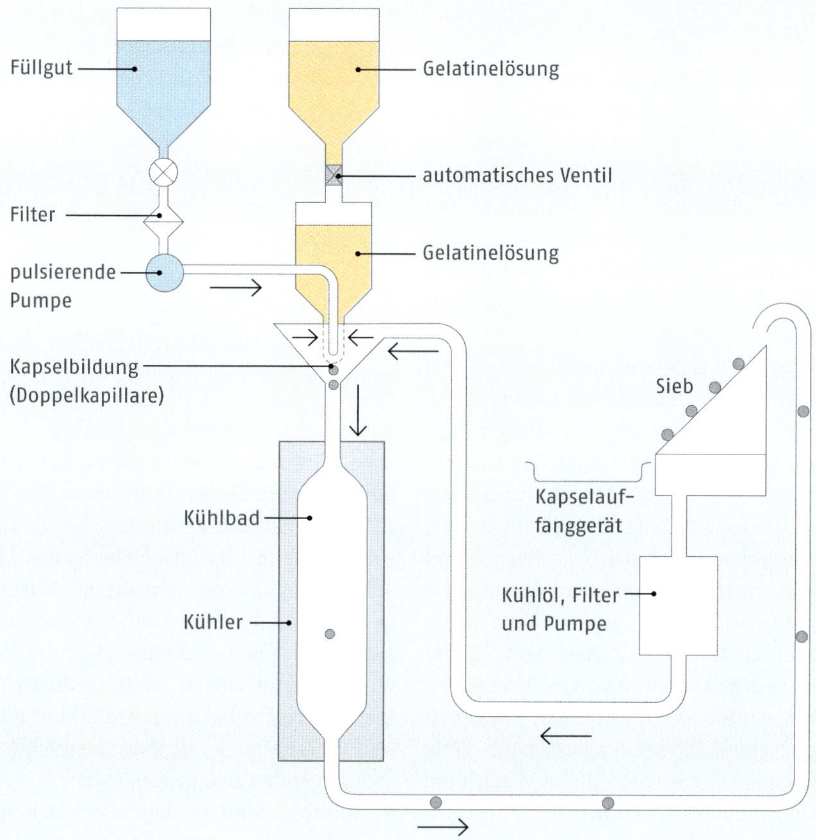

Abb. 14.38 Schematische Darstellung des Globex-Mark-II-Verkapselungsverfahrens

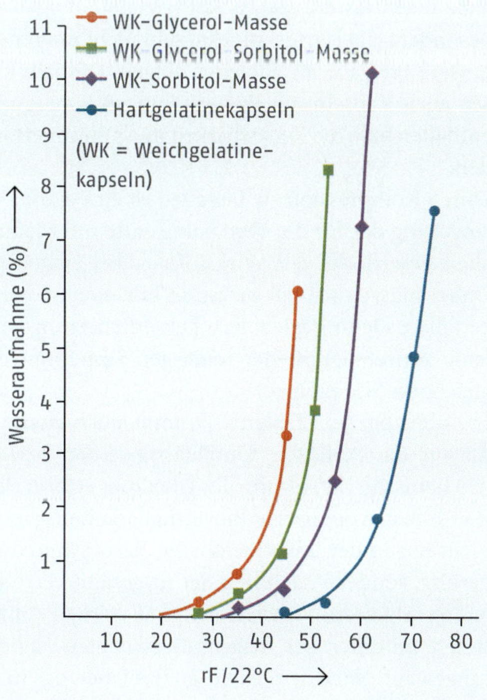

Abb. 14.39 Sorptionsisothermen von Gelatinekapseln. Nach Fahrig und Hofer 1983

14.8.3 Nachbehandlung von Gelatinekapseln

Hart- und Weichgelatinekapseln können auf verschiedene Arten nachbehandelt werden. Die einfachste Nachbehandlung ist das Bedrucken von Kapseln mit Farbstofflösungen, die Arzneimittelfarbstoffe enthalten, um eine bessere Identifizierung zu ermöglichen. Dies kann mit Tintenstrahl-, Piezo- oder Druckventildruckern erfolgen. Neuere Entwicklungen ermöglichen sogar eine patientenspezifische Markierung von Kapseln für die personalisierte Medizin.

Eine Behandlung von Gelatinekapseln mit 1- bis 2%iger acetonischer Formaldehyd-Lösung führt durch Quervernetzung der Gelatine zu schwer löslichen Kapseln. Es ist zu beachten, dass derartig nachbehandelte Gelatinekapseln keine regelrechte Magensaftresistenz besitzen, sondern ihre Inhaltsstoffe hauptsächlich nach Diffusionsregeln freigeben. Außerdem ist der Verlauf der Quervernetzung nicht zu kontrollieren und die Reproduzierbarkeit unsicher. Eine gewisse Vernetzung von Gelatine kann auch durch Zusatz von Xylose anstelle von Formaldehyd oder anderen geeigneten Aldehyden erreicht werden, denn in diesem Zucker ist die Aldehydgruppe ebenfalls noch ausreichend aktiv (▸ Kap. 6.3.1). Es ist jedoch eine bräunliche Verfärbung in Kauf zu nehmen (Maillard-Reaktion).

Partywissen

Viele Menschen haben Probleme beim Schlucken von Tabletten oder Kapseln. Hier können der „Flaschen-Trick" bei der Einnahme großer Tabletten und der „Nick-Trick" beim Schlucken luftgefüllter Kapseln helfen.

„Flaschen-Trick": Man benötigt dazu eine mit stillem Wasser gefüllte Plastikflasche mit nicht zu enger Öffnung. Die Flasche soll so flexibel sein, dass das Wasser gut eingesaugt werden kann. Die Tablette wird auf die Zunge gelegt, der Kopf nach hinten geneigt und ein großer Schluck Wasser eingesogen. Dabei folgt die Tablette der Schwerkraft zum Zungengrund und wird beim Schlucken mitgespült.

„Nick-Trick": Die Kapsel wird auf die Zunge gelegt. Ein Schluck Wasser wird aufgenommen, dann der Kopf nach vorne geneigt und jetzt wird geschluckt. Bei geneigtem Kopf steigen die luftgefüllten Kapseln nach oben zum Rachen und lassen sich so leichter schlucken.

(nach Prof. Dr. Walter E. Haefeli, Heidelberg)

Eine dem Arzneibuch entsprechende Magensaftresistenz kann nur durch Überziehen mit dünndarmlöslichen magensaftresistenten Filmbildnern, z. B. Celluloseacetatphthalat, erreicht werden. Das Überziehen von Gelatinekapseln mit Filmbildnern ist wegen der Quelleigenschaften der Gelatinekapselhüllen kein leichtes Unterfangen. Außerdem ist auch die Haftung zwischen Filmbildner und Gelatine meist ausgesprochen schlecht. Befriedigende Überzüge kommen deshalb nur zustande, wenn der am besten geeignete Weichmachertyp und seine Dosierung sehr sorgfältig ausgewählt und erprobt werden.

14.9 Biopharmazeutische Probleme

Sowohl eine beabsichtigte lokale als auch eine systemische Wirkung erfordern die Freisetzung des Wirkstoffs aus der festen Darreichungsform. Bei Pulvern bedeutet dies lediglich die Auflösung, bei Granulaten, Kapseln oder Tabletten ist ein vorheriger Zerfall erforderlich, sofern nicht eine retardierte Wirkstoff-Freisetzung (▸ Kap. 16) oder Magensaftresistenz (▸ Kap. 14.5) beabsichtigt ist. Die Geschwindigkeit der Wirkstoff-Freisetzung kann in weiten Grenzen durch pharmazeutisch-technologische Faktoren beeinflusst und gesteuert werden (▸ Kap. 7.4.2). Für feste Darreichungsformen lassen sich folgende Aussagen machen:

- Sofern Granulate nicht als Zwischenstufe zur Tablettenherstellung benötigt werden, ist insbesondere bei Verwendung von Brausegranulaten eine schnelle Wirkstoff-Freisetzung möglich.
- In Kapseln mit pulverförmigem Füllgut liegt eine geringere Verdichtung als in Tabletten vor. Art und Eigenschaften des Füllguts können jedoch die Freigabe beeinflussen, sodass Kapselzubereitungen insbesondere aus Hartgelatinekapseln nicht immer eine bessere Freigabe als Tabletten zeigen. Deshalb müssen auch Kapseln mit Pulverfüllungen Sprengmittel enthalten bzw. die Benetzbarkeit muss optimiert werden.
- Durch Kompression zu Tabletten ist eine starke Verringerung der für die Verdauungssäfte frei zugänglichen Oberfläche der Wirkstoffpartikel eingetreten. Daher müssen schnell wirkende Tabletten im Magen zerfallen. Dann liegt, sofern keine Benetzungsprobleme auftreten, eine der wässrigen Suspension vergleichbare Situation vor.
- Bei überzogenen Tabletten kommt noch zusätzlich die für das Auflösen, Durchlässigwerden bzw. die mechanische Zerstörung des Überzugs erforderliche Zeit hinzu. Verringerte Bioverfügbarkeiten, die sich nicht nur in der unvermeidbaren Resorptionsverzögerung, sondern auch in einer insgesamt verringerten resorbierten Wirkstoffmenge auswirken können, treten mitunter bei magensaftresistenten Zubereitungen auf. Nach dem Auflösen des Überzugs in den

oberen Darmbereichen kann die Darmpassagezeit nicht mehr ausreichen, um den Wirkstoff vollständig zur Resorption zu bringen.

14.10 Qualitätsprüfungen von festen Arzneiformen

Zur Qualitätsfestlegung von festen Arzneiformen von der Arzneiformenentwicklung bis zu Inprozess- und Endkontrollen werden hauptsächlich die nachfolgend aufgeführten Prüfungen herangezogen (◘ Tab. 14.9).

Spezielle Qualitätsprüfmethoden für feste Arzneiformen

Die Zerfallszeit von peroral einzunehmenden, festen Arzneiformen wird in einem Zerfallsprüfgerät bei 36–38 °C bestimmt (○ Abb. 14.40). Dieses Zerfallsprüfgerät ist auch im Arzneibuch beschrieben.

In dem Zerfallsprüfgerät werden jeweils sechs Tabletten oder andere feste Darreichungsformen normaler Größe geprüft. Sie gelten als in der Prüfflüssigkeit zerfallen, wenn die Partikel durch den Siebboden der Röhrchen des Zerfallsprüfgeräts gefallen sind. Mit dieser Methode können keine Auflösungsgeschwindigkeit und auch keine Wirkstoff-Freisetzung geprüft werden (▸ Kap. 4.2.3; ▸ Kap. 7.6.2).

Für größere Tabletten und Kapseln ist im Arzneibuch ein Zerfallprüfgerät mit drei größeren Prüfröhrchen vorgeschrieben. Es werden ebenfalls sechs Tabletten oder Kapseln geprüft.

Je nach Darreichungsform oder je nach der vorgesehenen Applikationsart können verschiedene Prüfflüssigkeiten im Zerfallstester Verwendung finden, z. B. HCl-Lösung mit einer Konzentration von 0,1 mol/l oder Pufferlösungen etc. Die durchlöcherten Plexiglasscheibchen bzw. Disks, die auf die zu prüfenden Tabletten in den sechs Röhrchen gelegt werden, sollen die Partikel durch die Siebböden drücken und eine eindeutige Endpunktbestimmung erlauben.

Die modernsten Typen der Zerfallsprüfgeräte sind mit elektronischen Endpunktsensoren ausgerüstet. Diese Geräte sind zweckmäßig, z. B. wenn die Prüfflüssigkeit während einer Bestimmung trübe und undurchsichtig wird. Sie versagen jedoch in einigen Fällen, vor allem, wenn die Arzneiformen in klebrige Partikel zerfallen. Das Arzneibuch stellt die in ◘ Tab. 14.10 aufgestellten **Forderungen für die Zerfallszeit von Tabletten und Kapseln** auf.

Die Prüfung auf Magensaftresistenz wird in zwei Schritten durchgeführt. Zunächst in 0,1 N HCl-Lösung und unmittelbar anschließend in einer Pufferlösung mit dem pH-Wert 6,8. Diese Magensaftresistenzprüfung hat den Nachteil, dass ein Eindringen von Prüfflüssigkeit in

◘ **Tab. 14.9** Prüfmethoden für Pulver, Granulate, Tabletten und Kapseln

- Dichtebestimmungen (▸ Kap. 14.2.1)
  - Schüttdichte oder Schüttvolumen
  - Stampfdichte oder Stampfvolumen
  - scheinbare Dichte (Partikeldichte)
  - wahre Dichte (Kristalldichte)
- Porosität
- Fließverhalten (Kern- und Massenfluss)
- Partikelgrößen
  - Siebanalysen
  - mikroskopische und elektronenmikroskopische Methoden
  - Oberflächenbestimmungsmethoden
  - elektronische Methoden (Impulsverfahren)
  - Lichtstreuungs- und Beugungsmethoden
- kristallographische Beschaffenheit (Polymorphie) oder amorpher Zustand (▸ Kap. 4.2.2)
- Löslichkeit, Auflösungsgeschwindigkeit und Wirkstoff-Freisetzung (▸ Kap. 4.2.3)
- Zerfallbarkeit, Magensaftresistenz
- Wasser- bzw. Feuchtigkeitsgehalt
- Hygroskopizität, Sorptionsisothermen (▸ Kap. 5.2.6)
- mechanische Festigkeit (Härte, Bruch-, Druck-, Zug-, Biege- oder Abriebfestigkeit)
- Dosierungsgenauigkeit Gleichförmigkeit des Gehalts (Content Uniformity)
- Kapselwandstärken

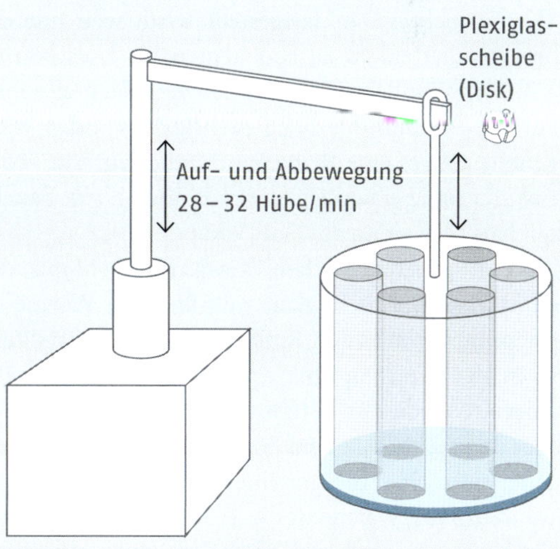

○ **Abb. 14.40** Zerfallsprüfgerät. Das Gestell mit den sechs Prüfröhrchen, die zur Aufnahme der zu prüfenden festen Darreichungsformen über dem Siebboden dienen, taucht in eine auf 36–38 °C thermostatierte Prüflösung ein, die sich in der Regel in einem 1-Liter-Becherglas befindet.

Tab. 14.10 Forderungen des Arzneibuchs an die Zerfallszeit von Tabletten und Kapseln

Arzneiform	Prüfflüssigkeit	Zeit (min)
Nichtüberzogene Tabletten	Wasser, 35–39 °C	15
Überzogene Tabletten	a) Wasser, 35–39 °C b)[1] 0,1 mol · l^{-1} HCl, 35–39 °C	60 60
Filmtabletten	Wasser, 35–39 °C	30
Brausetabletten	Wasser, 15–25 °C	5
Magensaftresistente Tabletten und Kapseln	0,1 mol · l^{-1} HCl, 35–39 °C	kein Zerfall in 120–180 min
	anschließend: Phosphatpuffer pH 6,8[2], 35–39 °C	60
Tabletten zur Herstellung einer Lösung oder Suspension zum Einnehmen	Wasser, 15–25 °C	3
Schmelztabletten	Wasser	3
Lyophilisate	Wasser, 15–25 °C	3
Hart- und Weichkapseln	Wasser[3], 35–39 °C	30

1 Prüfung wird nur ausgeführt, wenn die Ergebnisse der Prüfung in Wasser nicht den Anforderungen entsprechen
2 Bei Kapseln in begründeten Fällen unter Zusatz von Pankreaspulver
3 In begründeten Fällen 0,1 mol · l^{-1} HCl oder künstlicher Magensaft

die Kerne nicht sicher festgestellt wird, weil nur die äußere Beschaffenheit zu beobachten ist. Dies könnte bei säureempfindlichen Wirkstoffen von Nachteil sein.

Für die Bestimmung der **Feuchtigkeits- oder Wassergehalte** gibt es eine Reihe von Methoden. Ein Problem ist die unterschiedlich starke Bindung von Feuchtigkeit bzw. Wasser an das Gut (▸ Kap. 5.2.6).

Zu den **gravimetrischen Verfahren** gehören das Abdampfen der Feuchtigkeit mithilfe von Wärme in Trockenschränken oder luftdurchströmten Trockenöfen, in der Trockenpistole und auf Waagen mit IR-Strahlern. Mit diesen Verfahren kann nicht zwischen Wasser und nichtwässrigem Lösungsmittel sicher unterschieden werden. Eine gravimetrische Methode ohne Anwendung von Wärme ist die Trocknung im Exsikkator, wobei der Dampfdruck über dem zu trocknenden Gut mit Trockenmittel und/oder Vakuum reduziert wird.

Bei **Dielektrizitätsmessungen** wird der Unterschied zwischen den hohen Dielektrizitätskonstanten des Wassers und den niedrigeren von feuchten Produkten zur Feuchtigkeitsbestimmung ausgenutzt. Diese Methoden bieten den Vorteil, dass sie innerhalb von Sekunden Feuchtigkeitswerte angeben. Eine gewisse Problematik ist hierbei die Tatsache, dass nicht nur die produktspezifische Leitfähigkeit, sondern auch die Schüttdichte bzw. das Partikelgrößenspektrum die Messungen beeinflussen. Das bedeutet, dass nicht nur für jedes Substrat, sondern auch für gleiche Substrate mit unterschiedlichen Partikelspektren eigene Eichkurven erstellt werden müssen.

IR- und mikrowellenspektroskopische Feuchtigkeitsmessmethoden nutzen die Strahlungsabsorption im Bereich von spezifischen Messbanden zur quantitativen Feuchtigkeitsbestimmung aus.

Die **Karl-Fischer-Wassergehaltsbestimmung** ist eine iodometrische Titration von wasserhaltigen Substraten und geeigneten wasserfreien Extraktionsmitteln. Diese Bestimmungen können durch Probenmaterial gestört werden, das mit Iod reagieren kann. Außerdem kann Wasser unvollständig extrahiert werden, wenn z. B. das Extraktionsmittel zu schwach ist, um die Bindung des Wassers an das Gut zu lösen und quantitativ zu extrahieren.

Indirekte Feuchtigkeitsmessmethoden sind die Bestimmungen der hygroskopischen Gleichgewichtsfeuchtigkeit über dem Gut durch Haarhygrometer, Psychrometer, Lithiumchlorid-Hygrometer oder Taupunkt-Hygrometer.

- **Haarhygrometer** nutzen die Eigenschaft, dass Synthesefasern, ähnlich wie entfettete Haare, ihre Längen mit der Luftfeuchtigkeit ändern. Sie sind in bestimmten Zeitabständen nachzukalibrieren.
- **Psychrometer** bestehen aus zwei Thermometern. Die Quecksilberkugel des einen Thermometers ist mit einem angefeuchteten Gewebe umgeben. Strömt Luft um die Kugeln der beiden Thermometer, verdunstet je nach Feuchtigkeitsgehalt der Luft die Feuchtigkeit aus dem Gewebe schneller oder langsamer und erzeugt proportional dazu mehr oder weniger Verdunstungskälte. Die Temperaturdifferenz zwischen den beiden Thermometern ist die psychrometrische Differenz, ein Maß für die relative Luftfeuchtigkeit. Diese psychrometrische Differenz ist umso größer, je trockener die Luft ist. Aus der Sprung'schen Psychrometerformel, mit der sich die relative Luftfeuchtigkeit berechnen lässt, leiten sich Nomogramme, Feuchtigkeitsrechenschieber und Tabellen ab, mit deren Hilfe sich in der Praxis die relative Luftfeuchtigkeit ablesen lässt, wenn man die psychrometrische Differenz kennt.
- Die Funktion eines **Lithiumchlorid-Hygrometers** beruht auf der Hygroskopizität des Lithiumchlorids und der elektrischen Leitfähigkeit von Lithiumchlorid-Lösungen. Diese Hygrometer bestehen aus einem Temperaturfühler, der von einem mit gesättigter Lithiumchlorid-Lösung getränktem Glasseidengewebe umgeben ist. Das Glasseidengewebe wird noch mit einem Silber- oder Platindraht umwickelt, an den eine niedrige Wechselstromspannung angelegt werden kann. Fließt Strom durch diesen Drahtwendel, dann fließt auch ein Teil dieses Stromes durch das mit Lithiumchlorid-Lösung gesättigte Gewebe, das sich hierbei erwärmt. Die Erwärmung veranlasst die Verdampfung eines bestimmten Teiles des Wassers. Die Lösung konzentriert sich oder kristallisiert aus. Dadurch erhöht sich der Widerstand, der Stromfluss verringert sich, und die Temperatur sinkt entsprechend ab. Da das mit Lithiumchlorid-Lösung gesättigte Gewebe aufgrund seiner Hygroskopizität bestrebt ist, ein Feuchtigkeitsgleichgewicht mit der umgebenden Luft herzustellen, ist ein bestimmter Stromfluss bzw. eine bestimmte Heizleistung erforderlich. Dieser Stromfluss kann zur indirekten Messung der relativen Luftfeuchtigkeit herangezogen werden.
- **Taupunkt-Hygrometer** arbeiten sehr einfach. Der Hauptbestandteil dieses Instrumentes ist ein Metallspiegel, der abgekühlt werden kann. Sobald bei diesem Vorgang der Taupunkt bzw. die Sättigungskonzentration der umgebenden Atmosphäre unterschritten wird, beschlägt der Spiegel, und die Lufttemperatur bei diesem Taupunkt ergibt nach dem *h,x*-Diagramm (▸ Kap. 5.2.6) einen Wert für die relative Luftfeuchtigkeit.

Die mechanische **Festigkeit** von festen Arzneiformen, hauptsächlich Tabletten, kann durch Bestimmungen der Bruchfestigkeit, der Biegefestigkeit, der Härte oder der Abriebfestigkeit bzw. der Friabilität charakterisiert werden.

Unter **Bruchfestigkeitsprüfung** ist die Herbeiführung des Bruches von Tabletten unter bestimmten Krafteinwirkungen zu verstehen. Meist wird dabei die Widerstandsfähigkeit gegen eine radial oder diametral einwirkende Kraft im Zeitpunkt des Zerbrechens der Probe gemessen. Je nachdem, ob es sich bei den einwirkenden Kräften um Zug- oder Druckeinwirkung handelt, wird von **Zug**- oder **Druckfestigkeiten** gesprochen. Auf dem Markt ist eine Reihe von Geräten zur Bestimmung der Bruchfestigkeit von festen Arzneiformen mit verschiedenen Funktionsprinzipien (○ Abb. 14.41). Zu beachten ist, dass je nach Konstruktionsprinzip Messfehler auftreten können und dass sogar Geräte desselben Typs erheblich streuende Ergebnisse liefern. Insbesondere hat bei handbetriebenen Geräten der Prüfer einen erheblichen Einfluss, je nachdem ob er das Gerät schneller oder langsamer bedient. Die zuverlässig arbeitenden automatischen Apparate zur Bestimmung der Bruchfestigkeit müssen deshalb mit einem Synchronmotor ausgestattet sein. Je nach Übertragung der Krafteinwirkung auf die zu prüfenden festen Arzneiformen ist auf Reibungsverluste bzw. auf Reibungsänderungen zu achten. Diese können die Messergebnisse beträchtlich verfälschen, insbesondere bei Verschmutzung, z. B. durch Staub.

Ein weiteres Problem ist die Benennung der Kraft- oder Druckeinwirkung bzw. die Zuordnung von physikalischen Dimensionen zu diesen Kräften. Durch die unterschiedlichen Formen und Größen der zu prüfenden Tabletten sind die Berührungs- bzw. Kontaktflächen zwischen Tablette und Stempel oder Dorn des Geräts nicht immer genau zu definieren. Als günstigster Ausweg bietet sich deshalb an, diese Bestimmungen als Konventionsmethoden zu betrachten und die Ergebnisse ohne Dimension, aber unter genauer Angabe der Durchführung anzugeben. Welche Bestimmungsmethode oder welche Durchführungsart gewählt wird, hängt vor allem von der Art und Form der Tabletten sowie von bestimmten Anwendungskriterien ab. So kann die Bruchfestigkeit von ovalen und oblongförmigen Tabletten längs- und querdiametral bestimmt werden. Bei Tabletten, die vom Patienten geteilt werden sollen oder die für Durchdrückpackungen vorgesehen sind, ist aus anwendungstechnischen Gründen eine **Biegefestigkeitsprüfung** durchzuführen. Hierbei prüft

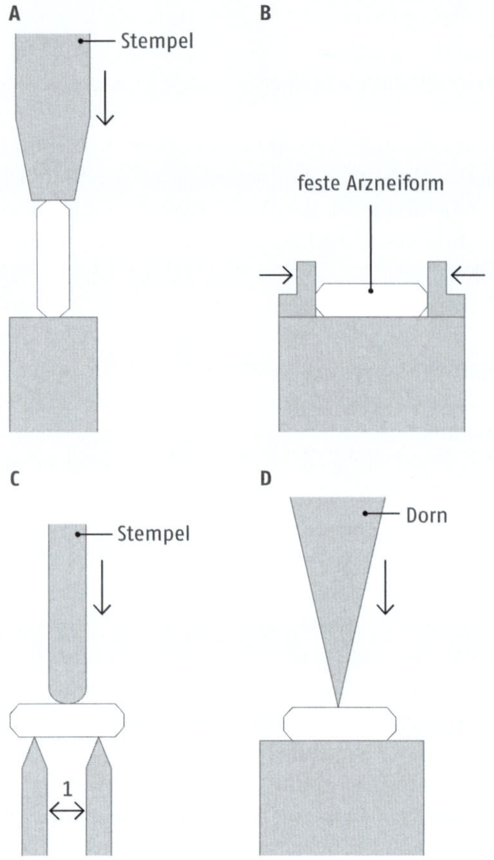

o Abb. 14.41 Prüfung der mechanischen Festigkeit von festen Arzneiformen, insbesondere von Tabletten. **A** Krafteinwirkung auf eine senkrecht zwischen zwei Stempeln oder einem Stempel und einem Amboss eingespannte Tablette; **B** Krafteinwirkung auf eine waagrecht zwischen zwei zusammendrückenden Backen liegende Tablette; **C** Krafteinwirkung auf eine Tablette, die zwei Stützen überbrückt (1 = veränderlicher Abstand), Biegefestigkeitsbestimmung; **D** Krafteinwirkung mit einem spitzen Dorn oder einer Nadel auf die Oberfläche einer waagrecht liegenden Tablette, Härtebestimmung

man die axiale Widerstandsfähigkeit einer auf zwei Stützen aufliegenden Tablette gegenüber einer zentral einwirkenden Kraft (o Abb. 14.41 C).

Für Pellets sind herkömmliche Bruchfestigkeitsmessgeräte nicht geeignet, da hier bei den geringen Kräften, die zum Bruch führen, die Fehlerbreiten zu groß sind. Die größeren Form- und Größenabweichungen bei Pellets im Vergleich zu Tabletten sind eine zusätzliche Fehlerquelle. Bei Pellets können zur Materialprüfung sog. **Texture Analyser** eingesetzt werden, bei denen sehr genau der Kraftverlauf während der konstanten Verformungsgeschwindigkeit der Partikel aufgezeichnet werden kann. Zur Bewertung der Bruchfestigkeit muss aber eine große Zahl von Pellets vermessen werden.

Härteprüfungen werden durchgeführt, indem man einen spitzen Dorn oder eine Nadel senkrecht in die Oberfläche einer festen Arzneiform eindringen lässt (o Abb. 14.41 D). Auf diese Weise wird die Widerstandskraft der Oberfläche gegen das Eindringen von spitzen oder kegelförmigen Prüfkörpern festgestellt. Diese Bestimmungsmethode arbeitet praktisch nach denselben Prinzipien wie die technischen Härtebestimmungen nach Shore, Brinell oder Vickers. Es handelt sich um eine Art Penetrometer.

Die **Friabilität** (Ph. Eur.), d. h. der Abrieb von Tabletten, Granulaten oder Pellets, ist vor allem für die Weiterverarbeitung und für die Verpackung wichtig. Kerne mit hohem Abrieb sind beispielsweise nicht überziehbar. Bei stark wirksamen Produkten kann sich ein zu hoher Staubanteil nicht nur belästigend, sondern vielfach auch toxisch auf das Personal und die Patienten auswirken. Die Abriebfestigkeit von Granulaten und Pellets kann durch eine geeignete kleine Wirbelschichtapparatur, bestimmt werden, in der das gesiebte und getrocknete Gut einem Pressluftstrom ausgesetzt wird und die Gewichtsdifferenz vor und nach der Prozedur bestimmt wird. Eine weitere Möglichkeit ist die Verwendung einer Schwingapparatur, bei der die Granulate oder Pellets mit einer variablen Frequenz in einem verschlossenen Glasgefäß geschüttelt werden. Nichtüberzogene verpresste Tabletten werden in rotierenden Trommeln mit oder ohne Einbauten einige Zeit mechanisch belastet und danach der Staubabrieb ermittelt.

Die **Kontrolle der Gleichmäßigkeit von Kapselwandstärken** wird am besten durch mikroskopische Messungen an Querschnitten durchgeführt. Bei Weichgelatinekapseln werden in analoger Weise auch die Schweiß- bzw. Siegelnähte geprüft.

Quellen und weiterführende Literatur

Bauer-Brandl A. Qualifizierung der Kraftmessung an Tablettenpressen. Pharm Ind 60: 63, 1998

Bauer-Brandl A, Ritschl WA. Die Tablette – Handbuch der Entwicklung, Herstellung und Qualitätssicherung. 4. Auflage, Editio Cantor Verlag, Aulendorf 2022

Bauer KH. Colon Delivery, Arzneistoffabgabe im Dickdarmbereich. In: Müller RH, Hildebrand GE (Hrsg.) Pharmazeutische Technologie: Moderne Arzneiformen, S. 431–440. 2. Aufl., Wissenschaftliche Verlagsgesellschaft Stuttgart, 1998

Bauer KH. Technische Innovationen auf dem Wirbelschicht- und Fließbett-Gebiet. Pharm Ind 62: 816–820, 2000

Bauer KH. Sind Wirbelschichten in pharmazeutischen Granulations- und Umhüllungs-Verfahren gleich Fließbetten und was sind Luftgleitschichten? Pharm Ind 77: 1088–1095, 2015

Bauer KH, Lehmann K, Osterwald HP, Rothgang G. Coated Pharmaceutical Dosage Forms. CRC Press, Boca Raton, USA, und Medpharm Scientific Publishers, Stuttgart 1998

Capsugel-Library. Technical Reference File Hard Gelatin Capsules. 2nd ed., 2009

Dürr M, Hanssen D, Harwalik H. Kennzahlen zur Beurteilung der Verpressbarkeit von Pulvern und Granulaten. Pharm Ind 34: 905–911, 1972

Führer C. Moderne feste Arzneiformen. In: Müller RH, Hildebrand GE (Hrsg.) Pharmazeutische Technologie: Moderne Arzneiformen, S. 1–16. 2. Aufl., Wissenschaftliche Verlagsgesellschaft Stuttgart, 1998

Lee SH, Bajracharya R, Min JY, Han J-W, Park BJ, Han H-K. Strategic Approaches for Colon Targeted Drug Delivery: An Overview of Recent Advancements. Pharmaceutics 12: 68, 2020

Lippold BC, Monells Pagés R. Film formation, reproducibility of production and curing with respect to release stability of functional coatings from aqueous polymer dispersions. Pharmazie 56: 5, 2001

Müller RH, Schuhmann R. Teilchengrößenmessung in der Laborpraxis. Wissenschaftliche Verlagsgesellschaft Stuttgart, 1996

Podczeck F. Rheological studies of the physical properties of powders used in capsule filling. Pharm Tech Eur 11, H. 9, 16, H. 10, 34, 1999

Podczek F, Jones BE. Pharmaceutical Capsules 2nd ed., Pharmaceutical Press, 2004

Prescott JK, Barnum RA. On powder flowability. Pharm Tech Eur 13, H. 1, 36, H. 2, 44, 2001

Serno P, Kleinebudde P, Knop K. Granulieren: Grundlagen, Verfahren, Formulierungen. Editio Cantor Verlag, Aulendorf 2007

Shanmugam S. Granulation techniques and technologies: recent progresses. Bioimpacts 5: 55–63, 2015

Abbildungsnachweise

Bier HP, Leuenberger H, Sucker H. Determination of the Uncritical Quantity of Granulating Liquid by Power Measurements on Planetary Mixers. Pharm Ind 41: 375–380, 1979

Fahr A. Voigt Pharmazeutische Technologie. 13. Aufl., Deutscher Apotheker Verlag, Stuttgart 2021

Fahrig W, Hofer U. Die Kapsel. Wissenschaftliche Verlagsgesellschaft Stuttgart, 1983

Ortega AM. Diss Purdue Univ. Lafayette, USA, 1977

QR-Code „Pillendrehen“, Pharmaziestudentinnen Universität Freiburg, Stephanie Franz und Melina Hohler, 2010

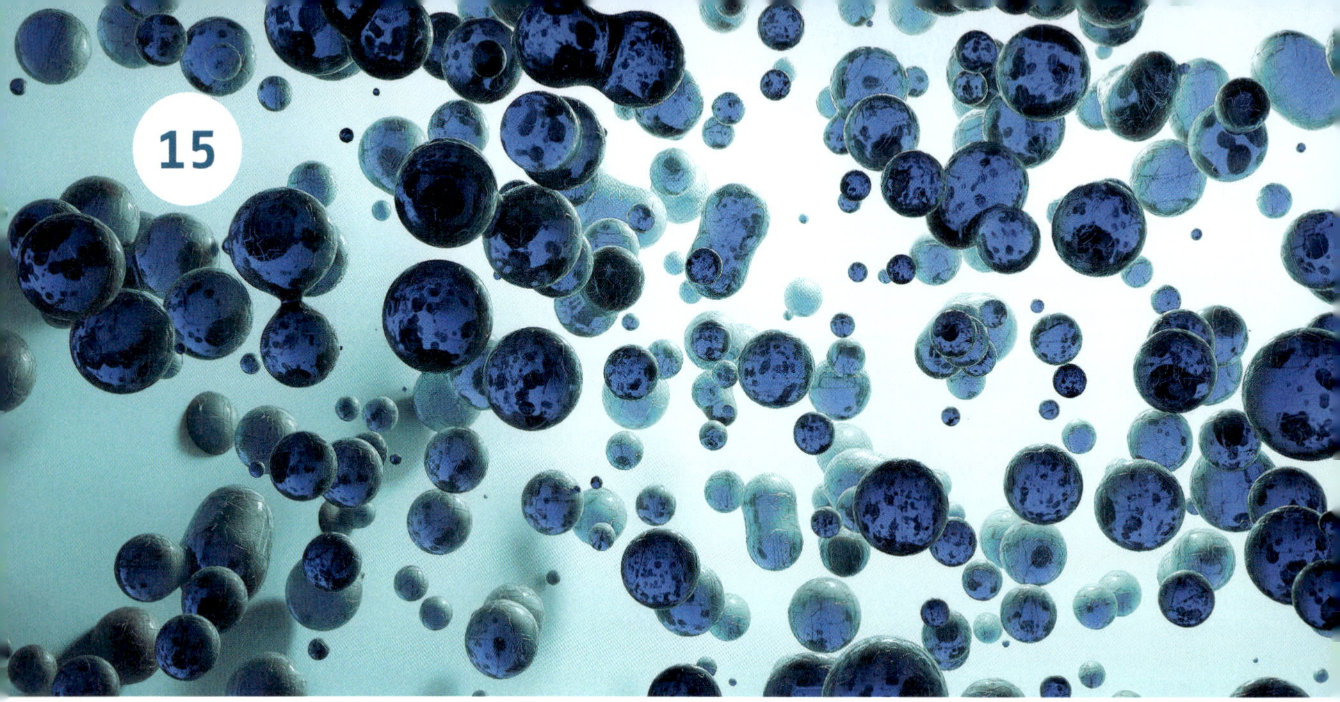

15

Mikropartikel und nanopartikuläre Systeme als Wirkstoffträger

Prof. Dr. Rolf Schubert

Die Verkleinerung von Arzneiformen kann vielfältige Vorteile mit sich bringen. Wie beim Übergang von Tabletten zu Pellets ergibt sich bei weiterer Verkleinerung der Partikel in den Mikrometermaßstab eine nochmalige Vergrößerung der Partikeloberfläche, die bei gleicher Wirkstoffmenge für die Freisetzungsgeschwindigkeit des Arzneistoffs entscheidend ist. Zudem werden durch eine Dosisverteilung in viele Untereinheiten (Multiple Units, ▸Kap. 16.6.2) Schwankungen in der Wirkstoffliberation vermindert und die Mischung von inkompatiblen Wirk- und Hilfsstoffen ermöglicht. Wirkstoffpartikel im Größenbereich von unter hundert Nanometern bis zu etwa einem Mikrometer werden vor allem dazu eingesetzt, bei parenteraler Applikation die Distribution des Arzneistoffs oder Diagnostikum im Organismus zielgerichtet zu beeinflussen.

15.1 Allgemeines

Für Mikropartikel werden in der Regel synthetische Polymere oder natürliche Polymere wie Proteine oder Polysaccharide als Trägermaterialien eingesetzt. Dazu werden im Folgenden verschiedene Herstellungsverfahren gezeigt.

Bei den nanopartikulären Systemen ist eine Vielzahl verschiedener bioabbaubarer Hilfsstoffe als Träger möglich. Bei parenteraler Anwendung ist oft nach der Ansteuerung (Targeting) bestimmter Gewebe auch eine Aufnahme in definierte Zellen erwünscht. Um dies durch Modifikation der Partikel zu erreichen, müssen die Aufnahmemechanismen der Zellen bekannt sein. Ein weiteres Konzept ist die Verkleinerung der schlecht löslichen Wirkstoffe in Aggregate in den Nanometerbereich, um deren Löslichkeit durch Übersättigung zu erhöhen und damit die Wirkstoff-Absorption zu verbessern.

15.2 Mikropartikel

Definition

- **Mikropartikel:** übergeordneter Begriff für Mikrokapseln bzw. Mikrosphären mit einem Partikeldurchmesser von 1–1 000 µm (1 µm = 10^{-6} m).
- **Mikrokapseln:** Der feste oder flüssige Wirkstoff ist von einem Polymer als Wandmaterial umhüllt (o Abb. 15.1).
- **Mikrosphären** (veraltete Bezeichnung: Mikrosphärulen): Im Gegensatz zu den Mikrokapseln ist der Wirkstoff in einer Polymermatrix ohne Ausbildung einer gesonderten Kapselwand eingebettet (o Abb. 15.1).

Die Mikropartikel werden zur modifizierten Wirkstoff-Freisetzung oral als Suspensionen oder als Pulver, meist in Hartgelatinekapseln, verabreicht oder zu Tabletten verpresst. Zur parenteralen Anwendung werden Mikropartikel vor der Anwendung suspendiert und als Depot s. c. oder i. m. injiziert. Für diagnostische Zwecke können geringe Mengen an Mikropartikeln auch i. v. verabreicht werden.

15.2.1 Herstellungsverfahren von Mikropartikeln

Folgende Verfahrensgruppen können unterschieden werden:

- Grenzflächenpolymerisation:
  - Suspensionspolymerisation,
  - Dispersionspolymerisation;

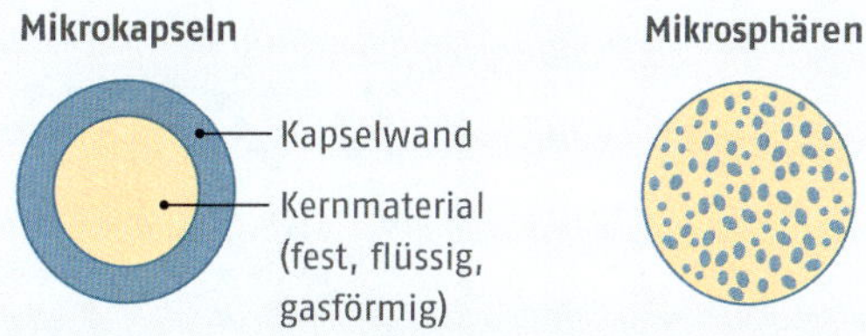

o **Abb. 15.1** Mikrokapseln und Mikrosphären

- Phasentrennverfahren:
  - einfache Koazervation,
  - komplexe Koazervation;
- Dispergierung von Polymeren:
  - Hitzedenaturierung,
  - Desolvatation,
  - Lösungsmittelverdampfung;
- mechanisch-physikalische Verfahren:
  - Sprühtrocknung, Sprüherstarrung,
  - Zentrifugalverfahren,
  - Extrusion,
  - Überzugsverfahren.

Grenzflächenpolymerisation

Hier werden Monomere und Startermoleküle gemischt und die Polymerisation so gesteuert, dass die Formung der Partikel durch die wachsenden Polymermoleküle erfolgt. Bei der **Suspensionspolymerisation** wird die Monomer/Starter-Lösung in einem nicht mischbaren Lösungsmittel emulgiert. In den Tröpfchen erfolgt die Polymerisation zu Mikrokapseln oder -sphären. Bei der **Dispersionspolymerisation** wird nur ein Lösungsmittel verwendet, in dem zunächst die Monomere bis zu einer kritischen Größe polymerisieren, bei der sie präzipitieren und zu Mikropartikeln aggregieren.

Phasentrennverfahren – Koazervation

Mehrere Verfahren beruhen auf der Wandbildung durch Phasentrennung mittels Koazervation. Dies bedeutet die Überführung eines gelösten Polymeren in eine polymerreiche, noch lösungsmittelhaltige Phase mittels Desolvatation (o Abb. 15.2). Das Koazervat lagert sich an der Grenzfläche des zu verkapselnden Materials unter Ausbildung einer zusammenhängenden Kapselwand an und wird durch Trocknung oder Polymerisation verfestigt.

In Abhängigkeit vom angewendeten Koazervationsverfahren können Flüssigkeiten, feste Partikel und Dispersionen von Feststoffen in Flüssigkeiten mikroverkapselt werden. Zu überziehendes wasserlösliches Material wird in einem organischen Lösungsmittel, in Wasser unlösliches Material in Wasser mikroverkapselt. Bei den ohne großen Geräteaufwand auskommenden

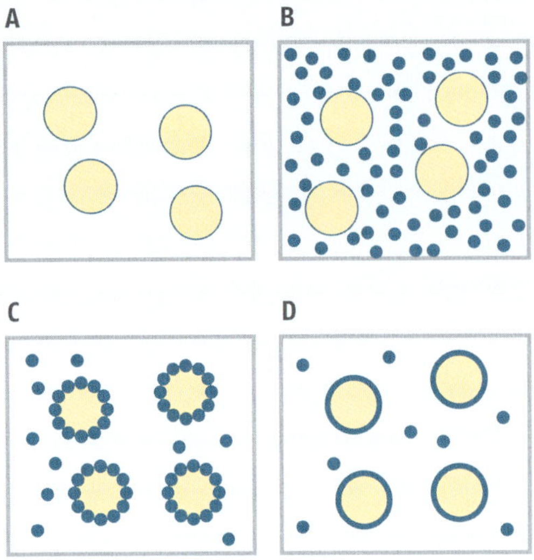

Abb. 15.2 Schema der Mikroverkapselung durch Koazervation. **A** Dispergierte Wirkstofftröpfchen in Polymerlösung, **B** beginnende Koazervation, **C** allmähliche Abscheidung des Koazervates an der Oberfläche der Wirkstofftröpfchen, **D** Koaleszenz des Koazervates zur Wandmaterialphase

Verfahren erfolgt die Wandbildung durch einfache oder durch komplexe Koazervation.

Bei der **einfachen Koazervation** wird die Phasentrennung durch Aussalzen mit Natrium- oder Ammoniumsulfat, Temperaturänderung, pH-Änderung oder Alkoholzusatz bewirkt. Dieses Verfahren erfordert höhere Polymerkonzentrationen. Das Polymer wird gelöst und scheidet sich durch eine der genannten Maßnahmen als Wandmaterial auf den dispergierten amorphen oder kristallinen Wirkstoffpartikeln ab. Danach werden die Partikel gewaschen und getrocknet.

Bei der **komplexen Koazervation** wird die Abscheidung des Wandmaterials durch Zugabe eines entgegengesetzt geladenen gelösten Polymers erreicht. Die Methode wird bei verdünnten wässrigen Polymerlösungen angewendet.

Als Polymere werden Gelatine, Ethylcellulose, Cellulosenitrat, arabisches Gummi usw. herangezogen, wobei komplexe Koazervation z. B. mit dem System Gelatine/arabisches Gummi erfolgen kann.

Dispergierung von Polymeren

Diese Verfahren sind sowohl zur Herstellung von Mikrosphären als auch von Nanosphären einsetzbar (▸ Kap. 15.3.3). Die Größe der Partikel hängt dabei überwiegend von der Prozessführung ab. Für die Herstellung von Mikropartikeln wird überwiegend das Verfahren der **Lösungsmittelverdampfung (Solvent Evaporation, Emulsion Evaporation)** angewendet.

Dazu wird das vorgefertigte Polymer mit dem Arzneistoff in einem geeigneten Lösungsmittel gelöst und dann in einem damit nicht mischbaren Dispergiermittel, das meist ein stabilisierendes Tensid enthält, emulgiert (○ Abb. 15.3). Die Tröpfchengröße der dispersen Phase hängt weitgehend vom Homogenisierungsschritt ab. Nach Entfernung der Lösungsmittel werden die Mikropartikel gewaschen, ggf. noch gehärtet und getrocknet.

Mechanisch-physikalische Verfahren

Das Einbetten von Partikeln in einem geeigneten Hilfsstoff kann durch **Sprühtrocknung** (▸ Kap. 5.2.6) erfolgen. Bei dieser Methode wird eine Wirkstoff-Polymer-Lösung, -Suspension oder -W/O-Emulsion versprüht. Der Wirkstoff fällt meist in eingebetteter Form in Mikrosphären an. Bei Verwendung geschmolzener Fette oder Wachse wird mittels **Sprüherstarrung** mikroverkapselt.

Bei dem **Zentrifugalverfahren** wird fester oder flüssiger Wirkstoff dem Zentrum einer schnell rotierenden Scheibe zugeführt. Die durch die Zentrifugalkraft von der Scheibe geschleuderten Partikel müssen einen Film der Polymerlösung passieren und werden so mit einer Kapselwand überzogen.

Bei der **Extrusion** wird das Mikropartikel bildende Material mit hohem Druck durch Öffnungen in Düsen oder Membranen gepresst. Beim Extrudieren von wässriger oder organischer Polymer-/Arzneistoff-Lösung in ein nicht mischbares Dispergiermittel werden W/O- oder O/W-Tröpfchen geformt, die nach Entfernung der Flüssigkeit Mikropartikel bilden. Eine andere Möglichkeit ist, eine Lösung von Monomeren, Polymerisationsstarter und Arzneistoff zu extrudieren. Die Polymerisation erfolgt dann nach Formung der Emulsionströpfchen.

Das **Überziehen** im Dragierkessel erfolgt durch Einsprühen einer geeigneten Polymerlösung oder -dispersion auf feste Wirkstoffpartikel geeigneter Größe (▸ Kap. 14.5). Das Überziehen fester Partikel in der Wirbelschicht kann z. B. nach dem Wurster-Verfahren (○ Abb. 14.28 A) erfolgen. In beiden Fällen werden Mikrokapseln oder überzogene Partikel gebildet.

Sterilisation von Mikropartikeln

Polymerpartikel können wegen Überschreitens der Glasübergangstemperatur (▸ Kap. 4.2.2) und damit eintretender Partikelaggregation nicht im Autoklav sterilisiert werden. In diesen Fällen ist eine Sterilfiltration der intermediären Lösungen oder die Sterilisation der fertigen Mikropartikel mit ionisierenden Strahlen erforderlich.

Qualitätskontrolle

Bei der Inprozess-Kontrolle von Mikropartikeln ist bei einer beabsichtigten Weiterverarbeitung zu Tabletten oder Abfüllen in Hartgelatinekapseln gutes Fließverhalten wichtig.

Bei der Endkontrolle müssen neben der Partikelgröße und Partikelgrößenverteilung die Beschaffenheit der Überzüge, wie Wandstärke, Unversehrtheit, das Freigabeverhalten und die eventuelle Anwesenheit unzulässiger Restmengen organischer Lösungsmittel überprüft werden. Die Abwesenheit von Restmonomeren bei durch Polymerisation hergestellten Mikropartikeln muss sichergestellt sein.

15.2.2 Praktische Verwendung und Aspekte von Mikropartikeln

Mikropartikel werden häufig verwendet, um bei der oralen Anwendung schlecht schmeckende oder riechende Wirkstoffe zu maskieren oder Aromen, z. B. in Teezubereitungen, über längere Zeit zu fixieren. Zur Retardierung können Wirkstoffe wie Metoprololsuccinat oder Omeprazol mit Ethylcellulose mikroverkapselt und weiter zu Tabletten verpresst werden.

Parenteral werden Mikropartikel durch Kanülen injiziert, in der Regel subkutan oder intramuskulär. Für Peptidhormone wird damit eine Depotwirkung über mehrere Tage oder Wochen erreicht. Die Verabreichung größerer Mengen von Mikropartikeln in ein Blutgefäß muss vermieden werden, da dies zum Verschluss von Kapillaren und zur Embolie führt. Dieser Effekt kann aber mit kleineren Mengen von Mikropartikeln oder bei lokaler Anwendung gezielt zur Diagnostik oder Therapie genutzt werden. Für die Lungendiagnostik werden mit ^{99m}Technetium radioaktiv markierte Albumin-Mikrosphären injiziert, die in den engen Lungenkapillaren stecken bleiben und so die Lunge abbilden können. Mikropartikel aus Stärke, die durch Serumamylasen degradiert wird, schränken den Blutfluss durch ein Organ etwa für eine Stunde ein und bewirken damit lokal eine hohe Konzentration eines Zytostatikums an einem Tumor.

15.2.3 Biopharmazeutische Aspekte von Mikropartikeln

Die verwendeten polymeren Hilfsstoffe müssen biokompatibel und bei parenteraler Anwendung bioabbaubar sein, um Gewebsreaktionen zu vermeiden. Dazu werden meist natürliche Polymere wie Proteine und Polysaccharide oder synthetische Polymere, meistens Poly(lactid), Poly(glycolid) oder deren Copolymer Poly(DL-lactid-co-glycolid) verwendet, die auch als Hilfsstoff für Implantate eingesetzt werden (▸Kap. 16.6.1).

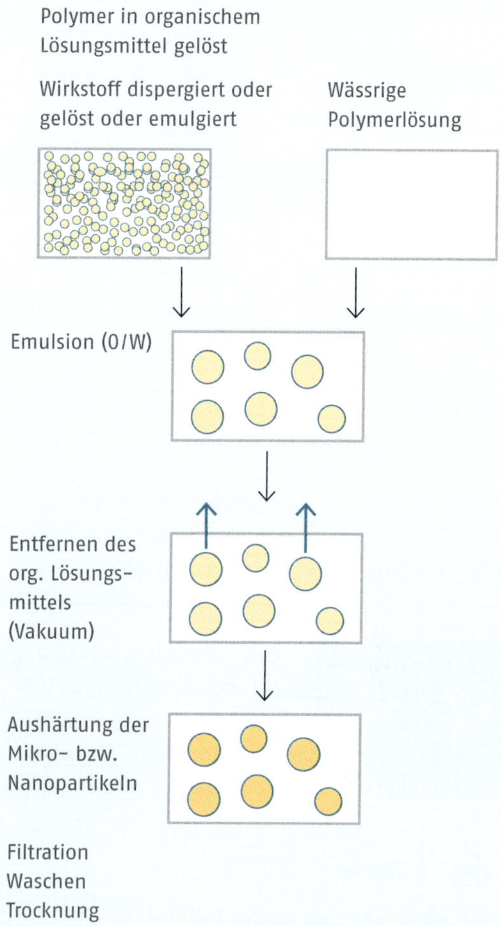

Abb. 15.3 Lösungsmittelverdampfung. Nach Lill 1995

Die Kinetik der Wirkstoff-Freisetzung aus Mikropartikeln wird durch mehrere, oft nebeneinander verlaufende Prozesse bestimmt. Zum einen beeinflusst die **Diffusion** des Wirkstoffs aus der Polymermatrix bzw. durch die Polymerkapselwand (▸Kap. 16.5.4) die Wirkstoff-Freisetzung, sofern es sich nicht um eine lösliche Kapselwand, wie bei der Gelatine, handelt. Eine **Quellung** der Partikelmatrix von Mikrosphären kann zur Vergrößerung der Diffusionsstrecke des Wirkstoffs führen und damit die Freisetzung verlangsamen. Bei Mikrokapseln kann es zu einem **Sprengen** der Kapselwand kommen, wenn das Kernmaterial nach der Penetration von Wasser in den Kern quillt. Zusätzlich bestimmt die Geschwindigkeit der physikalischen, enzymatischen oder hydrolytischen Erosion von bioabbaubaren Polymeren die Wirkstoff-Freisetzung (Bioerosion, ▸Kap. 16.5.4). Der Abbau von Poly(lactid-co-glycolid) in Milchsäure und Glycolsäure erfolgt durch Hydrolyse. Mit steigendem Lactidanteil, der langsamer erodiert wird als der hydrophilere Glycolidanteil, kann somit eine längere Retardwirkung erzielt werden.

15

◘ **Tab. 15.1** Übersicht über die nanopartikulären Systeme (NPS) als Wirkstoffträger oder Diagnostika

Kleine NPS	Polymer-Nanopartikel	Lipid-Nanopartikel	Vesikel
▪ Antikörper ▪ hyperverzweigte Polymere	▪ natürliche Polymere ▪ synthetische Polymere	▪ Nanoemulsionen ▪ feste Lipid-Nanopartikel	▪ Liposomen ▪ Viren ▪ Virosomen ▪ nichtionische Vesikel ▪ Polymersomen
Komplexe Nanopartikel	**Nanokristalle/-suspensionen**	**Anorganische Nanopartikel**	
▪ Lipoplexe ▪ Polyplexe	▪ schwer lösliche Wirkstoffe	▪ radioaktive und magnetische Diagnostika	

15.3 Nanopartikuläre Systeme

Unter Nanopartikeln werden im Bereich der Nanotechnologie Partikel verstanden, die im Größenbereich von 100 Nanometern und kleiner liegen (1 nm = 10^{-9} m). Im pharmazeutischen Bereich sind aus Gründen der Anwendungen die Obergrenzen etwas weiter gefasst.

Definition

In der Pharmazie werden Wirkstoffe tragende Partikel in einem Größenbereich von wenigen Nanometern bis zu mehreren hundert Nanometern, d. h. Kolloide, als **nanopartikuläre Systeme (NPS, nanoparticulate systems),** als **submicron particles, nanomedicines** oder als **Nanocarrier** bezeichnet.

Zu den nanopartikulären Systemen gehören unterschiedliche Gruppen von Wirkstoffträgern und Diagnostika, die sich sowohl in ihrer Struktur als auch in den verwendeten Materialien erheblich unterscheiden können. ◘ Tab. 15.1 gibt eine Übersicht über die wesentlichen Typen der NPS. Es können jedoch auch Mischformen hergestellt werden.

Assoziationskolloide wie Mizellen, Mischmizellen oder Mikroemulsionen, die auch als **SMEDDS** (Self-Microemulsifying Drug Delivery Systems) bezeichnet werden, liegen im selben Größenbereich und können ebenfalls als Wirkstoffträger eingesetzt werden. Diese tensidhaltigen Kolloide stehen im Gleichgewicht mit einem hohen Anteil an gelösten Tensidmonomeren, weshalb sich beim Verdünnen der Dispersionen die Größe und Struktur der Kolloide stark verändert. Diese metastabilen Strukturen werden deshalb an anderer Stelle behandelt (▸ Kap. 4.4.3).

15.3.1 Generelle biopharmazeutische Aspekte von NPS

Nanopartikuläre Systeme besitzen besondere Eigenschaften bezüglich ihrer Liberation, Absorption und Distribution, die hier zunächst besprochen werden sollen. Auf die biopharmazeutischen Besonderheiten der einzelnen NPS-Typen wird in den Unterkapiteln eingegangen.

Die Verbesserung der **Liberation** durch partikuläre Wirkstoffträger im kolloidalen Bereich ist zum einen durch die enorm vergrößerte Gesamtoberfläche bei der Verkleinerung von wirkstoffhaltigen Partikeln in den Nanometerbereich gegeben. Dadurch kann eine schnelle Freisetzung des Wirkstoffs aus der Partikelmatrix oder durch die Partikelwand erfolgen. Zusätzlich lösen sich verschiedene schwer lösliche Wirkstoffe bei Teilchengrößen unter etwa 1 µm aufgrund eines erhöhten Krümmungsdrucks auf und bilden übersättigte Lösungen, die zu einer erhöhten **Absorption** führen.

Werden NPS als Träger von Wirkstoffen, radioaktiven Substanzen oder Kontrastmitteln **parenteral** appliziert, d. h. in Blut- oder Lymphgefäße oder in das zu therapierende oder abzubildende Gewebe, müssen die Formulierungen, neben allen Anforderungen des Arzneibuchs an Parenteralia (▸ Kap. 9), zudem biokompatibel und die verwendeten Hilfsstoffe in den meisten Fällen bioabbaubar sein, damit sie nach Hydrolyse oder Metabolisierung vollständig ausgeschieden werden können.

Für die NPS können auch Hilfsstoffe verwendet werden, mit denen man die Freisetzungsgeschwindigkeit der Wirkstoffe beeinflussen kann. Man erzielt dadurch nach i. v. Verabreichung ein im Blut **zirkulierendes Depot** mit steuerbarer Geschwindigkeit der Wirkstoff-Freisetzung.

Durch parenterale Applikation (▸Kap. 9) der Kolloide wird vor allem die **Distribution** des Wirkstoffs entscheidend beeinflusst. Nach i. v. Verabreichung können die NPS das Blutgefäßsystem nur in den Geweben verlassen, in denen die Wände der Kapillaren, d. h. die Endothelien, Öffnungen aufweisen (○Abb. 15.4 B). Dies ist vor allem im **retikuloendothelialen System (RES)** der Fall, zu dem Leber, Milz und Knochenmark gehören. In der Leber besitzen die Endothelzellen selbst Öffnungen von etwa 150 nm, durch die NPS aus den Kapillaren ins Gewebe entweichen können. In anderen Organen und Geweben des RES findet man Öffnungen unterschiedlicher Größe zwischen den Endothelzellen. Auch die Kapillaren von Tumoren haben Öffnungen in ihren Endothelien bis zu einigen Hundert Nanometern. Die gewollte Anhäufung von Wirkstoffträgern in Geweben aufgrund solcher anatomischen Gegebenheiten wird als **passives** oder **natürliches Targeting** bezeichnet. Dadurch wird das Verteilungsvolumen für den an Partikel gebundenen Wirkstoff wesentlich kleiner als für freien Wirkstoff. Folglich ist entweder eine niedrigere Wirkstoffdosis nötig, um die gleiche Wirkung zu erzielen, oder eine höhere Wirkstoffkonzentration kann an das erkrankte Gewebe gebracht werden, ohne größere Nebenwirkungen in anderen Organen hervorzurufen.

Während der Zirkulation im Blutkreislauf werden verschiedene Serumproteine, sog. **Opsonine,** an die NPS adsorbiert. Dadurch werden die Partikel für das zelluläre Immunsystem markiert, sodass sie durch Phagozyten (Granulozyten, Monozyten, Makrophagen) im Blut oder RES, das deshalb auch als **mononukleäres Phagozyten-System (MPS)** bezeichnet wird, als fremd erkannt und eliminiert werden (○Abb. 15.4 B). Wenn eine Anhäufung der Partikel im MPS unterdrückt werden soll, können die Partikel mit hydrophilen Polymerschichten „maskiert" werden („**Stealth**"**-Effekt**). Dies kann man z. B. durch kovalente Kopplung von Polyethylenglycol (PEG, Molmasse ca. 2 000) an die Partikel erreichen. Die durch die **PEGylierung** verringerte „Opsonisierung" und damit verminderte Aufnahme in die Phagozyten hat eine deutlich verlängerte Verweilzeit der Partikel im Blut zur Folge und damit eine höhere Wahrscheinlichkeit der Verteilung in andere Gewebe. PEG zeigt aber auch Nebenwirkungen wie eine Pseudoallergie, die durch Komplement-Aktivierung zustande kommt (complement activation-related peudeo allergy, CARPA). Auch eine Unwirksamkeit der PEGylierung bei wiederholter Gabe durch rasch gebildete anti-PEG-IgM-Antikörper (accelerated blood clearance, ABC) ist möglich. Deshalb werden Möglichkeiten des Ersatzes von PEG durch andere Polymere untersucht.

Eine wichtige Anwendung der NPS ist der Transport von Zytostatika in **Tumorgewebe**. Dies wird dadurch erleichtert, dass die Bildung von Blutkapillaren in den Tumoren oft unvollständig ist und hier die partikulären Träger durch die Lücken in den Endothelien, ähnlich wie im RES, herausgefiltert werden (○Abb. 15.4 C). Nach Freisetzung des Wirkstoffs wird dann eine wesentlich erhöhte lokale Wirkstoffkonzentration erzielt.

Ein **aktives** oder **spezifisches Targeting**, bei dem die Partikel selektiv an bestimmten Zellen haften bleiben, ist ein Gebiet intensiver Forschung (▸Kap. 24). NPS können in Folge aktiv über unterschiedliche Mechanismen der **Endozytose** aufgenommen werden und den Wirkstoff im Inneren der Zelle freisetzen. Oberflächlich gebundenes PEG hemmt jedoch die zelluläre Aufnahme. Durch Kopplung von spezifischen Liganden oder monoklonalen Antikörpern an die PEG-Enden kann wieder die für die gewünschte Zellspezies spezifische Endozytose erreicht werden. Bei der Zytostatika- und Antibiotikatherapie hat dies überdies den Vorteil, dass der Mechanismus der Resistenzentwicklung, der durch membranständige Exportproteine wie P-Glykoprotein zustande kommt, umgangen werden kann.

In ○Abb. 15.5 sind verschiedene **Endozytosewege** schematisch dargestellt. NPS im oberen Größenbereich von mehr als 200 nm werden vorzugsweise von Phagozyten (z. B. Makrophagen) aufgenommen. Die Zellen bilden während der **Phagozytose** mit ihren Plasmamembranen sogenannte Pseudopodien aus, die die Partikel umschließen und dann in die Zelle aufnehmen. Bei Nichtphagozyten existiert mit der **Makropinozytose** ein ähnlicher Mechanismus. Kleinere NPS werden über andere Mechanismen wie **Clathrin**- oder **Caveolae-vermittelte Endozytose** in Zellen aufgenommen. Dabei werden begrenzte Bereiche der Plasmamembran mithilfe der Proteine Clathrin bzw. Caveolin nach innen eingestülpt und diese Membranvesikel nach Abschnürung ins Zellinnere transportiert. Der Weg der NPS in der Zelle hängt entscheidend vom ersten Schritt der Endozytose ab. So kann nach der Caveolae-vermittelten Endozytose meist vermieden werden, dass die Partikel in den Lysosomen enden. Dies ist vor allem bei empfindlichen Wirkstoffen wie Peptiden, Proteinen oder Nukleinsäuren wichtig, die durch verschiedene Enzyme oder den niedrigen pH-Wert von etwa 5 in den Lysosomen inaktiviert werden können. Ein anderer Weg nach Caveolae-vermittelter Endozytose ist **Transzytose,** d. h. der Transport der Partikel durch die Zelle und die Ausschüttung auf der anderen Zellseite.

Nahezu alle Zellen können Partikel über verschiedene Endozytosewege aufnehmen. Das Ausmaß des jeweiligen Weges unterscheidet sich aber von Zellart zu Zellart. Durch verschiedene Materialien, Größen, Ladungen und Oberflächenstrukturen der NPS versucht man, die Aufnahme in bestimmte Zellen zu fördern oder zu unterdrücken und auch den Weg des Wirkstoffs in der Zelle zu beeinflussen.

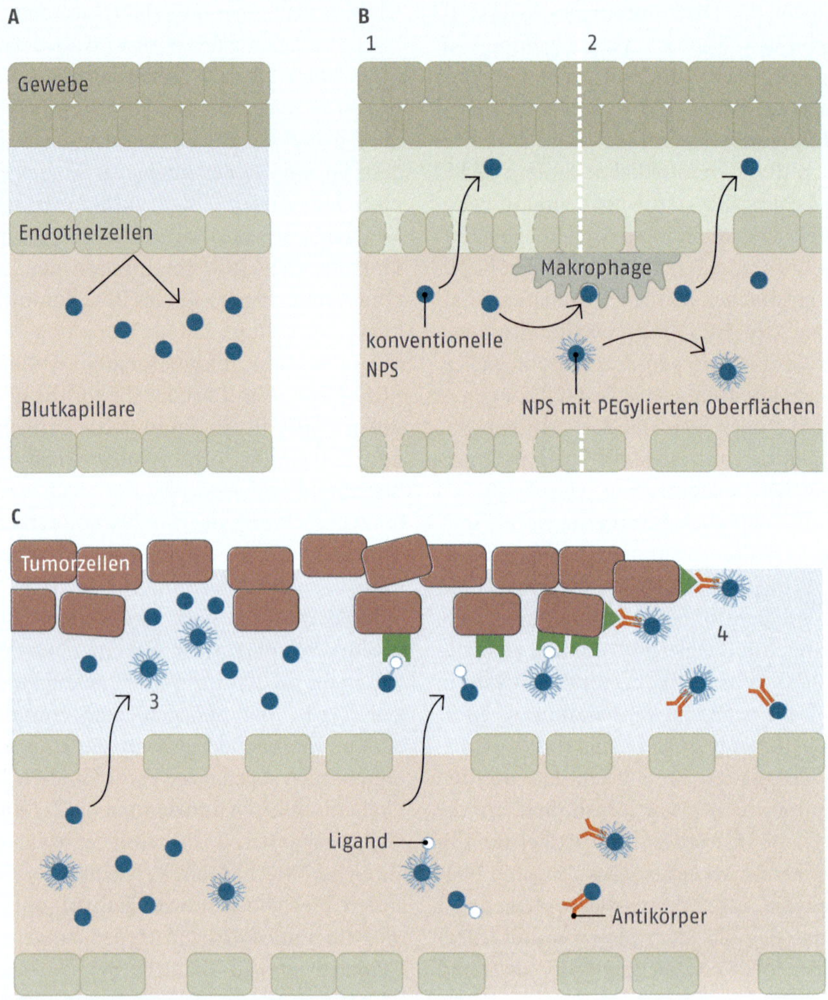

Abb. 15.4 Verteilung nanopartikulärer Systeme (NPS) in normalem Gewebe und in Geweben mit durchlässigem Endothel

A In den **meisten Geweben** ist das Endothel der Kapillarwände aus eng miteinander verbundenen Endothelzellen aufgebaut. NPS können hier nicht aus den Blutkapillaren in das Gewebe entweichen.

B Im **retikuloendothelialen System (RES)** ist das Endothel löchrig und ermöglicht den Austritt der NPS in das Gewebe. 1 In der Leber befinden sich Öffnungen mit einem Durchmesser von etwa 150 nm in den Endothelzellen. 2 In anderen Geweben des RES, z. B. in Milz oder Knochenmark, ermöglichen größere Abstände zwischen den Endothelzellen das Entweichen der NPS in das Gewebe. An die Oberflächen von konventionellen NPS adsorbieren verschiedene Serumproteine (Opsonine, s. Text). Dadurch werden sie von den Makrophagen als fremd erkannt und abgefangen. An NPS mit PEGylierten Oberflächen ist die Proteinadsorption sehr gering, deshalb werden diese nicht von den Makrophagen beseitigt.

C In **Tumoren** ist das Endothel ähnlich lückenhaft wie im RES. Hier können die NPS durch einen Siebeffekt angereichert werden (**passives Targeting**, 3). Der Wirkstoff kann daher nach Freisetzung aus den NPS in hoher Konzentration in die Tumorzellen gelangen. Ein **aktives Targeting** (4) von Zielzellen wird erreicht durch spezifische Bindung der NPS an Antigene oder Rezeptoren der Zelloberflächen. An konventionelle oder PEGylierte NPS können dazu spezifische Antikörper oder spezifische Liganden gekoppelt werden.

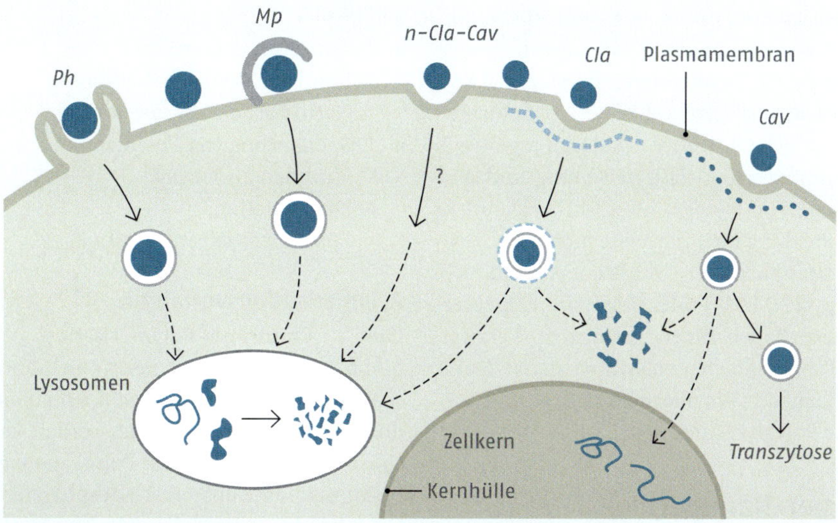

○ Abb. 15.5 Endozytosewege und Transport von nanopartikulären Systemen (NPS) in der Zelle. Nach Kontakt der NPS mit der Plasmamembran über Adsorption oder Bindung an Rezeptoren können die Partikel abhängig vom Zelltyp über verschiedene Mechanismen in die Zelle aufgenommen werden.
Ph Phagozytose von größeren Partikeln bei Makrophagen und anderen Fresszellen nach Ausstülpung (Pseudopodien) der Plasmamembran; **Mp** Makropinozytose bei Nichtphagozyten, ähnlich der Phagozytose; **Cla** Clathrin-vermittelte Endozytose, Aufnahme durch Einstülpung von Vesikeln, die durch ein Gerüst aus Clathrin-Protein stabilisiert werden; **Cav** Caveolae-vermittelte Endozytose, benannt nach dem Protein Caveolin in begrenzten Membranbereichen; **n-Cla-Cav** Non-Clathrin-non-Caveolae-vermittelte Endozytose, fasst ungeklärte Mechanismen der Endozytose zusammen.
Der erste Schritt der Endozytose bestimmt meistens bereits den weiteren Weg der Partikel in der Zelle. Die Partikel werden letztendlich überwiegend in die Lysosomen aufgenommen, in denen empfindliche Wirkstoffe durch sauren pH-Wert und Enzyme degradiert werden. Eine Freisetzung der Wirkstoffe in das Zytosol ist durch pH-sensitive Hüllmaterialien der NPS bei der Clathrin-vermittelten Endozytose möglich. Vor allem bei der Caveolae-vermittelten Endozytose kann wahrscheinlich ein Transport in die Lysosomen vermieden werden. Die NPS können dann im Cytosol die Wirkstoffe freisetzen, wonach diese (z. B. DNA bei der somatischen Gentherapie) auch durch die Kernhülle in den Zellkern gelangen können. mRNA-Vakzine sind so gestaltet, dass die modifizierten Nukleinsäuren sicher im Zytosol verbleiben. Ein weiterer Weg ist die Transzytose, der Transport der NPS durch die Zelle und Abgabe aus der Zelle auf der anderen Seite, die eine Caveolae-vermittelte Endozytose voraussetzt.

Eine gezielte Aufnahme von NPS in endozytierende Zellen ist aber nicht nur nach parenteraler Verabreichung möglich. Partikel können nach **pulmonaler Applikation** mittels Aerosole (▸Kap. 11) auch durch Transzytose über das Lungenepithel aufgenommen werden. Transzytose ist auch bei oraler Applikation von NPS zur **Schluckimpfung** (orale Vakzinierung) entscheidend. In kleinen Bereichen der Darmschleimhaut, die normalerweise für Partikel undurchlässig ist, sind die **Peyer'schen Plaques** (Peyer's Patches) lokalisiert. Diese nehmen partikelgebundene Antigene über Transzytose durch spezielle Epithelzellen (M-Zellen) aus dem Darmlumen auf. Die Immunisierung durch Antikörperbildung erfolgt dann nach dem Transport der Antigene in lymphatische Gewebe. Da die Menge der NPS, die über die Peyer'schen Plaques in den Organismus gelangen, sehr gering ist, ist die orale Verabreichung von NPS bisher auf die Vakzinierung beschränkt.

15.3.2 Kleine NPS

Antikörper sind nur wenige Nanometer groß. Monoklonale Antikörper gegen bekannte Antigene auf Zielzellen können mit Wirkstoffen, z. B. mit Zytostatika, konjugiert werden und dann nach Verlassen des Blutkreislaufs spezifisch an die Oberflächen der Zielzellen binden.

Dendritische Polymere sind hoch verzweigte Polymere mit geringen Molmassen. Sie besitzen eine Vielzahl von funktionellen Gruppen, die sowohl mit Wirkstoffen oder Kontrastmitteln als auch mit Liganden gekoppelt werden können und damit zum aktiven Targeting eingesetzt werden können. Zu den dendritischen Polymeren gehören die **Dendrimere**, die maximal verzweigt sind und schrittweise sphärisch in Schichten (Generationen) aufgebaut werden. Dadurch ergibt sich eine streng monodisperse Größenverteilung und eine niedrige Molmasse von weniger als 15 kDa. Damit ist noch eine Ausscheidung über die Niere möglich. Geeignete Polymermaterialien für Dendrimere sind z. B. Polyamidoamine (PAMAM) oder Polylysin. **Hyperverzweigte Polymere** haben einen geringeren Verzweigungsgrad, sind aber einfacher zu synthetisieren. Dafür geeignete bioabbaubare Polymermaterialien sind z. B. hyperverzweigte Polyglycerine.

15.3.3 Polymer-Nanopartikel

Nanopartikel im engeren pharmazeutischen Sinn sind mit Wirkstoff beladene Kolloide aus natürlichen oder synthetischen **polymeren Hilfsstoffen** und einem Durchmesser von etwa 10–500 nm. Man sollte darauf achten, dass die Polymere bioabbaubar sind oder eine geringe Molmasse besitzen, sodass sie über die Niere ausgeschieden werden können. Dies gilt nicht nur für die parenterale Applikation, sondern auch für die orale oder pulmonale Anwendung wegen möglicher Aufnahme der Partikel in den Organismus durch Transzytose. An bioabbaubaren Materialien bieten sich vor allem Albumin, Stärke, Chitosan oder Poly(lactid-co-glycolid) an.

Als Beispiel kann das Zytostatikum Paclitaxel in **Albumin-Partikel** gebunden sein, die etwa eine Größe von 150 nm besitzen. Bei der i. v. Therapie des metastasierenden Mammakarzinoms werden die Partikel über Caveolae-vermittelte Transzytose durch die Tumor-Endothelien transportiert und anschließend in die Tumorzellen aufgenommen.

Als Wirkstoffe werden aber vor allem Peptide, Antikörper, Antigene, Toxine oder Viren in Polymer-Nanopartikel eingearbeitet und zum passiven oder aktiven Targeting eingesetzt. Bei den Polymer-Nanopartikeln wird zwischen Nanokapseln und Nanosphären unterschieden.

Definition

- **Nanokapseln:** Die Polymere bilden eine Hülle um verkapselte feste oder flüssige Wirkstoffe.
- **Nanosphären, Nanopellets:** Der Wirkstoff ist in eine Polymermatrix eingebettet.

Herstellungsverfahren von Polymer-Nanopartikeln

- Polymerisationsverfahren:
  - Emulsions-Polymerisation,
  - Grenzflächen-Polymerisation;
- Dispergierung von Polymeren:
  - Hitzedenaturierung,
  - Desolvatation,
  - Lösungsmittelverdampfung.

Polymerisationsverfahren

Die **Emulsions-Polymerisation** (▸ Kap. 14.5.2, ○ Abb. 14.25) zur Herstellung von Nanosphären ist ein schnelles Verfahren, das leicht auf einen größeren Produktionsmaßstab umgestellt werden kann. Die Emulsions-Polymerisation von Polycyanoacrylaten führt zu biologisch abbaubaren Nanosphären. Der Wirkstoff befindet sich entweder in der Monomerlösung und wird in die Matrix mit einpolymerisiert, oder er wird nach der Polymerisation dem wirkstofffreien Polymer zugesetzt. Im letzten Fall werden die wesentlichen Wirkstoffmengen an der Polymergrenzfläche adsorbiert.

Die Emulsions-Polymerisation kann auch in organischer Lösung durchgeführt werden, wo sich jedoch die großen erforderlichen Mengen an organischem Lösungsmittel nachteilig bemerkbar machen.

Bei der **Grenzflächen-Polymerisation** werden Nanokapseln hergestellt. Die Wandbildung erfolgt aus monomeren oder oligomeren Ausgangsstoffen an der Grenzfläche einer Nano-W/O-Emulsion.

Dispergierung von Polymeren

Durch Polymerisation hergestellte Partikel können toxische Rest-Monomere enthalten. Um dies zu vermeiden, sind Verfahren entwickelt worden, bei denen bereits vorgebildete natürliche Makromoleküle oder synthetische Polymere zu Mikrosphären (▸ Kap. 15.2.1) bzw. Nanosphären umgeformt werden.

Bei dem Verfahren der **Hitze-Denaturierung** wird die wässrige Phase, die den Wirkstoff und meist ein Protein wie Albumin oder Gelatine, enthält, mittels Ultraschall oder Hochdruckhomogenisation in eine ölige Phase emulgiert. Einbringen der W/O-Emulsion in heißes Öl von 120–180 °C führt zur Denaturierung der Makromoleküle. Nach Abkühlen auf Raumtemperatur können die gebildeten Nanosphären abgetrennt und gewaschen werden.

Bei dem Verfahren der **Desolvatation** werden das Protein und der Wirkstoff in Wasser gelöst. Durch Zusatz von Ethanol oder konzentrierter Natriumsulfatlösung erfolgt die Desolvatation des Proteins. Die hierfür verwendeten Mengen dürfen nicht so groß sein, dass Koazervation eintritt. Anschließend erfolgen die Quervernetzung des denaturierten Proteins mit Glutaraldehyd und Reinigung der Nanosphären.

Das Verfahren der **Lösungsmittelverdampfung** (○ Abb. 15.3) kann zur Herstellung von Nano- und Mikrosphären (▸ Kap. 15.2.1) verwendet werden.

Die Lagerung von Nanopartikeln als wässrige Dispersion kann zu teilweiser Degradation, Wirkstoff-Freisetzung oder Wirkstoff-Zersetzung führen. Daher sollte eine Überführung in die Trockenform durch Gefriertrocknung erfolgen.

15.3.4 Lipid-Nanopartikel (LNP)

Nanoemulsionen

Nanoemulsionen (Submikron-Emulsionen) bestehen aus einem öligen Kern, der mit einem geeigneten Tensid, meist Lecithin, umhüllt ist. Die Emulsionen werden durch Mikrofluidisierung oder Hochdruckhomogenisation (▸ Kap. 5.2.1) hergestellt. Für die wirkstofffreie parenterale Fetternährung enthalten die infundierten Emulsionen z. B. **Sojaöl, Fischöl** oder **mittelkettige Triglyceride** und **Ei-Lecithin.** Der ölige Kern ist aber auch geeignet, lipophile Wirkstoffe wie Narkotika oder Sedativa zu lösen, nach Injektion im Blut zu transportieren und dort gleichmäßig freizusetzen. Zur Impfung werden als Träger von Antigenen auch Nanoemulsionen aus **Squalen** und nichtionischen Tensiden eingesetzt.

Feste Lipid-Nanopartikel (Solid Lipid Nanoparticles, SLN)

Wegen des festen Kerns, der aus bioabbaubaren Glyceriden, Wachsen, Paraffinen u. a. bestehen kann, besitzen diese Partikel eine erhöhte Lagerstabilität gegenüber den Fettemulsionen mit flüssigem Kern. Demgegenüber ist die Wirkstoff-Freisetzung verlangsamt. Sie hängt zusätzlich davon ab, ob der Lipidkern in amorpher oder kristalliner Form vorliegt. Zur Stabilisierung der wirkstoffhaltigen Lipidpartikel in wässriger Umgebung werden zusätzlich Tenside wie Lecithin, Gallensalze oder verschiedene nichtionische Tenside wie Poloxamer eingesetzt.

Die Herstellung erfolgt entweder durch Hochdruckhomogenisation oder Fällungsmethoden, wobei die Methode von der Empfindlichkeit der verwendeten Wirk- und Hilfsstoffe gegen Hitze oder Scherung abhängt. Bei der **Schmelz-Homogenisation** wird die Schmelze aus Lipid und Wirkstoff mit einer heißen wässrigen Phase hochdruckhomogenisiert. Nach Abkühlen entstehen feste kolloidale Fett-Partikel. Bei der **Kalt-Homogenisation** wird die Schmelze aus Lipid und Wirkstoff erst nach dem Erkalten zerkleinert und in kaltem Zustand in der wässrigen Phase homogenisiert. **Präzipitation aus O/W-Emulsionen** erreicht man, indem organisches Lösungsmittel aus der inneren Phase verdampft wird und das zunächst darin gelöste Lipid zusammen mit Wirkstoff kolloidal ausfällt. Schonende Methoden sind auch die Ausfällung von Lipid/Wirkstoff-Nanopartikeln durch **Abkühlen von warmen Mikroemulsionen oder Nanoemulsionen**.

Feste Lipid-Nanopartikel mit unterschiedlichen Strukturen sind als Träger von lipophilen Wirkstoffen für perorale, dermale, pulmonale und parenterale Anwendungen in Entwicklung.

15.3.5 Vesikel

Vesikel sind Kügelchen, deren Wand aus amphiphilen Lipid- oder Polymermolekülen bestehen, die zu Membranen assoziiert sind. Vesikel enthalten einen wässrigen Innenraum. Dadurch können in diese Partikel hydrophile Stoffe verkapselt, lipophile Stoffe in die Membranen inkorporiert oder amphiphile Stoffe an die Membranoberflächen adsorbiert werden.

Liposomen

Liposomen sind kolloidale, kugelförmige Lipidvesikel mit Durchmessern von etwa 20 nm bis zu einigen µm.

Die Liposomenhülle besteht aus einer oder mehreren wasserunlöslichen Lipiddoppelschichten, überwiegend aus Phospholipiden. Zur Stabilisierung kann Cholesterol bis zu 50 mol % enthalten sein. Diese Bausteine sind Bestandteile biologischer Membranen und deshalb völlig biokompatibel.

In ○ Abb. 15.6 sind elektronenmikroskopische Bilder verschiedener Liposomentypen zu sehen. **Oligo-** oder **multilamellare Liposomen** (Oligolamellar Vesicles, OLV, bzw. Multilamellar Large Vesicles, MLV) besitzen wenige oder mehrere konzentrisch angeordnete Lipid-Doppelschichten, zwischen denen wässrigen Schichten liegen. Größere Liposomen mit eingeschlossenen, nebeneinander liegenden Vesikeln werden als **multivesikuläre Liposomen** (Multivesicular Vesicles, MVV) bezeichnet. Als Wirkstoffträger werden meist große **unilamellare Liposomen** (Large Unilamellar Vesicles, LUV) mit nur einer Doppelschicht verwendet, die etwa eine Größe von 80–200 nm besitzen. **Kleine unilamellare Liposomen** (Small Unilamellar Vesicles, SUV) mit einer Größe < 50 nm haben ein ungünstiges Verhältnis von Innen- zu Lipidvolumen und sind deshalb als Wirkstoffträger weniger effizient. Wegen der hohen Membranspannung sind sie auch weniger stabil. Sie können aber bereits durch kleinere Endothellücken aus dem Blutgefäßsystem in die Gewebe entweichen.

Herstellung von Liposomen

Phospholipide mit und ohne Cholesterol bilden in wässrigem Medium spontan eine Mischung vieler Vesikeltypen und -größen, vorwiegend MLV. Die verschiedenen Herstellungsverfahren dienen dazu, eine möglichst einheitliche Liposomengröße zu erreichen und den Wirkstoff effizient einzuschließen.

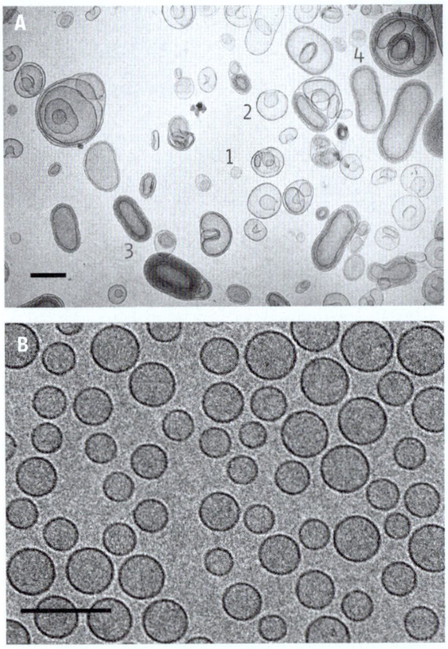

Abb. 15.6 Darstellung von Liposomendispersionen durch Kryo-Transmissions-Elektronenmikroskopie; Balken entsprechen 200 nm
A Inhomogene Größenverteilung nach Dispergierung von Phosphatidylcholin; **1** kleine unilamellare Vesikel, **2** große unilamellare Vesikel, **3** oligo- und multilamellare Vesikel, **4** multivesikuläre Vesikel; nach Schubert in Mäder u. Weidenauer
B Homogenere Größenverteilung nach Herstellung durch Detergensentfernung

Herstellungsverfahren

- Mechanische Verfahren:
  - Extrusion,
  - Hochdruckhomogenisation bzw. Mikrofluidisierung;
- Detergensentfernung aus Mischmizellen,
- Verdünnung ethanolischer Lipidlösungen mit wässrigen Lösungen.

Bei den mechanischen Verfahren geht man meist von Lipiddispersionen aus. Diese entstehen durch Trocknung einer organischen Lösung der Membranlipide, meist Lecithin und Cholesterol, und nachfolgender Hydratisierung mit wässriger Puffer- oder Wirkstofflösung. Für die topische Anwendung von Liposomen ist meistens keine Zerkleinerung der MLV nötig. Hier ist einfache **Homogenisierung** (▸ Kap. 5.3.2) ausreichend. Für parenterale Anwendung ist eine mechanische Zerkleinerung der MLV nötig. Eine Möglichkeit dazu ist die **Extrusion** (▸ Kap. 16.6.1), bei der die Dispersion mit Drücken bis zu 100 bar durch Polycarbonatmembranen mit definierten Porengrößen, meistens 200 nm oder 100 nm, gepresst wird. Die entstehenden LUV sind dabei im Durchschnitt etwas größer als die Poren der Extrusionsmembran. Die für die Herstellung im Großmaßstab am häufigsten verwendeten Methoden sind die Mikrofluidisierung und die Hochdruckhomogenisation (▸ Kap. 5.2.1). Bei der **Mikrofluidisierung** wird die Dispersion unter hohem Druck zunächst in zwei enge Kapillaren aufgeteilt. Danach prallen die beiden Flüssigkeitsströme aufeinander, die MLV werden dabei zerkleinert. Bei der **Hochdruckhomogenisation** werden die MLV etwa 5-mal mit Drücken von etwa 1 000 bar durch enge Kapillaren oder schmale Ringspalte gepresst. Die bei dem Prozess auftretenden Scherkräfte und Drucksprünge zerkleinern die Liposomen vorwiegend zu SUV oder LUV.

Geeignete Detergenzien, z. B. Natriumcholat, bilden in ausreichender Konzentration mit Phospholipiden und Cholesterol lösliche Mischmizellen. Durch Dialyse oder andere Methoden der **Detergensentfernung** können daraus sehr einheitliche SUV oder LUV hergestellt werden, deren Größe durch die Wahl des Detergens und die Geschwindigkeit der Detergensentfernung genau steuerbar ist.

Liposomenlipide können hochkonzentriert in Ethanol gelöst oder geliert werden. Nach deren Verdünnen in wässrigen Lösungen bilden sich spontan Liposomen. Diese Herstellung nach dem Prinzip der **Ethanol-Verdünnung** wählt man vorwiegend für dermale Anwendungen.

Einschluss der Wirkstoffe

Lipophile Wirkstoffe können vor der Liposomenherstellung den Membranlipiden zugesetzt werden. Sie sind nach der Herstellung in hoher Ausbeute in die Liposomenmembranen inkorporiert. Hydrophile Wirkstoffe werden in der Regel der wässrigen Phase zugesetzt, mit der die getrockneten Lipide hydratisiert werden. Die Einschlusseffizienz wird dabei hauptsächlich durch die Lipidkonzentration und die Liposomengröße bestimmt. Um das Eindringen der Wirkstoffe in das Innere der Vesikel zu erleichtern und damit die Verkapselungseffizienz zu erhöhen, müssen die spontan gebildeten Membranen zusätzlich gestört werden. Dies lässt sich entweder durch Einfrieren mit flüssigem Stickstoff und folgendem Wiederauftauen (**Frier/Tau-Zyklen**) oder durch **Gefriertrocknen und Rehydratisieren** der Liposomen (Dehydration-Rehydration Vesicles, DRV) erreichen.

Hohe Einschlusseffizienzen des Wirkstoffs bis zu 50 % lassen sich mit der Methode der Phasenumkehr (Reverse-Evaporation Vesicles, REV, **Phasenumkehrliposomen**) erzielen. Dazu werden die Lipide in leicht verdampfbarem organischem Lösungsmittel gelöst.

Anschließend wird mit wässriger Wirkstofflösung durch Ultraschall eine W/O-Emulsion hergestellt. Entfernung des Lösungsmittels bei niedrigem Druck führt zu einer gelartigen Konsistenz durch dichte Packung Monolayer-haltiger Prävesikel. Bei einem kritischen Lösungsmittelgehalt erfolgt Phasenumkehr mit Bildung von Liposomen.

Eine besonders effiziente Methode der Beladung ist bei Wirkstoffen möglich, die schwache Säuren oder Basen sind. Hier nutzt man einen pH-Gradienten zwischen den wässrigen Innen- und Außenbereichen der Vesikel. Der pH-Wert des äußeren wässrigen Bereichs wird so gewählt, dass schwache Säuren protoniert und schwache Basen deprotoniert vorliegen. Die Wirkstoffmoleküle sind dabei ungeladen und lipophil und können leicht durch die Lipidmembran diffundieren. Im Innenraum der Liposomen werden die Wirkstoffmoleküle bei entsprechendem pH-Wert wieder geladen und können nicht mehr entweichen. Eine weitere Möglichkeit ist eine Beladung der Liposomen zunächst mit Ammoniumsulfat. Bei Zugabe von deprotoniertem Doxorubicin bei neutralem pH-Wert fällt dieses als Sulfat im Liposomeninneren aus und Ammoniak wird freigesetzt. Bei dieser **nachträglichen Wirkstoffbeladung vorgefertigter Liposomen** (Remote Loading) erzielt man Einschlusseffizienzen bis zu 95 % des eingesetzten Wirkstoffs.

Wenn der nicht verkapselte Anteil von Wirkstoff nicht erwünscht ist, kann er durch Gelchromatographie oder Dialyse abgetrennt werden.

Stabilität liposomaler Präparate

Leere Liposomen oder solche mit lipophilen Wirkstoffen in der Membran können meist ohne große Veränderungen autoklaviert werden. Durch die Fluidisierung der Membranen bei hohen Temperaturen werden jedoch verkapselte hydrophile Wirkstoffe aus den Liposomen freigesetzt, was eine Sterilisation durch Autoklavieren ausschließt. Für die parenterale Anwendung müssen Liposomen daher kleiner sein als die Poren der hier für die Entkeimungsfiltration notwendigen Filter (0,22 µm).

Auch unter normalen Bedingungen diffundieren hydrophile Wirkstoffe aus den Liposomen. Die Permeationsgeschwindigkeit durch die Liposomenmembranen steigt mit zunehmender Lipophilie und abnehmender Größe der verkapselten Moleküle. Der Wirkstoffaustritt kann jedoch durch dichtere Membranen verlangsamt werden. Die Dichtigkeit und damit die Lagerstabilität von Liposomen kann durch Cholesterolzusatz zu natürlichen Phospholipiden oder durch Verwendung hydrierter Phospholipide wesentlich erhöht werden. Hydrierte Lipide haben zudem den Vorteil, dass keine oxidative Veränderung der Liposomen auftritt.

Die Partikelgröße von Liposomen mit hydrophilen Wirkstoffen ändert sich während der Lagerung nicht, solange durch Hydrolyse keine bedeutenden Mengen (d. h. mehr als 10 %) an Lysolecithin und Fettsäuren gebildet werden, die eine Membranfusion begünstigen.

Die Entwicklung von gefriergetrockneten Liposomenpräparaten ermöglicht sehr lange Lagerzeiten. Es treten aber sowohl beim Lyophilisationsprozess, als auch bei der Rehydratation Störungen der Integrität der Liposomenmembranen auf. Deshalb können in die Lyophilisate keine hydrophilen Wirkstoffe stabil verkapselt werden. Lipophile Wirkstoffe, die in der Liposomenmembran inkorporiert sind, können aber stabil in solche Präparate eingearbeitet werden.

Liposomen können nach i. v. Applikation durch Einwirkung von Plasmalipoproteinen, hauptsächlich HDL, ihren Wirkstoff verlieren. Diese Destabilisierung kann durch einen hohen Cholesterolanteil oder durch gesättigte Phospholipide in den Liposomen nahezu vermieden werden.

Praktische Verwendung von Liposomen

Seit einigen Jahren sind verschiedene liposomale Arzneimittel auf dem Markt. Zur i. v. Injektion gegen systemische Pilzinfektionen dient ein lyophilisiertes Liposomenpräparat, bei dem Amphotericin B in der Lipiddoppelschicht der Vesikel gelöst ist. Dadurch ist die Nephrotoxizität des Wirkstoffs deutlich verringert. Liposomen mit verkapseltem Doxorubicin oder Cytarabin zeigen nach i. v. Anwendung durch ihre veränderte Organverteilung erheblich weniger Nebenwirkungen als die freien Wirkstoffe. Auch zur Verkapselung von Ultraschall- oder NMR-Kontrastmitteln (▸ Kap. 9.5.6) sind Liposomen geeignet, wodurch verschiedene Organe besser dargestellt werden können.

Bei der topischen Applikation auf die Haut können konventionelle Liposomen das Stratum corneum nicht durchdringen. Sie können jedoch den Hydratationszustand der Haut modifizieren, wodurch die Lipide des Stratum corneum fluidisiert werden oder durch einen Okklusiveffekt auch die Wirkstoffpermeation erhöht sein kann. **Ultraflexible Liposomen**, deren Membranen durch spezielle Lipide oder einen hohen Tensidanteil stark fluidisiert werden, sind in der Lage zwischen den Hornzellen des Stratum corneum tiefer in die Haut einzudringen und dort den Wirkstoff freizusetzen. Auch Liposomendispersionen mit einem hohen Ethanolgehalt (**Ethosomen**) bewirken durch einen ähnlichen Effekt eine erhöhte Wirkstoffpermeation in die Haut.

Virosomen

Viren ermöglichen ihre Vermehrung in verschiedenen Zellen erst durch bestimmte Membranproteine, die eine Anheftung an die Zelloberflächen bewirken und dann eine Aufnahme in die Zellen erzwingen. Modifizierte, nicht mehr zur Vermehrung fähige Viren können daher zur Infektion von Wirkstoffen, z. B. von therapeutischen Nukleinsäuren für die Gentherapie, verwendet werden. Heftige Immunreaktionen nach systemischer Verabreichung können dabei zu einem Problem werden.

Virosomen sind den Liposomen und den Viren ähnliche Partikel. Für ihre Herstellung werden aus Viren die Membranproteine Hämagglutinin und Neuraminidase isoliert und in Phospholipidmembranen integriert. Virosomen werden als Träger von Impfstoffen gegen Influenza oder Hepatitis A verwendet. Sie sind ideale Adjuvanzien, da sie im Organismus gut verträglich sind und durch die Nachahmung einer Virusinfektion eine optimale Immunantwort erzeugen.

Niosomen® und Polymersomen

Auch verschiedene synthetische nichtionische Tenside können vesikuläre Strukturen aufbauen. Diese Formen werden als **nichtionische Vesikel** oder **Niosomen®** bezeichnet. Diese sind gegenüber den Liposomen chemisch stabiler, aber zum Teil weniger biokompatibel.

Polymersomen sind aus geeigneten Copolymeren mit hydrophilen und lipophilen Polymerblöcken aufgebaute Vesikel. Die Dicke der Vesikelmembranen und damit die Freisetzungsgeschwindigkeit von Wirkstoffen kann durch die Blocklängen variiert werden.

15.3.6 Komplexe Nanopartikel

Für die **Gentherapie**, d. h. das Einbringen von therapeutischen Nukleinsäuren wie DNA oder siRNA (small interfering RNA) in Zellen, oder zur **Impfung** mit mRNA (messenger RNA), werden kolloidale Trägerpartikel eingesetzt, die von den Zellen über Endozytose aufgenommen werden. Um die anionischen Nukleinsäuren einerseits vor den Nukleasen im Organismus zu schützen und sie andererseits möglichst konzentriert in die Zellen zu schleusen, können sie mit kationischen Lipiden zu **Lipoplexen** oder mit kationischen bioabbaubaren Polymeren zu **Polyplexen** gepackt werden. Die Struktur der Partikel hängt stark vom Protokoll des Mischens der Nukleinsäuren mit den Hilfsstoffen ab und ist entscheidend für die Endozytose der Komplexe in die Zielzellen und die Freigabe und Wirkung der Nukleinsäuren in der Zelle.

15.3.7 Nanosuspensionen (Nanokristalle)

Beim Unterschreiten einer Teilchengröße von etwa 1 µm können wegen des erhöhten Lösungsdrucks über stark gekrümmten Oberflächen auch schwer lösliche Wirkstoffe in Lösung gehen. Sie bilden dabei übersättigte Lösungen. Dieses Prinzip ist bei Nanosuspensionen verwirklicht. Die Kolloidteilchen können dazu entweder aufbauend über Fällung aus Lösungen bzw. aus überkritischen Gasen oder abbauend durch Hochdruckhomogenisation bzw. mit neu entwickelten **Nanomühlen** (▸ Kap. 5.2.1, ◘ Tab. 5.4) oder **dualer Zentrifugation** erzeugt werden. Die Partikel können durch Polymere oder Tenside stabilisiert werden und werden meistens nach Trocknung für die orale Anwendung in Kapseln gefüllt, zu Tabletten verpresst, auf inerte Tablettenkerne aufgezogen oder an Albumin gebunden und als Lyophilisat für die parenterale Infusion verwendet.

15.3.8 Anorganische Nanopartikel

Prinzipiell können als kolloidale Träger auch Nanopartikel aus anorganischen Materialien verwendet werden. Bei Materialien mit geringer Löslichkeit, d. h. bei begrenzter Abbaubarkeit der Partikel im Organismus, dürfen nur geringe Mengen solcher anorganischer Partikel in den Organismus gelangen. Sie werden deshalb vorwiegend als Träger von radioaktiven Substanzen wie ^{99m}Technetium für die szintigraphische **Diagnostik** von RES-Geweben eingesetzt, z. B. in Form von Schwefel-, Zinn- oder Rheniumsulfid-Kolloiden, die mit Gelatine stabilisiert sind. Der Anteil von Partikeln, die den Nanometer-Größenbereich wesentlich überschreiten, darf nur sehr gering sein, weil solche Partikel die Lungenkapillaren verstopfen können.

Wegen der Bakterien tötenden Wirkung von Silberionen wurde früher Silber in kolloidaler Form in Wundauflagen eingearbeitet. Da diese Kolloide aber in die Hautzellen aufgenommen werden und die Zellen irreversibel dunkel färben (Argyrie) sowie zelltoxisch sind, werden nur noch Silbersalze oder elementares Silber in größeren Teilchengrößen zu diesem Zweck verwendet.

15.4 Charakterisierung und Maßnahmen zur Stabilisierung und parenteralen Anwendung der nanopartikulären Systeme

In erster Linie muss die Beladung der NPS mit Wirkstoff und dessen Freisetzungskinetik bestimmt werden. Geeignete Methoden zur Abtrennung des freigesetzten Stoffs von den Partikeln sind u. a. die Gelpermeationschromatographie (GPC) oder Dialyseverfahren.

Die Größenverteilung der NPS bestimmt ihre Wirkstoff-Freisetzung und die Verteilung im Organismus. Die Größenmessung erfolgt am einfachsten durch **Photonenkorrelationsspektroskopie** (PCS; dynamische Lichtstreuung, DLS), bei der über die Diffusionsgeschwindigkeit der Teilchen (Brown'sche Molekularbewegung) der hydrodynamische Durchmesser ermittelt wird. Für genauere Form- und Strukturuntersuchungen wird die **Elektronenmikroskopie** eingesetzt. Die Kristallinität von Wirk- und Hilfsstoffen kann durch **thermoanalytische Methoden** wie DSC (Differential Scanning Calorimetry) ermittelt werden. **Röntgen**- oder **Neutronenkleinwinkelstreuung** (**SAXS** bzw. **SANS**) liefern Informationen über die innere Struktur von NPS.

Die Ladung der Partikel wird über das **Zeta-Potenzial** charakterisiert, welches für ihre elektrostatische Stabilisierung und die Wechselwirkung mit Zelloberflächen und Proteinen von Bedeutung ist. Um die Aggregationen in Kolloidlösungen bei der Lagerung zu vermeiden, werden den Partikeldispersionen zur Isotonisierung in der Regel keine Salze, sondern nichtionische niedermolekulare Stoffe wie Glycerol oder Glucose zugesetzt, die das Zeta-Potenzial nicht beeinflussen.

Eine Größenänderung der NPS bei der Lagerung kann auch durch **Ostwald-Reifung** erfolgen, wenn die lipophilen Wirk- oder Hilfsstoffe eine geringe Löslichkeit in Wasser aufweisen. Dies ist bei Polymer-Nanopartikeln und Liposomen weniger ein Problem, sondern hauptsächlich bei Nanosuspensionen, die deshalb nach Herstellung meist in Pulverform überführt werden.

Bei Verwendung der NPS als parenterale Arzneiformen sind Hitzesterilisationsverfahren wegen der thermischen Labilität vieler Hilfsstoffe meist nicht anwendbar. Die Auswirkungen einer Strahlensterilisation auf die Partikel müssen genau untersucht werden. Wenn die Partikelgröße es erlaubt, kann Entkeimungsfiltration angewendet werden. Ansonsten müssen die Partikel durch aseptische Verfahren hergestellt werden. Die verwendeten Stoffe müssen auf Pyrogenfreiheit getestet werden. Bei natürlichen Materialien wie Proteinen oder Lipiden (z. B. Cholesterol), die aus Rindern gewonnen werden, muss Prionenfreiheit zertifiziert sein.

Quellen und weiterführende Literatur

Bakowsky U, Lehr CM. Nanopartikel als Wirkstoffträger. Pharm Ztg 148: 4203, 2003

Bunjes H, Siekman B. Manufacture, characterization and applications of solid lipid nanoparticles as drug delivery systems. In: Benita S (ed.) Microencapsulation, S. 213. 2. Aufl., Marcell Dekker, New York 2006

Calderon M, Quadir MA, Sharma SK, Haag R. Dendritic polyglycerols for biomedical applications. Adv. Mater 22: 190 2010

Cevc G. Lipid vesicles and other colloids as drugs carriers on the skin. Adv Drug Deliv Rev 56: 675, 2004

Jain AK, Thareja S. In vitro and in vivo characterization of pharmaceutical nanocarriers used for drug delivery. Artif Cells Nanomed Biotechnol 47: 524–539, 2019

Kurniasih IN, Keilitz J, Haag R. Dendritic nanocarriers based on hyperbranched polymers. Chem Soc Rev 12, 2015

Mäder K, Weidenauer U (Hrsg.) Innovative Arzneiformen. Wissenschaftliche Verlagsgesellschaft Stuttgart, 2009

Merisko-Liversidge EM, Liversidge GG. Drug nanoparticles: formulating poorly water-soluble compounds. Toxicol Pathology 36: 43 2008

Mundargy RC, Babu VR, Rangaswamy V, Patel P, Aminabhavi TM. Nano/micro technologies for delivering macromolecular therapeutic using poly(D,L-lactide-co-glycolide) and its derivatives. J Controlled Release 125: 193–209, 2008

Murthy SK. Nanoparticles in modern medicine: state of the art and future challenges. Int J Nanomed 2: 129, 2007

Rabinow BE. Nanosuspensions in Drug Delivery. Nature Reviews 3: 785, 2004

Sahay G, Alakhova DY, Kabanov AV. Endocytosis of nanomedicines. J Control Rel 145: 182–195, 2010

Stiriba S-E, Frey H, Haag R. Dendritic polymers in biomedical applications: From potential to clinical use in diagnostics and therapy. Angew Chem, Int. Ed. 41: 1329, 2002

Torchilin VP. Recent advances with liposomes as pharmaceutical carriers. Nature Rev. Drug Discovery 4: 145, 2005

Varde NK, Pack DW. Microspheres for controlled release drug delivery. Expert Opin Biol Ther 4: 35, 2004

Vauthier C, Bouchemal K. Methods for the preparation and manufacture of polymeric nanoparticles. Pharm Res 26: 1025, 2009

Abbildungsnachweise

Lill N. Injizierbare Arzneiformen auf Basis biodegradabler Polymere. Pharm Ztg Prisma 2: 269, 1995

Schubert R. Liposomen. In: Mäder K, Weidenauer U (Hrsg.) Innovative Arzneiformen. Wissenschaftliche Verlagsgesellschaft Stuttgart, 2009

16

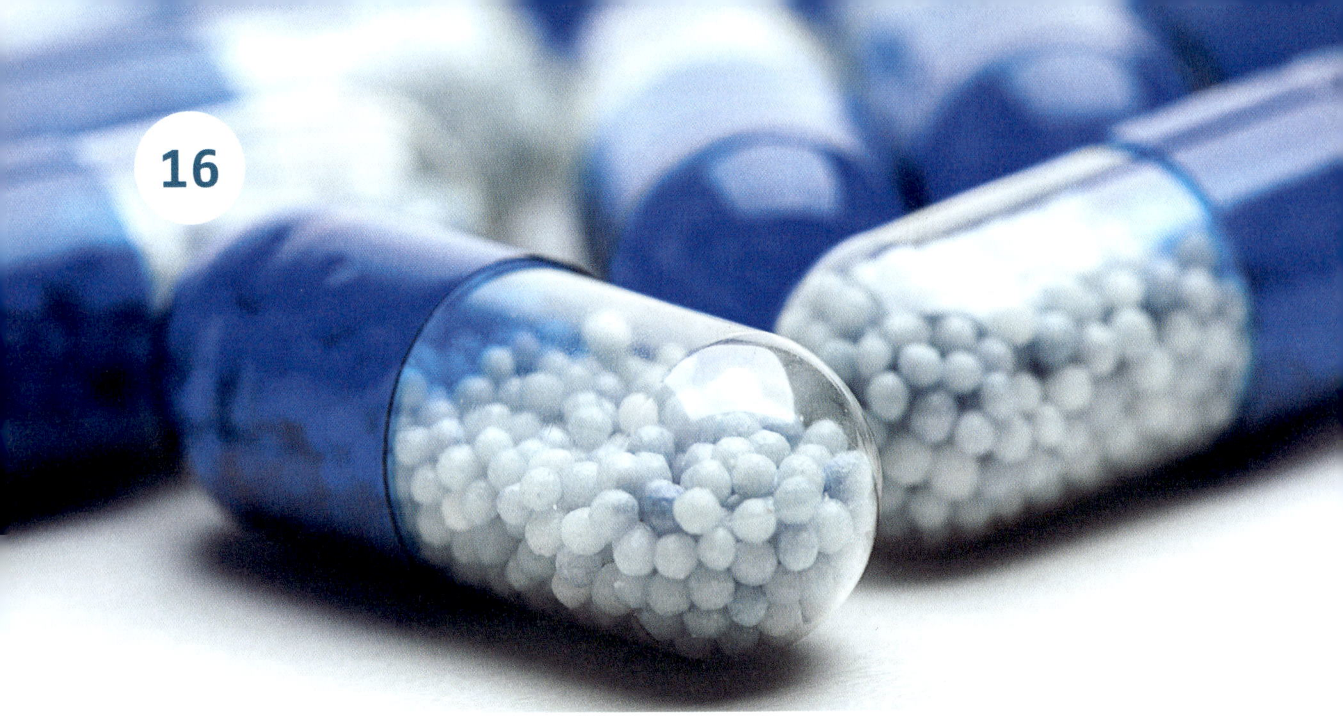

Darreichungsformen mit veränderter Wirkstoff-Freisetzung

Prof. Dr. Heiko Alexander Schiffter-Weinle

Im Rahmen der pharmazeutischen Entwicklung werden auch Darreichungsformen konzipiert und hergestellt, bei denen die Geschwindigkeit oder der Ort der Wirkstoff-Freigabe im Vergleich zu konventionellen, sofort verfügbaren Formulierungen modifiziert werden. Die Ziele einer solchen Modifikation können recht unterschiedlich sein, beispielsweise die gezielte Verabreichung des Wirkstoffs in einem bestimmten Abschnitt des Gastrointestinaltrakts, die gestaffelte Freisetzung zu definierten Zeitpunkten oder das Aufrechterhalten der therapeutischen Aktivität einer Wirkstoffdosis über einen verlängerten Zeitraum. Insbesondere Letzteres kann die Applikations- bzw. Einnahmehäufigkeit eines Arzneimittels deutlich reduzieren und die Patienten-Compliance für eine medikamentöse Therapie erhöhen. Abhängig von Wirkstoff und Applikationsweg gibt es unterschiedliche Ansatzmöglichkeiten für eine veränderte Wirkstoff-Freisetzung. Nicht immer ist beim ersten Blick auf die Zusammensetzung eines Arzneimittels auch zu erkennen, durch welche Maßnahmen dies erreicht wurde. Manche Systeme stellen regelrechte galenische Kunstwerke dar.

16.1 Definitionen und Begriffsbestimmungen

Die Definitionen für Retard- und Depotarzneiformen sind uneinheitlich.

Definition

Retardarzneiformen

Im *weiteren Sinne* werden als Retardarzneiformen Darreichungs- bzw. Arzneiformen bezeichnet, die den Wirkstoff mit dem Ziel einer verlängerten therapeutischen Wirkung über einen längeren Zeitraum bei verringerter Einnahmefrequenz freigeben. Im *engeren Sinne* werden als Retardarzneiformen entsprechende Arzneimittel zur peroralen Einnahme bezeichnet.

Depotarzneiformen

Dieser Begriff bezieht sich im Allgemeinen auf parenteral verabreichte Darreichungsformen, bei denen ein lokales Depot, z. B. im Muskel oder subkutan, gesetzt wird. Die Begriffe Retard- und Depotarzneiformen werden hier als gleichbedeutend angesehen und auch so verwendet.

Retard- bzw. Depotarzneiformen werden auch am Auge, kutan oder vaginal angewendet (▸Kap. 10, ▸Kap. 12, ▸Kap. 13).

Kontrollierte Wirkstoff-Freisetzung. Dieser Begriff (*controlled-release*) soll verdeutlichen, dass der Wirkstoff mit einer definierten, reproduzierbaren Freigabekinetik freigesetzt wird, um eine vorhersagbare Plasmakonzentration zu erhalten. Meist wird hierbei eine verlängerte Wirkstoff-Freisetzung aus der Arzneiform verstanden, die zu einer konstanten Plasmakonzentration über einen längeren Zeitraum führt.

Langzeit-Arzneistoffe. Die verlängerte Wirkung wird durch langsame Biotransformation, Verteilung in tiefe Kompartimente oder starke Plasmaeiweißbindung, und damit Verlangsamung der Elimination, verursacht. Verantwortlich hierfür ist die chemische Struktur des Wirkstoffs.

Tabletten mit veränderter Wirkstoff-Freisetzung (Ph. Eur.). Es handelt sich um überzogene oder nichtüberzogene Tabletten, die mit speziellen Hilfsstoffen, nach besonderen Verfahren oder durch Kombination beider Möglichkeiten hergestellt werden, um die Freisetzungsgeschwindigkeit, den Zeitpunkt oder den Ort der Freisetzung des Wirkstoffs oder der Wirkstoffe gezielt zu verändern. In der englischen Ausgabe der Ph. Eur. werden Tabletten mit veränderter Wirkstoff-Freisetzung als *modified-release tablets* bezeichnet. Sie schließen Tabletten mit verlängerter Wirkstoff-Freisetzung (*prolonged-release tablets*), Tabletten mit verzögerter Wirkstoff-Freisetzung (*delayed-release tablets*) sowie Tabletten mit pulsierender Wirkstoff-Freisetzung (*pulsatile-release tablets*) ein.

Im Zusammenhang mit Tabletten mit **verlängerter Wirkstoff-Freisetzung** finden sich im englischen Sprachgebrauch neben *prolonged-release* auch noch die Bezeichnungen *extended-release*, *sustained-release* und *controlled-release*.

Eine **verzögerte Freisetzung** liegt zum Beispiel bei **magensaftresistenten Tabletten Ph. Eur.** vor. Bei der **pulsierenden Freisetzung** werden bestimmte Anteile des Wirkstoffs zeitlich gestaffelt freigesetzt. Durch eine Reihe von aus der Tablette hintereinander freigegebenen Einzeldosen, kann so ebenfalls eine verlängerte Wirkstoff-Freisetzung erzielt werden.

Häufig ist ein kleiner Teil des Wirkstoffs als **Initialdosis**, ein größerer Teil als **Erhaltungsdosis** enthalten. Die Initialdosis soll schnell therapeutisch wirksame Plasmaspiegel aufbauen, während die langsamer freizusetzende Erhaltungsdosis dazu dient, diese dann über einen längeren Zeitraum aufrechtzuerhalten.

Merke

Bei einigen Handelspräparaten haben sich Namenszusätze wie MUPS (Multiple Unit Pellet System) oder ZOK (Zero Order Kinetics) eingebürgert. Sie sollen die Art der Retardierung, Freisetzung oder auch Freisetzungskinetik verdeutlichen. Im englischen Sprachraum finden sich häufig die Namenszusätze SR für sustained-release und ER für extended-release.

Wichtiges in Kürze

Sustained Release (gleichmäßig hinhaltende Freisetzung)
Eine gleichmäßig hinhaltende Freisetzung erstreckt sich bei konstanter Freisetzungskinetik über einen bestimmten, langgezogenen Zeitraum. Zum Beispiel findet die Freisetzung über den Verlauf des kompletten Gastrointestinaltrakts statt, was in Folge zu einem verlängerten Zeitraum (Δt) der Plasmakonzentration des Wirkstoffs zwischen minimal effektiver Konzentration (MEC) und minimal toxischer Konzentration (MTC) führt. Erreicht wird dies meist durch Formulierung mit geeigneten Polymeren als Reservoir-Systeme oder Matrix-Systeme.

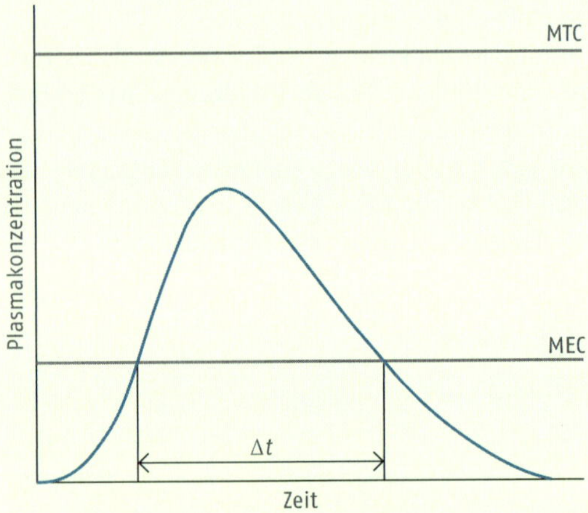

Controlled Release (kontrollierte Freisetzung)
Eine kontrollierte Freisetzung erstreckt sich über einen langgezogenen Zeitraum, jedoch mit dem Ziel, eine vorhersagbare, konstante Plasmakonzentration für den applizierten Wirkstoff zu erreichen, unabhängig von den biologischen Gegebenheiten am Resorptionsort. „Kontrolliert" bezieht sich hier vor allem auf die Kontrolle der Plasmakonzentration und nicht nur auf die Wirkstoff-Freisetzung aus der Arzneiform. Erreicht wird eine kontrollierte Freigabe durch Formulierung des Wirkstoffs in sogenannte therapeutische Systeme mit spezifischem Freigabemuster bzw. spezifischer Freigabekinetik (meist Kinetik 0. Ordnung).

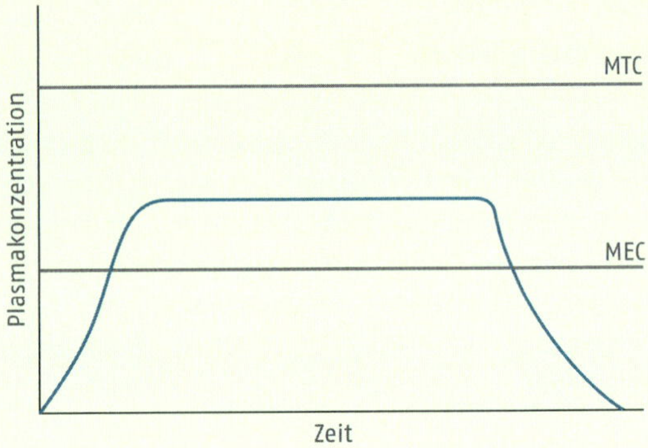

Targeted Release (zielorientierte Freisetzung)
Eine zielorientierte Freisetzung beeinflusst in der Regel die Verteilung des Arzneistoffs im Körper derart, dass der Großteil der applizierten Dosis direkt im Zielgewebe auf zellulärer oder subzellulärer Ebene wirkt. Ziel ist die Spezifität und Effektivität des Wirkstoffs bei gleichzeitiger Verminderung seiner Nebenwirkungen zu steigern. **Passives Targeting** nutzt dabei die physiologischen Bedingungen im Zielorgan oder Zielgewebe aus. Ein Beispiel hierfür ist der sogenannte EPR-Effekt (enhanced permeability and retention) bei der Verabreichung von nanopartikulären Wirkstoffträgern in der Tumortherapie. **Aktives Targeting** ist z. B. die Kopplung von Wirkstoffmolekülen oder Wirkstoffträgern an Antikörper mit spezifischen Zielproteinen im Gewebe, in dem sich der Arzneistoff anreichern soll.

16.2 Therapeutische Ziele, Vor- und Nachteile

Nichtretardierte perorale Darreichungsform mit rascher Resorption oder die parenterale intravenöse Applikation bewirken nach einmaliger Verabreichung den schnellen Aufbau von Plasmaspiegeln. Danach kommt es jedoch je nach Größe der Eliminationshalbwertszeit zu einem mehr oder weniger schnellen Abfall der Plasmakonzentration des Wirkstoffs (▸ Kap. 7.1.2, ○ Abb. 7.9; ○ Abb. 16.1). Dies führt bei Stoffen mit schneller Elimination bei mehrfacher Verabreichung und Kumulierung zu erheblichen Schwankungen der Plasmaspiegel und kann ein eventuelles temporäres Nachlassen der Wirkung und bei höherer Dosierung auch das Auftreten von Nebenwirkungen verursachen (▸ Kap. 7.1.3).

Es ist daher das Ziel, durch Verarbeitung von Wirkstoffen zu Retard- bzw. Depotarzneiformen derartige Schwankungen zu vermeiden. Nicht für jedes Therapieziel sind allerdings konstante Wirkstoff-Plasmakonzentrationen bzw. ein Steady State (▸ Kap. 7.1.3) wün-

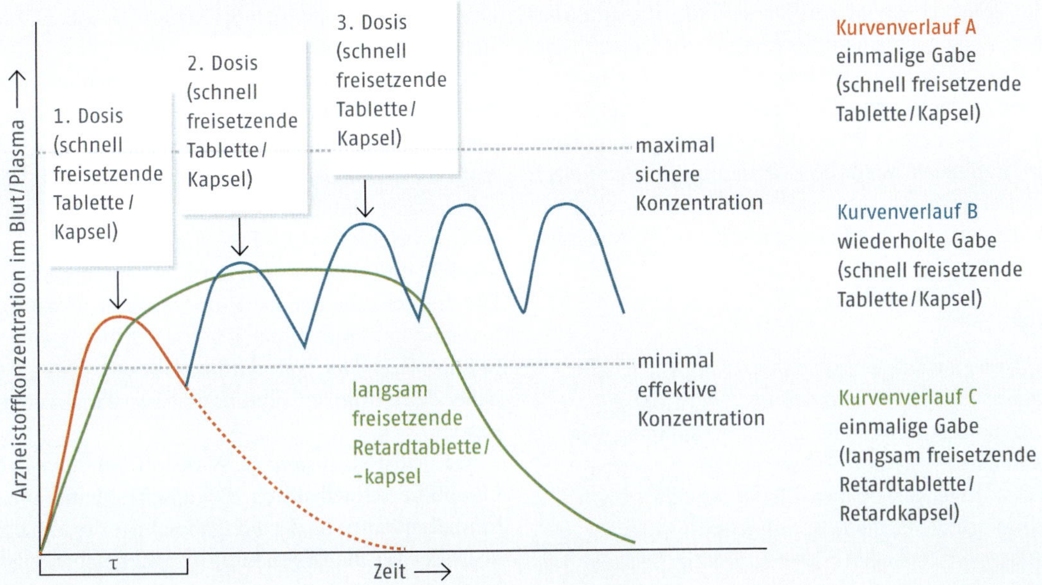

Abb. 16.1 Wirkstoff-Plasmakonzentrationen nach Mehrfachapplikation einer schnell freisetzenden Darreichungsform (z. B. Tablette) und Einmalapplikation einer langsam freisetzenden Retard- bzw. Depotarzneiform. τ = Dosierungsintervall

Tab. 16.1 Therapeutische Vorteile und Nachteile von Retardarzneiformen

Vorteile	Nachteile
▪ Verbesserung der Wirkung: – Aufrechterhalten optimaler therapeutischer Plasmakonzentrationen über einen längeren Zeitraum – Vermeidung subtherapeutischer Plasmakonzentrationen – Vermeidung toxischer Plasmakonzentrationen und damit Verringerung von lokalen und systemischen Nebenwirkungen ▪ Verringerung der Einnahmehäufigkeit und günstigere Einnahmezeiten ▪ Anpassung der Wirkstoff-Freisetzung auf den zeitlich therapeutischen Bedarf (Chronotherapie) ▪ Verminderung der insgesamt verabreichten Dosis bei Erzielung einer vergleichbaren Wirkung ▪ verbesserte Patienten-Compliance	▪ meist höhere Herstellungskosten ▪ häufig niedrigere oder stärker variierende Bioverfügbarkeit ▪ mögliche schlagartige Freisetzung der gesamten Wirkstoffmenge (Dose-Dumping) ▪ Gefahr der Toleranzausbildung (▸Kap. 16.6.4)

schenswert. Beispiele hierfür sind die Schlafmittel. Auch bei vorliegendem zirkadianem Rhythmus und Toleranzerscheinungen des Wirkstoffs sind konstant freisetzende Zubereitungen nicht optimal (▸Kap. 16.6.4).

Tab. 16.1 führt die angestrebten therapeutischen Vorteile und mögliche Nachteile von Retardarzneiformen an.

Niedrigere Bioverfügbarkeiten bei Retardarzneiformen können auf eine häufiger zu beobachtende unvollständige Resorption des Wirkstoffs zurückgeführt werden. Die Gründe hierfür sind unterschiedlich. So kann eine sehr langsame Freisetzung dazu führen, dass der Wirkstoff noch in Bereichen des Gastrointestinaltrakts freigesetzt wird, in denen keine Resorption mehr stattfindet, oder dass die Retardform mit noch nicht freigesetztem Wirkstoff den Organismus wieder verlässt. Bei Wirkstoffen, die im Magen-Darm-Trakt metabolisiert werden, kann auch ein größerer Anteil an metabolisiertem Wirkstoff hierfür verantwortlich sein. Die meisten Enzyme in der Darmschleimhaut sind absättigbar. Bei einer langsameren Wirkstoff-Freisetzung aus einer Retardarzneiform wird diese Sättigungsgrenze vielfach langsamer erreicht, was eine intensivere Metabolisierung zur Folge hat. Ein Beispiel hierfür ist Alprenolol.

Merke

Aufgrund unsachgemäßer Handhabung durch den Patienten, die zu einer Zerstörung des Retardierungsprinzips führt, kann es zu **Dose-Dumping**, das heißt der schlagartigen Freisetzung der gesamten Wirkstoffmenge, kommen. Dies ist deshalb kritisch zu betrachten, da die Wirkstoffmenge in einer Tablette mit verlängerter Wirkstoff-Freigabe meist größer ist, als zum Beispiel in einer schnell freisetzenden oder verzögert freisetzenden Tablette.

16.3 Biopharmazeutische Grundlagen

Konstante Plasmakonzentrationen eines verabreichten Wirkstoffs lassen sich am ehesten mit einer intravenösen Dauerinfusion erreichen. Hierbei wird dem Patienten eine bestimmte Wirkstoffmenge mit einer von der Größe der Eliminationshalbwertszeit und dem Verteilungsvolumen des Wirkstoffs abhängigen Infusionsgeschwindigkeit zugeführt, so dass konstante Plasmakonzentrationen eingestellt werden können (▸Kap. 7.1.3). Durch Injektion einer Initialdosis oder durch die Kombination mit einer kurzzeitigen, schnellen Infusion zu Anfang der Wirkstoffgabe können die erforderlichen Plasmakonzentrationen rasch aufgebaut werden.

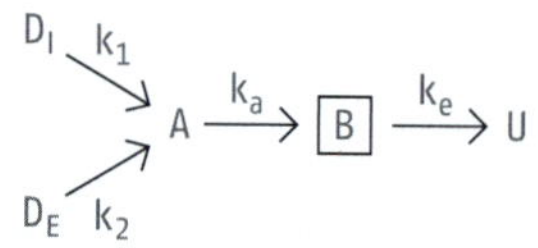

Abb. 16.2 Pharmakokinetisches Modell für Retardarzneiformen mit Initial- und Erhaltungsdosis. D_I: schnell verfügbare Initialdosis; D_E: Erhaltungsdosis; *A*, *B*, *U*: Wirkstoffmengen am Absorptionsort, im Blut bzw. Plasma und im Urin; k_1, k_2, k_a, k_e: Geschwindigkeitskonstanten

Die biopharmazeutischen Verhältnisse von Retardarzneiformen lassen sich mit dem in Abb. 16.2 dargestellten Modell beschreiben.

Die **Initialdosis D_I** ist schnell verfügbar und wird mit der Geschwindigkeitskonstanten k_1 aus der Arzneiform freigesetzt. Die Resorption des freigesetzten Wirkstoffs läuft meist nach einer Kinetik 1. Ordnung mit der Geschwindigkeitskonstanten k_a ab. Die **Erhaltungsdosis D_E** wird mit der Geschwindigkeitskonstanten k_2 freigegeben und ebenfalls mit der Konstanten k_a resorbiert. Für die Freigabe der Erhaltungsdosis wird häufig eine Freigabe mit einer Kinetik nullter Ordnung angestrebt (▸Kap. 3.1.1). Der Wert der Freigabekonstanten k_2 muss dabei der Größe der Eliminationskonstanten angepasst werden.

Da gelöst vorliegender Wirkstoff bei ausreichender Lipophilie schnell durch biologische Membranen diffundieren kann, ist der Freigabeschritt der Erhaltungsdosis der für die folgenden Prozesse geschwindigkeitsbestimmende Schritt, sofern die Freigabe ausreichend langsam verläuft, also mit $k_2 < k_a$.

Die Größen von Initial- und Erhaltungsdosis, D_I und D_E, können sehr vereinfacht annähernd berechnet werden. So lassen sich für die Entwicklung einer peroralen Retardzubereitung, die den Wirkstoff bei Annahme eines offenen Einkompartiment-Modells mit nullter Ordnung freigeben soll, Gleichung 16.1 bis Gleichung 16.4 anwenden, vorausgesetzt es tritt keine Kumulierung auf (▸Kap. 7.1.3). Zugrunde liegt dabei die Vorstellung einer Kurzinfusion.

$$D_{tot} = D_I + D_E \qquad \text{Gleichung 16.1}$$

$$D_{tot} = D_I + {}^0k_f \cdot t_r \qquad \text{Gleichung 16.2}$$

$${}^0k_f = C^{th} \cdot k_e \cdot V \qquad \text{Gleichung 16.3}$$

$$D_I = C^{th} \cdot V \qquad \text{Gleichung 16.4}$$

| D_{tot} Gesamtdosis | ${}^0k_f$ Freisetzungsgeschwindigkeitskonstante nullter Ordnung | k_e Eliminationsgeschwindigkeitskonstante | C^{th} gewünschte konstante Plasmakonzentration im therapeutischen Bereich | V Verteilungsvolumen | t_r Resorptionszeit

Dabei kommt der Resorptionszeit t_r eine besondere Bedeutung zu. Sofern die Resorption ausschließlich im Magen und Dünndarm stattfindet, kann normalerweise nur mit einer Resorptionszeit von 5 h gerechnet werden. Die danach allein, ohne weitere Wirkstoffzufuhr ablaufende Elimination führt nach ca. 5 Eliminationshalbwertszeiten $t_{1/2}$ zur praktisch vollständigen Ausscheidung. Soll Kumulierung vermieden werden, darf die nächste Applikation erst nach $t_r + 5\,t_{1/2}$ erfolgen, für das entsprechende Dosierungsintervall τ gilt dann: $\tau > t_r + 5\,t_{1/2}$. Wird auch aus dem Dickdarm resorbiert, erhöht sich die Resorptionszeit t_r auf ca. 15 h. Bei den hier weniger geeigneten nicht konstanten Freisetzungen sind die Berechnungen etwas komplizierter.

Retardierte Freisetzung ohne Kumulierung wird allerdings eher selten angestrebt. Sehr viel häufiger ist die Retardierung bei kumulierenden Wirkstoffen mit dem Ziel, einen Steady-State-Plasmaspiegel mit möglichst geringer Fluktuation zu erzielen (▸Kap. 7.1.3). Aus Gründen der Compliance wird bei der Entwicklung einer derartigen Retardarzneiform von einem Dosierungsintervall τ von wenigstens 12 oder besser 24 h (sogenannte „uno"-Präparate) ausgegangen (je nach Resorptionszeit t_r 5 bzw. 15 h). Zur Berechnung der Gesamtdosis D_{tot} bedient man sich der Kumulierungsgleichung (▸Kap. 7.1.3, ○Gleichung 7.6). Statt der Zufuhrgeschwindigkeitskonstanten der Infusion k_0 wird der Quotient aus D_{tot} und τ eingesetzt. Damit ergibt sich aus der Gleichung

$$C^{ss} = \frac{k_0}{k_e \cdot V} \qquad \text{Gleichung 16.5}$$

die neue Gleichung

$$C^{ss} = \frac{D_{tot}}{k_e \cdot V \cdot \tau} \qquad \text{Gleichung 16.6}$$

Dabei ist C^{ss} die mittlere Steady-State-Konzentration im Dosierungsintervall τ nach peroraler Applikation einer bestimmten Dosis D_{tot}. Deren Größe ergibt sich nach Umstellen zu

$$D_{tot} = C^{ss} \cdot k_e \cdot V \cdot \tau \qquad \text{Gleichung 16.7}$$

Im Allgemeinen wird durch Retardarzneiformen eine Verlangsamung der Absorptionsgeschwindigkeit des Wirkstoffs mithilfe einer Verlangsamung der Wirkstoff-Freisetzung angestrebt. Dies kann durch Verlangsamung der Auflösung des Wirkstoffs oder durch Hemmung bzw. Verlangsamung der Diffusion von gelöstem Wirkstoff zum Resorptionsort Magen-Darm-Schleimhaut erreicht werden. Dabei ist die jeweilige Freisetzungskinetik zu berücksichtigen (nullte oder erste Ordnung, Wurzel-t-Kinetik aus Matrices; ▸Kap. 16.5.4, ▸Kap. 16.5.5).

Wenn es bisher nur unvollkommen gelingt, mit den herkömmlichen Retardarzneiformen über einen längeren Zeitraum konstante Plasma- bzw. Gewebekonzentration aufrechtzuerhalten, so liegt das einmal an der nicht konstanten Wirkstoff-Freisetzung, die außerdem mehr oder weniger kurzzeitig erfolgt, zum anderen aber auch an intra- und interindividuellen physiologischen Schwankungen. Hier sind vor allem die Passagezeit durch den Gastrointestinaltrakt sowie die gastrointestinalen Flüssigkeitsvolumina hervorzuheben.

Die Verweildauer von festen Formlingen im Magen kann sehr unterschiedlich sein (▸Kap. 7.2.1). Die Magenentleerungsgeschwindigkeit, Art und Menge aufgenommener Nahrung sowie die Größe des Formlings haben hier einen Einfluss. Im Nüchternzustand gibt der Magen eine nicht zerfallende, feste Arzneiform in der Regel in 1–2 Stunden mittels eines zyklisch-motorischen Aktivitätsmuster (migrierender motorischer Komplex, MMC) an den Dünndarm weiter. Nahrungsaufnahme kann diese Weitergabe verzögern und die feste Retardform im Magen zurückhalten, bis die Nahrungsbestandteile selbst an den Dünndarm weitergegeben wurden. Im Dünndarm, der in der Regel den eigentlichen Resorptionsort für die meisten Wirkstoffe darstellt, ist die Transitzeit typischerweise 3–4 Stunden. Aber auch hier wurden schon Werte von einer halben Stunde bis knapp zehn Stunden gefunden. Zusätzlich sollte bedacht werden, dass Wirkstoffe sogenannte **Resorptionsfenster** haben können, das heißt nur in bestimmten Abschnitten des Dünndarms effektiv resorbiert werden. Dies kann zu erheblichen Schwankungen der Resorption und der Bioverfügbarkeit führen. Infolgedessen werden heute multipartikuläre Retardformen, sogenannte Multiple Units, mit reproduzierbarem Magentransit bevorzugt (▸Kap. 7.4.2, ▸Kap. 16.6.2). Die Transitzeit von nicht zerfallenden Arzneiformen durch den Dickdarm ist außerordentlich variabel und reicht von wenigen Stunden bis zu ein bis zwei Tagen.

Neben den Passagezeiten durch die einzelnen Bereiche des Gastrointestinaltrakts spielen auch die dort vorhandenen Flüssigkeitsvolumina eine wichtige Rolle. Im Magen liegen etwa 100 ml Flüssigkeit vor. Im Dünndarm beträgt das freie, nicht an Verdauungsbestandteile gebundene Flüssigkeitsvolumen zwischen 50–100 ml. Die Inhalte des Dickdarms sind zumeist recht viskos mit deutlich kleinerer Menge an frei verfügbarer Flüssigkeit. Für die Wirkstoff-Freisetzung aus einer festen Retardarzneiform ist allerding das Vorhandensein von Flüssigkeit zur Auflösung und Diffusion des Wirkstoffs essentiell. Auch der gastrointestinale pH-Wert und die Gegenwart von Ionen, Lipiden und Enzymen haben einen direkten Einfluss auf die Wirkstoff-Freisetzung. So kann zum Beispiel die Löslichkeit von Wirkstoffen abhängig von der chemischen Struktur mehr oder weniger stark vom lokalen pH-Wert oder dem Vorhandensein von Mono- und Diglyceriden oder Gallensalzen abhängig sein.

16.4 Wirkstoffkriterien

Nicht jeder Wirkstoff ist für die Verarbeitung zu einer Retardarzneiform geeignet; mehrere Kriterien müssen erfüllt sein (◘ Tab. 16.2).

Das **Therapieziel** kann der Anwendung einer Retardarzneiform entgegenstehen. Wirkstoffe mit geringer **therapeutischer Breite** sind für eine Verarbeitung zu herkömmlichen Retardarzneiformen wenig geeignet. Es ist schwierig, vorausberechnete Plasmakonzentrationen exakt aufzubauen. Ein Beispiel sind die Herzglykoside.

Probleme können sich bei der Verarbeitung von höher dosierten Wirkstoffen mit sehr **schneller Elimination**, $t_{1/2} < 1–2\,h$, ergeben, z. B. von vielen Penicillinen. Die in der Einzeldosis unterzubringende Wirkstoffmenge kann hier so groß werden, dass eine zumutbare Verabreichung in Tabletten- oder Kapselform nicht mehr möglich ist. Relativ problemlos lässt sich die recht große Zahl der Wirkstoffe mit **mittlerer Eliminationshalbwertszeit** von etwa 2 bis 10 h verarbeiten. Hierzu zählt z. B. Theophyllin. Wirkstoffe mit **langsamer Elimination** haben bereits selbst einen Langzeiteffekt, sodass eine weitere Retardierung an sich nicht sinnvoll ist. Aber Retardarzneiformen eignen sich in diesen Fällen, Plasmaspiegelpeaks nach rascher Resorption zu eliminieren (Beispiel Nifedipin) und Fluktuationen im Steady State nach der Kumulierung zu reduzieren.

Die **Einzeldosis** in einer Retardformulierung wird meist größer sein als in einer nichtretardierten Zubereitung. Damit können sich Probleme bei der Anwendung ergeben.

Die **Löslichkeit und Resorbierbarkeit im Applikationsbereich** sind von großer Bedeutung. Gerade Wirkstoffsäuren und Wirkstoffbasen zeigen im Gastrointestinaltrakt häufig eine vom lokalen pH-Wert stark abhängige Löslichkeit und Lösungsgeschwindigkeit (z. B. Ketoconazol). Da viele galenische Retardierungsprinzipien auf der Diffusion gelöster Wirkstoffmoleküle aus der festen Form beruhen, ist eine ausreichende Löslichkeit für die Wirkstoff-Freisetzung essentiell. Zusätzlich muss der aus der Retardzubereitung freigegebene Wirkstoff über weite Bereiche des Gastrointestinaltrakts und mit hoher Geschwindigkeit resorbiert werden. Die Transitzeit durch den resorptionsaktiven Teil des Magen-Dünndarm-Kanals für ein Arzneimittel beträgt etwa 5 h mit recht großer Schwankungsbreite. Sofern auch aus dem Dickdarm Resorption erfolgt, können etwa 15 h Transit- bzw. Resorptionszeit veranschlagt werden (Theophyllin, Nifedipin, Metroprolol, Glibenclamid). Wirkstoffe, die nur in begrenzten Bereichen des Magen-Darm-Kanals resorbiert werden können, eignen sich nicht für eine Retardformulierung. Beispiele sind Eisen(III)-Ionen, Riboflavin und viele amphotere Substanzen.

◘ **Tab. 16.2** Gesichtspunkte bei der Verarbeitung von Wirkstoffen zu Retardarzneiformen

- Therapieziel
- therapeutische Breite
- Eliminationsgeschwindigkeit, Eliminationshalbwertszeit
- Dosierung
- Löslichkeit, Resorbierbarkeit und Resorptionsgeschwindigkeit im Applikationsbereich

16.5 Verlängerung der Wirkungsdauer von Arzneistoffen

16.5.1 Einfluss von Applikationsort und -art

Durch Veränderung von Applikationsort und -art sind Verlangsamungen der Resorptionsphase möglich (◘ Tab. 16.3). So resultiert aus der intramuskulären und noch mehr aus der subkutanen Injektion einer gleich zusammengesetzten Wirkstofflösung im Vergleich zur intravenösen Applikation eine längere Resorptionsphase. Ausgeprägte Depoteffekte sind durch Implantationen ins Unterhautgewebe erreichbar. Zur besseren Kontrolle der Resorption können zusätzlich freisetzungssteuernde Maßnahmen (▸ Kap. 16.6.1) ergriffen werden. Perkutan appliziertes, systemisch wirkendes Glyceroltrinitrat hat einen langsameren Wirkungseintritt als eine sublinguale Zubereitung.

16.5.2 Eingriff in das pharmakokinetische Verhalten

Ein Eingriff in das pharmakokinetische Verhalten nach der Resorption mit dem Ziel einer Retardierung besteht z. B. in einer Einschränkung der Elimination. Dies kann entweder durch eine praktisch nur selten angewendete Hemmung der Biotransformation aufgrund gleichzeitiger Gabe von Enzyminhibitoren oder durch eine Verlangsamung der Exkretion erfolgen. Letztere wird in begrenztem Maße durch Gabe von **Ausscheidungshemmern** – „Nierenblockern" – erreicht. Nierenblocker wie Probenecid bewirken eine Hemmung der tubulären Elimination von Wirkstoffen. Dieser Weg ist wegen möglicher Nebenwirkungen jedoch mit einem Risiko verbunden.

Tab. 16.3 Maßnahmen zur Verlängerung der Wirkungsdauer von Wirkstoffen

Maßnahme	Prinzip	
	Verlangsamung der Resorption	Verlangsamung der Elimination
Wahl von Applikationsort und -art	langsame Diffusion, geringe Durchblutung, Resorptionsphase	–
Eingriff in die Pharmakokinetik	Vasokonstriktoren	▪ Einstellung des Urin-pH-Werts ▪ Enzyminhibitoren ▪ Ausscheidungshemmer
chemische Veränderung des Wirkstoffs	▪ Prodrugbildung ▪ Salzbildung ▪ Komplexverbindungen ▪ Additionsverbindungen	▪ chemische Abwandlung zu Langzeitsubstanzen ▪ Molekülvergrößerung
physikalisch-chemische Maßnahmen bei der Verarbeitung des Wirkstoffs	▪ Verlangsamung der Wirkstoffauflösung ▪ Wechselwirkung mit Hilfsstoffen	
galenische Maßnahmen bei der Verarbeitung zur Darreichungsform	▪ Errichtung von Diffusionsbarrieren: – Viskositätserhöhung – Membranen, Filmüberzüge – Matrices ▪ Erosionssysteme	

Partywissen

Probenecid und Doping

Probenecid (4-(Dipropylsulfamoyl)benzoesäure) ist ein Wirkstoff, der die Ausscheidung von Harnsäure im Urin erhöht und zur Behandlung von Hyperurikämie eingesetzt wird. Die Substanz hemmt bei einer Vielzahl von Arzneistoffen deren Ausscheidung über die Niere in den Harn, so auch bei Steroidhormonen, die meist als Glucoronide eliminiert werden. Anabol androgene Steroidhormone (Anabolika) werden bei gleichzeitiger Applikation von Probenecid folglich nur in geringen Mengen in den Urin ausgeschieden und ein analytischer Dopingnachweis kann erschwert sein oder ganz verhindert werden. Aus diesem Grund hat das International Olympische Komitee (IOC) schon 1987 die Anwendung von Probenecid als **Dopingmethode** zur Manipulation einer in der Wettkampf- oder Trainingsphase abgegebenen Urinprobe bezeichnet und verboten.

Vasokonstriktoren, wie Adrenalin, verlängern z. B. bei lokaler Applikation durch ihre gefäßverengende Wirkung die Verweildauer von Lokalanästhetika.

Eine einfache Eingriffsmöglichkeit besteht in der pH-Einstellung des Harns. Damit lässt sich die Rückresorption schwacher Säuren und Basen verstärken, wenn sie im Primärharn in den ungeladenen Zustand überführt werden.

16.5.3 Chemische Veränderung des Wirkstoffs

Chemische Veränderungen laufen auf eine strukturelle Modifizierung des Wirkstoffmoleküls mit Änderung der Pharmakokinetik hinaus, wodurch eine Verlangsamung der Wirkstoff-Freisetzung und der Resorption oder eine Hemmung der Biotransformation, die Verteilung in tiefe Kompartimente, eine erhöhte Eiweißbindung, die tubuläre Rückresorption und damit Verlangsamung der Elimination erreicht werden (vgl. Langzeit-Arzneistoffe, ▸ Kap. 16.1).

Einfache, inaktive Derivate, wie Ester, Ether oder Amide, werden als **Prodrugs** (▸ Kap. 7.4.2) gelöst oder ungelöst verabreicht. Sie müssen erst in die aktive Form umgewandelt werden. Als zusätzliche geschwindigkeitsregulierende Komponente tritt dabei die Größe der Hydrolysegeschwindigkeit hinzu. So werden die Ester verschiedener Steroidhormone mit Propion-, Undecylen-, Benzoesäure usw. im Muskelgewebe unterschiedlich schnell hydrolysiert.

Ein weiteres, häufig umgesetztes Prinzip besteht in der Verwendung von **schwer löslichen Wirkstoffsalzen**. Bei einem Salz, das in den physiologischen Flüssigkeiten schwer löslich ist, erfolgt eine langsamere Auflösung. Beispiele sind wässrige Suspensionen von Procain oder Benzathinbenzylpenicillin oder ölige Suspensionen von Naloxonpamoat. Im Chinidin-polygalacturonat ist das Salz einer Polysäure verwendet.

16.5.4 Physikalisch-chemische Veränderungen des Wirkstoffs

Partikelgröße und Partikelform

Wie durch Partikelgrößen-Verringerung schwer löslicher Wirkstoffe eine beschleunigte Auflösung erreicht werden kann (▸ Kap. 7.4.2, Noyes-Whitney-Gleichung), lässt sich durch Vergrößerung der Partikel und damit Verkleinerung der spezifischen Oberfläche eines Pulvers eine **Verlangsamung der Wirkstoffauflösung** erreichen.

Durch Verwendung von amorphem (sich schnell lösendem) oder kristallinem (sich langsamer lösendem) Zink-Insulin und durch geeignete Kristallgröße in Suspensions-Injektionen ist die Freigabegeschwindigkeit zu steuern. Nicht nur bei subkutanen Makrokristall-Implantaten wird dieses Prinzip angewendet, auch bei oral applizierten Retardformen finden sich Makrokristalle des Wirkstoffs (Beispiel Nitrofurantoin).

Wechselwirkungen mit Hilfsstoffen

Eine Verlangsamung der Freigabe kann, neben der bereits erwähnten Bildung schwer löslicher Salze (▸ Kap. 7.4.2, ▸ Kap. 16.5.3), auch erreicht werden durch:

- Wechselwirkungen mit Hilfsstoffen über Komplexbildung,
- Bildung von Adsorbaten oder
- Bindung an Ionenaustauscher.

Komplexbildung. Komplexbildung von Zink mit Insulin ergibt Arzneimittel mit Depotwirkung. Das adrenocorticotrope Hormon oder Cyanocobalamin können über einen Zink-Tannat-Komplex retardiert werden.

Adsorbate. Adsorbate von Antigenen an Aluminiumhydroxid, Aluminiumphosphat oder andere mineralische Salze liegen in Depotimpfstoffen vor bzw. bilden sich nach Applikation bei pH 7,4 des Gewebes (▸ Kap. 9.5.8). Beispiele sind Pertussis- oder Diphtherie-Adsorbat-Impfstoffe des Arzneibuchs. Der Depoteffekt ist auf die Einstellung eines Adsorptionsgleichgewichts zurückzuführen. Nur ein begrenzter Teil des Antigens liegt in nichtgebundener und damit für die Resorption verfügbarer Form vor. Der Anteil des ungebundenen Wirkstoffs kann mittels der Langmuir'schen Adsorptionsisotherme (▸ Kap. 14.2.1) charakterisiert werden.

Bindung an Ionenaustauscher. Bei der Bindung an Ionenaustauscher liegt ein Übergang zu der Freigabehemmung durch Diffusionsbarrieren vor (▸ Kap. 16.5.5). Bei Verwendung von **Ionenaustauscherharzen als Gerüstbildner** muss der salzförmig gebundene Wirkstoff durch ein gleichsinnig geladenes Ion ausgetauscht werden. Bei den häufig aus Copolymeren des Styrols und Divinylbenzols bestehenden Kationenaustauschern erfolgt während der Magen-Darm-Passage die Freigabe der meist an sulfonsaure Gruppen gebundenen Wirkstoffkationen in folgender Weise:

- austauschende Gegenionen im Magen: H^+,
- austauschende Gegenionen im Darm: insbesondere Na^+ und K^+.

Die Freigabekinetik ist hierbei abhängig von:

- der Konzentration an Gegenionen,
- der Diffusionsgeschwindigkeit der Gegenionen in das Harzgerüst und
- der Diffusionsgeschwindigkeit der ausgetauschten Wirkstoffionen aus dem Gerüst heraus.

Die Elutionsgeschwindigkeit wird also entscheidend durch die Eigenschaften des Harzes, wie pKa-Wert, Quellungsvermögen, Vernetzungsgrad, der Größe der Oberfläche und beim Vorliegen eines Granulats vom Partikeldurchmesser bestimmt.

Aber auch vom Wirkstoff her bestehen Beschränkungen hinsichtlich der Anwendung. Niedrige Dosierung und ausreichende Basenstärke sind Voraussetzungen. Besonders geeignet ist z. B. Codein.

> **Fachgebietstransfer**
>
> **Aufbau und Darstellung von Ionenaustauscherharzen**
>
> Ein häufig zur Herstellung von Ionenaustauscherharzen verwendetes Material sind **Polystyrol-Divinylbenzol Copolymere.** Die Synthese dieses vernetzten Polystyrols erfolgt durch radikalische Copolymerisation von Styrol mit kleinen Mengen an Divinylbenzol. Divinylbenzol kann über beide Vinylgruppen polymerisieren, so dass die einzelnen Polystyrolketten zu einem dreidimensionalen Netzwerk verbunden werden.

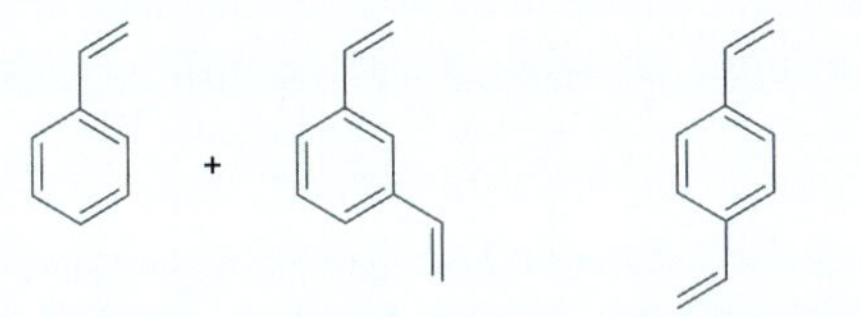

Vinylbenzol (Styrol) m-Divinylbenzol p-Divinylbenzol

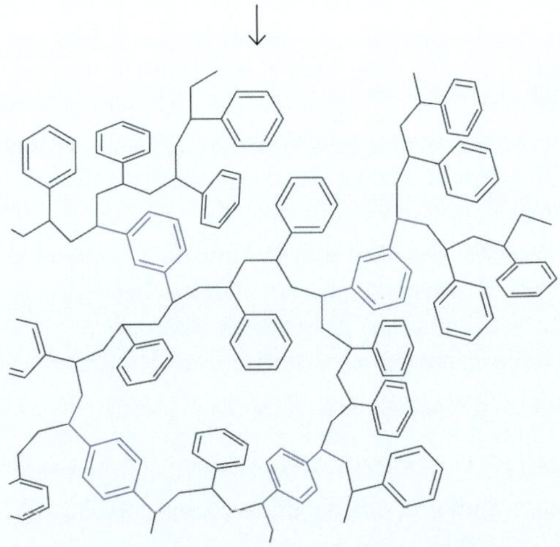

Durch die Vernetzung wird verhindert, dass sich die Ionenaustauschermatrix später in der Elektrolytlösung löst. Durch anschließende **Sulfonierung** des Copolymers wird die häufig als Kationenaustauscher eingesetzte **Poly(styrol-co-divinylbenzol)sulfonsäure** gewonnen. Im Gegensatz wird durch Chlormethylierung des Polystyrol-Divinylbenzol-Copolymers und anschließende Substitution mit quartären Ammoniumgruppen ein basischer Anionenaustauscher erhalten.

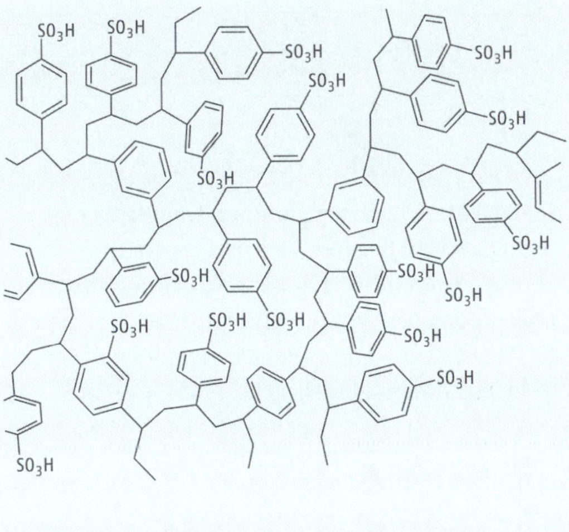

16.5.5 Galenische Maßnahmen

Galenische Maßnahmen bieten die vielfältigsten Möglichkeiten einer Retardierung.

Merke

Bei den Retardierungsprinzipien kann unterschieden werden zwischen
- Errichtung von Diffusionsbarrieren,
- osmotischen Systemen und
- Erosionssystemen.

Im weiteren Sinn stellt auch die Arzneistoffzufuhr über Infusionspumpen eine Retardierungsmaßnahme dar (▸Kap. 16.6.5, ▸Kap. 16.6.6).

Das Prinzip läuft auf eine Verlangsamung der Invasion, also des Eintritts des Wirkstoffs in das Blutkompartiment hinaus. Aus einem **Depot**, das pharmakokinetisch als eigenständiges Kompartiment angesehen werden kann, wird der Wirkstoff verlangsamt freigegeben. Besonders wichtig ist dabei die galenische Steuerbarkeit der Abgabe. Die Freigabe ist für die weitere Verteilung des Wirkstoffs im Körper geschwindigkeitsbestimmend und damit für die Plasmaspiegeleinstellung verantwortlich. Nach Freigabe aus der Arzneiform diffundiert der Wirkstoff entweder zu einer Resorptionsmembran oder bei direkter Applikation in die Biophase an den Rezeptor. Es können nun also Maßnahmen ergriffen werden, die Freigabe aus der Arzneiform, die meist auf **Diffusion** beruht, zu verlangsamen. Auf diesem allgemeinen Prinzip sind viele Retard- bzw. Depotarzneiformen aufgebaut.

Erhöhung der Viskosität

Die einfachste Diffusionsbeeinflussung besteht bei flüssigen Formulierungen, wie Injektionslösungen oder -suspensionen, in einer Viskositätserhöhung des Lösungs- bzw. Dispersionsmittels. Dies bewirkt eine Verringerung des Diffusionskoeffizienten und damit nach dem 1. Fick'schen Diffusionsgesetz (▸Kap. 4.2.3, ▸Kap. 12.9) eine Erniedrigung der Diffusionsgeschwindigkeit. Dieses Prinzip wird bei parenteralen Depotarzneizubereitungen durch
- Ersatz der wässrigen durch eine ölige Phase oder
- Zusatz viskositätserhöhender Stoffe zur wässrigen oder öligen Phase

angewendet (▸Kap. 16.6.1).

Suspensionen besitzen einen zusätzlichen Verlangsamungseffekt durch den der Diffusion vorgeschalteten Auflösungsprozess des festen Wirkstoffs. Weitere, häufig angewandte Retard- bzw. Depotsysteme mit Diffusionsbarrieren stellen **Membran-** und **Matrixsysteme** dar.

16

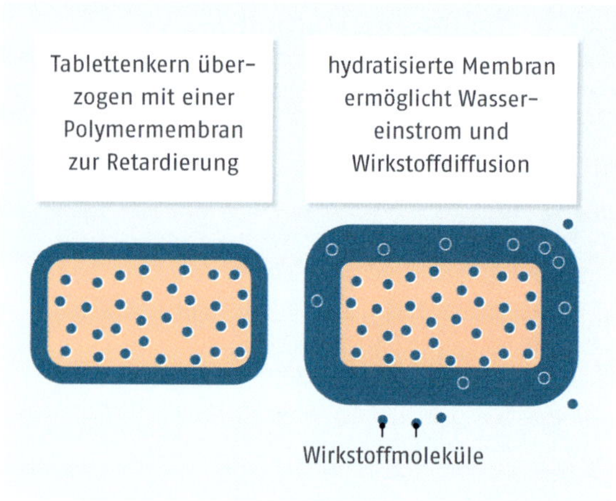

Abb. 16.3 Mechanismus der Wirkstoff-Freisetzung aus einer Tablette, die mit einer Polymermembran zur Retardierung mittels membrankontrollierter Diffusion überzogen ist. Nach McConnell/Basit 2013

Diffusionshemmung durch Membranen

Merke

Bei der Diffusionshemmung durch Membranen kann unterschieden werden zwischen
1. membrankontrollierter Diffusion:
   - Diffusion durch porenfreie Membranen,
   - Diffusion durch porenhaltige Membranen;
2. verzögerter Freisetzung;
3. membrankontrollierten osmotischen Effekten.

Membrankontrollierte Diffusion. Der Wirkstoff ist dabei von einer Polymermembran umgeben, deren Permeabilität die Diffusion in das umgebende Medium ermöglicht. Die Diffusion der Wirkstoffmoleküle durch die Membran stellt den geschwindigkeitsbestimmenden Schritt dar (Abb. 16.3). Diese Systeme, bei denen der Wirkstoff vom polymeren Hilfsstoff räumlich getrennt ist, werden als **Reservoir-Systeme** bezeichnet.

Klar abzugrenzen hiervon ist die anfängliche Diffusionsverhinderung mit anschließender Membranauflösung, wie sie bei der verzögerten Freisetzung (▸Kap. 16.5.4) beabsichtigt ist.

Nach Zutritt von wässrigen Freisetzungsmedien kommt es im Kern zur Auflösung des Wirkstoffs, der dann aus dem System durch die Membran hindurch in die Umgebung diffundiert. Unter Zugrundelegung des Fick'schen Diffusionsgesetzes (▸Kap. 4.2.3, ▸Kap. 12.9) liegt eine konstante Freigabegeschwindigkeit vor, solange sich im Inneren der Arzneiform eine konstante Wirkstoffkonzentration befindet und in der Umgebung Sink-Bedingungen (▸Kap. 3.3.1, ▸Kap. 4.2.3) herrschen. Weitere Voraussetzungen sind konstant bleibende Werte der Membranfläche, des Verteilungskoeffizienten Membran/Inneres der Arzneiform und des Diffusionsweges. Diese Voraussetzungen können bei Vorliegen eines mit festem Wirkstoff gefüllten Reservoirs eingehalten werden.

Denkanstoß

Wie könnte die einfache Erweiterung des Fick'schen Diffusionsgesetzes zur Beschreibung der Diffusion durch eine Membran aussehen?

Eine Membran mit der Fläche *A* und der Dicke *h* trennt ein Donor-Kompartiment mit hoher Wirkstoffkonzentration (c_D) von einem Akzeptor-Kompartiment (c_A) mit niedriger Konzentration. Aufgrund der Verteilung des Wirkstoffs zwischen Membran und angrenzendem wässrigen Kompartiment liegen in der Membran auf der Donor-Seite die Konzentration c_1 und auf der Akzeptorseite die Konzentration c_2 vor. Die pro Zeit diffundierende Wirkstoffmasse (dM/dt) ist unter Verwendung des Fick'schen Diffusionsgesetzes somit

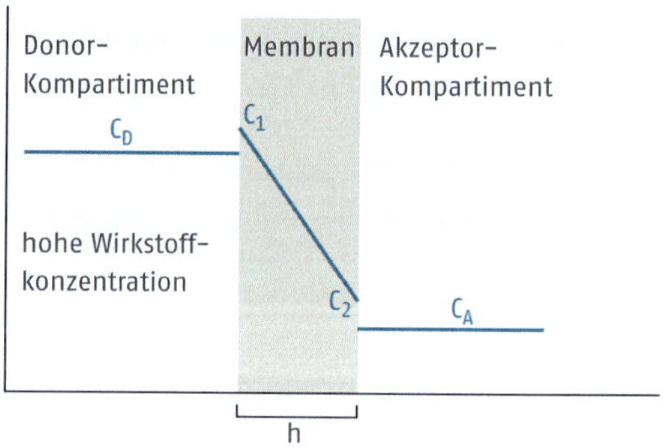

$$\frac{dM}{dt} = D \cdot A \cdot \frac{c_1 - c_2}{h}$$

Da die Wirkstoffkonzentrationen innerhalb der Membran nicht bekannt sind und analytisch nur schwer bestimmt werden können, werden sie unter Verwendung des Verteilungskoeffizienten *K* durch die Wirkstoffkonzentrationen im Donor- und Akzeptorkompartiment ausgedrückt.

$$\frac{dM}{dt} = D \cdot A \cdot K \cdot \frac{c_D - c_A}{h}$$

Liegen auf der Akzeptorseite nun Sink-Bedingungen vor, z. B. durch raschen Abtransport des Wirkstoffs, kann die Konzentration c_A vernachlässigt werden und es folgt

$$\frac{dM}{dt} = D \cdot A \cdot K \cdot \frac{c_D}{h} = P \cdot A \cdot c_D$$

Der Ausdruck $P = DK/h$ wird als **Permeabilitätskoeffizient** (oder kurz auch Permeabilität) bezeichnet und in der Regel in der Einheit $cm \cdot s^{-1}$ angegeben. Bei konstanter Wirkstoffkonzentration im Donor-Kompartiment (gegeben solange im Reservoir Sättigungskonzentration herrscht und noch ungelöste Wirkstoffpartikel vorliegen), konstanter Permeabilität und konstanter Membranfläche, ist die pro Zeiteinheit diffundierende Wirkstoffmenge nur von Konstanten abhängig. Es handelt sich in diesem Fall um die Differentialgleichung einer Kinetik nullter Ordnung und somit um eine konstante Wirkstoff-Freigabe.

Wirkstoffteilchen, Granulatkörner, Pellets oder Tabletten können von Membranen umgeben sein. Die meisten Mikrokapseln (▸ Kap. 15.2), Intrauterinsysteme oder Implantate mit Silikonmembranen (▸ Kap. 16.6.1) sind auf diesem Prinzip aufgebaut. Auch einige transdermale therapeutische Systeme gehören hierzu.

Bei der Diffusion durch eine **porenfreie wasserunlösliche Membran** muss der Wirkstoff im Polymer löslich sein (○ Abb. 16.4). Die Größe des Verteilungskoeffizienten des Wirkstoffs in die Membran, sein Diffusionskoeffizient, die Art des Polymers sowie die Fläche und Dicke der Membran erlauben eine Steuerung der Freigabe. Derartige Freisetzungen sind in der Regel sehr langsam.

Praktisch umgesetzt

Zur Herstellung wasserunlöslicher Polymermembranen für eine membrankontrollierte Wirkstoffdiffusion können unter anderen verwendet werden:

- Ethylcellulose,
- Polyvinylacetat,
- Ethylacrylat-Methylmethacrylat-Copolymer,
- Trimethylammoniumethylmethacrylat-chlorid-Ethylacrylat-Methylmethacrylat-Copolymer.

Bei **porenhaltigen Membranen** besteht die Membran aus einem Polymerengemisch, von dem ein Bestandteil wasserlöslich ist oder das in Wasser quillt. Im Magensaft bilden sich bei Flüssigkeitszutritt entweder durch Herauslösen der wasserlöslichen Komponente, zum Beispiel Macrogol 1500, oder durch Wassereinlagerung in hydrophile Polymerbereiche (Mikro-)Poren, durch die die Diffusion erfolgt (○ Abb. 16.4).

Im Kern entsteht eine gesättigte Lösung mit Bodenkörper, aus der Wirkstoff durch die durchlässig gewordene Membran diffusionskontrolliert und bei vorliegenden Sink-Bedingungen mit konstanter Geschwindigkeit herausdiffundiert. Durch die Menge des

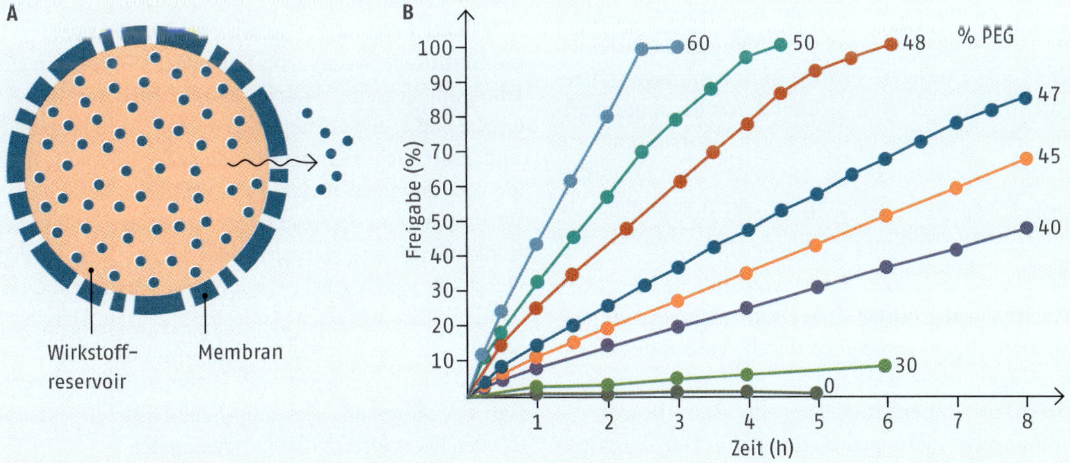

○ **Abb. 16.4** A Schematische Darstellung der diffusionskontrollierten Wirkstoff-Freisetzung aus einer Mikrokapsel mit porenhaltiger Membran. B Freigabe von Theophyllin aus Mikrokapseln mit unterschiedlichem Gehalt an Macrogol 1500 im Überzug; pH 4,4, 37 °C. Nach Lippold/Förster 1982

16

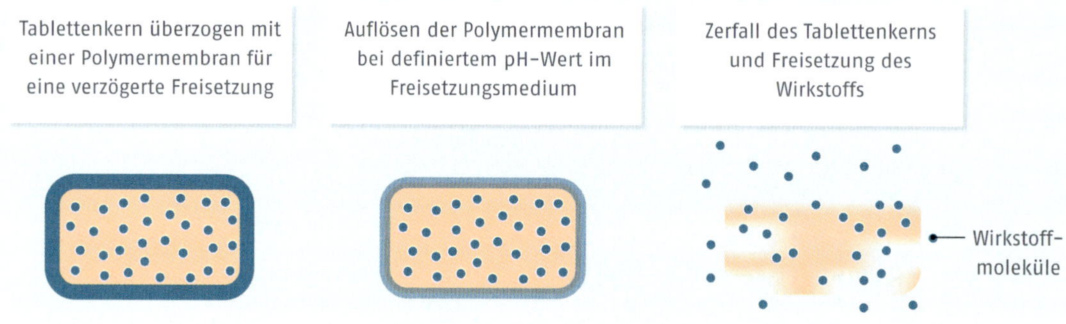

Abb. 16.5 Mechanismus der Wirkstoff-Freisetzung aus einer Tablette, die mit einer Polymermembran zur pH-abhängigen, verzögerten Freisetzung überzogen ist. Nach McConnell/Basit 2013

hydrophilen Zusatzes zur Membran und die Membrandicke kann die Freigabegeschwindigkeit kontrolliert werden, wie am Beispiel der In-vitro-Freigabe von Theophyllin aus Mikrokapseln, deren Wandmaterial aus Ethylcellulose mit unterschiedlichem Macrogol-Gehalt besteht, in Abb. 16.4 gezeigt ist. Da im Wirkstoffkern eine gesättigte Lösung mit noch ungelöstem, suspendiertem Wirkstoff vorliegt, erfolgt die Diffusion unter Sink-Bedingungen nach nullter Ordnung.

In vielen Systemen laufen zusätzlich auch Diffusionsvorgänge außerhalb der Poren durch das wasserunlösliche Polymer ab, wobei die Porendiffusion schneller ist.

Verzögerte Freisetzung. Die Membran kann die Wirkstoffdiffusion zunächst völlig unterbinden, um sich dann aufzulösen. Hierbei ist zu unterscheiden zwischen einem **pH-unabhängigen Auflösen**, bei dem die Membran sich langsam von außen auflöst und die Membrandicke den Zeitpunkt der Freigabe des wirkstoffhaltigen Kerns bestimmt, und dem **pH-abhängigen Auflösen** (Abb. 16.5). Das letzte Prinzip ist in den magensaftresistenten Überzügen weit verbreitet. Art des magensaftresistenten Überzugs, Zugabe von Feststoffen und Überzugsdicke lassen bis zu einem gewissen Grad den Ort der Wirkstoff-Freisetzung im Darm verändern. In beiden Fällen erfolgt diese nach dem Auflösen des Überzugs recht schnell.

Die verzögerte Wirkstoff-Freisetzung aus überzogenen Zubereitungen kann auch durch **Platzen des Überzugs** erfolgen, wenn während des Auflösungsvorganges ein so hoher Innendruck entsteht, dass diesem die Membran nicht mehr standhalten kann. Der Zeitpunkt der Freigabe lässt sich über die Zusammensetzung und Dicke der Membran steuern (▸ Kap. 16.6.6).

Membrankontrollierte, osmotische Effekte. Die Umhüllung einer Tablette, eines Partikels oder einer Wirkstofflösung mit einer semipermeablen Membran bewirkt nach Einbringen in ein wässriges Medium den Aufbau einer osmotischen Druckdifferenz auf beiden Seiten der Membran. Durch eine kleine Öffnung wird die Wirkstofflösung oder auch Wirkstoffsuspension mit konstanter Geschwindigkeit aus dem umhüllten Reservoir herausgedrückt (Abb. 16.6). Das Prinzip besteht also in der Fähigkeit von Wirkstoff- oder auch Hilfsstoff-Lösungen, Wasser mittels Osmose durch die semipermeable Membran anzuziehen. Die Geschwindigkeit wird durch die Fläche, Dicke und Permeabilität der Membran, sowie die Zusammensetzung des Kerns bestimmt. Das Prinzip liegt z. B. den sogenannten therapeutischen Systemen OROS® und der osmotischen Miniaturpumpe zugrunde (▸ Kap. 16.6.3). Auch schwer lösliche Substanzen können auf diese Weise als Suspension retardiert abgegeben werden (▸ Kap. 16.6.3).

Matrixsysteme

Diffusionskontrollierte Freisetzung. Matrixsysteme sind **monolithische Systeme**, bei denen der Wirkstoff in einem Hilfsstoff, der eine Matrix, also in gewisser Weise ein Gerüst bildet, eingebettet ist. Wirkstoff und Matrixbildner sind dabei nicht räumlich voneinander getrennt. Abhängig von der eingebetteten Menge und der Löslichkeit des Wirkstoffs kann dieser entweder im Matrixbildner gelöst (molekulardispers verteilt) oder dispergiert vorliegen. Durch die Matrix wird eine Diffusionsbarriere aufgebaut, die den Wirkstoff nach Auflösung langsam freigibt. Die Matrix selbst wird während der Magen-Darm-Passage praktisch nicht aufgelöst oder enzymatisch bzw. nichtenzymatisch abgebaut. Das unlösliche Hilfsstoffgerüst wird mit den Fäces unverändert ausgeschieden.

Neben einigen anorganischen Substanzen werden vor allem Polymere, Fette und Wachse eingesetzt. Der Wirkstoff ist in den Hilfsstoff physikalisch eingebettet, das heißt in diesem gelöst oder dispergiert, selten an den Hilfsstoff chemisch gebunden.

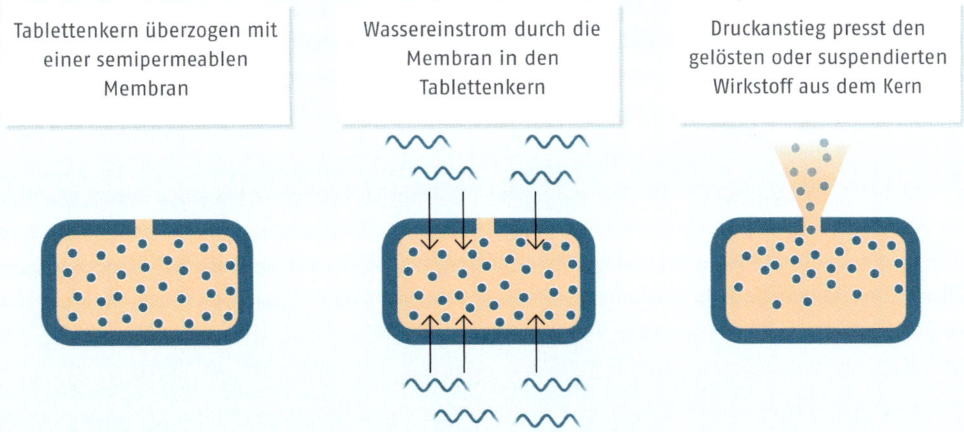

Abb. 16.6 Mechanismus der Wirkstoff-Freisetzung aus einer Tablette, die mit einer semipermeablen Polymermembran überzogen ist (osmotisches System). Nach McConnell/Basit 2013

Je nach Hilfsstoff kann zwischen **heterogenen, porenhaltigen** und **homogenen, porenfreien Matrices** unterschieden werden (Abb. 16.7).

Im ersten Fall erfolgt die Freigabe durch die interpartikulären Zwischenräume des Hilfsstoffgerüsts, die bereits vorhanden sind (eingeschlossene Luft) oder durch sich lösenden Wirkstoff und ggf. durch porenbildende hydrophile Zusätze entstehen können. Im zweiten Fall diffundiert der gelöste Wirkstoff durch die Matrix selbst.

Die diffusionskontrollierte Wirkstoff-Freisetzung aus Matrix-Einbettungen lässt sich mit dem Quadratwurzelgesetz beschreiben. Bei einer **porenfreien Suspensionsmatrix** gilt die in Gleichung 16.8 (Higuchi-Gleichung) angeführte Beziehung.

$$Q = \sqrt{D \cdot (2c_0 - c_s)\, c_s \cdot t} \qquad \text{Gleichung 16.8}$$

Bilden sich jedoch während der Wirkstoffabgabe Poren bzw. liegt von vornherein eine **porenhaltige Matrix** vor, muss die Porosität mit berücksichtigt werden, und Gleichung 16.9 ist anzuwenden.

$$Q = \sqrt{D \cdot \frac{\varepsilon}{\tau} \cdot (2c_0 - \varepsilon \cdot c_s)\, c_s \cdot t} \qquad \text{Gleichung 16.9}$$

| Q nach der Zeit t aus der Matrix je Flächeneinheit abgegebene Wirkstoffmenge | D Diffusionskoeffizient: in der Matrix (Gleichung 16.8); im Auflösungsmedium, das sich in den Poren befindet (Gleichung 16.9) | ε Porosität der Matrix | τ „Gewundenheitsfaktor"; beschreibt die Porenstruktur der Matrix | c_0 Gesamt-Wirkstoffkonzentration in der Matrix | c_s Löslichkeit des Wirkstoffs in der Matrix (Gleichung 16.8), im Auflösungsmedium (Gleichung 16.9)

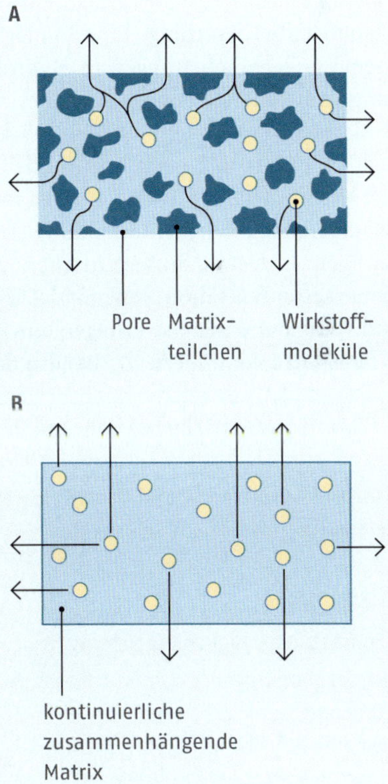

Abb. 16.7 Wirkstoffdiffusion aus Polymermatrices. A heterogene, porenhaltige Matrix – die Diffusion erfolgt durch Poren; B homogene, porenfreie Matrix – die Diffusion erfolgt durch das Matrixmaterial

Neben dem verwendeten Hilfsstoff spielt die Herstellungstechnologie eine wichtige Rolle. Porosität, Kapillarstruktur und das Verhältnis von Oberfläche zu Volumen des Formlings können in weiten Grenzen variiert werden und damit die Wirkstoff-Freisetzung und Freisetzungsgeschwindigkeit beeinflussen. Besondere Bedeutung hat die Struktur der Kapillaren. Sie können geradlinig oder gewunden sein, wobei Art und Zahl der Windungen und der Kapillardurchmesser wichtig sind. Bei der homogenen porenfreien Matrix ist die Wirkstofflöslichkeit im Polymer von Bedeutung. Das Quadratwurzelgesetz lässt erkennen, dass in einem nicht abbaubaren Formkörper die Wirkstoff-Freisetzung nicht mit konstanter Geschwindigkeit ablaufen kann. Die in der Matrix enthaltenen Moleküle haben mit fortschreitendem Herauslösen aus dem Gerüst eine zunehmend längere Weglänge bis an die Oberfläche zurückzulegen. Die Freigabe nimmt mit der Quadratwurzel der Zeit ab. Das Matrix-Prinzip wird zum Beispiel bei der Herstellung von Retardgranulaten, -tabletten, Implantaten (▸ Kap. 16.6) oder transdermalen therapeutischen Systemen angewendet.

Quellungskontrollierte Freisetzung. Eine Sonderform der Matrixsysteme stellen Einbettungen in **Hydrokolloide** mit quellungskontrollierter Freigabe dar. Bei der quellungskontrollierten Freisetzung ist der Wirkstoff in einem quellbaren Hilfsstoff, einer hydrophilen Matrix, eingebettet. Nach Zutritt von Wasser erfolgt von außen Hydratisierung mit beginnender Gelbildung (Übergang vom glasartigen in den gummielastischen Zustand, auch **Polymerkettenrelaxation** genannt). Diese muss ausreichend schnell und intensiv erfolgen, um das Auflösen der Tablette zu verhindern. Zu Beginn des Quellungsprozesses findet ein relativ rasches Herauslösen von an der Tablettenoberfläche befindlichen Wirkstoffpartikeln statt. Nach Ausbildung der Gelbarriere ist die Freigabe jedoch matrixgesteuert und damit diffusionskontrolliert (○ Abb. 16.8). Dabei ist zu beachten, dass nur die gelösten Wirkstoffmoleküle im gequollenen Teil der Matrix diffundieren. Im trockenen, noch nicht gequollenen Teil ist ihre Beweglichkeit zu gering. Ungelöste Wirkstoffpartikel oder -kristalle sind zu groß für die Diffusion. Im Verlauf der Wirkstoff-Freisetzung wandert die Grenze zwischen gequollenem und trockenem Matrixbereich (**Quellfront**) immer weiter in Richtung Zentrum der Arzneiform. In Abhängigkeit von der Wirkstoffbeladung der Matrix und der Wirkstofflöslichkeit kann innerhalb der gequollenen Schicht noch zwischen dem kernnahen Bereich mit dispergiertem und schon teilweise gelöstem Wirkstoff und dem Bereich mit lediglich gelöstem Wirkstoff unterschieden werden (**Diffusionsfront**). Während der Magen-Darm-Passage erfolgt meist eine ganz allmähliche Erosion des gequollenen Hydrokolloids, indem sich Makromoleküle, sofern diese wasserlöslich sind, aus dem Polymernetzwerk herauslösen (**Erosionsfront**) (○ Abb. 16.9).

In erster Linie werden Celluloseether, Galactomannane und Polyacrylsäurederivate als Hilfsstoffe verwendet.

Merke

Vorteile der matrixkontrollierten Freigabe gegenüber den Membransystemen bestehen in der meist einfacheren Herstellung, den niedrigeren Herstellungskosten und der geringeren Gefahr des Dose-Dumpings. Ein Nachteil kann die nichtkonstante Freisetzungsgeschwindigkeit sein.

Übungsaufgabe

Wirkstoff-Freisetzung – Higuchi-Gleichung

Eine zylindrische, homogene, porenfreie Matrixtablette mit einem Durchmesser von 12 mm und einer Höhe von 5 mm enthält eine Wirkstoffdosis von 100 mg. Die Löslichkeit des Wirkstoffs im verwendeten Matrixpolymer ist $2{,}0 \cdot 10^{-3}\, g \cdot cm^{-3}$. Der Diffusionskoeffizient des Wirkstoffs im Polymer ist $8{,}0 \cdot 10^{-6}\, cm^2 \cdot s^{-1}$ (Aufgabe nach Sinko 2016).

a) Berechnen Sie unter Verwendung der Higuchi-Gleichung (○ Gleichung 16.8), die Menge an Arzneistoff, die nach 2 Stunden und nach 6 Stunden freigesetzt wurde.
b) Berechnen Sie die Freisetzungsgeschwindigkeit in $mg \cdot min^{-1}$, die 30 Minuten, 120 Minuten und 360 Minuten nach Beginn der Freisetzung vorliegt.

Verweis auf Online

Lösung zur Übungsaufgabe

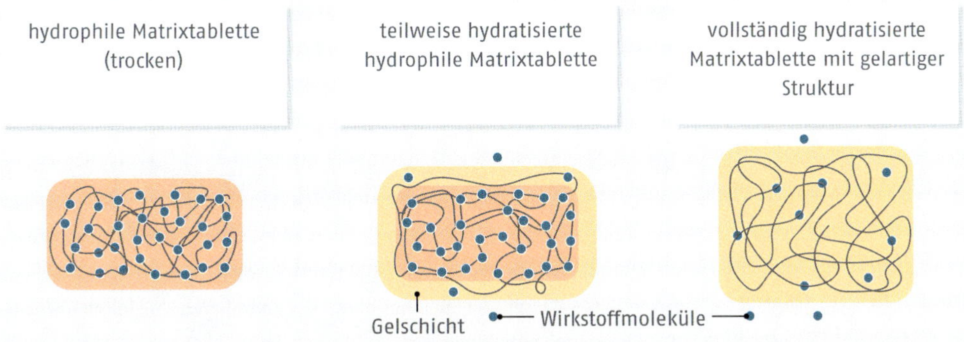

Abb. 16.8 Mechanismus der Wirkstoff-Freisetzung aus einer hydrophilen Matrixtablette auf Hydrokolloid-Basis mit quellungskontrollierter Freisetzung. Nach Mc Conell/Basit 2013

Erosionssysteme

Bei den Erosionsretardformen erfolgt eine langsame Auflösung bzw. ein allmählicher Abbau der Diffusionsbarriere. Als Einbettungsmaterialien finden **Hydrokolloide,** insbesondere vom Typ der Celluloseether, Einsatz, die im gummielastischen Zustand keine sehr stabilen Gele bilden (vgl. Matrixsysteme mit quellungskontrollierter Freigabe). Die Quellungs- und die Erosionsfront wandern mit konstanter Geschwindigkeit von der Oberfläche in das Innere der Tabletten (Erosionskontrolle), was bei entsprechender Geometrie zu relativ konstanten Wirkstoffabgaben führt (Abb. 16.9). Von Vorteil bei einer erosionskontrollierten Freisetzung ist, dass sich auch schwer lösliche Arzneistoffe verarbeiten lassen, die partikulär abgegeben werden und sich erst danach im Freisetzungsmedium oder den Flüssigkeiten des Gastronintestinaltrakts auflösen.

Wichtiges in Kürze

Matrixtabletten mit Hypromellose (Hydroxypropylmethylcellulose, HPMC) gehören zu den am häufigsten eingesetzten oralen Retardformulierungen. Die Wirkstoff-Freisetzung aus HPMC-basierten Matrixtabletten und die Freisetzungsgeschwindigkeit werden in der Regel von drei Mechanismen beeinflusst:

- **Diffusion** (von Wasser in die Tablette hinein und von Wirkstoff aus der Tablette heraus)
- **Quellung** (mit Volumenzunahme der Matrix, Erhöhung der Wirkstoffmobilität und Aufbau von Diffusionswegen für den Wirkstoff)
- **Polymerauflösung** (mit Volumenabnahme der Matrix und Verkürzung der Diffusionswege)

Die **Bioerosion** von Wirkstoff-Matrix-Systemen ist eine chemisch kontrollierte Freigabe. Sie beruht auf dem langsamen Abbau und Auflösen der Matrix und kommt insbesondere bei den bioabbaubaren, parenteral applizierten Depotarzneiformen vor. Hydrolyse-Reaktionen sind nach dem Eindringen von Wasser für den Abbau von z. B. intramuskulär oder subkutan verabreichten Polymilchsäurematrices oder Polyglykolsäurematrices (Implantate, Mikropartikel; ▸ Kap. 15.2.3, ▸ Kap. 16.6.1) zu physiologisch verträglichen Spaltprodukten verantwortlich. Die Eindringgeschwindigkeit des Wassers im Verhältnis zur Hydrolysegeschwindigkeit des Polymers ist für die Art der Erosion entscheidend. Bei langsamer Hydratation in Kombination mit schneller Hydrolyse erfolgt ein Abbau des Polymergerüsts an der Oberfläche (**Oberflächenerosion**). Im umgekehrten Fall, also bei großer Wassereindringgeschwindigkeit und langsamer Hydrolysereaktion, kommt es schnell zur kompletten Hydratation und dem Polymerabbau überall im System (**Bulkerosion**) (Abb. 16.10). Mit abnehmender Molekülmasse der Makromoleküle steigt deren Beweglichkeit und damit auch die Beweglichkeit der eingebetteten Wirkstoffmoleküle, die dann aus der Arzneiform herausdiffundieren können.

Die mathematische Beschreibung der Freisetzungskinetik solcher Systeme ist komplex, da sich Auflösungs- und Diffusionsvorgänge des Wirkstoffs und Erosionsvorgänge der Matrix überlagern.

Durch Bioerosion mittels Lipasen werden Fettpellets abgebaut.

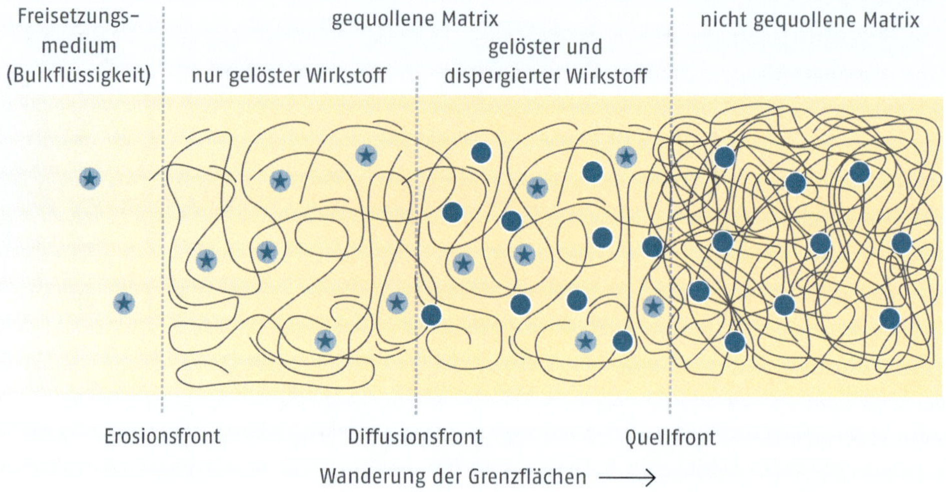

Abb. 16.9 Quellung und Erosion einer Hydrokolloid-Matrix mit initial suspendiertem Wirkstoff. Nach Siepmann/Siepmann 2009

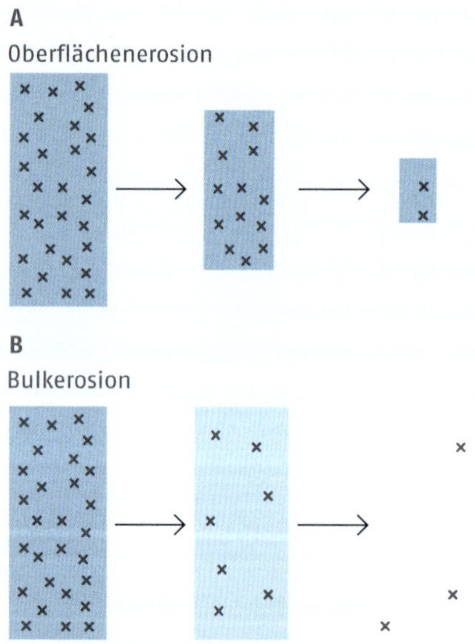

Abb. 16.10 Schematische Darstellung einer Arzneiform mit **A** Oberflächenerosion und **B** Bulkerosion. Nach Siepmann/Siepmann 2009

16.6 Arzneiformen und ihre Herstellung

16.6.1 Depot-Parenteralia

Die galenischen Möglichkeiten zur Erzielung einer Depotwirkung parenteral zu verabreichender Wirkstoffe sind in Abb. 16.11 aufgeführt.

Grundsätzlich können Lösungen, Suspensionen und Implantate appliziert werden; eine geringere Bedeutung haben Emulsionen. Neuentwicklungen betreffen Nanopartikel und Liposomen (▸ Kap. 15). Depots im weiteren Sinne stellen Infusionspumpen dar (▸ Kap. 16.6.4, ▸ Kap. 16.6.5).

Merke

Lässt sich ein Wirkstoff zu unterschiedlichen parenteralen Depotformen verarbeiten, kann hinsichtlich der Resorptionsgeschwindigkeit und damit des Depoteffekts folgende orientierende **Rangfolge** aufgestellt werden:
wässrige Depot-Lösungen > wässrige Depot-Suspensionen > ölige Depot-Lösungen > ölige Depot-Suspensionen > Implantate.

Depot-Injektionen werden in erster Linie intramuskulär, teilweise auch subkutan verabreicht.

Lösungen. Durch Zusatz von viskositätserhöhenden Stoffen, wie zum Beispiel Methylcellulose, Carboxymethylcellulose oder niedermolekularem Povidon (K12, K17), lässt sich der Depoteffekt erhöhen. Dieses Prinzip wird z. B. bei Lokalanästhetika oder Neuraltherapeutika angewendet. Es beruht vor allem auf Behinderung der Spreitung, d. h. Ausbreitung der Lösung im Gewebe, weniger auf Diffusionshemmung. Grund dafür ist die immer noch rasche Wirkstoffdiffusion im Kontinuum Wasser (geringe innere Viskosität), auch wenn die äußere Viskosität stark erhöht ist.

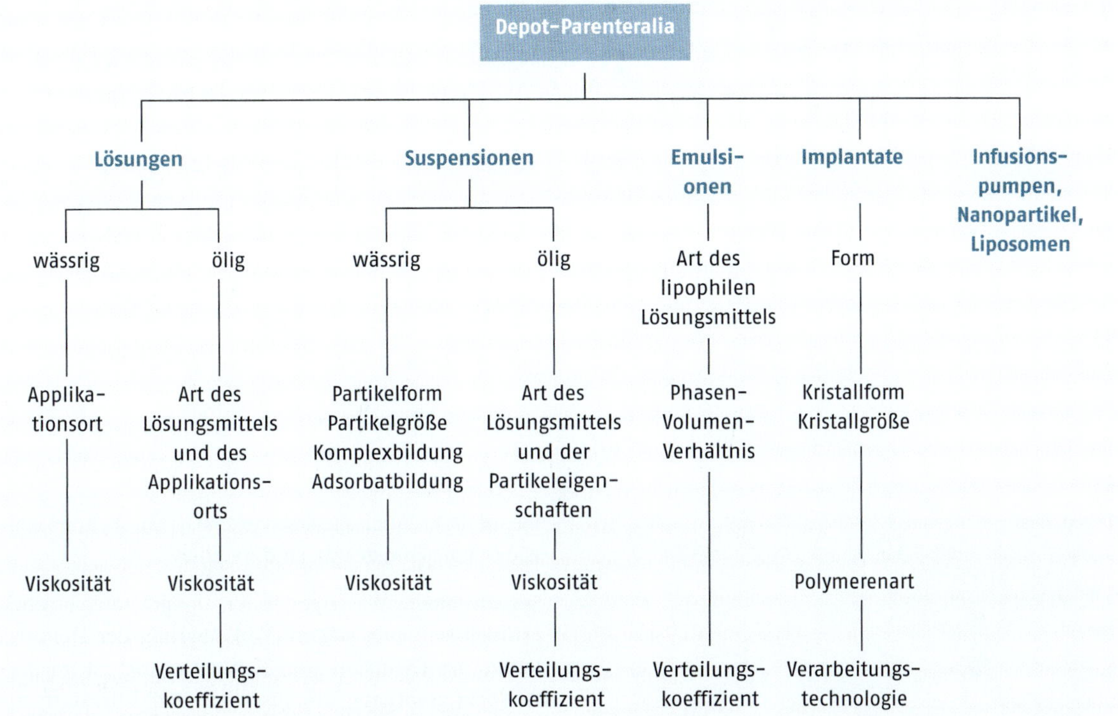

Abb. 16.11 Galenische Möglichkeiten zum Erreichen von Depotwirkungen mit Parenteralia

Praktisches Hilfsstoffwissen

Povidon und K-Wert

Povidon (Polyvinylpyrrolidon) ist ein synthetisches, lineares Homopolymer, das aus 1-Ethenylpyrrolidin-2-on-Gruppen (auch als 1-Vinyl-2-Pyrrolidon-Gruppen bezeichnet) besteht. Die verschiedenen Typen des Povidons, die sich im Polymerisationsgrad und dadurch hinsichtlich ihres Molekulargewichts unterscheiden, sind durch die Viskosität ihrer Lösungen, ausgedrückt durch den nominalen K-Wert, charakterisiert (Tab. 16.4). Der K-Wert wird nach folgender Formel, auch bekannt als Fikentscher Gleichung, berechnet:

$$K = \frac{1{,}5 \cdot \lg v_{rel} - 1}{0{,}15 + 0{,}003 \cdot c} + \frac{\sqrt{300 \cdot c \cdot \lg v_{rel} + (c + 1{,}5 \cdot c \cdot \lg v_{rel})^2}}{0{,}15 \cdot c + 0{,}003 \cdot c^2}$$

| v_{rel} kinematische Viskosität der Lösung im Verhältnis zu der von Wasser | c Konzentration der Substanz in Gramm je 100 ml, berechnet auf die wasserfreie Substanz

Denkanstoß

Zur Viskositätserhöhung von wässrigen Lösungen zur Injektion können niedermolekulare Povidone verwendet werden. Überlegen Sie, warum in den entsprechenden Formulierungen die Povidon-Typen K12 und K17 verwendet werden!

Tab. 16.4 K-Wert, Molekülmasse und relative Viskosität wichtiger Povidon-Typen. Nach Bühler 2008

Nomineller K-Wert	K-Wert Bereich	Molekülmasse (Gewichtsmittel in g/mol)	Relative kinematische Viskosität (Konzentration)
12	10,2–13,8	2000–3000	1,222–1,361 (5 %)
17	15,3–19,6	7000–11000	1,430–1,585 (5 %)
25	22,5–26,7	28000–34000	1,146–1,198 (1 %)
30	27,0–32,1	44000–54000	1,201–1,276 (1 %)
90	81,0–96,3	1000000–1500000	3,310–5,059 (1 %)

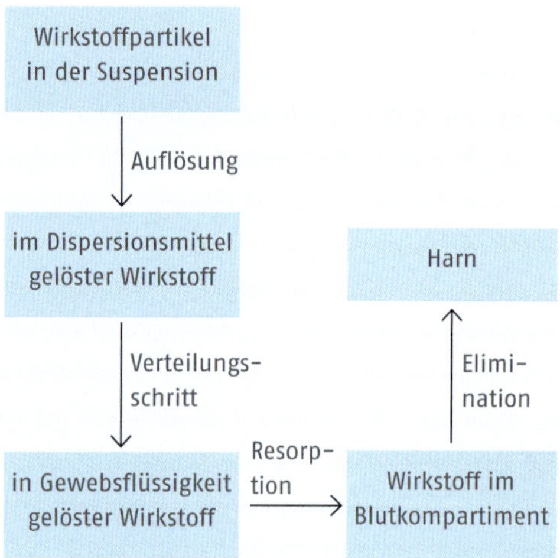

Abb. 16.12 Vereinfachtes pharmakokinetisches Modell der Wirkstoffverteilung nach intramuskulärer oder subkutaner Verabreichung einer Injektionssuspension

Die verlängerte Depotwirkung von öligen Lösungen ist einmal auf die verlangsamte Diffusionsgeschwindigkeit der gelösten Wirkstoffmoleküle infolge der höheren Viskosität des lipophilen Lösungsmittels zurückzuführen. Zum anderen muss vor dem eigentlichen Resorptionsschritt ein Verteilungsschritt aus der lipophilen Phase in die wässrige Gewebsflüssigkeit erfolgen. Dessen Geschwindigkeit hängt von dem Verteilungskoeffizienten des Wirkstoffs zwischen den beiden Phasen ab.

Durch geeignete Wahl der Öle bzw. halbsynthetischen lipophilen Vehikel kann eine weitere Variation der Viskosität und damit der Depotwirkung erreicht werden. Ersatz von Erdnussöl durch Ricinusöl ergibt wegen dessen höherer Viskosität einen verlängerten Depoteffekt. Auch Zusätze viskositätserhöhender Stoffe, wie Magnesiumstearat, sind möglich.

Suspensionen. Wässrige oder ölige Suspensionen ermöglichen eine weitere Verlängerung der Depotwirkung. Der Diffusion zum Resorptionsort ist noch der Auflösungsvorgang des suspendierten Wirkstoffs vorgeschaltet (Abb. 16.12).

Die Verwendung von amorphem Pulver anstelle des kristallinen Wirkstoffs führt infolge größerer thermodynamischer Aktivität zu einer höheren Auflösungsgeschwindigkeit, was auch als Initialdosis genutzt werden kann. Hierbei muss jedoch beachtet werden, dass die amorphe Form instabiler ist als der kristalline Zustand; eine nicht erwünschte Umwandlung während der Lagerung muss vermieden werden. Beispiele für die Verwendung von Gemischen amorpher und kristalliner Formen sind subkutan zu verabreichende Zink-Insulin-Zubereitungen, die häufig 30 % amorphes und 70 % kristallines Insulin enthalten.

Die Größe der Wirkstoffkristalle kann zur Steuerung des Depoteffekts innerhalb bestimmter Grenzen variiert werden. In jedem Fall ist jedoch die Einhaltung einer maximalen oberen Partikelgröße – etwa 40 µm – erforderlich. Bei Überschreiten dieses Grenzwerts kann es zu Verstopfungen der Injektionskanüle kommen.

Parenterale Suspensionen stellen an die Herstellung hohe Anforderungen. Durch Zusatz Netzmitteln, wie Poloxameren oder Phospholipiden (Lecithin, ▸ Kap. 6.3.3), sollen Benetzungsprobleme umgangen werden. Peptisatoren (▸ Kap. 4.5.4) und Schutzkolloide (▸ Kap. 4.4.1) können zur Stabilisierung beitragen. Die Herstellung muss aseptisch erfolgen, da im Endbehältnis eine Hitzesterilisation nicht möglich ist.

Emulsionen. Wegen ihrer geringen physikalischen Stabilität werden Emulsionen nur vereinzelt extravasal verabreicht. Nach intravenöser Gabe von O/W-Emulsionen mit in der Fettphase gelöstem lipophilem Wirkstoff wurde in einigen Fällen eine verlängerte Verweilzeit des Wirkstoffs im Blut und damit ein Depoteffekt beobachtet. Interessant ist, dass nach i. m. Injektion von Zytostatika enthaltenden W/O-Emulsionen eine Wirkstoffanreicherung im Lymphsystem gefunden wurde. Phasen-Volumen-Verhältnis, Verteilungskoeffizient des Wirkstoffs zwischen den Phasen, Viskosität usw. beeinflussen die Resorptionsgeschwindigkeit.

Implantate. Sie werden durch eine kleine Haut-Inzision oder mit einem Injektor (einer Hohlnadel mit Trocar) in das Unterhautgewebe implantiert. Die kleinen zylindrischen, sterilen Formlinge bestehen entweder aus dem Wirkstoff allein oder aus dem in einer Polymermatrix eingebetteten oder mit einem Polymer umhüllten Wirkstoff. Besonders Hormone, einschließlich Kontrazeptiva, eignen sich wegen der geringen Dosierung für die Implantationstechnik. Bekanntestes Produkt dieser Art ist das in Deutschland seit dem Jahr 2000 zugelassene Verhütungsimplantat Implanon® und dessen Nachfolger Implanon NXT® mit dem Gestagen Etonogestrel. Es handelt sich um ein biologisch nicht abbaubares, röntgendichtes, lang wirkendes, hormonelles Implantat zur Empfängnisverhütung in Form eines einzelnen Stäbchens. Das Implantat wird subkutan direkt unter die Haut an der Innenseite des weniger beanspruchten Oberarms eingelegt. Die Herstellung von Implantaten muss aseptisch unter den gleichen Vorsichtsmaßnahmen, wie sie für flüssige Parenteralia gelten, erfolgen.

Vermehrt werden Implantate mit Hilfsstoffen entwickelt, die kontrolliert **biologisch abgebaut** werden (**Bioerosion**). Insbesondere die thermoplastischen linearen Polyester der Milchsäure und Glykolsäure werden bisher zu diesem Zweck herangezogen. Polymilchsäure – Poly(lactid), PLA – und Polyglykolsäure – Poly(glycolid), PGA – sowie deren Copolymere – Poly(lactid-co-glycolid), PLGA – werden im Körper zu den Monomeren Milchsäure und Glykolsäure abgebaut (○ Abb. 16.13). Die Copolymere können in unterschiedlichen Verhältnissen und unter variierenden Sequenzen der Monomereinheiten (▸ Kap. 6.3.2, ▸ Kap. 16.5.4) zusammengesetzt sein. Da Milchsäure stärker hydrophob als Glykolsäure ist, kann hierdurch eine Variation des Abbauverhaltens erreicht werden. Andere bioabbaubare Polymere sind z. B. Polycaprolacton, Polyorthoester, Polyanhydride, Polysaccharide.

Das wichtigste Verfahren zur Herstellung von injizierbaren matrixartigen Implantaten ist die **Schmelzextrusion**. Bei diesem kontinuierlichen Herstellungsverfahren wird in einem Doppelschneckenextruder (○ Abb. 16.14) das thermoplastische Matrixpolymer geschmolzen und der Wirkstoff in die Polymerschmelze eingebettet oder sogar in dieser gelöst. Eine spezielle Konfiguration der Schneckenelemente sorgt für eine homogene Durchmischung von Wirkstoff, Polymer und eventuell eingesetzten weiteren Hilfsstoffen. Anschließend wird die Polymerschmelze mit Wirkstoff durch eine Düse in die gewünschte Form gepresst – im Falle von Implantaten in Zylinderform – und auf einem Abkühlband wieder erstarrt. Final werden die Implantate noch auf die der Dosis entsprechende Länge geschnitten.

Praktisch umgesetzt

Aufbau von Implanon NXT®

Implanon NXT® besteht aus einem Kern mit dem Wirkstoff Etonogestrel, formuliert mit dem Copolymer Ethylen-Vinylacetat (EVA, mit 28 % Vinylacetat-Anteil), dem Röntgenkontrastmittel Bariumsulfat und Magnesiumstearat. Die Abgabe wird kontrolliert durch eine dünne Membran, ebenfalls aus EVA (mit 15 % Vinylacetat-Anteil).

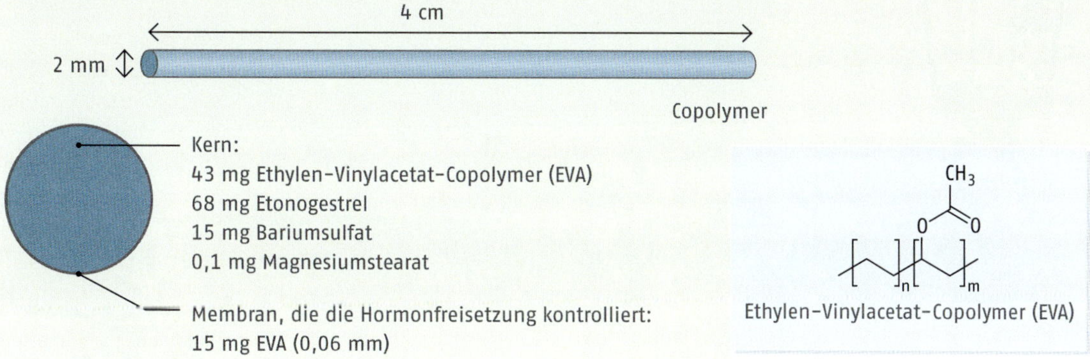

Subkutan und intramuskulär zu verabreichende Depotinjektionen von biologisch abbaubaren **Mikropartikeln** (▸ Kap. 15.2.2) werden u. a. zur Wirkungsverlängerung von Zytostatika verwendet. Sie sind als 1- bis 3-Monats-Injektionen im Handel und werden mittels eines flüssigen Vehikels als suspendierte Partikel injiziert. Die Herstellung der Suspension erfolgt aufgrund des hydrolytischen Abbaus von PLA oder PLGA direkt vor der Injektion.

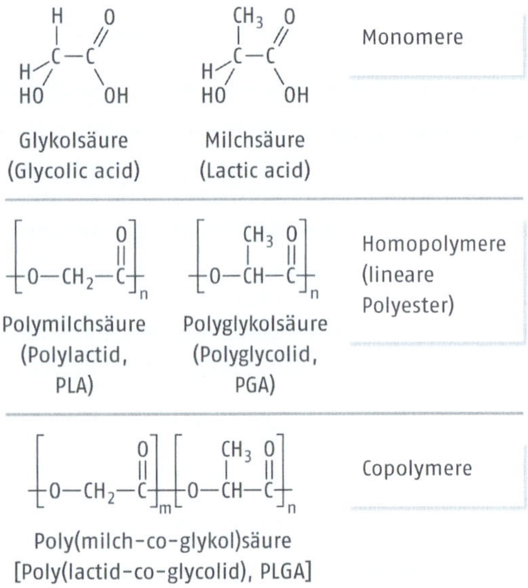

○ Abb. 16.13 Strukturformeln von Milchsäure und Glykolsäure sowie deren Homopolymere PLA (Polylactic acid) und PGA (Polyglycolic acid) und Copolymere PLGA

In diesem Zusammenhang seien auch biologisch abbaubare feste Depots, die erst **in situ** nach Injektion einer mit Wasser mischbaren, organischen Lösung im Gewebe entstehen, erwähnt. Nach Kontakt mit der Flüssigkeit im Gewebe kommt es zum Ausfällen der Polymere und somit zum Aufbau des festen Depots, z. B. mit dem Wirkstoff Leuprorelinacetat in Eligard®.

Praktisch umgesetzt

In-situ-Implantatbildung

Die Idee hinter Formulierungen mit In-situ-Implantat-Bildung im Gewebe ist, dass eine niedrigviskose Lösung mit einer herkömmlichen Spritze mit Kanüle injiziert werden kann und sich dann im Gewebe ein hochviskoses bis festes Depot ausbildet. Zur Formulierung wird z. B. so vorgegangen: Spritze A enthält PLGA im organischen Lösungsmittel N-Methyl-2-Pyrrolidon (NMP) und Spritze B enthält das trockene Wirkstoffpulver (Leuprorelinacetat im Eligard®). Die Eigenschaften des organischen Lösungsmittels NMP – Mischbarkeit mit Wasser und gutes Lösungsmittel für PLGA – sind hierbei essentiell für die In-situ-Implantatbildung. Vor der Injektion müssen die beiden Spritzeninhalte gemischt werden, um den Wirkstoff in der organischen Polymerlösung aufzulösen. Die entstandene Lösung wird dann in das Gewebe injiziert. Dort kommt es zur Diffusion von NMP in die physiologische Umgebung, was zur Präzipitation von PLGA und somit zur In-situ-Implantatbildung führt.

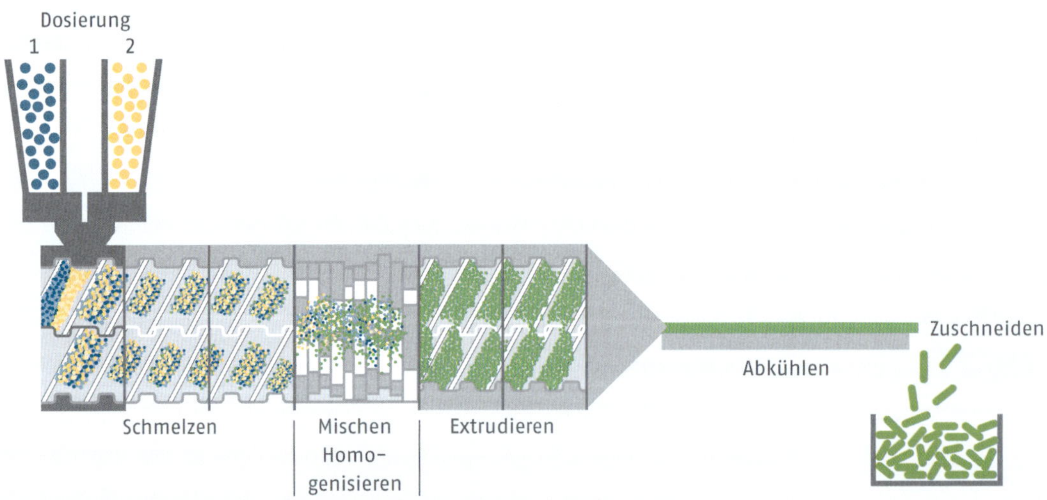

○ Abb. 16.14 Schematische Darstellung eines Doppelschnecken-Schmelzextruders. Nach Lubrizol Life Science 2019

Für die Herstellung injizierbarer Mikropartikel auf Basis biologisch abbaubarer Polymere werden in erster Linie die Verfahren der Phasentrennung (Koazervation) und der Lösungsmittelverdampfung (Solvent Evaporation, Sprühtrocknung) herangezogen (▸ Kap. 15.2.1).

Eine besondere Zubereitung ist zur Implantation in Weichteile oder bei der Knochen-Chirurgie bestimmt. Kleine aus einem Methylmethacrylat-Copolymer bestehende Kügelchen von 7 mm Durchmesser mit eingebettetem Gentamicinsulfat sind mit chirurgischem Draht zu einer Kette verbunden (Septopal®). Nach der Implantation diffundiert das Antibiotikum in das Gewebe, wodurch hier 10- bis 100-fach höhere Konzentrationen als nach systemischer Verabreichung erhalten werden. Ein Nachteil besteht in der erforderlichen Entfernung der Ketten nach der Wirkstoff-Freisetzung. Mittlerweile sind auch bioabbaubare bzw. biokompatible Materialien auf Basis von Gelatine oder Calciumphosphat im Handel.

16.6.2 Retardarzneiformen zur peroralen Verabreichung

Aufbau und Herstellung

Die den festen peroralen Darreichungsformen zugrunde liegenden Retardierungsprinzipien lassen sich mit verschiedenen Herstellungstechniken erreichen.

Merke

Grundsätzlich kann zwischen Single Units und Multiple Units unterschieden werden.

Bei den **Single Units** handelt es sich meist um eine Retardtablette, die den Magen oder den gesamten Magen-Darm-Kanal unzerfallen passiert. Hierbei kann die äußere Form, z. B. als Gerüsttablette, weitgehend erhalten bleiben, durch Erosion laufend kleiner werden, oder der Wirkstoff wird erst nach Auflösen eines magensaftresistenten Überzugs im Darm freigegeben.

Bei Vorliegen von **Multiple Units** zerfällt der ursprüngliche Formling meist im Magen in viele Untereinheiten. Dies können Granulatkörner nach dem Tablettenzerfall oder Pellets bzw. Mikropartikel nach dem Zerfall einer Hartgelatinekapsel sein. Diese Minidepots treten dann sukzessive aus dem Magen in den Darm über (▸ Kap. 7.2.1, ▸ Kap. 7.4.2).

Multiple Units sind mitunter nicht einheitlich zusammengesetzt, sondern können aus Anteilen, die den Wirkstoff unterschiedlich schnell freigeben, bestehen.

Merke

Die Herstellung fester Retardarzneiformen kann entweder durch Überziehen des Wirkstoffs mit einem Hilfsstoff erfolgen **(Überzugsformen)** oder der Wirkstoff wird in eine Hilfsstoffmatrix eingebettet **(Einbettungsformen)**. Übergänge sind möglich und häufig.

Überzugsformen, magensaftresistente Überzüge

Wirkstoffhaltige Einzelkristalle, Granulatkörner oder Pellets werden mit einem Überzug versehen, anschließend in Hartgelatinekapseln abgefüllt oder zu Tabletten verpresst. Auch Tabletten selbst können überzogen werden. Als Hilfsstoffe werden vor allem unterschiedliche funktionelle Polymere verwendet.

Sofern der Überzug in Magensaft unlöslich, jedoch darmsaftlöslich ist, liegt ein magensaftresistenter Überzug vor. Auch dieses Prinzip lässt sich zur Retardierung verwenden. Auf den magensaftresistenten Kern kann zusätzlich eine wirkstoffhaltige Schicht als Initialdosis aufgebracht werden (Intervallprinzip, s. unten).

Beispiele für magensaftresistente Überzugsmaterialien mit den ungefähren pH-Werten der Auflösung („Öffnung“) sind in Tabelle ◘ Tab. 16.5 dargestellt.

Durch abwechselndes Aufbringen von Wirkstoff- und Überzugsschichten, die sich bei unterschiedlichen pH-Werten auflösen, kann eine Freigabe in Intervallen erzeugt werden (pulsatile Freigabe, ▸ Kap. 16.6.4).

Als Retardüberzüge kommen vor allem neutrale und quartäre Polymethacrylate, Polyvinylacetat sowie Ethylcellulose infrage (▸ Kap. 14.5.2, ▸ Kap. 16.5.5). Retardpellets, die verarbeitet in Multiple Unit Systemen aufgrund ihrer biopharmazeutischen Vorteile zunehmend Anwendung finden, werden im späteren Verlauf dieses Kapitels beschrieben.

Das Überziehen kann mit den üblichen Verfahren zur Herstellung überzogener Darreichungsformen im Dragierkessel, in der Wirbelschicht oder bei Mikrokapseln auch mittels Koazervation bzw. Grenzflächenpolymerisation erfolgen (▸ Kap. 14.5.2, ▸ Kap. 15.2).

Fachgebietstransfer

pH-abhängige Polymerlöslichkeit

Die pH-abhängige Löslichkeit polymerer Filmbildner für magensaftresistente Überzüge hängt direkt mit der chemischen Struktur des Polymers zusammen. Im Polymer vorkommende Carbonsäuren liegen beim niedrigen pH-Wert des Magens protoniert vor, wodurch das Polymer weniger stark hydratisiert und damit unlöslich ist. Mit dem im Verlauf des Gastrointestinaltrakts steigenden pH-Wert werden immer mehr Carbonsäuren deprotoniert. Ab einem bestimmten Deprotonierungsgrad kommt es aufgrund der zunehmenden Hydratisierung zur ausreichenden Löslichkeit des Polymers. Der sogenannte „Öffnungs-pH", also der pH-Wert, ab dem sich der magensaftresistente Überzug auflöst und der Wirkstoff aus der Arzneiform freigesetzt wird, hängt von der chemischen Zusammensetzung des Polymers und dessen Anteil an Säuregruppen ab. Die folgende Abbildung zeigt die chemische Struktur des für magensaftresistente Überzüge häufig verwendeten Polymers Methacrylsäure-Ethacrylat (MAE, z. B. Eudragit® L 30D-55 oder Kollicoat MAE 30D).

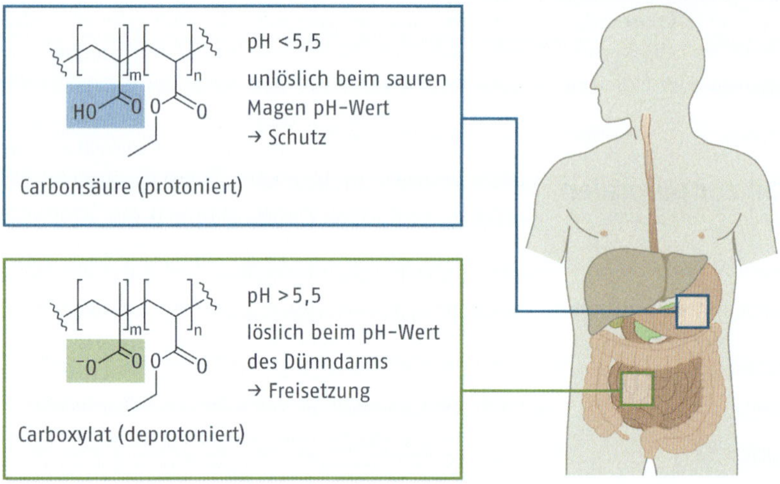

Tab. 16.5 Einteilung filmbildender Polymere für magensaftresistente Überzüge nach ihren pH-Werten der Auflösung

pH-Wert der Auflösung	Pharmazeutischer Filmbildner
5,0	▪ Hydroxypropylmethylcellulosephthalat (HPMCP) 50 ▪ Polyvinylacetatphthalat
5,5	▪ Methacrylsäure-Ethylacrylat-Copolymer (1:1) ▪ Hydroxypropylmethylcellulosephthalat (HPMCP) 55 ▪ Hydroxypropylmethylcelluloseacetatsuccinat (HPMCAS) L-Typ
6,0	▪ Methacrylsäure-Methylmethacrylat-Copolymer (1:1) ▪ Celluloseacetatphthalat (CAP) ▪ Hydroxypropylmethylcelluloseacetatsuccinat (HPMCAS) M-Typ
6,5	▪ Hydroxypropylmethylcelluloseacetatsuccinat (HPMCAS) H-Typ
7,0	▪ Methacrylsäure-Methylmethacrylat-Copolymer (1:2) ▪ Methacrylsäure-Methylacrylat-Methylmethacrylat-Copolymer (1:7:3)

Stabile und erodierende Einbettungsformen

Der Wirkstoff wird mit Hilfsstoffen, die eine Matrix, ein Gerüst ausbilden, zu Granulaten, Pellets oder Tabletten verarbeitet. Einbettungsgranulate und -pellets werden in Hartgelatinekapseln abgefüllt. Tabletten können so aufgebaut sein, dass sie im Magen in Multiple Units zerfallen oder den Magen-Darm-Trakt als Single Unit passieren.

Fett- und Wachs-Einbettungen. Wirkstoffe können in unverdauliche oder verdauliche Fette bzw. fettähnliche Substanzen eingebettet werden. Dies erfolgt durch Suspendieren in geschmolzenem Fett, Wachs oder Fett-Wachs-Mischungen und Granulieren nach dem Erkalten bzw. durch Sprüherstarrung oder Wirbelschichtgranulierung. Auch Direkttablettierung von pulverförmigen Arznei- und Hilfsstoffen ist möglich.

Unverdaulich sind z. B. Carnaubawachs, Bienenwachs und Cetylstearylalkohol. Durch Zusatz von wasserlöslichen Hilfsstoffen kann die Ausbildung von Poren erreicht werden (▸ Kap. 16.5.4).

Häufig verwendete verdauliche Stoffe sind Glycerolmonostearat und -palmitat, Stearinsäure, Diglykolstearat, Glyceroltrioleat.

Eine Initialdosis lässt sich durch Aufdragieren einer wirkstoffhaltigen, schnell verfügbaren Überzugsschicht bzw. Auftablettieren eines Mantels auf einen Tablettenkern oder durch Verarbeitung zu einer Schichttablette zusetzen. Auch werden die an der Außenseite des Formlings eingebetteten Wirkstoffpartikel schneller freigegeben als die mehr im Inneren befindlichen und können so die Aufgabe der Initialdosis übernehmen.

Polymer-Einbettungen. Die Herstellung erfolgt nach Mischen des Wirkstoffs mit dem Matrix- bzw. Gerüstbildner und eventuell weiteren Hilfsstoffen durch Granulieren oder Pelletieren und anschließendem Tablettieren bzw. durch Direkttablettierung des Wirkstoff-Hilfsstoff-Gemischs. Die Mikroporen-Struktur kann durch das Verhältnis der löslichen Stoffe zum unlöslichen Matrixbildner und durch die Presskraft bei der Tablettierung verändert werden. Niedrige Presskräfte ergeben eine poröse Matrix, höhere Kräfte erzeugen kleinere Poren. Die Verfahren zur Herstellung retardierender Mikrosphären (Mikromatrices) sind in ▸ Kap. 15.2.1 beschrieben.

Praktisch umgesetzt

Gerüstbildende Polymere für Matrixtabletten

Als gerüstbildende, unlösliche Polymere für die Formulierung von Matrixsystemen werden zum Beispiel Polyvinylacetat, Ethylcellulose oder Trimethylammoniumethylmethacrylat-chlorid-Ethylacrylat-Methylmethacrylat-Copolymer (Eurdagit® RL oder RS) eingesetzt. Bei der Verwendung von Celluloseacetatphthalat oder anionischen Polymeren aus Methacrylsäure und Methacrylsäureestern ergeben sich hingegen im Magen beständige, im Dünndarm lösliche Einbettungen. Hydroxypropylcellulosen (Hyprolose) und Hydroxypropylmethylcellulosen (Hypromellose) ergeben je nach Typ (Substitutionsgrad und Molekulargewicht) eine quellungs- bzw. erosionskontrollierte Freisetzung.

Eine besondere Form der Einbettung ist die **Thermoplastgranulierung** mittels Schmelzextrusion (▸ Kap. 16.6.1).

Die für die Herstellung von **Ionenaustauscheradsorbaten**, auch Resinate genannt, erforderliche Beladung des unlöslichen Kationenaustauschers (▸ Kap. 16.5.4) mit kationischen Wirkstoffen, wie Codein oder Etilefrin, erfolgt durch Äquilibrieren mit einer Wirkstofflösung. Die Initialdosis kann dem beladenen Ionenaustauscher als ungebundener Wirkstoff zugegeben werden. Das bekannteste Beispiel für einen unlöslichen Anionenaustauscher mit saurem Wirkstoff ist Diclofenac-Colestyramin. Handelspräparate liegen meist als Hartgelatinekapseln oder als Säfte vor.

Größere Gerüstformen lassen insbesondere bei häufiger Verabreichung Probleme entstehen. Bei Verengungen des Darmlumens kann es zu Ablagerungen der Leergerüste mit folgendem Darmverschluss kommen. Auch im Magen sind Ablagerungen beobachtet worden. Resinate können Störungen des Elektrolythaushalts bewirken.

Aus Gerüstformen, aber auch aus den meisten anderen Retardzubereitungen muss bei lang anhaltender Freigabe mit einer verringerten Bioverfügbarkeit im Vergleich zur nichtretardierten Zubereitung gerechnet werden. Die unteren Darmbereiche sind nicht immer imstande, dort noch freigegebenen Wirkstoff zu resorbieren. Eine Möglichkeit diesem physiologischen Aspekt durch eine galenische Formulierung zu entgegnen ist bei den Manteltabletten gezeigt.

Mehrschichtentabletten, Manteltabletten

Bei einer **Zweischichtentablette** (▸ Kap. 14.4.2, ▸ Kap. 14.4.4) enthält die eine Schicht die Initialdosis, die zweite Schicht die nach unterschiedlichen Retardierungsprinzipien aufgebaute Erhaltungsdosis. Meist erfolgt nach der Einnahme Zerfall der verdichteten Schichten. Bei einer Dreischichtentablette wird der Wirkstoff nach dem Zerfall der Tablette aus den drei Schichten mit unterschiedlichen Geschwindigkeiten freigegeben.

Manteltabletten werden mit dem englischen Fachbegriff auch als **Compression Coated Tablets** bezeichnet, da Wirkstoffkerne ohne Anwendung von Feuchte und

Arzneimittelwissen fürs Examen

Resinate am Beispiel von Diclofenac-Colestyramin

Colestyramin ist ein basischer Anionenaustauscher, oder chemisch ein quartäre Ammoniumgruppen enthaltendes Styrol-Divinylbenzol-Copolymerisat. Die in der Struktur eingefügten quartären Trimethylbenzylammoniumgruppen sind positiv geladen und können so ein negativ geladenes Gegenion binden. Beim **Diclofenac-Colestyramin** (Voltaren® Resinat) handelt es sich um das an der Säuregruppe deprotonierte Diclofenac, das über eine ionische Bindung an Colestyramin gebunden ist. Nach oraler Einnahme gibt die magensäurelösliche Hartgelatinekapsel die Wirkstoffpartikel sofort frei. Diese haben aufgrund ihrer geringen Größe von unter 100 µm nur eine kurze Verweildauer im Magen und werden rasch an den Darm weitergegeben. Bei den höheren pH-Werten des Darms erfolgt nun die eigentliche Wirkstoff-Freisetzung, indem Diclofenac gegen Chlorid-Ionen ausgetauscht wird. Das hochmolekulare Colestyramin mit den Chlorid-Gegenionen wird nicht resorbiert, sondern mit dem Fäzes ausgeschieden. Das freigesetzte Diclofenac-Anion ist hingegen sehr gut löslich und wird umgehend resorbiert.

Obwohl die Diclofenac-Freisetzung kontinuierlich erfolgt, können zwei Phasen unterschieden werden: in den frühen Dünndarmabschnitten wird Diclofenac schnell freigesetzt, wohingegen die Freisetzungsgeschwindigkeit im weiteren Verlauf der Darmpassage abnimmt. Diese besondere Formulierung gewährleistet so eine rasch einsetzende als auch lang anhaltende Wirkung des Diclofenac. Laut Fachinformation werden im Plasma bereits nach 20 Minuten messbare Diclofenac Konzentrationen erreicht, wobei die maximalen Plasmakonzentrationen durchschnittlich nach 1,25 Stunden vorliegen. Die Plasmaspiegel bleiben bis zu 12 Stunden nach Verabreichung von Voltaren® Resinat noch deutlich messbar.

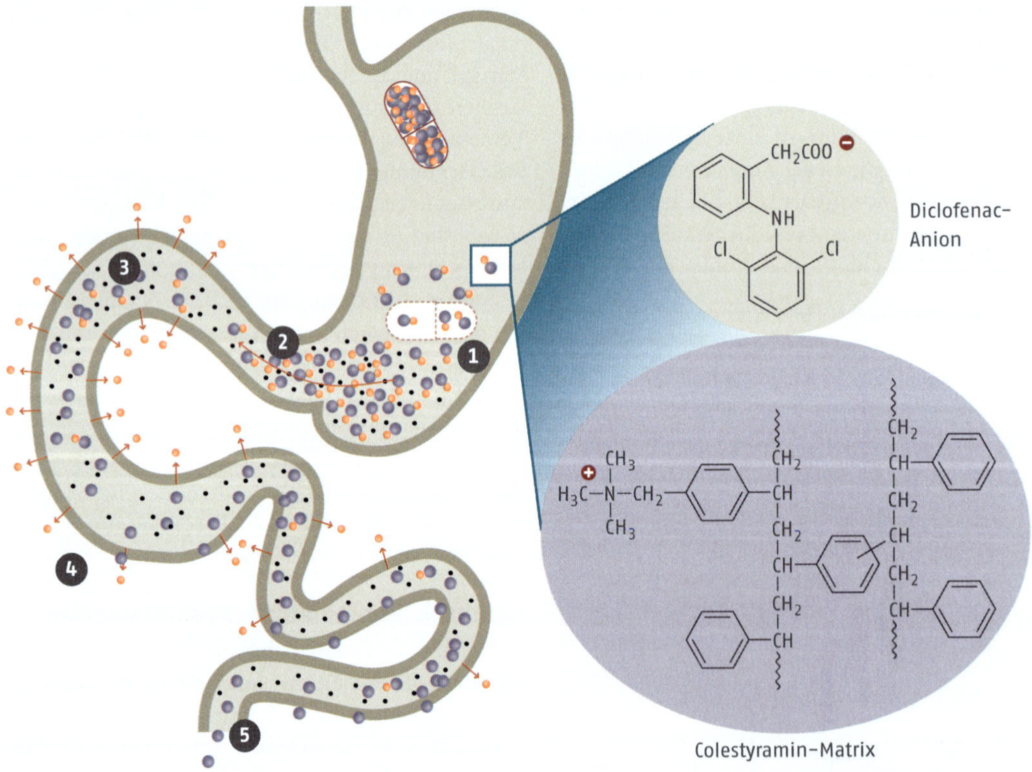

1. Zerfall der Voltaren-Resinat-Kapsel mit Freigabe der Diclofenac-Colestyramin-Partikel
2. schnelle Magenpassage von Diclofenac-Colestyramin
3. kontrollierte Freisetzung von Diclofenac (als Anion) mittels Ionenaustausch
4. Resorption von Diclofenac
5. Ausscheidung von Chlorid-Colestyramin

Wärme mittels Spezialmaschinen auf trockenem Wege ummantelt werden. Manteltabletten bieten trotz der aufwendigen Herstellung interessante galenische Möglichkeiten. So können feuchtigkeitsempfindliche Arzneistoffe verarbeitet oder inkompatible Wirkstoffe in Kern bzw. Mantel getrennt werden. Für die Formulierung einer Manteltablette als perorale Retardarzneiform enthält der Kern häufig die nach unterschiedlichen Prinzipien aufgebaute Erhaltungsdosis und der Mantel die Initialdosis. Der Kern kann noch zusätzlich mit einem magensaftresistenten Überzug versehen sein, sodass auch bei längerem Verweilen im Magen nach dem Zerfall des Mantels ein vorzeitiges Herauslösen des Wirkstoffs aus dem retardierten Kern verhindert wird. Manteltabletten können aber auch genau umgekehrt aufgebaut sein, so dass der Mantel die retardierte Dosis und der Kern eine schnell zerfallende Dosis enthält.

Fachgebietstransfer

Gastrointestinale Resorption von Nifedipin

Bei der Nifedipin-Formulierung **Adalat® Eins** (außer Vertrieb) handelte es sich um eine Manteltablette, bestehend aus einem langsam freisetzenden Mantel mit 25 mg Nifedipin eingebettet in eine erodierbare Polymermatrix aus mittel- und niedrigviskoser Hydroxypropylcellulose. Bei Wasserzutritt quillt der Mantel unter schichtweiser Erosion, was eine langsame Wirkstoff-Freisetzung bewirkt. Der Kern ist hingegen so formuliert, dass dieser die enthaltenen 5 mg Nifedipin schnell freisetzt. Hintergrund für diese besondere Formulierung ist, dass Nifedipin in späten Darmabschnitten nur langsam resorbiert wird. Der schnell zerfallende Kern kompensiert somit diesen physiologischen Effekt und sorgt dafür, dass der Plasma-Spiegel aufgrund der Burst-Freisetzung am Ende nicht abfällt.

Auf einen Tabletten- oder besser Drageekern können ein oder mehrere wirkstoffhaltige, retardierte oder nichtretardierte Schichten auch aufdragiert werden. So entstehen **Manteldragees, Zweischichten-** oder **Mehrschichtendragees.**

Retardpellets

Nach der Einnahme einer Pellet-Retard-Zubereitung erfolgt eine langsame, z. T. konstante Wirkstoff-Freisetzung, die physiologischen Schwankungen wenig ausgesetzt ist. Hierin liegt ein wesentlicher Vorteil der Retardpellets als typische Multiple Units (▸ Kap. 7.2.1).

Der Aufbau von Retardpellets, deren Durchmesser zwischen 0,1 und 2 mm liegt, ist unterschiedlich. Bei den **Diffusionspellets** wird in der Wirbelschicht eine Membran bestimmter Dicke und Durchlässigkeit als Diffusionsbarriere aufgebracht. Bei hochdosierten Wirkstoffen enthalten die Pellets meist in ihrer ganzen Kernmasse nichtretardierten Wirkstoff. Bei niedrig dosierten Stoffen kann der Wirkstoff auch auf nur aus Zucker bestehende **Neutralpellets** – auch als **Nonpareille** (▸ Kap. 14.3.1) bezeichnet – aufgetragen werden. Auch über den Pelletradius kann die Freigabegeschwindigkeit gesteuert werden.

Ein Aufbauprinzip ist in ○ Abb. 16.15 am Beispiel eines Isosorbid-5-mononitrat enthaltenden Arzneimittels angegeben. Auf einem Neutralkern (1) liegt das Wirkstoffdepot (2) mit 70 % der Gesamtdosis. Die Freigabe erfolgt mittels Diffusion durch die steuernde Membran (3). Darüber liegt die Initialdosis (4) mit 30 % Wirkstoff.

Im Fall von **Matrixpellets** bestehen die Retardpellets aus einer Matrix bzw. einem Gerüst mit eingebettetem Wirkstoff. Die Herstellung geht von herkömmlichen Verfahren der auf- oder abbauenden Granulierung mit anschließender Ausrundung bzw. Pelletierung aus (▸ Kap. 14.3.1). Dabei spielen Extrusion sowie Wirbelschichtschmelzagglomerierung und auch Sprüherstarrung eine wichtige Rolle.

Sofern ein zu Tabletten verpressbares oder in Hartgelatinekapseln abzufüllendes Pelletarzneimittel magensaftresistent gemacht werden soll, empfiehlt es sich, die Pellets als solche mit dem magensaftresistenten Überzug zu umhüllen und nicht die Tablette bzw. Gelatine-Kapselwand. Die Tablette zerfällt dann im Magen bzw. die Kapselhülle löst sich dort auf und entlässt die resistenten Minidepots. Sie haben somit alle Vorteile von Multiple Units. Werden die Tabletten bzw. Kapseln selbst überzogen, durchwandern diese als Single Units den Magen mit hoher Variabiliät.

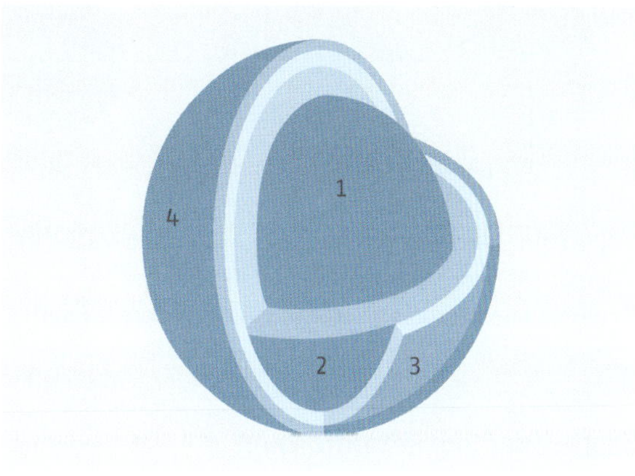

○ **Abb. 16.15** Schema eines Diffusionspellets mit Initial- und Erhaltungsdosis. Erläuterungen im Text. Nach Herstellerangaben

Praktisch umgesetzt

Im Namenszusatz steckt die Kinetik

Im peroralen Metoprolol-Retardpräparat Belok-Zok® hat die Freisetzungskinetik Eingang in den Markennamen erhalten. ZOK steht hierbei für **„Zero Order Kinetics"**, also eine Freisetzung nach einer Kinetik nullter Ordnung. Galenisch werden hierfür die Wirkstoffpellets, die einen Durchmesser von etwa 0,5 mm haben, mit Ethylcellulose überzogen, anschließend in eine schnell zerfallende Hilfsstoffmatrix eingebettet und zu Tabletten verpresst. Nach der Einnahme zerfällt die Tablette im Magen und gibt die einzelnen retardierten Pellets frei, die dann schnell in den Dünndarm wandern. Es handelt sich bei einer Beloc-ZOK® Tablette also um ein Multiple Unit System. Durch Kontakt mit den Flüssigkeiten des Gastrointestinaltrakts kommt es zur Quellung der Polymermembran und dem Eindringen von Wasser in das Innere der Pellets. Dort entsteht eine gesättigte Arzneistofflösung und es kommt in der Folge zur Diffusion des Arzneistoffs durch die Membran in das Lumen des Gastrointestinaltrakts, vor allem im Bereich des Dünndarms. Solange im Kern der Pellets diese gesättigte Arzneistofflösung vorhanden ist und in der Umgebung Sink-Bedingungen vorliegen, d. h. der freigesetzte Arzneistoff durch Resorption schnell aus dem Darmlumen entfernt wird, kann eine konstante Wirkstoff-Freisetzung nach einer Kinetik nullter Ordnung aufrechterhalten werden. Sobald innerhalb der Pellets aber nicht mehr genug Wirkstoffkristalle vorhanden sind und sich eine ungesättigte Lösung ausbildet, verlangsamt sich auch die Freisetzung. Diese besondere Galenik ermöglicht eine einmal tägliche Einnahme. Eine der Besonderheiten dieses Systems ist, dass die Tabletten teilbar sind. Die Pellets dürfen aber nicht gemörsert oder zerkaut werden.

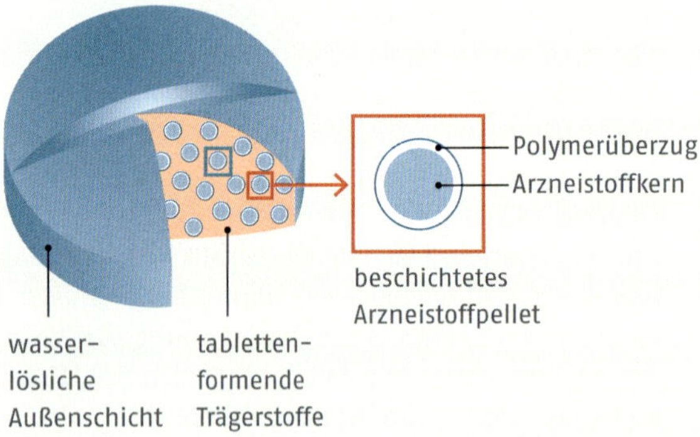

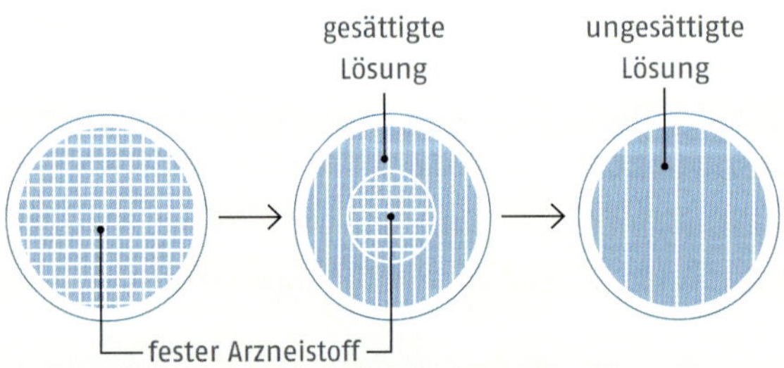

Die Beloc-ZOK® entsprechenden generischen Metoprolol-Retardpräparate tragen aufgrund der geschützten Warenbezeichnung ZOK® andere Markennamenszusätze. So finden sich hier Abkürzungen wie ZOT (Zero Order Technologie), ZK (Zero Kinetics), NT (Neue Technologie), ZNT (Zero Neue Technologie) oder NK (Neue Kinetik).

Gastroretentive Retardformen

Aufgrund der relativ kurzen Resorptionszeiten t_r von 5 h für diejenigen Arzneistoffe, welche nur im Magen und Dünndarm resorbiert werden, z. B. wegen bakteriellen Abbaus im Dickdarm, wurden verschiedene galenische Formulierungen entwickelt, die eine längere Resorptionszeit t_r durch verlangsamte Magen-Dünndarm-Passage erzielen. Insbesondere gastroretentive Arzneiformen sollen durch eine längere Aufenthaltszeit im Magen die Wirkstoffresorption in den oberen Dünndarmabschnitten maximieren. Die Formulierungsansätze sind in ◘ Tab. 16.6 zusammengefasst.

◘ **Tab. 16.6** Formulierungsansätze gastroretentiver Arzneiformen. Nach McConnell/Basit 2013

Konzept	Formulierung
Mukoadhäsion (Mucoadhesive systems) 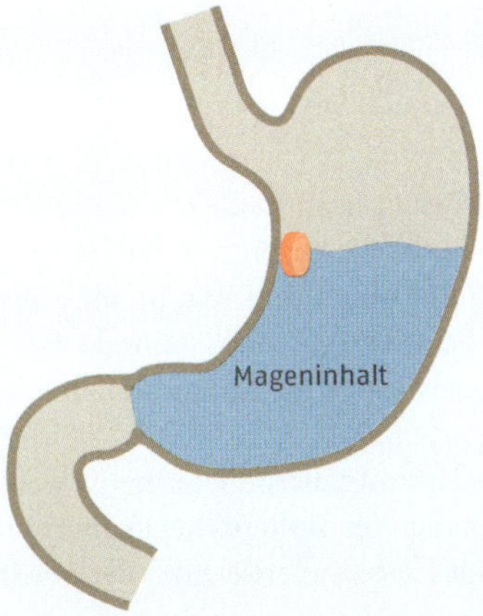 Tablette haftet an der Magenschleimhaut.	Die Verwendung mukoadhäsiver Polymere (z. B. Chitosan oder Carbomere) kann zu einer Haftung der Arzneiform an der Magenschleimhaut führen.
Schwimmen (Floating systems) 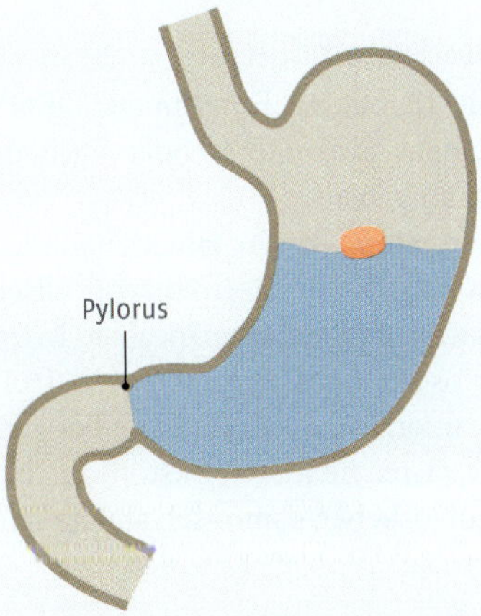 Tablette schwimmt auf der Magenflüssigkeit.	Aufgrund von Lufteinschlüssen bei der Herstellung oder durch Gasentwicklung nach der Applikation (z. B. durch Verwendung von Bicarbonaten) schwimmt die Arzneiform auf der Magenflüssigkeit.
Quellung (Size increasing systems) 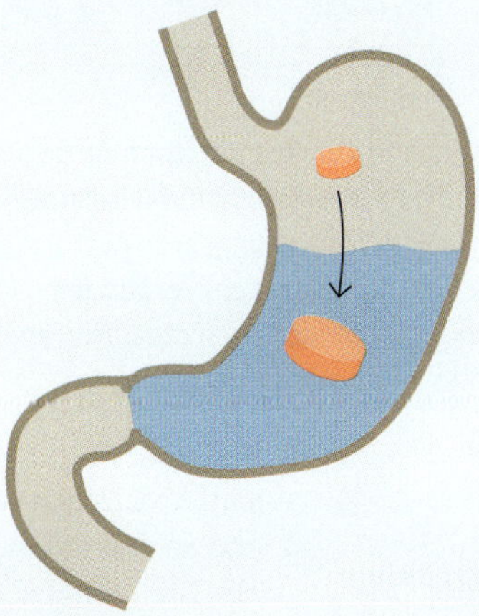 Tablette expandiert und erschwert die Pyloruspassage.	Verwendung stark quellender, polymerer Hilfsstoffe (z. B. HPMC, Polyethylenoxid oder Xanthan), die zu einer deutlichen Größenzunahme der Arzneiform bei Flüssigkeitszutritt im Magen und so zu einer verzögerten Pyloruspassage führen.

16.6.3 Osmotische Systeme

Prinzip der osmotischen Pumpe

Bei den osmotischen Systemen erfolgt die Wirkstoff-Freisetzung mittels osmotischer Energie. Das Prinzip der osmotischen Pumpe beruht darauf, dass eine osmotisch aktive Substanz von einer für Wasser permeablen Membran umgeben ist. Nach Einbringen in eine wässrige Umgebung ergibt die mit dem eindringenden Wasser sich bildende i. Allg. gesättigte Lösung einen hohen osmotischen Druck. Durch eine – oder mehrere – mit einem Laserstrahl gesetzte kleine Öffnung in der Membran wird die konzentrierte wirkstoffhaltige Lösung herausgedrückt (o Abb. 16.16).

Die Geschwindigkeit der Substanzabgabe dm/dt ist proportional zur Geschwindigkeit der Wasseraufnahme dV/dt und der gelösten osmotisch aktiven Substanzmenge C. Die Zusammenhänge können durch o Gleichung 16.10 und o Gleichung 16.11 ausgedrückt werden.

$$\frac{dm}{dt} = C \cdot \frac{dV}{dt} \qquad \text{Gleichung 16.10}$$

$$\frac{dV}{dt} = \frac{A}{l} \cdot K \cdot (\Delta\pi - \Delta P) \qquad \text{Gleichung 16.11}$$

Die Fließgeschwindigkeit des Wasservolumens dV/dt ist abhängig von der Permeabilität K, der Fläche A und Dicke l der Membran, der i. Allg. niedrigen osmotischen Druckdifferenz $\Delta\pi$ und der hydrostatischen Druckdifferenz ΔP.

Für den Fall, dass die Austrittsöffnung in der Membran ausreichend groß ist, ist die hydrostatische Druckdifferenz ΔP wesentlich kleiner als die osmotische Druckdifferenz $\Delta\pi$. Befindet sich das System in einer Umgebung mit sehr kleiner, zu vernachlässigender osmotischer Aktivität, wie z. B. in gastrointestinalen Flüssigkeiten, dann kann für $\Delta\pi$ näherungsweise der osmotische Druck π des Systems eingesetzt werden. o Gleichung 16.10 und o Gleichung 16.11 vereinfachen sich dann zu o Gleichung 16.12.

$$\frac{dm}{dt} = \frac{A}{l} \cdot K \cdot \pi \cdot C \qquad \text{Gleichung 16.12}$$

Die osmotischen Drücke pharmazeutisch verwendeter Lösungen sind sehr hoch. Sie liegen z. B. für eine gesättigte Natriumphosphatlösung bei 30 bar, für eine gesättigte Lösung eines Lactose-Fructose-Gemischs bei bis zu 500 bar. Die semipermeable Membran besteht häufig aus Celluloseacetat.

Die Wirkstoff-Freisetzung dieser Systeme ist weitgehend unabhängig von den physiologischen Schwankungen, wie pH-Wert oder Zusammensetzung der Verdauungssäfte, und der aufgenommenen Nahrung. Daher werden sie häufig als sogenannte therapeutische Systeme bezeichnet und können zur peroralen und parenteralen Wirkstoffverabreichung eingesetzt werden.

Orales osmotisches System (OROS®)

Die für die perorale Einnahme bestimmten OROS®-Systeme sind nach dem Einkammer oder nach dem Zweikammerprinzip aufgebaut.

Beim **Einkammersystem** ist ein tablettenähnlicher osmotisch aktiver Kern als Wirkstoffreservoir allseitig von einer 200–300 µm dicken, semipermeablen Membran (meist aus Celluloseacetat) umgeben (o Abb. 16.16). Zur Erhöhung des osmotischen Effekts kann bei geringer Dosis oder nicht ausreichender Wirkstofflöslichkeit dem Reservoir ein gut löslicher, osmotisch aktiver Hilfs-

Übungsaufgabe

Osmotisches System mit Kaliumchlorid

500 mg Kaliumchlorid wurden zu einer Tablette mit einem Volumen von 0,25 ml verpresst und mit einer semipermeablen Membran überzogen. Die Membran hat eine Fläche von 2,2 cm^2 und eine Dicke von 250 µm. Die Löslichkeit von KCl in Wasser beträgt 330 $mg \cdot ml^{-1}$ und die Dichte der gesättigten wässrigen Lösung ist 2,0 $g \cdot ml^{-1}$. Das Produkt aus Permeabilität und osmotischem Druck für das vorliegende System beträgt $0{,}686 \cdot 10^{-3}\ cm^2 \cdot h^{-1}$. Der Diffusionskoeffizient von KCl in Wasser ist $0{,}122 \cdot 10^{-3}\ cm^2 \cdot h^{-1}$ (Daten aus Theeuwes F. Elementary Osmotic Pump. J Pharm Sci 64:12, 1975).

a) Berechnen Sie, ausgehend vom osmotischen Druck als einzige treibende Kraft für die Wirkstoff-Freisetzung des osmotischen Systems, die Freisetzungsgeschwindigkeit.
b) Korrigieren Sie Ihre Rechnung aus dem vorherigen Aufgabenteil, wenn Sie zusätzlich auch die Diffusion der gelösten Wirkstoffmoleküle mit einbeziehen.

Verweis auf Online

Lösung zur Übungsaufgabe

stoff, wie Natriumchlorid oder Glucose, zugesetzt werden.

Nach Einnahme des Systems diffundiert Wasser durch die Membran und beginnt, die Bestandteile des Reservoirs aufzulösen. Durch den sich einstellenden osmotischen Druck wird Wirkstofflösung oder auch Wirkstoffsuspension während der Magen-Darm-Passage kontinuierlich durch die Abgabeöffnung herausgedrückt. Gleichzeitig kommt es zu einem Nachstrom von Wasser durch die Membran. Die Wirkstoffabgabe ist so lange konstant, solange ungelöste osmotisch aktive Substanz im Reservoir vorliegt.

Eine längere Freigabe als über 5 bzw. 15 h ist wenig sinnvoll, da nach diesen Zeiträumen meist die resorptionsaktiven Bereiche des Dünndarms passiert sind bzw. das Colon verlassen wird (▸ Kap. 7.2.1).

Zum Aufbau eines ausreichend hohen Drucks sollte die Wirkstofflöslichkeit mindestens 5–10 % betragen oder es müssen zusätzliche Hilfsstoffe mitverarbeitet werden. Im Handel sind oder waren z. B. Nifedipin, Phenylpropanolamin, Prazosin, Salbutamol oder Oxybutynin enthaltende Einkammersysteme.

Beim **Zweischichtensystem (Push-Pull-Osmotische Pumpe)** befindet sich in einer Schicht der osmotisch aktive Hilfsstoff, häufig in Kombination mit einem quellenden Hydrogelbildner. In der anderen ist der Wirkstoff inkorporiert.

Beide Schichten sind von einer semipermeablen Membran umgeben, sodass das Wasser in beide Kammern osmotisch einströmt („pull"). Dieses Prinzip wird angewendet, wenn infolge zu geringer Löslichkeit des Wirkstoffs nach Eindringen des Wassers in das Reservoir kein ausreichender Druck erzeugt werden kann. Vor allem durch Quellung („push") wird der Wirkstoff herausgedrückt (○ Abb. 16.17).

Die Herstellung dieses Zweischichtensystems erfolgt mit einer für die Herstellung von Mehrschichtentabletten verwendeten Tablettenmaschine (▸ Kap. 14.4.4) mit anschließendem Überziehen und Setzen der kleinen Öffnung auf der Wirkstoffseite. Die meisten der aktuell auf dem Markt befindlichen OROS Systeme, darunter z. B. mit Doxazosin (Cardular PP®), Hydromorphon (Jurnista®) oder Methylphenidat (Concerta®) sind nach dem Push-Pull-Prinzip aufgebaut.

Besonders beim zuletzt genannten Präparat Concerta® ist, dass es sich hier um ein **Dreischichtensystem** handelt. Der Tablettenkern besteht aus drei Schichten: einer unteren Schicht mit dem quellenden Hilfsstoff (Polyethylenoxid) und darüber zwei Schichten mit Methylphenidat in unterschiedlichen Konzentrationen. Dieser dreischichtige Tablettenkern ist dann wieder mit einer semipermeablen Membran aus Celluloseacetat umgeben, die am oberen Ende die mit dem Laser gesetzte Abgabeöffnung hat. Darauf befindet sich nun noch eine äußere wasserlösliche Tablettenummantelung, die ebenfalls den Wirkstoff Methylphenidat enthält. Die wirkstoffhaltige Ummantelung löst sich nach Einnahme direkt auf und sorgt so für einen schnellen Wirkungseintritt. Die kontinuierliche Wirkstoff-Freisetzung erfolgt anschließend im Verlauf des Gastrointestinaltrakts aus dem osmotischen System. Die verwendete Freisetzungstechnologie ermöglicht eine Wirkdauer von bis zu 12 Stunden.

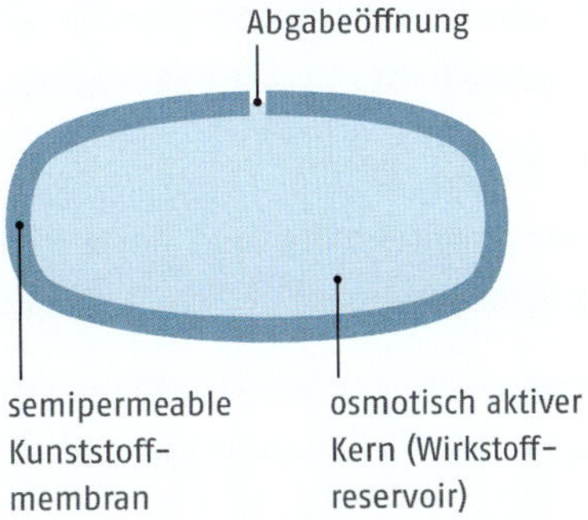

○ **Abb. 16.16** Schema der osmotischen Pumpe OROS® mit festem Arzneistoff, Einkammersystem

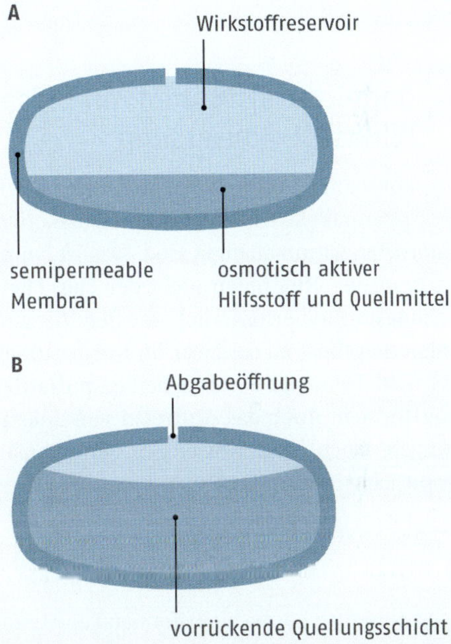

○ **Abb. 16.17** Schema einer osmotischen Pumpe, Einkammer-Zweischichtsystem. **A** vor Funktionsbeginn, **B** in Funktion

Hilfsstoffwissen fürs Examen

Macrogole und hochmolekulare Macrogole

In vielen OROS Push-Pull-Systemen werden in der quellenden Hilfsstoffschicht hochmolekulare Macrogole (z. B. Macrogol 5 000 000 im Cardular PP®) verwendet. Macrogole sind Gemische von Polymeren der allgemeinen Formel $H\text{-}(OCH_2\text{-}CH_2)_n\text{-}OH$, wobei *n* die mittlere Anzahl an Oxyethylen-Gruppen angibt. Der Macrogol-Typ wird durch eine Zahl definiert, die für die mittlere relative Molekülmasse steht. Die Ph. Eur. führt in der Monographie **„Macrogole"** die Typen mit einer mittleren Molekülmasse von 300 bis 35 000 g/mol auf. In der Monographie „Hochmolekulare Macrogole" sind Gemische von Macrogolen mit großen Molekülmassen im Bereich von 100 000 bis 7 000 000 g/mol (auch als Polyethylenoxide bezeichnet) benannt.

16.6.4 Darreichungsformen mit pulsatiler Wirkstoff-Freisetzung

Das Ziel konstanter Plasmakonzentrationen setzt voraus, dass pharmakokinetische und pharmakodynamische Parameter zeitunabhängig sind. Das ist beim Vorliegen zirkadianer Rhythmen nicht der Fall. Hier sind Darreichungsformen erforderlich, die den Wirkstoff zu den Zeiten freigeben, zu denen er im Körper besonders benötigt wird. Derartige Systeme heißen **pulsatile Darreichungsformen**. Auch das Auftreten von Toleranzerscheinungen macht das Abweichen von konstanten Plasmaspiegeln erforderlich.

Merke

Bei den **pulsatilen Darreichungsformen** kann unterschieden werden zwischen:

- Systemen mit zeitlicher Verzögerung:
  - Mantel-Kern-Technologie,
  - zeitkontrollierte osmotische Pumpen,
  - pH-Kontrolle,
  - Pulsincap®-System,
  - zeitkontrollierte „Explosions"-Systeme;
- Doppel-Puls-Systemen,
- Mehrfach-Puls-Systemen,
- Systemen zur Toleranzprophylaxe.

Systeme mit zeitlicher Verzögerung sollen den Wirkstoff erst eine bestimmte Zeit nach der Applikation freisetzen. So sind vielfach therapeutische Plasma-Wirkstoffkonzentrationen nur in den frühen Morgenstunden wünschenswert. Beispiele sind Asthma, Arthritis, Parkinson'sche Krankheit. Diese Systeme sollen die Arzneimitteleinnahme bereits am vorangehenden Abend erlauben.

Im einfachsten Fall lässt sich dies durch die **Mantel-Kern-Technologie** (wirkstofffreier, langsam quellender bzw. erodierender Mantel, wirkstoffhaltiger Kern) erzielen (Tempus®-Prinzip).

Als **zeitkontrollierte osmotische Pumpe** lässt sich das Zweischichtensystem (Push-Pull-Osmotische Pumpe, ▸ Kap. 16.6.3) verwenden. Ein Polymer mit definierten Quellungseigenschaften ist die treibende Kraft. Die Quellung beginnt erst eine bestimmte Zeit nach der Einnahme, wodurch der Wirkstoff verzögert freigesetzt wird. Voraussetzung für die Anwendung der osmotischen Pumpe ist, dass der Wirkstoff in der ganzen Länge des Magen-Darm-Kanals resorbiert werden kann. Durch Überziehen des osmotischen Zweischichtensystems mit einem magensaftresistenten Polymer, das sich erst in späteren Dünndarmabschnitten zu lösen beginnt, kann das System so programmiert werden, dass die Wirkstoff-Freisetzung erst im Colon beginnt.

Die **pH-kontrollierte Freisetzung** ermöglicht die gezielte Behandlung lokaler Darmerkrankungen bzw. eine Resorption aus dem Colon.

Das **Pulsincap®-System** (unlösliche Kapselhälfte mit einem Verschluss aus quellbarem Polymer) hat sich bisher nicht durchsetzen können.

Bei den **zeitkontrollierten „Explosions"-Systemen** ist eine Single-Unit- oder Multiple-Units-Darreichungsform, die osmotisch wirksame sowie quellende Agenzien enthält, mit einer semipermeablen Membran überzogen. Deren Zusammensetzung und Dicke bestimmen die Geschwindigkeit der Wasserpermeation in den wirkstoffhaltigen Kern. Nach Erreichen eines bestimmten Quellungsdrucks vermag die Membran dem Druck nicht mehr standzuhalten. Der Formling platzt („explodiert") und setzt den Wirkstoff frei.

Ein **Doppel-Puls-System** kann aus einer Dreischichtentablette (▸ Kap. 16.6.2), die zum Teil mit einer meist aus Ethylcellulose bestehenden wasserunlöslichen Schicht d überzogen ist, bestehen (○ Abb. 16.18). Schicht a enthält die schnell freizusetzende Wirkstoffdosis. Die mittlere Schicht b ist eine aus in Wasser quellbaren Polymeren zusammengesetzte Barriere, die die Wirkstoff-Freisetzung aus der Schicht c verzögern soll. Das Ausmaß der Verzögerung wird durch die Zusammensetzung und Dicke der Polymerschicht gesteuert. Mit einer so entwickelten Tablette können zwei Plasma-Wirkstoffmaxima im Abstand von mehreren Stunden erreicht werden.

Unter die meist noch in der Entwicklung befindlichen **Mehrfach-Puls-Systeme** fallen in erster Linie implantierbare mechanische Pumpsysteme und iontophoretische Systeme zur topischen Anwendung. Die insbesondere für die pulsatile Freisetzung von Peptidhormonen entwickelten, meist s. c. zu implantierenden Pumpen setzen den

Wirkstoff mit einer bestimmten Frequenz frei. So werden mit der Zyklomatpumpe, die als Kolbenpumpe arbeitet, bei einem Pulsintervall von 90 oder 120 min 50 µl/min bzw. 25 µl/min Gonadorelin (Hypothalamushormon) freigesetzt. Mit entsprechend konstruierten Pumpen können bestimmte Insulinmengen pulsatil, z. B. im Abstand von 3 min, freigesetzt werden.

Mittels **Iontophorese** lassen sich Wirkstoffe auch pulsatil durch die Haut transportieren. Durch zeitabhängiges Ein- und Ausschalten des elektrischen Stroms werden deutlich differenzierbare Permeationsgeschwindigkeiten erhalten (vgl. transdermale Systeme; ▸ Kap. 12.11).

Die Möglichkeit einer **Toleranzentwicklung** bei längerem konstanten Wirkstoffangebot wird insbesondere bei Nitroverbindungen beobachtet. Zur Toleranzprophylaxe bei Applikation Nitroglycerol enthaltender transdermaler Systeme wurden Pflaster entwickelt, die den Wirkstoff biphasisch freisetzen. Ein solches Pflaster führt innerhalb von 6 h zu maximalen Plasmakonzentrationen. In den folgenden 18 h nimmt die Konzentration dann schnell ab.

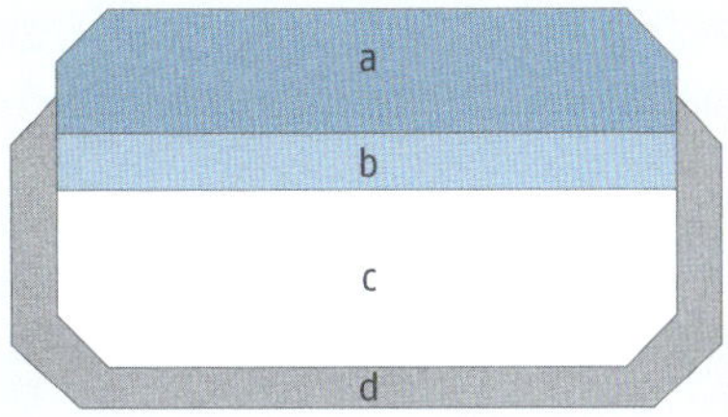

o Abb. 16.18 Schema einer Dreischichtentablette als Doppel-Puls-System. **a** Initialdosis; **b** Polymerbarriere für die zeitlich verzögerte Freigabe aus Schicht **c**; **d** wasserunlöslicher Überzug

16.6.5 Implantierbare Infusionspumpen

Implantierbare Infusionspumpen sind kleine Objekte, die mittels eines chirurgischen Eingriffs meist subkutan oder intraperitoneal implantiert werden. Bei ALZET® handelt es sich um eine implantierbare **osmotische Miniaturpumpe** (**o** Abb. 16.19), die für pharmakokinetische Untersuchungen an Versuchstieren entwickelt wurde. Das System besitzt keine elektronischen oder mechanischen Teile. In Verbindung mit einem Katheter können auch intravenöse, intrazerebrale oder intraarterielle Infusionen sowie die gezielte Wirkstoffverabreichung in ein spezifisches Gewebe (z. B. Leber, Milz, Rückenmark etc.) durchgeführt werden. Die Minipumpe kann Arzneistoffe und andere experimentelle Wirkstoffe in kontinuierlichen und kontrollierten Raten über Zeiträume von einem Tag bis zu sechs Wochen abgeben. Das System kann so konstante Wirkstoffspiegel im Plasma oder Gewebe sicherstellen, ohne dass dabei externe Verbindungen erforderlich wären.

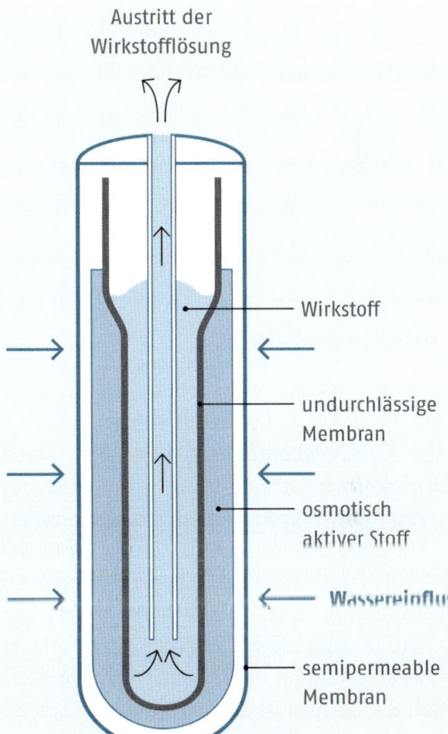

o Abb. 16.19 Osmotische Miniaturpumpe. Nach Theeuwes 1984

iPRECIO® ist eine **programmierbare und wieder auffüllbare implantierbare Infusionspumpe** entwickelt für Arzneimittelstudien an Versuchstieren. Je nach Ausführung kann die Pumpe den Wirkstoff mit einer Geschwindigkeit zwischen 0–30 µl pro Stunde freigeben. Abhängig von der Programmierung sind sowohl die kontinuierliche Freigabe mit konstanter Infusionsgeschwindigkeit oder die Freigabe mit variierender Infusionsgeschwindigkeit (z. B. zur Anpassung an den zirkadianen Rhythmus) oder auch multiple Bolus Freisetzungen möglich. Das System kann im implantierten Zustand wieder aufgefüllt werden.

Synchromed™ II ist eine implantierbare Infusionspumpe, die mit einem Katheter verknüpft zur intrathekalen Infusion von Opioiden bei chronischen Schmerzen bestimmt ist. Die programmierbare Pumpe selbst wird im Abdomen implantiert und pumpt die Wirkstofflösung vom Reservoir (20 oder 40 ml, je nach Ausführung) mit einer Geschwindigkeit von bis zu 0,9 ml pro Tag über den Katheter zur Infusionsstelle. Das Reservoir kann im implantierten Zustand wieder aufgefüllt werden. Laut Herstellerangaben hat das System eine Lebenszeit von bis zu 7 Jahren. Durch die direkte intrathekale Infusion ist hier nur ein Bruchteil der sonst üblichen Dosis erforderlich.

Bei Insulin enthaltenden Pumpen wird ein Programm vom Arzt vorgegeben; die Kontrolle des Blutzuckers erfolgt durch den Patienten. Zu den echten **therapeutischen Systemen** gehören Pumpen, die über einen Sensor den Blutzucker messen und Insulin bedarfsgerecht abgeben.

16.6.6 Externe, tragbare Infusionspumpen

Mit tragbaren Infusionssystemen (Kapazität von 30 bzw. 100 ml Wirkstofflösung) kann durch mechanische Energie kontinuierlich über 24 h mit vorprogrammierter bzw. bedarfsgerecht steuerbarer Rate Wirkstoff intravenös über ein Schlauchsystem abgegeben werden. Da das Wirkstoffreservoir vom Patienten ausgewechselt werden kann, ist eine Abgabe über Tage bis Monate möglich. Antikoagulanzien, Antibiotika, Insulin, Opiate und Zytostatika sind bevorzugte, auf diesem Weg verabreichte Wirkstoffgruppen.

16.7 Qualitätsprüfung

Zusätzlich zu den für die betreffenden Arzneiformen typischen Qualitätskontrollen wird bei peroralen Retardarzneiformen insbesondere eine Überprüfung der **In-vitro-Wirkstoff-Freisetzung** vorgenommen. Im Prinzip kommen die Verfahren, die zur Bestimmung der Wirkstoff-Freisetzung aus nichtretardierten Tabletten angewendet werden, zum Einsatz. Dabei werden häufig Auflösungsmedien wechselnder pH-Werte zwecks Angleichung an die Magen-Darm-Verhältnisse eingesetzt. Ein Beispiel ist der **Half-Change-Test** in verschiedenen Modifikationen. Ein Teil des ursprünglich sauren Freisetzungsmediums wird nach bestimmten Zeitabschnitten, besser kontinuierlich, durch künstlichen Darmsaft ersetzt. Hierdurch kann der pH-Wert von den Bedingungen des Magens sukzessive denen des Darms angepasst werden.

Aus diesen In-vitro-Freisetzungsuntersuchungen lassen sich bereits erste Rückschlüsse bezüglich der **Verlässlichkeit (Funktionstüchtigkeit, Robustheit)** der Wirkstoffabgabe erzielen, wenn Einflussfaktoren wie pH-Wert, Rührgeschwindigkeit, Nahrungsbestandteile (z. B. Fettemulsion), Enzyme (z. B. Lipasen) und Bestandteile der Verdauungssäfte (Mucin, Gallensäuren) geprüft werden.

Einen endgültigen Aufschluss darüber, ob eine Retard- bzw. Depotarzneiform auch in vivo die gewünschte Freigabe hat und ob eine gewisse Plasmaspiegelkonstanz und ausreichende Bioverfügbarkeit vorliegen, erhält man allein durch eine In-vivo-Bestimmung am Menschen (▸ Kap. 7.4.2). Dabei gehört heute auch die Untersuchung des Einflusses von **Nahrungsaufnahme** zum Standard, welche bei der Zulassung vorzulegen ist.

Die Qualitätsbeurteilung einer Retardarzneiform schließt auch Untersuchungen zur **Reproduzierbarkeit der Herstellung** (Chargenhomogenität und -konformität) bezüglich der Freisetzung ein. Ein weiteres, wichtiges Qualitätsmerkmal ist die **Freisetzungsstabilität.** Die **Grenzen noch hinnehmbarer Abweichungen** sollten in vivo abgesichert sein.

Die **Guideline on Quality of oral modified release products** der European Medicines Agency (EMA) beschreibt die Qualitätsmerkmale, insbesondere die pharmazeutische Entwicklung und In-vitro-Untersuchung von oralen Arzneiformen mit verlängerter (prolonged-release) und verzögerter (delayed-release) Wirkstoff-Freisetzung.

Verweis auf Online
Guideline on Quality of oral modified release products

Quellen und weiterführende Literatur

Bauer KH, Lehmann K, Osterwald HP, Rothgang G. Überzogene Arzneiformen. Wissenschaftliche Verlagsgesellschaft Stuttgart, 1988

Beck-Broichsitter M, Kamm W, Schöttle IA, Kissel T. Parenterale Depotarzeniformen – Mikropartikel. In: Mäder K, Weidenauer U (Hrsg.) Innovative Arzneiformen. Wissenschaftliche Verlagsgesellschaft Stuttgart, 2009

Blume H, Gundert-Remy U, Möller H (ed.) Controlled/Modified Release Products. Wissenschaftliche Verlagsgesellschaft Stuttgart, 1991

Bracher F et al. Arzneibuch-Kommentar. Wissenschaftliche Erläuterungen zum Arzneibuch. 1. Aufl. inkl. 67. Akt.lfg., Wissenschaftliche Verlagsgesellschaft, Stuttgart 2021

Daniels R. Neue Gelenik für Depotinjektionen. Pharm Ztg 150: 404, 2005

European Medicines Agency (EMA). Guideline on quality of oral modified release products. EMA/CHMP/QWP/428693/2013

Fahr A, Kissel T. Mikropartikel und Implantate. In: Müller RH, Hildebrand GE (Hrsg.) Pharmazeutische Technologie: Moderne Arzneiformen. 2. Aufl., Wissenschaftliche Verlagsgesellschaft Stuttgart, 1998

Führer C. Moderne feste Arzneiformen: Arzneiformen zur parenteralen Applikation. In: Müller RH, Hildebrand GE (Hrsg.) Pharmazeutische Technologie: Moderne Arzneiformen. 2. Aufl., Wissenschaftliche Verlagsgesellschaft Stuttgart, 1998

Göpferich A. Kontrollierte Freisetzungssysteme aus Biomaterialien. In: Mäder K, Weidenauer U (Hrsg.) Innovative Arzneiformen. Wissenschaftliche Verlagsgesellschaft Stuttgart, 2009

Gurny R, Junginger HE, Peppas NA. Pulsatile Drug Delivery. Wissenschaftliche Verlagsgesellschaft Stuttgart, 1993

Higuchi T. Mechanism of Sustained-Action-Medication: Theoretical Analysis of Rate of Release of Solid Drugs Dispersed in Solid Matrices. J Pharm Sci 50: 874, 1961; ibid. 52: 1145, 1963

Jantzen GM, Robinson JR. Sustained- and controlled-release drug delivery. In: Banker GS, Rhodes ChT (eds.) Modern Pharmaceutics. Marcel Dekker, New York, Basel, Hongkong 2002

Kempe S, Mäder K. In situ forming implants: an attractive formulation principle for parenteral depot formulations. Journal of controlled release 161:2, 2012

Lill N. Injizierbare Arzneiformen auf Basis biodegradabler Polymere, Pharm Ztg Prisma 2: 269, 1995

Lindner WD, Möckel JE, Lippold BC. Controlled release of drugs from hydrocolloid embeddings. Pharmazie 51: 263, 1996

Lippold BC. Quellende Polymere für Hydrogel- und Hydrokolloideinbettungen mit retardierter Wirkstoff-Freisetzung. PharmuZ 20: 179, 1991

Malaterre V, Ogorka J, Loggia N, Gurny R. Oral osmotically driven systems. Eur J Pharm Biopharm 73: 311, 2009

McConnell EL, Basit AW. Modified-release oral drug delivery. In: Aulton M, Taylor K (Hrsg.) Aulton's Pharmaceutics: The Design and Manufacture of Medicines. 5. Aufl., Elsevier 2017

Siepmann J, Siepmann F. Freisetzungsmechanismen in Retard- und Depotarzneiformen. In: Mäder K, Weidenauer U (Hrsg.) Innovative Arzneiformen. Wissenschaftliche Verlagsgesellschaft Stuttgart, 2009

Sinko PJ. Martin's Physical Pharmacy and Pharmaceutical Sciences. 7. Aufl., Lippincott Williams and Wilkins, 2016

Theeuwes F. Elementary Osmotic Pump. J Pharm Sci 64:12, 1975

Theeuwes F, Yum SI. Principles of the Design and Operation of Generic Osmotic Pumps for the Delivery of Semisolid or Liquid Drug Formulations. Annals of Biomedical Engineering 4:4, 1976

Verma RK, Mishra B, Garg S. Osmotically Controlled Oral Drug Delivery. Drug Dev Ind Pharm 26: 695, 2000

Zuidema J, Pieters FAJM, Duchateau GSMJE. Release and Absorption Rate Aspects of Intramuscularly Injected Pharmaceuticals. Int J Pharm 47: 1, 1988

Abbildungsnachweise

Lippold BC, Förster H. Entwicklung, Herstellung und In-vitro-Testung von peroralen Depotarzneiformen mit konstanter Wirkstoffliberation am Beispiel des Theophyllins. PharmInd 44: 735, 1982

Lubrizol Life Science. Hot Melt Extrusion. Health RX Technical Bulletin 22. Cleveland (USA) 2019

Mäder K, Weidenauer U. Innovative Arzneiformen, Ein Lehrbuch für Studium und Praxis. Wissenschaftliche Verlagsgesellschaft Stuttgart, 2009

McConnell EL, Basit AW. Modified-release oral drug delivery. In: Aulton M, Taylor K (Hrsg.) Aulton's Pharmaceutics: The Design and Manufacture of Medicines. 4. Aufl., Elsevier 2013

Siepmann J, Siepmann F. Freisetzungsmechanismen in Retard- und Depotarzneiformen. In: Mader K, Weidenauer U (Hrsg.). Innovative Arzneiformen. Wissenschaftliche Verlagsgesellschaft, Stuttgart 2009

Theeuwes F. Pharmacy Int 5: 293, 1984

Tabellennachweis

Bühler V. Kollidon®, Polyvinylpyrrolidone excipients for the pharmaceutical industry. 9th edition, BASF SE, Ludwigshafen 2008

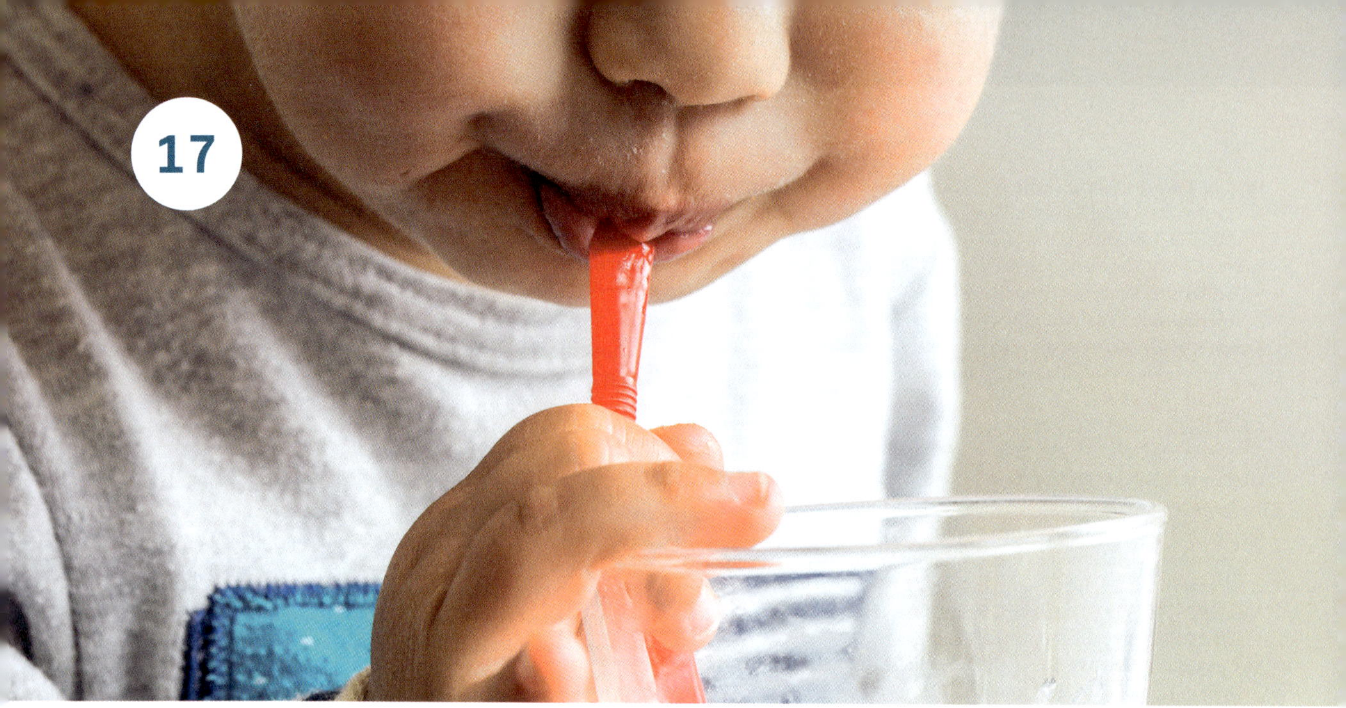

17

Kindgerechte Arzneizubereitungen

Prof. Dr. Jörg Breitkreutz

Kindgerechte Arzneizubereitungen sind eine Voraussetzung für die effektive Therapie von Krankheiten im Kindesalter. Kinder besitzen andere Bedürfnisse und stellen andere Anforderungen an ein Arzneimittel als Erwachsene. Je nach Entwicklungs- und Reifegrad des Kindes unterscheiden sich die individuellen Bedürfnisse. Moderne Darreichungsformen, neuartige pharmazeutische Hilfsstoffe mit optimierten Eigenschaften und neue wissenschaftliche Erkenntnisse zur Akzeptanz von Darreichungsformen haben die Möglichkeiten der kindgerechten Arzneimitteltherapie erheblich erweitert. Für die orale Anwendung ersetzen kleindimensionierte feste Arzneiformen und orodispersible Darreichungsformen zunehmend die früher üblichen flüssigen Arzneizubereitungen.

17.1 Allgemeines

Die Anforderungen an eine optimale Arzneimitteltherapie können bei jedem Kind unterschiedlich sein. Durch die ständige Veränderung des juvenilen Organismus in der körperlichen Entwicklung und die kognitive Reifung stellt die Gruppe der Kinder und Jugendlichen kein homogenes Kollektiv dar. Die Leitlinie der Internationalen Harmonisierungskonferenz (ICH) zur Durchführung klinischer Studien unterscheidet zwischen:

- Frühgeborenen,
- Neugeborenen,
- Kleinkindern,
- Kindern und
- Jugendlichen.

Die Gruppe der Kinder (2–11 J.) wird aus praktischen Erwägungen zusätzlich in Vorschulkinder (2–5 J.) und Schulkinder (6–11 J.) unterteilt (◘ Tab. 17.1).

Die Klassifizierung nach Lebensalter bildet aber nur grob die tatsächliche Varianz bei den entwicklungsphysiologischen Einflussgrößen für die Arzneimitteltherapie ab.

Merke

Meist werden Körpermasse oder Körperoberfläche des Kindes für die Ermittlung der erforderlichen Arzneistoffdosis herangezogen. In den letzten Jahren wurde jedoch für viele Wirkstoffe gezeigt, dass die alters-, massen- oder oberflächenbezogene Skalierung von Dosierungen oft fehlerbehaftet ist.

◘ **Tab. 17.1** Altersklassen von Kindern und Jugendlichen nach ICH Guideline E11

Altersgruppe	Lebensalter	
Frühgeborene	Geburt vor berechnetem Termin	
Neugeborene	0–27 Tage	
Kleinkinder	28 Tage bis 23 Monate	
Kinder	2–11 Jahre	
	Vorschulkinder*	2–5 Jahre
	Schulkinder*	6–11 Jahre
Jugendliche	12–18 Jahre	

* Zusätzliche Unterteilung nach dem „Formulations of Choice"-Papier der EMA

◘ **Tab. 17.2** Off-Label-Use und Unlicensed-Use nach Turner et al.

Off-Label-Use	Unlicensed-Use
▪ andere Dosis ▪ falsche Altersgruppe ▪ andere Indikation ▪ entgegen Kontraindikation ▪ alternativer Applikationsweg	▪ Rezepturarzneimittel aus – Chemikalien – Arzneistoffen – Fertigarzneimitteln ▪ klinische Prüfmuster

Weitere alters- und entwicklungsabhängige Einflussgrößen müssen in die Dosierungsberechnung einfließen. Eine besonders hohe Variabilität besteht in der Zeit von der Geburt bis zum Ende des ersten Lebensjahres (▸ Kap. 17.3).

Bisher wurden nur wenige Arzneimittel bereits in der klinischen Phase der Entwicklung für die Anwendung bei Kindern und Jugendlichen geprüft. In der praktischen Tätigkeit der Kinder- und Jugendärzte entstand somit die Notwendigkeit, den pädiatrischen Patienten für Erwachsene entwickelte Arzneimittel unter anderen Bedingungen als durch die von der Bundesoberbehörde BfArM (Bundesinstitut für Arzneimittel und Medizinprodukte) in Bonn oder der europäischen Behörde EMA (European Medicines Agency) in Amsterdam erteilte Zulassung zu verordnen (**Off-Label-Use**) oder in der Apotheke ein Rezepturarzneimittel herstellen zu lassen (**Unlicensed Use**). Unter dem Off-Label-Use wird die Anwendung eines Fertigarzneimittels in einer anderen Dosierung, bei einer anderen Altersstufe, bei einer anderen Erkrankung (Indikation), entgegen einer ausdrücklichen Gegenanzeige (Kontraindikation) oder auf einem anderen Applikationsweg verstanden (◘ Tab. 17.2).

Partywissen

Mit dem Wissen über Off-Label-Use kann man gutes Geld verdienen. In der Sendung „Wer wird Millionär?" vom 05.10.2020 stellte Günther Jauch folgende 125 000 Euro-Frage:
Worum geht es beim sogenannten Off-Label-Use?
A: Medikamente
B: Mietautos
C: Musikalben
D: Markenkleidung

Der Kandidat befragte seinen Telefonjoker, der zu D, Markenkleidung, riet. Das Studiopublikum votierte mit 57 %-Mehrheit auch für die Markenkleidung. Obwohl der Kandidat auf die richtige Antwort getippt hätte, ließ er sich verunsichern und stieg mit 64 000 Euro aus.

Die öffentliche Apotheke kann durch Off-Label-Use erhebliche Geldsummen verlieren, wenn eine Retaxation durch die gesetzliche Krankenversicherung vorgenommen wird. Bei der Abgabe von Arzneimitteln für eine Indikation, bei der Wirksamkeit und Unbedenklichkeit nicht nachgewiesen und somit nicht Bestandteil der Zulassungsunterlagen sind, kann die Erstattung des Produkts von der Kasse verweigert werden. Bei Mitgliedern privater Krankenkassen bleibt die Patientin oder der Patient auf diesen Kosten sitzen, bei gesetzlichen Versicherungen in vielen Fällen die Apothekerin oder der Apotheker.

Denkanstoß

Der englische Begriff „Unlicensed Use" ist in Deutschland irreführend, da es sich um die gesetzeskonforme Herstellung und Freigabe durch die Apothekerin oder den Apotheker im Rahmen eines sogenannten Therapieversuchs handelt. Zur Herstellung von Rezepturarzneimitteln auf Verordnung des Arztes sind die Apotheken in Deutschland sogar verpflichtet. In einigen Mitgliedsstaaten der Europäischen Union ist dies wegen aufgetretener Qualitätsmängel mittlerweile untersagt. Sorgsames, richtlinienkonformes und qualitätsbewusstes Arbeiten ist die Voraussetzung für den Erhalt dieser Kernkompetenz von Apotheken.

Seit dem Jahr 2007 müssen pharmazeutische Unternehmer, die ein Zulassungsverfahren für ein Arzneimittel mit neuem Wirkstoff beantragen wollen, ein **pädiatrisches Prüfkonzept** (Paediatric Investigation Plan, **PIP**) vorlegen. Der PIP-Antrag muss in der Regel spätestens nach Abschluss der klinischen Phase I beim Pädiatrischen Komitee (PDCO) der EMA eingereicht werden. Darin muss die Entwicklung von kindgerechten Arzneizubereitungen beschrieben sein, die für die klinische Prüfung bei Kindern und Jugendlichen eingesetzt werden sollen. Durch die unterschiedlichen Anforderungen in den Alterskategorien ist es manchmal erforderlich, mehrere Arzneizubereitungen für denselben Wirkstoff zu entwickeln. Nur im Ausnahmefall gewährt die EMA einen Aufschub (deferral) oder einen Erlass (waiver) für die Durchführung klinischer Studien bei Kindern mit kindgerechten Arzneizubereitungen. Zur Belohnung erhält der pharmazeutische Unternehmer eine Fristverlängerung des Patentschutzes um 6 Monate (SPC, Supplementary Protection Certificate), in denen Generika nicht durch bezugnehmende Zulassungen auf den Markt gelangen dürfen.

Bei neuen Kinderarzneimitteln mit altbekannten, nicht mehr patentgeschützten („off-patent") Wirkstoffen kann der pharmazeutische Unternehmer eine **PUMA (Paediatric Use Marketing Authorisation)** anstreben. Auch für ein PUMA-Produkt muss ein PIP-Antrag beim PDCO eingereicht werden, jedoch ist der klinische Aufwand meist geringer. Diese Zulassungsstrategie ist nicht verpflichtend, sondern freiwillig und wird mit einer Exklusivität für die vorgelegten klinischen Daten über 10 Jahre belohnt. Hierdurch wird der Marktzugang für generische Produkte erschwert.

Partywissen

„PUMA is a teethless tiger"

Mit diesem Spruch wird verdeutlicht, dass die subventionierte PUMA-Zulassungsstrategie bisher enttäuschend angenommen wurde. Ende 2020 waren nur sechs PUMA-Produkte in Deutschland im Handel. Die 10 Jahre andauernde Exklusivität der klinischen Daten gibt dem pharmazeutischen Unternehmer weniger Sicherheit als ein SPC für einen neuen Wirkstoff, weil ein Konkurrent eigene klinische Untersuchungsergebnisse vorlegen und somit die durch die PUMA gewährte Exklusivität umgehen kann.

17.2 Kriterien für kindgerechte Arzneizubereitungen

Kindgerechte Arzneizubereitungen stellen den Arzneistoff zum richtigen Zeitpunkt und in der erforderlichen Menge am Wirkort zur Verfügung, ohne dass es zu einer unangemessenen Belastung für das erkrankte Kind oder seine Betreuungspersonen kommt. Die Zubereitungen dürfen nur solche Hilfsstoffe enthalten, die nach dem Stand des Wissens in der verwendeten Menge für die jeweilige Altersgruppe als unbedenklich gelten. Die Kennzeichnung und alle Patienteninformationen sind so gestaltet, dass die Betreuungspersonen das Arzneimittel sachgerecht und bestimmungsgemäß beim pädiatrischen Patienten anwenden können.

Die Kriterien für kindgerechte Arzneizubereitungen gelten in gleichem Maße für Rezeptur- oder Defekturarzneimittel sowie für Fertigarzneimittel.

> **Merke**
>
> Ein Arzneimittel gilt als kindgerecht, wenn die folgenden Kriterien in der jeweiligen Altersgruppe vollständig erfüllt sind:
> - Berücksichtigung pharmakokinetischer Besonderheiten,
> - geeigneter Applikationsweg,
> - geeignete Arzneiform,
> - toxikologische Unbedenklichkeit aller Inhaltsstoffe,
> - für Kinder geeignete Dosierung möglich,
> - kindgerechte Verabreichung möglich,
> - keine Stigmatisierung des Kindes durch die Arzneimittelgabe,
> - sichere Handhabung und Anwendung („elterngerechte Zubereitung").

17.3 Biopharmazeutische Besonderheiten

Unterschiedliche entwicklungsphysiologische Faktoren wirken sich auf die Pharmakokinetik von Arzneistoffen bei Kindern und Jugendlichen aus. Besonders bei Früh- und Neugeborenen sowie Kleinkindern unterscheidet sich die Pharmakokinetik gegenüber einem erwachsenen Individuum erheblich. In der pharmazeutischen Entwicklung sowie der Rezeptur- und Defekturherstellung müssen daher die biopharmazeutischen Besonderheiten im Kinder- und Jugendalter berücksichtigt werden.

> **Merke**
>
> Für eine optimale Arzneimitteltherapie müssen die biopharmazeutischen Einflussgrößen entsprechend den individuellen Bedürfnissen des erkrankten Kindes angepasst werden. Häufig sind daher mehrere Applikationswege, Darreichungsformen und Zubereitungen eines Arzneistoffs erforderlich, um alle Kinder und Jugendlichen adäquat zu versorgen.

Liberation

Die **Länge** und das **Volumen des Gastrointestinaltrakts** sind bei Kindern geringer ausgeprägt als bei Erwachsenen. Durch das kleinere Volumen der gastrointestinalen Flüssigkeiten kann die Löslichkeit von Arzneistoffen eingeschränkt und die Lösungsgeschwindigkeit reduziert sein.

Die Magenflüssigkeit eines Neugeborenen weist bei der Geburt einen höheren **pH-Wert** auf, weil die Produktion und Sezernierung von Salzsäure aus den Belegzellen erst nach der Entbindung von der Mutter langsam einsetzen. Das Volumen der sauren Magenflüssigkeit ist im nüchternen Zustand bei Kleinkindern viel geringer als bei Jugendlichen und Erwachsenen. Magensaftresistente Polymere sind unter diesen Bedingungen im Magen eines Kleinkindes oft nicht beständig. Erst im Alter von etwa zwei Jahren entspricht das Volumen der produzierten Salzsäure bezogen auf die Körpermasse dem Wert eines Erwachsenen.

Die gastrointestinale **Transitzeit** einer Arzneiform ist bei Kindern schwer vorherzusagen. Sie kann bei Neugeborenen und Kleinkindern auch im gesunden Zustand eine ganze Woche betragen. Andererseits kann in Abhängigkeit von der Nahrung des Kindes und von unterschiedlichen Erkrankungszuständen die Magen-Darm-Passage auch in wenigen Stunden abgeschlossen sein. Die Verwendbarkeit von festen Arzneiformen mit verlängerter Wirkstoff-Freisetzung ist daher bei Kindern, besonders bei Neugeborenen und Kleinkindern, sehr stark eingeschränkt.

Die **gastrointestinalen Flüssigkeiten** sind besonders bei Neugeborenen und Kleinkindern anders zusammengesetzt als bei Erwachsenen. Pankreas-Enzyme werden bei Neugeborenen kaum ausgeschüttet. Die Lipase-Aktivität erhöht sich kurze Zeit nach der Geburt um das 10-Fache, bis nach etwa 9 Monaten etwa dieselbe Aktivität wie beim adulten Organismus erreicht wird. Die Amylase-Aktivität steigt in diesem Zeitraum sogar um das 200-Fache. Die Sezernierung von Gallenflüssigkeit ist stark eingeschränkt, sodass hydrophobe Arzneistoffe im Gastrointestinaltrakt kaum solubilisiert und somit schlechter resorbiert werden können. Auch die Hilfsstoffe in Arzneizubereitungen, z. B. Stärken oder Acylglyceride, sind von den physiologischen Besonderheiten betroffen, sodass die Arzneistoff-Freisetzung im Gastrointestinaltrakt verändert sein kann.

Absorption

Die Arzneistoffaufnahme aus dem Gastrointestinaltrakt ist bei Neugeborenen und Kleinkindern für viele Arzneistoffe hochvariabel und kaum vorherzusagen. Die Expression und die **Aktivität von Carrier- und Efflux-Proteinen**, die an aktiven Arzneistofftransportprozessen beteiligt sind, sind uneinheitlich. Die Enterozyten von Neugeborenen und Kleinkindern sind durch breitere und insgesamt durchlässigere Tight junctions voneinander getrennt, sodass auch Makromoleküle in relevanten Mengen bioverfügbar werden können. Für die passive Immunisierung des Kindes, z. B. durch Immunglobuline aus der Muttermilch („Nestschutz"), ist diese Eigenschaft des Darms wichtig. Die Aufnahme von Partikeln (**Persorption**) ist bei Kindern deutlich erhöht, was auch bei der Risiko-Nutzen-Bewertung von pharmazeutischen Hilfsstoffen, z. B. Pigmenten und Ionenaustauscherpartikeln, zu berücksichtigen ist.

Die Ausbildung der **Bakterienflora** im Darm ist erst im Alter von 2 bis 4 Jahren vollständig abgeschlossen. Bis dahin kann sich das Metabolisierungsmuster von Arzneistoffen, Hilfsstoffen und Nahrungsbestandteilen durch die heterogene Keimbesiedlung des Darms erheblich und schlagartig verändern. Arzneistoffe, die bei Erwachsenen von den intestinalen Bakterien teilweise metabolisiert werden, können so bei Kleinkindern eine höhere Bioverfügbarkeit erzielen.

Distribution

Die Organproportionen und -funktionen eines Kindes weichen zum Teil erheblich von denen eines Erwachsenen ab. Der **Wasseranteil** an der gesamten Körpermasse ist beim Neugeborenen gegenüber dem Erwachsenen um 15 % erhöht, wobei aus pharmakokinetischer Sicht besonders das größere Volumen an Extrazellulärwasser von Bedeutung ist. Erst nach dem 12. Lebensjahr werden die Werte von Erwachsenen erreicht. Während bei einem einjährigen Kind der Anteil der **Fettmasse** an der Gesamtkörpermasse 25 % ausmacht, sind es beim sechsjährigen Kind nur noch 10 %. Im Erwachsenenalter ist dieser Quotient mehr von den Lebensumständen und Ernährungsgewohnheiten und weniger vom Alter abhängig.

Denkanstoß

Bei einem Neugeborenen beträgt der Anteil des Gehirns an der Gesamt-Körpermasse 13 %, während der erwachsene Organismus mit lediglich 2 % auskommt. Diese Eigenschaft ermöglicht die grandiose Lernleistung, die junge Erdenbürger nach ihrer Geburt aufbringen müssen. Später stehen andere Eigenschaften, z. B. Muskelkraft oder Einfühlungsvermögen, im Vordergrund.

Durch eine geringere Expressionsrate des P-Glykoproteins ist die **Blut-Hirn-Schranke** beim Neugeborenen und Kleinkind durchlässiger. Höhere Arznei- und Hilfsstoffspiegel im zentralen Nervensystem haben in der Vergangenheit immer wieder zu unerwünschten Wirkungen und Vergiftungsfällen, zum Teil mit Todesfolge, geführt.

Das **Verteilungsvolumen** von Arzneistoffen ist zu Beginn des Lebens meistens deutlich reduziert. Dies liegt unter anderem an geringeren Mengen von Albumin und Glykoproteinen sowie an dem nach der Geburt freigesetzten Bilirubin, das um die Bindungsstellen der Blutbestandteile konkurriert. Für Arzneistoffe mit einer hohen Plasmaeiweißbindung sind daher bei Kindern niedrigere Plasmakonzentrationen anzustreben.

Metabolisierung

Die Expression und Aktivität einiger metabolisierender **Enzyme** ist nach der Geburt noch nicht vollständig ausgebildet. Bis zur Vollendung des ersten Lebensjahres entwickelt sich das Enzymmuster, um dann bis zur einsetzenden Pubertät nahezu konstant zu bleiben. Einige Enzymsysteme, z. B. aus der Cytochrom-P_{450}-Familie, sind kurz nach der Geburt noch nicht exprimiert. Andere Enzyme sind bei der Geburt in größerem Umfang aktiv und sorgen damit für einen rascheren Abbau von einigen Arzneistoffen. Als Faustformel gilt, dass Phase-I-Reaktionen, z. B. die Oxidation und N-Demethylierung von Arzneistoffen, bis zum 6. Lebensmonat verzögert verlaufen und einige Phase-II-Reaktionen, z. B. die Glucuronidierung, erst im Alter von 3 Jahren im selben Umfang wie bei Erwachsenen erfolgen. Die Sulfatierung hingegen ist bereits bei Neugeborenen und Kleinkindern vollständig ausgeprägt, sodass einige Arzneistoffe mehr Metaboliten mit Sulfatgruppen bilden als bei Erwachsenen (z. B. im Falle des Paracetamols). Die Aktivität der metabolisierenden Enzyme ist zwischen dem 3. und 12. Lebensjahr besonders ausgeprägt. Erst in der Pubertät werden die Werte von Erwachsenen wieder erreicht.

Elimination

Der renale Blutfluss und damit auch die **glomeruläre Filtrationsrate** erreichen erst mit 6 Lebensmonaten die Werte von Erwachsenen. Arzneistoffe mit renaler Elimination besitzen daher bis zu diesem Alter eine geringere Clearance. Die Reifung der **tubulären Sekretion** erfolgt noch langsamer und erreicht erst nach dem Abschluss des ersten Lebensjahres den Wert eines Erwachsenen.

17.4 Applikationswege und Arzneiformen

Partywissen

Bei den kindgerechten Arzneizubereitungen hat sich kürzlich ein dramatischer Paradigmenwechsel vollzogen: Während früher flüssige Arzneiformen für kleine Kinder bevorzugt wurden, werden heutzutage kleindimensionierte feste Arzneiträger, wie Minitabletten oder Pellets, bevorzugt. In klinischen Studien konnte kürzlich gezeigt werden, dass Minitabletten von Geburt an sogar besser akzeptiert werden als eine Flüssigkeit.

Grundsätzlich können bei Kindern und Jugendlichen die gleichen Applikationswege für Arzneimittel genutzt werden wie bei Erwachsenen. Die physiologischen und pharmakokinetischen Besonderheiten schränken jedoch die Möglichkeiten der zur Verfügung stehenden Applikationswege und der verwendbaren Darreichungsformen ein. Bei Neugeborenen und Kleinkindern im hospitalisierten Umfeld steht die parenterale Arzneimittelanwendung im Vordergrund. In der häuslichen Umgebung werden überwiegend Arzneiformen zur peroralen Anwendung verwendet.

In dem Konsensuspapier „Formulations of Choice for the Paediatric Population" der EMA wurden im Jahr 2006 die unterschiedlichen Applikationswege und Arzneiformen hinsichtlich ihrer Eignung bei Kindern und Jugendlichen bewertet (◘ Tab. 17.3). Die Beurteilung erfolgte jedoch nur anhand von Expertenmeinungen, nicht aufgrund klinischer Evidenz. Nicht alle modernen Arzneiformen, wie z. B. solche mit sehr schnellem Zerfall in der Mundhöhle („orodispersible Arzneiformen") und kleindimensionierte feste Formen, wie z. B. so genannte **Minitabletten**, wurden berücksichtigt. Der Begriff Minitablette ist nicht eindeutig definiert: in den Arzneibüchern gehören die Minitabletten zur Monographie „Tabletten", aber werden dort nicht separat aufgeführt. In der wissenschaftlichen Literatur wird üblicherweise der Begriff Minitablette (manchmal auch Mikrotablette) für Tabletten mit einem Durchmesser von weniger als 4 mm verwendet.

Merke

Minitabletten sind Tabletten mit einem Durchmesser von weniger als 4 mm (▸ Kap. 14.4.3). Sie können auf normalen Tablettenpressen unter Verwendung von Tablettenstempeln mit kleinem Durchmesser hergestellt werden. Häufig werden im industriellen Maßstab Mehrfach-Stempelwerkzeuge mit „Multi tips" für die Rundläufertablettenpressen verwendet, um die Produktionsausbeute zu erhöhen.

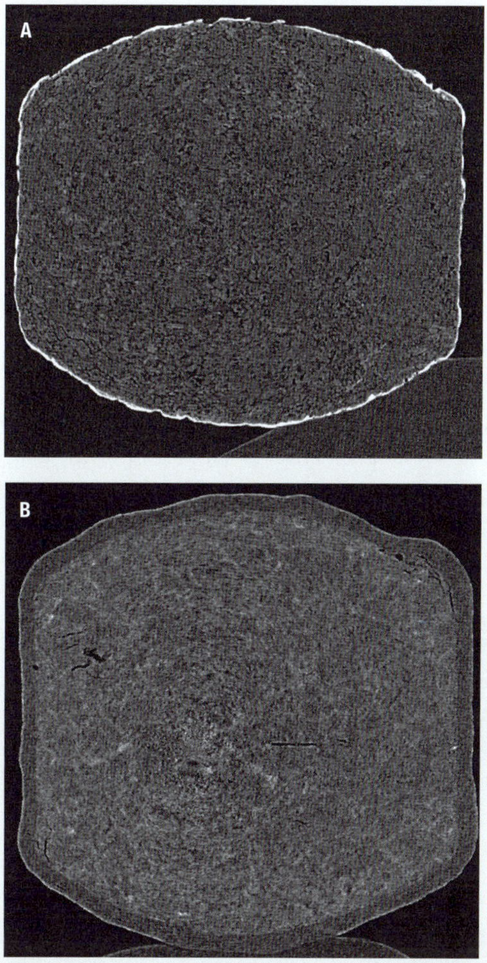

○ **Abb. 17.1** Computertomographische Aufnahmen von handelsüblichen befilmten Minitabletten mit 2 mm Durchmesser (Fa. Desitin, Hamburg). **A** Levetiracetam-Minitablette mit einem dünnen Hypromellose-Film (Levetiracetam Desitin) zur Geschmacksmaskierung; **B** Natriumvalproat-Minitablette (Orfiril® long) mit einem dickeren Ethylcellulose-Film zur verlängerten Wirkstoff-Freisetzung

In mehreren klinischen Studien konnte neuerdings gezeigt werden, dass eine wirkstofffreie **Minitablette** mit 2 mm Durchmesser von Kindern aller Altersgruppen, inklusive Früh- und Neugeborenen, genauso gut oder sogar besser akzeptiert wird als ein Sirup mit süßem Geschmack. Auch die Verabreichung von bis zu 25 Minitabletten war bei Kleinkindern bis hin zu Jugendlichen der Applikation eines adäquaten Volumens des Sirups nicht unterlegen. Einschränkungen bestehen bei überzogenen Minitabletten. Im Falle der versehentlichen Inhalation einer nicht zerfallenden Minitablette, die über 30 Minuten intakt in den Atemwegen verbleibt, besteht die Gefahr einer Aspirationspneumonie. Daher werden magensaftresistente oder verlängert freisetzende Minitabletten für Kinder unter 1 Jahr von den Autoren nicht empfohlen. In der „Guideline on pharmaceutical development of medicines for paediatric use" der EMA wird der klinische Beweis der Akzeptanz der Darreichungsform bei der Zielpopulation gefordert, aber auf konkrete Empfehlungen verzichtet. Viele pharmazeutische Unternehmer verzichten auf eigene Akzeptanzstudien und beziehen sich stattdessen auf diese wissenschaftlichen Untersuchungen. Daher sind in den letzten Jahren mehrere neue Arzneimittel auf den Markt gekommen, die den Durchmesser von 2 mm aufweisen. Bei überzogenen Minitabletten muss die Filmdicke berücksichtigt werden, die den Durchmesser des Tablettenkerns erhöht (○ Abb. 17.1).

Tab. 17.3 Geeignete Arzneiformen für pädiatrische Altersgruppen*

Applikationsweg	Frühgeborene	Neugeborene	Kleinkinder	Vorschulkinder	Schulkinder	Jugendliche
peroral	–	Lösung Brause-AF Minitablette	**Lösung** **Brause-AF** Suspension Minitablette orodispersible AF	**Lösung** **Brause-AF** **Suspension** Minitablette(n) orodispersible AF multipartikuläre AF	Lösung Brause-AF Suspension Minitablette(n) **orodispersible AF** multipartikuläre AF Tabletten Kapseln **Kautablette**	Lösung Brause-AF Suspension Minitablette(n) **orodispersible AF** **multipartikuläre AF** **Tabletten** **Kapseln** **Kautablette**
nasal	–	Lösung	Lösung	Lösung Salbe	Lösung Salbe	Lösung Salbe
rektal	**Lösung** Zäpfchen	**Zäpfchen** Lösung	**Zäpfchen** Lösung Kapsel	Zäpfchen Kapsel	Kapsel	–
topisch	Lösung Salbe Creme Gel	Lösung Salbe Creme Gel	Lösung Salbe Creme Gel	**Lösung** **Salbe** **Creme** **Gel**	Lösung **Salbe** **Creme** **Gel**	Lösung **Salbe** **Creme** **Gel**
transdermal	–	–	–	Pflaster	Pflaster	**Pflaster**
parenteral	**i. v. Lösung** s. c. Lösung s. c. Suspension	i. v. Lösung s. c. Lösung s. c. Suspension	i. v. Lösung s. c. Lösung s. c. Suspension	i. v. Lösung i. m. Lösung i. m. Suspension s. c. Lösung s. c. Suspension	i. v. Lösung i. m. Lösung i. m. Suspension s. c. Lösung s. c. Suspension	–
pulmonal	–	–	Lösung zur Verneblung Dosieraerosol mit Spacer	**Lösung zur Verneblung** **Dosieraerosol mit Spacer** Pulverinhalator	Lösung zur Verneblung Dosieraerosol mit Spacer **Pulverinhalator**	Dosieraerosol mit Spacer **Pulverinhalator**
konjunktival	–	Augentropfen	Augentropfen Augensalben	Augentropfen Augensalben	**Augentropfen** Augensalben	**Augentropfen** Augensalben

* Nach dem „Formulations of Choice"-Papier der EMA, ergänzt um neue klinische Erkenntnisse zur Akzeptanz von Darreichungsformen bei Kindern; Kategorien 4 (gut geeignet) und 5 (Arzneiform der Wahl, **fett** markiert); AF = Arzneiform

Sonst könnte eine zusätzliche Akzeptanzstudie erforderlich werden.

Partywissen

Die fehlende Definition von Minitabletten in den Arzneibüchern macht in der Praxis große Probleme. Der Zerfall von Tabletten wird mithilfe des im Arzneibuch beschriebenen Testgeräts bestimmt, das Siebböden von etwa 2 mm Maschenweite aufweist. In der Prüfung fallen die meisten Minitabletten einfach durch den Boden des Testzylinders hindurch. Eine magensaftresistent überzogene Minitablette würde die Prüfung auf Magensaftresistenz also nie bestehen. Viele pharmazeutische Unternehmer deklarieren daher ihre Minitabletten-Produkte als „Granulat", für das keine Zerfallsprüfung gefordert wird.

Parenteralia

Die intravenöse Applikation von Arzneistoffen erfolgt im Krankenhaus und wird überwiegend mithilfe von **Arzneimittelpumpen** durchgeführt. Verwechselungen bei Arzneimitteln, Dosierungs- oder Verdünnungsfehler sowie das große Totvolumen der Schlauchleitungen stellen in der Praxis die größten Probleme dar. Die intramuskuläre Anwendung ist bei Neugeborenen und Kleinkindern wegen des geringen Muskelvolumens riskant. Auch die subkutane Gabe von Arzneizubereitungen kann Probleme bereiten. Zur Reduktion des Injektionsschmerzes wird Kindern meistens kutan ein Lokalanästhetikum vor der eigentlichen Arzneimittelinjektion oder Impfung verabreicht. Zur Vermeidung einer Spritzenphobie werden bei einigen Handelsprodukten Feder- oder Druckgasinjektoren anstelle von Injektionsnadeln verwendet.

Peroralia

Flüssige Darreichungsformen zur peroralen Anwendung, z. B. Tropfen oder Säfte, enthalten häufig Konservierungsstoffe und andere Stabilisatoren mit kritischem Toxizitätspotenzial. Obwohl die Applikation von wässrigen Arzneizubereitungen in den vergangenen Jahren allgemein akzeptiert und gängige Praxis war, muss heute stets der Nutzen und das Risiko der Verwendung dieser Arzneimittel in der Pädiatrie abgewogen werden. Eine Alternative bieten feste Arzneiformen (Pulver oder Granulate) zur Herstellung einer Flüssigkeit im Mehrdosenbehältnis (so genannter Trockensaft), wie es bei vielen Antibiotika-Zubereitungen realisiert wurde. In diesem Fall muss die Stabilität nur innerhalb der Aufbrauchsfrist, z. B. für eine Woche, gewährleistet werden (In-Use Stability). Oft kann daher auf den Zusatz von Konservierungsmitteln und Antioxidanzien ganz oder teilweise verzichtet werden. Auch Tabletten zur Herstellung einer Lösung, die vor der Verabreichung z. B. auf einem Löffel oder in einem Trinkglas hergestellt werden, sowie Brausetabletten, -pulver oder -granulate erfüllen diese Kriterien.

Merke

Besonders in der Pädiatrie ist der Unterschied zwischen der Arzneiform und der Darreichungsform zu beachten. Feste Arzneiformen (z. B. Trockensaft, Tablette zur Herstellung einer Lösung, Brausetabletten) werden für die pädiatrische Verwendung häufig vor der Anwendung in eine flüssige Darreichungsform überführt, um neben hoher Stabilität während der Lagerung auch eine gute Schluckbarkeit und Akzeptanz bei der Anwendung zu gewährleisten.

Die Vorteile der **festen Darreichungsformen** bestehen aus pädiatrischer Sicht in der guten Dosierungsgenauigkeit, den unterschiedlichen Möglichkeiten der modifizierten Arzneistoff-Freisetzung, den besseren organoleptischen Eigenschaften, der Verwendung von Hilfsstoffen mit geringer Toxizität und der hohen Stabilität von Arzneistoff und Arzneiform. In der Regel kann unter Verzicht auf Konservierungsstoffe die Lagerung bei Raumbedingungen stattfinden. Die Nachteile der festen Darreichungsformen sind die üblicherweise erschwerte Schluckbarkeit, die Notwendigkeit der Flüssigkeitsaufnahme bei der Verabreichung, die geringen Möglichkeiten der Dosisanpassung und der zusätzliche Freisetzungsschritt des Arzneistoffs, der durch physiologische Besonderheiten der Kinder beeinflusst sein kann.

Da einzelne kleindimensionierte feste Arzneiformen, wie **Pellets** oder **Minitabletten**, zwar allgemein gut akzeptiert werden, aber jeweils nur eine geringe Arzneistoffdosis enthalten können, werden häufig multipartikuläre Darreichungsformen entwickelt. Eine Vielzahl dieser Arzneiträger stellt die Einzeldosis dar und kann z. B. aus einem Mehrdosenbehältnis entnommen werden oder vom pharmazeutischen Unternehmer bereits einzeldosiert abgefüllt in Hartkapseln oder Siegelbeuteln (Sachets) vorliegen.

Arzneiformen zur Anwendung in der Mundhöhle stellen moderne Alternativen dar, die in der pädiatrischen Arzneimittelentwicklung immer populärer werden. Dazu gehören orodispersible Tabletten (Schmelztabletten), orodispersible Filme (Schmelzfilme) und Lyophilisate zum Einnehmen. Orodispersible Tabletten zerfallen im Speichel in einzelne Partikel innerhalb von wenigen Sekunden oder lösen sich ganz auf. Die Ph. Eur. erlaubt bis zu 180 Sekunden Zerfallszeit unter den gegebenen Testbedingungen, bei den handelsüblichen Produkten ist der Prozess aber in der Regel in weniger als 30

Sekunden abgeschlossen (dieser Grenzwert wird von der amerikanischen Food and Drug Administration für orodispersible Tabletten verlangt). Orodispersible Filme sind durch die verwendeten Polymere, z. B. Hypromellose, Hyprolose oder Pullulan, oft mukoadhäsiv und adhärieren an der Mundschleimhaut, wo sie sich dann auflösen. Für Kinder ist somit die Gefahr gering, die orodispersiblen Filme zu inhalieren. Die Akzeptanz auch bei Kleinkindern wurde in einer kürzlich publizierten klinischen Studie als ausgezeichnet beurteilt. Lyophilisate benötigen meist nur wenige Sekunden zur Auflösung, was durch den allerdings kostenaufwendigen Gefriertrocknungsprozess bedingt ist. Eine neue Variante stellen orodispersible Minitabletten dar, die in weniger als 10 Sekunden zerfallen und auf deren Basis in Kürze erste Kinderarzneimittel auf dem Markt erwartet werden.

Denkanstoß

„Schmelztablette" ist die unpassende deutsche Arzneibuchbezeichnung für den korrekteren englischen Term „orodispersible tablet" im Original. Normalerweise schmilzt zu keinem Zeitpunkt etwas, weder bei der Herstellung (Verpressen einer Tablettiermischung) noch bei der Anwendung in der Mundhöhle (Auflösung oder Zerfall in Einzelpartikel).

Rektalia und Vaginalia

In einigen Ländern, darunter beispielsweise Deutschland, Frankreich oder Spanien, werden in der Pädiatrie häufig rektale Darreichungsformen, überwiegend **Suppositorien**, aber auch flüssige Zubereitungen (Klistiere), eingesetzt. In angloamerikanischen Ländern dagegen ist die rektale Gabe von Arzneimitteln wegen moralethischer Bedenken selten und nur akzeptiert, wenn ein dringender medizinischer Grund vorliegt (z. B. ein akuter epileptischer Anfall). Suppositorien erleichtern manchmal die Verabreichung des Arzneistoffs bei unkooperativen Kindern. Die Resorptionsgeschwindigkeit und die Freisetzungsgeschwindigkeit des Wirkstoffs sind allerdings nicht immer ausreichend, um den therapeutischen Einsatz eines Suppositoriums zu rechtfertigen. In subtropischen und tropischen Ländern ist wegen der hohen Temperaturen zudem die Stabilität vieler Suppositorien nicht gewährleistet. Vaginale Arzneimittel werden üblicherweise erst bei Mädchen im Jugendalter verwendet.

Dermatika

Hauterkrankungen werden wie bei den Erwachsenen auch in der Kinder- und Jugendmedizin überwiegend mit Dermatika behandelt. Die **Hydratisierung** der Haut kann vor allem bei Kleinkindern je nach der bestehenden Stoffwechsellage stark schwanken, was bei der Auswahl der Grundlage nach biopharmazeutischen Gesichtspunkten zu beachten ist. Es wurden bereits akute Vergiftungsfälle beschrieben, weil eine Tischauflage mit einem Antiseptikum abgewischt wurde, das mit der Kinderhaut anschließend in Kontakt kam. Transdermale Arzneiformen spielen daher auch wegen der unsicheren systemischen Verfügbarkeit des Arzneistoffs (▸ Kap. 17.3) in der Kinder- und Jugendmedizin bisher kaum eine Rolle und werden höchstens bei älteren Kindern empfohlen. **Wirkstoffhaltige Pflaster** dagegen werden, z. B. zur Punktionsvorbehandlung mit Lokalanästhetika oder zur Warzen- und Hornhautentfernung, häufig eingesetzt.

Inhalanda

Die Anwendung von Inhalanda hängt stark vom Entwicklungszustand des Kindes ab, weil die korrekte Bedienung und in der Regel ein gewisser Koordinationsaufwand für die Anwendung des Arzneimittels erforderlich sind. Elektrische Vernebler mit Gesichtsmaske und Dosieraerosole mit Spacer werden für Kleinkinder, Vorschulkinder und Schulkinder empfohlen. Atemzugausgelöste Dosieraerosole erleichtern zwar die Anwendung durch das Fehlen eines Koordinierungsschritts, müssen aber von Kindern auch ausgelöst werden können. Pulverinhalatoren, die neben Koordinierungsfähigkeit auch eine Mindestmenge an Inspirationsfluss zur Erzeugung kleiner Einzelpartikel erfordern, sind frühestens ab zwei Jahren zugelassen. Die Deposition inhalierter Partikel ist bei Kindern selbst unter optimierten Anwendungsbedingungen meist schlechter als bei erwachsenen Patienten.

Ophthalmika, Nasalia, Auricularia

Arzneimittel zur lokalen Anwendung am Auge, in der Nase oder am Ohr werden in ähnlichem Umfang wie bei Erwachsenen eingesetzt. **Konservierungsmittelfreie Zubereitungen** sind bevorzugt zu verwenden.

Nasalia zur systemischen Anwendung werden zunehmend bei unkooperativen pädiatrischen Patienten und Kindern mit Spritzenphobie eingesetzt. Sedative und analgetische Wirkstoffe wurden in klinischen Untersuchungen bereits erfolgreich bei Kindern getestet.

17.5 Toxikologische Unbedenklichkeit

Arzneimittel müssen unbedenkliche Inhaltsstoffe enthalten. Neben dem arzneilich wirksamen Bestandteil sind pharmazeutische Hilfsstoffe enthalten, die im Produktionsprozess der Arzneizubereitung zugefügt wurden. Daneben gibt es aber weitere Substanzen, die nicht als enthaltene Bestandteile deklariert werden (◘ Tab. 17.4). Dazu gehören Begleitsubstanzen der Arznei- und Hilfs-

Tab. 17.4 Unerwünschte Inhaltsstoffe von Arzneimitteln für Kinder, die üblicherweise nicht als Bestandteil deklariert werden (Auswahl)

	Chemische Herkunft	Pflanzliche Herkunft	Biotechnologische Herkunft
Verunreinigungen des Arzneistoffs	▪ Ausgangsprodukte der Synthese ▪ Zwischenprodukte der Synthese ▪ Katalysatorrückstände ▪ Lösungsmittelrückstände ▪ Zersetzungsprodukte	▪ Verfälschungen, Beimischungen ▪ Aflatoxine ▪ Pestizidrückstände ▪ Bodenkontaminanten ▪ Schwermetalle ▪ Extraktionsmittel (-rückstände) ▪ Bakterien, -sporen ▪ Pilze ▪ Viren ▪ Zersetzungsprodukte	▪ Substanzen aus Wirt: DNA/RNA-Rückstände, Proteine, Peptide, Lipoproteine, Zellwandbestandteile, ▪ Pyrogene ▪ Viren ▪ Prionen ▪ Zersetzungsprodukte
Verunreinigungen der Hilfsstoffe	s. o. (Arzneistoff), sowie zusätzlich bei polymeren Hilfsstoffen: Monomere, Oligomere, Radikale	s. o. (Arzneistoff)	s. o. (Arzneistoff)
Arzneizubereitung	▪ Komplexe aus Arznei- und Hilfsstoffen ▪ Additions- und Kondensationsprodukte ▪ Rückstände aus Vorprodukten ▪ Reinigungsmittel	▪ Komplexe aus Arznei- und Hilfsstoffen ▪ Additions- und Kondensationsprodukte ▪ Rückstände aus Vorprodukten ▪ Reinigungsmittel	▪ Komplexe aus Arznei- und Hilfsstoffen ▪ Additions- und Kondensationsprodukte ▪ Rückstände aus Vorprodukten ▪ Reinigungsmittel
Packmittel	▪ s. o. (Arzneistoff), sowie zusätzlich: ▪ Weichmacher ▪ Antioxidanzien ▪ Antihaft-, Antistatikmittel ▪ Bleichmittel ▪ Farbstoffe, Pigmente ▪ Monomere, Oligomere, Radikale	▪ s. o. (Arzneistoff), sowie zusätzlich: ▪ Antihaft-, Antistatikmittel ▪ Bleichmittel ▪ Farbstoffe, Pigmente	–
Kontaminanten aus Applikationshilfen oder Applikationssystemen	▪ Weichmacher ▪ Antioxidanzien ▪ Antihaft-, Antistatikmittel ▪ Farbstoffe, Pigmente ▪ Monomere, Oligomere, Radikale ▪ Bakterien, -sporen ▪ Pilze ▪ Viren	–	–

Tab. 17.5 Pharmazeutische Hilfsstoffe mit hoher Toxizität bei Neugeborenen und Kleinkindern (Auswahl der häufigsten bzw. gravierendsten Wirkungen)

Name	Applikationsweg	Unerwünschte Wirkung
Benzylalkohol	peroral, parenteral	„Gasping-Syndrom": Neurotoxizität (Krampfanfälle, Tod) metabolische Azidose
Macrogol	parenteral	metabolische Azidose
Menthol	peroral, kutan	Bronchokonstriktion (Luftnot, Tod)
Natriumhydrogensulfit	peroral, parenteral	Asthmaanfälle (Luftnot, Tod) gastrointestinale Beschwerden
Parabene	peroral, kutan, parenteral	Kontaktdermatitis, Allergie
Propylenglykol	peroral, parenteral	Neurotoxizität (Krampfanfälle, Tod) Serum-Hyperosmolarität

stoffe, Rückstände von Lösungsmitteln und Zersetzungsprodukte sowie Substanzen, die durch Migration aus den Packmitteln hineingelangen. Außerdem gibt es potenzielle Kontaminanten, die erst bei der Verabreichung der Arzneizubereitung, z. B. über Arzneipumpen oder Applikationshilfen, in den Organismus gelangen. Im Allgemeinen werden diese Substanzen für die Anwendung beim Menschen als unbedenklich, sogar „inert" oder wenigstens in der verabreichten Menge als ungefährlich angesehen.

Merke

Alle bekannten Inhaltsstoffe einer Arzneizubereitung müssen für die pädiatrische Verwendung einer zusätzlichen **Nutzen-Risiko-Analyse** unterzogen werden. Diese Betrachtungen nehmen einen umfangreichen Teil in einem PIP vor der klinischen Arzneimittelentwicklung ein.

Es ist noch umstritten, wie Daten von erwachsenen Patienten oder Probanden in die Bewertung einbezogen werden können. Bisher gibt es keine Substanzliste, die altersgerechte Maximaldosen aufführt. Aus dem Bereich der Lebensmittelzusatzstoffe stammt der Begriff des **Acceptable Daily Intake (ADI)**, der die maximale Tageshöchstmenge einer täglich applizierten Substanz pro Kilogramm Körpergewicht angibt. Für Lösungsmittelrückstände wird, u. a. im Europäischen Arzneibuch, der Wert für die sogenannte **Permitted Daily Exposure (PDE)** für drei verschiedene Klassen von Lösungsmitteln angegeben. ADI- und PDE-Wert beruhen auf einer Risikobewertung durch Ermittlung des No-observed Effect Level (NOEL) aus tierexperimentellen Daten. Auch wenn Sicherheitsfaktoren eingerechnet wurden, ist es aus entwicklungsphysiologischer Sicht fraglich, ob die auf die Körpermasse bezogenen Werte in der Pädiatrie sinnvoll verwendet werden können. Wenn die Arzneimittelgabe nur einmal oder nur über einen kurzen Zeitraum erfolgt, haben die Grenzwerte höchstens orientierenden Charakter.

In der „Guideline on pharmaceutical development of medicines for paediatric use" der EMA wird ein Entscheidungsbaum für die systematische Nutzen-Risiko-Analyse von pharmazeutischen Hilfsstoffen für pädiatrische Arzneizubereitungen vorgegeben, der alle vorliegenden Informationen, inklusive der ADI- und PDE-Werte, einbezieht (Tab. 17.5).

Besonders gravierende Zwischenfälle mit Todesfolge sind in der Pädiatrie für die Hilfsstoffe Propylenglykol und Benzylalkohol sowie für die Verunreinigung Diethylenglykol in pharmazeutischen Zubereitungen beschrieben worden. Die Verwendung potenter Allergene, wie z. B. die Konservierungsstoffe aus der Gruppe der Parabene, sollte nur nach gründlicher Risikoabwägung erfolgen. Zusätzlich ist bei Parabenen zu beachten, dass mit längerer Alkylkette die Affinität zum menschlichen Estrogenrezeptor steigt und daher besonders bei häufiger Verwendung das Brustkrebsrisiko steigt. Es ist noch unklar, welche Konsequenzen dies für den heranwachsenden Organismus hat. Daher wird von der Verwendung von Parabenen, mindestens ab Butylparaben, für Kinder abgeraten.

Vor allem bei der parenteralen Verabreichung von flüssigen Zubereitungen ist die Kontamination durch

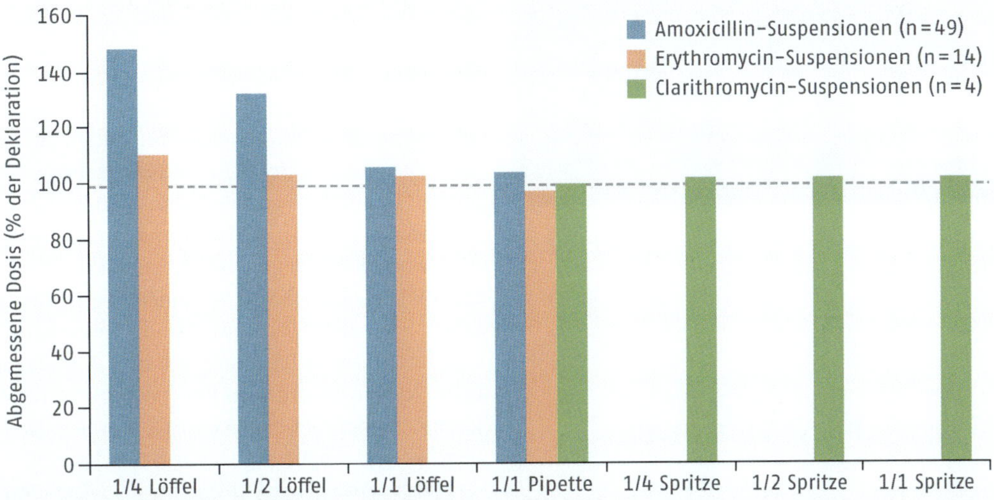

Abb. 17.2 Abgemessene Arzneistoffdosen aus handelsüblichen Antibiotika-Zubereitungen mit den beiliegenden Dosierungshilfsmitteln (Dosierlöffel, Dosierpipette, Dosierspritze)

Bestandteile der Packmittel und Applikationsmittel, wie z. B. durch Weichmacher aus PVC-Materialien, Aluminium-Ionen aus Glasflaschen, zu beachten.

17.6 Kindgerechte Arzneistoffdosen

Kindgerechte Arzneimittel stellen für jeden pädiatrischen Patienten die richtige Dosis bereit. Durch die hohe physiologische Varianz bei Kindern ist es für die pharmazeutischen Unternehmen häufig nicht wirtschaftlich, den gesamten Dosisbereich mit einzeldosierten Arzneiformen abzudecken. Bei der Verwendung von Mehrdosenbehältnissen muss die sichere Entnahme einer kindgerechten Einzeldosis sichergestellt sein.

Bei flüssigen Zubereitungen zur peroralen Anwendung in einem Mehrdosenbehältnis kann die Dosis volumetrisch abgemessen oder tropfenweise abgezählt werden. Dosierlöffel, -becher, -pipetten oder -spritzen werden in der Praxis verwendet und liegen in der Regel der Arzneimittelpackung bei. Voraussetzung ist die sichere Bestimmung und exakte Entnahme der richtigen Dosis. Bei Amoxicillin- und Erythromycin-Trockensäften konnte gezeigt werden, dass eine sichere Dosierung nur bei **Dosierspritzen** zur peroralen Anwendung, nicht jedoch bei Dosierlöffeln und -bechern gelingt (Abb. 17.2).

Die Reinigung der Dosierungshilfsmittel soll nach jeder Verwendung mithilfe von Leitungswasser erfolgen. Dosierspritzen und -pipetten müssen hierfür in die Einzelteile zerlegt und erst vor der nächsten Verwendung wieder zusammengesetzt werden.

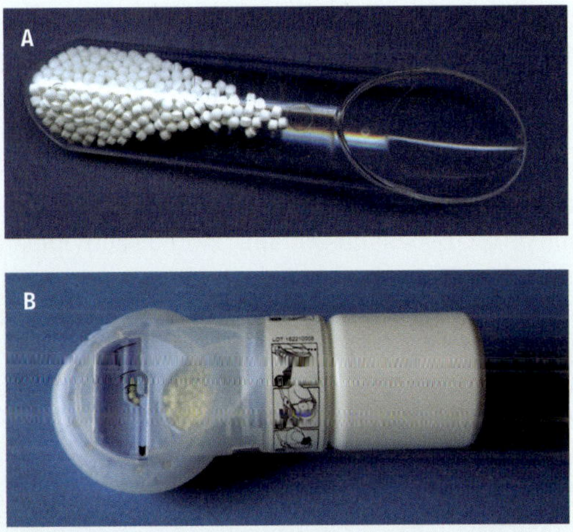

Abb. 17.3 Dosierungshilfsmittel zur Entnahme einer kindgerechten Einzeldosis aus Granulatpartikeln (**A**, Fa. Stiplastics) oder Minitabletten (**B**, Phillips Medisize) aus einem Mehrdosenbehältnis

Die Verwendung mehrerer multipartikulärer Arzneiträger, wie Pellets oder Minitabletten, ermöglicht ebenfalls das exakte Dosieren von Arzneistoffen. Bei einer großen Zahl der Arzneiträger können Dosierungshilfsmittel verwendet werden, die das Abteilen einer kindgerechten Einzeldosis aus einem größeren Gebinde ermöglichen. Die zunehmende Popularität multipartikulärer Arzneizubereitungen für die pädiatrische Verwendung hat zu einer Vielzahl neuer Applikationshilfen geführt (Abb. 17.3).

17

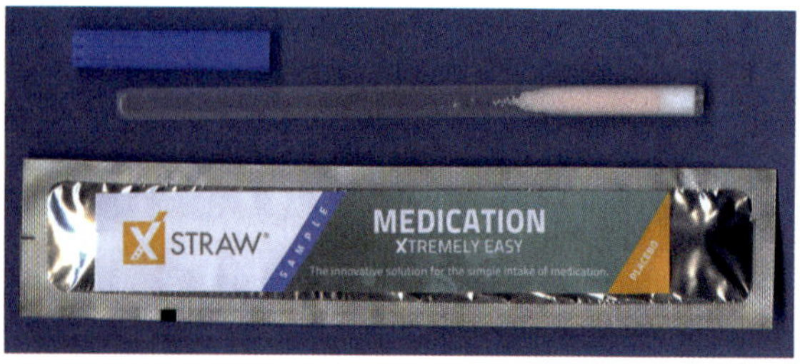

o Abb. 17.4 Dose-Sipping-Trinkhalm „X-Straw" mit Placebopellets (Fa. DS Technology)

17.7 Kindgerechte Verabreichung

Viele Kinder wehren sich gegen die Einnahme von Arzneizubereitungen. Dieses Verhalten kann unterschiedliche Ursachen haben. Schlechte Erfahrungen, z. B. mit dem bitteren Geschmack von Arzneizubereitungen, spielen ebenso eine Rolle wie das Erleiden des aktuellen Krankheitszustands. Hinzu kann die Stigmatisierung durch die Arzneimittelgabe im häuslichen Umfeld oder in der Schule kommen. Innovative Arzneimittel berücksichtigen diese Probleme, indem Darreichungsformen mit modifizierter Freisetzung verwendet werden, die eine Verlängerung der Dosierungsintervalls gewährleisten somit die häufige Arzneimittelgabe vermeiden können. Ein Beispiel hierfür sind pulsatil freisetzende Methylphenidat-Zubereitungen mit zwei Pelletpopulationen in einer Hartkapsel, von denen eine Pelletsorte den Wirkstoff schnell freisetzt und die andere Pelletsorte befilmt ist. Durch eine verzögerte (Medikinet® retard) oder verlängerte (Ritalin® LA) Freisetzung wird faktisch eine zweite Arzneimitteldosierung realisiert, so dass die Verabreichung des Arzneimittels, z. B. während des Schulunterrichts, entfallen kann. Durch einen arzneistoffhaltigen Film auf einer osmotisch freisetzenden Tablette (Concerta®) kann Ähnliches erreicht werden.

Unterschiedliche Hilfsmittel zur Erleichterung der Verabreichung von Arzneimitteln sind im Handel erhältlich, darunter Schnuller oder Spielzeugfiguren mit einem Reservoir für flüssige Arzneizubereitungen. Bei der Auswahl ist zu beachten, dass ein Kind zwar durch entsprechende Hilfsmittel oder die Vermischung des Arzneimittels mit Nahrungsmitteln abgelenkt oder getäuscht werden kann, sich bei der erneuten Gabe des Arzneimittels aber möglicherweise an die frühere Täuschung erinnert und daher in der Folge die Anwendung des Arzneimittels noch weiter erschwert sein kann.

17.8 Organoleptische Eigenschaften

Die organoleptischen Eigenschaften von Arzneizubereitungen spielen bei der peroralen Verabreichung eine bedeutende Rolle. Bestandteile der Zubereitung können gustatorische, olfaktorische und nozizeptive Reize auslösen. Über die gustatorische Sensorik wird der Geschmack der Zubereitung vermittelt. Die Geschmacksrichtungen bitter, süß, sauer, salzig und umami (Geschmack von Proteinen) werden unterschieden. Für die Pädiatrie sind besonders bittere Geschmackseindrücke und scharfer Geschmack, der über Nozirezeptoren vermittelt wird, zu vermeiden. Ein intensiv süßer Geschmack wird von Kindern in der Regel positiver beurteilt als von Erwachsenen.

Durch Wechselwirkungen am Geschmacksrezeptor oder innerhalb der Signalkaskade im Zentralen Nervensystem können Geschmackseindrücke modifiziert werden („kognitive Täuschung"). Auch durch die Verwendung von olfaktorisch, d. h. am Riechkolben in der Nase, wirksamen Aromastoffen kann eine kognitive Täuschung erfolgen. Die Aromastoffe stellen oft ein Gemisch vieler flüchtiger Verbindungen dar. In der Pädiatrie ist die Verwendung von potenziellen Allergenen unerwünscht, sodass besonders bei Neugeborenen und Kleinkindern die Aromatisierung von Arzneizubereitungen nicht empfohlen wird.

Weitere Maßnahmen zur **Geschmacksmaskierung** betreffen die Reduzierung der frei verfügbaren Stoffe mit unangenehmem Geschmack. Dies kann durch die modifizierte Freisetzung des Stoffs aus Molekülkomplexen, durch Ionenaustauscher-Resinate und durch die Entwicklung kleindimensionierter partikulärer Arzneistoffträger erfolgen. Eine weitere Möglichkeit der Geschmacksmaskierung ist die Verringerung der Kontaktzeit an den Geschmacksrezeptoren auf der Zunge durch eine Erhöhung der Viskosität der Zubereitung oder das Verwenden lipophiler Vehikel.

Die Vorlieben der Kinder für bestimmte Geschmacksrichtungen sind soziokulturell, interindividuell und intraindividuell unterschiedlich. Besonders hohe Akzeptanz besitzen daher Arzneizubereitungen, die exakt auf die Bedürfnisse von Kindern zugeschnitten sind oder die Vermischung mit beliebigen Nahrungsmitteln erlauben. Die Sicherheit dieser Methode muss durch Nahrungsmittelinteraktionsstudien belegt werden. Wegweisend ist in diesem Bereich die Dose-Sipping-Technologie (o Abb. 17.4), die eine Verabreichung einer multipartikulären Zubereitung in einem Trinkhalm mittels eines beliebigen Getränks ermöglicht.

17.9 Kindergesicherte Verpackungen

Merke

Kindergesicherte Verpackungen werden verwendet, wenn bei Kontakt eines Kindes mit dem Inhalt der Verpackung mit einer gesundheitsgefährdenden Wirkung für das Kind zu rechnen ist.

Zu den Arzneistoffen, für die der pharmazeutische Unternehmer eine kindergesicherte Verpackung vorsehen muss, gehören u.a. Dextromethorphan, Codein, Paracetamol und Tramadol. Viele Unternehmen verwenden aber auch dann kindergesicherte Verpackungen, wenn der Arzneistoff nicht auf der amtlichen Liste für kindergesicherte Verpackungen geführt wird. Verschiedene Verpackungslösungen sind bekannt, die Kindern den Zugang zu den Arzneistoffzubereitungen erschweren. Dazu gehören wiederverschließbare Verpackungen mit Verschlüssen, bei denen der Schraubdeckel erst kräftig heruntergedrückt werden muss und dann gedreht werden kann. Typischerweise werden kindergesicherte Verpackung erhalten, wenn der Öffnungsmechanismus zwei gleichzeitig durchzuführende Handlungen erfordert, was Kinder unter 4 Jahren häufig überfordert. Durchdrückpackungen (Blister) von festen Arzneiformen können durch die Auswahl geeigneter Folien und die Verwendung einer Kreuzperforation kindersicher gemacht werden. Durch die Kreuzperforation wird ein Aufbrechen der Blisterhöfe vermieden. Dabei ist auf die richtige Kombination der Folien und der Blisterperforation zu achten, für die der Nachweis der Kindersicherheit erbracht wurde.

Die Überprüfung der Kindersicherheit von pharmazeutischen Packungen wird in Normen für wiederverschließbare und nicht wiederverschließbare Verpackungen geregelt. Die Tests werden von akkreditierten Zertifizierungsstellen mit bis zu 200 Kindern von 42–51 Monaten durchgeführt, die jeweils fünf Minuten Zeit erhalten, die Verpackung zu öffnen. Nach der Demonstration des Öffnungsmechanismus wird der Test erneut durchgeführt. Höchstens 15 % der Kinder dürfen in den ersten 5 Minuten in der Lage sein, die Packung zu öffnen und maximal 20 % während der gesamten 10 Minuten.

Häufig stellen kindergesicherte Verpackungen auch eine erhebliche Hürde für ältere Menschen dar. Um sicherzustellen, dass auch Erwachsene in der Lage sind, kindergesicherte Verpackungen zu öffnen, wird ebenfalls ein Test durchgeführt. Für eine erfolgreiche Zertifizierung müssen mindestens 90 % der Testpersonen nach kurzer Information die Aufgabe innerhalb einer Minute lösen.

Denkanstoß

Kindergesicherte Verpackungen dürfen nicht „elterngesichert" sein. Trotzdem kommt es in der Praxis immer wieder vor, dass Eltern die Anwendung von Kinderarzneimitteln nicht korrekt vornehmen. Entsprechende Hinweise und Instruktionen bei der Abgabe der Arzneimittel in der Apotheke sind für die Arzneimittelsicherheit essenziell.

Quellen und weiterführende Literatur

Abelmann R. Kindergesicherte Verpackungen für pharmazeutische Produkte. Pharm Ind 70: 934–937, 2008

Adam M. Kindersicherheit und Seniorenfreundlichkeit – zwei wichtige Aspekte bei der Herstellung von Faltschachteln für Arzneimittel. Pharm Ind 69: 239–242, 2009

Batchelor HK, Fotaki N, Klein S. Paediatric oral biopharmaceutics: Key considerations and current challenges. Adv Drug Deliv Rev 73: 102–126, 2014

Breitkreutz J, Boos J. Paediatric and geriatric drug delivery. Exp Opin Drug Deliv 4: 37–45, 2007

Breitkreutz J. European perspectives on pediatric formulations. Clin Ther 30: 2146–2154, 2008

Cram A, Breitkreutz J, Desset-Brèthes S, Nunn AJ, Tuleu C. Challenges of developing palatable oral paediatric formulations. Int J Pharm 365: 1–3, 2009

Czyzewski DI, Runyan RD, Lopez MA, Calles NR. Teaching and maintaining pill swallowing in HIV-infected children. AIDS Read 10: 88–94, 2000

Ernest TB, Elder DP, Martini LG, Roberts M, Ford JL. Developing paediatric medicines: identifying the needs and recognizing the challenges. J Pharm Pharmacol 59: 1043–1055, 2007

European Medicines Agency (EMA). Note for guidance on clinical investigation of medicinal products in the paediatric population. CPMP/ICH/2711/99, 2001

European Medicines Agency (EMA). Guideline on the role of pharmacokinetics in the development of medicinal products in the paediatric population. EMEA/CHMP/EWP/147013/2004 corrigendum, 2004

European Medicines Agency (EMA). Reflection paper: Formulations of Choice for the Paediatric Population. EMEA/CHMP/PEG/194810/2005, 2006

European Medicines Agency (EMA). Guideline on pharmaceutical development of medicines for paediatric use. EMA/CHMP/QWP/805880/2012 Rev. 2, 2013

Freerks F, Sommerfeldt J, Löper PC, Klein S. Safe, swallowable and palatable paediatric mini-tablet formulations for a WHO model list of essential medicines for children compound – A promising starting point for future PUMA applications. Eur J Pharm Biopharm 156: 11–19, 2020

Griessmann K, Breitkreutz J, Schubert-Zsilavecz M, Abdel-Tawab M. Dosing accuracy of measuring devices provided with antibiotic oral suspensions. Paed Perin Drug Ther 8: 61–70, 2007

Hoffmann EM, Breitenbach A, Breitkreutz J. Advances in orodispersible films for drug delivery. Expert Opin Drug Deliv 8: 299–316, 2011

Kircher W. Arzneiformen richtig anwenden. 4. Aufl., Deutscher Apotheker Verlag, 2016

Klingmann V, Linderskamp H, Meissner T, Mayatepek E, Moeltner A, Breitkreutz J, Bosse HM. Acceptability of multiple uncoated minitablets in infants and toddlers: a randomized controlled trial. J Pediatr 201: 202–207, 2018

Klingmann V, Pohly CE, Meissner T, Mayatepek E, Möltner A, Flunkert K, Breitkreutz J, Bosse HM. Acceptability of an orodispersible film compared to syrup in neonates and infants: A randomized controlled trial. Eur J Pharm Biopharm 151: 239–245, 2020

Klingmann V, Seitz A, Meissner T, Breitkreutz J, Moeltner A, Bosse HM. Acceptability of uncoated minitablets in neonates – a randomized controlled trial. J Pediatr 167: 893–896, 2015

Klingmann V, Spomer N, Lerch C, Stoltenberg I, Frömke C, Bosse HM, Breitkreutz J, Meissner T. Favourable acceptance of mini-tablets compared with syrup: a randomised controlled trial in infants and preschool children. J Pediatr 163: 1 728–1 732, 2013

Kozarewicz P. Regulatory perspectives on acceptability testing of dosage forms in children. Int J Pharm 469: 245–248, 2014

Slavkova M, Breitkreutz J. Orodispersible drug formulations for children and elderly. Eur J Pharm Sci, 75: 2–9, 2015

Osuntokun B. Clinical trials in paediatrics: The drug delivery dimension. Adv Drug Deliv Rev 58: 90–105, 2006

Walsh J, Bickmann D, Breitkreutz J, Chariot-Goulet M. Delivery devices for the administration of paediatric formulations: Overview of current practice, challenges and recent developments. Int J Pharm 415: 221–231, 2011

Walsh J, Cram A, Tuleu C, Winzenburg G, Turner R, Woertz K, Breitkreutz J. Playing hide and seek with poorly tasting paediatric medicines: do not forget the excipients. Adv Drug Deliv Rev 73: 14–33, 2014

Tabellennachweis

Turner S, Nunn AJ, Choonara I. Unlicensed drug use in children in the UK. Paed Perin Drug Ther 1: 52–55, 1997

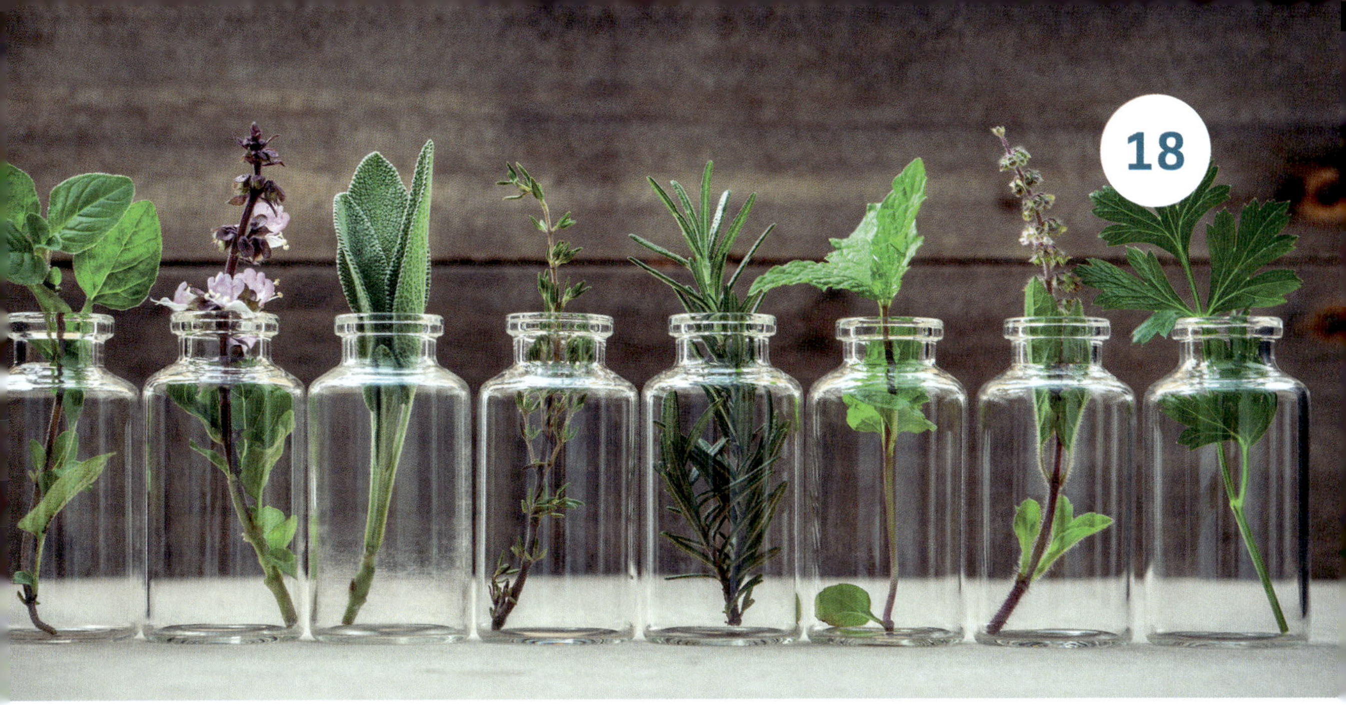

18

Pflanzliche Drogenzubereitungen

Dr. Frauke Gaedcke

Für die Beschreibung und das Verständnis von Phytopharmaka bedarf es wichtiger Definitionen und rechtlicher Grundlagen, die überwiegend durch das Europäische Arzneibuch, die Europäischen Leitlinien und das Arzneimittelgesetz vorgegeben werden. Sie werden auch dazu benötigt, um die Herstellung und Qualität pflanzlicher Drogen, pflanzlicher Drogenzubereitungen und daraus hergestellter pflanzlicher Arzneimittel beurteilen zu können und sie von Nahrungsergänzungsmitteln (NEM) zu unterscheiden.

18.1 Allgemeines, Definitionen

Die traditionelle Arzneiform ist der „Tee“ bzw. die „Teemischung“. Heutzutage überwiegen aber Arzneiformen in Form von Tropfen, Säften, Dragees, Tabletten, Kapseln etc.

Merke

Pflanzliche Drogenzubereitungen (herbal drug peparations) sind Zubereitungen aus frischen oder getrockneten Drogen (herbal drugs). Sie sind die „Wirkstoffe“ von pflanzlichen Arzneimitteln (Syn.: Phytopharmaka; herbal medicinal products), stellen jedoch im Unterschied zu chemisch-synthetischen Wirkstoffen keinen Reinstoff, sondern ein **komplex zusammengesetztes Vielstoffgemisch** dar.

Für pflanzliche Arzneimittel (Phytopharmaka) gelten die gleichen rechtlichen Bestimmungen wie für chemisch-synthetische Arzneimittel. Das bedeutet, dass diese genauso durch das Bundesinstitut für Arzneimittel und Medizinprodukte (BfArM) zugelassen werden müssen und der pharmazeutische Unternehmer hierfür den **Nachweis der Qualität, Wirksamkeit und Unbedenklichkeit** in gleichem Maße erbringen muss. Allerdings gelten für pflanzliche Arzneimittel wegen ihrer natürlichen Herkunft und ihrer komplexen Zusammensetzung als Vielstoffgemisch einige **Besonderheiten.** Die Anforderungen an pflanzliche Arzneimittel sind deshalb auch in gesonderten Leitlinien (Guidelines) der Europäischen Zulassungsagentur (EMA, früher EMEA = European Medicines Agency) festgeschrieben. Sie finden sich in den Abschnitten „Quality“, „Clinical efficacy and Safety“. Für die Zulassung eines pflanzlichen Arzneimittels, d. h. für die Erlaubnis des Inverkehrbringens in Europa, muss der pharmazeutische Unternehmer bei neuen, bzw. in Europa noch nicht bekannten, pflanzlichen Drogenzubereitungen bzw. Arzneimitteln die Wirksamkeit und Unbedenklichkeit durch eigene pharmakologisch-toxikologische und klinische Studien nachweisen.

Cave

Unter Drogen allgemein versteht der Volksmund Substanzen, die die Psyche beeinflussen und so das Denken, das Fühlen und die Wahrnehmung verändern. Dazu gehören die legalen Drogen des täglichen Alltags wie Kaffee, Alkohol und Zigaretten und die illegalen Drogen wie Cannabis, Kokain und Ecstasy. Jede Droge schadet, trotzdem konsumieren Millionen Menschen solche Drogen.

Partywissen

Spaß, Ausgelassenheit und fröhliches Beisammensein machen eine gute Party aus. Drogen, egal welcher Art, sind dafür das falsche Mittel. Die meisten Jugendlichen kommen irgendwann einmal mit sog. **Partydrogen** in Berührung und viele konsumieren sie auch. Zahlreiche Internetshops versuchen, sog. **Naturdrogen** (auch biogene Drogen) möglichst gewinnbringend zu vermarkten. Hier ist jedoch **größte Vorsicht** geboten, denn der Name ist irreführend. Naturdrogen sind vornehmlich aus Pflanzen gewonnene Stoffe oder Zubereitungen, die ohne weitere Bearbeitungsschritte direkt konsumiert werden und dann psychoaktive Wirkungen entfalten. Die pflanzliche Herkunft bedeutet aber nicht, dass es sich bei diesen Drogen um harmlose Substanzen oder gar einen harmlosen Partyspaß handelt. Genau das Gegenteil ist der Fall: Der Konsum von Naturdrogen ist mit großen Risiken verbunden. Einerseits ist die **Wirkung völlig unkalkulierbar**, da der Wirkstoffgehalt der pflanzlichen Inhaltsstoffe sehr stark schwanken kann. Andererseits kann die Wirkung bei jedem Menschen extrem unterschiedlich ausfallen – je nach Gewicht und körperlicher Verfassung des Einzelnen. Zudem enthalten die meisten Naturdrogen **stark giftige Inhaltsstoffe**, die bereits in geringen Mengen **tödlich wirken** können. Besonders gefährlich sind sie in Kombination mit anderen Drogen wie Alkohol oder Ecstasy.

Diese Naturdrogen gehören außerdem meist zur Gruppe der Betäubungsmittel (BtM), sodass jeder Käufer wissen muss, dass Herstellung, Handel, Erwerb, Besitz sowie die Abgabe und der Konsum von derartigen **illegalen Drogen strafbare Handlungen** sind.

Jeder Konsument muss sich bewusst sein, dass es einen risikofreien Rausch durch Naturdrogen nicht gibt!

https://mindzone.info/drogen/naturdrogen/

„Drogen und Alkohol sind was für Anfänger. Wer richtig cool ist, zieht sich die Realität rein.“

www.kaufdex.com/drogen

Bei Phytopharmaka, die jedoch bereits langjährig medizinisch angewendet worden sind (*well established medicinal use/traditional use*), kann dies auch durch sog. „anderes wissenschaftliches Erkenntnismaterial“ erfolgen. Dies kann beispielsweise erfolgen auf Basis der Monographien der Kommission E, der ESCOP (The European Scientific Cooparative on Phytotherapy), des HMPC (Committee on Herbal Medicinal Products), der WHO (World Health Organisation)

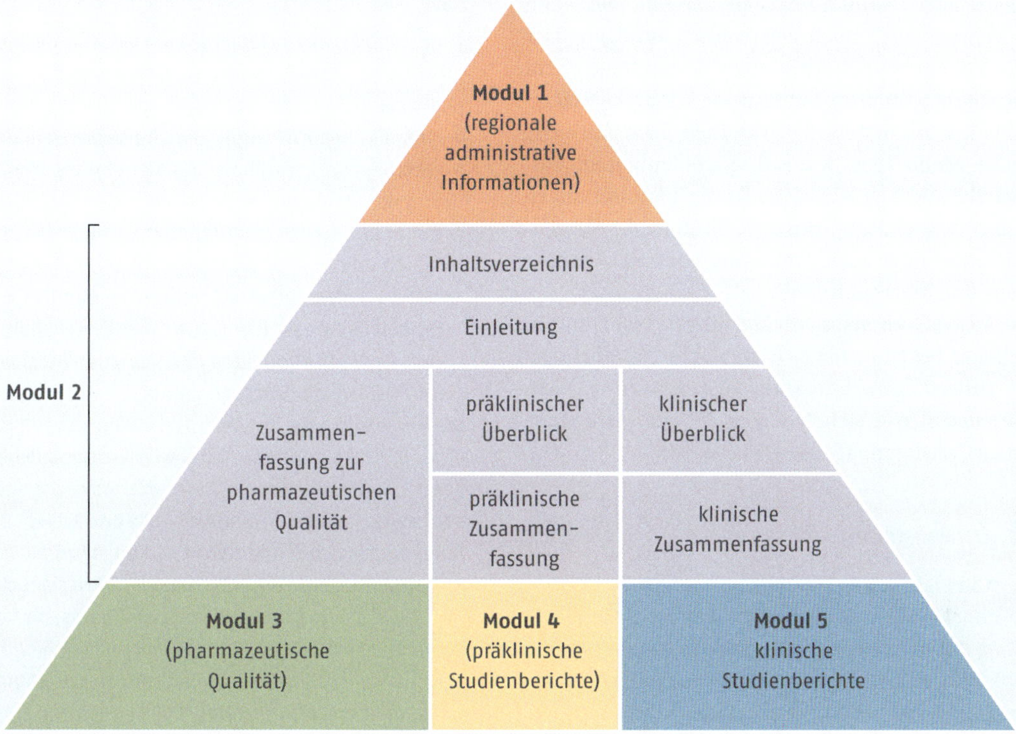

Abb. 18.1 Die CTD-Pyramide ist in fünf Module eingeteilt. Modul 1 ist länderspezifisch; die Module 2, 3, 4 und 5 sind für alle Länder vorgeschrieben.

oder auch durch medizinische Erfahrungsberichte sowie bibliographische Unterlagen. Bei der Qualitätsprüfung bestehen dagegen keine Unterschiede zu den Zulassungsanforderungen chemisch synthetischer Arzneimittel.

Die Ergebnisse der pharmazeutischen, pharmakologischen, toxikologischen und klinischen Prüfungen müssen gemäß § 22 AMG (Arzneimittelgesetz) dem BfArM in Form des **Common Technical Document (CTD)** vorgelegt werden. Das CTD ist das aktuell vorgeschriebene Format, in dem der Pharmaunternehmer die **pharmazeutische Qualität**, **Wirksamkeit** und **Unbedenklichkeit** seines Arzneimittels im Rahmen der Arzneimittelzulassung dokumentieren und bei den Arzneimittelbehörden einreichen muss. Das CTD wurde im Rahmen der International Conference on Harmonisation of Technical Requirements for Registration of Pharmaceuticals for Human Use (ICH) zur Harmonisierung der Arzneimittelzulassungsbedingungen in der Europäischen Union, den USA und Japan entwickelt. Es definiert ein Papierformat, das oft mehrere zehntausend Seiten umfasst. Um diese Datenmengen für Antragsteller und Behörden besser handhabbar zu machen, wurde im Rahmen der ICH ein elektronisches Format, das **eCTD**, definiert, welches inhaltlich auf dem CTD basiert. Das BfArm erwartet heute elektronische Einreichungen für alle Verfahren bevorzugt im eCTD-Format. Das CTD besteht aus den folgenden 5 Modulen (Abb. 18.1):

Für bereits seit Langem bekannte und bewährte Drogenzubereitungen, darunter für zahlreiche Teezubereitungen, hat der Gesetzgeber in der „Verordnung über Standardzulassungen vom 3. Dezember 1982 (StandZV)“ eine Besonderheit geschaffen.

In den sog. Standardzulassungen sind festgelegt:

- die Zusammensetzung,
- die Anwendungsgebiete sowie
- die notwendigen Angaben für den Verbraucher.

Hersteller, z. B. auch niedergelassene Apotheker, können sich auf diese Standardzulassungen beziehen und sind damit von der Pflicht zur Einzelzulassung nach § 21 Abs. 1 AMG befreit. Voraussetzung hierfür ist, dass dadurch keine Gefährdung der Gesundheit von Mensch oder Tier zu befürchten ist, weil die Anforderungen an die erforderliche Qualität, Wirksamkeit und Unbedenklichkeit erwiesen sind (§ 36 AMG Abs.1).

Die Nutzung einer Standardzulassung ist beim BfArM gemäß § 67 Abs. 5 AMG anzuzeigen. Dies kann seit 2. Februar 2012 auch elektronisch erfolgen. Das Spektrum der arzneilich wirksamen Bestandteile reicht von chemisch definierten Substanzen, wie z. B. Paracetamol, bis hin zu arzneilich wirksamen Tees, darunter zahlreiche Mono-Tees, wie z. B. Kamillenblüten, Baldrianwurzel und Sennesblätter, sowie Teemischungen unter der Bezeichnung Husten-, Bronchial-, Blasen- und Nierentee oder auch Tinkturen, wie z. B. Arnika-, Baldrian- und Myrrhentinktur.

Das „Modell" der Standardzulassung ist bisher nur in Deutschland bekannt, hat sich aber sehr bewährt und erspart aufwendigen, bürokratischen Aufwand. Nach Angaben des BfArM stehen derzeit 280 Standardzulassungen zur Verfügung (Stand. 05.07.2018).

Denkanstoß

Was ist so praktisch an Standardzulassungen?
Eine Standardzulassung hat gegenüber der Einzelzulassung den entscheidenden Vorteil, dass zum Inverkehrbringen des Arzneimittels kein aufwendiges Zulassungsverfahren betrieben werden muss. Deshalb werden Standardzulassungen gerne für die Arzneimittelherstellung in Krankenhausapotheken und öffentlichen Apotheken genutzt. Nachteilig ist, dass die vorgegebenen Monographie-Texte zu einem hohen Grad verbindlich sind.

Für die Therapie mit Phytopharmaka ergab sich im Jahr 2004 durch das Inkrafttreten des **Gesundheitsmodernisierungsgesetz** (GMG) eine gravierende Zäsur. Darin wurde festgelegt, dass „rezeptfreie", apothekenpflichtige Arzneimittel nicht mehr von den Krankenkassen erstattet werden dürfen, sondern nach § 48 AMG 76 nur noch die Arzneimittel, die verschreibungspflichtig sind. Das hat zur Folge, dass damit fast alle Phytopharmaka von der Erstattung ausgeschlossen wurden, da sie überwiegend „rezeptfrei" sind. Sie werden meist in der Therapie ohne ärztliche Kontrolle und ohne Rezept eingesetzt, d. h. in der sog. Selbstmedikation (OTC-Präparate). Der Verbraucher interpretiert mit dieser „Herausnahme" der Arzneimittel aus der Erstattung oft **fälschlich**, dass alle rezeptfreien Arzneimittel aufgrund mangelnden Nutzens und damit mangelnder Wirksamkeit für den Patienten verzichtbar seien.

Denkanstoß

Wann sind Arzneimittel allgemein verschreibungspflichtig und welche Konsequenz hat dies für Phytopharmaka?
Verschreibungspflichtig sind Arzneimittel dann,

- wenn der Wirkstoff bzw. das Arzneimittel **neu** ist und damit ausreichende Erfahrungen bezüglich ihrer Wirksamkeit und Unbedenklichkeit (noch) fehlen oder
- wenn bei dem entsprechenden Arzneimittel **Risiken** bestehen, die den Nutzen überwiegen, so dass dessen Anwendung der ärztlichen Aufsicht und Kontrolle unterliegen muss.

Die Herausgabe des Arzneimittels bedarf deshalb eines ärztlichen Rezepts mit der Folge, dass dessen Kosten erstattet werden. Phytopharmaka dagegen sind in der Regel langjährig erprobt und in der Anwendung sicher und nebenwirkungsarm. Aufgrund ihres geringen Risikos bedürfen sie nicht der Überwachung und Kontrolle des Arztes. Sie sind deshalb rezeptfrei und – obwohl im Allgemeinen wesentlich kostengünstiger – dennoch seit 2004 nicht mehr erstattungsfähig.

Die neuen Voraussetzungen im GMG (2004) führten zu gravierenden Umsatzeinbußen in der Pharmaindustrie und Apotheke, weil die von der Politik beabsichtigte Kompensation durch Selbstkäufe der apothekenpflichtigen, rezeptfreien Arzneimittel in der Selbstmedikation ausblieb.

Cave

Arzneimittel, die zum Teil beträchtliche Nebenwirkungen und damit verbundene Risiken haben, werden von Ärzten verordnet und von den Krankenkassen erstattet, wohingegen solche Arzneimittel, die nebenwirkungsarm und deshalb rezeptfrei sind, von den Patienten selbst bezahlt werden müssen.

Merke

Der Ausschluss rezeptfreier Arzneimittel von der Erstattung durch die Krankenkassen im GMG erfolgte ausschließlich unter wirtschaftlichen Gesichtspunkten. Er steht nicht im Zusammenhang mit deren Wirksamkeit und Notwendigkeit der Präparate.

Die Apothekerschaft ist gefordert, diese „Missinterpretation" zu korrigieren und mitzuhelfen, das Vertrauen in die heute qualitativ hochwertigen, wirksamen und sicheren Phytopharmaka wiederherzustellen. Eine allgemeine politische Umkehr im GMG ist heute so gut wie unmöglich.

Partywissen

Die sog. **„Grüne Medizin"** ist heute im Trend. Dabei ist gar nicht definiert, was darunter genau zu verstehen ist. Es geht dabei sicher nicht um die Einnahme der Medizin im Grünen und auch nicht um die bekannte Berliner Hip-Hop-Gruppe. Naturwissenschaftlich gesehen ist „Grüne Medizin" nichts anderes als die Therapie mit Heilpflanzen, also die Phytotherapie, aber auch die Therapie mit der Traditionellen Chinesischen Medizin (TCM) und der indischen Heilkunst Ayurveda. Zwei Drittel der Bevölkerung haben schon einmal Naturheilmittel angewendet und nutzen dabei lieber heimische als exotische Pflanzen für ein breites Spektrum von Erkrankungen und Beschwerden (Allensbachstudie 2010).
„Grüne Medizin" bedeutet oft auch „sanfte Medizin" aus der Natur. Die Verwender unterstellen dabei deutlich geringere Nebenwirkungen im Vergleich zu chemischen Arzneimitteln. Dabei ist bei Weitem nicht alles, was aus der Natur kommt, sicher, wirksam und qualitativ hochwertig, sondern nur dann, wenn es sich um **zugelassene** oder **registrierte Phytopharmaka** handelt. Die Auswahl und Anwendung der „Grünen Medizin" in Form von Tees, Tropfen, Tabletten und Kapseln sollte deshalb nur auf Beratung und Empfehlung von Arzt und Apotheker erfolgen.

Für die Beurteilung von Phytopharmaka ist eine detaillierte Kenntnis über ihre **Herstellung** und **Qualität** sowie ihre Deklaration unerlässlich. So werden im Folgenden die wichtigsten Begriffe nach dem Europäischen Arzneibuch (Ph. Eur.) und der Qualitätsleitlinie der EMA (CPMP/QWP/2819/00 Rev. 2) definiert.

Definition

Pflanzliche Drogen (herbal drugs, lat. plantae medicinales) Ph. Eur. bestehen im Allgemeinen aus noch **unverarbeiteten** ganzen, zerkleinerten oder zerbrochenen Pflanzen, Pflanzenteilen, Algen, Pilzen oder Flechten und werden gewöhnlich in getrocknetem, manchmal auch in frischem Zustand verwendet. Bestimmte Ausscheidungen (z. B. Harze, Gummen, Balsame), die noch nicht weiterverarbeitet worden sind, werden auch als pflanzliche Drogen betrachtet. Pflanzliche Drogen werden durch den wissenschaftlichen botanischen Namen, der dem binominalen System (Gattung, Art, Varietät und Autor) entspricht, eindeutig definiert (z. B. *Valeriana officinalis* L.).

Der Begriff „Droge" bezeichnete im pharmazeutischen Sprachgebrauch früher ausschließlich die „getrocknete" Pflanze und Pflanzenteile, und es war falsch, von „frischer Droge", „Frischdroge" oder gar „getrockneter Droge" zu sprechen. Die Ph. Eur. verlangt heute bei dem Begriff „Droge" explizit die Unterscheidung zwischen „getrockneter Droge" und „frischer Droge". Frische Drogen (Frischpflanzen) werden oft in der Homöopathie und für die Herstellung von Presssäften benötigt.

Pflanzliche Drogen können sowohl aus Pflanzenkulturen als auch von Wildpflanzen stammen. Fachgerechtes Sammeln, Kultivieren, Ernten, Trocknen und Zerkleinern sowie geeignete Lagerungsbedingungen haben dabei einen entscheidenden Einfluss auf die Qualität pflanzlicher Drogen. Die Richtlinie zur Qualitätssicherung bei der Gewinnung pflanzlicher Drogen (Good Agricultural And Collection Practice/GACP) gibt vor, wie eine hohe und gleichbleibende Qualität des pflanzlichen Ausgangsmaterial und daraus hergestellter Phytopharmaka sichergestellt werden kann. Für **die Ernte** von pflanzlichen Drogen gilt z. B. Folgendes:

- keine Nässe bei der Ernte,
- richtige Wahl der Schnitthöhe (bei Johanniskraut nur die Blühhorizonte),
- optimaler Erntezeitpunkt,
- keine Verdichtung des Erntegutes auf dem Transport,
- Schutz vor Regen und Hitze,
- möglichst kurze Zeiten zwischen Ernte und Trocknung (Vermeidung des Eintritts enzymatischer Prozesse und mikrobieller Kontamination).

Definition

Zubereitungen aus pflanzlichen Drogen (Drogenzubereitungen; herbal drug preparations; lat. plantae medicinales praeparatore) Ph. Eur. sind **homogene** Produkte, die aus pflanzlichen Drogen durch Verfahren wie

- Extraktion,
- Destillation,
- Pressung,
- Fraktionierung,
- Reinigung,
- Anreicherung oder
- Fermentation

erhalten werden.
Zu den Zubereitungen aus pflanzlichen Drogen zählen zum Beispiel Extrakte, ätherische Öle, Presssäfte, verarbeitete Ausscheidungen von Pflanzen und pflanzliche Drogen, die für eine spezifische Anwendung zerkleinert wurden, zum Beispiel geschnitten zur Teezubereitung oder pulverisiert als Füllgut für Kapseln.

Cave

Ob eine bearbeitete Droge ein „Ausgangsstoff" oder bereits ein „Wirkstoff" (Drogenzubereitung) ist, entscheidet der spätere Verwendungszweck.

Wichtig ist, dass für **Ausgangsstoffe** die sog. Empfehlungen der „Good Agricultural Collecting Practice" (GACP) gelten, für **Drogenzubereitungen** (Wirkstoffe) die Empfehlungen der „Good Manufacturing Practice" (GMP), die inzwischen in einer Leitlinie des „Herbal Medicinal Products Committee" der EMA ihre behördliche Anerkennung gefunden haben (Abb. 18.2).

Es ist Stand der Technik, dass GMP erst dann in vollem Umfang angewendet werden kann, wenn ein **homogenes** Produkt (= Charge) vorliegt. Dem **Homogenisieren** und damit der Erzeugung eine Charge kommt deshalb eine entscheidende Bedeutung zu.

Definition

Pflanzliche Drogen zur Teezubereitungen (lat. plantae ad ptisanam) Ph. Eur. bestehen ausschließlich aus einer pflanzlichen Droge oder mehreren pflanzlichen Drogen; sie sind zur Herstellung wässriger, trinkfertiger Zubereitungen vorgesehen, die durch

- Abkochung,
- Aufguss oder
- Mazeration
- unmittelbar vor Gebrauch bereitet werden.

Pflanzliche Drogen zur Teezubereitung werden gewöhnlich als **Bulk** (in großen Gebinden) oder in **Beuteln** zum Einmalgebrauch in Verkehr gebracht.

Pflanzliche Drogenzubereitungen liegen entweder in **nativer** (= genuiner) oder in **nicht nativer Form** vor. **Nativ** (genuin) bedeutet, dass sie neben dem pflanzlichen Material **keine Hilfsstoffe** enthalten. Drogenpulver und Teeschnitte sind in der Regel nativ, Presssäfte oder Trockenextrakte beispielsweise dagegen nur sehr selten. Presssäfte sind wegen ihrer mikrobiellen Kontaminationsanfälligkeit nicht stabil, so dass sie in der Regel mit Ethanol versetzt werden. Trockenextrakte sind oft hygroskopisch und schlecht rieselfähig und damit nur mit Hilfsstoffen wie z. B. Maltodextrin, Lactose, Siliciumdioxid trockenbar. Enthalten Drogenzubereitungen Ethanol oder technische Hilfsstoffe, dann liegen sie nicht mehr in nativer Form vor.

Merke

Bei pflanzlichen Drogenzubereitungen muss grundsätzlich zwischen **nativen** und **nicht nativen** Zubereitungen unterschieden werden. Nur der native Anteil ist der pflanzliche Wirkstoff und wird beispielsweise auf der Arzneimittelpackung deklariert.

Definition

Extrakte aus pflanzlichen Drogen (lat. plantarum medicinalium extracta) Ph. Eur. sind flüssige (durch Extraktion erhaltene flüssige Zubereitungen), halbfeste (zähflüssige Extrakte/Dickextrakte und Ölharze) oder feste (Trockenextrakte) Zubereitungen, die aus pflanzlichen Drogen (Plantae medicinales) unter Verwendung geeigneter Lösungsmittel gewonnen werden.
Extrakte werden in erster Linie durch die Qualität der pflanzlichen Droge, das Herstellungsverfahren (wie Extraktionsmittel, Methode der Verarbeitung) sowie ihre Spezifikation definiert.

Extrakte sind heute die „pflanzlichen Wirkstoffe" der meisten Phytopharmaka. Sie stellen arzneimittelrechtlich und unabhängig von ihrer Klassifizierung (s. unten) „die Wirkstoffe" in ihrer Gesamtheit dar.

Nach heutigem Erkenntnisstand und entsprechend den europäischen Leitlinien („Quality"-, „Specification"- und „Deklaration"-Guideline) werden folgende **pflanzlichen Inhaltsstoffe** unterschieden:

- Inhaltsstoffe bekannter therapeutischer Wirksamkeit (wirksamkeitsbestimmende Inhaltsstoffe),
- aktive Leitsubstanzen/Marker (wirksamkeitsmitbestimmende Inhaltsstoffe),
- analytische Leitsubstanzen/Marker.

Inhaltsstoffe mit bekannter therapeutischer Wirksamkeit sind chemisch definierte Substanzen oder Gruppen von Substanzen, bei denen allgemein anerkannt ist, dass sie wesentlich zur therapeutischen Wirksamkeit einer pflanzlichen Droge, einer Zubereitung aus pflanzlichen Drogen oder eines pflanzlichen Arzneimittels beitragen. Hierzu zählen z. B. die Anthranoide der Sennesblätter, das Hyoscyamin der Belladonnablätter, das Silymarin der Mariendistelfrüchte oder die Triterpensaponine der Rosskastaniensamen.

Pflanzen können wichtige Lieferanten von chemischen Wirkstoffen sein. Einige davon werden heute in der Medizin als chemische Therapeutika genutzt (Tab. 18.1).

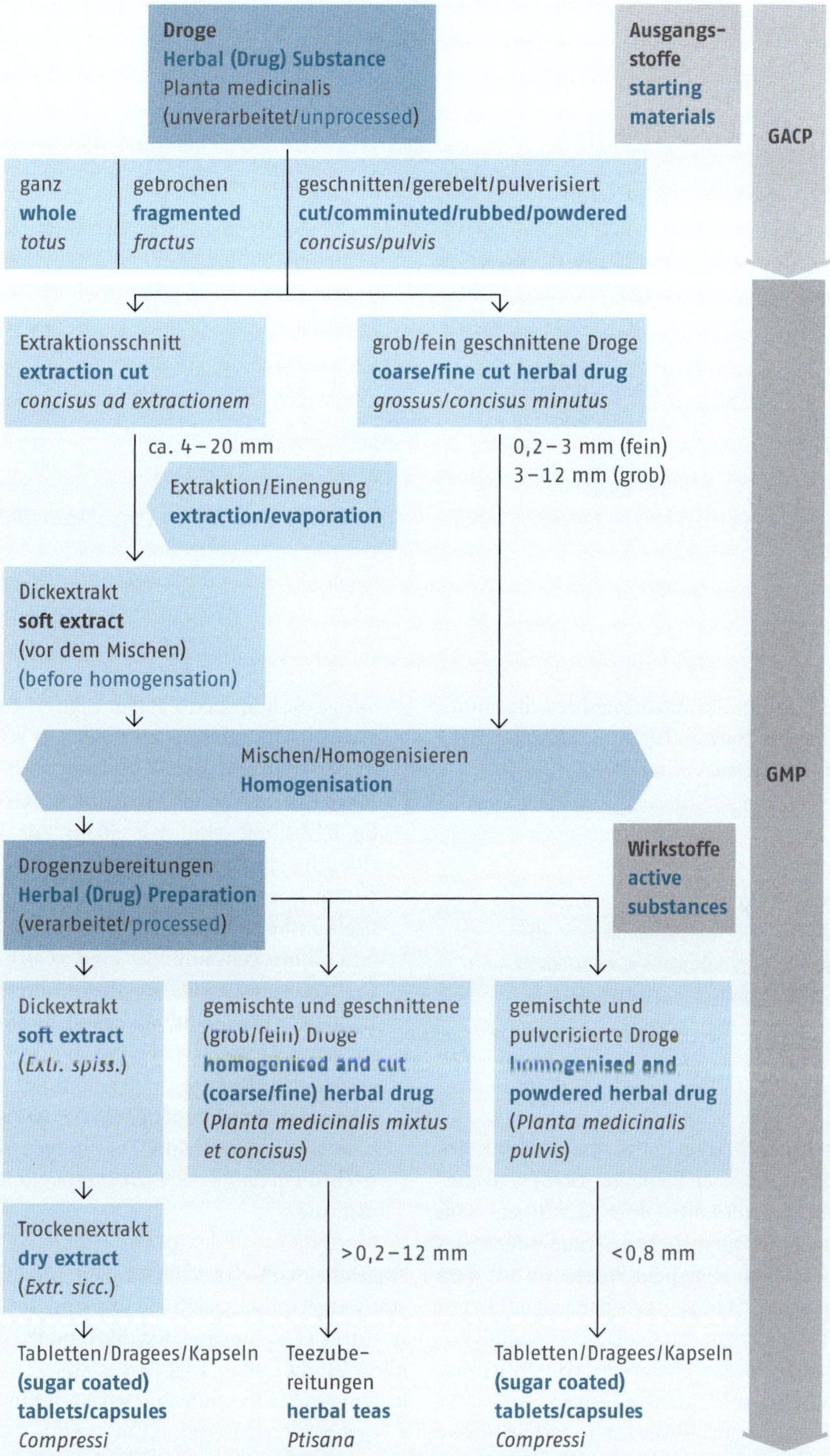

Abb. 18.2 Definitionen zu Drogen und Drogenzubereitungen gemäß Ph. Eur. und EMA-Guidelines unter Berücksichtigung der GACP- und GMP-Anforderungen und des Annex 7 vom 01.09.2009. Nach Gaedcke 2010

Tab. 18.1 Als chemische Therapeutika genutzte Pflanzen

Pflanze (lateinisch)	Pflanze (deutsch)	Pflanzenteil	Chemische(r) Wirkstoff(e)
Silibum marianum	Mariendistel	Früchte	Silibinin
Salix alba, Salix purpurea	Weidenarten	Rinde	Salicin bzw. dessen Metabolit Salicylsäure
Artemisia annua	Beifuß	Blätter und Blüten	Artemisinin
Galanthus nivalis, G. caucasicus	Kleines Schneeglöckchen, Kaukasisches Schneeglöckchen	Zwiebeln und Blüten	Galantamin
Cannabis sativa	Cannabisblüten		Tetrahydrocannabinol (THC) Cannabidiol (CBD)
Taxus brevifolia	Eibe	Rinde	Taxol

Für die Forschung mit Artimisinin erhielt die chinesische Pharmakologin Youyou Tu am 5. Oktober 2015 den Nobelpreis für Medizin.

Merke

Aus Pflanzen isolierte oder gewonnene chemische Wirkstoffe (z. B. Rutin, Cineol, Thymol) bzw. die daraus hergestellten Arzneimittel werden nicht mehr als Phytopharmaka, sondern entsprechend den synthetisierten Wirkstoffen als **chemische Therapeutika** bezeichnet.

Aktive Leitsubstanzen/Marker (= wirksamkeitsmitbestimmende Inhaltsstoffe; nach Schilcher 1998) sind chemisch definierte Inhaltsstoffe oder Gruppen von Inhaltsstoffen aus einer pflanzlichen Droge oder eines Arzneimittels, bei denen allgemein anerkannt ist, dass sie zur therapeutischen Wirksamkeit beitragen. Hierzu zählen heute z. B. die Diterpenlactone und Flavonglykoside der Ginkgoblätter, das Hypericin von Johanniskraut oder das Salicin der Weidenrinde usw.

Analytische Leitsubstanzen/Marker (nach Schilcher 1998) sind chemisch definierte Inhaltsstoffe oder Gruppen von Inhaltsstoffen, die nach heutigem Erkenntnisstand keinen Beitrag zur therapeutischen Wirksamkeit leisten. Sie dienen ausschließlich analytischen Kontrollzwecken. Zu den analytischen Leitsubstanzen zählen die charakteristischen und die ubiquitären Leitsubstanzen.

- **Charakteristischen Leitsubstanzen** sind charakteristisch für die jeweilige Art und/oder Familie der Droge. So kommen z. B. die Valerensäuren nur in den Wurzeln des offizinellen Baldrians vor, nicht jedoch in den Wurzeln von *Valeriana edulis* (= mexikanischer Baldrian) oder *Valeriana wallichii* (= indischer Baldrian). Sie sind vor allem zur Identifizierung (Identitätsprüfung) geeignet.
- **Ubiquitären Leitsubstanzen** sind wenig charakteristisch und weit verbreitet in vielen Drogen wie Rutin und Chlorogensäure. Sie eignen sich vor allem zur sog. chargenspezifischen Kontrolle. Hierunter versteht man die quantitative Bestimmung dieser Leitsubstanz im eingesetzten Extrakt und im daraus hergestellten pflanzlichen Arzneimittel, sodass auf die eingesetzte Extraktmenge im Arzneimittel zurückgeschlossen werden kann. Die chargenspezifische Kontrolle dient damit der Einwaage- und Rezeptur-Überprüfung.

Abgeleitet von der Wirksamkeit pflanzlicher Inhaltsstoffe ergeben sich nach Ph. Eur. und den EMA-Guidelines **drei verschiedene Extrakttypen** (die Zusammenhänge sind in Tab. 18.2 dargestellt):

- eingestellte Extrakte (auch: standardisierte Extrakte),
- quantifizierte Extrakte,
- andere Extrakte.

Eingestellte Extrakte (früher: standarisierte Extrakte) werden auf einen definierten Gehalt (in der Regel im Bereich von +/− 5 bis +/− 10 %) eines oder mehrerer Inhaltsstoffe mit bekannter therapeutischer Wirksamkeit eingestellt. Die Einstellung erfolgt mit inerten Hilfsstoffen (z. B. Lactose, Maltodextrin, Siliciumdioxid)

Tab. 18.2 Arzneimittelrechtliche Definition pflanzlicher Inhaltsstoffe und die sich daraus ableitende Klassifizierung der Extrakte nach Ph. Eur. und EMA-Guidelines. Nach Gaedcke 2006 u. Schilcher et al. 2010

Klassifizierung der Inhaltsstoffe nach Ph. Eur. und EMA-Guidelines	Definitionen	Beispiele		Klassifizierung der Extrakte nach Ph. Eur. und EMA-Guidelines
		Inhaltsstoffe	Extrakte	
1. Inhaltsstoffe/ Inhaltsstoffgruppen mit bekannter therapeutischer Wirksamkeit	chemisch definierte Stoffe oder Stoffgruppen, die *allgemein anerkannt wesentlich* zur Wirksamkeit beitragen (= wirksamkeitsbestimmend)	Silymarin	Extr. Cardui	eingestellte Extrakte
		Aescin	Extr. Hippocastani	
		Sennoside	Extr. Sennae	
2. Leitsubstanzen				
(a) aktive Leitsubstanzen	chemisch definierte Stoffe oder Stoffgruppen, die allgemein anerkannt zur therapeutischen Wirksamkeit beitragen (= wirksamkeitsmitbestimmend)	Hypericin Pseudohypercin Hyperforine	Extr. Hyperici	quantifizierte Extrakte
		Flavonglykoside Terpenlactone	Extr. Ginkgo	
(b) analytische Leitsubstanzen	chemisch definierte Stoffe oder Stoffgruppen, die ausschließlich Kontrollzwecken dienen			andere Extrakte
▪ charakteristische	geeignet zur Identifizierung und Gehaltsbestimmung (= chargenspezifische Kontrolle)	Valerensäure	Extr. Valerianae off.	
▪ ubiquitäre	geeignet nur zur Gehaltsbestimmung (= chargenspezifische Kontrolle)	Rutin	Extr. Solidaginis	
		Chlorogensäure	Extr. Cynarae	

oder durch Mischen von Extraktchargen (Voraussetzung: identische Herstellungsvorschrift).

Cave

Nach Arzneibuch „Allgemeine Monographie Extrakte" ist es auch möglich, Drogenchargen unterschiedlicher Gehalte an wirksamkeitsbestimmenden Inhaltsstoffen vor der Extraktion zu mischen. Dies setzt voraus, dass entsprechende Extraktchargen zum benötigten Zeitpunkt mit entsprechenden Gehalten und in ausreichender Menge zur Verfügung stehen.

Hinweis

Bei der Definition dieses Extrakttyps vermisst man die Angabe, dass als Folge des definierten Gehalts der Anteil an nativem Extrakt in der Regel in gewissen Grenzen variiert. Dies würde zum besseren Verständnis der Herstellung und der späteren Deklaration beitragen. Ein „standardisierter Trockenextrakt", z. B. aus Rosskastaniensamen, ist beispielsweise wie folgt zusammengesetzt: *Rosskastaniensamen-Trockenextrakt; 19 % (18,0–20,0 %) Triterpenglykoside, 92–61 % nativer Extrakt, 8–39 % Hilfsstoffe.*

Quantifizierte Extrakte werden auf einen **definierten Bereich** einer oder mehrerer aktiver Leitsubstanzen eingestellt. Die Einstellung erfolgt ausschließlich durch Mischen von Extraktchargen.

Cave

Die Verwendung von inerten Hilfsstoffen ist bei diesem Extrakttyp ausdrücklich nicht zulässig. Herstellungstechnisch ist dies deshalb mit einem hohen Aufwand verbunden. Die Bereiche an aktiven Leitsubstanzen müssen deshalb ausreichend weit gefasst werden.

In der EMA-Quality-, Specification- und Declaration-Guideline ist die Definition der quantifizierten Extrakte präziser gefasst, indem angegeben wird, dass die Herstellung eines „quantifizierten Extrakts" nur dann möglich ist, wenn „aktive Leitsubstanzen" allgemein bekannt und wissenschaftlich akzeptiert sind. Dies ist bis heute nur sehr selten der Fall, wie z. B. bei Ginkgo, Hypericum oder Salix. Die definierten Bereiche an aktiven Leitsubstanzen leiten sich dabei von den Spezifikationen pharmakologisch und klinisch geprüfter Extrakte ab. Sie sollen die Reproduzierbarkeit der Wirkung garantieren.

Hinweis

Sinnvoll für das Verständnis der Herstellung und der Deklaration dieses Extrakttyps wäre auch hier die Angabe, dass neben den „Bereichen an aktiven Leitsubstanzen" der Anteil an nativem Extrakt festgelegt sein muss, denn er ist quasi der „Wirkstoff". Durch die „Bereiche der aktiven Leitsubstanzen" wird der native Extrakt zusätzlich charakterisiert. Ein „quantifizierter Trockenextrakt" aus Ginkgoblättern ist beispielsweise wie folgt zusammengesetzt: *Ginkgoblätter-Trockenextrakt; 100 % nativer Extrakt, 22–27 % Flavonglykoside, 4–6 % Terpenlactone.*

Andere Extrakte werden nicht auf einen definierten Gehalt eingestellt. Zu Kontrollzwecken werden ein oder mehrere Inhaltsstoffe als analytische Leitsubstanzen verwendet. Der Mindestgehalt an diesen analytischen Leitsubstanzen ist in der betreffenden Extraktmonographie angegeben.

Cave

Diesem etwas unglücklich benannten Extrakttyp gehören die meisten Extrakte an. Trotz intensiver Forschung wird nach heutigem wissenschaftlichem Erkenntnisstand (noch) keiner der Inhaltsstoffe als wirksamkeitsbestimmend oder als aktive Leitsubstanz allgemein anerkannt. Somit ist der Gesamtextrakt allein „der Wirkstoff".

Hinweis

Hilfreich für das Verständnis der Herstellung und damit auch der Deklaration wäre auch hier die zusätzliche Angabe, dass die Menge an nativem Extrakt in einer Charge festgelegt sein muss. Der native Extrakt allein ist „der Wirkstoff". Für einen sog. „anderen Trockenextrakt", z. B. aus Baldrianwurzeln, ergibt sich beispielsweise folgende Zusammensetzung: *Baldrianwurzel-Trockenextrakt; 80 % nativer Extrakt, 20 % Hilfsstoffe.*

Definition

Ätherische Öle (Aetherolea) Ph. Eur. sind Produkte (Drogenzubereitungen) mit wahrnehmbarem Geruch, die üblicherweise aus einer Vielzahl von Komponenten bestehen und aus einem botanisch definierten pflanzlichen Ausgangsstoff durch Wasserdampfdestillation, Trockendestillation oder durch ein geeignetes mechanisches Verfahren ohne Erhitzen (z. B. sog. kalt gepresste ätherische Öle) gewonnen werden.

Ätherische Öle werden üblicherweise von der wässrigen Phase durch einen physikalischen Prozess getrennt (z. B. Dekantieren), der ihre Zusammensetzung nicht wesentlich beeinflusst. Ätherische Öle können anschließend geeigneten Behandlungen unterworfen werden und dadurch handelsüblich als terpenfreie, sesquiterpenfreie, rektifizierte oder „x"-freie ätherische Öle bezeichnet sein. Ätherischen Öls werden in der Ph. Eur. durch ihr sog. chromatographisches Profil identifiziert, eine chromatographische Trennung, die spezielle Anforderungen an die stoffliche Zusammensetzung des ätherischen Öls stellt.

Pflanzliche Drogen enthalten neben den für die Klassifizierung der Extrakte maßgeblichen Inhaltsstoffen weitere Inhaltsstoffe wie z. B. die Begleit- und Gerüststoffe, die in der Ernährungswissenschaft als Ballaststoffe bezeichnet werden. **Begleitstoffe**, sogenannte Coeffektoren, können durch ihren Einfluss auf die

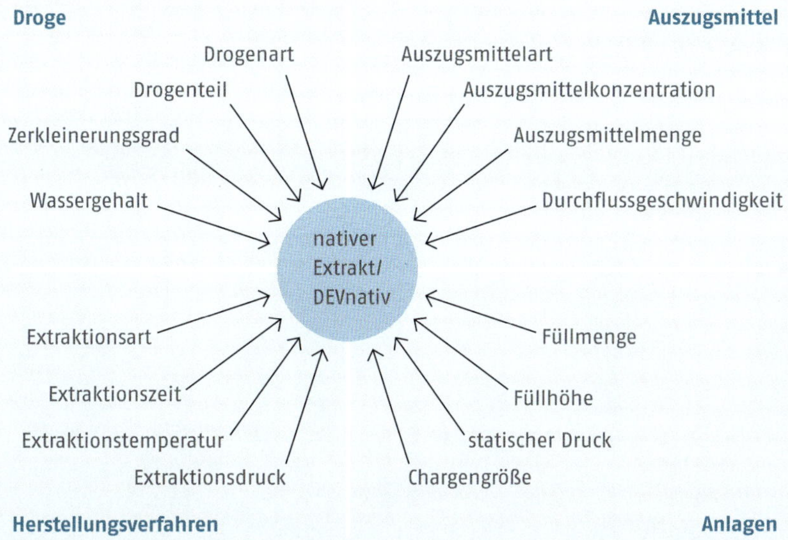

o Abb. 18.3 Abhängigkeit der nativen Extraktmenge bzw. des Droge-Extrakt-Verhältnisses (DEV_{nativ}) von verschiedenen Qualitäts- und Herstellparametern. Nach Gaedcke 2000

Pharmakokinetik die therapeutische Aktivität der wirksamkeitsbestimmenden Inhaltsstoffe positiv oder negativ beeinflussen. Als Beispiele seien die Resorptionsförderung durch Saponine und die Resorptionsverschlechterung durch Gerbstoffe sowie die Resorptionsverzögerung durch Schleimstoffe genannt. Der Einfluss der Begleitstoffe ist primär auf Veränderungen der Benetzbarkeit, Löslichkeit und des Verteilungsverhaltens der Inhaltsstoffe sowie auf Veränderungen der Resorptionsmembran zurückzuführen.

o Abb. 18.3 zeigt eine Übersicht der Abhängigkeit der nativen Extraktmenge bzw. des nativen Droge-Extrakt-Verhältnisses (DEV_{nativ}) von verschiedenen Qualitäts- und Herstellparametern.

Eine schematische Übersicht zur Herstellung von Frischpflanzen-, Drogen- und Extraktzubereitungen gibt o Abb. 18.4.

Ballaststoffe sind mit wenigen Ausnahmen, z. B. die von Leinsamen und Flohsamen, unwirksam und ihre Anwesenheit ist eher unerwünscht. Bei Lebensmitteln können Ballaststoffe dagegen durchaus erwünscht sein, z. B. für ballastreiche Kost bei Obstipation. Zu den Ballaststoffen in weitestem Sinne zählen Cellulose, Hemicellulosen, Pektine, unverdauliche Schleime, Lignine und Wachse bzw. unverdauliche Fettsäurederivate der Cuticula. Es sind Gerüststoffe, also Materialien, die die Zellwände bilden und die Pflanze stabilisieren.

Pflanzliche Drogenzubereitungen können entweder direkt als Arznei- bzw. Darreichungsform, z. B. Baldrian-Tinktur, Thymian-Fluidextrakt, Rosmarin-Wein etc., angewendet werden oder sie dienen als Wirkstoffe zur Herstellung von Darreichungs- bzw. Arzneiformen oder Fertigarzneimitteln. Im einfachsten Fall erfolgt dabei ein bloßes Mischen von verschiedenen Zubereitungen, wobei bei Flüssigkeiten auf Inkompatibilitäten, wie die Ausfällung von Inhaltsstoffen, geachtet werden muss. Technologisch anspruchsvoller sind die Einarbeitungen von pflanzlichen Drogenzubereitungen in Tabletten, Dragees, Kapseln, Sirupe, Emulsionen, Suspensionen, Salben, Gele etc. Pflanzliche Drogenzubereitungen werden

- aus Frischpflanzen bzw. Frischpflanzenteilen oder
- aus getrockneten Drogen bzw. Drogenteilen

hergestellt.

18.2 Drogenzubereitungen aus Frischpflanzen

Frischpflanzen bzw. Frischpflanzenteile können entweder unmittelbar nach der Ernte oder unter Einschaltung einer Kühlkette auch noch später zu folgenden Drogenzubereitungen verarbeitet werden:

- zu Frischpflanzenpresssäften,
- zu Urtinkturen nach den Vorschriften des Homöopathischen Arzneibuches (HAB),
- zu Frischpflanzendestillaten und -extrakten.

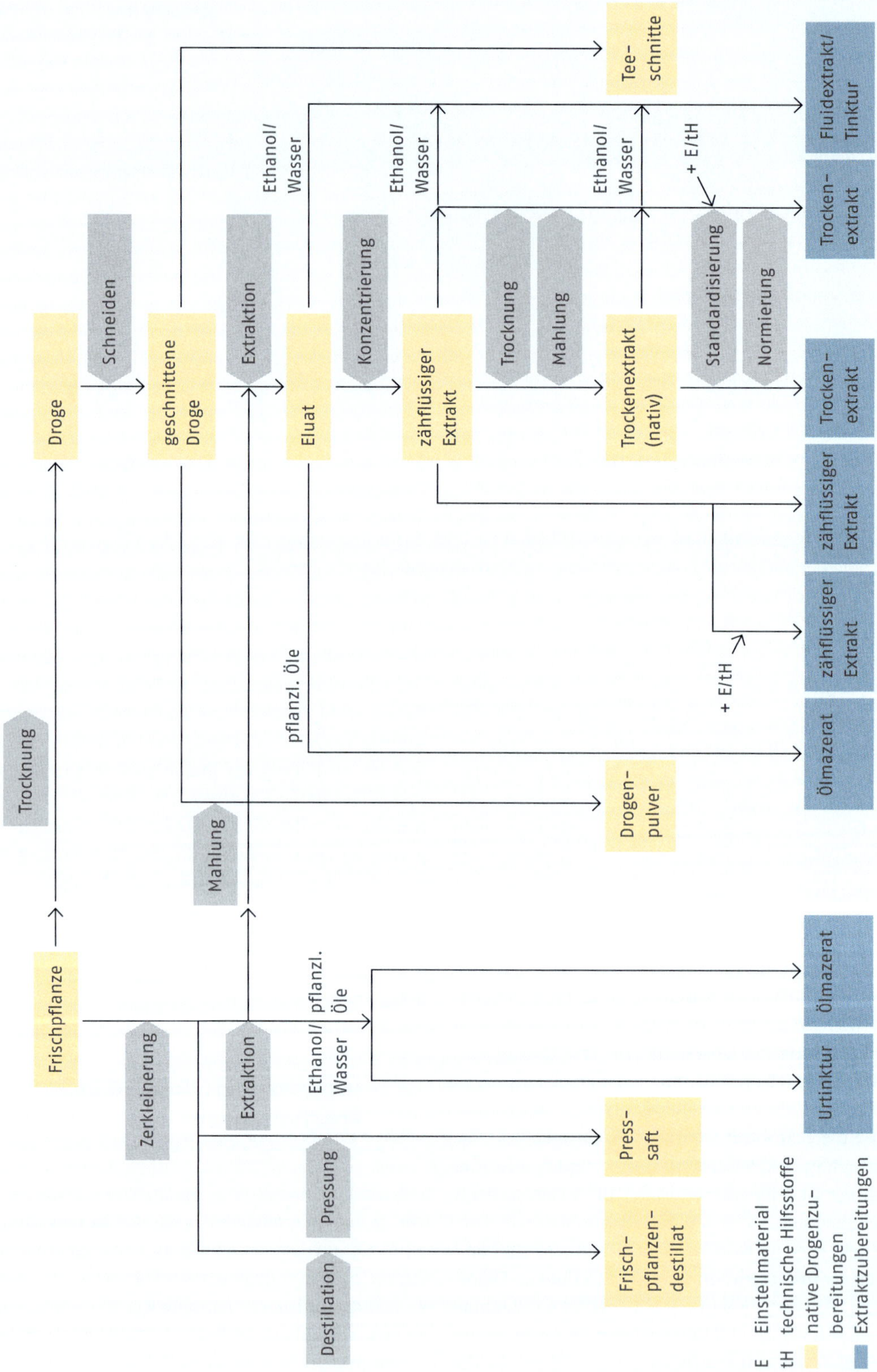

Abb. 18.4 Übersicht zur Herstellung von Frischpflanzen-, Drogen- und Extraktzubereitungen. Nach Gaedcke 2010, in Schilcher et al. 2010

Frischpflanzenpresssäfte

Die Bedeutung der Frischpflanzenpresssäfte lässt sich aus den verarbeiteten Mengen an Frischpflanzen erkennen. Allein im Inland werden schätzungsweise 3 000 t Frischpflanzen zu Presssäften verarbeitet.

> **Merke**
>
> Frischpflanzenpresssäfte zählen wegen ihrer komplexen Zusammensetzung und der damit verbundenen ganzheitlichen Betrachtungsweise zu wichtigen Phytopharmaka innerhalb der Naturheilkunde.

„Presssäfte aus frischen Pflanzen und Pflanzenteilen, sofern sie ohne Lösungsmittel mit Ausnahme von Wasser hergestellt sind" (AMG), gehören außerdem zu denjenigen Arzneimitteln, die aufgrund des AMG auch mit Heilaussagen außerhalb der Apotheke vertrieben werden dürfen.

Herstellung von Frischpflanzenpresssäften. In der Regel muss mit der Herstellung noch vor dem Eintreten der enzymatisch ausgelösten Welk Prozesse begonnen werden. Aus diesem Grund werden, soweit möglich, die Ausgangspflanzen in der Nähe der Produktionsstätten kultiviert, z. B. Baldrian, oder in der näheren Umgebung wild gesammelt, z. B. Ackerschachtelhalm und *Crataegus*-Arten. Sofern dies nicht möglich ist, wie beispielsweise bei den in der Bretagne angebauten Artischocken, müssen diese Pflanzen in Kühllastwagen zum Ort der Verarbeitung transportiert werden. Zum Teil werden die Frischpflanzen tiefgefroren eingelagert, wodurch eine Saftherstellung unabhängig vom Erntetermin ermöglicht wird.

Am Anfang des Produktionsganges stehen eine Reinigung des Pflanzenmaterials durch Waschen und eine Absonderung fremder Bestandteile. Die gereinigten, gehäckselten, geraspelten oder gemusten Pflanzenteile werden in nassem Zustand gepresst. Als Sondermaßnahme kann vor dem Einbringen in die Pressen das Pflanzengut wenige Sekunden lang mit gespanntem Wasserdampf behandelt werden. Diese Art „Dampfinjektion" verfolgt folgende Zwecke:

- Enzyme, insbesondere die Phenoloxidasen und β-Glucosidasen, werden inaktiviert.
- „Aufschließen", d. h. teilweises Zerstören der Zellwände, damit die pharmazeutisch wichtigen Inhaltsstoffe – sekundäre Pflanzeninhaltsstoffe – besser aus den Pflanzenzellen ausgewaschen bzw. herausgelöst werden können.
- Durch die Dampfinjektion wird eine Eiweißausfällung bewirkt, sodass sich der Saft später besser klären lässt.

Zum Pressen werden in der Praxis sowohl diskontinuierlich arbeitende Spindelpressen und hydraulische Seiherpressen als auch kontinuierliche Schneckenpressen benutzt. Es wird mit Drücken bis zu $250 \cdot 10^5$ Pa (250 bar) gearbeitet. Muss das Pressgut in Tücher eingeschlagen werden, können wegen der Gefahr des Zerreißens dieser Tücher nur Pressdrücke bis zu $100 \cdot 10^5$ Pa (100 bar) angewendet werden. Zum Auspressen von Früchten kommen auch Willmes-Pressen zur Anwendung. Die Ausbeuten sind hierbei allerdings unbefriedigend. Willmes-Pressen bestehen aus einer rotierenden Siebtrommel, die im Zentrum einen kontrahierbaren Pressbalg enthält. Beim Aufblasen dieses Pressbalgs mit Pressluft werden die Früchte bzw. das Pressgut gegen die Siebwände gedrückt. Die sich vergrößernden Pressflächen und die großen Siebflächen sind die Vorteile dieser Apparatur.

Die Presssäfte werden in Saftwannen aufgefangen und in den meisten Fällen sofort einem Klärungsprozess unterworfen. Während früher zur Feststoffabscheidung grobe Filter und Filtertücher in diskontinuierlich arbeitenden Rahmen- oder Kammerfilterpressen verwendet wurden, ist es heute zur Klärung üblich, Zentrifugen bzw. Separatoren oder Dekanter zur Klärung einzusetzen. Insbesondere Separatoren mit selbst entleerender Trommel haben sich bewährt. Bei der Klärung oder Trubentfernung handelt es sich in erster Linie um die Abtrennung pflanzlicher Eiweißverbindungen.

> **Cave**
>
> Frischpflanzenpresssäfte sind **nie** völlig klar.

In modernen Produktionsanlagen wird der geklärte Presssaft mittels indirekter **Ultrahocherhitzung (Uperisation)** keimfrei (mit Ausnahme von Sporen) gemacht und sofort bei Temperaturen zwischen 72 und 75 °C in keimfreie Flaschen abgefüllt. Die verschlossenen Flaschen durchlaufen anschließend einen Kühltunnel, sodass für thermolabile Stoffe die kritische Temperatur von etwa 70 °C nach wenigen Minuten unterschritten wird. Die Abfüllung muss nicht unbedingt nach der Pressung und Klärung erfolgen, sondern es kann auch eine kurzfristige Einlagerung des Presssaftes in sterile Tanks aus rostfreiem Stahl zwischengeschaltet und die Abfüllung einige Tage später vorgenommen werden. In diesem Falle wird der Presssaft in Plattenwärmeaustauschern (Gegenstromaustauscher) wenige Sekunden auf 130 °C erhitzt und nach Abkühlung eingelagert. Weitere Möglichkeiten der Keimreduzierung bzw. der Haltbarmachung sind die Pasteurisierung und die Tyndallisierung, die in der Regel in den abgefüllten Flaschen vorgenommen werden. Nach der Pasteurisierung werden die abgefüllten Flaschen 2–3 Wochen in Quarantäne gehalten. Eine Hitzesterilisation ist wegen thermolabiler Inhaltsstoffe nicht möglich und eine aseptische Herstellung äußerst schwierig. Sekundärverunreinigungen sind deshalb nicht auszuschließen. Hinzu kommt, dass im Allgemeinen keine Konservierungsstoffe zugesetzt werden. Eine mikrobiologische Prüfung muss daher sicherstellen, dass bei der jeweiligen Charge kein mikrobieller Verderb eintreten kann.

Cave

Nach dem Anbruch müssen die Frischpflanzenpresssäfte wegen der Gefahr von Sekundärkontaminationen kühl gelagert und innerhalb von 10 Tagen aufgebraucht werden.

Zur **Verbesserung der Haltbarkeit** haben sich heute sowohl in der pharmazeutischen als auch in der Lebensmittelindustrie vor allem die Pasteurisierung, die Uperisation und Tyndallisierung zur Keimreduzierung bewährt.

Die **Pasteurisierung** ist nach dem französischen Chemiker Louis Pasteur benannt. Es handelt sich hierbei um ein Verfahren, bei dem meist flüssige Lebensmittel für 30 min auf eine Temperatur von unter 100 °C (nach den früheren Arzneibüchern z. B. mindestens 30 min lang bei mindestens 70 °C) erhitzt werden. Dabei werden hitzeempfindliche Mikroorganismen abgetötet, ohne dass dabei Eiweiß, Vitamine oder die Farbe beeinträchtigt werden. Thermoresistente Sporen bleiben dabei allerdings erhalten. Pasteurisierte Produkte sind **keimarm,** nicht keimfrei, und deshalb auch nur begrenzt haltbar.

Die **Uperisation** oder auch **Ultrahocherhitzung (UHT)** ist eine spezielle Variante der Pasteurisierung, bei der das Produkt zuerst auf 80 °C vorgewärmt wird. Anschließend erfolgt eine kurzzeitige Erhitzung für 4–8 s auf 135–150 °C. Beispielsweise wird bei der direkten Uperisation überhitzter Wasserdampf 3 s lang bei 141 °C direkt in das Produkt (z. B. Milch oder die Sprühlösung eines Extrakts) injiziert. Anschließend wird durch Anlegen eines Vakuums wieder entspannt, sodass das zugefügte Wasser verdampft wird. Alle lebenden Keime werden dabei abgetötet, nicht aber noch keimfähige Sporen. Infolge der höheren Temperatur bei der UHT-Behandlung ist die Haltbarkeit der Produkte länger, dafür gehen mehr Vitamine, flüchtige Inhaltsstoffe (z. B. ätherisches Öl) und Geschmack verloren als beim Pasteurisieren. Alkoholhaltige Lösungen und Extrakte sind deshalb nicht für die direkte Uperisation geeignet.

Die **Tyndallisierung** eignet sich für die Abtötung von Sporenbildnern. Hierzu wird das Produkt für 30 min auf 70–80 °C erhitzt, und anschließend die Temperatur wieder auf 25 °C abgesenkt. Dieser Zyklus wird 2- bis 4-mal wiederholt. Bei der niedrigen Temperatur keimen die Sporen aus, bei der sich anschließenden erhöhten Temperatur werden die gebildeten vegetativen Keime dann abgetötet.

Homöopathische Urtinkturen aus Frischpflanzen

Bei den unter Verwendung von Frischpflanzen hergestellten homöopathischen Urtinkturen (▸Kap. 19.4) handelt es sich entweder um Mischungen von Frischpflanzensäften mit Ethanol oder um direkte Ethanolmazerate von Frischpflanzen.

Frischpflanzendestillate und -mazerate

Aus bestimmten Frischpflanzen bzw. Frischpflanzenteilen werden Destillate, z. B. Meerrettichdestillat, oder **ölige** bzw. **fettige Auszüge** hergestellt. Destillate aus Frischpflanzen ergeben höhere Ausbeuten an flüchtigen Pflanzeninhaltsstoffen, z. B. ätherischen Ölen und Senfölen. Darüber hinaus entsprechen sie eher der Zusammensetzung, die auch in der nativen Pflanze vorliegt. Die Extraktion frischer Blüten mit Fett bei Raumtemperatur (**Enfleurage-Verfahren**) liefert ätherische Öle von sehr hoher geruchlicher Qualität. Diese Methode wurde bis vor kurzem insbesondere zur Gewinnung von Rosen-, Jasmin- und Nelkenöl angewendet. Inzwischen wird das Verfahren nur noch in wenigen Fällen in kleineren Produktionsbetrieben durchgeführt. Johanniskrautöl wird erhalten, indem frisch geerntete Johanniskrautblüten mit einem Pflanzenöl, z. B. Olivenöl, längere Zeit mazeriert und bei Sonnenlicht gelagert werden. Auch Knoblauchmazerate werden aus frischen Knoblauchzwiebeln, z. B. mit Rapsöl, hergestellt.

18.3 Drogenzubereitungen aus getrockneten Drogen und Drogenteilen

Die getrockneten Arzneipflanzen und Arzneipflanzenteile – im Folgenden als **Drogen** bezeichnet (s. Definition Ph. Eur.) – werden entweder in **unveränderter** oder in **zerkleinerter** Form angewendet.

Eine Zerkleinerung kann Vorteile, aber auch Nachteile mit sich bringen.

18.3.1 Ganzdrogen

Ganzdrogen oder unzerkleinerte Drogen (lat. totus; abgekürzt tot.) werden entweder unzerkaut zusammen mit viel Flüssigkeit eingenommen, z. B. Leinsamen und Flohsamen, oder sie werden für die arzneiliche Anwendung gekaut, z. B. Heidelbeeren, Wacholderbeeren und Kürbissamen. Ganzdrogen können aber auch zur Herstellung von Teezubereitungen verwendet werden, z. B. Kamillen-, Lavendel-, Holunder- und Primelblüten. Bei Früchten und Samen ist es zweckmäßig, wenn diese unmittelbar vor der Herstellung des Teeaufgusses zerquetscht oder angestoßen werden, z. B. Anis-, Fenchel-, Koriander- und Kümmelfrüchte. Bei Leinsamen gibt es das „Linusit®-Verfahren", bei dem durch einen Walzenstuhl die Samenschale nur vorsichtig aufgebrochen wird (o Abb. 18.5). Hierbei bleiben das tiefer liegende Endosperm und die im Inneren liegenden Kotyledonen, die beide fettes Öl enthalten, intakt. Mit diesem Feinaufbrechverfahren soll erreicht werden, dass einerseits im Darm eine optimale Quellung der Leinsamenschleimepidermis möglich ist und zum anderen kein kurzfristiges Verderben des Leinsamens durch Ranzigwerden auftritt. Bekanntlich wird zerkleinerter, z. B. geschroteter Leinsamen bereits nach wenigen Tagen ranzig. Bei dem Feinaufbrechverfahren ist dagegen eine Haltbarkeit bis zu neun Monaten gewährleistet, insbesondere, wenn bei dem betreffenden Leinsamen-Fertigarzneimittel bei der Abfüllung zusätzlich eine Schutzbegasung mit Stickstoff vorgenommen wird.

Denkanstoß

Leinsamen sind eine wichtige Ballaststoffquelle in unserer täglichen Ernährung und in der Medizin.

Was muss bei Anwendung von Leinsamen unbedingt berücksichtigt werden?

Wegen der Gefahr des schnellen Verderbens sollten Leinsamen erst kurz vor dem Gebrauch zerquetscht, gemahlen oder geschrotet werden. Für den täglichen Gebrauch empfiehlt es sich, die ganzen Samen dazu im Mörser zu zerdrücken. Dadurch können die Inhaltsstoffe besser resorbiert werden. Das dabei austretende Leinöl ist reich an Omega-3-Fettsäuren und erleichtert die Darmpassage. Da Leinsamen aber relativ viel **Cadmium** enthalten, sollte man nicht mehr als zwei Esslöffel pro Tag essen. Immer wieder wird auch auf die Giftigkeit von Leinsamen hingewiesen, da sie sog. **cyanogene Glykoside** enthalten, aus denen beim Zerkleinern durch Enzymaktivierung Blausäure freigesetzt wird. Aufgrund heutiger Untersuchungen stuft das deutsche Bundesinstitut für Risikobewertung (BfR) Leinsamen aber als gesundheitlich unbedenklich ein, solange die tägliche Menge von 15 Gramm pro Mahlzeit nicht überschritten wird. Dies entspricht auch der Tagesdosis von maximal 45 Gramm, die in der HMPC-Monographie von *Linum usitatissimum L., semen* für die arzneiliche Verwendung bei Obstipation oder leichten gastrointestinalen Beschwerden angegeben wird. Wichtig ist auch, dass eine ausreichende Menge an Flüssigkeit zu sich genommen wird, da sonst die Schleimstoffe in der Speiseröhre oder im Darm verklumpen und so im schlimmsten Fall zum Darmverschluss führen können.
Fazit: Bei bestimmungsgemäßem Gebrauch sind Leinsamen gesund und unbedenklich.

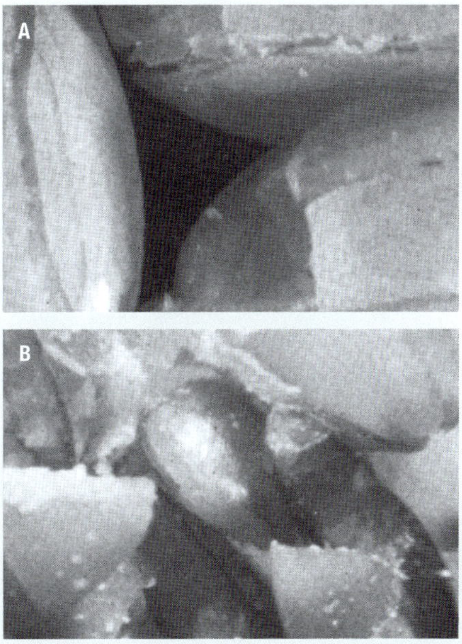

o **Abb. 18.5** Leinsamen
A Vorsichtig aufgebrochen (Linusit®-Verfahren), **B** geschrotet. Aufnahmen mit freundlicher Genehmigung von H. Schilcher

Merke

Die meisten Ganzdrogen müssen wegen der besseren Handhabung durch den Anwender und zur besseren Ausnutzung der Inhaltsstoffe zerkleinert werden.

18.3.2 Zerkleinerte Drogen

Die Zerkleinerung von Drogen kann entweder durch Schneiden oder durch Mahlen erfolgen (▸ Kap. 5.2.1). Bei **geschnittenen Drogen** (lat. concisus, abgekürzt conc.) werden Grobquadratschnitte, (z. B. bei Blattdrogen), Grobwürfelschnitte (z. B. bei Wurzeldrogen), Grobländgsschnitte, (z. B. bei Blattdrogen) und Feinschnitte (lat. concisus minutus, abgekürzt conc. min.) unterschieden (o Abb. 18.6).

Das Arzneibuch (seit DAB 8) und der DAC schreiben keine Schnittgrößen beim Zerkleinern der Drogen mehr vor. Aus diesem Grunde können bei den geschnittenen Drogen Schnittgrößen zwischen 4 und 15 mm und bei den Feinschnitten Schnittgrößen zwischen 0,3 und 2 mm angetroffen werden. Viele Kräutertee-Hersteller gehen aus praktischen Gründen davon aus, dass in einem Drogenfeinschnitt keine Partikel kleiner als 0,315 mm enthalten sein dürfen. Homogene Teemi-

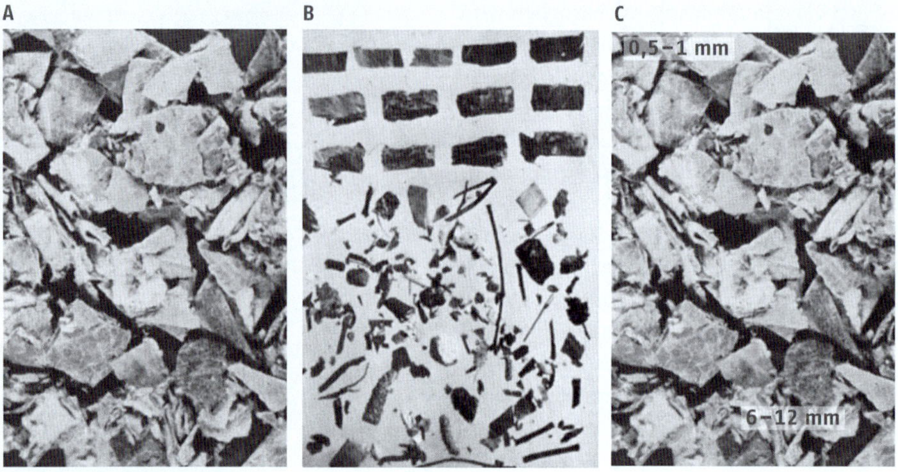

○ **Abb. 18.6** **A** Quadratschnitt von Huflattich, **B** Längsschnitt von Birkenblättern, **C** Grob- und Feinschnitt von ein und derselben Droge. Aufnahmen mit freundlicher Genehmigung von H. Schilcher

schungen werden erhalten, wenn die Einzeldrogen in möglichst gleicher Schnittgröße vorliegen. In der Praxis liegen die Schnittgrößen für Grob- und Normalschnitte zwischen 4 und 6 mm und die der Feinschnitte zwischen 1 und 2 mm.

Zum Schneiden der Drogen werden spezielle Hochleistungsschneidemaschinen eingesetzt. Die Schnittweiten dieser Maschinen lassen sich von 2–15 mm einstellen. Bei vielen Drogen, insbesondere bei Blatt- und Krautdrogen, muss vor dem Schneiden die trockene Ganzdroge auf einen Feuchtigkeitsgehalt über 12 % gebracht werden. Dadurch wird nicht nur ein besserer Schnitt mit geraden Schnitträndern erreicht, sondern es wird auch der Anteil an unerwünschten feineren Teilen, bei Normalschnitt nicht kleiner als 4 mm und beim Feinschnitt nicht kleiner als 0,5 mm, möglichst gering gehalten. Das **Anfeuchten** erfolgt im einfachsten Fall mit Sprengern oder fortschrittlicher in heizbaren **Anfeuchteschwingförderern**. In diesen Anlagen wird in einem allseitig beheizten Tunnel mittels Dampf und Pressluft eine Wirbelschicht erzeugt. In dieser Wirbelschicht nehmen die trockenen Drogen unter optimalen Bedingungen in kürzester Zeit die erforderliche Feuchtigkeit auf. Das Entstehen einer fördernden Wirbelschicht wird durch mechanische Schwingungen unterstützt.

Nach dem Schneiden schließen sich im Allgemeinen ein **Klassieren** in Grob-, Fein- und Pulveranteile und eine Beseitigung fremder Bestandteile (z. B. unerwünschte Pflanzenteile, mineralische Verunreinigungen, Insekten) an. Hierzu werden die verschiedensten Typen an Windsicht- und Schüttelsiebanlagen verwendet (▸ Kap. 5.2.3, ▸ Kap. 5.2.4). Zur Reinigung der Samendrogen eignen sich in besonderem Maße die Saatgutreinigungsanlagen. Obwohl eine Handverlesung über einem laufenden Band als einzige optimale Drogenreinigung einzustufen ist, steht dieses Vorgehen nur in den seltensten Fällen aus Kostengründen am Ende eines Drogenreinigungsprozesses.

○ Abb. 18.7 zeigt die schematische Darstellung eines kompletten Bearbeitungs-Prozesses, wie er in modernen drogenverarbeitenden Betrieben vorgenommen wird.

Zur Herstellung von **Feinschnitten** oder **Pulvern** werden Mühlen, z. B. Stiftmühlen, eingesetzt. Geeignet sind auch Walzenstühle mit gegeneinander laufenden glatten oder mit Stacheln besetzten Walzen. Die Drogenfeinschnitte dienen zur Herstellung von Teeaufgussbeuteln. Nicht in allen Fällen übertreffen bei den Teeaufgussbeuteln die Vorteile der besseren Extrahierbarkeit und der günstigeren Zubereitungsmöglichkeit die Nachteile, z. B. höhere Inhaltsstoffverluste als bei grob geschnittenen Drogen. Bei Drogen mit flüchtigen Inhaltsstoffen können nicht nur bei der Herstellung des Feinschnittes, sondern auch während der Lagerung beachtliche Verluste auftreten. Bei Drogen mit nichtflüchtigen Inhaltsstoffen, z. B. mit Flavonoiden, Bitterstoffen, Schleimstoffen u. a., überwiegen dagegen die Vorteile des Feinschnittes.

Merke

Bei den durch Mahlen hergestellten **Drogenpulvern** werden nach dem Zerkleinerungsgrad grobe (> 0,8 mm), mittelfeine (> 0,315 mm), feine (> 0,16 mm) und sehr feine Pulver (< 0,1 mm) unterschieden.

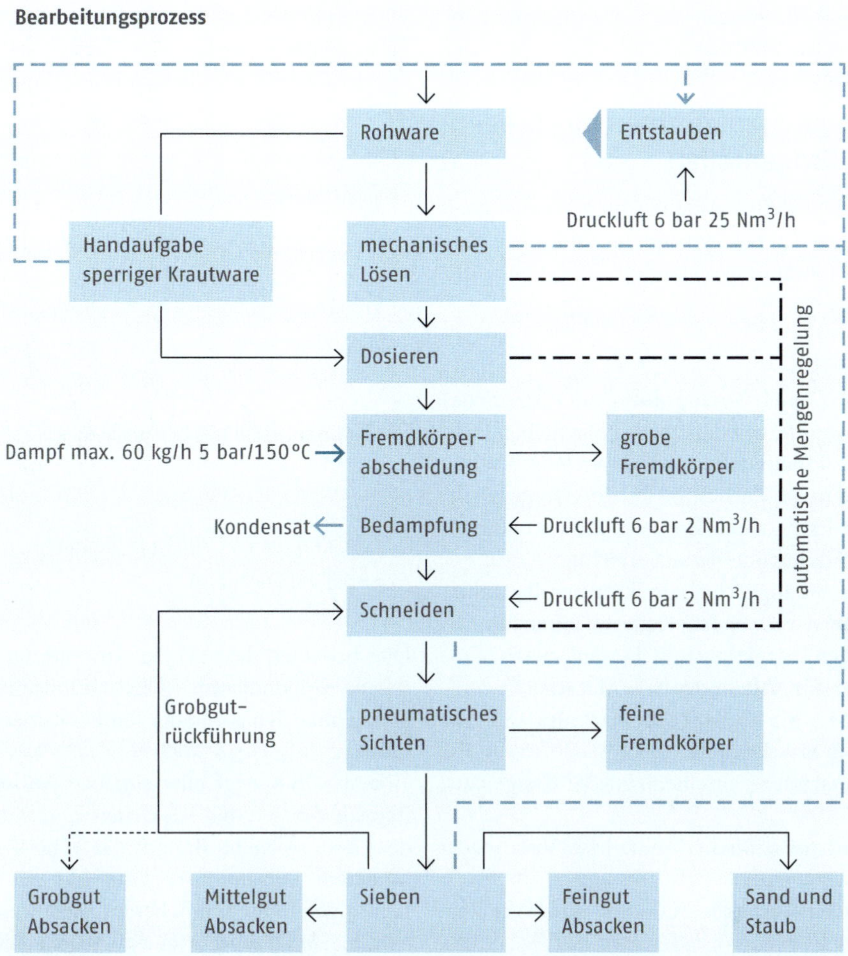

Abb. 18.7 Drogen- und Gewürzkräuter-Aufbereitungslinie. Franz Sagemüller GmbH, Bocholt

Zur groben Pulverisierung bzw. zur Vorzerkleinerung werden meist Hammermühlen eingesetzt. Zur weiteren Vermahlung (▸Kap. 5.2.1) werden Kugel- oder Stiftmühlen herangezogen. Drogen mit flüchtigen oder thermolabilen Inhaltsstoffen sollten durch Kaltvermahlen zerkleinert werden. Das **Kaltvermahlen** oder Gefriervermahlen erfolgt normalerweise bei Temperaturen zwischen −5 °C und + 10 °C. In Sonderfällen, z. B. bei der Mahlung von Pollen, muss mithilfe von flüssigem Stickstoff bei noch tieferen Temperaturen gearbeitet werden (z. B. −80 °C). Die Kaltvermahlung wird vor allem von der Gewürzindustrie genutzt.

Eine Sonderform der Zerkleinerung ist das **Schroten**. Der Partikeldurchmesser von geschroteten Produkten liegt zwischen 0,5 und 5 mm.

Zur Verbesserung der Extrahierbarkeit werden Früchte und Samen bei der Herstellung wässriger, weiniger oder alkoholischer Mazerate und Perkolate häufig geschrotet. Besonders geeignet sind hierzu Walzenstühle mit geriffelten Walzen. Feingepulverte Drogenpulver werden auch zur Herstellung von Tabletten und Dragees verwendet. Weniger bedeutend ist die direkte Abfüllung in Hartgelatinekapseln. Beim Einsatz von Drogenpulvern stellt die natürliche mikrobielle Kontamination ein Problem dar, da hierbei meist keine Abtötung der vegetativen Keime erfolgt, wie im Falle eines Teeaufgusses. Solche Drogenpulver wurden deshalb mit keimreduzierenden Gasen, z. B. Ethylenoxid, behandelt. Die Begasung mit Ethylenoxid ist aus toxikologischen Gründen in den meisten Ländern verboten (▸Kap. 5.5.1), in Deutschland seit 1990.

Als toxikologisch unbedenkliches Verfahren zur Bekämpfung vorratsschädlicher Insekten (z. B. Brotkäfer, Rotbrauner Reismehlkäfer, Kapuzenkugelkäfer, Dörrobstmotte u. a.) wird neuerdings die **Kaltentwesung** mit flüssigem Stickstoff durchgeführt. Bei diesem Entwesungsverfahren werden die Drogen in einer Stahlkammer flüssigem Stickstoff ausgesetzt, wobei die letale

Temperatur im Gebindekern mindestens −18 °C und im Gebinderand −60 °C betragen muss. Die Kammertemperatur liegt bei etwa −80 °C.

18.3.3 Flüssige Arzneiformen aus Drogen und Drogenteilen

Die flüssigen pflanzlichen Arzneiformen können nach den verwendeten Extraktionsmitteln und nach den angewandten Extraktionsverfahren eingeteilt und benannt werden.

Extraktionsmittel

Extraktionsmittel (auch Auszugsmittel oder Menstrua) sind chemische Stoffe, mit denen aus pflanzlichen Drogen pflanzliche Inhaltsstoffe (Extraktivstoffe) selektiv herausgelöst werden. Zurück bleibt der Drogenrückstand. Das mit Extraktivstoffen beladene Extraktionsmittel wird als Auszug oder Eluat bezeichnet.

Für **Auszüge**, die zugleich als direkt anwendbare flüssige Arzneiformen verwendet werden können, eignen sich die folgenden Extraktionsmittel (Menstrua):

- kaltes Wasser, für Kaltansätze bzw. Macerata,
- heißes Wasser, für Aufgüsse bzw. Infusa und für Abkochungen bzw. Decocta,
- verdünnte Essigsäure, für medizinische Essige bzw. Aceta,
- Südwein, für medizinische Weine bzw. Vina medicata,
- Ethanol-Wasser-Gemische, Ethanol und fette Öle bzw. Neutralöle.

Zur Gewinnung pflanzlicher Wirkstoffe, z. B. von Trockenextrakten, sind Methanol, Ethanol und deren Gemische mit Wasser, Aceton, Hexan, Heptan sowie überkritische Gase (s. unten) gebräuchlich. Die Auswahl der eingesetzten Extraktionsmittel sollte dabei vor allem unter Berücksichtigung folgender Kriterien erfolgen:

- Löslichkeitsverhalten relevanter Inhaltsstoffe (hydrophil/lipophil),
- Kompatibilität,
- Stabilität,
- Wirtschaftlichkeit,
- Umweltverträglichkeit (z. B. **keine** chlorierten Kohlenwasserstoffe),
- Betriebs- und Arbeitssicherheit (Berücksichtigung der MAK-Werte, Kanzerogenität).

Wird für die Herstellung von Extrakten „Wasser" verwendet, muss es der Monographie **Wasser zur Herstellung von Extrakten (Aqua ad extracta praeparanda)** entsprechen.

Bei der **Extraktion mit überkritischen Gasen** wird die Eigenschaft verdichteter Gase ausgenutzt, Stoffe zu lösen. Mit zunehmender Dichte nähern sich die Eigenschaften von Gasphasen immer mehr denjenigen von Flüssigkeiten an. In der Nähe der kritischen Temperaturen der Gase ist dies bereits bei mäßigen Drücken von $50–300 \cdot 10^5$ Pa (= 50–300 bar) der Fall.

> **Merke**
>
> Als überkritisch bezeichnet man den thermodynamischen Zustand eines Stoffs/Gases oberhalb seiner kritischen Temperatur T_c und oberhalb seines kritischen Drucks P_c.

Für Kohlendioxid gilt beispielsweise:

Gleichung 18.1

$$P_c(CO_2) = 74 \cdot 10^5\,\text{Pa}\ (= 74\,\text{bar})$$
$$\text{und } T_c(CO_2) = 31\,^\circ\text{C}$$

Dies bedeutet, dass bei der Anwendung von überkritischem Kohlendioxid als Extraktionsmittel der Druck knapp über 74 bar und die Temperatur über 31 °C liegen müssen.

○ Abb. 18.8 zeigt eine einfache Anlage, mit der im Bereich der 1,1- bis 1,5-fachen kritischen Temperatur des Gases sowie im Bereich des 2- bis 4-fachen Drucks in einem Extraktionsbehälter (A) aus zerkleinertem Leinsamen fettes Leinöl herausgelöst werden kann. Das extrahierte Öl wird in einem Abscheider (B) vom Gas getrennt und das kondensierte Gas (C) dem Extraktionsprozess mithilfe einer Druckerhöhungspumpe (P) wieder zugeführt.

> **Merke**
>
> Die Extraktion mit überkritischen Gasen vereinigt bis zu einem gewissen Grad die Merkmale der **Destillation** und der **Extraktion.** Für die Extraktion mit überkritischen Gasen wird deshalb die Bezeichnung **„Destraktion"** vorgeschlagen.

Wenn bei dem Extraktionsverfahren Gase eingesetzt werden, deren kritische Temperaturen niedrig sind, z. B. Kohlendioxid, sodass unter 100 °C „überkritisch" extrahiert werden kann, eignet sich das Verfahren auch zur Gewinnung und Abtrennung thermolabiler Naturstoffe. In Laborversuchen wurde mithilfe von überkritischem Kohlendioxid (bei $72–500 \cdot 10^5$ Pa und zwischen 32 und 80 °C) das ätherische Öl aus Kamillenblüten unzersetzt, d. h. in genuiner Zusammensetzung und in guten Ausbeuten, extrahiert.

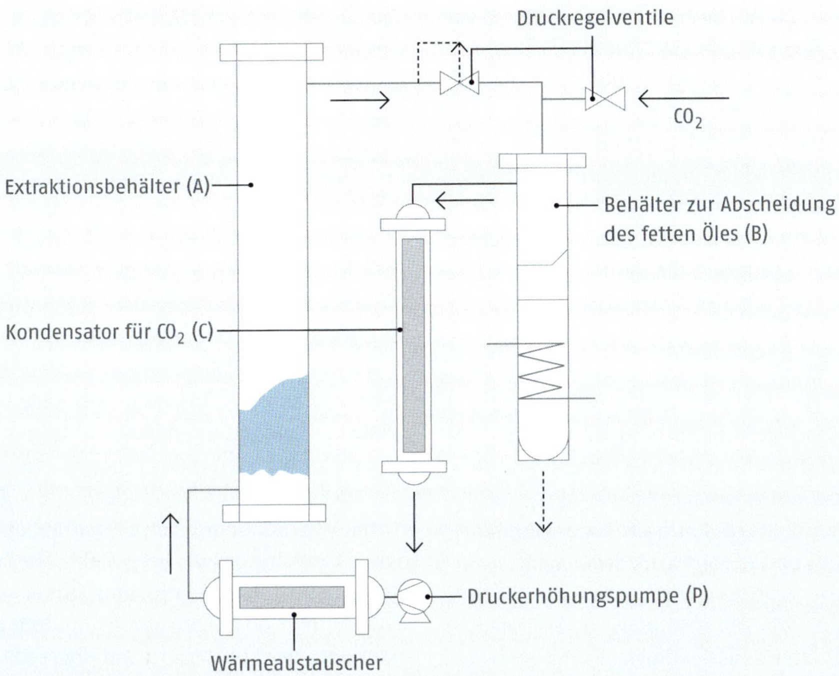

Abb. 18.8 CO_2-Hochdruckextraktionsanlage. Übersicht nach H. Schilcher

Großtechnisch wird die „Destraktion" derzeit zur Gewinnung:

- hochwertiger Hopfenextrakte für die Brauereiindustrie,
- zur Herstellung von Gewürzextrakten mit anspruchsvollen Aromen,
- zum Entkoffeinieren von Rohkaffee und
- zur Entfettung von Pankreas vor der Enzymisolierung eingesetzt.

Die Enzymaktivitäten (Lipase, Amylase) der mittels Kohlendioxidextraktion gewonnenen Enzymkonzentrate liegen deutlich höher als die der mittels herkömmlicher Lösungsmittelextraktion hergestellten Pankreaskonzentrate.

Das Verfahren der „Destraktion" kann auch zur **Fraktionierung** herangezogen werden. Beispielsweise wurde Lebertran mithilfe von überkritischem Ethan in 50 Fraktionen aufgeteilt. Zu diesem Zwecke wird während des Extraktionsvorganges die Dichte der überkritischen Phase erniedrigt, z. B. durch Entspannen bei konstanter Temperatur oder durch Temperaturerhöhung bei konstantem Druck. Experimentelle Untersuchungen zeigten, dass bei der Fraktionierung unterschiedliche chemische Strukturen der aufzutrennenden Stoffe eine größere Rolle spielen als unterschiedliche Siedepunkte.

In erster Linie ist die selektive Affinität der(s) betreffende(n) Stoffe(s) zum überkritischen Gas maßgebend. So werden heute beispielsweise Insektizide, wie HCH, DDT, Quintozen, aus Ginsengwurzeln mit gutem Erfolg entfernt, ohne dass dabei der Gehalt an Ginsenosiden abnimmt. Gleiche Ergebnisse wurden auch bei den Anthranoiddrogen erzielt.

Der **Nachteil** der Extraktion mit überkritischen Gasen liegt in den hohen Investitionskosten für eine komplette Extraktionsanlage. Eine Anlage mit einer Kapazität von rund 300 jato kostet rund 1 Million Euro. Daraus errechnet sich ein finanzieller Aufwand von ca. 0,7 Euro pro kg Ausgangsstoff. Hinzu kommen noch rund 0,35 Euro pro kg Rohstoff für Instandhaltung und Wartung.

Ein anderes Verfahren ist die **Kohlendioxid-Druckbehandlung**, die zur **Entwesung** von Drogen heute allgemein in Europa mit guter Kosten-Nutzen-Relation Eingang gefunden hat. Dieses unbedenkliche Verfahren wird PEX-Verfahren genannt (Pressure und Expansion). Bei der Druckbehandlung mit Kohlendioxid bei etwa 20–50 bar werden nach 20 min sowohl die vorhandenen Schadinsekten als auch deren Larven und Eier abgetötet. Gegenüber der Begasung hat das Verfahren den großen Vorteil, dass keine toxikologisch bedenklichen Begasungsrückstände in der Droge zurückbleiben und dass die technische Durchführung sehr gut und schnell (ca. 2 Std.) möglich ist.

Extraktionsverfahren und Extraktionsprodukte

Je nachdem, ob die zu extrahierenden Inhaltsstoffe vorteilhafter durch **Auswaschen** oder durch **Diffusion** zu gewinnen sind, schreibt das Arzneibuch für die Ausgangsdroge bestimmte Partikelgrößen vor. Je feiner Drogen zerkleinert werden, desto mehr intakte Zellen werden zertrümmert, sodass mehr Zellinhalt ausgewaschen werden kann (sog. Auswaschphase). Bei Diffusionsprozessen bleiben bei einer nicht so weitgehenden Drogenzerkleinerung mehr Ballaststoffe in der größeren Anzahl intakt gebliebener Zellen zurück.

Merke

Je gröber die Droge geschnitten wird, desto mehr überwiegt die Diffusionsphase gegenüber der Auswaschphase und umso langsamer erfolgt damit die Freisetzung der Inhaltsstoffe aus der Droge oder je feiner die Droge zerkleinert wird, desto mehr überwiegt die Auswaschphase gegenüber der Diffusionsphase und umso schneller erfolgt die Freisetzung der Inhaltsstoffe aus der Droge.

Zu hohe Feinanteile können allerdings aufgrund der hohen Oberfläche zu verstärkten Oxidationsprozessen führen und durch Quellung die Extrakteure verstopfen. Die Zerkleinerung muss deshalb je nach späterem Verwendungszweck und der Beschaffenheit der Droge spezifisch vorgenommen werden. Auch die Auswahl geeigneter Extrakteure und Extraktionsverfahren ist von entscheidender Bedeutung für die Qualität der erhaltenen Extrakte.

Für die wichtigsten Extraktionsverfahren schreibt das Arzneibuch genaue Herstellungsvorschriften vor.

Wässrige Auszüge

Die Herstellungsvorschriften für die wässrigen Auszüge, die Infusa, Decocta und Macerata, sind standardisiert und unterscheiden sich deshalb von der Teezubereitung der Laien. Bei den offiziellen Herstellungstechniken werden die physikalischen und chemischen Eigenschaften der für die arzneiliche Wirkung verantwortlichen Inhaltsstoffe der betreffenden Drogen (z. B. flüchtig oder thermolabil) zugrunde gelegt. Außerdem werden auch pflanzenanatomische Gegebenheiten, wie dicke Epidermis und hohe Anteile an holzigen Strukturen, berücksichtigt. Danach richtet sich, ob das Herstellungsverfahren für einen Aufguss (lat. Infusum), für eine Abkochung (lat. Decoctum) oder für einen Kaltansatz (lat. Maceratio) gewählt wird.

Wässrige Auszüge werden – wenn nicht anders vorgeschrieben – aus 1 Teil Droge und 10 Teilen Wasser (Trinkwasser) hergestellt. Dabei wird die Droge in der vorgegebenen Zerkleinerung zunächst 15 min lang mit 3 bis 5 Teilen Wasser vorgequollen. Anschließend werden sie mit der restlichen Menge Wasser, das auf Siedetemperatur gebracht wurde, übergossen. Nach 5-minütiger Temperierung auf mindestens 90 °C wird der Aufguss bedeckt bis zur Abkühlung auf Raumtemperatur stehen gelassen. Dieses Verfahren eignet sich besonders für Drogen mit ätherischen Ölen und für Drogen mit Bitterstoffen, wenn Letztere thermolabil sind.

Abkochungen werden bei Wurzel-, Rinden- und Holzdrogen angewendet. Dazu werden die Drogen in Wasser von mindestens 90 °C geschüttet, dann 30 min lang gekocht und warm abgeseiht.

Kaltansätze (Kaltmazerate) werden von bestimmten Drogen, z. B. von Eibischwurzeln wegen ihres Schleimgehalts, von Sennesblättern wegen der Gefahr unerwünschter Überdosierungen an Anthranoiden, von Mistelkraut zur Verhinderung der Extraktion von zu viel Viscotoxin und von Bärentraubenblättern wegen deren Gerbstoffgehalt, hergestellt. Hierbei werden die Drogen bei Raumtemperatur unter gelegentlichem Umschütteln oder Umrühren mindestens 30 min lang extrahiert bzw. mazeriert und abgeseiht. Aus hygienischen Gründen bzw. zur antimikrobiellen Behandlung sollen die abgeseihten Auszüge vor der Anwendung noch kurz aufgekocht werden.

Merke

Die industrielle Herstellung wässriger Drogenauszüge, bei der die Aufguss- und Kaltansatztechnik eine untergeordnete Rolle spielt, muss nicht mit den Arzneibuchvorschriften übereinstimmen. Gleiches gilt für die Herstellung wässriger Kräuterteeauszüge zu Hause.

Tassenfertige Tees bzw. Instanttees

Bei der großtechnischen Herstellung von sofort in Wasser löslichen Instanttees bzw. von tassenfertigen Pulvertees ist Wasser das Extraktionsmittel der Wahl. Diese tassenfertigen Pulvertees sind als Fertigarzneimittel auf dem Markt und weisen erhebliche qualitative Unterschiede auf. Diese Unterschiede bestehen

- im Herstellungsverfahren,
- im Anteil an nativem Extrakt bzw. im Anteil an Träger- oder Füllstoffen und
- im Gehalt an ätherischem Öl.

Als Herstellungsverfahren werden das Sprühtrocknen und das Feuchtgranulieren zusammen mit Zucker angewendet. Das Sprühtrocknen liefert die qualitativ besten Produkte (▸ Kap. 5.2.6). Als Trägersubstanzen oder Füllmittel werden für die sprühgetrockneten Produkte Lactose und vielfach auch Maltodextrine der unterschiedlichsten Zusammensetzung sowie neuerdings ein wasserlösliches, kurzkettiges, tierisches Protein eingesetzt. Der Einsatz an Füllmitteln/Trägermaterialien schwankt bei den sprühgetrockneten Teepulvern zwischen 50 und 92 %, d. h. die Menge an nativem Extrakt liegt zwischen 8 und 50 %. Bei den granulierten Instanttees ist im Allgemeinen Weißzucker (Saccharose) der überwiegende Bestandteil, der bis zu 97 % betragen kann, sodass man von einer „aromatisierten" Zuckerlösung sprechen kann.

Merke

Da sich bei der Herstellung von Instanttees die ätherischen Öle der eingesetzten Drogen weitgehend verflüchtigen, müssen dem fertigen Pulver die erforderlichen Mengen an ätherischem Öl entweder in Ethanol gelöst oder in mikroverkapselter Form zugesetzt werden.

Die mikroverkapselten ätherischen Öle (▸ Kap. 15.2) lassen sich den getrockneten Pulvertees nicht nur mit einer guten homogenen Verteilung zumischen, sondern diese Zubereitung der ätherischen Öle verhilft außerdem noch zu einer verbesserten Stabilität.

Nichtwässrige Extraktionen

Die weinigen Auszüge sind entweder als **Medizinalweine**, z. B. Rosmarin-Wein, „Herzweine", als **Elixiere**, wie Birken-, Ginseng-, Melissen- und Schwedenkräuter-Elixier, oder als **Tonika** bzw. Kräftigungsmittel auf dem Markt. Die größte Bedeutung haben die alkoholischen Auszüge, die Tinkturen, z. B. Arnika-, Baldrian- und Enzian-Tinktur, sowie die Fluidextrakte, wie Kamillen- oder Thymian-Fluidextrakt etc.

Die Ph. Eur. unterscheidet allgemein folgende flüssige Zubereitungen aus pflanzlichen Drogen:

Definition

Durch Extraktion hergestellte flüssige Zubereitungen (lat. praeparationes fluidae ab extractione) Ph. Eur. sind flüssige Zubereitungen und umfassen eine Reihe unterschiedlicher Produkte, die durch die Extraktionsmittel, das verwendete Herstellungsverfahren und das Droge-Extraktionsmittel-Verhältnis oder Droge-Extrakt-Verhältnis beschrieben werden. Darin eingeschlossen sind Produkte, die unter Verwendung von Ethanol, Wasser, Glycerol, Propylenglycol und fetten Ölen als Extraktionsmittel hergestellt werden. Fluidextrakte und Tinkturen gehören in diese Kategorie.

Definition

Quantifizierte und „andere" Tinkturen (lat. Tincturae) Ph. Eur. sind durch Extraktion hergestellte flüssige Zubereitungen, die durch Verwendung von entweder 1 Masseteil pflanzliche Droge und 10 Masse- bzw. Volumteilen Extraktionsmittel oder von 1 Masseteil pflanzliche Droge und 5 Masse- bzw. Volumteilen Extraktionsmittel hergestellt werden. Alternativ können sie wie folgt hergestellt werden: Verwendung von entweder 1 Masseteil pflanzliche Droge und so viel Extraktionsmittel, dass 10 Masse- oder Volumteile Tinktur erhalten werden, oder von 1 Masseteil pflanzliche Droge und so viel Extraktionsflüssigkeit, dass 5 Masse- oder Volumteile Tinktur erhalten werden. Andere Verhältnisse von pflanzlicher Droge zu Extraktionsmittel können verwendet werden. **Eingestellte Tinkturen** werden ausschließlich durch ihren Gehalt an Inhaltsstoffen mit bekannter therapeutischer Wirksamkeit definiert.

Die Herstellung von Tinkturen erfolgt in der Regel entweder durch Mazeration oder Perkolation, wobei Ethanol in einer zur Extraktion der pflanzlichen Droge geeigneten Konzentration verwendet wird, oder durch Lösen eines zähflüssigen Extrakts/Dickextrakts oder Trockenextrakts der pflanzlichen Droge (beide hergestellt unter Verwendung des gleichen Extraktionsmittels, das bei der Herstellung des Fluidextrakts durch direkte Extraktion verwendet würde) in Ethanol der erforderlichen Konzentration. Sämtliche Herstellungsvorgänge sind mit Apparaturen aus indifferentem Material durchzuführen, die gegenüber Extraktionsmitteln und Drogeninhaltsstoffen beständig sind.

Cave

Früher war es Stand der Technik, Tinkturen ausschließlich aus 1 Teil Droge und 10 Teilen Extraktionsmittel bzw. 1 Teil Droge und 5 Teilen Extraktionsmittel herzustellen, sodass eine Tinktur resultierte, die wegen der Produktionsverluste beim Auspressen etwa ein Verhältnis von Droge zu Tinktur von 1:9–9,5 bzw. 1:4–4,5 aufwies. Ein nachträgliches Auffüllen auf ein Droge-Tinktur-Verhältnis von 1:10 bzw. 1:5 war nicht zulässig. Nach der jetzigen Definition ist es aber möglich und zulässig, so viel Extraktionsmittel auf die Droge zu geben, dass eine Tinktur resultiert mit einem Droge-Tinktur-Verhältnis von 1:10 bzw. 1:5 und die damit stärker verdünnt ist, einen niedrigeren Trockenrückstand und damit niedrigeren Extraktivstoffgehalt aufweist als bisher. Bei Ansätzen im industriellen Maßstab kann diese „Verdünnung" von großer wirtschaftlicher Bedeutung sein, für die Qualität ist diese aber nicht förderlich.

Definition

Quantifizierte Fluidextrakte und andere Fluidextrakte (lat. Extracta fluida) Ph. Eur. sind durch Extraktion hergestellte flüssige Zubereitungen, von denen im Allgemeinen 1 Masse- oder Volumteil 1 Masseteil der getrockneten pflanzlichen Droge entspricht. **Eingestellte Fluidextrakte** sind nur durch ihren Gehalt an Inhaltsstoffen mit bekannter therapeutischer Wirksamkeit definiert.

Merke

Fluidextrakte werden in selteneren Fällen auch im Verhältnis 1:2 hergestellt, v. a. dann, wenn die Fluidextrakte z. B. bei saponin- oder pektinhaltigen Drogen „gelartig" anfallen und nicht mehr fließfähig sind (z. B. *Primula*-, *Hedera*- und *Crataegus*-Fluid). Die Herstellung erfolgt analog wie die der Tinkturen.

Die Herstellung von Fluidextrakten erfolgt durch Extraktion der pflanzlichen Droge mit Ethanol geeigneter Konzentration und/oder Wasser sowie, falls erforderlich, mit anderen Substanzen (wie Glycerol oder Ammoniak-Lösung). Ebenso möglich ist das Lösen eines zähflüssigen Extrakts/Dickextrakts oder Trockenextrakts der pflanzlichen Droge (beide hergestellt unter Verwendung des gleichen Extraktionsmittels, das bei der Herstellung des Fluidextrakts durch direkte Extraktion verwendet würde) in Ethanol der erforderlichen Konzentration oder in Wasser.

Fluidextrakte benötigen nach ihrer Herstellung wegen nachträglich noch erfolgender Ausfällungen und Trübungen eine ausreichende Standzeit. In der Regel beträgt diese 2 bis 3 Wochen. Erst dann werden sie filtriert.

Tinkturen und Fluidextrakte sind vor Licht geschützt zu lagern.

Cave

Werden Flüssigextrakte durch Lösen eines Dick- oder Trockenextrakts hergestellt, dürfen diese **keine** Hilfsstoffe wie z. B. Maltodextrin, Siliciumdioxid etc. enthalten, da diese kein Bestandteil von Fluida sein dürfen. Ausnahmen sind ggf. Stabilisatoren, Antioxidanzien oder antimikrobielle Konservierungsstoffe.

Merke

Definitionsgemäß wurden Fluidextrakte früher ausschließlich mit Ethanol geeigneter Konzentration oder mit Wasser hergestellt. Zu Problemen in der Einstufung kam es dann, wenn die Fluida zusätzlich noch andere Stoffe (wie z. B. Ammoniak und Glycerol bei Thymianfluidextrakt), enthielten. Dies führte nun zur Präzisierung und der neuen Definition für Fluidextrakte in Ph. Eur.

Beispiele für Tinkturen- und Fluidextrakt-Monographien im Arzneibuch sind: Arnikatinktur, Baldriantinktur, Zusammengesetzte Chinatinktur, Guajaktinktur (als Reagens), Ipecacuanhatinktur, Myrrhentinktur, Opiumtinktur, Thymianfluidextrakt, eingestelltes Süßholzfluidextrakt und Weißdornfluidextrakt aus Blättern mit Blüten.

Ethanolfreie, flüssige Zubereitungen sind eine relativ neue Zubereitungsform, in der im Gegensatz zu wässrigen Zubereitungen nunmehr auch **lipophile** Pflanzeninhaltsstoffe enthalten sind. Zu diesem Zwecke werden die Extraktivstoffe mit Ethanol bzw. Ethanol-Wassergemisch extrahiert, der Alkohol abdestilliert und der Rückstand in der Regel in einem Propylenglykol-Glycerol-Wassergemisch oder in Propylenglycol allein, Polyethylenglycol 400 (z. B. Macrogol 400) oder Sorbitol gelöst. Es ist darauf zu achten, dass sich der gesamte native Extrakt (alle Extraktivstoffe) in diesen „Ethanolaustauschlösungsmitteln" löst. Für Propylenglycol als Lebensmittelzusatzstoff hat die Weltgesundheitsorganisation als Unbedenklichkeitsbereich einen ADI-Wert von 25 mg pro kg Körpergewicht festgelegt.

Definition

Als **Mazerate** werden üblicherweise alle Pflanzenauszüge bezeichnet, die bei Raumtemperatur durch Mazeration gewonnen werden. **Digestionen** sind Mazerationen bei höheren Temperaturen.

Von den öligen Auszügen, die sowohl durch Mazeration als auch durch Digestion der zerkleinerten Drogen mit Pflanzenölen oder mittelkettigen Triglyceriden (▸Kap. 12.2), z. B. Miglyol®, gewonnen werden, sind Knoblauchölmazerat und Johanniskrautöl zu nennen. Medizinische Essige, wie Sabadillessig und Meerzwiebelessig, sind nur noch von historischem Interesse.

Beschreibung der Extraktionsverfahren

Einfache Extraktionsmethoden sind:

- ruhende Mazeration (○ Abb. 18.9 A),
- Bewegungsmazeration (○ Abb. 18.9 B),

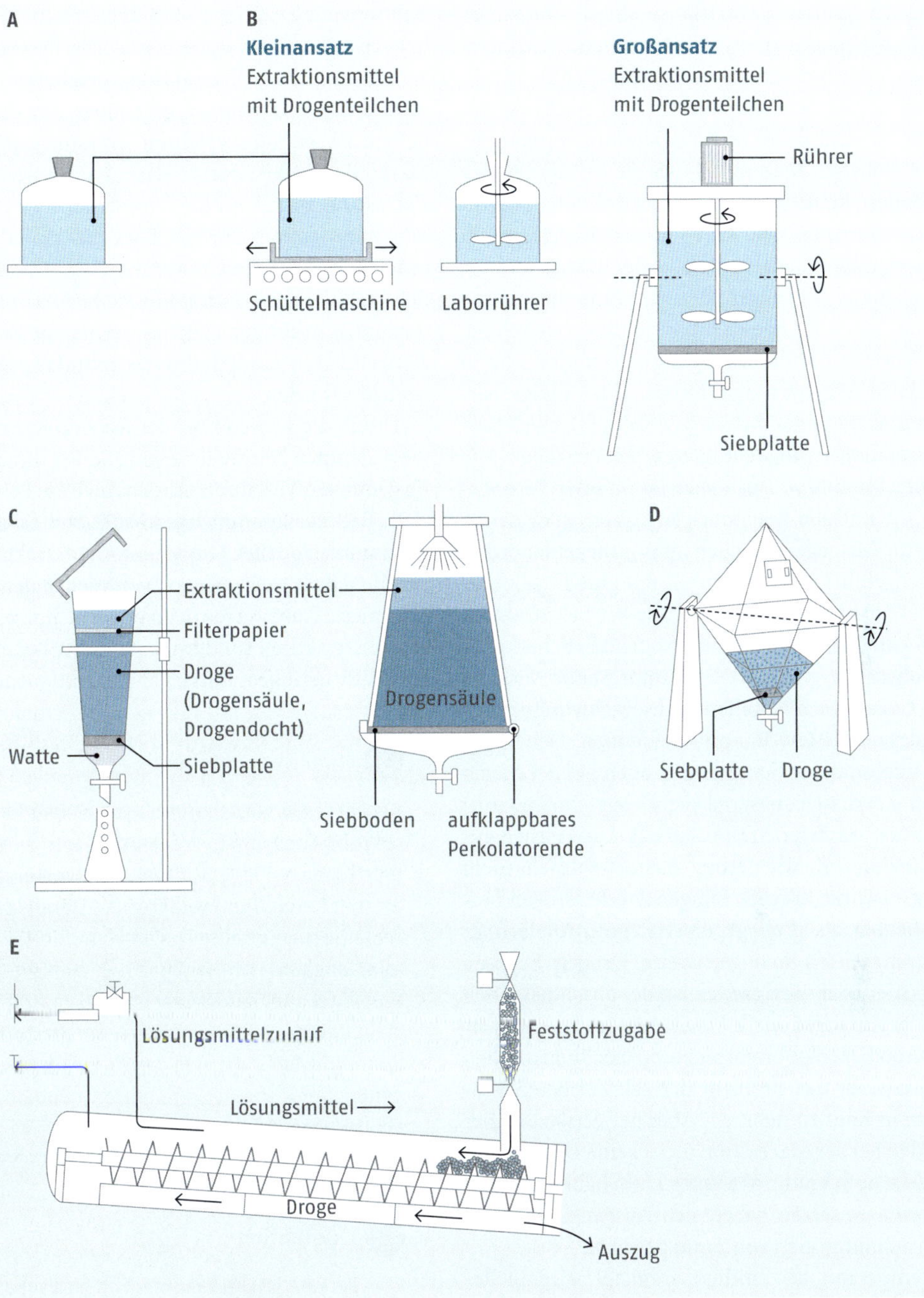

○ Abb. 18.9 Extraktionsverfahren. **A** Ruhende Mazeration, **B** Bewegungsmazeration, **C** Perkolation, **D** Kombination von Mazeration und Perkolation mittels kubischer Perkolatoren, **E** Gegenstromextraktion. Übersicht nach H. Schilcher

- Wirbelextraktion,
- Digestion,
- Perkolation (○ Abb. 18.9 C),
- Reperkolation,
- Evakolation und
- Diakolation.

Spezielle Extraktionsverfahren sind:

- Kombination von Mazeration und Perkolation (○ Abb. 18.9 D),
- Ultraschallextraktion,
- Gegenstromextraktion (○ Abb. 18.9 E),
- Extraktion mit Separatoren, Zentrifugen und Dekantern.

Die **Mazeration** ist die im Apothekenlaboratorium am häufigsten genutzte Extraktionsmethode. Industriell werden für Kleinansätze sowohl die „ruhende" Mazeration als auch die **Bewegungsmazeration** (○ Abb. 18.9 B) wegen ihrer einfachen Durchführbarkeit nach wie vor eingesetzt. Es wird dabei in Kauf genommen, dass bei einer gewöhnlichen Mazeration, wie sie im Arzneibuch beschrieben ist, keine erschöpfende Extraktion der Drogen erreicht wird. Es stellt sich stets ein Gleichgewicht zwischen extrahierbaren Stoffen in der Droge und im Extraktionsmittel (Lösungsmittel) ein. Eine Mazeration wird auch als Gleichgewichtsextraktion bezeichnet. Gewisse Vorteile hat die Bewegungsmazeration, die in geschlossenen Mischern, wie Kubus- oder Pflugscharmischern u. a., durchgeführt wird (▸ Kap. 5.3). Die Bewegungsmazeration ermöglicht kürzere Arbeitszeiten. Die **Wirbelextraktion** bzw. Turbomazeration oder Turboextraktion, die mithilfe hochtouriger Rührer oder besser Rotor-Stator-Mischgeräten auch im Apothekenlaboratorium durchgeführt werden kann, liefert gute Ergebnisse. Gegenüber analogen Verfahren ist die Wirbelextraktion erheblich kürzer, da infolge der auftretenden Scherkräfte Zellen aufgerissen werden. Die Rotor-Stator-Mischer, wie der Ultra-Turrax®, sollen Rührgeschwindigkeiten von mindestens 10 000 U · min^{-1} erlauben. Neben der Art und Intensität der Bewegung ist auch bei der Mazeration der Zerkleinerungsgrad der Droge ein wesentlicher Einflussparameter. Wenn sich das Auswaschen aus Zellen, die durch Zerkleinerung zerstört wurden, nicht nachteilig auswirkt, ergeben feingepulverte Drogen bessere Ausbeuten als grob gepulverte, geschrotete oder feingeschnittene. Zu fein gepulverte Drogen bereiten allerdings meist Schwierigkeiten bei der anschließenden Klärung des Auszuges durch Filtrieren oder Zentrifugieren. Im Apothekenlaboratorium und bei industriellen Kleinansätzen ist das Problem der schwierigeren Klärung noch in Kauf zu nehmen. Aber bei Ansätzen über 100 l werden bei der Mazeration meist keine Drogen eingesetzt, die eine Schnittgröße unter 1 mm haben. Bei diesen größeren Ansätzen haben sich Ausgangsstoffe mit mittleren Schnittgrößen von 2 mm bewährt.

Die Temperatur als Einflussparameter wird in der Praxis wenig genutzt. Es gibt jedoch Hinweise, dass durch Temperaturerhöhung die Ausbeute verbessert werden kann. Beispielsweise wird zur Isolierung des Silymaringemischs aus den Mariendistelfrüchten eine Digestion mit 75 °C warmem Ethylacetat durchgeführt.

Zur Herstellung des Belladonnaextrakts musste früher nach dem Arzneibuch die Perkolation angewendet werden. Heute ist für den „standardisierten Extrakt Ph. Eur. mit 0,95–1,05 % Gesamtalkaloiden" lediglich „ein geeignetes Verfahren" vorgeschrieben.

In der Industrie gehört die **Perkolation** wegen ihrer erschöpfenden Extraktion zu den am häufigsten angewendeten Extraktionsverfahren. Erwähnenswert ist, dass die Perkolation vom Laboratoriums- bis zum Produktionsmaßstab in den unterschiedlichsten Ansatzgrößen betrieben werden kann. Die Perkolation ist ein **kontinuierliches Extraktionsverfahren.** Dies lässt bereits den Hauptvorteil gegenüber den diskontinuierlichen Extraktionsverfahren erkennen. Ein gewisser Nachteil besteht darin, dass kontinuierlich frisches Extraktionsmittel auf die Drogensäule aufgegeben werden muss (○ Abb. 18.9 C). Dies hat einen hohen Verbrauch an Extraktionsmittel zur Folge und zieht zusätzlich etwas längere Extraktionszeiten nach sich. Außerdem muss in einigen Fällen das erhaltene Perkolat durch Abdestillieren eines Teiles des Extraktionsmittels konzentriert werden.

Durch die Anwendung der **Reperkolation** lassen sich die genannten Nachteile beseitigen. Bei diesem sehr häufig genutzten Verfahren werden mehrere Perkolatoren zu einer Batterie zusammengeschaltet und dabei extraktreiches, unbehandeltes Drogengut mit extraktarmer Nachlaufflüssigkeit aus einem vorgeschalteten Perkolator extrahiert. Dabei erreicht man nicht nur eine erschöpfende Extraktion, sondern auch einen hohen Durchsatz bei relativ geringem Einsatz an Extraktionsmittel.

Praktisch umgesetzt

Bei der täglichen Zubereitung eines Tees handelt es sich um eine typische **Mazeration,** weil eine definierte Menge Tee (z. B. 1 Teebeutel) mit einer definierten Menge Trinkwasser (z. B. 100 ml) in einer Teetasse solange ausgezogen (extrahiert) wird (z. B. 5 min. lang), bis sich zwischen den Teeblättern im Teebeutel und dem Wasser ein Gleichgewicht eingestellt hat, das heißt, dass keine Inhaltsstoffe (Extraktivstoffe) mehr in das Wasser der Tasse übergehen. Der Teebeutel wird entfernt und der Tee (das Eluat/Mazerat) ist trinkfertig.

Definition

Eine Perkolation im Vakuum wird als **Evakolation,** eine Perkolation unter Druck als **Diakolation** bezeichnet.

Merke

Bei der Perkolation sind die folgenden Punkte besonders zu beachten:

- das Vorquellen des Drogengutes im Perkolator, das auch als Drogensäule oder Drogendocht bezeichnet wird,
- der Zerkleinerungsgrad des Drogenmaterials.

Durch das **Vorquellen** des Drogenmaterials wird eine problemlose Elution durch Diffusionsprozesse erst ermöglicht. Diese Diffusionsprozesse sind wichtig, da auf diese Weise nur bestimmte Extraktivstoffe und vor allem wenig Ballaststoffe aus den gequollenen, aber intakten Zellen nach Diffusionsregeln herausgelöst bzw. eluiert werden.

Neben reduzierten Auswaschvorgängen sind die Diffusionsvorgänge die wichtigsten Schritte bei der Perkolation. Nach der Arzneibuchvorschrift ist das Vorquellen außerhalb des Perkolators durchzuführen. Eine bestimmte Bauweise und das dazu zu verwendende Material schreibt das Arzneibuch nicht vor. Die Höhe des Drogendochtes soll mindestens das Fünffache des mittleren Durchmessers betragen. Bei industriellen Ansatzgrößen wird das Vorquellen meist direkt im Perkolator vorgenommen und zwar gleich während der Beschickung des Perkolators mit dem Drogenmaterial. Damit sich keine „Nester", d. h. trockene, vom Extraktionsmittel nicht erreichbare Bezirke innerhalb der gepackten Drogensäule bilden können, muss das Füllen des Perkolators langsam und mit genügend Extraktionsmittel zum Anquellen erfolgen. Bei stark quellenden Drogen, z. B. Flohsamen und Eibischwurzeln, kann mit einem erheblichen Druckanstieg innerhalb des Perkolators gerechnet werden. Schleimdrogen werden z. T. aus diesem Grunde nicht perkoliert.

Eine sehr fein pulverisierte Droge wäre auch bei der Perkolation für eine gute Ausbeute an Extraktivstoffen förderlich. Jedoch führen feine Drogenpartikel leicht zum Verstopfen des Perkolators und ergeben zudem trübe Auszüge. Der nach dem Abtrennen der Flüssigkeit vom Drogenrückstand erhaltene Auszug wird auch als **Miscella** oder als **Eluat** bezeichnet. Für die Durchführung einer reibungslosen Perkolation muss das zerkleinerte Drogengut weitgehend frei von Pulveranteilen sein. Das Entleeren und Wiederbefüllen eines verstopften Perkolators ist ein arbeitsintensiver Vorgang. Deshalb müssen die Regeln der Perkolation sorgfältig beachtet werden.

Gelegentlich bereitet die Entleerung von Großperkolatoren Probleme. Durch eine nach unten sich konisch erweiternde Bauform des Perkolators (o Abb. 18.9 C) wird nicht nur die Entleerung erleichtert, sondern es wird auch die Fläche des Siebbodens und damit der Durchsatz erhöht.

Das Arzneibuch schreibt weder für die Mazeration noch für die Perkolation ein abschließendes Auspressen des Drogenrückstandes vor. Bei den großtechnischen Extraktionsverfahren ist das Auspressen des Drogenrückstandes aus wirtschaftlichen Gründen unerlässlich, und es empfiehlt sich, dies auch im Apothekenlabor durchzuführen. Der Drogenrückstand enthält im Allgemeinen noch erhebliche Mengen an aufgesaugtem Extraktionsmittel zusammen mit den erwünschten Extraktivstoffen. Zum Abpressen werden entweder diskontinuierliche Spindelpressen und hydraulische Seiherpressen oder kontinuierliche Schneckenpressen verwendet.

Bei der **Kombination aus Mazeration und Perkolation** besitzt der Perkolator keine zylindrische Bauform, sondern die Form eines Würfels (o Abb. 18.9 D), eines Oktaeders oder eines Rhomboeders. Das Drogenmaterial wird zunächst einer Bewegungsmazeration unterworfen. Wie bei der einfachen Mazeration ist hier die zeitaufwendige Arbeit des Vorquellens gleich mit integriert. Außerdem ist bei diesem Kombinationsverfahren die Volumenzunahme stark quellender Drogen kein limitierender Faktor mehr. Nach dem Ablassen des Mazerates und dem sich anschließenden Absitzen lassen des Drogengutes in einer der Spitzen des Würfels, Oktaeders oder Rhomboeders, die mit einer Siebplatte versehen sind, wird die Perkolation angeschlossen. In dem Mazerat sind in der Regel bereits über 60 % der Extraktivstoffe enthalten, und es wird für die anschließende erschöpfende Extraktion nur noch wenig Extraktionsmittel benötigt. Bei kleineren Ansätzen bieten sich für dieses kombinierte Verfahren handelsübliche geschlossene Mischer an.

Die **Ultraschallextraktion** hat nicht nur wegen der hohen Energiekosten, sondern auch wegen der Möglichkeiten der Entstehung von Zersetzungsprodukten bis heute keine breite Anwendung gefunden. Es wird mit Schallfrequenzen von 25–1 000 kHz gearbeitet. Bei entsprechender Verfahrensoptimierung eignet sich jedoch die Methode zur Extraktion im Laboratoriums Maßstab, da in den meisten Fällen eine Extraktionszeit von nur 5–15 min ausreichend ist.

Die **Gegenstromextraktion** ist ein wichtiges Verfahren, weil in kurzer Zeit große Mengen an Drogen extrahiert werden können. Es ist ein kontinuierlich arbeitendes Verfahren, bei dem sich Droge und Extraktionsmittel in permanent gegenläufiger Bewegung befinden. Die Gegenstromextraktion wird in einigen Pharmaunternehmen zum Teil mit technischen Abwandlungen eingesetzt.

Bei den **Gegenstrom-Schneckenextraktoren** wird das Drogenmaterial mithilfe einer Transportschnecke in Richtung Austragsende des Extraktionszylinders (o Abb. 18.9 E) gefördert. Das Extraktionsmittel fließt in entgegengesetzter Richtung vom Austragsende zum Ort der Drogenaufgabe. Die Vielzahl der Prozessvariablen, wie Fördergeschwindigkeit der Droge, Strömungsgeschwindigkeit und Menge des Extraktionsmittels, Druckerhöhung im Zylinder, Temperaturerhöhung u. a., ermöglicht eine weitgehende Anpassung an die unterschiedlichen Extraktionsprobleme.

Bei den **Gegenstrom-Karussellextraktoren** wird eine karussellartig angeordnete und rotierende Perkolatorenbatterie im Gegenstrom mit Extraktionsmittel beschickt. Die Droge befindet sich also stationär in den Perkolatorkammern, während die Kammern im Karussell gegen den Extraktionsmittelstrom rotieren. Diese Extraktoren dienten zunächst zur schonenden und wirtschaftlichen Extraktion von Ölsaaten. Inzwischen werden immer mehr dieser Anlagen zur Drogenextraktion ganz allgemein eingesetzt. Dies ist auf ihre vollautomatische Arbeitsweise, ihren geringen Extraktionsmittelbedarf und auf die guten Ausbeuten zurückzuführen.

Die **Extraktionszentrifugen und -separatoren** stellen eine weitere Möglichkeit der Gegenstromextraktion dar. Wegen des geringen Drogendurchsatzes wird dieses Verfahren nur in Einzelfällen eingesetzt, beispielsweise zur Gewinnung öliger Auszüge für Badeextrakte.

Auswahlkriterien für Extraktionsverfahren

Besonders für großtechnische Extraktionsverfahren ist es erforderlich, eine sorgfältige Auswahl des geeignetsten Extraktionsverfahrens zu treffen.

Merke

Bei der Entscheidung zwischen kontinuierlichen und diskontinuierlichen Extraktionsverfahren spielt die Größe des Ansatzes die ausschlaggebende Rolle. Ansätze bis zu 100 Litern werden meist durch Mazeration hergestellt, wobei die Wahl nicht selten auf die zeitsparende Wirbelextraktion fällt. Für größere Ansätze sind Perkolation und kontinuierliche Gegenstromverfahren sinnvoller und wirtschaftlicher.

18.3.4 Zähflüssige Extrakte und Trockenextrakte aus Drogen und Drogenteilen

Definition

Zähflüssige Extrakte/Dickextrakte (lat. Extracta spissa, abgekürzt Extr. spiss.) Ph. Eur. sind halbfeste Zubereitungen, die durch Eindampfen oder teilweises Eindampfen des bei der Extraktion verwendeten Extraktionsmittels hergestellt werden.

Zähflüssige Extrakte haben je nach Beschaffenheit des Extrakts in der Regel einen Trockenrückstand (2.8.16) von 50 bis 70 %. Dickextrakte aus Schleimdrogen (z. B. bei Eibisch) lassen sich nur bis zu einem Trockenrückstand von 50 % eindampfen, danach sind sie gelartig und nicht mehr fließfähig. Zähflüssige Extrakte sind im Allgemeinen in der Wärme zähflüssig, bei Raumtemperatur dagegen meist nicht mehr fließfähig. Die Anfälligkeit gegenüber mikrobiellen Verunreinigungen ist bei diesen Extrakten besonders zu beachten. Sie müssen deshalb kühl gelagert werden. Von pharmazeutischer Bedeutung sind der Süßholzwurzeldickextrakt, der Wacholderbeerendicksaft und der Hefeextrakt.

Definition

Ölharze (lat. Oleoresina) Ph. Eur. sind halbfeste Extrakte, die aus einem in ätherischem und/oder fettem Öl gelösten Harz (Resin) bestehen und die durch Verdampfen der/des zu ihrer Herstellung verwendeten Lösungsmittel/s erhalten werden.

Oleoresine haben in der Regel einen Trocknungsverlust oder Wassergehalt von max. 5 Prozent (m/m). Oleoresine entsprechen damit den Trockenextrakten, nur sind sie nicht „fest“, sondern aufgrund ihrer lipophilen Inhaltsstoffe „halbfest“ bzw. ölig. In der Ph. Eur. wird ausdrücklich darauf hingewiesen, dass zu dieser Monographie nicht die „natürlichen Oleoresine“ (Syn.: Balsame/Oleoresinate/Oleoresine) gehören, denn diese stellen „Drogen“ und keine Drogenzubereitungen (Extrakte) dar. Es handelt sich hierbei um Lösungen von Harzen (Resinen) in ätherischen Ölen, die spontan oder nach Verletzung aus Pflanzen abgeschieden werden.

Hinweis

Der neue Begriff „Oleoresina“ als Extraktform ist eher verwirrend. Nach Ph. Eur. gehören nun Extrakte zu den Oleoresinen, die aus fetthaltigen Drogen wie z. B. Capsici fructus, Sabalae fructus, Kava Kava rhizoma etc. mit lipophilen Extraktionsmitteln (Ethanol, Heptan) gewonnen werden und die wegen ihrer Lipophilie nach dem Verdampfen des Extraktionsmittels nicht trocken, sondern als „Öl“ bzw. „ölig“ anfallen. Diese Extrakte wurden bisher als „ölige Extrakte“ (lat. Oleosa, abgekürzt Extr. oleos.) bezeichnet. Sie enthalten kein echtes Harz, das in einem fetten Öl oder gar ätherischem Öl gelöst ist, sondern lipophile, pflanzliche Inhaltsstoffe.

Eine Übersicht über Oleoresine nach Ph. Eur. gibt o Abb. 18.10.

Definition

Trockenextrakte (lat. Extracta sicca, abgekürzt: Extr. sicc.) Ph. Eur. sind feste Zubereitungen, die durch Verdampfen des bei ihrer Herstellung verwendeten Extraktionsmittels erhalten werden.

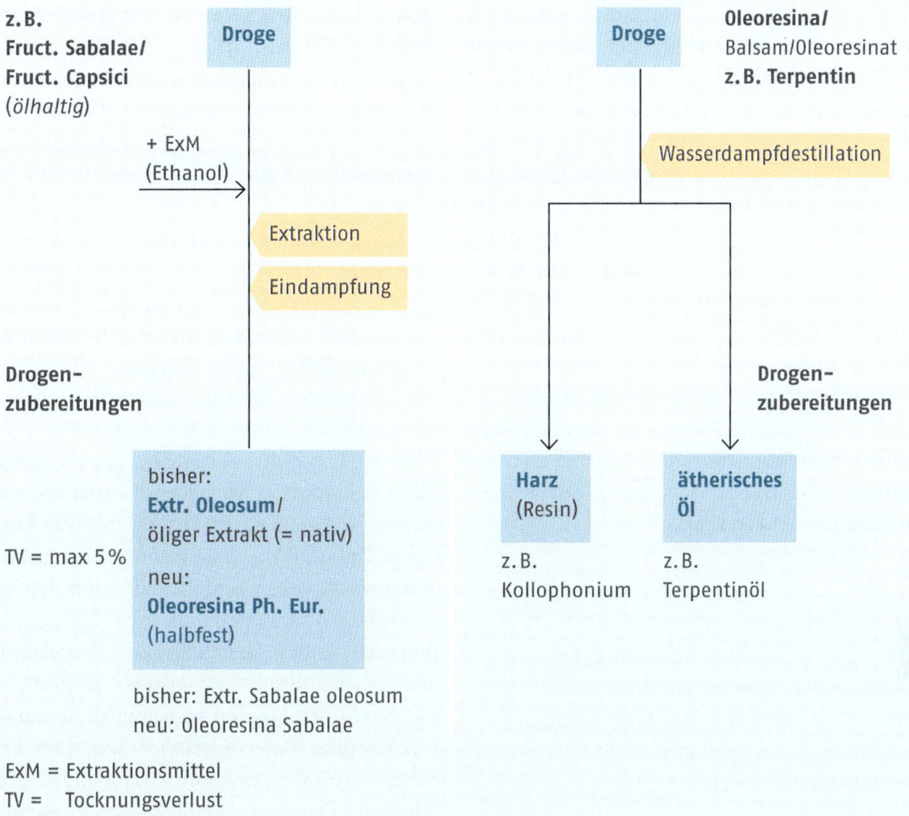

Abb. 18.10 Übersicht Oleoresine Ph. Eur. Nach Gaedcke 2009

Trockenextrakte haben in der Regel einen Trocknungsverlust oder einen Wassergehalt von höchstens 5 Prozent (m/m). Sie werden oft z. B. zur Herabsetzung der Hygroskopizität und/oder zur Verbesserung der Fließeigenschaften und/oder zum Zwecke der Einstellung auf einen definierten Gehalt an Inhaltsstoffen bekannter therapeutischer Wirksamkeit mit inerten Hilfsstoffen wie Maltodextrin, Lactose oder Siliciumdioxid versetzt. Die Menge an benötigtem Trägermaterial bei der Einstellung auf einen geforderten Gehalt an wirksamkeitsbestimmenden Inhaltsstoffen wird nach Gleichung 18.2 berechnet:

$$x = \frac{(100 - R) \cdot a}{b} - T \qquad \text{Gleichung 18.2}$$

| *a* gefundener Gehalt an Inhaltsstoffen mit bekannter therapeutischer Wirksamkeit im vorliegenden Dickextrakt (%) | *b* geforderter Gehalt im eingestellten Trockenextrakt (%) | *R* zulässige Restfeuchte (Trocknungsverlust) des eingestellten Trockenextrakte (%) | *T* Masse des Trockenrückstandes (= nativen Extrakts) (g) | *x* Masse des zuzusetzenden Trägermaterials (g)

Soll der Gehalt an Inhaltsstoffen mit bekannter therapeutischer Wirksamkeit – wie in der Praxis oft üblich – bereits auf der Stufe des Dickextrakts ermittelt werden, so muss der Extrakt zunächst gut gemischt (homogenisiert) werden, da er in vielen Fällen nicht homogen, sondern „harzartig" anfällt. Anschließend wird der Trockenrückstand (*TR*) nach Arzneibuch (2.8.16) bestimmt. Hierzu wird das Wasser entfernt, indem 2,00 g des Dickextrakts bzw. bei flüssigen Extrakten 2,0 ml auf dem Wasserbad zur Trocknung eingedampft werden. Der erhaltene Rückstand wird dann 3 Stunden lang bei 100–105 °C im Trockenschrank getrocknet, im Exsikkator abgekühlt und in Prozenten (m/m) oder in (g/l) ausgewogen. Der TR ergibt sich dann nach Gleichung 18.3.

$$(\%)\, TR = \frac{A \cdot 100}{E} \qquad \text{Gleichung 18.3}$$

| *A* Auswaage (g) | *E* Einwaage (g oder ml) | *TR* Trockenrückstand [% (m/m) oder % (g/ml) bzw. g/l)]

Die Masse des Dickextrakts wird dann mit dem ermittelten *TR* auf die Masse an nativem Trockenextrakt umgerechnet. Angenommen der *TR* eines Dickextrakts von z. B. 100 kg wurde mit 70 % ermittelt, dann beträgt die Masse an nativem Trockenextrakt 70 kg.

18

Soll der Trockenextrakt anschließend zusätzlich noch auf einen definierten Gehalt eingestellt (standardisiert) werden, wird zur Berechnung der notwendigen Masse an Trägermaterial die obige Formel verwendet.

In den meisten Fällen wird erst nach Zugabe des Trägermaterials bis zur gewünschten Restfeuchte getrocknet. Trockenextrakte müssen unter Ausschluss von Feuchtigkeit gelagert werden. In der Apotheke empfiehlt es sich, ab Mengen von 500 g ein Trockenmittel zuzusetzen, z. B. Blaugel. Industriell hat sich das Verpacken in wasserdampfdichte Kunststoffsäcke oder in dicht schließende Hobbocks (Versandgefäße für Fette, Farbstoffe etc.) bewährt.

Bei der **Herstellung von Trockenextrakten** muss im ersten Herstellschritt das Eluat durch Eindampfen oder Verdampfen des Extraktionsmitteln zunächst auf eine Konzentration an Extraktivstoffen von etwa 50–70 % Trockensubstanz gebracht werden.

Definition

Unter **Eindampfen** ist die Gewinnung eines Konzentrats mit höherem Anteil an Extraktivstoffen zu verstehen, unter **Verdampfen** dagegen eine Erhöhung der Extraktivstoffe bei gleichzeitiger Rückgewinnung des Extraktionsmittels.

Diesem Herstellungsschritt, der bereits zu den vorher erwähnten zähflüssigen Extrakten führen kann, schließt sich als zweite Stufe die eigentliche **Trocknung** an (▸ Kap. 5.2.6). Das zunächst erforderliche Einengen muss produktschonend erfolgen. In der Regel wird gefordert, hierfür eine Wassertemperatur von 70 °C und eine Produkttemperatur von nicht mehr als 50 °C einzuhalten. Dazu ist beispielsweise der **Vakuum-Rotationsverdampfer** geeignet, denn durch Anlegen eines Vakuums lässt sich die Verdampfungstemperatur erheblich reduzieren. Neben den Laboratoriums-Rotationsverdampfern gibt es auch noch größere Apparate für Technikumsansätze. Für großtechnische Ansätze werden zum Einengen **Röhrenverdampfer** mit Selbstumlauf (Destillationsanlagen), Röhrenverdampfer mit Zwangsumlauf, Fallfilmverdampfer, Dünnschichtverdampfer, Zentrifugal-Rotationsverdampfer und auch Rotations-Dünnschichtverdampfer verwendet.

Die Forderung nach schonenden Verdampfungsbedingungen und nach kurzen Verweilzeiten für wärmeempfindliche Inhaltsstoffe hat nach dem Röhrenverdampfer zunächst zur Entwicklung der **Fallfilmverdampfer** und schließlich zu der des **Dünnschichtverdampfers** geführt. In den beiden letzten Typen kommt die Extraktionslösung als sehr dünne Schicht oder als Film mit dem Heizmantel in Berührung. Auf diese Weise wird das Verdampfen bei sehr kurzer Verweilzeit ermöglicht. Sie beträgt höchstens eine Minute. Bei den Dünnschichtverdampfern wird mithilfe von Pendel-, Schab- oder Gleitwischern der Flüssigkeitsfilm produktspezifisch beeinflusst. Dies führt zu einer um 30–50 % verkürzten Verweilzeit im Gegensatz zu den Fallfilmverdampfern, bei denen die Filmdicke nur durch die Eigenschaften des Drogenauszuges, durch Temperaturen von Auszug und Heizmedium sowie durch die zugeführte Menge des zu verdampfenden Auszuges beeinflusst werden kann. Hochviskose Auszüge werden dabei häufig unter Vakuum eingedampft. Bei der sich anschließenden Endtrocknung der konzentrierten, dickflüssigen Extrakte können verschiedene Verfahren zum Einsatz kommen. Heute werden Trockenextrakte immer mehr durch Sprüh-, Vakuumband- oder Sprühbandtrocknung hergestellt (▸ Kap. 5.2.6). Bei dem deklarierten Verhältnis von trockener Ausgangsdroge zu Trockenextrakt (sog. **natives Droge-Extrakt-Verhältnis/DEV$_{nativ}$**) ist der Anteil an Sprühhilfsstoffen (Trägersubstanzen) nicht zu erkennen. Der Extrakt kann in ganz wenigen Fällen zu 100 % aus getrockneten Extraktivstoffen bestehen (z. B. Teufelskrallentrockenextrakt, hergestellt mit Wasser als Extraktionsmittel), d. h. **nativ** sein. In den meisten Fällen müssen dem nativen Extrakt Trägersubstanzen zugesetzt werden, die bei lipophilen Extraktionsmitteln mehr als 50 % ausmachen können. Diese Trockenextrakte müssen allerdings in Einzelportionen in aromadichte Beutel abgepackt werden, die vor allem den Zutritt von Luftfeuchtigkeit nicht zulassen.

Definition

Das **native Droge-Extrakt-Verhältnis** (DEV$_{nativ}$) ist das Verhältnis der Masse eingesetzter Droge zur Masse des nach der Extraktion erhaltenen nativen, getrockneten Extrakts (= der nativen Drogenzubereitung). Ein DEV$_{nativ}$ von 4:1 bedeutet beispielsweise, dass aus 500 kg Droge durch Extraktion z. B. mit 70 % Ethanol 100 kg **nativer** Trockenextrakt (ohne technische Hilfsstoffe) erhalten wurden.

Die **Gefriertrocknung** (▸ Kap. 5.2.6) ist ein sehr schonendes Verfahren für temperaturempfindliche Naturstoffe, kommt jedoch zur Herstellung pflanzlicher Trockenextrakte in der Industrie aus Kostengründen in der Regel nicht in Frage. In phytochemisch arbeitenden Forschungslabors zählt die Gefriertrocknung jedoch zu den routinemäßig genutzten Trocknungsverfahren.

18.4 Qualitätsprüfung

Die Qualitätsprüfung pflanzlicher Drogenzubereitungen beinhaltet gemäß §4 Abs. 15 AMG zunächst die gleichen Prüfungen wie sie für Arzneimittel mit synthetischen Wirkstoffen vorgeschrieben sind. Dies sind:

1. Identitätsprüfungen,
2. Reinheitsprüfungen,
3. Gehaltsbestimmungen und
4. sonstige chemische, physikalische und ggf. biologische Prüfungen.

Als praktikable Vorprüfungen besitzen organoleptische Befunde, z. B. Geschmack, Geruch, Aussehen, bei Phytopharmaka mehr Bedeutung als bei Arzneimitteln, die aus chemischen Grundstoffen hergestellt sind. Insbesondere die Prüfung von Geruch und Geschmack, wobei man sich eng an die Prüfverfahren in der Lebensmittelherstellung, z. B. an die organoleptische Dreiecksprüfung (2 identische Standards, 1 Test), anlehnen kann, sind sehr aussagekräftige Kontrollmaßnahmen. Aus Arbeitsschutzgründen muss heute allerdings zunehmend auf die Prüfung von Geruch und Geschmack verzichtet werden.

Merke

Innerhalb der Reinheitsprüfungen kommt bei pflanzlichen Drogenzubereitungen der Prüfung auf Pestizide, wie Insektizide, Fungizide, Herbizide, auf Schwermetalle, z. B. Blei, Cadmium, Quecksilber, auf Aflatoxine und auf Begasungsrückstände, z. B. Ethylenoxid (seit 1990 verboten) und Methylbromid, eine große Bedeutung zu. Gleiches gilt für die Prüfung des mikrobiellen Zustands.

Die Ph. Eur. schreibt heute für 70 Pestizide konkrete **Grenzwerte** (mg/kg) für Drogen vor. Grenzwerte für Pestizide, die bisher weder in einem Arzneibuch noch in den EG-Richtlinien angegeben sind, werden nachfolgender Formel errechnet:

$$\frac{ADI \cdot M}{100 \cdot MDD} \qquad \text{Gleichung 18.4}$$

| *ADI* täglich zulässige Dosis (Acceptable Daily Intake) in Milligramm je Kilogramm Körpermasse | *MDD* maximale Tagesdosis (Maximum Daily Dose) der Droge in Kilogramm | *M* Körpermasse in Kilogramm (60 kg)

Bei **geschnittenen Einzeltees und gemischten Kräutertees** stehen an erster Stelle die Überprüfung der Morphologie, am besten unter Zuhilfenahme einer Lupe oder eines Binokulars, und der Anatomie durch mikroskopische Untersuchung, wobei sowohl die Identität als auch zum Teil die Reinheit kontrolliert werden. Die Homogenität der Teemischung bzw. die quantitative Zusammensetzung muss durch Heraussuchen und Auswiegen der einzelnen Bestandteile aus mindestens 10 g Kräutertee-Mischung überprüft werden.

Chromatographische Verfahren, wie beispielsweise die 1964 von H. Schilcher eingeführte Anfertigung eines Dünnschicht-Fingerprint-Chromatogramms, können die oben genannten klassischen pharmakognostischen Prüfverfahren zwar ergänzen und absichern, jedoch nicht gänzlich ersetzen. Der besondere Wert dieser chromatographischen Prüfung liegt darin, dass das Chromatogramm in der Regel bereits eine semiquantitative Bestimmung charakteristischer Inhaltsstoffe zulässt, womit man Anfang der 1970er Jahre begonnen hatte.

Quantitative Bestimmungen müssen bei gemischten Tees stets von den verwendeten Einzeldrogen vorgenommen werden. Die Mischung selbst kann oft nur zur Ermittlung beispielsweise des Gesamtgehalts an ätherischem Öl oder an Flavonoiden herangezogen werden.

Bei Drogenzubereitungen, z. B. Dick-, Trocken und Fluidextrakten, **Tinkturen und medizinischen Weinen**, werden **Identität** und **Reinheit** mittels chemischer Farbreaktionen und Dünnschichtchromatographie ermittelt. In der industriellen Fertigung werden die Arzneibuchbestimmungen durch physikalische Messungen, z. B. Brechzahl, optische Drehung, und durch andere chromatographische Verfahren (HPLC, GC) ergänzt. Eine große Rolle bei der chromatographischen Auswertung spielen die sog. Referenzsubstanzen. In vielen Fällen kommen sie in dem zu untersuchenden Drogenauszug gar nicht vor. Sie dienen lediglich der Kontrolle des chromatographischen Arbeitsvorganges und der Zuordnung von analytischen Leitsubstanzen. So lässt beispielsweise das Arzneibuch bei der dünnschichtchromatographischen Reinheitsprüfung eines Arnikaauszuges Rutin als Vergleichssubstanz auftragen und Thymol bei der Identitätsprüfung von Extrakten aus der Javanischen Gelbwurzel. Geeignet sind die sog. „charakterischen" Leitsubstanzen (Marker), die gleichzeitig Bestandteile der betreffenden Drogenauszüge sind, beispielsweise Rosmarinsäure in Melissenextrakten oder Menthol in einem alkoholischen Destillat aus Pfefferminzblättern. In der Industrie wird in der Regel auch nach diesem Prinzip geprüft. Sind die Substanzen gleichzeitig Inhaltsstoffe, die für die therapeutische Wirksamkeit der betreffenden Drogenzubereitung verantwortlich oder mitverantwortlich gemacht werden können (wirksamkeits(mit)bestimmend), so lassen sich diese Substanzen für eine **semiquantitative Wirkstoffbestimmung** sowie auch für die **Stabilitätsprüfung** heranziehen. Bei entsprechender Verfeinerung der chromatographischen Analysenmethode, z. B. densitometrische Direktauswertung, können auch quantitative Angaben gemacht werden.

In der Regel werden für die quantitative Bestimmung heute bevorzugt HPLC-, bei flüchtigen Inhaltsstoffen GC-Verfahren eingesetzt.

1. Bei der Stabilitätsprüfung werden i. Allg. die im Arzneibuch angegebenen Inhaltsstoffe bestimmt. Sollten sich diese jedoch als nicht ausreichend stabil erweisen, ist der pharmazeutische Unternehmer frei, eine geeignete Substanz auszuwählen. Wegen der Besonderheiten der Stabilitätsprüfung bei pflanzlichen Drogenzubereitungen hat die EMA die Anfoderungen in der sog. „Quality-Guideline“ (CPMP/QWP/2819/00, Rev. 2, März 2011) festgeschrieben.
2. Weitere Prüfungen sind: Bestimmung des Ethanolgehalts, Prüfung auf Methanol und höhere Alkohole sowie auf Schwermetalle und schließlich die Ermittlung des Trockenrückstandes. Bei alkaloidhaltigen Extrakten, z. B. Belladonna-Extrakt, und Tinkturen, z. B. Ipecacuanhatinktur, verlangt das Arzneibuch eine Bestimmung des Gesamtalkaloidgehalts, bezogen jeweils auf ein bestimmtes Hauptalkaloid. In der industriellen Kontrolle werden neben dieser Arzneibuch-Gesamtgehaltsprüfung häufig auch die Mengen der einzelnen Hauptinhaltsstoffe ermittelt, beispielsweise Scopolamin neben Hyoscyamin oder Cephaelin neben Emetin oder Serpentin neben Reserpin usw.
3. Besonders große Bedeutung bei der Reinheitsprüfung kommt derzeit der Prüfung auf **Pyrrolidzidinalkaloide (PAs)** zu. Es handelt sich hierbei um sekundäre Pflanzeninhaltsstoffe, die bei unseren heimischen Pflanzen z. B. im Jakobskreuzkraut, im Gemeinen Greiskraut oder im Natterkopf, Borretsch, Huflattich, Beinwell, etc. vorkommen. Vor allem auch durch Verunreinigungen mit sog. Beikräutern, z. B. von Senecio-Arten, wurden in Tees und Kräutertees (z. B. Fencheltee), aber auch in Extrakten teilweise relativ hohe Gehalte an Pyrrolidzidinen (1,2-ungesättigte Pyrrolidzidinalkaloide) nachgewiesen. Aufgrund ihres gesundheitsschädigenden, hepatotoxischen Potenzials sind sie grundsätzlich unerwünscht. Das BfR (Bundesinstitut für Risikobewertung) und auch das BfArM haben seit Jahren konkrete Maßnahmen zur Senkung der PA-Gehalte in Lebensmitteln und Arzneimitteln gefordert. Die Hersteller sind seither verpflichtet, über Chargenanalysen die aktuelle PA-Belastung zu dokumentieren. Der Umfang der sehr komplexen und aufwendigen analytischen Prüfungen ergibt sich dabei aus der Höhe der gefundenen PA-Gehalte. Die tägliche Aufnahme von maximal 1,0 µg PAs pro Tag wird derzeit für einen begrenzten Zeitraum (noch) akzeptiert. Das Ziel ist aber eine Reduzierung der täglichen Aufnahme von 0,35 µg PAs pro Tag. (Public statement on contamination of herbal medicinal products/traditional herbal medicinal products with pyrrolidzidine alkaloids; EMA/HMPC/328782/2016).

Qualität der Phytopharmaka. Die strengen Vorgaben der Ph. Eur und der Europäischen Guidelines an die pharmazeutische Qualität von Phytophamaka führen dazu, dass „zugelassene“ Präparate (mit Zulassungsnummer) unabhängig vom Extraktyp heute berechtigt als **qualitativ hochwertig** eingestuft werden. Selbst an die Qualität der „registrierten“ Phytopharmaka (Registrierungsnummer) werden keine Abstriche gemacht. Da es sich bei diesen überwiegend um Kombinationspräparate aus vielen Drogen und/oder Extrakten handelt, ist der Qualitätsnachweis in der Regel noch ungleich schwerer zu erbringen als bei zugelassenen Präparaten.

Dieser hohe Aufwand für die Qualität der Phytopharmaka wird bei den zunehmend auf den Markt kommenden pflanzlichen **Nahrungsergänzungsmitteln** nicht gefordert und kann per se auch nicht unterstellt werden.

Cave

Für **Nahrungsergänzungsmittel (NEM)** gibt es im Gegensatz zu Phytopharmaka keine Qualitätsvorgaben und keine Kontrolle der Produkte vor dem Inverkehrbringen im Sinne einer staatlichen Zulassung. Wenn NEM im Handel sind, unterliegen sie der behördlichen Überwachung durch die Länder. Hierbei werden sie aber nur stichprobenweise kontrolliert. So konkurrieren die relativ preiswerten pflanzlichen NEM heute zunehmend v. a. mit OTC- und traditionellen Phytopharmaka, sowohl in der Apotheke als auch im Drogeriemarkt und beim Discounter.

Merke

Der Unterschied zwischen Phytopharmaka und pflanzlichen NEM liegt oft in der Qualität und damit auch in der Sicherheit.

Denkanstoß

Woran erkenne ich ein pflanzliches Nahrungsergänzungsmittel (NEM)?

Die Verpackung gibt zur Unterscheidung von Phytopharmaka folgende wichtige Hinweise:

- Auf der Packung steht immer das Wort „Nahrungsergänzungsmittel“ und nicht Arzneimittel.
- Es fehlt eine Zulassungs- oder Registrierungsnummer.
- Anstelle von Chargennummer heißt es „Losnummer“.

- Man findet Angaben zu Nährstoffen/Zutaten mit Portionsangaben und mit entsprechenden Verzehrempfehlungen und Brennwerten (meist kein DEV, kein Auszugsmittel).
- Bei der Haltbarkeitsangabe heißt es nicht wie bei Arzneimitteln „verwendbar bis...", sondern „mindestens haltbar bis...".

Pflanzliche NEM werden auch als **Botanicals** bezeichnet. Bei Botanicals dürfen ausschließlich gesundheitsbezogene Aussagen (Health Claims) und keine krankheitsbezogenen Aussagen und Indikationen angegeben werden (Health Claims Verordnung (EG) Nr. 1924/2006, HCVO). Diese Claims werden von der EFSA (Europäische Behörde für Lebensmittelsicherheit) überprüft und bewertet. Dabei wurden die meisten der bisher geprüften Anträge für Pflanzenstoffe negativ bewertet. Zurzeit ist das Bewertungsverfahren jedoch zurückgestellt, weil die Einstufung von Botanicals Schwierigkeiten bereitet. Auf diese Weise befinden sich noch viele Claims im Markt, die den Anforderungen der EFSA nicht Stand halten, da sie oft krankheitsbezogene Aussagen/Indikationen enthalten, die denen der Phytopharmaka entsprechen. Diese momentane Aussetzung der Bewertung der Health Claims bei Botanicals wirkt sich negativ auf Phytopharmaka aus. Botanicals mit nicht genehmigten Claims können noch im Markt bleiben und stehen auf diese Weise mit Phytopharmaka im Wettbewerb. Aufwendige Neuentwicklungen von Phytopharmaka sind deshalb derzeit selten.

Quellen und weiterführende Literatur

Billet R. Verdampfung und ihre technische Anwendung. Verlag Chemie, Weinheim, Deerfield Beach, Florida, Basel 1981

Brand N, Brückner T, Gaedcke F, Steinhoff B. Sachgerechte Umsetzung der GACP- und GMP-Anforderungen an die Herstellung pflanzlicher Wirkstoffe, Teil I. Pharm Ind 70: 999, 2008

Brand N, Brückner T, Gaedcke F, Steinhoff B. Sachgerechte Umsetzung der GACP- und GMP-Anforderungen an die Herstellung pflanzlicher Wirkstoffe, Teil II. Pharm Ind 70: 1 115, 2008

Eder M, Mehnert W. Pflanzliche Begleitstoffe – wertvolle Hilfsstoffe oder überflüssiger Ballast? Pharmazie in unserer Zeit 29: 377, 2000

Gaedcke F. Möglichkeiten der Entwicklung innovativer Phytopharmaka aus Sicht der Wirkstoff-(Extrakt-)Hersteller. Zeitschrift für Phytotherapie 25: 31, 2004

Gaedcke F. Thymianfluidextrakt DAB. Dtsch Apoth Ztg 144: 3 801, 2004

Gaedcke F, Steinhoff B. Phytopharmaka. Wissenschaftliche Verlagsgesellschaft Stuttgart, 2000

Gaedcke F, Steinhoff B. Herbal Medicinal Products, Scientific and Regulatory Basis for Development, Quality Assurance and Marketing Authorisation. MedPharm Scientific Publishers, CRC Press, Stuttgart, Boca Raton 2003

Kaiser CS, Römp H, Schmidt PC. Pharmaceutical applications of supercritical carbon dioxide. Pharmazie 56: 907, 2001

List PH, Schmid W, Weil E. Reinsubstanz oder galenische Zubereitung? Arzneim Forsch 19: 181, 1969

List PH, Schmidt PC. Technologie pflanzlicher Arzneizubereitungen. Wissenschaftliche Verlagsgesellschaft Stuttgart, 1984

Müller F. Überlegungen und Berechnungen zur Extraktion von pflanzlichen Drogen. Arzneim Forsch 13: 551, 1963

Müller RH, Hildebrand GE. Pharmazeutische Technologie – Moderne Arzneiformen. 2. Aufl., Wissenschaftliche Verlagsgesellschaft Stuttgart, 1998

Nürnberg E. Darstellung und Eigenschaften pharmazeutisch relevanter Sprühtrocknungsverfahren. Acta Pharm Techn 26: 39, 1980

Schilcher H. Standardisierung, Kontrolle und Qualitätsprüfungen von Arzneipflanzenzubereitungen. Arzneimittelstandardisierung 5: 649–655, 1965

Schilcher H. Phytotherapie und Qualitätsnormen von Phytopharmaka von morgen. Zeitschrift für Phytotherapie 5: 861–868, 1984

Schilcher H., Peters H. Empfehlungen von Richtwerten für den maximalen Blei- und Cadmiumgehalt in Arzneidrogen und daraus hergestellten pharmazeutischen Zubereitungen. Pharm Ind 52: 916–921, 1990

Schilcher H. Phytopharmaka-Qualitätssicherung und -kontrolle, neue Verfahren und Zubereitungen. In: Müller RH, Hildebrand GE (Hrsg) Pharmazeutische Technologie – Moderne Arzneiformen, Kap. 9. 2. Aufl., Wissenschaftliche Verlagsgesellschaft Stuttgart, 1998

Schilcher H., Trittler R. Untersuchungen zur Bewertung von Quecksilberrückständen in Arzneipflanzen, Drogen und Drogenzubereitungen. Pharm Ind 59: 90–94, 1997

Schilcher H. Zur Qualitätsbewertung von Phytopharmaka, wirksamkeitsmitbestimmenden Inhaltsstoffen und Leitsubstanzen. Dtsch Apoth Ztg 138: 145–149, 1998

Schilcher H, Habenicht M. Neue Bestimmungsmethoden zum Nachweis von Organochlorpestiziden in ätherischen Ölen und Fertigarzneimitteln. Pharm Ind 60: 249–252, 1998

Schilcher H, Kammerer S, Wegener T. Leitfaden Phytotherapie. Elsevier, München, 4. Aufl. 2010

Schneider GM, Stahl E, Wilke G. Extraction with Supercritical Gases. Verlag Chemie, Weinheim, Deerfield Beach, Florida, Basel 1980

Spaich W, Gracza L. Biopharmazeutische Aspekte der Phytotherapie. Erfahrungsheilkunde 6: 393, 1979

Stahl E, Rau G, Adolphi H. Entwesung von Drogen durch Kohlendioxid-Druckbehandlung (PEX-Verfahren). Pharm Ind 47: 528, 1985

Steinhoff B. Phytopharmaka in Europa. Dtsch Apoth Ztg 148: 3 267–3 281, 2008

Zosel K. Praktische Anwendung der Stofftrennung mit überkritischen Gasen. Angew Chem 90: 748, 1978

Abbildungs- und Tabellennachweise

Gaedcke F. Begriffsbestimmungen. In: Gaedcke F, Steinhoff B. Phytopharmaka. Wissenschaftliche Verlagsgesellschaft Stuttgart, 2000

Gaedcke F. Anforderungen an die pharmazeutische Qualität von Phytopharmaka. Wissenschafts- und Wirtschaftsdienst (WIDI) des Bundesverbands der Arzneimittelhersteller (BAH), Seminarunterlagen, Bonn 2006/2009/2010

Schilcher H, Kammerer S, Wegener T. Leitfaden Phytotherapie, S. 22, Elsevier, München, 4. Aufl. 2010

19

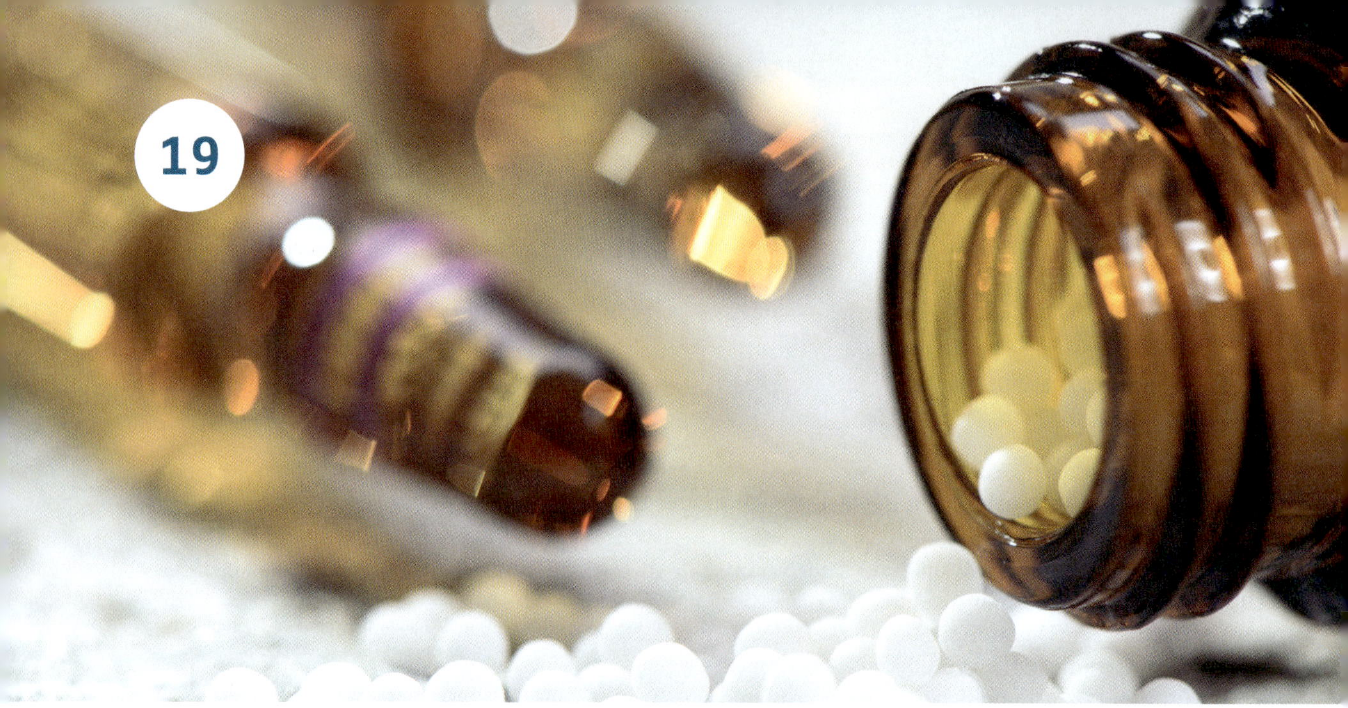

Homöopathische Zubereitungen

Dr. Christine Hoffmann

Im folgenden Kapitel erfahren Sie etwas über Arzneimittel der komplementären Therapierichtungen – insbesondere über homöopathische und anthroposophische Arzneimittel.

19.1 Allgemeines

Die homöopathische Heilkunde geht auf den deutschen Arzt Samuel Hahnemann (1755–1843) zurück und hat nicht nur in Europa, sondern in vielen Teilen der Welt Verbreitung gefunden. Der Begriff Homöopathie leitet sich von den griechischen Wörtern „homoio“ (ähnlich) und „pathos“ (Leiden) ab.

Im Gegensatz zu vielen anderen Ländern der Europäischen Union haben homöopathische Zubereitungen als Arzneimittel (s. § 4 AMG) in Deutschland einen entsprechenden Stellenwert, Anwendung und Nutzen werden jedoch auch kontrovers diskutiert.

> **Merke**
>
> Zu den Besonderheiten homöopathischer Arzneimittel gehören ihre Prüfung an gesunden Versuchspersonen zur Aufstellung des Arzneimittelbildes und die Auswahl zur Therapie nach dem Ähnlichkeitsprinzip **„similia similibus curentur“**. Dies bedeutet im Deutschen: „Ähnliches soll mit Ähnlichem geheilt werden“.

In der Homöopathie wird dasjenige Arzneimittel – zumeist stark verdünnt – verordnet, dessen Arzneimittelbild den vorliegenden charakteristischen Symptomen des Patienten am nächsten kommt. Jedoch werden nicht selten auch die unverdünnten Urtinkturen pflanzlichen Ursprungs verordnet und verwendet. Dies entspricht einer Annäherung an die Phytotherapie.

Vom pharmazeutisch-technologischen Standpunkt aus fallen die meisten homöopathischen Arzneimittel durch zwei Besonderheiten auf:

- Soweit sie pflanzlicher Herkunft sind, werden sie bevorzugt aus Frischpflanzen und Frischpflanzenteilen hergestellt.
- Sie werden überwiegend nicht als solche dosiert, sondern „potenziert“, dabei stofflich stark verdünnt, entsprechend der homöopathischen Lehre jedoch dadurch potenter.

> **Definition**
>
> Unter **Potenzierung** versteht man in der Homöopathie prinzipiell die Zufuhr von mechanischer Energie in das System Arzneistoff/Arzneiträger durch Rühren oder Schütteln bei Flüssigkeiten bzw. Verreiben von Feststoffen nach dem vorausgehenden Verdünnen.

Gemäß dieser Definition existieren weltweit unterschiedliche Potenzierungsverfahren. Nach Samuel Hahnemann sollen sich auf der Grundlage des § 269 Organon der Heilkunst, dem Grundlagenwerk der Homöopathie, die „latenten, vorher unmerklich wie schlafend in ihnen (den Naturkörpern) verborgen gewesenen dynamischen Kräfte, welche vorzugsweise auf die Lebenskraft und auf das vegetative System Einfluss haben“, entwickeln. Deshalb werden die erhaltenen Produkte auch **Dynamisationen** oder **Potenzen** genannt.

Obwohl der Nachweis des Wirkungsmechanismus homöopathischer Arzneimittel mit naturwissenschaftlichen Methoden bisher nicht erbracht werden konnte und oft auf einen Placebo-Effekt zurückgeführt wird (▸ Kap. 19.9), heilen seit Hahnemann Generationen von homöopathischen Ärzten und Therapeuten Krankheiten mit homöopathischen Arzneimitteln, und es existieren tierexperimentelle Modelle, Zellmodelle und Pflanzenmodelle, die bei Einwirkung homöopathischer Zubereitungen Reaktionen zeigen. Seit Februar 2010 gibt es ein technisches Dokument der WHO mit dem Titel „Safety issues in the preparation of homeopathic medicines“. Es stellt für alle Mitgliedstaaten, insbesondere jene, die nicht über homöopathische Arzneibücher verfügen, eine wertvolle Hilfe hinsichtlich der Sicherheit bei der Herstellung von homöopathischen Formulierungen dar.

Homöopathische Zubereitungen werden nicht nur in der **„klassischen homöopathischen Heilkunde“** Hahnemanns, sondern auch im Rahmen der **anthroposophischen Heilweise**, bei der die Arzneimittelwahl nicht nach der Ähnlichkeitsregel, sondern gemäß dem anthroposophisch erweiterten Welt- und Menschenbild nach der Lehre von Rudolf Steiner (1861–1925) erfolgt, und anderer komplementärer Heilmethoden eingesetzt.

Im Rahmen der **Isopathiemethode** werden homöopathische Arzneimittel nach dem Gleichheitsprinzip eingesetzt. Bei der 1925 von Günther Enderlein (1872–1968) begründete Methode wird nicht ein Medikament verordnet, das im Arzneiversuch am Gesunden eine möglichst ähnliche Krankheit auslöst, sondern das die Krankheit verursachende Agens selbst, z. B. in Form von **potenzierten Allergenen, chemotoxischen Substanzen und Nosoden.** Der Name Nosode kommt von griechisch „nosos“, die Krankheit.

> **Definition**
>
> Als **Nosoden** werden Krankheitsprodukte, insbesondere Körperausscheidungen bezeichnet, wie Sputum, Eiter, Menstrualblut, ferner Mikroorganismen und Zersetzungsprodukte tierischer Organe. Sie werden sterilisiert und potenziert als Injektion oder Verreibung verabreicht.

Bei streng angelegtem Maßstab ist die Isopathie bzw. Isotherapie nur eine gleichsam gesteigerte Stufe der

Homöopathie, wobei die zur Nosode gehörende Krankheit bzw. das Vergiftungssyndrom einer chemotoxischen Substanz das dazugehörige Arzneimittelbild verkörpern.

Eine weitere Therapiemethode, die Anfang der 1950er Jahre vom deutschen Arzt und Wissenschaftler Karl Eugen Theurer (1919–2000) entwickelt wurde, ist die diagnostisch-therapeutische Anwendung von potenzierten **Organpräparaten**, insbesondere vom Rind und Schwein. Was ihre tierische Herkunft anbelangt, können sie als Simile (Ähnlichkeit zu Wirbeltier, Säugetier, Warmblüter) betrachtet werden, in Bezug auf ihre Organübereinstimmung sind sie der Isopathie zuzuordnen. Wässrig potenzierte und sterilisierte Zubereitungen aus Auszügen von Tierorganen (Glycerolmazerate von Niere, Leber, Kleinhirn usw.), werden dem Patienten injiziert, alkoholisch potenzierte Zubereitungen werden peroral gegeben. Insbesondere mithilfe des Medikamenttests der Elektoakupunktur nach Voll kann das passende homöopathische Arzneimittel und seine geeignete Potenz auf elektrophysikalischem Wege ermittelt und zu therapeutischen Zwecken eingesetzt werden.

„**Biochemie nach Dr. Schüßler**" ist ein Therapieverfahren bei dem homöopathische Darreichungsformen, insbesondere Tabletten und Salben, eingesetzt werden. Die Arzneimittelauswahl der Schüßler-Salze erfolgt jedoch nicht nach dem Ähnlichkeitsprinzip, sondern geht auf die Vorstellungen und Beobachtungen des Arztes Wilhelm Heinrich Schüßler (1821–1898) zurück, dass der krankheitsauslösende Mangel an anorganischen Substanzen in der Zelle trotz ausreichender Menge dieser Stoffe im Gesamtorganismus mithilfe seiner Funktionsmittel behoben werden kann.

Zur Anwendung kommen folgende **Funktionsmittel** (D 3, vorwiegend D 6, D 12):

- Nr. 1 Calcium fluoratum,
- Nr. 2 Calcium phosphoricum,
- Nr. 3 Ferrum phosphoricum,
- Nr. 4 Kalium chloratum,
- Nr. 5 Kalium phosphoricum,
- Nr. 6 Kalium sulfuricum,
- Nr. 7 Magnesium phosphoricum,
- Nr. 8 Natrium chloratum (muriaticum),
- Nr. 9 Natrium phosphoricum
- Nr. 10 Natrium sulfuricum,
- Nr. 11 Silicea,
- Nr. 12 Calcium sulfuricum.

Mit fortschreitender Erkenntnis in der „biochemischen" Forschung konnte es nicht ausbleiben, dass seit Schüßlers Tod weitere Mineralstoffe in Gewebe und Blut bekannt wurden, sodass heute weitere 12 Ergänzungsmittel (z. B. Lithium chloratum, Mangan sulfuricum, Arsenicum iodatum) eingesetzt werden. Des Weiteren sind von den Funktionsmitteln 1–12 auch Salben im Einsatz (Müller-Frahling 2016), sowie einzelne Funktionsmittel als Lotion für die großflächige Anwendung und als Gele mit Kühleffekt.

19.2 Rechtliche Regelungen

Definition

Auf der Grundlage des Gesetzes über den Verkehr mit Arzneimitteln (Arzneimittelgesetz AMG) ist nach §4 Abs. 26 ein **homöopathisches Arzneimittel** „ein Arzneimittel, das nach einem im Europäischen Arzneibuch oder, in Ermangelung dessen, nach einem in den offiziell gebräuchlichen Pharmakopöen der Mitgliedstaaten der Europäischen Union beschriebenen homöopathischen Zubereitungsverfahren hergestellt worden ist. Ein homöopathisches Arzneimittel kann auch mehrere Wirkstoffe enthalten."

Der deutsche Gesetzgeber, der durch das Arzneimittelgesetz die pharmazeutische Qualität und die Herstellung nach festgelegten Regeln für *alle* Arzneimittel sicherstellen wollte, einschließlich derjenigen der besonderen Therapierichtungen – auch „alternative Heilmethoden" genannt –, wählte dazu den folgenden Weg:

Herstellungs- und Prüfverfahren der Mittel aller dieser Therapierichtungen wurden in das Homöopathische Arzneibuch 1 (1978) aufgenommen. Damit entfiel für die Definition des Begriffs „Homöopathisches Arzneimittel" der Bezug auf das wirkliche Kennzeichen der eigentlichen Homöopathie (Ähnlichkeitssatz als Arzneifindungsprinzip). Das somit durch sein Herstellungsverfahren als homöopathisch charakterisierte Arzneimittel erhält im Arzneimittelgesetz eine besondere Stellung.

Definition

Nach §4 Abs. 33 AMG ist ein **anthroposophisches Arzneimittel** „ein Arzneimittel, das nach der anthroposophischen Menschen- und Naturerkenntnis entwickelt wurde, nach einem im Europäischen Arzneibuch oder, in Ermangelung dessen, nach einem in den offiziell gebräuchlichen Pharmakopöen der Mitgliedsstaaten der Europäischen Union beschriebenen homöopathischen Zubereitungsverfahren oder nach einem besonderen anthroposophischen Zubereitungsverfahren hergestellt worden ist und das bestimmt ist, entsprechend den Grundsätzen der anthroposophischen Menschen- und Naturerkenntnis angewendet zu werden".

Für die Bundesrepublik Deutschland gilt, dass nach § 55 Abs. 2 und 6 AMG die Regeln der drei Teile des Arzneibuches von der Deutschen Arzneibuch-Kommission, der Europäischen Arzneibuch-Kommission oder der Deutschen Homöopathischen Arzneibuch-Kommission beschlossen werden und nach § 55 Abs. 1 AMG vom Bundesinstitut für Arzneimittel und Medizinprodukte im Einvernehmen mit dem Paul-Ehrlich-Institut und dem Bundesamt für Verbraucherschutz und Lebensmittelsicherheit bekannt gemacht werden. Die Ausführungen in den folgenden Absätzen beziehen sich insbesondere auf das Europäische Arzneibuch 10.3 (Ph. Eur.) und das Deutsche Homöopathische Arzneibuch 2021 (HAB). Die Angaben in der Ph. Eur. „Homöopathische Zubereitungen" stellen Regeln für die gesamte Europäische Union dar. Es ist deshalb verständlich, dass die Herstellungsregeln im HAB in manchen Fällen präziser und damit einschränkender sind.

Ein für den deutschen Markt registriertes oder zugelassenes homöopathisches Arzneimittel muss nach den Vorschriften des HAB hergestellt worden sein. Im Laufe der zunehmenden Harmonisierung von nationalem und europäischem Arzneimittelrecht sind die gängigen nationalen Herstellungsvorschriften in den letzten Jahren in die Ph. Eur. übernommen worden. Eine weitere Aufnahme von speziellen nationalen Herstellungsvorschriften in die Ph. Eur. wird aktuell nicht weiter vorangetrieben.

Merke

Nach dem AMG kann ein homöopathisches Arzneimittel von der Bundesoberbehörde, dem Bundesinstitut für Arzneimittel und Medizinprodukte, entweder ohne Angaben von Anwendungsgebieten nach § 38 registriert oder mit Anwendungsgebieten nach § 21 zugelassen werden.

Im Gegensatz zu den übrigen Arzneimitteln unterliegen die homöopathischen Arzneimittel nicht denselben gesetzlichen Anforderungen (AMG, § 38). Die meisten homöopathischen Stoffe werden nicht zugelassen, sondern registriert. Diese Registrierung erfolgt durch das BfArM, das in dem Zusammenhang prüft, ob die Arzneimittel nach den Vorgaben des HAB hergestellt wurden und ob der Hersteller ihre Qualität und Unbedenklichkeit nachweisen kann. Ein Nachweis der Wirksamkeit wird dabei nicht gefordert.

Aktuell (Stand: Oktober 2020 BfArM) befinden sich 6120 Arzneimittel der Besonderen Therapierichtungen (Homöopathische und Anthroposophische Therapierichtung) nach einem abgeschlossenen Zulassungs- oder Registrierungsverfahren im Verkehr, davon 3584 Kombinationspräparate. Darüber hinaus sind 336 verschiedene homöopathische Arzneimittel durch Rechtsverordnung nach § 39 Abs. 3 AMG von der Pflicht zur Einzelregistrierung freigestellt (standardregistriert).

19.3 Ausgangsstoffe, Arzneiträger und Hilfsstoffe

19.3.1 Ausgangsstoffe

Nach Ph. Eur. können die **Ausgangsstoffe** für die Herstellung homöopathischer Zubereitungen **natürlichen oder synthetischen Ursprungs** sein, eine detailliertere Beschreibung ist im HAB zu finden.

Es handelt sich zumeist um Ausgangsstoffe

- **pflanzlichen Ursprungs** (HAB: frische Pflanzen, tiefgefrorene Frischpflanzen und Presssäfte, ethanolisch-konservierte Frischpflanzen, Drogen),
- **tierischen Ursprungs** (HAB: Tiere, Nosoden) oder
- **menschlichen Ursprungs** (HAB: Nosoden).

Im HAB werden auch die **Ausgangstoffe mineralischer Herkunft** sowie **anorganische** und **synthetische** Ausgangsstoffe beschrieben.

Frische Pflanzen sind bei trockenem Wetter möglichst staub- und schmutzfrei zu sammeln oder zu ernten. Kranke, stärker beschädigte oder abgestorbene Teile werden verworfen. Wartezeiten für Pflanzenschutzmittel sind zu beachten. Eine Reinigung der Pflanzen erfolgt, wenn nötig, mit wenig Wasser. Die Erntezeiten sind vorgeschrieben. Wenn Frischpflanzenmaterial aufbewahrt werden muss, dann ist das zu verarbeitende Material kühl, tiefgefroren oder in Ethanol zu lagern.

Für Ausgangsstoffe tierischen oder menschlichen Ursprungs müssen geeignete Maßnahmen getroffen werden, die das Risiko der Anwesenheit infektiöser Agenzien in den homöopathischen Zubereitungen minimieren. Deshalb müssen Herstellungsverfahren Schritte einschließen, die erwiesenermaßen infektiöse Agenzien eliminieren oder inaktivieren. Wo erforderlich, müssen in gleicher Weise die Anforderungen der Allgemeinen Monographie „**Produkte mit dem Risiko der Übertragung von Erregern der spongiformen Enzephalopathie tierischen Ursprungs**" erfüllt werden. Tierische Ausgangsstoffe, deren Verzehr durch Menschen üblich ist, müssen den lebensmittelrechtlichen Forderungen entsprechen. Bei Spendern von Materialien menschlichen Ursprungs muss im Allgemeinen gezeigt werden, dass sie den Empfehlungen entsprechen, die für Blutspender und gespendetes Blut „**Plasma vom Menschen (Humanplasma) zur Fraktionierung**" gelten.

19

Ausgangsstoffe zur Herstellung von Nosoden nach HAB sind, erforderlichenfalls in Glycerol 85 % suspendiert, 20 min lang im Dampfsterilisator mit gespanntem gesättigtem Wasserdampf bei einem Druck von $3 \cdot 10^2$ kPa bei einer Kerntemperatur von 133 °C zu sterilisieren. Vor der weiteren Verarbeitung ist zu belegen, dass die wie vorstehend angegeben behandelten Ausgangsstoffe den Anforderungen unter „Prüfung auf Sterilität" (2.6.1) in der Ph. Eur. entsprechen. Vor der Sterilisation sind Kulturen von Mikroorganismen auf eine definierte Anzahl Mikroorganismen pro Gramm, im Falle von Viruspräparationen auf einen bestimmten Titer einzustellen.

Die Ausgangsstoffe sind im HAB unter den Monographien A bis Z zu finden, ggf. mit entsprechendem Verweis auf das Kapitel „Homöopathische Zubereitungen und Stoffe für homöopathische Zubereitungen" in der Ph. Eur.

19.3.2 Arzneiträger, Hilfsstoffe

Unter den Arzneiträgern des HAB ist Ethanol verschiedener Konzentrationen – von wasserfreiem Ethanol bis herab zu 15 % (m/m) – der wichtigste Hilfsstoff. Durch die zahlreichen Konzentrationsstufen soll erreicht werden, dass jede Zubereitung auch bei geänderter Herstellungsweise den gleichen Ethanolgehalt hat wie nach dem bis 1978 gültigen HAB 1934. Bei den Vorschriften der Ph. Eur. wird der Ethanolgehalt immer entsprechend in % (V/V) angegeben.

Die Anzahl der einsetzbaren Hilfsstoffe und Arzneiträger ist aufgrund der Besonderheit der homöopathischen Therapie sehr stark eingeschränkt. Es sollen an dieser Stelle nur noch Glycerol, Lactose-Monohydrat, Natriumchlorid, Saccharose, gereinigtes Wasser sowie Wasser für Injektionszwecke beispielhaft erwähnt werden.

Bei frischer Herstellung der Arzneiträger dürfen diese höchstens 24 Stunden aufbewahrt werden.

19.4 Zubereitungen

Definition

Homöopathische Zubereitungen werden aus Substanzen, Stoffen oder konzentrierten Zubereitungen nach einer homöopathischen Verfahrenstechnik hergestellt. (Ph. Eur. 10.3/1038).

In der englischen Fassung der Ph. Eur. werden die konzentrierten Zubereitungen, die als Ausgangs- bzw. Startmaterialien eingesetzt werden als "Stocks" bezeichnet. Stocks sind üblicherweise Urtinkturen oder Glycerolmazerate von pflanzlichen, tierischen oder menschlichen Ausgangsmaterialien sowie die Substanz selbst, wenn es sich um Rohmaterialien von chemischer oder mineralischer Herkunft handelt.

Durch **Potenzierung** – stufenweises Verdünnen und Verschütteln oder stufenweises Verreiben oder eine Kombination beider Verfahren – werden Verdünnungen (**Dilutionen**) oder Verreibungen (**Triturationen**) hergestellt.

Im HAB existiert der Begriff „konzentrierte Zubereitungen" nicht. Nach dem HAB sind Urtinkturen und Lösungen sowie deren flüssige Verdünnungen (Dilutionen) **flüssige Zubereitungen**. Verreibungen und deren feste Verdünnungen (Triturationen) sind nach dem HAB **feste Zubereitungen**.

Urtinkturen, Kurzzeichen Ø (Ph. Eur. und HAB) oder TM (Ph. Eur.) sind nach Ph. Eur. flüssige Zubereitungen, die durch Einwirkenlassen eines geeigneten Arzneiträgers auf Ausgangsstoffe erhalten werden. Die Ausgangsstoffe sind üblicherweise in frischem Zustand, können aber auch getrocknet sein. Die Urtinkturen für homöopathische Zubereitungen können auch aus Pflanzensäften mit oder ohne Zusatz eines Arzneiträgers erhalten werden. Bei bestimmten Zubereitungen kann das zu extrahierende Material einer Vorbehandlung unterzogen werden.

Urtinkturen können durch Mazeration, Perkolation, Wärmebehandlung (Digestion), Aufguss (Infusion), Abkochung (Decoct), Fermentation oder wie in der Einzelmonographie beschrieben hergestellt werden, im Allgemeinen unter Verwendung von Ethanol geeigneter Konzentration. Falls nicht anderes vorgeschrieben ist, wird nach Ph. Eur. die Mazeration verwendet (Dauer: 10–30 Tage).

Merke

Urtinkturen sind konzentrierte, flüssige Zubereitung, die durch Mischen eines pflanzlichen Presssafts mit Ethanol, durch Auszug (Extraktion) pflanzlicher oder tierischer Ausgangsstoffe oder aus Nosoden gewonnen werden.

Urtinkturen und ihre flüssigen Verdünnungen dürfen nicht stärker getrübt sein, als es der Natur des jeweiligen Ausgangsmaterials entspricht. Falls erforderlich können Urtinkturen deshalb nach Lagerung filtriert werden.

19.5 Darreichungsformen

Aus den flüssigen und festen Zubereitungen können weitere Darreichungsformen wie z. B. Tabletten, Streukügelchen (Globuli), Parenteralia, flüssige Einreibungen (Externa), Salben, Suppositorien, Augentropfen und Mischungen hergestellt werden. Triturationen können zur Einzeldosierung auch in Kapseln abgefüllt werden (▸ Kap. 19.7).

Nach der Ph. Eur. entsprechen die homöopathischen Zubereitungen den jeweiligen Monographien der „Darreichungsformen" der Ph. Eur. sowie speziellen Angaben zu den „Homöopathischen Darreichungsformen" wie z. B. Tabletten und imprägnierte Tabletten, Streukügelchen, Globuli velati, einschließlich der möglichen Hilfsstoffe zu deren Herstellung.

19.6 Homöopathisches Potenzieren

> **Merke**
>
> Die durch Potenzierung erhaltenen Verdünnungsgrade werden in der Regel durch die Zahl der Verdünnungsstufen im Herstellungsgang entsprechend dem Verdünnungsverhältnis gekennzeichnet. Die Zeichen D (HAB, Ph. Eur.), DH oder X (Ph. Eur.) kennzeichnen die im Verhältnis 1:10 (1 + 9) im „Dezimalsystem", die Zeichen C (HAB, Ph. Eur.) und CH (Ph. Eur.) die im Verhältnis 1:100 (1 + 99) im „Centesimalsystem" hergestellten Verdünnungen.

Weiterhin gibt es die unter Einschaltung von Streukügelchen-Potenzen in besonderer Weise durchzuführende „LM-Potenzierung" im Verhältnis 1:50 000 (HAB, Vorschrift 17). Die Bezeichnung geht auf unkorrekten Gebrauch der lateinischen Zeichen L für 50 und M für 1 000 zurück. LM-Potenzen werden nach einer speziellen Verfahrenstechnik durch wechselnde Verdünnungsschritte von flüssiger Verdünnung und Imprägnierung von Streukügelchen hergestellt.

Lediglich bei den speziellen Herstellungsvorschriften 33d und 38 im HAB wird auch eine Verdünnung im Verhältnis 1:20, die „Vicesimalverdünnung" beschrieben.

Eine den Zeichen D, C usw. zugesetzte arabische, bei den LM-Potenzen römische Zahl kennzeichnet die Anzahl der Verdünnungsschritte. So bedeutet D3 oder 3 DH bzw. 3 X die dritte Potenzierungsstufe im Dezimalsystem; C 3 oder 3 CH bzw. 3 C steht für die dritte Potenzierungsstufe im Centesimalsystem. Bei LM-Potenzen wird die Anzahl der Verdünnungsschritte durch Zufügen einer römischen Zahl gekennzeichnet.

Nach den Vorschriften des HAB darf bei der Herstellung flüssiger oder fester Verdünnungen keine Stufe übersprungen werden, sofern nichts anderes angegeben ist.

19.6.1 Potenzieren von Flüssigkeiten

Nach dem HAB müssen flüssige Verdünnungen in Gefäßen hergestellt werden, deren Rauminhalt um mindestens ein Drittel größer ist als die aufzunehmende Flüssigkeitsmenge. Zur Potenzierung wird nach der jeweiligen Vorschrift verdünnt und jedes Mal mindestens 10-mal kräftig geschüttelt. Für jede Verdünnung muss ein eigenes Gefäß benutzt werden (**Mehrglasmethode**).

Bei Einsatz mechanischer Schüttelmaschinen ist darauf zu achten, dass der Bewegungsablauf der manuellen Verschüttelung hinsichtlich Frequenz und Strecke entspricht.

Nicht zulässig ist die sogenannte **Einglasmethode**, bei der immer in dem gleichen Fläschchen potenziert wird, indem 9 Teile der vorhergehenden Verdünnungsstufe ausgegossen werden und der verbliebene 1 Teil wieder zu 10 Teilen verdünnt und verschüttelt wird. Der Grund für die Bevorzugung der Mehrglasmethode ist die bessere Reproduzierbarkeit.

Nach der Ph. Eur. ist die Mehrglasmethode nicht vorgeschrieben und zur maschinellen Verschüttelung werden keine Aussagen gemacht. Daraus ist abzuleiten, dass in Ländern der Europäischen Union, in denen die Zulassung/Registrierung eines homöopathischen Fertigarzneimittels durch Rechtsvorschriften nicht an die im HAB vorgeschriebene homöopathische Verfahrenstechnik gekoppelt ist, durchaus die Einglasmethode zur Anwendung kommen könnte, zumal auch hier eine stufenweise Verdünnung und Verschüttelung erfolgt.

Die Herstellung von sehr hohen Potenzen durch Maschinenverschüttelung ist wegen hoher Betriebskosten der Mehrglasmethode (Behältnismaterial) nur mit der von Korsakoff entwickelten **Einglasmethode** im Centesimalverhältnis zu realisieren. Hierbei werden zur Herstellung solcher **K-Potenzen** Potenziergefäße maschinell befüllt, nach dem Potenzieren durch 10-maliges Aufschlagen zu 99 % entleert und erneut befüllt. Das Problem besteht darin, eine genügende Präzision der Restmengen zu erhalten. Um möglichst bei Maschinenverschüttelung nicht im Einflussbereich von elektromagnetischen Feldern zu arbeiten, kann der Schüttelvorgang pneumatisch betrieben werden. Über beide Potenzierungsmethoden wird auch im WHO-Dokument berichtet.

Allen homöopathischen Potenzierverfahren für Flüssigkeiten ist gemeinsam, dass neben dem Verdünnungsprozess ein Energieeintrag erfolgen muss, der Turbulenzen erzeugt.

19.6.2 Potenzieren von Feststoffen

Nach HAB werden Triturationen durch **Verreiben** von Ausgangsstoffen mit dem Hilfsstoff Lactose-Monohydrat nach Vorschrift 6 (Ph. Eur. 4.1.1) hergestellt.

19.7 Herstellungsvorschriften

Im Kapitel H 5.4.4 im HAB sind alle Herstellungsvorschriften aufgeführt, wobei die gängigsten Vorschriften bereits in die Ph. Eur. überführt wurden. Dort findet man im Kapitel „Homöopathische Zubereitungen" und Stoffe für homöopathische Zubereitungen u. a. folgende Monographien:

- Homöopathische Zubereitungen (Ph. Eur. 10.3/1038),
- Imprägnierte homöopathische Kügelchen (Ph. Eur. 10.0/2079),
- Umhüllte homöopathische Kügelchen (Ph. Eur. 10.0/2786),
- Vorschriften zur Herstellung homöopathischer Zubereitungen und zur Potenzierung (Ph. Eur. 10.0/ 2371).

Die Homöopathie stellt eine Erfahrungsheilkunde dar. Aus diesem Grunde und wegen fehlender Analysierbarkeit der höheren Verdünnungsstufen sind die im HAB niedergelegten Herstellungsregeln starrer als diejenigen in den anderen Teilen des Arzneibuchs.

Herstellungsvorschriften für Urtinkturen aus pflanzlichem oder tierischem Material. Zur Herstellung von Urtinkturen nach den Vorschriften 1a bis 4b verweist das HAB auf die Vorschriften 1.1.1 bis 1.1.9 der Ph. Eur. Die Herstellungstemperatur darf 25 °C nicht übersteigen.

Bei frischen Pflanzenmaterialien, bei denen keine Gehaltsbestimmungen vorgeschrieben sind, die aber je nach Wetter, Standort usw. sehr unterschiedliche Gehalte besitzen können, wird eine weitgehende Normung durch die **Bestimmung entweder des Trocknungsverlustes oder des Gehalts** an einem gut bestimmbaren, vornehmlich einem stark wirkenden Inhaltsstoff erreicht. Der Trocknungsverlust tritt zugleich an die Stelle des „Saftes", der nach Hahnemann gleich dem „Arzneigehalt" der Pflanzen ist, und bestimmt auch gemeinsam mit dem Gehalt an Presssaft die Wahl der Herstellungsregel.

Bei frischen Pflanzen mit mehr als 70 % Presssaft und ohne ätherisches Öl, Harz oder Schleim wird nach dem Zerkleinern der Saft ausgepresst. Der Presssaft wird sofort mit der gleichen Masse Ethanol 90 % (V/V) gemischt (HAB, Vorschrift 1a, entspricht 1.1.1 Ph. Eur.). Vorschrift 1b (entspricht 1.1.2 Ph. Eur.) wird für die Verarbeitung von Milchsaft aus Pflanzen angewendet. 1 Teil frischer Milchsaft wird mit 2 Teilen Ethanol 36 % (V/V) gemischt und filtriert.

Pflanzen mit weniger als 70 % Presssaft und ohne ätherisches Öl, Harz oder Schleime, aber mit mehr als 60 % Feuchtigkeit (bestimmt durch den Trocknungsverlust), werden frisch zerkleinert und mit Ethanol bestimmter Konzentration mazeriert (HAB, Vorschriften 2a und 2b, entsprechen 1.1.3 und 1.1.4 Ph. Eur.).

Pflanzen mit weniger als 60 % Feuchtigkeit oder mit ätherischem Öl, Harz oder Schleim werden frisch zerkleinert und mit den im HAB, Vorschriften 3a bis 3c (entsprechen 1.1.5 bis 1.1.7 Ph. Eur.) angegebenen Mengen und Konzentrationen an Ethanol mazeriert.

Getrocknete Pflanzen sowie Tiere, z. B. Bienen und Ameisen, werden mit Ethanol angegebener Konzentration mazeriert oder perkoliert (HAB, Vorschrift 4a und 4b, entsprechen 1.1.8 und 1.1.9 Ph. Eur.).

Sind Trocknungsverlust, Trockenrückstand oder Gehalt zu berücksichtigen, werden die Pflanzen oder die Pflanzenteile fein zerkleinert. Von einer Probe werden Trocknungsverlust oder Trockenrückstand bestimmt. Die zerkleinerte Pflanzenmasse wird zur Inhibierung fermentativer Veränderung sofort mit der vorgeschriebenen Menge Extraktionsmittel versetzt und in gut verschlossenen Gefäßen entsprechend der in der Vorschrift angegebenen Zeit stehen gelassen. Eine lange Mazeration (höchstens 60 d) oder eine sehr lange Mazeration (höchstens 180 d) ist zulässig, wenn keine Qualitätsunterschiede zu dem nach Vorschrift hergestellten Mazerat bestehen. Für die Berechnung der noch zu ergänzenden Menge Extraktionsmittel sind Gleichungen angegeben.

Vorschriften für die Weiterverarbeitung der Urtinkturen zu Dilutionen. Die Urtinkturen werden in dieser Form nur selten verordnet, sondern meistens zu Dilutionen im C- oder D-System potenziert. Hierbei ist zu beachten, dass für die Herstellung der 1. Stufe (und nur dieser) unterschiedliche Mengen der Urtinktur eingesetzt werden, je nach Gehalt der Urtinktur. Zur Herstellung von 10 Teilen Verdünnung D1 werden jeweils 2 Teile Urtinktur, bereitet nach den Vorschriften 1a, 2a und 2b, bzw. 3 Teile Urtinktur, bereitet nach den Vorschriften 1b, 3a, 3b und 3c, eingesetzt. Bei Urtinkturen, hergestellt nach Vorschrift 4a oder 4b entspricht die Urtinktur jeweils der D1, sodass 1 Teil Urtinktur und 9 Teile Verdünnungsmittel zur D2 verarbeitet werden. Sinngemäß wird bei der Herstellung der C-Potenzen vorgegangen. Das Verdünnungsmedium ist vorgeschrieben, es ist nach den Löslichkeiten der Inhaltsstoffe ausgewählt, und es wird im Laufe der fortlaufenden Verdünnungen so bald wie möglich durch das bei der klassischen Homöopathie nach Hahnemann bevorzugte Ethanol 43 % (m/m) ersetzt. In der Anthroposophie strebt man dagegen die Verwendung von Ethanol 15 % (m/m) an.

Lösungen (HAB, Vorschrift 5 a, entspricht 3.1.1 Ph. Eur.) und Wässrige Lösungen (HAB, Vorschrift 5b, entspricht 3.1.2 Ph. Eur.) werden aus geeigneten anorganischen oder organischen Ausgangsstoffen (wie z. B. Mineralien und Giften) und einem flüssigen Arzneiträger (Ethanol oder gereinigtes Wasser) hergestellt. Die Art der Arzneiträger sowie die mögliche Zugabe von Zusätzen sind geregelt.

Verreibungen (HAB, Vorschrift 6, entspricht 4.1.1 Ph. Eur.) werden stufenweise im Dezimal- oder Centesimalverhältnis mit Lactose-Monohydrat per Hand- oder Maschinenverreibung hergestellt, letztere muss bei Mengen über 1 kg verwendet werden.

Bei der Herstellung einer Verreibung ist die Verreibungszeit und Intensität so zu wählen, dass die Größe der erhaltenen Ausgangsteilchen der 1. Dezimal- bzw. Centesimalverdünnung 100 µm nicht übersteigt.

Für die **Handverreibung** wird der Arzneiträger in drei gleiche Teile geteilt und der erste Teil in einem Porzellanmörser kurze Zeit verrieben. Nach Zugabe des Ausgangsstoffs wird 6 min lang verrieben, 4 min lang mit einem Porzellanspatel abgeschabt, abermals 6 min lang verrieben, wiederum 4 min lang abgeschabt, dann das zweite Drittel Arzneiträger zugesetzt und weiter verfahren, wie oben angegeben. Schließlich wird der Rest des Arzneiträgers hinzugefügt und wieder in der angegebenen Weise verfahren, sodass zur Herstellung der Verreibung insgesamt mindestens 1 h Arbeitszeit benötigt wird. Entsprechend wird bei den folgenden Verdünnungen verfahren. Die **Maschinenverreibung** ist analog hierzu durchzuführen, wobei die Maschine mit einer Abschabevorrichtung ausgestattet sein muss, die eine gleichmäßige Verreibung sicherstellt.

Ab D4 bzw. C4 kann auch zu einem flüssigen Medium entsprechend der Vorschriften 3.2.1 und 3.2.2 Ph. Eur. gewechselt werden.

Feste Zubereitungen nach Vorschrift 7 (Verreibungen aus Flüssigkeiten, entspricht 4.2.1 Ph. Eur.) werden aus Urtinkturen und Lösungen, deren Verdünnungen, Mischungen oder gemeinsam potenzierten Mischungen hergestellt. Dabei wird die Gesamtmenge an Arzneiträger schrittweise imprägniert und die feuchte Mischung schonend getrocknet, vermahlen und ggf. gesiebt bis Homogenität und Potenzierung erreicht sind.

Flüssige Zubereitungen aus Verreibungen (HAB, Vorschrift 8 a, entspricht 3.2.1 Ph. Eur.) und Wässrige Zubereitungen aus Verreibungen (HAB, Vorschrift 8b, entspricht 3.2.2 Ph. Eur.) werden aus den Verreibungen D4, D5 oder D6 bzw. C4, C5 oder C6 hergestellt, die nach Vorschrift 6 HAB (4.1.1. Ph. Eur.) durch mindestens 2 Potenzierungsstufen hergestellt wurden. Die Verdünnungen D6 und D7 bzw. C6 und C7 werden in 2 Potenzierungsstufen mit gereinigtem Wasser und Ethanol bzw. Wasser für Injektionszwecke hergestellt. Diese Vorschriften dienen hauptsächlich zur Herstellung von flüssigen Verdünnungen aus Verreibungen von Substanzen, die wenig löslich bis praktisch unlöslich sind.

Tabletten (HAB, Vorschrift 9) waren nach Hahnemann noch unbekannt. Sie werden nach HAB aus den entsprechenden Verreibungen oder Mischungen hergestellt, wobei zur Herstellung als Hilfsstoffe nur Stärke, Cellulosepulver, Mikrokristalline Cellulose, hochdisperses Siliciumdioxid, Calciumbehenat oder Magnesiumstearat bis zu definierten Konzentrationen zugesetzt werden dürfen. Im Bedarfsfall können zur Granulation wässrige Lactose-Monohydrat-Lösung, Stärkekleister oder Ethanol geeigneter Konzentration eingesetzt werden.

In der Ph. Eur. handelt es sich bei den homöopathischen Darreichungsformen „Tabletten“ und „Imprägnierte Tabletten“ um feste Zubereitungen zur sublingualen oder oralen Anwendung, die aus Saccharose, Lactose oder anderen geeigneten Hilfsstoffen entsprechend der Monographie Tabletten hergestellt werden. Sie können entweder durch Verpressen eines oder mehrerer „Wirkstoffe“ mit den Hilfsstoffen oder durch Imprägnierung vorgefertigter Tabletten mit einem oder mehreren flüssigen „Wirkstoffen“ hergestellt werden.

Streukügelchen (Globuli) (HAB, Vorschrift 10) müssen den Anforderungen der Monographie **Imprägnierte homöopathische Kügelchen (Streukügelchen/Globuli)** im Kapitel Homöopathische Zubereitungen der Ph. Eur. entsprechen.

Es handelt sich um feste Zubereitungen aus Saccharose, Lactose oder anderen geeigneten Hilfsstoffen zur sublingualen oder oralen Anwendung, die eine ausreichende Festigkeit besitzen, so dass sie bei der Handhabung nicht bröckeln oder brechen. Sie können durch Imprägnierung von **Wirkstofffreien Kügelchen für homöopathische Zubereitungen** mit einer oder mehreren flüssigen homöopathischen Zubereitung/en hergestellt werden. Die Imprägnierung erfolgt unter Verwendung von flüssigen Zubereitungen zumeist mit einer Konzentration von mindestens 68 % (V/V) Ethanol im Verhältnis von 1 Massenteil Flüssigkeit zu 100 Massenteilen wirkstofffreien Kügelchen bzw. 1 Volumenteil Flüssigkeit zu 100 Masseteilen wirkstofffreien Kügelchen.

Die Streukügelchen sind mit dem Verdünnungsgrad zu bezeichnen, der der verwendeten flüssigen Zubereitung entspricht.

Parenteralia, flüssige Verdünnungen zur Injektion (HAB, Vorschrift 11) sind sterile, flüssige, durch Potenzieren und/oder Mischen erhaltene Verdünnungen aus einer oder mehreren nach Vorschriften des HAB hergestellten Zubereitung/en. Sie sind zur Injektion bestimmt und müssen den Anforderungen der Monographie Parenteralia im Kapitel Darreichungsformen (Ph. Eur.) entsprechen. Mit Ausnahme von Mitteln zur Isotonisierung (in der Regel Natriumchlorid) und Einstellung des pH-Werts sind weitere Zusätze nicht erlaubt, gegebenenfalls können Konservierungsmittel verwendet werden. Die beiden letzten Potenzierungen (bei Dezimalverdünnungen) bzw. die letzte (bei Centesimalverdünnungen) erfolgen mit Wasser für Injektionszwecke.

Flüssige Einreibungen (HAB, Vorschrift 12a bis 12q) sind Tinkturen zum äußerlichen Gebrauch (Externa). Die Herstellung erfolgt durch abgestuftes Verdünnen von Urtinkturen, die auf unterschiedliche Arten hergestellt werden. Es handelt sich z. B. um ölige Auszüge, Mischungen fetter und ätherischer Öle oder Warmauszüge. Diese meist nur von einzelnen Firmen hergestellten Produkte tragen kennzeichnende Zusatzbezeichnungen wie H 5 %, W 10 %; „H“ steht hierbei für „heiß“ und „W“ für „warm“.

Salben (HAB, Vorschrift 13) werden aus einer oder mehreren nach Vorschrift des HAB hergestellten Zubereitung/en und einer geeigneten Grundlage hergestellt. Hydrogelen und hydrophilen Cremes können Konservierungsmittel zugesetzt werden. Der Zusatz von Konservierungsmitteln, Antioxidanzien und Stabilisatoren ist nicht zulässig. Salben müssen den Anforderungen der Monographie Halbfeste Zubereitungen zur kutanen Anwendung im Kapitel Darreichungsformen (Ph. Eur.) entsprechen. Salben, bei denen die entsprechend hergestellte Zubereitung zur Grundlage im Verhältnis 1 zu 10 bei Urtinkturen und bei Dezimalverdünnungen beziehungsweise 1 zu 100 bei Centesimalverdünnungen zugegeben wurde, tragen die Bezeichnung der eingearbeiteten Zubereitung. Zur Herstellung von metallpulverhaltigen Salben wird auf Vorschrift 48 (HAB) verwiesen.

Suppositorien (HAB, Vorschrift 14) werden aus einer oder mehreren nach Vorschriften des HAB hergestellten Zubereitung/en und einer geeigneten Grundmasse (in der Regel Hartfett) hergestellt. Weitere Zusätze können unter anderem Mikrokristalline Cellulose, Cellulosepulver, hochdisperses Siliciumdioxid und Honig sein. Suppositorien müssen den Anforderungen der Monographie Zubereitungen zur rektalen Anwendung im Kapitel Darreichungsformen (Ph. Eur.) entsprechen.

Augentropfen (HAB, Vorschrift 15) sind sterile, wässrige Verdünnungen von homöopathischen Zubereitungen mit einem Restethanolgehalt von höchstens einem Prozent, die den Anforderungen der Monographie Zubereitungen zur Anwendung am Auge im Kapitel Darreichungsformen (Ph. Eur.) entsprechen müssen. Mit Ausnahme von Mitteln zur Konservierung und Isotonisierung sowie Einstellung und Stabilisierung des pH-Werts sind weitere Zusätze nicht erlaubt.

Mischungen (HAB, Vorschrift 16) sind u. a. Mischungen flüssiger und/oder fester nach Vorschriften des HAB hergestellter Zubereitungen, die häufig für die Herstellung von Fertigarzneimitteln verwendet werden.

LM-Potenzen (HAB, Vorschrift 17, entspricht 5.2 Ph. Eur.) sind eine von Hahnemann in seinen letzten Jahren genutzte Potenzierungsmethode, die mit besonders großen Verdünnungsschritten zu den LM-Potenzen führt.

In der Ph. Eur. werden „LM“-Potenzen nach einer spezifischen Verfahrenstechnik mit einem Verdünnungsfaktor von 50 000 durch regelmäßig wechselnde Verdünnungsschritte von flüssigen Verdünnungen und Imprägnieren von Streukügelchen hergestellt. Die Anzahl der Potenzierungsstufen bestimmt den Verdünnungsgrad, zum Beispiel bedeutet „LM III“ drei aufeinanderfolgende LM-Verdünnungen.

Zur Herstellung von Streukügelchen der Potenz LM I werden 60 mg C3-Verreibung in einem 500 Tropfen (unter Verwendung eines Normaltropfenzählers) entsprechenden Volumen Ethanol 18 % (*V*/*V*) oder einer anderen genehmigten Konzentration gelöst. 1 Tropfen dieser Lösung wird mit einem 100 Tropfen entsprechenden Volumen Ethanol 90 % (*V*/*V*) oder einer anderen genehmigten Konzentration versetzt und mindestens 100-mal verschüttelt. Mit der gesamten Lösung wird eine 50 000 Streukügelchen entsprechende Menge Streukügelchen imprägniert. Die Streukügelchen werden an der Luft trocknen gelassen. Zur Herstellung flüssiger LM-Potenzen wird 1 Streukügelchen der erforderlichen Potenz in 10,0 ml Ethanol 18 % (*V*/*V*) oder einer anderen genehmigten Konzentration gelöst. Die Potenz der Lösung entspricht der Potenz des in der Lösung gelösten Streukügelchens.

Globuli velati (HAB, Vorschrift 39a bis c) sind auch in der Ph. Eur. unter **Umhüllte homöopathische Kügelchen** zu finden. Es sind feste Zubereitungen aus Saccharose der Kategorie 5 (40–50 Kügelchen wiegen 1 g) der Monographie **Wirkstofffreien Kügelchen für homöopathische Zubereitungen**, die mit einem Sirup umhüllt werden, der aus mit Saccharose-Sirup potenzierten oder mit Saccharose-Sirup gemischten homöopathischen Zubereitungen besteht. Unabhängig davon können auch Verreibungen eingearbeitet werden. Umhüllte homöopathische Kügelchen besitzen eine ausreichende Festigkeit, so dass sie bei der Handhabung nicht bröckeln oder brechen und sind zur sublingualen oder oralen Anwendung bestimmt. Globuli velati nach Vorschrift 39a und b werden mit dem Verdünnungsgrad der aufgebrachten Zubereitung bezeichnet.

Gemeinsam potenzierte Mischungen (HAB, Vorschriften 40a bis c, entsprechen 5.1.1 bis 5.1.3 Ph. Eur.) werden durch gemeinsames Potenzieren von 2 oder mehr konzentrierten Zubereitungen und/oder deren Verdünnungen hergestellt. In der Ph. Eur. sind die konzentrierten Zubereitungen und/oder Verdünnungen sowie die Arzneiträger zur Herstellung der Mischungen aufgeführt. Die Auswahl des Arzneiträgers richtet sich nach allen Anforderungen an die bestimmte konzentrierte Zubereitung sowie an die Darreichungsform. Für jeden Potenzierungsschritt wird 1 Teil Mischung mit 9 Teilen (Dezimalverdünnung) oder 99 Teilen (Centesimalverdünnung) des geeigneten Arzneiträgers gemischt und verschüttelt oder verrieben.

Nasentropfen (HAB, Vorschrift 45) sind wässrige Verdünnungen mit einem Restethanolgehalt von höchstens einem Prozent. Sie werden aus einer oder mehreren homöopathischen Zubereitung/en hergestellt und müssen den Anforderungen der Monographie Zubereitungen zur nasalen Anwendung im Kapitel Darreichungsformen (Ph. Eur.) entsprechen. Mit Ausnahme von Mitteln zur Konservierung, Viskositätserhöhung, Isotonisierung sowie Einstellung und Stabilisierung des pH-Werts sind weitere Zusätze nicht erlaubt.

Anthroposophische Mittel. Das Potenzieren basiert nach der anthroposophischen Lehre auf dem Dreiklang aus Verdünnen, rhythmischer Bearbeitung und Ruhe. Entsprechend der von Steiner angenommenen kosmischen Morgen- und Abendkräfte sollte nur am frühen Vormittag und späten Nachmittag potenziert werden.

Die Vorschriften unter 1.2 in der Ph. Eur. sind wässrig-alkoholische Urtinkturen mit Wärmebehandlung, die nach Art und Dauer der Wärmebehandlung unterteilt sind. Die Vorschriften nach HAB 18a bis 18f entsprechen den Vorschriften 1.2.1 bis 1.2.6 der Ph. Eur. und sind ethanolische Digestionen, bei denen der Mazerationsansatz für die Urtinkturen eine Stunde lang auf 37 °C erwärmt wird. Die Urtinkturen nach den Vorschriften HAB 19a bis 19f entsprechen den Vorschriften 1.2.7 bis 1.2.12 der Ph. Eur. und sind ethanolische Dekokte, bei denen der Mazerationsansatz ½ h lang unter Rückfluss zum Sieden erhitzt wird. Die Vorschrift HAB 20 entspricht der Vorschrift 1.2.13 der Ph. Eur. und ist ein ethanolischer Infus.

Die in den HAB Vorschriften 21 und 22 beschriebenen **Rh-Urtinkturen** werden aus Presssaft bzw. aus zerkleinerten Frischpflanzen durch einen Vergärungsprozess in tageszeitlichem Warm-Kalt-Rhythmus hergestellt, nämlich abwechselnd bei 37 °C und 4 °C. Eine Übertragung der Vorschriften 21 und 22 aus dem HAB in die Ph. Eur. wurde bereits vor einigen Jahren gestartet und könnte bald erfolgen.

In der Ph. Eur. sind unter 1.4 wässrige Urtinkturen mit Wärmebehandlung beschrieben. Dabei handelt es sich bei 1.4.1 um wässrige Digestionen (HAB Vorschrift 24b), bei 1.4.2 und 1.4.3 um wässrige Dekokte (HAB Vorschrift 23a und b) sowie bei 1.4.4. um wässrige Infuse (HAB Vorschrift 24a). Diese Zubereitungen sind ausschließlich für die Herstellung von Injektionszubereitungen, Zubereitungen zur Anwendung am Auge und umhüllte homöopathische Kügelchen bestimmt. Die Urtinkturen müssen, abgesehen von begründeten Fällen, sofort weiterverarbeitet werden.

Die genannten, der anthroposophischen Denkweise entstammenden Vorschriften bezwecken, die Tagesrhythmik und die Rhythmik der Jahreszeiten in den Arzneimittel-Herstellungsprozess mit einzubeziehen.

Gepufferte wässrige Urtinkturen nach HAB, Vorschrift 32 werden durch Mazeration frischer Pflanzenteile mit Ascorbat-Phosphat-Pufferlösung gewonnen und dienen ausschließlich zur Herstellung von Parenteralia. Die Zubereitungen nach dieser Vorschrift und deren Darreichungsformen tragen den Zusatz „col." (abgeleitet von colloidal).

Spagyrische und spagirische Mittel. Die Spagyrik lässt sich auf Gedankengänge der Alchemie und von Paracelsus zurückführen. Die aus dem Griechischen stammende Bezeichnung bedeutet „herausziehen und zusammenbringen". Gemäß der Absicht des Paracelsus „ich scheid das, das Arcanum ist, von dem, das nit Arcanum ist, und gieb dem Arcano seine rechte Dosim" sollen sowohl die flüchtigen, geistartigen, als auch die mineralischen Wirkkomponenten (beides Arcana) aus der Heilpflanze herausgetrennt und wieder vereint werden zum Arzneimittel. Dazu werden die Pflanzenteile zerkleinert und mit Hefe vergoren. Dann wird destilliert und das Wasserdampfdestillat in vorgelegtem Ethanol aufgefangen. Danach werden die Pflanzenrückstände abgepresst, getrocknet und verascht. Zuletzt wird die Asche mit dem ethanolhaltigen Destillat extrahiert. Spagyrische Urtinkturen werden unverdünnt oder auch potenziert verwendet, nach dem Simileprinzip oder nach den Indikationen der Phytotherapie.

Im HAB sind diverse Vorschriften für spagyrische Urtinkturen (u. a. Vorschriften 25 und 26 nach Zimpel, Vorschriften 27–30 nach Krauß) aber auch spagyrische Mischungen (Vorschriften 56g und 56h nach Bernus) aufgeführt. Sie unterscheiden sich in den Herstellungsverfahren und werden zumeist nur von einer herstellenden Firma verwendet.

Wässrige Urtinkturen mit Wärmebehandlung und Fermentation nach HAB, Vorschriften 33–37 werden durch Mazeration und Vergärung frischer/getrockneter Pflanzen oder Pflanzenteilen oder pflanzlicher Absonderun-

19

gen hergestellt. Die Herstellung dieser Präparate erfolgt unter Einschluss verschiedener alkoholischer und milchsaurer Gärungsprozesse mit Zusätzen, wie Molke, Honig, Lactose-Monohydrat und Hämatit.

Wässrige Urtinkturen mit Kältebehandlung nach HAB, Vorschrift 38 werden durch Mazeration getrockneter Pflanzen oder Pflanzenteile in der Kälte (2–8 °C) bereitet. Die Urtinktur ist die Mischung zweier Auszüge aus Pflanzenmaterial derselben Art, das zu unterschiedlichen Zeitpunkten (Sommer bzw. Winter) geerntet wurde. Nach dem Abpressen werden die beiden Presssäfte zentrifugiert und die klar überstehenden Lösungen gemischt. Die Urtinktur wird sofort nach dem Vicesimalsystem (1:20) zu Parenteralia in den Verdünnungsstärken H bis A (A bedeutet am stärksten verdünnt) potenziert.

Organpräparate nach HAB, Vorschriften 41a bis d und 42a bis b, entsprechen 2. Glycerolmazertate Ph. Eur. werden durch Mazeration von Ausgangsstoffen tierischen oder pflanzlichen Ursprungs hergestellt. Sie können mit natriumchloridhaltiger Glycerol-Lösung (HAB, Vorschrift 41a bis 41d, entspricht 2.2.1 bis 2.2.4 Ph. Eur.) oder Glycerol 85 % bzw. Glycerol-Ethanol-Mischungen (HAB, Vorschriften 42a und 42b, entspricht 2.1.1 bis 2.1.2 Ph. Eur.) bereitet werden.

Urtinkturen (Nosoden) nach HAB, Vorschrift 43 und 44 werden aus pathologisch veränderten Organen oder Organteilen von Mensch oder Tier (HAB, Vorschrift 43) oder aus abgetöteten Kulturen von Mikroorganismen oder aus Zersetzungsprodukten tierischer Organe oder aus Körperflüssigkeiten (HAB, Vorschrift 44) hergestellt. Die Urtinkturen werden mit Glycerol 85 % hergestellt, die weiteren Verdünnungen mit Ethanol 30–42 % (m/m).

19.8 Stabilität und Lagerung

Der Verwendbarkeitszeitraum von Fertigarzneimitteln wird im Rahmen des Registrierungs- oder Zulassungsverfahrens festgelegt, wobei der zuständigen Behörde vom pharmazeutischen Unternehmer entsprechende Prüfunterlagen vorgelegt werden müssen. Die Stabilitätsprüfung bei nach homöopathischen Verfahrenstechniken hergestellten Arzneimitteln erfolgt auf der Grundlage der Stabilitätsleitlinien der Europäischen Union, insbesondere der „Guideline on Stability Testing: Stability Testing of Existing Active Substances and Related Finished Products“ (CPMP/QWP/122/02, rev 1 corr, EMEA 2007). Dabei sind die Besonderheiten von Homöopathika zu berücksichtigen, sodass in Abhängigkeit vom Verdünnungsgrad stoffbezogene haltbarkeitssensitive Prüfungen zu relativieren sind. Die durchzuführenden Untersuchungen müssen jedoch die allgemeinen und speziellen haltbarkeitsrelevanten Merkmale des Fertigarzneimittels umfassen. Die Basis für die Feststellung des Stabilitätsprofils sind Langzeituntersuchungen. Die Durchführung beschleunigter Teste (Accelerated Tests der Guideline) sind immer dann erforderlich, wenn am Fertigarzneimittel Gehaltsbestimmungen notwendig sind. Sich aus den Untersuchungen ergebende Lagerungshinweise sind in die Beschriftung des Fertigarzneimittels aufzunehmen. Für die rezepturmäßige Bereitung im Rahmen der Einzelanfertigung liegt die Verantwortung bezüglich der Festlegung der Verwendbarkeitsdauer beim verantwortlichen Apotheker. Die Zubereitung kann gemäß DAC/NRF Tabelle I.4.-2 eingestuft und die Aufbrauchsfrist festgelegt werden.

Von homöopathischen Therapeuten wird seit Langem darauf hingewiesen, dass homöopathische Arzneimittel nicht in der Nähe von Geräten, die elektromagnetische Felder abstrahlen, aufbewahrt werden sollen. Seit kurzer Zeit liegen experimentelle Befunde am Kaulquappen-Modell (Welles 2007) vor, dass seit mehr als 15 Jahren von verschiedenen Arbeitsgruppen eingesetzt wurde. Mit diesem Modell konnte gezeigt werden, dass die Wirksamkeit von Thyroxin D30 nach Einfluss von Handy- und Mikrowellenstrahlung aufgehoben war (Weber 2008). Im Gegensatz hierzu waren mit Rotlicht-Scannern, wie sie zur Preisabtastung an Kassen üblich sind, sowie beim Aussetzen von Strahlung in Röntgentunneln an Flughäfen keine Veränderungen festzustellen (Scherer-Pongratz 2003, 2004). Im Rahmen von Elektroakupunktur-Untersuchungen nach Voll (Begher 2003) an verschiedenen homöopathischen Arzneimittelpotenzen D30 konnte festgestellt werden, dass nach einer 10-minütigen Bestrahlung der Arzneimittel mit einem Niedrigenergielaser (< 1 mW) die Wirksamkeit der Arzneimittel am Patienten nicht mehr nachgewiesen werden konnte.

19.9 Wie wirkt ein homöopathisches Arzneimittel?

Die Erklärungen der Wirksamkeit homöopathischer Zubereitungen reichen von reiner Placebowirkung über mögliche strukturelle Veränderungen im Arzneiträger, wie möglicherweise kohärente elektromagnetische Felder, bis hin zur Quantentheorie. Eine Quantifizierung des „wirksamen Prinzips“ im Sinne eines Wirkstoffgehalts ist nicht möglich. Diese Situation ist für Hersteller, Anwender und Kontrollbehörden wenig zufriedenstellend und kann unsere heutigen Vorstellungen von Arzneimittelsicherheit nicht befriedigen. Die therapeutische Anwendung homöopathischer Arzneimittel beruht seit Hahnemann auf der Erfahrung vieler Ärzte und Therapeuten. In einer solchen Situation sind bei der Herstellung Regeln zu befolgen, die auf Hahnemann zurück gehen, jedoch im Laufe der vergangenen 200 Jahre, teilweise aufgrund von Beobachtungen therapierender Ärzte oder im Zuge des Übergangs von der Manufaktur zur industriellen Produktion, berechtigt oder unberechtigt, verändert wurden und im jeweiligen Homöopathischen Arzneibuch ohne experimentelle wissenschaftliche Überprüfung zu finden sind.

Merke

Nach der Avogadro-Zahl enthält ein Mol eines Stoffs $6{,}02 \cdot 10^{23}$ Moleküle, sodass in 1000 ml homöopathischer Zubereitung je nach Molekulargewicht des wirksamen Bestandteils rechnerisch ab etwa D20 bis D26 keine Wirkstoffe mehr enthalten sein dürften.

Für eine homöopathische Dilution D22 errechnet sich im Falle von NaCl (M_m 58,5) eine Konzentration von einem Molekül NaCl pro ml. Trotz allem wird von vielen homöopathischen Ärzten die therapeutische Wirksamkeit von Potenzen, die über diese Verdünnungsgrade hinausgehen (Hochpotenzen), bestätigt.

Stets sollte man sich vor Augen führen, dass die Homöopathie eine Erfahrungsheilkunde ist.

Quellen und weiterführende Literatur

Begher FJ, Süß WG. Untersuchungen zum Einfluss der Herstellungsbedingungen von homöopathischen Hochpotenzen mithilfe der Elektroakupunktur nach Voll (EAV). In: Süß WG (Hrsg.) Homöopathische Arzneimittel – wissenschaftliche Grundlagen für die Herstellung, Qualität und Anwendung. Deutscher Apotheker Verlag, Stuttgart 2004

Behnke J. Homöopathie in der Apotheke. Die Zukunft in der Medizin ist undogmatisch und integrativ. Pharmaz ZTG, 164, 18–19, 2019

Grams N. Homöopathie in der Apotheke. Die Homöopathie spottet dem Wunsch nach Evidenz. Pharmaz ZTG, 164, 19, 2019

DAZ-Reihe „Komplementäre Therapien". Homöopathie (DAZ 12), traditionelle chinesische Medizin (DAZ 22), Schüßler-Salze (DAZ 31), Anthroposophische Medizin (DAZ 39), Spagyrik, Ayurveda und Bach-Blüten (DAZ 48), 2015

Grams N. Was wirklich hilft. Kompass durch die Welt der sanften Medizin. Aufbau Verlag, 2020

Hahnemann S. Organon der Heilkunst, Ausg. 6B, bearbeitet von Hochstetter K. KF Haug Verlag, Heidelberg 1978

Müller-Frahling M, Kasperzik B. Biochemie nach Dr. Schüßler. 4. Aufl., Deutscher Apotheker Verlag, Stuttgart 2017

Shang A, Huwiler-Müntener K, Nartey L, Jüni P, Doring S, Sterne JA, Pewsner D, Egger M. Are the clinical effects of homoeopathy placebo effects? Comparative study of placebo-controlled trials of homoeopathy and allopathy. Lancet 366 (9487): 726–732, 2005

Scherer-Pongratz W, Endler PC, Haidvogl M, Frass M. Das Scannen homöopathischer Arzneimittel – Untersuchung am zoologischen Modell. ÖAZ 57: 379–381, 2003

Scherer-Pongratz W, Endler PC, Haidvogl M, Frass M. Röntgenkontrolle homöopathischer Arzneimittel. ÖAZ 58: 564–565, 2004

Schulte J, Endler CP (eds.) Fundamental Research in Ultra High Dilution and Homoeopathy. Kluwer Academic Publishers, Dordrecht, Boston, London 1998

Weber S, Endler PC, Welles SU, Suanjak-Traidl E, Scherer-Pongratz W, Frass M, Spranger H, Peithner G, Lothaller H. The effect of homeopathically prepared thyroxine on highland frogs: influence of electromagnetic fields. Homeopathy 97: 3–9, 2008

Welles SU, Endler PC, Scherer-Pongratz W, Suanjak-Traidl E, Weber S, Spranger H, Frass M, Lothaller H. Pretreatment with Thyroxin 10^{-8} and the Effect of Homeopathically Prepared Thyroxin 10^{-30} on Highland Frogs – a Multi-Researcher Study. Forsch Komplementärmed 14: 353–357, 2007

WHO-Dokument. Safety issues in the preparation of homeopathic medicines. ISBN 9789241598842, World Health Organization, Genf 2009

19

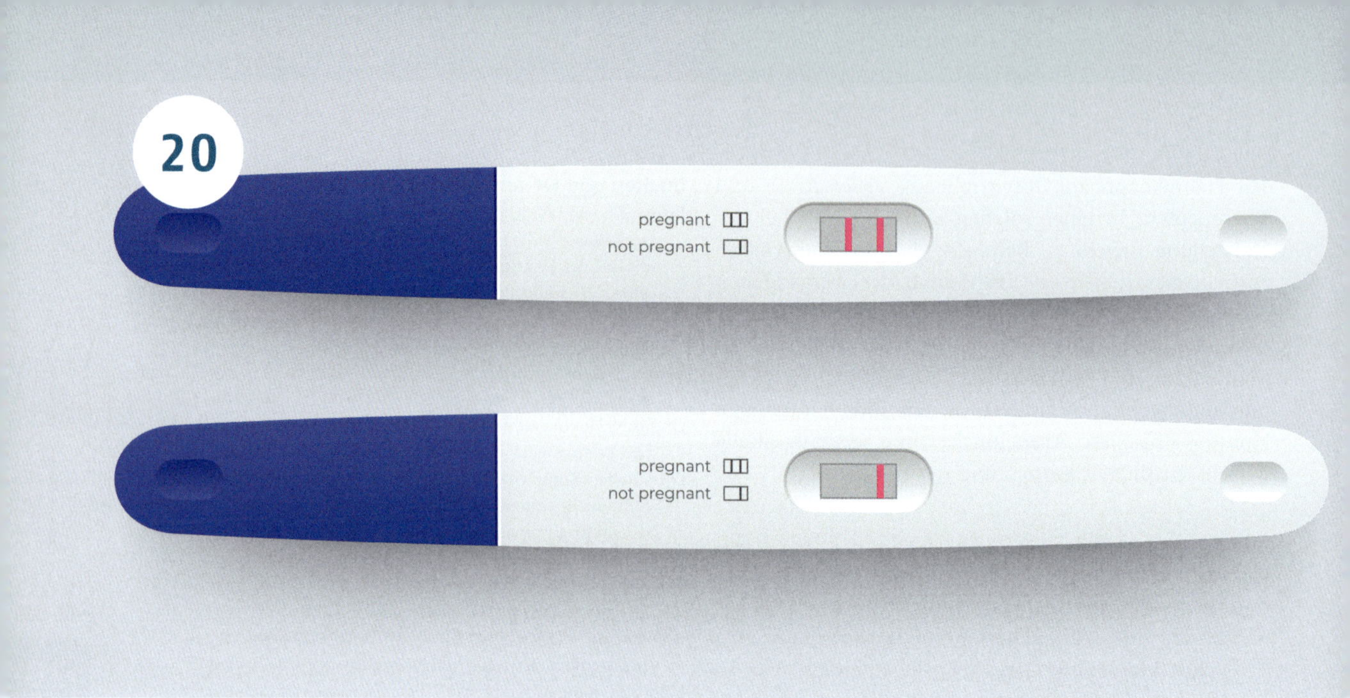

20

Medizinprodukte und In-vitro-Diagnostika

Prof. Dr. Nora Urbanetz

Medizinprodukte und In-vitro-Diagnostika werden in zwei neuen EU-Verordnungen, die am 25. Mai 2017 in Kraft traten, umfänglich neu geregelt. Die Medical Device Regulation (MDR) für Medizinprodukte ist ab 26. Mai 2021 gültig, die In Vitro Diagnostics Regulation (IVDR) für In-vitro Diagnostika ab 26. Mai 2022. Das folgende Buchkapitel widmet einige Zeilen wichtigen Definitionen und dem Geltungsbereich der beiden EU-Verordnungen. Es soll den Leser in die Lage versetzen, Produkte zweifelsfrei als Medizinprodukte zu erkennen und sie von anderen ähnlichen Produkten, wie beispielsweise Hilfs- und Heilmittel, aber auch Kosmetika und Arzneimittel abzugrenzen. Im Anschluss soll das rechtliche Rahmenwerk erläutert werden, welches die Voraussetzungen regelt, die Medizinprodukte und In-vitro-Diagnostika erfüllen müssen, bevor sie auf den Markt kommen. Schließlich wird die Überwachung der im Handel befindlichen Produkte durch Hersteller und Behörden erörtert.

20.1 Einführung

Die Änderung der Approbationsordnung für Apotheker (AAppO) vom 19. Juli 1989 durch die Zweite Verordnung zur Änderung der Approbationsordnung für Apotheker vom 14. Dezember 2000 sah zum ersten Mal Vorlesungen, Seminare und praktische Übungen mit Veranstaltungen zu Pharmazeutischer Technologie einschließlich Medizinprodukten in der Anlage 1, Stoffgebiet F, Pharmazeutische Technologie und Biopharmazie vor. Dadurch wurde die Vermittlung von Wissen über Medizinprodukte als Teil der Universitätsausbildung in der Approbationsordnung für Apotheker verankert.

Zu dieser Zeit war das Medizinprodukterecht in Deutschland im Gesetz über Medizinprodukte (Medizinproduktegesetz) geregelt, welches die Umsetzung diverser europäischer Richtlinien, namentlich der Richtlinien 93/42/EWG, 90/385/EWG und 98/79/EG, zu In-vitro-Diagnostika in nationales Recht darstellte.

Diese Richtlinien wurden aufgehoben und durch zwei EU-Verordnungen, die das Medizinprodukterecht einschließlich der In-vitro-Diagnostika umfänglich neu regeln, ersetzt. Die **VERORDNUNG (EU) 2017/745 DES EUROPÄISCHEN PARLAMENTS UND DES RATES vom 5. April 2017 über Medizinprodukte (Medical Device Regulation, MDR)** hebt die Richtlinien 90/385/EWG und 93/42/EWG auf und die **VERORDNUNG (EU) 2017/746 DES EUROPÄISCHEN PARLAMENTS UND DES RATES vom 5. April 2017 über In-vitro-Diagnostika (In Vitro Diagnostics Regulation, IVDR)** ersetzt die Richtlinie 98/79/EG.

Erklärtes Ziel der beiden neuen EU-Verordnungen war die Schaffung eines „soliden, transparenten, berechenbaren und nachhaltigen Rechtsrahmens für Medizinprodukte (bzw. In-vitro-Diagnostika), der ein hohes Niveau an Sicherheit und Gesundheitsschutz gewährleistet". Worte, in denen der PIP Skandal der 1990er- und 2000er-Jahre nachschwingt, der die Entstehung der MDR und der IVDR – ähnlich wie der Contergan-Skandal in den 1950er- und 1960er-Jahren die Ausformulierung des Arzneimittelgesetzes – befeuert hat.

Partywissen

Der PIP Skandal

Poly Implant Prothèse (PIP) war ein französisches Unternehmen, das 1991 von Jean-Claude Mas gegründet und 2011 liquidiert wurde. Der zu dieser Zeit drittgrößte Hersteller von Brustimplantaten stand in den 1990er- und 2000er-Jahren im Mittelpunkt des PIP-Skandals: Im Zusammenhang mit dem Reißen der Brustimplantathüllen und Austreten der Silikonfüllung offenbarte sich, dass neben der Verwendung von billigen Industriesilikonfüllungen auch an den Implantathüllen gespart wurde, wie der frühere technische Leiter des Unternehmens bestätigte. Knapp 400 000 Frauen wurden Produkte des Unternehmens implantiert, bis zum Jahre 2009 wurden 1638 Implantate explantiert, 1143 seien gerissen gewesen, 495 hätten zu Entzündungen geführt. Der Firmenchef Jean-Claude Mas entzog sich zunächst der französischen Justiz, bis er schließlich 2012 in seinem Landhaus in Südfrankreich festgenommen wurde. 2013 wurde er zu vier Jahren Haft verurteilt, die er nie angetreten hat. Er starb 2019 im Alter von 79 Jahren.

Partywissen

Der Contergan-Skandal

Der Contergan-Skandal gilt als einer der aufsehenerregendsten Arzneimittelskandale in Deutschland. In den 1950er- und 1960er-Jahren war Contergan mit dem Wirkstoff Thalidomid als Beruhigungs- und Schlafmittel im Handel. Bis Ende der 1950er-Jahre wurde es sogar speziell Schwangeren empfohlen. Erst Ende 1961 wurde die Verbindung zwischen dem gehäuften Auftreten von Fehlbildungen an den Gliedmaßen von Neugeborenen mit der Einnahme von Contergan erkannt. Die Zahl der durch Contergan geschädigten Kinder wird auf 5 000 bis 10 000 geschätzt. Hinzu kommt eine unbekannte Zahl von Totgeburten.

Um ein hohes Niveau an Sicherheit und Gesundheitsschutz zu gewährleisten, führen die **neuen EU-Verordnungen** eine eindeutige **Produktidentifizierungsnummer (UDI)** zur Verbesserung der Identifizierung und Rückverfolgbarkeit von Produkten ein, sie erweitern die Europäische Datenbank für Medizinprodukte (**EUDAMED**) und machen sie in Teilen der Öffentlichkeit zugänglich. Weiterhin definieren sie Pflichten nicht nur für den Hersteller, sondern auch für andere Wirtschaftsakteure wie Importeure und Händler, denen hieraus eine Haftbarkeit erwächst. Die neuen EU-Verordnungen verschärfen auch die Anforderungen für die Benennung und Überwachung Benannter Stellen, die am Verfahren der Registrierung von Medizinprodukten und In-vitro-Diagnostika beteiligt sein können, und sie erhöhen die Anforderungen an die Marktüberwachung und das Vigilanzsystem. Insgesamt sind zwei umfangreiche Verordnungen entstanden, die den Akteuren im Bereich Medizinprodukte und In-vitro-Diagnostika viel abverlangt. Kritik an der Medical Device Regulation

(MDR) und der EU-Verordnung für In-vitro-Diagnostika (IVDR) gibt es daher zuhauf.

Verweis auf Online
Die Kritik des Bundesverbands Medizintechnologie (BVMed) zur Europäischen Medical Device Regulation (MDR) finden Sie hier

20.2 Juristischer Exkurs

Juristisch betrachtet gehören die beiden EU-Verordnungen (EU) 2017/745 über Medizinprodukte (Medical Device Regulation, MDR) und (EU) 2017/746 über In-vitro-Diagnostika (In Vitro Diagnostics Regulation, IVDR) zu den verbindlichen Rechtsakten der EU. Das bedeutet, dass sie im Gegensatz zu den vorherigen Richtlinien 90/385/EWG und 93/42/EWG sowie der Richtlinie 98/79/EG in den Mitgliedstaaten der EU unmittelbar gültig sind und keiner Umsetzung in nationales Recht bedürfen. Beide EU-Verordnungen traten am 25. Mai 2017 in Kraft. Der Geltungsbeginn der MDR war ursprünglich für den 26. Mai 2020 vorgesehen, wurde jedoch aufgrund der COVID-19-Pandemie auf den 26. Mai 2021 verschoben. Die IVDR wird am 26. Mai 2022 gültig.

Obwohl beide Verordnungen in den Mitgliedstaaten unmittelbar wirksam werden und keiner Umsetzung in nationales Recht bedürfen, sind Anpassungen des nationalen Medizinprodukterechts notwendig, die in Deutschland ihren Niederschlag im **Medizinprodukte-Durchführungsgesetz** (**MPDG**) finden, welches ebenfalls seit 26. Mai 2021 gilt und das Medizinproduktegesetz (MPG) für den Fall der Medizinprodukte ablöst. Für den Fall der In-vitro-Diagnostika behält das Medizinproduktegesetz (MPG) seine Gültigkeit bis 25. Mai 2022.

Im MPDG werden nationale Belange geregelt sein, beispielsweise, welche Behörden im jeweiligen Land zuständig sind oder ob und in welcher Höhe Strafen, wie Freiheitsstrafen und Bußgelder, festgesetzt werden. Damit berücksichtigt das MPDG besondere nationale Anforderungen, die allerdings nicht im Widerspruch zu den EU-Verordnungen stehen dürfen.

Der Vollständigkeit halber sei erwähnt, dass der Rat und das Parlament die Europäische Kommission zum Erlass sogenannter delegierter Rechtsakte befugt, die bestimmte, allerdings nicht wesentliche Punkte eines Gesetzgebungsakts, in diesem Falle der MDR bzw. IVDR, betreffen können. Sie geben der EU-Kommission damit einen Spielraum, die MDR bzw. IVDR in gewissem Umfang zu modifizieren. Weiterhin ist die EU-Kommission ermächtigt, Durchführungsrechtsakte zu erlassen, beispielsweise wenn es einheitlicher Bedingungen für die Durchführung verbindlicher Rechtsakte bedarf, wie hier der MDR bzw. IVDR.

Die folgenden Ausführungen beziehen sich auf beide EU-Verordnungen, MDR und IVDR, ergänzt um die nationale Information aus dem MPDG. Dort, wo sich MDR und IVDR unterscheiden, wird darauf hingewiesen.

20.3 Medical Device Regulation (MDR) und In Vitro Diagnostics Regulation (IVDR)

20.3.1 Orientierung

Um sich den Themen Medizinprodukte (MP) und In-vitro-Diagnostika (IVD) anzunähern, bedarf es zunächst einer Definition der Begriffe – wie Kapitel I Geltungsbereich und Begriffsbestimmungen der beiden EU-Verordnungen zu entnehmen ist. Zudem ist eine Abgrenzung nötig zu ähnlichen, aber nicht zu verwechselnden Produkten bzw. Begriffen wie Arzneimitteln, Hilfsmitteln und Heilmitteln, die häufig im gleichen Atemzug mit Medizinprodukten genannt werden. Auch die Unterscheidung von kosmetischen Mitteln kann schwierig sein. Bereits an dieser Stelle wird deutlich werden, dass sich hinter den Begriffen Medizinprodukt und In-vitro-Diagnostikum eine Vielzahl unterschiedlicher Produkte verbirgt, die – wenn man sie vollständig abhandeln wollte – den Rahmen des vorliegenden Buchkapitels sprengen würden. Das vorrangige Ziel ist es vielmehr, den Leser in die Lage zu versetzen, Medizinprodukte zweifelsfrei als solche identifizieren und von anderen Produkten abgrenzen zu können.

Die weiteren Kapitel der beiden EU-Verordnungen befassen sich mit der Bereitstellung der Produkte auf dem Markt und ihrer Inbetriebnahme, den Pflichten der Wirtschaftsakteure und der CE-Kennzeichnung, der Identifizierung und Rückverfolgbarkeit von Produkten und damit auch der Registrierung von Produkten und Wirtschaftsakteuren. Sie beschreiben die Klassifizierung und Konformitätsbewertung von Produkten sowie ihre klinische Beurteilung. Auch der Überwachung nach dem Inverkehrbringen sowie der Vigilanz und Marktüberwachung ist ein eigenes Kapitel gewidmet.

Insgesamt gliedert sich die MDR in 10 Kapitel und 16 Anhänge, die IVDR in 10 Kapitel und 15 Anhänge. Sie adressieren die genannten Themenfelder. ◘ Tab. 20.1 und ◘ Tab. 20.2 geben eine Übersicht über Kapitel und Anhänge der MDR und IVDR. Die Unterschiede in beiden EU-Verordnungen sind farblich hervorgehoben.

Tab. 20.1 Kapitel MDR/IVDR

MDR	IVDR
I Geltungsbereich und Begriffsbestimmungen	I Geltungsbereich und Begriffsbestimmungen
II Bereitstellung auf dem Markt und Inbetriebnahme von Produkten, Pflichten der Wirtschaftsakteure, Aufbereitung, CE-Kennzeichnung, Freier Verkehr	II Bereitstellung auf dem Markt und Inbetriebnahme von Produkten, Pflichten der Wirtschaftsakteure, CE-Kennzeichnung, Freier Verkehr
III Identifizierung und Rückverfolgbarkeit von Produkten, Registrierung von Produkten und Wirtschaftsakteuren, Kurzbericht über Sicherheit und klinische Leistung, Europäische Datenbank für Medizinprodukte	III Identifizierung und Rückverfolgbarkeit von Produkten, Registrierung von Produkten und Wirtschaftsakteuren, Kurzbericht über Sicherheit und klinische Leistung, Europäische Datenbank für Medizinprodukte
IV Benannte Stellen	IV Benannte Stellen
V Klassifizierung und Konformitätsbewertung	V Klassifizierung und Konformitätsbewertung
VI Klinische Bewertung und klinische Prüfungen	VI Klinischer Nachweis, Leistungsbewertung und Leistungsstudien
VII Überwachung nach dem Inverkehrbringen, Vigilanz und Marktüberwachung	VII Überwachung nach dem Inverkehrbringen, Vigilanz und Marktüberwachung
VIII Kooperation zwischen den Mitgliedsstaaten, der Koordinierungsgruppe Medizinprodukte, Fachlaboratorien, Expertengremien und Produktregister	VIII Kooperation zwischen den Mitgliedsstaaten, der Koordinierungsgruppe Medizinprodukte, EU-Prüflaboratorien und Produktregister (IVDR)
IX Vertraulichkeit, Datenschutz, Finanzierung und Sanktionen	IX Vertraulichkeit, Datenschutz, Finanzierung und Sanktionen
X Schlussbestimmungen	X Schlussbestimmungen

Tab. 20.2 Anhänge MDR/IVDR

MDR	IVDR
I Grundlegende Sicherheits- und Leistungsanforderungen	I Grundlegende Sicherheits- und Leistungsanforderungen
II Technische Dokumentation	II Technische Dokumentation
III Technische Dokumentation über die Überwachung nach dem Inverkehrbringen	III Technische Dokumentation über die Überwachung nach dem Inverkehrbringen
IV EU-Konformitätserklärung	IV EU-Konformitätserklärung
V CE-Konformitätskennzeichnung	V CE-Konformitätskennzeichnung

Tab. 20.2 Anhänge MDR/IVDR (Fortsetzung)

MDR	IVDR
VI Mit der Registrierung von Produkten und Wirtschaftsakteuren (...) vorzulegende Informationen; in die UDI-Datenbank zusammen mit der UDI-DI (...) einzugebende zentrale Datenelemente; das UDI-System	VI Mit der Registrierung von Produkten und Wirtschaftsakteuren (...) vorzulegende Informationen; in die UDI-Datenbank zusammen mit der UDI-DI (...) einzugebende zentrale Datenelemente; das UDI-System
VII Von den Benannten Stellen zu erfüllende Anforderungen	VII Von den Benannten Stellen zu erfüllende Anforderungen
VIII Klassifizierungsregeln	VIII Klassifizierungskriterien
IX Konformitätsbewertung auf der Grundlage eines Qualitätsmanagementsystems und einer Bewertung der technischen Dokumentation	IX Konformitätsbewertung auf der Grundlage eines Qualitätsmanagementsystems und einer Bewertung der technischen Dokumentation
X Konformitätsbewertung auf der Grundlage einer Baumusterprüfung	X Konformitätsbewertung auf der Grundlage einer Baumusterprüfung
XI Konformitätsbewertung auf der Grundlage einer Produktkonformitätsprüfung	XI Konformitätsbewertung auf der Grundlage einer Produktionsqualitätssicherung
XII Von einer Benannten Stelle ausgestellte Bescheinigungen	XII Von einer Benannten Stelle ausgestellte Bescheinigungen
XIII Verfahren für Sonderanfertigungen	-
XIV Klinische Bewertung und klinische Nachbeobachtung nach dem Inverkehrbringen	XIII Leistungsbewertung, Leistungsstudien und Nachbeobachtung der Leistung nach dem Inverkehrbringen
XV Klinische Prüfungen	XIV Interventionelle klinische Leistungsstudien und bestimmte andere Leistungsstudien
	XV Entsprechungstabelle
XVI Verzeichnis der Gruppen von Produkten ohne medizinische Zweckbestimmung	

20.3.2 Begriffsbestimmungen und Geltungsbereich

Kapitel I Geltungsbereich und Begriffsbestimmungen der MDR bzw. IVDR dient der Bestimmung der in den beiden EU-Verordnungen verwandten Begrifflichkeiten sowie der Differenzierung von Produkten, die in ihren Geltungsbereich fallen oder von ihrem Geltungsbereich ausgeschlossen sind. Als Basis für alle weiteren Ausführungen sollen an dieser Stelle zunächst die Begriffe „Medizinprodukt“ und „In-vitro-Diagnostikum“ eingeführt werden. Im Anschluss daran wird der Geltungsbereich der MDR bzw. IVDR betrachtet.

Begriffsbestimmungen

In Artikel 2 Begriffsbestimmungen Nummer 1 der MDR wird der Begriff Medizinprodukt näher bestimmt. Hier fällt auf, dass die Indikation der in Artikel 2 Nummer 1 der MDR genannten Produkte denen unter § 2 Abs. 1 des Arzneimittelgesetzes (in der Fassung der Bekanntmachung vom 12. Dezember 2005 (BGBl. I S. 3394), das zuletzt durch Artikel 2 Absatz 1 des Gesetzes vom 25. Juni 2020 (BGBl. I S. 1474) geändert worden ist) beschriebenen Arzneimitteln durchaus ähnlich ist. Beide dienen der **Verhütung, Heilung oder Linderung von Krankheiten oder krankhaften Beschwerden**. Weiterhin kann mit beiden **Einfluss auf physiologische Vorgänge bzw. Funktionen** genommen werden. Schließlich können beide der **Diagnose** dienen. Es zeichnet sich also ab, dass die Abgrenzung von Medizinprodukten und Arzneimitteln schwierig sein kann.

MDR, Artikel 2 Begriffsbestimmungen Nummer 1

(1) „Medizinprodukt" bezeichnet ein Instrument, einen Apparat, ein Gerät, eine Software, ein Implantat, ein Reagenz, ein Material oder einen anderen Gegenstand, das dem Hersteller zufolge für Menschen bestimmt ist und allein oder in Kombination einen oder mehrere der folgenden spezifischen medizinischen Zwecke erfüllen soll:

- Diagnose, Verhütung, Überwachung, Vorhersage, Prognose, Behandlung oder Linderung von Krankheiten,
- Diagnose, Überwachung, Behandlung, Linderung von oder Kompensierung von Verletzungen oder Behinderungen,
- Untersuchung, Ersatz oder Veränderung der Anatomie oder eines physiologischen oder pathologischen Vorgangs oder Zustands,
- Gewinnung von Informationen durch die In-vitro-Untersuchung von aus dem menschlichen Körper – auch aus Organ-, Blut- und Gewebespenden – stammenden Proben

und dessen bestimmungsgemäße Hauptwirkung im oder am menschlichen Körper weder durch pharmakologische oder immunologische Mittel noch metabolisch erreicht wird, dessen Wirkungsweise aber durch solche Mittel unterstützt werden kann. Die folgenden Produkte gelten ebenfalls als Medizinprodukte:

- Produkte zur Empfängnisverhütung oder -förderung,
- (...)

AMG, § 2 Arzneimittelbegriff Absatz 1

(1) Arzneimittel sind Stoffe und Zubereitungen aus Stoffen,

1. die zur Anwendung im oder am menschlichen oder tierischen Körper bestimmt sind und als Mittel mit Eigenschaften zur Heilung oder Linderung oder zur Verhütung menschlicher oder tierischer Krankheiten oder krankhafter Beschwerden bestimmt sind, oder
2. die im oder am menschlichen oder tierischen Körper angewendet oder einem Menschen oder einem Tier verabreicht werden können, um entweder
   a) die physiologischen Funktionen durch eine pharmakologische, immunologische oder metabolische Wirkung wiederherzustellen, zu korrigieren oder zu beeinflussen oder
   b) eine medizinische Diagnose zu erstellen.

Ein Unterschied zwischen Medizinprodukten und Arzneimitteln besteht darin, dass die Definition der Medizinprodukte im Gegensatz zu der der Arzneimittel nicht auf Stoffe und Zubereitungen aus Stoffen beschränkt ist, sondern „Instrumente, Apparate, Geräte, Software, Implantate, Reagenzien, Materialien und Gegenstände" einschließt. Ein zweites Unterscheidungsmerkmal zwischen Medizinprodukt und Arzneimittel besteht in der **bestimmungsgemäßen Hauptwirkung**. Sie wird bei Medizinprodukten weder durch pharmakologische oder immunologisch Mittel noch metabolisch erreicht, sondern eben nicht so, wobei „nicht so" nicht genauer spezifiziert ist. Man bezeichnet die bestimmungsgemäße Hauptwirkung eines Medizinprodukts häufig als eine physikalische, wobei der Terminus „physikalisch" nicht explizit in der EU-Verordnung genannt wird. Im Umkehrschluss bedeutet dies, dass die bestimmungsgemäße Hauptwirkung eines Arzneimittels im Unterschied zum Medizinprodukt durch pharmakologisch oder immunologisch wirkende Mittel oder metabolisch erreicht wird. Ob Stoffe und Zubereitungen aus Stoffen den Medizinprodukten oder den Arzneimitteln zugeordnet werden, konzentriert sich dementsprechend auf die Entscheidung, ob die bestimmungsgemäße Hauptwirkung durch pharmakologisch oder immunologisch wirkende Mittel oder metabolisch erreicht wird oder nicht.

Im Folgenden sind einige Beispiele für Stoffe und Zubereitungen aus Stoffen aufgezählt, deren bestimmungsgemäße Hauptwirkung weder durch pharmakologisch oder immunologisch wirkende Mittel noch metabolisch erreicht wird. Sie gelten dementsprechend als Medizinprodukte. Klassische Beispiele sind Präparate zur Gewichtsreduktion mit physikalischer Wirkung, die Stoffe wie Polyglucosamin aus Krebstierpanzern enthalten, welches über die Adsorption von Nahrungsmittelfetten gewichtsreduzierend wirken kann. Auch Produkte zur Behandlung chronischer Verstopfung auf Macrogol-Basis zählen zu den Medizinprodukten. Weitere Beispiele für Medizinprodukte sind NaCl-Nasensprays und manche Zubereitungen zum Spülen für das Spülen von Körperhöhlen, Wunden und Oberflächen (s. Monographie Ph. Eur.) wie Kochsalz-

oder Ringerlösungen. Hyaluronsäurezubereitungen zur intraartikulären Injektion werden bei Arthrose als Substitution für die im Falle der Arthrose veränderte Hyaluronsäure des Gelenkspaltes appliziert. Hyaluronsäure ist für rein physikalische Wirkungen wie das reibungsfreie Gleiten der Gelenkoberflächen, das Abfedern des Gewichtsdrucks sowie die Erhaltung der Integrität und Elastizität des Knorpels von Bedeutung. Ebenso gehören zur Gruppe der Medizinprodukte vaginale Zubereitungen mit *Lactobacillus acidophilus* zur Aufrechterhaltung bzw. Wiederherstellung eines physiologischen Scheidenmilieus. Weitere Stoffe und Zubereitungen aus Stoffen mit rein physikalischer Wirkung, die dementsprechend als Medizinprodukte gelten, sind Produkte zur Behandlung des Lausbefalls auf Dimeticon-Basis. Obwohl all diese Produkte Medizinprodukte im klassischen Sinne darstellen, besitzen einige dieser Präparate den Status eines Arzneimittels aus dem Grunde, weil sie bereits vor Inkrafttreten des MPG im Handel waren und zu dieser Zeit als Arzneimittel zugelassen wurden.

Um zu illustrieren, welche Produkte sich darüber hinaus hinter der nüchternen Definition des Begriffs „Medizinprodukt" verbergen können, werden im Folgenden Medizinprodukte, die entsprechend der Begriffsbestimmung der MDR der **Diagnose, Verhütung, Überwachung, Vorhersage, Prognose, Behandlung oder Linderung von Krankheiten** zu dienen bestimmt sind, betrachtet. Als Beispiel für eine Krankheit seien Herzrhythmusstörungen genannt. Sucht man nach einem Produkt, das der Diagnose von Herzrhythmusstörungen dient, so wird man unschwer einen wie im Folgenden beschriebenen Elektrokardiographen identifizieren: Er entpuppt sich, wenn er hinsichtlich der Definition für Medizinprodukte geprüft wird, als ein Apparat, der der Erkennung der Krankheit „Herzrhythmusstörungen" zu dienen bestimmt ist und dessen bestimmungsgemäße Hauptwirkung am menschlichen Körper weder durch pharmakologisch oder immunologisch wirkende Mittel noch metabolisch erreicht wird. Ein Elektrokardiograph ist damit definitionsgemäß ein Medizinprodukt. Dieser Elektrokardiograph eignet sich weiterhin auch für die Überwachung der Krankheit „Herzrhythmusstörungen". Zur Behandlung oder Linderung der Krankheit „Herzrhythmusstörungen" werden Herzschrittmacher eingesetzt, die ebenfalls klassische Medizinprodukte darstellen.

Um das Spektrum dessen, was man unter Medizinprodukten versteht, zu erweitern, kann das gleiche Gedankenexperiment mit Medizinprodukten durchgeführt werden, die entsprechend der Begriffsbestimmung der MDR der **Diagnose, Überwachung, Behandlung, Linderung oder Kompensierung von Verletzungen oder Behinderungen** zu dienen bestimmt sind. Als Beispiel für eine Verletzung sei ein Knochenbruch genannt. Dabei dient der Diagnose des Knochenbruchs und der Überwachung der Heilung desselben ein Röntgengerät, seiner Behandlung ein Gips und seiner Kompensierung beispielsweise eine Krücke oder ein Gehgips. All die genannten Produkte erkennt man unschwer als Medizinprodukte.

Befinden sich in den beiden vorangehenden Textabschnitten durchaus Medizinprodukte, die keine apothekenüblichen Produkte darstellen und an deren Entwicklung und Produktion nicht typischerweise Studierte des Studiengangs Pharmazie beteiligt sind, sind die folgenden Passagen Produkten gewidmet, deren üblicher Vertriebsweg über die Apotheke verläuft. Zu den apothekenüblichen Medizinprodukten, die entsprechend der Begriffsbestimmung der MDR der Behandlung oder Linderung von Krankheiten bzw. der Behandlung oder Linderung von Verletzungen oder Behinderungen zu dienen bestimmt sind, gehören neben den bereits genannten **Stoffen und Zubereitungen aus Stoffen**, Kalt-/Warmkompressen, Kirschkern-, Dinkel-, Heu- und Kräuterkissen sowie jegliche Art von **Verbandstoffen und Lagerungshilfen**. Medizinprodukte, die entsprechend der Begriffsbestimmungen der MDR der Kompensierung von Verletzungen oder Behinderungen bzw. der Ersetzung oder der Veränderung der Anatomie oder eines physiologischen oder pathologischen Vorgangs oder Zustands zu dienen bestimmt sind, sind Gehhilfen wie Gehstöcke, Gehstützen und Gehwagen, die allerdings auch über Sanitätshäuser vertrieben werden. Bemerkt sei, dass auch Prothesen jedweder Art Medizinprodukte sind, die allerdings andere Vertriebswege als die Apotheke haben. Apothekenüblich hingegen sind Funktionsbandagen und Kompressionsstrümpfe.

Weitere apothekenübliche Medizinprodukte, die der Definition genügen, der Ersetzung oder der Veränderung eines physiologischen oder pathophysiologischen Vorgangs oder Zustands zu dienen bestimmt zu sein, sind unter anderem **Stoma- und Inkontinenzartikel** bzw. Produkte zur Harnableitung, Produkte zur Dialyse und zur künstlichen Ernährung. All diesen Produkten ist die Ersetzung oder die Veränderung der physiologischen Vorgänge Nahrungsaufnahme bzw. -ausscheidung gemein. Produkte zur Stomaversorgung bestehen im Wesentlichen aus Beuteln, Kappen, Basisplatten und Pflegemitteln für das Stoma. Inkontinenzartikel bzw. Produkte zur Harnableitung reichen von Krankenunterlagen, Einlagen und Windelhosen über Urinalkondome, Urinableiter, Einmal- und Dauerkatheter bis zu Bein- und Bettbeuteln zum Auffangen von Harn. Im Bereich der Dialyse zählen sowohl die Dialysatoren einschließlich der Überleitungssysteme als auch die Dialysierflüssigkeiten wie Hämodialyselösungen, Hämofiltrations- und Hämodiafiltrationslösungen sowie Peritonealdialyselösungen (vgl. Monographien der Ph. Eur.) zu den Medizinprodukten. Produkte für die künstliche Ernährung sind enterale und parenterale Ernährungspumpen einschließlich der Überleitungssysteme. Weitere Medizinprodukte, die unter die Definition für Produkte zur Ersetzung oder der Veränderung eines physiologischen oder pathophysiologischen Vorgangs oder Zustands fallen, aber nicht apothekenüblich sind, sind beispielsweise Hörgeräte und Sehhilfen wie Brillen und Kontaktlinsen. Kontaktlinsenpflegemittel, welche im Unterschied hierzu durchaus über Apotheken vertrieben werden, gehören ebenfalls zu den Medizinprodukten.

Apothekenübliche Medizinprodukte, die entsprechend den Begriffsbestimmungen zu den Produkten zur Empfängnisverhütung oder -förderung zu zählen sind, sind Thermometer zur Messung der Basaltemperatur, Verhütungscomputer, die auf der Messung der Basaltemperatur und ggf. einer Hormonbestimmung basierend die fruchtbaren Tage berechnen, sowie Pessare zur Verhütung.

In Artikel 2 Nummer 1 der MDR ist weiterhin Folgendes interessant: Instrumente, Apparate, Vorrichtungen, Software, Stoffe und Zubereitungen aus Stoffen oder andere Gegenstände, deren bestimmungsgemäße Hauptwirkung im oder am menschlichen Körper weder durch pharmakologisch oder immunologisch wirkende Mittel noch durch Metabolismus erreicht wird, sind nur dann Medizinprodukte, wenn sie dem Hersteller zufolge für Menschen bestimmt sind, um einen oder mehrere der in Artikel 2 Nummer 1 genannten spezifischen medizinischen Zwecke zu erfüllen. Daraus ergibt sich, dass ein und dasselbe Produkt, in Abhängigkeit davon, ob es dem Hersteller zufolge für Menschen bestimmt ist, den genannten Zweck zu erfüllen oder nicht, einmal als Medizinprodukt gilt und einmal nicht. Als Beispiel für ein solches Produkt sei Allergiebettwäsche genannt, die der Hersteller als Medizinprodukt deklarieren kann, aber nicht muss. Bestimmt der Hersteller sein Produkt dazu, eine Krankheit entsprechend Artikel 2 Nummer 1 der MDR (in diesem Falle die Allergie) durch Anwendung der Allergiebettwäsche zu lindern, so unterliegt das Produkt der MDR. Tut er dies nicht, kann er dieselbe Bettwäsche, ohne dass sie den Anforderungen des MDR unterliegt, auf den Markt bringen, wobei er ihr keine Allergie lindernden Eigenschaften beilegen darf. Im ersten Fall ist der Hersteller an die Auflagen der MDR gebunden, was ihn Zeit und Geld kostet, im zweiten Fall nicht. Im Gegenzug ist Allergiebettwäsche, sofern sie als Medizinprodukt in den Verkehr gebracht wird, teilweise oder ganz durch Krankenkassen erstattungsfähig, was die Verordnung und damit den Absatz von Allergiebettwäsche begünstigt. Entsprechendes gilt beispielsweise auch für Sonnenschutzmittel. Sind die meisten dieser Produkte den Kosmetika zuzuordnen, so gibt es doch zumindest ein Präparat auf dem Markt, welchem vom Hersteller nachgewiesenermaßen hautkrebsvorbeugende Eigenschaften beigelegt werden und welches deshalb als Medizinprodukt und nicht als Kosmetikum im Handel ist.

Ein Blick in die IVDR gibt uns in Artikel 2 Nummer 2 die Definition für ein In-vitro-Diagnostikum.

IVDR, Artikel 2 Begriffsbestimmungen Nummer 2

2) „In-vitro-Diagnostikum" bezeichnet ein Medizinprodukt, das als Reagenz, Reagenzprodukt, Kalibrator, Kontrollmaterial, Kit, Instrument, Apparat, Gerät, Software oder System – einzeln oder in Verbindung miteinander – vom Hersteller zur In-vitro-Untersuchung von aus dem menschlichen Körper stammenden Proben, einschließlich Blut- und Gewebespenden, bestimmt ist und ausschließlich oder hauptsächlich dazu dient, Informationen zu einem oder mehreren der folgenden Punkte zu liefern

a) über physiologische oder pathologische Prozesse oder Zustände,
b) über kongenitale körperliche oder geistige Beeinträchtigungen,
c) über die Prädisposition für einen bestimmten gesundheitlichen Zustand oder eine bestimmte Krankheit,
d) zur Feststellung der Unbedenklichkeit und Verträglichkeit bei den potenziellen Empfängern,
e) über die voraussichtliche Wirkung einer Behandlung oder die voraussichtlichen Reaktionen darauf oder
f) zur Festlegung oder Überwachung therapeutischer Maßnahmen.

Probenbehältnisse gelten als auch In-vitro-Diagnostika.

Die Abgrenzung der In-vitro-Diagnostika zu ähnlichen Produkten ist etwas leichter als im Fall der Medizinprodukte. Hier steht eher die Unterscheidung von Produkten für den allgemeinen Laborbedarf im Vordergrund. Zu den In-vitro-Diagnostika gehören beispielsweise **Messgeräte zur Bestimmung des Blutzuckers, der Blutfettwerte und der Blutgerinnung** inkl. Zubehör wie Lanzetten, Probenbehältnisse und Teststreifen. Weitere In-vitro-Diagnostika stellen Teststreifen zur Bestimmung des **Zuckers im Urin** sowie **Schwangerschaftstests** dar.

20

Geltungsbereich

Der Gegenstand der MDR bzw. IVDR ist, wie in den jeweiligen Artikeln 1 Gegenstand und Geltungsbereich Absatz 1 der beiden EU-Verordnungen festgeschrieben:

- die Festlegung der Regeln für das Inverkehrbringen,
- die Bereitstellung auf dem Markt und
- die Inbetriebnahme von für den menschlichen Gebrauch bestimmten Medizinprodukten bzw. In-vitro-Diagnostika in der Union.

Die MDR bzw. IVDR gelten auch für in der Union durchgeführte klinische Prüfungen bzw. Leistungsstudien der in den Geltungsbereich der MDR bzw. IVDR fallenden Produkte. Es ist also von entscheidender Bedeutung zu wissen, welche Produkte unter den Geltungsbereich der MDR bzw. IVDR fallen und welche nicht. Die jeweiligen Artikel 1 der beiden EU-Verordnungen legen genau das fest. Besonders interessant hinsichtlich der bereits beschriebenen und ohnehin vorhandenen Ähnlichkeiten in den Definitionen von Medizinprodukten und Arzneimitteln sind folgende Medizinprodukte: Medizinprodukte, die als integralen Bestandteil einen Stoff enthalten, der für sich allein genommen als Arzneimittel gelten würde, dem aber lediglich eine unterstützende Funktion zukommt. Bezüglich dieser äußert sich die MDR in Artikel 1 Absatz 8.

MDR, Artikel 1 Gegenstand und Geltungsbereich Absatz 8

(8) Jedes Produkt, das beim Inverkehrbringen oder bei der Inbetriebnahme als integralen Bestandteil einen Stoff enthält, der für sich allein genommen als Arzneimittel (...) gelten würde, (...), dem im Rahmen des Produkts eine unterstützende Funktion zukommt, wird auf der Basis dieser Verordnung bewertet und zugelassen.

Ein typisches Beispiel für ein derartiges Produkt stellt antibiotikahaltiger Knochenzement dar: In Ergänzung zur bestimmungsgemäßen Hauptwirkung des Knochenzements, der Fixation einer Endoprothese im knöchernen Lager, entfaltet er eine ergänzende Wirkung auf den menschlichen Körper, die Antibiose.

Auch in den Geltungsbereich der MDR fallen Produkte gemäß Artikel 1, Absatz 9.

MDR, Artikel 1 Gegenstand und Geltungsbereich Absatz 9

(9) Jedes Produkt, das dazu bestimmt sind, ein Arzneimittel (...) abzugeben, unterliegt dieser Verordnung (...).

Hierunter fallen **Applikationshilfen** verschiedenster Art, von Dosierlöffeln, -bechern, -spritzen und -pipetten über Insulinspritzen, -pens und -pumpen bis hin zu Druckgas- und Ultraschallverneblern sowie Pulverinhalatoren einschließlich Spacern und Expandern.

Werden das Produkt, das zur Abgabe eines Arzneimittels bestimmt ist, und das Arzneimittel jedoch so in Verkehr gebracht, dass sie ein einziges untrennbares Gesamtprodukt bilden, das ausschließlich zur Verwendung in dieser Verbindung bestimmt und nicht wiederverwendbar ist, so unterliegt das Produkt dem AMG. Paradebeispiel für solche Produkte, die mit dem Arzneimittel ein einheitliches, miteinander verbundenes Produkt bilden, das ausschließlich zur Anwendung in dieser Verbindung bestimmt und nicht wiederverwendbar ist, sind Fertigspritzen.

Ferner fallen unter den Geltungsbereich der MDR **bestimmte Produktgruppen ohne medizinische Zweckbestimmung**, die in Anhang XVI der MDR aufgeführt sind. Dazu gehören beispielsweise Kontaktlinsen und ästhetische Produkte, wie sie klassischerweise in der Schönheitschirurgie eingesetzt werden. Ferner werden Geräte genannt zur Reduzierung, Entfernung oder Zersetzung von Fettgewebe, wie Geräte zur Liposuktion, Lipolyse oder Lipoplastie. Ebenso genannt sind für die Anwendung am menschlichen Körper bestimmte Geräte, die hochintensive elektromagnetische Strahlung abgeben, wie Laser und mit intensiv gepulstem Licht arbeitende Geräte zum Abtragen der oberen Hautschichten, zur Tattoo- oder Haarentfernung oder zu anderen Formen der Hautbehandlung. Auch Geräte zur transkraniellen Stimulation des Gehirns durch elektrischen Strom oder magnetische oder elektromagnetische Felder zur Änderung der neuronalen Aktivität im Gehirn sind aufgeführt.

In guter Voraussicht, dass zu der Gruppe der genannten Produkte ohne medizinische Zweckbestimmung weitere Produktgruppen hinzukommen können, die zum Schutz der Gesundheit und Sicherheit der Anwender oder anderer Personen oder anderer Aspekte der öffentlichen Gesundheit dem Geltungsbereich der MDR unterstellt sein sollten, wird der EU-Kommission die Befugnis übertragen, delegierte Rechtsakte zu erlassen. Sie sollen die in Anhang XVI enthaltene Liste von Produkten erweitern.

In Deutschland sind durch das **Medizinprodukterecht-Durchführungsgesetz (MPDG)** auch das Anwenden, Betreiben und Instandhalten von Produkten, die nicht als Medizinprodukte, aber mit der Zweckbestimmung eines Medizinprodukts in Verkehr gebracht wurden, unter den Anwendungsbereich der MPDG gestellt. Dies können beispielsweise Produkte zur Bestimmung der Körpertemperatur oder der Hörfähigkeit sein, aber auch viele andere mehr, wie sie in den Anlagen 1 und 2 der Medizinprodukte-Betreiberverordnung gelistet sind.

Schließlich ist sowohl in der MDR als auch in der IVDR definiert, wofür die beiden EU-Verordnungen nicht gelten. Die MDR beschreibt dies in Artikel 1 Absatz 6.

MDR, Artikel 1 Gegenstand und Geltungsbereich Absatz 6

(6) Diese Verordnung gilt nicht für

a) In-vitro-Diagnostika im Sinne der Verordnung (EU) 2017/746,

b) Arzneimittel (...)

c) Arzneimittel für neuartige Therapien im Sinne der Verordnung (EG) Nr. 1394/2007

d) menschliches Blut, Blutprodukte, Blutplasma oder Blutzellen menschlichen Ursprungs oder Produkte, die bei Inverkehrbringen oder Inbetriebnahme solche Blutprodukte, solches Blutplasma oder solche Blutzellen enthalten, (...)

e) kosmetische Mittel im Sinne der Verordnung (EG) Nr. 1223/2009,

f) Transplantate, Gewebe oder Zellen tierischen Ursprungs und ihre Derivate sowie Produkte, die solche enthalten oder daraus bestehen; allerdings gilt diese Verordnung für Produkte, die aus Geweben oder Zellen tierischen Ursprungs oder ihren Derivaten hergestellt sind, die nicht lebensfähig sind oder abgetötet wurden,

g) Transplantate, Gewebe oder Zellen menschlichen Ursprungs und ihre Derivate, die unter die Richtlinie 2004/23/EG fallen, sowie Produkte, die diese enthalten oder daraus bestehen; allerdings gilt diese Verordnung für Produkte, die aus Derivaten von Geweben oder Zellen menschlichen Ursprungs hergestellt sind, die nicht lebensfähig sind oder abgetötet wurden,

h) andere als die unter den Buchstaben d, f und g genannten Produkte, die aus lebensfähigen biologischen Substanzen oder lebensfähigen Organismen – einschließlich lebender Mikroorganismen, Bakterien, Pilzen oder Viren – bestehen oder solche enthalten, um die Zweckbestimmung des Produkts zu erreichen oder zu unterstützen,

i) Lebensmittel im Sinne der Verordnung (EG) Nr. 178/2002.

Die IVDR ist für die in Artikel 1 Absatz 3 der IVDR genannten Produkte ausdrücklich nicht gültig.

IVDR, Artikel 1 Gegenstand und Geltungsbereich Absatz 3

(3) Diese Verordnung gilt nicht für

a) Produkte für den allgemeinen Laborbedarf oder allein für Forschungszwecke bestimmte Produkte, es sei denn, sie sind aufgrund ihrer Merkmale vom Hersteller speziell für In-vitro-Untersuchungen bestimmt;

b) invasive zur Entnahme von Proben bestimmte Produkte oder Produkte, die zum Zweck der Probenahme direkt am menschlichen Körper angewendet werden;

c) auf internationaler Ebene zertifizierte Referenzmaterialien;

d) Materialien, die für externe Qualitätsbewertungsprogramme verwendet werden.

Mit diesem Exkurs in die Begriffsbestimmungen und die Geltungsbereiche der MDR und der IVDR gehen wir bestens gerüstet in die folgenden Kapitel der beiden EU-Verordnungen.

20.3.3 Bereitstellung auf dem Markt und Inbetriebnahme von Produkten, Pflichten der Wirtschaftsakteure und CE-Kennzeichnung

Die jeweiligen Kapitel II der MDR und der IVDR beschreiben das Inverkehrbringen und die Inbetriebnahme von Medizinprodukten bzw. In-vitro-Diagnostika, die Pflichten der sogenannten Wirtschaftsakteure im Bereich der Medizinprodukte bzw. In-vitro-Diagnostika und die Voraussetzungen für eine CE-Kennzeichnung sowie die CE-Kennzeichnung selbst.

Inverkehrbringen und Inbetriebnahme

Bevor wir einen Blick werfen auf Artikel 5, Inverkehrbringen und Inbetriebnahme der MDR bzw. IVDR, der das Inverkehrbringen und die Inbetriebnahme von Medizinprodukten bzw. In-vitro-Diagnostika regelt, seien zunächst die Begriffe Inverkehrbringen und Inbetriebnahme entsprechend der MDR bzw. IVDR definiert.

Definition

Inverkehrbringen bezeichnet die erstmalige Bereitstellung eines Produkts auf dem Unionsmarkt.

Definition

Inbetriebnahme bezeichnet den Zeitpunkt, zu dem das genannte Produkt dem Endanwender als ein Erzeugnis zur Verfügung gestellt wird, das erstmals als gebrauchsfertiges Produkt entsprechend seiner Zweckbestimmung auf dem Unionsmarkt verwendet werden kann.

Als das Inverkehrbringen und die Inbetriebnahme umfassender Begriff sei noch die „Bereitstellung auf dem Markt" definiert.

Definition

Bereitstellung auf dem Markt bezeichnet jede entgeltliche oder unentgeltliche Abgabe eines Produkts, (...), zum Vertrieb, zum Verbrauch oder zur Verwendung auf dem Unionsmarkt im Rahmen einer gewerblichen Tätigkeit.

Voraussetzung für das Inverkehrbringen oder die Inbetriebnahme von Medizinprodukten bzw. In-vitro-Diagnostika ist, dass sie der MDR bzw. IVDR entsprechen. Dies regelt Artikel 5 Inverkehrbringen und Inbetriebnahme der MDR bzw. IVDR. Artikel 5 der MDR bzw. IVDR definiert weiter, dass das entsprechende Produkt den grundlegenden Sicherheits- und Leistungsanforderungen genügen muss.

MDR bzw. IVDR, Artikel 5 Inverkehrbringen und Inbetriebnahme Absatz 1–2

(1) Ein Produkt darf nur in Verkehr gebracht oder in Betrieb genommen werden, wenn es bei sachgemäßer Lieferung, korrekter Installation und Instandhaltung und seiner Zweckbestimmung entsprechender Verwendung (der jeweiligen) Verordnung entspricht.
(2) Ein Produkt muss unter Berücksichtigung seiner Zweckbestimmung den in Anhang I festgelegten für das Produkt geltenden grundlegenden Sicherheits- und Leistungsanforderungen genügen.

An dieser Stelle stellt sich die Frage, was in Anhang I Grundlegende Sicherheits- und Leistungsanforderungen der MDR bzw. IVDR spezifiziert ist und wie festgelegt wird, welche grundlegenden Sicherheits- und Leistungsanforderungen für ein bestimmtes Produkt gelten sollen. Im Folgenden werden diese Fragen beantwortet.

Sowohl aus dem Titel des Anhangs I auch seinen Absätzen 1–2 ist ersichtlich, dass die beiden zentralen Punkte dieses Anhangs einerseits die Leistung bzw. den Nutzen und andererseits die Risiken und damit schließlich auch das Nutzen-Risiko-Verhältnis des Produkts betreffen.

MDR bzw. IVDR, Anhang I Grundlegende Sicherheits- und Leistungsanforderungen Nummer 1–3

(1) Die Produkte erzielen die von ihrem Hersteller vorgesehene Leistung und werden so ausgelegt und hergestellt, dass sie sich unter normalen Verwendungsbedingungen für ihre Zweckbestimmung eignen. Sie sind sicher und wirksam und gefährden weder den klinischen Zustand und die Sicherheit der Patienten noch die Sicherheit und die Gesundheit der Anwender oder gegebenenfalls Dritter, wobei etwaige Risiken im Zusammenhang mit ihrer Anwendung gemessen am Nutzen für den Patienten vertretbar und mit einem hohen Maß an Gesundheitsschutz und Sicherheit vereinbar sein müssen.
(2) Die in diesem Anhang dargelegte Anforderung zur möglichst weitgehenden Verringerung von Risiken ist so zu verstehen, dass Risiken so weit zu verringern sind, wie ohne negative Auswirkungen auf das Nutzen-Risiko-Verhältnis möglich ist.
(3) Die Hersteller legen ein Risikomanagementsystem fest, setzen dieses um, dokumentieren es und schreiben es fort.

Neben der Auslegung und Herstellung der Produkte in einer Weise, dass sie sich für die vom Hersteller vorgesehene Zweckbestimmung eignen, zielt das in Anhang I beschriebene Vorgehen darauf ab, die Risiken so weit zu verringern, dass sie gemessen am Nutzen für den Patienten vertretbar sein müssen. Die möglichst weitgehende Verringerung von Risiken geht also nur so weit, wie dies **ohne negative Auswirkungen auf das Nutzen-Risiko-Verhältnis** möglich ist.

So thematisiert der Anhang I beispielsweise die Auswahl geeigneter Materialien hinsichtlich ihrer chemischen, physikalischen und biologischen Eigenschaften im Hinblick auf die Erfüllung der Merkmale und Leistungsanforderungen eines Produkts. Für Medizinprodukte nennt er wechselseitige Verträglichkeit zwischen den verwendeten Materialien und den biologischen Materialien, mit denen sie in Kontakt kommen, die bei Auslegung und Herstellung eines Produkts zu berücksichtigen sind. Für In-vitro-Diagnostika bedeutet dies beispielsweise: Unter Berücksichtigung der Zweckbestimmung des Produkts ist besonders auf eine mögliche Beeinträchtigung der Analyseleistung des Produkts zu achten aufgrund einer physikalischen und/oder chemischen Unverträglichkeit zwischen den verwendeten

Materialien und den Proben bzw. dem nachzuweisenden Analyten oder Marker (z. B. biologische Gewebe, Zellen, Körperflüssigkeiten und Mikroorganismen).

Es wird weiterhin betont, dass die mikrobielle Kontamination und das Infektionsrisiko für Patienten, Anwender und gegebenenfalls Dritte durch eine geeignete Auslegung von Produkt und Herstellungsverfahren ausgeschlossen oder so gering wie möglich gehalten werden sollen.

Hinsichtlich der Strahlenexposition von Patienten, Anwendern und Dritten wird gefordert, diese so weit wie möglich und in einer mit der Zweckbestimmung des Produkts zu vereinbarenden Weise zu verringern, wobei die Anwendung der jeweiligen für therapeutische oder diagnostische Zwecke angezeigten Dosiswerte nicht beschränkt wird.

Welche Anforderungen im Einzelfall an das Produkt zu stellen sind, hängt vom Produkt ab und ergibt sich auch aus dem gesunden Menschenverstand. Betrachtet sei beispielsweise noch einmal der Herzschrittmacher zur Behandlung oder Linderung der Krankheit „Herzrhythmusstörungen". Es ist selbstverständlich, dass es eine wechselseitige Verträglichkeit zwischen den für den Herzschrittmacher eingesetzten Werkstoffen und den umliegenden Geweben, biologischen Zellen sowie Körperflüssigkeiten am Implantationsort geben muss.

Erwähnt sei außerdem noch einmal das Röntgengerät zur Erkennung des Knochenbruchs. Auch hier ist verständlich, dass zu den grundlegenden Sicherheitsanforderungen beispielsweise gehört, dass Maßnahmen zum Schutz vor Strahlungen ergriffen werden. Hier steht an erster Stelle, dass die Produkte wie folgt ausgelegt und hergestellt sein müssen: Die Strahlenexposition von Patienten, Anwendern und sonstigen Personen muss so weit verringert werden, wie dies mit der Zweckbestimmung der jeweiligen für therapeutische oder diagnostische Zwecke angezeigten Dosiswerte nicht beschränkt wird. Das bedeutet, dass ein Röntgengerät so ausgelegt und hergestellt sein muss, dass es im Hinblick auf den vorgesehenen Anwendungszweck eine angemessene Bild- und/oder Ausgabequalität (Leistungsanforderung) bei möglichst geringer Strahlenexposition (Sicherheitsanforderung) des Patienten und Anwenders gewährleistet.

Bei Produkten mit Messfunktion, wie z. B. einem Blutdruckmessgerät, gehört zu den grundlegenden Anforderungen, dass unter Berücksichtigung angemessener Genauigkeitsgrenzen eine ausreichende Konstanz und Genauigkeit der Messwerte gewährleistet sind.

All diese Beispiele verdeutlichen, was unter den grundlegenden Sicherheits- und Leistungsanforderungen zu verstehen ist. Darüber hinaus sind viele weitere Sicherheits- und Leistungsanforderungen genannt, deren vollständige Aufzählung über den Rahmen dieses Buchkapitels hinausginge.

Zur Identifizierung, Analyse, Bewertung, Beseitigung und Kontrolle der Risiken verpflichtet der Anhang I der MDR und IVDR den Hersteller zu einem Risikomanagementsystem.

Schließlich wird in Anhang I auch spezifiziert, welchen Anforderungen die mit dem Produkt gelieferten Informationen entsprechen müssen. Sie müssen alle notwendigen Angaben, die die Identifizierung des Produkts und des Herstellers ermöglichen, umfassen sowie alle für den Anwender oder gegebenenfalls dritte Personen relevanten Informationen über die Sicherheit und Leistung des Produkts.

Der Nachweis der Konformität mit den grundlegenden Sicherheits- und Leistungsanforderungen wird durch Einhaltung der sogenannten harmonisierten Normen erbracht. Unter harmonisierten Normen sind solche zu verstehen, deren Fundstellen im Amtsblatt der Europäischen Union veröffentlicht worden sind. Gibt es keine harmonisierten Normen oder sind die relevanten harmonisierten Normen nicht ausreichend, so kann die Kommission im Rahmen von Durchführungsrechtsakten gemeinsame Spezifikationen („GS") annehmen. Auch für Produkte, die den GS entsprechen, wird die Konformität mit den Anforderungen der MDR bzw. IVDR angenommen. Für den Fall, dass der Hersteller von den GS abweicht, muss er nachweisen, dass die gewählten Lösungen ein mindestens gleichwertiges Sicherheits- und Leistungsniveau gewährleisten.

Merke

Ein Medizinprodukt bzw. In-vitro-Diagnostikum darf nur in Verkehr gebracht oder in Betrieb genommen werden, wenn es der MDR bzw. IVDR entspricht. Es muss den für das Produkt geltenden grundlegenden Sicherheits- und Leistungsanforderungen genügen.

Pflichten der Wirtschaftsakteure

Zu den Wirtschaftsakteuren im Sinne der MDR bzw. IVDR gehören Hersteller, bevollmächtigte Vertreter, Importeure und Händler. Für den Fall, dass der Hersteller eines Produkts nicht in einem der Mitgliedstaaten niedergelassen ist, muss er einen einzigen Bevollmächtigten benennen, damit das Produkt in der Union in Verkehr gebracht werden kann. Der Bevollmächtigte muss vom Hersteller schriftlich dazu benannt werden, in seinem Namen bestimmte Aufgaben in Erfüllung seiner aus der MDR bzw. IVDR resultierenden Verpflichtungen wahrzunehmen. Der Bevollmächtigte muss dieses Mandat schriftlich annehmen. Die Begriffe Importeur und Händler sind in Artikel 2 Begriffsbestimmungen der MDR bzw. IVDR definiert.

Definition

Importeur bezeichnet jede in der Union niedergelassene natürliche oder juristische Person, die ein Produkt aus einem Drittland auf dem Unionsmarkt in Verkehr bringt.

Definition

Händler bezeichnet jede natürliche oder juristische Person in der Lieferkette, die ein Produkt bis zum Zeitpunkt der Inbetriebnahme auf dem Markt bereitstellt, mit Ausnahme des Herstellers oder des Importeurs.

Die MDR bzw. IVDR verpflichtet alle genannten Wirtschaftsakteure zur Erfüllung ihrer Pflichten, woraus denselben umgekehrt auch eine Haftbarkeit erwächst. Diese Ausweitung der Haftung der Wirtschaftsakteure verfolgt ebenfalls das erklärte Ziel der MDR bzw. IVDR, ein hohes Niveau an Sicherheit und Gesundheitsschutz zu gewährleisten. Die MDR bzw. IVDR beschreibt die Pflichten des Herstellers in Artikel 10 Allgemeine Pflichten des Herstellers, von denen eine Auswahl nachfolgend aufgeführt ist. In der Auswahl enthalten sind die Pflichten des Herstellers, die bereits an früherer Stelle dieses Buchkapitels angesprochen wurden (Absatz 2), solche, die an späterer Stelle noch wichtig werden (Absatz 1, 3, 4, 6, 9/8, 13/12) und die, die in diesem Buchkapitel nicht weiter erläutert werden, aber von substantieller Bedeutung sind (Absatz 1, 12/11).

MDR bzw. IVDR, Artikel 10 Allgemeine Pflichten der Hersteller

(1) Die Hersteller gewährleisten bei Inverkehrbringen oder Inbetriebnahme ihrer Produkte, dass diese gemäß den Anforderungen dieser Verordnung ausgelegt und hergestellt wurden.
(2) Von den Herstellern wird ein Risikomanagementsystem (...) eingerichtet, dokumentiert, angewandt und aufrechterhalten.
(3) Die Hersteller führen eine klinische Bewertung/Leistungsbewertung (...) durch, die auch eine klinische Nachbeobachtung/Nachbeobachtung der Leistung nach dem Inverkehrbringen umfasst.
(4) Die Hersteller (...) verfassen eine technische Dokumentation (...) und halten diese Dokumentation auf dem neuesten Stand. Die technische Dokumentation ist so beschaffen, dass durch sie eine Bewertung der Konformität des Produkts mit den Anforderungen dieser Verordnung ermöglicht wird. Die technische Dokumentation enthält die in den Anhängen II und III aufgeführten Elemente. (...)
(...)
(6) Wurde im Rahmen des anzuwendenden Konformitätsbewertungsverfahrens nachgewiesen, dass die geltenden Anforderungen erfüllt sind, erstellen die Hersteller (...) eine EU-Konformitätserklärung (...) und versehen die Produkte mit der CE-Kennzeichnung (...).
(...)
(9) bzw. (8) Die Hersteller sorgen dafür, dass sie über Verfahren verfügen, die gewährleisten, dass die Anforderungen dieser Verordnung auch bei serienmäßiger Herstellung jederzeit eingehalten werden. (...). Die Hersteller (...) müssen ein Qualitätsmanagementsystem einrichten, dokumentieren, anwenden, aufrechterhalten, ständig aktualisieren und kontinuierlich verbessern, das die Einhaltung dieser Verordnung auf die wirksamste Weise sowie einer der Risikoklasse und der Art des Produkts angemessenen Weise gewährleistet.
(...)
(12) bzw. (11) Hersteller, die der Auffassung sind oder Grund zu der Annahme haben, dass ein von ihnen in Verkehr gebrachtes oder in Betrieb genommenes Produkt nicht dieser Verordnung entspricht, ergreifen unverzüglich die erforderlichen Korrekturmaßnahmen, um die Konformität dieses Produkts herzustellen oder es gegebenenfalls vom Markt zu nehmen oder zurückzurufen. Sie setzen die Händler des betreffenden Produkts und gegebenenfalls den Bevollmächtigten und die Importeure davon in Kenntnis.
Geht von dem Produkt eine schwerwiegende Gefahr aus, informieren die Hersteller außerdem unverzüglich die zuständigen Behörden der Mitgliedstaaten, in denen sie das Produkt bereitgestellt haben, sowie gegebenenfalls die Benannte Stelle, die für dieses Produkt eine Bescheinigung (...) ausgestellt hat, und übermitteln dabei insbesondere Angaben zur Nichtkonformität und zu bereits ergriffenen Korrekturmaßnahmen.
(13) bzw. (12) Die Hersteller verfügen über ein System für die Aufzeichnung und Meldung von Vorkommnissen und Sicherheitskorrekturmaßnahmen im Feld (...)

Nachdem die Pflicht nach Absatz 1 gemäß der genannten Einteilung – obwohl von signifikanter Bedeutung – in diesem Buchkapitel nicht weiter erläutert wird, die Pflicht nach Absatz 2 bereits angesprochen und nach Absatz 3 erst an späterer Stelle wichtig wird, beginnen wir mit den Pflichten des Herstellers in Bezug auf die

technische Dokumentation. Sie verpflichtet ihn zur Abfassung und Pflege einer technischen Dokumentation gemäß den Anhängen II Technische Dokumentation und III Technische Dokumentation über die Überwachung nach dem Inverkehrbringen der MDR bzw. IVDR.

Die technische Dokumentation nach Anhang II der MDR bzw. IVDR dokumentiert den Nachweis der Konformität mit den in Anhang I der MDR bzw. IVDR festgelegten grundlegenden Sicherheits- und Leistungsanforderungen. Aus ihr gehen hervor, welche grundlegenden Sicherheits- und Leistungsanforderungen als Maßstab an das Produkt angelegt wurden und weshalb. Sie erläutert weiterhin die Methoden, mit denen der Nachweis der Konformität mit den grundlegenden Sicherheits- und Leistungsanforderungen geführt wurde, sowie die dabei angewandten harmonisierten Normen, Gemeinsamen Spezifikationen (GS) oder sonstigen Lösungen.

Die technische Dokumentation entsprechend Anhang II umfasst eine Beschreibung des Produkts einschließlich seiner Zweckbestimmung und der vorgesehenen Anwender, seine Zuordnung zu einer Risikoklasse (▸ Kap. 20.3.5) und die Begründung für die angewandten Klassifizierungsregeln. Sie enthält außerdem technische Spezifikationen wie z. B. Eigenschaften, Abmessungen und Leistungsattribute.

Im Hinblick auf die Auslegung und Herstellung des Produkts enthält die technische Dokumentation umfangreiche Informationen. Sie ermöglichen, die Auslegungsphasen, die das Produkt durchlaufen hat, zu verstehen. Außerdem liefern sie vollständige Informationen und Spezifikationen einschließlich der Herstellungsprozesse und ihrer Validierung, der verwendeten Hilfsstoffe, der laufenden Überwachung und der Prüfung des Endprodukts

Auch die Nutzen-Risiko-Analyse ist Teil der technischen Dokumentation sowie die gewählten Lösungen für das Risikomanagement und dessen Ergebnisse.

Die technische Dokumentation enthält die Ergebnisse und kritischen Analysen aller Verifizierungs- und Validierungstests und/oder der Studien, die zum Nachweis der Konformität des Produkts mit dieser Verordnung und insbesondere den geltenden grundlegenden Sicherheits- und Leistungsanforderungen durchgeführt wurden.

Die technische Dokumentation über die Überwachung nach dem Inverkehrbringen nach Anhang III der MDR bzw. IVDR umfasst den Plan zur Überwachung nach dem Inverkehrbringen, den Sicherheitsbericht und den Bericht über die Überwachung nach dem Inverkehrbringen (▸ Kap. 20.3.7 und ▸ Kap. 20.3.7).

Absatz 9/8 verpflichtet den Hersteller zu einem der Risikoklasse und der Art des Produkts angepassten Qualitätsmanagementsystem, das die Einhaltung der MDR bzw. IVDR gewährleistet. Das Qualitätsmanagementsystem umfasst alle Teile und Elemente der Organisation eines Herstellers, die mit der Qualität der Prozesse, Verfahren und Produkte befasst sind. Das Qualitätsmanagementsystem beinhaltet u. a.:

- ein Konzept zur Einhaltung der Regulierungsvorschriften,
- die Feststellung der anwendbaren grundlegenden Sicherheits- und Leistungsanforderungen und die Ermittlung von Möglichkeiten zur Einhaltung dieser Anforderungen,
- das Risikomanagement gemäß Anhang I,
- die klinische Bewertung von Medizinprodukten nach Anhang XIV der MDR bzw. die Leistungsbewertung von In-vitro-Diagnostika nach Anhang XIII der IVDR einschließlich der jeweiligen Nachbeobachtung nach dem Inverkehrbringen,
- die Produktrealisierung einschließlich Planung, Auslegung, Entwicklung, Herstellung und Bereitstellung von Dienstleistungen,
- die Aufstellung, Anwendung und Aufrechterhaltung eines Systems zur Überwachung nach dem Inverkehrbringen,
- die Verfahren für die Meldung von schwerwiegenden Vorkommnissen und Sicherheitskorrekturmaßnahmen im Feld im Rahmen der Vigilanz,
- das Management korrektiver und präventiver Maßnahmen und die Überprüfung ihrer Wirksamkeit und
- Verfahren zur Überwachung und Messung der Ergebnisse, Datenanalyse und Produktverbesserung.

Bevor die Pflichten des Herstellers entsprechend den Absätzen 6 und 13/12 an späterer Stelle erläutert werden, seien an dieser Stelle die Pflichten eines weiteren bedeutenden Wirtschaftsakteurs beschrieben: die des Bevollmächtigten entsprechend Artikel 11 Allgemeine Pflichten des Bevollmächtigten der MDR und der IVDR. Artikel 11 klärt im Wesentlichen das Verhältnis zwischen Hersteller und Bevollmächtigtem. Insbesondere die weitreichende Haftung des Bevollmächtigten als Gesamtschuldner zusammen mit dem Hersteller, wie unter Absatz 5 beschrieben, sei hervorgehoben.

MDR bzw. IVDR, Artikel 11 Allgemeine Pflichten des Bevollmächtigten

(1) Ist der Hersteller eines Produkts nicht in einem der Mitgliedstaaten niedergelassen, so kann das Produkt nur dann in der Union in Verkehr gebracht werden, wenn der Hersteller einen einzigen Bevollmächtigten benennt.
(2) Die Benennung stellt das Mandat des Bevollmächtigten dar und ist nur gültig, wenn sie von diesem schriftlich angenommen wird; (...)

(3) Der Bevollmächtigte führt die Aufgaben aus, die in dem zwischen ihm und dem Hersteller vereinbarten Mandat festgelegt sind. (...)
Das Mandat verpflichtet und der Hersteller ermächtigt den Bevollmächtigten zur Ausführung folgender Aufgaben in Bezug auf die vom Mandat betroffenen Produkte:
a) Überprüfung, dass die EU-Konformitätserklärung und die technische Dokumentation erstellt wurden und dass der Hersteller gegebenenfalls ein entsprechendes Konformitätsbewertungsverfahren durchgeführt hat;
b) (...)
h) Beendigung des Mandats, falls der Hersteller seine Verpflichtungen aus dieser Verordnung verletzt.
(4) (...)
(5) Ist der Hersteller nicht in einem Mitgliedstaat niedergelassen und ist er seinen Verpflichtungen gemäß Artikel 10 nicht nachgekommen, so ist der Bevollmächtigte (...) für fehlerhafte Produkte auf der gleichen Grundlage rechtlich haftbar wie der Hersteller mit diesem als Gesamtschuldner.

Die Pflichten der Importeure wie in Artikel 11 gefasst, belaufen sich im Wesentlichen darauf, dass sie in der Union nur Produkte in Verkehr bringen dürfen, die der MDR bzw. IVDR entsprechen. Vor dem Inverkehrbringen muss der Importeur geprüft haben, dass das Produkt die CE-Kennzeichnung trägt und eine EU-Konformitätserklärung für das Produkt ausgestellt wurde. Er muss prüfen, dass der Hersteller bekannt ist und einen Bevollmächtigten benannt hat, dass das Produkt gemäß dieser Verordnung gekennzeichnet ist und ihm die erforderliche Gebrauchsanweisung beiliegt.

Zu den wichtigsten Pflichten des Händlers gehört es, in der Union nur Produkte auf dem Markt bereitzustellen, die dieser Verordnung entsprechen. Der Händler überprüft weiterhin, dass das Produkt die CE-Kennzeichnung trägt und die EU-Konformitätserklärung ausgestellt wurde.

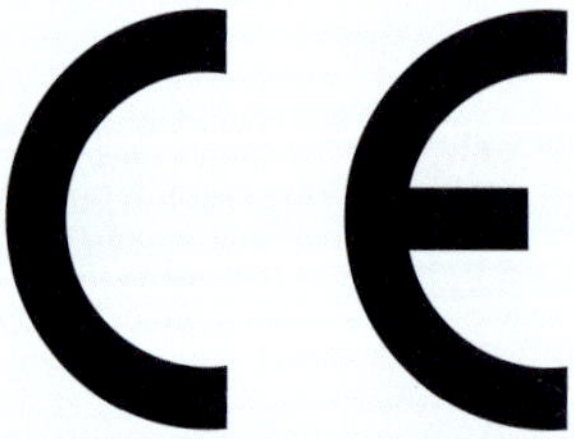

Abb. 20.1 CE Kennzeichen

Die für die Einhaltung der Regulierungsvorschriften verantwortliche Person ist kein Wirtschaftsakteur, wohl aber eine Instanz, die für die Einhaltung der Regulierungsvorschriften ebenso eine bedeutende Rolle spielt. Hersteller verfügen in ihrer Organisation über mindestens eine Person mit dem erforderlichen Fachwissen auf dem Gebiet der Medizinprodukte, die für die Einhaltung der Regulierungsvorschriften verantwortlich ist. Kleinst- und Kleinunternehmen sind nicht verpflichtet, in ihrer Organisation eine für die Einhaltung der Regulierungsvorschriften verantwortliche Person zur Verfügung zu haben; sie müssen jedoch dauerhaft und ständig auf eine solche Person zurückgreifen können. Die für die Einhaltung der Regulierungsvorschriften verantwortliche Person ist für die Prüfung der Produkte gemäß dem Qualitätsmanagementsystem verantwortlich, in dessen Rahmen die Produkte hergestellt werden, bevor ein Produkt freigegeben wird. Sie ist dafür verantwortlich, dass die technische Dokumentation und die EU-Konformitätserklärung erstellt und auf dem neuesten Stand gehalten werden und dass die Verpflichtungen zur Überwachung nach dem Inverkehrbringen erfüllt werden.

CE-Kennzeichnung

Nach durchlaufener positiver Konformitätsbewertung, die in ▸ Kap. 20.3.5 behandelt wird, sind die Hersteller nach Artikel 10 Allgemeine Pflichten des Herstellers Absatz 6 dazu verpflichtet, eine EU-Konformitätserklärung zu erstellen und die Produkte mit der CE-Kennzeichnung zu versehen (▸ Kap. 20.3.3).

Die EU-Konformitätserklärung enthält die in Anhang IV EU-Konformitätserklärung der MDR bzw. IVDR aufgeführten Angaben. Mit der EU-Konformitätserklärung versichert der Hersteller, dass das Produkt der vorliegenden und ggf. weiteren einschlägigen Rechtsvorschriften der Union entspricht. Die Konformitätserklärung enthält Informationen zum Produkt selbst (inkl. Basis-UDI-DI und Risikoklasse) sowie zum Hersteller (inkl. SRN) und ggf. zum Bevollmächtigten. Sie enthält weiterhin Angaben zum Konformitätsbewertungsverfahren. Alle Produkte, die als den Anforderungen dieser Verordnung entsprechend betrachtet werden, tragen die CE-Konformitätskennzeichnung gemäß Anhang V CE-Konformitätskennzeichnung der MDR bzw. IVDR. Die CE-Kennzeichnung besteht aus den Buchstaben „CE“ ▸ Abb. 20.1.

Merke

Mit der EU-Konformitätserklärung versichert der Hersteller, dass das Produkt der MDR bzw. IVDR und ggf. weiteren einschlägigen Rechtsvorschriften der Europäischen Union entspricht.

> **Merke**
>
> Alle Produkte, die als den Anforderungen der MDR bzw. IVDR und ggf. weiteren einschlägigen Rechtsvorschriften der Europäischen Union betrachtet werden, tragen die CE-Konformitätskennzeichnung.

20.3.4 Identifizierung und Rückverfolgbarkeit

Um die Identifizierung und Rückverfolgbarkeit von Medizinprodukten und In-vitro-Diagnostika zu ermöglichen bzw. zu erleichtern, führt die MDR bzw. IVDR ein System zur **eindeutigen Produktidentifikation** („**UDI-System**" – Unique Device Identification system) ein. Das UDI-System verpflichtet den Hersteller zur Erstellung einer UDI und dem Anbringen der UDI auf dem Produkt. Die UDI umfasst eine dem Hersteller und dem Produkt eigene UDI-Produktkennung („UDI-DI" – UDI Device Identifier) für die Identifikation von Produkt und Hersteller, und eine UDI-Herstellungskennung (UDI-PI – UDI Production Identifier), die Information über die Charge gibt, zu der das Produkt gehört. Im Zusammenhang mit der Zuteilung von UDIs benennt die EU-Kommission eine oder mehrere Stellen, die sogenannten Zuteilungsstellen, die ein System zur Zuteilung von UDI gemäß MDR bzw. IVDR betreiben. Die EU-Kommission hat in 2019 die folgenden UDI-Zuteilungsstellen zunächst für fünf Jahre benannt: GS1, Health Industry Business Communications Council (HIBCC), ICCBBA sowie die Informationsstelle für Arzneispezialitäten (IFA GmbH). Die MDR bzw. IVDR verpflichtet die EU-Kommission, eine UDI-Datenbank zu errichten und betreiben, die über die UDI hinaus weitere Datenelemente enthält. Vor dem Inverkehrbringen ist der Hersteller verpflichtet, das Produkt in der UDI-Datenbank zu registrieren.

Weiterhin muss die EU-Kommission ein elektronisches System für die Registrierung von Wirtschaftsakteuren errichten und betreiben, in welchem sich die Wirtschaftsakteure unter Angabe der Art des Wirtschaftsakteurs, ihres Namens, ihrer Anschrift und ihrer Kontaktdaten, sowie unter Angabe des Namens, der Anschrift und der Kontaktdaten der für die Einhaltung der Regulierungsvorschriften zuständigen Person(en) registrieren. Innerhalb des Systems wird die **einmalige Registrierungsnummer** („**SRN**" – Single Registration Number) des Herstellers generiert und die zur Identifizierung eines Herstellers und gegebenenfalls seines Bevollmächtigten und des Importeurs erforderlichen und verhältnismäßigen Angaben erfasst und verarbeitet.

Sowohl die UDI-Datenbank als auch das elektronische System für die Registrierung von Wirtschaftsakteuren sind Bestandteile der Europäischen Datenbank für Medizinprodukte (**EUDAMED**), die von der Europäischen Kommission errichtet, unterhalten und gepflegt wird. EUDAMED trägt damit entscheidend zur eindeutigen Identifizierung von Produkten innerhalb des Binnenmarkts bei und erleichtert deren Rückverfolgbarkeit.

Die EUDAMED verfolgt darüber hinaus aber auch die Ziele,

- der Öffentlichkeit Zugang zu allen erforderlichen Informationen über die auf dem Markt befindlichen Produkte, die dazugehörigen von den Benannten Stellen (▸ Kap. 20.3.5) ausgestellten Bescheinigungen und die beteiligten Wirtschaftsakteure zu ermöglichen,
- die Öffentlichkeit angemessen über klinische Prüfungen zu informieren sowie
- die zuständigen Behörden der Mitgliedstaaten und die Kommission bei der Wahrnehmung ihrer Aufgaben im Zusammenhang mit dieser Verordnung zu unterstützen. Dazu inkorporiert sie das elektronische System für Benannte Stellen und für Bescheinigungen, das elektronische System für klinische Prüfungen, das elektronische System für Vigilanz und für die Überwachung nach dem Inverkehrbringen und das elektronische System für die Marktüberwachung.

Die Identifizierung eines Medizinprodukts in der EUDAMED erfolgt entsprechend einer Nomenklatur für Medizinprodukte, deren kostenfreie Verfügbarkeit die EU-Kommission sicherstellt.

> **Verweis auf Online**
>
> Wagen Sie einen neugierigen Blick auf die Seiten der EU-Kommission zu EUDAMED

Zum Zeitpunkt der Entstehung dieses Buchkapitels war EUDAMED noch nicht vollständig implementiert. In einem Vorschlag zu den Funktionalitäten der EUDAMED (Draft Functional specifications for the European Database on Medical Devices (EUDAMED) – First

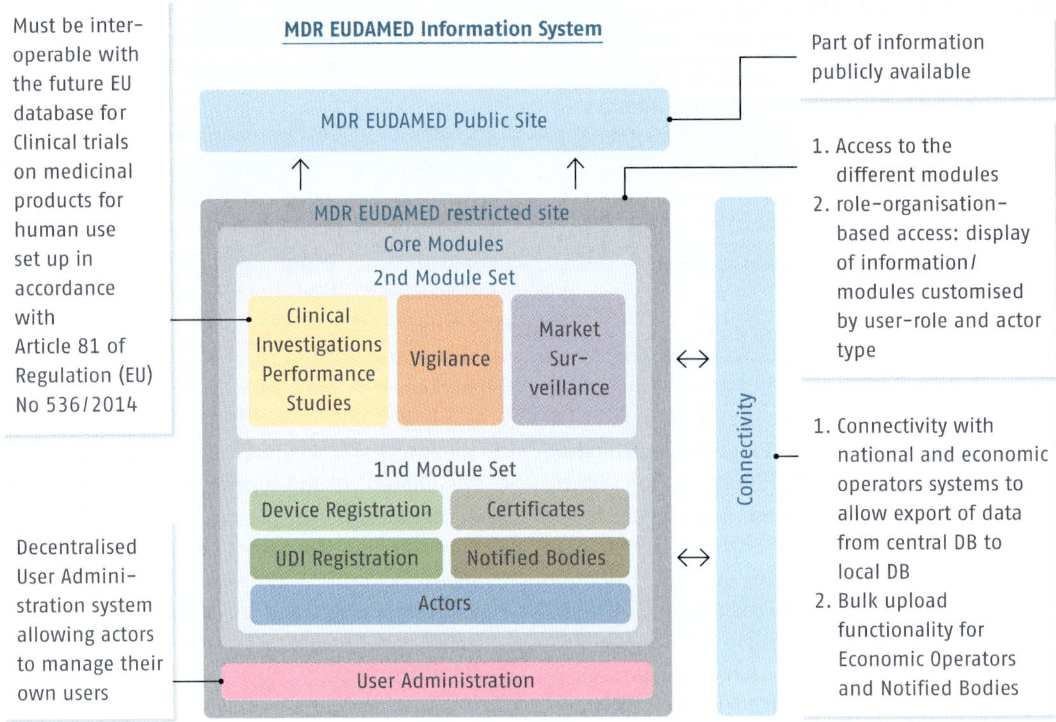

Abb. 20.2 Auszug aus dem Dokument „Functional specifications" der EUDAMED – Europäische Datenbank für Medizinprodukte (Entwurf 4.1 vom 28.02.2019, Seite 5. https://ec.europa.eu/tools/eudamed/#/screen/home)

release (High(1) to be audited) vom 28.02.2019, der auf der Homepage der EU-Kommission zu finden ist, ist ein Überblick über das Projekt EUDAMED gezeigt (Abb. 20.2). Die Kommission plant eine schrittweise Implementierung, wobei die Implementierung des ersten der sechs Module, des Moduls zur Registrierung von Wirtschaftsakteuren, am 1. Dezember 2020 erfolgte. Die Implementierung des zweiten und dritten Moduls („UDI/Devices registration" und „Notified Bodies and Certificates") ist für Mai 2021 geplant.

Verweis auf Online

Entwurf des Papiers „Functional specifications" der EUDAMED – Europäische Datenbank für Medizinprodukte

20.3.5 Klassifizierung, Konformitätsbewertung und Benannte Stellen

Klassifizierung

Medizinprodukte werden unter Berücksichtigung ihrer Zweckbestimmung und der damit verbundenen Risiken in die Klassen I, IIa, IIb und III eingestuft. In-vitro-Diagnostika werden ebenfalls unter Berücksichtigung ihrer Zweckbestimmung und der damit verbundenen Risiken in die Klassen A, B, C und D eingeteilt. Der Anhang VIII Klassifizierungsregeln der MDR bzw. Anhang VIII Klassifizierungskriterien der IVDR beschreiben die Einstufung in Klassen im Detail.

Dem Anhang VIII der MDR ist zu entnehmen, dass sich die Risiken unter anderem nach der Dauer der Anwendung, der Invasivität, dem Anwendungsort sowie den potenziellen Gefahren, die im Zusammenhang mit dem Medizinprodukt entstehen können, bemessen. Beispielsweise gehören nicht invasive Produkte mit einigen Ausnahmen, die höheren Klassen zugerechnet werden, zur Klasse I. Invasive Produkte in Zusammenhang mit Körperöffnungen gehören ebenfalls im Allgemeinen zur Klasse I, wenn sie zur vorübergehenden Anwendung bestimmt sind, zur Klasse IIa, wenn sie zur kurzzeitigen Anwendung bestimmt sind, zur Klasse IIb, wenn sie zur langzeitigen Anwendung bestimmt sind. Zur vorübergehenden oder kurzzeitigen Anwendung bestimmte chirurgisch-invasive Produkte gehören zur Klasse IIa, implantierbare Produkte sowie zur langzeitigen Anwendung bestimmte chirurgisch-invasive Produkte gehören zur Klasse IIb. Aktive Produkte zu Diagnose- und Überwachungszwecken gehören zur Klasse IIa, es sei denn, sie sind speziell für die Kontrolle von vitalen physiologischen Parametern bestimmt und die Art der Änderung dieser Parameter könnte zu einer unmittelbaren Gefahr für den Patienten führen, z. B. Änderung der Herzfunktion, der Atmung oder der Aktivität des zentralen Nervensystems. In diesen Fällen werden sie der Klasse IIb zugeordnet.

Für In-vitro-Diagnostika ist dem Anhang VIII der IVDR zu entnehmen, dass sich die Höhe des Risikos nach den Konsequenzen bemisst, die ein fehlerhaftes Analysenergebnis nach sich ziehen kann. So werden beispielsweis In-vitro-Diagnostika zum Zweck des Nachweises übertragbarer Erreger, die eine lebensbedrohende Krankheit mit einem hohen oder mutmaßlich hohen Verbreitungsrisiko verursachen, der Klasse D zugeordnet. Demgegenüber werden Produkte zur Feststellung einer Schwangerschaft zur Klasse B gezählt. Probenbehältnisse gehören zur Klasse A.

Konformitätsbewertung

Vor Inverkehrbringen bzw. vor Inbetriebnahme eines Medizinprodukts bzw. In-vitro-Diagnostikums müssen die Hersteller eine Bewertung der Konformität des Produkts entsprechend der in den Anhängen IX bis XI der MDR bzw. IVDR genannten Verfahren durchführen. Ziel der Konformitätsbewertung ist die Feststellung der Übereinstimmung/Konformität des Produkts mit den einschlägigen Anforderungen der MDR bzw. IVDR. Es werden drei Arten der Konformitätsbewertung beschrieben:

- die „Konformitätsbewertung auf der Grundlage eines Qualitätsmanagementsystems und einer Bewertung der Technischen Dokumentation" entsprechend Anhang IX der MDR bzw. IVDR,
- die „Konformitätsbewertung auf der Grundlage einer Baumusterprüfung" entsprechend Anhang X der MDR bzw. IVDR und
- die „Konformitätsbewertung auf der Grundlage einer Produktkonformitätsprüfung" entsprechend Anhang XI der MDR bzw. für In-vitro-Diagnostika die „Konformitätsbewertung auf der Grundlage einer Produktionsqualitätssicherung" entsprechend Anhang XI der IVDR.

Wird im Rahmen des Konformitätsbewertungsverfahrens nachgewiesen, dass die geltenden Anforderungen erfüllt sind, erstellt der Hersteller eine EU-Konformitätserklärung und versieht die Produkte mit der CE-Kennzeichnung entsprechend seinen Pflichten nach Artikel 10 Allgemeine Pflichten des Herstellers Absatz 6 (▸Kap. 20.3.3). Indem der Hersteller die EU-Konformitätserklärung erstellt, übernimmt er die Verantwortung dafür, dass das Produkt den Anforderungen der MDR bzw. IVDR sowie allen anderen für das Produkt geltenden Rechtsvorschriften der Europäischen Union entspricht.

In Abhängigkeit von der Klassifizierung des Medizinprodukts bzw. In-vitro-Diagnostikums unterliegt die Konformitätsbewertung mehr oder weniger strengen Regeln und erfordert die Beteiligung einer sogenannten Benannten Stelle (▸Kap. 20.3.5), wie für Medizinprodukte der Klassen III, IIb und IIa – oder eben nicht, wie meistens im Falle von Produkten der Klasse I. Ausnahmen sind beispielsweise Produkte, die in sterilem Zustand in den Verkehr gebracht werden, Produkte mit Messfunktion oder Produkte, bei denen es sich um wiederverwendbare chirurgische Instrumente handelt. In diesen Fällen ist eine – wenn auch begrenzte – Beteiligung der Benannten Stelle erforderlich. Auch die In-vitro-Diagnostika der Klasse A bedürfen nicht der Beteiligung einer Benannten Stelle am Konformitätsbewertungsverfahren.

So unterliegt der Hersteller für die Konformitätsbewertung von Medizinprodukten der Klasse III bzw. von In-vitro-Diagnostika der Klasse D der „Konformitätsbewertung auf der Grundlage eines Qualitätsmanagementsystems und einer Bewertung der Technischen Dokumentation" entsprechend Anhang IX der MDR bzw. IVDR. Alternativ kann der Hersteller auch eine Kombination aus der „Konformitätsbewertung auf der Grundlage einer Baumusterprüfung" entsprechend Anhang X der MDR bzw. IVDR und der „Konformitätsbewertung auf der Grundlage einer Produktkonformitätsprüfung" entsprechend Anhang XI der MDR wählen. Demgegenüber erklären Hersteller der Produkte der Klasse I bzw. A die Konformität ihrer Produkte typischerweise durch Ausstellung einer EU-Konformitätserklärung auf der Basis der technischen Dokumentation gemäß den Anhängen II und III. Benannte Stellen spielen in diesem Verfahren keine Rolle.

Betrachten wir die Anforderungen, die die verschiedenen Verfahren der Konformitätsbewertung stellen, noch etwas näher. Im Rahmen der „**Konformitätsbewertung auf der Grundlage eines Qualitätsmanagementsystems und einer Bewertung der Technischen Dokumentation**" entsprechend Anhang IX muss der Hersteller ein Qualitätsmanagementsystem vorweisen, für dessen Wirksamkeit er während des gesamten Lebenszyklus der betroffenen Produkte Sorge tragen muss. Er gewährleistet die Anwendung des Qualitätsmanagementsystems und unterliegt Audits sowie der Überwachung durch die zuständige Behörde. Zuständige Behörden sind in diesem Falle die entsprechenden Behörden der Länder.

Von den Benannten Stellen wird das Qualitätsmanagementsystem des Herstellers bewertet. Die Benannte Stelle führt hierzu ein Audit durch. Falls das Qualitätsmanagementsystem den einschlägigen Bestimmungen der MDR entspricht, stellt die Benannte Stelle eine EU-

20

Qualitätsmanagementbescheinigung aus. Zusätzlich zum Qualitätsmanagement des Herstellers bewertet die Behörde bei Produkten der Klasse III und der Klasse IIb die technischen Dokumentation gemäß Anhängen II und III. Sie überprüft die vom Hersteller im Rahmen des Berichts über die klinische Bewertung vorgelegten Daten zum klinischen Nachweis und die in diesem Zusammenhang vorgenommene klinische Bewertung (s. a. ▸ Kap. 20.4.5). Falls das Produkt den einschlägigen Bestimmungen dieser Verordnung entspricht, stellt die Benannte Stelle eine EU-Bescheinigung über die Bewertung der technischen Dokumentation aus. Zusätzlich wenden die Benannten Stellen das sogenannte Konsultationsverfahren („Scrutiny-Verfahren") für implantierbare Produkte der Klasse III und bestimmte Produkte der Klasse IIb an. Hierfür erstellen sie zunächst einen Bericht über die Begutachtung der klinischen Bewertung und des Plans für die klinische Nachbeobachtung nach dem Inverkehrbringen. Diesen Bericht legt sie gemeinsam mit der Dokumentation des Herstellers der Kommission vor. Die Kommission leitet diese Dokumente unverzüglich an ein Expertengremium weiter, welches entscheidet.

Darüber hinaus überwacht die Benannte Stelle, dass der Hersteller die Verpflichtungen, die sich aus dem genehmigten Qualitätsmanagementsystem ergeben, ordnungsgemäß einhält.

Im Rahmen der „**Konformitätsbewertung auf der Grundlage einer Baumusterprüfung**" stellt die Benannte Stelle fest und bescheinigt, dass ein Produkt einschließlich der technischen Dokumentation und der einschlägigen Prozesse während des Lebenszyklus den Bestimmungen der MDR bzw. IVDR entspricht. Zudem bestätigt es ein entsprechendes für die geplante Produktion des Medizinprodukts repräsentatives Exemplar (= Baumuster).

Die Benannte Stelle prüft und bewertet die technische Dokumentation in Bezug auf ihre Konformität und überprüft, ob das Baumuster in Übereinstimmung mit dieser Dokumentation hergestellt wurde. Weiterhin bewertet sie den vom Hersteller vorgelegten klinischen Nachweis. Hierfür führt sie die geeigneten Bewertungen und erforderlichen physischen Kontrollen oder Laboruntersuchungen durch und erstellt einen EU-Baumusterprüfbericht. Falls das Baumuster dieser Verordnung entspricht, stellt die Benannte Stelle eine EU-Baumusterprüfbescheinigung aus.

Die „**Konformitätsbewertung auf der Grundlage einer Produktkonformitätsprüfung**" kann prinzipiell zwei verschiedenen Zwecken dienen. Sie kann einerseits dafür verwandt werden, die Konformität eines Produkts mit einem Baumuster zu zeigen, andererseits um zu zeigen, dass ein Produkt im Einklang mit der technischen Dokumentation gemäß den Anhängen II und III hergestellt wird und den einschlägigen Anforderungen der MDR entspricht. Letztere Möglichkeit steht dem Hersteller allerdings nur für Produkte der Klasse IIa zur Verfügung.

In beiden Fällen kann der Hersteller von Medizinprodukten zwischen zwei Verfahren wählen, dem der Produktionsqualitätssicherung oder dem der Produktprüfung. Die IVDR kennt nur das Verfahren der Produktionsqualitätssicherung.

Im Rahmen der **Produktionsqualitätssicherung** stellt der Hersteller die Anwendung des für die Herstellung der betreffenden Produkte durch eine Benannte Stelle genehmigten Qualitätsmanagementsystems sicher, führt eine Endkontrolle entsprechend seinem Qualitätsmanagementsystem durch und unterliegt der Überwachung. Kommt der Hersteller diesen Verpflichtungen nach, stellt er eine EU-Konformitätserklärung aus, mit der er gewährleistet und erklärt, dass das betreffende Produkt mit dem in der EU-Baumusterprüfbescheinigung beschriebenen Baumuster übereinstimmt sowie die einschlägigen Anforderungen der MDR bzw. IVDR an das Produkt erfüllt.

Abweichend hiervon gilt bei Produkten der Klasse IIa als vom Hersteller mit der EU-Konformitätserklärung gewährleistet und erklärt, dass die betreffenden Produkte im Einklang mit der technischen Dokumentation gemäß den Anhängen II und III hergestellt werden und den einschlägigen Anforderungen der MDR entsprechen. Hierbei bewertet die Benannte Stelle, ob die in den Anhängen II und III beschriebene technische Dokumentation für die auf repräsentativer Basis ausgewählten Produkte den Anforderungen dieser Verordnung entspricht.

Im Gegensatz hierzu ist die **Produktprüfung** ein Verfahren, mithilfe dessen der Hersteller nach Prüfung jedes Produkts gewährleistet und erklärt, dass die Produkte mit dem in der EU-Baumusterprüfbescheinigung beschriebenen Baumuster übereinstimmen und den einschlägigen Anforderungen der MDR entsprechen. Trotz dieser Kontrolle, aber andererseits auch ohne ein Qualitätsmanagementsystem vorweisen zu müssen, wie es im Rahmen der Produktionsqualitätssicherung notwendig wäre, ist der Hersteller verpflichtet, alle erforderlichen Maßnahmen zu treffen, damit im Herstellungsverfahren die Übereinstimmung der Produkte mit dem in der EU-Baumusterprüfbescheinigung beschriebenen Baumuster und den einschlägigen Anforderungen der MDR sichergestellt wird. Darüber hinaus sichert der Hersteller zu, einen Plan zur Überwachung nach dem Inverkehrbringen sowie die Verfahren zur Einhaltung seiner Verpflichtungen im Rahmen der Vigilanz und Überwachung nach dem Inverkehrbringen einzuführen und auf den neuesten Stand zu bringen. Die Benannte Stelle nimmt die entsprechenden Prüfungen und Tests vor, um die Übereinstimmung des Produkts mit den Anforderungen der MDR durch Kontrolle und

Erprobung jedes einzelnen Produkts sicherzustellen. Die Benannte Stelle bringt an jedem genehmigten Produkt ihre Kennnummer an und stellt eine EU-Produktprüfbescheinigung aus.

Abweichend hiervon gilt bei Produkten der Klasse IIa als vom Hersteller mit der EU-Konformitätserklärung gewährleistet und erklärt, dass die betreffenden Produkte der Klasse IIa im Einklang mit der technischen Dokumentation gemäß den Anhängen II und III hergestellt werden und den einschlägigen Anforderungen der MDR entsprechen. Die von der Benannten Stelle durchgeführte Überprüfung zielt darauf ab, die Konformität der betreffenden Produkte der Klasse IIa mit der in den Anhängen II und III beschriebenen technischen Dokumentation und den einschlägigen Anforderungen der MDR zu bestätigen.

Die von den Benannten Stellen gemäß den Anhängen IX, X und XI ausgestellten Bescheinigungen sind im elektronischen System für Benannte Stellen und Konformitätsbescheinigungen der Europäischen Datenbank für Medizinprodukte (EUDAMED) abgelegt, welche die Kommission errichtet und betreibt. Anhang XII „Von einer Benannten Stelle ausgestellte Bescheinigungen" der MDR bzw. IVDR beschreibt die Mindestangaben, die die Bescheinigungen enthalten müssen. Dazu gehören der Verweis auf den entsprechenden Anhang, nach dem die Konformitätsbewertung durchgeführt wurde, die Angabe der durchgeführten Untersuchungen und Prüfungen, gegebenenfalls Informationen über die Überwachung durch die Benannte Stelle sowie Ausstellungs- und Ablaufdatum der Bescheinigung. Bescheinigungen sind für maximal 5 Jahre gültig, eine Verlängerung ist auf der Basis einer Neubewertung möglich, die Verlängerung der Geltungsdauer beträgt jeweils maximal 5 Jahre.

Merke

Ziel der Konformitätsbewertung ist die Feststellung der Übereinstimmung/Konformität des Produkts mit den einschlägigen Anforderungen der MDR bzw. IVDR.

Benannte Stellen

Aufgrund der Tatsache, dass den Benannten Stellen eine substanzielle Bedeutung bei der Bewertung der Konformität von Medizinprodukten und In-vitro-Diagnostika zukommt, stellt die MDR und die IVDR entsprechende Anforderungen, die die Benannten Stellen erfüllen müssen. Kapitel IV „Benannte Stellen" sowie Anhang VII „Von den Benannten Stellen zu erfüllende Anforderungen" der MDR bzw. IVDR beschreiben die Details hierzu.

Prinzipiell unterliegen Benannte Stellen einer Bewertung durch „die für Benannte Stellen zuständige Behörde", was die MDR bzw. IVDR in Artikel 35 „Für Benannte Stellen zuständige Behörden" niederlegt. In Deutschland wurden der ZLG (Zentralstelle der Länder für Gesundheitsschutz bei Arzneimitteln und Medizinprodukten) die Aufgaben der für Benannte Stellen zuständigen Behörde übertragen.

MDR bzw. IVDR, Artikel 35 für Benannte Stellen zuständige Behörden Absatz 1

(1) Jeder Mitgliedstaat, der eine Konformitätsbewertungsstelle als Benannte Stelle zu benennen beabsichtigt, oder der eine Benannte Stelle dafür benannt hat, im Sinne dieser Verordnung Konformitätsbewertungstätigkeiten durchzuführen, bestimmt eine Behörde (im Folgenden „die für Benannte Stellen zuständige Behörde"), (...) die für die Einrichtung und Ausführung der erforderlichen Verfahren für die Bewertung, Benennung und Notifizierung der Konformitätsbewertungsstellen und für die Überwachung der Benannten Stellen, (...), zuständig ist.

Die Konformitätsbewertungsstellen beantragen ihre Benennung bei der für Benannte Stellen zuständigen Behörde. Die für Benannte Stellen zuständige Behörde prüft den Antrag und erstellt einen vorläufigen Bewertungsbericht, der als Grundlage für eine abschließende Empfehlung unter Einbeziehung der Kommission, der Koordinierungsgruppe Medizinprodukte und eines gemeinsamen Bewertungsteam, das aus drei Sachverständigen besteht, dient. Diese Empfehlung berücksichtigt die für Benannte Stellen zuständige Behörde bei ihrer Entscheidung über die Benennung der Benannten Stelle gebührend.

Die Anforderungen an Benannte Stellen regelt die MDR bzw. IVDR in Artikel 36 sowie in Anhang VII, der mit einer umfänglichen Liste an Anforderungen aufwartet.

MDR bzw. IVDR, Artikel 36 Anforderungen an Benannte Stellen Absatz 1

(1) Die Benannten Stellen erfüllen die ihnen gemäß dieser Verordnung übertragenen Aufgaben. Sie müssen den organisatorischen und Allgemeinen Anforderungen sowie den Anforderungen an Qualitätssicherung, Ressourcen und Verfahren genügen, die zur Erfüllung dieser Aufgaben erforderlich sind. Insbesondere müssen Benannte Stellen den Bestimmungen des Anhangs VII nachkommen.

Die Liste des Anhangs VII umfasst Anforderungen bezüglich Rechtsstatus und Organisationsstruktur einer Benannten Stelle. So müssen beispielsweise die Rechtspersönlichkeit und der Rechtsstatus der Benannten Stelle vollständig dokumentiert sein. Dazu gehören auch entsprechende Informationen über Eigentumsrechte sowie über die juristischen oder natürlichen Personen, die Kontrolle über die Benannte Stelle ausüben. Die Benannte Stelle muss weiterhin unabhängig von Herstellern, anderen Wirtschaftsakteuren aber auch Wettbewerbern des Herstellers sein. Die Benannte Stelle gewährleistet durch dokumentierte Verfahren, dass die Vertraulichkeit der Informationen, die bei der Durchführung der Konformitätsbewertungstätigkeiten in ihren Besitz gelangen, gewahrt bleibt, außer wenn die Offenlegung gesetzlich vorgeschrieben ist. Die Benannte Stelle schließt eine angemessene Haftpflichtversicherung für ihre Konformitätsbewertungstätigkeiten ab, es sei denn, diese Haftpflicht wird aufgrund nationalen Rechts von dem betreffenden Mitgliedstaat gedeckt. Die Benannte Stelle muss ein Qualitätsmanagementsystem betreiben, das für die Art und den Umfang ihrer Konformitätsbewertungstätigkeiten geeignet sein muss. Auch muss die Benannte Stelle über die erforderlichen Ressourcen verfügen, die ihr erlauben, die ihnen durch diese Verordnung zufallenden Aufgaben mit höchster beruflicher Integrität und der erforderlichen Fachkompetenz auszuführen. Dies beinhaltet die notwendige Personalausstattung, Ausrüstungen, Einrichtungen und Kompetenzen. Schließlich muss die Benannte Stelle über dokumentierte Prozesse und ausreichend detaillierte Verfahren für die Durchführung der Konformitätsbewertungstätigkeiten verfügen, einschließlich der einzelnen Schritte – von Tätigkeiten vor der Antragstellung bis zur Entscheidungsfindung und Überwachung.

Diese im Unterschied zum MPG umfänglicheren Anforderungen sowie das aufwendige Bewertungsverfahren der MDR und IVDR mag zwar einem hohen Niveau an Sicherheit und Gesundheitsschutz zuträglich sein, rief jedoch Skeptiker auf den Plan, die Engpässe bei den benannten Stellen prophezeiten. Lesen Sie hierzu die Verlautbarungen u. a. des Ärzteblatts.

Verweis auf Online

Medizinprodukte-Verordnung: Es drohen Engpässe (Deutsches Ärtzeblatt)

Im Rahmen ihrer Tätigkeit unterliegen die Benannten Stellen darüber hinaus der Überwachung durch die für die Benannten Stellen zuständigen Behörde. Mindestens einmal jährlich bewerten die für Benannte Stellen zuständigen Behörden erneut, ob die in ihrem jeweiligen Hoheitsgebiet niedergelassenen Benannten Stellen nach wie vor die Anforderungen und Pflichten nach Anhang VII erfüllen. Zu dieser Überprüfung gehört auch ein Vor-Ort-Audit bei der Benannten Stelle. Drei Jahre nach der Notifizierung einer Benannten Stelle und danach alle vier Jahre findet eine vollständige Neubewertung statt, bei der geprüft wird, ob die Benannte Stelle nach wie vor die Anforderungen des Anhangs VII erfüllt. Weiterhin überprüft die für Benannte Stellen zuständige Behörde im Rahmen ihrer laufenden Überwachung der Benannten Stellen eine angemessene Anzahl von Bewertungen der technischen Dokumentation der Hersteller durch Benannte Stellen, insbesondere der Dokumentation der klinischen Bewertungen. So sollen die Ergebnisse überprüft werden, zu denen die Benannten Stellen aufgrund der von den Herstellern vorgelegten Informationen gelangt sind. Die Überprüfungen der für Benannte Stellen zuständigen Behörde werden sowohl extern als auch vor Ort durchgeführt.

All diesen Aktivitäten, also der detaillierten Regelungen bezüglich Bewertung aber auch Überwachung von Benannten Stelle, liegt Folgendes zugrunde:

- die Anforderung eines hohen Niveaus an Sicherheit und Gesundheitsschutz und
- das Streben nach Einheitlichkeit in der Bewertung von Medizinprodukten und In-vitro-Diagnostika.

Denn es gibt nicht nur eine, sondern viele verschiedene Benannte Stellen in Europa, aus denen ein Hersteller unabhängig vom Sitz seines Unternehmens oder des Produktionsstandorts auswählen kann. Das bedeutet, dass im Unterschied zum zentralen Zulassungsverfahren von Arzneimitteln, das für alle Arzneimittel beim BfArM (Bundesinstitut für Arzneimittel und Medizinprodukte) bzw. bei der EMA gebündelt wird, die Konformitätsbewertung von Medizinprodukten ein dezentrales Verfahren darstellt.

Partywissen

Im Zusammenhang mit dem PIP-Skandal steht auch der TÜV Rheinland in der Kritik. Er war als Benannte Stelle an der Konformitätsbewertung der Brustimplantate des Unternehmens PIP beteiligt. Demzufolge wurde der TÜV Rheinland von mehreren Parteien wegen Pflichtverletzung auf Schadensersatz verklagt. Der TÜV Rheinland hingegen betont, er sei selbst Opfer des kriminellen Vorgehens der Firma PIP geworden. Im Gerichtsverfahren sagte der frühere Unternehmenschef Jean-Claude Mas hierzu aus: „Der TÜV kündigte seinen Besuch 10 Tage vorher an. Es war schon Routine, dass ich die Anweisung gab, alle Unterlagen zu verstecken, die einen Bezug zu dem nicht zugelassenen PIP-Gel hatten."

Schließlich sei noch bemerkt, dass die Art der Produkte und der **Konformitätsbewertungsverfahren**, für welche eine Benannte Stelle benannt ist, unterschiedlich sind. So gibt es Stellen, die für **nichtaktive** und solche, die für aktive Medizinprodukte benannt sind. **Aktive Medizinprodukte** sind Medizinprodukte, deren Betrieb von einer Stromquelle oder einer anderen Energiequelle abhängig ist. Es gibt auch Stellen, die nur für ganz bestimmte Produkte, z. B. Infusionsgeräte oder Hörgeräte, benannt sind. Des Weiteren existieren Benannte Stellen, die lediglich für Konformitätsbewertungsverfahren in Bezug auf das Herstellungsstadium und solche, die für Konformitätsbewertungsverfahren in Bezug auf Auslegung und Herstellung der Produkte benannt sind. Die Liste der Benannten Stellen in Europa stellt die EU-Kommission zur Verfügung.

20.3.6 Klinische und Leistungsbewertung, klinische Prüfung und Leistungsstudien

Gehen wir an dieser Stelle noch einmal zurück zu Artikel 5 der MDR bzw. IVDR: Er fordert als Voraussetzung für das Inverkehrbringen eines Medizinprodukts bzw. In-vitro-Diagnostikums, dass ein Produkt den in Anhang I der MDR bzw. IVDR festgelegten grundlegenden Sicherheits- und Leistungsanforderungen genügen muss (▸Kap. 20.3.3). An diese Anforderung anknüpfend definiert Artikel 61 der MDR bzw. Artikel 56 der IVDR, dass die Erfüllung dieser einschlägigen grundlegenden Sicherheits- und Leistungsanforderungen durch einen ausreichenden klinischen Nachweis erfolgen muss, und der Hersteller wird in Artikel 10 der MDR bzw. IVDR zur Durchführung einer klinischen Bewertung bzw. Leistungsbewertung verpflichtet (▸Kap. 20.3.3).

Dementsprechend regeln Kapitel VI „Klinische Bewertung und klinische Prüfung der MDR" sowie deren Anhang XIV „Klinische Bewertung und Klinische Nachbeobachtung nach dem Inverkehrbringen" sowie Anhang XV „Klinische Prüfung die klinische Bewertung und klinische Prüfung von Medizinprodukten".

Demgegenüber titelt Kapitel VI der IVDR analog „Klinischer Nachweis, Leistungsbewertung und Leistungsstudien", der Anhang XIII der IVDR ist mit „Leistungsbewertung, Leistungsstudien und Nachbeobachtung der Leistung nach dem Inverkehrbringen" überschrieben, Anhang XIV heißt „Interventionelle klinische Leistungsstudien und bestimmte andere Leistungsstudien".

Klinische Bewertung und Leistungsbewertung

Wir werden sehen, dass der Umfang des klinischen Nachweises – genauso wie unter ▸Kap. 20.4 für die Konformitätsbewertung beschrieben – von den Merkmalen eines Produkts und seiner Zweckbestimmung abhängt. Der Einfachheit halber sollen im Folgenden zunächst die Vorgaben für Medizinprodukte und anschließend die der In-vitro-Diagnostika behandelt werden.

Klinische Bewertung bei Medizinprodukten

Artikel 61 „Klinische Bewertung" beschreibt leicht verständlich die Anforderungen der MDR.

Verweis auf Online

Um einen Eindruck von der Landschaft der **Benannten Stellen in Europa** zu gewinnen, lohnt sich ein Blick auf die Liste, die die EU-Kommission im Nando (New Approach Notified and Designated Organisations) Information System für Medizinprodukte bzw. In-vitro-Diagnostika veröffentlicht.

MDR, Artikel 61 Klinische Bewertung

(1) Die Bestätigung der Erfüllung der einschlägigen grundlegenden Sicherheits- und Leistungsanforderungen gemäß Anhang I (...) sowie die Beurteilung unerwünschter Nebenwirkungen und der Vertretbarkeit des Nutzen-Risiko-Verhältnisses (...) erfolgen auf der Grundlage klinischer Daten, die einen ausreichenden klinischen Nachweis bieten (...). Der Hersteller spezifiziert und begründet den Umfang des klinischen Nachweises, der erforderlich ist, um die Erfüllung der einschlägigen grundlegenden Sicherheits- und Leistungsanforderungen zu belegen. Der Umfang des klinischen Nachweises muss den Merkmalen des Produkts und seiner Zweckbestimmung angemessen sein. Zu diesem Zweck wird von den Herstellern eine klinische Bewertung (...) geplant, durchgeführt und dokumentiert. (...)

(...)

(4) Im Falle von implantierbaren Produkten und Produkten der Klasse III werden klinische Prüfungen durchgeführt, es sei denn (...)

Im Folgenden sind die Begriffe „klinischer Nachweis" und „klinischer Nutzen", der in der Definition des ersteren steckt, erklärt.

Definition

Klinischer Nachweis bezeichnet die klinischen Daten und die Ergebnisse der klinischen Bewertung zu einem Produkt, die in quantitativer und qualitativer Hinsicht ausreichend sind, um qualifiziert beurteilen zu können, ob
- das Produkt sicher ist und
- den angestrebten klinischen Nutzen bei bestimmungsgemäßer Verwendung nach Angabe des Herstellers erreicht.

Definition

Klinischer Nutzen bezeichnet
- die positiven Auswirkungen eines Produkts auf die Gesundheit einer Person, die anhand aussagekräftiger, messbarer und patientenrelevanter klinischer Ergebnisse einschließlich der Diagnoseergebnisse angegeben werden, oder
- eine positive Auswirkung auf das Patientenmanagement oder die öffentliche Gesundheit.

Die Durchführung der klinischen Bewertung wird in Anhang XIV der MDR detailliert erklärt. Der Umfang dieser Bewertung hat sich an der Art, Klassifizierung, Zweckbestimmung und den Risiken des betreffenden Produkts sowie an den Herstellerangaben zu dem Produkt zu orientieren.

Aufgabe des Herstellers ist zunächst die Erstellung eines Plans für die klinische Bewertung mit Angaben:
- zu den relevanten grundlegenden Sicherheits- und Leistungsanforderungen,
- zur von ihm definierten Zweckbestimmung des Produkts,
- zu den Zielgruppen,
- zum angestrebten klinischen Nutzen,
- zu den Methoden, die im Rahmen der klinischen Bewertung angewandt werden, und mit Angaben darüber, welche Parameter zur Einschätzung des Nutzen-Risiko-Verhältnisses relevant sind.

Der Plan enthält einen klinischen Entwicklungsplan, beginnend bei explorativen Studien, wie Studien zur Erstanwendung am Menschen („First-in-man"-Studien) über Durchführbarkeitsstudien und Pilotstudien, bis hin zu Bestätigungsstudien, wie pivotale klinische Prüfungen, und einer klinischen Überwachung nach dem Inverkehrbringen.

Weiterhin besitzt der Hersteller im Rahmen der klinischen Bewertung die Aufgabe, alle verfügbaren klinischen Daten zu ermitteln, die für das Produkt und seine Zweckbestimmung relevant sind, und etwaige Lücken im klinischen Nachweis zu identifizieren – durch eine systematische Auswertung der wissenschaftlichen Fachliteratur. An die Ermittlung der Daten schließt sich deren Beurteilung und Bewertung hinsichtlich ihrer Eignung zum Nachweis der Sicherheit und Leistung des Produkts an. Basierend auf dieser Datenlage entscheidet der Hersteller über die Notwendigkeit, neue oder zusätzliche klinische Daten zu erzeugen, die für die Behandlung noch offener Fragen erforderlich sind. Hierfür legt er sachdienlich konzipierte klinische Prüfungen gemäß dem klinischen Entwicklungsplan vor. Schließlich gelangt er durch die Analyse aller erhobenen relevanten klinischen Daten, wie oben beschrieben, zu den Schlussfolgerungen bezüglich der Sicherheit und der klinischen Leistung des Produkts einschließlich seines klinischen Nutzens.

Die Ergebnisse der klinischen Bewertung werden in einem Bewertungsbericht aufgezeichnet, der zur Untermauerung der Konformitätsbewertung des Produkts dient. Sie ermöglichen es dem Hersteller, die Konformität mit den grundlegenden Sicherheits- und Leistungsanforderungen aufzuzeigen und sind Teil der technischen Dokumentation des betreffenden Produkts.

Die MDR versteht die klinische Bewertung jedoch nicht als einmaligen Prozess, sondern äußert sich weiter in Artikel 61 wie folgt:

MDR, Artikel 61 Klinische Bewertung Absatz 11

(11) Die klinische Bewertung und die dazugehörigen Unterlagen sind während des gesamten Lebenszyklus des Produkts anhand der klinischen Daten zu aktualisieren, die sich aus der Durchführung des Plans für die klinische Nachbeobachtung nach dem Inverkehrbringen des Herstellers (...) ergeben.

Anhang XIV der MDR führt zur **klinischen Nachbeobachtung nach dem Inverkehrbringen** aus, dass die klinische Nachbeobachtung nach dem Inverkehrbringen als ein fortlaufender Prozess zur Aktualisierung der klinischen Bewertung zu verstehen ist und im Plan des Herstellers zur Überwachung nach dem Inverkehrbringen behandelt werden muss.

Er legt ferner fest, dass der Hersteller bei der klinischen Nachbeobachtung nach dem Inverkehrbringen auf proaktive Weise klinische Daten, die aus der Verwendung des Produkts hervorgehen, sammeln und bewerten muss, um

- die Sicherheit und die Leistung während der erwarteten Lebensdauer des Produkts zu bestätigen,
- die fortwährende Vertretbarkeit der ermittelten Risiken zu gewährleisten und auf der Grundlage sachdienlicher Belege neu entstehende Risiken zu erkennen und
- die fortwährende Vertretbarkeit des Nutzen-Risiko-Verhältnisses zu gewährleisten.

Der Hersteller analysiert die Feststellungen aus der klinischen Nachbeobachtung nach dem Inverkehrbringen und dokumentiert die Ergebnisse im „Bewertungsbericht über die klinische Nachbeobachtung nach dem Inverkehrbringen". Dieser Bericht ist Bestandteil des klinischen Bewertungsberichts und der technischen Dokumentation. Die Ergebnisse des Bewertungsberichts über die klinische Nachbeobachtung nach dem Inverkehrbringen finden bei der klinischen Bewertung Berücksichtigung. Wird im Rahmen der klinischen Nachbeobachtung nach dem Inverkehrbringen die Notwendigkeit von Präventiv- und/oder Korrekturmaßnahmen festgestellt, so setzt der Hersteller solche Maßnahmen um.

Leistungsbewertung und klinischer Nachweis bei In-vitro-Diagnostika

Betrachten wir jetzt die Ausführungen der IVDR zur Leistungsbewertung und zum klinischen Nachweis.

IVDR, Artikel 56 Leistungsbewertung und klinischer Nachweis

(1) Die Überprüfung der Erfüllung der in Anhang I festgelegten einschlägigen grundlegenden Sicherheits- und Leistungsanforderungen (...) und der Annehmbarkeit des Nutzen-Risiko-Verhältnisses (...) erfolgen auf der Grundlage von „Daten zur wissenschaftlichen Validität und zur Analyse- und klinischen Leistung", die einen ausreichenden klinischen Nachweis bieten (...). Der Hersteller spezifiziert und begründet den Umfang des klinischen Nachweises, der erforderlich ist, um die Erfüllung der einschlägigen grundlegenden Sicherheits- und Leistungsanforderungen zu belegen. Dieser Umfang an klinischem Nachweis muss angesichts der Merkmale des Produkts und seiner Zweckbestimmung angemessen sein. Zu diesem Zweck wird von den Herstellern eine Leistungsbewertung (...) geplant, durchgeführt und dokumentiert.
(...)
(4) Auf die Durchführung klinischer Leistungsstudien (...) kann nur dann verzichtet werden, wenn es ausreichende Gründe dafür gibt, auf andere Quellen klinischer Leistungsdaten zurückzugreifen.

Hier zeigen sich Unterschiede in den Wortlauten der MDR und der IVDR. **Der klinische Nachweis der In-vitro Diagnostika** stützt sich auf prinzipiell drei Aspekte:

- den der wissenschaftlichen Validität,
- den der Analyseleistung und
- den der klinischen Leistung.

Weiterhin besteht im Falle der In-vitro Diagnostika prinzipiell die Verpflichtung zur Durchführung klinischer Leistungsstudien. Zum besseren Verständnis seien die Begriffe wissenschaftliche Validität, Analyseleistung, und klinische Leistung entsprechend IVDR definiert.

Definition

Wissenschaftliche Validität eines Analyten bezeichnet den Zusammenhang eines Analyten mit einem bestimmten klinischen oder physiologischen Zustand.

So ist beispielsweise der Antikörpertiter ein Maß für die Immunität gegen das zugehörige Antigen. Hier besteht also ein Zusammenhang zwischen dem Analyten (Antikörper) mit dem klinischen oder physiologischen Zustand (Immunität).

Definition

Analyseleistung bezeichnet die Fähigkeit eines Produkts, einen bestimmten Analyten korrekt nachzuweisen oder zu messen.

Voraussetzungen für die klinische Leistung sind also die klinische Validität des Analyten und die Analyseleistung. Die klinische Leistung berücksichtigt über diese beiden Voraussetzungen hinaus auch noch, dass die Fähigkeit eines Produkts, Ergebnisse zu liefern, die mit einem bestimmten klinischen oder physiologischen Zustand zusammenhängen, beispielsweise von der Zielbevölkerung oder bestimmten Anwendern abhängen kann.

Definition

Klinische Leistung bezeichnet die Fähigkeit eines Produkts, Ergebnisse zu liefern, die mit einem bestimmten klinischen Zustand oder physiologischen oder pathologischen Vorgang oder Zustand bei einer bestimmten Zielbevölkerung und bestimmten vorgesehenen Anwendern korrelieren.

Definition

Klinischer Nachweis bezeichnet die klinischen Daten und die Ergebnisse der Leistungsbewertung zu einem Produkt, die in quantitativer und qualitativer Hinsicht ausreichend sind, um qualifiziert beurteilen zu können, ob

- das Produkt sicher ist und
- ob das Produkt den angestrebten klinischen Nutzen bei bestimmungsgemäßer Verwendung nach Angabe des Herstellers erreicht.

Der Vollständigkeit halber und zum Vergleich zwischen MDR und IVDR sind hier die Begriffe „klinischer Nachweis" und „klinischer Nutzen" definiert, die sich leicht voneinander unterscheiden.

Definition

Klinischer Nutzen bezeichnet

- die positiven Auswirkungen eines Produkts im Zusammenhang mit seiner Funktion, wie z. B. Screening, Überwachung, Diagnose oder Erleichterung der Diagnose von Patienten, oder

eine positive Auswirkung auf das Patientenmanagement oder die öffentliche Gesundheit.

Mit diesen Begriffsbestimmungen gelingt die Interpretation des Anhangs XIII der IVDR. Ebenso wie der Umfang der klinischen Bewertung von Medizinprodukten ist der Umfang der Leistungsbewertung von In-vitro-Diagnostika auf die Merkmale einschließlich Risiken, Risikoklasse, Leistung und Zweckbestimmung des Produkts abzustellen. Wie im Falle der **MDR der Plan zur klinischen Bewertung** erste Aufgabe des Herstellers ist, so ist es der **Leistungsbewertungsplan im Falle der IVDR**. Lediglich die Angaben in diesem Dokument unterscheiden sich naturgemäß und die Ergebnisse der drei Säulen des klinischen Nachweises von In-vitro-Diagnostika, nämlich

- Validität,
- Analyseleistung und
- klinische Leistung,

werden jeweils in einem eigenen Bericht über die wissenschaftliche Validität, über die Analyseleistung und die klinische Leistung dokumentiert. An dieser Stelle sei nochmals betont, dass im Rahmen des Nachweises der klinischen Leistung nur dann auf die Durchführung klinischer Leistungsstudien verzichtet werden kann, wenn es ausreichende Gründe dafür gibt, auf andere Quellen klinischer Leistungsdaten zurückzugreifen. Basierend auf der Bewertung aller einschlägigen Daten zur wissenschaftlichen Validität und zur Analyse- und klinischen Leistung, prüft der Hersteller die Übereinstimmung seines Produkts mit den grundlegenden Sicherheits- und Leistungsanforderungen und beurteilt, ob mit dem Produkt der beabsichtigte klinische Leistungsnachweis und die Sicherheit erreicht werden. Die aus dieser Bewertung gewonnenen Daten und Erkenntnisse bilden den klinischen Nachweis für das Produkt. Mit dem klinischen Nachweis wird wissenschaftlich bewiesen, dass der beabsichtigte klinische Nutzen und die Sicherheit des Produkts erreicht werden. Der klinische Nachweis wird in einem Bericht über die Leistungsbewertung dokumentiert. Dieser Bericht enthält u. a. den Bericht über die wissenschaftliche Validität, den Bericht über die Analyseleistung, den Bericht über die klinische Leistung und eine Bewertung dieser Berichte, die es gestattet, den klinischen Nachweis aufzuzeigen.

Ebenso wie die MDR versteht auch die IVDR die Leistungsbewertung nicht als einmaligen Prozess und beschreibt analog zur klinischen Nachbeobachtung nach dem Inverkehrbringen von Medizinprodukten die Nachbeobachtung der Leistung nach dem Inverkehrbringen für In-vitro-Diagnostika. Der Hersteller verfasst analog einen Bewertungsbericht über die Nachbeobachtung der Leistung nach dem Inverkehrbringen, mit dem der Bericht über die Leistungsbewertung aktualisiert wird und der Bestandteil der technischen Dokumentation ist. Die Schlussfolgerungen des Bewertungsberichts über die Nachbeobachtung der Leistung nach dem Inverkehrbringen finden bei der Leistungsbewertung Berücksichtigung. Wird im Rahmen der Nachbeobachtung der Leistung nach dem Inverkehrbringen die Notwendigkeit von Präventiv- und/oder Korrekturmaßnahmen festgestellt, so setzt der Hersteller solche Maßnahmen um.

Merke

Die Erfüllung der einschlägigen grundlegenden Sicherheits- und Leistungsanforderungen muss durch einen ausreichenden klinischen Nachweis erfolgen.

Klinische Prüfung und Leistungsstudien

Leistungsstudien, wie sie im Rahmen der Leistungsbewertung von In-vitro-Diagnostika prinzipiell und nur mit wenigen Ausnahmen vorgeschrieben sind, sowie klinische Prüfungen im Rahmen der klinischen Bewertung von Medizinprodukten beschreibt die MDR in Kapitel VI sowie Anhang XV, die IVDR ebenfalls in Kapitel VI und den Anhängen XIII und XIV. Auch hier werden im Folgenden zunächst die Vorgaben der MDR und anschließend die der IVDR behandelt.

Klinische Prüfung bei Medizinprodukten

Der vorliegende Abschnitt dieses Buchkapitels behandelt die Anforderungen der MDR an zum Nachweis der Konformität von Produkten durchgeführte klinische Prüfungen sowie deren Genehmigung und Durchführung. Der Kürze halber werden die Anforderungen an sonstige klinische Prüfungen nicht thematisiert werden. Die MDR sieht vor, dass klinische Prüfungen so konzipiert und durchgeführt werden, dass der Schutz der Rechte, der Sicherheit, der Würde und des Wohls der an der Prüfung teilnehmenden Prüfungsteilnehmer gewährleistet ist und Vorrang vor allen sonstigen Interessen hat. Sie schreibt weiterhin vor, dass klinische Prüfungen einer wissenschaftlichen und ethischen Überprüfung unterzogen werden.

Die ethische Überprüfung erfolgt durch eine **Ethik-Kommission**. Ferner definiert sie, dass eine klinische Prüfung nur dann durchgeführt werden kann, wenn

- die klinische Prüfung – sofern nichts anderes festgelegt ist – von dem Mitgliedstaat bzw. den Mitgliedstaaten, in dem bzw. denen die klinische Prüfung durchgeführt werden soll, gemäß dieser Verordnung genehmigt ist,
- eine nach nationalem Recht eingesetzte Ethik-Kommission keine ablehnende Stellungnahme in Bezug auf die klinische Prüfung abgegeben hat,
- der erwartete Nutzen für die Prüfungsteilnehmer oder für die öffentliche Gesundheit die vorhersehbaren Risiken und Nachteile rechtfertigt,
- der Prüfungsteilnehmer oder – falls der Prüfungsteilnehmer nicht in der Lage ist, eine Einwilligung nach Aufklärung zu erteilen – sein gesetzlicher Vertreter eine Einwilligung nach Aufklärung erteilt hat,
- das Recht des Prüfungsteilnehmers auf körperliche und geistige Unversehrtheit, Privatsphäre und Schutz seiner personenbezogenen Daten gewahrt bleibt,
- die klinische Prüfung so geplant ist, dass sie mit möglichst wenig Schmerzen, Beschwerden, Angst und allen anderen vorhersehbaren Risiken für die Prüfungsteilnehmer verbunden ist,
- das betreffende Prüfprodukt den grundlegenden Sicherheits- und Leistungsanforderungen mit Ausnahme der Punkte, die Gegenstand der klinischen Prüfung sind entspricht und
- die Anforderungen des Anhangs XV erfüllt sind.

Der Anhang XV der MDR führt zu den Allgemeinen Anforderungen an klinische Prüfungen weiter aus, dass klinische Prüfungen nach einem angemessenen Prüfplan durchzuführen sind, der dem Stand von Wissenschaft und Technik entspricht und so angelegt ist, dass sich die Angaben des Herstellers zur Sicherheit, zur Leistung und zu den Aspekten bezüglich Nutzen-Risiko der Produkte bestätigen oder widerlegen lassen.

MDR, Artikel 62 Allgemeine Anforderungen an zum Nachweis der Konformität von Produkten durchgeführte klinische Prüfungen

(...)

(3) Klinische Prüfungen werden so konzipiert und durchgeführt, dass der Schutz der Rechte, der Sicherheit, der Würde und des Wohls der an der Prüfung teilnehmenden Prüfungsteilnehmer gewährleistet ist und Vorrang vor allen sonstigen Interessen hat (...). Klinische Prüfungen werden einer wissenschaftlichen und ethischen Überprüfung unterzogen. Die ethische Überprüfung erfolgt durch eine Ethik-Kommission gemäß dem nationalen Recht. (...)

(4) Eine klinische Prüfung (...) kann nur durchgeführt werden, wenn alle nachfolgenden Bedingungen erfüllt sind:

a) Die klinische Prüfung wird – sofern nichts anderes festgelegt ist – von dem Mitgliedstaat bzw. den Mitgliedstaaten, in dem bzw. denen die klinische Prüfung durchgeführt werden soll, gemäß dieser Verordnung genehmigt;

b) eine nach nationalem Recht eingesetzte Ethik-Kommission hat keine ablehnende Stellungnahme in Bezug auf die klinische Prüfung abgegeben, (...)

c) (...)

d) (...)

e) der erwartete Nutzen für die Prüfungsteilnehmer oder für die öffentliche Gesundheit rechtfertigt die vorhersehbaren Risiken und Nachteile, (...)

f) der Prüfungsteilnehmer oder – falls der Prüfungsteilnehmer nicht in der Lage ist, eine Einwilligung nach Aufklärung zu erteilen – sein gesetzlicher Vertreter hat eine Einwilligung nach Aufklärung (...) erteilt;

(...);

h) das Recht des Prüfungsteilnehmers auf körperliche und geistige Unversehrtheit, Privatsphäre und Schutz seiner personenbezogenen Daten (...) bleibt gewahrt;

i) die klinische Prüfung ist so geplant, dass sie mit möglichst wenig Schmerzen, Beschwerden, Angst und allen anderen vorhersehbaren Risiken für die Prüfungsteilnehmer verbunden ist (...);

(...);

l) das betreffende Prüfprodukt bzw. die betreffenden Prüfprodukte entspricht bzw. entsprechen den grundlegenden Sicherheits- und Leistungsanforderungen gemäß Anhang I mit Ausnahme der Punkte, die Gegenstand der klinischen Prüfung sind;

(...)

m) die Anforderungen des Anhangs XV sind erfüllt.

20

Die Vorgehensweise bei der Durchführung der klinischen Prüfungen und die angewandten Forschungsmethoden sind an das zu prüfende Produkt angepasst. Die klinischen Prüfungen stehen mit dem oben beschriebenen Plan für die klinische Bewertung im Einklang. Der Bericht über die klinische Prüfung enthält eine kritische Bewertung aller im Verlauf der klinischen Prüfung gesammelten Daten.

Der Sponsor einer klinischen Prüfung muss einen **Antrag auf Genehmigung der klinischen Prüfung** stellen. Er reicht den Antrag bei dem oder den Mitgliedstaat(en) ein, in dem bzw. denen die klinische Prüfung durchgeführt werden soll. In Deutschland ist der Antrag an die zuständige Bundesoberbehörde, das BfArM (Bundesinstitut für Arzneimittel und Medizinprodukte), zu richten. Dem Antrag sind die in Anhang XV aufgeführten Unterlagen beizufügen. Darüber hinaus muss der Antrag in Deutschland bereits die Stellungnahme der zuständigen Ethik-Kommission enthalten. Der Antrag wird in das elektronische System für klinische Prüfungen, das Teil der Europäischen Datenbank für Medizinprodukte EUDAMED ist, eingespeist. Der betreffende Mitgliedstaat – in Deutschland die zuständige Bundesoberbehörde, das BfArM, – teilt dem Sponsor mit, ob die klinische Prüfung in den Geltungsbereich dieser Verordnung fällt und ob die Antragsunterlagen vollständig sind (Validierung). Im Unterschied zur MDR regelt das **MPDG** in Deutschland, dass bei Prüfprodukten der Klasse I oder im Fall von **nichtinvasiven Produkten** der Klassen IIa erst dann mit der **klinischen Prüfung begonnen werden darf**, wenn

- die zuständige Bundesoberbehörde, das BfArM, innerhalb von 10 Tagen nach Validierungsdatum nicht widersprochen hat und
- die zuständige Ethik-Kommission eine zustimmende Stellungnahme abgegeben hat.

Bei **allen anderen genannten Prüfprodukten** darf der Sponsor erst dann mit der klinischen Prüfung beginnen, wenn

- die zuständige Bundesoberbehörde, das BfArM eine Genehmigung erteilt hat und
- die zuständige Ethik-Kommission eine zustimmende Stellungnahme abgegeben hat.

Anhang XV der MDR spezifiziert die mit dem **Antrag auf Genehmigung einer klinischen Prüfung vorzulegende Unterlagen**. Genannt wird unter anderem

- das Antragsformular mit Angaben zum Sponsor und zum Prüfprodukt,
- eine Zusammenfassung des klinischen Prüfplans einschließlich der Ziele der klinischen Prüfung,
- Angaben zu den Prüfungsteilnehmern, gegebenenfalls Informationen zu einem Komparator,
- Nachweise des Sponsors, dass der klinische Prüfer und die Prüfstelle in der Lage sind, die klinische Prüfung gemäß dem klinischen Prüfplan durchzuführen sowie
- das Handbuch des Prüfers,
- der klinische Prüfplan selbst, der das Herzstück des Antrags bildet und die Begründung, Ziele, Konzeption, Methodik, Überwachung, Durchführung, Aufzeichnung und Methode der Analyse für eine klinische Prüfung darlegt,
- das Gutachten der Ethik-Kommission,
- Nachweis von Versicherungs- oder sonstiger Deckung für Schadensersatz für die Prüfungsteilnehmer im Verletzungsfall sowie
- Dokumente, die zur Einholung der Einwilligung nach Aufklärung zu verwenden sind, einschließlich der Aufklärungshinweise für Patienten und der schriftlichen Einwilligung nach Aufklärung.

Die Regeln zur **Durchführung einer klinischen Prüfung** legt die MDR in Artikel 72 nieder.

MDR, Artikel 72 Durchführung einer klinischen Prüfung

(1) Der Sponsor und der Prüfer stellen sicher, dass die klinische Prüfung entsprechend dem genehmigten klinischen Prüfplan durchgeführt wird.
(2) Um sich zu vergewissern, dass die Rechte, die Sicherheit und das Wohl der Prüfungsteilnehmer geschützt sowie die gemeldeten Daten verlässlich und belastbar sind und die Durchführung der klinischen Prüfung gemäß den Anforderungen dieser Verordnung erfolgt, gewährleistet der Sponsor eine angemessene Überwachung der Durchführung der klinischen Prüfung. Der Sponsor legt Ausmaß und Art der Überwachung (...) fest, (...).
(3) Alle Daten zu einer klinischen Prüfung werden durch den Sponsor oder gegebenenfalls den Prüfer so aufgezeichnet, verarbeitet, behandelt und gespeichert, dass sie korrekt übermittelt, ausgelegt und überprüft werden können, (...).
(...)
(5) Die Mitgliedstaaten überprüfen in geeignetem Ausmaß die Prüfstelle(n), um zu kontrollieren, ob die klinischen Prüfungen gemäß den Anforderungen dieser Verordnung und dem genehmigten Prüfplan durchgeführt werden.
(6) Der Sponsor legt ein Verfahren für Notfälle fest, mit dem die sofortige Identifizierung und erforderlichenfalls der sofortige Rückruf der bei der Prüfung verwendeten Produkte ermöglicht werden.

In Deutschland obliegt die Überwachung der Prüfstellen den für klinische Prüfungen zuständigen Landesbehörden. Sie sind auf der Website des BfArM verzeichnet.

Artikel 80 der MDR schreibt die **Aufzeichnung und Meldung der bei klinischen Prüfungen auftretenden unerwünschten Ereignisse** vor. Demnach muss der Sponsor vollständige Aufzeichnungen über unerwünschte Ereignisse aller Arten führen, die im klinischen Prüfplan als entscheidend für die Bewertung der Ergebnisse dieser klinischen Prüfung bezeichnet wurden. Ebenfalls aufgeführt müssen alle schwerwiegenden unerwünschten Ereignisse, jeder Produktmangel, der bei Ausbleiben angemessener Maßnahmen oder eines Eingriffs oder unter weniger günstigen Umständen zu schwerwiegenden unerwünschten Ereignissen hätte führen können, und alle neuen Erkenntnisse in Bezug auf obengenannte Ereignisse. Der Sponsor ist verpflichtet, die genannten Ereignisse mit wenigen Ausnahmen unverzüglich über das elektronische System für klinische Prüfungen allen Mitgliedstaaten, in denen die klinische Prüfung durchgeführt wird, zu melden. Die **Mitgliedstaaten** koordinieren unter der Leitung des koordinierenden Mitgliedstaats eine **Bewertung der schwerwiegenden unerwünschten Ereignisse und Produktmängel**, um zu entscheiden, ob

- eine klinische Prüfung geändert, ausgesetzt, oder abgebrochen wird, oder
- die Genehmigung für diese klinische Prüfung widerrufen wird.

Für klinische Prüfungen nach dem Inverkehrbringen gelten die Vigilanz-Bestimmungen.

Am **Ende der klinischen Prüfung** teilt der Sponsor jedem Mitgliedstaat, in dem eine klinische Prüfung durchgeführt wurde, das Ende dieser klinischen Prüfung in diesem Mitgliedstaat mit. Als Ende einer klinischen Prüfung gilt in der Regel der letzte Besuch des letzten Prüfungsteilnehmers. Unabhängig vom Ergebnis der klinischen Prüfung legt der Sponsor den Mitgliedstaaten, in denen eine klinische Prüfung durchgeführt wurde, den Bericht über die klinische Prüfung vor. Dem Bericht über die klinische Prüfung wird eine Zusammenfassung beigefügt, die in einer für die vorgesehenen Anwender leicht verständlichen Sprache verfasst ist.

Leistungsstudien bei In-vitro-Diagnostika

Demgegenüber unterscheidet die IVD Leistungsstudien, bei denen Stichproben mittels chirurgisch-invasiver Verfahren ausschließlich zum Zweck der Leistungsstudie entnommen werden, interventionelle klinische Leistungsstudie und Studien, die zusätzliche invasive Verfahren oder andere Risiken für die Prüfungsteilnehmer beinhalten von solchen Studien, bei denen das nicht der Fall ist. Für die erstgenannte Gruppe der IVDR gelten ähnliche Anforderungen wie die an klinische Studien für Medizinprodukte im Hinblick auf die Allgemeinen Anforderungen, die Genehmigung und die Durchführung.

20.3.7 Überwachung nach dem Inverkehrbringen, Vigilanz und Marktüberwachung

Überwachung nach dem Inverkehrbringen

Abschnitt 1 des Kapitel VII Überwachung nach dem Inverkehrbringen, Vigilanz und Marktüberwachung der MDR bzw. IVDR regelt die Überwachung nach dem Inverkehrbringen des Medizinprodukts bzw. In-vitro-Diagnostikums, die Vigilanz und die Marktüberwachung. Hier nimmt die MDR bzw. IVDR sowohl Hersteller als auch zuständige Behörden und auch die Mitgliedstaaten in die Pflicht.

20

Es verpflichtet den Hersteller, entsprechend einem **Plan zur Überwachung nach dem Inverkehrbringen** und entsprechend der Risikoklasse und Art des Produkts, zu einem **System zur Überwachung nach dem Inverkehrbringen**. Der Plan ist Teil der technischen Dokumentation gemäß Anhang II.

Der **Plan zur Überwachung nach dem Inverkehrbringen** beschreibt die Erhebung und Verwendung verfügbarer Informationen, insbesondere Informationen über schwerwiegende Vorkommnisse, nicht schwerwiegende Vorkommnisse, unerwünschte Nebenwirkungen, Informationen aus Trendmeldungen, aus Fachliteratur oder technische Literatur, aus Datenbanken und/oder Register sowie öffentlich zugängliche Informationen über ähnliche Medizinprodukte. Im Detail beschreibt er Verfahren, Methoden, Prozesse, Protokolle zur Erfassung dieser Information, zur Bewertung der erhobenen Daten, zur wirksamen Kommunikation mit zuständigen Behörden, Benannten Stellen, Wirtschaftsakteuren und Anwendern sowie zur Ermittlung und Einleitung geeigneter Maßnahmen, einschließlich Korrekturmaßnahmen. Weiterhin umfasst der Plan zur Überwachung nach dem Inverkehrbringen auch einen Plan für die klinische Nachbeobachtung nach dem Inverkehrbringen im Falle von Medizinprodukten bzw. einen Plan für die Nachbeobachtung der Leistung nach dem Inverkehrbringen im Falle von In-vitro-Diagnostika.

Das **System zur Überwachung nach dem Inverkehrbringen** muss geeignet sein, einschlägige Daten über die Qualität, die Leistung und die Sicherheit eines Produkts während dessen gesamter Lebensdauer zu sammeln, aufzuzeichnen und zu analysieren sowie die erforderlichen Schlussfolgerungen zu ziehen und etwaige Präventiv- oder Korrekturmaßnahmen zu ermitteln, durchzuführen und zu überwachen. Zeigt sich im Verlauf der Überwachung nach dem Inverkehrbringen, dass Präventiv- oder Korrekturmaßnahmen oder beides erforderlich sind, so ergreift der Hersteller die geeigneten Maßnahmen und unterrichtet die zuständigen Behörden und gegebenenfalls die Benannte Stelle. Wird ein schwerwiegendes Vorkommnis festgestellt oder eine Sicherheitskorrekturmaßnahme im Feld ergriffen, so muss dies gemeldet werden.

Eine Zusammenfassung der Ergebnisse, die Schlussfolgerungen aus den Analysen der gesammelten Daten sowie eine Begründung und Beschreibung ergriffener Präventiv- und Korrekturmaßnahmen muss der Hersteller von Produkten der Klasse I bzw. der Klassen A und B in einem **Bericht über die Überwachung nach dem Inverkehrbringen** zusammenfassen, der bei Bedarf zu aktualisieren ist.

Für Produkte der Klasse IIa muss der Hersteller bei Bedarf einen Bericht erstellen, mindestens jedoch alle zwei Jahre. Für Produkte der Klassen IIb und III sowie der Klassen C und D muss er mindestens einmal jährlich einen aktualisierenden Bericht über die Sicherheit erstellen. Der **Sicherheitsbericht** enthält:

- die Schlussfolgerungen aus der Nutzen-Risiko-Abwägung,
- die wichtigsten Ergebnisse des Bewertungsberichts und
- die Gesamtabsatzmenge und Informationen zu Personen, bei denen das betreffende Produkt zur Anwendung kommt, sowie, wenn möglich, die Häufigkeit der Produktverwendung.

Der Sicherheitsbericht ist Teil der technischen Dokumentation gemäß den Anhängen II und III.

Vigilanz

Abschnitt 2 des Kapitels VII der MDR bzw. IVDR regelt die Vigilanz im Bereich der Medizinprodukte bzw. In-vitro-Diagnostika. Er verpflichtet den Hersteller, jedes **schwerwiegende Vorkommnis** und jede **Sicherheitskorrekturmaßnahme im Feld** den relevanten zuständigen Behörden zu melden. Die Meldefrist ist von der Schwere des schwerwiegenden Vorkommnisses abhängig. Darüber hinaus zeichnen die zuständigen Behörden Meldungen über mutmaßliche schwerwiegende Vorkommnisse, die sie von Angehörigen der Gesundheitsberufe, Anwendern und Patienten erhalten, zentral auf nationaler Ebene auf. Sie unterrichten den Hersteller unverzüglich über diese mutmaßlichen schwerwiegenden Vorkommnisse, der seinerseits die Meldung entsprechend veranlasst. Bei Uneinigkeit zwischen der zuständigen Behörde und dem Hersteller, kann die zuständige Behörde verlangen, dass der Hersteller die Meldung veranlasst.

Des Weiteren ist der Hersteller verpflichtet, jeden **statistisch signifikanten Anstieg der Häufigkeit oder des Schweregrads nicht schwerwiegender Vorkommnisse** zu melden. Ebenso zu melden sind im Falle von Medizinprodukten auch Vorkommnisse zu erwarteten unerwünschten Nebenwirkungen, die eine erhebliche Auswirkung auf die Nutzen-Risiko-Analyse haben könnten und die zu inakzeptablen Risiken für die Gesundheit oder Sicherheit der Patienten, Anwender oder anderer Personen führen oder führen könnten. Auch Vorkommnisse, die bei In-vitro-Diagnostika zu einem signifikanten Anstieg der erwarteten fehlerhaften Ergebnisse im Vergleich zu der erklärten Leistung des Produkts führen oder führen können, sind zu melden. Der Hersteller vergleicht hierzu die Häufigkeit und den Schweregrad des nicht schwerwiegenden Vorkommnisses mit den in der technischen Dokumentation und den Produktinformationen gemachten Angaben innerhalb eines zuvor im Plan zur Überwachung nach dem Inverkehrbringen festgelegten Zeitraums mit der ebenfalls dort spezifizierten Methodik.

Im Anschluss an die Meldung eines schwerwiegenden Vorkommnisses führt der Hersteller unverzüglich die erforderlichen Untersuchungen durch. Die zuständige Behörde bewertet alle Risiken aufgrund des gemeldeten schwerwiegenden Vorkommnisses und alle Sicherheitskorrekturmaßnahmen im Feld. Sie beurteilt außerdem die Angemessenheit der vom Hersteller geplanten oder bereits ergriffenen Sicherheitskorrekturmaßnahmen im Feld und ob Bedarf an weiteren Korrekturmaßnahmen besteht bzw. welcher Art diese sein sollten. Sie überwacht ferner die Untersuchung eines schwerwiegenden Vorkommnisses durch den Hersteller, kann erforderlichenfalls eingreifen oder eine unabhängige Untersuchung veranlassen. Der Hersteller legt der zuständigen Behörde einen Abschlussbericht mit den Ergebnissen der Untersuchung vor. Der Bericht enthält Schlussfolgerungen und zeigt gegebenenfalls die zu ergreifenden Korrekturmaßnahmen auf. Der Hersteller sorgt dafür, dass Informationen über die ergriffenen Sicherheitskorrekturmaßnahmen im Feld den Anwendern des betreffenden Produkts unverzüglich nach Abstimmung mit der bewertenden zuständigen Behörde mittels einer Sicherheitsanweisung im Feld zur Kenntnis gebracht werden.

Die Kommission richtet in Zusammenarbeit mit den Mitgliedstaaten ein elektronisches System zur Erfassung und Verarbeitung von Vigilanz-Daten wie Meldungen schwerwiegender Vorkommnisse und Sicherheitskorrekturmaßnahmen im Feld, Meldungen von Trends, Sicherheitsberichten und Sicherheitsanweisungen ein. Das elektronische System zur Erfassung und Verarbeitung von Vigilanz-Daten ist Teil der Europäischen Datenbank für Medizinprodukte (EUDAMED). Weiterhin richtet sie in Zusammenarbeit mit den Mitgliedstaaten Systeme und Verfahren ein, mit denen die in diesem elektronischen System verfügbaren Daten aktiv überwacht werden können, um Trends, Muster oder Signale in den Daten zu ermitteln, die möglicherweise neue

Risiken oder Sicherheitsprobleme erkennen lassen. Wird ein zuvor unbekanntes Risiko ermittelt oder führt die Häufigkeit eines erwarteten Risikos zu einer erheblichen und nachteiligen Änderung der Nutzen-Risiko-Abwägung, so unterrichtet die zuständige Behörde den Hersteller, der daraufhin die erforderlichen Korrekturmaßnahmen ergreift.

Marktüberwachung

Den zuständigen Behörden obliegt im Sinne einer Marktüberwachung die **Kontrolle der Übereinstimmung der Merkmale und der Leistung von Produkten**. Dies geschieht anhand angemessener Stichproben, u. a. auch durch eine Überprüfung der Unterlagen und physische Kontrollen sowie Laboruntersuchungen. Die zuständigen Behörden können die Wirtschaftsakteure verpflichten, Unterlagen und Informationen zur Verfügung zu stellen und, falls gerechtfertigt, die erforderlichen Produktstichproben kostenfrei bereitzustellen oder kostenfreien Zugang zu den Produkten zu ermöglichen. Die zuständigen Behörden dürfen angekündigte und erforderlichenfalls unangekündigte Kontrollen in den Räumlichkeiten der Wirtschaftsakteure, Zulieferer und Unterauftragnehmer und erforderlichenfalls in den Einrichtungen beruflicher Anwender durchführen. Die Ergebnisse der Kontrolle in Bezug auf die Einhaltung der rechtlichen und technischen Anforderungen gemäß dieser Verordnung fasst die zuständige Behörde in einem Bericht zusammen, der ggf. erforderliche Korrekturmaßnahmen enthält. Sie teilt dem kontrollierten Wirtschaftsakteur den Inhalt des Berichts mit und gibt ihm vor der endgültigen Annahme des Berichts Gelegenheit zur Stellungnahme. Der abschließende Bericht wird in das elektronische System für die Marktüberwachung, das Teil der Europäischen Datenbank für Medizinprodukte (EUDAMED) ist, eingespeist.

Die zuständigen Behörden sind berechtigt, Produkte, die ein **unvertretbares Risiko** darstellen, oder gefälschte Produkte zu beschlagnahmen, zu vernichten oder auf andere Weise unbrauchbar zu machen, wenn sie dies im Interesse des Schutzes der öffentlichen Gesundheit für erforderlich erachten. Falls das Produkt ein unvertretbares Risiko für die Gesundheit oder Sicherheit der Patienten, Anwender oder anderer Personen oder in Bezug auf andere Aspekte des Schutzes der öffentlichen Gesundheit darstellt, gilt Folgendes: Die zuständigen Behörden fordern den Hersteller der betroffenen Produkte, seinen Bevollmächtigten und alle anderen entsprechenden Wirtschaftsakteure unverzüglich auf, innerhalb eines eindeutig festgelegten und dem betroffenen Wirtschaftsakteur mitgeteilten Zeitraums alle geeigneten und gebührend gerechtfertigten Korrekturmaßnahmen zu ergreifen. Damit soll

- die Konformität des Produkts mit den Anforderungen dieser Verordnung, die im Zusammenhang mit dem von dem Produkt ausgehenden Risiko stehen, hergestellt werden,
- die Bereitstellung des Produkts auf dem Markt in einer Weise, die der Art des Risikos angemessen ist, beschränkt werden,
- die Bereitstellung des Produkts bestimmten Anforderungen unterworfen werden oder
- das Produkt vom Markt genommen oder zurückgerufen werden.

Die zuständigen Behörden unterrichten über das elektronische System für die Marktüberwachung unverzüglich die Kommission, die übrigen Mitgliedstaaten und ggf. die Benannte Stelle, die die Bescheinigung ausgestellt hat, über die **Ergebnisse der Bewertung und die Maßnahmen**, zu denen sie die Wirtschaftsakteure verpflichtet haben.

Für ihre Überwachungstätigkeit arbeiten die zuständigen Behörden Jahrespläne aus und erstellen jährlich eine Zusammenfassung der Ergebnisse, die in dem elektronischen System für die Marktüberwachung verfügbar gemacht werden. Die zuständigen Behörden der Mitgliedstaaten koordinieren ihre Marktüberwachungstätigkeiten, kooperieren miteinander und halten einander und die Kommission über ihre Ergebnisse auf dem Laufenden, um für ein **einheitliches und hohes Niveau der Marktüberwachung in allen Mitgliedstaaten** zu sorgen. Schließlich überprüfen und bewerten die Mitgliedstaaten die Funktionsweise ihrer Marktüberwachungstätigkeiten. Solche Überprüfungen und Bewertungen erfolgen mindestens alle vier Jahre, und die Ergebnisse werden den übrigen Mitgliedstaaten und der Kommission mitgeteilt. Jeder Mitgliedstaat macht der Öffentlichkeit eine Zusammenfassung der Ergebnisse über das elektronische System für die Marktüberwachung zugänglich.

Haben die zuständigen Behörden Grund zu der Annahme, dass ein Produkt ein unvertretbares Risiko darstellen kann oder dass es anderweitig nicht die in dieser Verordnung niedergelegten Anforderungen erfüllt, führen sie eine Bewertung des betreffenden Produkts durch. Sie umfasst alle in dieser Verordnung niedergelegten Anforderungen, die im Zusammenhang mit dem von dem Produkt ausgehenden Risiko oder einer anderweitigen Nichtkonformität des Produkts stehen. Kommen die zuständigen Behörden nach Durchführung der Bewertung zu dem Schluss, dass das Produkt ein unvertretbares Risiko für die Gesundheit oder Sicherheit der Patienten, Anwender oder anderer Personen oder in Bezug auf andere Aspekte des Schutzes der öffentlichen Gesundheit darstellt, so veranlassen sie Folgendes: Sie fordern alle Wirtschaftsakteure unverzüglich auf, innerhalb eines eindeutig festgelegten und dem betroffenen Wirtschaftsakteur mitgeteilten Zeitraums alle geeigneten und gebührend gerechtfertigten Korrekturmaßnahmen zu ergreifen, um die Konformität des Produkts mit den Anforderungen dieser Verordnung, die im Zusammenhang mit dem von dem Produkt ausgehenden Risiko stehen, herzustellen. Stellen die zuständigen Behörden jedoch fest, dass ein Produkt nicht die in dieser Verordnung niedergelegten Anforderungen erfüllt, aber kein unvertretbares Risiko für die Gesundheit oder Sicherheit der Patienten, Anwender oder anderer Personen oder in Bezug auf andere Aspekte des Schutzes der öffentlichen Gesundheit darstellt, so fordern sie den entsprechenden Wirtschaftsakteur auf, der betreffenden Nichtkonformität innerhalb eines der Nichtkonformität angemessenen, eindeutig festgelegten und dem Wirtschaftsakteur mitgeteilten Zeitraums ein Ende zu setzen.

20.4 Abgrenzung Medizinprodukte, Hilfs- und Heilmittel, Kosmetika

20.4.1 Hilfsmittel

Nach dem juristischen Exkurs der vorgenannten Abschnitte bleibt noch die Frage offen, was Hilfs- und Heilmittel -oft im gleichen Atemzug mit Medizinprodukten genannt - von Medizinprodukten unterscheidet.

Hilfsmittel gehören zu den **Sachleistungen der gesetzlichen Krankenversicherung im Rahmen der Krankenbehandlung**. Die Verordnung von Hilfsmitteln in der vertragsärztlichen Versorgung sind in der Hilfsmittel-Richtlinie geregelt. Die Richtlinie dient der Sicherung einer Versorgung der Versicherten mit Hilfsmitteln, die nach den Regeln der ärztlichen Kunst und unter Berücksichtigung des allgemein anerkannten Stands der medizinischen Erkenntnisse ausreichend, zweckmäßig und wirtschaftlich ist. Das vom Spitzenverband Bund der Krankenkassen erstellte Hilfsmittelverzeichnis führt die von der Leistungspflicht durch die gesetzlichen Krankenkassen umfasste Hilfsmittel auf. Die Richtlinie definiert den Begriff Hilfsmittel so:

Definition

Hilfsmittel sind sächliche Mittel oder technische Produkte.

Zu den Hilfsmitteln zählen Körperersatzstücke, orthopädische und andere Hilfsmittel, Sehhilfen, Hörhilfen, sächliche Mittel oder technische Produkte, die dazu dienen, Arzneimittel oder andere Therapeutika, die zur inneren Anwendung bestimmt sind, in den Körper zu bringen.

Viele der im **Hilfsmittelverzeichnis** aufgeführten Produkte sind Medizinprodukte. Ihre Einstufung als Hilfsmittel ist lediglich – wie die Hilfsmittel-Richtlinie ausführt – ein Instrument zur Sicherung einer ausreichenden, zweckmäßigen und wirtschaftlichen Versorgung der Versicherten mit Hilfsmitteln.

20.4.2 Heilmittel

Definition

Heilmittel sind persönlich zu erbringende medizinische Leistungen.

Zu den Heilmitteln werden Maßnahmen der Physikalischen, Podologischen, Stimm-, Sprech-, Sprach- und Ergotherapie gerechnet. Die Richtlinie des Gemeinsamen Bundesausschusses über die Verordnung von Heilmitteln in der vertragsärztlichen Versorgung (**Heilmittel-Richtlinie**) dient der Sicherung einer ausreichenden, zweckmäßigen und wirtschaftlichen Versorgung der Versicherten mit Heilmitteln. Heilmittel sind im Unterschied zu Hilfsmitteln **keine sächlichen Leistungen**.

20.4.3 Kosmetika

Auch die Abgrenzung der Medizinprodukte gegenüber den kosmetischen Mitteln ist von Interesse. Im Sinne des Lebensmittel- und Futtermittelgesetzbuchs in der Fassung der Bekanntmachung vom 3. Juni 2013 (BGBl. I S. 1426), das durch Artikel 67 der Verordnung vom 31. August 2015 (BGBl. I S. 1474) geändert worden ist, gilt:

Definition

Kosmetische Mittel sind Stoffe oder Gemische aus Stoffen, die ausschließlich oder überwiegend dazu bestimmt sind, äußerlich am Körper des Menschen oder in seiner Mundhöhle zur Reinigung, zum Schutz, zur Erhaltung eines guten Zustands, zur Parfümierung, zur Veränderung des Aussehens oder dazu angewendet zu werden, den Körpergeruch zu beeinflussen.

Aus diesem Grund werden Zahnpflegeprodukte wie Zahnpasta und Zahnseide als kosmetische Mittel auf den Markt gebracht, da die Anforderungen an kosmetische Mittel niedriger sind als an ein Medizinprodukt. Es ist dementsprechend weniger kosten- und zeitintensiv, z. B. die Zahnpasta oder das Sonnenschutzmittel (Ausnahme: ▸Kap. 20.3.2) als Kosmetikum zu vermarkten. Dennoch weisen die genannten Produkte alle Eigenschaften eines Medizinprodukts auf.

Abschließend sei betont, dass die Abgrenzung und gesetzeskonforme Einordnung von verschiedenen Produktgruppen, insbesondere von Medizinprodukten und Arzneimitteln, trotz aller Definitionen manchmal schwierig ist und höchstrichterliche Hilfe in Anspruch nehmen kann. Ein prominentes Beispiel der Abgrenzungsproblematik zwischen Medizinprodukten und Arzneimitteln stellte die lange in der Schwebe gestandene Entscheidung über die Einordnung von Laxanzien auf Polyethylenglykol-Basis dar. Die Abgrenzungsproblematik im Bereich der Medizinprodukte wird auch durch die Bildung einer Expertengruppe auf europäischer Ebene zur Abgrenzung von Medizinprodukten dokumentiert.

Quellen und weiterführende Literatur

VERORDNUNG (EU) 2017/745 DES EUROPÄISCHEN PARLAMENTS UND DES RATES vom 5. April 2017 über Medizinprodukte, zur Änderung der Richtlinie 2001/83/EG, der Verordnung (EG) Nr. 178/2002 und der Verordnung (EG) Nr. 1223/2009 und zur Aufhebung der Richtlinien 90/385/EWG und 93/42/EWG des Rates

VERORDNUNG (EU) 2017/746 DES EUROPÄISCHEN PARLAMENTS UND DES RATES vom 5. April 2017 über In-vitro-Diagnostika und zur Aufhebung der Richtlinie 98/79/EG und des Beschlusses 2010/227/EU der Kommission

Medizinprodukterecht-Durchführungsgesetz vom 28. April 2020 (BGBl. I S. 960), zuletzt durch Artikel 3 des Gesetzes vom 28. April 2020 (BGBl. I S. 960) geändert

Arzneimittelgesetz in der Fassung der Bekanntmachung vom 12. Dezember 2005 (BGBl. I S. 3394), zuletzt durch Artikel 2 Absatz 1 des Gesetzes vom 25. Juni 2020 (BGBl. I S. 1474) geändert

EUDAMED – Europäische Datenbank für Medizinprodukte https://ec.europa.eu/tools/eudamed/#/screen/home

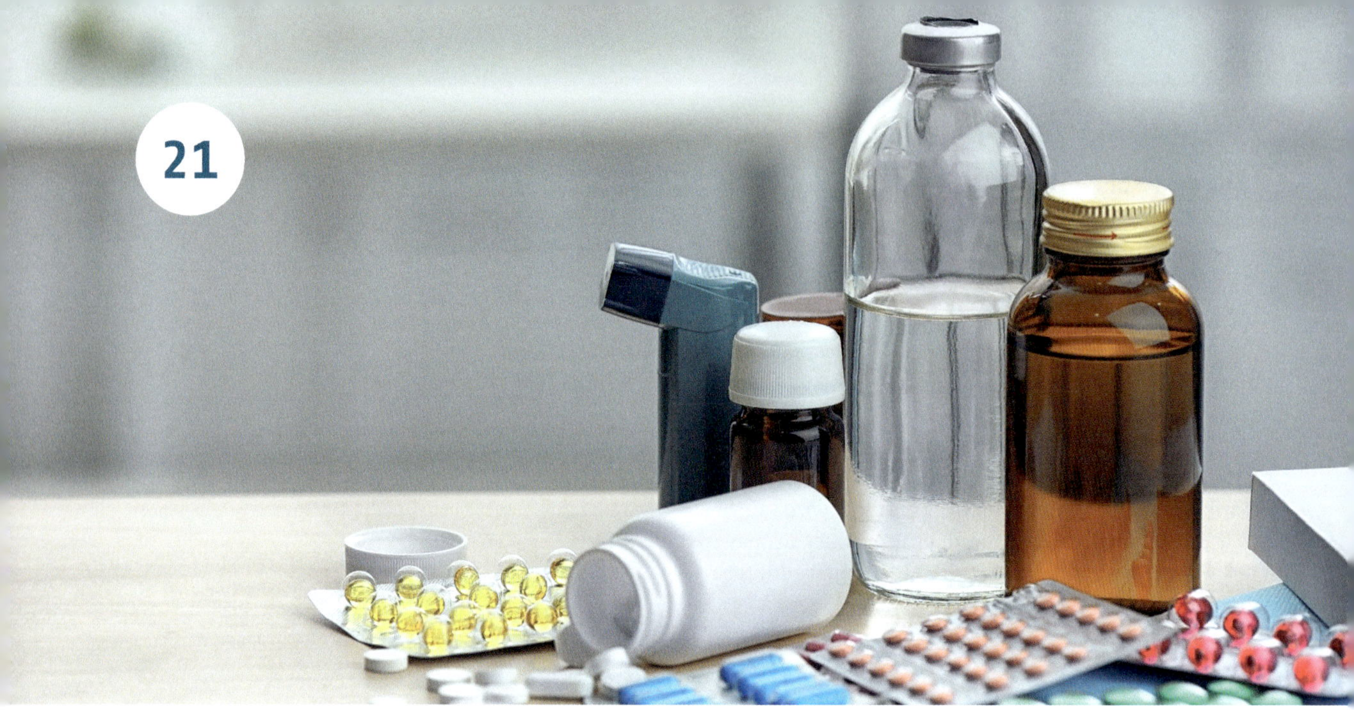

21

Primärpackmittel

Prof. Dr. Christel Müller-Goymann

Die wichtigsten Primärpackmittel bzw. Behältnismaterialien für Arzneizubereitungen werden mit ihren Vor- und Nachteilen sowie Prüfmöglichkeiten der erforderlichen Qualität beschrieben. Spezielle Herstellungsverfahren für Primärpackmittel auf Kunststoffbasis runden das Kapitel ab.

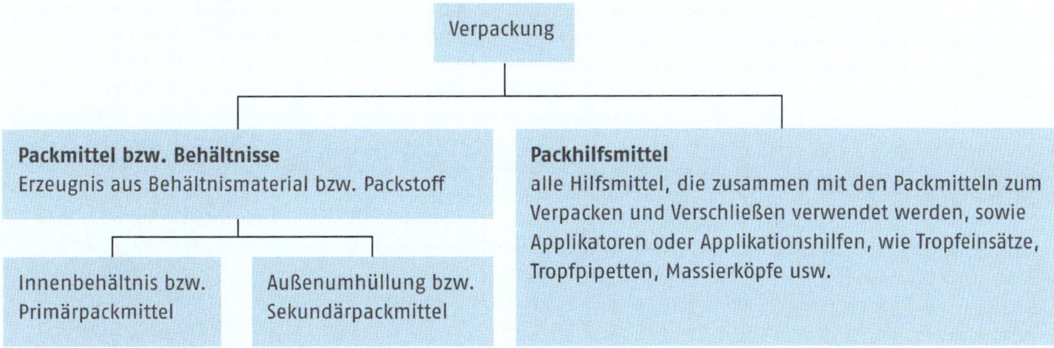

Abb. 21.1 Die wichtigsten Begriffe im Verpackungswesen

21.1 Allgemeines

Arzneizubereitungen oder Darreichungsformen müssen zu ihrem besseren Schutz, zur leichten Handhabung und zur Lagerung zweckmäßig verpackt werden. Da Arzneimittel bei nicht bestimmungsgemäßer Anwendung außerdem ein Gefährdungspotenzial aufweisen, sind zusätzliche Anforderungen an Arzneimittelverpackungen zu stellen. So werden in der Pharmazie nicht nur Verpackungen mit speziellen Dosierungsvorrichtungen verwendet, sondern auch Kalenderpackungen, welche die bestimmungsgemäße rechtzeitige Applikation sicherstellen sollen, und Verpackungen mit kindersicheren Verschlüssen bzw. mit Sicherheitsverschlüssen zum Schutz gegen unbefugtes Öffnen. Die wichtigsten Begriffe im Verpackungswesen werden in der DIN 55405 definiert (Abb. 21.1).

Bei den Packmitteln werden Innenbehältnisse oder Primärpackmittel und Außenumhüllungen bzw. Sekundärpackmittel unterschieden. Aus pharmazeutisch-technologischer Sicht sind die Primärpackmittel von besonderem Interesse, weil sie mit den Arzneizubereitungen oder Darreichungsformen in unmittelbarem Kontakt stehen. Bei der Auswahl von Primärverpackungen müssen deshalb die Möglichkeiten von chemischen und physikalischen Wechselwirkungen zwischen Primärpackmittel und Arzneizubereitung berücksichtigt werden.

Die **Hauptaufgaben einer Verpackung** bestehen darin, dass sie die enthaltene Arzneizubereitung vor äußeren Einwirkungen, z. B. gegenüber Licht, Luft, Feuchtigkeit und mikrobiellen Verunreinigungen, schützt und dass sie eine sichere und genau zu dosierende, komplikationslose Applikation durch den Patienten gestattet.

Merke

Bei Primärpackmitteln sollten zusätzlich drei Arten von Wechselwirkungen zwischen dem Packmaterial und der Arzneizubereitung berücksichtigt werden:

- die **Permeation** von Gasen wie O_2, CO_2 oder H_2O-Dampf durch das Packmaterial, wodurch die Stabilität der Zubereitung beeinflusst werden kann;
- die Adsorption bzw. Absorption (Verteilung) von Wirkstoffen (z. B. Peptide und Proteine) oder Hilfsstoffen (z. B. Konservierungsmittel) aus der Zubereitung an bzw. in das Packmaterial, wodurch sich die Stabilität oder der Wirkstoffgehalt der Zubereitung verschlechtern kann;
- die Migration von Substanzen aus dem Packmaterial in die Zubereitung. Hier sind u. a. toxische Weichmacher zu nennen.

Die Bedeutung der Verpackung für die Arzneimittelqualität ist am besten daraus zu ersehen, dass bestimmte Darreichungsformen nur in geeigneter Primärverpackung stabil auf den Markt gebracht werden können. Brausetabletten müssen beispielsweise wasserdampfdicht verpackt werden, während das extrem lichtempfindliche Nifedipin angemessen vor Licht geschützt werden muss.

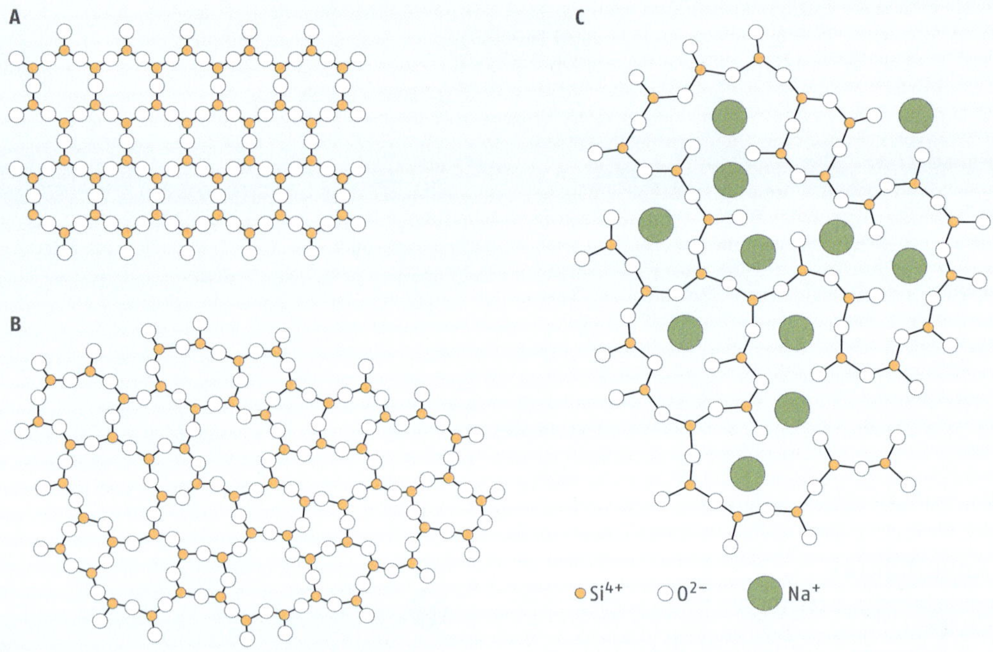

Abb. 21.2 Vereinfachte planare Darstellung von SiO_4-Netzwerken. **A** Regelmäßige SiO_4-Tetraeder in Silikatkristallen, **B** unregelmäßige, nichtkristalline Silikatglasstrukturen, **C** Natriumsilikatglas. Nach Pfaender und Schröder 1980

21.2 Beschreibung von Primärpackmitteln bzw. Behältnismaterialien

21.2.1 Glas

Glas ist ein anorganisches Schmelzprodukt, das beim Abkühlen praktisch ohne Kristallisation erstarrt. Glas kann deshalb auch als unterkühlte Schmelze mit isotroper Struktur bezeichnet werden. Der Hauptbaustein bzw. der Hauptstrukturbildner des Glases ist SiO_2 (Abb. 21.2). Das Netzwerk von Glas kann durch viele Zusätze verändert werden. Bortrioxid ist ein Stabilisator, der die chemische Beständigkeit verbessert. Aluminiumoxid macht das Glas weniger spröde. Beide Zusätze führen auch zu einem günstigen Wärmeausdehnungskoeffizienten. Damit Glas leichter schmelzend und damit besser formbar wird, werden Flussmittel zugesetzt, z. B. Alkali- und/oder Erdalkalioxide. Mit Eisen-, Chrom- oder Mangan-Salzen kann Glas eingefärbt werden. Tab. 21.1 zeigt die prozentuale Zusammensetzung einer Reihe von Glassorten.

Partywissen

Natürliches Glas kommt neben Bimsstein vor allem als **Obsidian** vor. Das eisenhaltige, schwarz gefärbte, spröde Material entsteht vulkanisch und eignete sich schon in der Steinzeit zur Gewinnung von Werkzeugen wie Klingen und Schaber.
Die Erfindung der **Glasherstellung** wird in Mesopotamien, Ägypten oder an der Levanteküste vermutet und auf das Zusammenschmelzen von Quarzgestein und Pottasche zurückgeführt. Schon um 3000 v. Chr. entstanden kleine Gefäße und Schmuckstücke wie Glasperlen. Letztere entwickelten sich zu einer begehrten Handelsware und zu einem beliebten Zahlungsmittel. Die ersten Glasgefäße entstanden durch das Wickeln erweichter dünner Glasstäbe. Später tauchte man Heu- oder Strohkörper in flüssige Glasschmelze. Enormen Aufschwung erlangte die Herstellung von Glasgefäßen durch die Erfindung der **Glasmacherpfeife** um 100 v. Chr. Mit ihrer Hilfe wird Luft in Kugeln von geschmolzenem Glas geblasen und so Hohlkörper produziert. Im 10. bis 11. Jahrhundert entwickelte sich Venedig zum Zentrum der Glasmacherei. Im 12. Jahrhundert wird schließlich das erste Fensterglas produziert, ausgehend vom sog. Butzenglas, das auf Glastellern basiert.

Tab. 21.1 Prozentuale Zusammensetzung verschiedener Glassorten

	Na_2O	K_2O[b]	MgO	CaO	BaO	B_2O_3	Al_2O_3[c]	SiO_2	Sonstige
Kalknatronglas, Normalglas, Französisches Glas	15			12				73	
Flaschenglas	10	2	1	13			6	65	2 Fe_2O_3, MnO
Bleiglas (leicht schmelzend, stark lichtbrechend)	5–8	6–15	0,3	0–2		0–1	0,3	35–65	As_2O_3, 18–20 PdO
Jenaer Geräteglas 20	7,7		0,1	0,8	3,9	4,6	8,3	74,5	TiO_2
Jenaer Duran-Glas[a]	4,4			0,3		12	2,3	81	
Pyrex-Glas[a]	4,4			0,2		11,8	2,3	80,6	(0,7 As_2O_3)
Jenaer Supremax-Glas	0,7	0,3	8,2	4,6		7	23,5	55,7	
Alumosilikatglas (hoher Smp.)									
Vycor-Glas (quarzreich)	0,5					3	0,5	96	
Quarzglas								99,5	LiO_2, F

[a] Borosilikatgläser, [b] Zusätze von K machen Glas schwerer schmelzbar, [c] Zusätze von Al machen Glas weniger spröde und unterdrücken die Kristallisation

Glas ist ein in der Pharmazie häufig verwendetes Behältnismaterial für Flaschen, Ampullen und Röhrchen. Einfache Flaschen und Röhrchen werden aus billigen Kalk-Natron-Gläsern hergestellt. Diese haben höhere Wärmeausdehnungskoeffizienten und sind nicht sehr beständig gegenüber wässrigen Flüssigkeiten. Ampullen und Flaschen für Parenteralia müssen deshalb aus hochwertigeren Gläsern hergestellt werden, z. B. aus Bor-Silikat-Gläsern. Chemisch am beständigsten sind Quarzgläser. Wegen der hohen Schmelztemperaturen sind sie jedoch schwer zu bearbeiten.

Pharmazeutisch wichtige Eigenschaften von Glas

Sauberkeit und Permeabilität. Der dichte, porenfreie Aufbau des Glases garantiert nicht nur eine außerordentlich glatte Oberfläche, sondern auch eine absolute Dichtigkeit, selbst bei dünnwandigsten Behältnissen. Die glatte Oberfläche ist auf die „Feuerpolitur" beim Schmelzprozess zurückzuführen. Auf der glatten Oberfläche setzen sich kaum Verunreinigungen fest.

Sterilisierbarkeit. Die Undurchlässigkeit für Dämpfe und Gase ändert sich auch bei starken Temperaturunterschieden nicht, und der günstige Wärmeausdehnungskoeffizient sowie die extrem hohe Formbeständigkeit bis zu etwa 500 °C erlauben Autoklavierungen bei 121 °C oder 134 °C ohne Probleme.

Transparenz und Lichtschutz. Die optische Transparenz ist eine der nützlichsten Eigenschaften von Glas. Diese Eigenschaft ist vor allem für die Kontrolle des Inhalts auf Reinheit oder auf manifeste Veränderungen wichtig. Eine der wenigen Veränderungen, denen Glas unterworfen ist, ist die geringfügige Braunverfärbung bei der Sterilisation farbloser Gläser mit γ-Strahlen. Diese Verfärbung beruht auf Veränderungen im Glasgefüge durch die Erzeugung von Elektronenfehlplätzen und ist durch Erhitzen reversibel, da hierbei die Elektronen auf ihre

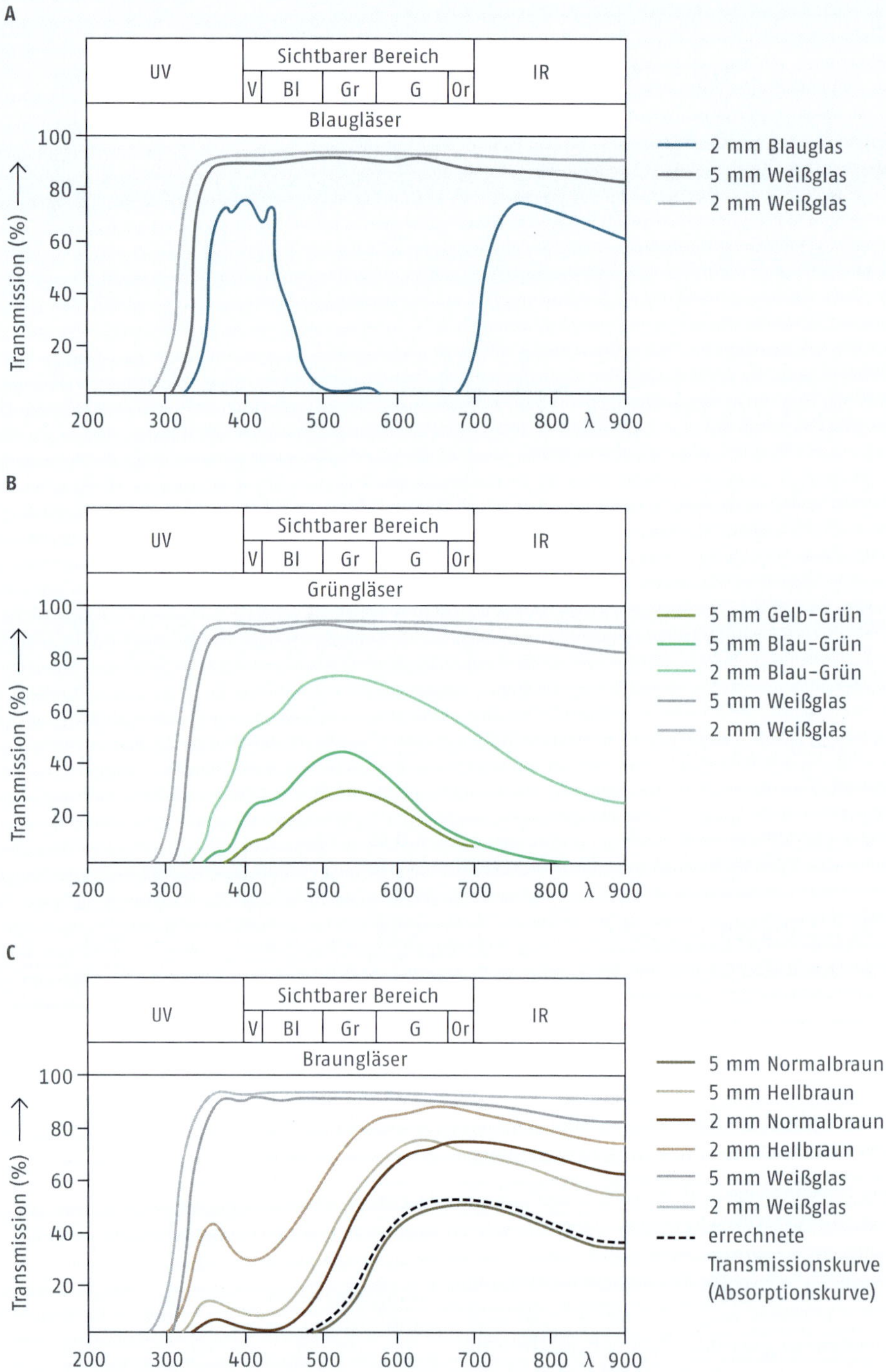

Abb. 21.3 Transmissionskurven (Durchlässigkeit) von unterschiedlich eingefärbten Gläsern. **A** Blaugläser, **B** Grüngläser, **C** Braungläser. Nach Roth 1958

ursprünglichen Plätze zurückschwingen. Durch eine Stabilisierung mit Cer kann die Verfärbung von vorneherein verhindert werden. Gegenüber allen übrigen Strahlungen ist Glas beständig. Müssen lichtempfindliche Arzneizubereitungen gegen Lichteinstrahlung geschützt werden, empfiehlt sich die Auswahl von gefärbten Gläsern, welche die für das betreffende Produkt schädliche Strahlung absorbieren. Hierzu werden in erster Linie braun gefärbte Gläser eingesetzt. Abb. 21.3 zeigt Transmissionskurven unterschiedlich

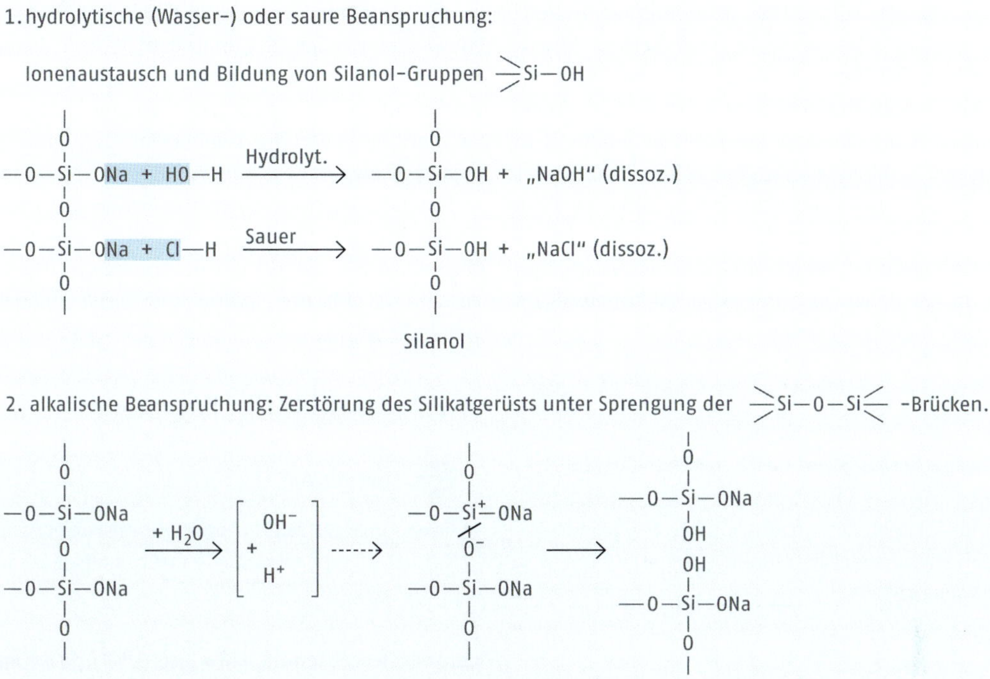

o Abb. 21.4 Chemische Reaktionsmechanismen der Glasoberfläche

eingefärbter Gläser. Hieraus lässt sich die Durchlässigkeit für Strahlen bestimmter Wellenlängen erkennen.

Chemische Beständigkeit des Glases

Die chemische Beständigkeit ist das wichtigste Kriterium für den Einsatz von Glasbehältnissen in der Pharmazie. An der Glasoberfläche können die in **o** Abb. 21.4 dargestellten Reaktionen ablaufen.

> **Merke**
>
> Allgemein gilt, dass Säuren und Alkalien Glas stärker angreifen als Wasser und dass Alkalien ihrerseits wieder stärker aktiv sind als Säuren.

Bei der Säureeinwirkung werden nicht nur Alkalisilikate herausgelöst, sondern es werden auch Silikate der zweiwertigen Metalle angegriffen bzw. aufgelöst. Nach Abwaschen der hierbei gebildeten und gelösten Salze sind die Glasoberflächen durch die Vermehrung der hydratisierten Kieselsäure-Gruppen widerstandsfähiger (s. nächster Abschnitt). Bei der Einwirkung von Alkalien findet zunächst eine „Quellung“ der Glasoberfläche statt, der dann eine Auslaugung folgt. Elektrolytlösungen im Kontakt mit Glasoberflächen bewirken einen partiellen Kationenaustausch, der sich in einer pH-Wert-Erniedrigung auswirken kann.

Vergütung

In den einfachsten Fällen erfolgt die Vergütung von Gläsern zur Verbesserung der chemischen Beständigkeit durch eine Behandlung mit Dämpfen oder Lösungen von Säuren oder sauren Salzen, z. B. Schwefeldioxid, Mineralsäuren oder Ammoniumsulfat. Diese Art der Säurevergütung geht nach mehrmaligem Gebrauch der Behältnisse wieder verloren. Das Silikonisieren von Gläsern kann auf verschiedene Arten durchgeführt werden.

- Bei der **Behandlung mit Dichlordimethylsilan** (Vorsicht! Stark reizend!), das am günstigsten in einem chlorierten Kohlenwasserstoff gelöst ist, lässt man diese Verbindung mit dem auf der Glasoberfläche befindlichen Wasserfilm und mit freien Silanolgruppen an der Glasoberfläche unter geeigneten Bedingungen reagieren, z. B. bei erhöhten Temperaturen. Hierbei laufen die dargestellten Reaktionen ab:

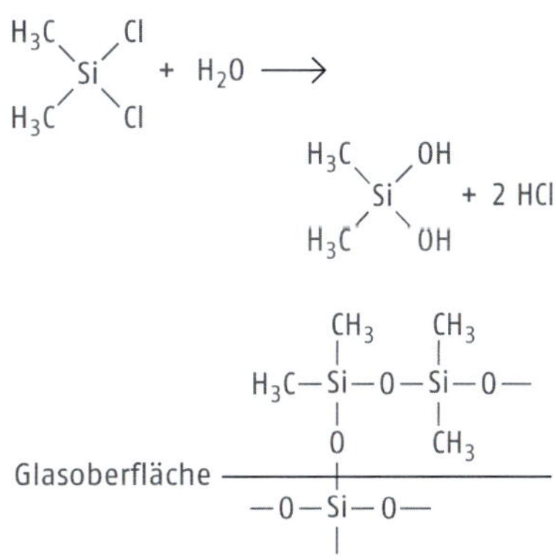

21

Die Glasoberfläche wird auf diese Art mit einem dünnen Dimethylsilanolfilm oder mit einem teilweise mit der Glasoberfläche verankerten Polydimethylsilanfilm überzogen und hydrophobisiert.

- In einem **Trocknungsverfahren** werden getrocknete Glasbehältnisse mit einer Lösung von Silikonöl in chlorierten Kohlenwasserstoffen behandelt und der nach dem Abtropfen zurückbleibende Silikonöl-Film durch Erhitzen eingebrannt.
- Im **Nassverfahren** werden die nach der Reinigung noch nassen Behältnisse mit einer Silikonemulsion behandelt und eingebrannt.

Merke

Neben einer Verbesserung der chemischen Beständigkeit des Glases führen Silikonisierungen zu einem besseren Ablaufen des Inhaltes von den Glaswänden und damit zu einer leichteren und sicheren Entnehmbarkeit.

Von Nachteil ist das hauptsächlich beim Zuschmelzen von Ampullen zu beobachtende Verkohlen von Silikonvergütungen. Die Verbesserung der chemischen Beständigkeit ist demnach vorteilhafter durch die Auswahl der geeigneten Glasqualitäten zu erreichen.

Prüfung von Gläsern

Merke

Nach dem Arzneibuch werden die zur Herstellung von Behältnissen benutzten Glasqualitäten durch Bestimmung ihrer hydrolytischen Resistenz ermittelt. Es stehen hierzu zwei Methoden zur Verfügung. Die **Oberflächenmethode**, bei der die Beständigkeit der inneren Oberfläche von Glasbehältnissen geprüft wird, und die **Gries- oder Glaspulvermethode**, mit der die Resistenz der gesamten Glasmasse untersucht wird.

Bei der Oberflächenmethode wird je nach Größe der Behältnisse eine bestimmte Anzahl mindestens zweimal mit gereinigtem Wasser bei Raumtemperatur gespült. Anschließend werden die zu prüfenden Behältnisse mit destilliertem Wasser gefüllt und entsprechend den jeweiligen Praxisanforderungen zugeschmolzen oder bedeckt und im Autoklav unter Sterilisationsbedingungen erhitzt. Eine Stunde nach Entnahme aus dem Autoklav werden die an das destillierte Wasser abgegebenen Alkalien titrimetrisch bestimmt.

Bei der Glaspulvermethode werden etwa 100 g Glas von mindestens drei Behältnissen zunächst mit einem Hammer grob zerkleinert und dann in einem Mörser weiter zerstoßen. Von dem so erhaltenen und gesiebten Glaspulver werden 20 g in 100 ml Wasser 30 min lang auf 121 °C erhitzt, und zuletzt erfolgt die acidimetrische Bestimmung der abgegebenen Alkalien. Das Arzneibuch unterscheidet die drei in ◘ Tab. 21.2 zusammengefassten Glasarten.

Besonders geringe Migration (▸ Kap. 21.1) von Substanzen erfolgt in Quarzglas. Deshalb ist eine zusätzliche Glasart im Handel, bei der die innere Gefäßoberfläche durch eine Plasmareaktion mit einer Quarzschicht bedampft wurde.

21.2.2 Kunststoffe, Polymere

Definition

Unter **Kunststoffen** sind vollsynthetische oder aus Naturstoffen abgewandelte makromolekulare Stoffe zu verstehen.

Kunststoffe werden auch in ▸ Kap. 6.3.2 und ▸ Kap. 20.3.2 behandelt.

Merke

Bei den Kunststoffen werden **Thermoplaste**, die durch Erwärmen verformbar sind, und **Duroplaste**, die sich durch Erwärmen nicht mehr verformen lassen, unterschieden.

Duroplaste werden durch thermische oder katalytische Vernetzungsreaktionen, die zu mehrfachen Molekülvergrößerungen führen, gewonnen. Thermoplaste finden zur Herstellung praktisch aller Packmittel und Packhilfsmittel Verwendung.

Beschreibung einiger Packmittel aus Kunststoff

In ◘ Tab. 21.3 sind Eigenschaften einiger wichtiger Kunststoffe zusammengestellt. Sie stehen mit Anforderungen im Zusammenhang, die an Verpackungen gestellt werden, wie z. B. Gaspermeabilität bzw. -dichtigkeit oder Autoklavierbarkeit. Bei den Zahlenangaben, die als Richtwerte aufzufassen sind, handelt es sich um Mittelwerte aus verschiedenen Literaturdaten.

Merke

Die Eigenschaften von Kunststoffen lassen sich durch bestimmte Herstellungsbedingungen (z. B. Druck, Temperatur, Katalysator, Reaktionsstarter) und vor allem durch Zusätze erheblich verändern bzw. verbessern.

Tab. 21.2 Übersicht über die drei Glasarten des Arzneibuchs

Glasart	Charakterisierung	Verwendung
I	Diese Glasart wird als Neutralglas bezeichnet. Sie besitzt die höchste hydrolytische Resistenz, die sowohl mit der Oberflächen- als auch mit der Glaspulvermethode zu überprüfen ist. Dabei soll der Verbrauch von HCl-Lösung (c = 0,01 mol/l) je nach mittlerem Füllvolumen der entsprechenden Behältnisse zwischen > 0,2 und < 2,0 ml liegen. Zu dieser Glasart gehören beispielsweise die Borosilikatgläser.	Für hochempfindliche parenterale Zubereitungen und für mehrfach verwendbare Behältnisse für Parenteralia.
II	Während die Oberflächenresistenz dieser Gläser den Anforderungen an die Glasart I entsprechen muss, kann die nach der Glaspulvermethode ermittelte Resistenz der gesamten Glasmasse geringer sein und in die Bereiche der Anforderungen an die Glasart III abfallen. Die Qualität für die Glasart II kann durch Oberflächenvergütung, z. B. durch Oberflächenbehandlung mit sauren Lösungen, mit Dämpfen oder mit Silikonen erreicht werden.	Die dieser Glasart entsprechenden Behältnisse dürfen für parenterale Zubereitungen nur einmal verwendet werden, da die durch chemische Vorbehandlung erhaltene Qualitätsverbesserung bei mehrmaliger Benutzung wieder verloren geht.
III	Diese Glasart besitzt eine mittlere hydrolytische Resistenz. Bei der Prüfung der hydrolytischen Resistenz sollen je nach Größe der jeweiligen Behältnisse zwischen > 2,2 und < 20,0 ml HCl-Lösung (c = 0,01 mol/l) verbraucht werden. Zu dieser Glasart gehören die Natronkalk-Silikatgläser.	Nur bei Parenteralia verwendbar, bei denen die Gefahr des Herauslösens von Kationen nicht gegeben ist, z. B. für parenterale Pulver oder für flüssige, nicht wässrige Parenteralia. Glasart III ist für alle übrigen festen flüssigen oder halbfesten Zubereitungen prinzipiell geeignet.

Ph. Eur. limitiert die Zahl an möglichen Zusätzen in Abhängigkeit von der Art des Packmittels. Als Zusätze zu Packmitteln kommen Weichmacher, Antioxidanzien, Stabilisatoren, Füllstoffe, UV-Absorber, Pigmente und Farbstoffe in Frage (▸ Kap. 22.2.1). Bei der Auswahl von Packmitteln ist darauf zu achten, dass solche Zusätze keine Wechselwirkungen mit Arzneizubereitungen eingehen oder Toxizitätsprobleme verursachen. Dementsprechend lässt Ph. Eur. je nach Art des Kunststoffs und seiner Herstellung die Grenzkonzentrationen von extrahierbaren Weichmachern, Antioxidanzien, Katalysatoren und Titandioxid als zugelassenes Pigment für lichtundurchlässige Verpackungen bestimmen. Dazu führt Ph. Eur. eine Liste von 22 Zusatzstoffen als Referenzsubstanzen.

Polyethylene (PE) lassen sich je nach Polymerisationsbedingungen aus Ethylen in unterschiedlichen Eigenschaften herstellen. Wie ◘ Tab. 21.4 zeigt, können die Produkte ölig, wachsweich oder hart sein und sich in ihrer Molekülmasse und Molekülgestalt, z. B. linear oder verzweigt, sowie in ihren Eigenschaften erheblich unterscheiden. Je nach Polymerisationsverfahren können Hochdruck- oder Niederdruckpolyethylene hergestellt werden (HD-PE oder ND-PE). Hochdruck-PE besteht aus gesättigten, starker verzweigten Paraffinen, es ist elastisch, sehr biegsam, kann ohne Weichmacher verarbeitet werden, wird als PE mit niederer Dichte auch als Weich-PE bezeichnet. Niederdruck-PE besteht aus linearen Kohlenwasserstoff-Ketten mit 3–5 bzw. 1–2 Verzweigungen pro 1 000 Kohlenstoff-Atome. Diese wenigen Verzweigungen begründen eine höhere Festigkeit und eine bessere Thermostabilität. Es wird deshalb Hart-PE oder PE mit hoher Dichte genannt. Polyethylen-Ketten können beim Erstarren aus der Schmelze mit hoher Kristallinität erstarren. Höhere Kristallinitätsgrade ziehen höhere Dichten nach sich. Die Polyethylenprodukte, die bei höheren Drucken hergestellt werden, zeigen meist niedrigere Dichten, während die bei niedrigeren Drucken hergestellten höhere Dichten aufweisen. Im angelsächsischen Sprachgebrauch sind deshalb auch die Bezeichnungen High-Density- und Low-Density-Polyethylene üblich, sowie deren Abkürzungen HD-PE und LD-PE. Diese unterschiedlichen Abkürzungen können leicht zu Missverständnissen führen.

Tab. 21.3 Wichtige Eigenschaften von polymeren Packmitteln

	Erweichungsbereich[a] (°C)	Schmelzbereich (°C)	Durchlässigkeit für Dämpfe und Gase (Foliendicke 50 µm)			
			($g \cdot m^{-2} \cdot d^{-1}$, 85 % *rF*, 23 °C) nach DIN 53122	($cm^3 \cdot cm^{-2} \cdot d^{-1}$, 75 % rF, 23 °C, 101,3 kPa) nach DIN 53380		
			für Wasserdampf	für O_2	für N_2	für CO_2
PE mit niederer Dichte (LD-PE)	80	115–130	2,0–3,0	2000–3500	1000–1200	9000–13000
PE mit hoher Dichte (HD-PE)	120	130–160	0,5–0,7	1000–1900	400–600	5000–7000
Polypropylen (PP)	140–160	165	1,0–1,5	1000–1400	200–350	4000–5000
Polyvinylchlorid (PVC)						
PVC-hart	70		6,0–10,0	100–150	40–80	500–800
PVC-weich (mit Weichmacher)			20,0	1500	350	8500
Polyvinylidenchlorid (PVDC)			0,1–1,0	5–10	2	20–40
Polystyrol (PS)	90–95	220–250	14,0–25,0	2500	200–400	10000–15000
Polyamide (PA)	140	220	30,0–60,0	40–120	10–25	300–700
Polycarbonat (PC)	140	240–255		4000–6000	200–300	18000–20000
Polyethylenterephthalat (PET)		320–330	0,6–3,0	20–50	3–10	100–200
Ethylen-Vinylacetat-Copolymer (EVA)	70	87	33[b]	4600[c]		
Cellophan			>500	80–120	15–30	300–500
Celluloseacetat (CA)						
niederacetyliert		230–255	100–200	900	180	5800
höheracetyliert		260–300				

[a] Dieser Erweichungsbereich kann auch als Grenztemperaturbereich bezeichnet werden, bis zu dem eine problemlose Anwendung von Verfahren zur Keimreduzierung durch Hitze möglich ist,
[b] nach ASTM E-96;
[c] nach ASTM D-3985

Tab. 21.4 Polyethylene

Molekülmasse (Dalton)	Polymerisationsgrad	Zustand	Erweichungstemperatur (°C)
500	20	Schmierfett	20
1000	35	Hartparaffin	55
2000	70	mikrokristallines Wachs	85
6000	200	weicher Kunststoff	
20000–40000	750	LD-PE (verzweigt, Low Density)	115–130
40 000–200 000 (bis zu 10^6)		HD-PE (linear, High Density)	130–160

Merke

Polyethylene sind physiologisch einwandfrei und gegenüber den meisten Arzneizubereitungen chemisch weitgehend inert. Da Polyethylene keine Weichmacher enthalten und deshalb durch Herauslösen keine Bestandteile verlieren können, sind sie als Behältnismaterial für parenterale Zubereitungen geeignet.

Unverträglichkeiten der Polyethylene sind meist physikalischer Natur. In Gegenwart von organischen Lösungsmitteln wird PE sprode, und auch gegenüber Öl ist es nicht stabil. Dagegen zeigt PE eine gute Stabilität gegenüber Säuren und Laugen. Wegen der hohen Dampfdurchlässigkeit besteht auch eine hohe Durchlässigkeit für Aromen und Parfums. PE hat ein relativ niedriges Absorptionsvermögen, z. B. für Konservierungsmittel. Trotzdem kann die Konservierungsgüte von Arzneizubereitungen vermindert werden. Ein einfaches Gegenmittel ist die Sättigung von Behältnissen mit dem entsprechenden Konservierungsmittel durch Vorbehandlung mit einer konzentrierten Lösung desselben vor der Abfüllung. Aus PE werden Behältnisse, Folien und Verschlüsse hergestellt.

Polypropylen (PP) ähnelt in seinen chemischen und physikalischen Eigenschaften dem PE mit hoher Dichte. Polypropylen zeichnet sich durch Härte und Formbeständigkeit sowie durch eine gute Chemikalienbeständigkeit aus. Es hat einen hohen Kristallinitätsgrad, ist ausgezeichnet thermostabil und lässt sich deshalb besser hitzesterilisieren als Polyethylen. Als Nachteil ist anzuführen, dass Polypropylen bei niederen Temperaturen, etwa ab 0–5 °C, brüchig wird. Aus Polypropylen werden Behältnisse, Folien und Injektionsspritzen hergestellt.

Polyvinylchlorid (PVC) ist ein kostengünstiger Massenkunststoff, der durch Änderung der Reaktionsbedingungen in unterschiedlichen Qualitäten hergestellt werden kann. PVC hat eine hohe Chemikalienbeständigkeit, z. B. gegenüber Ölen oder Alkoholen, und niedrige Gas- und Dampfdurchlässigkeiten. Problematisch sind die Toxizität des Monomeren und die geringe Stabilität des Polymeren gegenüber Erwärmen unter Licht und/oder Sauerstoffeinfluss. Deshalb müssen PVC zur Verbesserung der Produkteigenschaften Zusätze wie Stabilisatoren, Antioxidanzien, UV-Absorber und Weichmacher zugeführt werden. PVC wird zur Herstellung von Behältnissen, Folien und Schrumpfpackungen verwendet. Lagerungsbedingter Verlust an Weichmachern führt zur Versprödung. Bei der Entsorgung durch Verbrennung wird HCl frei und begründet die ökologische Bedenklichkeit.

Polystyrole (PS) sind sehr hart und von klarer Transparenz. Sie sind jedoch sehr empfindlich gegenüber Lösungsmitteln und gegenüber Erwärmen. Polystyrol ist Ausgangsmaterial für verschiedene Behältnisse und Injektionsspritzen.

Polyamide (PA) haben eine hohe Zähigkeit, Verschleißfestigkeit und Chemikalienbeständigkeit. Unter Feuchtigkeitseinfluss können sie beträchtlich aufquellen. Sie sind unter den Bezeichnungen Nylon und Perlon bekannt und werden in der Pharmazie zur Herstellung von Folien und Fasern verwendet.

Polycarbonate (PC) werden hauptsächlich zu Flaschen mit hoher Bruchfestigkeit, Hitze- und Chemikalienbeständigkeit verarbeitet. Ein Nachteil ist der hohe Preis dieses Materials.

Polyethylenterephthalat (PET) hat als Folienmaterial viele nützliche Eigenschaften, wie außerordentlich niedrige Dampf- und Gasdurchlässigkeiten, hohe Beständigkeit gegenüber Chemikalien und eine hohe mechanische Festigkeit. Es ist klar transparent, geruch- und geschmacklos, physiologisch einwandfrei und ohne Weichmacher zu verarbeiten. Ein Nachteil ist die schlechte Verschweißbarkeit von Folien.

Ethylen-Vinylacetat-Copolymer (EVA) wird als Packmaterial für Fettemulsionen und andere Infusionen verwendet. Es zeigt eine hohe Klarheit bzw. Transparenz und Flexibilität. Trotz geringer Heißsiegeltemperatur ist es autoklavierbar. Seine hohe Gasdurchlässigkeit ist von Vorteil für die Sauerstoffzufuhr in zellulären Blutzubereitungen.

Cellophan ist ein preisgünstiges Packmittel von hoher Transparenz. Zur Herstellung von Cellophan wird einer Cellulose-Xanthogenat-Lösung zunächst Glycerol als Weichmacher zugesetzt. Anschließend wird dieses Gemisch in ein Fällbad eingetragen, das aus einer schwefelsauren Na_2SO_4-Lösung besteht. Wegen seiner hohen Gasdurchlässigkeit wird Cellophan meist nur beschichtet verwendet, z. B. mit Polyethylen, Polyvinylchlorid oder Nitrolack.

Celluloseacetat (CA) ist Ausgangsmaterial für Folien und Lacke.

Elastomere, z. B. Naturkautschuk, Syntheseisopren, Butylkautschuk, Chlorbutylkautschuk und Silikonkautschuk, werden zur Herstellung von Verschlüssen und Dichtungen eingesetzt. Als Ausgangsmaterial für Verschlüsse und Schläuche ist Silikon-Elastomer (Ph. Eur.) geeignet, das durch Quervernetzung eines linearen Polysiloxans hergestellt wird. Das lineare Polysiloxan besteht hauptsächlich aus Dimethylsiloxy-Einheiten mit geringen Anteilen an Methylvinylsiloxy-Einheiten, wobei die Kettenenden durch Trimethylsiloxy- oder Dimethylvinylsiloxy-Gruppen blockiert sind.

Strukturformel des linearen Polysiloxan, das über Vinylgruppen quervernetzt werden kann:

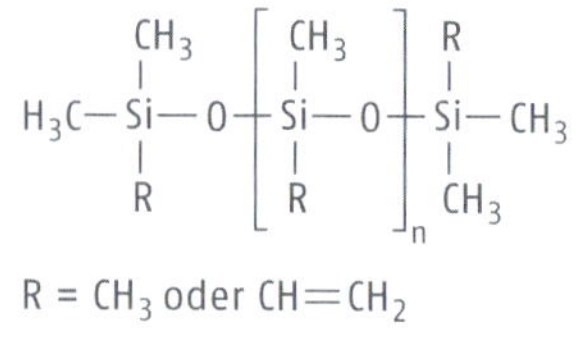

R = CH_3 oder $CH{=}CH_2$

Um brauchbare Produkte zu erhalten, müssen die Elastomere mit Füllstoffen, Stabilisatoren bzw. Alterungsschutzmitteln, Geliermitteln, Weichmachern und Pigmenten versetzt werden.

21.2.3 Metalle

Als Primärpackmittel kommen hauptsächlich Aluminium, z. B. für Folien, Tuben, und Eisen bzw. Weißblech für Röhrchen oder Dosen in Frage. Im Hinblick auf Wechselwirkungen mit Arzneizubereitungen müssen bei der Auswahl von Metallen als Primärpackmittel auch eventuell enthaltene Legierungsmetalle bedacht werden. Um möglichen Korrosionen oder Wechselwirkungen mit Arzneizubereitungen vorzubeugen, werden Metallbehältnisse mit Schutzbeschichtungen bzw. Innenschutzlacken, z. B. aus Polyacrylaten, Polyurethanen, Epoxyharzen, Phenol- und Melaminharzen, versehen.

21.2.4 Porzellan und glasiertes Steingut

Porzellan und glasiertes Steingut sind wie Glas außerordentlich beständig gegenüber fast allen Chemikalien. Sie werden vorwiegend als Salbenkruken oder als Lagerbehältnisse verwendet.

21.3 Spezielle Primärpackmittel

Durchdrück- bzw. Blisterpackungen werden durch Verschweißen aus zwei Folienbändern hergestellt. Eine der Folien ist die thermoplastische Haupt- oder Tiefziehfolie. Mithilfe von Wärme werden in diese Folie Mulden tiefgezogen, die den Tabletten-, Dragee- oder Kapselformen entsprechen. Die zweite Folie ist die Abdeckfolie, die nach Befüllung der tiefgezogenen Mulden als Verschluss auf die Tiefziehfolie geschweißt wird. Zur Applikation müssen die Darreichungsformen durch Fingerdruck auf die Tiefziehmulde durch die Abdeckfolie hindurchgedrückt werden oder die Abdeckfolie muss abgezogen werden, wenn mechanisch empfindliche Formen verblistert sind.

Um bei Durchdrückpackungen die erforderliche Dampf- und Gasdichtigkeit zu erreichen, werden meist Mehrschichtenfolien aus verschiedenen Kunststoffen verarbeitet. Die Abdeckfolie ist in der Regel eine Aluminiumfolie. Damit die Heißversiegelung dieser Folien möglich wird, müssen sowohl die Tiefziehfolie als auch die Abdeckfolie mit thermoplastischem Polyethylen oder Heißsiegellacken beschichtet werden. Für extrem feuchtigkeitsempfindliche Arzneizubereitungen, wie z. B. lyophilisierte Tabletten, wird neben der Aluminiumabdeckfolie auch noch eine kaltverformbare Aluminiumtiefziehfolie verwendet. Bei den Mehrschichtenfolien ist die Versiegelung umso schwieriger, je inerter, dampf- und gasdichter die Folie ist.

Die Hauptvorteile der Durchdrückpackungen sind die sichere, hygienische und individuelle Verpackung jeder Einzeldosis, die Bedruckungsmöglichkeit der Folien als Kalender oder mit anderen Applikationsinformationen und die vielfältigen Gestaltungsmöglichkeiten. Auch kindersichere Blisterpackungen sind möglich.

Praktisch umgesetzt

Kindersichere Blisterpackungen

Nach Aufreißen oder Abziehen (Peeling) der obersten Papier- oder Papier-/Kunststoff-Folie an vorgesehener Stelle kann der Inhalt des Blisters entweder direkt entnommen werden, z. B. mechanisch instabile Lyophilisate, oder der Blisterinhalt muss durch die Aluminium-Abdeckfolie durchgedrückt werden.

Für den Hersteller ist die Lagerung der Folienrollen raumsparend, da die hochvolumigen Packungen erst beim Verpackungsvorgang entstehen.

Mit der **Blow-Fill-Seal-Technologie (BFS)** wird unter aseptischen Bedingungen der gesamte Vorgang vom Herstellen eines Behältnisses über das Abfüllen des Füllgutes und Verschließen des Behälters in einer einzigen Anlage durchgeführt. Das Verfahren bietet hohe Produkt- und Prozesssicherheit. Daher werden mit dem BFS-Verfahren neben Kunststoff-Flaschen vor allem Einzeldosisbehältnisse für Augen- und Nasentropfen hergestellt, befüllt und verschlossen.

In einer BFS-bottelpack®-aseptic-Anlage wird im ersten Schritt ein geeignetes Kunststoffgranulat aus vorzugsweise Polyethylen oder Polypropylen über seine Erweichungstemperatur erhitzt und zu einem Kunststoffschlauch definierter Länge extrudiert. Die hohe Temperatur garantiert Sterilität und Pyrogenfreiheit. Der Kunststoffschlauch wird in die Blasform aufgenommen und an seinem unteren Ende beim Verschließen der Blasform verschweißt. So entsteht der Boden des zukünftigen Behältnisses. Am oberen Schlauchende bläst sterilfiltrierte Luft über einen Fülldorn den Schlauchabschnitt in Richtung Blasform. Dabei wird vorhandene Luft zwischen Blasform und Schlauch durch Anlegen eines Vakuums entfernt. Im direkten Anschluss wird ein definiertes Füllvolumen der Formulierung über den Fülldorn dosiert. Nach Entfernung des Fülldorns wird der Kopfteil des befüllten Behältnisses ausgeformt.

21.4 Vor- und Nachteile von Primärpackmitteln

Bei der Auswahl des günstigsten Primärpackmittels für eine Arzneizubereitung müssen neben Gesichtspunkten der Kompatibilität und Stabilität auch die Gewährleistung der einfachen, sicheren und hygienischen Applikation durch den Patienten, die Wirtschaftlichkeit sowie die Möglichkeit des Recyclings in die Überlegungen mit einbezogen werden. Wichtige Vor- und Nachteile sind in ◘ Tab. 21.5 zusammengestellt.

21.5 Qualitätssicherung bei Packmitteln

Die Normen ISO 9001 bis 9003 geben klare Anweisungen für die Entwicklung, Produktion, Endabnahme und Freigabe von pharmazeutischen Packmitteln. Zertifizierte Lieferanten fertigen auf hohem Qualitätsniveau Packmittel mit validierten Prüfergebnissen. In Deutschland steht als Standardwerk die Reihe „Qualitätssicherung von pharmazeutischen Packmitteln" zur Verfügung. Neben einem Einführungsband „Prüfanleitung" werden in über 18 Bänden einzelne Packmittelgruppen behandelt.

Tab. 21.5 Vor- und Nachteile von Glas-, Kunststoff- und Metallpackmitteln

Glas	Kunststoff	Metall
Vorteile		
hohe Transparenz, absolute Dichtigkeit, glatte Oberfläche, leicht zu reinigen, praktisch keine Absorption von Wirk- und Hilfsstoffen	Vielseitigkeit, niedrige Masse	absolute Dichtigkeit, keine Absorption von Wirk- und Hilfsstoffen (abgesehen von Innenschutzbeschichtungen)
gute Formbarkeit bei sehr hohen Temperaturen	einfache und gute Formbarkeit bei Temperaturen von 70–300 °C je nach Stofftyp	
hohe Chemikalien-, Säuren-, Basen-, Lösungsmittel- und Temperaturbeständigkeit	hohe mechanische Festigkeit, gute Chemikalienbeständigkeit	hohe mechanische Festigkeit, hohe Lösungsmittel- und Temperaturbeständigkeit
Nachteile		
hohe Masse, Zerbrechlichkeit, Alkaliabgabe	Absorption von Wirk- und Hilfsstoffen, z. B. Konservierungsmittel, unterschiedliche Chemikalien- und Temperaturempfindlichkeit, unterschiedliche Gas- und Dampfdurchlässigkeit, je nach Stofftyp	Korrodierbarkeit
Packmittel der Wahl für		
Ampullen und Flaschen	für alle Verpackungen bzw. Packmittel	Tuben, Aerosoldosen, Abdeckfolien

Quellen und weiterführende Literatur

Helbig J, Spingler E. Kunststoffe für die pharmazeutische Verpackung. Wissenschaftliche Verlagsgesellschaft Stuttgart, 1985

Jarsen D. Qualitätssicherung von pharmazeutischen Packmitteln. Editio Cantor Verlag, Aulendorf 1984

Oschmann R, Schubert OE. Blow-Fill-Seal-Technology. Wissenschaftliche Verlagsgesellschaft Stuttgart, 1999

Rimkus S, Stienecker F. Packmittel. Editio Cantor Verlag, Aulendorf 2011

Spingler E. Verpackung pharmazeutischer Produkte. In: Nürnberg E, Surmann P (Hrsg.) Hagers Handbuch der pharmazeutischen Praxis, Band 2, Methoden, S. 986. 5. Aufl., Springer Verlag, Berlin 1991

Zürcher J. Pharmazeutische Primärpackmittelsysteme. TechnoPharm 3: 190–199, 2013

Abbildungsnachweise

Pfaender HG, Schröder H. Schott Glaslexikon. Moderne Verlags GmbH, München 1980

Roth H. Das Braunglas als Lichtschutz in der pharmazeutischen Praxis. Sci Pharm 26: 41, 1958

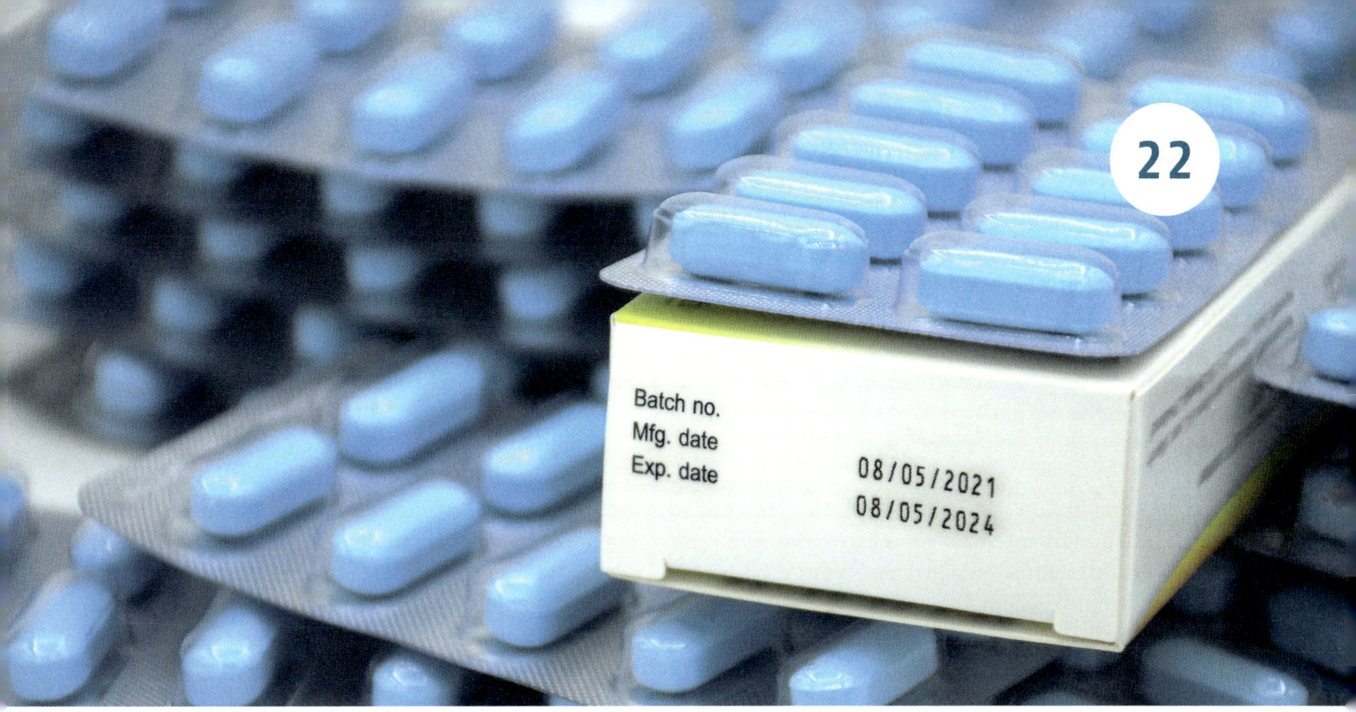

22

Kompatibilität und Stabilität

Prof. Dr. Heiko Alexander Schiffter-Weinle

Das Ziel der pharmazeutischen Forschung und Entwicklung ist es, Arzneimittel und Herstellungsprozesse zu entwickeln, die die Qualität, Wirksamkeit und Unbedenklichkeit des Produkts durchweg sicherstellen. Die Art der gewählten Darreichungsform und die Formulierung müssen für die beabsichtigte Anwendung geeignet sein. Formulierungs- und Prozessparameter, die für die reproduzierbare Herstellung kritisch sind, müssen routinemäßig überwacht werden. Systematische Untersuchungen der physikochemischen Eigenschaften von Wirkstoffen, der Kompatibilität der Wirkstoffe mit weiteren Ausgangsstoffen (Hilfsstoffe, Primärpackmittel oder auch weitere Wirkstoffe in Kombinationspräparaten) sowie die Stabilität des Wirkstoffs und des entsprechenden Arzneimittels sind integraler Bestandteil des pharmazeutischen Entwicklungsprozesses und der bei der Behörde zur Beantragung der Zulassung des Arzneimittels einzureichenden Unterlagen.

22.1 Allgemeines

Wirkstoffe und Hilfsstoffe (Ausgangsstoffe) werden mit geeigneten Herstellungsverfahren zu Arzneiformen (Arzneizubereitungen) verarbeitet, die mit Primärpackmittel sowie Gebrauchsinformation, ggf. auch Dosierhilfe und einem Sekundärpackmittel, zum Arzneimittel werden (Fertigarzneimittel im Sinne des Arzneimittelgesetzes).

Die Kombination von Wirkstoffen und Hilfsstoffen kann dazu führen, dass **Wechselwirkungen mit unerwünschten Effekten** auftreten. Diese Wechselwirkungen können chemische, physikalisch-chemische oder physikalische Ursachen haben. Daneben sind auch mikrobielle Ursachen möglich. Eine chemische Ursache ist z. B. die Anwesenheit von Verunreinigungen in Ausgangsstoffen in so geringer Menge, dass die geforderte Qualität des Rohstoffs als Einzelstoff hinsichtlich Reinheit noch erfüllt ist, mit weiteren Ausgangsstoffen jedoch unerwünschte Wechselwirkungen eingegangen werden können. Physikalisch-chemische Ursachen sind oft entgegengesetzte Ladungen von Ausgangsstoffen. Ein Beispiel für physikalische Ursachen ist die Bildung von Eutektika beim Verarbeiten kristalliner Ausgangsstoffe.

Wechselwirkungen chemischer wie physikalischer Art treten immer nur unter bestimmten Zustandsbedingungen der Zubereitung auf. Sie sind also abhängig z. B. von Temperatur und Druck. Diese Zustandsvariablen können ebenso durch das Herstellungsverfahren beeinflusst werden, wie später durch die Lagerungsbedingungen für das fertige Arzneimittel.

22.1.1 Kompatibilität und Inkompatibilität

Definition

Unerwünschte Wechselwirkungen zwischen zwei oder mehreren Bestandteilen einer Zubereitung oder zwischen der Zubereitung und dem Primärpackmittel, die zu einer nicht vertretbaren Beeinträchtigung der Qualität eines Arzneimittels führen, werden als **Inkompatibilitäten** (Unverträglichkeiten) bezeichnet. Es wird zwischen manifesten und larvierten Inkompatibilitäten unterschieden.

Manifeste Inkompatibilitäten führen zu unmittelbar sensorisch wahrnehmbaren Veränderungen, d. h. sie sind direkt bei der Herstellung und Verpackung der Arzneimittelzubereitung erkennbar. Typische Beispiele sind Löslichkeitsveränderungen (Kristallisationen, Präzipitationen, Flockung), Dispersitätsänderungen in Mehrphasen-Systemen (Aggregation, Koagulation, Brechen von Emulsionen) oder rheologische Veränderungen (Verfestigung, Verflüssigung). Seltener deuten organoleptische Veränderungen in Form von Verfärbungen, Geruchs- oder Geschmacksveränderungen direkt auf eine manifeste Inkompatibilität hin.

Larvierte Inkompatibilitäten sind sensorisch nicht wahrnehmbar. Zu ihrer Erkennung sind spezifische Analysenmethoden erforderlich. Die auftretenden Vorgänge laufen sehr langsam ab, sodass diese Art der Inkompatibilitäten zumeist erst nach einer längeren Lagerzeit erkennbar sind. Häufig sind physikalisch-chemische Wechselwirkungen mit Bildung löslicher Komplexe, Adsorptions- oder Absorptionsreaktionen die Ursache lavierter Inkompatibilitäten.

22.1.2 Stabilität und Instabilität

Definition

Veränderungen, die im fertigen Arzneimittel unter dem Einfluss von Umweltfaktoren auftreten, werden unter der Bezeichnung **Instabilitäten** zusammengefasst (○ Abb. 22.1).

Die Stabilität ist eines der wichtigsten und zugleich kritischsten Qualitätsmerkmale eines Arzneimittels. Alle relevanten Eigenschaften eines Arzneimittels sind zu Beginn seiner Laufzeit durch qualitative und quantitative Parameter in ihren Niveaus fixiert und in Form von **Spezifikationen** festgelegt. Sie beschreiben somit in ihrer Summe eine bestimmte **Qualität**. Deren Veränderungen können durch stabilisierende Maßnahmen oder spezifische Lagerbedingungen verlangsamt werden.

Merke

Ein Arzneimittel ist solange als stabil oder haltbar zu bezeichnen, wie das Ausmaß der Veränderungen festgelegte Schwellenwerte der Spezifikationen nicht über- oder unterschreitet (□ Tab. 22.1).

Im Anhang zu den Richtlinien der EMA (European Medicines Agency) zu Stabilitätstests für Wirkstoffe (Drug Substance) und den entsprechenden Fertigarzneimitteln (Drug Product) wird der Begriff **Stabilität** für Wirkstoffe konkret definiert: ein Wirkstoff gilt dann als **stabil,** wenn sich seine Spezifikationen bei einer Lagerung für zwei Jahre unter 25 °C und 60 % relativer Feuchte (alternativ unter 30 °C und 65 % relativer Feuchte) und bei einer Lagerung von sechs Monaten unter 40 °C und 75 % relativer Feuchte nicht über die festgelegten bzw. regulatorisch vorgeschriebenen Grenzen hinaus ändert.

In der APV-Richtlinie „Haltbarkeit und Haltbarkeitsprüfungen von Arzneimitteln“ aus dem Jahr 1985 findet sich für Haltbarkeit die folgende Definition:

> **Definition**
>
> **Haltbarkeit** bedeutet spezifikationsgerechte Qualität des Arzneimittels bis zum Ende der vom Hersteller festgelegten Laufzeit. Die Qualität des Arzneimittels wird dabei durch den Wirkstoffgehalt und die Reinheit, die sensorisch wahrnehmbaren, die physikalisch-chemischen und die mikrobiologischen Eigenschaften bestimmt.

Die in ◘ Tab. 22.1 definierten Lagerungsbedingungen entsprechen der APV-Richtlinie „normale Lagerungsbedingungen“. Darunter ist „Lagerung in trockenen, belüftbaren Räumen unter Vermeidung von Fremdgeruch, sonstigen Kontaminationen und intensivem Licht bei Raumtemperaturen von 15 bis 25 °C […]“ zu verstehen. Bei begründeten Anforderungen sind „definierte Bedingungen“ entsprechend den Hinweisen des Herstellers für die **Lagerung** (beim Hersteller, Großhandel, in der Apotheke) und **Aufbewahrung** (beim Verbraucher) einzuhalten.

Die Lagerbedingungen, die zur Bestimmung bzw. der Vorhersage der Haltbarkeit im Rahmen von Stabilitätsuntersuchungen in der pharmazeutischen Industrie aktuell verwendet werden, sind für Arzneimittelzulassungen in den Wirtschafträumen Europa, USA und Japan in der **ICH Guideline Q1A (R2)** geregelt (▸ Kap. 22.5.1).

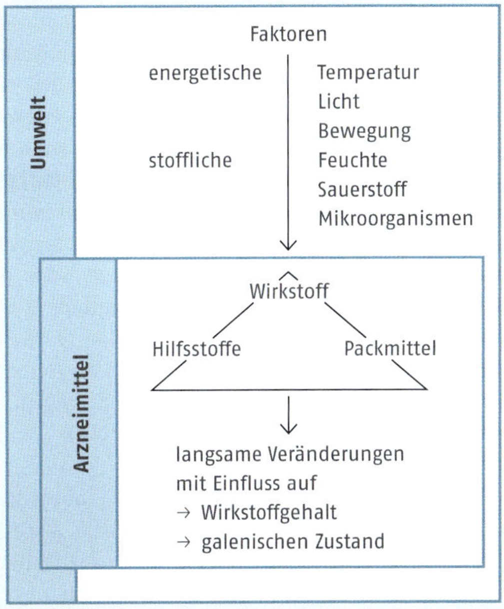

○ **Abb. 22.1** Schema der wichtigsten Ursachen von Instabilitäten

Die **Haltbarkeitsdauer** von Fertigarzneimitteln, also der Zeitraum, in dem die Qualität des Arzneimittels bei sachgemäßer Lagerung gesichert ist, wird nach dem AMG, § 10 und § 11, durch Angabe des **Verfalldatums** mit dem Hinweis „verwendbar bis …“ auf der Primär- und Sekundärverpackung ausgewiesen. Für Arzneimittel, die unmittelbar vor dem Gebrauch in eine anwendungsgerechte Form überführt werden, z. B. Herstellung einer gebrauchsfertigen Lösung (Rekonstitution des

◘ **Tab. 22.1** Schema zur Definition der Haltbarkeit (in Anlehnung an die APV-Richtlinie „Haltbarkeit und Haltbarkeitsprüfungen von Arzneimitteln“)

Stabilität/Haltbarkeit	
Alle Qualitätsparameter des Arzneimittels entsprechen den Spezifikationen ▪ unter definierten Lagerbedingungen ▪ über einen begrenzten Zeitraum (Haltbarkeitsdauer) hinsichtlich	
Wirkstoffgehalt	**Galenischem Zustand**
▪ Unmittelbar nach Herstellung + 5 % der Deklaration ▪ Während der Haltbarkeitsdauer ≥ 90 % der Deklaration bzw. entsprechend den Vorschriften von Arzneibüchern, EG-Richtlinien u. a.	▪ Sensorisch wahrnehmbare, physikalisch-chemische, mikrobiologische Eigenschaften gelten als gesichert, wenn – Prüfergebnisse den Spezifikationen entsprechen – bestimmungsgemäße Anwendung möglich ist – auftretende Veränderung nicht die Akzeptanz durch den Verbraucher stört

Arzneimittels), oder nach dem erstmaligen Öffnen, muss eine **Aufbrauchsfrist**, definiert als der Zeitraum, in dem das angebrochene oder rekonstituierte Arzneimittel haltbar ist, angegeben werden. Eventuell sind zusätzlich auch spezifische Lagerhinweise notwendig. Das Enddatum dieser **Aufbrauchsfrist** ist in diesen Fällen vom Patienten auszurechnen. Für die Haltbarkeitsdauer gilt im Allgemeinen, dass in diesem Zeitraum der Wirkstoffgehalt bei **mehr als 90 % des deklarierten Wirkstoffgehalts** liegen muss. Haltbarkeitsdauer und Aufbrauchsfrist werden experimentell ermittelt.

Weitere wichtige Begriffe zur Haltbarkeit von Ausgangstoffen und Arzneimitteln, auch zur Abgrenzung von Rezeptur- bzw. Defekturarzneimitteln gegenüber Fertigarzneimitteln, finden sich im DAC/NRF. Danach gilt:

- **Laufzeit**: ist die einem Arzneimittel zugeordnete Haltbarkeitsdauer für den Fall, dass kein Anbruch erfolgt. Sie kann experimentell durch kontrollierte Haltbarkeitsuntersuchungen ermittelt werden.
- **Verwendbarkeitsfrist**: ist die Zeitspanne, innerhalb derer ein Ausgangsstoff, Zwischenprodukt oder Reagenz unter Einhaltung der vorgeschriebenen Lagerbedingungen auch nach Anbruch verwendet werden darf.
- **Aufbrauchsfrist**: ist eine gerade bei Arzneimitteln in Mehrdosenbehältnissen relevante Größe. Sie bezeichnet die Zeitspanne, innerhalb derer das Arzneimittel nach Anbruch oder Rekonstitution eingenommen bzw. angewendet werden darf. Im Allgemeinen ist die Aufbrauchsfrist kürzer als die Laufzeit.

Wichtige Hinweise zur Haltbarkeitsbeurteilung von Rezepturarzneimitteln finden sich im DAC/NRF.

22.2 Ursachen von Inkompatibilitäten

Grundsätzlich können alle Eigenschaften der Ausgangsstoffe eines Arzneimittels zu Inkompatibilitäten führen. Änderungen der physikalischen Eigenschaften äußern sich meist als manifeste Inkompatibilitäten. Sie sind leicht sensorisch zu erkennen und machen deshalb die Entscheidung über Verwendung oder Ablehnung für Hersteller und Patient leicht. Dagegen wird beim Auftreten von larvierten Inkompatibilitäten sensorisch eine spezifikationsgerechte Arzneiform vorgetäuscht. Dennoch kann z. B. die Bioverfügbarkeit des Wirkstoffs aus der Arzneiform eingeschränkt sein, was für den Patienten nicht erkennbar ist.

Merke

Inkompatibilitäten (Unverträglichkeiten) können prinzipiell aufgetreten zwischen

- Wirkstoffen untereinander,
- Wirkstoffen und Hilfsstoffen,
- Hilfsstoffen untereinander oder
- Wirkstoffen bzw. Hilfsstoffen und Primärpackmitteln.

Im Folgenden werden wichtige Eigenschaften von Wirkstoffen, Hilfsstoffen und Primärpackmitteln, die zu Inkompatibilitäten führen können, vorgestellt.

22.2.1 Chemische Ursachen

Ionische Wechselwirkungen

Tragen ein Wirk- und ein Hilfsstoff derselben Arzneiform entgegengesetzte Ladungen, so kann im wässrigen Milieu aufgrund ionischer Wechselwirkungen die Bildung von **Arzneistoff-Hilfsstoff-Salzen** eintreten. Damit sind die Komponenten in der Regel zwar weiterhin chemisch-analytisch nachweisbar, Salze zwischen großen Ionen dissoziieren aber häufig nur schwach und sind schlecht löslich.

Reaktionen zwischen Kationen und Anionen. Basische Wirkstoffe werden aufgrund der meist niedrigen Löslichkeit der freien Base häufig als Salz des protonierten Wirkstoffs (z. B. als Hydrochloride, wie Loperamid-HCl, Tetracyclin-HCl oder Lidocain-HCl) eingesetzt. Der therapeutisch wirksame Teil des Wirkstoffsalzes ist somit im Kation lokalisiert. In Folge gilt es, anionische Hilfsstoffe zu meiden, z. B.:

- Konservierungsmittel wie Thiomersal und Sorbinsäure,
- Hydrogelbildner wie Polyacrylate und Carboxymethylcellulose,
- anionische Tenside wie Natriumlaurylsulfat und Natriumcetylstearysulfat und
- Gelatine vom Typ B.

Vorsicht ist ebenso bei Überzugsmaterialien für magensaftresistente Formen geboten, da die hier eingesetzten Polymere über saure, deprotonierbare Gruppen verfügen (▸ Kap. 14.5.2).

Ionische Konservierungsmittel. Eine wichtige lavierte Inkompatibilität ist die Salzbildung zwischen kationischen oder anionischen Konservierungsmitteln und entgegengesetzt geladenen Wirkstoffen oder weiteren Hilfsstoffen. Die Konzentration an freiem Konservierungsmittel kann dabei unter die minimale Hemmkonzentration sinken. In gleicher Weise wirkt sich die Änderung des pH-Werts durch Zusatz von Säuren oder

Basen bei Zubereitungen aus, die mit sauren oder basischen Konservierungsmitteln versetzt sind.

Ionische Gelbildner. Die Bindung ionischer Substanzen kann die physikalischen Eigenschaften wichtiger Hilfsstoffe einer Formulierung soweit verändern, dass die Inkompatibilität manifest wird und sofort sensorisch erkannt werden kann. Ein prominentes Beispiel sind Hydrogele mit einem anionischen Gelbildner als gerüstbildende Komponente. Durch die Bildung von Salzen mit einwertigen Gegenionen wird die Solvatation des Gelbildners erniedrigt. Durch eine nur geringe Verminderung der Wechselwirkung zwischen Gerüstbildner und flüssiger Phase werden die plastischen Eigenschaften – der Fließpunkt und nach dessen Überschreiten die Viskosität – erniedrigt. Weitgehende Desolvatisierung kann das Gerüst zerstören und die Kolloide koagulieren. Salzbildung mit mehrwertigen Gegenionen in eher niedriger Konzentration vernetzt hingegen verschiedene Bezirke des Gerüsts und erhöht so den Fließpunkt, verfestigt also das Gel, womit ebenfalls die rheologischen Eigenschaften nachteilig verändert werden.

Beim anorganischen Gelbildner Bentonit handelt es sich um ein Dreischichtsilikat, bei dem Alkali- und Erdalkali-Ionen zwischen den Schichten eingelagert sind. Diese Kationen können gegen kationische Wirk- und Hilfsstoffe ausgetauscht werden (**Ionenaustausch**) und bei entsprechendem Ausmaß das Gelbildungsvermögen reduzieren.

Ionische Tenside. Abhängig von ihren hydro- und lipophilen Strukturmerkmalen werden Tenside zum Beispiel als Emulgatoren, Solubilisatoren für schwer lösliche Wirkstoffe oder auch Stabilisatoren von Suspensionen in wasserhaltigen Formulierungen eingesetzt. Insbesondere anionische Emulgatoren vom Typ der Alkylsulfate (z. B. Natriumcetylstearylsulfat) sind häufig integraler Bestandteil des flüssigkristallinen Gerüsts hydrophiler Cremes. Durch ionische Wechselwirkung mit organischen Kationen (z. B. Wirkstoffbasen) entstehen Salze mit einer meist schlechteren Löslichkeit als die Ausgangsstoffe, wodurch es häufig zu Ausfällungen kommt. Dies kann nicht nur zum Wirkungsverlust des Wirkstoffs, sondern auch zum Funktionsverlust des Hilfsstoffs führen. Für das Beispiel des anionischen Emulgators Natriumcetylstearylsulfat, der Bestandteil des Emulgierenden Cetylstearylalkohols Typ A in der Anionischen Hydrophilen Creme DAB ist, kann die Wechselwirkung mit kationischen Wirkstoffen (z. B. Ethacridinlactat) eine Reduktion des Emulgiervermögens bis hin zum Brechen der Emulsion (Phasentrennung) führen.

Ionische Zusätze. Der Zusatz ionischer Hilfsstoffe kann aber auch bei Formulierungen mit nichtionischen Hilfsstoffen Inkompatibilitäten durch unspezifische Wechselwirkungen hervorrufen. Die starke Hydratisierung von Ionen in hoher Konzentration entzieht den schwächer solvatisierten makromolekularen Hilfsstoffen (z. B. nichtionische Hydrogelbildner) Wasser. Dadurch sinkt die Hydratation des Polymers und es fällt aus. Dieser

22

Fachgebietstransfer

Hofmeister-Serie

Die Hofmeister-Serie (lyotrope Serie) dient zur Klassifikation der **chaotropen (strukturbrechenden) Wirkung** von Ionen auf Makromoleküle in wässriger Lösung. Als chaotrop werden chemische Substanzen bezeichnet, die geordnete Wasserstoffbrückenbindungen teilweise aufbrechen, somit die Wasserstruktur stören und für eine Zunahme der Entropie (Unordnung) sorgen. Die Anwendung der Kenntnisse aus der Hofmeister-Serie spielen vor allem in der biochemischen Analytik und der Proteinreinigung eine wichtige Rolle. Chaotrope Ionen führen zu einer denaturierenden Fällung von Proteinen. Durch Zunahme der Unordnung der Wassermoleküle in der Umgebung des Proteins kommt es zu einer Reduktion der für die Tertiärstuktur des Proteins wichtigen, hydrophoben Wechselwirkungen.

$$\xleftarrow{\text{antichaotrop}}$$

Anionen: $SO_4^{2-} < HPO_4^{2-} < CH_3COO^- < Cl^- < NO_3^- < Br^- < ClO_3^- < I^- < ClO_4^- < SCN^- < Cl_3CCOO^-$

Kationen: $NH_4^+ < K^+ < Na^+ < Li^+ < Mg^{2+} < Ca^{2+} <$ Guanidinium

$$\xrightarrow[\text{chaotrop}]{}$$

Als besonders effektive Fällungsmittel gelten die in der Hofmeister-Serie links stehenden Ionen mit **antichaotroper (strukturerhaltenden) Wirkung**. Diese verstärken die hydrophoben Wechselwirkungen, was zur Fällung von Proteinen unter weitgehender Erhaltung der Tertiärstruktur führt. In diesem Zusammenhang besonders häufig verwendete Ionen sind Sulfat-Anionen oder Ammonium-Kationen.

Tab. 22.2 Beispiele für anionische und kationische Wirk- und Hilfsstoffe. Nach Wolf 2014 und Ziegler 2019

Anionisch	Kationisch
Wirkstoffe	
▪ Colistimethat-Natrium ▪ Cromoglycinsäure-Natrium ▪ Diclofenac-Natrium ▪ Dikaliumclorazepat ▪ Heparin-Natrium ▪ Ibuprofenlysinat ▪ Ibuprofen-Natrium ▪ Kaliumcanrenoat ▪ Lysin-Acetylsalicylat ▪ Natriumhyaluronat ▪ Naproxen ▪ Sulfadiazin-Silber	▪ Clindamycin-2-dihydogenphosphat ▪ Chlorhexidindigluconat ▪ Doxazosinmesilat ▪ Dimetindenmaleat ▪ Ethacridinlactat ▪ Gentamycinsulfat ▪ Lidocainhydrochlorid ▪ Loperamidhydrochlorid ▪ Metoprololtartrat ▪ Neomycinsulfat ▪ Sorafenibtosilat ▪ Sumatriptansuccinat
Emulgatoren	
▪ Erdalkaliseifen (z. B. Calcium- oder Magnesiumstearat) ▪ Alkaliseifen (z. B. Natriumstearat) ▪ Alkylsulfate (z. B. Natriumdodecylsulfat oder Natriumcetylstearylsulfat)	▪ Pyridiniumverbindungen (z. B. Cetylpyridiniumchlorid) ▪ Quartäre Ammoniumverbindungen (z. B. Cetrimid)
Hydrogelbildner	
▪ Polyacrylate (z. B. Carbomer) ▪ Natriumcarboxymethylcellulose ▪ Alginate ▪ Bentonit	
Konservierungsmittel	
▪ Sorbinsäure/Kaliumsorbat ▪ Benzoesäure/Natriumbenzoat	▪ Benzalkoniumchlorid ▪ Cetylpyridiniumchlorid ▪ Phenylquecksilberacetat, -nitrat, -borat

Vorgang wird als **Aussalzen** bezeichnet. Die sogenannte **Hofmeister-Serie** beschreibt die Fällungswirkung unterschiedlicher anionischer und kationischer Elektrolytzusätze.

Die Stabilität disperser Systeme , darunter z. B. Suspensionen, Emulsionen, Liposomen- und Polymerdispersionen, kann durch elektrostatische Abstoßung gewährleistet werden. Der unkontrollierte Zusatz von ionischen Hilfsstoffen zum Dispersionsmittel kann eine Absenkung des **Zeta-Potenzials** und damit der Reichweite der elektrostatischen Abstoßung bewirken. Bei Suspensionen kann dies das Sedimentationsverhalten und die Aufschüttelbarkeit negativ beeinflussen, Emulsionen können brechen, Liposomen agglomerieren und Polymerdispersionen koagulieren. Diese Wechselwirkungen sind durch die Zusammensetzung des Systems vorgegeben und somit den Inkompatibilitäten zuzuordnen.

Elektronendonatoren und -akzeptoren

Elektronenpaare an elektronegativen Gruppen von Hilfsstoffen können als Elektronendonatoren andere Komponenten über Gruppen mit einem Elektronendefizit als Elektronenakzeptoren binden. Elektronendonatoren sind vor allem die Sauerstoff- bzw. Stickstoff-Atome in Etherbrücken, Carbonyl-Gruppen und Amiden. Diese finden sich bei zahlreichen Hilfsstoffen in hoher Konzentration.

Tab. 22.3 Beispiele für phenolische Wirkstoffe und Konservierungsmittel sowie für macrogolhaltige Emulgatoren und Hydrogelbildner vom Celluloseether-Typ. Nach Wolf 2014 und Ziegler 2019

Phenolische Wirkstoffe	Macrogolhaltige Hilfsstoff
▪ Cannabidiol ▪ Doxycyclin ▪ Epinephrinhydrochlorid, -tartrat ▪ Morphinhydrochlorid, -sulfat ▪ Naloxonhydrochlorid-Dihydrat ▪ Oxytetracyclinhydrochlorid ▪ Paracetamol ▪ Resorcin ▪ Salbutamolsulfat ▪ Vancomycinhydrochlorid	▪ Macrogole und hochmolekulare Macrogole (Polyethylenoxide) ▪ Macrogolfettalkoholether (z. B. Laureth-9, Cremophor® A6/A25) ▪ Macrogolfettsäureester (z. B. Myrj® 45, Kolliphor® HS15) ▪ Macrogolglycerolfettsäureester (z. B. Kolliphor® EL, Kolliphor® RH40) ▪ Macrogolsorbitanfettsäureester (Polysorbate) ▪ Polyoxypropylen-Polyoxyethylen-Block-Copolymere (Poloxamere)
Phenolische Konservierungsmittel	**Celluloseether**
▪ Cresol ▪ Chlorocresol ▪ 4-Hydroxybenzoesäureester	▪ Hydroxyethylcellulose ▪ Hydroxypropylmethylcellulose ▪ Methylcellulose

Phenol-Ether-Wechselwirkungen. Reich an Etherbrücken sind insbesondere die Macrogole. Polyoxyethylen-Ketten finden sich jedoch auch als hydrophile Bausteine in zahlreichen nichtionischen Tensiden. Weitere verbreitete Hilfsstoffe mit großer Zahl an Sauerstoff-Brücken sind die Derivate der Cellulose vom Celluloseether-Typ (z. B. Hydroxyethylcellulose). Carbonyl-Gruppen mit Elektronendonator-Eigenschaften sind in Polyvinylpyrrolidon enthalten. Zur Bindung an diese Elektronendonatoren neigen Wirk- und Hilfsstoffe mit aciden Wasserstoff-Atomen, z. B. phenolische Hydroxy-Gruppen. Phenolische Wirkstoffe und Konservierungsmittel (z. B. Methyl- und Propyl-4-hydroxybenzoat) werden teilweise in erheblichem Umfang durch Phenol-Ether-Wechselwirkungen gebunden. Mögliche Folgen sind eine reduzierte Bioverfügbarkeit und eine nicht ausreichende Konservierung.

Durch die Ausbildung von Wasserstoffbrückenbindungen zwischen phenolischen Wirkstoffen und nichtionischen macrogolhaltigen Emulgatoren kann es zur Dehydratisierung und zur Ausfällung des Emulgators mit nachfolgendem Brechen der Emulsionszubereitung kommen. Ähnliches ist bei Kombination höherer Konzentrationen phenolischer Wirkstoffe oder bei Polyphenolen und Celluloseethern als Hydrogelbildner zu beobachten. Durch Phenol-Ether-Wechselwirkungen kommt es zu einer Ausfällung des Gelbildners und zu einem Konsistenzverlust der halbfesten Darreichungsform.

Veränderungen der Löslichkeit

Löslichkeitsprodukt. Das Löslichkeitsprodukt beschreibt das heterogene Gleichgewicht der gesättigten Lösung eines Salzes mit seinem festen Bodenkörper. Ist das Produkt der Konzentrationen der gelösten Ionen des Salzes niedriger als das Löslichkeitsprodukt, liegt keine gesättigte Lösung vor und der feste Bodenkörper fehlt. Werden nun Elektrolyte, die in einer Ionenart mit dem gelösten Salz übereinstimmen, zur Lösung hinzugegeben, nimmt das Produkt der Konzentrationen der gelösten Ionen zu. Überschreitet das Produkt dabei den Wert des Löslichkeitsprodukts des Salzes, liegt initial eine thermodynamisch instabile, übersättigte Lösung vor, die nur zeitlich begrenzt haltbar ist und die Fällung des Salzes zur Folge hat. So kann zum Beispiel die Isotonisierung bei einer parenteralen Injektionslösung, bei der der Wirkstoff in Form des Hydrochlorid-Salzes eingesetzt wurde, zur Ausfällung des Wirkstoffs führen.

pH-Wert Veränderung. Schwach saure Arzneistoffe zeigen in saurer Lösung eine niedrigere Löslichkeit als in neutraler oder alkalischer Lösung. Die in saurer Lösung hauptsächlich vorkommende undissoziierte Form kann weniger gut mit den Wassermolekülen interagieren im Vergleich zur dissoziierten Form, die stark hydratisiert vorliegt. Der Anteil, zu dem eine Wirkstoffsäure in undissoziierter Form und dissoziierter Form vorliegt, ist abhängig von ihrer Dissoziationskonstante (K_a) und dem in der Lösung vorliegenden pH-Wert. Die Löslichkeit der schwachen Säure in Abhängigkeit vom pH-Wert

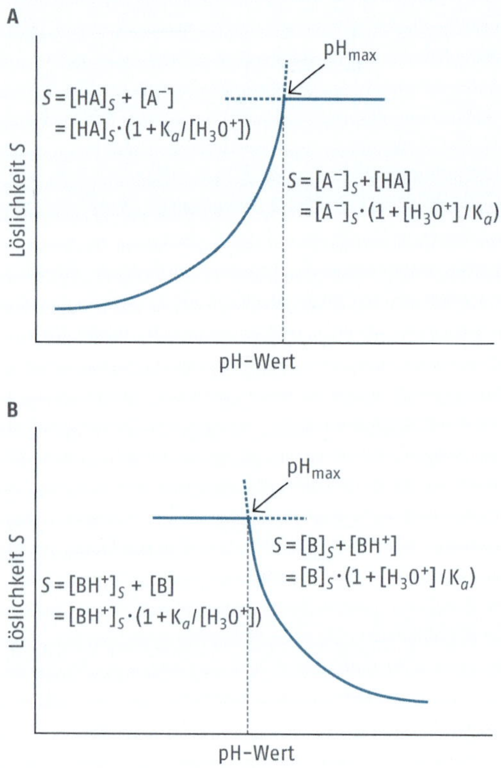

Abb. 22.2 Schematische Darstellung der Wirkstofflöslichkeit in Abhängigkeit vom pH-Wert für **A** schwach saure Wirkstoffe und **B** schwach basische Wirkstoffe. Nach Serajuddin et al. 2007

kann durch zwei voneinander unabhängigen Gleichungen dargestellt werden, die zum einen von der Sättigungslöslichkeit der undissoziierten, nichtionischen Säure bei niedrigen pH-Werten und zum anderen von der Sättigungslöslichkeit der dissoziierten, ionischen Form bei höheren pH-Werten abhängen. Der Schnittpunkt der beiden Kurven wird als pH_{max} bezeichnet und steht für den pH-Wert der maximalen Löslichkeit (Abb. 22.2 A).

Für die Gleichgewichtsreaktion der Dissoziation der schwachen Säuren (HA) in Wasser gemäß der folgenden Reaktionsgleichung

$$HA + H_2O \rightleftharpoons H_3O^+ + A^-$$

folgt unter Verwendung des Massenwirkungsgesetzes und der Dissoziationskonstante (Säurekonstante)

$$K_a = \frac{[H_3O^+] \cdot [A^-]}{[HA]}$$ Gleichung 22.1

Für pH-Werte, die kleiner als pH_{max} sind, ist die Gesamtlöslichkeit (S) des sauren Wirkstoffs die Summe der Löslichkeit der nichtdissoziierten Form $[HA]_S$ und der Konzentration der dissoziierten, ionisch vorliegenden Form $[A^-]$. Die Konzentration der nichtdissoziierten Säure ist in gesättigter Lösung also konstant, somit ist $[HA] = [HA]_S$.

Nach Umformen und Einsetzen von Gleichung 22.1 folgt unter Beachtung der Logarithmus-Rechenregeln:

Gleichung 22.2

$$\begin{aligned} S\,(pH < pH_{max}) &= [HA]_S + [A^-] \\ &= [HA]_S + \frac{K_a \cdot [HA]_S}{[H_3O^+]} \\ &= [HA]_S \cdot \left(1 + \frac{K_a}{[H_3O^+]}\right) \\ &= [HA]_S \cdot (1 + 10^{pH-pK_a}) \end{aligned}$$

Würde die Betrachtung der Löslichkeit eines schwach sauren Arzneistoffs lediglich mit Gleichung 22.2 erfolgen, so würde die Gesamtlöslichkeit S mit steigendem pH-Wert immer weiter zunehmen. Dies ist aber nicht der Fall, da ab dem schon angesprochenen pH_{max} die Löslichkeit der dissoziierten, ionischen Form $[A^-]_S$ die Gesamtlöslichkeit begrenzt.

Entsprechend der vorherigen Überlegungen ergibt sich als konstante Konzentration $[A^-] = [A^-]_S$ und somit:

Gleichung 22.3

$$\begin{aligned} S\,(pH > pH_{max}) &= [A^-]_S + [HA] \\ &= [A^-]_S + \frac{[H_3O^+] \cdot [A^-]_S}{K_a} \\ &= [A^-]_S \cdot \left(1 + \frac{[H_3O^+]}{K_a}\right) \\ &= [A^-]_S \cdot (1 + 10^{pK_a-pH}) \end{aligned}$$

Bei Betrachtung der Löslichkeit eines schwach basischen Wirkstoffs in Abhängigkeit vom pH-Wert (Abb. 22.2 B) ist zu beobachten, dass die Löslichkeit mit sinkendem pH-Wert zunimmt, da hier vorrangig die protonierte, ionische Form der Base vorliegt. Für die Gleichgewichtsreaktion der Protonierung der schwachen Base (B) in Wasser gemäß der folgenden Reaktionsgleichung

$$B + H_2O \rightleftharpoons BH^+ + OH^-$$

folgt unter Verwendung des Massenwirkungsgesetzes und der Basenkonstante (K_b)

$$K_b = \frac{[BH^+] \cdot [OH^-]}{[B]}$$ Gleichung 22.4

bzw. nach Umformung unter Verwendung des Zusammenhangs $K_a \cdot K_b = [H_3O^+] \cdot [OH^-]$

$$K_a = \frac{[H_3O^+] \cdot [B]}{[BH^+]}$$ Gleichung 22.5

Es empfiehlt sich, für die Gleichgewichtsreaktion der Base in Wasser und die folgende Betrachtung der Löslichkeit ◦ Gleichung 22.5 zu verwenden, da in vielen Tabellenwerken für schwach basische Wirkstoffe der pK_a-Wert und nicht der pK_b-Wert angegeben ist.

Analog zu den schwach sauren Wirkstoffen können nun auch die schwachen Basen betrachtet werden. Für pH-Werte, die größer sind als pH_{max}, ist die Gesamtlöslichkeit S des basischen Wirkstoffs die Summe der Löslichkeit der nicht protonierten Base (auch häufig als „freie" Base bezeichnet) $[B]_S$ und der Konzentration der protonierten, ionischen Form $[BH^+]$. Die Konzentration der freien Base in gesättigter Lösung ist konstant.

Gleichung 22.6

$$S(pH > pH_{max}) = [B]_S + [BH^+]$$
$$= [B]_S \cdot \left(1 + \frac{[H_3O^+]}{K_a}\right)$$
$$= [B]_S \cdot (1 + 10^{pK_a - pH})$$

Bei Betrachtung der Löslichkeit unter ausschließlicher Verwendung von ◦ Gleichung 22.6 würde die Löslichkeit des schwach basischen Wirkstoffs mit sinkendem pH-Wert immer weiter steigen. Allerdings wird hier die Gesamtlöslichkeit S bei sauren pH-Werten unterhalb von pH_{max} durch die Löslichkeit der protonierten Base $[BH^+]$ begrenzt.

Gleichung 22.7

$$S(pH < pH_{max}) = [BH^+]_S + [B]$$
$$= [BH^+]_S \cdot \left(1 + \frac{K_a}{[H_3O^+]}\right)$$
$$= [BH^+]_S \cdot (1 + 10^{pH - pK_a})$$

22

Übungsaufgabe

Benzylpenicillin (Penicillin G) Injektionslösung

Sie möchten eine Injektionslösung herstellen, die in 10 ml eine Dosis von 0,599 g (entsprechend 1 Million I. E.) Benzylpenicillin-Natrium enthält. Benzylpenicillin-Natrium hat eine Molmasse von 356,37 g · mol^{-1} und einen pK_a-Wert von 2,76. Die Sättigungslöslichkeit der nichtdissoziierten Säure beträgt $1{,}00 \cdot 10^{-6}$ mol · l^{-1}. Berechnen Sie, welchen pH-Wert Sie nicht unterschreiten dürfen, damit Benzylpeniclin komplett in Lösung bleibt.

Verweis auf Online

Lösung zur Übungsaufgabe

Übungsaufgabe

pH-Wert und Löslichkeit

Ein schwer wasserlöslicher Arzneistoff mit einem Molekulargewicht von 531,4 g · mol^{-1} hat bei Raumtemperatur die folgenden Sättigungslöslichkeiten:

Tab. 22.4 Beispiel Sättigungslöslichkeiten

pH-Wert	Löslichkeit S [µg · ml^{-1}]
4,5	327,2
6,8	8,0
7,4	6,8
9,0	6,4
11,0	6,4

Berechnen Sie den pK_a-Wert des Arzneistoffs.
Um welche Art Arzneistoff (sauer, neutral, basisch) handelt es sich?

Verweis auf Online

Lösung zur Übungsaufgabe

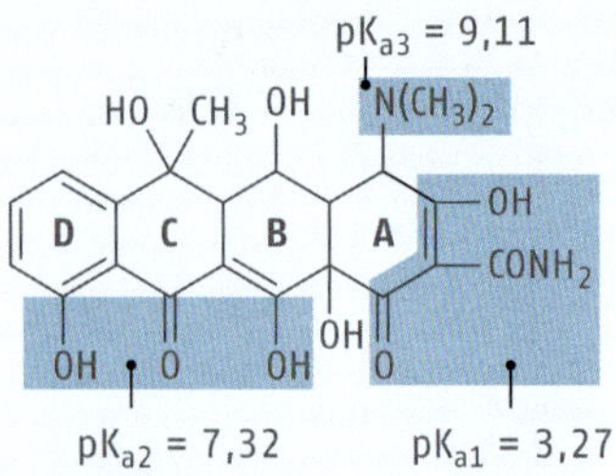

pH-Wert	Löslichkeit [g·L⁻¹]
1,2	31,4
2	4,6
3	1,4
4	0,9
5	0,5
6	0,7
7	1,1
8	28,0
9	38,6

o Abb. 22.3 pH-Abhängigkeit der Löslichkeit von Oxytetracyclin bei 20 °C. Nach Florence/Attwood 2015

Unter Verwendung von **o** Gleichung 22.2 für einen schwach sauren Wirkstoff und **o** Gleichung 22.6 für einen schwach basischen Wirkstoff kann nun der pH-Wert berechnet werden, der nicht unterschritten (im Falle der Wirkstoffsäure) bzw. überschritten (im Falle der Wirkstoffbase) werden darf, damit der Wirkstoff bei der vorliegenden Konzentration nicht aus der Lösung ausfällt.

Besonders komplex wird allerdings die Betrachtung **amphoterer Wirkstoffe**, wenn saure und basische Gruppen in einem Molekül vorkommen. Beispiele hierfür sind Aminosäuren, Peptide, Sulfonamide oder Tetracycline. Die prinzipiell zugrundeliegenden Gleichgewichtsreaktionen können an einer einfachen amphoteren Struktur, z. B. der einer Aminosäure, gezeigt werden. K_{a1} und K_{a2} stehen hierbei für die zwei Dissoziationskonstanten.

$$\underset{\substack{|\\ NH_3^+}}{R{-}CH{-}COOH} \underset{+H^+}{\overset{K_{a1}\;\; -H^+}{\rightleftharpoons}} \underset{\substack{|\\ NH_3^+}}{R{-}CH{-}COO^-} \underset{+H^+}{\overset{K_{a2}\;\; -H^+}{\rightleftharpoons}} \underset{\substack{|\\ NH_2}}{R{-}CH{-}COO^-}$$

(bei niedrigem pH-Wert) (Zwitterion) (bei hohem pH-Wert)

Vereinfacht:

$$HAH^+ \underset{+H^+}{\overset{K_{a1}\;\; -H^+}{\rightleftharpoons}} HA^{\pm} \underset{+H^+}{\overset{K_{a2}\;\; -H^+}{\rightleftharpoons}} A^-$$

Es wird beobachtet, dass die zwitterionische Form am isoelektrischen Punkt (pI) die niedrigste Löslichkeit $[HA^{\pm}]_S$ zeigt (**o** Abb. 22.3). Unter Berücksichtigung der zuvor für schwach saure und schwach basische Arzneistoffe angestellten Überlegungen ergeben sich für die Berechnung der Löslichkeit des amphoteren Wirkstoffs unterhalb und oberhalb des isoelektrischen Punkts die folgenden Gleichungen:

Gleichung 22.8

$$S\,(pH < pI) = [HA^{\pm}]_S \cdot (1 + 10^{pK_{a1}-pH})$$

Gleichung 22.9

$$S\,(pH > pI) = [HA^{\pm}]_S \cdot (1 + 10^{pH-pK_{a2}})$$

Zuschlagstoffe und Verunreinigungen

Zuschlagstoffe in Ausgangsstoffen. Primärpackmittel (▸ Kap. 21), die aus Polymeren bestehen, enthalten vielfach Zuschlagstoffe, um ihre Eigenschaften zu stabilisieren bzw. zu verbessern. Dies sind vor allem Weichmacher, Antioxidanzien, Farbstoffe und UV-Strahlung absorbierende Stoffe. Diese Stoffe können in die Arzneiform einwandern, was als **Migration** bezeichnet wird, und dort Inkompatibilitäten hervorrufen. Ein Beispiel für den nachteiligen Effekt eines Zuschlagstoffs im Primärpackmittel Glas ist Eisenoxid, das im Füllgut zu Fällungen führen und damit z. B. in Parenteralia Schwebstoffe erzeugen kann.

Verunreinigungen in Ausgangsstoffen. In Polymeren können, aus der Synthese stammend, Reste von Katalysatoren, Reaktionsbeschleunigern, Oxidationsmitteln, Reduktionsmitteln oder Bleichmitteln enthalten sein. So enthalten Macrogole häufig Spuren von Formaldehyd. Stellt man z. B. eine Silbernitrat-Salbe mit Macrogolen als Grundlage her, beobachtet man gelegentlich eine schwarze Verfärbung durch reduktiv ausgefälltes Silber.

An der Oberfläche von polymeren Primärpackmitteln haften häufig Formentrennmittel wie Paraffine und Silikone, die in die Arzneiform übertreten können. Die in Fertigspritzen als Schmiermittel verwendeten Silikonöle können zum Beispiel den nativen Zustand von Proteinarzneimitteln beeinträchtigen und in Folge zur Proteinaggregation führen (▸ Kap. 23).

Aus der Nachbehandlung von polymeren Packmitteln und auch von Drogen mit dem Ziel der Gassterilisation können weitere reaktive Verunreinigungen stammen, z. B. Ethylenoxid und seine Abbauprodukte Ethylenglykol und Ethylenchlorhydrin. Auch natürliche Polymere werden zum Einsatz in der Pharmazie mit chemischen Methoden behandelt, wie z. B. Proteine und Polysaccharide mit Formaldehyd zur Desinfektion, sodass Reste von Formaldehyd enthalten sein können. Lange bekannt sind die Verunreinigungen von Polysacchariden aus nachwachsenden Rohstoffen mit Oxidasen und Peroxidasen.

Spezielle Reaktionen

Amino-Gruppen in Wirk- und Hilfsstoffen reagieren mit reduzierenden Zuckern, die als Hilfsstoffe in festen Arzneiformen oft verwendet werden, gemäß der **Maillard-Reaktion** (▸ Kap. 6.3.1). Vitamin C ist unverträglich mit Vitamin B_{12}, da es mit dem dreiwertigen Cobalt reagiert sowie generell mit Schwermetallionen. Bei all diesen Reaktionen spricht man zwar von Inkompatibilitäten, da sie aber langsam ablaufen, handelt es sich streng genommen um Instabilitäten.

22.2.2 Physikalische Ursachen

Verteilung von Wirk- und Hilfsstoffen zwischen verschiedenen Phasen und Anreicherung an Phasengrenzflächen können zu larvierten, aber auch zu manifesten Inkompatibilitäten führen.

Tensid assoziierte Inkompatibilitäten

Neben den oben schon diskutierten Wechselwirkungen zwischen den macrogolhaltigen Strukturbereichen hydrophiler Tenside und phenolischen Wirk- und Hilfsstoffen gibt es weitere Tensid assoziierte Inkompatibilitäten.

Solubilisierung. Hydrophile Tenside bilden in Konzentrationen oberhalb ihrer CMC in wässrigen Systemen Mizellen. In diese Mizellen können lipophile Wirk- oder Hilfsstoffe eingeschlossen bzw. solubilisiert werden. Ein Einschluss von Konservierungsmitteln kann zu einer Wirkungsverminderung oder einem Wirkungsverlust führen.

Bildung von Mischmizellen. Grenzflächenaktive Wirk- und Hilfsstoffe können in wässrigen Systemen mit hydrophilen Emulgatoren Mischmizellen bilden. Dies resultiert nicht zwangsläufig im Brechen der Emulsionszubereitung, führt aber häufig zu einer reduzierten Lagerstabilität. Durch die Einlagerung der Wirk- und Hilfsstoffmoleküle in die Grenzfläche kann es aber, wie bei der Solubilisation, zu einer Einschränkung der Verfügbarkeit und somit zur verringerten Wirkung der betroffenen Stoffe kommen.

Mischung phasenungleicher Zubereitungen. Die Einlagerung von hydrophilen Tensidmolekülen in die emulgatorstabilisierte Grenzfläche von W/O-Emulsionen kann zu einer massiven Schwächung des Grenzflächenfilms führen. Dieser Effekt tritt beim Mischen von Zubereitungen gegensätzlicher Phasenlage auf, d. h. dem Mischen von W/O-Emulsionen mit O/W-Emulsionen, und resultiert in der Trennung der hydrophilen und lipophilen Phase.

Verteilungsvorgänge

Umverteilungsvorgänge in Emulsionen. Konservierungsmittel in Mehrphasen-Systemen sollen vor allem die wässrige Phase vor mikrobiologischem Befall schützen. Die eingesetzten Substanzen haben in der Regel einen amphiphilen Charakter. Die Hydrophilie ist dafür verantwortlich, dass die Konservierungsmittelmoleküle sich in Wasser lösen und an die Mikroorganismenmembran transportiert werden. Die Lipophilie ist hingegen Voraussetzung für ein Eindringen in bzw. Durchdringen der Membran. Die amphiphilen Eigenschaften der eingesetzten Substanzen sind in Emulsionen oder Cremes verantwortlich für eine gewisse Affinität zur

Übungsaufgabe

Der Verteilungskoeffizient

Der Verteilungskoeffizient (K) einer Substanz zwischen zwei Phasen kann aus den Konzentrationen der Substanz in Phase 1 (c_1) und Phase 2 (c_2) berechnet werden. Im pharmazeutischen Umfeld ist es gängig, die Konzentration der Substanz in der lipophilen Phase durch die Konzentration in der hydrophilen Phase zu teilen. In vielen Stoffdatenbanken ist deshalb der Octanol-Wasser-Verteilungskoeffizient (K_{OW}) bzw. dessen logarithmierter Wert ($\log K_{OW}$) aufgeführt.

$$K = \frac{c_1}{c_2}$$

240 ml einer Emulsionszubereitung zur kutanen Anwendung bestehend aus 1 Volumenteil hydrophiler Phase und 3 Volumenteilen lipophiler Phase soll konserviert werden. Als Konservierungsmittel steht 2-Phenoxyethanol ($\log K_{OW} = 1{,}2$) zur Verfügung. Bei der Herstellung der Zubereitung lösen Sie die konservierende Substanz in der hydrophilen Phase, sodass diese eine Konzentration von 0,5 % (m/V) hat. Berechnen Sie die Konzentration an 2-Phenoxyethanol, die sich nach Umverteilung der Substanz in der hydrophilen Phase ergibt. Berechnen Sie die Menge an 2-Phenoxyethanol, die Sie mindestens zusetzen müssen, wenn die minimale effektive Konzentration 0,5 % (m/V) bezogen auf die hydrophile Phase beträgt.

Verweis auf Online

Lösung zur Übungsaufgabe

lipophilen Phase. Ein quantitatives Maß für diese Affinität ist der **Verteilungskoeffizient**. Ist dieser groß, kommt es durch Anreicherung des Konservierungsmittels in der lipophilen Phase zu einer Verringerung der Konzentration in der Wasserphase. Dies kann dazu führen, dass die minimale Hemmkonzentration des Konservierungsmittels in der wässrigen Phase unterschritten wird.

Die beschriebenen Umverteilungsvorgänge sind keineswegs auf Konservierungsmittel beschränkt. Auch andere Hilfsstoffe wie Cosolvenzien, die für eine bessere Löslichkeit des Arzneistoffs in der Wasserphase der Formulierung zugesetzt werden, können in die lipophile Phase von Emulsionen oder Cremes umverteilt werden. Durch die dadurch sinkende Löslichkeit des Wirkstoffs in der hydrophilen Phase kann es bei Überschreiten der Sättigungslöslichkeit zur Präzipitation/Kristallisation des Wirkstoffs kommen.

Umverteilungsvorgänge in Kapseln. Bei der Entwicklung von Kapseln, insbesondere Weichkapseln, muss auf Kompatibilität der Kapselhülle mit dem Füllgut geachtet werden. Bestandteile des Füllguts können in die Gelatinehülle wandern und deren Stabilität negativ beeinflussen. Kommt es zum Beispiel zur Diffusion von größeren Mengen an Ethanol in die Kapselhülle, kann diese schrumpfen. Die Migration von Glycerol würde hingegen aufgrund der weichmachenden Eigenschaften die Kapselhülle aufweichen. Aber auch ein Übertritt von Wasser und Glycerol aus der Gelatinehülle von Weichkapseln in das Füllgut ist möglich. In Folge würde es durch die verringerte Konzentration an Wasser oder Weichmacher zur Versprödung der Kapselhülle kommen.

Entmischungen. Eine eher larvierte Inkompatibilität aus physikalischen Gründen ist die Entmischung von Pulvern während der Verarbeitung zu Kapseln oder Tabletten. Sehr stark divergierende Partikelgrößen behindern die Bildung einer homogenen Mischung und fördern die Entmischung bei Bewegung (▸Kap. 5.3.1). Als Folge können Dosierungsschwankungen in den hergestellten Kapseln oder Tabletten auftreten.

> **Partywissen**
>
> **Der Paranuss-Effekt**
>
> Der Paranuss-Effekt – manchmal auch als Müsli-Effekt bezeichnet – ist ein Selbstorientierungsprozess, der in heterogenen, granularen Mischungen auftritt. Erschütterungen des Haufwerks führen dann dazu, dass die großen Partikel nach oben wandern. Der Begriff kommt aus dem Alltag und tritt bei Nussmischungen oder Müslipackungen zum Vorschein. Durch mehrfaches Schütteln der Müslipackung wandern die dicksten Stücke, oft Paranüsse, nach oben und liegen oben auf. Die Ursache des Effekts liegt in der Bildung von Hohlräumen im Müsli, die beim Schütteln der Packung oder durch transportbedingte Erschütterungen entstehen. Diese Hohlräume werden dann bevorzugt von kleineren Bestandteilen des Müslis aufgefüllt, wodurch diese sich nach unten bewegen und die Paranüsse wiederum effektiv nach oben wandern. Der Effekt spielt nicht nur in der Lebensmittelindustrie, sondern auch in der Pharmaproduktion bei der Weiterverarbeitung von Pulvermischungen oder der Betonherstellung aus Sand, Kies und Calciumcarbonat eine zu beachtende Rolle.

Veränderungen des Aggregatzustands

Eutektische Mischungen. Bei festen Arzneiformen sind vor allem Änderungen des Aggregatzustands als manifeste Inkompatibilitäten zu beachten. Bestimmte Kombinationen von zwei oder mehr kristallinen Stoffen bilden eutektische Gemische mit Schmelzpunktdepression (▸Kap. 4.3.1). Dies kann beim Verreiben, Trocknen oder Tablettieren zur Verflüssigung führen. Liegt der Schmelzpunkt des eutektischen Gemischs dann bei oder unterhalb der Verarbeitungs- bzw. Lagertemperatur, findet eine Verflüssigung der Mischung statt.

Sorption von Feuchte. Manche organische Polymere und Salze von Wirkstoffen sorbieren an ihrer Oberfläche so viel Wasser, dass dort Schichten einer gesättigten Lösung entstehen. Da dann der Dampfdruck von Wasser über dieser gesättigten Lösung niedriger ist als in der umgebenden Gasphase, wird mehr und mehr Wasserdampf aufgenommen, bis eine vollständige Verflüssigung eingetreten ist (▸Kap. 5.2.6). Dieses hygroskopische Verhalten lässt sich bei vielen Natrium-Salzen schwacher Säuren beobachten. Auch bei z. B. Cholinhydrogentartrat wird oberhalb 20 % relativer Feuchte bei Raumtemperatur Verflüssigung registriert.

Primärpackmittel

Gelöste Komponenten einer Arzneiform, vor allem eher lipophile Wirk- und Hilfsstoffe, können an die ebenfalls meist lipophile Oberfläche von polymeren Primärpackmitteln adsorbiert werden. Dieser Effekt ist wegen der kleinen Packmitteloberfläche im Allgemeinen von untergeordneter Bedeutung. Wegen der weitmaschigen Struktur der Polymere und wegen ihres lipophilen Charakters stellen diese aber auch Verteilungsräume für lipophile Komponenten dar, sodass sich ein **Verteilungsgleichgewicht** einstellt. Eine derartige **Absorption,** insbesondere von Konservierungsmitteln, besitzt besondere Bedeutung für die ausreichende Konservierung von wasserhaltigen Arzneiformen. Stofftransportvorgänge für diese Art der Inkompatibilität beruhen auf **Diffusion** und spielen somit bei flüssigen und halbfesten Darreichungsformen eine Rolle. In festen Arzneiformen sind sie eher unwahrscheinlich.

Wichtiges in Kürze

Die Ursachen für das Auftreten von Inkompatibilitäten in Zusammenhang mit Primärpackmitteln beruhen insbesondere auf

- **Adsorption** von Wirk- und Hilfsstoffen an die Oberfläche des Packmittels,
- **Absorption** von Wirk- und Hilfsstoffen in das Primärpackmittel,
- **Permeation** von flüchtigen Formulierungsbestandteilen (z. B. Lösungsmittel oder Aromen) durch das Primärpackmittel in die Umgebung bzw. aus der Umgebung in das Füllgut (v. a. Wasserdampf),
- **Migration** von Zuschlagsstoffen (z. B. Kunststoffadditive) oder Verunreinigungen (z. B. Restmonomere) der Primärpackmittel in das Füllgut.

Macrogole lösen manche Primärpackmittel, z. B. Polyvinylchlorid und Überzugslacke in Metalltuben, auf.

22.3 Ursachen von Instabilitäten

Instabilitäten können von Wirkstoffen, von Hilfsstoffen und auch von Primärpackmitteln ausgehen. Sie können auf chemischen, physikalischen und mikrobiologischen Ursachen beruhen.

22.3.1 Chemische Ursachen

Wichtiges in Kürze

Chemische Ursachen für stabilitätsbeeinträchtigende Veränderungen von Wirk- und Hilfsstoffe, sowie deren Zubereitungen sind

- hydrolytische Vorgänge,
- oxidative Vorgänge,
- sterische Umlagerungen,
- Decarboxylierungen,
- Polymerisationen und
- Photolyse.

Hydrolytische Vorgänge. Eine ganze Reihe von Wirkstoffen können aufgrund ihrer chemischen Struktur in Gegenwart von Wasser hydrolytischen Abbaureaktionen unterliegen. ◻ Tab. 22.5 fasst die hydrolyseempfindlichen funktionellen Gruppen zusammen. Der Reaktionsmechanismus beim hydrolytischen Angriff auf eine der angeführten Gruppen kann säure- oder basenkatalysiert erfolgen. Die Hydrolyse ist dementsprechend **stark pH-abhängig**. Die Reaktion kann irreversibel oder reversibel sein. Die Spaltprodukte können als solche beständig und damit Endprodukte der Reaktion sein, z. B. Säureanion und Alkohol bei der Esterhydrolyse in alkalischer Lösung. Neben Spaltprodukten können bei der Hydrolyse aber auch Produkte aus Folgereaktionen resultieren. Auch sterische Änderungen können über Hydrolysen ablaufen, wie die Racemisierung von Noradrenalin, die Epimerisierung von Pilocarpin, Reserpin und Tetracyclin. Säurereste einer Ester-Gruppe können im Zuge einer **Transacylierung** von einer Hydroxy-Gruppe auf eine andere übertragen werden und zu einem stabileren Produkt führen, wie die Umwandlung von β-Acetyldigoxin zu α-Acetyldigoxin bis zu einem Gleichgewicht. Diese Transacylierung ist auch zwischen verschiedenen Komponenten möglich, z. B. acetyliert die Acetylsalicylsäure die freien Hydroxy-Gruppen von Partialglyceriden im Hartfett von Suppositorien.

22

Fachgebietstransfer

Reaktionsmechanismen der säurekatalysierten (A) und basekatalysierten (B) Esterhydrolyse

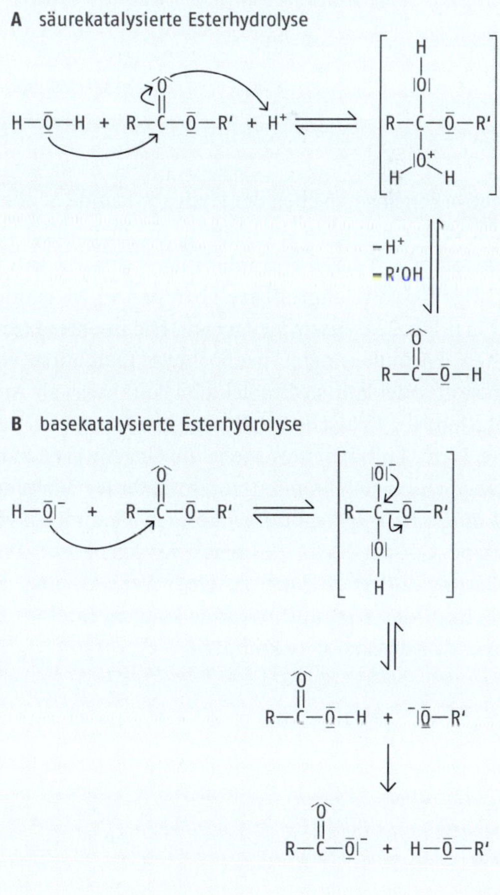

Tab. 22.5 Hydrolytisch angreifbare Gruppen in organischen Verbindungen und Beispiele von Wirkstoffen, bei denen die Hydrolyse dieser Gruppen Ursache für Instabilität ist

Gruppe	Wirkstoff (Beispiele)
Ester	Acetylsalicylsäure, Atropin, Hydrocortisonacetat, Procain, Reserpin
Lactone	Cumarin und Derivate, Pilocarpin
Säureamide	Chloramphenicol, Nicotinamid, Leucomycin
Lactame	Barbitursäuren, Cycloserin, Cephalosporine, Penicillin, Acetazolamid, Benzodiazepine
Azomethine	Benzodiazepine
Acetale	Glykoside, auch Thioglykoside, Erythromycin, Neomycin
Phenolether	Codein, Propranolol
Epoxide	Scopolamin
Thiazole	Thiamin

Oxidative Vorgänge. Neben der Hydrolyse sind vor allem oxidative Zersetzungsreaktionen für die Instabilität von Wirkstoffen und deren Formulierungen verantwortlich. Wichtige **oxidativ angreifbare Gruppen** in Molekülen sind in Tab. 22.6 zusammengefasst. Die in pharmazeutischen Formulierungen beobachtete Oxidation von Wirkstoff- oder Hilfsstoffmolekülen läuft meist als **Autoxidation** ab. Kritische Einflussgrößen sind der pH-Wert, Licht, Luftsauerstoff sowie die Gegenwart katalytischer Schwermetallionen. Durch oxidative Vorgänge und mögliche Folgereaktionen können Veränderungen in Farbe, Geruch oder Geschmack der Arzneistoff-Formulierung auftreten. Auch zu einer Veränderung der Löslichkeit der Wirkstoffmoleküle kann es infolge oxidativer Abbaureaktionen kommen.

Fachgebietstransfer

Autoxidation durch radikalische Kettenreaktion

Der Mechanismus der Autoxidation ist in der Regel eine mehrstufige Kettenreaktion unter Auftreten freier Radikale. Die Kettenreaktion kann in drei Abschnitte unterteilt werden, den Kettenstart (**Initiation**), die Kettenfortpflanzung (**Propagation**) und den Kettenabbruch (**Termination**).

Kettenstart (Initiation)	$X^\cdot$	+	RH	⟶	$R^\cdot$	+ XH
Kettenfortpflanzung (Propagation)	$R^\cdot$	+	O_2	⟶	$ROO^\cdot$	
	$ROO^\cdot$	+	RH	⟶	ROOH	+ $R^\cdot$
Kettenabbruch (Termination)	$ROO^\cdot$	+	$ROO^\cdot$	⟶	stabile, nicht-radikalische Produkte	
	$ROO^\cdot$	+	$R^\cdot$	⟶		
	$R^\cdot$	+	$R^\cdot$	⟶		

In der Initiationsphase der Kettenreaktion kommt es durch die Einwirkung von Licht, Wärme oder durch die Anwesenheit von Spuren von Übergangsmetallen (z. B. Kupfer oder Eisen) zur Entstehung eines **Startradikals.** Dieses Startradikal abstrahiert von einem oxidationsempfindlichen Wirk- oder Hilfsstoffmolekül ein Wasserstoffatom unter Bildung eines **Alkylradikals.** In dem sich anschließenden ersten Schritt, der Kettenfortpflanzung, verbindet sich das Wirk- bzw. Hilfsstoffradikal mit molekularem Sauerstoff zu einem **Peroxidradikal.** Dieses Peroxidradikal reagiert nun im zweiten Schritt der Kettenreaktion mit einem weiteren, noch nicht umgesetzten Wirk- oder Hilfsstoffmolekül, entfernt von diesem ein Wasserstoffatom und bildet somit ein Hydroperoxid. Gleichzeitig entsteht wieder ein **neues Alkylradikal**, und der Prozess beginnt erneut. Die Kettenreaktion setzt sich so lange fort, bis im Rahmen des Kettenabbruchs alle freien Radikale durch Inhibitoren oder Nebenreaktionen zerstört sind. Peroxide und Hydroperoxide sind photosensitiv. Unter Lichteinfluss zerfallen sie in Hydroxylradikale (·OH) oder Alkoxylradikale (RO·), die selbst stark oxidierend wirken.

Sterische Umlagerungen. Racemisierugen, Konfomeren- und Cis-Trans-Umlagerungen stellen stabilitätsmindernde, sterische Umlagerungen dar. Hierbei sind insbesondere **Racemisierungen** zu beachten, deren Wirkungsmechanismus stark von der chemischen Struktur des Wirkstoffs abhängig ist. In Folge einer SN_1-Reaktion entsteht eine trigonal-planare Anordnung um den positiv geladenen Kohlenstoff (Carbenium-Ion), der nun von beiden Seiten her angegriffen werden kann. Es entstehen deshalb bei der Reaktion beide Enantiomere, auch wenn nur ein Enantiomer des Wirkstoffs als Ausgangsmaterial verwendet wurde. Beispiele für Racemisierungen finden sich bei L-Epinephrin, L-Cocain, L-Methadon oder auch Thalidomid.

Decarboxylierung. Decarboxylierungen treten häufig bei Carboxy-Gruppen an aromatischen Verbindungen auf, z. B. *p*-Aminosalicylsäure, oder in Molekülen, bei denen in unmittelbarer Nachbarschaft elektronenziehende Gruppen vorhanden sind. Sie sind meist Folgereaktionen von Hydrolysen, z. B. bei Barbitursäuren und bei Phenprocoumon. Decarboxylierungen können aber auch beim starken Erhitzen von Wirk- und Hilfsstoffen mit Carboxy-Gruppen im Rahmen der Verarbeitung zu Arzneiformen, z. B. bei der Schmelzextrusion, auftreten.

Polymerisationen. Aldehyde und Peptid-Antibiotika neigen zu Polymerisationen, z. B. Formaldehyd, Glucose über 5-Hydroxymethylfurfural.

Photoinstabilitäten. Verbindungen mit konjugierten Doppelbindungen neigen zur Absorption von Strahlung und Abspaltung von Elektronen. Dabei werden zunächst mesomeriestabilisierte Radikale gebildet, die sich nachfolgend zersetzen. Auf diese Weise werden z. B. Phenothiazine, Pyrazolone, Menadion und Nifedipin photolytisch zersetzt.

Tab. 22.6 Oxidativ angreifbare Gruppen in organischen Verbindungen und Beispiele von Wirk- und Hilfsstoffen, bei denen die Oxidation solcher Gruppen Ursache für Instabilität ist

Gruppe	Wirkstoff/Hilfsstoff (Beispiele)
Olefine	Carotinoide, Vitamin A, ungesättigte Fettsäuren und deren Ester
Aldehyde	Benzaldehyd, Zimtaldehyd
Alkohole	allgemein primäre und sekundäre Alkohole sowie Thioalkohole
Ether	Benzhydrylether, Macrogole, Thioether
Endiole	Ascorbinsäure
Ketone	Prednisolon, Dexamethason, Hydrocortison, Thioketene
Phenole	Morphin, Apomorphin, Adrenalin, α-Methyldopa
Amine	Reserpin, Morphin, Ergotamin

22

22.3.2 Physikalische Ursachen

Wichtiges in Kürze

Physikalische Ursachen von stabilitätsbeeinträchtigenden Veränderungen von Wirkstoffen, Hilfsstoffen sowie deren Zubereitungen können sein:

- Änderung des Dispersitätsgrads,
- Änderung der molekularen Feststoffstruktur,
- Sorption von Wasserdampf,
- Änderung der Löslichkeitsverhältnisse.

Dispersitätsgrad von festen Phasen. Sehr kleine Partikel im Grenzbereich zwischen feindispers und kolloiddispers besitzen im Verhältnis zu großen Partikeln eine höhere Grenzflächenenergie und damit eine höhere Löslichkeit, die mit Gleichung 22.10 nach **Ostwald-Freundlich** beschrieben werden kann:

$$\ln\left(\frac{C_{s,1}}{C_{s,0}}\right) = \left(\frac{\gamma M}{\sigma RT}\right)\left(\frac{1}{r_1} - \frac{1}{r_0}\right) \quad \text{Gleichung 22.10}$$

Die Indices 0 stehen darin für die Referenz-Partikelgröße, die Indices 1 für eine kleinere Partikelgröße. C_s bedeutet die Löslichkeit [$mol \cdot l^{-1}$], γ die Grenzflächenspannung [$N \cdot m^{-1}$], M die Molmasse [$g \cdot mol^{-1}$], σ die Dichte [$kg \cdot l^{-1}$], R die allgemeine Gaskonstante [$J\ kg^{-1} \cdot mol^{-1}$], T die absolute Temperatur [K] und r die entsprechenden Radien [m] der betrachteten Partikel. Aus thermodynamischen Gründen kann die Löslichkeit einer Substanz aus kleinen Partikeln in einem System aus fester (Substanz) und flüssiger (Lösung) Phase nur temporär erhöht sein. In Folge der entstehenden übersättigten Lösung lagern sich gelöste Moleküle an der Grenzfläche bestehender Partikel an. Das Wachstum größerer Partikel auf Kosten der kleineren bezeichnet man als **Ostwald'sche Reifung** (▸Kap. 4.5.7). Gut zu beobachten ist dieses Partikelwachstum in Suspensionen oder im kohärenten flüssigen Anteil von Gelen, wenn die dispergierten Wirkstoffpartikel nur eine geringe Löslichkeit in der kontinuierlichen Phase haben. Schwankungen in der Temperatur oder Änderungen der Zusammensetzung durch Verdampfungsverlust an Lösungsmittel fördern dieses Partikelwachstum. Durch Veränderungen der Einflussgrößen (Temperatur, Feuchte) kann sich auch in festen Zubereitungen der Dispersitätsgrad zu größeren Partikeln verschieben.

Dispersitätsgrad von flüssigen Phasen. Temperaturschwankungen während der Lagerung bedingen Änderungen von Löslichkeiten. In Emulsionen ist die Löslichkeit der Emulgatoren in beiden Phasen unterschiedlich, abhängig von der Temperatur. Im Allgemeinen werden nichtionische Emulgatoren bei Temperaturerhöhung lipophiler und beim Abkühlen hydrophiler. Der Emulgatortyp ändert sich beim Abkühlen vom W/O- zum O/W-Charakter (▸Kap. 4.4.4). Damit wird die Emulsion weniger stabil und Koaleszenz wird erleichtert. Weiterhin fördert die niedrigere Viskosität bei höheren Temperaturen das Aufrahmen oder Sedimentieren und bringt die dispergierte Phase in engen Kontakt.

Molekulare Feststoffstrukturen. Feste Phasen können in Formen vorliegen, die lediglich kinetisch (temporär) stabil sind und während der Handhabung oder Lagerung in stabilere übergehen können. So können amorphe Teilchen kristallisieren oder Wirkstoffe, die in unterschiedlichen Kristallmodifikationen vorkommen können, durch polymorphe Umlagerung von einer energiereicheren in eine energieärmere, thermodynamisch begünstigtere Modifikation übergehen. Auch auf Wirkstoffe in festen Dispersionen trifft dies zu (▸Kap. 4.2.3, ▸Kap. 14.4.5). Der Beginn solcher **Umwandlungen** und deren Geschwindigkeit sind kaum vorherzusagen. Teilweise lange Induktionszeiten sind beschrieben. Eine einmal begonnene Umwandlung kann aber in sehr kurzer Zeit vollständig ablaufen. Eine hohe Presskraft bei der Tablettierung scheint kleinste Bereiche mit höherer Energie zu erzeugen, in denen die Umwandlung beginnen kann.

Diese Art der Umwandlung ist in der Regel sensorisch nicht wahrnehmbar. Deutliche Veränderungen können aber meist in der Lösungsgeschwindigkeit, Freisetzung und Resorption des Wirkstoffs beobachtet werden, was in Folge häufig einen negativen Einfluss auf die Bioverfügbarkeit der Wirksubstanz hat. In gleicher Weise können Hilfsstoffe betroffen sein, die dann indirekt das Verhalten des Wirkstoffs ändern. Ein Beispiel ist das sogenannte Nachhärten der Suppositoriengrundmasse Hartfett. Es wird verursacht durch Umkristallisation von Glyceriden (▸Kap. 13.1).

Sorption von Wasserdampf. Sorptionen erfolgen an Phasengrenzflächen. Deshalb werden durch Sorption alle Eigenschaften beeinflusst, die von der Oberfläche abhängen. Belegung mit Fremdstoffen verändert durch Einfluss auf die kohäsiven Eigenschaften das Fließvermögen und die Schüttdichte von Pulvern. Adhäsionskräfte können vermindert werden, wodurch Benetzung und Aufsaugvermögen von Pulvern und die mechanische Festigkeit von Tabletten beeinflusst werden.

Die Sorption von Wasser aus der umgebenden Atmosphäre ändert abhängig von den hygroskopischen Eigenschaften der Wirk- und Hilfsstoffe ihren Wassergehalt. Bei ausgeprägter **Hygroskopizität** kann sogar Verflüssigung der Zubereitung eintreten. Durch Sorption von Wasserdampf oder – im Falle einer gasdichten Verpackung – durch Umverteilung von desorbiertem Wasser anderer Komponenten können Hydrate mit geringerer Lösungsgeschwindigkeit entstehen. Auch Kapselhüllen aus Hart- bzw. Weichgelatine ändern ihre mechanischen und Zerfallseigenschaften mit dem Wassergehalt. Hoher Wassergehalt führt zum Verkleben und beeinträchtigt zumindest die bestimmungsgemäße Anwendung. Niedriger Wassergehalt hat Versprödung mit Rissen in der Hülle zur Folge.

Änderung der Löslichkeitsverhältnisse. Die Verdunstung von Lösungsmittel aufgrund unzureichend verschlossener Behältnisse oder bedingt durch eine hohe Dampfdurchlässigkeit des Primärpackmittels kann zu einer Änderung der Konzentration von Wirk- und Hilfsstoffen in molekulardispersen Systemen führen. Hiervon können nicht nur Wirkstofflösungen betroffen sein, auch in der wässrigen Phase von Emulsionen und Cremes kann es bei initial gelöstem Wirkstoff infolge der Änderung der Lösungsverhältnisse zu Ausfällungen und Kristallisationen kommen.

Primärpackmittel. Werden Polymere als Primärpackmittel (▸Kap. 21.2.2) verwendet, sind wichtige Materialeigenschaften die Permeabilitäten der Polymertypen, insbesondere für Wasserdampf (Eindringen oder Verlust während der Lagerung) und Sauerstoff (Eindringen in das Füllgut).

Bei Glas als Primärpackmittel ist vor allem die Abgabe von Alkali-Ionen für die Stabilität von Bedeutung. Sie erfolgt über lange Zeit und erhöht den pH-Wert im Füllgut. Enthält das Füllgut hydrolytisch empfindliche Komponenten, wird die von Hydroxyl-Ionen katalysierte Hydrolyse gefördert. Freie Basen können aus ihren Salzen in Abhängigkeit von ihrem pK_a-Wert und der Löslichkeit der nicht protonierten Form gefällt werden.

22.3.3 Mikrobiologische Ursachen

Merke

Für den Gehalt an Mikroorganismen, eventuell auch an Pyrogenen, in einer Arzneiform sind folgende Aspekte von grundlegender Bedeutung:

- das Einbringen von Mikroorganismen während der Herstellung und deren Vermehrung während der Lagerung,
- das Einbringen von Mikroorganismen und die Vermehrung während der Lagerung,
- das Einbringen von Mikroorganismen und deren Vermehrung nach Anbruch des Arzneimittels und während wiederholter Anwendung (Rekontamination).

Tab. 22.7 Minimal notwendige Wasseraktivität (a_W) zum Wachstum bestimmter Mikroorganismen. Nach Hodges 2013

Art der Mikroorganismen mit Beispielen	Minimal notwendige Wasseraktivität [–]
viele durch Wasser oder Erde übertragene Mikroorganismen, z. B. *Pseudomonas aeruginosa, Clostridia, E. coli*	0,95
Staphylokokken und Mikrokokken	0,87
viele Hefen, z. B. *Saccharomyces* und *Candida spp.*	0,88–0,92
viele Pilze, z. B. *Penicillium, Aspergillus*	0,8–0,9
osmophile Hefen, z. B. *Zygosaccharomyces rouxii*	0,65

Das Europäische Arzneibuch spezifiziert in Monographie 5.1.4 die „mikrobiologische Qualität von nichtsterilen pharmazeutischen Zubereitungen und von Substanzen zur pharmazeutischen Verwendung" und in Monographie 5.1.8 die „mikrobiologische Qualität von pflanzlichen Arzneimitteln zum Einnehmen und von Extrakten zu deren Herstellung". In nichtsterilen Zubereitungen darf die therapeutische Aktivität nicht durch Mikroorganismen verringert werden, eine Gefährdung der Gesundheit des Patienten muss ausgeschlossen sein. Daher muss bei Herstellung, Lagerung und Inverkehrbringen eine niedrige mikrobielle Ausgangsbelastung gewährleistet sein.

Verweis auf Online
Akzeptanzkriterien für die mikrobiologische Qualität nicht steriler Darreichungsformen (gemäß Ph. Eur. Allgemeiner Text 5.1.4)

Verweis auf Online
Akzeptanzkriterien für die mikrobiologische Qualität pflanzlicher Zubereitungen (gemäß Ph. Eur. Allgemeiner Text 5.1.8)

Ob eine Arzneiform anfällig für einen mikrobiellen Befall ist oder nicht, hängt von der Zusammensetzung und dem physikalischen Zustand ab. Bakterien und Pilze brauchen Wasser, um wachsen zu können. Deshalb sind insbesondere Produkte mit ausreichend großem Wasseranteil gefährdet. Hierzu zählen flüssige und halbfeste Darreichungsformen wie z. B. Lösungen, Säfte, Suspensionen, Emulsionen oder Cremes.

Wasseraktivität. Die Tatsache, dass ein Produkt Wasser enthält, bedeutet jedoch nicht automatisch, dass das Wasser auch für die chemischen Reaktionen zur Verfügung steht, die den Mikroorganismen das Wachstum ermöglichen. Einige der Wassermoleküle in Lösungen sind an die gelösten Moleküle über Wasserstoffbrückenbindungen oder andere Mechanismen gebunden. Daher muss das „freie" verfügbare Wasser betrachtet werden, mit dem Mikroorganismen interagieren können. Dies geschieht durch Berechnung der **Wasseraktivität**. Die Wasseraktivität (a_W) ist definiert als der Quotient des Dampfdrucks von Wasser über einer Lösung (p) geteilt durch den Dampfdruck über reinem Wasser bei der gleichen Temperatur (p_S, Sättigungsdampfdruck).

$$a_W = \frac{p}{p_S} \quad \text{Gleichung 22.11}$$

Mit zunehmender Konzentration gelöster Bestandteile in der Lösung sinkt der Wert für die Wasseraktivität und damit auch die Zahl der Arten an Mikroorganismen, die noch wachsen können. An vielen Stellen spiegeln die Werte für die Wasseraktivität die natürliche Umgebung des Mikroorganismus wider. So brauchen *Pseudomonas* und andere durch Wasser übertragene Mikroorganismen eine hohe Wasseraktivität für optimales Wachstum, wohingegen auf der Haut vorkommende Organismen wie *Staphylococcus* und *Micrococcus* eine niedrigere Wasseraktivität tolerieren können (Tab. 22.7). Letztere sind eine Umgebung mit hoher Salzkonzentration, sezerniert durch die Schweißdrüsen, gewohnt. Dieser Zusammenhang zwischen Wasseraktivität und mikrobiellem Wachstum ist auch der Grund dafür, dass hoch konzentrierte Sirupe meist selbst-konservierend und nicht durch mikrobiellen Verderb gefährdet sind.

Tab. 22.8 Verdünnungskoeffizienten einiger Konservierungsmittelgruppen (nach List/Hörhammer 2013)

Konservierungsmittelgruppe	Verdünnungskoeffizient n
Organo-Quecksilberverbindungen	0,5
quartäre Ammoniumverbindungen	1,0
Chlorhexidin	2,0
PHB-Ester	2,5
Phenole	6,0

Konservierungsmittel sollen das Überleben und Vermehren der Mikroorganismen verhindern. Sie sind damit für die Erhaltung der Qualität des Arzneimittels besonders wichtig. Deshalb müssen sie hinsichtlich Inkompatibilitäten und Instabilitäten mit derselben Sorgfalt untersucht werden wie ein Wirkstoff.

Verdünnungskoeffizient. Der Ausgangsgehalt an Keimen, die Dichtigkeit der Verpackung und eine genügende Konzentration an freiem Konservierungsmittel in der jeweiligen wässrigen Phase bestimmen den mikrobiologischen Status eines Arzneimittels. Insbesondere in Bezug auf die Konzentration der Konservierungsmittel sind das **Verteilungsverhalten** (▸ Kap. 22.2.2) und der **Verdünnungskoeffizient** zu beachten. Der Verdünnungskoeffizient, der auch als Konzentrationsexponent bezeichnet wird, gibt den Zusammenhang zwischen Konzentration und Wirkung eines Konservierungsmittels wieder.

$$\left(\frac{C_1}{C_2}\right)^n = \frac{t_2}{t_1} \qquad \text{Gleichung 22.12}$$

Hierbei sind t_1 und t_2 die benötigten Zeiten für eine 99%ige Keimzahlreduzierung bei den Konzentrationen C_1 bzw. C_2 des Konservierungsmittels. n steht für den Verdünnungskoeffizienten (Tab. 22.8). Aus Gleichung 22.12 wird deutlich, dass die Verdünnung einer Zubereitung mit Chlorhexidin als Konservierungsmittel auf die Hälfte der ursprünglichen Konzentration zu einer Verlängerung der Abtötungszeit um das 4-Fache führt. Wird hingegen eine Phenolkonzentration auf die Hälfte verdünnt, verlängert sich die Abtötungszeit sogar um das 64-Fache.

Neben der **minimalen Hemmkonzentration** konservierender Zusätze hat also auch die Geschwindigkeit der Keimreduktion Bedeutung, da die durch Rekontamination steigende Keimzahl möglichst innerhalb eines Applikationsintervalls um einige Zehnerpotenzen wieder reduziert werden soll (▸ Kap. 5.7).

Die Rekontamination einer Arzneimittelzubereitung kann wesentlich von der Konstruktion und Handhabbarkeit von Verschlüssen und Applikationsvorrichtungen abhängen.

Dissoziationsgrad und pH-Wert. Bei vielen Konservierungsmitteln ist die Aktivität stark vom Dissoziationsgrad und somit direkt vom pH-Wert abhängig. Die nichtionische Form zeigt aufgrund ihrer höheren Lipophilie meist die besseren antimikrobiellen Eigenschaften, ist in der Regel allerdings auch schlechter wasserlöslich als die ionische Form. Bei der Arzneimittelherstellung, auch im Rahmen der Rezepturherstellung in der Apotheke, ist deshalb genau auf den rezeptierbaren Bereich eines Konservierungsmittels zu achten.

Praktisch umgesetzt

Konservierung mit Sorbinsäure/Kaliumsorbat

Sorbinsäure (Hexadiensäure) wirkt vor allem gegen Hefen und Schimmelpilze, nur untergeordnet auch gegen Bakterien. Ihre Wirkung ist an die undissoziierte, nichtionische Form gebunden. Die Sorbinsäure steht mit ihrem Salz, dem Sorbat, in einem pH-abhängigen Gleichgewicht.

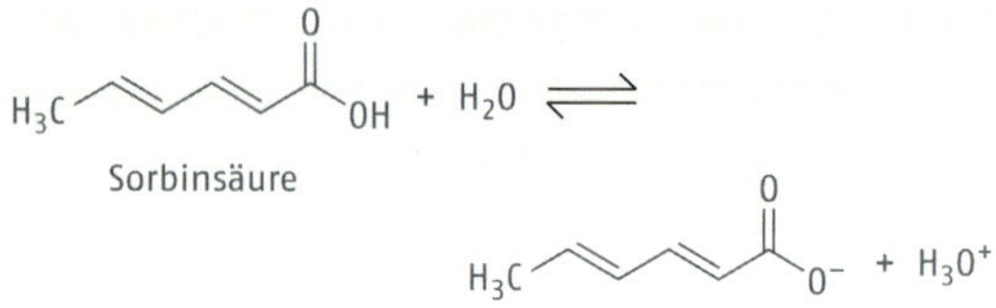

Unter Verwendung der **Henderson-Hasselbalch-Gleichung** lässt sich nun das Verhältnis von Sorbinsäure (pK_a = 4,76) zu Sorbat beim in der Formulierung vorliegenden pH-Wert berechnen. Der optimale pH-Bereich für die Verwendung von Sorbinsäure als Konservierungsmittel wird mit 3,5–5,5 angegeben. Aus dem folgenden Diagramm wird ersichtlich, dass oberhalb dieses pH-Bereichs weniger als 20 % Sorbinsäure im Gleichgewicht vorliegen, was die Konservierung negativ beeinflusst. Zusätzlich muss aber auch beachtet werden, dass Sorbinsäure selbst nur begrenzt wasserlöslich, wasserdampfflüchtig und sublimierbar ist. Deshalb wird bei der Rezepturherstellung das deutlich besser wasserlösliche Kaliumsalz der Sorbinsäure, das Kaliumsorbat, eingesetzt, aus dem im sauren pH-Bereich durch die obige Gleichgewichtsreaktion das eigentlich Konservierungsmittel Sorbinsäure entsteht.

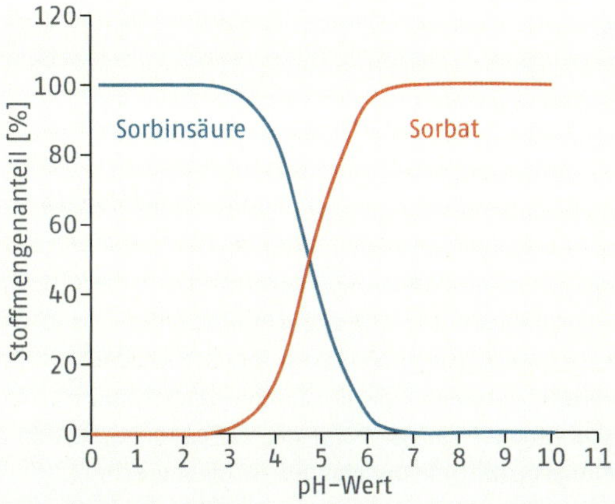

22.4 Klimazonen und Lagerungsbedingungen

Die Haltbarkeit eines Arzneimittels muss nicht so lang sein wie möglich. Für den Vertriebsweg über den Einzelhandel werden allgemein fünf Jahre als ausreichend angesehen, und für diesen Zweck sieht das Arzneimittelgesetz eine **Mindesthaltbarkeit** vor.

Es ist ökonomisch nicht zu vertreten, ein Arzneimittel zur Produktionsreife zu entwickeln, anschließend über die volle vorgesehene Haltbarkeitsdauer zu lagern und dann zu prüfen, ob die Anforderungen an die Qualität noch eingehalten werden. Deshalb ist die **Vorhersage der Haltbarkeit** besonders wichtig. Gemäß der Definition in ▸ Kap. 22.1.2 sind dafür definierte Lagerungsbedingungen (◘ Tab. 22.1) entscheidend.

22.4.1 Klimazonen

Lagerungsbedingungen müssen sich hinsichtlich Temperatur und relativer Luftfeuchtigkeit nach der Klimazone richten, für welche die Laufzeit bestimmt wird. Zu diesem Zweck wurde die Erde gemäß der **WHO-Richtlinie für Stabilitätsstudien** vereinfachend in vier Klimazonen (mit Unterteilung der Klimazone 4 nach relativer Luftfeuchte) aufgeteilt (◘ Tab. 22.9).

Verweis auf Online
WHO Mitgliedsländer (Übersicht)

Verweis auf Online
WHO Mitgliedsländer – Zuordnung zu Klimazonen für pharmazeutische Stabilitätsstudien

Innerhalb der Zonen müssen die starken tages- und jahreszeitlichen Schwankungen ausgeglichen werden. Der Einfluss der Temperatur auf die Geschwindigkeit von Zersetzungsreaktionen ist nichtlinear (▸ Kap. 3.2). Der

◘ **Tab. 22.9** Klimazonen zur Definierung von Lagerungsbedingungen für Arzneimittel, basierend auf der Definition der WHO

Klimazone	Klima	Mittlere Jahrestemperatur im Freien und mittlerer Wasserdampfdruck	Beispiele für Länder
I	gemäßigt	≤ 15 °C < 11 hPa	Nordeuropa, Kanada, Neuseeland
II	mediterran, subtropisch	> 15–22 °C > 11–18 hPa	Südeuropa, USA, Japan, Südafrika
III	heiß-trocken	> 22 °C ≤ 15 hPa	Argentinien, Australien, Nordafrika, Vorderasien
IV A	heiß-feucht	> 22 °C > 15–27 hPa	Paraguay, Gambia, Kenia, Oman, Qatar
IV B	heiß-sehr feucht	> 22 °C > 27 °ChPa	Brasilien, Peru, Nigeria, Philippinen, Indonesien, Thailand

Tab. 22.10 Lagerbedingungen für Langzeit-Stabilitätstest entsprechend der Klimazonen gemäß WHO Definition

Klimazone	Mittlere kinetische Temperatur (°C)	Mittlere relative Luftfeuchtigkeit (% *rF*)	P_{H_2O} (hPa)*
I	21	45	11,2
II	25	60	19,0
III	30	35	14,8
IV A	30	65	27,5
IV B	30	75	31,8

*Der Sättigungsdampfdruck p_S in hPa, der für die Berechnung des Wasserdampfpartialdrucks bei einer gegebenen Temperatur ϑ in °C und Luftfeuchtigkeit in % verwendet wurde, wurde mithilfe der Magnus Formel berechnet.

$$p_S = 6{,}112\,\text{hPa} \cdot e^{\left(\frac{17{,}62 \cdot \vartheta}{243{,}12\,°\text{C} + \vartheta}\right)}$$

Durchschnittswert der jeweiligen Temperaturen über die entsprechenden Zeiten gibt deshalb den Effekt nicht korrekt wieder. Vielmehr führt ein Mittelwert zu falschen, zu günstigen Vorhersagen.

22.4.2 Mittlere kinetische Temperatur und relative Luftfeuchte

Unter Annahme einer durchschnittlichen Aktivierungsenergie nach Arrhenius wird der exponentielle Einfluss der Temperaturen der zwölf Monate des Jahres errechnet. Hierzu lässt sich ein geeigneter Ausdruck für T aus der Arrhenius-Gleichung (▸ Kap. 3.2) ableiten:

$$T = \frac{E_A}{R} \cdot \frac{1}{-\ln e^{-\frac{E_A}{RT}}} \qquad \text{Gleichung 22.13}$$

Werden nun die Exponentialterme für zwölf monatliche Durchschnittstemperaturen T_i aufsummiert, so kann die **mittlere kinetische Temperatur** $\overline{T}_{kin}$ für das Jahr errechnet werden.

$$\overline{T}_{\text{kin}} = \frac{E_A}{R} \cdot \frac{1}{-\ln \frac{1}{12} \cdot \sum_1^{12} e^{-\frac{E_A}{RT_i}}} \qquad \text{Gleichung 22.14}$$

Als durchschnittliche Aktivierungsenergie werden 82 kJ · mol^{-1} eingesetzt. Dieser Wert ergibt sich aus einer Vielzahl von publizierten Aktivierungsenergien für haltbarkeitsrelevante Reaktionen von Wirkstoffen in Modellsystemen und Arzneimitteln.

Zusätzlich zu den mittleren kinetischen Temperaturen müssen auch die mittleren Luftfeuchten der einzelnen geographischen Regionen berücksichtigt werden, denn die meisten Wirkstoffe und viele Zubereitungen, insbesondere alle „trockenen" Arzneiformen, sind empfindlich gegenüber Wasserdampf (▸ Kap. 22.3).

Die mittleren kinetischen Temperaturen und die mittleren Luftfeuchten (in % *rF* und als Wasserdampfpartialdruck in hPa) für die Klimazonen nach WHO Definition sind in Tab. 22.10 aufgeführt.

22.5 Ermittlung der Haltbarkeit

Stabilitätsstudien geben Auskunft darüber, wie sich die Qualität eines Wirkstoffs oder Arzneimittels abhängig von den Umgebungsbedingungen (Temperatur, Feuchte, Licht) mit der Zeit verändert. Mithilfe der erhaltenen Daten lassen sich die Haltbarkeit und die empfohlenen Lagerbedingungen festlegen. Die Stabilitätsdaten, die für die Zulassung neuer Arzneistoffe und Arzneimittel benötigt werden, sowie die Bedingungen, unter welchen die entsprechenden Stabilitätsuntersuchungen stattfinden, sind für die drei Regionen Europäische Union, Japan und USA in den **ICH Guidelines Q1A bis Q1F** geregelt.

Tab. 22.11 Allgemeine Lagerbedingungen und minimale Einlagerungszeiträume von neuen Wirkstoffen und Arzneimitteln nach ICH Guideline Q1A(R2)

Untersuchung	Einlagerungsbedingungen	Minimaler Einlagerungszeitraum
Long Term*	25 °C ± 2 °C und 60 % ± 5 % rF oder 30 °C ± 2 °C und 65 % ± 5 % rF	12 Monate
Intermediate**	30 °C ± 2 °C und 65 % ± 5 % rF	6 Monate
Accelerated	40 °C ± 2 °C und 75 % ± 5 % rF	6 Monate

*Die Auswahl der Lagerbedingungen kann vom Antragssteller der Zulassung selbst getroffen werden.
**Sofern als Long-Term-Bedingungen 30 ± 2 °C und 65 ± 5 % rF gewählt werden, entfallen die intermediären Bedingungen.

Merke

Richtlinien für Stabilitätsuntersuchungen an selbst hergestellten Wirkstoffen und Arzneimitteln finden sich in den folgenden internationalen Regelwerken:

- ICH (International Conference of Harmonization of Technical Requirements for Registration of Pharmaceuticals for Human Use)
- EMA (European Medicines Agency), FDA (Federal Drug and Food Administration)
- WHO (World Health Organization)

Verweis auf Online
ICH Quality Guidelines Q1 bis Q14

22.5.1 Stabilitätsprüfung

Lagerbedingungen

Die Lagerbedingungen für Stabilitätsstudien sind so zu wählen, dass Wirkstoffe und Arzneimittel hinsichtlich ihrer thermischen Stabilität und ihrer Empfindlichkeit gegenüber Feuchte evaluiert werden können. **Langzeit (long term) Stabilitätsuntersuchungen** mit einer minimalen Dauer von 12 Monaten sind für das Zulassungsverfahren an mindestens drei Produktionschargen durchzuführen. Die Daten von Stabilitätsuntersuchungen unter **beschleunigten (accelerated) Lagerbedingungen** und, sofern zutreffend, unter intermediären (intermediate) Lagerbedingungen werden zur Beurteilung der Stabilität bei kurzzeitiger Abweichung von den deklarierten Lagerbedingen verwendet.

Um den freien Austausch und die entsprechende Lagerung von Fertigarzneimitteln zwischen den Ländern der beiden Klimazonen I und II, welche die Länder der EU umfassen, zu ermöglichen, werden alle für den gemeinsamen Markt innerhalb der EU vorgesehenen Arzneimittel für die Klimazone II entwickelt. Auf diese Weise werden für die betreffenden Länder die jeweils ungünstigsten Lagerbedingungen angenommen. Zugleich wird der Export nach den USA und Japan berücksichtigt, weil diese Gebiete ebenfalls höchstens in die Klimazone II fallen. Die Lagerbedingungen und minimale Dauer der Stabilitätsuntersuchungen für Einreichung der Zulassungsunterlagen von neuen Wirkstoffen und Arzneimitteln gemäß **ICH Guideline Q1A(R2)** sind in Tab. 22.11 aufgeführt.

Für den Fall, dass die Langzeit-Stabilitätsuntersuchungen bei 25 °C und 60 % rF durchgeführt werden und der Wirkstoff oder das Arzneimittel während der sechsmonatigen Untersuchungsperiode unter beschleunigten Bedingungen die Spezifikation oder spezifische Akzeptanzkriterien (z. B. Aussehen, Farbe, Resuspendierbarkeit, pH-Wert oder Wirkstoff-Freisetzung) nicht mehr erfüllt, müssen zusätzlich Stabilitätsuntersuchungen unter **intermediären (intermediate) Lagerbedingungen** durchgeführt werden.

Für Wirkstoffe und Arzneimittel, für die eine Lagerung im Kühlschrank oder im Gefrierschrank (tiefgekühlt) beabsichtigt ist, ergeben sich Einlagerungsbedingungen für Stabilitätsuntersuchungen gemäß Tab. 22.12.

Wirkstoffe sollten im Rahmen der Stabilitätsuntersuchungen in das Primärpackmittel abgepackt sein, das auch für das spätere Inverkehrbringen und die Lagerung vorgesehen ist.

Haltbarkeitsstudien von Arzneimitteln werden mit dem Primärpackmittel (und dem dazugehörenden Sekundärpackmittel, sofern zutreffend) durchgeführt, das nach Zulassung für den Markt und Endverbraucher verwendet wird.

▫ Tab. 22.12 Lagerbedingungen und minimale Einlagerungszeiträume von neuen Wirkstoffen und Arzneimitteln bei Lagerung in Kühlschrank oder Gefrierschrank (tiefgekühlt) nach ICH Guideline Q1A(R2)

Untersuchung	Einlagerungsbedingungen	Minimaler Einlagerungszeitraum
Kühlschrank		
Long Term	5 °C ± 3 °C	12 Monate
Accelerated	25 °C ± 2 °C und 60 % ± 5 % rF	6 Monate
Gefrierschrank (tiefgekühlt)		
Long Term	−20 °C ± 5 °C	12 Monate

Spezifikation

Spezifikationen beschreiben im Einzelnen die Qualitätsanforderungen, denen Ausgangsstoffe (Wirkstoffe und Hilfsstoffe), Arzneimittel oder auch Packmittel entsprechen müssen. Nach **ICH Guideline Q6A** handelt es sich dabei um eine Auflistung von Prüfungen, Referenzen und analytischen Methoden mit Angabe angemessener Akzeptanzkriterien. Die Spezifikation schreibt die Kriterien fest, die ein Wirkstoff oder Arzneimittel erfüllen muss, um für den beabsichtigten Gebrauch eingesetzt werden zu können.

In einer Spezifikation sollen insbesondere die Eigenschaften aufgeführt werden, die für die Beurteilung von **Qualität**, **Sicherheit** und **Wirksamkeit** eines Wirkstoffs oder Arzneimittels notwendig sind. Dabei kann es sich um chemische, physikalische, biologische und mikrobiologische Kenndaten handeln. In Stabilitätsstudien müssen vor allem die Eigenschaften untersucht werden, die während der Lagerung anfällig für Veränderungen sind und voraussichtlich die Qualität, Sicherheit und Wirksamkeit eines Arzneistoffs oder Arzneimittels negativ beeinflussen.

Grundlegende Voraussetzung für Folgerungen und Berechnungen aus den Daten einer Stabilitätsstudie ist eine Analysenmethode, die das Ergebnis der Veränderung zweifelsfrei und genau ermittelt. Analytische Methoden, die zur Untersuchung von Wirkstoffen und Arzneimitteln im Rahmen von Stabilitätsstudien eingesetzt werden, müssen **validiert und stabilitätsanzeigend** sein. So wäre zum Beispiel als Analysenmethode für eine chemische Instabilität eine Methode vorzuziehen, die nicht nur den Wirkstoff, sondern auch das Reaktionsprodukt bestimmt. Wird nur die Restmenge an unverändertem Wirkstoff analysiert, so verhindert meist die Varianz des Analysenergebnisses, dass eine Abnahme im Wirkstoffgehalt von wenigen Prozent mit vertretbarem Aufwand sicher erfasst werden kann. Können stattdessen die Zersetzungsprodukte selektiv bestimmt werden, ergibt sich eine erheblich erhöhte Sicherheit der Aussage.

Prüfprogramm und Prüfzeitpunkte

Das **Prüfprogramm** für einen Wirkstoff unterscheidet sich deutlich von dem eines Fertigarzneimittels. Wichtige Prüfparameter bei Wirkstoffen sind Aussehen, Wirkstoffgehalt und der Gehalt an Zersetzungsprodukten. Andere Parameter, z. B. die Partikelgrößenverteilung oder das Auftreten polymorpher Umlagerungen, können (z. B. bei Wirkstoffen mit niedriger Löslichkeit) mit in das Prüfprogramm aufgenommen werden, sofern diese relevant sind.

Aufgrund der Komplexität mancher Arzneiformen ist das Prüfprogramm für ein Fertigarzneimittel im Rahmen einer Stabilitätsuntersuchung in der Regel wesentlich umfangreicher. Auch hier sind wichtige Prüfparameter das Aussehen, der Wirkstoffgehalt und der Gehalt an Zersetzungsprodukten. Zusätzlich sind, je nach pharmazeutischer Darreichungsform, wichtige funktionelle Parameter und deren Veränderung unter den gewählten Lagerbedingungen zu untersuchen. Eine Zusammenstellung von Tests für die einzelnen Arzneiformen wurde von der WHO veröffentlicht und in ▫ Tab 22.13 aufgelistet.

Die **Prüfzeitpunkte** einer Stabilitätsuntersuchung müssen so gewählt werden, dass es möglich ist, aus ihnen das Stabilitätsprofil des Wirkstoffs oder Arzneimittels abzuleiten. Bei Langzeit-Stabilitätsuntersuchungen sollte abhängig von der angestrebten Laufzeit im ersten Jahr mindestens alle 3 Monate, im zweiten Jahr mindestens alle 6 Monate und danach jährlich getestet werden. Für beschleunigte Studien mit einer Dauer von 6 Monaten sind mindesten 3 Prüfzeitpunkte einschließlich des Zeitpunkts der Einlagerung und des Endzeitpunkts der Studie zu wählen (z. B. 0, 3 und 6 Monate).

Tab. 22.13 Beispiele für zusätzlich empfohlene Prüfparameter für Fertigarzneimittel, abhängig von der pharmazeutischen Darreichungsform, gemäß WHO

Arzneiform	Prüfparameter
Tabletten	Freisetzung, Zerfall (sofern relevant), Wassergehalt, Bruchfestigkeit, Friabilität
Kapseln	■ Hartkapseln: Sprödheit, Freisetzung, Zerfall, mikrobiologischer Zustand ■ Weichkapseln: Freisetzung, Zerfall, mikrobiologischer Zustand, pH-Wert, Dichtigkeit
Lösungen, Suspensionen und Emulsionen zur peroralen Applikation	■ pH-Wert, Viskosität, Extractables, mikrobiologischer Zustand ■ Für Lösungen zusätzlich: Bildung von Präzipitaten, Klarheit ■ Für Suspensionen zusätzlich: Dispergierbarkeit, rheologische Eigenschaften, Partikelgrößenverteilung, Polymorphie ■ Für Emulsionen zusätzlich: Phasentrennung, Größenverteilung der dispergierten Phase
Pulver und Granulate zur Herstellung von Lösungen und Suspensionen zur oralen Applikation	■ Wassergehalt und Rekonstitutionszeit ■ Die entstehenden Lösungen und Suspensionen sollten dann evaluiert werden wie die „Lösungen und Suspensionen zur oralen Applikation"
Druckgasdosierinhalatoren und Aerosole zur nasalen Anwendung	Gleichförmigkeit der abgegebenen Dosis, aerodynamische Partikelgrößenverteilung, Wassergehalt, Dichtigkeit, mikrobiologische Qualität, Extractables/Leachables aus dem Primärpackmittel, Gewichtsverlust
Zubereitungen zur kutanen Anwendung	Klarheit (bei Lösungen), Homogenität, pH-Wert, Konsistenz, Viskosität, Partikelgrößenverteilung (bei Suspensionssystemen), mikrobiologischer Zustand (ggf. Sterilität), Wasserverlust
Transdermale therapeutische Systeme	Wirkstoff-Freisetzung (in vitro), Dichtigkeit, Klebekraft, mikrobiologische Qualität
Suppositorien	Erweichungstemperatur, Zerfall und Wirkstoff-Freisetzung
Parenteralia	■ Farbe, Klarheit (bei Lösungen), partikulare Verunreinigungen, pH-Wert, Sterilität, Endotoxine, entnehmbares Volumen ■ für Pulver zur Herstellung von Injektionslösungen zusätzlich: Rekonstitutionszeit, Wassergehalt ■ für Suspensionen zur Injektion zusätzlich: Partikelgrößenverteilung, Dispergierbarkeit, rheologische Eigenschaften ■ für Emulsionen zur Injektion zusätzlich: Phasentrennung, Viskosität, Größenverteilung der dispergierten Phase

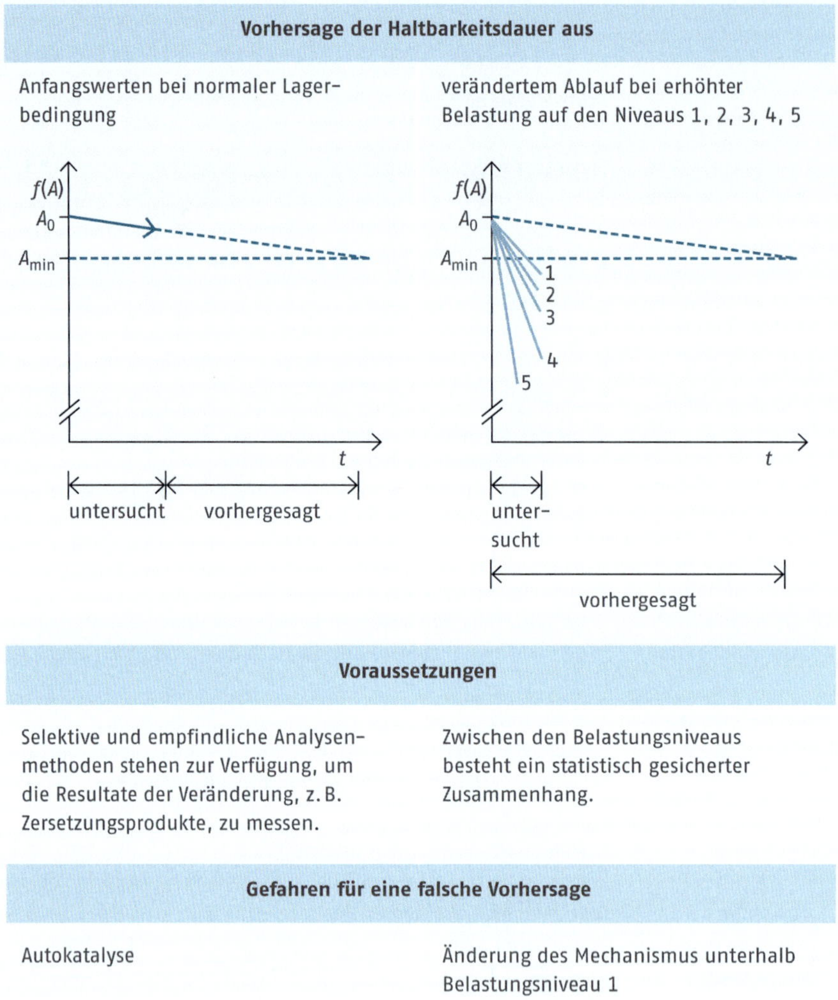

o Abb. 22.4 Vorhersage der Geschwindigkeit von Qualitätsminderungen am Beispiel der Abnahme des Wirkstoffgehalts durch Zersetzung

22.5.2 Vorhersage der Haltbarkeit

Merke

Prinzipiell sind zwei Wege möglich, um eine Vorhersage der chemischen Stabilität eines Wirkstoffs bzw. Arzneimittels zu ermöglichen (o Abb. 22.4):

- Extrapolation des Ausmaßes der Qualitätsminderung, ausgehend von Anfangswerten, aus Langzeit-Stabilitätsuntersuchungen; entsprechend ICH Guideline Q1A(R2);
- Extrapolation der Geschwindigkeitskonstanten k für die Abbaureaktion auf der Basis der Arrhenius-Gleichung, ausgehend von Werten für k bei verschiedenen, erhöhten Belastungsniveaus hinsichtlich Temperatur und Feuchte.

Langzeitversuche

Es ist gängige Praxis als untere Akzeptanzgrenze für den Wirkstoffgehalt eines Arzneimittels 90 % der Deklaration festzulegen. Dabei spielt die Reaktionsordnung für die Zersetzungsreaktion im Bereich von 100 % bis 90 % des deklarierten Wirkstoffgehalts eine geringe Rolle (▸ Kap. 3.1.1). Es kann vereinfachend eine Reaktion formal erster Ordnung für die Vorhersage benutzt werden. Wichtige Voraussetzungen sind stabilitätsanzeigende Analysenmethoden und die Sicherheit, dass autokatalytische Veränderungen ausgeschlossen werden können. Andernfalls könnte der Untersuchungszeitraum zwar in der Initialphase, der Vorhersagezeitraum aber in der Beschleunigungsphase der Reaktion liegen. Es kommt nun darauf an, für die ermittelten Wertepaare $(A, t)_i$ eine Regressionsgerade im halblogarithmischen System und die unteren Vertrauensgrenzen für den zu extrapolierenden Bereich zu errechnen (o Abb. 22.5). Eine gängige

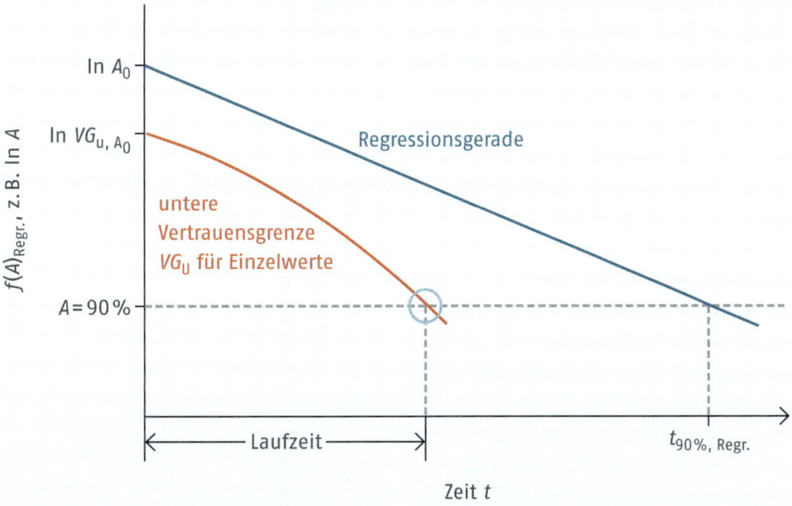

Abb. 22.5 Bestimmung der Laufzeit eines Arzneimittels durch halblogarithmische Auftragung des Wirkstoffgehalts *A* gegen die Zeit und Berechnung des Konfidenzintervalls (Vertrauensbereich) der Regressionsgeraden. Nach Feltkamp et al.

Vorgehensweise ist die Berechnung des 95 % Konfidenzintervalls der Regressionsgeraden und die Bestimmung des Schnittpunkts der Kurve für die Untergrenze des Konfidenzintervalls mit dem unteren Akzeptanzlimit.

Kurzzeitversuche bei erhöhter Belastung

Die Arrhenius-Gleichung (▸Kap. 3.2) vermittelt den Zusammenhang zwischen den bei erhöhten Temperaturen bestimmten Reaktionsgeschwindigkeitskonstanten. Sie erlaubt damit auch eine Extrapolation auf normale Lagerungsbedingungen, entsprechend der vorgesehenen Klimazone, wenn bestimmte Voraussetzungen erfüllt sind:

- Die chemische Reaktion muss auf thermischen Ursachen beruhen, mit Werten für die Aktivierungsenergie zwischen etwa 40 und 120 kJ · mol^{-1}. Bei sehr viel kleineren Aktivierungsenergien bringen erhöhte Belastungen keinen Vorteil.
- Der Mechanismus der Reaktion darf sich zwischen dem untersuchten Temperaturintervall und der Temperatur der Extrapolation nicht ändern.

Übungsaufgabe

Die Hydrolyse von Metronidazol in halbfesten Zubereitungen zur kutanen Anwendung wurde analytisch bei unterschiedlichen Temperaturen untersucht und die Geschwindigkeitskonstante k_{hydr} der Reaktion erster Ordnung bestimmt.

Die Daten sind in der folgenden Tabelle aufgeführt:

Tab. 22.14 Geschwindigkeitskonstante bei der Hydrolyse von Metronidazol bei unterschiedlichen Temperaturen

Temperatur [°C]	30	37	45
k_{hydr} [h^{-1}]	$3{,}21 \cdot 10^{-4}$	$5{,}29 \cdot 10^{-4}$	$9{,}00 \cdot 10^{-4}$

a) Berechnen Sie die Arrhenius-Parameter E_A (Aktivierungsenergie) und *A* (Frequenzfaktor/Stoßkonstante).

b) Berechnen Sie die Geschwindigkeitskonstante k_{hydr} der Hydrolysereaktion bei 25 °C.

c) Berechnen Sie die Laufzeit der Zubereitung bei 25 °C unter Vernachlässigung des Vertrauensbereichs und geben Sie Ihr Ergebnis in Tagen an.

Verweis auf Online

Lösung zur Übungsaufgabe

- Es muss sich um eine homogene Reaktion handeln, denn nur hier besitzt die Arrhenius-Gleichung Gültigkeit. Auch für heterogene Reaktionen wurden bereits nach dem gleichen Formalismus erfolgreiche Extrapolationen aus Stressversuchen publiziert, doch ist ihre Brauchbarkeit bisher auf Einzelfälle beschränkt.

Isotherme, erhöhte Belastung

Geschwindigkeitskonstanten, z. B. für die Zersetzung, werden bei verschiedenen erhöhten Temperaturen, meist im Bereich von 50–90 °C, bestimmt. Diese Temperaturen werden während des Versuchs konstant gehalten. Um anschließend mithilfe der Arrhenius-Gleichung auf die Temperatur der vorgesehenen Klimazone extrapolieren zu können, werden mindestens drei Temperaturen gewählt, die entsprechenden Reaktionsgeschwindigkeitskonstanten k bestimmt, diejenigen für 25 °C extrapoliert und letztendlich $t_{90\,\%}$ berechnet (▸ Kap. 3.1.1).

Nichtisotherme, erhöhte Belastung

Da die Arrhenius-Gleichung die Variablen k und T funktional verknüpft, ist es auch möglich, während einer beschleunigten Haltbarkeitsuntersuchung die Temperatur nach einer festgelegten Zeitfunktion zu ändern. Dadurch reduziert sich die oben beschriebene Vielzahl von Versuchen (je T mindestens ein Versuch) auf insgesamt nur einen Versuch. Zahlreiche Funktionen werden für $T = f(t)$ vorgeschlagen, die jeweils verschiedene Vorteile hinsichtlich der mathematischen und statistischen Behandlung bieten.

Ein Beispiel ist die Funktion (○ Gleichung 22.15):

$$\frac{1}{T} = \frac{1}{T_{t=0}} - \alpha \cdot t \qquad \text{Gleichung 22.15}$$

mit α als Heizgeschwindigkeitskonstante (Zeit^{-1}).

Dieses Vorgehen ist vor allem für orientierende Versuche geeignet.

Stresstests

Merke

Stresstests können während der Entwicklung eines neuen Wirkstoffs oder Arzneimittels bei der Identifikation von Reaktionsprodukten aus Abbaureaktionen unterstützen. Sie ermöglichen dabei die Zersetzungsmechanismen zu identifizieren, um die intrinsische Stabilität von Wirkstoffmolekülen festzustellen. Zusätzlich geben sie Auskunft über die Leistungsfähigkeit und Eignung der verwendeten stabilitätsanzeigenden, analytischen Methoden.

Wichtiges in Kürze

Stresstests sollten nach der ICH Guideline Q1A (R2) die Auswirkungen der folgenden Parameter auf die Stabilität des Wirkstoffs oder des Arzneimittels untersuchen:

- Temperatur
- Luftfeuchte
- oxidative Bedingungen
- Licht
- pH-Wert (bei hydrolyseempfindlichen Wirkstoffen)

Während der Entwicklung eines Wirkstoffs oder Arzneimittels werden Stresstests grundsätzlich bei erhöhten Temperaturen durchgeführt, unabhängig davon, welcher Art die erwarteten Instabilitäten sind. Die gewählten Temperaturen sollen dabei über den Werten der beschleunigten (accelerated) Lagerbedingungen nach ICH Q1A (R2) liegen und in 10 °C-Schritten ansteigen (z. B. 50 °C, 60 °C, 70 °C, …). Ähnlich verhält es sich mit der Luftfeuchtigkeit. Ihr Einfluss soll im Rahmen der Stresstests bei Werten von 75 % *rF* und höher untersucht werden. Die obere Grenze der Belastung ergibt sich aus den physikalischen Eigenschaften des untersuchten Gutes.

Soweit gerade bei Arzneimitteln hohe Temperaturen nicht angewendet werden können (z. B. bei Salben, Suppositorien), wird versucht, die Belastung durch gemäßigte, aber periodisch wechselnde Temperaturen (**Schaukeltest**), z. B. zwischen 5 und 35 °C, zu erzeugen. Daneben kann auch eine Untersuchung bei tiefen Temperaturen, z. B. −20 °C oder Einfrier-Auftau-Zyklen, hilfreich sein.

Weitere Faktoren mit potenziell negativem Einfluss auf die Stabilität (○ Abb. 22.1) sind vor allem der energetische Faktor **Licht**, **mechanische Belastungen** sowie der stoffliche Faktor **Sauerstoff** im Hinblick auf Oxidationsreaktionen. Hydrolyseempfindliche Wirkstoffe, die als Lösungen oder Suspensionen formuliert werden, müssen hinsichtlich ihrer Stabilität und der Geschwindigkeit hydrolytischer Zersetzungsreaktionen über einen großen pH-Bereich untersucht werden. Ergebnisse aus diesen Versuchen dienen neben Erkenntnissen über den Wirkstoff auch zur Identifikation eines geeigneten pH-Werts für die spätere Formulierung, der möglichst eine Balance zwischen Wirkstoffstabilität und physiologische Verträglichkeit garantiert.

Gemäß der ICH Guideline Q1B „*Photostability testing of new active substances and medicinal products*" soll die Untersuchung der **Photostabilität** neuer Wirkstoffe und Arzneimittel integraler Bestandteil der Stresstests sein und dazu dienen, festzustellen, ob Lichtexposition zu nicht annehmbaren Veränderungen der Qualität führt. Die Belastung mit Licht erfolgt mit Lampentypen, die die Normbeleuchtung D65 (Tageslicht im Freien) und ID65 (Tageslicht im Innenraum) erzeugen. In der pharmazeutischen Praxis werden hierfür meist Xenonlampen oder Halogen-Metalldampflampen eingesetzt. Für Lichtquellen mit einem signifikanten Strahlungsanteil unter 320 nm können geeignete Filter eingesetzt werden, um diesen Strahlungsbereich zu eliminieren. Die Beleuchtungsstärke soll in Summe mindestens 1,2 Millionen Lux · h betragen und eine Energie im nahen UV-Bereich (Near UV) von $200\,W \cdot h \cdot m^{-2}$ nicht unterschreiten. Empfohlen ist zusätzlich eine systematische Vorgehensweise, bei der zuerst der Wirkstoff, dann die Arzneiform, anschließend die Arzneiform im Primärpackmittel und zuletzt die Arzneiform in der für den Markt vorgesehenen Primär- und Sekundärverpackung untersucht werden. Somit wird auch der Erfolg von Lichtschutzmaßnahmen überprüft, einschließlich der Lichtechtheit von gefärbten Produkten.

Es ist besonders nützlich, bei der Herstellung von Darreichungsformen auf jeder Stufe der Verarbeitung – vom einzelnen Rohstoff über Zwei- und Mehrstoffgemische bis zu den Zwischenprodukten – nach jedem Schritt des Herstellungsverfahrens ebenfalls Proben einzulagern. Die Prüfung erfolgt zunächst am Endprodukt und ist dieses ausreichend stabil, werden die auf den Vorstufen gezogenen Muster nicht weiter untersucht. Überschreitet dagegen der Befund die zulässigen Grenzwerte, so werden schrittweise die Proben der vorhergehenden Stufen des Verfahrens untersucht, bis die Stufe gefunden ist, auf der die nachteilige Veränderung entstanden ist (**„Stepping up"-Verfahren**).

Mechanischem Stress (Schüttel- und Zentrifugationsbelastung) werden vor allem Emulsionen, auch bei erhöhter Temperatur, ausgesetzt. Auch Abriebtest und ähnliche Untersuchungen an festen Arzneiformen können unter forcierten Bedingungen Anwendung finden. Bei heterogenen Systemen ist eine Vorhersage oft schwierig und die Beurteilung der Stabilität physikalischer Eigenschaften ist auf diese Weise meist kaum möglich. Hier hat die frühzeitige Einlagerung von Mustern unter Langzeitbedingungen besondere Bedeutung. Die mikrobiologische Stabilität lässt sich direkt beschleunigt prüfen, indem das zu prüfende Gut mit Keimen verschiedener Art und Anzahl kontaminiert wird (▸ Kap. 5.7).

22.5.3 Folgestabilität

Ist ein Arzneimittel in den Handel eingeführt, so werden während der gesamten Geltungsdauer seiner Zulassung aus der laufenden Produktion Muster gezogen. Diese werden, wie zuvor erläutert, unter kontrollierten Bedingungen gelagert, die dem vorgesehenen Klimabereich entsprechen. Nach vorgegebenem Prüfplan werden sie unter Einsatz der Statistik untersucht. Dieser hohe Folgeaufwand an Stabilitätsprüfung dient dem Zweck, die Laufzeit aller Chargen abzusichern. Eine formalisierte Dokumentation ist hier besonders wichtig und der Einsatz der elektronischen Datenverarbeitung besonders nützlich. Sie erlauben, jedes neue Ergebnis mit allen bisher bekannten Daten aus der beschleunigten und Langzeit-Stabilitätsprüfung der Laborchargen, der Chargen für die Klinikmuster, aus der Maßstabsvergrößerung sowie aller früheren Produktionschargen zu vergleichen. Damit wird die Arzneimittelsicherheit wesentlich verbessert.

22.6 Gegenmaßnahmen

22.6.1 Vermeiden von Inkompatibilitäten

Prinzipielle Möglichkeiten zum Vermeiden und Verhindern von Inkompatibilitäten ergeben sich direkt aus den Ursachen (▸ Kap. 22.2) unter Berücksichtigung der zu entwickelnden Arzneiform (Präformulierungsphase) und der Herstellungsverfahren. Möglichkeiten zum Vermeiden sind zum Beispiel:

- **Wechsel der Hilfsstoffe**, wenn Ionen miteinander reagieren, unerwünschte Wasserstoffbrücken ausgebildet werden, Konkurrenz um Solvathüllen auftritt, Komplexbildung oder Verteilung zwischen Phasen die Konzentration an verfügbarem Stoff erniedrigt, Eutektika gebildet werden oder wenn chemische Reaktionen mit Hilfsstoffen ablaufen;
- **Wechsel der Rohstoffquelle**, wenn Verunreinigungen bei Rohstoffen aus bestimmten Quellen auftreten.

Wenn an sich inkompatible Komponenten nicht ausgetauscht werden können, muss versucht werden, das Auftreten der Inkompatibilität zu vermindern. Eine Möglichkeit hierzu kann z. B. sein:

- Trennen von Komponenten durch Mikroverkapseln,
- getrennte Verarbeitung von Vorstufen, wie beim Herstellen einer Mantel- oder Schichttablette,
- Dispergieren in Nichtlösungsmitteln und
- Dosieren in Weichgelatinekapseln (im Falle öliger Flüssigkeiten).

22

22.6.2 Stabilisierung

Merke

Prinzipiell können die chemische Zersetzung und die physikalische sowie mikrobiologische Veränderung nur verlangsamt werden. Dazu muss das Arzneimittel gemäß ▸Kap. 22.1.2 (○Abb. 22.1) vor dem Einfluss energetischer und vor dem Zutritt stofflicher Umweltfaktoren weitgehend geschützt werden. Dennoch eindringende stoffliche Faktoren müssen durch chemische oder physikalische Wechselwirkungen abgefangen werden.

Die Konservierung bzw. die Stabilisierung gegenüber mikrobiellen Kontaminationen wird in ▸Kap. 5.7 behandelt.

Hydrolysen

Aus dem $\log k$/pH-Profil (▸Kap. 3.2) kann das Optimum der Stabilität hinsichtlich des **pH-Werts** entnommen werden. Das Optimum der Stabilität entspricht dem niedrigsten Wert für $\log k$. Für die meisten hydrolytisch empfindlichen Wirkstoffe liegt das Stabilitätsoptimum im Bereich von pH 3–4, einem physiologisch oft unverträglichen Bereich, z.B. bei Augentropfen oder Lösungen zur intramuskulären Injektion. Deshalb muss ein Kompromiss zwischen einem niedrigen pH-Wert zugunsten erhöhter Stabilität und einem höheren pH-Wert zugunsten erhöhter physiologischer Verträglichkeit gesucht werden. Dazu wird unter Annahme einer Reaktion erster Ordnung die gewünschte Laufzeit $t_{90\,\%}$ in ○Gleichung 3.12 (▸Kap. 3.1.1) eingesetzt und so die größte tolerierbare Geschwindigkeitskonstante errechnet. Mit dem Logarithmus dieses Werts wir im $\log k$/pH-Profil der Schnittpunkt auf dem ansteigenden Ast gesucht. Der zugehörige pH-Wert gibt den des gesuchten Kompromisses an.

Weiterhin kann die allgemeine Säure-Basen-Katalyse zurückgedrängt werden, indem die Art und Konzentration von Hilfsstoff-Ionen in der Lösung optimiert werden. So kann eine Hydrolysereaktion auch durch Puffersubstanzen, die häufig zur pH-Wert-Einstellung verwendet werden, katalysiert werden. Dabei wirken nicht die Hydroxyl- und Oxoniumionen katalytisch, sondern die Säure- und Basekomponente des Puffers. Dieser Effekt wird dadurch deutlich, dass bei gleicher Ionenstärke und konstantem pH-Wert unterschiedliche Puffersysteme die Hydrolysegeschwindigkeit unterschiedlich stark beeinflussen.

Eine andere Möglichkeit bietet die Abschirmung des hydrolytisch empfindlichen Stoffs vor den Ionen des Wassers. So können Wirkstoffmoleküle in **Mizellen** von Tensiden (▸Kap. 4.4.3) oder in Hohlräumen von Makromolekülen als **Clathrate** (▸Kap. 6.3.2) eingeschlossen oder durch Komplexbildner gebunden werden (▸Kap. 6.3.2). Damit wird der Zutritt von Wasser und von katalysierenden Ionen erschwert und die Hydrolyse verlangsamt. Nachteilig kann jedoch die Erniedrigung der Konzentration an molekular verteiltem Wirkstoff sein, was wiederum die Resorptionsgeschwindigkeit und damit die Bioverfügbarkeit vermindern kann.

Den größten Schutz bietet natürlich die **Abwesenheit von Wasser**. Als Dispersionsmittel kann es gelegentlich durch eine hydrolytisch neutrale Flüssigkeit ersetzt werden. Eine wässrig-flüssige Arzneiform kann durch **Gefrier- oder Sprühtrocknung** in eine trockene Arzneiform überführt werden, die erst unmittelbar vor der Anwendung durch Zusatz von Wasser zur Darreichungsform rekonstituiert wird.

Besondere Bedeutung gewinnt in diesen Fällen die Wasserdampfdurchlässigkeit des Primärpackmittels (▸Kap. 21.2.2, ◻Tab. 21.3). Auch bei üblichen „trockenen" Arzneiformen wie Pulver, Kapsel und Tablette kann diese wichtig sein, da auch in diesen Formen Wasser aus dem Dampfraum adsorbiert und für eine Hydrolyse verfügbar wird. Der Wassergehalt von Tabletten darf aber zu Beginn der Laufzeit nicht beliebig niedrig sein. Ein bestimmter Mindest-Wassergehalt ist oft wichtig für die mechanische Festigkeit.

Oxidationen

Oxidationen als Reaktionen von Komponenten mit Sauerstoff (**Autoxidation**) sind meist mit einem Übergang von Protonen verbunden. Die Bereitschaft, mit der eine Oxidationsreaktion abläuft, kann quantitativ mithilfe der **Nernst-Gleichung** ausgedrückt werden. Da bei vielen Redoxreaktionen die Wasserstoffionenkonzentration beachtet werden muss, ergibt sich die folgende allgemeine Reaktionsgleichung:

$$[\mathrm{Red}] \rightleftharpoons [\mathrm{Ox}] + \mathrm{m}\,[\mathrm{H_3O^+}] + \mathrm{n} \cdot \mathrm{e^-}$$

Entsprechend der obigen Reaktion hat die Nernst-Gleichung zur Berechnung des Redoxpotenzials einer Substanz die folgende Form:

$$E = E_0 + \frac{R \cdot T}{n \cdot F} \cdot ln \frac{[Ox] \cdot [H_3O^+]^m}{[Red]} \qquad \text{Gleichung 22.16}$$

Dabei steht E für das Redoxpotenzial, E_0 für das konzentrationsunabhängige Normalpotenzial, R für die allgemeine Gaskonstante, T für die absolute Temperatur, n für die Anzahl der übertragenen Elektronen und F für die Faraday-Konstante. $[Ox]$ und $[Red]$ steht für die Aktivität oder näherungsweise auch Konzentration an oxidierter bzw. reduzierter Substanz und $[H_3O^+]$ für die Oxoniumionen-Konzentration. Hieraus wird deutlich, dass das Redoxpotenzial neben den Aktivitäten der

Reaktanten und dem Normalpotenzial der Substanz auch direkt von der Temperatur und dem pH-Wert abhängt.

Ein hoher pH-Wert, das heißt eine niedrige Konzentration an H_3O^+-Ionen, führt gemäß Gleichung 22.16 zu einem niedrigen Redoxpotenzial. Je niedriger das Redoxpotenzial einer Substanz ist, desto schneller und vollständiger läuft die entsprechende Oxidationsreaktion ab. Es ist also vorteilhaft, sofern möglich, einen niedrigen **pH-Wert** einzustellen, um die oxidative Zersetzung zu minimieren. Hierbei sind aber unbedingt auch die physiologische Verträglichkeit und die Gegebenheiten am Applikationsort zu beachten.

Ein wirksamer Schutz von Wirkstoffen gegenüber oxidativen Zersetzungsreaktionen besteht im möglichst vollständigen Ausschluss von **Sauerstoff** bzw. entsprechend von Luft. Bei wässrigen Arzneiformen kann dies effektiv durch Destillation des verwendeten Wassers mit anschließender Inertbegasung unter Verwendung von Stickstoff (N_2) oder Kohlendioxid (CO_2) erfolgen. Die Inertgase verdrängen den Luftsauerstoff aus dem Wasser und minimieren somit den Gehalt des in Wasser gelösten Sauerstoffs. CO_2 hat hierbei die bessere Löslichkeit im Vergleich zu N_2 und kann somit den Sauerstoff schneller verdrängen. Allerdings führt die Verwendung von CO_2 in wässriger Lösung zur Bildung von Kohlensäure, die sauer reagiert und den pH-Wert senkt. Die Verwendung ist deshalb auch von der pH-Stabilität des zu formulierenden Wirkstoffs abhängig.

Eine wichtige Maßnahme bei der Handhabung oxidationsempfindlicher Wirkstoffe in Arzneimitteln stellt auch die Verarbeitung und das Abfüllen bzw. Abpacken unter Schutzbegasung (N_2 oder CO_2) dar. Schließlich ist ein dicht verschlossenes Packmittel mit geringer Permeabilität für Sauerstoff und für das häufig bei radikalisch verlaufenden Oxidationsreaktionen als Initiator wirkende **Licht** zu wählen. Dabei ist zu beachten, dass bei Packmitteln aus der Permeabilität für Wasserdampf nicht auf die für Sauerstoff geschlossen werden kann.

Auch Schwermetallionen, vor allem Cu^{2+}, Fe^{2+}, Fe^{3+}, Mn^{2+}, die leicht durch Arbeitsgeräte, Behältnisse, aber auch Hilfsstoffe in die Rezeptur eingeschleppt werden, können bereits in Spuren oxidative Reaktionen katalysieren und somit die Zersetzung von Wirkstoffen beschleunigen. Die effektivste Inaktivierung erfolgt durch Zusatz von **Komplexbildnern**. Hier bieten sich für pharmazeutische Formulierungen vor allem Wein- oder Citronensäure, 8-Hydroxychinolin oder auch das Natrium-Salz der Ethylendiamintetraessigsäure (Natriumedetat) an.

Darüber hinaus können **Antioxidanzien** eingesetzt werden. Sie bilden eine Gruppe von Hilfsstoffen mit verschiedenartiger Wirkung. Sie sind Radikalfänger, selbst leicht oxidierbare Stoffe oder Synergisten. Bei der Auswahl des geeigneten Antioxidans ist natürlich besonders auf die Art der Zubereitung zu achten, das heißt, ob es sich um eine hydrophile oder eine lipophile Zubereitung handelt (Tab. 22.15).

Tab. 22.15 Antioxidanzien für hydrophile und lipophile Systeme einschließlich ihrer typischen pharmazeutisch eingesetzten Konzentrationen. Nach Ziegler 2019

Antioxidanzien	Pharmazeutisch eingesetzte Konzentration
Für hydrophile Systeme	
Ascorbinsäure	0,01 bis 0,1 %
Natriumsulfit	0,01 bis 0,1 %
Natriumpyrosulfite	0,01 bis 0,1 %
Cystein	0,05 bis 0,15 %
Glutathion	0,05 bis 0,15 %
Für lyophile Systeme	
α-Tocopherol	0,001 bis 0,05 %
Butylhydroxyanisol	0,002 bis 0,02 %
Butylhydroxytoluol	0,01 bis 0,05 %
Palmitoylascorbinsäureester	0,01 bis 0,05 %
Gallussäureester (z. B. Propylgallat)	0,05 bis 0,1 %

Radikalfänger. Bei der Oxidation organischer Verbindungen mit Sauerstoff entstehen meist radikalische Zwischenprodukte. Hilfsstoffe mit sterisch behinderten phenolischen Gruppen übertragen leicht Wasserstoff-Radikale auf diese Zwischenprodukte, wobei sie selbst stabilere Radikale bilden. Damit wird die oxidative Kettenreaktion unterbrochen. Hierzu gehören natürliche Verbindungen wie einige Tocopherole, Nordihydroguajaretsäure (NDGA) und Coniferylbenzoat sowie einige synthetische Verbindungen, vor allem Butylhydroxyanisol (BHA), Butylhydroxytoluol (BHT) sowie Ester der Gallussäure. Sie werden in nicht wässrigen, lipophilen Systemen eingesetzt. Ascorbinsäure und Cystein eignen sich für wässrige Systeme. Sulfit ist wegen potenzieller Verursachung von anaphylaktischen Reaktionen nach parenteraler Gabe sehr problematisch.

22

Leicht oxidierbare Stoffe. In wässrigen Systemen wird die Tatsache ausgenutzt, dass jeder zu schützende Stoff ein bestimmtes elektrochemisches Oxidationspotenzial besitzt. Das einzusetzende Antioxidans muss ein deutlich niedrigeres Oxidationspotenzial haben. Bei Zutritt von Sauerstoff wird es dann leichter oxidiert als der zu schützende Stoff. Gleichzeitig wirkt der Hilfsstoff als Protonendonator und auch dadurch stabilisierend. Pharmazeutisch nutzbare Stoffe dieser Art sind vor allem Ascorbinsäure mit einem Normaloxidationspotenzial von −0,04 V, in lipophilen Systemen als Fettsäureester der Ascorbinsäure eingesetzt, sowie Cystein und Hydrogensulfite bzw. Sulfite, die ein Normaloxidationspotenzial von +0,12 V haben. Hydrogensulfite und Sulfite dürfen jedoch nicht mehr in Parenterialia eingesetzt werden.

Synergisten. Diese Gruppe von Hilfsstoffen unterstützt die Wirkung von Antioxidanzien entweder durch Regenerierung bereits oxidierter Hilfsstoffmoleküle, durch Komplexierung von Schwermetallspuren, durch Zersetzung entstandener Peroxide als Zwischenstufen der Oxidation oder durch Einstellen eines oxidationshemmenden pH-Werts sowie durch Lichtabsorption (Photoprotektiva). Ihre Einsatzmöglichkeit ist in jedem Einzelfall zu untersuchen.

Physikalische Veränderungen

Disperse flüssige Arzneiformen. Die Homogenität der Verteilung (Verteilungsgrad) der dispersen Phase im flüssigen Dispersionsmittel von Suspensionen und Emulsionen kann durch Maßnahmen stabilisiert werden, die aus dem **Stokes'schen Gesetz** abgeleitet werden können. Danach verlangsamen Verkleinerung der Partikelgröße der dispersen Phase (Zerteilungsgrad), Erhöhung der Viskosität der kohärenten Phase sowie auch Angleichung der Dichten von disperser Phase und Dispersionsmittel die Sedimentation bzw. Flotation und das Aufrahmen. Ebenso wirkt eine Erhöhung der Konzentration an disperser Phase hemmend, weil die Partikel sich stärker gegenseitig behindern. Die Ausbildung eines Gels mit stark thixotropen Eigenschaften im Dispersionsmittel kann den Verteilungsgrad ebenfalls stabilisieren. Jedoch ist zu beachten, dass zugesetzte Hilfsstoffe immer auch negative Effekte besitzen. So kann z. B. ein Hydrogelbildner in einer wässrigen Suspension zwar die Sedimentationsgeschwindigkeit herabsetzen, jedoch ein einmal gebildetes Sediment so fest machen (Zementation), dass es nicht wieder aufgeschüttelt werden kann.

Der Zerteilungsgrad kann stabilisiert werden, indem die Annäherung der Partikel behindert wird. Diese führt bei Emulsionen leicht zur Koaleszenz, bei Suspensionen zur Aggregation und zum Caking. In Emulsionen und Suspensionen wird dies durch gleichsinnige elektrische **Ladungen** auf den Partikeln verhindert, z. B. durch Einsatz ionischer Emulgatoren oder Peptisatoren. Bei dieser sogenannten **elektrostatischen Stabilisierung** ist ein ausreichend hohes Zeta-Potenzial der dispersen Phase für die Stabilisierung ausschlaggebend (▸ Kap. 4.5.4). In Emulsionen, vor allem vom Typ O/W, behindern sperrige, von der kohärenten Phase stark solvatisierte Molekülteile der Emulgatoren die Annäherung, was als **sterische Stabilsierung** bezeichnet wird. Ein Beispiel ist Polysorbat, bei dem ein Sorbitanfettsäureester mit mehreren Macrogol-Ketten verethert ist.

Damit die oben beschriebenen Effekte zur Stabilisierung mit ionischen und nichtionischen Emulgatoren voll zum Tragen kommen, muss der Emulgator-Film die Grenzfläche lückenlos überziehen. Ansonsten kann es zur Koaleszenz kommen, wenn sich Tröpfchen der inneren Phase an nicht bedeckten Stellen berühren. Aus diesem Grund ist es wichtig, dass die Emulgator-Konzentration ausreichend hoch ist und genügend Emulgator-Moleküle bei einem entsprechenden Dispersitätsgrad zur Verfügung stehen.

Damit beim alleinigen Einsatz von Emulgator-Molekülen mit geladenen, stark polaren Kopfgruppen (z. B. Alkylsulfate) aufgrund der Abstoßung der Emulgatormoleküle untereinander keine Lücken entstehen, werden häufig Emulgator-Gemische verwendet. So kann ein zweites nichtionisches Tensid als Lückenfüller zwischen den ionischen Kopfgruppen des ersten Tensids dienen. In der Praxis sind Gemische von Emulgatoren meist effizienter in Bezug auf die Emulsionsstabilisierung als ein Emulgator-Typ allein. So lässt sich eine Verstärkung der Emulgierwirkung durch Kombination von zwei Emulgatoren des gleichen Emulgator-Typs erzielen.

Die Verwendung von Emulgatoren unterschiedlichen Typs muss allerdings differenziert betrachtet werden. Wird zu einer bestehenden Emulsion ein Emulgator des entgegengesetzten Typs gegeben, so kommt es häufig zum Brechen der Emulsion. Es sind aber auch Kombinationen von O/W- mit W/O-Emulgatoren bekannt, die eine verbesserte Emulgierwirkung aufgrund einer stärkeren Senkung der Oberflächenspannung aufweisen als ein einzelner Emulgator (○ Abb. 22.6). Diese Emulgator-Kombinationen werden als **Misch- oder Komplexemulgatoren** bezeichnet. Auch bei Komplexemulgatoren orientieren sich die lipophilen Gruppen in die Ölphase und die hydrophilen Gruppen in die Wasserphase. Die Emulgator-Moleküle durchdringen sich dabei allerdings derart, dass es zur Ausbildung von Wasserstoffbrückenbindungen zwischen den polaren Gruppen in der Wasserphase und zu van-der-Waals-Kräften in der Ölphase kommt. Durch die Erhöhung des Wasserbindungsvermögens mit Bildung starker Hydratationsfilme und Steigerung der Viskosität entstehen durch Gelbildung sehr starke, stabile Systeme.

Praktisch umgesetzt

Mischemulgatoren

Ein typisches Beispiel für einen Mischemulgator ist der emulgierende Cetylstearylalkohol Typ A, bei dem es sich um die Kombination des nichtionischen W/O-Emulgators Cetylstearylalkohol und des ionischen O/W-Emulgators Natriumcetylstearylsulfat handelt. Cetylstearylalkohol Typ A ist z. B. integraler Bestandteil der Anionischen Hydrophilen Creme DAB. Auch die Kombination von Sorbitanestern und Polysorbaten führt häufig zu sehr stabilen Emulsionen. Das Verhalten der beiden Moleküle an der Grenzfläche und die Effekte der sterischen Stabilisation sind in ○ Abb. 22.6 dargestellt.

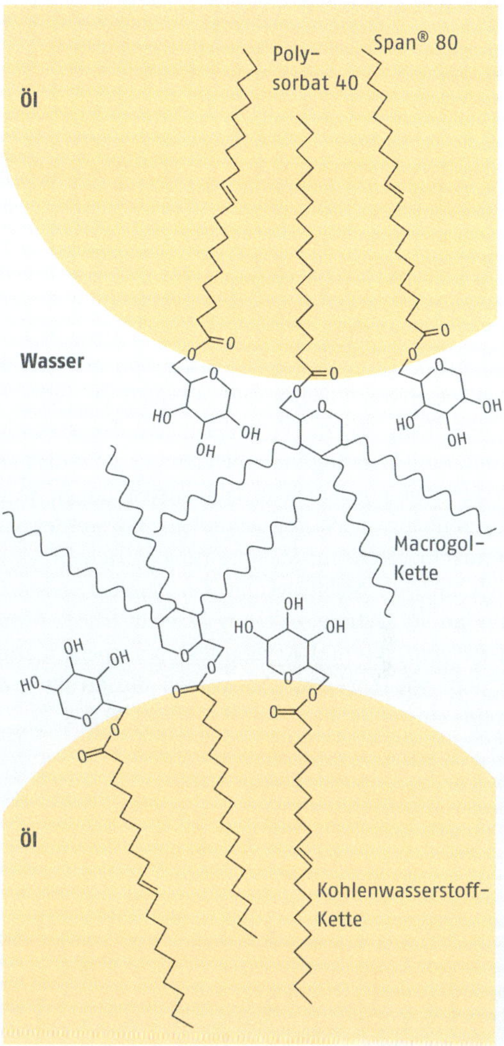

○ **Abb. 22.6** Schematische Darstellung einer O/W-Emulsion einschließlich der Orientierung von Polysorbat 40 und Span® 80 an der Grenzfläche. Abbildung nach Boyd J et al. 1972

In Suspensionen kann eine kontrollierte **Flockung** (▸ Kap. 4.5.5) den Verteilungsgrad zwar erheblich, aber reversibel ändern und dabei den Zerteilungsgrad stabilisieren. Hierzu wird die Oberfläche der Partikel mit Tensiden, z. B. einem Polyoxyethylen-Sorbitanfettsäureester, belegt, die mit einem anschließend zugesetzten makromolekularen Stoff beabsichtigte Wechselwirkungen eingehen. Ein Beispiel hierfür ist Tannin, das Wasserstoff-Brücken zwischen seinen phenolischen Hydroxy-Gruppen und den Ether-Sauerstoffen des Tensids bildet. Dadurch werden die suspendierten Partikel weitmaschig vernetzt und im Abstand voneinander fixiert. Das absteigend gebildete Sediment ist leicht wieder zu dispergieren.

Bei dispersen Systemen vom Typ fest/flüssig, wie flüssigen Suspensionen, kann der Einsatz der stabilsten polymorphen Modifikation und einer möglichst engen Partikelgrößenverteilung stabilisierend wirken. Auflösungs- und Rekristallisationsvorgänge werden dadurch behindert. Diese können von Unterschieden in der freien Enthalpie verursacht werden, wie sie zwischen polymorphen Modifikationen und zwischen extrem kleinen (um bzw. unter 1 µm) und größeren Partikeln bestehen (vgl. Löslichkeit, ▸ Kap. 4.2.3 und ▸ Kap. 22.3.2). Das **Wachsen von Kristallen** der stabilen Form kann so verlangsamt werden.

Halbfeste und feste Arzneiformen. Die für flüssige disperse Formen geschilderten Veränderungen laufen im Prinzip auch in halbfesten und festen Formen ab, allerdings erheblich langsamer. Dennoch ist auch hier eine Änderung des Zerteilungsgrades möglich, was vor allem bei Augensalben gefürchtet ist. Zur verminderten Freigabegeschwindigkeit kommt die Gefahr mechanischer Verletzung der Cornea durch große Kristalle hinzu. Maßnahmen zur Verhinderung dieser unerwünschten Vorgänge sind unter dispersen Systemen fest/flüssig beschrieben (▸ Kap. 4.5.7).

In Tabletten, überzogenen Tabletten und dem Inhalt von Kapseln kann Feuchtigkeit aus der Umgebung oder aus einzelnen Rohstoffen nach Umverteilung direkt oder indirekt physikalische Eigenschaften verändern. Tabletten können durch Kristallisation nachhärten. Sie können aber auch erweichen oder quellen. Stabilisierend wirken eine Reduzierung des Restwassergehalts aus der Herstellung auf das erforderliche Minimum, die Verwendung nicht sorptionsaktiver Hilfsstoffe, das Aufbringen von weitgehend wasserdampfdichten Überzügen und die Verwendung geeigneter Primärpackmittel.

Peptidarzneistoffe

Besondere Probleme verursachen Peptidarzneistoffe, die wegen ihrer Instabilität in den gastrointestinalen Flüssigkeiten, aber auch wegen schlechter Resorptionseigenschaften im Allgemeinen parenteral appliziert werden. Peptidarzneistoffe können in wässriger Lösung Instabilitäten aufgrund chemischer und physikalischer Ursachen zeigen. Beispiele für chemische Reaktionen sind Deamidierung, Hydrolyse, Oxidation oder β-Elimination. Zu den physikalischen Ursachen gehören insbesondere die Aggregation und Präzipitation, die meist in Folge eines Teilverlusts der nativen Proteinstruktur auftritt. Auch nach Adsorption an Polymeroberflächen von Behältnissen, Kanülen etc. (z. B. bei Insulin) kann es zu Veränderungen der sterischen Struktur mit Wirkungseinbußen kommen. Da die meisten der angesprochenen Instabilitätsreaktionen an die Anwesenheit von Wasser gebunden sind, werden viele Peptidarzneistoffe zur Stabilisierung gefriergetrocknet. Doch auch die Stabilisierung von Peptidarzneistoffen während der Gefriertrocknung ist nicht trivial. Mittels Zusatz von Lyo- und Kryoprotektoren, meist Gerüstbildnern wie Zuckeralkoholen, soll die Struktur der Peptide aufrechterhalten werden (▸ Kap. 23.2.2).

Quellen und weiterführende Literatur

Albert K. Verwendbarkeitsfristen von Ausgangsstoffen in der Apotheke. Govi-Verlag, Frankfurt 2005

Aulton M. Product Stability. In Aulton M, Taylor K (Hrsg.). Aulton's Pharmaceutcis: The Designs and Manufacture of Medicines. 5. Aufl. Elsevier 2017

Boyd J, Parkinson C, Sherman P. Factors affecting emulsion stability, and the HLB concept. J Coll Interface Sci 41:359, 1972

Ebel S, Fleischer P, Ledermann M, Wüstenhagen U. Vorhersage der Stabilität von Arzneiformen aus der Kinetik der Abbaureaktion des Arzneistoffes, Teil 1: Auswerten kinetischer Daten. Acta Pharm Technol 35: 210–217, 1989

Ebel S, Ledermann M, Reyer B. Vorhersage der Stabilität von Arzneiformen aus der Kinetik der Abbaureaktion des Arzneistoffes, Teil 2: Auswertung der Arrhenius-Funktion. Eur J Pharm Biopharm 37: 80–87, 1991

European Medicines Agency (EMA). Guideline on Stability Testing – Stability Testing of Existing Active Substances and Related Finished Products. London, 2013

Fahr A. Voigt – Pharmazeutische Technologie. 12. Auflage. Deutscher Apotheker Verlag, Stuttgart 2015

Feltkamp H, Fuchs P, Sucker H. Pharmazeutische Qualitätskontrolle, S. 527. Georg Thieme Verlag, Stuttgart, New York 1983

Florence A, Attwood D. Physicochemical Principles of Pharmacy. 6. Aufl., Pharmaceutical Press 2015

Grimm W, Harnischfeger G, Tegtmeier M. Stabilitätsprüfung in der Pharmazie, Theorie und Praxis. 3. Aufl., Editio Cantor Verlag, Aulendorf 2011

Göber B, Surmann P. Arzneimittelkontrolle – Drug Control. Wissenschaftliche Verlagsgesellschaft Stuttgart, 2005

Haltbarkeit und Haltbarkeitsprüfung von Arzneimitteln, APV-Richtlinie. Pharm Ind 47: 627–632, 1985

Hodges N. Microbiological contamination, spoilage and preservation of medicines. In: Aulton M, Taylor K (Hrsg.) Aulton's Pharmaceutcis: The Designs and Manufacture of Medicines. 4. Aufl. Elsevier 2013

ICH Harmonised Tripartite Guideline. Q1A – Q1F Stability

ICH Harmonised Tripartite Guideline. Q6A – Q6B Specifications, 1999

Knauf M. Stabilitätsprüfungen von pharmazeutischen Produkten. Swiss Pharma 26: 7–10, 2006

List P, Hörhammer L. Arzneiformen und Hilfsstoffe: Teil B: Hilfsstoffe Band 7 von Handbuch der Pharmazeutischen Praxis – Vollständige (4.) Neuausgabe Arzneiformen. Hilfsstoffe. Springer-Verlag 2011

The Rules Governing Medicinal Products in the European Community, Vol. III: Guidelines on the Quality, Safety and Efficacy of Medicinal Products for Human Use. Office for official Publications of the European Community, Luxembourg 1989

Serajuddin A. Salt formation to improve drug solubility. Advanced Drug Delivery Reviews 59: 603–616, 2007

Sinko PJ. Martin's Physical Pharmacy and Pharmaceutical Sciences. 7. Aufl., Lippincott Williams and Wilkins, 2016

Wolf G. Rezepturen – Probleme erkennen, lösen und vermeiden. 4. Aufl., Deutscher Apotheker Verlag, Stuttgart, 2014

World Health Organisation (WHO). Annex 2 to WHO Technical Report Series, No. 953 – Stability testing of active pharmaceutical ingredients and finished pharmaceutical products. Table 2, 2015

Ziegler A. Rezeptur-Retter: Problemrezepturen erkennen – Rezepturprobleme vermeiden. Deutscher Apotheker Verlag, Stuttgart 2018

Abbildungsnachweis

Boyd J, Parkinson C, Sherman P. Factors affecting emulsion stability, and the HLB concept. J Coll Interface Sci 41:359, 1972

Feltkamp H, Fuchs P, Sucker H. Pharmazeutische Qualitätskontrolle, S. 527. Georg Thieme Verlag, Stuttgart 1983

Florence A, Attwood D. Physicochemical Principles of Pharmacy. 6. Aufl., Pharmaceutical Press 2015

Serajuddin A. Salt formation to improve drug solubility. Advanced Drug Delivery Reviews 59: 603–616, 2007

Tabellennachweis

Hodges N. Microbiological contamination, spoilage and preservation of medicines. In: Aulton M, Taylor K (Hrsg.) Aulton's Pharmaceutcis: The Designs and Manufacture of Medicines. 4. Aufl. Elsevier 2013

Wolf G. Rezepturen – Probleme erkennen, losen und vermeiden. 4. Aufl., Deutscher Apotheker Verlag, Stuttgart, 2014

Ziegler A. Plausibilitäts-Check Rezeptur. 5. Aufl., Deutscher Apotheker Verlag, Stuttgart 2019

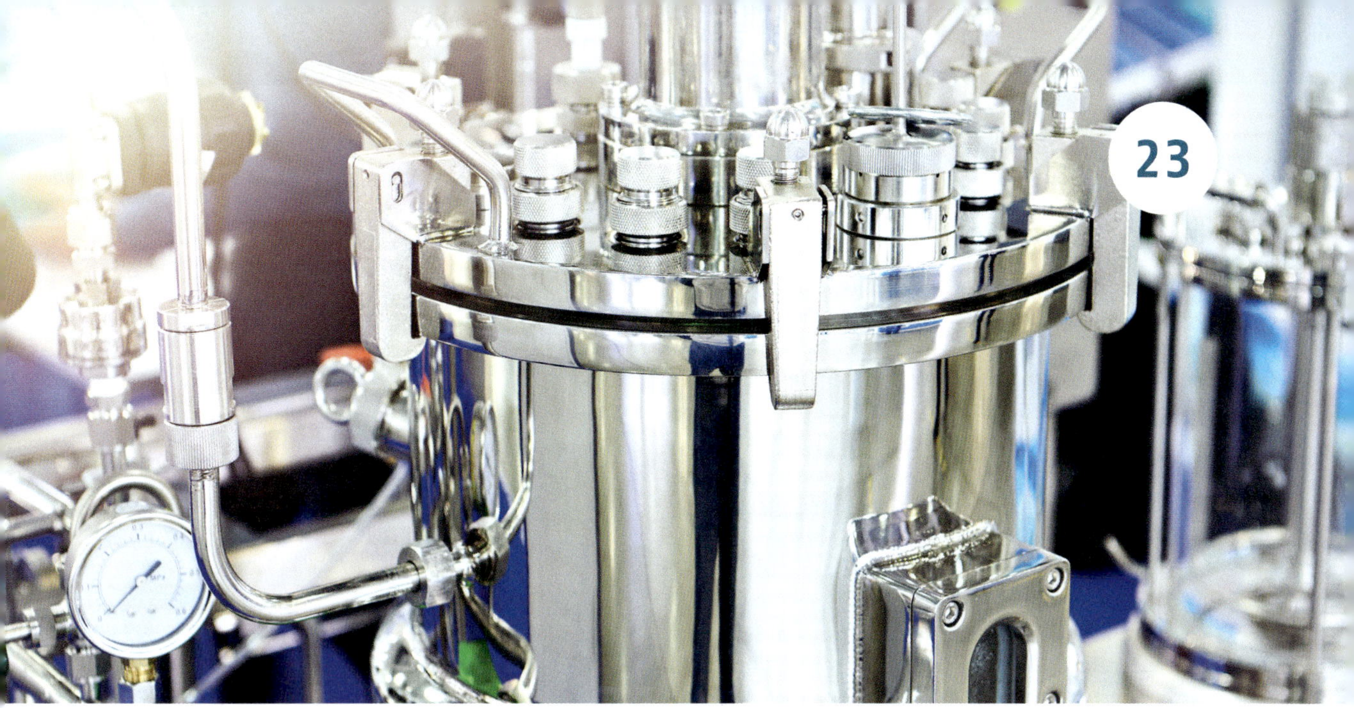

23

Biotechnologie

Prof. Dr. Christel Müller-Goymann

Biotechnologisch in Zellkultursystemen hergestellte Proteine bilden inzwischen eine große Gruppe unter den neu eingeführten Arzneimitteln. Die Herausforderungen an ihre Formulierung als Parenteralia sowie die Abgrenzung zu RNA-Therapeutika und zur regenerativen Medizin werden dargestellt.

23.1 Allgemeines

Der Begriff **Biotechnologie** geht auf den ungarischen Agrar-Ingenieur Karl Ereky zurück und bezeichnete ursprünglich die Summe aller Verfahren, mit denen Produkte aus Rohstoffen unter Zuhilfenahme von Mikroorganismen erzeugt werden. Die moderne Biotechnologie verwendet zur Produkterzeugung nicht mehr ausschließlich Mikroorganismen, sondern auch pflanzliche oder tierische Zellkulturen, deren Erbmaterial mithilfe der Gentechnik, einem Teilgebiet der Biotechnologie, so verändert wurde, dass humane Proteine, z. B. Humaninsulin, erzeugt werden können.

Industrielle Bedeutung im Arzneimittelbereich erhielt die Biotechnologie in der zweiten Hälfte des 20. Jahrhunderts durch die Produktion zunächst von Antibiotika durch Mikroorganismen und später von Virusimpfstoffen, Cortison, Ovulationshemmern und vielen anderen Substanzen in tierischen Zellkulturen. Unter den neu eingeführten Arzneimitteln wird der Anteil der auf biotechnologischem Weg hergestellten Arzneimittel zunehmend größer.

Definition

Biologika (engl. Biologics oder Biologicals) im engeren Sinne sind biotechnologisch, heutzutage häufig mithilfe rekombinanter DNA-Technologie hergestellte Eiweiße, die körpereigenen Stoffen sehr ähnlich oder mit ihnen identisch sind (◻Tab. 23.1).

Analog zu Generika (Nachfolger von Original-Arzneimitteln mit niedermolekularen Arzneistoffen nach Ablauf des Patentschutzes) sind **Biosimilars** die Nachfolger von erstmalig zugelassenen Biologika nach Ablauf des Patentschutzes. Sie werden ebenfalls mithilfe der rekombinanten DNA-Technologie hergestellt. Der Einsatz anderer Zellkulturen, Aufarbeitungs- und Reinigungsverfahren sorgt allerdings z. B. aufgrund abweichender Glykosilierungsmuster im Vergleich zum Originalprotein für eine unterschiedliche Pharmakokinetik trotz identischer Aminosäuresequenz im Vergleich zum Original. Das erste zugelassene Biosimilar war Epoetin alfa (2007).

Daneben gewinnen RNA-Therapeutika, gentherapeutische Arzneimittel und das Tissue Engineering im Bereich der regenerativen Medizin an Bedeutung. Nicht zu vernachlässigen ist, dass auch bei der Identifizierung „kleiner“ organischer Moleküle als potenzielle Arzneistoffe Methoden der Biotechnologie zum Einsatz kommen, z. B. Enzymtests im Reagenzglas oder mit DNA-Chips, Zellkultur-Assays.

23.2 Proteine

23.2.1 Stabilitätsprobleme

Merke

Biotechnologisch hergestellte Eiweiße (Proteine) werden aufgrund von Bioverfügbarkeitsproblemen hauptsächlich als parenterale Lösungen oder Suspensionen appliziert.

Proteine mit ihrer komplexen Struktur (Primär- bis Quartärstruktur) unterliegen in wässriger Lösung einer Vielzahl von chemischen und physikalischen Einflüssen, die sich negativ auf ihre Stabilität auswirken können. Dazu gehören chemische Zersetzungsreaktionen, wie Hydrolyse, Deamidierung, Deglykosylierung, Oxidation, Zyklisierung, Racemisierung, Isomerisierung, sowie physikalische Inaktivierung durch Denaturierung infolge mechanischer, thermischer oder pH-Belastung. Die Denaturierung geht mit einer Konformationsänderung des Proteins einher (Umfaltungen, Umlagerungen, Disulfidbrückenaustausch); ihr folgt häufig eine Aggregatbildung, Adsorption an Behältnisse oder Präzipitation. Andererseits können Aggregation und Adsorption ebenfalls Konformationsänderungen auslösen.

Wenn 2-Jahres-Stabilitäten flüssiger Proteinformulierungen trotz Kühllagerung zwischen 2 und 8 °C nicht erreichbar sind, werden Proteine zur Verbesserung der Stabilität als Lyophilisat formuliert und erst unmittelbar vor der Applikation als flüssige Formulierung rekonstituiert. Der Prozess der Gefriertrocknung kann sich jedoch ebenfalls kritisch auf die Proteinstabilität auswirken. Potenziell schädigende Faktoren sind Einfrierstress, pH-Änderung und Bildung von Proteinaggregaten während der Aufkonzentrierung in der Einfrierphase, Proteindehydratisierung während der Trocknungsphase, Konformationsänderungen des Proteins durch Kristallisationsvorgänge mit nachfolgender Kollabierung des Lyophilisats etc.

23.2.2 Maßnahmen zur Proteinstabilisierung

Die Auswahl geeigneter Lösungsmittel, Hilfsstoffe und Verpackungsmaterialien ist entscheidend für eine optimierte Stabilität von Proteinformulierungen.

Lösungsmittel. Wasser für Injektionszwecke (WFI) ist das am häufigsten verwendete Lösungsmittel. Zusatz von Alkoholen, z. B. Ethanol, Glycerol, Propylenglykol, Polyethylenglykol (PEG 2 000 bis ca. 8 000) kann sowohl

Tab. 23.1 Vorteile rekombinanter Arzneistoffe

Vorteil	Beispiel
bessere Verfügbarkeit	Erythropoetin
wirtschaftliche und umweltverträgliche Produktion	Insulin
höhere Wirksamkeit und geringere Nebenwirkungen	Gewebe-Plasminogenaktivator
reduziertes Infektionsrisiko	Faktor VIII
neue Behandlungsstrategien	monoklonale Antikörper

die Löslichkeit schwer löslicher Proteine als auch gegebenenfalls ihre Stabilität in Wasser erhöhen.

Kryoprotektion. PEG in niedriger Konzentration bis ca. 1 % wirkt als Kryoprotektor bei der Gefriertrocknung, indem Wasserstoffbrücken mit dem Protein ausgebildet werden, während des Trocknungsvorgangs erhalten bleiben und so das Wasser ersetzen, ohne die Konformation des Proteins zu beeinträchtigen. Als Kryoprotektoren werden außerdem Polymere (z. B. Cyclodextrin, Dextran), Aminosäuren und verschiedene Zucker wie Glucose, Saccharose, Trehalose und Zuckeralkohole wie Mannitol und Sorbitol eingesetzt.

Isotonisierung, Pufferung, Komplexbildner, Antioxidanzien. In Flüssigformulierungen dienen Zucker bzw. Zuckeralkohole oft zur Isotonisierung anstelle von NaCl, das bei einigen Proteinen Ausfällungen induziert. Zur Pufferung auf stabilitätsgerechte pH-Werte dienen neben den klassischen Phosphat-, Acetat- und Citratpuffern heute vor allem TRIS-Puffer und Aminosäuren wie Arginin, Glycin oder Histidin in Kombination mit Salzsäure oder Natronlauge zur pH-Einstellung. Aminosäuren stabilisieren die Hydrathülle von Proteinen und so ihre Konformation, während bereits geringe Spuren von Schwermetallen (z. B. in Puffersalzen) einen gegenteiligen Effekt bewirken. Aus diesem Grund wird Proteinlösungen häufig Natriumedetat als Komplexbildner zugesetzt. Eine Schwermetallkomplexierung schützt Proteinlösungen auch vor einer eiseninduzierten Oxidation, die im Übrigen durch Abfüllung und Verschließen unter Stickstoffatmosphäre vermieden bzw. minimiert werden kann. In gefriergetrockneten parenteralen Pulvern werden außerdem Antioxidanzien wie Ascorbinsäure und α-Tocopherol eingesetzt.

Tensidzusatz. Zur besseren Benetzung parenteraler Pulver und zur Verbesserung der Löslichkeit von Proteinen werden neben Phospholipid (Lecithin) nichtionische Tenside wie Polysorbat 80 (Polyoxyethylen-20-oleat) oder Poloxamer 188 (Polyoxyethylen-Polyoxypropylen-Block-Copolymer) zugesetzt.

Sterilität und Konservierung. Da Proteine empfindlich auf sowohl Temperatur- als auch Strahlenbelastung reagieren, kommen die üblichen Methoden einer Sterilisation im Endbehältnis nicht in Betracht. Die Herstellung parenteraler Proteinformulierungen muss daher unter aseptischen Bedingungen erfolgen, wobei die Lösung in das Endbehältnis sterilfiltriert wird und gegebenenfalls im Endbehältnis einer nachfolgenden Gefriertrocknung unterzogen wird. Im Falle von Mehrdosenbehältnissen sind geeignete Konservierungsmittel wie Benzylalkohol, Phenol und Kresol einzusetzen.

Primärpackmittel. Eine mögliche Adsorption von Proteinen an Glas und Kunststoffmaterialien ist bei der Auswahl des Primärpackmittels zu berücksichtigen, da nicht nur die Konzentration der Lösung, sondern auch die Proteinkonformation und damit die Stabilität negativ beeinflusst werden können. In vielen Fällen erweist sich Glas gegenüber Kunststoff als überlegenes Primärpackmittel (▸ Kap. 21.2.1). Um das vorgesehene entnehmbare Volumen sicherzustellen, sind kommerzielle Flüssigformulierungen in der Regel überfüllt.

23.2.3 Spezielle Proteine – Impfstoffe

Während attenuierte (abgeschwächte) Lebendimpfstoffe und inaktivierte Vakzine (Totimpfstoffe) per se den Aufbau ausreichend hoher Antikörpertiter beim Impfling bewirken, ist die Immunogenität von Subunit-Vakzinen schwächer ausgeprägt. Subunit-Vakzine beinhalten bakterielle oder virale Proteine oder bakterielle Kapsel-Polysaccharide anstelle lebender oder inaktivierter Keime. Handelt es sich bei den Antigenen um Proteine, die modifizierte (= entgiftete) Bakterientoxine sind, spricht man auch von Toxoid-Impfstoffen. Subunit-Vakzinen und Toxoid-Impfstoffen müssen

23

zum Aufbau eines ausreichenden Impfschutzes Adjuvanzien zugesetzt werden.

Ein neues Prinzip stellen genetische Impfstoffe dar, bei denen stabilisierte mRNA appliziert wird und so vom geimpften Organismus spezifische Proteine, z. B. Oberflächenproteine eines Erregers, selbst erzeugt werden. Diese lösen dann die Antwort des Immunsystems aus (▸ Kap. 23.3.3).

Adjuvanzien für Impfstoffe. Als Adjuvanzien für Toxoid-Impfstoffe (▸ Kap. 9.5.8) wie Diphtherie- und Tetanus-Vakzine dienen **Aluminiumsalz-Suspensionen (Aluminiumphosphat, Aluminiumhydroxid)**, an deren Partikeloberflächen die antigenen Toxoide adsorbiert sind. Bei den Toxoiden handelt es sich um mithilfe von Formaldehyd kovalent vernetzte Proteine, die dadurch ihre Toxizität verlieren, nicht jedoch ihre spezifische Antikörperinduktion einbüßen. Durch die Adsorption an partikuläre Aluminiumsalze wird außerdem die zelluläre Immunantwort aktiviert. Zu den Toxoid-Impfstoffen gehört ebenfalls die azelluläre Pertussis-Vakzine, die als DTPa-Kombination verimpft wird und für die Diphtherie- und Tetanus-Toxoide einen weiteren adjuvantiven Effekt bewirkt. Während Transport und Lagerung darf die Temperatur nur in einem engen Bereich variieren (2–8 °C).

Merke

Ein Einfrieren der Impfstoffsuspension ist unbedingt zu vermeiden, damit die Stabilität sowohl des Adjuvans (Partikelgröße) als auch der antigenen Proteine (Konformation) erhalten bleibt. Ein weiterer Nachteil der Aluminiumsalze ist eine lokale Entzündungsreaktion am Applikationsort.

Subunit-Vakzine gegen bakterielle Infektionen enthalten hochmolekulare Kapsel-Polysaccharide grampositiver (z. B. Pneumokokken) oder gramnegativer (z. B. Meningokokken; *Haemophilus influenzae* Typ b, Hib) Bakterien. Um nicht nur die B-Zellen des Immunsystems anzusprechen und durch T-Zellen vermittelte ausreichend hohe Antikörpertiter zu erzeugen, werden die Kapsel-Polysaccharide mit Proteinen konjugiert (Konjugat-Impfstoffe) und zusätzlich an Aluminiumhydroxid oder Aluminiumphosphat adsorbiert.

Als erste kommerzielle Subunit-Vakzine gegen die virale Hepatitis-B-Infektion, basierend auf der Klonierung des Hepatitis-B-Gens, dessen Übertragung in einen fremden Wirtsorganismus (Transfektion) und Exprimierung in transgenen Hefezellen entwickelt wurde, wurde 2005 die rekombinante Hepatitis-B-Subunit-Vakzine Engerix® zugelassen. Sie enthält das Oberflächenantigen HBsAg zu 22 nm großen Partikeln aggregiert, als Adjuvans dient Aluminiumhydroxid. Eine Parallelentwicklung (Fendrix®) enthält als zusätzliches Adjuvans monophosphoryliertes Lipid A, den stark immunogenen, in der Bakterienmembran verankerten Teil der pyrogenen Lipopolysaccharide (LPS) gramnegativer Bakterien. Lipid A ist ein mehrfach acyliertes Glucosamin-Dimer.

Alternative Adjuvanzien. Alternativen zu den partikulären Aluminiumsalzen sind in Entwicklung und erreichen zunehmend den Markt. Insbesondere bei den Influenza-Spaltimpfstoffen haben sich O/W-Emulsionen aus Squalen, Sorbitantrioleat und Polysorbat 80 (z. B. Addigrip®, Fluad®, Erstzulassung 2000) sowie Virosome (z. B. InfectoVac Flu®, Erstzulassung 2002) als neue Adjuvanzien etabliert. **Virosome** basieren auf unilamellaren, ca. 150 nm großen Liposomen, in deren Phospholipiddoppelschichten Oberflächenantigene wie Neuraminidase und Hämagglutinin von Influenza-A-Viren inkorporiert sind. Virosome wurden erstmalig 1999 als Adjuvanzien in Hepatitis-A-Impfstoffen (z. B. HAV pur®) zugelassen. In diesem Fall wurden HA-Antigene elektrostatisch mit den Virosomen konjugiert. Ebenfalls auf Liposomen basieren Immunstimulierende Complexe (ISCOM), die neben Phospholipid und Cholesterol gereinigte Extrakte von Quillaja-Saponinen enthalten und ca. 40 nm große, käfigartige Strukturen ausbilden. Nach Adsorption antigener Virusbestandteile verstärken ISCOM die Immunreaktion. Sie werden bislang nur in Tierimpfstoffen eingesetzt (z. B. Equip F® gegen Pferdeinfluenza, Erstzulassung 2003), klinische Prüfungen für Humanimpfstoffe mit hochaufgereinigten Quillaja-Saponinen laufen. Noch im experimentellen Stadium befinden sich Cochleate, die zigarrenartig aufgerollte Lipidstrukturen darstellen und in die antigene Peptide, Proteine oder DNA-Plasmide inkorporiert werden können.

23.2.4 Spezielle Proteine – therapeutische Antikörper

Alle therapeutisch eingesetzten Antikörper leiten sich vom Y-förmigen Immunglobulin G (IgG) ab. Dieses besteht aus je zwei identischen schweren und leichten Ketten, die jeweils eine variable und eine oder drei konstante Domänen besitzen (○ Abb. 23.1). Der über Disulfidbrücken gebildete Fuß des Antikörpers ist über eine Gelenkregion mit dem antigenbindenden Kopf verbunden. Hohe spezifische Bindung an die Zielstrukturen und der Aufbau aus bestimmten strukturellen und funktionellen Domänen erleichtern das „Protein engineering" und die Entwicklung therapeutischer Antikörper.

Nachdem 1986 der erste **monoklonale Antikörper** (MAK, engl. *mab*) Muromonab CD3 zur Verhinderung von Transplantatabstoßungen zugelassen wurde, sind durch eine rasante Weiterentwicklung der Techniken zur Gewinnung muriner MAK (Endung: *omab*) auch chimäre (*ximab*), humanisierte (*zumab*) und schließlich humane (*mumab*) monoklonale Antikörper wie z. B. Adalimumab (Zulassung 2003) mithilfe der rekombinanten DNA-Technologie entwickelt und zugelassen worden. Während Adalimumab durch nachträgliche In-vitro-Modifizierung des in einer Epithelzelllinie von Ovarien des chinesischen Hamsters kultivierten originären MAK nur sehr großzügig als humaner monoklonaler Antikörper bezeichnet werden kann, gilt Panitumumab (Zulassung 2008) als erster rein humaner monoklonaler Antikörper. Panitumumab wurde mithilfe der XenoMouse®-Technologie entwickelt. Bei der XenoMouse® handelt es sich um Mausstämme, deren eigene Antikörpergene inaktiviert und funktionell durch die entsprechenden humanen Gene ersetzt sind. Nach der Immunisierung dieser Mäuse mit dem ausgewählten Antigen bestehen die von den B-Zellen der Mäuse gebildeten Antikörper zu 100 % aus humanen Sequenzen. In Kombination mit der üblichen Hybridoma-Technik zur Immortalisierung der isolierten B-Zellen aus der XenoMouse® sind kommerziell relevante Ausbeuten an Antikörpern realisierbar.

Anstelle kompletter Antikörper können auch IgG-Fragmente therapeutisch eingesetzt werden, z. B. steht das Fusionsprotein Abatacept (Zulassung 2007) als neuer Wirkstoff gegen schwere rheumatoide Arthritis mit neuem Wirkmechanismus zur Verfügung. Abatacept besteht aus einem IgG-Fragment, gekoppelt an die extrazelluläre Domäne des T-Lymphozyten-Antigens 4 (CTLA-4).

Definition

Fusionsproteine sind chimäre Proteine aus einem IgG-Fragment und einer extrazellulären Proteinstruktur spezieller Rezeptoren oder Antigene.

Mit Etanercept (Zulassung 2000) wurde das erste von gentechnisch veränderten Eierstockzelllinien des chinesischen Hamsters (CHO-Zelllinie) produzierte Fusionsprotein zur Behandlung rheumatoider Arthritiden eingeführt.

Da Antikörper sehr große Proteine sind – Adalimumab besteht z. B. aus 1 330 Aminosäuren und besitzt eine Molmasse von 146 kDa –, werden sie ausschließlich parenteral angewendet. Für die Stabilität bzw. Stabilisierung der Formulierungen gelten die bereits in ▸ Kap. 23.2.1 und ▸ Kap. 23.2.2 behandelten Punkte. Die parenterale Applikation des Antikörper-Fragments Ranibizumab – ein nicht glykosyliertes, humanisiertes, rekombinantes monoklonales Antikörperfragment

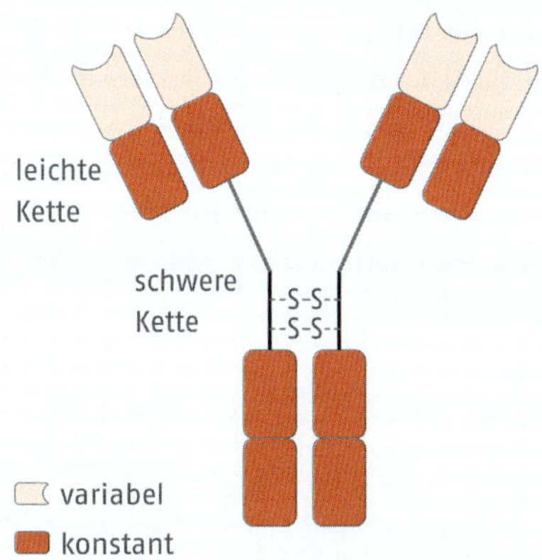

Abb. 23.1 Modell eines Antikörpers, schematisch

(Fab) gegen den humanen vaskulären endothelialen Wachstumsfaktor A (VEGF-A) mit vergleichsweise geringer Molmasse von 48,4 kDa – erfolgt intravitreal, d. h. direkt in den Glaskörper des Auges, und ist zur Behandlung der feuchten altersbedingten Makuladegeneration zugelassen (▸ Kap. 10.5).

23

23.3 RNA-Therapeutika

Abzugrenzen von den biotechnologisch hergestellten Proteinen sind Therapeutika, die als DNA oder RNA für die Expression von Proteinen codieren und/oder mit Proteinen in Wechselwirkung treten.

23.3.1 Aptamere

Im Gegensatz zu monoklonalen Antikörpern werden Aptamere chemisch synthetisiert und nicht biologisch exprimiert, was einen erheblichen Kostenvorteil bei ihrer Synthese darstellt.

Definition

Aptamere (von lat. *aptus*, passen, und griech. *meros*, Gebiet) sind kurze einzelsträngige DNA-oder RNA-Oligonukleotide (25–70 Basen), die ein spezifisches Molekül über ihre 3D-Struktur binden können.

Wird ein Aptamer mit Polyethylenglykol (PEG) konjugiert, kann z. B. verhindert werden, dass die ursprünglich sehr kleinen Moleküle zu schnell über die Niere filtriert und so eliminiert werden. Dadurch lässt sich die Eliminationshalbwertszeit deutlich erhöhen (vom Minutenbereich zu Stunden).

Pegaptanib (Zulassung 2006) ist ein 27mer RNA-Aptamer, das hochspezifisch und mit hoher Affinität an den Wachstumsfaktor VEGF (Vascular Endothelial Growth Factor) bindet bzw. diesen blockiert und so eine feuchte altersbedingte Makuladegeneration nach intravitrealer Injektion nicht weiter fortschreiten lässt. Eine intravitreale Applikation erfolgt direkt in den Glaskörper des Auges.

23.3.2 Antisense-Oligonukleotide

Fomivirsen war das erste von der FDA zugelassene Antisense-Oligonukleotid (1999). Es wird als Virustatikum zur lokalen Behandlung einer durch Infektion mit dem Cytomegalievirus (CMV) verursachten Retinitis bei immundefizienten Patienten intravitreal appliziert.

Definition

Antisense-Oligonukleotide sind kurzkettige, synthetische Nukleinsäuren. Der Name nimmt darauf Bezug, dass ihre Basensequenz entgegengesetzt (und damit „entgegen dem ursprünglichen Sinn") zu einer funktionalen mRNA ist.

Antisense-Oligonukleotide binden über Watson-Crick-Basenpaarung an eine komplementäre mRNA (die sog. **Sense-mRNA**). Durch die spezifische Bindung des Antisense-Oligonukleotids an die mRNA für das Ziel-Protein wird durch Blockieren der Translation bereits die Biosynthese des betreffenden Proteins verhindert.

23.3.3 Lipoplexe und Polyplexe

Lipoplexe und Polyplexe befinden sich als Stabilisierungsprinzipien für DNA zur Gentherapie noch im experimentellen Stadium (▸ Kap. 24.5).

Vor Kurzem wurden mehrere **Gentherapeutika** zugelassen, mit denen fehlerhafte Gene in Körperzellen durch einmalige In-vivo-Applikation „repariert" werden sollen. Die Bandbreite der Therapiemöglichkeiten ist relativ groß. Beispiele sind Therapien zu:

- Erbkrankheiten wie Spinaler Muskelatrophie Typ 1 (Zolgensma®, EU-Zulassung 2020),
- Netzhautdegeneration infolge einer Mutation im RPE65-Gen (Voretigen neparvovec, Luxturna® EU-Zulassung 2018),
- transfusionsabhängige β-Thalassämie (Zynteglo, EU-Zulassung 2020),
- akuter lymphatischer Leukämie und speziellen B-Zell-Lymphomen, bei denen patienteneigene T-Zellen gentechnisch im Labor so verändert werden, dass sie ein spezielles Protein, einen chimären Antigen-Rezeptor (CAR) für das CD19-Antigen auf B-Zellen, exprimieren (Tisagenlecleucel und Axicabtagen Ciloleucel, beide EU-Zulassung 2018). Nach Rückgabe dieser CAR-T-Zellen an den Patienten binden diese an den Zielort. Dies führt zum Zelltod der B-Zelle.

Auch bei den **Impfstoffen** gibt es Neueinführungen auf Basis von mit Lipidnanopartikeln stabilisierter mRNA. Mit Tozinameran (Comirnaty®) wurde Ende 2020 der erste SARS-CoV-2-Impfstoff zugelassen, gefolgt von Spikevax® im Januar 2021.

23.4 Tissue Engineering und regenerative Medizin

Die Rückgabe körpereigener Zellen als autologes Transplantat, das im Zellkulturlabor aus den entnommenen Zellen des Patienten zu einem dreidimensionalen Gewebekonstrukt entwickelt werden kann, wird im Bereich der individualisierten Therapie bereits erfolgreich realisiert (Beispiel Knorpeltransplantat BioSeed®-C). Vorläufer der 3D-Transplantate waren Keratinozyten- und Melanozytentransplantate, die von auf die Gewebezüchtung spezialisierten Firmen als Zellsuspensionen angeboten werden. Das sterile Trägermedium muss dabei so formuliert sein, dass die Anheftung der Zellen gefördert wird.

Quellen und weiterführende Literatur

Ereky K. Biotechnologie der Fleisch-, Fett- und Milcherzeugung im landwirtschaftlichen Großbetriebe. Verlag Paul Parey, Berlin 1919

Harms M, Paepenmüller T, Müller-Goymann CC. Quillaja-Saponine als Immunadjuvanzien. Pharm Ztg 15, 2008

Neye H. Monoklonale Antikörper Ximab, Zumab und Umab als Arzneimittel. Pharm Ztg 43, 2006

Vollmar A, Zündorf I, Dingermann T. Immunologie – Grundlagen und Wirkstoffe. 2. Aufl., Wissenschaftliche Verlagsgesellschaft Stuttgart, 2012

Wink M (Hrsg.) Molekulare Biotechnologie, Konzepte und Methoden. 2. Aufl., Wiley-VCH, Weinheim 2011

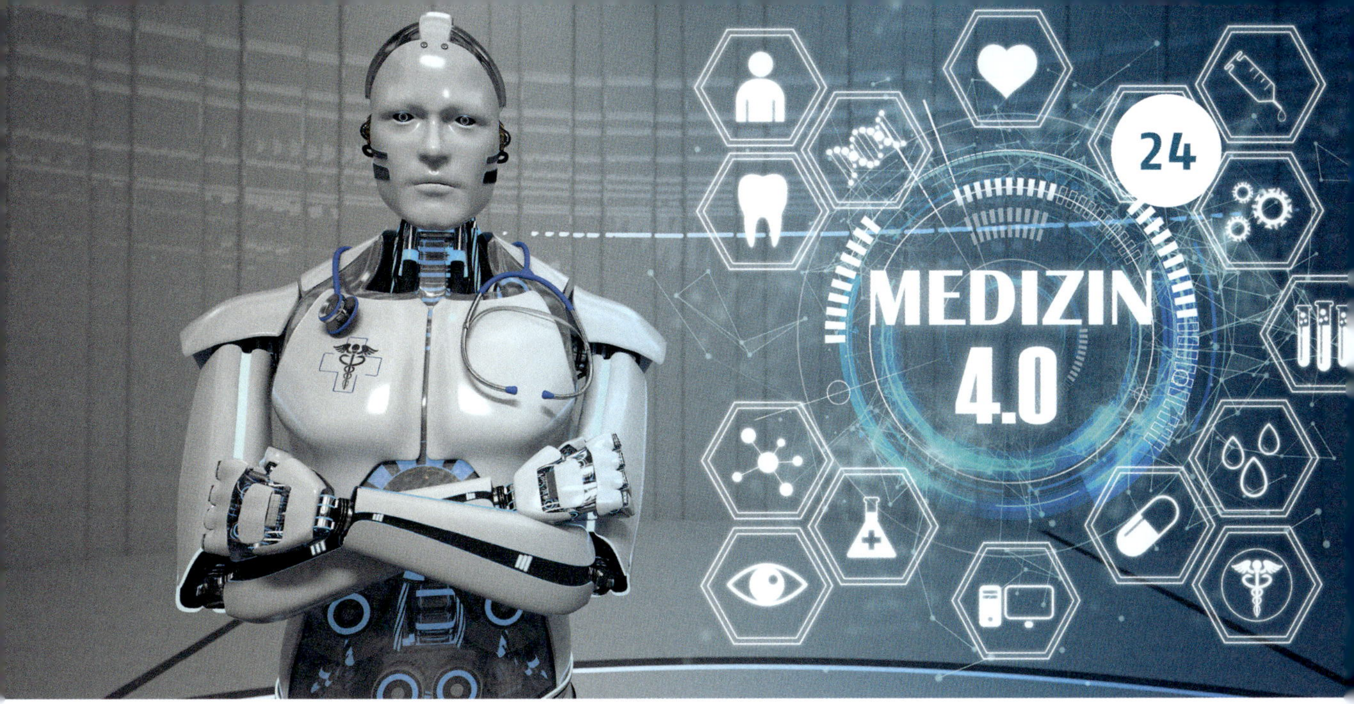

Pharmazeutisch-technologische Herausforderungen der Zukunft

Prof. Dr. Rolf Schubert

Arzneiformen werden ständig weiterentwickelt. Aber aus den vielen Publikationen der letzten Jahre entstehen letztlich nur in begrenztem Maße neue Hilfsstoffe, Darreichungsformen, Verfahren und Konzepte, die industriell umgesetzt werden. Dies liegt zum Teil an den Kosten, an der langen Zeit der Erprobung und der Dauer, bis es zur Zulassung der neu konzipierten Medikamente kommt.

In diesem Kapitel, das sicher nicht vollständig die neuen Entwicklungen zeigt, werden einige Beispiele gezeigt, welche Konzepte in den nächsten Jahren möglicherweise zu erwarten sind oder bereits vor der Markteinführung stehen.

24.1 Entwicklungstendenzen

Für die weitere Entwicklung in der Pharmazeutischen Technologie lassen sich mehrere Richtungen erkennen, die sowohl verbesserte und kostengünstigere Verfahren in der Herstellung von bekannten Arzneimitteln betreffen als auch neue Konzepte von Arzneiformen. Die zunehmende Bedeutung von Peptiden, Proteinen und Nukleinsäuren (▸Kap. 23) als höhermolekulare und besonders sensible Wirkstoffe erfordert besondere Maßnahmen bei ihrer Stabilisierung und ihrem Transport an den Wirkort.

24.2 3D-Druck von festen Darreichungsformen und Implantaten

Eine Möglichkeit zur Herstellung von Tabletten und Kapseln für kleinere Patientengruppen in der **personalisierten Medizin** ist der 3D-Druck (▸Kap. 5, ▸Kap. 14, ▸Kap. 15), bei dem ein schichtweiser Aufbau der Präparate erfolgt. Damit können bei Bedarf schnell, in kleinen Chargen und auch dezentral Medikamente mit unterschiedlichen Freisetzungsprofilen durch variable Formen und Porositäten hergestellt werden. Auch unterschiedliche Dosen oder Kombinationen von Wirkstoffen sind individuell anpassbar.

Mehrere Verfahren zeigen sich zunächst dafür geeignet: Beim **Pulverdruckverfahren** werden schichtweise Pulver mit Bindemitteln aufgetragen. Beim **selektiven Laser-Sintern** (bzw. -Schmelzen) (**SLS**) entstehen ohne Bindemittel durch unterschiedliche Laser-Belichtungszeiten aus Schichtungen von Pulvern Tabletten mit maßgeschneiderten Porositäten. Beim Verfahren der **Schmelzschichtung (Fused Deposition Modelling, FDM, bzw. Fused Filament Fabrication, FFF)** werden geschmolzene Polymer-Wirkstoffmischungen in Düsen zu Filamenten extrudiert und diese zu gewünschten Tablettenformen geschichtet. Mit diesem Verfahren können auch Kapseln mit Kammern unterschiedlicher Wandstärke schichtweise hergestellt werden. Dazu werden wasserlösliche Polymere geschmolzen, extrudiert und geformt.

Der 3D-Druck findet zunehmend Anwendung nicht nur in der Herstellung von Medikamenten, sondern auch von Implantaten, die besondere individuelle Formen und Feinstrukturen ermöglichen, z. B. als Geweheersatz. Der 3D-Druck wird hier auch als **Bioprinting** bezeichnet, wobei mit einer sogenannten **Biotinte** biokompatible Polymere und lebende Zellen gedruckt werden.

24.3 Parenterale Arzneiformen

Bei den Parenteralia sind vor allem im Bereich der Implantate, Gele, Mikropartikel und der nanopartikulären Systeme (▸Kap. 15) erhebliche Entwicklungsaktivitäten zu verzeichnen.

24.3.1 Implantate

Die schnelle Entwicklung der **Mikrochiptechnologie** ermöglicht es, kleine Implantate mit präzise gesteuerten Abgabesystemen im Nanomaßstab einzusetzen. Vor allem für chronische Erkrankungen können solche Systeme für die Abgabe von hochwirksamen Arzneistoffen dienen. Die Abgabe kann dabei programmiert oder ferngesteuert erfolgen.

24.3.2 Gele

Gele können als besondere Form der Implantate genutzt werden. Für die parenterale Anwendung sind Hydrogele in Entwicklung, die die Fähigkeit der verwendeten Polymere nutzen, auf äußere Einflüsse wie Stoffkonzentrationen, Temperatur oder pH-Wert mit einer Änderung der Gelstruktur zu reagieren. Solche **smarten Hydrogele** können auch als Sensoren zur kontinuierlichen Erfassung von Blutwerten oder zur gesteuerten Freisetzung von Arzneistoffen verwendet werden. Biokompatible Hydrogele können mithilfe von injizierten oder implantierten künstlich gezüchteten Gewebszellen auch kontrolliert in ihrer Umgebung Wachstumsfaktoren für die Gewebsregeneration abgeben. Auch mit 3D-Druck können solche Hydrogele angefertigt werden.

Des Weiteren sind auch **in situ vernetzende Systeme** als Arznei-Depotformen in Entwicklung. Diese sind bei Injektion dünnflüssig und gelieren durch nicht toxische chemische Reaktionen oder Kristallisation. Solche Systeme werden auch für Anwendungen im Glaskörper des Auges untersucht.

24.3.3 Mikropartikel

Neue Hilfsstoffe und Herstellungstechnologien ermöglichen eine besser steuerbare verlängerte Freisetzung der Wirkstoffe oder eine pulsierende Freisetzung, die den zirkadianen Rhythmen des Stoffwechsels Rechnung trägt (Chronopharmakokinetik, ▸Kap. 7.4.2). Für die Mikroverkapselung von Proteinen müssen Matrix- und Hüllpolymere gefunden werden, die vermeiden, dass die Proteine denaturiert werden und bei der Bioerosion am Freisetzungsort keine niedrigen pH-Werte entstehen lassen. Auf dem Gebiet der Vakzinierung können auch Mikropartikel Vorteile bringen. Sie können so gestaltet werden, dass nach einer einzigen Injektion die

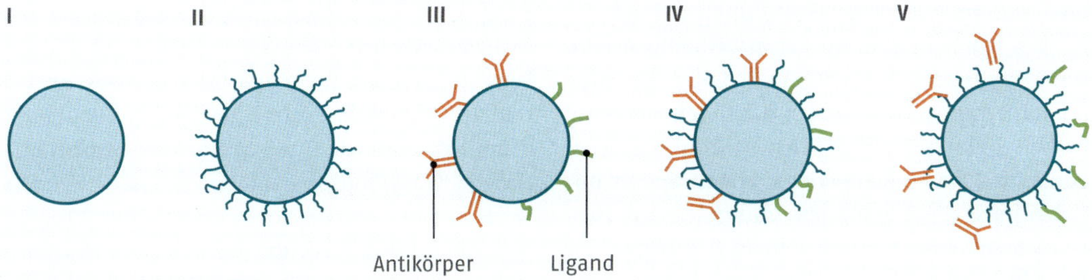

Abb. 24.1 Typen der Oberflächenmodifikation von nanopartikulären Systemen. I Konventionelle NPS: schnelle Eliminierung aus der Blutbahn, geringes Targeting; II PEGylierte NPS: langsame Eliminierung aus der Blutbahn, geringes Targeting; III Konventionelle NPS mit Antikörpern oder Liganden: aktives Targeting, aber schnelle Eliminierung aus der Blutbahn, nur für Zellversuche; IV PEGylierte NPS mit maskierten Antikörpern oder Liganden: geringer aktiver Targeting-Effekt, langsame Eliminierung aus der Blutbahn; V PEGylierte NPS mit aufgepfropften Antikörpern oder Liganden: guter aktiver Targeting-Effekt, langsame Eliminierung aus der Blutbahn

Vakzine zeitlich gestaffelt freigesetzt werden und damit eine Mehrfachimpfung erfolgt.

24.3.4 Nanopartikuläre Systeme

Nanopartikuläre Systeme (NPS) als Parenteralia haben ihre Aufgabe darin, die Distribution von Diagnostika und Arzneistoffen gezielt zu steuern. Während niedermolekulare Wirkstoffe sich über große Bereiche des Körpers verteilen und deshalb unnötig hohe Dosen oder Nebenwirkungen die Folge sein können, kann bei NPS das Verteilungsvolumen um den Wirkort und damit die Dosis sehr klein gehalten werden.

Wie in ▸Kap. 15 erläutert, sind nanopartikuläre Systeme in der Lage, nach intravasaler Applikation durch Lücken in den Blutkapillaren in das Retikuloendotheliale System (RES) und in Tumoren auszutreten, wodurch ein **passives Targeting** erreicht werden kann. Daneben ist eine noch genauere Ansteuerung von Zielzellen durch Funktionalisierung, d.h. durch geeignete Oberflächenmodifikation der NPS, möglich. Durch Kopplung von monoklonalen Antikörpern, Peptiden oder niedermolekularen Liganden (Zielmoleküle, „Homing Devices") wird eine spezifische Bindung der NPS an zelluläre Oberflächenantigene oder Zuckerstrukturen erreicht. Eine Bindung an spezifische Zellrezeptoren kann durch kovalente Kopplung von entsprechenden Zielmolekülen ermöglicht werden. Dieses Prinzip des **aktiven Targeting** wird intensiv mit verschiedenen NPS untersucht. Es ist dabei zu berücksichtigen, dass adsorbierte Serumproteine zur Eliminierung der NPS durch Phagozyten führen können (▸Kap. 15.3.1, Abb. 15.5). Deshalb wurden Strategien entwickelt, die Moleküke so an NPS zu koppeln, dass eine hydrophile Schicht aus geeigneten Polymeren, z.B. PEG (Polyethylenglykol, Macrogol), die Proteinadsorption unterdrückt (Abb. 24.1). Da PEG hier aber auch verschiedene Nebenwirkungen zeigt, z.B. pseudoallergische Reaktionen, werden Alternativen für das hydrophile Polymer gesucht. Es fehlen bisher auch marktreife Nanocarrier mit gekoppelten Zielmolekülen.

In Zell- und Tierexperimenten konnte dieses Prinzip bereits eindrucksvoll gezeigt werden. Solche gesteuerten Wirkstoffträger werden in Form von spezifischen PEGylierten Antikörpern beim Menschen bereits eingesetzt.

Außer den in ▸Kap. 15.3 aufgeführten NPS (Tab. 15.1) sind einige weitere Gegenstand intensiver Forschung. Für **Silikatpartikel**, die mit Nukleinsäuren beladen sind, konnte bereits eine Aufnahme in Zellen und eine darauf folgende Genexpression gezeigt werden. **Eisenoxidpartikel** können durch elektromagnetische Anregung zur lokalen **Hyperthermie** eingesetzt werden. **Magnetische Partikel** können durch ein äußeres Magnetfeld in einem Zielgewebe angereichert werden. Sie können in der Kernresonanztomographie sowohl als Kontrastmittel in der Diagnostik, wie auch therapeutisch als Wirkstoffträger eingesetzt werden. Diese Kombination der Anwendungen wird als **Theranostic** bezeichnet. Anorganische Partikel < 10 nm aus Cadmiumverbindungen, deren Größe mit der Wellenlänge des emittierten Fluoreszenzlichts korreliert, sogenannte **Quantenpunkte (quantum dots, QDs)**, können wegen ihrer Giftigkeit nur zur Gewebsdiagnostik im Tierversuch eingesetzt werden. Für die humane Anwendung werden ungiftige Cadmium-freie QDs auf der Basis von Graphen, Zink oder Silikat entwickelt.

Mit NPS könnte zukünftig eine Vielzahl von Anwendungen in der Therapie und Diagnostik verwirklicht werden. Bei der **Photodynamischen Therapie** wird mit

24

Laserlicht der Wirkstoff, neben Temoporfin zunehmend auch andere, am Ort der Bestrahlung aktiviert. So können nach Anreicherung mit wirkstoffhaltigen NPS oberflächliche Tumoren direkt und tiefer liegende Tumoren lokal mittels Lasersonden behandelt werden.

Die Überwindung der **Blut-Hirn-Schranke** ist Voraussetzung zur Chemotherapie von Hirntumoren mit NPS. Dabei muss diese besonders undurchlässige Barriere aus dichten Kapillarendothelien und Perizyten von den Partikeln überwunden werden, was bereits gezeigt werden konnte. Dabei können Apolipoprotein-E oder monoklonale Antikörper gegen Transferrin als Liganden eingesetzt werden, um eine Transzytose der Partikel durch die Zellschichten zu erreichen.

Neben der Radiodiagnostik und -therapie, die bereits an verschiedenen Geweben mit Partikeln durchgeführt wird (▸Kap. 9.5.5), ist auch eine Tumortherapie mit Alpha-Teilchen denkbar, die nach Anhäufung von Bor-Atomen durch Neutronenbestrahlung lokal erzeugt werden (**Bor-Neutronen-Einfangtherapie**).

Ultraschall kann nicht nur zur Diagnostik, sondern prinzipiell auch zur gezielten Zerstörung von Gewebe eingesetzt werden. Dazu können flexible gasgefüllte Partikel im Nano- und Mikrometerbereich eingesetzt werden.

Zur **Diagnostik** von RES-Geweben, entzündeten Geweben und Tumoren werden NPS entwickelt, die **Kontrastmittel** für bildgebende Verfahren wie Ultraschall, Protonenemissionstomographie (PET) oder Kernresonanztomographie (Magnetic Resonance Imaging, MRI) enthalten (s. oben). Perfluorcarbon-haltige Nanoemulsionen, die früher als Sauerstoff-tragender Blutersatzstoff von Organen für die Transplantation verwendet wurden, können ebenfalls zur MRI-Diagnostik eingesetzt werden. Die Zielgewebe können dabei mittels ^{19}F-NMR in Kombination mit ^{1}H-NMR genau lokalisiert werden.

24.4 Orale und perorale Arzneiformen

Für die Anwendung in der Mundhöhle sind **mukoadhäsive Formen** von großem Vorteil, da sie an der Schleimhaut die Einflüsse des Speichels und durch die höhere Wirkstoffkonzentration am Absorptionsort die Bioverfügbarkeit verbessern können.

Mini- oder Mikrotabletten, sowie orodispersible Granulate, die besser schluckbar und individuell dosierbar sind, können bevorzugt für Kinder und ältere Patienten eingesetzt werden. Wirkstoffhaltige Pellets können in **Plastikstrohhalme** vorgefüllt werden, über die vor allem Kinder beliebige Getränke zu sich nehmen. Dadurch wird der oft Wirkstoff-bedingte schlechte Geschmack kaschiert.

Eine sehr genaue Steuerung der Wirkstoff-Freisetzung ist durch **mikro-elektromechanische Systeme (MEMS)** möglich. Es handelt sich dabei um Kapseln mit Wirkstoffreservoir, die mit Mikroprozessoren ausgestattet sind und die batteriebetrieben über unterschiedliche Sensoren den pH-Wert, die Temperatur und andere Umgebungsparameter erfassen können. Die Wirkstoff-Freisetzung kann dann über Programmierung oder durch Funk über eine Pumpe erfolgen. Solche Systeme werden aktuell aber lediglich für die klinische Entwicklung eingesetzt.

Ein weiterhin wichtiges Forschungsgebiet ist die **dickdarmspezifische Wirkstoff-Freisetzung (Colon-Targeting)**. Ziel dieser Entwicklungen ist es, nach oraler Verabreichung eine hohe Wirkstoffkonzentration für die Therapie von entzündlichen Erkrankungen (Colitis ulcerosa) oder von Tumoren im Dickdarm zu erreichen. Auch besteht im Dickdarm eine erhöhte Wahrscheinlichkeit der Absorption von Peptid- und Proteinarzneistoffen, die während ihrer Dünndarmpassage vor den Verdauungsenzymen geschützt werden müssen. Bei der Entwicklung entsprechender Arzneiformen werden verschiedenen Strategien verfolgt. Da die Passagezeit durch den Magen und den Dünndarm mit etwa 5–6 Stunden auch interindividuell relativ konstant ist, können **zeitgesteuerte Systeme** geeignet sein. Dazu werden vorwiegend Überzüge von Tabletten, Kapseln oder Pellets entwickelt, die nach dieser Zeit weitgehend erodiert sind oder sich durch Quellungsvorgänge öffnen. Der geringfügig höhere pH-Wert von etwa 7,5 im Dickdarm gegenüber dem Dünndarm, erklärt die Verwendung von Matrix- oder Überzugsmaterialien, die **pH-gesteuert** den Wirkstoff freisetzen. Hier ist aber zu beachten, dass in entzündlichen Darmbereichen die pH-Werte etwas niedriger liegen. Vielversprechend ist der Ansatz der **enzymgesteuerten** Freisetzung. Beim Übergang von Dünn- zum Dickdarm erhöht sich die Konzentration an Darmbakterien um einen Faktor von $>10^6$. Die meist anaeroben Keime zeigen eine große Vielfalt enzymatischer Aktivitäten, die zum Abbau von Matrix- oder Überzugsmaterialien der Arzneiformen dienen können. Vor allem Materialien aus verschiedenen Polysacchariden werden auf enzymatischen Abbau im Colon untersucht.

24.5 Transdermale Systeme

Die Haut mit ihrer obersten verhornten und lipophilen Epithelschicht, dem Stratum corneum (SC), ist ein idealer Schutz gegen die Verdunstung von Körperwasser und gegen das Eindringen von Partikeln und hydrophilen Substanzen. Die Verwendung von Pflastern als Transdermale Systeme (▸Kap. 12), mit denen eine systemische Wirkung erzielt werden kann, ist auf eine geringe Zahl von niedermolekularen lipophilen Wirkstoffen beschränkt.

Um die dichte Barriere des SC zu überwinden, damit hydrophilere Wirkstoffe oder größere Moleküle wie Peptide, Proteine oder Nukleinsäuren in tiefere Hautschichten gelangen können oder darüber hinaus eine systemische Wirkung erzielt werden kann, muss die Struktur des SC durch physikalische Maßnahmen vorübergehend gestört werden. Dazu sind verschiedene Systeme bereits in Anwendung oder in Entwicklung, die eine **nadelfreie Wirkstoffapplikation** ermöglichen.

Zu den **elektrotransdermalen** Applikatoren gehören die Iontophorese- und die Elektroporationssysteme. Mit diesen Systemen könnte in der Zukunft durch Rückkopplung mit einem Sensor im Gewebe, der die aktuelle Wirkstoffkonzentration anzeigt, eine programmierbare Wirkstoffabgabe erreicht werden. Bei der **Iontophorese** wird mit niedriger Spannung zwischen den beiden auf der Haut angebrachten Elektroden ein geringer Stromfluss erzeugt, der die Hautpermeabilität erhöht und eine Elektroosmose bewirkt. Dadurch wird ein konvektiver Strom von Wassermolekülen erzeugt, der neutrale hydrophile Moleküle durch die Haut transportiert. Die Methode wird bereits für niedermolekulare Substanzen wie Lidocain oder Fentanyl angewendet und scheint vor allem für die transdermale Verabreichung von Peptiden Erfolg versprechend. Eine höhere Spannung, die für größere Moleküle nötig wäre, führt allerdings zu starken Hautreizungen. Die **Elektroporation** erfordert hohe gepulste Spannungen. Durch diese werden größere hydrophile Poren im SC erzeugt, durch die auch Makromoleküle in und danach durch die Haut gelangen können. Über diese Methode können prinzipiell Nukleinsäuren und Proteine appliziert werden.

Die **Phonophorese** (oder **Sonophorese**), wenn sie für eine gesteuerte Wirkstoff-Freigabe angewendet wird, verwendet hochfrequenten Ultraschall zur Erhöhung der Permeabilität des SC. Damit können bereits erfolgreich Lokalanästhetika ohne Injektion in die Haut transportiert werden. Geräte für die Verabreichung von Peptiden und Vakzinen sind in Entwicklung.

Bei der Bestrahlung von dünnen Materialien, die auf die Haut aufgebracht werden, mit Laserlicht werden die entstehenden **photomechanischen Wellen** auf die Hautoberfläche übertragen und erzeugen dort kurzzeitig Poren. Damit ist eine transdermale Anwendung bei der Applikation von Makromolekülen und Teilchen bis etwa 100 nm möglich. Eine direkte Permeabilisierung der Haut durch Laserlicht moderater Energie (**Laserporation**) ist ebenfalls möglich, wird aber nur begrenzt einsetzbar sein.

Die Permeabilität der Haut, die eine Oberflächentemperatur von etwa 30 °C hat, kann auch durch erhöhte Temperatur gesteigert werden. Dazu werden Pflaster **(CHADDS, Controlled Heat Aided Drug Delivery Systems)** eingesetzt, die sich beim Aufkleben bis auf etwa 40 °C erwärmen. Die wirkstoffhaltige Schicht ist auf einem dichten Kissen aufgebracht, das Eisenpulver, medizinische Kohle, Natriumchlorid und Holzmehl enthält. Die Erwärmung kommt durch die Reaktion mit Luftsauerstoff nach Öffnen der Verpackung zustande. CHADDS für Lokalanästhetika sind bereits im Handel, für andere Wirkstoffe wie Ketoprofen oder Fentanyl werden entsprechende Systeme entwickelt.

Eine schmerzfreie Injektion von Wirkstoffen kann auch mit **Mikronadeln** erfolgen. Diese Nadeln sind mit ca. 200 µm gerade so lang, dass sie das SC und die Epidermis durchdringen, ohne die Nervenendigungen in der Dermis zu erreichen. Die Nadeln können mit den Wirkstoffen beschichtet oder als Hohlnadeln ähnlich wie Kanülen geformt sein. Auch abbaubare Nadeln aus anorganischen oder organischen Materialien werden entwickelt. Die Nadeln sind in großer Zahl auf ein Pflaster montiert. Dieses System wird unter Druck auf die Haut appliziert. Gegenwärtige Entwicklungen zielen auf eine kontrollierte Wirkstoffabgabe über Mikrochips. Das größte Problem bei den Mikronadelsystemen ist die Infektionsgefahr, die durch die mechanische Poration der Haut entsteht.

24.6 Trägersystem für Nukleinsäuren

Auf dem Gebiet der **somatischen Gentherapie** wird versucht, vererbte oder erworbene Defekte im menschlichen Genom durch Ersetzen der betreffenden DNA-Bereiche durch therapeutische Gene zu beheben. Damit werden wieder normale Proteine als Genprodukte von den betroffenen Organen (ein Eingriff in die Keimbahn ist hier untersagt) synthetisiert und der Stoffwechsel normalisiert. Auch die gezielte Hemmung der Biosynthese definierter Proteine durch spezifische RNA-Spezies gehört in den Bereich der Gentherapie. Zunehmende Bedeutung erfahren die Nukleinsäuren auch im Bereich der **DNA-** oder **mRNA-Vakzinierung** (siehe auch ▸ Kap. 24.3.3 und ▸ Kap. 15.3.6).

Da Nukleinsäuren (▸ Kap. 23) wie die lineare oder zirkuläre DNA, Antisense-RNA, siRNA (small interfering RNA) oder mRNA (messenger RNA) große und geladene Moleküle sind, die die Zellmembranen nicht durchdringen können, müssen geeignete Trägersysteme eingesetzt werden. Für die Gentherapie dienen verschiedene Viren als Vorbild, die sich zunächst spezifisch an bestimmte Zielzellen anlagern und dann entweder durch Fusion mit der Plasmamembran der Zelle oder nach Aufnahme durch Endozytose in der Zelle die Nukleinsäure freisetzen und die Zelle transfizieren. Da Trägersysteme aus modifizierten Viren zwar für Zellexperimente hocheffizient sind, aber für den Einsatz am Menschen verschiedene Risiken bergen, werden künstliche Nukleinsäure-Carrier entwickelt. Zu diesen gehören synthetische bioabbaubare Polymere, modifizierte Proteine, Polysaccharide oder unterschiedliche Lipidsysteme (Lipofektine). Für die humane Anwendung müssen Toxizität und Immunreaktionen der Hilfsstoffe selbst und ihrer Aggregate mit den Nukleinsäuren ausgeschlossen werden.

Neben den parenteralen Darreichungsformen wie mikro- oder nanopartikulären Systemen werden auch physikalische Methoden entwickelt, die mit geeigneten Geräten eine Transfektion ermöglichen. Für die DNA-Vakzinierung wird transdermal die sog. Gen-Kanone (gene gun) eingesetzt. Hierzu werden durch hohen Gasdruck Gold- oder Wolfram-Partikel, an welche die DNA adsorbiert ist, in die Haut geschossen. Mittels Elektroporation können Nukleinsäuren nicht nur transdermal appliziert werden (▸ Kap. 24.4), sondern auch in tieferliegende Gewebe oder Tumoren.

24.7 Darreichungsformen für Peptide und Proteine

Aufgrund der schnellen Fortschritte der Molekularbiologie und Gentechnologie werden gentechnisch gewonnene Wirkstoffe in Zukunft immer größere Bedeutung erlangen. Hierzu gehören in erster Linie Peptide und Proteine (▸ Kap. 23).

Zunächst müssen Peptide und Proteine bereits in der Arzneiform stabilisiert werden. Ziel ist es dabei, mit möglichst wenigen Hilfsstoffen chemische und physikalische Veränderungen bei der Lagerung zu vermeiden. Dazu gehören Oxidation, Hydrolyse, Deamidierung, Veränderungen an Disulfidbindungen, Racemisierung und Isomerisierung, β-Elimination, Denaturierung, Assoziation, Aggregation und Präzipitation, sowie Adsorption an Oberflächen.

Der derzeit übliche Verabreichungsweg für Peptide und Proteine ist die Injektion. Hier kann durch Konjugation mit PEG die Verweildauer im Organismus erhöht werden.

Wegen der geringen Permeabilität durch Epithelien und der Instabilität gegen Enzyme ist die nichtparenterale Applikation von Peptiden und Proteinen eine besondere Herausforderung. Im Prinzip werden dabei chemische und biopharmazeutische Ansätze verfolgt. Für den peroralen Weg scheinen folgende Strategien Erfolg versprechend:

- Hemmung des enzymatischen Abbaus, z. B. durch Synthese von Peptiden mit D-Aminosäuren bzw. gleichzeitige Gabe von Protease-Inhibitoren.
- Erhöhung der Membranpermeabilität durch Konjugation mit amphiphilen Molekülen, Lipiden oder Transferrin bzw. gleichzeitige Gabe von Resorptionsenhancern.
- Mit mukoadhäsiven Darreichungsformen wird neben einer verbesserten Resorption auch eine verlängerte Wirkstoff-Freisetzung, in manchen Fällen auch eine lokale Wirkung, angestrebt. Hier sind immer noch Probleme der Adhäsion des Klebstoffs der Darreichungsform zu lösen. Die hohe Mukusproduktion der Schleimhäute vermindert schnell die erforderlichen Adhäsionskräfte.
- Wahl des geeigneten Applikationsortes. Die proteolytische Aktivität an den möglichen Applikationsorten ist unterschiedlich. So ist die Aktivität der für den Insulinabbau verantwortlichen Leucin-Aminopeptidase im Darm am höchsten, im Bukkalbereich am niedrigsten.

Aber auch andere Wege der Aufnahme über Schleimhäute sind möglich. Die niedrigste Resorptionsbarriere ist wegen der hohen Permeabilität und der guten Durchblutung die Nasenschleimhaut. Seit längerer Zeit sind mehrere peptidhaltige Arzneimittel für die nasale Verabreichung auf dem Markt. Die Untersuchungen auf dem nasalen Verabreichungsweg konzentrieren sich insbesondere auf die Einbettung in bioadhäsive Mikropartikel.

Die Entwicklung der inhalativen Insulinapplikation war zwar erfolgreich, setzte sich aber wegen der erhöhten Kosten bei nur geringen Vorteilen gegenüber der Injektion nicht durch. Die pulmonale Verabreichung von anderen Peptiden und Proteinen kann aber noch optimiert werden.

24.8 Optimierung von Herstellungsprozessen

Bei den Festen Arzneiformen wie Pellets oder Tabletten sind aus ökonomischen und ökologischen Gründen Herstellungsverfahren wünschenswert, die Energie einsparen und organische Lösungsmittel vermeiden. Vor allem bei der Befilmung mit funktionellen Polymeren können Prozesszeiten und Kosten reduziert werden, wenn Verfahren entwickelt werden, die wenige oder nahezu keine wässrigen oder organischen Lösungsmittel mehr verwenden. Bei diesen **Trockenbefilmungsverfahren (Dry-Coating)** ist es dann jedoch nötig, mit größeren Mengen an Weichmachern die Befilmung zu optimieren.

Eine weitere Möglichkeit des Überziehens von festen Arzneiformen ist die **Schmelzbefilmung** (Hot Melt Coating), bei dem keine Lösungsmittel oder Weichmacher für die Überzugsmaterialien benötigt werden. Bei etwa 60–80 °C niedrig schmelzende Überzugsmaterialien können mit geeigneten Fließbettgeräten (▸ Kap. 14.3.1, ○ Abb. 14.8 B) aus heizbaren Sprühdüsen auf die kühleren Partikel einer gleichmäßigen Teilchengröße im Bereich von 200–500 µm aufgebracht werden, auf denen sie dünne Überzüge bilden. Die bisherige Verwendung verschiedener Lipide als Überzüge sollte auf geeignete Polymere ausgeweitet werden.

Bei der sehr aufwendigen und kostenintensiven Herstellung von biotechnologisch hergestellten Wirkstoffen (**Biopharmaceuticals**) besteht während des gesamten Prozesses ein erhöhtes Risiko der Kontamination mit Mikroorganismen. Diese hätte das Verwerfen der gesamten Charge und dadurch enorme finanzielle Belastungen zur Folge. Aus diesem Grund werden hier besondere Anforderungen an eine Reinraumproduktion gestellt, die zur Folge haben, dass hier trotz hoher Investitionskosten vermehrt die **Isolatortechnologie** eingesetzt wird.

Eine weltweite **Harmonisierung** der Eigenschaften der wichtigsten Hilfsstoffe ist dringend erforderlich. Dies erfordert nicht nur eine Festlegung der Prüfungen auf Identität und Reinheit, sondern auch die Festlegung von allgemein anerkannten physikalischen Standards. Auch die international z. T. noch uneinheitlichen Testbedingungen zur Stabilität von Arzneimitteln erschweren die weltweite Zulassung neuer Arzneimittel.

Auf den Gebieten der **Pharmakokinetik** und **Biopharmazie** werden weiterhin Anstrengungen unternommen, die Bioäquivalenz von Nachahmerpräparaten mit dem Ursprungspräparat mithilfe von In-vitro-Verfahren zu untersuchen. Ein Schwerpunkt wird hier auf der Erstellung von In-vitro-/In-vivo-Korrelationen (IVIVC) für Arzneimittel mit modifizierter Wirkstoff-Freisetzung liegen.

Die Verbesserung der Produktqualität und einer umweltgerechten Produktion ist eine ständige Herausforderung in der Pharmazeutischen Industrie. Dazu wird in zunehmendem Maße das Konzept der **Process Analytical Technology (PAT)** umgesetzt, das in der chemischen Industrie die permanente qualitative und quantitative Analyse chemischer Prozesse bedeutet, um z. B. Prozesszeiten zu optimieren. Im Bereich der pharmazeutischen Herstellung ist dieser Begriff erweitert und beinhaltet für alle Ausgangs-, Zwischen und Endprodukte und für alle Prozessschritte eine ständige zeitnahe Messung von kritischen Qualitätsparametern durch eine Vielzahl physikalischer und chemischer Methoden. Damit müssen Verfahrensschritte nicht mehr nach vorgegebenen Prozesszeiten ablaufen, sondern können nach Erreichen von vorgegebenen Sollwerten durch **parametrische Freigabe** abgeschlossen werden. Das Ziel der Einführung solcher PAT-Systeme ist eine permanente Verbesserung der Qualität der Fertigarzneimittel.

Eine Umsetzung der PAT ist die **kontinuierliche Fertigung** (Continuous Manufacturing Technology, CMT) von Tabletten. Sie ermöglicht es, die Herstellungsschritte ohne Unterbrechungen aneinanderzureihen. Voraussetzung ist eine kontinuierliche Mischtechnologie von Wirk- und Hilfsstoffen. Solche Anlagen sollen Zeit und Kosten sparen und mögliche Fehlerquellen reduzieren.

Der nächste Schritt ist **Pharma 4.0**, die „vierte industrielle Revolution in der Pharmaindustrie". Sie wird durch die Digitalisierung und Vernetzung der Produktion geprägt sein. Sie basiert u. a. auf dem Prinzip von PAT. Die nötigen IT-Systeme sind jetzt dafür zugänglich, um damit auch die Einhaltung der GMP-Richtlinien zu gewährleisten.

24.9 Verbesserung biopharmazeutischer Modelle

Die Löslichkeit, Lösungsgeschwindigkeit und Permeabilität durch physiologische Barrieren von Arzneistoffen im Organismus hängen nicht nur von den physikochemischen Eigenschaften der Stoffe selbst ab, sondern in hohem Maße auch von deren Umgebung im Organismus. Die dafür verwendeten In-vitro-Modelle entsprechen nur stark eingeschränkt der In-vivo-Situation. Zwar zeigen viele Modelle bereits eine oft brauchbare In-vitro-/In-vivo-Korrelation (▸ Kap. 7.6). Weitere Verbesserungen sind jedoch nötig, vor allem als biorelevante Freisetzungsmodelle im Magen-Darm-Trakt, als Nachahmung des Dünndarmepithels mit Mukusschicht, als dreidimensionale Epidermismodelle oder als komplexere Zellmodelle der Blut-Hirn-Schranke.

24

Quellen und weiterführende Literatur

Akhtar N, Singh V, Yusuf M, Khan RA. Non-invasive drug delivery technology: development and current status of transdermal drug delivery devices, techniques and biomedical application. Biomed. Eng.-Biomed. Tech.; 65: 243–272, 2020

Benson HAE, Namjoshi S. Protein and peptides: strategies for delivery to and across the skin. J Pharm Sci 97: 3 591–3 636, 2009

Cheng W, Lim L-Y. Peroral delivery of peptides. Am Pharm Rev 11: 33–41, 2008

Cross SE, Roberts MS. Physical enhancement of transdermal drug application: Is delivery technology keeping up with pharmaceutical development? Curr Drug Del 1: 81–92, 2004

Francia V, Montizaan D, Salvati A. Interactions at the cell membrane and pathways of internalization of nano sized materials for nanomedicine. Beilstein J. Nanotechnol. 11: 338–353, 2020

Hild WA, Breunig M, Göpferich A. Quantum dots – nano-sized probes for the exploration of cellular and intracellular targeting. Eur J Pharm Biopharm 68: 153–168, 2008

Kara HEŞ, and Ertaş N. Quantum Dots for Pharmaceutical and Biomedical Analysis; chapter 8 in: Spectroscopic Analyses, Developments and Applications, 2017

Khatri P, Shah MK, Vora N, Formulation strategies for solid oral dosage form using 3D printing technology: A mini-review. J Drug Del Sci Technol 46: 148–155, 2018

Köpf E, Frieß W. Proteinformulierung: Vom Molekül zum Medikament. Pharmakon 2, Arzneiformen, 125–133, 2016

Lee SH, Bajracharya R, Min JY, Han J-W, Park BJ, Han H-K. Strategic Approaches for Colon Targeted Drug Delivery: An Overview of Recent Advancements. Pharmaceutics, 12: 68, 2020

Mäder K, Weidenauer U (Hrsg.) Innovative Arzneiformen. Wissenschaftliche Verlagsgesellschaft Stuttgart, 2010

Manzanares D, Ceña V. Endocytosis: The nanoparticle and submicron nanocompounds gateway into the cell. Pharmaceutics, 12: 371, 2020

Wang W, Satoshi O. Science and Art of Protein Formulation Development. Int J Pharm 568: 118505, 2019

Bildnachweis

Fotos Kapiteleinstieg: **Kap. 1** Paulista/stock.adobe.com | **Kap. 2** Roman Safreider/stock.adobe.com | **Kap. 3** Ron Dale/stock.adobe.com | **Kap. 4** joneshon/stock.adobe.com | **Kap. 5** 7postman/istock.photo.com | **Kap. 6** Schlierner/stock.adobe.com | **Kap. 7** neznamov1984/stock.adobe.com | **Kap. 8** megaflopp/istock.photo.com | **Kap. 9** Toshe_O/istock.photo.com | **Kap. 10** kei907/stock.adobe.com | **Kap. 11** Nomad/istock.photo.com | **Kap. 12** Photo Sesaon/stock.adobe.com | **Kap. 13** Comugnero Silvana/stock.adobe.com | **Kap. 14** peter-schreiber.media/stock.adobe.com | **Kap. 15** Lucid Squid/stock.adobe.com | **Kap. 16** k4d/stock.adobe.com | **Kap. 17** 健二 中村/stock.adobe.com | **Kap. 18** kerd-kanno/stock.adobe.com | **Kap. 19** Wolfilser/stock.adobe.com | **Kap. 20** Ketmut/stock.adobe.com | **Kap. 21** Africa Studio/stock.adobe.com | **Kap. 22** areeya_ann/stock.adobe.com | Kap. 23 Sergey Ryzhov/stock.adobe.com | **Kap. 24** Alexander Limbach/stock.adobe.com

Sachregister

F

G

H

I

J

K

L

M

N

O

P

Q

R

S

T

U

V

X

Y

Z

Die Autorinnen und Autoren

Prof. Dr. Christel Müller-Goymann

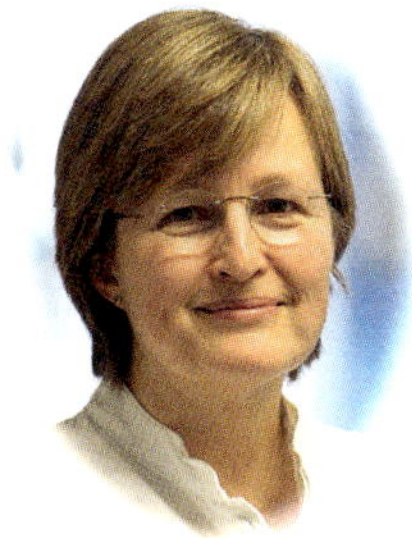

Christel Müller-Goymann, geboren in Cloppenburg, absolvierte zunächst ihr 2-jähriges Apothekenpraktikum und studierte dann Pharmazie an der TU Braunschweig. Nach der Approbation als Apothekerin und Berufstätigkeit in öffentlichen Apotheken promovierte sie in Pharmazeutischer Technologie und war Postdoc an der Ohio State University, Columbus. 1989 erfolgte die Habilitation in Pharmazeutischer Technologie, Ernennung zur Privatdozentin und Berufung auf eine Professur für Pharmazeutische Technologie an der Philipps-Universität Marburg. Von 1991 bis 2020 war sie Professorin für Pharmazeutische Technologie an der TU Braunschweig als Nachfolgerin von Prof. Dr. Claus Führer.

Prof. Dr. Stephan Reichl

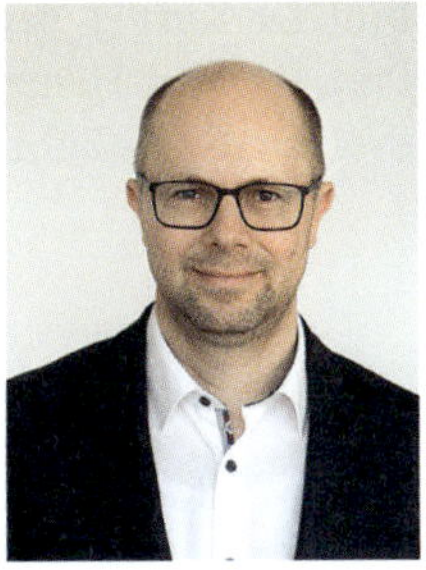

Stephan Reichl, geboren in Gardelegen, studierte Pharmazie an der TU Braunschweig. Nach der Approbation als Apotheker promovierte er in Pharmazeutischer Technologie. 2013 erfolgte die Habilitation in Pharmazeutischer Technologie und Biopharmazie, Ernennung zum Privatdozenten und eine Vertretungsprofessur für Pharmazeutische Technologie an der Universität Hamburg. Seit 2020 ist der Professor für Pharmazeutische Technologie und Biopharmazie an der TU Braunschweig.

Prof. Dr. Heiko Alexander Schiffter-Weinle

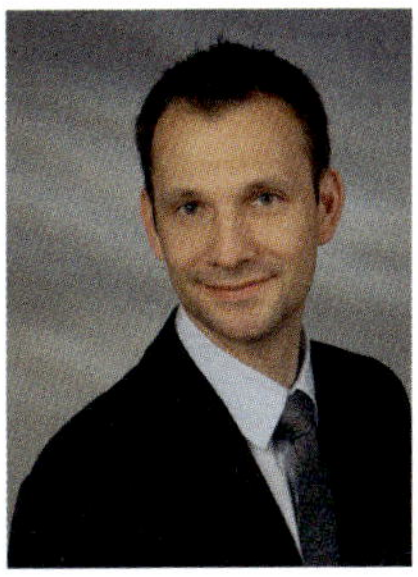

Heiko Alexander Schiffter-Weinle, geboren in Heilbronn am Neckar, studierte Pharmazie an der Ruprecht-Karls-Universität Heidelberg. Nach der Approbation als Apotheker promovierte er in Pharmazeutischer Technologie an der Friedrich-Alexander-Universität Erlangen. Nach Postdoc-Zeit als Bellhouse Research Fellow und Brasenose Junior Research Fellow in Biomedical Engineering, war er Lecturer in Engineering Science an der Universität Oxford in Großbritannien und anschließend Laborleiter F&E Pharma Ingredients bei der BASF SE in Ludwigshafen am Rhein. Seit 2015 ist er Professor für Galenik an der Fakultät für Angewandte Naturwissenschaften der Technischen Hochschule Köln (TH Köln) am Campus Leverkusen.

Prof. Dr. Rolf Schubert

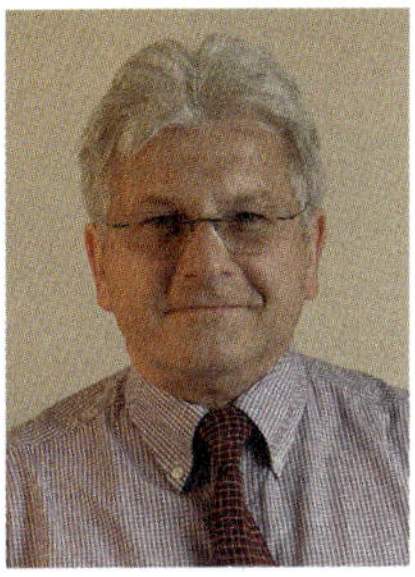

Rolf Schubert, geboren in München, schloss das Studium der Biochemie an der Eberhard Karls Universität Tübingen mit seiner Promotion ab. Nach Postdoc-Zeit an der Chirurgischen Universitätsklinik in Tübingen und einem Forschungsaufenthalt in Los Angeles war er zunächst Assistent in der Pharmazeutischen Chemie am Tübinger Pharmazeutischen Institut, später in der Pharmazeutischen Technologie. Nach der Habilitation in diesem Fach erhielt Rolf Schubert 1994 den Ruf an den Lehrstuhl für Pharmazeutische Technologie an der Albert-Ludwigs-Universität Freiburg als Nachfolger von Prof. Kurt Heinz Bauer. Seit 2016 im Ruhestand.

Die Mitarbeiterinnen und Mitarbeiter

Prof. Dr. Jörg Breitkreutz
Institut für Pharmazeutische Technologie
und Biopharmazie
Heinrich-Heine-Universität Düsseldorf
Universitätsstraße 1
40225 Düsseldorf

Dr. Frauke Gaedcke
Eichendorffstr. 9
56075 Koblenz

Dr. Christine Hoffmann
Institut für Pharmazeutische Technologie und
Biopharmazie
Technische Universität Braunschweig
Mendelssohnstraße 1
38106 Braunschweig

Prof. Dr. Harald G. Schweim
Regulatory Science & Services
Mevissenstr. 8
50668 Köln

Drug Regulatory Affairs
Pharmazeutisches Institut der Universität Bonn
Gerhard-Domagk-Str. 3
53121 Bonn

Dr. rer. medic. Janna K. Schweim, M.Sc., Rechtsanwältin
Mevissenstr. 8
50668 Köln

Prof. Dr. Nora Urbanetz
Daiichi-Sankyo Europe GmbH
Kanalstr. 11
85774 Unterföhring

Beratung
Prof. em. Dr. Kurt H. Bauer
Im Finkeler 4
79112 Freiburg

Ehemalige Mitarbeiter
Prof. em. Dr. h. c. mult. Heinz Schilcher † (Kapitel 18)
Prof. Wolfgang Süß † (Kapitel 19)
Prof. Herbert Egermann † (Kapitel 20)

Begründer
Prof. Dr. Kurt H. Bauer
Prof. Dr. Karl-Heinz Frömming †
Prof. Dr. Claus Führer †